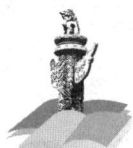

国家出版基金项目
NATIONAL PUBLICATION FOUNDATION

实用中医临床医学丛书

实用中医消化病学

唐旭东　李军祥　张声生　刘　力　季　光　主编

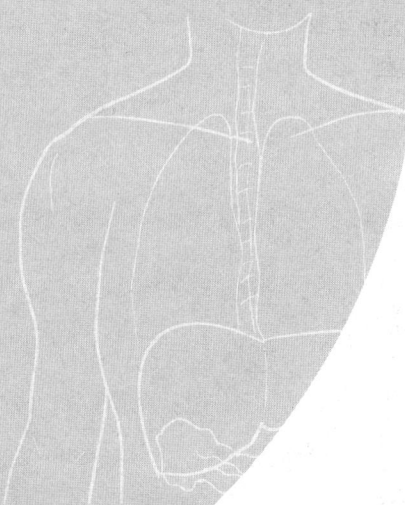

全国百佳图书出版单位
中国中医药出版社
·北京·

图书在版编目（CIP）数据

实用中医消化病学/唐旭东等主编．—北京：
中国中医药出版社，2022.9
（实用中医临床医学丛书）
ISBN 978 - 7 - 5132 - 7533 - 0

Ⅰ.①实…　Ⅱ.①唐…　Ⅲ.①消化系统疾病-中医
治疗法　Ⅳ.①R259.7

中国版本图书馆 CIP 数据核字（2022）第 055622 号

中国中医药出版社出版

北京经济技术开发区科创十三街 31 号院二区 8 号楼
邮政编码　100176
传真　010 - 64405721
山东临沂新华印刷物流集团有限责任公司印刷
各地新华书店经销

开本 787×1092　1/16　印张 92.5　字数 2017 千字
2022 年 9 月第 1 版　2022 年 9 月第 1 次印刷
书号　ISBN 978 - 7 - 5132 - 7533 - 0

定价　368.00 元
网址　www.cptcm.com

服 务 热 线　010 - 64405510
购 书 热 线　010 - 89535836
维 权 打 假　010 - 64405753

微信服务号　zgzyycbs
微商城网址　https://kdt.im/LIdUGr
官 方 微 博　http://e.weibo.com/cptcm
天猫旗舰店网址　https://zgzyycbs.tmall.com

《实用中医消化病学》编委会

《实用中医消化病学》 参编单位

上海中医药大学附属龙华医院　　　　　　辽宁中医药大学附属医院
上海中医药大学附属岳阳中西医结合医院　成都中医药大学附属医院
山东中医药大学附属医院　　　　　　　　江苏省中医院
山西中医药大学附属医院　　　　　　　　武汉市第一医院
广东省中医院　　　　　　　　　　　　　河北省中医院
广西中医药大学第一附属医院　　　　　　河南中医药大学第一附属医院
广州中医药大学脾胃病研究所　　　　　　陕西中医药研究院
天津市南开医院　　　　　　　　　　　　重庆市中医院
天津中医药研究院附属医院　　　　　　　首都医科大学附属北京中医医院
天津中医药大学第一附属医院　　　　　　首都医科大学附属北京地坛医院
中国中医科学院西苑医院　　　　　　　　浙江中医药大学附属浙江省中医院
中国中医科学院望京医院　　　　　　　　黑龙江省中医药科学院南岗分院
甘肃省中医院　　　　　　　　　　　　　湖北省中医院
北京中医药大学　　　　　　　　　　　　福建中医药大学附属第二人民医院
北京中医药大学附属东方医院

出版说明

　　医学科学是综合性实践科学，它是研究社会中人的疾病发生、发展规律的实践活动，形成了现代的生物－心理－社会医学模式。

　　现代科学技术为医学科学的发展奠定了坚实的基础，助力其加速发展。但是临床医学实践经验的积累仍然需要临床医师不懈地努力，仍然需要时间的积累。经验的积累与科学技术的结合，使医学科学理论上升到更高水平。

　　理论的发展需要经验和时间的积累，学科的发展亦有其自身规律。中医药学经过新中国成立后70年的发展，无论在科研、教学还是临床方面，都得到了长足的发展，尤其是临床方面，借助于现代科技，对疾病认识得更加深入、细致，辨证更加具体，对药物的认识更加全面，用药经验也极大地丰富起来。同时，经过几代人的努力，各医疗机构都建立了自己的专业团队，这些专业人员，代表了本专业的学术水平。

　　将70年中医临床医学进行系统梳理，理清其发展脉络，总结其卓有成效的治病方法，理清其固有的治疗思路，将零散的经验纳入到中医临床医学理论体系中，这是新时代中医药事业的紧迫要求，关系到中医药事业今后的稳步发展。这也是《实用中医临床医学丛书》编写的初衷。

　　《实用中医临床医学丛书》按临床分科分册，体现了现在的中医临床实际。本丛书是一套真正反映中医辨证论治思维，汇集古今中医临证经验，既有系统理论，又含具体治病方法的实用中医临床医学学术著作，理论系统、内涵丰富、临床实用为本书的特点。

　　本丛书参编人员大都是各专业委员会的骨干，他们首先是临床医生，长期从事临床研究，拥有丰富的临床经验，具备鲜明的专业特点。同时，他们大都从事教学工作，带教博士、硕士，具有较高的理论水平。另外，他们长期承担国家或省区市的科研工作，对疑难病有较深的研究。所以，编写团队代表了现在中医临床的时代水平。

本书是中医书，不是中西医结合书，更不是西医书，所以在编写过程中，编写人员根据中医临床实际，妥善处理了现代医学参与临床的问题，体现了中医学与时俱进、开放包容的态度、做法及优势，又不失中医药自身的完整性与系统性。

本书不是为初学者编写，读者定位于主治医师及以上职称。

科学在发展，医学在进步，中医学同样在不断完善。我们希望这是阶段性总结，也希望有更多的经验、理论纳入中医学体系中来，将中医药事业发扬光大。

中国中医药出版社

2022 年 4 月

王　序

    中华民族优秀的文明始于伏羲时代，观察天象提出二十八星宿分青龙、朱雀、白虎、玄武四组星象作为时间的坐标，对应春夏秋冬四季，古称伏羲为"天皇"；继之神农文化，"尝百草"奠定了中医本草学的始源，发现后天八卦为象数易理的开端，创造刀耕火种相关农具，崇尚太阳以龙为图腾，古称"炎帝"；既至黄帝文化，明示"岁气"六律六吕十二气，在阴阳太极洛书基础上又创建了五行学说，完成了六十甲子和"调历"的制定（后世称"黄历"），对自然变化的周期节律已有较全面的认识。古往今来，社会人群尊"黄帝"为人文始祖，成为中华文明的标志。中华文明只讲五千年，自称"炎黄子孙、龙的传人"。历史沿革夏、商、周三代，中华民族具有文字、能冶炼金属、居住五千人口城垣，人们信仰宗教的华夏文明。"文明"成为民族国家多元化、多领域、多维度人类社会的体系。源于中原黄河流域的"天人合一""道法自然"的国学原理，孕育着中医中药预防维护生命健康、疗伤治病的医药学的形成发展。中医药学是中国各族人民在几千年生产生活实践和与疾病做斗争中逐步形成并不断丰富发展的医学科学，以其独特的生命观、健康观、疾病观、防治观，为中华民族的繁衍生息、文明互鉴做出了卓越贡献。

    中医药学是中华优秀传统文明的瑰宝，是全球唯一全面系统传承从未断裂的医药学。中医药学具有科学与人文的双重属性，中医学者善于兼容吸纳东西方古今一切文化精华与科技成就。传承是创新的基础，随着中西汇通，提出"揆度奇恒，道通为一"理念后，师长和学长们尽心竭力地奋争，于20世纪政令德化"中西医并重"已成为法定国策，为学科事业带来了强韧的生命力。以史为鉴，无论是汉唐盛世国泰民安，抑或南北朝五代十国经济凋敝、战乱疫病流行，城乡医生们挺立于前沿，敢于担当、救民于水火，中医药学总是在发展进化。

中医消化病学是一门新的学科，其将承担机体摄取、转运、消化食物和吸收营养、排泄废物作用的西医消化系统与中医脾胃理论体系下"气血生化之源"、后天之本的脾胃系统的病理生理、防治康复进行系统整合。许多消化系统疾病是中医临床的优势病种，中医药治疗消化病具有良好的临床疗效，在理论指导、诊疗手段、治疗方案、预防康复等方面具备独特的优势和特色。在社会发展的新形势下，中医消化病学面临着如何提高临床疗效、增强服务能力、做到与时俱进的诸多问题，怎样及时挖掘整理、总结传承、运用发展脾胃病专业名老中医丰富的学术思想和临床实践经验，是当代中医人应该破解的时代课题。

旭东教授是董建华院士亲炙带教的医学博士，从事中医消化病学临床基础研究经验丰硕、成就卓越，是当今"任我"当值的中医学家、临床家、教育家，现任中华中医药学会脾胃病分会的主任委员，秉承先人之志、肩负历史使命、赓续岐黄薪火，联合来自全国各个省市、自治区的中医药大学附属医院及中医药研究所脾胃病领域的专家们呕心沥血，历经四载，共同编撰了《实用中医消化病学》。该著作专业而权威、内容详实，对中医消化病学的形成、发展过程，消化疾病的生理、病理，病因病机、诊法诊断、辨证施治、调护等方面均进行了较系统而又全面的阐述。内容广度与深度兼顾，注重理论和实践结合，集古今为一体，熔科学性和系统性为一炉。着重于临床运用，强调临床实用性是本书的又一突出特点，分别以西医的病名和中医的病名为主干，思路清晰，理法方药浑然一体，丝丝入扣，对治疗每个病证行之有效的单验方、针灸、药膳等亦有介绍，旨在强调中医综合疗法之优势。此外，在广泛参考古今文献的基础上，增加了"名医经验"内容，将中医诊疗的普遍性意义与中医大家的独到见解一一对应学习，二者结合，以期仰望一众明医大家之时，获得融会贯通之启迪，做到继承与创新融汇并进。

医学是人学，重哲学伦理，中医学治学执教重视悟性，在经验积淀过程中转化重建。经验传承是一种存在、一种运动，不仅是过去的，必须面向未来去迎接高概念数字化的新纪元。旭东教授治学严谨，精于从肝脾论治消化系统疾病，在整理研究、挖掘继承董建华院士"通降论"学术思想的基础上创立了脾胃病辨证"新八纲"和脾胃病治疗"调中复衡"理论，实乃多年辛勤耕耘、传承经典、守正创新之结果，为同辈之翘楚、后学之楷模。此书是一部为从事中医、中西医结合消化领域的各级医师、教师、科研人员提供深化专业学习的优秀参考书籍，是提升中医专科诊疗能力的必读之书。该著作积聚了当代脾胃病领域一线专家群体的集体智慧与成果，必将为推动中医脾胃病学与中西医结合消化病学的学术发展和专科建设做出重要的贡献。草拟诗一首，敬呈旭东教授团队后学。

> 儒道互补勤临证，仁心仁术悟医源；
> 仰见旧枝吐新蕾，慎思明辨智慧添；
> 国医国药知国是，东学西学相互参；
> 人生豪迈求至善，期许后辈谱新篇。

书稿即将付梓，谨致数语乐观厥成。

中央文史研究馆馆员
中国工程院院士　　　　**王永炎**

时年八十三岁　壬寅孟春

杨　序

　　中医消化病学是一门新的学科，它以现代的消化病为对象，进行中医的理论认识和诊辨治疗，丰富了西医学的内容，推动了中医学术的进步，是"守正创新"。

　　消化系统疾病是常见病、多发病，不少是难治病、危重病。中医学具有先进医学思想、系统理论和诊治方法，它的学术特点和优势：整体的观念，恒动的观点，辨证分析和依证论治的方法；随着科技的进步，已呈现宏观与微观相结合的理论和辨治思维，中医消化病学正朝着这个传统与现代相结合的方向发展。近20年来，消化病的中医理论、尤与之密切相关的脾胃学说、证治方法和方药作用等，都有进一步的系列研究，且获得丰硕成果，这极大地丰富了当今的实用中医消化病学。

　　本书实用、创新、科学。叙述了中医消化病的源流和相关的中医基础理论、辨治方法及现代研究；介绍传统和现代消化病的辨治、名中医经验等。本书由著名中医脾胃病、消化病专家，中国中医科学院副院长唐旭东教授领衔，组织全国从事这方面的学者撰写（含教授、主任医师、研究员等）。喜看杏林果满园，故写小序以贺之。

杨春波

壬寅立春于福州

李　序

　　中医药学是中华民族原创的古代科学，通过对自身经验的不断积累，逐渐总结形成了独特的医学理论，是中华五千年历史文化的重要代表之一，具有鲜明的中国特色。习近平总书记多次提及，中医药是中华文明瑰宝，是五千多年文明的结晶，在全民健康中应该更好发挥作用。2015年，习近平致中国中医科学院成立60周年贺信中又提到，中医药学是中国古代科学的瑰宝，也是打开中华文明宝库的钥匙。

　　为了更好地弘扬中医药文化，继承和发扬好中医特色，2017年10月，中国中医药出版社率先发起撰写《实用中医临床医学丛书》活动，选取了具有中医治疗优势特色的学科，涉及中医急诊、中医呼吸病、中医心血管病、中医消化病、中医肾脏病、中医内分泌等共20个学科，其中《实用中医消化病学》是《实用中医临床医学丛书》的重要组成部分，旨在提高中医师临床技能水平。中医消化病学主要包括脾胃病与肝胆病两大系统疾病，脾胃为"后天之本""气血生化之源"，肝胆"主一身之气机"，脾胃与肝胆同居中焦，功能上相互依赖、病理上相互影响。中医对消化系统疾病的治疗有着系统认识与丰富的理论，名家辈出，尤其是近年来，在相关疾病的诊断和治疗上皆取得了较大进展。

　　中华中医药学会脾胃病分会作为脾胃病学科最高的学术团体之一，为科研协作攻关提供了良好的平台，其专家群力量反映了中医消化病学术发展能力的集中，是中医消化病学发展的中坚力量。2017年11月，中国中医药出版社委托中华中医药学会脾胃病分会主任委员唐旭东教授牵头组织中医消化领域专家撰写《实用中医消化病学》。

　　中华人民共和国成立以来，广大中医消化疾病工作者守正创新，使中医消化疾病研究从理论到应用、从基础到临床、从研究到研发均取得了丰硕成果。在脾胃学说的指导下，中医药在治疗消化系疾病方面有着不可替代的地位，例如功能性消化不良、功能性便秘、肠易激综合征、溃疡性结肠炎、慢性萎缩性胃炎及其癌前病变等。为更好、更系统地阐述当前中、西医消化病的新理念、新进展、新技术和新方法，不断地提高消化疾病的临床诊疗水平，中华中医药学会脾胃病分会主任委员唐旭东教授师从著名老中医董建华院士，深得董老"通降论"理论思想真谛，在从脾治疗功能性胃肠病、胃癌前病变、肝病等方面具有很高的造诣，其不仅临床功底扎实、中医理论知识渊博，而且还具有良好的科研能力。唐主委力担重任，组织脾胃病分会常委及40余名全国著名脾胃病专家，认真严谨、孜孜不倦，历经近四载，编纂了这本《实用中医消化病学》。

本书分为中医消化病基础理论、中医脾胃肝胆系统疾病论治、西医消化系统疾病论治等几个部分。结合当今研究新进展，中医消化病基础理论全面系统地介绍了中医消化病学概念与研究范畴、中医消化病学发展源流、消化系统的解剖与生理功能、病因病机、诊法、辨证与诊断、治则治法、中医消化病的常用方药、用药规律及配伍特点等内容；中医脾胃肝胆系统疾病论治突出了辨治思路，西医消化系统疾病论治从中、西医两个角度列出诊疗思路，并附名医经验，选载了部分国医大师和国家名老中医其学术思想、独具匠心的辨证方法和遣方用药技巧，可为读者打开思路。

我纵观全书，这部融古贯今的著作全面总结了中医消化病的基础理论与临床实践，系统反映了当今中、西医消化领域的新进展，内容全面、立足临床，将大大提升中医脾胃病学术研究和临床诊治水平，为中医药的传承发挥了巨大的支撑作用。我以中医有唐旭东等后起之秀感到高兴，中医消化学术之树常青，人才辈出，甚感欣慰，故乐之为序。

李佃贵

壬寅立春于石家庄

李　序

　　脾胃病学是中医药学的重要组成部分。自《内经》、《难经》诸经始，对脾胃之病理、生理及其临床表现进行描述；至仲景《伤寒论》、《金匮要略》，对呕吐、哕、下利、霍乱、腹满、宿食等疾病进行专题论治；迨至东恒著《脾胃论》，标志着脾胃病学的形成；其后更有明清诸师如薛己、张景岳、叶天士等，不断完善，值得一提的是李中梓提出"脾为后天之本"的著名论点，对脾胃的认识和定位上了一个新的台阶。近现代以来，以脾胃病论治为核心的理论，如通降理论、湿热理论、浊毒理论等的提出，开创了脾胃病学的新阶段。

　　中医名脾胃、西医称消化，两者名异而实同。中医消化病学的发展离不开临床、离不开实用。1994年，由洪文旭先生组织编写了第1版《实用中医消化病学》，实现了从理论到临床，理论与临床的统一；2001年，本人有幸主持《实用中医消化病学》第2版的编写，吸纳了当时中西医消化系统疾病理论与临床应用的新成果。时光荏苒，如今距《实用中医消化病学》第2版面世已近20年，其间消化病学的中、西医理论及临床方面取得不少的进展，迫切需要进行新的总结。

　　唐旭东教授是中华中医药学会脾胃病分会主任委员，长期致力于中医消化病学的研究，在行业内具有较大的影响力，此次由他牵头，组织全国中医消化病领域专家编写第3版《实用中医消化病学》，是中医消化病学发展的时代要求。唐旭东教授多次组织专家进行讨论，层层把关，从专著的筹建、成书、出版，历时四载有余，体现了中医匠人精神的传承和责任担当。

　　该专著聚焦于中医消化病学的新进展、新成果、新经验以及最新的临床证据，契合当前的中医临床发展形式和需求。"工欲善其事，必先利其器"，要继承好、发展好、利用好中医药，推进中医药现代化，一本优秀的中医临床实用专著无疑具有重要的作用。我相信这样一部学术价值高，实用性突出，专业指导性强的中医专著能够为发展中医消化病学，繁荣中医学术，服务广大民众做出贡献。

李乾构

壬寅立春于京华

唐　序

　　早在 1986 年《实用中医内科学》出版，该书博采众长，立论精当，内容充实，切合临床实用。2009 年第 2 版《实用中医内科学》面世，对第 1 版的内容进行了充实与提高，受到大家的好评。受西医学分科精细化的影响，依据传统中医内科学体例进行编撰已不能完全满足当前中医临床工作的要求。中国中医药出版社率先提出了编撰《实用中医临床医学丛书》计划，2016 年《实用中医儿科学》最先出版，深受广大中医儿科医务工作者喜爱。

　　消化系统疾病是世界范围内的常见疾病，随着我国经济水平的快速提升，人们在生活方式和饮食习惯方面发生了不少改变，消化系统疾病谱与以往相比有了一定差异，功能性胃肠病、炎症性肠病等发病率呈上升趋势，中医药在诊治消化系统疾病方面具有独特的优势。2017 年 11 月，中国中医药出版社委托我组织全国中医消化领域的专家编撰《实用中医消化病学》，全面总结中医药治疗消化病的理论和最新实践经验。

　　本书编委会主要由中华中医药学会脾胃病分会常委及以上专家组成，编委均是长期奋战在中医消化病临床与科研一线的全国知名专家，大家群策群力，集思广益，传承精华，守正创新，在继承传统中医理论的基础上，结合自身临床实践经验和最新研究进展编写本书，代表了我国中医消化病学的最高水平，具有权威性。

　　本书全面总结了中医消化病学的发展源流、理论基础、诊治方法、消化系统传统病证及现代主要常见疾病的中医药临床实践经验，着力于临床实用。该书注重中医临证思维，内容丰富完备，是大型实用型中医临床医学参考工具书。

　　从立项、遴选专家、确定病种及编写体例，到编写、审稿、校稿、定稿，历时近 4 年，大家精诚协作，潜心立著。在此衷心感谢支持和关注本书编写的领导和前辈，感谢为此付出心血的各位编委会成员。诚然，编写过程虽然力求完美，但纰漏与瑕疵在所难免，冀望各位同道提出宝贵意见，以便再版时修订提高。

第十三届全国政协委员

唐旭东

中华中医药学会脾胃病分会主任委员

壬寅孟春

前　言

医药文化博大精深，源远流长，是几千年来人们长期同疾病做斗争的经验总结，其中消化病学又占据了很大篇章，具有重要的地位。消化系统疾病与每个人息息相关，可以说几乎每个人一生中都会或多或少患有不同程度的消化系统疾病。中医在治疗消化系统疾病方面有自己的优势，尤其是在治疗功能性胃肠病方面，不仅能够改善临床症状，而且也能够降低疾病的复发率。

2015年12月，习近平总书记在中国中医科学院成立60周年的贺信上指出："中医药学是中国古代科学的瑰宝，也是打开中华文明宝库的钥匙。当前，中医药振兴发展迎来天时、地利、人和的大好时机，希望广大中医药工作者增强民族自信，勇攀医学高峰，深入发掘中医药宝库中的精华，充分发挥中医药的独特优势，推进中医药现代化，推动中医药走向世界，切实把中医药这一祖先留给我们的宝贵财富继承好、发展好、利用好，在建设健康中国、实现中国梦的伟大征程中谱写新的篇章。"

为了更好地传播中医药文化和交流临床诊治经验，让世界了解中医，让中医走向世界，认真贯彻实施习总书记对中医药事业的指示，2017年10月中国中医药出版社列出了重点出版图书项目名单，其中《实用中医消化病学》是《实用中医临床医学丛书》的重要组成部分，邀请中华中医药学会脾胃病分会主任委员唐旭东教授担任主编，牵头组织全国中医消化领域专家撰写该书。唐旭东教授组织编写专家们通过多次认真调研和反复讨论，确立了本书突出临床实用性的特点；在框架等其他安排上，遵从《实用中医临床医学丛书》的总体要求。

在书稿内容的确定上，全书分为总论和各论两大部分。总论部分包括中医消化病学概念与研究范畴、中医消化病学发展源流、消化系统的解剖与生理功能、病因病机、诊法、辨证与诊断、治则治法、中医消化病的常用方药、中医消化病的用药规律及配伍特点、中医消化病的预防护理。各论分为病证篇和疾病篇两部分，其中病证篇包含中医脾胃肝胆系统疾病、中医血证疾病两章，疾病篇包含功能性胃肠病、口腔与食管疾病、胃部疾病、胆道疾病、胰腺疾病、肝脏疾病、肠道疾病、出血性疾病。各论对脾胃生理、病理与诊法、治疗进行了全面而深入的论述。在病种的选择方面，我们力求做到选取临床常见病及中医治疗有特色的疾病。在具体的病种编写内容方面，考虑消化系统疾病自身的多发性特点，我们除了强调辨证论治和个体化治疗外，还本着发扬中医"药食同源"文化、发挥中医"治未病"优势，有病治病，无病强身，纳入了中成药、单方验方、药膳疗法等内容，以期防病于日常生活之中，减少医疗资源浪费，减轻医保负担。为了更好地继承名老中医的学术思想，各论部分的病种均有名医经验内容，分为学术观点和经典医案两部分，努力再现老中医们的临证过程，以期培养后继者的中医临床思维技能，提高临床诊治能力。

本书从筹划、选取编写专家、确定编写病种、框定编写体例、写出样稿、完成初稿、统审定稿，历时将近 4 个春秋，编写专家们以强烈的责任心，亲力亲为，在此表示衷心的感谢！

本书内容丰富，信息量大，可读性强，可供广大消化疾病专业临床医师及学生参考学习。希望该书出版后能成为广大读者的实战工具书。

《实用中医消化病学》编委会

2022 年 4 月

编写说明

    随着检验医学的逐渐进步，疾病谱越来越宽泛，病种的数量也逐渐增多，其中消化系统疾病所占比例也逐年升高，中医药在消化系统疾病的诊治中发挥了自身特有的优势。为了更好地宣传和继承中医药特色，中国中医药出版社率先提出了编撰《实用中医临床医学丛书》计划，其涉及的学科有中医急诊学、中医呼吸病学、中医心血管病学、中医消化病学、中医肾脏病学、中医内分泌学、中医神经病学、中医肿瘤病学、中医肛肠病学、中医乳房病学、中医男科学、中医妇科学、中医儿科学、中医小儿推拿学、中医眼科学、中医针灸学、中医推拿学、中医骨伤科学、中医耳鼻咽喉科学、中医皮肤性病学。2016 年最先出版的《实用中医儿科学》在学术界取得了很大反响，受到广大中医儿科医务工作者的广泛欢迎，在这样的形势下，为了加速丛书的编写工作，2017 年 10 月中国中医药出版社列出了重点图书项目名单，其中《实用中医消化病学》是《实用中医临床医学丛书》的重要组成部分。

    2017 年 11 月，中国中医药出版社委托中华中医药学会脾胃病分会主任委员唐旭东教授牵头组织中医消化领域专家撰写《实用中医消化病学》。2017 年 12 月，在唐旭东教授的指导下，中国中医科学院西苑医院脾胃所成立了书稿编写委员会，拟定选取中华中医药学会脾胃病分会常委及以上委员担任撰写专家，并对相应的病种进行了甄选。2018 年 6 月，在福建福州召开的中华中医药学会脾胃病分会常委会议上，唐旭东主任委员主持召开了《实用中医消化病学》第一次编写会议，邀请中国中医药出版社华中健编辑介绍了书稿的编写背景，并宣布了编写专家组的成立，确定了全书编写框架，敲定了入选病种，规定了体例格式。2019 年 5 月 31 日，在湖南长沙召开的中华中医药学会脾胃病分会第三十一次学术会议上，召开了《实用中医消化病学》第二次编写会议，邀请中国中医药出版社华中健编辑、广州中医药大学胡玲教授、江苏省中医院沈洪主任医师、河南中医药大学第一附属医院赵文霞主任、浙江省中医院钦丹萍主任医师、上海中医药大学曙光医院唐志鹏主任医师、福建中医药大学附属第二人民医院柯晓主任医师对编写专家提交的初稿进行了审阅，参会专家对书稿存在的问题及解决办法进行了热烈讨论，为提高书稿质量提供了很大帮助。编写委员会随后对撰写专家交来的稿件采取以下流程审核：

一审：编写委员会对撰写专家修改后的初稿进行审核。

一修：撰写专家对文稿进行修改。

二审：将撰写专家送交的文稿送交主审专家审核。

二修：撰写专家按照主审专家意见对文稿进行修改。

三审：编写委员会对专家修改后的二稿进行审核。

三修：撰写专家对文稿进行修改。

核对：编写委员会对专家修改后的三稿进行审核。

核修：撰写专家对文稿进行修改。

终审：将撰写专家的三稿送交终审专家审核。

终修：撰写专家根据终审专家意见对文稿进行修改。

校订：编写委员会对撰写专家送交的文稿进行审核。

校修：撰写专家对文稿进行修改。

主审：主编对撰写专家文稿进行最后的审核。

主修：撰写专家根据主编审核意见对文稿进行修改。

送交：将撰写专家修订后的文稿送交出版社。

全书由总论和各论两大部分组成。总论部分包含九章，分别为中医消化病学概念与研究范畴，中医消化病学发展源流，消化系统的解剖与生理功能，病因病机，诊法、辨证与诊断，治则治法，中医消化病的常用方药，中医消化病的用药规律及配伍特点，中医消化病的预防护理。各论部分涉及病证篇和疾病篇两项：病证篇重点介绍中医病种，包含中医脾胃肝胆系统疾病、中医血证疾病两章；疾病篇重点介绍西医疾病，包含功能性胃肠病、口腔与食管疾病、胃部疾病、胆道疾病、胰腺疾病、肝脏疾病、肠道疾病、出血性疾病。在中医病证的撰写中，我们从源流、病因病机（致病因素、病机)、辨治思路(病机辨识、症状识辨、治疗原则)、辨证论治(症状表现、病机分析、治疗方法、代表方药、随症加减)、其他疗法(中成药、单方验方、外治疗法、针刺/针灸疗法、药膳疗法)、预防调护(饮食注意、生活注意)、名医经验七大部分进行了撰写,突出临床实用性;在西医疾病的撰写中,我们则从概述、病因病机(中医认识、西医认识)、诊断与鉴别(中医诊断、西医诊断)、治疗(中医治疗、西医治疗)、预防调护(饮食注意、生活注意)、名医经验六大部分进行撰写,突出中西医并重。本书的亮点:首先是添加了药膳疗法,体现了中医药食同源的文化特色,也方便广大普通群众的阅读,防病于日常生活之中;其次在名医经验部分,我们选取国医大师及全国名老中医的医案,一改以往医案的撰写方法,力求提高中医诊治的临床实践能力。我们开拓性地将名医经验分为两部分内容,即学术观点和经典医案。前者包含病机认识、治法心得;后者包含主诉、现病史、临证思路、选方用药、用药分析,充分还原名老中医临证过程,以促进培养读者的临床思维,提高临床能力。

本书的撰写专家来自全国 31 个省、自治区、直辖市的中医药大学附属医院及中医药研究所消化内科,他们都具有丰富的临床经验和理论知识,长期工作于临床一线,并同时从事科研、教学任务,有广泛的知识背景和扎实的撰写功底。在将近 4 年的撰写过程中,他们本着严谨求实、殚精竭力的精神,总结经验、字字珠玑、句句斟酌,对书稿质量精益求精,力求奉上一本专业、实用、精练的内科专著。在本书的编写过程中,撰写专家团队的硕士生和博士生也一并参加了编写,他们查看文献、翻阅古籍,为本书的完成付出了大量的艰辛劳苦。在此,一并向他们的辛勤工作表示衷心的感谢。

本书汇集了中医消化界权威专家,众志成城、齐心协力,在编委会的统一协调下,终于付梓,实在是大家心血的结晶,是一部具有集大成意义的著作。但忙中难免出错,能力毕竟有限,医学发展迅速,书中不可避免会出现不足,敬请各位读者、同仁提出宝贵意见,以期后续再版时修订提高。

《实用中医消化病学》编委会

2022 年 4 月

目 录 Contents

总 论

各 论

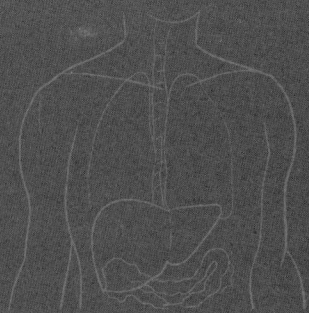

总 论
ZONG LUN

第一章 中医消化病学概念与研究范畴

中医消化病学是以传统中医脾胃、肝胆理论体系为主的，在西医学背景下发展形成而具有中西医结合特色的一门学科。1994年洪文旭等和2001年李乾构等先后组织编写了《实用中医消化病学》专著，系统阐述了中医消化病学的中西医理论基础和临床诊疗方法，充分反映了当时中医消化病学研究的新成果、新经验与新进展，为广大中西医学者、临床医生、科研人员等提供了重要参考。随着科学技术的快速发展与众多科研、临床工作者的不懈努力，中医消化病学也在不断的发展中更新与完善，而其概念和研究范畴也随之有所变动。本章将从现代中医学者的角度切入，对中医消化病学的概念与研究范畴进行阐述，以帮助读者快速、全面地了解该学科发展的主要内容。

第一节 概 念

中医消化病学是以中医基础理论为依据，运用中医特有的临床思维方法，研究并阐述消化系统疾病的病因病机、诊断、治疗等问题的一门学科；是中医内科学的重要分支。

中医消化病学的基本理论包括消化系统解剖结构、脾胃肝胆的生理特点、常见的致病因素、基本病机、诊法、辨证与诊断、基本治则与治法、常用的方药及用药规律与配伍特点等知识。

中医藏象学说确定了以五脏为中心的结构和功能系统，建立了脏腑辨证体系。其中与饮食水谷密切相关的即为肝系、脾系，中医脾胃与肝胆的生理功能是辨识和治疗疾病的根据。

病因病机学说是认识疾病发生发展的基础。寻找病因，知其发生缘由；掌握病机，以审疾病主要矛盾之所在。中医消化病的常见致病因素有饮食不节、劳逸过度、六淫邪气、情志失调、体质禀赋、病理产物以及其他因素等。基本病机则基于感受外邪和脏腑功能失调，如纳运失常、气血不和、升降失司、燥润不济等。

中医诊断是中医基础理论到临床治疗的桥梁，是通过望、闻、问、切四种诊法收集患者病情资料，分析辨识其健康和病变状态，从而对疾病的病种、证候做出概括性的判断。辨病的目的是从全局把握该疾病的特点与规律；辨证则是对疾病当前的病位与病性等本质做出判断，具有时空特点。消化系统疾病的辨证包括病因辨证、八纲辨证、六经辨证、脏腑辨证以及经络辨证等方法。临床中可单独使用，亦可联合使用。病因辨证是识别疾病属于何种因素所致的一种辨证方法，对疾病的治疗和防护具有重大意义。八纲辨证是辨证的纲领，在诊断过程中起到执简驭繁的作用。脏腑辨证属于具体辨证，能揭示病位、病性、病势等，常用于脾胃肝胆病中。六经辨证以脏腑、经络为其病理基础，故亦可用于消化系统疾病中，对病证传变过程的动态观察有一定意义。经络辨证是对脏腑辨证的补充和辅助，多用于消化系统疾病的针灸、推拿等治疗方法中。

中医对消化系统疾病的治疗方法较多，包括内服法和外治法，而内服法中尤以中药复方较为常用。临证用药时，应根据患者体质状况、年龄、病情轻重、四时、气候、地域差异等灵活加减，特别应掌握药味或剂量加减。中医各家在临床实践过程中有了自己独特的见解，因此亦出现了颇多具有良好疗效的单方验方。随着制药工业的发展和适应现代临床的需要，中成药制剂在消化系统疾病治疗中得到了广泛应用，如藿香正气液用于暑湿呕吐或腹部中寒腹痛之证。药食同源，药膳疗法作为辅助治疗，可用于慢性虚损性疾病，如脾肾阳虚之泄泻等。针灸疗法是中医外治法的重要部分，包括体针、耳针、穴位注射、灸法等，对寒热虚实等消化系统病证均可灵活应用。此外，中医外治法还包括推拿、膏药、熏洗、足疗等，均可根据病情选择运用。

（胡玲　张云展）

第二节　研究范畴

中医消化病学是现代中医内科学的重要组成部分，是在传统中医脾胃病证和肝胆病证等的基础上，增加了中医对西医学消化系统疾病的认识。当代中医学者融会贯通，从中医角度理解、认识西医疾病，并逐渐提出相应的病因病机、临床特点、类证鉴别、治疗方法和预防调护等。由于中、西医对疾病的认识方法不同，对疾病的命名有其自身的固有特点。因此，本书将中医消化病分为病证篇和疾病篇两部分。

病证篇围绕中医消化系统相关的脏腑进行阐述。饮食物的消化吸收主要通过脾脏系统和肝脏系统来完成，其相关病证亦可分为脾胃病证和肝胆病证。小肠和大肠功能的正常发挥有赖于脾胃升清降浊的功能，故脾胃病证中包含了病位在肠的疾病，如泄泻、痢疾、便秘等。口为饮食通道，脾开窍于口，手足阳明经环绕口唇，因此以口腔症状为主症的疾病（如口疮、口糜、口味异常）多与脾胃相关。脾胃为气血生化之源，脾主统血。脾胃功能正常则气血生化有源，血行于脉道以濡养全身，若脾气虚不能统血则血不循常道而溢出脉外，可见吐血、便血等出血病证；而由脾胃功能异常所致的内热、气滞、瘀血等亦可导致出血病证的发生。肝胆病证则因肝胆功能异常所致，如胁痛、黄疸、积聚、鼓胀等。《诸病源候论》描述梅核气的病机，曰："此是胸膈痰结与气相搏，逆上咽喉之间结聚。"提示该病发生虽病机为痰气交阻于咽喉，实则与肝脾关系密切，故亦纳入其中。

西医学认为，消化系统包括消化管和消化腺两大部分。消化管是指从口腔到肛门的管道，包括口腔、咽、食管、胃、小肠和大肠。消化腺主要包括肝脏系统和胰腺。根据其有无组织结构改变，消化系统疾病分为功能性胃肠病和器质性消化疾病。功能性胃肠病与器质性病变相对而言，是由生理、精神心理和社会因素相互作用而产生的一组功能性胃肠道疾病，包括功能性食管病（如功能性胸痛、功能性烧心、癔球症、功能性吞咽困难）、功能性胃病（如功能性消化不良）以及功能性肠病（如肠易激综合征、功能性便秘、功能性腹泻、功能性腹胀等）。器质性消化系统疾病依据发病部位的不同，分为口腔与食管疾病、胃部疾病、胆道疾病、胰腺疾病、肝脏疾病、肠道疾病以及上、下消化道出血症。器质性疾病中多为炎症和感染性疾病，如胃炎、胆囊炎、胰腺炎、各种原因引起的肝炎、肠炎、幽门螺杆菌感染、肠结核、细菌性痢疾等。由组织结构改变所致的消化系统疾病有贲门失弛缓症、食管裂孔疝、胃下垂、肠梗阻等。此外，还包含其他性质的疾病，如结石所致的胆石症；肝脏病常见并发症如肝衰竭、肝性脑病；手术后并发症，如短肠综合征等。

中医药治疗肝脾病证历史悠久，但在历史长河中，中医肝脾病证的范畴也在不断变化。如"胃缓"一词首见于《灵枢·本脏》，而后历代医籍中并未将其作为专门病症进行讨论，直至1985年6月出版的《实用中医内科学》一书才首次将"胃缓"定为正式病名，并提出该病的临床表型与西医"胃下垂"相似；再如，肝着之病首载于《金匮要略》一书中，历代医家对其病因病机等的论述不尽相同，随着西方医学的发展，中医学者逐渐认识到慢性乙型病毒性肝炎疾病特点，全国肝病重点攻关协作组于2010年10月将其统一命名为"肝着"。可见，中医学者在学习和理解现代消化系统疾病基础上，运用中医特有的临床思维对其进行认识和治疗，并逐渐形成中西医治疗消化系统疾病的体系。因此，本书重要组成内容，即是对中医药治疗具有特色和优势消化系统疾病的阐述。随着医学科学的发展和临床医生的不断实践，中医消化病学的范畴也将不断地更新变化。

（胡玲 张云展）

第二章　中医消化病学发展源流

　　中医消化病学形成，历史源远流长。早在春秋战国时期，《黄帝内经》中就较为全面地论述了脾胃肝胆系统的生理、病理与疾病防治，为脾胃肝胆理论的形成奠定了基础；而《难经》的出现又在此基础上进一步丰富了相关理论。秦汉时期，医圣张仲景撰写的《伤寒杂病论》，标示着中医学从理论到实践的重大突破，推进了脾胃肝胆学说理法方药体系的形成，对后世该学说的进一步发展与疾病防治做出了里程碑式的贡献。魏晋至唐宋时期的医书也在一定程度上补充与推动了脾胃肝胆学说理论的发展。金元时期可谓是中医脾胃肝胆理论发展的鼎盛年代，以"金元四大家"最具有影响力。明清时期随着医事制度的不断完善，各类医书百花齐放，对脾胃肝胆的认知与思考也越来越趋于全面，从而促进了中医脾胃肝胆学说完整体系的形成。到了民国，随着西学的东渐，各医家在激烈碰撞下形成了中西医理论的汇通思想，其中以张锡纯有关脾胃消化病的学术思想对后世的影响最广。中华人民共和国成立后，当代中医工作者不断推陈出新，将脾胃肝胆病证正式纳入中医消化病学现代科学研究的行列，对相关理论研究的现代化进程与临床诊治水平的提高具有重要意义。理论研究方面，以脾胃通降论最具代表性；病机研究，以脾虚理论为典型代表；在治则治法研究中，当代医家提出脾胃肝胆疾病用药应注重升降结合，而调理脾胃也贵在缓和；为适应现代科学发展的需要，中医消化病学现代研究模式也有了全面的发展与更新，主要包括辨证模式、证候病机新模式和经方现代研究等方面。在众多中医消化病研究领域与研究水平不断扩展与提升的大环境下，相关学科建设与学术发展也取得了丰硕成果。如"新八纲"创建，对脾胃病学术理论体系的建设与发展进行了系统总结；脾虚和脾胃湿热相关系列研究的开展，构建了较为完善的脾虚证与脾胃湿热证理论体系；纳入国家"十三五"重点巨著《中国中医药重大理论传承创新典藏》的"脾虚理论及其应用研究"专题，成为总结现代中医证候研究的典型范例等。与此同时，中医、中西医结合脾胃消化相关全国行业诊疗团体标准、共识意见的出台，也为中医消化病学学科发展提供了良好的循证医学证据参考。不仅如此，在结合现代科学技术，聚焦中医药临床优势病种，从方药、证候、动物模型等多方面开展的研究，也为丰富中医消化病学理论内涵、促进临床诊疗水平的提高奠定了良好基础。相关学科建设及人才队伍正在逐渐壮大，且在不忘基层发展的同时积极培养高端人才，注重基础和临床研究的高度与广度，以利于进一步完善和发展中医消化病学的经验传承与理论体系建设。

第一节　萌芽期

　　中医消化病学的形成渊源已久，早在周代提出的"五行"学说中就以"脾脏"

配属于土,"肝脏"配属于木。其意在于以土为万物生长之基,以木为升发条达之本,寓意肝、脾二脏在人体中属至要之脏。在其后的发展过程中,中医消化病学不断进步、完善,逐渐形成具有丰富内容的学说体系,现将历代中医有关脾胃肝胆学说的形成和发展概况,分述如下。

一、春秋战国时期

脾胃肝胆学说起源于春秋战国时代(前770—前221),在我国最早的医学理论经典著作《黄帝内经》中就有记载。《黄帝内经》分《灵枢》《素问》两部分,对脾胃、肝胆系统的形态结构、生理功能、发病机理、证候表现、治则治法,以及防病保健等方面做了较全面而深入的论述,从而为脾胃肝胆学说的形成奠定了理论基础。而《难经》作为与《黄帝内经》并提的中医古籍经典之一,对脾胃肝胆学说做了补充和发挥,使得中医脾胃肝胆学说在萌芽时期得到了进一步丰富。

1. 《黄帝内经》

早在《黄帝内经》时期,已经对脾胃的形态结构有了初步认识。《灵枢·经水》已有对人体解剖的明确记载:"夫八尺之士,皮肉在此,外可度量切循而得之,其死,可解剖而视之。"《灵枢·肠胃》曰:"唇至齿长九分,口广二寸半……肠胃所入至所出,长六丈四寸四分,回曲环反,三十二曲也。"指出了人体从口唇至消化道的解剖结构,包括长度、宽度、周长、重量、容量等。从《黄帝内经》对肠、胃解剖的论述中可以看出,虽然古时的计量单位与现代的单位有所不同,但其相对比例与现代解剖学比例颇为相近,说明《黄帝内经》时期就已经对人体进行了比较广泛而客观的解剖和测量,并制定了人体解剖的标准,为中医的解剖学及针灸定位学发展提供了一定的客观参考。

在生理功能方面,《黄帝内经》指出五脏六腑、四肢百骸之精气均源于脾胃,认识到脾胃是维持人体生命活动的重要器官。如《素问·灵兰秘典论》曰:"脾胃者,仓廪之官,五味出焉。"《素问·阴阳应象大论》曰:"谷气通于脾。"《素问·经脉别论》曰:"饮入于胃,游溢精气,上输于脾,脾气散精,上归于肺。""人以水谷为本,故人绝水谷则死。"这些论述指出了脾主运化的重要作用。人之一身,无非气与血,而气主煦之,血主濡之,相互为用,方能维持人之生命,而其源又与脾胃功能密切相关。《灵枢·刺节真邪》"真气者,所受于天,与谷气并而充身者也",指出先天精气必赖后天胃气资助。《素问·痹论》"卫者,水谷之悍气也",营行脉中,卫行脉外,其源皆出于脾胃水谷之气所化生。《灵枢·决气》"中焦受气取汁,变化而赤,是谓血",提示胃中水谷之清气,借脾运化成血,故称脾胃为气血生化之源;并认为"五脏六腑皆禀气于胃,胃者五脏之本也""有胃气则生,无胃气则死""得谷者昌,失谷者亡",皆说明《黄帝内经》对脾胃之重要作用的认识。而《素问·太阴阳明论》"四肢皆禀气于胃"、《素问·痿论》"脾主身之肌肉",皆说明脾与四肢肌肉的关系;《素问·阴阳应象大论》"脾在志为思"、《灵枢·本神》"脾藏营,营舍意"、《灵枢·五阅五使》"口唇者,脾之官也",亦从情志、脾之外候等阐述了脾胃对人体的重要性。

在病因病机方面，《黄帝内经》也做了较深入的论述。《素问·痹论》提出："饮食自倍，肠胃乃伤。"《素问·厥论》曰："酒入于胃，则络脉满而经脉虚，脾主为胃行其津液者也，阴气虚则阳气入，阳气入则胃不和，胃不和则精气竭，精气竭则不营其四肢也。此人必数醉若饱以入房，气聚于脾中不得散，酒气与谷气相搏，热盛于中，故热遍于身，内热而溺赤也。"言其饮食不节，过度饮酒，皆能伤损肠胃而致病。情志方面，《素问·阴阳应象大论》曰"思伤脾"，提示凡情志抑郁、恼怒等皆可致脾胃气机不畅而致病。外感因素方面，《素问·举痛论》提出："寒气客于肠胃，厥逆上出，故痛而呕也。寒气客于小肠，小肠不得成聚，故后泄腹痛矣。热气留于小肠，肠中痛，瘅热焦渴则坚干不得出，故痛而闭不通矣。"《黄帝内经》又进而指出可因脾胃病证而导致筋骨肌肉与津液的变证，如《素问·太阴阳明论》提出："今脾病不能为胃行其津液，四肢不得禀水谷气，气日以衰，脉道不利，筋骨肌肉皆无气以生，故不用焉。"《素问·至真要大论》曰："诸湿肿满，皆属于脾。"并在《素问·厥论》中提出脾胃病证之危候，曰："太阴之厥，则腹满䐜胀，后不利，不欲食，食则呕，不得卧。"《素问·示从容论》也有对脾胃病证危候的描述："今夫脉浮大虚者，是脾气之外绝，去胃外归阳明也。"综其所述，《黄帝内经》提出凡饮食不节，饮酒过度，房事太过，情志失调，外邪侵袭等皆可导致脾胃系统病证；并以饮食受纳运化失常，津液转输与布散失调，气机郁滞等为其转归，对诸多病证的成因、病机、证候表现等都做了较深入的论述。

在《黄帝内经》中，已经对预防保健有了较深入的认识。《素问·上古天真论》曰"食饮有节，起居有常，不妄作劳，故能形与神俱，而尽终其天年"，以饮食有节为预防脾胃病证与保健延年的重要方法；再以适其寒温，以避外邪之侵袭，不妄作劳以免伤脾胃之气。治则以《素问·三部九候论》提出的"实则泻之，虚则补之"为其治疗总则，具体治法在《素问·脏气法时论》中有所描述，"脾欲缓，急食甘以缓之，用苦泻之，甘补之""脾色黄，宜食咸，大豆豕肉栗藿皆咸"；另外，在《素问·至真要大论》中也概括出脾病之治法，"太阴之客，以甘补之，以苦泻之，以甘缓之"。余如下法、吐法等，亦属胃肠重要治法之一。对于与脾胃相关的病证，或其他系病证，亦强调主治或兼治脾胃。如《素问·阴阳应象大论》曰："精不足者，补之以味。"《素问·脏气法时论》曰："毒药攻邪，五谷为养，五果为助，五畜为益，五菜为充，气味合而服之，以补精益气。"《素问·五常政大论》曰："病有新久，方有大小……谷肉果菜，食养尽之，无使过之，伤其正也。"强调通过增强脾胃功能，助其饮食之受纳与运化，益其化源而获兼除他病之效。

《黄帝内经》在肝胆脏腑及经脉的形态结构、生理功能、病因病机、病证诊法、治法治则等也有较全面记述，奠定了肝胆病的防治理论与临床实践的基础。

在肝胆及经脉的形态结构上，《黄帝内经》曰："肝脏为五脏之一，其位居腹中。"《素问·金匮真言论》"腹为阴，阴中之阳，肝"，阐述了由肝脏、胆腑、肝经与胆经所构成的一个与整体密切相关的肝胆系统。《灵枢·经脉》"肝足厥阴之脉，起于大指丛毛之际……夹胃属肝络胆，上贯膈，布胁肋""胆足少阳之脉，起于目锐眦……贯膈络肝属胆，循胁里"则是对肝经循行经过的描述。《素问·灵兰秘典论》"肝者，将军之官，谋虑出焉。胆者，中正之官，决断出焉"以及《素问·六节藏象论》"凡十一脏，取决于胆也"均阐明了肝胆的生理功能。在病因病机上，《黄帝内经》阐明肝胆病之病因主要为外邪所致，情志所伤，肝胆虚实寒热失调。凡外邪、恶血与大怒等因素，皆可致肝血瘀滞，疏泄失调，魂魄失藏，而导致肝胆诸多病证。如《灵枢·五邪》曰："邪在肝，则两胁中痛，寒中，恶血在内。"《灵枢·邪气脏腑病形》曰："若有所大怒，气上而不下，积于胁下，则伤肝。"《素问·刺热》曰："肝热病者，小便先黄，腹痛多卧身热，热争则狂言及惊，胁满痛。"在病机方面，《素问·至真要大论》有"诸暴强直，皆属于肝""诸风掉眩，皆属于肝"之论，将头目眩晕、肢体强直与颤动等诸多病证的成因皆归属于肝。

此外，《黄帝内经》首论肝胆病色，以目黄、小便黄作为诊断黄疸病的主要依据，如《素问·平人气象论》曰："溺黄赤安卧者，黄疸……目黄者曰黄疸。"《黄帝内经》中已具体提出肝胆病证的名称，并记述相关证候。肝脏病证名称有"肝痈、黄疸、肝胀、肝痹、肝疟、肝满、肝风、筋痿、胁痛"等；胆腑病证名称则有"胆胀、胆结、胆痹、呕胆"等。《素问·六元正纪大论》提出"木郁达之"为其治肝之总则。继而《素问·脏气法时论》提出"肝欲散，急食辛以散之，用辛补之，酸泻之""肝苦急，急食甘以缓之"，为治肝用药之要。对肝胆经脉病证，《灵枢·经脉》提出"为此诸病，盛则泻之，虚则补之，热则疾之，寒则留之，陷下则灸之，不盛不虚，以经取之"为治则。

综观《黄帝内经》所论，该书对中医脾胃肝胆学说的论述，虽散在于诸篇之中，但对于脾胃肝胆系统的形态结构已初具其概，并对其生理功能、病因、证候表现、诊断与治则、预防与转归等诸多方面，均做出了较详细深入的论述，为后世中医消化病学的形成和发展奠定了理论基础。

2. 《难经》

《难经》循《黄帝内经》之说，新增脾脏与肛门，肝脏与胆之形态描述，曰："肝重四斤四两，左三叶，右四叶，凡七叶……脾重二斤三两，扁广三寸，长五寸，有散膏半斤，主裹血，温五脏，主藏意……胆在肝之短叶间，重三两三铢，盛精汁三合……肛门重十二两，大八寸，径二寸大半，长二尺八寸，受谷九升三合八分合之一。"其对脾脏的描述与近代之胰腺或脾脏的描述极为相似；并以"唇为飞门，齿为户门，会厌为吸门，胃为贲门，太仓下口为幽门，大肠小肠会为阑门，下极为魄门，故曰七冲门也"将唇与齿概述于消化系统中，并将各分部命名。《难经》对《黄帝内经》中的有关问题做了进一步的注解和发挥，如《难经·十五难》曰："胃者，水谷之海，主禀四时，皆以胃气为本，是谓四时之变，病死生之要会也。"以此言胃腑之至要，尤强调脾脏在脏腑中的作用。《难经·四难》曰："呼出心与肺，吸入肾与肝，呼吸之间，脾受谷味也，其脉在中……脾者中州，故其脉在中。"其中首言脾胃之脉定位于关部，上与心肺，下与肝肾均密切相关。

在病证方面，《难经·十六难》提出："假令得脾脉，其外证面黄善噫，善思，善味；其内证，当脐有动气，按之牢若痛。其病腹胀满，食不消，体重，节痛，怠惰嗜卧，四肢不收，有是者脾也；无是者，非也。"内外相应，症脉结合，以诊断脾胃病证。其对泄泻病之证型描述尤为详尽，如《难经·五十七难》曰："然泄凡有五，其名不同，有胃泄，有脾泄，有大肠泄，有小肠泄，有大瘕泄，名曰后重。胃泄者，饮食不化，色黄；脾泄者，腹胀满泄注，食即呕吐逆；大肠泄者，食已窘迫，大便色白，肠鸣切痛；小肠泄者，溲而便脓血，少腹痛；大瘕泄者，里急后重，数至圊而不能便，茎中痛，此五泄之要法也。"此论述开创了后世的泄泻分类法。

在脾胃病的治则与预防方面，《难经·十四难》提出："损其脾者，调其饮食，适其寒温。"指出脾胃受损者，宜饮食调理、适时养护，并兼论脾胃病证的针灸治疗原则。在预防方面，提出防治脏腑传变，此即"治未病"之论。《难经·七十七难》提出的"所谓治未病者，见肝之病，则知肝当传之与脾，故先实其脾气，无令得受肝之邪，故曰治未病焉"，为最早的扶脾以御肝邪之说。

《难经》最早描述了肝胆的解剖结构，如在《难经·四十二难》中详述了肝胆的重量及分叶情况。此外，对肝脏病变引起的脾肿大在《难经·五十六难》中也有所述："肝之积，名曰肥气，在左胁下，如覆杯，有头足，久不愈，令人发咳逆，疟痎，连岁不已……肺病传于肝，肝当传脾。"

总之，《难经》在《黄帝内经》的基础上对脾胃肝胆系统的形态结构、功能等方面做了进一步的补充和阐发，首次提出"脾脏"的形态观，并最早描述了肝胆的解剖结构，在此基础上确立了关脉主脾胃之说，并详议泄泻之分类与临床表现、治法原则，对脾胃肝胆学说做了进一步的补充和发挥。

二、秦汉时期

脾胃理论最早源于《黄帝内经》《难经》，直至秦汉时期，临证医学取得了突出成就，中医脾胃肝胆病证也有了进一步发展。此时期，张仲景继承《黄帝内经》思想，亦重视脾胃理论，在《伤寒杂病论》中有大量篇幅涉及脾胃肝胆病证相关的论述。

张仲景（150—219）在《黄帝内经》与《难经》的理论基础上，密切结合临证实践，在其所著《伤寒杂病论》中，将脾胃理论具体应用于临证实践，创立了脾胃病证的分类与辨证方法，并记载了大量治疗脾胃病证卓有良效的方药。如桂枝汤用芍药、甘草化阴益气，用生姜、大枣调和营卫，其目的就在于健脾而充盈营卫之气，进而达到补太阳经气以祛邪。又如其创立的温中止泻的理中汤、甘缓止痛的建中汤、清泄胃经实热的白虎汤、泻下的承气汤等，都在脾胃病治疗中有重要的实用价值。《金匮要略》"夫治未病者，见肝之病，知肝传脾，当先实脾"指出了五脏之间的相互联系与制约，一脏有病就会影响他脏，因此在治疗过程中应防止疾病传变，并注意脾脏的正气充实。同时提出了"四季脾旺不受邪"的论点，认为脾气旺盛就可以抗邪，进而保证人体的健康。再如《伤寒论》虽然是以治外感为法，但处处照顾脾胃之气。如治少阳证的小柴胡汤，方中用人参、生姜、大枣等药，其目的就是要通过健脾胃而扶正祛邪，以防正气虚而邪入三阴。所以仲景在方中多用参、草以固脾胃而充中气。由此可见，仲景在脾胃学说上的高深理论和独到见解，虽无专立滋补脾胃之方，但却深得《黄帝内经》中的补脾之法，注意保胃气、存津液。

在《金匮要略方论》中，专列"腹满寒疝宿食病脉证"篇。以大柴胡汤、大承气汤，治腹胀不减、大便不畅、心下痛满等胃肠实证；以大黄附子汤，治脾胃虚寒所致便秘；以厚朴三物汤、厚朴七物汤，治腹胀；以乌头桂枝汤、大建中汤、附子粳米汤等，治脾胃虚寒证，腹中冷痛、虚寒呕吐等症；以当归生姜羊肉汤，治虚寒腹痛里急、血虚久病等。在"呕吐哕下利病脉证治"篇中，以半夏泻心汤、黄芩加半夏生姜汤、橘皮竹茹汤等，治寒热内滞，胃中不和所致痞满、干呕、哕逆等症；以吴茱萸汤、四逆汤等，治胃中虚寒，胃气不和，阴寒上逆所致腹痛、干呕、头痛、厥逆等症；以四逆汤、通脉四逆汤等，治里寒外热、下利清谷、虚寒下利等。在"血痹虚劳病脉证并治"篇中，以小建中汤、黄芪建中汤等，治虚劳里急、腹中冷痛、诸虚不足等；以大黄䗪虫丸、薯蓣丸等，以缓中补虚，攻补兼施，治内因脾胃久虚、食少腹满，外而形体消瘦、肌肤甲错、风气百疾等虚实相兼证。在其他篇章中，亦有不少方剂，或兼顾脾胃阳气，或兼顾脾胃阴津，后世脾胃病证，尤以虚寒为主病证的分型与论治及方药的具体应用，都极大地丰富了临证实践的内容。

在中医肝胆学说的形成中，《伤寒论》也起到了重要的奠基作用。它将理论与临床实践相结合，创立了中医临床辨证论治体系。就肝胆病学术发展而言，张仲景创造性地对肝胆病证提出了辨证论治与分类论治的方法，确立了肝胆病辨证论治的基本法则，并总结了大量的治疗方剂，创建了中医肝胆病辨证诊治和理法方药统一的诊疗体系，开创了肝胆病中医治疗的先河。

仲景《伤寒论》对黄疸的病因病机、病证分类及治疗均有较深入论述。如对外感发黄和内伤发黄，提出了"湿热在里""寒湿在内不解"致使"两阳相熏灼"而发黄；饮食失节而致胃热脾湿，劳役纵欲而致脾肾内伤的病因病机；并分为谷疸、酒疸、女劳疸、黑疸及伤寒发黄等不同病证，确定了"诸病黄家，但利其小便"等治疗法则，创制了清热利湿、泄热通腑、和解表里诸法和茵陈蒿汤、栀子大黄汤、茵陈五苓散、柴胡汤等名方。从此，黄疸病治疗有法可循，有方可用，理法方药渐臻完备。此外，仲景还结合肝胆病的传变特点提出了"见肝之病，知肝传脾，当先实脾"这一防治肝胆病的基本原则。

综观仲景之说，是总结前人经验，结合临证实践探索而创新，在论治外感与内伤病证中，均列脾胃肝胆病证专篇，提出了病证分类方法，创制了卓有成效的方药，极大地丰富了临证实践内容。脾胃肝胆学说发展至此，形成了理法方药全套体系，对后世进一步形成和发展脾胃肝胆学说与疾病防治做出里程碑式的贡献。

（胡玲　余莹）

第二节　发展期

魏晋南北朝至唐宋时期是医学理论全面发展的时期，尤其在唐宋时期出现了大量脾胃相关的医著分论及学说，从不同方面推动了中医脾胃肝胆学的发展，补充了中医消化病学的内容。其中影响较大的著作，包括隋代的《诸病源候论》、唐代的《备急千金要方》、宋代的《小儿药证直诀》等。此外，"金元四大家"的脾胃学术思想对后世亦影响深远，尤以"补土派"李东垣之"脾胃学说"最为突出。

一、魏晋南北朝至隋时期

隋代巢元方《诸病源候论》丰富了《黄帝内经》中有关脾脏的生理、疾病、症状与证候病机理论，它以脏腑为核心论述诸多疾病的病机，专列"脾胃病诸候"，明确指出脾脏主消化、主体液代谢。其对脾胃生理功能的描述，如"脾者，脏也；胃者，腑也。脾胃二气，相为表里。胃为水谷之海，主受盛饮食者也；脾气磨而消之，则能食"，指出脾胃共同受盛消磨水谷；而"荣卫俱虚，其血气不足，停水积饮在胃脘则脏冷，脏冷则脾不磨，脾不磨则宿谷不化，其气逆而成胃反也。则朝食暮吐，暮食朝吐，心下牢，大如杯，往往寒热，甚者食已即吐。其脉紧而弦，紧则为寒，弦则为虚，虚寒相搏，故食已即吐，名为胃反"，乃是从病因病机、脉象、临床表现等方面对"胃反"病证的详细记载。此外，《诸病源候论》在"腹痛病诸候"篇中列举了四种导引法治疗腹胀候诸症，乃是运用导引法调理脾胃功能的具体体现。

除对脾胃病的详细记载外，《诸病源候论》还系统论述黄疸的命名分类、病因病机以及特殊证候等。分类法除了仲景的病因命名分类外，还有按症状特征、五行脏腑和其他命名分类；病因病机强调"凡诸疸病，皆由饮食过度，醉酒劳伤，脾胃有瘀热所致"；并且书中首列急黄候、犯黄候、阴黄候和胞疸候，这些理论对于黄疸的研究具有重要指导意义。

总之，《诸病源候论》从中医脾胃相关疾病的病因、病机、证候等方面进行阐述，并补充了中医脾胃病的脉象及与脾胃密切相关的疾病，如黄疸、水肿、痈疸等。其中对黄疸的常见病因病机、证候描述详细而准确，表明其时对一些常见的肝胆疾病有了准确的认识，在研究脾胃肝胆病发展史方面具有重要价值。

二、唐宋时期

1.《备急千金要方》

唐代孙思邈《备急千金要方》（简称《千金要方》或《千金方》）在杂病辨证论治中，以"五脏六腑为纲，寒热虚实为目"，并开创了脏腑分类方剂之先河。《千金要方》设脾脏、胃腑、肝脏和胆腑篇，涉方300余首，从养生食疗等多角度探讨了脾胃的护理；孙思邈认为"春夏取冷太过"，提出"温食"以顾护脾阳，指出："医者，当须先洞晓病源，知其所犯，以食治之，食疗不愈，然后用药。"此外，《千金要方》提出"五脏不足求于胃"，认为调理脾胃是治疗五脏不足的根本，后世张景岳"调五脏即可以安脾胃"即是此观点的发挥。治疗上，孙思邈强调审脉辨证，脱离六经而直接从调治脾脏和胃腑功能入手，根据脾脏与胃腑的生理特性不同，将两者分而论治；《千金要方》中治疗"脾胃冷积不消"的温脾汤、治疗胃热的地黄煎等为后人推崇。另外，孙思邈尚详细叙述了肝的生理、病理和各脏腑的关系，详细论述了肝脏的平脉和病脉，以及根据寒热虚实治肝胆之方药。

2.《小儿药证直诀》

宋代钱乙提出"脾主困"理论："脾主困，实则困睡，身热，饮水；虚则吐泻生风"，并将"虚羸、积滞、疳疾、伤食、吐泻、腹胀、慢惊、虫症"等疾病从脾胃论治，且认为"疮疹、咳嗽、黄疸、肿病、夜啼"等与脾胃密切相关，皆可从脾胃论治，并把脾胃失调作为引起小儿内伤病的病机关键，认为"脾胃虚弱，四肢不举，诸邪遂生"。钱乙对脾胃辨治用药具有柔润轻灵、补泻并用的特点，其代表著作《小儿药证直诀》中不乏治疗脾胃病名方，如白术散、益黄散、导赤散等，其中尤以益气健脾之白术散最为广泛运用。"白术散，治脾胃久虚，呕吐泄泻，频作不止，精液枯竭，烦渴躁，但欲饮水，乳食不进，羸瘦困劣，因而失治，变成惊痫，不论阴阳虚实，并宜服。"脾贵健运为白术散的方义所在，也是钱乙学术思想的重要内容之一。

此外，宋代的四君子汤、参苓白术散、枳壳散等脾胃病名方一直沿用至今。可以看出，魏晋唐宋时期是脾胃理论进一步完善、中医脾胃肝胆病日趋专科化的时期。宋代还设立脾胃专科，足见其对脾胃的重视程度。

三、金元时期

金元时期是中医脾胃病学说系统发展的鼎盛时期。各民族医药学交流融合，同时频繁战乱所导致疫疾流行，促使医家从不同角度探索人体的奥秘和疾病的防治，从而出现了百家争鸣、不同学派争相崛起的盛大局面，其中脾胃病尤受关注。此时期以"金元四大家"最具有影响力，其代表人物刘完素、李东垣、张从正、朱丹溪从不同角度阐述各自的学术观点，独树一帜。

刘完素倡导"主火论"，其代表作《素问玄机原病式》认为"土为万物之母，水为万物之元，故水土同在于下，而为万物之根本也"，强调了胃中润泽的重要性。脾胃的根本病理是"诸湿肿满，皆属于脾"，脾胃病当"润燥除湿，补泻其本"，所以燥湿和润燥是其治疗脾胃病的主要方法。

李东垣倡导"补土论"，其代表作《脾胃论》提出了系统而全面的"脾胃学说"理论，并开创了疾病的内伤学说，因此有"外感宗仲景，内伤法东垣"之说。东垣提出"内伤脾胃，百病由生"的著名论点，内伤脾胃，脾胃气虚，清阳不升，用药主张益气泻火，升清降浊，以辛甘温升阳益胃为主剂，避开苦寒伤及脾胃之品，倡导"补脾胃""泻阴火""升发脾阳""甘温除热"等治法。其"甘温除热"理论和所创的补中益气汤等开辟了内伤发热治疗之蹊径，为后世医家所效法。

张从正倡导"攻邪论"，反对易水医家先固元气、温补脾胃的治疗方法，提出了攻邪即是扶正的辩证关系，主张用汗、吐、下法，提出"陈莝去而肠胃洁，癥瘕尽而营卫昌"的观点，"使上下无碍，气血宣通，并无壅滞"，从而达到恢复机体稳态。对脾胃病理的认识，重视胃中燥热而致病。《儒门事亲·治法杂论》曰："潮热腹满者，谓邪热在胃也。可以荡涤邪热，流湿润燥，宜急治之。"其重视食补，提出"养生当论食补"的著名论点。认为"善用药者，使病者而进五谷者，真得补之道也"。对于药补和食补的关系，认为"夫谷肉果菜之属，犹君之德教也；汗下吐之属，犹君之刑罚也。故曰：德教，兴平之粱肉；刑罚，治乱之药石。若人无病，粱肉而已。及其有病，当先诛伐有过。病之去也，粱肉补之。如世已治矣，刑措而不用。岂可以药石为补哉。"

朱丹溪倡导"滋阴论"，其重要观点"阳常有余，阴常不足"用于脾胃病的治则与组方用药中，养胃气、益阴精、补阴以配阳，强调胃在阴气生成中的重要作用。丹溪在疾病治疗中重视脾胃，如论治痰病提出治痰法为"实脾土，燥脾湿，是治其本也""大凡治痰，用利药过多，致脾气虚，则痰易生而多"；治郁证重在中焦脾胃，认为"凡郁皆在中焦"，创制治疗六郁的代表方越鞠丸以及左金丸、保和丸等；在养生保健方面，认为"脾得温则易化而食味进"，提出"补肾不如补脾"的观点，对后世影响颇大。

张元素，作为易水学派创始人，其对脾胃病的治疗方法被易水学派奉为圭臬，治疗原则总结为"土实泻之，土虚补之，本湿除之，标湿渗之，胃实泻之，胃虚补之，本热寒之，标热解之"。张元素根据脾喜温运、胃宜润降的特点，确定了治脾宜守、宜补、宜升，治胃宜和、宜攻、宜降等治则，为后世脾胃病辨治纲领的完善起到了重要作用。张元素治疗脾胃病的代表方剂枳术丸源于《金匮要略》的枳术汤，其改汤为丸，取"汤者荡之，丸者缓之"之意。方中白术用量多于枳实，为补中有消，以补为主，尤其适用于治虚、治食、治痞。

总而言之，金元四大家根据各自的临床实践，从脾胃的生理功能、病因病机、临床表现、治疗原则、处方用药进行了系统论述。刘完素认为，脾胃为万物之母、一身之本，用药注重顾护胃气；张从正主张用汗吐下法，祛陈莝，洁肠胃，以保护胃气，并以淡粥养之，以恢复胃气；李东垣提出脾胃为元气之本，治病不忘升发脾胃阳气；朱丹溪强调滋阴降火之时，要重视保护胃气。金元时期各大医家的思想及论著使脾胃学说逐渐完善，对后世产生了深远影响。

（胡玲　普舒琪）

第三节　形 成 期

一、明清时期

明清时期，随着医事制度的不断完善，许多著名医家应运而生，各类丛书大量涌现，如《内科摘要》《景岳全书》《医宗必读》《临证指南医案》《温病条辨》等，对脾胃肝胆的认知越来越丰富，思考越来越具深度，呈现两大特点：一是对病因病机特点及辨证治疗有了深刻的认识；二是提出了许多新观点和学说，使得中医消化病学的理论体系日趋完善，形成了独立的学科模块，加速了中医脾胃肝胆病完整体系的形成。

1.《内科摘要》

《内科摘要》为明代薛己所著，薛己是我国明代著名医学家，是中国医学史上温补学派的先驱。他继承历代医家之说，著书 16 种，以医案形式记录了脾胃病、虚劳病等验案，语言平实，立论新颖，亦由此展示了薛氏宝贵的脾胃病治疗思想。其治疗思想遥承于《黄帝内经》《伤寒论》及李东垣《脾胃论》，强调治病必求于本，治疗上突出以温补脾胃为主，擅长应用补中益气汤、六君子汤、附子理中丸等。

薛己十分重视脾胃在机体生理、病理中的重要地位，认为"胃为五脏本源，人身之根蒂"，在脏腑病理变化上强调"脾胃亏损"病机观，如"脾胃气实，则肺得所养，肺气既盛，水自生焉，水升则火降，水火既济而天地交泰，若脾胃一虚，则其他四脏俱无生气"。此即从脾胃论治虚劳内伤杂病的理论基础。对于脾胃本脏腑之诸病，薛氏仍然强调从"脾胃亏损"立论，如"夫人以脾胃为主，未有脾胃实而患疟痢者，若专主发表攻里，降火导痰，是治其末而忘其本"。从生理、病理强调脾胃的重要地位，是薛氏治疗脾胃病的核心思想。在脾胃病的治疗上，其强调"治病必求于本"，本即脾胃亏损，擅长应用补中益气汤、六君子汤、香砂六君子汤、附子理中汤等温补中焦方剂以及炮姜、附片、吴茱萸、肉桂等温里药，反对滥施二陈汤及芩、连、柏等化痰、清热、利气方药以防止攻伐脾胃生生之气。

从薛己《内科摘要》中所记录的脾胃病医案来看，其总结出脾胃病的病因主要有饮食失宜、劳役过度、七情内伤、因药致病（苦寒、淡渗、破气）以及禀赋不足之脾胃或脾肾亏虚等几大因素。书中诸病症状虽记载不一，但是核心病机皆为"脾胃亏损"，主要是脾胃气虚或虚寒。薛氏根据前人的经验及自己的潜心研究，力纠时弊，熔东垣脾胃之说及王冰、钱乙肾命水火之说于一炉，重视先后二天的辨证，治疗用药倡导温补，对脾胃虚弱而致的寒中证强调生发脾胃阳气，补火以生土，命门之火对脾胃的温煦作用对后世温补学派的产生与形成颇有启发。如薛氏"食后胀痛，脾虚不能克化也；小腹重坠，脾虚不能升举也；腿足浮肿，脾虚不运；吐食不消，脾虚虚寒无火；吞酸嗳腐，脾胃虚寒，痢疾里气后重，脾胃气下陷"。即使内科杂证，薛氏也多从脾胃立论，突出了脾胃病治疗思想的临床应用价值。需要指出的是，其虽然处处强调脾胃亏损在脾胃病机中的核心地位，但在具体治疗上还是要细分有无湿热、气滞以及病情轻重、体质的强弱等，并不完全执着于一法一方。此外，针对"肝肾亏损"病机及遣方用药，薛己也有独到的见解，主张以八味丸、六味丸直补真阴真阳；并为肝肾（脾）虚损或涉及多脏腑病证，一方难以兼治求其全者，创立了"朝夕补法"，提出"阳虚者，朝用六君子汤，夕用加减地黄丸；阴虚者朝用四物加参术，夕用补中益气汤"的特殊用药方法。

2.《景岳全书》

张景岳所著的《景岳全书》共64卷，是一部大型综合性医学专著。该书博采众长，对脾胃与五脏间的关系及肝胆病的辨证治疗的贡献亦加速了中医消化病学体系的形成。

张景岳指出："脾为土脏，灌溉四旁，是以五脏中皆有脾气，而脾胃中亦有五脏之气"。脾胃虚损是脾胃病的根本病机，一旦脾胃受损则会影响其他四脏，而其他四脏的病变也可影响脾胃的功能，由于五脏之中皆有脾胃之气，脾胃之中也皆有五脏之气，故提出了"调五脏以安脾胃"和"调脾胃以安五脏"的治疗思路。根据其阴阳互根理论认为，脾阴脾阳本同一体，因此在治疗脾胃病时，两者应当兼顾，不可偏颇，由此他提出了"阴中求阳"和"阳中求阴"的治疗思路，确立了温补为主、兼顾养阴的治疗大法，倡导温补并善用熟地黄、人参、白术、干姜等药。在继承李东垣的补中益气法基础上，结合"精中生气"的思想，创立了补阴（精）益气法，即在生理上精气本为一体，不可分离，精可化为气，气也可以生精，"气归精，是气生精也……精化气，是精生气也，二者似乎相反，而不知此正精气互根之妙"。在病理上，有精因气而虚，也有气因精而虚，因此在治疗相关疾病时，应重视精气一体，处方用药能使精中生气，气中生精，"盖先天之气，由神以化气化精；后天之气，由精以化气化神。是三者之化生，互以为根，本同一气……故有善治精者，能使精中生气；善治气者，能使气中生精"。正是基于以上认识，张景岳在创制新方的过程中，处处体现着"精中生气，气中生精"的思想，其中补阴益气煎、两仪膏便是最能体现补养脾胃精气思想的效方。

其在肝胆病方面的论述也颇为详尽。如胁痛，张景岳将其病因分为外感、内伤两大类，并认为以情志、饮食、房劳等内伤因素最为相关，把内伤胁痛归纳为郁结伤肝、肝火内郁、肝肾阴虚、痰饮停伏、外伤瘀血等多种证型进行分证论治。肝在五行中属木，脾在五行中属土，两者之间的关系是木克土，肝克脾，因此在人们情志不畅、思郁过度时，均可导致肝血亏虚，肝气犯脾，出现肝脾不和之证。张景岳论述肝脾不和时所提出的治法是"肝邪之犯脾胃者，肝脾皆实，单平肝气可也；肝强脾弱，舍肝而救脾可也"。他在创制的新方中，最能体现调和肝脾的是逍遥饮，此方以养肝阴血为主，肝体阴而用阳，肝阴肝血充足则肝气也能够发挥其正常的作用。对积聚除详细论述其病因病机外，在治法方面独具一格，提出"凡无形之聚，其散易；有形之积，其破难……曰攻、曰消、曰散、曰补"，并根据体质盛衰、脏腑虚实以及病势的轻重缓急，灵活变通，权宜施治。对肝胆虚损、胁痛、鼓胀、眩晕、中风等，亦有精深的论述；特别对黄疸提出阳黄、阴黄、胆黄的分类方法，并论其成因病机与症脉并治，从而丰富了肝胆病学的内涵。

3.《医宗必读》

《医宗必读》乃明代李中梓撰写的一部综合性医书，对脾胃肝胆疾病如积聚、反胃、噎膈、痢疾、鼓胀等病证的病因、病机、证候、治法、方药及医案均有记载。李中梓之"肾为先天本，脾为后天本""气血俱要，补气在补血之先；阴阳并需，而养阳在滋阴之上""乙癸同源，肝肾同治"等见解为后世广为认可。

李中梓作为温补学派医家和易水学派重要代表，《医宗必读》是其代表著作之一。其认为治病求本，即要掌握生命之本，而生命之本不外乎先天之本与后天之本两个方面。先天之本在肾，"肾为脏腑之本，十二脉之根，呼吸之本，三焦之源，而人资之以为始者也"。肾精充盛，则脏腑之精充足。而元气又是诸气之本，无论脏腑之气、经脉之气，均以元气为根，故要保全生命，必须保护先天肾中精气。在《医宗必读·脾胃后天本论》中又明确提出"脾为后天之本"的著名论点，认为脾胃与"先天之本"同等重要，强调"饷道一绝，万众立散。胃气一败，百药难施""肾安则脾愈安，脾安则肾愈安"，在治疗上主张脾肾并重，补肾与理脾兼行。同时，补肾不固守于纯甘滋腻，理脾不拘泥于辛燥升提，既反对滥用桂附，又不赞同浪施苦寒。李中梓对于泄泻病机研究，以五行生克乘侮关系和五脏生理和病理之间的联系来注解诊释，阐明《黄帝内经》中风、湿、寒、热致泻的机理，尤其强调湿邪是导致泄泻的主要原因；认为"湿胜则濡泄""土强制水，湿邪不干，肠胃自固，土虚湿胜，濡泄到今"；《医宗必读·泄泻》曰："无湿则不泄，故曰湿多成五泄。"对于泄泻病机，其总结为"脾虚湿盛"。在治疗泄泻中，创立了著名的治泻九法，即淡渗法、升提法、清凉法、疏利法、甘缓法、酸收法、燥脾法、温肾法、固涩法。

对因肝病所致"鼓胀"病中，《医宗必读·水肿胀满》曰："在病名，有鼓胀与蛊胀之殊。鼓胀者，中空无物，腹皮绷急，多属于气也。蛊胀者，中实有物，腹形充大，非虫即血也。"这是鼓胀、腹水鉴别的首见记载。关于肝胆经脉病证，《医宗必读·真中风》提出以犀角散、加味牛黄散以治热闭；牙皂、生半夏、细辛末吹入鼻内，促其苏醒以治闭病；脱证以大剂理中汤灌服；对中风相关症及后遗症的防治，均有思维创新。对积证的诊治，李中梓根据病程中正邪的盛衰关系，提出了初、中、末分期治疗的原则，并创阴阳攻积丸，至今仍为临床所借鉴。此外，《医宗必读·乙癸同源论》曰："东方之木，无虚不可补，补肾即所以补肝；北方之水，无实不可泻，泻肝即所以泻肾……然木既无虚，又言补肝者，肝气不可犯，肝血自当养也。血不足者濡之，水之属也，壮水之源，木赖以荣。"肝肾同源论认为，精血互化，肝虚补肾，补肾即补肝，为肝虚补肾法提供理论依据。

4.《临证指南医案》

清代医家最多，著作新说亦众，温病学兴起是此时期最大的医学成就之一。温病大家叶天士除了确立温病"卫气营血"辨证纲领外，对中医消化疾病的学术思想也做出了重要贡献，主要体现在脾胃、肝胆方面。

叶天士首先继承了李东垣治脾思想，但并非墨守成规，认为"脾阳不亏，胃有燥火"就不能用治脾之药笼统治胃，而必须滋胃阴，降胃气，以润通为补。临床常用药物如麦冬、麻仁、石斛、粳米、甘草、蔗浆等甘凉濡润之品，使胃津复来，胃气自然下行而病愈。他归纳的"纳食主胃，运化主脾；脾宜升则健，胃宜降则和；太阴湿土，得阳始运；阳明燥土，得阴始安；脾喜刚燥，胃喜柔润"则把脾胃分治的理论，叙述得条分缕析。叶天士认为，脾与胃虽同属中土，但功能有别，喜恶不同，故提炼出"胃喜润恶燥"的观点。外感温热燥邪、过食辛辣、素体阴虚、温病后期等均可致胃阴不足，故倡导甘润养胃。《临证指南医案·脾胃》指出："所谓胃宜降则和者，非用辛开苦降，亦非苦寒下夺以损胃气，不过甘平或甘凉濡润，以养胃阴，则津液来复，使之通降而已矣。"由此创立了胃阴学说，反对概用升补脾阳之法，倡导保护胃阴，运用甘平或甘凉濡润之品濡养胃阴，其创制的养胃生津益胃汤沿用至今。叶氏所创的胃阴虚的理论和治法，弥补了李东垣重在温补、略于治胃、不及养阴的不足，纠正了以往治脾之药笼统治胃，甚至阴阳不辨的弊病。

除此之外，叶天士对肝脏疾病也有独到见解，其认为肝体阴而用阳。"体阴"一指肝为藏血之脏,血属阴;二指肝脏位居于下,故属阴。"用阳"一指肝性喜条达,内寄相火,主升、主动;二指肝阳易亢,肝风易动,从而导致各种阳性症状,故用阳。鉴于肝脏体阴而用阳的生理特点,叶天士治肝病常区分体用。肝体不及者,宜柔之、养之、补之、益之;肝用太过者,宜平之、清之、潜之、镇之、抑之。临证运用须根据具体病情,或治体为主,或治用为先,或体用同治。观《临证指南医案》,会发现"郁不离肝"的思想,认为六郁之始为气郁,气郁之始为肝胆木郁,与赵献可的观点颇为相似。邵新甫在《临证指南医案》按语中云:"肝者将军之官,相火内寄,得真水以涵濡;真气以制伏,木火遂生生之机,若情志不舒则生郁,谋虑过度则自竭,斯罢极之本,从中变火,攻冲激烈,升之不息为风阳,抑而不透为郁气。脘胁胀闷,眩晕猝厥,呕逆淋闭,狂躁见红,由是来矣。古人虽分肝风、肝气、肝火之殊,其实同出一源。"此语精辟地总结了叶氏论肝郁之病机。同时,对肝胆病的论治方面,叶氏亦贡献颇多,如对胁痛之属久痛入络者,善用辛温通络、甘缓理虚、辛泄化瘀等法,选方用药,可谓匠心独具。此外,他对黄疸的形成机理也做了深入探讨,认为黄疸的形成与胆汁外溢肌肤有关,《临证指南医案·黄疸》曰:"胆液为湿所阻,渍于脾,浸淫肌肉,溢于皮肤,色如熏黄。"他认为阳黄之作治在胃,阴黄之作治在脾,明确指出由于黄疸病机不同,治疗应当脾胃有所偏重。

5.《温病条辨》

《温病条辨》为温病学的重要代表著作之一,虽然全书围绕温病分条列论,但其顾护脾胃的学术思想贯穿温病治疗始终。在治疗温病中,吴鞠通继承和发挥了张仲景治外感病重视顾护脾胃的学术思想,强调在治疗疾病遣方用药时,要顾护脾胃的正常生理功能和脾胃的阴阳气血津液,尽量使脾胃的生理功能处于正常状态,使脾胃的阴阳气血津液不受损伤而处于平衡状态,这样才有利于疾病的痊愈和正气的恢复。尤其在《温病条辨》前三卷治疗温病的过程中,始终重视顾护脾胃,并形成了顾护脾胃的理、法、方、药的完整体系。另外,其对肝风内动、热病损及肝阴等肝胆病证有独到见解,提出"热入胆经"理论,并主张桑菊饮治疗胆络郁热诸症,丰富了中医肝胆学说。

吴鞠通创立了温病"三焦学说",并结合"卫、气、营、血"理论,创造性地提出温病辨证论治的纲领和方法,这是继叶天士发展了张仲景的六经辨证,创立卫气营血辨证方法之后,在中医理论和辨证方法上的又一创举。"三焦辨证"法是将人体"横向"地分为上、中、下三焦,上焦以心肺为主,中焦以脾胃为主,下焦包括肝、肾、大小肠及膀胱。由此创立了一种新的人体脏腑归类方法,此法定位明确,便于施治,十分适用于温热病的诊疗。除此之外,此法确立了三焦疾病由上而下的"顺传"传变途径,曰:"温病由口鼻而入,鼻气通于肺,口气通于胃。肺病逆传则为心包,上焦病不治,则传中焦,胃与脾也;中焦病不治,则传下焦。始上焦,终下焦。"故此传变方式也就决定了治疗原则,曰:"治上焦如羽,非轻不举;治中焦如衡,非降不安;治下焦如沤,非重不沉。"其中,治中焦脾胃的观点对后世辨治湿伤脾胃产生很大启发,遣方用药上,燥、润、寒、热、轻、重不可偏激,以药物药性之偏纠邪气湿热之偏,避其脏腑所偏，继以调理脾胃之气机升降、运化收纳之功能，使两者平安相处。

吴鞠通仔细钻研叶天士"阳化内风"的学说后，提出了热入胆经理论，认为肝风内动的病机是胆经热盛，肝火上炎，热邪壅阻气机而化风，故首先选用辛甘凉散之药（桑菊饮）透热以息风，达到清胆络郁热的目的，即"清胆络法"。常用菊花、桑叶、薄荷、钩藤、牡丹皮、生地黄、甘草等辛甘息风，桔梗、金银花、连翘、刺蒺藜、苦丁茶、鲜荷叶等苦辛息风，达到将风火邪气透散于肺卫之外的治疗目的。此外，《温病条辨·下焦篇》曰："热邪深入，或在少阴，或在厥阴，均宜复脉……盖少阴藏精，厥阴必待少阴精足而后能生，二经均可以复脉者，乙癸同源也。"其对三焦论治热病伤损肝阴，肝风内动所致病证有了更深入的研究。

6. 其他著作

除此之外，在脾胃病方面，多位医家结合自身的实践经验也做出重要贡献。如明代王纶所著的代表作《明医杂著》在内科杂病里对于泄泻、痢疾等病的论治，遣方用药配伍之严密，随该病的性质和临床兼证予以加减，有其独到的经验。在生理病理特点的阐述和诊疗规律探讨上，王纶结合李东垣、朱丹溪之学提出脾阴学说，在《枳术丸论》中发表了治脾胃须"分阴阳气血"，反对概用"辛温燥热，助火消阴之剂"，否则使"胃火益旺，脾阴益伤，清纯中和之气，变化燥热，胃脘干枯，大肠燥结，脾脏渐绝"的观点。他认为胃火旺与脾阴虚互为因果，其"脾胃阴血虚则阳火旺"的观点对后世"脾阴""胃阳"学说的发展具有重要影响。

戴思恭拜朱丹溪门下，提出"阳易亢，血易亏"的气血盛衰理论，强调顾护胃气，其辨证准确，用药精到。傅金缄总结戴思恭治病重胃气的特点为"养胃气以束宗筋治疗中风偏瘫，壮胃气以驱疟邪，健脾胃取其分消治痰饮内滞，补脾胃以资气血治妇人生产"。

缪希雍注重养护胃津，认为"阳明多气多血，津液所聚而滋养百脉，故阳明以津为本"，并提出"益宜远苦寒""法当用甘寒"的治法。论治脾胃当分阴阳，更重脾阴，"胃主纳，脾主消，脾阴虚则不能消""世人徒知香燥温补为治脾虚之法，而不知甘寒滋润益阴之有益于脾也"。缪希雍多选甘寒之剂，如生地黄、麦冬、天冬、石斛等治疗脾阴不足，奠定了育养脾阴大法。

吴谦等编纂的《医宗金鉴》作为第一部官修临床医学全书，广采历代医家之擅长，不仅指导了各科病证的学习、诊疗，同时也是对当时中医学术的一个整理。在肝胆系相关疾病中，对"肝痈"论述颇详，"肝痈愤郁气逆成，期门穴肿更兼痛，卧惊去满溺不利，清肝滋肾即成功……初服复元通气散，次服柴胡清肝汤；痛胀已止，宜服六味地黄丸；脾虚食少，则佐以八珍汤"可认为是早期对"肝痈"的分期辨证施治。

清代王清任发展了瘀血学说：一方面丰富了气虚血瘀的理论，另一方面为后世留下了诸多治疗血瘀的名方，如血府逐瘀汤、身痛逐瘀汤、膈下逐瘀汤、少腹逐瘀汤、通窍活血汤、补阳还五汤等，至今仍对消化病如胃炎、胃溃疡、肝炎、肝硬化等有良好的治疗效果。其认为气与血皆为人体生命的源泉，但同时也是致病因素。不论外感内伤，对于人体的损伤，皆伤于气血而非脏腑。气有虚实：实为邪实，虚为正虚；血有亏瘀，亏为失血，瘀为阻滞。瘀血是由于正气虚，推动无力造成的，故血瘀证皆属虚中夹实，"补气活血"和"逐瘀活血"两法则便是他著名的"瘀血说"。

喻嘉言在《医门法律·胀病论》中对鼓胀病机强调"阴气不散"而致"水裹气结血凝"的认识，对鼓胀之气、血、水病机学说的确立起了关键作用。

王旭高的医论极具独创性，他编撰《西溪书屋夜话录》对肝病提出"肝病最杂而治法最广"的精辟见解，认为："肝气、肝风、肝火三者同出异名，其中侮脾乘胃，冲心犯肺，夹寒夹痰，本虚标实，种种不同，故肝病最杂而治法最广。"其总结出著名的"治肝卅法"，集古今治肝方法大成，是迄今全面论述肝病证治的唯一专著。

二、近代时期

近代民国时期，西洋医学输入我国，中西医学发生了激烈的碰撞，受当时"洋务派"和"改良主义"思想的影响，产生了"中西汇通派"。中医学的发展不仅自身做出了创新，而且各个医家在参考西医学理论形态、诊治方式、研究方法后，也展开各种响应，努力沟通中西医理论，代表人物有朱沛文、唐宗海、张锡纯、恽铁樵、陆渊雷等，其中张锡纯的消化病学术思想对后世影响最广。

张锡纯在继承中医的基础上，自学西医，扬长避短，力图沟通中西医学，集一生学术与丰富临床经验，著成《医学衷中参西录》。书中论治脾胃，补前人之未备，引《易经》中"至哉坤元，资生万物"来阐明脾胃为人一身之本的思想；又将李东垣"扶脾阳"学说和叶天士的"益胃阴"学说两者相结合，创立了张氏脾胃学说。在病因病机上，张锡纯认为脾居中焦，为水阴上达下输之枢机，在论胃气不降治法中说："阳明胃气以息息下降为顺……乃有胃气不下行而上逆，推其致病之由，或性急多怒，肝胆知其上干；或因肾虚不摄，冲中之气上冲……因蓄极而上逆。"故病因或因久病体虚，或因中气虚弱，或因脾胃湿寒，或因泻痢日久，或因情志失调，或因冲气上逆，或因饮食劳倦，均可导致脾胃气机失调，升降失序。其致病在上者为噎膈，在中者为脘腹胀痛，在下者为泄泻或便秘，因其不降反升，又可出现牙龈肿痛、噫气、呃逆等症。在治法上，张锡纯提倡淡养脾胃，治阴虚劳热，专取次煎，谓之能养脾阴；从五脏生克制化理论和脾胃为气血生化之源的理论出发，认为脾胃病则诸脏可病，故将调理脾胃的治法用治多种慢性虚弱性疾病，如久泻、经闭、劳瘵、膈食等。在遣方用药上，张锡纯滋脾阴喜用山药，降胃气喜用赭石，健脾胃化食积喜用鸡内金，并注重配伍，不忘食疗。随着时代的发展与变迁，中医在历史的长河中继续前进，而后相继出现了施今墨、汪逢春、孔伯华、陈慎吾、胡希恕、岳美中等名医，带领中医学走向新的征程。

施今墨遵从《黄帝内经》有关脾胃的论述，并崇尚李东垣的脾胃学说，认为脾胃为后天之本、五脏六腑皆禀气于胃，因而在临证时非常重视后天之本。在许多疾病的治疗过程中，都非常重视调理脾胃功能。施今墨认为"中医之论脾，包含胃肠之机能"且根据"太阴湿土，得阳始运；阳明燥土，得阴自安""脾宜升则健，胃宜降则和"的脾胃生理特点，归纳出治疗脾胃病十法——温、清、补、消、通、泻、涩、降、和、生。施今墨作为中西汇通派，亦主张中医科学化，早在 20 世纪 30 年代就倡导中医、西医互相学习，融会贯通，强调用科学方法阐明中医理论，率先把西医病名引入中医领域，在《祝选施今墨医案》中即按照西医对疾病的分类和命名编辑，其中就包含"消化系"章节，书中还大量使用西医术语来解释中医医理，如"消炎""消蛋白"，在"卷四·消化系·胃溃疡"方义中曰："酒炒生地、熟地可治胃溃疡为近世之新发现，其功用为止血止呕，促患处结瘢。"施今墨不但精通中医四诊，还推崇应用现代科学仪器以明确诊断疾病，如在"卷四·消化系·食道狭窄"中云："咽下困难，食后即吐，普通名之曰噎膈，食道癌也，服药极其难愈，而有以药物治愈者，乃食道狭窄症。如食道癌，以 X 光诊断之，最为准确。"

　　汪逢春在其老师力钧御医的影响下，力倡中西汇通思想，将中西医汇通的思想巧妙地融入临证中，诊疾论病应乎气候方土秉质，拟方用药法于古而不泥于古者也，时有锐意创新之举。注重整体观念与全局观点之结合，尤为强调后天脾胃之本的重要性。汪逢春认为："脾胃为人之主，脾胃和一疾不生，伤则百病生焉。""脾胃居中而运化精微，以灌注于四脏，是四脏之所仰望者，全在脾胃之气，倘脾胃一伤，则四脏无所取资，脾胃病而四脏俱病矣。"特别是一些时令病或胃肠病，常因饮食不洁、暴饮暴食、饱饥失常、生冷无节、起居不慎、劳逸失衡、乖戾之气等因素引起。纵然病势来之迅猛，若治疗得当，邪去亦速。倘若延宕，伤及脾胃，则祸不旋踵。因此，无论治疗外感或内伤杂病，其用药皆中病即止，从不过剂，以免损伤脾胃。汪逢春善用经方、古方的化裁，对脾胃阴阳的平衡灵活燮理。对于脾气下陷，甚至清阳不升者，则喜用补中益气汤进行化裁运用，常用甘温药配合升提药，以益气升阳；对胃虚气逆者，则嗜用丁香柿蒂汤或《伤寒论》旋覆代赭汤进行加减运用；对脾气虚者，则依据患者症状，灵活择用四君子汤、六君子汤、香砂六君子汤进行加减应用，其中又以香砂六君子汤运用最多。此外，对有脾阴虚或胃阴虚表现者，则常适时加入建莲肉、鲜金斛、鲜芦根、玉竹、沙参或生地黄等甘寒生津药，此正如吴鞠通所言："欲复胃阴，莫如甘寒。"以及《黄帝内经》曰："脾主为胃行其津液者也。"胃阴之源乃脾阳之转输而成。因此，汪逢春在使用养阴滋润药的同时，也不时加入健脾和中药味，如茯苓、白术等，以期脾胃阴阳能趋于平稳，即所谓"有胃气则生，无胃气则死"的百病大纲。综览其效案辑录《泊庐医案》与《丸散膏方底簿》中的遣方用药，皆体现了汪逢春对后天脾胃的重视。汪逢春在临证诊治各种疾患或痼疾时，每每不离对脾胃进行调理，而非仅有脾胃病罢了。他认为脾胃乃气血化生之源，五脏之精气皆赖脾胃运化、转输，皆须脾胃化生后天水谷精微的补充，若脾胃化源乏竭则灾害至矣。"诊治诸病，不离脾胃""治病必以脾胃为本"是其重要学术思想。

　　孔伯华对湿热病有独特的认识，其积一生经验而提出了"湿热何其多"的观点，且非常重视湿热致病，重视肝、脾二脏，提出"肝热脾湿"说。认为"肝热"主要是由"近今之人，不知持满养精，不知克制心神，一味损耗真阴，阴虚则阳亢；人生主阴之脏为肾，与肾同源之脏是肝，肾肝均寄有相火，其系上属于心，君火一动，相火随之，相火动则肝肾之阴即伤，阴虚则阳亢，凡此势必皆足以造成阳常有余、阴常不足……夫阳常有余，火也；阴常不足，热也；只不过有其虚与实耳，更加之意淫于外、五志之动皆为火，于是形成热火相加之体而生热火相加之病"而造成。"脾湿"，不论外感之湿还是内生之湿都与脾有密切关系，如其云："脾象土而主肉，藏意而恶湿……饮食不节，劳倦，皆伤于脾；木气太过，肝气过亢，克伤于脾；甘虽生之，过反伤脾；忧愁不解，亦足伤脾，脾伤则病遂乘之……土败木贼，湿气留滞，七情内伤，六淫外袭，饮食失节，房劳致虚，脾土之阴受伤，转运之官失序，遂致胃虽纳谷，脾不运化，阳自升而阴自降，乃成天地不交之否，于是清浊相混，隧道塞壅，气留血滞，郁而不行，胀满遂作，湿气内停，至如饮食过饱，脾为之伤，脾伤则气馁，气馁则湿停，湿停则痰生……脾病多为湿困，虽有内外二因，然治法大抵以实脾土为主，第燥脾湿亦即寓于其中矣。"同时，孔伯华认为："数十年来，阅历所见，患者中湿邪兼热致病者十常八九，此非所谓温病中之湿热证，乃湿热合邪所致之其他疾病也。"湿热为病较多，主要与以下两个方面有关。一是与当时的运气有关，正如其云："盖阴阳循环，皆天地气运使然也……按今之甲子，运行后天，湿土主事，四序反常，阳亢阴虚，湿热彰盛。"二是与当时人的体质有关，如其云："抑或'世态居民有变'，阴常不足，阳常有余，火热交并之体，湿从阳化使然欤？"并认为："阳常有余者火也，阴常不足者热也，只不过有其虚与实耳。"可见，体质是造成湿热为病较多的一个重要因素。《孔伯华医集》中共记载了 587 个内科医案，其中涉及湿热或湿邪为患的病证达 42 种，并在其病机中明确注明了"肝热脾湿"字样。孔伯华对湿热致病的治疗有其独到之处，治疗湿热病必审病求因，"热者清之，湿者化之"是孔伯华治疗湿热为患的基本大法，在临证时又多有发挥，曰："湿邪在表，可芳香宣透以开逐之，使湿从表出。湿在里，湿重于热，可化气渗湿，佐以清热；热重于湿，则清热为主，佐以化湿；湿热并重者，则清热化湿兼顾。唯不可养阴生津，恐甘寒有伤脾胃又助湿邪也。不可妄汗，恐阴阳俱伤，黏着之湿邪不去，反致气血两虚也。不可妄下，恐攻下更伤脾阳，误致中气下陷而洞泻，或致损伤阴络而便血也。"

陈慎吾作为近代经方派大师，一生治学《伤寒论》，临床擅用经方，尤其对小柴胡汤运用有独到之处。在运用小柴胡汤治疗内、外、妇、儿各科杂病的过程中，对肝、胆、胰疾病方面的治疗也收效甚佳。急性肝炎兼有黄疸，多见口渴、小便不利、黄疸、腹胀满等，小柴胡汤与茵陈蒿汤或五苓散合方；若是无黄疸型肝炎，则用小柴胡汤随症加减。血虚型的慢性肝炎，症见口苦、胸满、食少、呕吐、心烦、胁下痞硬、腹部喜按时，小柴胡汤合当归芍药散治疗。若是血瘀型的慢性肝炎，症见口苦、心烦、胸腹满痛拒按时，小柴胡汤合桂枝茯苓丸等治疗。两胁疼痛较剧时，加香附、郁金或延胡索；腹胀满重时，加厚朴。肝硬化腹水，当腹水去后，多用小柴胡汤善后调理。胆与胰疾，患两肋下痛，其属于阳热性者，亦基本用小柴胡汤加减。在治疗胆结石、胆囊炎、肠梗阻中，陈慎吾运用大柴胡汤及柴胡加芒硝汤治疗证兼里有热者，也取得满意疗效，但在使用该方时，必须与三承气汤证及大、小陷胸汤证相区别。

胡希恕同陈慎吾均毕生致力于中医教育的事业中，在伤寒学界创立了"八纲-六经－方证体系"，提出"先辨六经，后辨方证"的用方思路，以及"方证是辨证的尖端"的经方运用原则。用半夏泻心汤治痞满、大柴胡汤治食管瘅、茯苓饮治泄泻等颇有疗效。对于脾虚湿滞证的腹胀，胡希恕用厚朴生姜甘草人参汤游刃有余，总结指出"厚朴半斤姜半斤，一参二草亦须分，半夏半升善除满，脾虚腹胀此方真"。他认为脾胃病多在里或半表半里，若为阴证（如太阴病、厥阴病，或太阴厥阴同病等），经治疗病情明显好转或症状消失之后，应补益中焦，固本善后，以减少复发。脾胃是饮食纳运之所，饮食对于脾胃病的发生、发展、治疗及预后等有着重要的影响，医者除药物治疗外，还必须对患者进行合理饮食的宣教，方能取得更好疗效。

　　岳美中早年汲取仲景、李东垣和叶天士三家之所长，较早提出了专病、专方、专药与辨证论治相结合的原则，促进了病证结合这一中西医结合治疗观的发展。在肝病诊治方面，治急性肝炎以清利为主。急性甲型肝炎、乙型肝炎有黄疸者，多属中医"黄疸"的范畴；无黄疸者，多属于"胁痛"范畴。岳美中治急性肝炎多数是在急性肝炎的恢复期，由于长期肝功能异常，且多数是湿热为患，故采用清热利湿退黄的茵陈蒿汤加减治疗，取得了满意的效果。在对病情较顽固的肝炎治疗中，采用了以清利为主，兼顾辨证的原则。主要体现在两方面：其一，清利之法，不拘一方一法，并非纯用苦寒清利，还采用了甘寒清利、化瘀清利、扶正清利等多种方法，所选药物除常用的茵陈蒿汤、茵陈五苓散外，再如龙胆泻肝汤、三仁汤、竹叶石膏汤、四物汤等加清利之茵陈、茯苓、白茅根等。对慢性肝炎的治疗，初、中期一般多采取清热利湿化瘀为主。若病程过长，甚至有肝硬化倾向者，则应考虑是否久服清利克伐之剂有伤及气血、损及阴阳的副作用。消化性溃疡病总的原因是中气虚，故治疗应以建中为主，如补中益气汤、六君子汤、香砂六君子汤、小建中汤、黄芪建中汤、参芪建中汤或当归建中汤等。其有吞酸、便秘、腹泻、疼痛等，可根据建中法加味治之。另外，在溃疡病发展过程中，可出现实象，我们应该认为是标实本虚，应先治其本，再治其标。除了将该病分为虚寒型、虚热型、湿热型、虚实夹杂型外，亦将体之胖瘦区别施治。他认为治疗应以柔肝养胃（阴）之法，因肝风主燥，故忌用刚燥之品。正如叶天士云："肝风振起犯胃，平昔液衰，难用刚燥，议养胃汁以息风方。"同时根据溃疡的几个主要症状，如胀满痞硬、吐酸、疼痛、出血、胃穿孔等分别详细论治，随症加减。在老年病之脾胃相关问题中，岳美中提出："人之始生先成于精，肾精旺而后有脾胃，即所谓'先天生后天'；人之衰老，肾精先枯，累及诸脏，此时全仗脾胃运化、吸收精微，使五脏滋荣，元气得继，才能却病延年，即所谓'后天养先天'。故调整饮食，促进消化功能之康复，保持大小便通畅，实为治疗老年病的关键。"

　　从明清至近代，中医消化病学得到了长足的充实和发展，不仅在生理病理及病机特点上得到了深入阐发，而且在辨证论治方面亦提出诸多新说。诸派医家百花齐放，对脾胃和肝胆理论研究、探析更加具体和深入，脾胃学说和肝胆学说也进入了较全面的补充和总结阶段，形成了独具特色的中医理论体系，从而为中医消化疾病的治疗指明了方向，为当代中医的发展开辟了更为宽广和坚实的道路。

（胡玲　于唱）

第四节　中医消化病学的现代研究与学科发展

一、当代医家对脾胃病的研究

随着时代的发展，当代中医工作者在不断挖掘整理古籍的基础上，结合西医学研究方法，将传统中医的脾胃、肝胆病证纳入现代科学研究序列中。当代医家对脾胃病的研究，包括对传统理论学说的丰富和补充、新理论的提出和应用、脾胃病病机的新认识、治则治法的创新，以及辨证、证候、古方的现代研究等，呈现百家争鸣、百花齐放的态势，对中医学理论的现代化进程和临床诊治水平的提高具有重要意义。

1. 理论研究

（1）脾胃通降论的提出及应用：脾胃学说是中医理论体系最具生命力的学说之一，其理论源于《黄帝内经》，辨证法于仲景，集大成者则系东垣。中国工程院院士董建华教授对脾胃学说潜心研究，师古而不泥古，在长期临床实践的基础上，提出"脾胃通降论"。该理论以脾胃生理功能正常为核心，以脾胃通降失常病理表现为关键，提出"生理上以降为顺，病理上因滞为病，治疗上以通祛疾"的脾胃病认识三要素，既是对脾胃通降相关论述的继承总结，也是对传统脾胃学说的重要补充和深化，并基于此理论开发出临床治疗胃病行之有效的"胃苏颗粒"和"荜铃胃痛颗粒"，在中医学术界有着深远的影响。中国中医科学院唐旭东教授在此基础上，承袭董建华教授"脾胃通降论"之思想，结合多年临床实践，创建"脏腑、虚实、气血、寒热"脾胃病临床辨证的新八纲，即辨脏腑为基础以明确发病病位，辨虚实为要点以明确病证特性，辨气血为中心以明确在气在血，辨寒热为要素以明确机体状态。在慢性胃病治疗中多以恢复脾胃通降功能为大纲，兼辨脏腑、气血、寒热、虚实"小八纲"理论为指导，从而有效把握病机进行施治。在此辨证观点指导下，王凤云教授等进行了系统的临床体验。董建华教授"通降论"中特别强调"疏调肝木"，北京中医药大学东方医院李军祥教授在此基础上，结合自己的临床经验，创新性地总结了脾胃病从"肝"论治，即"肝郁者宜疏肝、散肝，肝旺者宜泄肝、抑肝，肝火者宜清肝、泻肝，肝经郁火者宜化肝，肝风者宜镇肝、息肝、搜肝，肝逆者宜平肝，肝急者宜缓肝，肝脉寒滞者宜暖肝，肝散者宜敛肝，肝虚者宜补肝、养肝"的十六法，强调临床中应见微知著、以常达变、灵活运用，方能取得良好的疗效。

（2）五脏相关论的提出及应用：人以五脏为中心，通过经络联系六腑和其他器官而形成有机整体。首届"国医大师"邓铁涛教授基于"五行学说"，首次提出"五脏相关"理论。其认为人体各脏腑组织器官在生理上相互依存、制约，在病理上相互影响，治病应以一脏为本、五脏相关，进而达到"治一脏以调四脏，调四脏以治一脏"的目的；对于所擅长之冠心病、肝硬化、重症肌无力及肌萎缩侧索硬化症、慢性阻塞性肺病等，将其涉及脏腑分别归结为心脾、肝脾、肾脾和肺脾进行诊治，充分体现了脾在五脏相关理论中所处的核心地位，暗示无论治疗何脏之病，兼顾调理脾胃均可达事半功倍的效果。作为邓铁涛教授的大徒弟，广州中医药大学脾胃研究所劳绍贤教授在继承其学术思想的基础上，结合西医学先进技术和现代中药药理，专注于研究现代脾胃病的辨证与治疗，提出以证型为纲，以胃黏膜形态特点为目的的辨证思想，将该思想融入中医整体辨证体系中；并重视地域特征，认为脾胃湿热是岭南脾胃病证的一大特点，治疗应以清浊安中为要。20 世纪末，幽门螺杆菌（Hp）被认为是慢性胃病的第一大致病因素，劳绍贤教授的大徒弟胡玲教授提出"邪毒致变"和"湿邪黏滞"为 Hp 相关胃病致病关键环节的创新学术观点，从临床入手以脾气虚证和脾胃湿热证为主，探讨 Hp 相关胃病胃黏膜病理和超微结构改变、体质可变性与基因多态性等的关联，较好地提示了 Hp 相关胃病脾胃虚实不同证候的群内趋同性表型特征，为其临床客观辨证提供了良好的参考依据。广州中医药大学第一附属医院刘凤斌教授应用统计学知识、参照 WHO 生存质量量表发展模式和国外量表设计方法，在中华文化背景和中医理论指导下，创新性地研制出中华生存质量量表；并在传承邓铁涛"五脏相关"理论及重症肌无力的辨治经验基础上，致力于中医重症肌无力患者报告结局指标（PRO）量表研制，以客观、准确地评价该病中医药治疗的临床疗效。

（3）运脾调胃论的提出及应用：《素问·玉机真脏论》"脾脉者土也，孤脏以灌四旁者也""脾者土也，治中央，常以四时长四脏"以及《脾胃论》"人以胃气为本""百病皆由脾胃衰而生也"等论述，均明确指出脾胃于人体生理病理之重要。首届"国医大师"路志正教授结合多年临床经验，创造性地提出"持中央，运四旁，怡情致，调升降，顾润燥，纳化常"为核心的运脾调胃学术思想。其认为"持中央，运四旁"是治疗脾胃病的核心，即立足于脾胃，强调脾胃的重要性；辨证使用"怡情致，调升降，顾润燥"三大治法，最终达到"纳化常"的目的。路志正以脾胃为本，着重从脾胃特性以及与其他脏腑、经络、孔窍的联系着手，遣方用药倡导"中庸"，强调运脾调胃而非一味补泻，其学术思想对临床有较好的指导作用。路志正临床还擅长从脾胃入手调理情志病，中国中医科学院望京医院魏玮教授师从路志正，继承路志正调理脾胃病思想，结合多年临床实践，总结慢性疾病共性病机为"虚""滞""瘀""郁"，认为抓核心病机即"调枢"思维是取效的切入点及关键点，并提出"调枢通胃"理论。其中"调"即调摄、调理，指治疗手段和方法；"枢"即核心，引申为疾病及其病理变化过程的关键环节；"通"指六腑以通为用；"胃"涵盖了西医学消化系统的概念，《灵枢·本输》曰"大肠小肠皆属于胃，是足阳明也"，"通胃"这里指通利胃肠之腑气。该理论的创立，突破中医从肝、脾、肾治疗的局限，从核心病机把握疾病，这一理论与西医学"脑-肠-微生态轴"有异曲同工之妙，并据此提出了功能性胃肠病"脑肠同调"的诊疗思路。

（4）血三脏理论的提出及应用：血是循行于脉中而富有营养的红色液态物质，是人体生命活动的基本物质之一。其生成、运行和功能发挥，与心、脾、肝三脏关系最为密切。广州中医药大学脾胃研究所周福生教授据此提出心-脾-肝三脏一体的"血三脏"模式，临床用于论治更年期综合征、血虚证、情志性疾病、胃肠功能性疾病，均收到满意疗效；他认为胃肠功能性疾病中常见心脾、心肝、肝脾二脏同病甚至心脾肝三脏同病，故临床针对该类疾病可考虑在健脾和胃基础上注重疏肝解郁、养心安神之三脏同治。广东省中医院黄绍刚教授基于"血三脏"理论论治腹泻型肠易激综合征（IBS - D），优化方药组合，形成具有疏肝健脾、宁心安神的中药颗粒剂——肠激灵。通过动物实验和临床研究，初步提示该方治疗 IBS - D 疗效较好，机制可能与内脏高敏感性中枢敏化作用有关，进一步提示了"血三脏"模式的科学性及临床意义。

2. 病机研究

（1）脾虚的研究：《脾胃论》曰："元气之充足，皆由脾胃之气无所伤，而后能滋养元气……脾胃之气既伤，而元气亦不能充，而诸病之所由生也。"国家级名老中医李乾构教授认为，百病皆由脾胃虚而生，脾胃功能健旺是保证机体健康的重要因素，消化系统疾病的临床表现多为脾胃气虚致纳运失职所致；其通过对脾生理功能与病理特点的认识，结合临床创立了"治脾十五法"，疗效显著。而基于"百病皆由脾胃虚而生"的观点，首都医科大学附属北京中医医院张声生教授将其拓展于溃疡性结肠炎的辨治中，指出该病多以脾胃虚弱为病理基础，常伴"气滞""血热""血瘀"等病变因素，认为若只顾"清泻导滞"则正气愈虚，若一味"温中补涩"不仅有助热化火之弊，更易闭门敛邪、延误病情；据此提出寒热并用、调气行血的基本治则，治疗中常将温中药与清热药同用，调气药与行血药并举，处方平和而周全，巧妙地协调并顺应了脾胃肠腑的生理特性。

全国名中医危北海教授从基础与临床深入阐明了"脾虚证"本质，认为该证从西医学来看是以胃肠道的分泌、排泄、吸收和运动功能降低为主要表现的神经、体液和免疫调节紊乱与营养代谢低下的一种虚损性疾病状态，类似于西医学中的综合征（症候群）。危北海本着辨病辨证相结合、融中西医理论于一体的目的，创新性地提出了中西医结合病证诊断学的新概念——脾虚综合征。其特有的发病机制、病理生理学基础、临床证候表现、诊断标准和相应治则方药，是一个将临床基础结合、诊治结合、医药结合的概念统一体应用于临床实际中，收效颇佳。北京中医医院陈誩教授传承和发扬危北海的学术思想，将脾虚理论运用于肝病领域，认为肝郁脾虚是脂肪肝的病理基础，肝胆疏泄失常、脾失健运，不能升清降浊而致瘀、痰、湿阻络；临床运用疏肝健脾之品，能使肝胆疏泄正常，脾气健运，可化痰瘀、清湿浊、通肝络。刘汶教授作为危北海的学术继承人，临床中发现功能性消化不良者多属脾虚气滞证，而以具有健脾理气功效中成药——健脾消胀颗粒进行临床研究，疗效确切且无不良反应。

（2）脾虚胃实学说的提出及应用：《素问·太阴阳明论》有"阳道实，阴道虚"的论述，实则阳明，虚则太阴，阳明即胃，太阴即脾。《伤寒论》中亦有阳明病为实，太阴病为虚的理论。首届"国医大师"李振华教授潜心研究历代脾胃相关理论，提出"脾本虚证无实证，胃多实证，治脾胃病须紧密联系肝"的学术观点。李振华认为，脾虚胃实是脾胃病的基本病理特征。脾主升清，脾气上升，津液得以四布营养全身；脾主运化，而运化功能有赖于脾阳的作用。饮食劳倦损伤脾气脾阳，脾失健运和升清易致脾虚证；脾胃病日久或他病日久，亦可损伤脾气甚至脾阳，影响脾功能的发挥，即脾气虚甚至阳虚，故言脾本虚证无实证，脾虚是气虚甚则阳虚而无阴虚。胃主受纳，主降浊；胃气下降，食物得以下行则腑气得以通利。若饮食不节，或过食生冷寒凉，或嗜食辛辣太过，或过食肥甘厚腻，可致饮食停滞于胃，或寒凉或积热蕴积于胃；情志伤肝，肝气不舒横逆犯胃等，均可使胃之受纳、和降失职，胃气不降，浊气壅塞而形成胃之实证，故胃多实证。李振华对脾胃病的治疗并非只从脾胃着眼，根据脏腑相关理论，应注意从肝调治，肝的疏泄条达有助于脾胃正常的升降、腐熟功能，并提出"脾宜健，肝宜疏，胃宜和"的治疗法则，丰富和发展了中医脾胃学说。河南中医药大学赵文霞教授吸取李振华肝脾相关学术思想，善于从肝辨治脾胃病，灵活运用补肝实脾、清肝运脾、疏肝和胃、平肝调中、柔肝清热诸法，临床疗效满意。基于此，还明确了"肝位中焦"的概念，认为中焦病离不开脾胃、肝胆，除从肝辨治脾胃病外，还可从脾论治肝病，正如《医学衷中参西录》有云："欲治肝者，原当升降脾胃，俾中宫气化敦厚，以听肝木之自理。"《金匮要略》言"见肝之病，知肝传脾，当先实脾"，故实脾亦可防肝病传变，对临床脾胃肝胆疾病的辨证治疗均具有指导价值。

（3）脾胃湿热的研究：脾胃湿热理论源于《黄帝内经》，形成于明清时期。在西方医学的冲击下，临床医家对脾胃湿热证的认识尚不统一。第三届"国医大师"杨春波教授认为，该证的临床意义、证候辨别以及用药治疗等均需临床和实验数据的支撑，因此率先开展脾胃湿热证的现代科学研究，形成了独特的脾胃湿热观以及"宏观与微观、整体与局部、功能与形态、机体与环境的多层次、多形式结合"的诊疗思维。杨春波提出脾胃湿热是"脾湿脏"与"胃燥腑"相济共营，脾胃功能失调所致"脾湿和胃热交蒸"的病理变化；从现代病理学角度，该证是机体对病因应答呈亢进性、失调性和代偿性的综合病理反应，并且可能是幽门螺杆菌（Hp）赖以生存的体内环境。杨春波强调舌为脾之外候，苔为胃气所熏蒸，舌苔黄腻、黄厚是脾胃湿热证最重要的体征，临床用自拟经验方清化饮治疗脾胃湿热证疗效确切。柯晓、黄恒青教授等从临床和基础角度，探索该方治疗脾胃湿热证胃病的机理，提示患者胃黏膜上皮细胞增殖与凋亡存在一定程度的失衡，清化饮具有较好调控作用，为该方推广应用提供了一定的科学依据。

（4）郁证性脾胃病的提出和应用：上海中医药大学曙光医院蒋健教授首次将中医脾胃病分为非郁证性和郁证性两大类，并对郁证性脾胃病的概念、诊断、治疗及西医学的认识进行了系统阐述。他认为郁证性脾胃病是由情志因素引起或加重的脾胃病，多属功能性消化系统疾病。该病临床特征繁多，如脾胃病类症状因情志致病因素引起，并兼有情志类、脾胃病类以及脾胃病以外纷繁复杂的躯体表现；无器质性胃肠疾病或以其不能合理解释患者症状，症状怪异不合常理，从郁论治或辅助从郁论治有效，均可纳为郁证性脾胃病的范畴。对于该病的因机证治，认为脾胃类症状是"标"，气机郁滞为"本"；治疗应以从郁论治（包括非药物情志疗法）为治其本，针对主要症状治疗为治其标；基于病位病机的不同，从郁论治又包括疏肝解郁、清肝泻火、补益肝阴、清心解郁等，临证仍需辨证论治。"脑肠互动紊乱"是蒋健教授"郁证脾胃病论"学说的现代科学依据。

（5）浊毒致病论的提出及应用：《丹溪心法》云："浊主湿热，有痰，有虚。"《金匮要略心典》曰："毒者，邪气蕴结不解之谓。"历代医家对浊与毒分别而论，但就性质而言，两者又有相似之处，且极易相生，互助为虐。第三届"国医大师"李佃贵教授通过对脾胃疑难病进行分析后，提出浊毒致病论。他认为浊属阴邪，毒为阳邪，浊阴为不清之意，有形体可见，而毒阳无形可依，浊毒相干，如胶似漆，互助为虐，故将浊与毒并称。浊毒既是对人体脏腑经络及气血阴阳均能造成严重损害的致病因素，同时也是多种原因导致脏腑功能失调、气血运行失常、代谢产物蕴积体内而化生的病理产物。李佃贵认为，先天不足、饮食不节、情志失调、劳逸过度、外感邪气等使脾胃受损，脾失运化，胃失和降，中焦气机壅滞，瘀血阻络，水反为湿，谷反为滞，日久则气滞、血瘀、湿阻、浊聚、痰结、火郁，而重要的莫过于浊毒之邪；若浊毒日久不解，与痰湿互结，深伏于内，耗劫脏腑经络之气血，虚实夹杂，致病往往缠绵难愈；津液阴血耗伤为脾胃病之本，浊毒内壅、气滞络阻、胃失和降为其标，浊毒相干为害乃病机关键；并据此制定出解毒化浊、通降和络、滋阴养血之法，使气行血畅，积除郁解，痰消火散，恢复脾升胃降之生理，脾运复健，肝疏如常，胃纳复常，扶助后天，祛邪安正，经临床实践收效满意。全国名中医刘启泉教授继承李佃贵的学术思想，并将其用于慢性萎缩性胃炎（CAG）的认识与治疗，认为CAG发生发展常循气滞—湿阻—浊聚—热郁—毒盛—络瘀—阴伤的规律，而浊毒为害贯穿该病的全过程，是其发生、发展、演变的主要病机；浊毒黏滞，终使胃络瘀滞，气不布津，血不养经，胃失荣养，黏膜萎缩，日久则发生肠上皮化生或异型增生；他认为浊毒之邪黏滞不解，盘踞成积是CAG反复难愈的关键，亦是胃癌前病变形成的启动因子，强调CAG早期务必遏止浊毒之势，使气行血畅，浊散毒消，胃得阴血润养，腺体萎缩可复，从而"截断"胃癌前病变的发生；后期化浊解毒法可斡旋中州、祛邪安正而"逆转"胃癌前病变的发展；他指出临床应根据浊毒轻重之不同分层用药，浊重者以化浊为主，毒重者以解毒为要，灵活运用，方可奏效。

（6）虚损生积论的提出及应用：《黄帝内经》有云"温气不行，凝血蕴里而不散，津液涩渗，着而不去而积皆成矣""怯者则著而为病"。上海中医药大学刘平教授在此基础上，通过对大量古代文献的整理归纳以及临床和实验研究，提出"血瘀为积之标，虚损乃积之本"的肝硬化"虚损生积"中医病机理论。其认为肝硬化是以形质损伤为特点的癥积的典型代表，而机体形质损伤的本质是精气虚损，病邪致机体精气虚损，气血不行，凝血蕴里而不散，终致形质损伤，积乃成焉。虚损的本质一方面体现在精气亏损导致机体组织结构损伤，是其因；另一方面则体现在以瘀血为主的病理产物瘀结于受损部位及其脉络，是其果，最终形成以本虚标实、虚实夹杂为特点的"虚损生积"的病机演化。治疗当以补益精气、促进精气来复为本，祛瘀通络为标。上海中医药大学肝病研究所刘成海教授在临床辨治慢性肝病中亦注重"扶正"，认为肝纤维化治疗注重扶持气血，肝硬化腹水治疗重视扶阳益阴，脂肪肝治疗犹当健脾助运，自身免疫性肝炎（AIH）治疗宜补肝益肾，且AIH属慢性进展性肝病，若治疗不及时或方法不当易发展为肝硬化。北京地坛医院王宪波教授参考"虚损生积"理论并结合自身临床经验，认为AIH基本病机亦为本虚标实，虚为气阴不足、阴精亏耗，实则以湿热、瘀血、气滞、痰浊最为常见。如轻度AIH病机主要为肝脏体用失调，肝郁脾虚，肝木不荣，治疗重在养肝体调肝用，常用养阴柔肝、健脾调肝之法；中重度AIH病机以湿热内蕴、瘀毒内结为主，顾护肝阴的同时治以清热利湿健脾、凉血活血通络之法；病久肝脾虚累及肾虚，临床用药亦应注重三脏之滋补，为完善中医药治疗慢性肝病的理论体系提供了新内容。

（7）复合病机论的提出及应用：首届"国医大师"周仲瑛教授一直重视对病机学说的创新研究，在长期临床实践中发现内科急难病证常相兼致病，而复杂病机间亦具有不可拆分、因果相关的特点，据此提出"复合病机论"观点。周仲瑛总结的复合病机是指由外感六淫或脏腑功能失调不同病因所产生的主要包括风、寒、湿、热、火、痰、瘀、气、水、饮、毒等病理因素之间相互兼夹、相互转化、复合为患，从而表现为复杂的发病特点；认为多因复合、多病位复合是复合病机的临床特征，而邪正交争、多病势复合所致的病机转化、因果夹杂则是复合病机形成的内在基础；并将该理论用于临床，认为"湿热瘀毒互结"是肝病基本病机特点，清化湿热瘀毒是各型肝病的共性基本治法；在对中医肿瘤病机的认识中，特别提出"癌毒"理论，认为癌毒是在脏腑功能失调、气血郁滞基础上，受内外多种因素诱导而成，可见癌毒本身就是"复合病机论"的衍生概念；而癌毒是恶性肿瘤的关键病机，又多与痰、瘀、湿等病理因素胶结存在、互为因果，亦可兼夹转化、共同为病，构成恶性肿瘤的复合病机；治疗应在辨证论治前提下多法合用，以复法大方治疗消化系统肿瘤等恶性肿瘤。江苏省中医院沈洪教授将周仲瑛的"复合病机论"灵活运用于溃疡性结肠炎（UC）诊治中，认为脾虚为UC发病之本，湿热、痰浊或瘀血等为致病之标；根据该病不同临床表现及发展演变规律，提出"湿热－血热－血瘀"学术观点，其中湿热是最重要且贯穿该病始终的病理因素，故以健脾清热化湿为第一要旨，并自拟清肠化湿方用于临床和基础研究，以从西医学角度探讨其作用机理。浙江省中医院钦丹萍教授认为UC病位在肠，与肝、脾、肾关系密切，脾失运化、肝失疏泄、肾失温煦均可导致水液代谢失常，留积成湿，阻遏肠间，蕴而化热，气血壅滞，损伤脉络，酿腐成溃；治疗多采用健脾、疏肝、温肾中药口服，联合清热祛湿、化瘀解毒中药保留灌肠，双管齐下，标本兼顾，收效良好。

（8）相火学说的继承及创新："相火学说"首见于朱丹溪《格致余论》一书，该书记载："火内阴而外阳，主乎动者也，故凡动皆属火。以名而言，形气相生，配于五行，故谓之君；以位而言，生于虚无，守位禀命，因其动而可见，故谓之相火。"表明君火有名有形，而相火有名无形。相火产生于命门，是人体生生不息的功能活动，受心火支配，与五脏功能密切相关，是人体内部正常或反常的局部内生火热。情志过极、色欲无度、饮食厚味，均可导致相火活动异常，使机体发生病变；相火旺盛，阴精被耗，出现"阳常有余，阴常不足"的不平衡状态，丹溪将其分为阴虚相火和湿热相火进行辨治。全国名中医杨震教授在临床肝病的辨治中，创新性地应用相火论的观点，认为肝体阴用阳，内寄相火，并按肝病的发展过程将病理性相火分为六型。肝病发病早期阶段，为郁热相火，其病机特点为肝气郁结、肝脾失调；郁热相火治疗不当，病情进一步发展，即进入血热相火阶段；肝炎经常迁延反复，加之肝病必然乘脾，脾失健运则易出现肝郁夹湿，郁久化热而形成湿热相火之证；肝病日久或治疗不当，均可出现气血瘀滞，病久耗气伤阴，瘀而化热，形成瘀热相火之证；若肝郁过久，化火必伤肝阴或伤及脾、肾之阴，为阴虚相火阶段；肝内寄相火，寓一阳生化之气，寄居肾中真阳，病久伤阳，此为相火虚衰阶段。针对肝病不同阶段，杨震教授分别拟定治则方药进行治疗，提高了肝病防治水平。此外，该团队通过对乙肝患者主症的统计分析，认为其主要病机为毒、热、湿、瘀、虚五大因素，中转环节是"肝经血热"；并应用相火理论研制具有清热解毒、凉血祛湿、理气活血、扶正养阴功效的"碧云砂乙肝灵"颗粒，临床广泛应用于急、慢性乙型肝炎及早期肝硬化、肝脾大等疾病。

3. 治则治法研究

(1) 升降和合法的提出及应用：脾胃居于中焦，为后天之本，戊己为土，升发万物。脾胃一脏一腑，一阴一阳，一升一降，一纳一化，一表一里，形成阴润阳燥、纳化协调、制约和合、相互为用的密切平衡关系，共同完成后天受纳运化、培育滋养的功能。脾胃是升降运动的枢纽，升则上输于心肺，降则归于肝肾。国家级名老中医吉良晨教授认为，脾胃广而言之关系诸脏，狭而论之至关中焦，纳化升降首当其要，因此提出脾胃用药贵在升降和合的观点。如中焦脾胃浊气结而不散之热痞，脾胃升降失司、中焦难以运化之寒热错杂之痞证等均以"胃气不和"为要点，仲景泻心汤方均在和合用药以促进脾胃升降之能。此外，脾胃不健、中气无生、运化失常可影响全身，吉良晨教授认为诸脏虚损，峻补无益，独取中州是为重要，故大凡虚损之症，医用补药引起脘胀纳呆甚生他变者，每以健运中州之品加入砂仁、陈皮、生姜、大枣之类，以促脾胃运化，升发中焦之气机；有时亦根据证候之需要，酌情佐以谷芽、麦芽、神曲等品。治脾胃者有关全身，全身之患亦有关脾胃，只有辨证认病准确，抓住重点，分清主次，选方遣药得当，时刻关注脾胃运化则病易愈。广东省中医院黄穗平教授、张北平教授师从吉良晨教授，在其升降和合法治疗脾胃病基础上又有各自的体悟：黄穗平教授强调，调气当与补气并重，清胃当知护胃安中；张北平教授拓展出平治中焦法包括调升降、平虚实、辨寒热、和燥湿四方面，均从不同角度体现了升降和合法的内涵。

(2) 调理脾胃贵在缓和：孟河医派是江苏著名医家流派，在医方、用药、诊病、外科、药性等诸方面造诣颇深，提倡理归醇正、方求和缓、用药轻灵，特别在脾胃病诊治上，学术体系完整，辨治技术精湛，临床经验丰富。著名脾胃病专家单兆伟教授汲取孟河医学精髓，立论以和缓平正为宗，治法以清润平稳为主。"和"则无猛峻之剂，"缓"则无急切之功。在脾胃病治疗中，提倡处方轻清简约，方药平和，忌刚用柔，少用寒热偏性明显、性味厚重、刚燥之品，以免戕伐脾胃之气；化湿慎勿香燥伤阴，清热须防苦寒败胃。他认为辛温少用温运脾胃，过量则伤及胃阴；苦寒少用健胃，过量则败胃；脾胃既伤，用药更勿伐生生之气，为临床用药以警醒。

(3) 补脾胃、泻阴火的继承与创新：李东垣在脾胃内伤发病学上提出"火与元气不两立，一胜则一负，脾胃气虚则下流于肾，阴火得以乘其土位"。"阴火"即邪火，主要包括心火、肝火、肾火、肺火、虚火等"自内而发之火";论述阴火产生的病机特点为"脾胃内伤、阳气不升、阴火上乘",并以"补脾胃、升阳气、泻阴火"之法组方,其所著的《脾胃论》中,首方即为"补脾胃泻阴火升阳汤"。国家级名老中医蔡淦教授善用东垣脾胃学说指导各种疑难疾患的治疗,认为当前内伤疾病常见原因如思虑过度、情志不遂、工作压力、暴饮暴食、烟酒过量等,虽与东垣时代的饥寒交迫、劳役过度等不尽相同,但脾胃受损内伤的病理基础仍然一致,因此治疗脾胃内伤病证仍推崇东垣法度,运用"补脾胃、泻阴火"之法以健脾补中益气为主,同时根据伤于饮食、劳倦、情志的不同,佐以甘寒或苦寒,或辛通开泄等治法,以脾胃为中心,圆机活法,随证化裁,疗效确切。上海市名中医马贵同教授集前人所述,撷临床之验,对脾虚在脾胃病中的地位深有体会。临床中除辨证论治外,特别重视健脾补虚。对于慢性胃病多以健脾益气治本为主,结合疏肝理气、消食祛痰、化湿和胃、散寒清热、滋阴养胃、活血祛瘀以治标;对于肠病患者,多以健脾温中为主,辅以清肠化湿、行气疏肝、消食导滞、温肾固涩、散寒泄热、润肠通便等法;无论胃病、肠病,均以健脾补虚培本为先。唐志鹏教授师从马贵同教授,将其健脾补虚理论灵活用于溃疡性结肠炎治疗中,认为本病虽病位在肠腑,但致病之本仍在脾,临床治以健脾益肠、温脾止泻、清脾祛滞、解郁疏脾等理脾助运之法,常获良效。

(4)清法在脾胃病中的应用:《丹溪心法·心脾痛七十》有云:"病得之稍久则成郁,久郁则蒸热,热久必生火。"第三届"国医大师"葛琳仪教授认为,脾胃病迁延日久常伴慢性炎症病变,其病机多以脾胃气阴不足为主,伴气滞、湿阻、热蕴等;阴虚生内热,气滞、湿阻日久亦可化热,故临床治疗善以"清法"为要。根据病情不同,又分为清疏、清化、清利、清养四法。清即清热,常选用黄芩、蒲公英、石菖蒲等。气滞为主者,治以清疏之法,即在清热基础上加用柴胡、郁金等疏肝之品;湿阻为主者,治以清化,即在清热基础上加用川厚朴、苍术、苏梗、佩兰、薏苡仁等化湿之品;邪热内盛者,治以清利,此证虽以热盛为标,其本仍为阴虚,故在清热基础上加用生地黄、麦冬、玉竹、天花粉、鲜石斛等养阴生津润肠之品;慢性胃病日久,多以脾胃气阴不足为本,但常湿热缠绵,邪难速去,故对病情缓解、以虚为主者,治以清养之法,即益气养阴同时兼顾清疏、清化、清利之法,用药当选补而不滞、滋而能通之品。此外,临床还应考虑患者兼症以灵活加减用药,方可取得满意疗效。

(5)"以痈论治"消化性溃疡:"以痈论治"学术思想是第二届"国医大师"周学文教授在20世纪70年代初,对消化性溃疡进行系统深入研究后首次提出的。周学文认为,外邪伤中,或胆火,或情志犯脾夹胃致脾胃气机升降失司,气机郁滞,邪气不解,日久则郁而化热,即病由毒起,热由毒化,毒热蕴结,热盛毒侵,气血凝滞,血肉腐败致"胃脘痈",即溃疡形成。消化性溃疡活动期的临床表现,以胃脘灼痛、反酸嘈杂多见,常伴口干口苦、舌红苔黄一派热象;胃镜下可见溃疡灶周围黏膜充血、水肿、糜烂等;病理学常见周围黏膜组织炎症水肿等。周学文总结该病特点为"红、肿、热、痛",与中医学外痈的临床特征颇为相似,故提出"以痈论治"消化性溃疡的学术观点,治疗以清热解毒、消痈生肌为基本治法,并引用外科"消、托、补"三法指导用药。消法即解毒消痈，可选用黄连、连翘、蒲公英、紫花地丁、苦参、败酱草等；托法即托毒生肌，可用黄芪、白及、浙贝母等；补法即补脾益气养血，可用黄芪、砂仁、白豆蔻、沙棘、甘草、丹参、三七等。三法可先后应用，也可融于一方之中。辽宁中医药大学王垂杰、白光教授团队根据胃溃疡毒热证的病理特点，将周学文研制的"消痈溃得康颗粒"用于临床，发现该方对胃溃疡活动期属毒热证者，疗效确切。其作用机制可能是通过提高胃黏膜组织三叶因子及表皮生长因子、血清 PGE_2 水平，降低血清 $IL-6$ 和 $IL-8$ 水平，从而促进溃疡的愈合。

（6）"肤药治膜"的提出及应用：《素问·举痛论》曰："寒邪客于肠胃之间，膜原之下，血不得散……"《素问·痿论》又云："肝主身之筋膜。"张介宾注曰："膜，犹幕也。凡肉理脏腑之间，其成片联络薄筋，皆谓之膜，所以屏障血气者也。"膜与西医学黏膜有相似之处，黏膜是一种富含黏液腺的膜，特指衬于身体直接或间接与外界相通的通道或腔的膜，是由上皮组织和结缔组织构成的膜状结构。第二届"国医大师"刘尚义教授师从于著名"葛氏疡科"第七代传人赵韵芬，长期致力于中医外疡科理论研究，创新性地大胆提出"肤膜同位"理论观点，认为在内之膜如在外之肤，包括消化道在内的体腔的炎症、溃疡、肿瘤等均可按皮肤病、疡科病进行辨证施治，并据此提出"肤药治膜"的创新性学术观点。如对于胃溃疡的治疗，提出可用四妙勇安汤（金银花、当归、玄参等）加减进行，既可清热和胃，又可活血止痛而达到以疡科用药思路保护胃黏膜的作用。白及乃外科疮疡之要药，亦可用于胃溃疡出血者以敛疮生肌、止血；刘尚义认为，胃癌等在内之恶性肿瘤与在外之痈疽存在相似之处，故疡科内治总则"消、托、补"三法亦可用于肿瘤的治疗。肿瘤初期以消为主，遣方用药需选用冬凌草、葎草、山银花等清热解毒之品以及莪术、川芎、刘寄奴等活血化瘀类药物；中后期以托、补为主，常用玉竹、石斛、黄精、桑椹、黄芪等补益之药以恢复正气。但若中后期恶性肿瘤患者的瘤块仍较明显，则需清热解毒、通络化瘀、益气养阴药协同使用。此外，风为百病之长，刘尚义在肿瘤论治时，常佐防风、羌活、蝉蜕、僵蚕等祛风之药以温通走散、疏通经络，对病机复杂之肿瘤病证多获奇效。贵州中医药大学第一附属医院王敏教授较好地继承了刘尚义"肤膜同位"学术思想，将其应用于临床消化性溃疡、溃疡性结肠炎等脾胃消化疾病的治疗，也常常能取得较好疗效。

（7）"以俞调枢"法的提出及应用：天有阴阳交泰，人有升降出入。脾胃为中土，是五脏之气和全身气血津液升降出入的枢纽。脾胃的功能协调，与其经络相互络属密切相关。足阳明胃经循行从头走足，胃之经气由头至足，自上而下；足太阴脾经循行从足走胸腹，脾之经气从足至胸腹，自下而上。两者通过经络互为表里，其经气上下相交，一升一降，共同维系着中枢气机的正常运行。脾胃气机不和，则脾不升、胃不降，清浊相干，造成人体气机失常，气血运行不畅，气血生化受损，脏腑功能受累，消化系统疾病遂生。广西中医药大学第一附属医院谢胜教授认为，足太阳膀胱经的经气通过睛明穴与足阳明胃经之脉相交，刺激背俞穴，激发太阳经气后，循经络而使胃阳得充，以助相表里之脾阳，脾胃阳气健运，可达"补后天"之功；且背俞穴为脏腑经气的输注之处，与相应脏腑经气关系紧密。在背俞穴处行药穴指针的操作，可直接调节相应脏腑的气血，改善脏腑功能，并据此提出"以俞调枢"学术观点，用以治疗消化系统病证。如用"背俞指针疗法"治疗胃食管反流病，"脾俞、肝俞针刺疗法"治疗功能性消化不良肝脾不和证，"肺俞、肾俞回旋灸法"治疗气虚便秘，"肺俞、脾俞埋线法"治疗功能性腹痛综合征等。此外，胃肠居于腹侧，为任脉所经过，任降督升，任督二脉气机调和，升降有常，环周有序，是三焦气机协调的基础，也是脾胃等脏腑气机正常运行的内在动力。因此，提出"任督二脉经气升降交会失衡是脾胃升降失衡致病的病机本质"，且通过系列实验研究发现，"以俞调枢"法可能通过改善任督二脉经气的运行，进而起到改善胃肠动力的作用。谢胜教授"以俞调枢"理论的提出，为脾胃病治疗提供了新的"内病外治"中医模式，值得临床借鉴和应用。

（8）柔肝思想的应用：叶天士《临证指南医案》中指出"肝为刚脏，非柔润不能调和也""肝为风木之脏，因有相火内寄，体阴用阳，其性刚，主动主升"。肝之为病，常阴血不足，表现为刚、强、暴、急的病理特征，为升、动太过；肝血充足，才能以阴制阳，使肝阳不能亢而为害。全国名中医王自立教授据此提出"治肝必柔肝，柔肝先养肝"的肝病治疗大法，强调"养肝即是柔肝，柔肝便为疏肝"，即肝血得养、肝体得柔则肝气自疏，以顾护肝之阴血为临证首要，形成了独特的柔肝思想。王自立教授认为，恢复肝的生理功能，顺应肝的生理特性是治疗肝病的根本落脚点；治肝之法甚多，惟柔肝之法最顺肝刚烈之性，不可填塞峻补过猛，亦不可疏肝活血、镇肝息风过峻，故治疗当以养肝柔肝为要，但仍需辨证用药。伴见脾虚证者，宜选归芍运脾汤以健脾助运、养血柔肝；伴肾虚证者，宜选二至丸、杞菊地黄丸等滋水涵木、滋阴柔肝；因肝所致急痛者，宜选芍药甘草汤酸甘化阴以柔肝，缓急止痛。

（9）通阳法治肝病的应用：中医学认为，阳气是生命活动的根本，正如《医原》所说："人身之阳，法天者也，一失其流行之机，则百病起。"《临证指南医案》又云"阳气窒闭，浊阴凝痞"。阳气是气血津液运行的关键因素，一旦阳气不足或气化失常，阳气不通则必然会导致津聚为痰，气滞血瘀致疾病发生。脂肪肝是西医学的病名，根据临床表现可归于中医"肝着""胁痛""癥瘕""积聚""痞满""痰浊"等范畴，发病机理多为过食肥甘厚味或情志失调或久病体虚引起肝失疏泄、脾失健运、肾精亏损，致湿浊痰瘀互结，痹阻肝脏脉络所致。全国老中医药专家学术经验继承工作指导老师张介眉教授将中医理论与现代疾病相结合，认为该病发生发展的关键环节即"阳气不通"，阳气通畅则其推动、温煦、统摄、气化等与能量和脂质代谢相关的系列功能才能得以正常发挥；若阳气不通则会引起能量输布异常、脂质及精血津液代谢障碍，从而导致痰浊血瘀等病理产物滞留为病，停积于肝而引起脂肪肝的发生。张介眉教授根据中医"辛甘发散为阳"理论，提出"辛温通阳法"治疗"阳气不通"之脂肪肝；认为气薄之温药能发越阳气，通利水道，通畅"得温则行"的水湿、痰饮、瘀血等阴邪；而辛属阳主动，味辛则具有升散宣通特性，辛温药虽热性不大但善于宣通走窜，故有开泄肌表、发泄通阳的功能，尤以桂枝、细辛、葱白为常用。武汉市中西医结合医院时昭红教授在该理论指导下，研制葱神清脂软胶囊进行临床和实验研究，发现该药能明显改善非酒精性脂肪性肝病（NAFLD）患者临床症状，改善脂质代谢情况，减少肝脏损伤，且无明显不良反应及毒副作用；其机制可能通过增强机体清除自由基能力而减少机体内脂质过氧化的程度，有效地减少脂肪肝形成中活性氧和活性氮损伤，增强机体的解毒能力。而后又开发葱白提取物，进一步探索葱白有效成分对 NAFLD 的防治机理，为"通阳法"治疗 NAFLD 提供了科学依据。

4. 现代中医的研究模式

（1）辨证模式的改革：辨证论治是中医的特色与优势；传统中医辨证模式是将症状、舌象、脉象罗列在一起。由于症状、体征多样，初学者较难掌握辨证的要点，也不利于中医临床研究的开展。为适应现代医学发展以及便于临床运用，李乾构教授提出改革传统中医辨证模式，按主症与次症进行辨证论治。该模式于 1993 年被卫生部制定的《中药新药临床研究指导原则》所采纳，但初始阶段主症、次症项目较多，临床应用亦烦琐，因此李乾构教授主张进一步提炼主症，将 3 ~ 4 项主症精炼压缩至1 ~ 2项主症。如胃痛辨证按一项主症八项次症进行辨证施治，凡具备一项主症和任意两项次症即可诊断某证，受到了中医界的广泛认可。该辨证模式去繁就简，以具有特征性症状为主，以主要症状推断主要证候，极大提高了中医学者的学习效率，为中医临床研究的顺利开展提供了保障。

（2）证候病机新模式：上海中医药大学附属龙华医院季光教授团队在病证结合、方证相应理论指导下，通过临床流行病学调查，提出 NAFLD 证候病机新模式。即脾虚是 NAFLD 的基本病机（病的病机），湿热和血瘀是其常见表型（证的病机），脾阳虚是疾病慢性化和复杂化的"拐点"。季光教授团队用气相色谱 – 质谱联用仪（GC/MS）技术，发现尿糖代谢产物是 NAFLD 脾阳虚的差异性代谢物，可预测疾病进展；临床证实，具有温阳利水功效的苓桂术甘汤可提高 NAFLD 脾阳虚证患者的临床疗效，首次发现温阳化气功效是通过桂枝升高血清甲状腺激素，增加肝组织甲状腺激素受体 β1（TRβ1）、肉毒碱棕榈酰基转移酶 1A（CPT1A）表达，增强脂肪酸 β 氧化而实现；利水功效则通过淡渗利湿的茯苓促进甘油三酯（TG）组装极低密度脂蛋白（VLDL），增加脂肪酸的水溶性，提高其代谢活性而实现。季光教授以证候病机为突破口，基础与临床结合，进行病—证—方的系统化研究，为现代中医药发展模式做出了表率。

（3）经典名方现代研究：麻子仁丸出自汉代张仲景《伤寒论》，治疗"胃强脾弱"之"脾约证"。自汉代以后，一直被用来治疗以便秘为主的临床病证，但尚缺少科学证据说明其疗效及疗效机理。香港浸会大学卞兆祥教授团队历经十余年时间，对麻子仁丸治疗功能性便秘进行了文献、临床与机制相结合的系统性研究。该团队将485 篇治疗便秘的中药复方研究文献进行系统评价和 Meta 分析，发现麻子仁丸是临床治疗便秘的基础方，且疗效优于西药；在此基础上开展了该方临床疗效评价，包括确定优化剂量、安慰剂对照、一线药物对照以及证候学探索，进一步证明麻子仁丸是治疗功能性便秘的有效药物，并且优于现在临床使用的一线治疗药物。该团队对其疗效机理也做了大量工作，如通过药学实验研究其有效活性成分，并建立活性成分的作用靶点预测工具（MOST）；通过聚焦网络药理学方法确立麻子仁丸复方中活性成分的作用靶点及其信号通路（包括乙酰胆碱、雌激素、前列腺素、大麻素和嘌呤信号通路等），以阐明麻子仁丸调整肠道功能的作用机制；通过药物代谢组学的方法，首次发现麻子仁丸对油酸酰胺信号通路的调节作用是解释麻子仁丸停药后续效应的独特作用机制，明显区别于对照药物番泻苷的临床效应。这一系统研究为麻子仁丸治疗功能性便秘提供了临床疗效的循证医学证据和有效物质基础的说明，为将其推荐进入西医学的临床实践指南提供了证据基础，也为经典中医古方的现代研究起到了示范作用。

二、证候研究进展

证候，简言之是证的外候，即疾病发展过程中一定阶段的反应，是对病位、病因、病性、病势等的高度概括。中医证候包括了症状和体征，它是疾病本质的反映。具体地说，证候以患者的症、舌、脉、形、色、神等形式表现出来，是致病因素与机体抗病能力两方面的综合。通过对证候的研究，为临床辨证论治提供依据。

中医证候的标准化、客观化成为影响中医学发展与创新的重大学科问题，对规范中医诊疗体系、提高中医诊治水平具有重要意义。现阶段，中医消化病证候的研究主要以中医辨证理论方法为基础，利用西医学中与消化系统相关的实验室检测手段、分子生物学及病理学方法得出的客观指标，验证并揭示其中医证候的实质，并指导证候划分、规范证候发展，使得消化病的中医证候更加微观化、客观化、标准化。消化病中医证候研究的不断完善与发展，为临床掌握病情变化提供了重要线索，为临床决策提供了客观依据，在规范中医学科发展、推进中医药事业前进上做出了一定贡献。

证候是认识与辨治疾病的基础，反映疾病发展过程中某一阶段的病理变化的本质，故证候研究的发展不能脱离疾病而独立存在，现将当代医家对常见中医消化疾病的证候研究概况分述如下。

1. 食管疾病相关证候研究进展

临床上食管部位的疾病以胃食管反流病（GERD）为代表，GERD 又可分为非糜烂性反流病（NERD）、反流性食管炎（RE）及 Barrett 食管（BE）。临床研究显示，肝胃郁热证、胆火炽盛证 GERD 患者的病证病机复杂，涉及胆汁排泄及胃肠动力功能障碍、神经内分泌调节紊乱等多个方面。反流类型以酸碱混合反流为主，内镜下胃内大量胆汁反流，幽门口闭合不全是胆热犯胃证型的重要病理生理基础。同时，根据洛杉矶标准（LA 分类法）采用电子胃镜观察 RE 肝胃郁热证、胆热犯胃证、中虚气逆证、肝胃不和证、痰气中阻证患者食管下段黏膜充血、水肿、糜烂情况。结果发现，A 级以肝胃郁热证为主，B 级以胆热犯胃证为主，C 级以中虚气逆证为主；而内镜下胆汁反流与胆热犯胃证密切相关，其次是肝胃郁热证；Hp 感染在 RE 虚实证型间有明显差异，多与实证相关，且实证患者多伴有不同程度胃窦部病理学炎症。在探讨食管 24 小时 pH 值与胆汁检测和 GERD 证型之间关系时发现，中虚气逆证型 GERD 患者食管黏膜保护屏障相对较弱，即使在反流不严重的情况下也能造成黏膜损伤；而肝胃郁热证型 GERD 患者发病与酸反流、混合反流密切相关，可能是由于肝胃郁热证的酸和胆汁的暴露程度较重，从而加重了对食管黏膜的损伤，一定程度上推测肝胆失于疏泄，胃气上逆可能与食管下段括约肌松弛所导致的酸反流和混合反流有关。有学者在对不同证型 GERD 患者行内镜与食管动力学检查时发现，脾胃虚寒证型患者较正常对照者尚有 LES 松弛时间延长、收缩波最大持续时间缩短、蠕动传导速度降低等表现；而肝胃不和证、肝郁化热证患者食管下段括约肌压力、胃食管屏障压及蠕动传导速度降低，并伴有食管下段括约肌松弛时间延长；但脾胃虚寒证炎症分级显著高于肝胃不和证、肝郁化热证，可能与虚证病程相对较长，食管动力功能差而致频繁反流，以至于对食管黏膜侵蚀时间更久有关。另有学者在采用食管压力测定方法研究吞酸证的病理机制与食管动力的关系时发现，食管能力异常以低动力为主，高动力主要出现在肝胃不和证型，且能力不协调主要表现在脾虚证，故推测脾虚可能是动力不协调产生的原因之一。

2. 胃肠疾病相关证候研究进展

早在 20 世纪 80 年代末，有学者基于脾主肌肉与细胞线粒体的密切关系，率先提出中医脾-线粒体相关学说，认为脾虚患者胃黏膜壁细胞的线粒体数目减少、超微结构受损、能力代谢障碍。而脾虚出现的乏力、消瘦等症状又与体内蛋白质的合成及摄取障碍密切相关。蛋白质糖基化在消化系统中意义非凡，消化道黏液中的糖蛋白对黏膜组织起到润滑和保护作用，同时多数消化酶也是糖蛋白，故糖基化的修饰影响食物的消化吸收。有研究通过测定血清蛋白和氨基酸含量发现，脾虚患者血浆蛋白量、血清总蛋白量、白蛋白量、血清游离氨基酸总量、必需氨基酸量及支链氨基酸含量均显著低于正常水平。有学者从细胞内质网应激角度来探讨中医脾虚的本质，结合内质网的生理病理功能与中医脾虚证的现代研究，提出内质网与中医脾的藏象功能联系最大，内质网应激可能是中医脾虚本质的客观指标之一。功能性消化不良（FD）是临床最常见的一种功能性胃肠病，有团队通过采用 B 超液体营养餐负荷试验来评估脾虚气滞证 FD 患者近端胃排空功能。结果显示：此证型患者半排空时间延长，表明脾虚气滞证 FD 的发病与近端胃排空功能异常有关，亦可能是其发病机制之一。肠道菌群稳态在维持肠道正常生理功能、调节机体免疫及拮抗病原微生物定植等方面意义重大，肠道菌群参与了肠易激综合征（IBS）的黏膜免疫激活、炎症及屏障损伤等生理病理机制。研究发现，脾虚泄泻患者较非脾虚泄泻患者存在更为严重的肠道菌群失调，且脾虚泄泻患者粪便中双歧杆菌数量明显减少，胃动素含量下降，降结肠与直肠的前列腺素 E_2（PGE_2）含量增高。作为内源性保护蛋白，热休克蛋白 70（HSP70）参与了维持胃黏膜的完整性，活化的核因子-κB（NF-κB）与胃黏膜炎症密切相关。有学者以 HSP70 和 NF-κB 炎症通路表达为切入点，并以脾气虚证为对照，探讨慢性胃炎脾胃湿热证发生的生物学机制，结果表明：慢性胃炎脾胃湿热证的发生与胃黏膜 HSP70 和 NF-κB 炎症通路表达相关，HSP70 和 NF-κB 及其下游炎症因子在胃黏膜的过度表达可能部分体现了慢性胃炎脾胃湿热证"邪正交争"的亢奋状态，且 Hp 阳性患者"邪正交争"更为剧烈。随后从整体外周血角度进一步探讨 HSP70 和 NF-κB 与慢性胃炎不同证型的关系，结果显示：患者外周血淋巴细胞 NF-κB 在脾胃湿热证热重于湿、脾气虚证表达升高，犹如"内邪"的致病作用；HSP70 在脾气虚证 Hp 阳性表达的升高与在脾胃湿热证热重于湿表达的降低，类似于"正气抗邪""邪盛正虚"的作用，故 Hp 可能并非引起脾胃湿热证、脾气虚证发生的唯一"外邪"因素。此外，慢性胃炎脾胃湿热证的发生还可能与 Th1/Th2 平衡改变有关，"湿"与"热"邪可能是介导 Th1 型细胞因子免疫反应的病理因素。在研究 Hp 相关胃病不同证型相关蛋白水平表达时发现，表皮生长因子（EGF）、三叶因子 1（TFF1）与细胞间黏附分子 1（ICAM－1）在 Hp 相关胃病脾气虚证和脾胃湿热证中呈现高表达，ICAM－1 可能从某种程度反映了"湿邪致病"的病理机制，且 Hp 与湿热病邪在致病上互为因果，一定程度加重"邪正交争"状态。而且，Hp 相关胃病患者胃黏膜 Hp 感染率、炎症程度及活动度与脾胃湿热证存在一定程度的相关性，Hp 也可能是引发或加重脾胃湿热证的重要原因，其促使粒细胞－巨噬细胞集落刺激因子（GM－CSF）和活化正常 T 细胞表达分泌调节物（RANTES）表达，并参与脾胃湿热证的形成与发展，进而引起更为严重的胃黏膜病理改变，或许这正是 Hp 相关胃病炎性病理改变以脾胃湿热证更为严重的原因之一。有学者为丰富"脾主涎"理论内涵，在分析慢性胃炎脾气虚证及脾虚湿热证患者唾液时发现，两证型除了唾液淀粉酶（sAA）或许比值下降外，其流率、pH 值、总蛋白浓度及 Ca^{2+}、Cl^- 浓度等指标均发生了异常改变且变化趋势一致，一定程度上从唾液分泌成分变化上客观地反映了脾运化功能的强弱。在研究溃疡性结肠炎（UC）脾胃虚实证候核糖体蛋白（RP）基因表达时发现，UC 脾虚证下调基因较少，UC 湿热证下调基因较多，两者也有部分差异表达基因，各自有相应的 RP 基因表达谱。另有学者运用电镜酶组织细胞化学方法，在电镜下观察并探讨脾气虚证与胃热证十二指肠球部溃疡线粒体细胞色素氧化酶的相关性，结果发现：脾气虚证患者线粒体数量减少且其结构有明显的损伤，壁细胞线粒体面积 Am、周长 Bm 减小，且脾气虚组 Am、Bm、Ae、Be、Rme 均低于胃热组，说明十二指肠球部溃疡不同证型与线粒体细胞色素氧化酶存在关联，同时也进一步印证了"中医脾－线粒体"相关理论。脾虚也是结肠癌发生发展的重要中医病理因素，有学者选择脾虚证结肠癌患者与同期湿热证结肠癌患者做对照，发现脾虚证结肠癌患者肠黏膜组织 5－羟色胺受体 1F（5－HTR1F）阳性表达率显著高于同期湿热证结肠癌患者，进一步提示 5－HTR1F 有望作为结肠癌脾虚证患者的生物标志物，对中医脾虚证的临床辨证客观化、结肠癌患者辨证用药及疗效评价具有一定的指导意义。

　　脾虚湿盛是功能性腹泻的主要病机，有团队在观察功能性腹泻脾虚证模型大鼠结肠生长激素促释放激素受体表达变化时发现，造模大鼠结肠组织生长激素促释放激素受体蛋白表达较正常组降低，可能与功能性腹泻脾虚证的发生存在关联。而在观察此模型大鼠离体结肠平滑肌细胞变化时发现，脾虚证模型大鼠原代结肠平滑肌细胞胆囊收缩素（CCK）、血管活性肠肽（VIP）、生长抑素（SS）mRNA 表达量极显著性降低，说明模型表达量的降低使结肠收缩亢进，同时又不足以抑制肠道运动增强而出现脾虚腹泻。在成功建立功能性消化不良（FD）脾虚证大鼠模型后，采用免疫组织化学方法检测相关蛋白，发现 FD 脾虚证模型大鼠存在胃体组织肌球蛋白轻链（MLC）蛋白、胃组织线粒体呼吸链复合物Ⅳ亚单位（COX VA）蛋白、胃平滑肌收缩 Ca^{2+}/

钙调（CaM）蛋白、葡萄糖转运蛋白1（GLUT1）蛋白及其相应的 mRNA 表达降低，而模型大鼠胃窦 GRP78/BiP 蛋白表达升高，可能与内质网应激密切相关。有研究团队从新的角度理解中医"脾主涎"理论，通过揭示脾虚模型大鼠唾液淀粉酶分泌障碍的机制来提供实验依据。经比较正常与脾虚大鼠在酸刺激下唾液淀粉酶分泌与 cAMP 依赖蛋白激酶（cAMP-PKA）信号通路变化时发现，两者存在密切联系，包括蛋白激酶 A（PKA）活性减弱和磷酸化突触体相关蛋白 23（SNAP-23）表达降低。

3. 肝胆疾病相关证候研究进展

乙型慢性病毒性肝炎（以下简称乙肝）是临床肝胆部位疾病中的常见病、多发病，因其高发病率、不良预后、低下的生活质量、与肝癌发生密切相关，成为亟待攻克的三大疑难病之一。为研究乙肝不同证型与血清透明质酸（HA）、肿瘤坏死因子-α（TNF-α）、白细胞介素-6（IL-6）的相关性，有团队研究了肝胆湿热证、肝郁脾虚证、肝脾血瘀证和肝肾阴虚证四种证型。结果显示，肝胆湿热证多集中在急性病毒性肝炎或慢性肝炎中、重度患者，血清中呈中、重度升高的丙氨酸氨基转移酶（ALT）和/或总胆红素提示肝细胞有较严重的炎症、损伤甚至坏死，因而呈现血清中 HA、TNF-α 及 IL-6 的异常升高；而临床表现为肝郁脾虚证的患者，多数仅出现肝功能轻度受损，肝细胞炎症损伤程度较轻微，血清中 HA、TNF-α 与 IL-6 水平也较稳定；肝硬化阶段则以瘀血阻络证及肝肾阴虚证多见，此阶段肝脏的胶原纤维增生较为活跃，血清中 HA 水平升高明显，与急性肝炎相比，肝硬化患者肝细胞的炎症损伤程度较为稳定，TNF-α 与 IL-6 表达水平也较低。血清中这三种指标水平的变化反映了肝细胞炎症损伤的严重程度，其在乙肝不同证型中表达的特异性，有利于为肝胆湿热证的中医辨证提供客观依据。在初步研究乙肝不同证型与病毒复制关系的时候发现，从病毒标志物表型和病毒复制程度来看，肝郁脾虚证患者乙肝病毒处于低复制阶段，以 HBsAg（+）和 HBeAb（+）为主；而肝胆湿热证患者乙肝病毒则处于高度活跃阶段，以 HBsAg（+）、HBeAg（+）、HBcAb（+）、HBV-DNA（+），或 HBsAg（+）、HBeAb（+）、HBcAb（+）、HBV-DNA（+）这两种表型为主。此时机体免疫功能与病毒复制维持在一种相对稳定状态，一旦病毒复制被激活或机体免疫功能亢进，均可能加剧机体的免疫反应状态，导致感染病毒被大量清除，肝细胞大片坏死，成为重症肝炎发生的病理学基础，同时也提示肝胆湿热证与病毒高复制状态具有显著相关性。此外，该研究团队还探讨了慢性乙肝（CHB）脾虚肝郁、脾虚湿热、脾肾两虚与外周血树突状细胞（DC）表型与功能的关系。结果显示，脾虚肝郁证患者 DC 表面标记物 CD80、CD1a 及 HLA-DR 表达阳性率显著高于脾肾两虚证，脾虚湿热证患者 CD1a 表达阳性率显著高于脾肾两虚证；且所有证型患者 DC 培养上清液中 IL-10 浓度显著高于正常对照者，但脾肾两虚证患者 DC 培养上清液中 IL-10 表达含量要高于脾虚肝郁证，故不同脾虚兼证 CHB 患者 DC 表型及功能间的差异一定程度上提示中医证候与机体免疫功能之间存在一定关联。进一步研究发现，在 CHB 发病过程中，脾虚为主的不同证型患者 DC 表型及功能低下并存在差异，中医辨证论治可提高 CHB 的综合疗效，改善 DC 表型和功能。

三、方剂研究进展

方剂现代研究，包括组方药物之间协同互济，融拮抗、补充、整合、调节等多种药理、毒理、免疫、病理、生化及药化方面的研究；中成药、复方剂型的研究；组方药物配伍规律及其药物分离分析与活性评价的研究；方剂疗效客观化研究；方剂药效物质质量控制标准与方法学研究。在秉承中医传统文化与借鉴现代生理、病理及药理的研究成果的同时，充分认识现代疾病的病因病机，对方剂学学科的发展方向产生了深远的影响，丰富了方剂学的内容。为达到对方剂研究更深层次的思考，在此谨引几个常用方剂在消化领域的相关现代临床与实验研究。

1. 四君子汤

（1）概述：原方组成：人参、白术、茯苓、甘草。为补益剂，具有益气健脾功效。凡"荣卫气虚，脏腑怯弱，心腹胀满，全不思食，肠鸣泄泻，呕哕吐逆，大宜服之"。临床常用于治疗慢性胃炎、消化性溃疡等属脾胃气虚者。

（2）现代临床研究：四君子汤广泛应用于临床，在分析四君子汤加减对功能性消化不良之餐后不适综合征（PDS）患者胃中液体食物分布的影响时，发现无论与对照组还是治疗前比较，治疗组近端与远端胃排空率在餐后 30～120 分钟均明显提高，可能是四君子汤通过调节 PDS 患者液体食物在胃中分布来促进胃排空发挥健脾促胃的动力作用。通过评价加味四君子汤在改善肌萎缩侧索硬化症（ALS）脾虚证患者生活功能及延缓 ALS 疾病进展中的价值，结果发现在中医脾虚症状方面，加味四君子方组能有效延迟相关症状加重，对粗大动作、精细动作功能具有良好的疗效。有研究团队在对其 2013～2016 年期间门诊治疗肝硬化的处方进行分析，发现在治疗肝硬化时多采用疏肝调肝、养肝柔肝之品来恢复"肝主疏泄、肝藏血"之生理特性，同时辅以四君子汤加黄芪、五指毛桃以健脾益气，防治脏腑之传变。

（3）现代实验研究：四君子汤治疗脾虚证的作用机制可能是通过提高脾虚证大鼠血清生长激素释放肽（Ghrelin）含量及减少胃窦肥大细胞（MC）数量及其脱颗粒数量来实现；抑或是四君子汤通过干预脾虚证胃肠动力障碍（GID）大鼠胃排空速率、平滑肌钙调素（CaM）－肌球蛋白链激酶（MLCK）蛋白与 MLCK mRNA 表达量及其活性来达到治疗目的，可能与脾虚证 GID 大鼠 CaM－MLCK 信号通路发生改变有关，而四君子汤可能通过调节该信号通路来舒缓胃平滑肌高张力而间接促进胃肠动力；在探讨四君子汤治疗脾虚证功能性消化不良（FD）大鼠时发现，四君子汤可能通过调节脾虚证 FD 大鼠 CNP－NPRB－cGMP 信号通路来促进胃肠动力。从防治胃黏膜损伤方面分析，有研究显示，四君子汤水提物可提高胃黏膜损伤大鼠胃黏膜多胺（精脒）含量，能提高造模大鼠胃黏膜紧密连接蛋白（ZO－1、Occludin、Claudin－3）及黏附连接蛋白（E－cadherin、α－catenin）表达；四君子汤多糖可促进小肠上皮 IEC－6 细胞（大鼠小肠隐窝上皮细胞）迁移，提高 IEC－6 细胞 kv1.1mRNA、TRPC1mRNA 及其蛋白表达水平与细胞膜电位超极化水平，其作用机制与影响多胺调控信号通路钾、钙通道蛋白表达和细胞膜电位有关。也有研究表明，四君子汤可明显增加脾虚证大鼠胃黏膜 CD4$^+$T 细胞数量，降低 CD8$^+$T 细胞数量，从而调节胃黏膜的免疫功能，以此防治慢性胃病的发生和发展。

2. 麻子仁丸

（1）概述：原方组成：麻子仁、枳实、厚朴、大黄、杏仁、芍药。为泻下剂，具有润肠泄热、行气通便功效。临床常用于治疗虚人及老人肠燥便秘、习惯性便秘、产后便秘、痔疮术后便秘等胃肠燥热者。

（2）现代临床研究：有研究团队历经数十年时间，对该方治疗实证功能性便秘展开相关系统性研究，并先后进行了多项临床研究，从确定优化剂量，到安慰剂对照、一线药物对照、证候学探索，不断深入解读麻子仁丸治疗实证功能性便秘的临床疗效与安全性，形成了全面、系统的临床证据；在确定麻子仁丸最优剂量（每次 7.5g）后，通过多中心合作，并基于量效关系采用随机、双盲、对照实验来评估其治疗功能性便秘的疗效与安全性。随访期间，还证实麻子仁丸有疗效延续作用。

（3）现代实验研究：在上述临床疗效研究基础上，该研究团队在药理机制方面对麻子仁丸疗效进行了探究，通过药物代谢组学方法首次发现麻子仁丸能调控油酸醯胺信号通路，进而在停药后有后续效应的独特作用机制。另一研究团队采用墨汁推进法，观察便秘型小鼠通便功能，并检测胃蛋白酶活性和淋巴细胞增殖表达情况。结果提示，麻子仁丸能有效改善便秘造模小鼠的通便功能，提高其胃蛋白酶活性及淋巴细胞增殖能力，尤其以 T 淋巴细胞亚群 CD4$^+$、CD8$^+$百分数为主。

3. 参苓白术散

（1）概述：原方组成：白扁豆、白术、茯苓、甘草、桔梗、莲子、人参、砂仁、山药、薏苡仁。为健脾渗湿止泻的经典方剂，具有益气健脾、渗湿止泻功效。临床常用于治疗脾胃虚弱，食少便溏，气短咳嗽，肢倦乏力。

（2）现代临床研究：参苓白术散联合氟哌噻吨美利曲辛治疗功能性消化不良，疗效显著高于吗丁啉，且能改善患者嗳气、恶心、腹胀与腹痛等症状，其作用机制可能与调节患者胃动素，进而改善胃排空功能有关；在治疗腹泻型肠易激综合征时，参苓白术散合四神丸加减能明显缓解症状，提高患者生活质量；加味参苓白术散联合电针不仅能改善患者的临床症状，同时对患者的心理状态起到良好的干预作用，远期疗效甚佳。也有研究表明，参苓白术散合四神丸加减治疗脾肾阳虚腹泻型肠易激综合征疗效优于双歧杆菌三联活菌治疗，使主要症状（腹胀、腹痛、腹泻频率）得到显著改善。

（3）现代实验研究：现代研究表明，参苓白术散可减轻溃疡性结肠炎（UC）小鼠肠黏膜炎症，其作用机制可能是通过抑制肌球蛋白轻链激酶/肌球蛋白轻链（MLCK/MLC）通路的激活来调控肠道 Occludin 蛋白表达，从而维持胃黏膜的正常通透性，达到修复肠黏膜损伤的效果；在用大黄灌胃建立脾虚小鼠模型后，发现肠道厌氧菌减少，大肠埃希菌等需氧菌增多，参苓白术散干预后小鼠肠杆菌、肠球菌、类杆菌、乳酸杆菌等有益菌厌氧菌数量逐渐接近或恢复正常，且双歧杆菌菌量明显超出造模前水平，大肠埃希菌数量比造模前明显减少，同时肠黏膜组织损伤得到修复，参苓白术散通过扶持异常低下的厌氧菌并同时抑制需氧菌来发挥其对肠道菌群的调节作用；在抗生素头孢曲松致肠道菌群失调的小鼠模型中，通过参苓白术散干预后所检测的血清免疫球蛋白 G（IgG）、内毒素、血管活性肠肽和 P 物质等指标，发现其不仅可以抑制致病菌或条件致病菌的过度增殖，还能明显促进肠道益生菌的增殖，一定程度上揭示了肠道菌群与肠道内毒素、炎症因子及胃肠激素水平之间存在关联。

4. 补中益气汤

（1）概述：原方组成：黄芪、白术、陈皮、升麻、柴胡、人参、甘草、当归。为补益剂，具有补中益气、升阳举陷功效。临床常用于治疗内脏下垂、慢性胃肠炎、慢性菌痢、脱肛、重症肌无力、乳糜尿、慢性肝炎等；妇科之子宫脱垂、妊娠及产后癃闭、胎动不安、月经过多；眼科之眼睑下垂、麻痹性斜视等脾胃气虚或中气下陷者。

（2）现代临床研究：补中益气汤可提高慢性浅表性胃炎脾气虚证患者机体糖代谢水平，促进机体氨基酸分解代谢，对脂质及核酸代谢有一定调节作用，并可能参与了肠道菌群代谢以改善患者泄泻。此外，患者体倦乏力、神疲懒言症状得到改善，可能与提高机体能量代谢有关。在联合穴位敷贴治疗脾胃气虚功能性消化不良时，可显著改善患者临床症状、消化不良指数及血清胃泌素、胃动素水平，提高生活质量；在联合肠内营养对入住 ICU 危重症患者胃肠功能障碍治疗时发现，肠鸣音次数、胃肠功能障碍评分、急性生理与慢性健康评分改善均较常规对症及肠内营养支持治疗显著，且血降钙素原（PCT）、C 反应蛋白（CRP）、白介素 - 6（IL - 6）等血清水平均低于常规支持治疗，提示补中益气汤可抑制危重症患者机体炎症反应，纠正胃肠功能障碍，提高生存率，明显改善预后。

（3）现代实验研究：通过观察补中益气汤作用于不同组别 SPF 级大鼠回肠组织中线粒体呼吸链酶复合物Ⅰ、Ⅳ与谷胱甘肽过氧化物酶（GSH - Px）的活性及丙二醛（MDA）的含量时发现，脾气虚证大鼠线粒体呼吸链酶复合物Ⅰ、Ⅳ与 GSH - Px 活性明显降低，MDA 含量明显增高，补中益气汤干预后，各项指标都有恢复正常的趋势，潜在提示脾气虚证的内在机制可能与能量代谢障碍及自由基损伤有关，而补中益气汤能在一定程度上恢复能量代谢并修补自由基损伤；在观察脾虚胃肠动力障碍 SD 大鼠模型时发现，造模大鼠的胃排空亢进和小肠推进率下降，血浆生长激素释放多肽（Ghrelin）下降，一氧化氮（NO）与血管活性肠肽（VIP）含量明显升高，补中益气汤干预治疗具有良好促胃肠动力作用，可能与改善脾虚大鼠的 Ghrelin、NO 及 VIP 含量有关；在探讨补中益气汤对脾虚泄泻大鼠模型改善及修复大鼠小肠黏膜损伤机制时发现，其治病机理可能是通过提高钠依赖性葡萄糖转运体（SGLT1）蛋白表达，从而促进丝裂原激活的蛋白激酶 p38/埃兹蛋白（p38MAPK/Ezrin）通路中蛋白的磷酸化，通过上调 SGLT1、葡萄糖转运体 2（GLUT2）、钠氢交换体 3（NHE3）mRNA 的表达来促进葡萄糖及水、钠吸收。

5. 苓桂术甘汤

（1）概述：原方组成：茯苓、桂枝、白术、甘草。为祛湿剂，具有温阳化饮、健脾利湿功效。临床常用于治疗慢性支气管炎、支气管哮喘、心源性水肿、慢性肾小球肾炎水肿、梅尼埃病、神经官能症等属水饮停于中焦者。

（2）现代临床研究：近年来研究发现，非酒精性脂肪肝（NAFLD）发病与胃肠道功能紊乱密切相关，而用苓桂术甘汤加减治疗中医辨病属痰饮病之中阳不足型NAFLD时，疗效显著。从中医角度阐释，由于脾为后天之本，主运化水谷精微且能升清；小肠可泌别清浊主受盛化物，其中"泌别"功能与"肠道黏膜屏障"、"痰浊"与"菌群失调及内毒素"之间的联系，与西医学NAFLD发病"肝肠轴"理论不谋而合，故临床上用苓桂术甘汤治之是取《伤寒论》"病痰饮者，当以温药和之"之意。该方不仅能改善NAFLD患者症状，维持血清NO水平，提高肝CT值，而且还具有保肝、降酶、降血脂、提高肝/脾CT比值的作用。

（3）现代实验研究：有研究团队在治疗脾阳虚型非酒精性脂肪肝（NAFLD）时，从中医"脾阳不足，脾不散精"的病机角度出发，基于异病同治的中医基础理论，并根据方—证—效相应关系展开实验研究。结果发现，NAFLD造模大鼠血清中升高的甲状腺激素通过其受体β1、卡尼丁棕榈酰基转移酶表达，使脂肪酸β氧化增强，同时以调控固醇调节元件结合蛋白–1c、长链脂酰辅酶A合成酶、载脂蛋白B100的表达来活化脂肪酸的代谢及转运，从而起到对高脂饮食导致的NAFLD造模大鼠的治疗目的。该研究团队不仅用经方苓桂术甘汤肯定了温阳利水法治疗NAFLD的疗效，而且还首次阐释了苓桂术甘汤在调控脂质代谢方面的新用途与机制，揭示了"病痰饮者，当以温药和之"中医经典理论的部分科学内涵，并基于网络药理学研究，进一步证实了苓桂术甘汤的临床疗效。

6. 龙胆泻肝汤

（1）概述：原方组成：龙胆草、栀子、黄芩、木通、泽泻、车前子、柴胡、甘草、当归、生地黄。为清热剂，具有清脏腑热、清泻肝胆实火、清利肝经湿热功效。临床常用于治疗头痛目赤，胁痛，口苦，阴肿，阴痒，小便淋浊，或妇女带下黄臭，舌红苔黄，脉弦细有力等肝经火热实证、湿热下注证。

（2）现代临床研究：龙胆泻肝汤联合溃疡散治疗溃疡性结肠炎临床研究发现，其可有效降低肝细胞分泌的急性时相反应物质—C反应蛋白（CRP）水平；在治疗原发性肝癌肝动脉超选择化疗栓塞（TACE）术后栓塞综合征时，龙胆泻肝汤可显著改善患者临床症状，究其原因可能是龙胆草等药物对伤寒杆菌、变性杆菌、金黄色葡萄球菌等具有较强的抑制功效，在配合西医治疗的基础上，缓解患者痛楚，提升其肝功能及患者生存质量；对于治疗肝胆湿热型脂肪肝患者时，采用龙胆泻肝汤联合水飞蓟宾胶囊进行干预，结果显示联合用药组患者谷草转氨酶（AST）、谷丙转氨酶（ALT）、甘油三酯（TG）、胆固醇（TC）、低密度脂蛋白胆固醇（LDL–C）水平均低于单纯水飞蓟宾胶囊组，而高密度脂蛋白胆固醇（HDL–C）水平及血小板计数较高，潜在提示龙胆泻肝汤联合水飞蓟宾胶囊能更有效地改善患者的肝功能，降低血脂水平；在急性胆囊炎发作时，通过腹腔镜胆囊手术配合龙胆泻肝汤进行干预治疗，疗效确切，有效减少术后并发症；在联合复方阿嗪米特肠溶片治疗慢性胆囊炎时，疗效显著，无明显不良反应。

（3）现代实验研究：有学者通过龙胆泻肝汤注射液来研究动物的消化系统，结果发现可减慢小鼠肠推进速度，对豚鼠离体肠肌有抑制作用，可能是由于龙胆泻肝汤可阻滞肠道正常运动。另用放射免疫法测定大鼠胶质瘤中前列腺素 E_2（PGE_2）含量，结果显示龙胆泻肝汤中柴胡的柴胡皂苷元对 PGE_2 呈浓度抑制作用，从而减少炎症发生；而黄芩提取物磺丁基醚（SBE）可减少一氧化氮（NO）释放量，其含药血清潜在提示具有一定免疫抑制作用和抗炎活性。保肝方面，有学者通过龙胆泻肝汤干预四氯化碳（CCl_4）所致的急性肝损伤大、小鼠，发现该方能明显抑制此模型大鼠血清中 ALT 与 AST 含量的升高，改善 CCl_4 所致的肝血流量及肝清除率情况，对大、小鼠的急性肝损伤具有明显的保护作用；利胆方面，阻塞性黄疸大鼠在给予复方龙胆泻肝丸进行治疗时发现，该方可改善肝脏血流动力学，对抗阻塞性黄疸所致的肝清除率及血流量下降情况。也有学者在胆汁淤积型大鼠灌胃给药后检测相关指标时发现，含白木通的龙胆泻肝丸能显著增加萘异硫氰酸酯（ANIT）所致的胆汁淤积分泌量，并降低血清总胆红素（TBIL）、直接胆红素（DBIL）水平及肝损伤和胆管损伤程度。

7. 柴胡疏肝散

（1）概述：原方组成：陈皮、柴胡、川芎、香附、枳壳、芍药、甘草。为理气剂，具有疏肝理气、活血止痛功效。临床常用于治疗慢性肝炎、慢性胃炎、肋间神经痛等属肝郁气滞者。

（2）现代临床研究：在辨证治疗功能性消化不良（FD）的临床研究中，肝胃不和证在给予柴胡疏肝散加减或联合针刺治疗后，其上腹痛、上腹烧灼感、餐后饱胀不适、早饱感症状评分显著下降。停药 1 个月后随访结果显示，诸症状仍维持较低水平。现代药理学研究表明，柴胡疏肝散中的柴胡、枳壳可明显增强机体胃排空与小肠推动功能，白芍中的白芍苷成分可调节胃肠道平滑肌与有止痛效果。有研究显示，柴胡疏肝散可有效缓解 FD 患者临床相关症状，改善精神抑郁状态，有效调节胃动素（MOT）及生长抑素（SS）等胃肠激素水平，增强胃动力。其机理可能是柴胡疏肝散通过刺激胃肠道 Cajal 间质细胞（ICCs），使钙离子内流，升高 MOT 及降低 SS 等激素水平来促进胃肠平滑肌细胞的蠕动。

（3）现代实验研究：在探讨柴胡疏肝散治疗功能性消化不良大鼠相关作用机制研究时发现，造模大鼠胃窦组织内质网应激因子肌醇需求酶 1（IRE1）、肿瘤坏死因子受体相关因子 2（TRAF2）蛋白呈下调趋势，柴胡疏肝散可能通过抑制内质网应激分子 IRE1 与 TRAF2 来促进造模大鼠的胃动力；促胃动力机制或是通过上调胃窦干细胞因子（SCF）的表达，促进 ICCs 的增殖分化，从而改善 ICCs 超微结构；亦可能是柴胡疏肝散通过抑制造模大鼠胃窦肌间 Cajal 间质细胞（ICC－MY）过度自噬来促进胃动力；或是通过调控内质网应激信号通路蛋白激酶 R 样内质网激酶（PERK）/真核翻译起始因子 2α（Eif2α）以促进造模大鼠胃排空；在探讨柴胡疏肝散对夹尾应激大鼠脑和胃组织胃泌素受体（GASR）mRNA 及胆囊收缩素受体 A（CCK－AR）mRNA 的表达时发现，柴胡疏肝散能改善慢性应激抑郁和消化不良症状，其机制可能与该方能减低脑和胃组织中 GASR 与 CCK - AR mRNA 表达有关。

8. 茵陈蒿汤

（1）概述：原方组成：茵陈蒿、栀子、大黄。为祛湿剂，具有清热、利湿、退黄功效。临床常用于治疗急性黄疸型传染性肝炎、胆囊炎、胆石症、钩端螺旋体病等所引起的黄疸，证属湿热内蕴者。

（2）现代临床研究：茵陈蒿汤在临床上保肝护肝，增加胆汁排泄，保护胰腺，调节免疫等多方面药理作用得到了认可，是治疗肝胆系统疾病的要药。临床研究显示，茵陈蒿汤可大幅度改善非酒精性脂肪性肝炎（NAFLD）患者病症，可能与茵陈能降低胆固醇含量来减少脂肪堆积，大黄抑制或杀死大肠及痢疾杆菌并刺激人体大肠壁垒引发肠管收缩来疏通胃肠沉积，栀子可降低血清胆红素、降低胆固醇等作用机制有关；也可通过改善 NAFLD 患者体内谷氨酰转移酶（GGT）、总胆固醇（TC）、甘油三酯（TG）、低密度脂蛋白胆固醇（LDL）、空腹血糖（GLU）、总胆红素（TBIL）及人体 Toll 样受体 4（TLR - 4）等指标来缓解乏力、肝区不适、头晕、胸闷及口苦等症状；在改善新生儿黄疸方面疗效显著，可能是通过促进肠蠕动进而加快胎粪排泄，减少胆红素肝肠循环，进而促进胆红素排泄，以此降低新生儿高胆红素血症的发生；茵陈蒿汤加味亦可显著改善慢性肝衰竭阳黄证患者临床症状及肝功能［TBIL、ALT、AST、血清白蛋白（Alb）］、凝血功能［凝血酶原时间（PT）、凝血酶原活动度（PTA）］、血清内毒素（LPS）水平及终末期肝病模型（MELD）评分，提高生存率；茵陈蒿汤也能显著改善脓毒血症相关肝损伤患者肝功能，提高肠内营养耐受性，降低腹内压，防止肠道菌群移位，并能降低患者的病死率。

（3）现代实验研究：茵陈蒿汤可以使肝脏细胞膜保持良好完整性及通透性，及时修复损伤的肝细胞，并通过抑制肝细胞凋亡、星状细胞活化及胶原合成等抑制肝纤维化；亦可增加胆汁排泄与分泌，利于胆红素及胆汁排泄。有研究显示，茵陈蒿汤中 6，7 二甲氧基香豆素、栀子苷与大黄酸之间的协同作用通过介导肝细胞来消除自由基，从而抑制脂质过氧化以保肝；也可能是通过保护线粒体等细胞器免于损伤，促进肝细胞再生及肝细胞 RNA 合成而起保肝护肝作用。在研究茵陈蒿汤对肝内胆汁淤积湿热证大鼠肝组织中钠 - 牛磺胆酸盐共转运多肽（NTCP）表达影响时，采用免疫组化和荧光定量 RT - PCR 技术进行，结果发现茵陈蒿汤通过上调 NTCP 表达，从而促进胆盐转运系统功能恢复及胆红素的排泄，以此减轻胆红素对动物的损害而利胆；在预防 α - 萘异硫氰酸酯（ANIT）诱导大鼠急性肝内胆汁淤积时发现，茵陈蒿汤可明显改善 ANIT 灌胃诱导的急性肝内胆汁淤积大鼠肝功能指标［ALT、AST、TBIL、直接胆红素（DBIL）］、碱性磷酸酶（ALP）、GGT、总胆汁酸（TBA）水平；茵陈蒿汤的利胆作用也与胆囊的昼夜生物节律存在关联，可能是茵陈蒿汤各成分之间协同作用致依赖胆酸部分的胆汁分泌量增加。

9. 旋覆代赭汤

（1）概述：原方组成：旋覆花、半夏、甘草、人参、代赭石、生姜、大枣。为理气剂，具有降逆化痰、益气和胃之功效。临床常用于治疗胃神经官能症、胃扩张、慢性胃炎、胃及十二指肠溃疡、幽门不完全性梗阻、神经性呃逆、膈肌痉挛等属胃虚痰阻者。

（2）现代临床研究：旋覆代赭汤加减能有效治疗反流性食管炎（RE）并可改善患者临床症状与胃镜下病理改变，且长期疗效稳定，归因于诸药的协同作用促进胃与食管正常协调运动，加强食管与胃的清除功能，从而稳定食管下段括约肌松弛频率，以便于改善黏膜血运、胃酸分泌及食管内环境；进一步研究联合泮托拉唑治疗脾虚湿阻证重度 RE 时发现，旋覆代赭汤联合泮托拉唑疗效优于单纯泮托拉唑治疗，胃镜下黏膜情况得到明显改善，且复发率明显降低。

（3）现代实验研究：为探讨旋覆代赭汤治疗 RE 作用机理，有团队实验研究表明，旋覆代赭汤能调控 RE 造模大鼠食管廓清功能；在治疗酸性 RE 造模大鼠过程中，该方可显著提高血浆胃动素及血清胃泌素水平，增强两者在胃窦黏膜中表达，从而增加食管下括约肌（LES）压力并减少食管下括约肌一过性松弛（TLESR）的发作时间与频率，有效防止酸反流；旋覆代赭汤亦可通过影响食管组织与血浆舒缩神经递质合成酶活力来提高 RE 模型大鼠食管组织胆碱乙酰转移酶（ChAT）活力及降低 NO 合成酶（NOS）活力，从而对食管组织舒缩功能具有改善作用；在研究 LES 平滑肌细胞线粒体能量代谢与 LES 收缩功能关系时发现，线粒体呼吸链功能下降会直接引起 ATP 合成量下降，因细胞供能不足而出现一系列脏器虚弱表现，在用旋覆代赭汤灌胃给药后，RE 造模大鼠血浆 $Na^+ - K^+ - ATP$ 酶与 $Ca^{2+} - Mg^{2+} - ATP$ 酶活性得到提高，且能改善大鼠食管胃黏膜组织形态学病变，保持食管黏膜细胞完整性，减轻黏膜损伤。

10. 清浊安中汤

（1）概述：原方组成：白蔻仁、川厚朴、法半夏、滑石、生薏苡仁、郁金、珍珠母、炙甘草。为劳绍贤方，具有清利湿热、理气安中功效。临床常用于治疗胃溃疡、十二指肠球部溃疡、慢性浅表性胃炎、胃神经官能症等疾病见有湿热内盛者。

（2）现代临床研究：劳绍贤教授团队在治疗脾胃湿热证肠易激综合征（IBS）时指出，脾胃湿热证的病因在于"内外相合，天人相应"。外因，即岭南属炎热潮湿地带，人体长期处于此种环境中呈现出独有的发病特点；加之内因，即现代人生活富足，工作压力大并少节制，嗜食肥甘厚腻、辛辣刺激之品，过饱或过饥，故内外相合致病。劳绍贤教授根据现代中医学"证为本、病为枢、症为标"的临证思维，强调湿热分解重在治湿，故以清浊安中汤治之。在治疗糜烂性胃炎时，该方有健脾和胃、理气止痛之效，随症加减可寒热并调，兼顾虚实，有效防治其病变的发展。在针对肝胃郁热型消化性溃疡的治疗过程中，清浊安中汤可明显改善患者症状，提高中医证候积分，降低复发率，提高幽门螺杆菌（Hp）的清除率。也有研究表明，脾胃湿热证患者在服用清浊安中汤后，其血中胃泌素、胃动素水平恢复正常，脾胃湿热证症状也得到明显缓解。究其机理，脾胃湿热证的发生可能与胃泌素水平升高有关，胃动素亦可能与脾胃湿热证的某种病理特性存在共性。

（3）现代实验研究：为了揭示清浊安中汤作用于慢性胃炎脾胃湿热证的机制，劳绍贤教授团队经动物实验研究发现，采用"病证结合"方法，以 2% 水杨酸钠 + 高脂高糖＋人工气候箱复制脾胃湿热证 SD 大鼠模型，经给药后，造模大鼠出现的临床症状及体征得到改善，胃黏膜细胞凋亡得到控制，B 淋巴细胞瘤－2（Bcl－2）蛋白表达呈下降趋势，可能是清浊安中汤影响细胞凋亡和 Bcl－2 蛋白表达；在进一步探讨脾胃湿热证的作用机制时发现，采用清浊安中汤灌胃给药后，造模大鼠无论从证候或胃黏膜炎症、环氧合酶－2（COX－2）蛋白表达等方面均得到较好的改善及预期的效果。同时"以药测证"也相应证实了脾胃湿热证大鼠模型具备临床脾胃湿热证的属性。

11. 清化饮

（1）概述：原方组成：茵陈、佩兰、白扁豆、豆蔻、黄连、厚朴、赤芍、薏苡仁。此为杨春波方，具有清热化湿、理气活血功效。临床常用于治疗慢性胃炎脾胃湿热证。

（2）现代临床研究：杨春波教授研究团队在利用双向凝胶电泳技术分离给予清化饮治疗的慢性胃炎脾胃湿热证患者的胃黏膜总蛋白时发现，治疗后 21 个表达上调的蛋白质中有 18 个表达降低，10 个表达下调的蛋白质中有 9 个表达增强。清化饮能改善慢性胃炎脾胃湿热证患者胃镜下和病理表现，可能与其调控胃黏膜蛋白表达有关。此团队还基于宏观与微观辨证及病、证、症相结合的治疗理念，以清化饮加味治疗慢性非萎缩性胃炎（CNAG）伴糜烂。结果显示，可明显改善患者临床症状、胃镜征象及病理情况。在治疗脾胃湿热型慢性萎缩性胃炎（CAG）时疗效也值得肯定，其作用机制可能对胃黏膜组织中 NF－κB、COX－2 等炎性因子表达有抑制作用；在改变胃黏膜癌变倾向方面，对细胞凋亡的调控也有一定作用。同时，该团队在用清化饮联合拉米夫定治疗慢性乙型肝炎湿热中阻证时发现，其疗效要优于单用拉米夫定治疗，尤其在治疗早期，能改善患者症状、ALT 复发率、HBV－DNA 转阴率及 HBeAg 转阴率。

（3）现代实验研究：基于上述临床研究，该团队还对脾胃湿热证 SD 雄性造模大鼠进行相关实验研究。结果提示，用清化饮干预脾胃湿热证大鼠细胞免疫及体液免疫均呈亢进状态，同时伴有免疫调节功能减弱，T 淋巴细胞 IL－4 表达降低及血清 TNF－α 水平升高，进一步揭示清化饮可能具有调控细胞免疫应答及增强免疫调节的功能，亦能调控体液免疫。在探究 Wistar 雄性大鼠 CAG 胃黏膜病理与血清白细胞介素－10（IL－10）、一氧化氮（NO）、胃泌素（GAS）与血浆胃动素（MTL）变化时发现，中药复方清化饮可不同程度地改善胃黏膜病理情况，升高血清 IL－10、GAS 浓度，降低血清 NO、血浆 MTL 含量。由此证明，清化饮可调控血清与血浆相关指标表达的失衡，有效逆转 CAG 造模大鼠胃黏膜病理改变。

12. 通降颗粒

（1）概述：原方组成：紫苏梗、香附、枳壳、乌贼骨、黄连、吴茱萸等。此为中国中医科学院西苑医院院内制剂，具有疏肝和胃、抑酸止痛功效，为治疗胃食管反流病反流性食管炎的经验方。

（2）现代临床研究：唐旭东教授研究团队在针对胃食管反流病、慢性胃炎及胃癌癌前病变的中医药临床研究中，注重脾胃"通降理论"，以此改善胃内环境。该团队在探究胃食管反流病（非糜烂性反流病）随机、双盲、安慰剂对照临床试验中发现，通降颗粒可显著改善患者烧心、反流等主症，对于嗳气、胃胀、胃痛等兼症也有明显改善作用，符合"通降理论"对胃肠疾病的认知特点；在通降颗粒干预非糜烂性反流病肝胃不和证的疗效观察中，服用此制剂后，患者反酸、烦躁、抑郁、体痛等临床表现得到明显缓解，不仅提高了患者的生活质量，而且在治疗过程中也未见明显的不良反应。

（3）现代实验研究：同一研究团队在采用贲门成形＋幽门结扎＋胃空肠 Roux‐en‐Y 吻合术、贲门钢圈置入固定术建立 SD 大鼠实验性食管炎模型后，通过灌胃给予通降颗粒。结果显示，可提高反流性食管炎造模大鼠血浆胃动素水平，并能显著减少甲基橙胃残留量，同时也能促进造模 SD 大鼠胃排空。不仅如此，通降颗粒亦可降低实验性反流性食管炎模型大鼠的胃酸水平，缓解胃酸对食管黏膜组织造成的损伤。

13. 降脂颗粒

（1）概述：原方组成：绞股蓝、虎杖、茵陈、丹参、荷叶。此方为上海中医药大学附属龙华医院院内制剂，为治疗脂肪性肝病的经验方，具有清热利湿化痰、活血祛瘀功效。

（2）现代临床研究：该院季光教授研究团队采用随机区组设计进行分组并在行为干预的基础上，治疗组加服降脂颗粒。结果显示，此颗粒剂联合行为干预可明显缓解非酒精性脂肪肝（NAFLD）患者临床相关症状，改善肝功能与血脂水平，并有效防止患者肝脏脂肪浸润（散射子定量超声评价）。与此同时，该团队 II 期临床试验采用多中心、随机、安慰剂对照、优效性试验设计来证实降脂颗粒的有效性。结果显示，其主要疗效指标肝/脾 CT 值平均值降脂颗粒组较基线升高，且显著优于安慰剂组。为进一步提升临床疗效，此团队还对降脂颗粒组分配伍进行了相关研究，旨在优化组分配伍来探索更有科技含量的中药新药。

（3）现代实验研究：动物研究方面，该研究团队证实，降脂颗粒可使 NAFLD 造模大鼠下丘脑与肝组织瘦素受体 mRNA 表达增强，提高相应部位蛋白质酪氨酸激酶2/信号传导子与激活子3的磷酸化水平，使得 SD 模型大鼠血清高瘦素水平下降，从而调控瘦素抵抗，以此增强瘦素敏感性。另外发现，降脂颗粒主要药效成分小檗碱对 NAFLD 造模猪的胰岛素水平起上调作用，高胰岛素水平改善胰岛素抵抗，从而达到治疗 NAFLD 的目的。此外，降脂颗粒还对蛋氨酸‐胆碱缺乏（MCD）造模小鼠非酒精性脂肪性肝炎（NASH）肝纤维化具有预防作用，并能有效改善 MCD 饮食诱导小鼠 NASH 病理损伤，其作用机制可能与调控 NASH 中肝纤维化相关因子表达，调控脂肪性细胞因子抵抗素及其相关分子，抑制星状细胞活化、胶原增生，促进细胞外基质降解有关。

14. 胆宁片

（1）概述：原方组成：大黄、虎杖、青皮、白茅根、陈皮、郁金、山楂。此方为上海中医药大学附属龙华医院院内制剂，具有疏肝利胆、清热通下功效。临床常用于治疗肝郁气滞，湿热未清所致的右上腹隐隐作痛、食入作胀、胃纳不香、嗳气、便秘；以及慢性胆囊炎见上述证候者。

（2）现代临床研究：胆宁片为临床用于治疗慢性胆囊炎、胆结石的中药新药，由于此类患者常合并 NAFLD，故为胆宁片的二次开发（治疗 NAFLD）提供了新的前景。该院研制降脂颗粒同一团队采用多中心、随机、阳性药平行对照、盲法来评估胆宁片治疗 NAFLD 的临床疗效。结果显示，此制剂能有效改善患者体质质量指数、肝区不适、乏力、食欲减退、肝功能、血脂及影像学异常表现，其组织学证据也支撑胆宁片的疗效，并应用于 NAFLD 湿热型的临床研究。

（3）现代实验研究：有实验结果表明，胆宁片对高脂饮食性脂肪肝 SD 雄性大鼠具有一定的治疗作用，可能与胆宁片能诱导过氧化物酶体增殖物激活受体 α（PPARα）和胆固醇 7α 单加氧酶（CYP7A1）表达，进而提高肝脏摄取、氧化脂肪酸和胆固醇能力有关。在研究胆管结扎所致胆汁淤积造模小鼠肝脏转运体及代谢酶基因表达影响时发现，胆宁片可有效改善造模小鼠胆汁淤积及肝功能情况，并能减轻病理损害，可能是通过胆宁片上调多药耐药蛋白 2（MDR2）、多药耐药相关蛋白 3（MRP3）、钠离子 – 牛磺胆酸协同转运蛋白（NTCP）、谷胱甘肽 – S – 转移酶 A1（UGT1A1）和葡萄糖醛酸转移酶 1A1（UGT1A1）mRNA 表达量，进而减少胆汁酸在肝脏中的蓄积有关。胆宁片在防治高胆固醇膳食所致的新西兰兔脂肪肝模型中也具有一定治疗作用，其作用机制可能是胆宁片在脂肪肝大兔肝内脂质代谢方面具有一定的调节作用。另有研究表明，胆宁片可以剂量依赖性地通过抑制肝组织氧化应激来改善抗体诱导的大鼠胆汁淤积情况。

四、中药研究进展

随着现代科学的进步，近年来中药相关领域的研究包括中药药性理论、中药资源、中药炮制、中药化学与药理、中药制剂及新药等均取得了长足的进步，在大量前沿的实验技术与研究手段引进下，中药研究有望取得一系列重大突破。现阐释几种消化病常用的中药现代研究，以略窥中药研究现状与发展前景。

1. 党参

（1）概述：党参为桔梗科多年生草本植物党参、素花党参或川党参的干燥根。秋季采挖，切厚片，生用。首载于《增订本草备要》，性平，味甘，归脾、肺经。具有健脾益肺，补血，生津之功。临床常用于治疗脾肺气虚证、气血两虚证及气津两伤证。

（2）现代研究：在探讨党参及其有效成分抗胃黏膜损伤作用及机制的一系列研究中发现，党参部位Ⅶ–Ⅱ能明显抑制胃液和胃酸分泌，并且党参的抗溃疡及抗胃酸分泌作用可能不仅与其所含多糖类成分有关，而且其部位Ⅶ–Ⅱ也可能是有效活性部位之一。有些中药对胃黏膜具有保护作用，且起效非常迅速，几乎在给药后立即产生，即中药的快速保护作用，如党参、丹参、大黄具有胃黏膜快速保护作用，而以党参作用最强，其余依次为丹参、大黄。党参也可抑制束缚水浸应激型溃疡模型大鼠紊乱的胃电节律及调整胃运动变化；其水煎醇沉剂对三种溃疡模型（应激型、幽门结扎型、慢性乙酸型）大鼠胃黏膜具有预防、保护及促进愈合作用，可明显抑制整体大鼠胃分泌活动和胃运动，且在制备离体豚鼠回肠过程中显示抗乙酰胆碱的作用，并能维持应激型大鼠胃黏膜内组胺含量；其中性提取物正丁醇（NBEC）对上述三种溃疡模型大鼠胃黏膜具有明显的预防保护作用，可维持造模大鼠胃黏膜前列腺素 E_2（PGE_2）和氨基已糖含量，亦能抑制造模大鼠基础胃酸分泌；对于乙醇致溃疡大鼠模型，在预先给予造模大鼠党参炔苷灌胃，一定程度上可防止大鼠胃黏膜急性损伤，其机制可能是党参炔苷能刺激前列腺素分泌，高含量前列腺素可对抗胃泌素的泌酸作用，进而刺激胃黏膜合成释放表皮生长因子（EGF）；同种胃溃疡造模大鼠，将党参制成超微粉后，其有效成分党参炔苷及多糖的体外溶出速率明显增加，经此治疗后，党参超微粉治疗造模大鼠胃溃疡疗效显著，有助于提高党参药效。

2. 白术

（1）概述：白术为菊科多年生草本植物白术的干燥根茎。冬季采挖，烘干或晒干。首载于《神农本草经》，性温，味苦、甘，归脾、胃经。具有健脾益气，燥湿利水，止汗，安胎之功。临床常用于治疗脾气虚证、痰饮、水肿、气虚自汗、胎动不安。

（2）现代研究：现代药理学研究表明，白术在消化系统中具有调节胃肠道及免疫、抗炎、抗衰老、抗肿瘤、扩张血管与镇静等作用，是治疗胃肠道疾病的理想良药，不同剂量的白术对胃肠道平滑肌具有双向调节作用。小剂量主要通过调节胃肠激素水平来抑制胃肠运动，临床上常用于治疗脾虚证的腹泻；大剂量时，则通过提高胃肠道中兴奋性神经递质如乙酰胆碱、M 受体和 P 物质来促进胃肠的蠕动及排空，临床常用于治疗脾虚型便秘。若白术提取液与胃黏膜细胞共同培养，可促进胃黏膜细胞的增殖，刺激胃蛋白酶分泌，其中白术糖复合物通过上调相关细胞绒毛蛋白表达及调整其分布来促进小肠隐窝细胞的增殖分化，进而促进胃肠黏膜的修复。白术还能改善胃肠道慢波活动起搏细胞数目，修复因低压缺氧导致的胃肠道运动功能紊乱，从而有效调控小肠蠕动。此外，白术水煎剂可明显抑制金黄色葡萄球菌、星形奴卡菌、酵母菌、大肠杆菌、脑膜炎球菌、沙门菌、枯草芽孢杆菌、溶血链球菌、黑曲霉等，并促进肠道菌群中有益菌如乳酸杆菌和双歧杆菌的增殖，进而有效改善便秘患者肠道微生态。白术亦能提高免疫抑制动物脾细胞体外培养存活率，促进 Th 细胞增殖，调节 T 细胞亚群分布紊乱状态，提高 IL-2 水平并能增加 T 淋巴细胞表面 IL-2R 表达。

3. 茯苓

（1）概述：茯苓为多孔菌科真菌茯苓的干燥菌核，多寄生于松科植物赤松或马尾松等根上。7~9 月采挖，阴干，生用。首载于《神农本草经》，性平，味甘、淡，归心、脾、肾经。具有利水渗湿，健脾安神之功。临床常用于治疗水肿、痰饮、脾虚诸症，如心悸、失眠等。

（2）现代研究：在研究乙酰胆碱（Ach）诱导的小鼠离体小肠痉挛性收缩模型时发现，茯苓不同浓度的醇提液对小鼠离体小肠痉挛性收缩均有一定抑制作用，但以 50% 醇提液作用最强，并可显著拮抗新斯的明引起的小鼠胃肠功能亢进。也有团队初步研究复方茯苓多糖口服液抗肿瘤作用与免疫调节机制时得出，SPF 级肿瘤模型昆明小鼠通过复方茯苓多糖口服液灌胃给药，疗程结束后检测发现，该口服液对小鼠 S180

与 H22 肿瘤生长具有抑制作用，尤以实体瘤更为明显，但对 S180 腹水瘤抑制作用较弱，具体机制可能是通过增强巨噬细胞吞噬功能、促进小鼠淋巴细胞增殖及自然杀伤（NK）细胞活性来调控造模小鼠免疫功能。为研究 3% 硫酸葡聚糖溶液引起的 BALB/C 小鼠急性肠炎模型经茯苓及其炮制品治疗后的效果，通过分组给药后观察，结果发现，茯苓对造模小鼠急性肠炎具有治疗作用，且经明矾米汤炮制后的茯苓疗效更为显著。

4. 黄芪

（1）概述：黄芪为豆科多年生植物蒙古黄芪或膜荚黄芪的干燥根。春、秋二季采挖，除去须根及根头，晒干，生用或蜜炙用。首载于《神农本草经》，性温，味甘，归脾、肺经。具有补气升阳，益气固表，利水退肿，托毒生肌之功。临床常用于治疗脾气虚及肺气虚、表虚自汗、气虚水肿、疮疡不溃或久溃不敛。

（2）现代研究：黄芪甲苷Ⅳ（AS－Ⅳ）为黄芪提取物纯化后的主要生物活性成分，被广泛应用于代谢疾病中，功效类似于黄芪。有实验研究在探讨高脂高糖饮食构建的 NAFLD 小鼠动物模型肝脏脂质代谢影响时发现，经 AS－Ⅳ 灌胃干预后，造模小鼠肝脏脂滴形成减少，肝脏脂质沉积得到改善，以 60mg/（kg·d）浓度最明显。不仅如此，黄芪粗提物对于腹腔注射四氯化碳（CCl_4）所致的急性肝损伤小鼠模型具有保肝作用，可显著或极显著降低肝脏指数和血清中谷丙转氨酶（ALT）、谷草转氨酶（AST）、丙二醛（MDA）及肝脏中甘油三酯（TG）含量，从而减轻小鼠肝纤维化程度。

5. 五爪龙

（1）概述：五爪龙又称为五指毛桃，为桑科植物粗叶榕的干燥根，为华南地区习用的中药材，又称为南芪、土北芪。首载于《生草药性备要》，性平，味辛、甘，归脾、肺、肝经；与黄芪具有相同的补气扶正作用，虽补气功效不及黄芪，但亦无黄芪的升提之性，具有健脾补肺、利湿舒筋之功；临床常用于治疗脾虚浮肿、风湿痹痛、肺痨、产后无乳等。

（2）现代研究：五爪龙不仅能改善胃肠功能，还对消化系统有促进作用。实验研究表明，采用不同剂量五爪龙水煎液对大黄型脾虚模型小鼠进行灌胃，以检测模型小鼠胃排空及小肠推进速度，观察对造模小鼠的影响。结果发现，其水煎液一定程度上可抑制大黄型脾虚小鼠胃排空和小肠蠕动，能改善造模小鼠的脾虚症状；也可能是通过维持血浆中 β－内啡肽（β－EP）、胃动素（MTL）、胃泌素（GAS）浓度水平而起到益气健脾和胃的功效，从而有效改善脾虚模型小鼠的胃肠功能及脾虚症状。在探究五指毛桃水提液治疗胃痛机制以便为今后临床运用提供实验证据时，有学者采用幽门结扎法观察造模小鼠经灌胃给药后胃酸分泌和胃蛋白酶活性变化，同时观察小鼠灌胃给予五指毛桃水提液后小鼠耳郭微循环改善情况。结果表明，五指毛桃水提液一定程度上能降低胃酸与胃蛋白酶分泌，但无显著影响，由此可推测其对胃溃疡患者胃痛具有一定缓解作用，且不会影响食物的正常消化；同时也可能通过改善胃黏膜微循环起到保护胃黏膜作用。

6. 救必应

(1) 概述：救必应为冬青科植物铁冬青的树皮或根皮，夏季采收。首载于《岭南采药录》，性寒，味苦，归肺、肝、大肠经。具有清热解毒、利湿、止痛之功。临床常用于治疗感冒发热、扁桃体炎、咽喉肿痛、急慢性肝炎、急性肠胃炎、胃及十二指肠溃疡、风湿关节痛、跌打损伤、烫火伤等。

(2) 现代研究：某研究者采用救必应的水提物（IRTW）来探讨其对急性化学性肝损伤小鼠模型的作用机制，实验发现 IRTW 对 CCl_4 诱导的小鼠急性化学性肝损伤的保护作用机制主要体现在能抑制肝组织中 MDA 的升高及提升肝匀浆超氧化物歧化酶（SOD）和谷胱甘肽过氧化物酶（GSH - Px）的含量，以此减轻肝组织病理损伤程度，即对急性化学性小鼠模型肝损伤的保护机制可能与抗脂质过氧化有关。有学者进一步发现救必应水提液通过降低血清中 ALT、AST 水平以及肝组织中 MDA 的含量，提高肝组织中 SOD 活性来改善 D - 氨基半乳糖导致的小鼠急性肝损伤，抑制 D - 氨基半乳糖产生自由基造成的脂质过氧化反应，延缓肝细胞变性坏死，缓解病理性损害，从而起到保肝护肝效果。救必应一定程度上表明对脂肪肝活性具有抑制作用以及对中毒性肝损伤具有保护作用。但由于肝病若按病因学分，种类繁多，包括慢性病毒性肝炎、自身免疫性肝炎、药物毒性肝炎等，故要全面研究救必应对肝脏的保护作用机制，还需加大对救必应的研究与开发。

7. 布渣叶

(1) 概述：布渣叶是椴树科植物破布树的干燥叶，夏秋季采叶，晒干。首载于《生草药性备要》，性凉，味酸，归脾、胃经。具有消食化滞、清热利湿之功。临床常用于饮食积滞、感冒发热、湿热黄疸等。

(2) 现代研究：黄酮类是布渣叶的主要成分，其化合物的保肝、抗氧化自由基活性值得进一步研究。研究显示，布渣叶水提液不仅能降低 NIH 小鼠小肠对胆固醇的吸收，而且还能降低高脂造模 SD 纯种雄性大鼠血清中 TC、TG 水平及显著升高血清中 HDL、HDL/TC 比值，促进肝合成或分泌 HDL 增加。也有些学者通过观察不同剂量的布渣叶水提物及布渣叶不同提取部位对 α - 萘异硫氰酸萘酯中毒诱发的黄疸模型小鼠影响，结果发现：高、中、低剂量布渣叶水提物及剩余水层部位和正丁醇部位均能显著降低小鼠血清中 TBIL 与 DBIL 含量，并能降低肝脏指数，一定程度上证实了布渣叶的退黄及改善肝功能作用。这些学者还研究了高、中、低剂量布渣叶水提物及布渣叶不同提取部位对消化系统的作用，结果显示：其水提物具有一定促小肠蠕动及明显的促消化作用，布渣叶正丁醇部位及水层部位能增加大鼠胃液分泌量、降低胃液 pH 值和提高胃蛋白酶活性，是影响模型大鼠胃液分泌功能的主要活性部位。

8. 海螵蛸

(1) 概述：海螵蛸原名为乌贼鱼骨，为乌贼科动物无针乌贼或金乌贼的干燥骨状内壳。首载于《神农本草经》，性温，味咸、涩，归脾、肾经。具有涩精止带，收敛止血，制酸止痛，收湿敛疮之功。临床常用于治疗遗精、滑精、赤白带下、多种出血证、胃痛吐酸、湿疮、湿疹、溃疡不敛。

（2）现代研究：海螵蛸作为中医治疗消化性溃疡的一味重要中药广泛应用于临床，普遍认为海螵蛸中的钙可中和胃酸，同时其复方能吸附胃蛋白酶及胆酸，提高胃内 pH 值，在溃疡表面可形成物理化学屏障，达到治疗消化性溃疡的目的。动物实验表明，海螵蛸多糖 CPS-1 能明显提高溃疡性结肠炎（UC）实验小鼠模型中血液内皮生长因子（EGF）与血小板衍生生长因子（PDGF）含量，进而加速溃疡组织的愈合，同时以降低肿瘤坏死因子-α（TNF-α）表达来缓解炎症。在进一步研究海螵蛸多糖盐洗组分（CBP-s）对胃溃疡模型小鼠胃黏膜保护机制时发现，该组分对乙醇诱导的小鼠胃黏膜具有细胞保护作用。通过组织形态学观察提示，其机制可能是 CBP-s 对黏膜细胞的完整性具有保护作用，同时可减少炎症细胞的浸润。此外，海螵蛸提取物在临床上还可用于体内各种 UC 出血，可能与海螵蛸多糖能保护胃黏膜、促进新生血管形成、促进纤维蛋白的凝结及活化补体等作用有关。

五、学科发展概况

随着众多中医消化病学者的研究领域与研究水平不断扩展和提升，中医消化病学的学科建设与学术发展取得了丰硕成果。2019 年 10 月，中共中央国务院出台了《关于促进中医药传承创新发展的意见》，坚定了国家大力发展中医中药的决心，提出了中医药的发展方向，这对中医消化病学学科发展而言，既是机遇更是挑战。本节将近年来中医消化病学学科发展成果与未来的发展展望做一简单概述。

1. 中医消化病学学科发展成果

（1）经验传承及理论体系建设日趋完善：中医发展建立在传承基础之上。名老中医丰富的临床经验和学术思想是中医专科建设发展的基础和动力，也是中医药创新发展的源泉。在国家中医药管理局大力扶持下，多个中医消化病学方向的名老中医传承工作室已成功设立。在深入挖掘名家经验基础上，结合现代技术和研究，中医消化病学学科的理论系统建设日趋完善。如在董建华院士专家经验传承过程中，中国中医科学院唐旭东教授团队创建了脾胃病临证"新八纲"，主持带领全国专家发表了《脾胃学说传承与应用专题系列》，从通降理论、脾虚理论、调和肝脾理论、心脾相关理论、脾肾相关理论等多个角度对脾胃学说的理论内涵和现代发挥做了详细梳理，对脾胃病学理论体系的建设和发展进行了系统总结，相关临床与应用基础研究"通降理论治疗胃食管反流病的基础及临床应用""中药复方治疗肠易激综合征创新研究模式的建立及其应用"获得中华中医药学会科学技术一等奖，"基于脾虚理论的功能性胃肠病的证治规律及机制研究"获得中国中西医结合学会科学技术一等奖。在王建华、劳绍贤、杨春波教授的亲自指导下，广州中医药大学脾胃研究所胡玲教授团队和广东省中医院黄穗平教授团队、福建中医药大学第二人民医院柯晓教授团队分别对脾虚理论和脾胃湿热理论的文献研究、病因病机、诊断标准、方药治疗、现代研究等进行了系统而深入的探索，构建了较为完善的脾虚证与脾胃湿热证理论体系。由广州中医药大学脾胃研究所主持完成的"脾虚证辨证论治系列研究"获"国家科技进步奖"二等奖；胡玲教授第一执笔完成的"脾虚理论及其应用研究"专题于 2018 年入选中华人民共和国成立以来包括 1 个诺贝尔奖研究团队、15 个院士团队以及 20 多位"国医大师"团队和多位杰青团队等在内的，涉及中医学、中西医结合、中药学 3 个一级学科中医药发展的国家"十三五"重点巨著《中国中医药重大理论传承创新典藏》，成为总结现代中医证候研究的典型范例，该书获 2021 年国家新闻出版署"第五届中国出版政府奖图书奖"。中国中医科学院魏玮教授团队通过传承国医大师路志正教授的诊疗经验，牵头撰写《消化系统西医难治病种中西医结合诊疗方略》，率先将消化心身理论引入中医、中西医结合领域并实践，获中华中医药学会学术著作一等奖。广西中医药大学谢胜教授团队注重"治未病"与"脾胃病"内外防治结合，发《伤寒论》《脾胃论》之微而提出"四象脾土六气调神"与"四象脾土四时和五脏治未病"以及"以枢调枢""以俞调枢"的创新理论观点，研发形成了具有浓郁专科特色的四象脾土膏方、太平经方饮以及背俞指针疗法、坤土建中三伏疗法、逆周天小循环中央导引术等五行藏象中医外治法，以进行多种慢性疾病的有效防治与健康管理，所撰写的《四象脾土六气调神论》《五行藏象中医外治法》等特色专著已公开出版发行，反响良好。

（2）中医消化病学学科共识的建立：高级别循证学证据是制约中医药发展的重要问题。近年来，随着方法学和质量控制的不断完善，中医消化病学专家基于中医特色进行不断探索。如唐旭东教授牵头进行的中成药治疗萎缩性胃炎伴异型增生的多中心随机对照研究结果被欧盟《胃癌前疾病与胃癌前病变临床管理指南》（MAPSll）所引用，唐旭东教授团队、广州中医药大学第一附属医院刘凤斌教授团队研制了中医脾胃系疾病患者临床结局报告（PRO）等系列量表，并在此基础上制定、修订了部分消化病相关共识与指南，推动了中医消化病学诊疗标准化和规范化；唐旭东教授团队牵头带领全国专家制定了《腹泻型肠易激综合征中药新药临床研究指导原则》行业规范以及 10 余种《消化系统常见疾病中医诊疗指南》（基层医生版团体标准）。首都医科大学附属北京中医医院张声生教授团队牵头带领全国专家制定了《功能性消化不良中医诊疗共识意见》《脾虚证中医诊疗专家共识意见》《脾胃湿热证中医诊疗专家共识意见》等 10 余种病证诊疗的规范；并在国家药品监督管理局支持下，牵头首次制定了《中药新药用于功能性消化不良临床研究指导原则》，使我国功能性消化不良的中药新药开发有法可依，规范了药物研发市场。北京中医药大学李军祥教授团队牵头带领全国专家制定了《消化系统疾病中西医结合诊疗专家共识》的 10 余种行业诊疗标准，为临床消化系统疾病的中西医结合诊疗和规范化提供了良好借鉴。魏玮教授团队在所提出的"调枢通胃"创新观点基础上，主持制定了《国家中医药管理局泄泻病（腹泻型肠易激综合征）中医临床路径及诊疗方案》《肠易激综合征中医诊疗专家共识意见》等行业标准。江苏省中医院沈洪教授团队基于"分层辨证、精准治疗"理念，构建了"未病防发、既病防变、瘥后防复"全链条干预方案与中医药规范化诊疗体系，主持制定了《溃疡性结肠炎中医诊疗专家共识意见》等行业标准多项。随着以上中医、中西医结合相关全国行业诊疗团体标准、共识意见的相继出台，为中医消化病学科发展提供了良好的循证医学证据参考。

（3）基础及临床研究硕果累累：基础研究以临床研究为导向，临床研究发展又以基础研究为基石。全国中医消化病学专家聚焦功能性胃肠病、胃癌前病变、溃疡性结肠炎、胃食管反流病、脂肪肝等中医药临床优势病种，结合西医学技术，从单味药及中药复方作用机制、中医证候物质基础、病证结合动物模型建立等多个方面开展研究，为丰富中医消化病学理论内涵、促进临床诊疗水平提高奠定了基础。

①重大项目方面：近年来，中医消化病学在获得国家重大项目研究方面取得了显著突破。如唐旭东教授团队主持获得国家重点研发计划项目"基于通降理论系列方辨证治疗非糜烂性反流病的疗效优势及机制研究"（No. 2019YFC1709600）和国家自然基金重点项目"基于C1orf106/ CYTH - 1/AFR6 通路的 IBS - D 和 UC 湿热证与肠道菌群相关性及清热利湿经典方剂干预机制研究"（No. 81830118）的资助，从通降理论和湿热特点切入对中医的优势病种进行深入探讨。李军祥教授团队主持"活动期溃疡性结肠炎（轻度 - 中度 - 重度）中医药治疗方案循证优化及疗效机制研究"（No. 2018YFC1705400）获国家重点研发计划项目资助，旨在探索中医药在难治性疾病方面的特色与优势。上海中医药大学季光教授团队"基于中医临床大数据分析的中药新药研发及其关键技术"（No. 2018ZX09201008 - 002）获国家重大科技专项资助，拟通过建立病—证—方（药）—效临床大数据收集方法开展基于临床证候的基础和转化应用研究，以非酒精性脂肪肝典型证候为切入点构建证候分类研究技术方法体系，以推动证候分类临床应用和指导中药新药的研发。作为中医消化病领域国家自然科学基金重点国际（地区）合作研究，魏玮教授团队"不同途径调枢通胃干预功能性消化不良的'脑—肠—微生态'效应机制研究"（No. 81820108033）首次获得该类项目的资助；并主持获得"基于病理组织学改变的中医药干预慢性萎缩性胃炎的远程随访研究"（No. 201507001）国家行业专项的资助，以从功能性消化不良和慢性萎缩性胃炎切入进行中医药干预的有益探索。

②研究成果方面：唐旭东教授团队基于多种功能性胃肠病从基础到临床的转化与应用研究，形成了基于"优势病种—临床研究—疗效机制探索—新药研发"四位一体的创新研究模式，取得了包括通降颗粒、肠安系列方在内的多项省部级科技进步奖。季光教授团队在"病痰饮者，当以温药和之"原则指导下，提出"脾虚是脂肪肝病机关键，随着病情进展脾阳虚表型逐步突出，脾阳虚是脂肪肝慢性和复杂化'拐点'"病机新模式，拟定温阳利水之苓桂术甘汤为主病证结合分阶段个体化治疗新方案，在上海、江苏等五省市十家医疗机构推广应用；并注重以病证结合为指导疾病证候分类新方法的建立与转化应用，使病证结合研究得到国际主流医学界的重视，建立的基于病证结合临床实践指南制定方法已成为中医药临床诊疗指南制定通则，一定程度上推动了中医学和中西医结合医学临床实践的模式创新与跨越发展；相关研究先后获"上海市科技进步一等奖"和"教育部高校科技进步一等奖"，获授权专利 8 项，研发新药 6 项。魏玮教授团队"基于'调枢通胃'理论治疗功能性胃肠病相关研究"获国际胃肠电生理协会"2018 年度最高奖——Alvarez Award"、中国中医药研究促进会"科学技术进步一等奖"及中国中西医结合学会"科技进步二等奖"，获授权国家发明专利 2 项。从"脾胃气阴两虚为本，兼气滞、热毒、血瘀为标"胃癌癌前病变复杂病机

特点出发，广州中医药大学脾胃研究所劳绍贤教授团队研发的"胃痞消颗粒"获得国家中药新药证书并成功转让。基于"浊毒"创新理论，来自河北省中医院国医大师李佃贵教授团队研制的院内制剂茵连和胃颗粒、葛根清肠颗粒已成为治疗慢性胃炎、结肠病变、功能性胃肠病的有效中药。张声生教授团队"治疗脾虚气滞型功能性消化不良的药物组合物及制法"获国家发明专利并成功转让。在国医大师周学文教授亲自指导下，辽宁中医药大学王垂杰教授团队以"治痈之法"切入用于胃肠疾病治疗研发的"养阴清胃颗粒"和"溃得康颗粒"均获得了国家新药证书。

（4）学科建设和人才队伍逐渐壮大：国家中医药管理局脾胃病重点专科、国家中医药管理局脾胃病重点学科、国家中医临床研究基地（脾胃病）、国家中医药管理局中医药标准研究基地等的建立为中医消化病学学科建设提供了强大支撑，中医消化病学学科的发展在中医各领域中处于领先位置。以中华中医药学会脾胃病分会、中国中西医结合学会消化系统疾病专业委员会、中国中西医结合学会消化内镜专业委员会、世界中医药学会联合会消化病专业委员会、中国民族医药学会脾胃病分会等为依托，通过线上、线下等多种形式，定期开展全国性学术会议，通过青年论坛等形式为优秀青年学者提供展示交流的平台，为学科发展建言献策，同时定期开展继续教育项目及基层医师培训班，建立可持续发展的中医消化病学术队伍。以中国中医药循证医学中心消化疾病协同创新联盟为代表的学术团体，为国内外学术交流和专病的深入讨论搭建了平台。

2. 中医消化病学学科发展展望

（1）继续完善经验传承和理论体系建设：名老中医的临床经验是中医宝藏的重要组成部分，中医消化病学学科将继续做好传承精华、守正创新，同时完善构建网络工作室共享平台，及时上传名老中医医案、用药特点、学术讲座、学术思想等资料，为国内外中医学者提供学习机会。理论体系的建设并非一成不变，以新的理论体系指导新的临床应用，而新的临床应用又来验证和充实理论。理论与临床的相互结合是推动中医消化病学理论体系建设的强大动力，随着临床和基础研究的不断深入，中医消化病学理论体系建设将及时得到更新和完善。

（2）重视基础及临床研究的高度和广度：基础研究和临床研究的科研模式已基本成型，在此基础上，中医消化病学学科将更加注重基础和临床研究的高度与广度。现代科学技术迅猛发展，中医学者应紧跟时代步伐，及时学习新技术、新方法、新思路，在遵循中医药发展规律的前提下，将其灵活运用于中医消化病基础和临床研究中，使具有中医特色的中医消化病学的科学研究活跃在前沿科技的舞台上。同时将不断加强不同团队间、不同学科间以及国内外学术界的合作交流，以更开阔的思维和视野发展中医消化病学学科，解决中医消化病学科研和临床难题。医学研究的根本目的是维护和增进人类健康，目前已有部分中药新药得到广泛应用，更多的院内制剂应在充分的科学依据前提下，积极开展临床试验，使疗效确切的中成药走向社会，造福人类。

（3）培养高端人才、不忘基层发展：人才培养在学科建设中占据重要地位。与其他学科不同，中医学是中华民族5000年积淀下来的科学。中医人才培养不仅要有国际化视野，更应有深厚中医理论基础。因此，中医消化病学学科将以中医基础为根，现代知识技术为养分，在国家中医药管理局、国家卫生健康委员会的大力支持下，通过学科专科建设、重大科研平台建设和重大项目实施等，培养和造就一批高水平、多学科交叉的中医消化病学创新型领军人才，组建一批高层次创新团队。此外，本学科还将发挥辐射作用，努力带动周边医院、社区的中医消化病学的研究发展，吸引并鼓励基层中医学者参加学术会议、继续教育培训班等，以全面提升中医消化病学的临床诊疗疗效和科学研究。

（胡玲　代云凯）

参考文献

[1] 明·薛己. 内科摘要 [M]. 陈松育点校. 南京：江苏科学技术出版社，1985.

[2] 明·张景岳. 景岳全书 [M]. 上海：上海科学技术出版社，1959.

[3] 明·李中梓. 医宗必读 [M]. 徐容斋，范永升点校. 上海：上海科学技术出版社，1959.

[4] 清·叶天士. 临证指南医案 [M]. 上海：上海科学技术出版社，1959.

[5] 清·吴鞠通. 温病条辨 [M]. 北京：人民卫生出版社，1979.

[6] 明·王纶. 明医杂著 [M]. 明·薛己注. 王振国，勤萍整理. 北京：人民卫生出版社，2007.

[7] 吴谦. 医宗金鉴 [M]. 北京：人民卫生出版社，1988.

[8] 王清任. 医林改错 [M]. 天津：天津科学技术出版社，2004.

[9] 喻昌. 医门法律 [M]. 上海：上海科学技术出版社，1983.

[10] 王泰林. 西溪书屋夜话录 [M]. 北京：人民军医出版社，2012.

[11] 黄帝内经 [M]. 北京：人民卫生出版社，1994.

[12] 张机. 伤寒论 [M]. 上海：上海人民出版社，1976.

[13] 张锡纯. 医学衷中参西录 [M]. 北京：人民卫生出版社，1974.

[14] 祝谌予，翟济生，施如瑜，等. 施今墨临床经验集 [M]. 北京：人民卫生出版社，1982.

[15] 汪逢春. 泊庐医案 [M]. 北京：人民卫生出版社，2008.

[16] 李岩. 北京四大名医研究 [D]. 北京：北京中医药大学，2004.

[17] 步玉如，孔嗣伯. 孔伯华医集 [M]. 北京：北京出版社，1997.

[18] 小金井信宏. 陈慎吾教授学术思想整理研究 [D]. 北京：北京中医药大学，2002.

[19] 胡希恕. 胡希恕伤寒论讲座 [M]. 北京：学苑出版社，2008.

[20] 中国中医科学院西苑医院. 岳美中医话集 [M]. 北京：中医古籍出版社，1981.

[21] 唐旭东. 董建华"通降论"学术思想整理 [J]. 北京中医药大学学报，1995，18 (2)：45 - 48.

[22] 唐旭东，马祥雪. 传承董建华"通降论"学术思想，创建脾胃病辨证新八纲 [J]. 中国中西医结合消化杂志，2018，26 (11)：893 - 896.

[23] 李军祥，毛堂友，姜慧. 脾胃病从"肝"论治十六法 [J]. 中国中西医结合消化杂志，2018，26 (10)：812 - 816.

[24] 邓铁涛. 略论五脏相关取代五行学说 [J]. 广州中医学院学报，1988，5 (2)：65 - 68.

[25] 常东. 劳绍贤教授诊治脾胃病学术思想探析 [J]. 中华中医药杂志，2006，21 (7)：416 - 417.

［26］胡玲，陈昫，龚琳．非可控性炎症对 Hp 相关胃病恶性演变与中医证候研究的启示［J］．中华中医药杂志，2017，32（4）：1561-1563.

［27］陈新林，刘凤斌，郭丽，等．重症肌无力患者报告结局指标量表的研制——计量心理学测评［J］．中西医结合学报，2010，8（2）：121-125.

［28］刘凤斌，赵利，郎建英，等．中华生存质量量表的研制［J］．中国组织工程研究与临床康复，2007，11（52）：10492-10495，10515.

［29］顾珈裔，魏玮．路志正调理脾胃学术思想［J］．辽宁中医杂志，2013，40（7）：1323-1324.

［30］张嘉鑫，郭宇，顾然，等．根据脾脑相关性从脾胃论治情志病［J］．长春中医药大学学报，2017，33（5）：726-729.

［31］许仕杰，黄纯美，周颖瑜，等．周福生教授"血三脏"与胃肠功能性疾病的相关探讨［J］．中医药学刊，2005，23（1）：24-25，27.

［32］黄绍刚．基于名中医周福生教授"心胃相关"理论辨治肠易激综合征学术思想研究［J］．新中医，2015，47（9）：19-20.

［33］李乾构．治脾病十五法［J］．中国中西医结合脾胃杂志，1993，1（1）：4-7.

［34］危北海，金敬善，赵子厚，等．脾虚综合征——一种新的病证诊断学概念［J］．中国中医基础医学杂志，1997，3（1）：6-9.

［35］陈誩，范萌，王俊丽，等．非酒精性脂肪肝的辨证论治［J］．中国中医药现代远程教育，2012，10（4）：91-92.

［36］刘汶．健脾消胀颗粒治疗功能性消化不良脾虚气滞证痞满临床研究［J］．中国中西医结合消化杂志，2005，13（1）：40-42.

［37］王海军，李郑生．李振华脾胃病学术思想及临证经验探讨［J］．中华中医药学刊，2013，31（8）：1642-1646.

［38］刘晓彦．赵文霞教授从肝辨治脾胃病经验［J］．四川中医，2006，24（3）：8-9.

［39］赵文霞，刘晓彦．从"肝位中焦说"谈肝病中医诊疗思路［J］．时珍国医国药，2006，17（4）：654-655.

［40］杨春波，柯晓，骆云丰，等．脾胃学说湿热理论及其应用——脾胃学说传承与应用专题系列（8）［J］．中医杂志，2012，53（16）：1356-1359.

［41］周丹，顾志坚，朱蕾蕾，等．蒋健教授"郁证脾胃病论"诊疗经验介绍［J］．中国医药导报，2018，15（24）：129-132.

［42］刘启泉，王志坤．从浊毒论治慢性萎缩性胃炎［J］．辽宁中医杂志，2010，37（9）：1685-1686.

［43］慕永平，刘成海，张华，等．肝硬化"虚损生积"论——刘平教授学术思想浅析［J］．上海中医药大学学报，2013，27（2）：1-4.

［44］刘麟，王宪波．王宪波教授诊治自身免疫性肝炎思路和经验［J］．中西医结合肝病杂志，2015，25（3）：165-166.

［45］叶放，周学平，吴勉华，等．周仲瑛教授"复合病机论"探析［J］．南京中医药大学学报，2010，26（4）：241-244.

［46］程海波，吴勉华．周仲瑛教授"癌毒"学术思想探析［J］．中华中医药杂志，2010，25（6）：866-869.

［47］朱磊，沈洪，顾培青，等．沈洪教授治疗溃疡性结肠炎的经验探析［J］．中华中医药杂

志，2015，30（7）：2381-2383.

[48] 王立春，姚雪芬，钦丹萍．健脾清肠汤治疗溃疡性结肠炎疗效观察 [J]．浙江中西医结合杂志，2008，18（1）：27-28.

[49] 杨震，郝建梅．"相火学说"在肝病诊治中的应用 [J]．中西医结合肝病杂志，2018，28（5）：257-260.

[50] 吉良晨．论脾胃病临证用药 [J]．北京中医，1992，11（1）：52-53.

[51] 叶振昊，黄穗平．从《脾胃论》思想浅谈黄穗平教授治疗脾胃病经验 [J]．新中医，2012（4）：150-151.

[52] 曹翠纳，张北平，罗云坚．平治中焦法治疗慢性胃炎经验 [J]．中医杂志，2016，57（5）：436-438.

[53] 戴高中，沙玲，单兆伟．单兆伟教授脾胃病学术思想初探 [J]．中华中医药杂志，2012，27（7）：1850-1852.

[54] 陈明显，蔡淦．蔡淦教授运用"补脾胃、泻阴火"治疗胃肠病经验 [J]．中华中医药杂志，2013，28（1）：128-130.

[55] 陈更新，胡鸿毅，郑红斌，等．马贵同教授治疗脾胃病学术思想探析 [J]．中医药学刊，2001，18（1）：9-10，94.

[56] 王丹，戴彦成，唐志鹏．唐志鹏教授理脾法治疗溃疡性结肠炎经验 [J]．世界中医药，2016，11（12）：2738-2740.

[57] 赵育芳，魏佳平．葛琳仪主任医师"清"法治疗慢性胃炎的经验 [J]．中华中医药学刊，2007，25（2）：274-275.

[58] 季顺欣，陈欢雪，陈民，等．周学文教授以痈论治消化性溃疡学术渊源 [J]．中华中医药学刊，2010，28（5）：1001-1002.

[59] 唐东昕，杨柱，刘尚义．刘尚义"引疡入瘤、从膜论治"学术观点在肿瘤诊治中的应用 [J]．中医杂志，2016，57（20）：1732-1734.

[60] 谢胜，张越，周晓玲．以背俞调节脾胃功能的"以俞调枢"理论的提出与构建 [J]．辽宁中医杂志，2011，38（9）：1876-1877.

[61] 王煜．王自立主任医师柔肝思想探悉 [J]．西部中医药，2014，27（4）：24-25.

[62] 傅梦杰，朱凌云．胃食管反流病相关危险因素的研究进展 [J]．世界华人消化杂志，2016，24（17）：2654-2660.

[63] 朱生梁，李勇，朱晓燕，等．胃食管反流病证型研究 [J]．上海中医药杂志，2002，48（12）：12-13.

[64] 朱晓燕，朱生梁．反流性食管炎中医辨证与胃镜表现、胆汁反流及 Hp 感染的相关性研究 [J]．北京中医，2004，23（6）：323-325.

[65] Lundell L R, Dent J, Bennett J R, et al. Endoscopic assessment of oesophagitis: clinical and functional correlates and further validation of the Los Angeles classification [J]. Gut, 1999, 45（2）：172-180.

[66] 朱晓燕，朱生梁，王晓素，等．胃食管反流病辨证分型与食管 24 小时 pH 值及胆汁监测的相关性分析 [J]．中医杂志，2006，47（2）：128-130.

[67] 郝娅宁，张健，杨养贤，等．胃食管反流病的内镜、食管动力学检查与中医证型的关系 [J]．西安医科大学学报（中文版），1998，19（4）：601-603，608.

[68] 李茹柳，陈蔚文，徐颂芬，等．42 例胃食管反流中医证型分析 [J]．广州中医药大学学

报，1996，13（2）：6-8.

［69］李茹柳，陈蔚文，潘怀耿，等.53例脾胃虚实证患者食管压力变化分析［J］.新中医，1999，31（1）：37-38.

［70］刘友章，宋雅芳，劳绍贤，等.胃脘痛患者胃黏膜超微结构研究及中医"脾-线粒体相关"理论探讨［J］.中华中医药学刊，2007，25（12）：2439-2442.

［71］刘健，戴小华，刘春丽，等.脾气虚证蛋白质代谢动态变化的临床与实验研究［J］.中国中医基础医学杂志，1998，4（5）：36-38.

［72］吕林，唐旭东，王凤云，等.基于内质网应激角度探讨中医脾虚本质［J］.中华中医药学刊，2018，36（4）：819-823.

［73］钟子劲，黄穗平，吕林，等.健脾理气法治疗脾虚气滞证功能性消化不良的疗效及近端胃排空功能研究［J］.中华中医药杂志，2016，31（11）：4752-4755.

［74］Hooper L V, Littman D R, Macpherson A J. Interactions between the microbiota and the immune system［J］.Science, 2012, 336（6086）：1268-1273.

［75］Lee K N, Lee O Y. Intestinal microbiota in pathophysiology and management of irritable bowel syndrome［J］.World J Gastroenterol, 2014, 20（27）：8886-8897.

［76］任平，夏天，李平，等.脾虚腹泻患者肠道菌群的研究［J］.中医杂志，1992，42（6）：33-34.

［77］任平，宋国增，夏天，等.脾气虚泄泻患者与非脾气虚泄泻患者胃动素和PGE₂含量的比较［J］.中国中西医结合杂志，1994，14（S1）：21-23，417.

［78］卢林，杨景云，李丹红.健脾渗湿汤对脾虚湿盛泄泻患者肠道微生态及舌部菌群影响的研究［J］.中国微生态学杂志，2007，19（5）：439-441.

［79］Choi S R, Lee S A, Kim Y J, et al. Role of heat shock proteins in gastric inflammation and ulcer healing［J］.J Physiol Pharmacol, 2009, 60（7）：5.

［80］Doqer F K, Meteoqlu I, Ozkara E, et al. Expression of NF-kappa B in Helicobacter pylori infection［J］.Dig Dis Sci, 2006, 51（12）：2306.

［81］胡玲，崔娜娟，罗琦，等.慢性胃炎脾胃湿热证与热休克蛋白70和核因子-κB炎症通路表达的关系［J］.广州中医药大学学报，2010，27（6）：587-591，669-670.

［82］胡玲，郑晓凤，鄢雪辉，等.不同证型慢性胃炎患者外周血淋巴细胞HSP70、NF-κB的表达研究［J］.中国中西医结合杂志，2012，32（9）：1188-1191.

［83］梁嘉恺，胡玲，郑晓凤，等.慢性胃炎脾胃湿热证与外周血Th1/Th2平衡的研究［J］.中国中西医结合杂志，2012，32（3）：322-324，328.

［84］周建红，胡玲，邢海伦，等.Hp相关胃病不同中医证候型EGF、TFF1及ICAM-1蛋白水平的表达［J］.时珍国医国药，2013，24（12）：3064-3067.

［85］邢海伦，胡玲，罗琦，等.脾胃湿热证胃黏膜炎症与Hp感染相关性分析［J］.新中医，2014，46（7）：61-62.

［86］龚琳，胡玲，李贺元，等.Hp相关胃病脾胃虚实候胃黏膜GM-CSF、RANTES表达研究［J］.中华中医药杂志，2017，32（9）：4214-4217.

［87］陈玉龙，陈蔚文，李茹柳，等.溃疡性结肠炎脾胃虚实候核糖体蛋白基因表达研究［J］.中国中西医结合杂志，2011，31（5）：603-607.

［88］王丽辉，杨龙，林传权，等.慢性胃炎脾气虚证及脾虚湿热患者唾液分析［J］.中华中医药杂志，2017，32（3）：1324-1327.

[89] 金友，刘友章. 不同中医证型十二指肠球部溃疡线粒体细胞色素氧化酶电镜观察 [J]. 中华中医药学刊，2014，32 (7)：1593 – 1596.

[90] 周细秋，舒祥兵，张静喆，等. 脾虚证结肠癌组织和正常结肠组织中 5 – 羟色胺受体 1F 表达差异的研究 [J]. 中国中西医结合外科杂志，2014，20 (3)：234 – 236.

[91] 邱娟娟，唐旭东，朱彤，等. 功能性腹泻脾虚证模型大鼠结肠生长激素促释放激素受体表达的变化 [J]. 辽宁中医杂志，2017，44 (1)：171 – 174，224.

[92] 陈旻丹，胡京红，马捷，等. 脾虚四号方含药血清对功能性腹泻脾虚证大鼠离体结肠平滑肌细胞的影响 [J]. 北京中医药大学学报，2017，40 (4)：297 – 301.

[93] 吕林，王凤云，唐旭东，等. 脾虚 1 号方对功能性消化不良脾虚证大鼠胃体组织 MLC 蛋白与基因表达的影响 [J]. 北京中医药大学学报，2017，40 (9)：729 – 735.

[94] 吕林，王凤云，唐旭东，等. 脾虚一号方对脾虚型功能性消化不良大鼠胃组织线粒体呼吸链复合物Ⅳ亚单位的影响 [J]. 中国实验方剂学杂志，2017，23 (7)：102 – 108.

[95] 吕林，王凤云，唐旭东，等. 脾虚 1 号方对脾虚型 FD 大鼠胃组织 CaM 蛋白及基因表达的影响 [J]. 时珍国医国药，2018，29 (9)：2057 – 2060.

[96] 吕林，王凤云，唐旭东，等. 脾虚 1 号方对脾虚证功能性消化不良大鼠小肠葡萄糖转运蛋白 1 的影响 [J]. 北京中医药大学学报，2017，40 (6)：456 – 462.

[97] 吕林，王凤云，唐旭东，等. 脾虚型功能性消化不良大鼠胃组织 GRP78/BiP 蛋白表达及脾虚 1 号方干预研究 [J]. 中国中西医结合杂志，2018，38 (1)：54 – 59.

[98] 吕林，王凤云，唐旭东，等. 脾虚型功能性消化不良大鼠胃组织 PERK 蛋白表达及脾虚一号方干预作用 [J]. 中华中医药杂志，2017，32 (9)：3963 – 3967.

[99] 陈玉龙，张海艇，李茹柳，等. 脾虚大鼠唾液淀粉酶分泌障碍与 cAMP – PKA 信号通路关系的研究 [J]. 中华中医药杂志，2011，26 (8)：836 – 839.

[100] 季光，邢练军，曹承楼，等. 乙肝肝胆湿热证与血清 HA 等的相关性研究 [J]. 辽宁中医杂志，2000，27 (10)：433 – 434.

[101] 邢练军，季光，王育群，等. 乙肝辨证分型与病毒复制关系的初步研究 [J]. 辽宁中医杂志，2001，28 (12)：710 – 711.

[102] 王磊，冯晓霞，张玮，等. 慢性乙型肝炎不同脾虚兼证与外周血树突状细胞表型及功能的关系 [J]. 中西医结合学报，2009，7 (10)：934 – 939.

[103] 王磊，杨丽丽，冯晓霞，等. 健脾为主辨证治疗对慢性乙型肝炎患者外周血树突状细胞表型功能的影响 [J]. 中西医结合肝病杂志，2012，22 (1)：25 – 29，68.

[104] 范骁辉，程翼宇，张伯礼. 网络方剂学：方剂现代研究的新策略 [J]. 中国中药杂志，2015，40 (1)：1 – 6.

[105] 康彦同，马艳春，康广盛. 浅谈近代以后方剂学的发展特点 [J]. 中医药学报，2008，36 (4)：41 – 42.

[106] 吕林，唐旭东，王静，等. 四君子汤对功能性消化不良餐后不适综合征患者胃中液体食物分布的影响 [J]. 中华中医药杂志，2015，30 (12)：4318 – 4323.

[107] 朱旭莹，张红智，李化强，等. 加味四君子方辅治肌萎缩侧索硬化症脾虚证的临床效果与安全性评价 [J]. 临床误诊误治，2017，30 (1)：81 – 87.

[108] 刘洪，侯政昆，杨伟钦，等. 刘凤斌辨治肝硬化用药规律探讨 [J]. 广州中医药大学学报，2019，36 (1)：139 – 144.

[109] 吕林，黄穗平，唐旭东，等. 四君子汤对脾虚证大鼠血清生长激素释放肽及胃窦肥大细

胞的影响 [J]. 中华中医药杂志, 2015, 30 (2): 390 – 394.

[110] 钟子劭, 张海燕, 张望, 等. 四君子汤对脾虚证胃肠动力障碍大鼠胃平滑肌 CaM – ML-CK 信号通路的机制探讨 [J]. 中国实验方剂学杂志, 2018, 24 (5): 95 – 99.

[111] 钟子劭, 黄穗平, 张望, 等. 脾虚证功能性消化不良大鼠胃窦平滑肌 CNP – NPRB – cGMP 通路改变及四君子汤的干预作用 [J]. 中国实验方剂学杂志, 2017, 23 (13): 133 – 137.

[112] 王东旭, 李茹柳, 朱易平, 等. 从多胺及细胞连接蛋白角度探讨四君子汤防治胃黏膜损伤作用机制 [J]. 中药材, 2018, 41 (12): 2634 – 2640.

[113] 涂小华, 李茹柳, 邓娇, 等. 四君子汤多糖对 IEC – 6 细胞迁移、钾通道蛋白及膜电位的影响 [J]. 中药材, 2016, 39 (4): 856 – 862.

[114] 涂小华, 李茹柳, 邓娇, 等. 四君子汤多糖对小肠上皮细胞迁移多胺信号通路钙离子调控的影响 [J]. 中华中医药杂志, 2016, 31 (5): 1665 – 1673.

[115] 赵盛云, 王垂杰. 四君子汤对脾虚证大鼠胃黏膜 T 细胞亚群的影响 [J]. 中国中西医结合消化杂志, 2014, 22 (4): 204 – 206.

[116] Bian Z X, Cheng C W, Zhu L Z. Chinese herbal medicine for functional constipation: a randomised controlled trial [J]. Hong Kong Med J, 2013, 19 (9): 44 – 46.

[117] Cheng C W, Bian Z X, Zhu L X, et al. Efficacy of a Chinese Herbal Proprietary Medicine (Hemp Seed Pill) for Functional Constipation [J]. American Journal of Gastroenterology, 2011, 106 (1): 120 – 129.

[118] Huang T, Mi H, Lin C, et al. MOST: most – similar ligand based approach to target prediction [J]. Bmc Bioinformatics, 2017, 18 (1): 165.

[119] Huang T, Ning Z, Hu D, et al. Uncovering the Mechanisms of Chinese Herbal Medicine (MaZiRenWan) for Functional Constipation by Focused Network Pharmacology Approach [J]. Frontiers in Pharmacology, 2018 (9): 270.

[120] 张泽丹, 谭平. 麻子仁丸对便秘型小鼠模型通便功能、胃蛋白酶活性和对淋巴细胞增殖的实验研究 [J]. 世界中医药, 2017, 12 (9): 2143 – 2146.

[121] 石亮, 杨健, 徐丹, 等. 参苓白术散联合氟哌噻吨美利曲辛治疗功能性消化不良疗效观察 [J]. 海南医学, 2018, 29 (3): 408 – 410.

[122] 马小兵, 刘力, 樊振, 等. 健脾益肾法治疗腹泻型肠易激综合征 [J]. 吉林中医药, 2017, 37 (5): 447 – 449.

[123] 杨家耀, 陶冬青, 曾毅, 等. 加味参苓白术散联合电针对 35 例腹泻型肠易激综合征患者临床症状及心理状态的干预作用 [J]. 世界华人消化杂志, 2017, 25 (12): 1115 – 1122.

[124] 张旖晴, 苏晓兰, 张晓红, 等. 参苓白术散合四神丸加减治疗脾肾阳虚泄泻的临床疗效 [J]. 陕西中医, 2016, 37 (6): 671 – 672.

[125] 刘翠英, 施家希, 黄娟, 等. 参苓白术散对溃疡性结肠炎小鼠紧密连接及 MLCK/MLC 通路的影响 [J]. 中药材, 2018, 41 (9): 1928 – 1932.

[126] 杨旭东, 张杰, 王葳. 参苓白术散对脾虚小鼠肠保护作用及其机制的研究 [J]. 牡丹江医学院学报, 2009, 30 (5): 9 – 11.

[127] 丁维俊, 周邦靖, 翟慕东, 等. 参苓白术散对小鼠脾虚模型肠道菌群的影响 [J]. 北京中医药大学学报, 2006, 29 (8): 530 – 533.

[128] 董开忠, 高永盛, 秦宁恩加, 等. 参苓白术散对抗生素引起肠道菌群失调小鼠的影响 [J]. 中国实验方剂学杂志, 2015, 21 (1): 154 – 157.

[129] 施旭光，邹忠杰，吴美音，等．补中益气汤治疗慢性浅表性胃炎脾气虚证的代谢组学研究 [J]．广州中医药大学学报，2014，31 (4)：504-509.

[130] 张洁文，孙保国，林锐珊．补中益气汤加减联合穴位敷贴治疗脾胃气虚型功能性消化不良的疗效观察及对血清胃泌素的影响 [J]．四川中医，2017，35 (11)：98-100.

[131] 李莉，赵云燕，罗小星，等．补中益气汤联合肠内营养治疗危重症患者胃肠功能障碍的临床观察 [J]．中国中医急症，2017，26 (7)：1281-1283.

[132] 赵思达，王彩霞，于漫，等．脾气虚证大鼠病理表现内在机制的实验探索 [J]．中华中医药学刊，2018，36 (11)：2635-2638.

[133] 李强，郭蕾，陈少丽，等．补中益气汤"要药"配伍对脾虚大鼠胃肠推进及血浆 Ghrelin、NO 和 VIP 含量的影响 [J]．中华中医药学刊，2017，35 (2)：390-394.

[134] 施旭光，施家希，刘海涛，等．补中益气汤对脾虚泄泻大鼠 SGLT1/NHE3 通路的影响 [J]．中药新药与临床药理，2018，29 (1)：8-12.

[135] 刘海涛，施家希，黄娟，等．补中益气汤对脾虚泄泻大鼠小肠黏膜修复及葡萄糖吸收相关转运体的影响 [J]．中药材，2017，40 (5)：1178-1183.

[136] 宋清武，李慧臻．加味苓桂术甘汤治疗非酒精性脂肪性肝病的临床研究 [J]．四川中医，2013，31 (8)：60-62.

[137] 宋清武，李慧臻．加味苓桂术甘汤对非酒精性脂肪肝患者血清 NO 水平的干预研究 [J]．内蒙古中医药，2014，33 (10)：3-4.

[138] Liu T, Yang L L, Zou L, et al. Chinese medicine - formula lingguizhugan decoction improves Beta - oxidation and metabolism of Fatty Acid in high - fat - diet - induced rat model of Fatty liver disease [J]. Evid Based Complement Alternat Med, 2013 (2013)：429738.

[139] Zhu M, Hao S, Liu T, et al. Lingguizhugan decoction improves non - alcoholic fatty liver disease by altering insulin resistance and lipid metabolism related genes：a whole trancriptome study by RNA - Seq [J]. Oncotarget, 2017, 8 (47)：82621-82631.

[140] Yang M, Chen J L, Xu L W, et al. Navigating traditional Chinese medicine net work pharmacology and computational tools [J]. Evid Based Complement Alternat Med, 2013 (2013)：731969.

[141] 袁巧，卿勇，褚宏飞，等．龙胆泻肝汤合溃疡散治疗溃疡性结肠炎临床观察 [J]．光明中医，2017，32 (16)：2306-2308.

[142] 丁可，韩菲菲，张瑞，等．龙胆泻肝汤联合常规西医治疗原发性肝癌 TACE 术后栓塞综合征的可行性分析 [J]．实用中西医结合临床，2018，18 (4)：105-107.

[143] 张承军．龙胆泻肝汤治疗原发性肝癌 TACE 术后栓塞综合征疗效观察 [J]．现代中西医结合杂志，2017，26 (27)：3001-3003.

[144] 陈学武，姜靖雯，林福煌．龙胆泻肝汤治疗原发性肝癌 TACE 术后栓塞综合征的疗效观察 [J]．南京中医药大学学报，2016，32 (3)：224-228.

[145] 郑炳忠，许灶林．龙胆泻肝汤联合水飞蓟宾胶囊治疗肝胆湿热型脂肪肝患者疗效分析 [J]．内科，2017，12 (6)：814-816.

[146] 邢利军．腹腔镜胆囊手术联合龙胆泻肝汤治疗急性胆囊炎的临床效果分析 [J]．医学理论与实践，2017，30 (3)：376-377.

[147] 张忠凤．复方阿嗪米特肠溶片联合龙胆泻肝汤加减治疗慢性胆囊炎疗效观察 [J]．实用中医药杂志，2018，34 (4)：449-450.

[148] 王喜云，谭大琦，吴焕才．龙胆泻肝汤的药理作用 [J]．中药药理与临床，1985

（1）：17.

［149］鸟庭靖文. 柴胡皂苷元 D 的新抗炎机制［J］. 日本药理学杂志，2005，125（1）：2.

［150］崔晓燕，张敏，刘晓明. 黄芩含药血清对 3 种巨噬细胞的抗炎免疫活性［J］. 中国临床药理学杂志，2011，27（4）：287－290.

［151］石红，周琰，何士彦，等. 龙胆泻肝汤对四氯化碳肝损伤大鼠肝脏转运功能的影响［J］. 辽宁中医杂志，2006，33（8）：1041－1042.

［152］严尚学，朱成举，黄德武，等. 龙胆泻肝颗粒的保肝利胆作用研究［J］. 安徽医科大学学报，2005，40（4）：327－329.

［153］张建平，周琰，王林，等. 龙胆泻肝丸对阻塞性黄疸大鼠肝脏转运功能的影响［J］. 中成药，2007，29（7）：979－980.

［154］董伟，梁爱华，薛宝云，等. 龙胆泻肝丸（含白木通）对胆汁淤积大鼠利胆保肝作用的实验研究［J］. 中国实验方剂学杂志，2007，13（10）：37－40.

［155］刘亚军，沈洪，崔月萍，等. 辨证治疗功能性消化不良 50 例临床研究［J］. 江苏中医药，2015，47（10）：41－43.

［156］叶思柳，王邦才. 柴胡疏肝散配合针刺治疗功能性消化不良临床研究［J］. 新中医，2018，50（11）：180－182.

［157］田亮渝. 柴胡疏肝散加味治疗功能性消化不良临床观察［J］. 中外医学研究，2016，14（13）：128－129.

［158］范才波，谢志翔，陈斌，等. 柴胡疏肝散与胃动力治疗仪联合治疗对功能性消化不良胃肠激素的影响［J］. 检验医学与临床，2018，15（22）：3336－3338，3341.

［159］黄颖杰，郑新梅. 柴胡疏肝散对功能性消化不良肝气郁结证患者胃动力及胃肠激素的影响［J］. 现代中西医结合杂志，2016，25（13）：1408－1410.

［160］徐宽，凌江红，周洲，等. 柴胡疏肝散对功能性消化不良大鼠内质网应激相关分子 IRE1 和 TRAF2 表达的影响［J］. 安徽医科大学学报，2018，53（4）：516－520.

［161］邓静，凌江红，曾丽君，等. 柴胡疏肝散对功能性消化不良大鼠胃 Cajal 间质细胞增殖及其超微结构的影响［J］. 基因组学与应用生物学，2017，36（4）：1410－1417.

［162］曾丽君，凌江红，邓静，等. 柴胡疏肝散对功能性消化不良大鼠胃窦肌间 Cajal 间质细胞自噬的影响［J］. 时珍国医国药，2017，28（5）：1041－1044.

［163］周洲，凌江红，徐宽，等. 柴胡疏肝散对功能性消化不良大鼠胃排空的促进作用及机制［J］. 山东医药，2017，57（37）：5－8.

［164］张钰琴，凌江红，梁纲，等. 柴胡疏肝散对夹尾应激大鼠脑和胃组织 GASR mRNA 和 CCK－AR mRNA 表达的影响［J］. 时珍国医国药，2010，21（5）：1081－1083.

［165］江桂英，周伟青，王卓，等. 茵陈蒿汤在非酒精性脂肪性肝炎患者治疗工作中的疗效评价［J］. 数理医药学杂志，2018，31（8）：1192－1193.

［166］刘丹，李萍，王俊岭，等. 茵陈蒿汤治疗非酒精性脂肪性肝炎的临床疗效及对 TLR－4 表达的影响［J］. 中西医结合肝病杂志，2017，27（2）：80－82.

［167］陈园园，阮为勇. 中药防治新生儿黄疸的应用［J］. 中医药临床杂志，2018（12）：2350－2353.

［168］吕建林，毛德文，胡振斌，等. 茵陈蒿汤加味治疗慢性肝衰竭阳黄证的临床观察［J］. 中西医结合肝病杂志，2017，27（3）：134－136.

［169］杨润华，陈娇，高戎，等. 茵陈蒿汤治疗脓毒症相关肝损伤的研究［J］. 现代中西医结

合杂志，2016，25（22）：2399 – 2401.

［170］冷静．茵陈蒿汤药理作用和临床应用进展［J］．内蒙古中医药，2016，35（7）：131 – 133.

［171］Zhang A，Sun H，Yuan Y，et al. An invivo analysis of the therapeutic and synergistic proper-ties of Chinese medicinal formula Yin – Chen – Hao – Tang based on its active constituents［J］．Fitoterapia，2011，82（8）：1160 – 1168.

［172］徐国萍，白娟，舒静娜，等．茵陈蒿汤的药理研究进展［J］．浙江中西医结合杂志，2011，21（1）：64 – 67.

［173］陈科力，易休．几种中药的保肝作用研究进展［J］．中南民族大学学报（自然科学版），2012，31（4）：51 – 56.

［174］兰绍阳，佘世锋，张达坤．茵陈蒿汤对肝内胆汁淤积湿热证大鼠肝组织 NTCP 表达的影响［J］．中药新药与临床药理，2012，23（3）：279 – 283.

［175］隋京利，孙凤霞，李攀，等．茵陈蒿汤对急性肝内胆汁淤积模型大鼠生化指标及肝脏病理变化影响研究［J］．临床和实验医学杂志，2018，17（19）：2033 – 2036.

［176］华圆，冯健，李范珠．茵陈蒿汤利胆退黄物质基础的研究进展［J］．中华中医药学刊，2011，29（7）：1520 – 1521.

［177］聂凤褆，聂磊，赵孟歧，等．胆囊昼夜生物节律及茵陈蒿汤利胆作用相关性探讨［J］．北京中医药大学学报，1999，22（3）：51 – 52.

［178］于强，袁红霞．旋覆代赭汤加减治疗反流性食管炎 88 例疗效观察［J］．天津中医药，2006，23（1）：82.

［179］杜昕，袁红霞，檀金川．旋覆代赭汤加减治疗反流性食管炎临床研究［J］．时珍国医国药，2013，24（1）：162 – 164.

［180］李芳，鱼涛，赵梅梅，等．旋覆代赭汤联合泮托拉唑治疗脾虚湿阻证重度反流性食管炎疗效观察［J］．山东中医杂志，2016，35（11）：957 – 959.

［181］代二庆，李海英，赵占考，等．旋覆代赭汤及其拆方对大鼠离体食管肌条收缩活动的影响［J］．现代中西医结合杂志，2004，13（10）：1268 – 1270.

［182］于强，袁红霞，崔乃强．旋覆代赭汤对酸性反流性食管炎模型大鼠血浆胃动素水平的影响［J］．中医药学刊，2003，21（6）：890 – 891.

［183］于强，袁红霞，郭世铎．旋覆代赭汤对酸性反流性食管炎模型大鼠胃窦黏膜胃泌素表达的影响［J］．天津中医药，2006，23（4）：275 – 278.

［184］代二庆，李海英，刘子泉，等．旋覆代赭汤对反流性食管炎模型大鼠食管黏膜一氧化氮的影响［J］．现代中西医结合杂志，2004，13（11）：1425 – 1428.

［185］梁新生，刘清君，袁红霞．旋覆代赭汤及其倍用甘补方对混合性反流性食管炎模型大鼠延髓神经核团 c – Fos 蛋白表达的影响［J］．山西中医，2011，27（6）：37 – 39.

［186］田晶晶，胡蓆宝，袁红霞．旋覆代赭汤对反流性食管炎模型大鼠食管黏膜组织及血浆 NOS 活力的影响［J］．实用中西医结合临床，2012，12（1）：1 – 4.

［187］唐丽明，张鹏，贾瑞明，等．旋覆代赭汤对 RE 模型大鼠食管黏膜 $Na^+ – K^+ – ATP$ 酶及 $Ca^{2+} – Mg^{2+} – ATP$ 酶的影响［J］．中国实验方剂学杂志，2013，19（20）：220 – 224.

［188］苗嘉萌，杨幼新，马艳，等．旋覆代赭汤及其拆方对 RE 大鼠血浆 $Na^+ – K^+ – ATP$ 酶及 $Ca^{2+} – Mg^{2+} – ATP$ 酶活性的影响［J］．天津中医药，2016，33（4）：231 – 234.

［189］李姿，韩慧，杨幼新，等．旋覆代赭汤对 RE 模型大鼠食管组织线粒体超微结构及 SDH

活性的影响［J］. 中国中西医结合消化杂志，2016，24（7）：499 – 503.

［190］降晨皓，杨幼新，詹观生，等. 旋覆代赭汤及其拆方对 RE 模型大鼠食管线粒体膜电位的影响［J］. 山东中医杂志，2016，35（8）：732 – 735.

［191］彭林. 劳绍贤教授治疗脾胃湿热证肠易激综合征经验［J］. 中医研究，2013，26（8）：34 – 37.

［192］彭林. 清浊安中汤治疗脾胃湿热证肠易激综合征132例［J］. 江西中医药，2013，44（9）：38 – 39.

［193］王海瑞，孙路路，尤德明. 清浊安中汤加减治疗糜烂性胃炎35例临床观察［J］. 湖南中医杂志，2013，29（3）：37 – 38.

［194］薛金洲，马燕. 清浊安中汤治疗肝胃郁热型消化性溃疡疗效研究［J］. 陕西中医，2018，39（7）：885 – 887.

［195］欧阳宏，劳绍贤. 清浊安中汤对脾胃湿热证患者血胃泌素和胃动素及生长抑素含量的影响［J］. 中国中西医结合消化杂志，2002，10（6）：326 – 328.

［196］李合国，劳绍贤. 清浊安中汤对慢性胃炎脾胃湿热证大鼠模型细胞凋亡及 Bcl – 2 的影响［J］. 中国实验方剂学杂志，2012，18（21）：189 – 192.

［197］李合国，劳绍贤. 清浊安中汤对慢性胃炎脾胃湿热证大鼠模型环氧合酶 – 2 的影响［J］. 中国实验方剂学杂志，2012，18（8）：166 – 169.

［198］付肖岩，陈小玲，王薇，等. 清化饮对慢性胃炎脾胃湿热证胃黏膜蛋白的影响［J］. 福建中医药，2014，45（6）：1 – 3，20.

［199］王文荣，黄铭涵，方文怡，等. 清化饮加味治疗慢性非萎缩性胃炎伴糜烂脾胃湿热证30例［J］. 中医研究，2011，24（12）：21 – 24.

［200］黄铭涵，陈琴，高尤亮，等. 清化饮对脾胃湿热型慢性萎缩性胃炎的疗效及机制研究［J］. 时珍国医国药，2015，26（10）：2444 – 2446.

［201］付肖岩，柯晓，黄恒青，等. 清化饮对脾胃湿热证胃黏膜癌变倾向干预的临床研究［J］. 福建中医药，2008，39（6）：1 – 3.

［202］张海鸥，胡光宏，黄恒青，等. 清化饮联合拉米夫定治疗慢性乙型肝炎湿热中阻证30例［J］. 福建中医药，2010，41（5）：10 – 11.

［203］张一帆，李星，朱亨炤，等. 清化饮对脾胃湿热证大鼠免疫功能影响的研究［J］. 中国中医药科技，2010，17（5）：391 – 392.

［204］张一帆，李星，朱亨炤，等. 清化饮对脾胃湿热证大鼠 B 淋巴细胞增殖及 IL – 4、TNF – α 表达的干预作用［J］. 中国中医药科技，2012，19（1）：20 – 21.

［205］黄铭涵，王文荣，黄健，等. 中药复方清化饮对慢性萎缩性胃炎大鼠血清 IL – 10、NO、GAS 及血浆 MTL 的影响［J］. 西安交通大学学报（医学版），2018，39（1）：116 – 120.

［206］Bao – shuang Li，Zhen – hua Li，Xu – dong Tang，et al. A randomized，controlled，double – blinded and double – dummy trial of the effect of Tongjiang Granule（通降颗粒）on the nonerosive reflux disease of Gan（肝）– Wei（胃）incoordination syndrome［J］. Chinese Journal of Integrative Medicine，2011，17（5）：339 – 345.

［207］李保双，张丽颖，彭珍婷，等. 通降颗粒干预非糜烂性反流病肝胃不和证疗效观察［J］. 中国中西医结合杂志，2013，33（7）：915 – 919.

［208］唐旭东，吴红梅，王志斌，等. 通降颗粒对大鼠实验性反流性食管炎的作用机制的研究［J］. 中国中药杂志，2006，31（2）：136 – 138.

[209] 唐旭东, 吴红梅, 邵燕, 等. 通降颗粒对实验动物胃排空功能的影响 [J]. 中国实验方剂学杂志, 2006, 12 (5): 24 - 26.

[210] 唐旭东, 吴红梅, 王志斌, 等. 通降颗粒对大鼠实验性反流性食管炎的疗效评价研究 [J]. 中国中西医结合杂志, 2006, 26 (9): 818 - 821.

[211] 王淼, 柳涛, 魏华凤, 等. 降脂颗粒联合行为干预治疗痰瘀互结型非酒精性脂肪性肝病的临床研究 [J]. 上海中医药杂志, 2010, 44 (4): 11 - 13, 17.

[212] Pan J, Wang M, Song H, et al. The efficacy and safety of traditional chinese medicine (jiang zhi granule) for nonalcoholic Fatty liver: a multicenter, randomized, placebo - controlled study [J]. Evid Based Complement Alternat Med, 2013 (2013): 965723.

[213] 杨铭, 张莉, 葛迎利, 等. 以多种数学模型探求降脂颗粒组方配伍优化的研究 [J]. 中国中药杂志, 2011, 36 (24): 3439 - 3443.

[214] 葛迎利, 宋海燕, 张莉, 等. 基于权重配方方法的降脂颗粒治疗非酒精性脂肪性肝病组方配伍优化研究 [J]. 中西医结合肝病杂志, 2011, 21 (6): 363 - 365, 372.

[215] 马赞颂, 柳涛, 郑培永, 等. 中药降脂颗粒对非酒精性脂肪肝大鼠肝脏瘦素受体 mRNA 及 P - JAK2/P - STAT3 的影响 [J]. 世界华人消化杂志, 2007, 15 (32): 3360 - 3366.

[216] 郑培永, 张莉, 柳涛, 等. 下丘脑 STAT3 在非酒精性脂肪性肝病大鼠发病中的作用及降脂颗粒的干预 [J]. 世界华人消化杂志, 2009, 17 (8): 753 - 757.

[217] 杨丽丽, 王淼, 柳涛, 等. 降脂颗粒对非酒精性脂肪性肝病大鼠肝 X 受体 α 和固醇调节元件结合蛋白 1c 表达的影响 [J]. 中西医结合学报, 2011, 9 (9): 998 - 1004.

[218] Xing L J, Zhang L, Liu T, et al. Berberine reducing insulin resistance by up - regulating IRS - 2 mRNA expression in nonalcoholic fatty liver disease (NAFLD) rat liver [J]. Eur J Pharmacol, 2011, 668 (3): 467 - 471.

[219] Lu Y L, Wang M, Zhang L, et al. Simultaneous determination of six components in the "Jiang - Zhi" granule by UPLCMS analysis [J]. Chin J Nat Med, 2010, 8 (6): 449 - 455.

[220] Wang M, Sun S, Wu T, et al. Inhibition of LXRα/SREBP - 1c - Mediated Hepatic Steatosis by Jiang - Zhi Granule [J]. Evid Based Complement Alternat Med, 2013 (2013): 584634.

[221] Song H Y, Zhang L, Pan J L, et al. Bioactivity of five components of Chinese herbal formula Jiangzhi granules against hepatocellular steatosis [J]. J Integr Med, 2013, 11 (4): 262 - 268.

[222] 刘洋, 励冬斐, 肖贻泰, 等. 降脂颗粒调节抵抗素水平改善小鼠非酒精性脂肪性肝炎 [J]. 中华中医药杂志, 2014, 29 (5): 1674 - 1677.

[223] 刘洋, 宋海燕, 舒祥兵, 等. 降脂颗粒改善蛋氨酸 - 胆碱缺乏饮食诱导的非酒精性脂肪性肝炎的小鼠肝纤维化 [J]. 中华中医药杂志, 2015, 30 (9): 3321 - 3325.

[224] 季光, 范建高, 陈建杰, 等. 胆宁片治疗非酒精性脂肪性肝病 (湿热型) 的临床研究 [J]. 中国中西医结合杂志, 2005, 25 (6): 485 - 488.

[225] 季光, 范建高, 陈建杰, 等. 胆宁片治疗非酒精性脂肪性肝病的多中心随机对照临床研究 (英文) [J]. 中西医结合学报, 2008, 6 (2): 128 - 133.

[226] 杨英昕, 朱培庭, 张静喆, 等. 胆宁片对高脂模型大鼠脂肪肝及 PPARα、CYP7A1 表达的影响 [J]. 中国新药与临床杂志, 2007, 26 (10): 721 - 726.

[227] 王莉, 丁丽丽, 杨帆, 等. 胆宁片对胆汁瘀积小鼠肝脏转运体及代谢酶基因表达的影响 [J]. 中成药, 2013, 35 (7): 1385 - 1389.

[228] 陈鹏, 顾勤, 周晓波, 等. 胆宁片防治非酒精性脂肪肝的实验研究 [J]. 吉林中医药,

2014，34（4）：399－402.

［229］Ding L，Zhang B，Zhan C，et al. Danning tablets attenuates α－naphthylisothiocyanate－in-duced cholestasis by modulating the expression of transporters and metabolic enzymes ［J］. BMC Complement Altern Med，2014（14）：249.

［230］陈涤平. 药对在脾胃病中的运用 ［J］. 南京中医药大学学报，2009，25（3）：170－173.

［231］刘良，王建华，侯宁. 党参及其有效成分抗胃黏膜损伤作用与机制研究Ⅰ、党参煎剂抗胃黏膜损伤作用观察 ［J］. 中药药理与临床，1989，5（2）：11－14.

［232］刘良，王建华，胡燕，等. 党参及其有效成分抗胃黏膜损伤作用与机制研究Ⅱ、党参部位提取物抗胃黏膜损伤作用观察 ［J］. 中药药理与临床，1989，5（3）：11－14.

［233］刘良，王建华，侯宁，等. 党参及其有效成分抗胃黏膜损伤作用与机制研究Ⅳ、党参部位提取物Ⅶ－Ⅱ对胃黏膜屏障的影响 ［J］. 中药药理与临床，1990，6（2）：11－14，40.

［234］刘良，王建华，侯宁，等. 党参及其有效成分抗胃黏膜损伤作用与机制研究Ⅴ、党参部位提取物Ⅶ－Ⅱ对胃组织内前列腺素含量的影响 ［J］. 中药药理与临床，1990，6（3）：9－11.

［235］刘良，王建华，侯宁，等. 党参及其有效成分抗胃黏膜损伤作用与机制研究Ⅵ、党参部位提取物Ⅶ－Ⅱ对胃分泌、胃血流与胃肠运动的影响 ［J］. 中药药理与临床，1990，6（4）：20－23.

［236］刘良，王建华，胡燕，等. 党参及其有效成分抗胃黏膜损伤作用与机制研究Ⅲ、党参部位Ⅶ中的分离物抗胃黏膜损伤作用观察 ［J］. 中药药理与临床，1990，6（5）：20－23.

［237］李林，王竹立，叶美红，等. 辣椒辣素敏感神经元介导干地黄胃黏膜保护效应 ［J］. 中山医科大学学报，2000，21（2）：133－136.

［238］李林，潘志恒，王竹立，等. 党参等中药对胃黏膜的快速保护作用 ［J］. 中国医师杂志，2001，3（2）：112－114.

［239］侯家玉，姜泽伟，何正正，等. 党参对应激型胃溃疡大鼠胃电、胃运动和胃排空的影响 ［J］. 中西医结合杂志，1989，9（1）：31－32.

［240］李红，姜名瑛，金恩波. 补气药党参抗大鼠实验性胃溃疡作用的研究 ［J］. 中西医结合杂志，1987，7（3）：163－165，134.

［241］韩朴生，姜名瑛，徐秋萍. 党参提取物对大鼠实验性胃溃疡和胃黏膜防御因子的影响 ［J］. 中药药理与临床，1990，6（1）：19－23.

［242］宋丹，王峥涛，李隆云，等. 党参炔苷对胃溃疡模型大鼠胃黏膜损伤保护作用的研究 ［J］. 中国中医急症，2008，17（7）：963－964，986.

［243］靳子明，宋治荣，窦霞. 党参超微粉对胃溃疡模型大鼠胃黏膜保护作用的研究 ［J］. 中国现代应用药学杂志，2017，34（5）：659－661.

［244］陈华萍，吴万征. 白术的研究进展 ［J］. 广东药学，2002，12（5）：19－21.

［245］朱金照，冷恩仁，张捷，等. 白术对大鼠肠道乙酰胆碱酯酶及P物质分布的影响 ［J］. 中国现代应用药学杂志，2003，20（1）：14.

［246］朱金照，张捷，许其增，等. 白术促进大鼠胃肠道运动的机制探讨 ［J］. 中国临床药学杂志，2001，10（6）：365.

［247］孟萍，尹建康，高晓静. 白术对慢传输型便秘大鼠结肠黏膜NO及NOS的影响 ［J］. 江西中医药大学学报，2012，24（2）：61－63.

［248］李伟，文红梅，崔小兵，等. 白术健脾有效成分研究 ［J］. 南京中医药大学学报，2006，22（6）：366－367.

［249］王洲，李茹柳，徐颂芬，等. 白术糖复合物对IEC－6细胞分化及绒毛蛋白表达的影响

[J]．中药材，2010，33（6）：938-944．

[250] 陈嘉屿，刘德科，吴红梅．低压缺氧环境对大鼠胃肠运动影响机制及生白术的干预作用 [J]．中国中西医结合消化杂志，2015，23（2）：79-82．

[251] 方芳，张恒，贾建波，等．7种美容中药水煎液的抑菌作用 [J]．江苏农业科学，2013，41（2）：265-268．

[252] 李国旺，苗志国，赵恒章．板蓝根等10种中草药对沙门氏菌的体外抑菌试验 [J]．贵州农业科学，2010，38（2）：142-144．

[253] 鄢伟伦，王帅帅，任霞．白术对小鼠肠道菌群调节作用的实验研究 [J]．山东中医杂志，2011，30（6）：417-419．

[254] 王凤霞．白术治疗胃肠疾病的药理与临床应用研究进展 [J]．中国民康医学，2008，10（4）：1646-1647．

[255] 肖洪贺，郭周全，郑彧，等．茯苓不同提取部位对小鼠胃肠运动功能的抑制作用研究 [J]．中国现代中药，2017，19（5）：679-683，705．

[256] 侯玮婷，罗佳波．复方茯苓多糖口服液抗肿瘤作用和免疫调节功能的初步研究 [J]．中药药理与临床，2017，33（2）：78-81．

[257] 安蕾，陈琳，付金香，等．茯苓及其炮制品对小鼠急性肠炎的治疗效果研究 [J]．首都食品与医药，2018，25（12）：129-130．

[258] Du Q, Zhang S, Li A, et al. Astragaloside IV Inhibits Adipose Lipolysis and Reduces Hepatic Glucose Production via Akt Dependent PDE3B Expression in HFD-Fed Mice [J]. Front Physiol, 2018（9）：15.

[259] 杨小颖，胡芳，韦晓虹，等．黄芪甲苷Ⅳ对非酒精性脂肪肝小鼠肝脏脂质代谢的作用 [J]．实用医学杂志，2018，34（24）：4064-4067，4071．

[260] 鲍家卉，王雪慧，逄淑伟，等．黄芪粗提物对四氯化碳诱导的小鼠急性肝损伤的保护作用 [J]．动物医学进展，2018，39（12）：110-113．

[261] 罗骞，席萍，廖雪珍，等．五指毛桃水煎液对大黄型脾虚小鼠胃肠运动功能的实验研究 [J]．今日药学，2012，22（7）：398-399，407．

[262] 杨敏，夏荃．五指毛桃水提液对脾虚模型大鼠胃肠功能的影响 [J]．医药导报，2012，31（10）：1264-1267．

[263] 王艳，叶木荣，唐立海，等．五指毛桃水提液保护胃黏膜及改善微循环的实验研究 [J]．时珍国医国药，2011，22（5）：1181-1182．

[264] 陈壮，肖刚．救必应对小鼠急性化学性肝损伤的保护作用 [J]．中国医药导报，2012，9（26）：15-16，19．

[265] 丘芬，张兴燊，江海燕，等．救必应水提液对小鼠肝脏病理损害的治疗作用研究 [J]．亚太传统医药，2015，11（5）：10-12．

[266] 扈芷怡，唐梅，张谦华，等．救必应化学成分和药理作用研究进展 [J]．长春师范大学学报，2018，37（4）：69-74．

[267] 陈淑英，余佩瑛，练美莲，等．布渣叶对血脂影响的实验研究 [J]．中药新药与临床药理，1991，2（3-4）：53-56．

[268] 曾聪彦，梅全喜，高玉桥，等．布渣叶水提物解热退黄作用的实验研究 [J]．中国药房，2010，21（11）：973-974．

[269] 戴卫波，梅全喜，曾聪彦，等．布渣叶不同提取部位降酶退黄试验 [J]．中医药学报，

2009，37（6）：24－26.

［270］曾聪彦，钟希文，高玉桥，等．布渣叶水提物对小鼠及大鼠胃肠功能的影响［J］．今日药学，2009，19（8）：11－12，15.

［271］戴卫波，梅全喜，曾聪彦，等．布渣叶不同提取部位对大鼠胃液分泌功能的影响研究［J］．时珍国医国药，2010，21（3）：606－607.

［272］金士虎，管华全，周贵民．中药海螵蛸白及散治疗消化性溃疡出血116例临床分析［J］．河北医学，2000，6（9）：827－828.

［273］魏江洲，张建鹏，刘军华，等．海螵蛸多糖CPS－1对小鼠实验性溃疡性结肠炎作用的初步观察［J］．第二军医大学学报，2006，27（1）：28－30.

［274］郭一峰，周文丽，张建鹏，等．海螵蛸多糖对小鼠胃黏膜保护作用的研究［J］．第二军医大学学报，2008，29（11）：1328－1332.

［275］王丹，王晶娟．海螵蛸止血作用的现代研究进展［J］．中医药学报，2018，46（6）：113－118.

第三章 消化系统的解剖与生理功能

消化系统由口腔、咽部、食管、胃、小肠、大肠、肝脏、胆囊、脾脏、胰腺等脏腑器官组成，是维持人体生命活动所需营养物质的主要来源和重要途径。

中医学对消化系统的理论认识源远流长，最早在《黄帝内经》中已有关于消化系统解剖与生理功能的记载。其中，脾、胃、肝、胆在消化系统中占有重要地位，尤其注重脾胃的生理功能。胃为"太仓""水谷之海"，主受纳腐熟水谷。脾主运化，输布水谷精微物质，化生气血津液，充养全身。肝主疏泄，助脾阳升发，输布水谷精微；助胃受纳降浊。胆主春升之气，诸阳皆升，脾胃自和。脾胃为后天之本，气血生化之源。脾胃内伤，则百病由生。

本章将基于中医基础理论，结合西医学进展，介绍消化系统的解剖形态和生理功能，着重阐述脾胃及肝胆的生理特点。把握脏腑的生理特性，有利于掌握疾病发生发展的一般规律，从而更好地指导临床实践。

第一节 中医对消化器官解剖结构的认识

消化道是口腔至肛门的肌性管道。消化器官由消化道和消化腺（肝脏、胰腺等）组成。中医学认为，与消化系统功能关系最密切的脏腑当属脾、胃、肝、胆、小肠、大肠。其中，消化系统以脾胃为中心，脾居中州，为后天之本、气血生化之源，胃为太仓、水谷气血之海，一脏一腑，互为表里，共主升降。

《难经》曰："唇为飞门，齿为户门，会厌为吸门，胃为贲门，太仓下口为幽门，大肠、小肠会为阑门，下极为魄门。"此言消化系统解剖的一部分（七冲门），是消化道中的七个关口，任何一处发生病变，都会影响食物的受纳、消化、吸收和排泄。

临床上通常将十二指肠作为分界点，把消化道分为上消化道和下消化道。其中上消化道包括了口腔、咽、食管、胃、十二指肠，下消化道则由空肠、回肠、盲肠、结肠和直肠组成。本节着重介绍食管、胃、大小肠、脾和肝胆的解剖。

1. 食管

食管是一个狭长管状的肌性管道，位于脊柱前方，气管后方，《灵枢》曰"咽门重十两，广一寸半，至胃长一尺六寸"，表明食管上与咽部相连，下与胃贲门相接。食管在行经颈部、胸部、腹部过程中，有3处生理狭窄部是食管内异物容易滞留及食管癌的好发部位。

第一狭窄：食管起始处。

第二狭窄：主动脉弓跨越食管左前方处。

第三狭窄：食管通过膈的食管裂孔处。

2. 胃

胃是腹腔中容纳食物的器官，位于膈下，左上腹部，其外形屈曲，上接食道，下通小肠，是人体消化道最为宽大的部分，呈凸面向左的囊袋状，上经贲门与食管相连，下经幽门与十二指肠相通，为饮食物出入胃腑的通道。胃分为前后壁，有大小弯。如《灵枢·平人绝谷》说："屈，受水谷，其胃形有大弯小弯。"《灵枢·肠胃》又说："胃纡曲屈。"前后壁交界的右上缘较短，称为胃小弯，其最低处即为角切迹，左下缘称为胃大弯。贲门平面上方左侧膨出部分为胃底，角切迹和大弯最下点连线以下部分称为胃窦，胃窦和胃底之间部分则为胃体。幽门部和胃小弯是溃疡的好发部位。

3. 小肠

小肠居腹中，上起幽门，与胃相通，下接盲肠，是消化道最长的部分，小肠呈纡曲回环叠积之状，是一个中空的管状器官。"小肠后附脊，左环回周叠积，其注于回肠（即大肠）者，外附于脐上，回运环反十六曲。"（《灵枢·肠胃》）此分十二指肠、空肠与回肠三部分。

（1）十二指肠：呈"C"形包绕胰头，分上部、降部、水平部和升部四部分。除始末两端，均为腹膜后器官。上部是十二指肠溃疡最好发处。降部中下段内后壁的十二指肠大乳头是胆总管和胰管的共同开口处，胆汁和胰液由此流入小肠。

（2）空回肠：腹膜包绕空回肠全长，并形成小肠系膜固定于腹后壁，肠管与系膜相连缘称为系膜缘，是血管、神经出入肠壁之处，对侧缘称为对系膜缘。空回肠间一般并无绝对界线，通常空肠位于左上腹，约占空回肠总长的2/5，管径稍大，黏膜皱襞密而高，管壁稍厚，肠系膜薄、脂肪少，只有孤立淋巴滤泡。而回肠多位于右下腹，约占空回肠总长的3/5，管径较细，管壁略薄，黏膜皱襞少，但对系膜缘上集合淋巴结较多且大，肠系膜厚、脂肪多。

4. 大肠

大肠居腹中，其上口在阑门处接小肠，其下端紧接肛门（亦称"下极""魄门"），是消化道的末端。大肠是一个管道器官，呈回环叠积状，分盲肠、阑尾、结肠和直肠等部分。

（1）盲肠：位于右髂窝内，回盲瓣防止内容物逆流回小肠，控制小肠内容物进入盲肠的速度，使食物在小肠内充分消化吸收。

（2）阑尾：附着于盲肠的蚓状突起，开口于回盲瓣下段，远端闭锁呈盲状且游离。

（3）结肠：位于盲肠与直肠之间，呈"M"形包围于空、回肠周围，又分为升结肠、横结肠、降结肠及乙状结肠，其中右曲位于升、横结肠间，左曲位于横、降结肠间，偶尔右曲位于肝脏和右侧横之间，形成间位结肠。

结肠具有三种特征性结构：①结肠带，由肠壁的纵行肌增厚而成，有3条，汇集于阑尾根部。②结肠袋，是由横沟隔开向外膨出的囊状突起，由于结肠带较肠管短，使后者皱褶成结肠袋，是识别大肠和小肠的重要结构之一。③肠脂垂，结肠带附近浆膜下脂肪局部聚集所形成的许多大小不等、形态各异的突起。

（4）直肠：为第3骶椎以下的肠管，远端以齿状线同肛管相连。直肠并不直，在矢状面上形成两个明显的弯曲，即直肠骶曲和直肠会阴曲。直肠中段较扩张，称为壶腹部。直肠上1/3前面和两侧有腹膜，中1/3的腹膜向前反折成直肠膀胱陷凹或直肠子宫陷凹，下1/3无腹膜覆盖。

5. 脾

脾是重要的淋巴器官，位于腹腔上部，膈膜之下，左季肋区胃底与膈之间，含有大量的淋巴细胞和巨噬细胞，是机体细胞免疫和体液免疫的中心，具有造血、滤血、储血和免疫功能。"脾与胃以膜相连"（《素问·太阴阳明论》），"扁似马蹄"（《医学入门·脏腑》），"其色如马肝紫赤，其形如刀镰"（《医贯》）。从脾的位置、形态看，可知中医藏象学说中的"脾"作为解剖学单位就是现代解剖学中的脾和胰，但其生理功能又远非其所能囊括。

脾呈扁椭圆形，黯红色，质软而脆，当局部受暴力打击时，易破裂出血。脾由被膜、小梁和实质三部分组成。脾脏的被膜较厚，表面大部分覆有浆膜。被膜和脾门的结缔组织伸入脾的实质，形成互相连接的小梁。脾脏的实质分为白髓、红髓和边缘区三部分。白髓由密集的淋巴细胞和内部围绕血管形成的淋巴鞘构成，是机体发生特异性免疫的主要场所。红髓主要由脾血窦和脾索组成，是免疫细胞发生吞噬作用的主要场所。边缘区位于红髓和白髓的交界处，是脾内捕获抗原、识别抗原和诱发免疫应答的重要部位。

6. 肝

肝位于腹部，横膈之下，右胁下而偏左。"肝居膈下上着脊之九椎下"（《医宗必读·改正内景脏腑图》），"肝之为脏……其脏在右胁右肾之前，并胃贯脊之第九椎"（《十四经发挥》）。肝是人体最大、血管极为丰富的实质性器官，有分泌胆汁、储存糖原、解毒、吞噬防御、参与物质代谢、胚胎期造血等功能。肝呈红褐色，质软而脆，呈横位楔形。位于右上腹部，小部分越过腹中线达左上腹部。肝分左右两叶，右叶大而厚，左叶小而薄。肝受到暴力打击时，易破裂而大出血。肝小叶是肝的基本结构和功能单位，每个肝小叶的中央贯穿一条小静脉，称中央静脉。肝细胞以中央静脉为中心，向四周呈放射状排列形成板状结构，称肝板。肝板之间是肝血窦，窦壁有肝巨噬细胞，能吞噬异物。血液从肝小叶的周边经肝血窦流向中央，汇入中央静脉。

7. 胆囊

肝脏面正中有略呈"H"形的三条沟，其中横行的沟位于肝脏面正中，有肝左、右管居前，肝固有动脉左、右支居中，肝门静脉左、右支及肝的神经和淋巴管等由此出入，故称为肝门。肝门的右前方有胆囊窝，容纳胆囊。胆囊为梨形的囊状器官，与肝相连，附于肝之短叶间，末端变细成胆囊管，与肝总管合成胆总管。胆的功能是储存和浓缩胆汁。中医学认为胆为"中精之腑"（《灵枢·本脏》），有"清净之腑"（《备急千金要方》）之名。

8. 胰腺

胰呈三棱柱状，位于十二指肠与脾门间。质地柔软，可分头、颈、体、尾四部分。胰有许多分泌胰液的腺泡，其导管汇入一条横贯胰腺全长的胰管，胰管与胆总管汇合，共同开口于十二指肠大乳头。李时珍首次提出中医的命门是胰，他描述"胰"为"生两肾之间，似脂非脂，似肉非肉，乃人物之命门，三焦发源处也……盖颐养赖之，故称之颐"，"颐音胰，亦作胰"，即指出胰的生理功能为温养脏腑，蒸腐水谷，又和肺有密切关系。

（刘凤斌　温淑婷）

第二节　中医脾胃的生理特点

脾位于腹中，在膈之下，与胃相邻。胃位于腹腔上部，上连食道，下通小肠。《素问》说"脾与胃以膜相连"。脾的主要生理功能是主运化、统血，胃的主要生理功能是受纳腐熟水谷，脾胃是机体对食物进行消化、吸收、输布精微的主要脏器。脾胃能够正常地运化水谷精微是机体生命活动，气血津液的化生、充实的基础条件与保障，故脾胃又被称为"后天之本"。《素问·太阴阳明论》曰："脾脏者，常着（著）胃土之精也。"

一、脾的生理特点

1. 脾气主升

脾气主升，是指脾气的升腾，上输水谷精微，以及维持内脏位置稳定的特性。

（1）脾主升清：脾气升腾，将胃中受纳和腐熟的水谷精微上输于心、肺等脏器，通过心、肺化生成气血，濡养全身。若脾虚，或者脾气被湿浊所困，脾不升清，可致水谷精微及水液输布失常，气血化生受阻。机体脏腑经络形体官窍得不到气血津液的滋养濡润，各项功能受到影响，进而导致机体阴阳平衡被破坏，阴阳失衡则生各种病变。《脾胃论》中提道："《五常政大论》云：阴精所奉其人寿，阳精所降其人夭。阴精所奉，谓脾胃既和，谷气上升，春夏令行，故其人寿。阳精所降，谓脾胃不和，谷气下流，收藏令行，故其人夭，病从脾胃生者二也。"脾气主升，胃气通降，脾胃升降协调平衡，则清气上升，浊气下降，水谷精微的输布运化正常，食糜和糟粕得以顺利传导。如若脾胃不和，脾不升清，容易出现头晕目眩、精神疲惫；浊气停滞，则出现腹胀、痞满；精气下流，则出现泄泻、便溏等症。《素问·阴阳应象大论》说："清气在下，则生飧泄。"

（2）升举内脏：脾气上升能够维持内脏位置的相对稳定，是防止内脏下垂的重要条件。如若脾气虚衰，升举无力，就容易导致内脏下垂，如胃下垂、子宫脱垂、脱肛等症状，故临床治疗内脏下垂多用补中益气汤。何为补中，其实就是补中焦脾胃之气，主要是补益脾气、升阳举陷，通过补脾气来达到托举内脏的效果。

2. 喜燥恶湿

喜燥恶湿是脾的生理特点之一，脾有运化水液的生理功能，脾主运化的功能正常，则水液运化正常，水精四布，能够防止湿痰饮等病理产物的生成。如果脾运化水液功能受损，会导致水液停滞，产生痰湿饮等病理产物。《素问·至真要大论》说："诸湿肿满，皆属于脾。"脾主升清，将水液上输于肺，肺主宣发肃降，将水液输布全身，是以为"脾气散精，上归于肺"。然而脾又极容易被水湿困阻，故脾虚运化无力则生痰湿。痰湿困脾，又损害了脾运化水液的能力。痰湿既是病理产物，又是致病因素，周而复返。因此，脾欲求干燥清爽，即谓"脾喜燥而恶湿"。

二、胃的生理特点

1. 胃主通降

胃主通降，主要是指胃气向下通降以传水谷和糟粕的生理特点。胃，上连食道，下通小肠，是受纳和腐熟饮食的场所。食物经食管进胃，胃受纳而不拒，经过胃的腐熟，形成食糜，下传给小肠，进一步消化。小肠分清泌浊，食物残渣下移至大肠，大肠传化糟粕，将糟粕排出体外。

脾胃的升降运动贯穿着整个消化过程。《素问·五脏别论》云"六腑者，传化物而不藏，故实而不能满。所以然者，水谷入口则胃实而肠虚，食下则肠实而胃虚，故曰实而不满，满而不实也"。饮食的消化是自上而下的，胃气的通降实为降浊，胃失通降，则出现纳呆、胃脘胀满，或胃脘疼痛等症状；胃气上逆则出现恶心、呕吐、呃逆、噫嗝等症状。脾胃同居中焦，由足阳明胃经与足太阴脾经相互络属，构成表里关系，脾主升、胃主降，是机体气机升降的枢纽，脾胃升降和谐则水谷运化通畅，脾胃不和则全身气机失调，则生百病。《脾胃论》有云："百病皆由脾胃衰而生也。"

2. 喜润恶燥

胃喜润恶燥，是指胃喜滋润，恶燥烈的特点。胃保持适当的津液，有利于受纳和腐熟水饮食物，《素问·天元纪大论》提出"阳明之上，燥气主之"。足阳明胃经属于阳明经，因此胃禀受燥气，阳明之燥必得太阴之湿相济，阴阳平衡，胃方可受纳、腐熟水谷。胃之受纳、腐熟，不仅依赖胃阳的蒸化，更需胃液的濡润。胃中津液充足，方能消化水谷，维持其通降下行之性。胃为阳土，其病易成燥热之害，治疗之时，要注意顾护胃中津液。如叶天士《临证指南医案》所说："太阴湿土，得阳始运；阳明燥土，得阴自安。"

三、脾胃的相互为用

脾胃同属中焦，以膜相连。《素问·太阴阳明论》云："太阴阳明为表里，脾胃脉也。"足太阴经属脾络胃，足阳明经属胃络脾，两者形成表里关系。两者为气血生化之源，有着受纳、运化水谷精微的生理作用。脾胃的关系主要体现在水谷受纳运化，气机升降，阴阳相济方面。

1. 水谷受纳运化

胃的主要功能是受纳、腐熟水谷。脾的主要功能是运化水谷、转运精微物质。胃的受纳、腐熟是脾运化的基础，水谷精微滋养全身又需要脾气的推动。《素问·厥论》

云："脾主为胃行其津液者也。"两者相辅相成，缺一不可，只有脾胃密切合作，才能保持水饮食物的消化及精微、水液的吸收转运。《素问·平人气象论》云："人以水谷为本，故人绝水谷则死，脉无胃气亦死。"《脾胃论》说："元气之充足，皆由脾胃之气无所伤，而后能滋养元气；若胃气之本弱，饮食自倍，则脾胃之气既伤，而元气亦不能充，而诸病之所由生也。"饮食入胃后，对饮食物进行初步的消化，但必须依赖于脾的运化功能，才能将水谷化为精微。同样，也有赖于脾的转输和散精功能，才能把水谷精微"灌溉四旁"和布散至全身。若脾失运化，可出现纳呆的症状，而胃气不和也会导致脾失健运，出现胃痞、腹胀、腹泻的脾胃不和之症。

2. 气机升降

脾气主升，胃主通降，相反相成。脾气主升则肾气、肝气皆升，胃气降则心气、肺气亦降。一升一降，成了全身脏腑气机升降的枢纽。脾气主升，将水谷精微和津液上输于肺，散布四周；胃气通降，将腐熟的食糜与糟粕下行通降。只有脾胃升降相得益彰，水谷的消化吸收才能正常进行。脾胃之气升降相因，是水谷运化的保证，也是维持内脏位置相对稳定的重要条件。如脾虚气陷，则胃失和降，胃气上逆。而胃失和降，亦影响脾气的升腾。脾胃气机失调，易出现呃逆呕吐、腹脘坠胀、泄泻、内脏下垂等症状。故《素问·阴阳应象大论》说："清气在下，则生飧泄；浊气在上，则生䐜胀。"

3. 阴阳相济

"太阴湿土，得阳始运；阳明燥土，得阴自安。"脾属阴脏，需要阳气的推动和温煦，脾阳健则能升清；胃属阳腑，需阴气凉润，胃中津液充足则能受纳、腐熟水谷。脾喜燥恶湿，胃喜润恶燥，皆因如此，脾易湿，得胃阳以制，则不易水湿困脾；胃易燥，得脾阴以制，则不易胃阴亏虚。阴阳相济，水谷津液受纳、运化正常，则能充养元气，正气存内，邪不可干。如果脾胃阴阳失衡，则会出现水湿困脾、胃热伤阴等相关症状。

四、脾胃和其他脏腑的关系

五脏六腑各有各的生理功能和相关的病理变化，但是又存在着密不可分的联系和影响，脏腑之间的阴阳平衡和生理功能之间的相互联系，相互制约，相互资助，相互协调。只有各脏腑之间协调运转，阴阳平衡，才能保持健康，机体正常。

1. 脾胃与肝的关系

脾胃有着受纳运化水谷的生理功能，脾气升腾，胃气通降。肝主疏泄，调畅气机，脾胃之气在肝的协调之下，才能升降正常，促进脾胃对水饮食物的消化和对水谷精微的吸收和转输。肝气太过或不及，都会引起脾胃的运动功能失常，肝气太过则引起腹痛、腹泻等症状，肝气郁结则易引起嗳气、痞闷、胀满等症状，肝胆湿热则会引起黄疸、反酸、呕吐等症状。虽然肝影响着脾胃的生理功能，但同时肝也依赖于脾胃运化五谷的濡养，"食气入胃，散精于肝，淫气于筋"，脾胃健旺，运化正常，水谷精微充足，肝体得到充分的濡养，则肝气条达，有利于疏泄功能的发挥。

2. 脾胃与心的关系

脾胃与心的关系主要体现在血液生成和血液运行两方面。

（1）血液生成：脾主升清，将水谷精微和津液上输心肺，经过心阳的作用，化为血液，脾主运化是气血生化之源，脾胃生理功能正常，则血液生化有源，保证了血液的生成，心血充盈，能够滋养全身。可谓"食气入胃，浊气归心，淫精于脉"。如若脾气虚衰，脾失健运，可以出现头晕、心悸、失眠、多梦、腹胀、体倦、精神萎靡等心脾两虚证的症状。

（2）血液运行：心主血脉，心气可以推动和调控血液在脉道中运行；同时脾统血，脾气可以统摄血液在脉中而不溢出脉外。血液正常运行不溢出脉外，有赖于心与脾的协调。心脾两者，一方虚弱都可能导致血液妄行脉外的症状，如紫癜、出血等。

3. 脾胃与肺的关系

脾胃与肺的关系体现在气的生成和水液代谢两方面。

（1）气的生成：肺为生气之主，脾胃为生气之源。脾主运化，胃主受纳，两者共同完成对食物的消化和水谷精微的吸收运化，将水谷精微化为谷气；肺主气，通过呼吸作用，吸清呼浊，将自然界的清气吸入人体，同时将清气和水谷精微所化的谷气结合生成宗气。宗气上走息道，行呼吸；贯注心脉，行气血；聚于丹田，资先天。脾胃运化的水谷精微要通过肺的宣发肃降，到达全身，起到滋养的作用。肺的正常生理功能也离不开脾胃的滋养，只有两者协调统一，宗气才能正常生成。同时从五行相生相克来说，两者为母子关系，脾属土为母，肺属金为子，一方虚弱，必定引起另一方的虚损，所谓母病及子、子病犯母。

（2）水液代谢：肺主行水，肺气的宣发肃降推动和调节全身水液的输布和排泄。肺气通过宣发，将脾胃吸收和转输的水液和水谷精微向上向外散布，上至头面诸窍，外达皮毛腠理。同时肺气通过肃降运动，将水液和水谷精微，向下向内输送到其他脏腑，并将体内浊液运送至肾，形成尿液排出体外。如《素问·经脉别论》云："饮入于胃，游溢精气，上输于脾。脾气散精，上归于肺，通调水道，下输膀胱。"如若脾失健运，则水液不化，湿聚痰生，引起咳嗽、水肿、痰饮等症。

4. 脾胃与肾的关系

脾胃与肾的关系，体现在先天与后天互助的关系及水液代谢两方面。

（1）先天与后天互助：肾为先天之本，藏先天之精，为人体生命的本源。肾精化肾气，肾气分为肾阴肾阳，两者能够资助、促进、协调全身脏腑阴阳。脾主运化，有赖于脾阳脾阴的协同作用，也有赖于肾阴肾阳的资助和促进。同时肾所藏的先天之精和元气，有赖于脾胃吸收运化的水谷精微的充养。脾胃充健，离不开肾精的濡养推动，肾中精气充足，也离不开脾胃的补充。先天和后天两者互资互助，相辅相成。从病理证候来说，脾气虚弱与肾气亏虚，脾阳虚衰和命门火衰常常相伴而行。脾肾阳虚证，多出现腹痛畏寒、腰膝酸软、完谷不化等虚寒症状；脾肾阴虚证，多出现五心烦热、饥不欲食等虚热症状。

（2）水液代谢：肾主水，负责水液的蒸腾与气化、代谢与输布，这又有赖于脾气和脾阳的协助，土能治水，脾肾相互协同，调控体内水液代谢的平衡。如若脾阳失运，则水湿内生，经久不愈，有可能发展成肾水泛滥；若肾阳虚损，水湿内蕴，也会影响脾胃的生理功能，出现浮肿、腹胀、便溏、纳呆等症状。

5. 脾胃与其他五腑的关系

脾胃与其他脏器的关系主要体现在运化水谷和输布津液上。《素问·五脏别论》有"六腑者，传化物而不藏，故实而不能满也。所以然者，水谷入口则胃实而肠虚，食下则肠实而胃虚，故曰实而不满，满而不实也"。水饮食物的消化吸收、津液的输布、废物的排泄等一系列过程，是六腑分工合作，共同完成的。

（1）小肠：消化吸收，食物经食管进胃，胃受纳而不拒，经过胃的腐熟，形成食糜，下传给小肠，进一步消化。小肠分清泌浊，食物残渣下移至大肠，大肠传化糟粕，将糟粕排出体外。

（2）胆：为六腑之首，有贮藏和排泄胆汁的功能，胆汁的正常分泌有助于食物的消化，若胆汁的分泌排泄功能失调，脾胃消化功能必然受影响，出现腹胀、腹泻等消化道症状。

（3）大肠：小肠的主要功能是受盛化物、分清泌浊。受盛化物主要是接受胃传递下来的食糜，然后进一步消化吸收的过程。小肠受盛功能失调，传化停止，则气机失于通畅，导致消化吸收障碍。同时分清泌浊的功能离不开脾胃升降的调节：脾气主升，将小肠吸收的精微物质向上升清散精，营养全身；胃气主降，将食物中的糟粕向下传导，传导至大肠，大肠的功能是通降，在胃气的通降作用下，将糟粕排出体外，完成整个食物消化过程。胃有实热，则大便秘结，大肠传导不利。同时，大肠传导失司，也会引起胃失和降等症状。

（4）膀胱：津液输布，膀胱的主要功能是储存尿液、排泄小便，水液的代谢离不开脾气的作用。

（5）三焦：主升降诸气和通行水液。上焦如雾，具有宣发卫气、输布精微的作用；中焦如沤，是指脾胃运化水谷，生气化血的作用；下焦如渎，是指疏通二便、排泄废物的功能。三焦关系到饮食水谷受纳、消化吸收与输布排泄的全部气化过程。

因此，脾胃与其他五腑的主要关系就体现在消化吸收以及津液输布的过程中。脾胃气机升降无序，则六腑传化物的功能受损；同时六腑不通，也会损害脾胃运化水谷的功能。脾胃与其他五腑无论是从病理上，还是生理上来说，都是相辅相成，相互影响的。

（刘凤斌　张文杰）

第三节　中医肝胆的生理特性

肝位于腹部，居右胁下而偏左。肝藏魂，主疏泄、主藏血，体阴用阳，性喜条达而恶抑郁。肝开窍于目，在体合筋，其华在爪，其志为怒；胆居六腑之首，又隶属于奇恒之腑，其形呈囊状，若悬瓠，附于肝之短叶间。胆内寄相火、内藏精汁，其气以通降为顺，有助胃腐熟水谷之功。肝为脏属阴木，胆为腑属阳木，胆附于肝，肝胆相表里，胆管起源于肝，胆液为肝之余气，足厥阴肝经与足少阳胆经相通。

一、肝胆的生理特点

1. 肝的生理特点

（1）肝喜条达：肝为风木之脏，肝气升发，喜条达而恶抑郁。肝气宜保持柔和舒畅，升发条达的特性，才能维持其正常的生理功能，宛如春天的树木生长那样条达舒畅，充满生机。条达为木之本性，自然界中凡木之属，其生长之势喜舒展、畅达，既不压抑又不阻遏而伸其自然之性。肝属木，木性条达，故条达亦为肝之性。肝喜条达是指肝性喜舒展、条畅，实即肝之气机性喜舒畅、调畅。所以，唐容川《血证论·脏腑病机论》说："肝属木，木气冲和发达，不致遏郁，则血脉得畅。"

肝气升发条达而无抑遏郁滞，则肝之疏泄功能正常。肝主疏泄的生理功能是肝喜升发条达之性所决定的，故《读医随笔·平肝者疏肝也非伐肝也》曰："肝之性，喜升而恶降，喜散而恶敛。"《内经博议》曰："以木为德，故其体柔和而升，以象应春，以条达为性……其性疏泄而不能屈抑。"

（2）肝为刚脏：肝为风木之脏，喜条达而恶抑郁，其气易逆易亢，其性刚强。刚，刚强暴急之谓。肝脏具有刚强之性，其气急而动，易亢易逆，故被喻为"将军之官"。肝为刚脏，系由肝体阴用阳之性所致。肝体阴柔，其用阳刚，阴阳和调，刚柔相济，则肝的功能正常。《临证指南医案·卷一》曰："肝为风木之脏，因有相火内寄，体阴用阳，其性刚，主动，主升，全赖神水以涵之，血液以濡之，肺金清肃下降之令以平之，中宫敦阜之土气以培之，则刚劲之质，得为柔和之体，遂其条达畅茂之性，何病之有。"

（3）肝体阴而用阳：所谓"体"，是指肝的本体；所谓"用"，是指肝脏的功能活动。肝为刚脏，以血为体，以气为用，体阴而用阳。肝为藏血之脏，血属阴，故肝体为阴；肝主疏泄，性喜条达，内寄相火，主升主动，故肝用为阳。

（4）肝气与春气相应：肝与东方、风、木、春季、青色、酸味等有着一定的内在联系。春季为一年之始，阳气始生，万物以荣，气候温暖多风。天人相应，同气相求，在人体则与肝相应。故肝气在春季最旺盛，反应最强，而在春季也多见肝之病变。

2. 胆的生理特点

（1）胆气主升：胆为阳中之少阳，禀东方木德，属甲木，主少阳春升之气，故称胆气主升。胆气主升，实为胆的升发条达之性，与肝喜条达而恶抑郁同义。胆气升发疏泄正常，则脏腑之气机升降出入正常，从而维持其正常的生理功能。《脾胃论·脾胃虚实传变论》曰："胆者，少阳春升之气，春气升则万物化安，故胆气春升，则余脏从之。胆气不升，则飧泄、肠澼，不一而起矣。"

（2）性喜宁谧：宁谧，清宁寂静之谓。胆为清净之府，喜宁谧而恶烦扰。宁谧而无邪扰，胆气不刚不柔，禀少阳温和之气，则得中正之职，而胆汁疏泄以时，临事自有决断。

二、肝与胆的关系

肝位于右胁，胆附于肝叶之间。肝与胆在五行均属木，经脉又互相络属，构成脏腑表里关系。

1. 同司疏泄

肝主疏泄，分泌胆汁；胆附于肝，贮藏、排泄胆汁。两者协调合作，疏泄胆汁于小肠，帮助脾胃消化食物。肝气疏泄正常，促进胆汁的分泌和排泄；而胆之疏泄正常，胆汁排泄无阻，肝才能发挥正常的疏泄作用。病理上，若肝气郁滞，可影响胆汁疏利；胆腑郁热，也可影响肝气疏泄。最终均可导致肝胆气滞、肝胆湿热，或郁而化火、肝胆火旺之证。

2. 共主勇怯

肝主疏泄，调节精神情志；胆主决断，与人之勇怯有关。肝胆相互配合，相互为用，人的精神意识、思维活动才能正常进行。《类经·藏象类》曰："胆附于肝，相为表里，肝气虽强，非胆不断，肝胆相济，勇敢乃成。"

三、肝与其他四脏的关系

1. 心与肝

心主血，肝藏血；心主神志，肝主疏泄，调节精神情志。所以，心与肝的关系，主要是主血和藏血，主神明与调节精神情志之间的相互关系。

（1）心主血、肝藏血：心主血，心是一身血液运行的枢纽；肝藏血，肝是贮藏和调节血液的重要脏腑。两者相互配合，共同维持血液的运行。所以说"肝藏血，心行之"（王冰注《黄帝内经素问》）。全身血液充盈，肝有所藏，才能发挥其贮藏血液和调节血量的作用，以适应机体活动的需要，心亦有所主。心血充足，肝血亦旺，肝所藏之阴血，具有濡养肝体、制约肝阳的作用。所以肝血充足，肝体得养，则肝之疏泄功能正常，使气血疏通，血液不致瘀滞，有助于心主血脉功能的正常进行。

（2）心主神志、肝主疏泄：人的精神、意识和思维活动，虽然主要由心主宰，但与肝的疏泄功能亦密切相关。血液是神志活动的物质基础。心血充足，肝有所藏，则肝之疏泄正常，气机调畅，气血和平，精神愉快。肝血旺盛，制约肝阳，使之勿亢，则疏泄正常，使气血运行无阻，心血亦能充盛，心得血养，神志活动正常。

2. 肺与肝

肝主升发，肺主肃降，肝升肺降，气机调畅，气血流行，脏腑安和，所以两者关系到人体的气机升降运动。

（1）气机升降：《素问·刺禁论》云"肝生于左，肺藏于右"。肺居膈上，其气肃降；肝居膈下，其气升发。肝从左而升，肺从右而降，《素问·阴阳应象大论》则有"左右者，阴阳之道路也"。肝从左升为阳道，肺从右降为阴道，肝升才能肺降，肺降才能肝升，升降得宜，出入交替，则气机舒展。人体精气血津液运行以肝肺为枢转，肝升肺降，以维持人体气机的正常升降运动。

（2）气血升降：肝肺的气机升降，实际上也是气血的升降。肝藏血，调节全身之血；肺主气，治理调节一身之气。肺调节全身之气的功能又需要得到血的濡养，肝向周身各处输送血液又必须依赖于气的推动。总之，全身气血的运行虽赖心所主，但又须肺主治节及肝主疏泄和藏血作用的制约，故两脏对气血的运行也有一定的调节作用。

3. 肝与脾

肝主疏泄，脾主运化；肝藏血，脾生血统血。因此，肝与脾的关系主要表现为疏泄与运化、藏血与统血之间的相互关系。

（1）疏泄与运化：肝主疏泄，分泌胆汁，输入肠道，帮助脾胃对饮食物的消化。所以，脾得肝之疏泄，则升降协调，运化功能健旺。《医碥·五脏生克说》说"木能疏土而脾滞以行"。又有《读医随笔·升降出入论》"脾主中央湿土，其体淖泽……其性镇静是土之正气也。静则易郁，必借木气以疏之。土为万物所归，四气具备，而求助于水和木者尤亟……故脾之用主于动，是木气也"。脾主运化，为气血生化之源。脾气健运，水谷精微充足，不断地输送和滋养于肝，使肝得以发挥正常的作用。所谓"土得木而达""木赖土以培之"。

（2）藏血与统血：血液的循行，虽由心所主持，但与肝、脾有密切的关系。肝主藏血，脾主生血、统血。脾之运化，赖肝之疏泄，而肝藏之血，又赖脾之化生。脾气健运，血液的化源充足，则生血、统血功能旺盛。脾能生血、统血，则肝有所藏，肝血充足，方能根据人体生理活动的需要来调节血液。

4. 肝与肾

肝藏血，肾藏精；肝主疏泄，肾主闭藏。肝肾之间的关系，称为"肝肾同源"。因肝肾之间，阴液互相滋养，精血相生，故称"乙癸同源"。

（1）母子相生：肝在五行属木，肾在五行属水，水能生木。肝主疏泄和藏血，体阴用阳。肾阴能涵养肝阴，使肝阳不致上亢；肝阴又可资助肾阴的再生，即为"水能涵木"。

（2）精血互生：肝藏血，肾藏精，精血相互滋生。在正常生理状态下，肝血依赖肾精的滋养，肾精又依赖肝血的不断补充，肝血与肾精相互资生、相互转化，故又称"精血同源"。

（3）共寄相火：相火源于命门，寄于肝、肾、胆和三焦等，故曰"相火寄于肝肾两部，肝属木而肾属水也"。由于肝肾同具相火，所以称"肝肾同源"。

肝主疏泄，肾主闭藏，两者之间存在相互为用、相互制约、相互调节的关系。肝之疏泄与肾之闭藏是相反相成的，肝气疏泄可使肾气闭藏而开阖有度，肾气闭藏又可制约肝之疏泄太过，或助其疏泄不及。

四、胆与其他五腑的关系

胆、胃、大肠、小肠、膀胱、三焦六腑的生理功能虽然不同，但它们都是化水谷、行津液的器官。饮食物的消化吸收、津液的输布、废物的排泄等一系列过程，是六腑在既分工又合作的情况下共同完成的。胃、胆、小肠密切协作，共同完成饮食物的消化、吸收，并将糟粕传入大肠；经过大肠再吸收，将废物排出体外。膀胱的贮尿、排尿，与三焦的气化也是相互联系着的。三焦的功能则包括了它所参与的消化、吸收与排泄等各方面的功能。因此，六腑之间必须相互协调，才能维持其正常的"实而不满"，升降出入的生理状态。由于六腑传化水谷，需要不断地受纳排空，虚实更替，故有"六腑以通为用"的说法。

（刘凤斌　何龙）

参考文献

［1］顾晓松.人体解剖学［M］.北京：科学出版社，2011.

［2］贺振泉.人体系统解剖挂图［M］.广州：广东科技出版社，2003.

［3］Frank H. Netter. 奈特人体解剖彩色图谱［M］.3 版.王怀经主译.北京：人民卫生出版社，2005.

［4］黄帝内经素问［M］.北京：人民卫生出版社，1956.

［5］黄帝内经灵枢［M］.北京：人民卫生出版社，1959.

［6］金·李东垣.脾胃论［M］.北京：人民卫生出版社，1957.

［7］孙广仁.中医基础理论［M］.北京：人民卫生出版社，2007.

［8］明·张介宾.类经［M］.北京：中医古籍出版社，2016.

［9］清·罗美.内经博议［M］.北京：中国中医药出版社，2016.

［10］清·唐宗海.血证论［M］.北京：人民卫生出版社，2005.

［11］清·何梦瑶.医碥［M］.北京：中国中医药出版社，2009.

［12］清·周学海.读医随笔［M］.北京：中国中医药出版社，2009.

［13］清·叶桂.临证指南医案［M］.北京：人民卫生出版社，2006.

第四章　病因病机

脾胃病常见的致病因素，包括饮食不节、劳逸失度、六淫邪气、情志失调、体质禀赋、病理产物及其他因素（疫毒及虫毒）。具体而言，饮食不节主要包括饥饱失常、饮食偏嗜和饮食不洁。劳逸失度，包括过度劳累和过度安逸两个方面。四季气候的变化及外感六淫邪气都可以影响脾胃功能，正如李东垣在《脾胃论》所说："肠胃为市，无物不受，无物不入，若风、寒、暑、湿、燥一气偏胜，亦能伤脾损胃。"情志失调所致的脾胃病主要体现在功能性胃肠病方面。体质强弱也与脾胃病的发生密切相关，体质的特异性还决定发病的差异性，如气虚质、阳虚质个体的脾阳不足，容易导致外寒直中，产生腹痛、腹泻等症；个体体质的差异性，往往导致对某种疾病发展的多变性，如外湿外侵，阳虚质个体容易转为寒湿，湿热质个体容易转为湿热。瘀血、痰饮等在内的病理产物也会诱发脾胃病的发生，尤以痰饮在脾胃功能失调中占主要地位。此外，疫毒由于起病急、传变快，涉及脾胃系统也会迅速发病，如疫毒痢。脾胃系统虫毒耗人精血以自养，导致气血亏虚、瘀血阻滞、水饮内留，如水蛊。

脾胃病的基本病机包括纳运失常、气血不和、升降失司、燥润不济、寒热失调、制化无度。而脾胃病的制化，指脾胃、大小肠与其他脏腑之间的生克传变规律。脾胃居五脏之中，与心、肺、肝、肾是互相依存、互相制约的关系，若这种制化关系被破坏，造成制化无度，就会导致各种功能性胃肠疾病的发生。

第一节　常见致病因素

一、饮食不节

饮食应以适度为宜，如若食物的质、量、硬度和温度以及进食时间等不符合生理要求，就有可能成为损伤脾胃的致病因素。李东垣《脾胃论·脾胃虚实传变论》中说："胃气之本弱，饮食自倍，则脾胃之气既伤，而元气亦不能充，而诸病之所由生也。"饮食不节包括饥饱失常、饮食偏嗜和饮食不洁。

1. 饥饱失常

饮食是后天化生气血的源泉，应以适量、适时为宜。若饮食过饥、过饱，失其常度，或进食失其规律，均可导致消化疾病的发生。过饥，则营养不足，气血生化无源，气血得不到足够的补充，久之脾胃的受纳功能必然随之减弱，出现面黄肌瘦、神疲乏力、食后腹胀等症，故《灵枢·五味》说："谷不入半日则气衰，一日则气少矣。"过饱，即饮食过量，超过了脾胃的纳化能力，亦可导致脾胃损伤，致使饮食物不能及时腐熟和运化，以致阻滞于内，形成宿食积滞，从而出现脘腹胀痛、恶闻食气、嗳腐泛酸、呕吐或泻下臭秽等食伤脾胃病证，故《素问·痹论》说："饮食自倍，肠胃乃伤。"此种病证，临床上又以小儿为多见，因小儿进食常缺乏规律性，而其脾胃的运化功能又较成人薄弱。此外，饥饱失时，饮食规律紊乱，失其节制，也同样能使脾胃气机升降失调而发病。

2. 饮食偏嗜

饮食偏嗜是指饮食内容有所偏颇，或惯食过冷过热饮食物而言。饮食种类应适当调节，其冷热程度更要适宜，方能不损伤脾胃。若饮食偏嗜，寒热失常，则易于引起机体阴阳的偏盛偏衰以及脾胃功能的损伤而发病。饮食偏嗜，主要表现有如下几方面。

（1）饮食五味偏嗜：饮食五味对于人体的五脏及其功能都有不同的营养作用，故《素问·至真要大论》说："五味入胃，各归所喜，攻酸先入肝，苦先入心，甘先入脾，辛先入肺，咸先入肾。"若五味偏嗜，则可影响脏腑正常功能，导致脏气偏胜，诸病丛生。《素问·生气通天论》亦说："味过于酸，肝气以津，脾气乃绝……味过于苦，脾气不濡，胃气乃厚。"由此可见，五味偏嗜，既可直接刺激损伤脾胃，又可导致脾胃病发生一系列的病理变化。成人饮食五味偏嗜、过食肥甘厚味或恋食煎炸之品，亦可损伤脾胃，产生湿热之邪。湿热一方面阻滞中焦，清浊相干于胃，使脾胃气机逆乱，升降失常；另一方面伤胃气、耗胃阴，使胃体失养。

（2）饮食寒热失宜：如过食生冷，则易损伤脾阳，导致脾胃虚寒，运化功能紊乱，从而寒湿内生，可发生腹痛、泄泻等症。若过食辛辣或进食烫热食品，则易伤胃阴，引发胃热，胃热上熏，津液被灼，故可出现口干、口臭、消谷善饥等症。因此，《灵枢·师传》"食饮者，热无灼灼，寒无沧沧，寒温中适，故气将持，乃不致邪僻也"，即是说饮食过冷、过热皆不相宜。此外，嗜酒过度，易酿生内热。

3. 饮食不洁

饮食不洁是重要的致病因素之一，如进食腐败变质食物或长期喜食腌制霉变之物，引起脾胃功能失调，纳化腐熟传导失司，出现脘腹胀痛、恶心呕吐、肠鸣腹泻或腹痛、里急后重等症。

二、劳逸失度

劳逸失度包括过度劳累和过度安逸两个方面。

1. 过度劳累

过度劳累可损伤脾胃之气，出现神疲体倦、少气懒言、恹恹欲睡等症，故而李东垣在《脾胃论》中即有"形体劳役则脾病……脾既病，则胃不能独行其津液，故也从而为病焉"。另有房劳者，纵欲过度，房事过频，则耗伤肾精，损伤中气，使脾肾两虚，中气不足，气机郁滞。

2. 过度安逸

与过劳相反，贪图安乐享受，不事劳作，或久坐嗜卧，则使脾胃气机呆滞，运化无力。脾胃气滞，则升降失常，日久影响气血，运行不畅，胃之脉络痹阻，形成胃癌，可出现食少、精神不振、肢体软弱等。

三、六淫邪气

自然界气候变化与人体的生理活动和病理反应息息相关，四季气候的变化及外感六淫邪气都可以影响脾胃功能，如李东垣在《脾胃论》所说："肠胃为市，无物不受，无物不入，若风、寒、暑、湿、燥一气偏胜，亦能伤脾损胃。"

1. 风邪

风邪可直接侵袭脾胃、大小肠而致病。风邪犯脾，《黄帝内经》称为"脾风证"；风邪犯胃，则称为"胃风证"。《素问·风论》云"脾风之状，多汗恶风，身体怠惰，四肢不欲动，色薄微黄，不嗜食""胃风之状，颈多汗，恶风，食饮不下，膈塞不通"。

2. 寒邪

起居失宜或其人中阳素虚，感受寒邪，寒为阴邪，其性凝滞，易损伤脾胃之阳，导致脾胃、大小肠之纳化、传导功能失常。如《素问·举痛论》"寒气客于肠胃，厥逆上出，故痛而呕也"，可出现脘腹冷痛、恶心呕吐、大便泄泻、憎寒怕冷等症。

3. 暑邪

夏季酷暑，外感暑热之邪，暑热夹湿，内结脾胃大肠，湿热内蕴，阻滞气机，经脉不通则痛，下注肠间则泄泻，胃气上逆则呕吐。

4. 湿邪

湿邪侵袭，易伤脾气。外湿，特别是梅雨季节或长夏之令，"土湿受邪，脾病生焉"（《素问·至真要大论》）。湿邪入侵后，影响脾的运化功能，常由外湿而兼病内湿。至此，则外内合邪，于病尤重。脾失健运，胃失和降，升降失司，而见胃脘痞满、恶心呕吐、不思饮食、大便溏泻、四肢困倦等症。

5. 燥邪

外受秋燥之邪，最易犯肺，然《黄帝内经》有"聚胃关肺"之说。胃为燥土，亦易病燥，且肺受燥邪，常传于胃。胃为燥邪所伤，耗伤胃阴，出现咽干口燥、食少纳呆，甚则干呕呃逆，伴见小便少、大便秘、舌红少津、脉细数等症。

6. 火邪

火热均为阳盛所生，故常混称。火为热之极，热多外感，如外感风热、暑热、湿热之邪等。《素问·至真要大论》有"诸逆冲上，皆属于火"。感受风、寒、暑、湿、燥等邪气均可入里转化为火邪，而火易耗气伤津，入于阳明胃腑，热邪消烁津液。

四、情志失调

脾胃病，特别是功能性胃肠病，作为身心疾病与精神心理、情志活动有着密切的关系。中医将情志的变化称作七情，即喜、怒、忧、思、悲、恐、惊。如果七情过激或不正常的情绪活动、心理活动持续时间过久，则使人体气机紊乱，脏腑阴阳气血失调，导致疾病的发生。《黄帝内经》指出："人有五脏，化五气，以生喜怒悲忧恐""忧恐悲喜怒，令不得其次，故令人有大病矣"。李东垣在《脾胃论》中提出"喜怒忧恐，损耗元气，脾胃气衰，元气不足……阴火得以乘其位"，说明情志过度是导致消化疾病的重要因素之一。

七情对病机的影响，一般表现为"怒则气上，喜则气缓，悲则气消，恐则气下，思则气结"。七情对脏腑的影响一般表现为"喜伤心，怒伤肝，思伤脾，忧伤肺，恐伤肾"。随着气机的紊乱，脏腑功能的失常，气血津液的运行也发生障碍。《素问·阴阳应象大论》说脾"在志为思，思伤脾"。《灵枢·本神》说："脾藏营，营舍意，脾气虚则四肢不用，五脏不安，实则腹胀经溲不利。"《素问·疏五过论》也说："暴乐暴苦，始乐后苦，皆伤精气……精神内伤，身必败亡。始富后贫，虽不伤邪，皮焦筋屈，痿躄为挛……忧恐喜怒，五脏空虚，血气离守。"

思为脾之志，古人也有"苦思难释则伤脾"之说，如过度深思远虑，犹豫不决，可使脾气郁结。气结则胃呆，胃呆则不食，胃纳减少，水谷之精微无从产生，反而造成脾气虚衰，运化无能，导致一系列疾病的发生。至于忧乃思虑之过度也，忧思往往并论，其病理机制是一致的。

忿怒伤肝，肝失疏泄，则肝气横逆，势必乘克脾土，影响脾气的升清和运化。《先醒斋医学广笔记》曰"怒气并于肝，则脾土受邪"，临床上常见因大怒之后出现胸胁脘腹饱胀、饮食无味、运化失健诸症，皆为肝气乘脾所致。另外，郁怒伤肝，肝郁化火也可犯胃，或致胃气郁滞，或致胃火上炎，或灼伤胃液，而成胃阴亏虚。正如《血证论》所说："木之性主于疏泄。食气入胃，全赖肝木之气以疏泄之，而水谷乃化。设肝之清阳不升，则不能疏泄水谷，渗泻中满之证在所不免。"

五、体质禀赋

体质的强弱主要决定于先天，但与后天的营养、锻炼、起居、环境也有关系。体质强弱在很大程度上决定正气的强弱，体质强健则正气旺盛，体质虚弱则正气也虚弱，所以消化病的发生与体质密切相关。同时，体质的特异性还决定发病的差异性。

个体体质的特殊性，往往导致对某种致病因子或疾病的易感性。气虚质、阳虚质个体的脾阳不足，容易导致外寒直中，产生腹痛、腹泻等症。个体体质的差异性，往往导致对某种疾病发展的多变性，如《医宗金鉴》说："人感受邪气虽一，因其形脏不同，或从寒化，或从热化，或从虚化，或从实化，故多端不齐也。"就是由于个体体质的差异性而导致疾病的多变性，如外湿外侵，阳虚质个体容易转为寒湿，湿热质个体容易转为湿热。

六、病理产物

1. 瘀血停滞

瘀血是由于血行失度或血脉运行不通而形成的一种病理产物。瘀血一旦形成，又可作为一种致病因子，引起种种病证。脾胃病之瘀血多由气机郁滞进而波及血分所致，即所谓"初病在气，久必入络"（《临证指南医案》），"气结则血凝"（《血证论》）。同时，热邪内积肠胃，亦能引起瘀血。热邪灼伤阴血，血受熏灼则易于瘀塞，如《医林改错》所说："血受热则煎熬成块。"此外，脾胃病之瘀血的形成常与脾胃功能受损有关。如脾胃气衰，无力推动血液运行，血必因之而发生瘀阻；脾胃阳虚，阳虚生寒，寒凝脉络，脉络拘急，血流不畅，涩而成瘀；脾胃阴虚，或肠道津亏，阴虚生内热，热而煎熬津液，血质稠黏，难以流通而为瘀；脾胃受伤，运化失常，痰浊内生，气机失宣，阻于血络，血滞成瘀等。

2. 痰饮

痰饮的生成与五脏功能失调皆相关，而以脾胃功能失调占主要地位。《医门法律》明确指出："痰饮之患，未有不从胃起者也。"脾为后天之本、气血生化之源，性喜燥恶湿。脾运正常，则能够运化水谷精微布散周身。若脾胃虚弱，升降失常，运化不健，气化无力，水谷不归正化，则水湿聚而为饮为痰。《诸病源候论》曰："劳伤之人，脾胃虚弱，不能克消水浆，故为痰饮也。"痰饮既成，则反过来又可以阻遏脾胃气机，损伤脾胃功能。如痰蕴脾胃，则可见纳食呆滞、恶心呕吐、脘痞不舒或胃脘作痛、倦怠乏力、身重嗜卧、苔白腻等症；如果痰阻大小肠，可见腹痛、腹胀、大便失调，或溏或秘，或便而不爽。倘若饮留于胃，则可表现为心下胃脘痞满而疼痛、胃中有振水音，或水泛而心下悸、呕吐痰涎清水、水入易吐、口渴不欲饮、头目眩晕等症；痰饮留于肠，则可见水走肠间，沥沥有声、腹满、便秘、苔腻等症。

七、其他因素

1. 疫毒

疫毒是一种具有一定季节性和强烈传染性的致病因素。疫毒之为病，"非风、非寒、非暑、非湿，乃天地间别有一种异气所感"，此气"无形可求，无象可见，况无声复无臭"（《温疫论》），故又称"异气""疠气"等。其临床特点为起病急、传变快、致病酷烈，如疫毒痢、黄疸疫毒发黄。

2. 虫毒

中医病因学将一部分生物性致病因素称为虫毒。脾胃系统虫毒耗人精血以自养，导致患者出现气血亏虚、瘀血阻滞、水饮内留的症状。如《东医宝鉴》说："寸白虫色白形扁居肠胃中，时或自下，乏人筋力，耗人精气。"又如水蛊导致鼓胀。

（钦丹萍　康年松）

第二节　基本病机

一、纳运失常

脾属阴土而位居中央，一方面脾把饮食水谷转化为精微，另一方面还负责把精微物质传输到全身。若脾气充旺，则健运斡旋，交通上下，灌溉四旁而生气不竭。而胃与脾相表里，具有受纳之功，促进和协助脾之运化、大肠之传化。胃受纳水谷，既是脾运化水谷的前提条件，又为脾的运化做准备；脾的运化"为胃行其津液"，则是为胃继续受纳与腐熟提供能源。如果胃不能腐熟，必将影响脾的运化。脾不能正常健运，也要影响胃的受纳。

在病机上，两者常相互影响，相互转化。若脾胃虚弱，不能受纳水谷和运化精微，水谷停滞，清浊不分，混杂而下，遂成泄泻之症，《灵枢·口问》称之为"中气不足，溲便为之变，肠为之苦鸣"；或中焦虚而不受，饮食停留，终致呕吐而出，发为呕吐、反胃、呃逆之症；或中焦虚寒，气血失于濡养，不荣则痛，发为胃脘痛。

二、气血不和

脾胃为气血生化之源，为气机升降之枢纽，两者一纳一运，一升一降，共同完成对饮食的消化吸收，使气血化生有源。若脾胃的受纳、腐熟及运化转输功能失调，则气血生成减少，进而形成气血亏虚的各种病理变化，临床可见食少纳呆、腹胀便溏、倦怠乏力、头目眩晕、口淡无味、唇舌色淡等症。脾主统血，若脾失健运，脾气不足则会引起各种出血症状。另外，肝木疏土，助其运化，若肝郁气滞而导致克伐脾土，则中焦气滞，升降失司；气滞日久，可由气及血，由经入络，形成血瘀之证。

三、升降失司

《素问·六微旨大论》说："故非出入，则无以生长壮老已；非升降，则无以生长化收藏。"若气的升降出入平衡失调，"则灾害至矣"。升降失司，包括气机阻滞、清气不升和浊阴不降。

1. 气机阻滞

六腑以通为用，胃及大小肠皆属于腑，故均以通为顺。气机阻滞可引起脾胃、大小肠之运化、受纳、传导功能失常而形成各种病证。胃肠气机通降失司，气不能上下而引起脘腹疼痛、肠鸣腹胀、呕逆嗳气、大便失调等症。《医学精要》在谈到胃脘痛时，即明确指出："有因火、因寒、因食、因血、因痰之别。要之，无不关乎气。盖火盛则气郁，寒留则气凝，食停、瘀血、痰饮蓄聚则气滞。所以治痛之要，无论虚实，皆可以理气为先也。"

2. 清气不升

脾胃为气机升降之枢纽，如有一方功能发生障碍，都可能导致升降失常。脾升胃降是脾胃保证正常生理功能的基本前提。"脾升"，是指摄取饮食物的精微上归心肺，布达运行于全身。脾气不升，不仅不能助胃进一步消化，而且其吸收转输水谷精微和水液的功能亦发生障碍，同时其统摄、升提内脏的功能也就不能正常完成。

若脾不能升清，则水谷不能运化，气血生化无源，可出现神疲倦怠、纳呆腹胀、饭后尤甚、大便溏薄、肌肉瘦削或松弛、舌淡苔白、脉缓弱无力等症。脾气下陷是指脾虚气弱，升举无力而反下陷的病理，此乃脾气不升的进一步发展，或劳累过度而致中气下陷、内脏下垂，或久泻久利；升提失司，常见少气懒言、怠倦嗜卧、舌淡苔白、脉缓弱等症。《素问·阴阳应象大论》所谓："清气在下，则生飧泄；浊气在上，则生䐜胀。此阴阳反作，病之逆从也。"若清不升而浊不降，清浊混淆于中焦，可导致霍乱吐泻等症。

3. 浊气不降

升与降是脾与胃矛盾统一体的两个方面。清气上升，浊气才能下降。脾胃健旺，升降协调，是纳化功能的正常表现。诚如喻嘉言在《寓意草》中所说："中脘之气旺，则水谷之清气上归于肺而灌溉百脉，水谷之浊气下达大小肠从便溺而消。"浊降，是指胃气将经过初步消化的食物下移于肠，以保持肠胃的虚实更替，并使代谢的废物由大肠排出体外。胃气不降，则传化无由，壅滞成病，不仅饮食不能顺利下行，而且经初步消化后的水谷精微物质亦不能正常移交小肠，以供脾输转周身，糟粕不能向下传递。胃通降功能受阻多由饮食所伤，或痰饮中阻，引起食物停滞、胃脘痞胀甚则疼痛、大便秘结、舌苔浊厚、脉滑有力等症。若胃气不仅失于通降，进而形成上逆的病变，可出现嗳气、呃逆、干哕、呕吐、舌苔厚浊、脉弦劲等症。

四、燥润不济

脾喜燥而恶湿，胃喜润而恶燥，燥湿适度，水谷乃化。脾湿则其气不升，胃燥则其气不降，可见中满痞胀、排便异常等症。脾恶湿，湿困脾胃，运化失司，水谷混杂而下，如《黄帝内经》所云"湿胜则濡泄"；内湿多因脾阳不足、运化无权，或脾胃功能减退或失调，水湿停聚，失于蒸化所致，症见神疲体倦、口淡乏味、饮食减少、脘腹痞满、大便溏泄、小便量少。内外湿邪互相关联，外湿困脾，必致脾失健运；内湿停滞，又常易招致外湿侵袭，如章虚谷所云："湿土之邪，同气相召，故湿热之邪，始虽外受，终归脾胃。"过食辛辣温燥，或因温病热邪不解，阳明热盛，火热耗伤阴液，或因大汗热劫胃阴，而致胃失濡润。

五、寒热失调

《灵枢·师传》中就指出胃肠寒热夹杂均可导致多种病证，曰："胃中热，则消谷令人悬心善饥，脐以上皮热；肠中热，则出黄如糜，脐以下皮热；胃中寒，则腹胀；肠中寒，则肠鸣飧泄。胃中寒，肠中热，则胀而且泄；胃中热，肠中寒，则疾饥，小腹胀痛。"

寒邪为病，可直中于胃肠，形成胃肠之实寒证。邪内客于胃，清气不升，浊气不降，则阳气被寒邪所遏而不得舒展，可致胃痛、呕吐、呃逆等症。《素问·举痛论》曰："寒邪客于肠胃之间，膜原之下，血不得散，小络急引，故痛。"饮食劳倦、过食生冷，寒邪直中大小肠，阴寒内盛，凉遏冰伏，肠管拘急，或脾胃受损，运化无权，小肠虚寒，其化物、分清泌浊功能发生障碍，水谷不得聚集、变化吸收，而出现腹满而痛，或泄泻清稀，或暴注水泻，兼呕吐不止等症。故《金匮要略》亦云："大肠有寒者，多鹜溏；小肠有寒者，其人下重，便血。"

胃肠之热的形成，既可因热邪入里灼伤津液所致，也可因胃阳素盛，或恣食辛辣厚味，或寒邪郁久化热，或与情志之火相兼，而致阴伤津耗之变。邪热郁结中焦，胃热过盛，胃功能亢进，灼伤津液，大肠失其濡润；同时也可造成气机阻滞，胃肠失于通降之性，胃火随气机上逆，则可出现消谷善饥、脘痛、吞酸、嘈杂、烧心、呕吐、呃逆、腹痛、便秘等。

但虚实寒热是相互转化的，如"始传热中，末传寒中"，热则多实，寒则多虚。"实则阳明，虚则太阴"，转化的机枢在于中气。泻实，补虚，温寒，清热，宜"谨察阴阳所在而调之，以平为期"（《素问·至真要大论》）。

六、制化无度

消化病的制化，指脾胃、大小肠与其他脏腑之间的生克传变规律。脾胃居五脏之中，与心、肺、肝、肾是互相依存、互相制约的关系，《金匮要略》说"五脏元真通畅，人即安和"。若"气有余，则制己所胜而侮所不胜；其不及，则己所不胜，侮而乘之，己所胜，轻而侮之"。这种制化关系就会被破坏，造成制化无度，导致各种功能性胃肠疾病的发生。

1. 心

《灵枢·经别》曰"足阳明之正……上通于心"，故后世有"胃络通心"之说。心与胃不仅通过经络联系，在脏腑生克与气机升降出入等方面亦相互影响。心属火，胃属土，是为母子关系。胃为阳土，喜润而恶燥，常赖心气、心阴之下荫。故叶天士《临证指南医案·脾胃门》谓："阳明燥土，得阴自安。"脾胃之阳，亦赖心阳之温煦。此外，心火燔灼致胃燥，胃阳衰弱必心虚，或母病及子，或子病犯母，两者关系至密。如心阴暗耗，可致阴亏胃燥；心火亢盛，可令胃火燔炽；或心阳不足，亦令胃失温煦，是为母病及子。而胃火升致心火亢，胃中寒使心阳损，是为子病犯母。故临证常心胃同治。

2. 肺

肺主气，司呼吸，主宣发肃降。肺所需水谷之精微，全赖脾胃所转化。《素问·经脉别论》曰："脾气散精，上归于肺，通调水道，下输膀胱。"可见水液的代谢，是脾肺共同营运的。肺有赖于脾胃的资生，才能起到呼吸、宣发、肃降诸作用。反之，若肺失宣降，水道不得通调，出现咳嗽、痰多，日久损伤脾阳，致使运化不健，出现食欲不振、腹胀、便溏等症。此所谓"子病及母"。且肺与大肠经络相通，若肺失清肃，津液不能向下布达大肠，则可见大便困难；若肺气虚弱推动无力，则可见大便艰涩难行，而致气虚便秘；如气虚不能固摄，清浊混杂而下，又可见大便溏泄；若气闭而大便不通，必须宣肺，"大气一转，其结乃散"。

3. 肝胆

肝主藏血，又司疏泄，性喜升发条达；脾主运化，其气主升，以升为健。生理情况下，肝木克脾土，肝的疏泄能够协调脾气的升清和运化。肝木条达则脾土不致壅滞，运化功能健旺。肝气畅达，疏泄之职正常，才能使脾胃升降适宜，纳运健旺。同时，脾与胃、肝与胆都相表里。肝气主升，可助脾升清；胆气主降，可助胃降浊。胆为中清之府，内藏胆汁，源于肝，注于小肠，具有促进饮食消化的作用。

若情志不遂、抑郁、恼怒伤肝，肝失疏泄，气机不畅，进而肝气乘克脾土，致脾失健运，形成肝脾不和证，表现为胸胁胀满疼痛、喜太息、心烦易怒、纳减腹胀、便溏不爽、肠鸣矢气、腹痛泄泻，排便后气滞暂得通畅，故泻后疼痛得以缓解。肝郁湿盛，则苔白或腻，脉弦。

若肝气横逆，克伐中焦，常可牵及胃土，形成肝脾胃不和证，除肝逆乘脾的症状外，还可见恶心、呕吐、呃逆、脘腹胀满、疼痛、吞酸、嘈杂等胃失和降的症状。胆本身有热，胆气横逆，克伐胃土，胃失和降，则出现上腹部疼痛、呕吐苦水、厌恶饮食，所谓"胆胃同病"，必须利胆、和胃、降逆。若胆气亏虚，则胃土得不到胆气的升发，而影响其受纳、腐熟，如李东垣《脾胃论》曰："胆气不升，则飧泄、肠澼不一而起矣。"

4. 肾

脾胃与肾的关系是先天与后天的关系，它们在生理上互相促进，在病理上互相影响。肾为先天之本，肾阳是全身阳气之根本。脾胃的纳运功能，必须借助命门之阳气温煦。脾脏依靠肾阳的温煦才能正常运化水谷精微，运化水湿。肾主水液，也须和脾主运化水湿的功能相结合，才能维持体内津液代谢的平衡。另外，脾胃既旺，则水谷精微充足，不断滋养于肾，使肾中精气充盈。因此，脾肾两脏相互依赖，以保证运化水谷精微和水液代谢功能的正常进行。若因先天禀赋不足，肾阳素亏；或后天调养失慎，房劳伤肾；或久病耗伤肾阳，肾阳先虚，则脾阳失于温煦；或肾水泛滥，使脾阳受伤，日久形成脾肾阳虚。临床表现为面白，畏寒肢冷，腰膝酸软，腹中冷痛，久泻久利，甚至五更泻，下利清谷，舌质淡胖有齿痕，苔白滑，脉沉迟细弱。

胃喜润恶燥，燥土不得水滋，枯涸不能生万物。叶天士说"阳明燥土，得阴而安"，故胃阴需赖肾阴源源滋化。肾水旺，则胃阴充足。胃阴充足，则思食。不润则不降，唯使肾阴足则胃阴充，肾阴上济则贲门张弛适度，胃阴下达则幽门、阑门皆得滋润，而二便得以通调。反之，肾水既干，阳火偏盛，熬煎津液，三阳热结，则前后闭涩，谷道干涩。"肾司二便"，故称肾为胃关。

（钦丹萍　康年松）

参考文献

[1] 孙广仁，郑洪新. 中医基础理论 [M]. 北京：中国中医药出版社，2012.

[2] 朱文锋. 中医诊断学 [M]. 上海：上海科学技术出版社，2001.

[3] 王永炎，鲁兆麟. 中医内科学 [M]. 北京：人民卫生出版社，2006.

[4] 张声生，沈洪，王垂杰，等. 中华脾胃病学 [M]. 北京：人民卫生出版社，2016.

第五章　诊法、辨证

中医消化病的诊断方法，主要是依据望、闻、问、切四诊。通过四诊来了解疾病发生发展的过程，结合现代诊断检查方法，收集病史资料、症状与体征，进行综合、分析、辨证与分类，从而做出正确的诊断，指导临床实践。《难经·六十一难》云："望而知之谓之神，闻而知之谓之圣，问而知之谓之工，切脉而知之谓之巧。"观察患者的神色形态、局部表现、舌象、分泌物和排泄物的颜色和质地。听闻患者的恶心呕吐、呃逆、嗳气、肠鸣等声响，嗅患者体内所发出的气味及分泌物、排泄物如呕吐物和大便等气味。询问患者或陪诊者以了解疾病的发生、发展、诊治经过、现在症状和其他一切与疾病有关的情况，详细问饮食口味、脘腹、大便等。脉诊和触摸或按压检查胸胁和腹部的冷热、润燥、软硬、压痛、肿块。四诊合参，从而推断疾病部位、性质和病情轻重等情况。

辨证是将四诊所收集的临床资料进行综合分析，概括出疾病的病因、病机、病性及病位，推断内在的病理变化，以获得对疾病的病理性认识。以八纲辨证为纲，脏腑、经络、六经等辨证为目，互相交叉，互相补充。八纲辨证是进行表与里、寒与热、虚与实、阴与阳的证候属性分类。病因辨证是寻找疾病发病发展和复发的致病原因、诱发因素和危险因素，主要涉及六淫、疫疠、七情、饮食劳逸以及外伤四个方面。六经辨证是对以风寒为主的外感疾病区分太阳、阳明、少阳、太阴、少阴、厥阴六种病证。脏腑辨证是辨别脏腑的寒证与热证、虚证与实证。经络辨证是依据经络循行部位的症状，进行经络归属的辨证方法。本章介绍病因辨证、八纲辨证、六经辨证、脏腑辨证、经络辨证方法在脾胃和肝胆疾病中的应用。

第一节　诊法要点

四诊，即望诊、闻诊、问诊、切诊的总称，是中医检查患者、了解病情的基本方法。脾胃病的四诊，既具有一般四诊的普遍规律，又有其自身的特点，如望诊中着重舌诊，切诊中突出腹诊。对四诊收集的资料进行归纳、综合和分析，做出正确的辨证。诊法的要点分述如下。

一、望诊

1. 望形神

形指人体形的壮弱肥瘦；神是人生命活动总的外在表现，又指精神意识活动。脾胃健旺，饮食纳化正常，化源充沛，则形壮神旺、肌肉丰满、四肢刚劲有力、精神振作、目光有神、思维敏捷、反应灵活。若脾胃虚衰，纳少难化，水谷不能化为精微，化源不足，脏腑失养，则形体消瘦、精神不振、目光少神、反应迟钝、思维难以集中，甚则精神萎靡。

2. 望色泽

望色泽，指通过观察患者全身皮肤色泽变化来诊察病情的方法。人体气血的盛衰与面部色泽有着十分密切的联系，因此望色泽主要是观察面色。我国正常人的面色为红黄隐隐，明润含蓄，此为常态。脾之本色为黄色，因此黄色的变化，对于诊察脾胃病具有特殊的意义。面色萎黄不荣，是为脾胃虚弱或中气虚衰；面色萎黄而晦黯，是为脾胃久病，气虚血瘀；面色萎黄而虚浮，多为脾胃阳虚，水湿内停；面色淡白而萎黄不荣，多属肺脾气虚，或久病气血俱虚；面色萎黄虚浮而紫黯，多属心肺虚衰，营血不畅，血瘀胃肠所致。

3. 望动态

望动态，是指观察患者的动静状态和肢体的异常动作来诊察病情的方法。脾胃健旺，则动态灵活、行动自如、手握能固、足健能行。脾胃虚弱，可见行动迟缓、肢软乏力、劳则气短汗出。脾胃虚寒，则脘腹冷痛、屈身俯腰而行、手按病位、睡时多屈膝蜷卧。

4. 望唇齿

（1）望口唇：脾开窍于口，其华在唇，足阳明胃经之脉环口唇，故望口唇可诊脾胃的病变。唇红润，丰满为常态。唇色淡白，多属气血两虚；唇色青紫，常为寒凝血瘀；唇赤红肿，多为胃热上犯；唇红赤糜烂，久难痊愈，多为脾胃湿热；唇干燥裂，多为热炽津伤，或外感燥邪；口角流涎，多属脾虚湿盛或胃中有热，亦见于虫积。

（2）望齿龈：齿为骨之余，骨为肾所主，胃阳明经脉络于齿龈，因此齿龈与肾、胃密切相关。牙齿洁白润泽，牙龈淡红润泽，是为常态。牙齿干燥，多为胃热炽盛，津液大伤；齿龈红赤肿痛，甚则化脓出血，多为胃热炽盛，邪浊上犯；齿龈红赤萎缩，甚或渗血，多为阴虚内热；齿龈淡白或苍白，多为脾胃久虚，化源不足，进而可引起精血亏损。

5. 望舌苔

舌为脾之外候，足太阴脾经连舌本，散舌下。中医学认为，舌苔是由胃气蒸化谷气上承于舌面，与脾胃运化功能相应。脾胃为后天之本，舌体有赖气血充养，所以舌象是全身营养和代谢功能的反映，亦与脾主运化，化生气血的功能直接有关。正常人舌苔为薄白苔，干湿适中，不滑不燥，是胃气正常的表现；病苔乃胃气夹邪气上蒸而成。

望舌苔要注意苔质和苔色两方面的变化。

（1）苔质：主要观察舌苔的厚薄、润燥、腻腐、剥落等方面的改变。①舌苔的厚薄变化，主要反映邪正的盛衰。薄苔提示胃有生发之气，或病邪轻浅；厚苔是由胃气夹湿浊邪气熏蒸所致，主邪盛入里，或内有痰湿、食积。②舌苔的润燥反映体内津液盈亏和输布情况。滑苔为水湿之邪内聚的表现，如脾阳不振，寒湿内生，或痰饮内停等证，都可出现滑苔。③舌苔的腻腐可知阳气与湿浊的消长。腻苔主湿浊、痰饮、食积，多为湿浊内蕴、阳气被遏所致。舌苔薄腻或腻而不板滞者，多为食积或是脾虚湿困，阻滞气机；舌苔腻而滑者，为痰浊、寒湿内阻，阳气被遏；舌苔厚腻如积粉者，多为时邪夹湿，自里而发；舌苔厚而黏腻者，是脾胃湿浊之邪上泛所致；腐苔多为浊邪上泛，胃气渐衰之征。④剥苔一般主胃气匮乏，胃阴枯涸或气血两虚，全身虚弱的征象。舌红苔剥多为阴虚；舌淡苔剥或类剥苔多为血虚，或气血两虚；舌红见类剥苔或花剥苔多属气阴两虚。

（2）苔色：其变化主要有白苔、黄苔、灰黑苔三类，临床上可单独出现，也可相兼出现。①白苔主寒证。舌苔薄白而滑，多为外感寒湿，或脾阳不振，水湿内停；白厚腻苔多为湿浊内困，或为痰饮内停，亦可见于食积；白厚腻干苔多为湿浊中阻，津气不得宣化之象。②黄苔多主热证。黄腻苔主湿热蕴结、痰饮化热，或食积热腐等证；黄而黏腻苔为痰涎或湿浊与邪热交结之象；黄滑苔多为阳虚寒湿之体，痰饮聚久化热，或是气血亏虚者，感受湿热之邪。③灰黑苔多见于热极伤阴，阳虚阴盛或肾阴亏损，痰湿久郁等证。白腻灰黑苔，常伴舌面湿润；舌质淡白胖嫩者，多为阳虚寒湿、痰饮内停。黄腻灰黑苔多为湿热内蕴，日久不化。霉酱苔常由胃肠宿食湿浊，积久化热，熏蒸秽浊上泛舌面而成，也可见于血瘀气滞或湿热夹痰的病证。

6. 望排出物

（1）呕吐物：呕吐是由于胃肠通降失常，胃气上逆所致。呕吐物清稀，多为寒证，常见于脾阳不足，或寒邪犯胃；呕吐物秽浊酸臭，多为热证，常见于胃热或肝火犯胃；呕吐物酸腐夹杂不消化食物，多为食积于胃；呕吐清水痰涎，多为脾失健运，胃有停饮所致；呕吐黄绿苦水，多为肝胆湿热或肝气犯胃，胃失和降所致；呕吐赤豆汁样物，夹有血块或食物残渣，多由胃有积热或肝火犯胃，或脾不统血所致。

（2）粪便：大便的形成及排泄与脾、胃、肠的腐熟运化等密切相关，因此审察大便的异常变化，可以了解脾胃功能以及病性的寒热虚实。大便干结如羊屎，排出困难，多为热盛伤津，大肠液亏，传化不利所致；大便清稀，完谷不化，或如鸭溏者，属寒湿困脾，或脾胃气虚，大肠传导失职；大便色黄如糜，有恶臭者，属湿热泄泻；大便如脓涕，色白或红，兼见腹痛肛灼，里急后重者，为湿热痢疾；便红如桃酱，排便不畅，舌苔黄腻者，为胃肠蕴热，迫血下行；大便色黑如柏油样，兼面色不华，或脘腹隐痛者，为胃络出血。

二、闻诊

1. 听声音

呕吐、嗳气、呃逆等声音，是胃内的气体和内容物通过贲门、食道、咽喉、口等发生振动而产生；肠内的气体和液体流动时，又会发出肠鸣音。

（1）呕吐：指胃内容物自口而出，常伴有恶心，总由胃气上逆所致。呕吐指有声有物，有声无物则为干呕或"哕"，有物无声则为吐。呕吐来势急猛，声音响亮，呕吐物呈黏液黄水或酸或苦，多为实热证；呕吐徐缓，声音微弱，呕吐物多清稀涎沫，多为虚寒证；若呕吐呈喷射状，伴高热、项强、神昏者，多为外感温热病所致。

（2）嗳气：指胃中气体上冲，出于咽喉而发出的声音，也是胃气上逆的一种表现。正常人饮食之后，偶有嗳气，并非病态。嗳气酸腐，脘腹胀痛，为食滞胃脘；嗳气频作，嗳声响亮，随情绪变化而减轻或加剧者，属肝气犯胃；嗳气声低，无酸腐气味，食欲减退，多属脾胃气虚。

（3）呃逆：指气从咽部冲出，发出一种短促的冲击声，是胃气上逆的表现之一。呃声低沉而长，气弱无力，多为脾胃虚寒；呃声高亢有力，多属邪热客胃；呃声清亮，持续时间短暂，神清气爽，无其他兼症，多为进食仓促，或偶感风寒而致胃气上逆，可不治而愈；若久病、重病出现呃逆，呃声低怯，间断不得续，为胃气将绝之兆。

（4）肠鸣：指停留于肠中之水液辘辘作响。正常情况下，肠鸣音低弱而缓和，一般难以直接闻及，当肠道传化失常或阻塞不通时，水气相击而辘辘有声，多因中虚、痰饮、寒湿、湿热蕴于肠中所致。脘腹部水声辘辘，得温则减，受寒或饥饿时加重，是由脾胃虚寒，水饮停聚于胃肠所致；肠鸣声响亮，伴腹部冷痛，大便溏泄，多为寒湿犯脾。

2. 嗅气味

（1）口气：指由口腔散发出的气味。口气秽浊，称"口臭"，多由胃中湿热停滞，传导失司，浊气上泛所致；口气酸馊，吞酸嗳腐，多为宿食阻滞胃中。

（2）呕吐物气味：呕吐物气味酸臭而喜凉饮者为胃热；呕吐物无臭而喜热饮者为胃寒；呕吐物为未消化食物，气味酸腐为宿食内阻。

（3）大便气味：大便臭秽盛者，为热证或湿热证；大便微有腥臭或臭气不盛者，多为寒证。

三、问诊

1. 问饮食口味

（1）食欲与食量：食欲是指进食的要求和进食时的欣快感；食量是指进食量的多少，两者均与脾胃的功能有直接关系。胃主受纳，脾司运化，转输水谷精微，共同完成饮食物的消化吸收。胃气和降，脾气健运，则有食欲，并能保持适当的食量。如脾胃或相关的脏腑发生病变，常可引起食欲与进食的异常。询问患者的食欲与食量，对于判断患者脾胃功能的强弱以及疾病的预后转归有重要意义。

①食欲减退：又称"纳呆"或"纳少"，即患者不思进食，甚则厌食。若新病食欲减退，一般是正气抗邪的保护性反应，病情较轻，预后良好；若久病食欲减退，兼有腹胀便溏、神疲倦怠、面色萎黄、舌淡脉虚者，多属脾胃虚弱；食少纳呆，伴头身困重、脘闷腹胀、舌苔厚腻者，多由湿盛困脾所致。

②厌食：患者厌恶食物，或恶闻食味，称为"厌食"，又称"恶食"。常兼嗳气酸腐、脘腹胀满、舌苔厚腻者，多属饮食停滞胃腑，腐熟功能失常；若厌食油腻之物，兼脘腹痞闷、呕恶便溏、肢体困重者，多属脾胃湿热；若厌食油腻厚味，伴胸胁

胀痛灼热、口苦泛呕、身目发黄者，为肝胆湿热。

③消谷善饥：指食欲过于旺盛，进食量多，食后不久即感饥饿者，又称"多食易饥"。若兼见口渴心烦、口臭便秘者，为胃火亢盛，腐熟太过所致；若兼见多饮多尿、肌肉消瘦者为消渴病，为胃肾阴亏火亢所致；若兼大便溏泄者，多属胃强脾弱。

④饥不欲食：指患者虽有饥饿感，但不欲食，或进食不多。多因胃阴不足，虚火内扰所致。虚火内扰则易于饥饿，阴虚胃弱，受纳腐熟水谷功能减退，故不欲食。

⑤偏嗜食物：即患者嗜食某种食物或异物。若喜食辛辣，易病燥热；喜食生冷，易伤脾胃；偏嗜肥甘，易生痰湿。

（2）口味：指口中有无异常的味觉。因脾开窍于口，其他脏腑之气亦可循经脉上至口，故口味异常是脾胃功能失常或其他脏腑病变的反映。若口淡无味，常伴食欲减退，多为脾胃气虚，或见于寒证；口苦，属热证，多见于火邪炎上、胆气上逆的病证；口甜，多见于脾胃湿热或脾虚之证；口中酸馊，脘腹胀满，多属食滞内停。

2. 问脘腹

脘，指上腹，是胃所在的部位，故又称"胃脘"。腹分大腹、小腹、少腹：脐以上为大腹，属脾胃；脐以下，耻骨毛际以上为下腹，下腹正中为小腹，属大小肠、肾、膀胱及胞宫；小腹两侧为少腹，为肝经所行之处。脾胃有病，多见脘腹不适，故应问脘腹有无痛、满、痞、胀，并分辨其寒、热、虚、实。临床上痛、满、痞、胀又常兼见。

（1）痛：腹痛来骤，疼痛剧烈，痛而拒按，得食痛甚者属实；腹痛来缓，痛势较轻，痛而喜按，得食减轻者属虚；腹痛喜热为寒；腹痛喜凉为热；痛有定处，如针刺、刀割者，为瘀血凝聚；痛无定处，攻窜起伏，时发时止者，多为气滞。

（2）满：指腹部有满实、充塞的感觉，而外形无胀急的现象。满与胃肠功能有关，主病在腹。腹满胀痛，按之不减，饮食加甚，呕吐或便泻后松缓为实证；腹中满胀，乍轻乍重，时作时止，喜按喜暖，或进热食热饮后舒适者，为虚寒证。

（3）痞：一为病机，为胃脘部有堵塞不通的感觉；二为病名，指腹内有气郁结，可扪及濡软的气块，又称"痞块"或"痞气"，一般无痛，多由脾胃气机升降失和所致，多见于寒热夹杂证。兼心烦、口渴、溲赤、苔黄者为热痞；兼有恶寒汗出者为寒热夹杂，如心下痞满；兼恶心呕吐，腹中鸣响，大便不利，苔白者，为痰饮结于心下。

（4）胀：指患者自觉腹部胀满痞塞不舒，如物支撑。喜按属虚，多因脾胃虚弱，失于健运所致；拒按属实，多因食积胃肠，或实热内结，腑气不通所致。

3. 问大便

大便的排泄，虽直接由大肠所司，但与脾胃的腐熟运化、肝的疏泄、命门的温煦、肺气的肃降等有密切关系。询问患者排便情况，应了解大便的性状、颜色、气味、时间、便量多少、排便次数、排便感觉以及兼有症状等。

（1）便次异常：

①便秘：指大便秘结不通，排便时间延长，或便次减少者。有寒热虚实之分：若

患者高热口渴、大便干结、腹胀痛拒按，为热秘，属实热证；因热盛伤津，腑气不通所致。若大便秘结、腹痛、面色苍白、手足厥冷，为冷秘，属实寒证；因寒凝气滞，大肠气机不通所致。若便秘或大便燥结甚则如羊粪，排便较难，且伴气血阴亏者，为虚秘，常见于久病者、老人、孕妇或产后妇女；多因气血不足，阴津亏虚，大肠失推动及濡养所致。

②泄泻：指便次增多，便质稀薄，甚至便稀如水样者。因脾失健运、水停肠道、大肠传导失司所致，有虚实之分。若泄泻纳少、腹胀隐痛不适、神倦消瘦为脾虚，因脾虚运化功能减退所致。若黎明前腹痛作泻、泻后痛减、腰膝酸冷者，为五更泻，多由肾虚命门火衰，火不生土，阴寒湿浊内积所致。若泄泻暴作、急迫腹痛、泻下不爽、肛门灼热者，为湿热泄泻。若泻下清稀、腹冷痛、肠鸣者，为寒湿泄泻。若呕吐酸腐、泻下臭秽、腹胀纳减者，为食滞内停。若情志波动或精神紧张、腹痛作泻、泻后痛减，为肝郁乘脾。

③便秘、泄泻交替更作：因脾虚肝乘、肝脾不和、气机失调，导致肠道气化不利、传导失司，可见便秘、泄泻交替更作。

（2）便质异常：

①完谷不化：指大便中含有较多未消化的食物，多见于脾胃虚寒，或肾虚命门火衰所致的泄泻。

②水样便或伴有泡沫者：指大便清稀，粪便如水样或伴有泡沫，多见于外感寒湿。

③溏结不调：即大便时干时稀，多因肝郁脾虚，肝脾不调而致；若大便先干后稀，多为脾胃虚弱。

④便血：指血液从肛门排出体外，或大便带血，或便血相混，或便后滴血，或全为血便，多因胃、肠脉络受损所致。若便黑如柏油，或便血紫黯，其来较远，为远血。若便血鲜红，其来较近，为近血。若大便中夹有脓血黏液（脓血便），多见于痢疾等病，常因湿热积滞交阻于肠，脉络受损，气血瘀滞而化为脓血所致。

（3）排便感异常：

①肛门灼热：指排便时肛门有灼热感，多因大肠湿热下注，或大肠郁热下迫直肠所致，见于湿热泄泻、湿热痢疾。

②里急后重：指腹痛窘迫，时时欲便，肛门重坠，便出不爽，为痢疾主症之一。多因湿热内阻，肠道气滞所致。

③排便不爽：指排便不通畅，有滞涩难尽之感。多因湿热蕴结，肠道气机不畅；或肝气犯脾，肠道气滞；或因食滞胃肠等所致。

④滑泻失禁：指大便不能控制，滑出不禁，甚则便出而不自知，又称为"滑泻"。多因脾肾虚衰，肛门失约所致。见于久病年老体衰，或久泻不愈者。

⑤肛门气坠：指肛门有下坠之感，甚则脱肛，常于劳累或排便后加重。多属脾虚中气下陷，常见于久泻或久利不愈者。

四、切诊

切诊包括脉诊和按诊两部分。脉诊是医生用手指切按患者体表较浅部位动脉搏动的形象，以了解病情，辨别病证的一种方法。按诊是医生用手直接触摸或按压患者某些部位，以了解局部冷热、润燥、软硬、压痛、肿块或其他异常变化，从而推断疾病部位、性质和病情轻重等情况的诊察方法。

1. 脉诊

脾胃病证与其他病证具有相同的脉象，如热结阳明，正盛邪实者，脉象多洪大滑数；湿热内蕴胃肠者，脉象多濡数或滑数；食积胃肠者，脉象多弦滑或滑数；寒湿内结胃肠者，脉象多弦紧或沉弦；脾胃气虚者，脉象多沉细；脾胃阴虚者，脉象多细数或细弦；脾胃气阴两亏者，脉象多虚细无力；脾胃衰败，甚则胃气将绝者，脉象多沉细而微弱，或虚大而数。

2. 按诊

（1）按脘腹：通过按压胃脘部及腹部，了解局部的凉热、软硬、胀满、肿块、压痛等情况，以此来推测有关脏腑的病变及证之寒热虚实。

①凉热：凡满腹痛，喜按者属虚，拒按者属实；喜暖手按抚者属寒，喜冷物按放者属热。

②胀满：脘腹胀满有虚实之分。凡腹部按之手下饱满充实而有弹性，有压痛者，多为实满。若腹部虽膨满，但按之手下虚软而缺乏弹性，无压痛者，多为虚满。

③痞满：自觉心下或胃脘部痞塞不适和胀满的一种症状。触按心下部，按之较硬而疼痛者，多属实证，多因邪实积聚胃脘部；伴有按之濡软而无疼痛者，则属于虚证，多因胃腑虚弱所致。

④积聚癥瘕：腹内肿块推之可移，或痛无定处，聚散不定者，为瘕聚，病属气分。凡肿块痛有定处，推之不移者，为癥积，病属血分。脘腹内积块的按诊需要注意其大小、形态、硬度、压痛以及表面光滑与否。大者病多深；生长迅速者往往预后不良；形态不规则，表面及边缘不光滑者亦属重证。

⑤部位：左下腹作痛，按之累累有硬块者，肠中有宿粪。右下腹作痛，按之疼痛，有包块应手者，为肠痈。

（2）按腧穴：腧穴是脏腑经络之气转输之处，是内脏病变反映于体表的反应点。按腧穴是按压身体某些特定穴位，通过穴位的变化来判断内脏疾病的方法。按腧穴要注意发现穴位上是否有结节或条索状物，有无压痛或其他敏感反应，结合望、闻、问诊所得的资料，综合判断内脏疾病。如胃病在胃俞和足三里有压痛；肝病在肝俞、太冲和期门有压痛；肠痈每于上巨虚穴有压痛等。

（唐志鹏　陶璇）

第二节　辨证概要

中医的辨证论治，是临床诊疗过程的核心内容，也是中医诊疗的主要特征。通过辨证，落实病因、病位、病性、病势、病机转化、诊断等程序，以达到临床辨证诊断的准确性。

一、病因辨证

脾胃病的致病因素是多种多样的，有外感六淫、情志因素、饮食劳倦等，概括起来分为外感和内伤两大方面。

1. 六淫所伤

胃肠道为与体外相通的空腔器官，生理功能极易受外邪影响。李东垣《脾胃论》中所云："肠胃为市，无物不受，无物不入，若风、寒、暑、湿、燥一气偏盛，亦能伤脾损胃。"六淫即指风、寒、暑、湿、燥、火六种病邪。

（1）感受风邪：外感风邪，可直接侵袭脾胃、大肠、小肠而发病。《素问·至真要大论》云："风淫所胜……民病胃脘当心而痛，上支两胁，膈咽不通，饮食不下，舌本强，食则呕，冷泄腹胀，溏泄。"可见，外感风邪可致胃痛、呕吐、泄泻、痞满、腹胀等病证。

（2）感受寒邪：寒邪由肌表经络入里内传，或经口鼻而入，内客于脾胃、大肠、小肠。寒为阴邪，其性凝滞，易伤阳气。寒邪直中脾胃，脾阳受损，便可见脘腹冷痛、呕吐、腹泻等症。外感寒邪又可直中厥阴肝脉，见胸胁苦满、腹痛肢冷等症。

（3）感受暑邪：暑为夏季的主气，暑邪致病有明显的季节性。暑为阳邪，其性炎热。夏季感受暑邪，侵袭于胃，耗伤胃阴，进而耗伤胃气，以致气阴两虚。暑多夹湿，故感受暑邪后，可见胸闷呕恶、大便稀溏而不爽等中焦湿阻症状。

（4）感受湿邪：湿邪为病，有内湿、外湿之分。内湿是由于脾失健运，水湿停滞所形成的病理状态。外湿则多由长夏多雨季节，或气候潮湿，或涉水淋雨、居处潮湿等外在湿邪侵袭人体所致。内湿、外湿虽有不同，但在发病过程中又相互影响。伤于外湿，湿邪困脾，脾失运化则易湿浊内生，形成内湿；而脾阳亏虚，水湿不化，亦易招致外湿的侵袭。湿性重浊、黏滞，阻滞气机，病见大便稀溏、下利脓血黏液、排便不畅。

（5）感受燥邪：外受秋燥之邪，虽易犯肺，然胃为燥土，同类相召，亦易感受燥邪。胃为燥邪所伤，耗伤胃阴，可见口渴咽干、饥不欲食、大便干燥、小便短少，甚则出现干呕呃逆、舌红少津等症。

（6）感受火邪：夏季气候炎热，感受火热病邪，或急性热病，邪热入里，耗伤脾胃、大肠、小肠阴液，可见咽干、口渴、溲赤便秘；邪热灼伤胃肠血络，迫血妄行，可见吐血、便血；火邪郁结，形成热毒，伤及胃肠肝胆，而成胃痈、肠痈、肝痈、胆火等病证。

2. 七情所伤

七情即喜、怒、忧、思、悲、恐、惊七种情志变化。七情过度，则使脏腑气机逆乱，气血失调，导致种种病证。脾胃病与七情过度密切相关，《脾胃论》云："皆先由喜、怒、悲、思、恐，为五贼所伤，而后胃气不行。"七情中尤其怒、忧、思对脾胃病的发病影响最大。郁怒寡欢，或情绪紧张，肝气郁结，疏泄失司，乘犯脾胃，则肝脾不调、肝胃不和。忧思过度，损伤脾气，则脾失健运，可见纳呆、脘腹胀满、便溏等症。

3. 饮食所伤

饮食失宜是脾胃病发病的主要因素之一。饮食所伤，包括饮食不节、饮食不洁、饮食偏嗜等因素。

（1）饮食不节：饮食过量，暴饮暴食，食积于胃肠而壅滞不通，则见脘腹痞满疼痛、嗳腐吞酸、呕吐呃逆、泻下臭秽等症。《素问·痹论》曰："饮食自倍，肠胃乃伤。"饮食过少，气血生化无源，脾胃运化受纳功能随之减弱，则见面黄肌瘦、神疲乏力等症。长期饥饱失宜，或饮食不定时，不仅损伤肠胃，进而伤及脾，致脾气亏虚。

（2）饮食不洁：进食不洁之物，或误食腐烂变质食物，或饮用不洁之水，损伤脾胃，致使纳化腐熟传导失司，可见恶心呕吐、腹胀腹痛、腹泻或下利脓血黏液等症。

（3）饮食偏嗜：饮食五味偏嗜，过食酸、苦、甘、辛、咸之品，则脏腑功能偏盛偏衰，引起脾胃、大小肠、肝胆病变。过食酸味，导致肝气过亢，肝木乘脾土，而使脾气衰竭。过食辛辣，可使胃肠积热化火。偏嗜肥甘厚味，则内生湿热，壅滞脾胃、肝胆气机，运化、疏泄失健，可致胃脘疼痛、恶心呕吐、胁肋疼痛等。过食生冷之品，则伤脾胃阳气，化生寒湿，可致胃痛、呕吐、腹痛、泄泻等。

4. 劳逸不均

体力劳动过度是导致脾胃病发生的重要原因。李东垣《脾胃论》中认为："形体劳役则脾病……脾既病，则其胃不能独行津液，故也从而病焉。"脑力劳动过度亦可耗伤脾气。

二、八纲辨证

辨证是中医探讨疾病发生发展机理的根本方法，是将四诊所收集的各种症状及检查所得资料加以分析、综合、归纳，从而得出疾病的证候诊断结论的方法。中医辨证分析疾病的方法多种多样，八纲辨证则是各种辨证方法的总纲，其名称由近代祝味菊先生在《伤寒质难》一书中提出，"所谓八纲者，阴、阳、表、里、寒、热、虚、实是也。古昔医工，观察各种疾病之证候，就其性能之不同，归纳于八种纲要，执简驭繁，以应无穷之变"，被认为是外感内伤诸疾临床辨证之准绳和大纲。

1. 八纲辨证起源与形成

"阴，阳，表，里，寒，热，虚，实"八纲辨证起源于神农时代，虽然当时医学著作多已散失，但历史学家将岐黄医学做了摘录留传于后人。如《汉书·艺文志·方技略》曰："经方者，本草石之寒温量疾病之浅深，假药味之滋，因气感之宜，辨五苦六辛，致水火之齐，以通闭解结，反之于平。及其失宜者，以热益热，以寒增寒，精气内伤，不见于外，是所独失也。"从这简略的文字描述，就可以看出八纲辨证理论萌发于神农尝百草这一历史时期。

东汉张仲景《伤寒论》所述的三阴三阳各种证候的传变，无不贯穿着阴、阳、表、里、寒、热、虚、实的内容，为后来的"八纲"的形成夯实了理论基础。明代医家则明确地提出了八纲的概念。王执中在《东垣先生伤寒正脉》中说："治病八字，虚、实、阴、阳、表、里、寒、热。八字不分，杀人反掌。"在《景岳全书》中，张介宾提出阴、阳二纲统六变（表、里、寒、热、虚、实）。清代的程钟龄运用八纲娴熟于心，并指出："受病百端，不过寒、热、虚、实、表、里、阴、阳八字而尽之。"近人沪上名医祝味菊在《伤寒质难》一书中将八纲的字序做了调整，所谓"八纲"，即"阴，阳，表，里，寒，热，虚，实是也。"这一学术观点为后代中医界所共识。

（1）表里辨证：八纲辨别表里，其重要性是在于指导医者分析、归纳各种具体证候中（包括外感病及内伤杂病）带有普遍规律的共性之一的"病位"，以及与之有关的"病势"变化。表与里是一对相对的概念，如肌肤与脏腑相对而言，肌肤属表，脏腑属里；而脏与腑相对而言，腑属表，脏属里。外邪犯表，多在疾病的初起阶段，一般比较轻浅；脏腑受病，多为病邪入里，一般比较深重。运用表里两纲"辨表里"，适用于对内伤杂病的病位及其变化趋势之辨别，以及对外感病里证阶段内的病位之进一步辨别分析，因而更具普遍的临床指导意义。

（2）寒热辨证：《素问·阴阳应象大论》说："阳胜则热，阴胜则寒。"《素问·调经论》说："阳虚则外寒，阴虚则内热。"《景岳全书·传忠录》说："寒热者，阴阳之化也。"《类经·疾病类》亦说："水火失其和，则为寒为热。"阳邪致病导致机体阳气偏盛而阴液受伤，或是阴液亏损而阳气偏亢，均可表现为热证；阴邪致病容易导致机体阴气偏盛而阳气受损，或是阳气虚衰而阴寒内盛，均可表现为寒证。

寒热辨证，不能孤立地根据个别症状做判断，而是通过四诊对与其相适应的疾病本身所反映的各种症状、体征的概括。具体地说，热证是指一组有热象的症状和体征；寒证是指一组有寒象的症状和体征。感受外界寒邪，或过服生冷寒凉所致，起病急骤，体质壮实者，多为实寒证；因内伤久病，阳气耗伤而阴寒偏胜者，多为虚寒证，即阳虚证。寒邪袭于肤表，多为表寒证；寒邪客于脏腑，或因阳气亏虚所致者，多为里寒证。各类寒证证候表现不尽一致，但常见的有：恶寒，畏冷，肢凉，冷痛，喜暖，面色白，肢冷蜷卧，口淡不渴，痰、涎、涕清稀，小便清长，大便稀溏，舌淡苔白而润滑，脉迟或紧。

热证是感受热邪或阳盛阴虚，人体的功能活动亢进所表现的证候。多因外感火热之邪，或寒邪化热入里；或因七情过激，郁而化热；或饮食不节，积蓄为热；或房室劳伤，劫夺阴精，阴虚阳亢所致。热证包括表热、里热、虚热、火热阳邪侵袭，或过服辛辣温热之品，或体内阳热之气过盛所致，病势急而形体壮者，多为实热证；因内伤久病，阴液耗损而虚阳偏胜者，多为虚热证，即阴虚证。风热之邪袭于肌表，多为表热证；热邪盛于脏腑，或因阴液亏虚所致者，多为里热证。各类热证的表现不尽一致，其常见证候有发热，恶热喜冷，口渴喜冷饮，面红目赤，烦躁不宁，痰、涕黄稠，小便短黄，大便干结，吐血衄血，舌红苔黄、干燥少津，脉数等。

（3）虚实辨证：虚实是辨别邪正盛衰的纲领，即虚与实主要是反映病变过程中人体正气的强弱和致病邪气的盛衰。《素问·通评虚实论》说："邪气盛则实，精气夺则虚。"《景岳全书·传忠录》亦说："虚实者，有余不足也。"实主要指邪气盛实，虚主要指正气不足，所以实与虚是用以概括和辨别邪正盛衰的两个纲领。

虚证是对人体正气虚弱、不足为主所产生的各种虚弱证候的概括。虚证反映人体正气虚弱、不足而邪气并不明显。虚证的形成，可以由先天禀赋不足所导致，但主要是由后天失调和疾病耗损所产生。如饮食失调，营血生化之源不足；思虑太过、悲哀卒恐、过度劳倦等，耗伤气血营阴；房事不节，耗损肾精元气；久病失治、误治，损伤正气；大吐、大泻、大汗、出血、失精等致阴液气血耗损等，均可形成虚证。实证是对人体感受外邪，或疾病过程中阴阳气血失调而以阳、热、滞、闭等为主，或体内病理产物蓄积，所形成的各种临床证候的概括。实证以邪气充盛、停积为主，但正气尚未虚衰，有充分的抗邪能力，故邪正斗争一般较为剧烈，而表现为有余、强烈、停聚的特点。由于致病邪气的性质及所在部位的不同，实证的表现亦不一致，而常见的主要有发热，烦躁，甚至神昏谵语；胸闷呼吸气粗、痰涎壅盛，腹胀痛拒按、大便秘结，或下利、里急后重，小便不利，或淋沥涩痛，舌质苍老，舌苔厚腻，脉实有力等。

（4）阴阳辨证：阴阳是对自然界相互关联的事物或现象对立双方属性的概括，代表着事物相互对立的两个方面，无所不指，又无所定指。根据阴阳的基本属性，阳证通常具有上升、兴奋、躁动、亢进、明亮、温热等特性，阴证通常具有下降、抑制、沉静、衰退、晦黯、寒凉等特性。阴证的形成多由于内伤久病，或年老体衰，或外邪传里致阳虚阴盛，脏腑功能下降、减退。阳证形成多由于邪气实而正亦盛之斗争抗衡，病势急迫，常兼见小便短赤，大便秘结，舌红苔黄腻，脉滑数或弦数有力。

2. 脾胃病临床辨证新八纲

著名中医内科学家董建华院士对脾胃学说潜心研究，师古而不泥古，在长期临床实践的基础上，提出了脾胃"通降论"，以脾胃的生理功能正常为核心，以脾胃通降失常的病理表现为关键，根据其生理功能、病理特点，提出脾胃病认识上的三要素，即生理上以降为顺，病理上因滞为病，治疗上以通祛疾。三位一体，以胃为中心，由胃及脾，由脾胃联系其他脏腑及气血阴阳，纲目分明。脾胃"通降论"的提出既是对脾胃通降相关论述的继承总结，也是对传统脾胃学说的重要补充和深化，在中医学术界有着深远的影响。

基于脾胃"通降论"思想，创建的脾胃病临床辨证新八纲——脏腑、虚实、气血、寒热，既是消化系疾病临床中医辨证的具体抓手和操作技术路线，也是将"通降论"之理落实的方法。

（1）辨脏腑：以明确发病病位为辨证基础。清代唐容川在《血证论》中指出："脏腑各有所主，各有经脉……业医不知脏腑，则病原莫辨，用药无方。"脏腑功能各有特点，同种病邪侵犯的脏腑不同，发病及症状就不相同。因此，脏腑辨证是疾病定位的重要依据，在中医辨证体系中处于核心地位。

脾胃系疾病在病位上的层次有三：一为胃本腑自病、胃病及脾，二为胃（脾）病及他脏，三为他脏及胃（脾）。初起病位主要在胃，无论外邪、饮食、情志均可导致胃气受损，轻则气机壅滞，重则和降失司。病久则影响脾，脾胃合病。《素问·五运行大论》说："气有余，则制己所胜而侮所不胜；其不及，则己所不胜，侮而乘之，己所胜，轻而侮之。"基于五脏五行生克制化体系，胃（脾）病及他脏的证型常见有土虚木乘、土虚水侮、土不生金。他脏及胃（脾）的证候常表现为心火及胃、肺金及胃、肝木及胃等。以胃脘痛为例，临证时需辨明病位之单纯在胃，还是在肝、在脾。受寒、冒暑、伤食、积热易于伤胃，胃气壅滞，不降反逆；情志不遂易于伤肝，肝气郁结，横逆犯胃，致肝胃气滞、肝胃郁热。日久，或郁而化热，或久病入络，或耗伤胃阴。久病及脾，可见脾气虚弱，中气下陷，或见脾阳不振。

以脏腑为纲，可将胃病治法分为单纯治胃法、脾胃合治法、从他脏他腑调治脾胃法三类。治胃法，如理气和胃法、化瘀通络法、温胃散寒法、养阴益胃法、清热和胃法、泻下通腑法、降逆和胃法等；脾胃合治法，如温中补虚法、升阳降浊法、化湿运脾法等；从他脏他腑调治脾胃法，如从肝治胃法（如疏肝和胃法、清肝和胃法、柔肝养胃法）、从心治胃法（如清心益胃法、补益心脾法）、从肺治胃法（如宣肺降胃法、肃肺通腑法）、从肾治胃法（如补火生土法、滋肾益胃法）。诚如《金匮要略》所云："五脏病各有所得者愈；五脏病各有所恶，各随其所不喜者为病。"以脏腑为纲，不仅是明确病位为辨证基础，更是指导治疗的重要手段。

（2）辨虚实：以明确病证特性为辨证要点。《素问·调经论》有云："百病之生，皆有虚实。"或饮食不节，或外感受邪，或情志不畅，造成食积、湿邪、气滞等实邪内阻，日久可致脾失健运，气血精微化生不足，出现乏力、畏寒等虚象；中气不足，气机升降失司，又可出现气机阻滞，化痰生湿。由于脾与胃不同的生理特性及病理特点，胃病多实，脾病多虚。同时因虚致实，因实致虚，虚实夹杂证在脾胃系疾病中尤为常见。故临证时，当以明辨虚实、明确邪正盛衰为要点。

关于虚实辨证之法，以胃脘痛为例，《景岳全书·杂证谟·心腹痛》论述："痛有虚实……辨之之法，但当察其可按者为虚，拒按者为实；久痛者为虚，暴痛者为实；得食稍可者为虚，胀满畏食者为实；痛徐而缓，莫得其处者为虚；痛剧而坚，固定不移者为实；痛在肠脏中，有物有滞者多实；痛在腔胁经络，不干中脏而牵连腰背，无胀无滞者多虚。脉与证参，虚实自辨。"

以虚实为纲进行辨证，对脾胃虚证、实证，尤其是虚实夹杂证的论治有着重要的意义。通过虚实辨证，可以为治疗的补泻提供基本依据。虚实辨证准确，补泻方能无误，轻重恰当、平衡补泻才不致犯"实实""虚虚"之诫。

（3）辨气血：以明确在气在血为辨证中心。《医林改错·气血合脉说》中有："治病之要诀，在明白气血，无论外感内伤，要知初病伤人何物，不能伤脏腑，不能伤筋骨，不能伤皮肉，所伤者无非气血。"指出气血为致病之起因，百病始生皆伤气血。胃为多气多血之腑，以气血调畅为贵，其病证亦有一个由气及血的演变过程，临证当明辨病症之在气在血。

一般气滞在先，血瘀在后。气滞病浅而较轻，未及络脉；血瘀病深而较重，病在络脉。气血两者相互影响。叶天士《临证指南医案》曰："初病在气，久必入血，以经脉主气，络脉主血也。"以胃脘痛为例，初起多病在气；具体表现为胃痛且胀，以胀为主，痛无定处，窜走胸胁，时作时止，聚散无形。胃病日久多病在血，久病入血，临床多表现为胃痛持久而夜甚，胃痛如刺如刀割，痛有定处，固定不移，舌质紫黯，甚则呕血黑便。气血之间往往相互影响，气滞可致血瘀，而血瘀内阻，有形之邪阻滞气机，又可造成气滞，临床多见气机阻滞、血络失和。

以气血辨证运用于临床，对于气病、血病、气血同病而见气虚血瘀或气滞血瘀证候者，治疗时均需注重调气活血。调畅气机以复其通降，既能使气滞消而免生血瘀之变，又可因气行则血行而助血瘀消散。同时，应视证情而决定调气与活血的孰轻孰重，或调气以和血，或调血以和气。

（4）辨寒热：以明确机体状态为辨证要素。脾为太阴，其气易虚，虚则生寒；胃为阳明，其性易实，实则生热。寒与热之间常相互影响，相互转化。如脾胃运化不及，水湿不化，日久湿蕴生热，或进食辛辣厚重之味使湿热内生，而各种热证失治误治，迁延日久耗气，可转变为寒证；同样，各种寒证迁延不愈，气机不畅，郁而化热，可表现为寒热错杂证。故而临证需辨明寒热，以明确机体状态。

寒热辨证可将脾胃系疾病分为单纯寒证、单纯热证和寒热错杂证。寒证常以"喜热恶冷、便溏、舌苔白润、脉缓"为审证要点。"烧心、便干、喜冷、苔黄、脉数"常为热证的审证要点。脾胃系疾病寒热错杂证尤为常见，其审证要点为寒证和热证交结并见，即患者表现某些寒证，兼见便干、苔黄、脉数等热象；患者表现某些热证，同时兼见便溏、苔润、脉缓等寒象。其中"冷热好恶、大便性状、舌苔颜色、脉象"为审证要点中之要点。

综上，八纲之间密切联系，不可分割，"八纲辨证"应该是对病证本质做全面、综合的分析，而不是将它们割裂开来。"表里辨证""寒热辨证""虚实辨证"都不能单独成为独立的辨证方法，它们实际上只是辨证过程中的一些中间环节。因而，所谓"八纲辨证"则必须是在阴阳学说指导下以阴阳为纲，八纲综合应用，通过辨别表里、寒热、虚实等中间环节，认清病证本质的各个方面，才能共同完成整个辨证过程。而且，八纲辨证作为各种辨证方法的基础，理应是一种完整、规范的辨证方法。其所得出的辨证结果，应该是能够全面概括病证本质的独立、完整而规范的证，是八纲辨证层面上的最终结果。

三、六经辨证

六经辨证，始见于《伤寒论》，是东汉医学家张仲景在《素问·热论》等篇的基础上，结合伤寒病证的传变特点所创立的一种论治外感病的辨证方法。它以六经（太阳经、阳明经、少阳经、太阴经、少阴经、厥阴经）为纲，将外感病演变过程中所表现的各种证候，总结归纳为三阳病（太阳病、阳明病、少阳病）、三阴病（太阴病、少阴病、厥阴病）六类，分别从邪正盛衰、病变部位、病势进退及其相互传变等方面阐述外感病各阶段的病变特点。凡是抗病能力强、病势亢盛的，为三阳病证；抗病力衰减，病势虚弱的，为三阴病证。

脾胃为气血化生之源，胃行气于三阳，为六腑之本；脾行气于三阴，为五脏之本，体表营卫、体内阴阳均靠脾胃后天的生化来补充。脾胃功能失常，导致正气衰弱，因而外邪易于侵袭，脏腑易于失调，故脾胃无论是在内伤还是外感病中，均发挥着至关重要的作用。

1. 太阳病证

太阳经脉循行于项背，统摄营卫，主一身之表，为诸经藩篱。一旦外邪侵入人体，太阳首当其冲，导致太阳生理功能异常，发为太阳之病。太阳病失治误治，易致邪气内传，导致脾胃病的发生。若风寒闭郁于表，内迫阳明，传导失职，则见下利；胃腑受累，则呕逆；表邪传里，热郁胸膈，热迫胃逆则心中懊恼兼呕逆；中焦气郁，兼腹胀气满；中虚则寒利。如热聚中焦，燥热成实，则腹满谵语；肠热则下利，胆热移肠则下利热臭。若素有停饮，吐下后饮停于内，而脾阳虚损，脾虚则水聚更甚。如寒热错杂，上热下寒，则腹痛、呕逆；无形邪热聚于心下，是谓热痞；无形寒热错杂于中，则形成寒热错杂之痞；兼水饮食滞则干噫食臭；兼胃虚则痞利严重；胃虚痰阻则噫气不除。

2. 阳明病证

阳明病证是指外感病发展过程中，阳热亢盛，胃肠燥热所表现的证候。其性质属里实热证，为邪正斗争的极盛阶段。阳明病的主要病机是"胃家实"。胃家，包括胃与大肠；实，指邪气亢盛。阳明为多气多血之经，阳气旺盛，邪入阳明，最易化燥化热。无形邪热伤胃，可大热、大渴、大烦、大躁；有形实邪结聚肠胃，可潮热、谵语、腹满胀，甚则胀满疼痛，大便可燥结不通、大便难；热炽于里，既可伤阴，还可动风。余热未尽，留于胃腑，上扰胸膈，则心中懊恼而烦；胃肠余热，脾阴亏，肠中干燥，大便硬，小便频数，形成脾约；若津液内竭，形成肠中燥结；如瘀热内结，阳明蓄血，则喜忘，大便硬而反易；阳明热邪，还可伤及中阳，导致中寒，则不能食而便溏；胃中虚冷则食谷却即呕。

3. 少阳病证

少阳病证是指邪犯少阳胆腑，具有枢机不运，经气不利病理特征的证候，又称"少阳半表半里证"。胆热上犯则口苦，胆热犯胃则喜呕；木邪克害中土则干呕不能食；木邪犯土而脾络不和，则腹中痛；少阳病兼阳明里实，可胸胁满而呕，日晡潮热，已而微利。少阳病之转归，亦与胃气强弱有关。若少阳之气清和，抗邪有力，则少阳未必受邪；若胃气强盛，五脏赖以滋荣而壮，反能食而不呕。

4. 太阴病证

太阴病证是由多种原因所致脾阳虚衰，寒湿内生所表现的证候。太阴病为三阴病之轻浅阶段，其病变特点为里虚寒证。太阴属脾，为阴土，脾主运化，喜燥恶湿，以升为健，与阳明胃相表里，为三阴之表，所以邪犯三阴，必首先侵犯太阴，故而太阴脾气之强弱对邪是否内传少阴、厥阴至关重要。太阴脾气素虚之人，邪气易直中太阴，易从寒化、湿化，脾阳虚弱，寒湿内盛，升运失职，升降失常，多属里虚寒证，太阴与阳明相表里，故在其病理特点上有"虚则太阴，实则阳明"之说。临床可见腹满而吐、食不下、自利、口不渴、时腹自痛、四肢欠温、脉沉缓而弱等症。如利不止，心下痞硬，多为脾阳损伤，浊阴内阻；腹满时痛，多为邪陷太阴，脾伤气滞瘀络；续自便利，兼太阴腹痛，多为脾虚气陷，清阳不升。病中如出现暴烦下利，为脾阳恢复，奋起祛邪之兆，腐秽尽则利自愈。

5. 少阴病证

少阴病属全身性里虚证，病位主要在心肾，是六经病变过程中后期的危重阶段。少阴病既可从阴化寒，亦可从阳化热。邪中少阴，损及心肾，心肾阳虚，水火失济，不能温运脾土，升降失职，可见下利清谷、呕不能食。少阴热化证则多因心血、肾精不足所致，但也与脾胃气血化源亏虚，不能养心滋肾关系密切。下焦阳衰，寒饮上逆，胃失和降则欲吐，然胃中空虚，胃中无物，故欲吐而复不能吐；阳虚阴盛，火不暖土，脾失升运，则自利，太阴脾家寒湿，且自利不渴；少阴不足，火不暖土，中焦虚寒，升降失职，夹有肝寒犯胃则吐逆剧烈，伴肢厥下利；阴寒内盛，格阳于外，则下利清谷。少阴阴虚火旺，火涸土燥，燥热成实，或口燥咽干，或自利清水，或腹胀，不大便，易于形成少阴急下之证。

6. 厥阴病证

厥阴病证是外感病发展传变的最后阶段，病情复杂而危重。厥阴内属肝与心包，以肝为主。肝主疏泄，喜条达。肝所藏之血，赖于脾胃资生。脾胃健旺，水谷精微不断化生，营血充足，肝藏血才能盈满。而脾胃之升降纳运，又须肝气之疏泄，脾与胃、肝与胆均为表里关系，肝气主升，能助脾气升清；胆气主降，亦能助胃气下行。邪入厥阴，肝火内盛，乘脾犯胃，疏泄失职，脾胃纳运失司。肝邪易于犯胃乘脾，多见上热下寒证，如消渴、气上撞心、心中疼热、饥不欲食、食则吐蛔。肝脾不调则下利；肝胃气逆，多发生呕吐、哕；肝热下迫大肠，症见便脓血、里急后重；热结旁流，则下利谵语、腹胀满；肝寒犯胃，浊阴上逆，则见干呕、吐涎沫、头痛；阴盛阳虚，症见呕而脉弱；肝胃气逆，则呕而发热。

四、脏腑辨证

脏腑辨证，是根据脏腑的生理功能、病理表现，对疾病证候进行归纳，借以推究病机，判断病变的部位、性质、正邪盛衰情况的一种辨证方法。脏腑辨证，包括脏病辨证、腑病辨证及脏腑兼病辨证。脾胃病的发病部位在于胸骨后、胃脘及胃脘以下至耻骨毛际以上部位，包括食管、脾、胃、大肠、小肠、肝、胆。临床上，根据患者的症状或发病部位，以辨发病脏腑。

1. 肝与胆病辨证

肝位于右胁，胆附于肝，肝胆经脉相互络属，肝与胆相表里。肝主疏泄，主藏血，在体为筋，其华在爪，开窍于目，其气升发，性喜条达而恶抑郁。胆贮藏排泄胆汁，以助消化，并与情志活动有关，因而有"胆主决断"之说。

肝的病证有虚实之分，虚证多见肝血、肝阴不足。实证多见风阳妄动，肝火炽盛，以及湿热寒邪犯扰等。

肝的病变主要表现在疏泄失常，血不归藏，筋脉不利等方面。肝开窍于目，故多种目疾都与肝有关。肝的病变较为广泛和复杂，如胸胁少腹胀痛、窜痛，以及情志活动异常、头晕胀痛、手足抽搐、肢体震颤、月经不调、睾丸胀痛等，常与肝有关。胆病常见口苦发黄，失眠和胆怯易惊等情绪的异常。

2. 心与小肠病辨证

心居胸中，心包络围护于外，为心主的宫城。其经脉下络小肠，两者相为表里。心主血脉，又主神明，开窍于舌。小肠分清泌浊，具有化物的功能。

心的病证有虚实。虚证多由久病伤正，禀赋不足，思虑伤心等因素，导致心气心阳受损，心阴、心血亏耗；实证多由痰阻、火扰、寒凝、瘀滞、气郁等引起。

心的病变主要表现为血脉运行失常及精神意识思维改变等方面，如心悸、心痛、失眠、神昏、精神错乱、脉结代或促等症状常是心的病变。小肠的病变主要反映在清浊不分，传输障碍等方面，如小便失常、大便溏泄等。

3. 脾与胃病辨证

脾胃共处中焦，经脉互为络属，具有表里的关系。脾主运化水谷，胃主受纳腐熟，脾升胃降，共同完成饮食物的消化、吸收与输布，为气血生化之源，后天之本，脾又具有统血，主四肢肌肉的功能。

脾胃病证，皆有寒热虚实之不同。脾的病变主要反映在运化功能的失常和统摄血液功能的障碍，以及水湿潴留、清阳不升等方面；胃的病变主要反映在食不消化，胃失和降，胃气上逆等方面。

脾病常见腹胀腹痛、泄泻便溏、浮肿、出血等症。胃病常见脘痛、呕吐、嗳气、呃逆等症。

4. 肺与大肠病辨证

肺居胸中，经脉下络大肠，与大肠相为表里。肺主气，司呼吸，主宣发肃降，通调水道，外合皮毛，开窍于鼻。大肠主传导，排泄糟粕。

肺的病证有虚实之分，虚证多见气虚和阴虚，实证多见风寒燥热等邪气侵袭或痰湿阻肺所致。大肠病证有湿热内侵、津液不足以及阳气亏虚等。

肺的病变，主要为气失宣降，肺气上逆，或腠理不固及水液代谢方面的障碍，临床上往往出现咳嗽、气喘、胸痛、咯血等症状。大肠的病变主要是传导功能失常，主要表现为便秘与泄泻。

5. 肾与膀胱病辨证

肾左右各一，位于腰部，其经脉与膀胱相互络属，故两者为表里。肾藏精，主生殖，为先天之本，主骨生髓充脑，在体为骨，开窍于耳，其华在发。又主水，并有纳气功能。膀胱具有贮尿排尿的作用。

肾藏元阴元阳，为人体生长发育之根，脏腑功能活动之本，一有耗伤，则诸脏皆病，故肾多虚证。膀胱多见湿热证。

肾的病变主要反映在生长发育、生殖功能、水液代谢的异常方面；临床常见症状有腰膝酸软而痛，耳鸣耳聋，发白早脱，齿牙动摇，阳痿遗精，精少不育，女子经少经闭，以及水肿、二便异常等。膀胱的病变主要反映为小便异常及尿液的改变，临床常见尿频、尿急、尿痛、尿闭以及遗尿、小便失禁等症。

五、经络辨证

经络辨证，是以经络学说为理论依据，对患者的若干症状、体征进行分析综合，以判断病属何经、何脏、何腑，从而进一步确定发病原因、病变性质、病理机转的一种辨证方法。

经络是人体经气运行的通道，又是疾病发生和传变的途径。其分布周身，运行全身气血，联络脏腑肢节，沟通上下内外，使人体各部相互协调，共同完成各种生理活动。当外邪侵入人体，经气失常，病邪会通过经络逐渐传入脏腑；反之，如果内脏发生病变，同样也循着经络反映于体表，在体表经脉循行的部位，特别是经气聚集的腧穴之处，出现各种异常反应，如麻木、酸胀、疼痛，对冷热等刺激的敏感度异常，或皮肤色泽改变，或见脱屑、结节等。经络辨证是以经络及其所联系脏腑的生理病理为基础，辨析经络及其相关脏腑在病理情况下的临床表现，从而辨清病证的所在部位、病因病机及其性质特征等，为治疗提供依据。因经络辨证在临床中应用不多，故此简要介绍和脾胃病相关的经络病证。

1. 足太阴脾经病证

足太阴脾经在外行于身之前部，在内属脾络胃，与足阳明胃经互为表里。居于三阴经之最表，为三阴之关，故其功能是调理脾胃、统帅三阴。通过调理脾胃，和调中焦气机升降，运化水谷精微，使脏腑经络得以充养，则全身功能正常。

足太阴脾经病证是指足太阴脾经经脉循行部位及脾脏功能失调所表现的临床证候。脾经血少气旺，如果经气发生变动，因其脉连舌本，所以发生舌根强硬现象。脾病失运，所以食则呕、胃脘痛、腹胀。若阴盛而上走阳明，故气滞而为嗳气；得大便后与矢气则快然如衰者，为脾气得以输转而气通，所以矢气或大便后腹胀和嗳气就得以衰减或暂时消除。脾主肌肉，湿邪内困，故身体皆重。脾不健运，筋脉失养，则舌本痛，肢体关节不能动摇。足太阴的支脉，上膈注心中，故为烦心、心下急痛。脾经有寒，则为溏泄；脾经有郁滞，则为癥瘕。脾病不能制水则为泻，为水闭，为黄疸，不能卧。足太阴脾经起于大趾，上膝股内前廉，故为肿为厥，为大趾不用等病。

2. 足阳明胃经病证

足阳明胃经在内属胃络脾。脾胃为后天之本，运化水谷，为气血生化之源，资养脏腑。胃经为十二经之长，脉大血多、气盛阳旺和主润宗筋。

足阳明胃经病证是指足阳明胃经经脉循行部位及胃腑功能失调所表现的临床证候。胃经多气多血，受邪后易从阳化热。里热内盛则壮热；邪热迫津外出致汗出；胃火循经上炎，则见头痛、颈肿、咽喉肿痛、齿痛、口唇疮疹；若风邪侵袭，可见口角㖞斜、鼻流浊涕；热盛迫血妄行，则鼻衄；热扰神明，则惊惕发狂而躁动，胃火炽盛，致消谷善饥；胃病及脾，中焦气阻，则脘腹胀满；胃经受邪，气机不利，则所循行部位如胸乳部、腹股部、下肢外侧、足背、足中趾等多处疼痛，且活动受限。

3. 手阳明大肠经病证

手阳明大肠经病证是指手阳明大肠经经脉循行部位及大肠功能失调所表现的临床证候。大肠禀燥化之气，主津液所生的疾病，属手阳明经。

手阳明大肠经的支脉，从缺盆上颈，贯颊，入下齿，故病则齿痛、颈肿、咽喉肿痛；大肠经之别络达目，邪热炽盛，则目黄、口干；热盛迫血妄行，故鼻衄；病邪阻滞经脉，气血不畅，则肩臂前侧疼痛；拇、食指疼痛及活动障碍，均为本经经脉所及的病变。湿热下注大肠，气机不利，则腹痛、肠鸣；大肠传导失司，则大便泄泻；热结大肠或肠道津液受损，则大便秘结。

4. 手太阴肺经病证

手太阴肺经病证是指手太阴肺经经脉循行部位及肺脏功能失调所表现的临床证候。

手太阴肺经起源于中焦脾胃，下络大肠，还循胃口，上膈属肺。同时，胃腑亦通过络脉与肺脏相连。如若胃经气血充足，则肺经气血来源不断，十二经脉循环往复，流行无端。若胃经气血虚衰，则肺经气血乏源，进而全身经络无所滋养，肢体肌肉萎缩无力。

同时，脾为足太阴，肺为手太阴，两者同为太阴而主开。饮食入胃，经受纳腐熟后，由脾气将水谷精微散布全身。若邪气侵犯中焦，脾气不能布散水谷精微，开机不通，则腹胀、泄泻之病生矣。肺气宣发，将津气向上向外布散，以温养濡润周身，若外邪袭表，皮毛郁闭，肺气不宣，津气不畅，则痰气交阻于肺，于是咳嗽、喘息、吐痰。

手太阴肺经与手阳明大肠经经脉互相络属，构成了表里关系，在生理与病理方面互相影响。大肠的传导功能，有赖于肺气的肃降。肺气下降，大肠才能传递糟粕，大便得以通畅。

5. 足少阴肾经病证

足少阴肾经病证是指足少阴肾经经脉循行部位及肾脏功能失调所表现的临床证候。

足少阴肾经与足太阴脾经通过经筋相连。肾为先天之本，脾为后天之本，两者关系上主要表现在先天与后天的相互资生，相互促进。肾藏精，脾运化，肾中精气依赖于水谷精微的培育和充养，才能不断充盈和成熟。脾气健旺，水谷精微充足，不断滋养于肾，促进人体的生长发育、健康长寿。若脾气虚弱，气血生化无源，肾精无以充养，则发育迟缓、形体早衰、骨软无力。肾主水，脾主运化水湿；肾属水，脾属土。因此，肾主水之功能必须依赖脾土的制约方能不至于泛溢。脾经和利，经气充盛，则土能制水，全身水液代谢正常。若脾气虚衰，或脾经气逆乱，土不制水，甚至"土虚水侮"，则水液代谢失常，产生痰、湿、饮或发为水肿、癃闭、遗尿。

6. 足厥阴肝经病证

足厥阴肝经夹胃，交足太阴脾于三阴交、冲门、府舍，故肝经与中焦关系密切。

肝经的疏泄升发，有利于脾胃气机的升降。肝气条达，不郁不亢，则可鼓舞脾胃之气，使升降有序，水谷、水液均得以运化，气血生成有源，从而滋养肝及全身。

足厥阴肝经病证，是指足厥阴肝经经脉循行部位及肝脏功能失调所表现的临床证候。肝主藏血，主疏泄，属足厥阴经，少气而多血。足厥阴的支脉与别络和太阳少阳之脉，同结于腰踝下中下部之间，故病则为腰痛不可俯仰。肝血不足，不能上养头面，致面色晦黯。肝脉循喉咙之后，上入颃颡，上出额，其支者从目系下颊里，故病则咽干。肝经上行夹胃贯膈，下行过阴器抵少腹，故病则胸满、呕吐、腹泻、遗尿或癃闭、疝气或妇女少腹痛等。

（唐志鹏　唐旭东　马祥雪　陶璇）

参考文献

［1］唐旭东．董建华"通降论"学术思想整理［J］．北京中医药大学学报，1995（2）：45 - 48.

［2］徐建国．八纲理论及其临床应用的再认识［J］．上海中医药杂志，2007（1）：63 - 65.

［3］唐旭东，卞立群．脾胃"通降理论"及其应用——脾胃学说传承与应用专题系列（3）［J］．中医杂志，2012，53（14）：1171 - 1173，1181.

［4］胡建华，李敬华，唐旭东．脾胃升降理论的传承、创新、应用与展望［J］．广州中医药大学学报，2015，32（1）：171 - 173，177.

［5］唐旭东，马祥雪．传承董建华"通降论"学术思想，创建脾胃病辨证新八纲［J］．中国中西医结合消化杂志，2018，26（11）：893 - 896.

［6］洪文旭，洪泓．实用中医消化病学［M］．天津：天津科技翻译出版公司，1994.

［7］李灿东．中医诊断学［M］．北京：中国中医药出版社，2016.

［8］张声生．中华脾胃病学［M］．北京：人民卫生出版社，2016.

［9］朱西杰．脾胃病六经辨证治疗［M］．北京：人民军医出版社，2011.

第六章　治则治法

中医治病，强调理法方药，丝丝入扣，一线贯穿，法是连接辨证与用药的重要桥梁。法既包含治疗疾病的法则，也有具体的治疗方法，法因病证（病机）而立，方依法而组，药依法而施，故法是发挥中医治疗特色优势的重要一环。

治则，是在整体观念和辨证论治等中医理论指导下制定的，对临床治疗具有普遍指导意义的法则，约而可分为普适性和系统性两类。前者如调理阴阳、治病求本、扶正祛邪、三因制宜、权衡升降、调和气血等是中医治疗疾病应充分重视的基本原则，体现了中医重视阴阳平衡、气血流畅、升降相因、顾护正气、标本病传、天人相应等整体相关，以及动态平衡的生命健康理念和疾病本质认识。后者落实到脏腑系统、经络系统和气血津液，又要各具特色、切合临床。在制定具体的治则时，既要统筹考虑脏腑的生理特点、致病因素和病理变化：如胃属阳明系统，多气多血，喜润恶燥，以降为顺，治疗就宜和、宜润、宜降；脾属太阴系统，功主运化，喜燥恶湿，以升为健，治疗就宜运、宜燥、宜升。又要针对不同的病证和关键病机，拟定基本的治疗原则：如胃痛的理气和胃，呕吐的和胃降逆，泄泻的运脾化湿等。这种不同层次的治则，为临床的精准施治提供了保障。

治法是治疗法则在疾病和证候治疗上的具体应用。程钟龄《医学心悟》指出："论病之原，以内伤、外感，四字括之。论病之情，则以寒、热、虚、实、表、里、阴、阳，八字统之。而论治病之方，则又以汗、和、下、消、吐、清、温、补，八法尽之。盖一法之中，八法备焉。八法之中，百法备焉。""汗、吐、下、和、温、清、消、补"八大治法，是对中医治疗疾病常用方法的高度概括。在临床应用时，又要结合患者的具体情况，知常达变。一是做到法中有法：如汗法有辛温发汗、辛凉解表、扶正解表、表里双解等；补法有补气、补血、补阴、补阴、气血双补等；下法有急下、峻下、缓下、润下等，贵在识病辨证，变化而用。二是要注意分类而施和联合使用，如针对致病原因和病理因素的祛邪之法、正气和脏腑功能的扶正之法和立足于阴阳、枢机、营卫、气血等的调和之法。病证单一者，一法即可；病机复杂者，复法而为。祛邪不伤正，扶正不恋邪，务在祛病愈疾，以平为期。

第一节　基本治则

一、健脾复运

健脾复运，旺脾胃之气，恢复运化功能。在治疗上，首先要区分脾失健运之因，包括体质因素、饮食因素、外邪因素及情志因素等，根据病因而采取相应的治法，同时权衡标本虚实，采取扶正和祛邪的方法。"脾健不在补贵在运"，健脾复运是治疗脾胃病的基本治则，常用的方法有以下几种。

1. 健脾益气助运法

用于脾虚失运，是健脾复运的基本治法。健脾益气强调在助健脾运的同时加用补气药物，如《素问·三部九候论》云"虚则补之"，《医方考》云"切之而知其气虚矣，如是则宜补气"，一般以四君子汤为基本方。

2. 健脾消食助运法

用于脾胃虚弱，运化不健，饮食积滞，是健脾复运的常用治法。健脾消食强调在助健脾运的同时加用消食药物，如《素问·阴阳应象大论》云"中满者，泻之于内""其实者，散而泻之"，常用大安丸或保和丸加减。

3. 健脾化湿助运法

用于湿困脾土，是健脾复运的常用治法。健脾化湿强调在助健脾运的同时加用燥湿药物，常用平胃散加减，如《医方考》云："湿淫于内，脾胃不能克制，有积饮痞膈中满者，此方主之。"

4. 健脾温中助运法

用于脾阳不振，是健脾复运的常用治法。健脾温中强调在助健脾运的同时加用温热药物，如《素问·至真要大论》云"寒淫所胜，平以辛热""寒者热之""治寒以热"，常用理中汤、小建中汤加减。

5. 健脾养阴助运法

用于脾阴不足，是健脾复运的重要治法。健脾养阴强调在助健脾运的同时加用养阴药物，如《素问·刺法论》云"欲令脾实……宜甘宜淡"，提出甘淡实脾法最适用于滋养脾阴，常用慎柔养真汤加减。

二、以通为用

以通为用，是脾胃病的重要治疗原则。在治疗上首先要明确通降失司的原因，分清虚实，正如《临证指南医案·胃脘痛》云："通字须究气血阴阳，便是看诊要旨矣。"因此，以通为用是脾胃病的重要治疗原则，常用的方法有以下几种。

1. 消通法

消通法是采用消食导滞、温阳化饮的方法来促进胃肠通降，主要用于饮食、痰饮阻滞引起的病症，常用保和丸、小半夏汤、苓桂术甘汤加减。

2. 疏通法

疏通法是采用疏肝理气、行气解郁的方法来促进胃肠通降，主要用于肝郁气滞，土得木而达，常用柴胡疏肝散加减。

3. 温通法

温通法是采用温阳散寒、通阳行滞的方法来促进胃肠通降，主要用于虚寒证，可根据病证和病位的不同分别选用补气运脾汤、理中汤、大黄附子细辛汤、济川煎等。

4. 滋通法

滋通法是采用养阴益胃、增液润肠的方法来促进胃肠通降，用于阴虚证，可根据病证和病位的不同分别选用麦门冬汤、益胃汤、增液汤等。

5. 苦辛通降法

苦辛通降法是采用辛开苦降、寒温并用的方法来促进胃肠通降，主要用于寒热错杂证，常用半夏泻心汤加减。

三、调理气血

调理气血是脾胃病的主要治疗原则。气血是各脏腑及其他组织功能活动的主要物质基础，气血各有其功能，又相互为用。在生理上气能生血、行血、摄血，故称"气为血帅"。而血能为气的活动提供物质基础，血能载气，故称"血为气母"。当气血相互为用，相互促进的关系失常时，就会出现各种气血失调病证，治疗以"调气以和血，和血以调气"为原则，从而使气血关系恢复协调。

1. 补气生血

气能生血，气旺则血生，气虚生血不足，可致血虚或气血两虚，治疗以益气为主，兼顾补血养血，而不能单纯补血。胃多阴虚，脾多气虚，益气多为健运脾气。脾贵在运而不在补，益气当以运脾为先，以清补、平补为主，如选用太子参、党参、白术、茯苓、山药、薏苡仁等。中气下陷者，可参甘温益气之补中益气汤之义。血虚者，可选用当归、生地黄、熟地黄、白芍等补血养血。

2. 益气活血

血属阴而主静，血不能自行，有赖于气的推动。气能行血，气虚或气滞可致血行瘀滞不畅，是为气虚血瘀或气滞血瘀。气机逆乱，血行亦随气的升降出入异常而逆乱。治疗上在活血化瘀的同时，常分别配合应用补气、行气、清气、降气之品。气虚者，以黄芪、党参等补气健脾。气行则血行，无论有无气滞，均可配伍陈皮、枳壳、木香等行气之品。气有余便是火，清气药选石膏、知母、芦根等，降气药选旋覆花、代赭石、降香等。活血应根据血瘀的轻重用药，轻者可用丹参、牡丹皮等；血瘀渐深，配伍川芎、桃仁、红花、牛膝等；久病入络，可选用乳香、没药，或五灵脂等虫类药搜络祛邪；瘀甚成积者，配合莪术、石见穿等软坚散结。活血亦不可太过，以防动血而伤正。在活血化瘀的同时，也可辅以小茴香、干姜、肉桂、附子等辛香温热之品。

3. 补气摄血

气能摄血，气虚不能摄血，可导致血离经脉而出血。证见出血，血色黯淡，神疲乏力，食欲不振，面色苍白或萎黄，舌质淡，脉弱者。治宜补气摄血，可参归脾汤之义，选党参、黄芪、茯苓、白术、甘草、当归等。

4. 益气固脱

血为气之母，血能载气。气必须依附于血和津液而存于体内，故血虚者，气亦易衰；血脱者，常气随血脱。在治疗出血病证时，多用益气固脱之法，如独参汤、参附汤等。

临证还需辨别病证之在气在血。如下利白多赤少，病在气分；赤多白少，或以血为主者，则伤及血分。"调气则后重自除，行血则便脓自愈"，调气和血之法，可用于痢疾的多个证型，赤多重用血药，白多则重用气药。

四、调和脏腑

调和脏腑，恢复脾胃健运之职。脾胃和其他脏腑在病理上密切相关，治脾胃可安五脏，而调和脏腑亦可恢复脾胃健运之职，正如《景岳全书·脾胃》所云："脾胃有病，自宜治脾，然脾为土脏，灌溉四旁，是以五脏中皆有脾气，而脾胃中亦皆有五脏之气，此其互为相使，有可分而不可分者在焉，故善治脾者能调五脏，即所以治脾胃也；能治脾胃而使食进胃强，即所以安五脏也……再若五脏之邪皆通脾胃，如肝邪之犯脾者，肝脾皆实，单平肝气可也；肝强脾弱，舍肝而救脾可也。心邪之犯脾者，心火炽盛，清火可也；心火不足，补火以生脾可也。肺邪之犯脾者，肺气壅塞，当泄肺以苏脾之滞；肺气不足，当补肺以防脾之虚。肾邪之犯脾者，脾虚则水能反克，救脾为主；肾虚则启闭无权，壮肾为先。"

1. 健脾养心

健脾养心，适用于心脾两虚之证。证见健忘失眠，忧思过度，体倦食少，便血等。代表方如归脾汤，益气健脾，补心宁神，心脾同治，能使脾气旺而血有所生、血有所摄，血脉充而神有所舍、血有所归。尤在泾云："归脾汤兼补心脾，而意专治脾……龙眼、远志虽曰补火，实以培土，盖欲使心火下通脾土，而脾益治，五脏受气以其所生也，故曰归脾。"

2. 温肾健脾

温肾健脾，又称"益火补土"，适用于脾肾阳虚之证。金匮肾气丸为益火生土的代表方。柯琴曰："欲暖脾胃之阳，必先温命门之火，此肾气丸纳桂、附于滋阴剂中十倍之一，意不在补火而在微微生火，即生肾气也。故不曰温肾，而名肾气，斯知肾以气为主，肾得气而土自生也。且形不足者，温之以气，则脾胃因虚寒而致病者固痊……"四神丸亦为益火补土之剂，功能温肾暖脾、涩肠止泻，用于脾肾虚寒之五更泻。《本草备要》曰："肾虚则命门火衰，不能熏蒸脾胃，脾胃虚寒，迟于运化，致饮食减少，腹胀肠鸣、呕涎泄泻。如鼎釜之下无火，物终不熟，故补命门相火即所以补脾。破故纸四两，五味三两，肉蔻二两，吴茱一两，姜煮枣丸，名四神丸。"

3. 调和肝脾（胃）

肝气郁结，肝胃不和，肝郁脾虚，证见胃脘疼痛连及两胁、脘腹胀闷、情志不畅、腹痛便溏者，以四逆散、柴胡疏肝散等疏肝理气；肝胃不和，郁而化热，胃脘疼痛，泛酸、嘈杂、烧心者，可选用左金丸或金铃子散，以泻肝和胃；肝火犯胃，胃脘疼痛，急躁易怒，胁肋胀痛，口渴喜饮者，应清肝和中，方选丹栀逍遥散等；木旺土虚，肝脾不调，以腹痛、泄泻为主症者，治宜抑肝扶脾，以痛泻要方为代表；肝脾不调，情绪抑郁者，可选用越鞠丸、逍遥散、解郁合欢汤，以调肝解郁；中土壅滞致木不疏土，证见胃脘痞胀、食入不化、胸胁苦满者，方用四磨汤、五磨汤，健脾理气以助肝木复其条达之性。

4. 调补肺气

"凡脾劳病者，补肺气以益之，肺旺则感于脾"，即在脾虚的时候，可以用调补肺气的方法来治疗。肺气宣降如常，一则可助脾气升清，二则可助脾运化水湿，如《太平惠民和剂局方》之参苓白术散在健脾益气方药中配伍桔梗，以"桔梗入肺，能升能降。所以通天气于地道，而无痞塞之忧也"。对于肺气失调，脾虚便溏者，常可配伍桔梗、白芷、陈皮、半夏、黄芩、浙贝母、薏苡仁等。痰热壅肺，失于宣发肃降，腑失通畅之便秘者，常在处方中加入紫菀、杏仁、枇杷叶、桔梗等。

五、转输中轴

脾胃属土，土生万物，万物复归于土，有"脾为后天之本"之说。脾胃处中焦，《黄帝内经》有云："出入废则神机化灭，升降息则气立孤危。故非出入，则无以生长壮老已；非升降，则无以生长化收藏。"中医学认为，脾气升清，胃气降浊，是人体脏腑气机升降的中轴、枢纽。黄元御《四圣心源》云："祖气之内，含抱阴阳，阴阳之间，是谓中气。中者，土也。土分戊己，中气左旋则为己土，中气右转则为戊土。戊土为胃，己土为脾。己土上行，阴升而化阳，阳升于左则为肝，升于上则为心；戊土下行，阳降而化阴，阴降于右则为肺，降于下则为肾。"此清晰地描画出人体脏腑五行气机运化规律。由此可以看出，脾升胃降在人体脏腑气机运化中的中轴地位。转输中轴，即是要恢复脾胃气机的升降，即是要通过脾胃升降来恢复五脏六腑整体气机的有序协调地运行，即是强调"持中央，运四旁"。

脾胃为气机升降之枢纽，脾气不升，不仅不能帮助胃的消化通降，而且其吸收传输水谷精微和水液的功能亦发生障碍，同时统摄、升提内脏的功能也就不能正常完成。胃气不降，则传化无由，壅滞成病，不仅饮食不能顺利下行，而且初步消化后的水谷精微物质也不能正常移交小肠以供脾输转吸收。故脾胃纳运升降运动一旦遭到破坏，既可导致消化系统功能紊乱，发生种种胃肠病变，而且可波及其他脏腑及四肢九窍，出现多种疾病。

脾胃升降的正常生理功能是脾胃两者协调配合作用的结果，如有一方功能发生障碍，都可能导致升降失常。周慎斋云："胃气为中土之阳，脾气为中土之阴，脾不得胃气之阳则多下陷，胃不得脾气之阴则无转输。"同时，其他脏腑对脾胃升降也有影响。如肝失疏泄，气机郁滞则克脾犯胃；或胆火上逆，胃失和降；肺失宣降，则不能帮助脾气散精，帮助胃气顺降，帮助大肠传导；肾阳不足则脾失温运。除此之外，胆气不升则脾之升清作用亦不能正常发挥，如李东垣云："胆者，少阳春升之气，春气升则万化安，故胆气春升，则余脏从之。胆气不升，则飧泄、肠澼不一而起矣。"一些外邪或病理产物，如湿热、寒湿、邪热、痰饮、食积、虫积等侵犯脾胃，或阻滞中焦，亦每每使脾胃气机升降失常而出现多种病证。气机升降失调的病理，在脾胃病中主要表现为升降不及、升降反作、升降失调三个方面。就胃而言，有不降和不降反升两种情况：胃气不降则糟粕不能下行，而出现脘腹胀满、疼痛、嘈杂、便秘等病证；

胃气不降反升，则发生呕吐、呃逆、嗳气、反胃、吐血等病证。在脾来说，有不升和不升反降两种情况：脾气不升，则不能运化精微，从而出现痞满、腹胀、乏力、腹泻、消瘦等病证；脾气不升反降，则中气下陷，而发生脱肛、内脏下垂、大便滑脱不禁、便血、久泻等病证。

脾主升，胃主降，大小肠以通降为顺。"大小肠皆属于胃"，胃气主降，则大小肠之气也主降。胃与大小肠在主降功能方面是相互配合、相互协调、共同完成的。大小肠气机阻滞，则胃气难以通降；胃气不降，则大小肠的传导、泌别清浊功能不能正常完成。胃、大小肠之气皆主降，但又降中有升，其气不降为病，而降之太过亦为病。升降相互协调，共同完成脾胃生理功能。如只降不升，胃所受纳、小肠所受盛、大肠所传导的食物、水谷精微及糟粕，须臾即下，则发为泄泻、消瘦等病证。此所谓"脾不得胃气之阳则多下陷"。

脾胃升降失常在病机上具有如下特点：一是脾气不升可导致阴火上冲。二是脾气不升，脾不统血，可致呕血、便血等症。三是脾气不升，胃气不降，运化转输无能，则可导致痰、饮、水、湿等病理产物的形成或进一步堆积，出现多种虚实夹杂的胃肠病证，甚至波及全身而导致其他脏腑的病证。四是脾胃升降失常，则水谷不能化生气血，气血乏源，而渐渐气血两亏，精气衰少。五是脾胃升降失常，日久可导致眼、耳、口、鼻、前后阴发生病变，即《黄帝内经》"脾不及，则令人九窍不通"。

因此，转输中轴是在调和脏腑关系，恢复五脏气机平衡和调和气血的基础上，注重恢复脾胃升降功能。具体治法上，恢复脾气升清，有补气以升、温阳以升、化湿以升、疏肝以升、宣肺以升、欲升先降之利胆以升、通腑降浊以升、健胃消滞以升等；恢复胃气顺降，有消食以降、通腑以降、利胆以降、泻肺以降、清肝以降、欲降先升之健脾升清以降、疏肝以降、宣肺以降等。

六、燮理阴阳

"阴阳者，天地之道也，万物之纲纪，变化之父母，生杀之本始，神明之府也，治病必求于本。""阴阳者，血气之男女也；左右者，阴阳之道路也；水火者，阴阳之征兆也；阴阳者万物之能始也。"（《素问·阴阳应象大论》）脾属阴，胃属阳；降属阴，升属阳；寒属阴，热属阳；脾有脾阴脾阳，胃有胃阴胃阳。把握脏腑、气血、虚实、寒热、阴阳变化，是中医诊治疾病的耳目。燮理阴阳就是恢复人体"阴平阳秘"的健康状态，是中医治疗脾胃病的重要法则。

脾者体阴而用阳，胃者体阳而用阴，若体用之间平衡失调，或太过，或不及，则病矣。脾胃病机有阳虚阴虚之分，吴鞠通云："有伤脾阳，有伤脾阴，有伤胃阳，有伤胃阴，有两伤脾胃。"脾阳主温运升发，是脾的运化过程中起温煦作用的阳气；脾阴主濡养滋润，是脾阳功能的物质基础，两者相辅相成，共同完成脾的运化、升清、统血等功能。脾阳不足多由脾气虚弱发展而来，也可因过用寒凉药物，或恣食寒凉克伐中阳而致，或因命门火衰，不能温煦脾阳而成。阳虚则生寒，温运无力，故常见畏寒肢冷、口泛清涎、脘腹冷痛、喜温喜按、大便稀溏等症。脾阴不足多由饮食不调，化热伤阴；或劳倦忧思耗伤气血,郁怒化火;或六淫入内,化热伤津;或过用汗、吐、下、利湿及辛香温燥,日久导致脾阴虚损。表现为运化无力,纳少腹胀,消瘦乏力,烦热便秘,舌红少苔等。同时,上焦肺津亏虚,心血不足,或下焦肝肾精血亏耗,也会累及脾阴。

胃阳虚多在胃气虚弱的基础上发展而来;或因用药苦寒,克伐胃阳。多表现为胃脘隐痛,喜温喜按,遇冷加重,手足不温,体倦乏力等。胃阴虚多由胃中积热;或外感热邪,入内化热;或五志化火;或过食辛辣,均可耗伤胃中津液,灼伤胃阴。

大小肠也有阴虚、阳虚之别。虚寒多由脾肾阳虚,肠道失于温煦;或过投苦寒攻下,损伤中阳;或寒邪直中肠间所致。大小肠津液亏虚多由脾胃阴虚,不能下及肠道所致。脾不能为胃行其津液,则肠中燥,或化为热,导致肠道传导失职,而出现大便秘结等症。李东垣云:"大肠主津,小肠主液,大肠小肠受胃之营气,乃能行津液于上焦,溉灌皮毛,充实腠理,若饮食不节,胃气不及,大小肠无所禀受,故津液涸竭焉。"他明确指出大小肠不仅有津液亏竭的病理变化,而且其形成与胃气、营气不足密切相关。此外,肺阴亏虚或阴虚火旺,也可波及大肠,导致大肠津亏;心火亢盛,也可移热于小肠,而耗伤小肠之津液。

脾胃、大小肠阴虚阳虚有以下特点:一是脾阴与胃阴两者相互滋渗,相互灌润。脾阴虚可导致胃阴虚,胃阴虚又可导致脾阴虚,故脾阴虚与胃阴虚常并见。二是脾阴亏虚日久多可耗伤脾气,故脾阴虚与脾气虚亦常并见。三是脾胃之阴阳虚损日久,可进一步影响肾,导致肾之阴阳亏虚。四是脾胃阴虚阳虚则其纳化无权,气化不力,每可在虚的基础上兼见气滞、湿阻、饮停,而形成虚实夹杂的证候。五是脾胃阴虚,"阴虚生内热",故多可见阴虚火旺之象。六是脾胃阴虚阳虚,可波及大小肠,影响大小肠之传化、转输功能,而出现种种病证。七是大小肠虚寒,日久可致脾肾阳虚,大小肠津亏,日久可伤及脾阴。八是胃阴不足,不能上滋肺金,甚或虚火上炎,消灼肺金,而形成肺胃阴虚之候。

把握好脾胃阴阳的病机特点,做到泻其有余、补之不足,才能平调寒热虚实。李东垣强调升发脾阳,叶天士重视滋养胃阴,扶脾阳与养胃阴都是针对脾胃阴阳盛衰而补其不足的治疗原则,扶脾阳意在培土健中,运化精微;养胃阴可使胃气润降。在扶脾阳与养胃阴的同时要顾及脾阴与胃气。在治疗中还应注意"阴中求阳"与"阳中求阴"。而对于阴阳的偏盛,如寒邪犯胃,当温胃散寒;如湿热中阻,当清利湿热;如食积不化,当消食导滞;如气滞血瘀,当理气化瘀。在祛邪的同时也当注意顾护脾胃正气,做到温阳不伤阴液,清热不伤阳气,利湿不伤阴,消积不耗气阴。

(刘亚军　顾培青)

第二节　常用治法

一、补益法

1. 概述

补益法是用具有补益作用的药物,治疗人体阴阳气血之不足或某脏腑之虚损的治法，又称"补法"，为"八法"之一。广泛适用于阴、阳、气、血、津液及脏腑等各种虚证，是临床应用最广泛的治法之一。而"八法"之中，唯"补法"最繁，根据气血阴阳的不同，可分为补气法、补血法、补阴法、补阳法；根据脏腑不同，可分为补脾法、补肾法、补肺法、养肝法等；根据补益的力度，可分为峻补法、缓补法；根据五行生克理论，又可分为直接补益法和间接补益法；根据进补的方法不同，又分为药补法、食补法及养补法。

历代对补法的阐述均较丰富。《黄帝内经》中有"正气存内，邪不可干""邪之所凑，其气必虚""精气夺则虚""虚则补之""损者益之""形不足者，温之以气，精不足者，补之以味"等记载，补益法正是在这种理论指导下得以发展完善。《难经·十四难》曰："损其肺者，益其气；损其心者，调其营卫；损其脾者，调其饮食，适其寒温；损其肝者，缓其中；损其肾者，益其精。"此即五脏分补之法。《儒门事亲》称："大率虚有六，表虚、里虚、上虚、下虚、阴虚、阳虚。"对后世补益法的应用有提纲挈领之助。《理虚元鉴·治虚有三本》指出："治虚有三本，肺脾肾是也。肺为五脏之天，脾为百骸之母，肾为生命之根，治肺治肾治脾，治虚之道毕矣。"指出了治疗虚证之关键所在，对后世影响极大。然临床治疗不可滥用补益之法，《医学心悟》曰"用药之机，有补必有泻""补正必兼泻邪，邪去则补自得力"。金元名医张子和说："庸工之治病，纯补其虚，不敢治其实，举世皆曰平稳。误人而不见其迹，渠亦不自省其过。"医者切忌盲从患者之好恶，而滥用补药。

2. 功效

由于补法能补益人体，增强体质，有利于祛除病邪，使人体早日康复，所以，从古至今的医家对补法均十分重视。补法的分类主要有按补气、补血、补阴、补阳分类的；有按补五脏之虚分类的，然气血阴阳之生成与五脏有密切关系：如言气者不离脾肺，言血者不离心肝脾，言阴阳者不离肝肾及肺。故临床治疗，多结合两种分类法进补。

补法的常用药物在《神农本草经》中已被大量记载，书中上品120种，无毒，大多属于滋补强壮之品（但因时代局限性，有的药物可能误列为上品，如朱砂），如人参、甘草、地黄、大枣、菟丝子等。现按气血阴阳分述如下。

（1）补气法：具有补中益气之功用，主治气虚证。而气虚证之发生在肺脾两脏，因肺主一身之气，脾主中焦之气。《难经》曰"损其肺者益其气"，《成方便读》曰"补气者当求之脾肺"，张介宾亦曰"凡气虚者宜补其上，人参、黄芪是也"，所以补气法主要是补益脾肺之气的方法，而其中尤当着重补益脾胃，因脾胃为后天之本，是气血营卫生化之源，脾胃运化力强则五脏六腑、气血阴阳得以温煦濡养矣。

（2）补血法：具有养血益心补肝脾之功用，是治疗血虚证的方法。血虚证主病在心肝，亦关系到脾。因心主血、肝藏血、脾统血，脾胃又为气血生化之源。补血方组成以补血药为主，也常配以补气之品，因气为血帅，气能生血。正如李东垣《医学发明》中所云："血不自生，须得生阳气之药，血自旺矣……仲景以人参为补血药，其以此欤。"《张氏医通》亦云："气不耗，归精于肾而为精；精不泄，归精于肝化清血。"据此，补血之方除以补血药组成以外，也常适当配以补气之品。如当归补血汤、八珍汤益气补血；圣愈汤、归脾汤补血调血，益气摄血等。尤其在骤然大失血的情况下，更急当补气以生血，正如吴鹤皋说"有形之血不能自生，生于无形之气故也"。当归补血汤的配伍，以黄芪五倍于当归，大补脾肺之气、提摄固脱即是此意。补血基础方四物汤只四味血分药组成，但其中既有地芍之阴静，亦有归芎之阳动，既能补血又能行血，使补而不滞。这些体现了阴阳气血配合之用。

（3）补阴法：具有滋阴补虚之功，是治疗阴虚证的方法。由于真阴所藏在肾，金水又有相生之义，乙癸为同源之脏，所以补阴多以补肾为主，肺、肝为辅。肾为水火之脏，真阴既虚，每致火旺，火旺而阴亦虚，阴虚火愈旺。因此，治疗阴虚证的方法，《黄帝内经》有谓"诸寒之而热者取之阴"，王冰注曰"壮水之主，以制阳光"，张介宾在《景岳全书》具体用药上也提出"阴虚者宜补而兼清，门冬、芍药、生地之属""阴虚多热者，宜补以甘凉"。根据以上论述，可知补阴法多是滋阴泻火法，即在滋阴药中常适当配伍滋阴降火之品。

又胃"体阳而用阴"，胃阴虚临床也较为常见。其治疗之法，有滋养胃阴的益胃汤、养阴清热的甘露饮、肺胃同治的沙参麦冬汤、肝胃同治的一贯煎等。

（4）补阳法：具有温肾壮阳之功用，是治疗阳虚证的方法。阳虚主要是指肾阳虚。肾阳虚的治疗，《黄帝内经》载有"诸热之而寒者取之阳"，王冰谓"益火之源，以消阴翳"，张介宾在《景岳全书》中用药上又指出"阳虚者宜补而兼暖，桂附干姜之属是也""阳虚多寒者宜补以甘温"。

然补阴、补阳之法又非截然分开，临证必须将阴阳视为一个整体，不能偏颇。正如张介宾在《景岳全书》中所说"善补阳者，必于阴中求阳，则阳得阴助而生化无穷；善补阴者，必于阳中求阴，则阴得阳生而泉源不竭"，从左归丸、右归丸的配伍可以体现这一重要配伍方法。

3. 应用

补益法适用于治疗人体阴阳气血之不足或某脏腑之虚损证。因气血阴阳的偏颇、脏腑的不同和体质寒热虚实的差异，可表现为不同的虚证。或气血双亏，或阴阳两虚，或脏腑同病，或虚实夹杂，临证应注意辨证施治，使补虚不恋邪，补而不滞，从而达到治病防病、益寿延年的目的。

（1）辨明虚实真假：临床纯虚之证较少见，多见虚实夹杂。在正虚基础上合并邪实，或因虚致实，或因实致虚；见病理产物积聚，或真虚假实、真实假虚。要想运用补法收到良好的效果，首先必须辨证精确，弄清正邪盛衰的程度、部位以及与脏腑的关系，以便制订相应攻补兼施的方法。

（2）补分轻重缓急：此乃根据补法方药作用之轻重缓急，作用部位之偏上、偏下等的不同而区分的。《黄帝内经》曰："补上治上制以缓，补下治下制以急，急则气味厚，缓则气味薄。"《医学心悟》中具体指出："更有当峻补者，有当缓补者，有当平补者。如极虚之人，垂危之病，非大剂汤液不能挽回，予尝用参、附煎膏，日服数两，而救阳微将脱之证。又尝用参、麦煎膏，服至数两，而救津液将枯之证。亦有无力服参，而以芪术代之者，随时处治，往往有功。至于病邪未尽，元气虽虚，不任重补，则从容和缓以补之，相其机宜，循序渐进，脉症相安，渐为减药，谷肉果菜，食养尽之。"

（3）注意补泻兼施：古人所谓补之开阖，即补而兼泻的方法，使邪去而更利于补，如补中益气汤用参芪配陈皮之行、六味地黄丸用熟地配泽泻之利即是。若虚中夹邪，更当补泻兼用，如成方中有补散并行者，参苏饮即是；有温补并行的，如参附汤、理中汤等；有清补兼行的，如竹叶石膏汤、人参白虎汤等。而炙甘草汤则又是熔甘温、甘寒、辛温于一炉，气血阴阳俱补，以适应较为复杂的虚劳病证。

（4）以脾肾为本：脾为后天之本，脾与胃互为表里，胃主纳谷，脾主运化，共同完成输布水谷精微、升清降浊的功能，为气血生化之源，如脾（胃）虚则化源不足，则生诸病。肾为先天之本，生命之根，人体的生长发育与衰老都与肾气的盛衰有关，肾气盛则体壮无病，反之则可致多种慢性虚弱病。因此，全身多处之虚均可从补脾益肾入手。

（5）切忌壅补蛮补：补益药品多有滋腻碍胃之弊，易阻滞气机，影响脾胃的运化功能。使用补法时，还应考虑脾胃的受纳能力，才能充分发挥补药的功效，如脾胃虚弱，运化无力，则补而腹胀，或用药过于壅滞，或因有余邪痰浊，则补反不适，世称"虚不受补"。此时应仔细辨证，谨慎组方，祛邪扶正，攻补兼施，或改变剂型，变峻补为缓补，变单补为兼补，或于补脾方中略加一味行气之品调之，于补阴之剂中略加补阳药，补阳药中略加补阴药，或选用补而不滞、攻而不伐之品为方，待脾气健运之后再行峻补。

二、理气法

1. 概述

气是构成人体、维持人体生命活动的最基本物质，"气顺则平，气逆则病"。一旦因情志不遂，或因阴寒凝聚，痰饮阻滞，脏腑的气机不畅，气的运行发生障碍，就会导致多种疾病。理气法是调理气机的一种治法，适用于各种气机失调的病证。因此，临床应用极为广泛。

历代医家对理气法的论述颇丰。《素问·举痛论》曰："余知百病生于气也。"《黄帝内经》述"肝欲散，急食辛以散之"为疏肝理气法应用之理论基础。汉代张仲景在《伤寒论》所用理气方剂十分丰富，如宽胸理气之枳实薤白桂枝汤、和胃降逆之旋覆代赭汤、橘皮竹茹汤，疏肝解郁之四逆散，补虚理气消胀之厚朴生姜半夏甘草人参汤，理气通腑之厚朴三物汤，疏肝利咽之半夏厚朴汤等；其首创四逆散理气疏肝、解郁和胃，为理气法之基本方剂。宋代《类证活人书》谓："气逆膻中，久郁不伸，以开郁调气为主，兼之化气。盖血随气配，气行则瘀自消也。气郁化火，火郁化痰，因痰而痛必兼调气。"这一段话，可说是宽胸理气法治疗胸痹的最好解释。元代朱丹溪在《丹溪心法·六郁》中倡"六郁"之说，并创越鞠丸统治诸郁。明代虞抟《医学正传》首先采用"郁证"作为病名，所论内容包括情志、外邪、饮食等因素。清代叶天士倡"升降得宜则气机舒展"说;吴鞠通以气机升降理论指导三焦证治;王孟英重视"疏通其气机,微助其降"。王泰林结合多年临床体会,总结了疏肝理气大法的证治心得,其所著《西溪书屋夜话录》谓:"肝气自郁于本经,两胁气胀或痛者,宜疏肝,香附、郁金、苏梗、青皮、橘叶之属。"此论精辟,切合临床实际,对后学者多有启迪。

气机之失调与人体脏腑生理特征、喜恶特性及升降特性紧密相关。常见的气机失调有:肝气失调,多由疏泄失常,或肝气上逆,或肝气横逆犯脾、犯胃;脾气失调,多因脾失健运,湿阻气机,主升乏力;肺气失调,多因宣降失司,肺气壅滞,腑气不通;胃气失调,多因胃气不和,上逆为患。

因此,根据气机失调的侧重点不同,又可分为理气健脾、和胃降气、疏肝解郁、理气通腑、行气散瘀止痛、破气散结等方法。

2. 功效

调理气机,使气之郁者达之,滞者行之,逆者平之,结者散之。总体来看,可以大致分为补气、行气和降气三类。补气在补益法中具体论述,此主要论述行气和降气。

(1) 行气:行气法适用于气机郁滞的病证。根据气滞与内脏的关系,以肝、胆、脾、胃为主,因肝主疏泄,胆主生发,脾气宜升,胃气宜降,总司人体气机之升降出入。周学海指出:"脾者,升降所由之径;肝者,升降发始之根也。"因此,行气法以疏肝解郁、理气健脾、降逆和胃为主要作用,根据兼夹病邪之不同,又有行气化瘀、理气化痰、理气通腑、行气散结等不同。

(2) 降气:根据气逆与内脏的关系,以肺、胃、肝为主,因肺主肃降,通调水道,胃主降浊,以下行为顺,肝阴易耗,阴虚则阳亢。因此,降气法以降气平喘、降逆止呕及平肝降逆为主要作用。

3. 应用

(1) 行气法:适用于气机郁滞证。行气方剂的组成,每以行气通滞、疏肝解郁的药物为主,常用陈皮、木香、枳实(壳)、乌药、香附、川楝子等。在配伍用药方面,常与气机郁滞所影响的脏腑不同及病情的兼夹有着密切关系。

①夹瘀血者,配活血药:如川芎、当归、桃仁、赤芍、丹参、延胡索,甚或三棱、莪术之类。盖气与血的关系至为密切,而血液的正常运行,依靠气机的调畅,故凡气机郁滞,则导致血行不畅。如柴胡疏肝散、大七气汤等。

②寒凝气滞者,配温里药:如肉桂、干姜、高良姜、小茴香、草豆蔻之类。由于寒主收引,其性凝敛,往往阻碍气机而致寒凝气滞,故对中焦脾胃或下焦肝肾的气滞寒凝之证,常于行气剂中配入温里药,从而增强其行气解郁、散寒止痛之效。如天台乌药散、暖肝煎、良附丸、厚朴温中汤等。

③气郁化热者,配清热药:如栀子、牡丹皮之类。因肝为刚脏,体阴而用阳,一旦气机郁滞,易于生热化火。华岫云曾谓:"因郁则气滞,气滞久则必化热,热郁则津液耗而不流,升降之机失度。"治如丹栀逍遥散。

④伴痰郁者，配化痰药：如半夏、南星、瓜蒌、贝母之类。气机郁滞往往影响肺胃的宣降功能，使津液失于布散，从而凝聚为痰。反之，痰浊的凝聚，使气机更为阻滞不利。因此，治疗气郁痰阻及痰气互结之证，每于行气方中配伍化痰之品以相辅相成。如半夏厚朴汤、朱丹溪之六郁汤、瓜蒌薤白半夏汤等。

⑤伴肿块、结节者，配软坚散结药：如海藻、昆布、海带、牡蛎之类，由于气机郁滞日久不解，血滞痰凝，彼此互为影响，层层相因，故可发为肿块、结节等证。如四海舒郁丸、橘核丸。

⑥肝郁气滞者，配滋阴养血药：如当归、枸杞、地黄、麦冬、北沙参、白芍之类。由于肝藏血而主疏泄，肝郁气滞之证最易耗伤阴血，故疏肝行气解郁之剂在配伍上应预顾其虚，适当加入养血之品以防微杜渐。如逍遥散、四逆散、柴胡疏肝散。

⑦兼气虚者，配补气药：如人参之类。一般来说，气滞多属实证，不宜应用补气之品，但对气滞而兼有气虚者，应适量配伍补气之品兼顾其虚。另外，由于行气药物辛香走窜，易于耗散正气，故有时在行气方中略配少量的人参，一则可以防止行气之品耗伤正气，再则可以增强行气达郁之力。如《济生方》的四磨汤、《张氏医通》的六磨汤。

（2）降气法：适用于气机上逆证。降气方剂以降气平喘或降逆止呕为主要作用，常以苏子、杏仁、沉香或旋覆花、代赭石、半夏、柿蒂、竹茹等药为主组成方剂。其配伍方法主要有以下几点。

①配补益药，如人参、蛤蚧、当归、炙甘草、大枣之类。对于气逆之证而兼有气血不足者，应配伍补益气血之品，以收标本兼顾之效。如旋覆代赭汤与橘皮竹茹汤中皆用人参、炙甘草、大枣以益气和中，即是此意；镇肝熄风汤中配伍白芍、天冬、麦冬等养阴药。

②配敛肺止咳药，如白果、五味子、罂粟壳之类。由于咳喘日久，耗散肺气，且肺气受损，又能影响其肃降之性，故降气平喘方中适当配伍收涩之品，可增强其止咳平喘之效。如《太平惠民和剂局方》的人参定喘汤配伍五味子、罂粟壳等，即此意也。

（3）应用理气药的注意事项：

①应用理气药时，须根据气滞病证的不同部位及程度，选择相应的药物。

②气滞之证，病因各异，兼夹之邪亦不相同，故临床应用理气药时宜做适当的配伍。脾胃气滞而兼有湿热之证者，宜配清利湿热之药；兼有寒湿困脾者，需并用温中燥湿药；兼有痰湿郁结者，需配合化痰散结药；气滞或夹痰湿瘀日久化热者，需配合清热之品；食积不化者，酌加消食导滞药；兼脾胃虚弱者，当与益气健脾药合用等。

③本类药物大多辛温香燥，易耗气伤阴，故气弱阴虚者慎用。

④本类药物中行气力强之品易伤胎气，孕妇慎用。

⑤本类药物大多含有挥发油成分，不宜久煎，以免影响药效。

三、化湿法

1. 概述

化湿法是以芳香、淡渗或燥湿之品等祛除湿邪的一种治法。《黄帝内经》中记载

"诸湿肿满，皆属于脾""中盛脏满，气胜伤恐者，声如从室中言，是中气之湿也""秋伤于湿，上逆而咳，发为痿厥"等，已认识到湿病有内外之分。《素问·至真要大论》言："湿淫于内，治以苦热，佐以酸淡，以苦燥之，以淡泄之。"又曰："湿淫所胜，平以苦热，佐以酸辛，以苦燥之，以淡泄之；湿上甚而热，治以苦温，佐以甘辛，以汗为故而止。"可见苦燥、淡泄皆为化湿法的理论雏形。汉代张仲景把《黄帝内经》的理论应用于临床，将湿病作为独立病种进行论述，开湿病治疗之先河，从上下、表里、寒热、虚实进行辨治。王焘在《外台秘要》中从病因、病机、分类及治法等方面对黄疸进行了详细的论述，对湿邪所致黄疸，以利小便除湿为主要的治疗大法。《丹溪心法》曰："外湿宜表散，内湿宜淡渗。若燥湿，以羌活胜湿汤、平胃散之类。"叶天士对化湿法强调疏理气机，重视肺、脾、肾及膀胱的气化功能，在治湿热留恋三焦，主张"分消上下之势"，即指化湿、行气、通畅三焦，使邪有出路，如杏、朴、苓之类，开上、畅中、渗下。

2. 功效

由外感湿邪，或由于脾胃气虚、阳虚，不能正常运化，以致湿从中生，困阻脾胃，湿滞难化，或因湿滞久蕴成痰成饮。内外湿邪互相关联，外湿困脾，必致脾失健运；内湿停滞，又常招致外湿侵袭。采用化湿除浊、健脾醒胃、芳香燥湿等方法治疗湿浊中阻，脾胃失和，运化失常所致的上述病症称为化湿法。常用药物有藿香、佩兰、苍术、厚朴、砂仁、豆蔻等。

3. 应用

（1）化湿和中法：脾喜燥恶湿，脾又为生湿之源，脾失健运，必然停湿，出现纳少食差、脘腹痞闷、头面四肢水肿、时肿时消、困倦嗜睡、少气懒言、面色萎黄或浮肿无华、大便溏薄、舌淡苔薄白滑腻、脉濡缓等症，宜用本法。代表方平胃散，出自宋代《太平惠民和剂局方》。方中苍术苦辛温燥，燥湿健脾为君药；厚朴苦温芳香，行气散满，助苍术除湿运脾为臣药；陈皮理气化滞，合厚朴以复脾胃之升降为佐药；甘草、姜、枣调和脾胃共为佐使。六药共奏燥湿运脾、行气和胃之效，后世大凡脾胃湿滞，呈现胸腹胀满、口淡食少、舌苔白厚而腻者，皆可用本方为基础治疗，所以古人称之为"治脾圣药"。

（2）温中化湿法：素来脾胃虚寒，或过用寒凉者，则湿邪易寒化，在临床上表现为寒湿阻滞，困遏脾阳，可致腹胀便溏、纳呆食少、口黏乏味、头重如裹、肢体困重、大便溏薄或利下赤白黏冻、白多赤少、腹痛肠鸣或吐泻交作、泻物清稀如米泔水、舌质淡体胖、舌苔白腻、脉濡或缓等症，宜用本法。代表方厚朴温中汤，出自李东垣《内外伤辨惑论》。方中以厚朴温中散满；木香、草豆蔻芳香辛烈入脾脏行诸气；脾恶湿，用干姜、陈皮燥之，茯苓以渗之；脾欲缓，故以甘草缓之；生姜温中散逆除呕，主治脾胃寒湿气滞证。

（3）清热化湿法：胃肠积热或胃火炽盛，或过用温燥者，则湿邪易于热化，或外感湿邪或暑湿，临床上表现为湿热蕴结脾胃，脾运受阻，胃失和降，可致脘腹胀闷、食欲不振、口腻不爽、呕恶便溏或溏而不爽、身热不扬、汗出不畅、面如油垢、秽气触人、舌尖边红、舌苔黄腻、脉象濡数等症，宜用本法。代表方连朴饮，出自清代王孟英的《随息居重订霍乱论》，为治疗脾胃湿热证的经典名方之一。由厚朴、黄连、石菖蒲、半夏、淡豆豉、栀子、芦根组成。方中主药黄连苦寒以清热化湿，配伍厚朴、半夏以利气燥湿、和胃降逆，石菖蒲开郁泻浊，栀子、淡豆豉清宣郁热，芦根清利湿热。原方主治湿热霍乱证，临床普遍用于治疗急、慢性肠胃炎等病证。

（4）化湿退黄法：湿邪困脾胃，壅塞肝胆，疏泄失常，胆汁泛溢而发。身目色黄，身热不扬，头重身困，渴不多饮，小便短黄，便秘或泄泻不爽，病势缠绵，舌质红或黯赤，舌质淡胖，苔厚腻或黄白相兼，脉濡缓或弦滑；或见色黄晦黯，腹胀纳少，神疲畏寒，大便溏薄，苔白腻，脉沉细或迟等症，宜用本法。运用利湿退黄药物，如茵陈、金钱草、山栀、黄芩等联合泻下药组方，代表方茵陈蒿汤。《伤寒论》云："伤寒七八日，身黄如橘子色，小便不利，腹微满者，茵陈蒿汤主之。"方中茵陈苦辛微寒，通利湿热，为"治黄通剂"；味辛芳香透达，故先煎去其轻扬外散之性，使其功专苦降，直入于里，利湿清热，用为君药。栀子苦寒，泻三焦火，祛湿中之热，用为臣药。栀子、茵陈相配，使湿热从小便而出。湿热郁结，伤津损阴，极易胶固而成难治之证，故佐以苦寒沉降之大黄，荡涤肠胃，推陈致新，通利二便。诸药相伍，寒以清热，苦以除湿，湿热去，小便利，则黄自退。

四、清热法

1. 概述

凡因外感热毒之邪或嗜食醇酒厚味，壅滞胃肠，化热生湿，或为热邪所致实热证，或为脾胃因虚所致发热，或因脾胃病症所致火热上炎，或湿热下注所致病证，采用清热泻火、清热解毒、清热凉血、清热化湿、养阴清热等方法以清解热邪。清热法属八法中的清法，是一种通过运用寒凉性质的药物以达到泻火、解毒、凉血等功效的治疗方法。《素问·至真要大论》中"热者寒之"开创了中医"清法"理论雏形。汉代张仲景创立六经辨证，以六经为纲，整理了各种清法的临床实践，如白虎汤、栀子豉汤、泻心汤类、承气汤类、小陷胸汤等。金元时期刘完素创立"寒凉派"，提出了"六气皆从火化"的"火热理论"，治疗无论外感热病，还是内伤杂病，都主张用"宜开通道路，养阴退阳，凉药调之，慎毋服乌、附之剂"。李杲以脾胃为枢机，丰富了"甘温除大热"的"清补法"的内容。清代叶天士提出卫气营血学说，主张按病情进展的不同时期治疗温热病。清代程钟龄《医学心悟》曰："清者，清其热也。脏腑有热，则清之。"正式确立了中医"清法"为中医八大治法之一。

2. 功效

运用寒凉性质的方药，通过清热泻火、清热解毒、清热凉血、清热化湿、养阴清热等方法，清除体内温热火毒之邪，主要适用于胃肠郁热，脾失健运，胃失纳降所致的病症。《神农本草经》谓之"疗热以寒药"。具有上述功效的常见药物有石膏、知母、栀子、竹叶、黄芩、黄连、黄柏、生地黄、玄参、牡丹皮、赤芍、金银花、连翘、蒲公英、白头翁、白花蛇舌草、青蒿、白薇、地骨皮、银柴胡、胡黄连等。

3. 应用

（1）清热泻火法：发病急骤，热结胃肠肝胆，持续高热，大便燥结或秘结，脘腹或胁肋胀满而疼，或口苦咽干，吐酸，烦热汗出，小便黄热短赤，舌质红赤少津，舌苔黄燥，脉象洪大滑数或弦细数等症，宜用本法。代表方白虎汤，出自《伤寒论》，原为治阳明经证的主方，后世以此为治气分热盛的代表方剂。里热炽盛，故壮热不恶寒；胃热津伤，乃见烦渴引饮；里热蒸腾，逼津外泄，则汗出；脉洪大有力，为热盛于经所致。气分热盛，但未致阳明腑实，故不宜攻下；热盛津伤，又不能苦寒直折。方中生石膏功善清解，透热出表，以除阳明气分之热；知母苦寒质润，一以助石膏清肺胃之热，一以滋阴润燥救已伤之阴津；以粳米、炙甘草益胃生津，亦可防止大寒伤中之弊；炙甘草兼以调和诸药。四药相配，共奏清热泻火、止渴除烦之功，使其热清津复，由邪热内盛所致诸症自解。

（2）清热解毒法：饮食不洁或外感疫毒，邪入肝胆胃肠致脘腹胁痛、呕血、便血、发热、黄疸、痢疾、泄泻、肠痈、舌质红赤、舌苔黄燥或黄腻、脉象洪数或弦数等症，宜用本法。代表方为黄连解毒汤，出自唐代王焘《外台秘要》，由黄连、黄芩、黄柏、栀子四味药物组成，具有清热、泻火、解毒之功效。《医方集解》云："三焦积热，邪火妄行，故用黄芩泻肺火于上焦，黄连泻脾火于中焦，黄柏泻肾火于下焦，栀子通泻三焦之火，从膀胱而出。"

（3）清胃安中法：邪热犯胃，或热扰胃肠，或因重症热病后，余热未尽，或过食辛辣温燥等，致热炽胃腑，气机紊乱，胃气失和者，可见口干渴能饮，或但饮不多，胃脘痞满，纳呆食少，恶心干呕或呕吐，或嗳气呃逆，心烦，大便结燥，小便黄热，舌质红赤或嫩红，舌苔薄黄或剥脱，脉象细数或弦数等症，宜用本法。代表方橘皮竹茹汤。《金匮要略·呕吐哕下利病脉证治》曰："哕逆者，橘皮竹茹汤主之。"吴崑《医方考》曰："大病后，呃逆不已，脉来虚大者，此方主之。呃逆者，由下达上，气逆作声之名也。大病后，则中气皆虚，余邪乘虚入里，邪正相搏，气必上腾，故令呃逆。脉来虚大，虚者正气弱，大者邪热在也。是方也，橘皮平其气，竹茹清其热，甘草和其逆，人参补其虚，生姜正其胃，大枣益其脾。"诸药配伍，具有和胃降逆、益气补中之效。

（4）清热凉血法：邪热入胃，热炽胃腑，入血伤络，高热持续，口渴烦躁，肌肤发斑；或热伤胃络，胃脘灼热疼痛，甚或呕血便血等；或胃热上犯，面颊发热，唇舌肿痛，齿龈红肿，牙痛牵引头痛，口腔糜烂，破溃出血等，舌质红绛少津，舌苔黄燥或舌红剥苔，脉象弦数或滑数等症，宜用本法。代表方犀角地黄汤，具有清热解毒、凉血散瘀的功效，方名出于宋校本《备急千金要方》。其云："治伤寒及温病应发汗而不汗之内蓄血者，及鼻衄、吐血不尽，内余瘀血，面黄，大便黑，消瘀血方：犀角一两，生地黄八两，芍药三两，牡丹皮二两。上四味，㕮咀，以水九升，煮取三升，分三服。喜妄如狂者，加大黄二两，黄芩三两。其人脉大来迟，腹不满自言满者，为无热，但依方不须加也。"

（5）养阴清热法：多由胃病久延不愈，或热病后期阴液未复，或平素嗜食辛辣，或情志不遂，气郁化火，使胃阴耗伤而出现胃脘嘈杂灼痛、口干唇燥，或恶心欲吐，或呕吐、厌食纳差等；或因胃腑虚火上炎，致口舌生疮、牙痛、齿衄或鼻衄等；舌质瘦红，少津，苔剥脱，脉象细数或弦数等症，宜用本法。代表方益胃汤，原方出自清代吴鞠通《温病条辨》，曰："阳明温病，下后汗出，当复其阴，益胃汤主之。"其基本方药为沙参、麦冬、生地黄、玉竹、冰糖。方中重用麦冬、生地黄，味甘性寒，两药合用善于养阴清热，生津润燥，共为君药。北沙参、玉竹养阴益胃生津，两药同用助君药养阴益胃之力，共为臣药。冰糖养阴润肺，调和诸药，是为佐使之用。张秉成《成方便读》曰："阳明主津液。胃者，五脏六腑之海。凡人之常气，皆禀于胃，胃中津液一枯，则脏腑皆失其润泽，故以一派甘寒润泽之品，使之引入胃中，以复其阴，自然输精于脾，脾气散精，上输于肺，通调水道，下输膀胱，五经并行，津自生而形自复耳。"

（6）清肝和胃法：情志不畅，肝气失疏，横逆犯胃，胃失和降，出现胃脘灼痛、嘈杂吞酸、胸闷喜太息、饥不欲食、呕吐呃逆、胁痛肋胀、心烦易怒、口干口苦、大便干燥、舌红少苔或薄黄、脉弦等症，宜用本法。叶桂云："木火郁而不泄，阳明无有不受其戕。呃逆恶心，是肝气犯胃；食入卧著，痛而且胀，夜寐不安，亦是胃中不和；泛酸灼心，亦属火化。自宜肝胃同治，肝木宜泄，胃府宜降，乃其治也。"故欲安胃土，必清肝火。代表方左金丸，源自《丹溪心法》。方中重用黄连苦寒泻火为君；佐以辛热之吴茱萸，既能降逆止呕、制酸止痛，又能制约黄连之过于寒凉。二味配合，一清一温，苦降辛开，以收相反相成之效，治疗肝火犯胃、肝胃不和证。

五、活血法

1. 概述

活血法，属八法中的"消法"，根据《素问》"疏其血气，令其条达，而致和平""血实宜决之"的治疗原则而立法。凡以消除瘀滞、调理血行、通畅血脉为主要作用的治疗方法，皆称为"活血法"。

活血法最早可追溯至先秦时期，《素问·至真要大论》记载："疏其血气，令其条达。"《素问·阴阳应象大论》中提出："血实宜决之。"《素问·腹中论》中所立四乌鲗骨一藘茹丸，温经补肾，活血散瘀，治疗血枯经闭。西汉时期的《神农本草经》总结了较多具有活血、化瘀、破血、消瘀和攻瘀作用的药物。东汉时期张仲景在《黄帝内经》理论的基础上，立"瘀血"病名，并在《伤寒论》中对血瘀证进行了辨证论治，提出伤寒热病可能出现"蓄血""瘀血""血结"等证，并创制了桃核承气汤、桂枝茯苓丸、鳖甲煎丸、大黄䗪虫丸等方剂。活血法发展于唐宋时期，活血化瘀方剂层出不穷，《备急千金要方》中有很多活血化瘀的方药，并对血瘀证的病机认识和治疗有所发挥。朱丹溪注重解郁散结，"六郁"中的"血郁"，即为"血瘀"的早期或轻症，临证时更是气血同调，颇有见地。清代王清任创建逐瘀系列方，并提出疾病诊疗应以气血为主，提出"气有虚实，血有亏瘀"等观点，对后世血瘀证的治疗产生深远影响。唐容川在《血证论》中对瘀血的治疗有进一步的发展，指出"离经之血即是瘀"，总结血证治疗的"止血、消瘀、宁血、补血"四大法，提倡"化瘀不伤正"。

2. 功效

活血法主治血分病证，主要适用于各种血行不畅或瘀血内停之证。活血法的功效包括活血化瘀、破血逐瘀、凉血散瘀、祛瘀生新等。瘀血病变可由气滞、气虚、热盛、阴虚、寒凝、阳虚、痰结、湿聚等多种机制形成。临床中对活血法的应用，更多是在辨证论治、治病求本的基础上，将活血化瘀法同他法配伍使用，相得益彰，从而取得较好疗效。临床上活血法常配合理气、散寒、清热、益气、滋阴、温阳等法，从而发挥和血、消积、散结、通络、止痛等多重效用。

现代研究发现，具有活血化瘀功效的中草药已被证实具有改善血液流变学性质，即血液流动性、黏滞性、凝固性等，有抗炎、调节免疫功能、止痛作用。常用药有川芎、丹参、益母草、泽兰、桃仁、红花、鸡血藤、王不留行、郁金、三棱、莪术、五灵脂、乳香、没药、穿山甲、皂角刺、水蛭、蟅虫等。其中川芎活血调经止痛，并能行气，为血中气药。丹参微寒而性缓，能清血中郁热而除心烦，祛瘀生新通经而不伤正，为血热而有瘀滞的常用药。鸡血藤苦而不燥，温而不烈，活血之外还能养血，用于治疗血虚之兼有血瘀证者。桃仁质润兼可润肠通便。三棱、莪术两药苦泄辛散，既入血分又入气分，能破血散瘀，消癥化积，行气止痛。但三棱偏于活血，为血中气药，多用于祛瘀；莪术偏于行气，为气中血药，多用于消积。乳香、没药是一经典药对，二药相伍为《疮疡经验全书》"海浮散"，具有活血行气消瘀、敛疮生肌止痛的功效。乳香偏于行气伸筋，没药偏于散血生肌，内服外用均有良效。张锡纯所创用的许多方剂都有三棱、莪术、乳香、没药等药。《医学衷中参西录》有云："参、芪能补气，得三棱、莪术以流通之，则补而不滞，而元气愈旺。元气既旺，愈能鼓舞三棱、莪术之力以消癥瘕，此其所以效也。"穿山甲、皂角刺、王不留行等药物的药性峻猛、走而不守，破血逐瘀，消癥散积，可治疗由于血瘀时间长、程度重而导致的癥瘕积聚，也可用于血瘀经闭、疮肿疼痛。此外，虫类药物多能活血通络、入络散瘀，具有入络搜邪、通行气血的作用，对于血瘀较重，或有癥瘕积聚者，在调和气血、补益脾胃的同时，可加用少量虫类药以通络化瘀，如地龙、全蝎、蜈蚣、水蛭等，能取得更好的活血通络化瘀之效。

3. 应用

适用于血瘀证，因瘀血或其他因素导致的气血失调，脉络不通时，均可应用活血法。症见口唇青紫、面色黧黑、瘀斑瘀点、痛如针刺、痛有定处、痞块、肌肤甲错、出血等，舌紫黯或瘀点，脉弦或涩、结代等。应注意询问病史，如久病不愈，或有手术史、外伤史、癫痫史等。

活血化瘀法应用于脾胃病时，要注意气血、虚实、寒热三个方面的关系。"气为血帅"，活血应以调气为先，气滞而致血瘀者，应行气活血；气虚无力掣引血运，应益气活血；寒凝络阻，应温经散寒、活血通络；热结血瘀，或郁热未尽、络脉瘀阻，应清热化瘀；营阴亏耗，津亏不能载血运行，或瘀血郁而化热，灼伤阴血者，应养阴活血；阳虚火衰，寒由内生，血凝为瘀者，应温阳活血；体弱血少，或出血后，脉络不充，营血虚滞，凝而为瘀，应养血活血。

（1）行气活血法：此乃最常用的方法之一，由疏利气机与活血化瘀法配伍而成。其证候常合并气机郁结，表现为各类痛证。如胃脘、胁肋、腹部等处闷痛、胀痛、刺痛、绞痛，腹满，或肋下、腹中触有癥块，但质尚软而不坚，性郁或善怒，目青，舌质隐紫，脉涩不畅或弦迟。《景岳全书·血证》曰："血必由气，气行则血行，故凡欲治血，或攻或补，皆当以调气为先。"人身之中，气血相依，气为血帅，气行则血行，气滞则血凝，故对于气滞血瘀之证，则须通利气机，活血行瘀，而用本法。代表方为失笑散、膈下逐瘀汤等。药用蒲黄、五灵脂、丹参、三七、延胡索、乳香、煅瓦楞子、乌贼骨、香附、沉香等。

（2）益气活血法：主要用于气虚血瘀证，证见纳呆腹胀、痞闷不舒、食后尤甚、胃脘或腹中痛、痛有定处、大便溏稀、舌痿、质淡紫、脉细软无力。本法应以益气健脾为主，活血化瘀为辅，常用方为补阳还五汤。常用补气药如黄芪、党参、太子参、白术之类，补气药用量需重；大量补气药佐以少量活血药，寓通于补，气足而血行，活血而不伤正。

（3）散寒活血法：主要用于寒凝与血瘀并见的寒凝血瘀证，表现为脘腹冷痛，四肢不温，青紫麻木，遇冷为甚，面青，舌质青紫，脉沉迟细涩。治疗应选用偏于辛温的活血类药，以活血通脉、散寒解痛。常用当归四逆汤加减。药如桂枝、细辛、干姜、乌头、吴茱萸、小茴香及当归、川芎、红花、五灵脂、乳香、片姜黄等。

（4）清热活血法：用于血热与血瘀并见的热郁血瘀证。证见身热，烦躁，谵语如狂，小腹硬满，肌肤斑疹深紫，或吐、衄下血；或见瘀热发黄，口干渴不多饮，舌质深红等。溃疡性结肠炎多有血便或脓血便，虽表现为出血，但实属血瘀证的重要表现，如叶天士云"初病湿热在经，久则瘀热入络"。对湿热瘀血阻滞所致之溃疡性结肠炎，临证治宜清热化湿、调气和血、敛疡生肌，治疗以清肠凉血宁络为主，代表方如槐花散、芍药汤等，药如地榆、槐花、赤芍、白芍、仙鹤草、侧柏叶、牡丹皮、紫草、黄芩、黄连等。对于瘀热较重、瘀结肠中、热毒内聚之肠痈，则当通里攻下、清热解毒，佐以活血化瘀，选用大黄牡丹汤、仙方活命饮之类加减治之。

（5）温阳活血法：用于阳虚与血瘀并见的阳虚血瘀证，其特点为合并有阳虚的虚寒证候。如畏寒肢凉，胃脘部、腹部刺痛或冷痛，劳累或食冷或受凉后加重，泛吐清水，食少，神疲乏力，手足不温，大便溏薄，面色黯紫，面浮肢肿，舌淡胖或有瘀点、瘀斑，脉沉迟而涩。故临床选药多用姜黄、肉桂、桂枝等温阳活血之品。

（6）滋阴活血法：主要用于阴虚血瘀证。其特点为干血内结而合并有阴虚内热的表现，如久病不愈、形体消瘦、肌肤甲错、面色及两目黯黑、心烦潮热、骨蒸。方选活血润燥生津汤，濡养而兼行，丸剂选大黄䗪虫丸，缓攻以求效。如干血瘀结较重而体质尚任攻消者，亦可先攻后补。药如当归、赤芍、生地黄、丹参、旱莲草、鳖甲、桃仁、土鳖虫等。

（7）养血活血法：体弱血少或出血后脉络不充，营血虚滞，可见血虚血瘀证。其特点为合并有贫血的证候，如面色萎黄、头晕、心慌、肢麻、舌质淡红、脉细。常用方为桃红四物汤加味，药如当归、芍药、川芎、鸡血藤、地黄、丹参、桃仁、红花。本法活血药不宜过猛，宜和血不宜破血。

（8）软坚活血法：瘀甚成积，出现脘腹癥积、胁下痞块、按之有形、舌有紫斑瘀点、脉细涩者，可配伍莪术、郁金、石见穿等软坚散结；久病入络，可配伍五灵脂、鳖甲、僵蚕、水蛭等虫类搜剔药，方如鳖甲煎丸，以行气化瘀、软坚消癥。

六、消导法

1. 概述

消导法，属八法中的"消法"，是通过消食导滞和消坚散结等作用，以消除体内因气、血、痰、水、虫、食等久积而成的有形之痞结癥块的一种治疗方法。本法以渐消缓散为特点，适用于逐渐形成的有形实邪。根据积滞痞块形成原因侧重的不同，可分为消导食积、消癥化积、消疳杀虫等法。

最早提出消导法理论的可追溯至《黄帝内经》，《素问·至真要大论》提出"坚者削之""结者散之""留者攻之"。其临床应用始于张仲景创立的消痰开结之小陷胸汤、治疗癥积（疟母）的鳖甲煎丸，以及泻心汤类方、旋覆代赭汤等，均为后世消导的名方。宋代医家对消导法应用于小儿疾病做出了巨大的贡献。《太平惠民和剂局方》中"肥儿丸"，选用健脾消积、杀虫消疳之药治疗虫积成疳之证，成为数百年来临床应用之经典方。金元时期对积聚证的治法理论也有所发挥，朱丹溪《丹溪心法》通称癥瘕积聚为"痞块"，强调"凡积病不可用下药，徒损真气，病亦不去，当用消积药使之融化，则根除矣"，明确提出应使用消积药物缓消积聚，并创立了越鞠丸、保和丸等经典方剂。明代王肯堂《证治准绳》首先对积聚的初、中、末三期提出了不同的治疗大法。清代程钟龄在《医学心悟·医门八法》中指出："消者，去其壅也。脏腑、筋络、肌肉之间，本无此物而忽有之，必为消散，乃得其平。"

2. 功效

消导法所采用的是具有消食导滞、消痞化积作用的药物。其主要功效，大致可分为：一是消导，有消化和导引之意，适用于食积和停滞之证；二是消散，有行消和散结之意，适用于气、血、痰、食、水、虫等结成的病证，使之渐消渐缓。

常用的消导药有山楂、神曲、鸡内金、莱菔子、谷芽、麦芽等。山楂性微温，善消肉积，又可行气散瘀，炒用可止泻痢。神曲可消米面积滞，又可解表退热，对于外感表证兼有食积者尤宜。鸡内金性味甘平，善消各种食积，尤其适用于脾虚所致的小儿疳积，又可化坚消石，治疗胆石症，研末效更佳。莱菔子行气力强，消食健脾同时，可降气化痰。谷芽、麦芽健脾消食，常配伍使用，然二者又有不同，《本经逢原》曰："谷芽，启脾进食，宽中消谷，而能补中，不似麦芽之克削也。"生麦芽健脾和胃，疏肝行气，用于脾虚食少，乳汁郁积。炒麦芽行气消食回乳，用于食积不消，妇女断乳。在临床上，饮食积滞引起的病症多为实证，然积滞易伤脾胃，可见气短乏力、神疲肢倦，则为虚实夹杂证。在运用消导法时，配合健脾和胃的药物是非常重要的。值得注意的是，运用消导法时，须据体质之强弱，积滞之久暂，正气伤损之轻重，是否兼夹里热，以及是否有伤津耗液等情况酌情应用。因此，消导法常常需与补益、清热、祛痰、泻下、活血等方法相互联合使用，方能发挥在临床的运用价值。

3. 应用

（1）消导食积法：适用于饮食积滞证。证见脘腹胀满，疼痛拒按，嗳腐吞酸，厌食呕恶，痛而欲泻，泻后痛减，或大便秘结，舌苔厚腻，脉滑。代表方如保和丸、枳实导滞丸等。保和丸由山楂、六神曲、半夏、茯苓、陈皮、连翘、莱菔子、麦芽组成，具有消食导滞、理气和胃、散结化热之效。枳实导滞丸由枳实、大黄、神曲、茯苓、黄芩、黄连、白术、泽泻等组成，具有消积导滞、清热除湿之功。《内外伤辨惑论》云："治伤湿热之物，不得施化，而作痞满，闷乱不安。"

（2）消癥化积法：适用于脘腹癥积、痞块，多由寒热痰食与气血相搏聚而不散，日久而成。临床常见脘腹癥积，两胁痞块，脘闷不舒，攻撑胀痛，饮食减少，形体消瘦等。代表方如鳖甲煎丸，由炙鳖甲、鳖甲胶、阿胶、蜂房、鼠妇虫、土鳖虫、蜣螂、硝石、柴胡、黄芩、半夏、党参、干姜、厚朴、桂枝、白芍、射干、桃仁、牡丹皮、大黄、凌霄花、葶苈子、石韦、瞿麦等23味药物组成。本方集祛瘀、祛痰、行水、行气、泻下、滋阴于一体，现代应用于肝纤维化、肝硬化、非酒精性脂肪肝、肝血管瘤、高脂血症等病证有较好的临床疗效。

（3）消疳杀虫法：适用于虫积证。以饮食异常，脐腹疼痛，面黄肌瘦，面有虫斑为主要表现。代表方有布袋丸、肥儿丸等。常用药如黄连、神曲、肉豆蔻、麦芽、木香、槟榔、使君子仁等。

七、泻下法

1. 概述

下法又称"攻下法""泻下法"，是指运用通下药物，以排除肠胃积滞，荡涤实热，攻逐水饮，驱除寒积，导出瘀血的方法。此为"八法"之一，主要适用于里实证。根据适应证候和功效的不同，又可分为寒下、温下、润下、峻下、逐饮、逐瘀等法。

下法的临床应用源远流长，早在《黄帝内经》中即对下法的适用病证有明确的记载，如《素问·阴阳应象大论》云"其下者，引而竭之……其实者，散而泻之"、《素问·至真要大论》"留者攻之"、《素问·热论》治疗热病之"其未满三日者，可汗而已；其满三日者，可泄而已"的原则，皆为奠基之论。而发扬光大并应用于临床者，为医圣张仲景之《伤寒杂病论》，其寒下、温下、润下、峻下、逐饮、逐瘀等法靡不具备，三承气汤、大黄附子汤、麻子仁丸、十枣汤、己椒苈黄丸、桃核承气汤等药简而效宏，临床应用经久不衰，疗效卓著，活人无数，创造了医学史上的奇迹。至金元医家张子和，倡汗、吐、下三法，遂成攻下派之鼻祖，其云"陈莝去而肠胃洁，癥瘕尽而荣卫昌。不补之中，有真补者存焉"，可谓得下法之真谛。明末至清，温病学派兴起，吴又可《温疫论》云："温疫可下者，约三十余证，不必悉具，但见舌黄、心腹痞满，便于达原饮加大黄下之。"其"逐邪勿拘结粪"论最为著名。叶天士著《外感温热篇》云："三焦不得从外解，必致成里结。里结于何？在阳明胃与肠也。亦须用下法。不可以气血之分，就不可下也。"吴鞠通《温病条辨》遥承仲景，师法天士，针对"阳明温病，下之不通，其证有五"的对证处方，得变化随心之妙，卓然而成集大成者。中华人民共和国成立以来，中西医结合于治法研究最深且成果最著者，当推下法、补法、活血化瘀法。其中下法在急腹症中的应用成绩斐然，为世界医学所称道。经过历代医家的继承、创新和发展，下法已成为中医学最具特色和疗效的治法之一。

2. 功效

下法所采用的是具有攻积逐水，通腑排便作用的药物。其主要功效，大致可分为：一是通过通利大便，以排除肠道内的宿食积滞或燥屎；二是通过苦寒泻下，使实热壅滞得以从阳明而解；三是通过攻逐水饮，使水饮之邪从下而出，以达到祛除饮邪、消退水肿的目的；四是破血逐瘀，使瘀热之邪或停留体内的瘀血排出体外，俾瘀血去而新血生。

具有上述功效的常用药物早在《神农本草经》中已被记载，如大黄、甘遂、大戟、芫华（花）、商陆、巴豆、朴硝等。除朴硝及润下之品外，都位列下品。下品药物的特点是"多毒，不可久服。欲除寒热邪气，破积聚愈疾者，本下经"。对该类药物的作用特点和应用要点做了明确的规定。泻下的药物，以作用强弱有峻下、平下、缓下、润下之别；以功效特点有逐水、通腑、下瘀、散结之异；以药性有有毒、无毒，性寒、性热之分，临证不可不知。甘遂、大戟、巴豆均来源于大戟科植物，与芫花、商陆、牵牛子均属峻下逐水药，除巴豆性热大毒外，余皆苦寒有毒。甘遂、大戟、芫花以散剂入药，入煎剂则力缓；巴豆外用，如内服则取巴豆霜入丸散，微量（0.1~0.3g）为宜；朴硝辛苦咸寒，有芒硝、玄明粉、皮硝、马牙硝之名，长于软坚散结，因其内含硫酸钠而有渗透性泻下作用。相对峻下而言，性寒力稍缓者，如芦荟、大黄、番泻叶等。作用相似而药性较缓者，如决明子，既能清肝明目，又能通降阳明，力虽缓而效著，慢性便秘最为适宜。至于润下，多为滋阴养血之品，或果仁而质润者，如当归、何首乌、桑椹子、肉苁蓉、胡桃肉、天冬、火麻仁、瓜蒌仁、柏子仁、郁李仁、桃仁、苏子、杏仁、蜂蜜等。

3. 应用

适用于治疗有形之邪而致的里实证。因病邪的性质、病位的深浅、人体正气的盛衰和体质寒热虚实的差异，可表现为热结、寒积、燥结、水停、食积、瘀滞、虫积，或表里同病，或虚实夹杂。临证应注意辨证施治，运用不同的攻下方法和药物配伍，达到祛除病邪而又不伤正气的目的。

（1）急下法：适用于阳明腑实证。阳明腑实热盛，津液耗竭，常用大承气汤（大黄、厚朴、枳实、芒硝）急下存阴，在《伤寒论》中有关于阳明三急下和少阴三急下的具体论述，如《伤寒论·辨阳明病脉证并治》曰："伤寒六七日，目中不了了，睛不和，无表里证，大便难，身微热者，此为实也。急下之，宜大承气汤。"又曰："阳明病，发热汗多者，急下之，宜大承气汤。"临床上常见脘腹胀满，发热汗出，不大便或大便难，烦躁谵语，潮热多汗，甚则喘冒直视，或如见鬼状，循衣摸床，苔黄焦黑，脉实大或滑数。此时应运用具有较强泻下作用药物组成的方剂，治疗病邪较盛，病情急剧，不及时攻逐极易产生变证，危及生命的急危重症。

（2）缓下法：相对于急下法，病情相对较缓者，可采用缓下法。代表方为《伤寒论》调胃承气汤（大黄、芒硝、甘草）。此为大承气汤去枳、朴之破气除满，加甘草之甘缓调中，起到缓下热结的作用。如证见大便不通，口渴心烦，蒸蒸发热，或腹中胀满，或为谵语，舌苔黄而干，脉滑数，以及胃肠热盛而致发斑吐衄，口齿咽喉肿痛等均可应用。凡燥热初结胃肠；或大便燥坚，痞满不甚；或腑实重症下后，邪热宿垢未尽，正气已伤；或大便秘结，火热在上之证，此方最宜。

（3）寒下法：运用具有泄热通便作用的药物如大黄、芒硝、番泻叶等为主组方，起到泄热攻积通便的效果，适用于里热积滞实证。代表方剂为承气汤及其类方。热结于里所致热厥、痉病或发狂等亦可用之。如里实不坚，则去芒硝，为小承气汤，有轻下热结，除满消痞之效。现代有复方承气汤（厚朴、枳壳、大黄、芒硝、炒莱菔子、桃仁、赤芍），通里攻下，行气活血，主治单纯性肠梗阻属于阳明腑实而气胀较明显者。此外，临床常用处方还有大黄甘草汤（大黄、甘草），《金匮要略》主治"食已即吐者"；大黄牡丹汤（大黄、牡丹皮、桃仁、瓜子、芒硝），《金匮要略》治疗肠痈，少腹肿痞，按之即痛如淋，小便自调，时时发热者。目前临床上常用于急性阑尾炎、子宫附件炎、盆腔炎等属于湿热郁蒸，气血凝聚证。凉膈散（川大黄、朴硝、甘草、山栀子、黄芩、连翘、薄荷叶），《太平惠民和剂局方》主治大人、小儿脏腑积热，烦躁多渴，面热头昏，唇焦咽燥，舌肿喉闭，口舌生疮，睡卧不宁，谵语狂妄，肠胃燥涩等症。《伤寒论》大柴胡汤（柴胡、黄芩、半夏、芍药、生姜、枳实、大枣、大黄）和柴胡加芒硝汤（柴胡、黄芩、人参、半夏、炙甘草、生姜、大枣、芒硝），具有和解少阳、内泄热结之功，主治少阳阳明合病。现常用于急性胰腺炎、急性胆囊炎、胆石症表现为少阳阳明合病者。《先醒斋医学广笔记》更衣丸（朱砂、芦荟），主治肠热便秘。

（4）温下法：运用具有温散寒凝，泻下通便作用的药物如附子、细辛、干姜和大黄、巴豆等配伍组方，导寒积从下而解，适用于寒冷积滞之里寒实证。寒实积滞，非温不能散其寒，非下不能祛其实，故温下一类方剂，多取祛寒药和攻下药组合而成。常用处方有大黄附子汤、温脾汤等。现代报道常用于急性肠梗阻、急慢性阑尾炎、胆绞痛、胆囊术后综合征、慢性痢疾等属寒积里实者。

（5）峻下法：运用具有峻下积滞，攻逐水饮的药物如甘遂、大戟、芫花、商陆、牵牛子和巴豆组方，使体内大量积水痰饮或寒湿积滞随大便排出，以消除水肿、痰饮和寒积。适用于重度水湿内停，痰饮积聚且体实证实者，故又称"峻下逐水法"。代表方剂有十枣汤、大陷胸汤、三物白散、三物备急丸等。十枣汤，现代临床报道用于肝硬化腹水、渗出性胸膜炎等见有上述症状者。大陷胸汤由大黄、芒硝和甘遂组成，亦出自《伤寒论》，主治水热互结之结胸证，如："伤寒六七日，结胸热实，脉沉而紧，心下痛，按之石硬者，大陷胸汤主之""太阳病，重发汗而复下之，不大便五六日，舌上燥而渴，日晡所小有潮热，从心下至少腹硬满而痛不可近者，大陷胸汤主之"。临床报道可用于肠梗阻、胆道感染、胆石症、急性胰腺炎和幽门梗阻等疾病。

（6）润下法：运用具有润肠通便作用的药物如火麻仁、当归、杏仁、桃仁、柏子仁、瓜蒌仁、肉苁蓉、蜂蜜为主组方，以润燥滑肠，使大便易于排出。适用于热病伤阴；或阳盛之体，肠胃偏燥；或体虚便秘，如年老津亏、产后血虚、体弱久病等。代表方剂有麻子仁丸、五仁丸、润肠丸等。麻子仁丸为小承气汤加火麻仁、杏仁、芍药组成，乃润肠与泄热通便兼顾，宜用于肠胃燥热，大便秘塞不通，如《伤寒论》曰："趺阳脉浮而涩，浮则胃气强，涩则小便数，浮涩相搏，大便则硬，其脾为约，麻子仁丸主之。"五仁丸由杏仁、桃仁、柏子仁、松子仁、郁李仁等富含油脂的果仁和陈皮组成，对津枯肠燥，大便艰难，以及年老和产后血虚便秘者最为适宜。

（7）兼下法：在临床运用时，应根据正气之盛衰、证候之变化，与其他治法相结合，攻补兼施，审因化裁。

①补气攻下法：运用补气药如黄芪、人参（党参）、白术联合泻下药组方，起到补气通便的作用，适用于气虚便秘。如《金匮翼》黄芪汤（黄芪、麻仁、白蜜、陈皮）主治大便并不硬，虽有便意，但努挣无力，排便困难，便后乏力，脉弱者。然临床有阳明热结邪实，气血津液不足者，则以泄热通下为主，辅以扶助正气，如《伤寒六书》黄龙汤由大承气汤加人参、当归、甘草而成，清热泻下，益气养血。用于阳明腑实证兼有气血两虚，表现为下利清水、神昏谵语、腹痛拒按、身热而渴、神疲少气、舌苔焦黄或焦黑、脉沉细数者。《温病条辨》在此基础上减枳实、厚朴，加生地黄、玄参、麦冬、海参、姜汁，主治"应下失下，正虚不能运药"之阳明温病。

②增液承气法：运用滋阴药如生地黄、麦冬、玄参联合泻下药组方，起到增液通便的作用，适用于阴虚便秘。病势轻者，可单用滋阴增液之品，如《温病条辨》增液汤（玄参、麦冬、生地黄）主治"阳明温病，无上焦证，数日不大便，当下之。若其人阴素虚，不可行承气者"。而"服增液汤已，周十二时观之，若大便不下者，合调胃承气汤微和之""津液不足，无水舟停者，间服增液，再不下者，增液承气汤主之"。此外，对下后邪热不退，结滞仍在，阴液又伤，舌苔干黑或金黄，脉沉有力者，另立护胃承气汤（增液承气汤去芒硝，加牡丹皮、知母），以和"脉沉而弱者，增液汤"相区别。其服用要点是"得结粪，止后服"，体现了攻下法要中病即止的法则。

③养血润肠法：运用养血药如当归、生地黄、熟地黄、白芍、桑椹子、何首乌等联合泻下药或润肠药组方，起到养血润肠通便的作用，适用于血虚便秘，表现为大便干结、面色少华、舌质淡、脉细弱，代表方如前述之润肠丸。值得一提的是，何首乌虽作为养血润肠的代表药物而广为使用，但其发挥通便作用的主要成分为所含的蒽醌类化合物，如大黄素、大黄酚等，故不宜多用、久用。又"阳有余，阴不足"者，表现为"阳狂奔走骂詈，不避亲疏"，刘完素《素问病机气宜保命集》取"大黄、芒硝去胃中实热；当归补血益阴；甘草缓中；加生姜、枣，胃属土，此引至于胃中也"，名曰当归承气汤，适应于阳明腑实盛而兼有阴血不足者。

④温阳通下法：运用具有温补肾阳，润肠通便作用的药物如肉苁蓉、琐阳、核桃仁、硫黄等单独或配伍泻下药、润肠药组方，起到温阳通便的作用，适用于阳虚便

秘，表现为大便困难、小便清长、腰膝酸冷、四肢不温、脉沉细，常用处方有济川煎、半硫丸。《景岳全书》济川煎由肉苁蓉、牛膝、当归、泽泻、升麻、枳壳组成，乃针对"便秘有不得不通者……若察其元气已虚，既不可泻而下焦胀闭，又通不宜缓者"而设，治疗老年肾虚便秘较为适宜，"如气虚者，但加人参无碍；如有火加黄芩；若肾虚加熟地"。半硫丸由半夏（姜制）、硫黄（制）组成，具温肾通便之功，用于肾阳衰微、阴寒内结的阳虚便秘。

⑤解表攻里法：为表里双解法的一种，旨在通过解表药和通下药的配伍运用，达到解除表邪、泻下通便的作用，适用于外有表邪、里有实积的证候，证见发热、恶寒、腹胀痛、大便秘结等。盖表邪稽留，腑实又成，如单用解表，不仅表邪难祛，而且里实更盛；如仅治其里，则在表之邪不解，反易内陷，故须表里同治，使病邪得以分消。代表方如厚朴七物汤、防风通圣散。《金匮要略》厚朴七物汤为承气汤和桂枝汤（去芍药之酸收）复法使用，主治"病腹满，发热十日，脉浮而数，饮食如故"之里实外寒证。防风通圣散出自刘河间《黄帝素问宣明论方》，由凉膈散加防风、麻黄、荆芥、桔梗、白术、川芎、当归、芍药以养血祛风，石膏、滑石以清里通下，共奏疏风解表、泻火通便之效，适用于由外感风邪、表里俱实引起的恶寒发热、头痛眩晕、口苦、鼻塞、咽喉不利、大便秘结、小便短赤以及皮肤疮疡、湿疹等症。对于本方的疗效，岳美中教授在《谈用药》中说："昔对刘河间的双解散（即防风通圣散），认为它药多方杂，麻黄汤、承气汤合一锅而煎之，看起来颇为别扭。某次治疗一例重感证，时冷时热，脉乍大乍小，多法无效，无奈投以双解散两丸，不意竟获痊愈。"又《医学启源·六气方治》治风第一方亦为防风通圣散，较河间方多牛蒡、人参、姜半夏，治一切风热郁结，气血蕴滞，或肠胃蕴热郁结等病症。

⑥消食导滞法：饮食积滞，停于体内，蕴湿化热，非独行消食药所能祛，须行滞消食、泄热通下并行，方能祛除积滞湿热之邪，代表方如木香槟榔丸、枳实导滞丸。木香槟榔丸在《儒门事亲》中列为"独治于内者"方，由木香、槟榔、青皮、陈皮、莪术、黄连、黄柏、大黄、炒香附、牵牛子组成，具有清热除湿、导滞通腑的作用，适用于湿热积滞致脘腹痞满胀痛、大便秘结者。枳实导滞丸由枳实、大黄、神曲、茯苓、黄芩、黄连、白术、泽泻等组成，具有消积导滞、清热除湿之功，《内外伤辨惑论》曰："治伤湿热之物，不得施化，而作痞满，闷乱不安。"

⑦祛湿退黄法：运用清利肝胆湿热药，如茵陈、山栀、黄芩、金钱草联合大黄等泻下药组方，起到祛湿清热、利胆退黄的作用，适用于体实证实的湿热型黄疸。张仲景开该类用药之先河，如《伤寒论》云："伤寒七八日，身黄如橘子色，小便不利，腹微满者，茵陈蒿汤主之。"药用茵陈、栀子、大黄，药简而效宏，诚为千古名方。他如《金匮要略》栀子大黄汤（栀子、大黄、枳实、豆豉）治疗"酒黄疸，心中懊恼或热痛"，大黄硝石汤（大黄、黄柏、硝石、栀子）治疗"黄疸腹满，小便不利而赤，自汗出"之表和里实证。后世吴又可认为"退黄以大黄为专功"，可谓得仲景用药的精髓。在临床治疗黄疸、胆石症、胆道感染时，常用虎杖清热解毒、利胆退黄、活血止痛，可能与其所含蒽醌类成分如大黄素、大黄酚等有关，亦有通腑泻下的

作用。

⑧破血下瘀法：运用活血化瘀药如桃仁联合泻下药组方，起到逐瘀消瘀的作用。适用于体实证实，病势较急且瘀血停留于下的病证。选药常用虫类搜剔之品和兼有通腑泻积、活血逐瘀作用的大黄等。具有此类功效的名方，多为张仲景所创。如《伤寒论》桃核承气汤（调胃承气汤加桃仁、桂枝），用于"太阳病不解，热结膀胱，其人如狂，血自下，下者愈。其外不解者，尚未可攻，当先解其外。外解已，但少腹急结者，乃可攻之"。抵当汤（水蛭、虻虫、大黄、桃仁），治疗"太阳病六七日，表证仍在，脉微而沉，反不结胸，其人发狂者，以热在下焦，少腹当硬满。小便自利者，下血乃愈。所以然者，以太阳随经，瘀热在里故也"。下瘀血汤（大黄、桃仁、䗪虫），《金匮要略》治疗"产后腹痛，法当以枳实芍药散，假令不愈者，此为腹中有干血著脐下，宜下瘀血汤主之"。其他还有血与水结于血室的大黄甘遂汤，治疗肠痈的大黄牡丹汤等。后世如《医学发明》复元活血汤亦取大黄荡涤凝瘀败血，治疗跌打损伤、瘀血留于胁下、痛不可忍者。

⑨宣上通下法：肺与大肠相表里，痰热壅肺，失于宣发肃降，可影响大肠的传导功能；如阳明热结，腑失通畅，上迫肺气，亦可影响肺的肃降功能，导致喘促不宁。故临床上往往要脏腑同调，表里兼治。如治疗功能性便秘，常在处方中加入紫菀、杏仁、枇杷叶、桔梗等。治疗痰热壅肺，可酌用通腑泄热之品，如《温病条辨》宣白承气汤（生石膏、生大黄、杏仁、瓜蒌皮）治疗"阳明温病，下之不通……喘促不宁，痰涎壅滞，右寸实大，肺气不降者"。

⑩通腑开窍法：阳明腑实，可以引起神志的改变，或热闭心包，痰热蒙闭清窍，合并有阳明腑实，均可采取通腑开窍的方法。前者可径直通腑泄热，釜底抽薪，如调胃承气汤用于"胃气不和，谵语者"，大承气汤治疗"发热谵语者""目中不了了，睛不和"。后者常上下同治，开窍与通腑泻浊并行，如《温病条辨》云："邪闭心包，神昏舌短，内窍不通，饮不解渴者，牛黄承气汤主之。"即用安宫牛黄丸化开，调服生大黄末。这种上病下取的治疗方法在当今临床上已广泛用于中风等中枢神经系统疾病的治疗。

⑪导赤承气法：心经热盛，下移小肠，同时合并有阳明腑实者，单用导赤清热或通腑泄热的方法，难以取得满意的疗效。对此，可以采用导赤承气法，如《温病条辨》导赤承气汤（赤芍、生地黄、生大黄、黄连、黄柏、芒硝），用于"阳明温病，下之不通……左尺牢坚，小便赤痛，时烦渴甚"。吴鞠通释之曰："因火腑不通，左尺必现牢坚之脉，小肠热盛，下注膀胱，小便必涓滴赤且痛也，则以导赤去淡通之阳药，加连、柏之苦通火腑，大黄、芒硝承胃气而通大肠，此二肠同治法也。"临证时，凡口舌生疮、泌尿系感染而见上述证候者，也可参合使用。

八、固涩法

1. 概述

固涩法亦称"收法""敛法"，是指用药味酸涩，具有收敛固涩作用的方药，治疗精气耗散、滑脱不禁，甚至出现元气不固、气液滑脱的重症。固涩法主要适用于里虚证，阻止人体气血精津等物质进一步耗散，从而使正气逐步充实，脏腑功能恢复正常，防止病情加重或恶化。

早在《素问·至真要大论》中就提出"散者收之"的概念，意为耗散不能固脱的病证用收敛固涩的药物治疗，为固涩法理论之先河。北齐医家徐之才在《十剂》提出："涩可去脱，牡蛎、龙骨之属是也。"涩法开始运用于临床见于医圣张仲景之《伤寒杂病论》，虽未具体提及固涩法，却有固涩方，如赤石脂禹余粮丸和桃花汤，针对下利不止，滑脱不禁者，治以涩肠固脱。至金元张子和《儒门事亲》云："凡酸味亦同乎涩者，收涩之意也。"其意为凡酸者能收，故以酸味药为收涩之用。但同时亦告诫后人对固涩法要有正确的认识，"当先论其本，以攻去其邪，不可执一以涩，便为万全也"。李时珍《本草纲目》云："脱则散而不收，故用酸涩温平之药以敛其耗散。"他认为固涩当和治本相结合，用药温平酸涩，以固气血之脱。明代张景岳《景岳全书》云："然虚者可固，实者不可固；久者可固，暴者不可固。当固不固，则沧海亦将竭；不当固而固，则闭门延寇也。"对固涩法的临床运用有更全面的认识，凡属外感实邪未解或疾病初起时不宜早用，以免留邪。李中梓在《医宗必读》中提出治泄九法，其中便有酸收、固涩之法，"注泄日久，幽门道滑，虽投温补，未克奏功，须行涩剂，则变化不愆，揆度合节，所谓滑者涩之是也"。后世医家临证变通，固涩法临床运用已不限于下利不止，凡脏腑病，皆有固涩法适应证。

2. 功效

固涩法所用药物性味大多酸、涩，少数甘、苦、咸。其主要功效大致可有以下几种。

（1）敛汗固表：临床上证见自汗、面色㿠白、心悸惊惕、短气烦倦、脉大无力，属体虚卫外不固。一般认为，自汗多为阳虚卫气不固，盗汗多为阴虚营血不足，然《黄帝内经》有"凡阴阳之要，阳密乃固"之言，故自汗、盗汗均因卫阳不固；卫气不固、营卫不调所致久汗，不仅伤津，同时波及气血，甚至牵连脏腑。若气随津泄，不仅自汗缠绵不愈，兼见短气懒言、神疲乏力、易于外感，外感则自汗益甚；甚者脾气下陷，饮食减少，食少难消，时常腹泻，脘腹坠胀。治疗上，运用固涩法辅以益气健脾养阴等药物以补气益卫、固表敛汗。

（2）填精固肾：肾为先天之本，主水，又藏精，肾气受损，气化失常，不能主水，故出现小便量多；肾失封藏则精关不固，出现遗精滑脱、带下量多清稀等症。如遗精多以心肾不交证居多，致心阴暗耗，阳亢失制，肾水渐亏而虚火扰动精室或肾水亏损，水不济火，火扰精室，精关不固。临床除滋肾精、泻心火以交通心肾外，又多施收敛固摄之品以固精。固涩法中大多运用山茱萸、五味子、五倍子、桑螵蛸、金樱子等药物，以加强填精固肾之力，不仅能涩精微之外泄，还能补肾精之不足。

（3）敛肺止咳：咳嗽的病因多因外感、内伤，若咳嗽初起时不加注意，素体虚弱，外感风邪，致肺气损伤，咳而不止；或辨证施治失误，延误病情，伤及肺气，则宜用固涩法以敛肺止咳。久咳肺肾两虚，肾气不足，根本不固，失于封藏，虚气上逆，则证见咳喘无力、痰白质黏、自汗恶风、腰酸无力、舌淡、苔薄白、脉沉细弱。治疗上用补肾纳气以固本，辅以敛肺止咳消咳喘。

（4）涩肠止泻：久泻之证多由于内脏虚寒，命门火衰，火不生土；或饮食不节，脾胃受伤；或苦寒伤脾而致脾肾阳虚，肠道不固所致。久泻不止易伤津且耗气，终可致阴阳俱损，当此之时，非收涩无以建功。因此，临床出现水样便、泄泻失禁，有伤阴趋向者，应掌握时机，采用固涩法涩肠止泻。投以四神、理中之方以收敛固涩止泻。

固涩类的药物，以功效特点分，有敛汗、涩肠、固精、缩尿、止带、止嗽；从药性来说，有寒热温凉平之别，可分为温涩、补涩、清涩、平涩。其中有些药物兼有两种或多种作用，且炮制方法的不同，功效的偏重也不相同。如龙骨、牡蛎既重镇安神又兼具固涩作用。龙骨为大型哺乳动物的骨化石，性甘平，煅用有敛汗固精、止血涩肠之功。牡蛎咸寒，生用可潜阳，煅后有与煅龙骨相似的收敛固涩作用，通过不同配伍可治疗滑脱诸症；麻黄根、浮小麦、糯稻根为固表止汗之代表药物，但麻黄根收其散越而止汗，浮小麦为益气除热而止汗，且具扶正祛邪之功，糯稻根甘平质轻，兼具益胃生津之功，虚汗兼有口渴者尤宜。乌梅、石榴皮、诃子、五味子、五倍子均药性酸涩，而临床运用时有所不同，如五味子偏于肾虚之五更泻、诃子偏于脾虚脏寒之久泻。现代药理学发现，矿物质类药物能吸附有毒物质，减少肠道黏膜刺激，达到涩肠止泻、收敛止血的目的，如赤石脂、禹余粮。固精缩尿止带类药物常用的有山茱萸、金樱子、桑螵蛸、莲子、芡实等。固涩法不仅能够收敛气血津液的耗散，同时由于气血津液的敛聚而起到扶正治本的作用，然"治病必求本"，还应根据不同脏腑和人体虚损情况，分别配合相应的药物，以治其本。

3. 应用

适用于治疗因脏腑虚损，正气不足，失于固摄所致的气血津液耗散滑脱证。根据疾病的不同，可分为自汗盗汗、久咳、久泻久利、遗精遗尿，或小便不禁、崩漏带下等。而实邪致病不宜应用此法，过早使用使邪气留连不去，有"闭门留寇"之弊。固涩法在临床上很少单独应用，常与其他治法相结合以提高疗效。

（1）补涩相配：主要用于虚证。补益药有增强人体正气，顾护机体抵御邪气的作用。如治疗久泻滑脱不禁、脱肛的真人养脏汤，即参、术、姜、附等温补药加固涩之白豆蔻、诃子、罂粟壳等。治疗肺虚久咳，无痰或少痰的九仙散，方用敛肺止咳之五味子、乌梅、罂粟壳配伍人参补气，阿胶养阴。桑螵蛸散中亦有补气之人参、补血之当归。

（2）清涩同用：主要用于实热证。涩法用于实热证，一般认为是犯"实实"之戒。然而从历代方药及临床实践看，未尝不可。因清法方剂中药物多性寒凉，具有镇静、消炎、解毒作用，可增强固涩作用。寓涩于清之中，方能清而不伤正；寓清于涩之中，才会使涩而不固邪。临床配伍得当则收效甚佳，如脾胃湿热下注膀胱证，方用萆薢分清饮（《仁斋直指方》），其中即有乌药、益智仁，两药相合乃缩泉丸。湿热痢常用方剂芍药汤（《保命集》）中，主要是酸收之白芍。治热重于湿的白头翁汤中亦用涩止之秦皮。因此，在久利不止，积滞未去，湿热不清的过程中，在清解方中加入收涩药如石榴皮、赤石脂、五倍子或清肠止涩药物如地榆、地锦草、秦皮等，收效亦捷。

（3）温涩共施：主要用于寒实或虚寒证。温药有暖脾土、温肾阳之功，以协助固涩药发挥其作用。如桂枝汤中辛温之桂枝与酸收之芍药；小青龙汤之麻黄、桂枝、细辛、半夏与五味子、芍药相配；治虚寒证如真人养脏汤之干姜、附子；四神丸之补骨脂、吴茱萸。温涩共施用以振奋阳气，恢复正气以求标本同治。

（刘增巍　倪菲菲）

第三节　其他治法

一、针灸疗法

1. 针灸治疗消化系统疾病谱

杜元灏等研究针灸病谱，从病谱多少排序，消化系统疾病是针灸治疗的第三大病谱。把针灸病谱划分为 3 个等级，即 1、2、3 级病谱。所谓 1 级病谱，系指可以独立采用针灸治疗并可获得治愈或临床治愈的疾病，可称"独立针灸治疗病谱"。针灸能使本类疾病得到本质性治疗，治疗具有实质性意义，即针灸的作用性质和作用量足以对疾病的发病环节进行良性干预和消除，实现疾病的痊愈或临床治愈，如急性胃肠痉挛、膈肌痉挛等。2 级病谱，系指可以针灸治疗为主，对其主要症状和体征能产生较好治疗作用的疾病，可称"针灸主治疗病谱"。针灸对本类疾病的本质治疗有明显的促进作用，治疗具有实质性意义，但针灸的作用性质和作用量难以对疾病的关键环节给予完全消除，仅用针灸疗效有限，有结合其他疗法的必要性。如轻中度的胃下垂，针灸可增加胃平滑肌和韧带的张力，但必须配合戴胃托带、腹肌锻炼和少食多餐等。3 级病谱，系指针灸治疗对于疾病本质缺乏确切的实质性意义，而只能对其所派生的部分症状起到缓解作用的疾病，可称为"针灸副治疗病谱"。针灸的作用性质和作用量难以实现本类疾病的实质性治疗，而仅仅对疾病的某一环节或阶段的症状起到缓解作用。根据以上的概念界定，目前初步界定出消化系统针灸等级病谱为以下几种。

1 级病谱：膈肌痉挛、颞下颌关节功能紊乱综合征、便秘、功能性消化不良、急性（单纯性）胃肠痉挛、手术后肠麻痹、术后胃肠功能紊乱、小儿厌食症、肠易激综合征等。

2 级病谱：牙痛、腹泻、胃下垂、慢性胃炎、慢性结肠炎、急性胃肠炎、慢性咽炎、慢性胆囊炎、呕吐、疳积等。

3 级病谱：消化性溃疡、痔疮、胆石症、口腔溃疡、胆绞痛、肠梗阻、胆道蛔虫症、阑尾炎、脱肛、肠道蛔虫症、胃扭转等。

2. 针灸对消化系统功能的影响

对于消化系统疾病的治疗，针灸可直接影响肠胃的平滑肌，刺激迷走神经，调节胃肠功能活动。针刺对胃肠运动具有良好的双向调节作用，对胃肠蠕动亢进、幽门痉挛及胃脘痛者，针刺可使蠕动减慢，幽门痉挛解除，疼痛消失，而对胃张力低下者可使其张力增高。针刺对胃黏膜的保护作用通过对胃酸分泌的良性双向调节、改善神经调节、调节胃肠激素等达到。针刺在调节胃肠运动的同时，对胃电波也有明显的影响，针刺对胃电图频率和波幅表现为双向调节作用，电针可调节胃电图的间期主频，或刺激身体内脏反射可诱导胃舒张。身体内脏反射中心在髓质，延髓腹外侧区神经元在反射中可能发挥了重要作用。

3. 针灸治疗消化疾病的法则

针灸治疗消化系统疾病的基础是经络学说。经络"内属脏腑，外络肢节，沟通表里，贯穿上下"，是人体运行气血、联系脏腑和体表及全身各部的通道。而穴位是脏腑经络气血输注于躯体外部的特殊部位。《素问·气府论》将腧穴解释为"脉气所发"。《灵枢·九针十二原》说："节之交，三百六十五会……所言节者，神气之所游行出入也，非皮肉筋骨也。"腧穴归于经络，经络属于脏腑，故腧穴与脏腑脉气相通。针灸以及其他非药物治疗方法，都是刺激和作用与之相应腧穴，通过经络的传导和调整，补虚泻实，扶正祛邪，疏通经络，调和阴阳，从而达到以穴通经络，以经络调脏腑、祛病邪，治疗消化系统疾病的目的。

4. 针灸治疗消化系统疾病的选经取穴

（1）选经原则：消化系统疾病即中医脾胃病，影响的脏腑经络包括脾胃、肝胆、大小肠，其不但在经络生理上相互联系，而且在病理传变上相互影响。因此，选经取穴以足太阴脾经、足阳明胃经、足厥阴肝经、足少阳胆经、手阳明大肠经、手太阳小肠经经穴为主。

（2）选穴方法：消化系统疾病针灸选穴主要是局部选穴、远端选穴、辨证选穴和对症选穴等；配穴，主要是经脉配穴法、部位配穴法等。取穴处方必须考虑到消化系统病变部位与病变机制的特点来选穴、配穴，正如国医大师路志正在调理脾胃学术思想中所言，"持中央、运四旁、怡情志、调升降、顾润燥、纳化常"。

注意取穴整体观与调气整体观。取穴天、人、地三部均有分布，重点调理中焦脾胃。脾胃为后天之本，气血生化之源；脾胃内伤，百病始生。张景岳《类经·论脾胃》说："脾胃为脏腑之本，故上至头，下至足，无所不及。"说明脾胃致病、传变的广泛性，故取穴时不能单顾一面，要整体考虑，从多个角度进行论治，善于抓住疾病的主要矛盾，解决问题，争取做到"未病先防""既病防变"，取穴左右相称，上下相应，主辅相配，使全身气机得以交通，四旁得以灌满。

（3）特定穴的选用：针灸治疗消化系统疾病，要善于选用特定穴，因为特定穴具有特殊的性能和特殊的治疗作用，是针灸治疗临床疾病最常用和作用效果最好的腧穴。

①背俞穴、募穴：背俞穴位于背腰部的膀胱经第1侧线上，募穴则位于胸腹部，故又称为"腹募穴"。由于背俞穴和募穴都是脏腑之气输注和汇聚的部位，在分布上大体与对应的脏腑所在部位的上下排列相接近，因此，主要用于治疗相关脏腑的病变。临床上消化系统疾病在募穴处常常伴有压痛，尤其是期门、章门穴处。期门、章门穴为肝、脾募穴，肝脾脏气汇聚之处，此处压痛为阳性反应点，可以诊断此处有气机郁结之象。从募穴入手，使肝、脾募穴之处郁结的气机畅达以疏肝和胃、健脾调

中。临床辨证选用中脘、章门、期门、日月、京门等募穴。募穴位于相应脏腑附近，作为五脏六腑的募穴，不仅治疗相应脏腑病证，同时还常用于治疗相表里的脏腑病证。因此，临床上常常同时选取两个或多个募穴，以调动人体内的正气，改变人体内环境，恢复人体正常的生理功能。

根据《难经·六十七难》"阴病行阳，阳病行阴，故令募在阴，俞在阳"及《素问·阴阳应象大论》"从阴引阳，从阳引阴"等论述，脏病多与背俞穴相关，腑病多与募穴联系。临床上腑病多选其募穴，脏病多选背俞穴。《灵枢·卫气》云："气在胸者，止之膺与背俞。气在腹者，止之背俞……"说明脏腑之气可通过气街与其俞、募穴相联系。由于俞、募穴均与脏腑之气密切联系，因此，临床上常常把病变脏腑的俞、募穴配合运用，以发挥其协同作用，如《素问·奇病论》载"口苦者……此人者，数谋虑不决，故胆虚气上溢而口为之苦，治之以胆募、俞"即是最早记载的俞募配穴法，故临床胃病取胃俞、中脘，是前后俞募配穴法的典型实例。

②原穴、络穴：原穴与脏腑之原气有着密切的联系，《难经·六十六难》说："三焦者，原气之别使也，主通行三气，经历于五脏六腑。"三焦为原气之别使，三焦之气源于肾间动气，输布全身，调和内外，宣导上下，关系着脏腑气化功能，而原穴正是其所流注的部位。《灵枢·九针十二原》指出："凡此十二原者，主治五脏六腑之有疾者也。"因此，原穴主要用于治疗相关脏腑的疾病，也可协助诊断，如脾胃病选脾胃经原穴太白、冲阳。

络穴是络脉从本经别出的部位，络穴除可治疗其络脉的病证外，由于十二络脉具有加强表里两经联系的作用，因此，络穴又可治疗表里两经的病证，正如《针经指南》所云："络穴正在两经中间……若刺络穴，表里皆活。"如肝经络穴蠡沟，既可治疗肝经病证，又可治疗胆经病证；同样胆经络穴光明，既可治疗胆经病证，又可治疗肝经病证。络穴的作用主要是扩大了经脉的主治范围。

临床上常把先病经脉的原穴和后病的相表里的经脉络穴相配合，称为"原络配穴法"或"主客原络配穴法"，是表里经配穴法的典型实例。如肺经先病，先取其经的原穴太渊；大肠后病，再取该经的络穴偏历。反之，大肠先病，先取本经原穴合谷；肺经后病，再取该经络穴列缺。

③下合穴：下合穴是六腑之气合于下肢足三阳经的腧穴，主要用于治疗六腑疾病。《灵枢·邪气脏腑病形》说"合治内腑"，概括了下合穴的主治特点。六腑胃、大肠、小肠、胆、膀胱、三焦的下合穴依次分别为足三里、上巨虚、下巨虚、阳陵泉、委中、委阳。临床上六腑相关的疾病常选其相应的下合穴治疗，如肠痈取上巨虚、泻痢选下巨虚。另外，下合穴也可协助诊断。

④郄穴：郄穴是十二经脉和奇经八脉之经气深聚的部位，治疗本经和相应脏腑病证的重要穴位，尤其在治疗急症方面有独特的疗效。如急性胃脘痛，取胃经郄穴梁丘。另外，脏腑疾患也可在相应的郄穴上出现疼痛或压痛，有助于诊断。

⑤八会穴：八会穴是脏、腑、气、血、筋、脉、骨、髓精气聚会的八个腧穴，对于相关病证有特殊的治疗作用。如六腑之病可选腑会中脘，五脏之疾可选脏会章门，

气病可选气会膻中等。

⑥八脉交会穴：八脉交会穴是十二经脉与奇经八脉经气相通的八个腧穴，治疗奇经八脉病证。《医学入门》说："周身三百六十穴，六十六穴又统于八穴。"当奇经八脉出现相关的疾病时，可以用对应的八脉交会穴来治疗。特别是"公孙冲脉胃心胸，内关阴维下总同"，说明胃心胸部疾病取公孙、内关。

⑦交会穴：两经或数经相交的腧穴，具有治疗交会经脉疾病的特点。如三阴交本属足太阴脾经腧穴，它又是足三阴经的交会穴，因此，它不仅治疗脾经病证，也可治疗足少阴肾经和足厥阴肝经的病证。

5. 针灸治疗消化系统疾病的刺灸法

（1）毫针疗法：《灵枢·九针十二原》说："刺之要，气至而有效。效之信，若风之吹云，明乎若见苍天，刺之道毕矣。"针刺治疗得气与否，是取得疗效的关键，因此，针刺手法在脾胃病的治疗中显得尤为重要。在治疗时，应注重针刺手法、针刺方式、针具的选择、针感的和柔缓急等。进针时快速透皮，分层进针。均匀快速轻柔地指下捻转，轻柔手法，患者易接受，同时增加针感，得气后针感向四周扩散，使得腧穴、经络、脏腑间的联系更加紧密，可起到很好的临床治疗效果。

针刺治疗消化系统疾病的操作手法主要是导气法，即"徐入徐出，谓之导气"。首先，要求针刺时达到得气的状态，然后，轻柔缓慢均匀地提插捻转气至病所。不论虚证、实证均用导气法，虚证则能引导其正气恢复，实证则能诱导其邪气外泄，使患者气机通畅。针刺时，使患者既不感到针感太重，又不觉得太轻；导气时，不补不泻，不快不重，徐入徐出，缓缓提插捻转，同时患者自感针下有传导感、舒适感等。《灵枢·本神》说："凡刺之法，必先本于神。"可见，针刺的关键在于调神，同时要求患者保持安静，也要求调医生之神，保持精神专注，凝神定气，集中全身的注意力在指下，均匀轻柔地引动经气，以达到补虚泻实的目的。导气调神法，临床上更易达到得气，引导上逆之气随针下行，回归正常的经脉。

（2）艾灸疗法：《灵枢·官能》曰："针所不为，灸之所宜。"《医学入门》说："凡病药之不及，针之不到，必须灸之。"可见，针刺与艾灸各有特色、各有所长。艾灸疗法具有温通脾胃，调畅中焦气机的作用。临床上艾灸疗法治疗消化系统疾病，主要采用艾条灸，包括悬起灸、实按灸；艾炷灸主要是隔物灸，包括隔姜灸、隔蒜灸、隔盐灸、隔附子饼灸；温灸器灸主要是温灸盒灸；温针灸即针刺与艾灸相结合治疗等。

（3）芒针疗法：芒针疗法是由"九针"中的"长针"演化而成，由于芒针体长，运用一定的针刺手法，易于产生针感，能更大限度地激发人体经气，提高临床疗效。消化系统疾病病程长，易反复发作，芒针透刺，一针透多穴，加强了同经或多条经脉之气血的沟通，治疗脾胃病效果好。临床上常用芒针在腹结穴处向内下方斜向透刺，同时调理脾、胃、肾三条经脉气血；在胃经之足三里穴处向下透刺，通调胃经及其周边阳经气血，降胃之逆气；脾经之阴陵泉穴向下透刺，通调脾经及其周边阴经气血；肝经之足五里向下透刺，疏理肝气，通调肝经之气血等。

（4）其他疗法：

①电针疗法：电针疗法是将针刺入人体后，在针柄上通以接近人体生物电的微量电流，针和电两种刺激相结合，加刺激量，治疗临床疾病。其优点是能够代替人较长时间的持续运针，节省人力，且能比较客观地控制刺激量，提高针刺治疗消化系统疾病的疗效。

②穴位埋线疗法：穴位埋线疗法是通过把羊肠线埋入相应的穴位，对穴位产生一段时间的持续性刺激，调节脏腑，恢复胃动力，调整胃肠道功能而发挥治疗作用。相比其他疗法，具有疗效好、复发率低、节省治疗时间等优点，但穴位埋线可能会发生过敏反应。

③耳穴疗法：耳穴疗法是将王不留行等，用胶布贴在患者相应耳穴。耳穴疗法的疗效肯定，操作简单，无副作用，经济实惠，更易于被患者接受。使用耳穴疗法治疗消化系统疾病时，最好与其他疗法联合使用，以提高临床疗效。

二、推拿按摩

人是一个统一的整体，其生命的维持主要依靠运动、消化、呼吸、循环、神经等器官的协同作用来完成。其功能活动又是依赖于气血、津液等作为物质基础。这些物质基本上是通过后天饮食进入体内，经过各种消化转变成易被吸收的精微物质（即气血、津液），再经过经络、脉道输布于全身，以保证各组织器官的功能活动。

从中医学的观点来看，人体的消化系统在结构与功能方面和西医学所说的基本一致。所不同的是，后者把脾脏视为消化系统的一个组成部分。前者认为：脾主运化、统血，主肌肉四肢，其华在唇，开窍于口；是主管饮食消化、传输的一个极其重要的器官，并指出"脾胃为后天之本，气血生化之源"，若脾胃生邪则百病皆出。由此可见，消化系统在人体中占有极其重要的地位。

推拿按摩是术者运用不同手法作用于人体体表经穴和部位，能防病治病的一种物理疗法，属中医范畴。中医学认为，人体的经络学说是按摩疗法的一个组成部分，并指出经络是沟通人体内外、上下以及脏腑表里之间的连线，是运行气血的通道。中医的脾胃学说还认为，脾主运化，胃主受纳；脾气主升，胃气主降；脾脏、胃腑相互表里，太阳与阳明两经相互络属。脾胃失职，运化功能失司。脾病犯胃，胃积而伤脾。有关消化系统病变必须从脾胃两方面入手，辨证论治，才能取得良效。

例如胃下垂患者主要是由于脾胃虚弱，脾不健运，不能濡养腹壁肌肉、韧带，致使腹肌、胃壁张力降低，中气下降，引起一系列消化系统证候。因而在治疗过程中，应从整体观念出发，以"治病求本"为原则。手法经穴相结合，通过按摩施术，能补中益气、健脾和胃，加强胃肠蠕动，增强胃壁张力以及促进吸收和加速食物排空，使胃下垂得以恢复。又如脾虚泄泻的患者，大多是由于脾气虚弱而不制肾水，使肾水在体内泛滥、凝聚，出现尿少、水肿、胸满、大便溏泄，以至于形成全身功能衰退等肾不管津、胃气不升之征象。因此，治疗应辨证论治，通过按摩手法应用于脾、胃、肾三经，采用补脾土、固肾水及温中养胃之法，补可起到通调水道、升清降浊、涩肠止泻的功效。总之，推拿按摩作用于消化系统，能起到健脾和胃、调和脏腑、补中益气而促进濡养的效能。

从西医学观点来讲，由于按摩疗法对交感、副交感神经及迷走神经有调节作用，因此能加强胃肠蠕动，促进或抑制消化液的分泌，消除炎变，修复缺损。同时，还能消除胃肠痉挛，缓解疼痛，并能使食物得到充分消化、吸收，增强体质。近年来的临床研究表明，推拿后神经系统、组织器官均可释放出具有生物活性的化学物质，并可由此改善血液循环，加速致炎致痛物质、酸性代谢产物的清除，从而产生治疗和镇痛效应。其镇痛效应可能是经外周神经传入脊髓，作用于脊髓上结构，包括大脑皮层、丘脑等经中枢水平的整合，产生下行性调整作用所致。此外，按摩对消化系功能性疾病或因功能紊乱所引起的某些器质性疾患，如消化性溃疡病等均有显著疗效。

具体来讲，中医学的经络学说与西医学的神经系统理论有着较为密切的关系，临床上许多重点刺激部位和刺激点大多不脱离中医的经络穴位和西医学的神经干走向及过敏点。例如，由于背部俞穴是脏腑气血汇聚之处，而背部皮肤则为肌神经后支支配，因此，运用不同手法作用于俞穴后，可使皮肤或皮下组织受到刺激，这种刺激又通过相应的感受器传到脊髓，然后反射性地引起支配内脏的神经兴奋或抑制，从而调节内脏功能。又如运用捏脊疗法可治疗小儿消化不良等，也是这个道理。据有关资料报道，重压足三里穴能使胃酸分泌增加，反之按摩膏肓穴能使胃酸分泌减少，以及提拿菱形肌能解除胃肠痉挛性疼痛等。这些均为推拿按摩疗法对消化系作用在临床方面的具体体现。

（陆永辉　庄威）

参考文献

[1] 苏洪佳，陈国忠，谢君艳，等.《脾胃论》"心脾相关"理论探析 [J]. 辽宁中医杂志，2018，45（10）：2066 - 2068.

[2] 吴振华，姚鹏宇，梁佳，等. 益火补土理论探析 [J]. 安徽中医药大学学报，2018，37（3）：1 - 4.

[3] 毛峪泉，吴蕾，林琳. "培土生金"治法的历史源流及其发展初探 [J]. 中医杂志，2016，57（10）：815 - 818.

[4] 马青，单兆伟，王晓华. 单兆伟教授从肺论治脾胃病 [J]. 吉林中医药，2016，36（6）：557 - 559.

[5] 邓世广. 中医补法识粹 [J]. 新疆中医药，1991（3）：7 - 9.

[6] 向文政，郭佐胜. 补法在临床运用中的体会 [J]. 四川中医，2013，3（6）：32 - 33.

[7] 方药中. 补法（附涩法）[J]. 陕西中医，1981，2（5）：39 - 41.

[8] 刘淑仪. 中医"补法"浅谈 [J]. 继续医学教育学报，1987，1（1）：63 - 65.

[9] 王贵森. 仲景理气六法浅述 [J]. 湖南中医学院学报，1985（2）：15 - 16.

[10] 李飞，柴瑞霁. 理气方剂配伍方法的探讨 [J]. 江西中医药，1987（2）：39 - 43.

[11] 陈可冀. 瘀血证与活血化瘀治法源流概述 [J]. 中医杂志，1979（9）：51 - 57.

[12] 周仲瑛. 周仲瑛临床经验辑要 [M]. 北京：中国医药科技出版社，1998.

[13] 王玉贤，周强，张声生，等. 脾胃病从瘀论治探析 [J]. 中国中西医结合消化杂志，

2018，26（7）：543.

[14] 彭胜权. 温病学 [M]. 北京：人民卫生出版社，2001.

[15] 李寿山，李小贤. 中医消化病证治准绳 [M]. 北京：中国中医药出版社，1999.

[16] 李乾构，王自立. 中医胃肠病学 [M]. 北京：中国医药科技出版社，1993.

[17] 孙国杰，涂晋文. 中医治疗学 [M]. 北京：中国医药科技出版社，1990.

[18] 梁媛. 中医消法源流考 [J]. 辽宁中医药大学学报，2012，14（5）：89－90.

[19] 张文富，黄晶晶，吕建林. 经方鳖甲煎丸治疗肝病的研究进展 [J]. 广西中医药大学学报，2019，22（1）：57－60.

[20] 张声生，沈洪，王垂杰，等. 中华脾胃病学 [M]. 北京：人民卫生出版社，2016.

第七章　中医消化病的常用方药

中医中药在治疗消化病方面有独特而显著的疗效，在长期的医疗实践中总结出了许多行之有效的方剂。针对不同消化疾病的类型特点，通过全面的辨证运用中药进行治疗。尤其在对消化系统常见病、多发病，如泄泻、痢疾、便秘、胃肠功能障碍、食积、呕吐、消化不良、消化系统出血等的治疗中彰显了中医药的优势。如在对痢疾泄泻的治疗中，分别针对脾气不足、湿热阻滞、热毒内蕴、脾肾虚寒、肝脾不和、表邪内陷等治用益气解表、健脾益胃、渗利湿邪、清热燥湿、清热解毒、调和肝脾、温补脾肾等法以治本，且据痢疾之气血不和而用调气和血之法、据由表陷里而用逆流挽舟之治、据其虚不能固而配以涩肠固脱之助，代表方如败毒散、参苓白术散、芍药汤、白头翁汤、痛泻要方、真人养脏汤等。在对便秘的治疗中，分别考虑其由热、寒、燥、湿所致及虚实的不同而使用寒下、温下、润下、扶正攻下同施，代表方如大承气汤、温脾汤、麻子仁丸、黄龙汤等。在消化系统急慢性炎症辨证中，据热与瘀、热与水结及热在脏腑的不同，分别采用泄热逐瘀、泄热逐水和清脏腑热的不同，代表方如大黄牡丹汤、大陷胸汤、龙胆泻肝汤等。

在对消化系统疾病并发疼痛的治疗中，分别采用脏腑、表里、寒热、气血等不同角度的辨证方法，有肝脾同调、解表温里、解表攻里、温中祛寒、行气解郁等治法，代表方如逍遥散、五积散、大柴胡汤、小建中汤、柴胡疏肝散等。

第一节　中医消化病的常用方剂

一、治疗泄泻痢疾类

1. 益气解表法

败毒散（《小儿药证直诀》）

【组成】羌活（去苗）30g，独活（去苗）30g，柴胡（去苗）30g，川芎30g，枳壳（去瓤、麸炒）30g，桔梗30g，前胡（去苗、洗）30g，茯苓（去皮）30g，人参（去芦）30g，甘草15g。

【用法】上为末，每服二钱，入生姜、薄荷煎（现代用法：作汤剂，水煎服）。

【功用】散寒祛湿，益气解表。

【主治】气虚外感风寒湿表证及痢疾初起有表证者。

【方解】方中羌活、独活辛温发散风寒湿邪，柴胡辛散解肌，川芎祛风活血，枳壳、桔梗降气开肺，前胡、茯苓渗湿祛痰，生姜、薄荷加强发散风寒之功，甘草调和诸药。本方通过发散风、寒、湿，以调整内在气血津液，使得表气疏通，里滞亦除，内陷之邪返表而出，其痢自愈。亦称"逆流挽舟"法。

2. 调和肝脾法

痛泻要方（《丹溪心法》）

【组成】白术（炒）18g，白芍（炒）12g，陈皮（炒）9g，防风6g。（由原汤剂或丸剂改为汤剂，按比例酌减而成）

【用法】水煎服。

【功用】补脾柔肝，祛湿止泻。

【主治】脾虚肝旺之痛泻。多用于急慢性胃肠炎、肠易激综合征、慢性结肠炎、慢性肝炎、慢性胰腺炎、功能性腹泻、小儿消化不良等消化性疾病证属"脾虚肝旺"者。

【方解】方中白术补脾燥湿以治土虚，白芍酸寒以柔肝缓急止痛。陈皮理气燥湿，醒脾和胃。配伍少量防风辛能散肝郁，香能舒脾气，且有燥湿以助止泻之功。四药相合，使脾健肝柔，痛泻自止。

3. 清热燥湿法

芍药汤（《素问病机气宜保命集》）

【组成】白芍30g，黄芩5g，黄连5g，当归5g，槟榔6g，木香6g，大黄9g，官桂5g，甘草（炙）6g。

【用法】上药㕮咀，每服半两（15g），水二盏，煎至一盏，食后温服（现代用法：水煎服）。

【功用】清热燥湿，调气和血。

【主治】湿热痢疾。多用于细菌性痢疾、阿米巴痢疾、过敏性结肠炎、急性肠炎、溃疡性结肠炎、慢性阑尾炎、痔疮、放射性直肠炎等证属湿热内蕴者。

【方解】方中黄芩、黄连清热燥湿解毒，重用芍药养血和营、缓急止痛，以当归养血活血。木香、槟榔行气导滞，大黄苦寒沉降，合黄芩、黄连则清热燥湿之功著，合当归、白芍则养血缓急之力彰，大黄泄热通腑可通导湿热积滞从大便而去，乃"通因通用"之法。以少量肉桂，可防苦寒伤中及冰伏湿热之邪，使整个方剂凉而不瘀，甘草和中调药，与芍药相配，又能缓急止痛。诸药合用，湿去热清，气血调和，下利可愈。

4. 清热解毒法

白头翁汤（《伤寒论》）

【组成】白头翁6g，黄柏9g，黄连9g，秦皮9g。

【用法】上药四味，以水七升，煮取二升，去滓，温服一升，不愈再服一升（现代用法：水煎服）。

【功用】清热解毒，凉血止利。

【主治】热毒痢疾。多用于细菌性痢疾、阿米巴痢疾、溃疡性结肠炎、直肠炎、肠炎、急性婴幼儿菌痢、中毒性痢疾等证属热毒者。

【方解】本方用白头翁清热解毒,凉血止利。黄连泻火解毒,燥湿厚肠;黄柏清下焦湿热。秦皮清热燥湿,收涩止利。四药合用,热毒清,泻痢止。

5. 解表清里法

葛根黄芩黄连汤(《伤寒论》)

【组成】葛根24g,黄芩9g,黄连9g,甘草(炙)6g。

【用法】上四味,以水八升,先煮葛根,减二升,内诸药,煮取二升,去滓,分温再服(现代用法:水煎服)。

【功用】解表清里。

【主治】协热下利。多用于急性肠炎、细菌性痢疾、肠伤寒、胃肠型感冒、感冒后急性泄泻、小儿病毒性肠炎、泄泻下利等证属阳明里热者。

【方解】方中重用葛根既能解表退热,又能升发脾胃清阳之气而治下利。以苦寒之黄连、黄芩清热燥湿,厚肠止利。甘草甘缓和中,调和诸药。四药合用,外疏内清,表里同治,使表解里和,热利自愈。

6. 健脾益气法

(1)参苓白术散(《太平惠民和剂局方》)

【组成】人参(去芦)10g,白术10g,茯苓10g,山药10g,莲子肉(去皮)5g,白扁豆(姜汁浸、去皮、微炒)7.5g,薏苡仁5g,缩砂仁5g,桔梗(炒令深黄色)5g,甘草(炒)10g。(由原散剂改为汤剂,按比例酌减而成)

【用法】上为细末,每服二钱,枣汤调下,小儿量据岁数加减服(现代用法:散剂,大枣煎汤送服;亦可作汤剂,加大枣3枚,水煎服)。

【功用】益气健脾,渗湿止泻。

【主治】脾虚湿盛之泄泻。多运用于慢性胃肠炎、功能性消化不良、慢性腹泻、肝硬化性腹泻、慢性结肠炎、溃疡性结肠炎、胃与十二指肠溃疡、放射性肠炎、霉菌性肠炎、肠易激综合征、慢性乙型肝炎、中晚期胃癌、小儿慢性迁延型菌痢、小儿腹泻、小儿厌食症、新生儿幽门狭窄等证属脾虚湿盛者。

【方解】本方是在四君子汤基础上,加山药、莲子、白扁豆、薏苡仁、砂仁、桔梗而成。方中人参补益脾胃之气,白术、茯苓益气健脾渗湿;配伍山药、莲子肉健脾益气,兼能止泻;并用白扁豆、薏苡仁助白术、茯苓以健脾渗湿;桔梗配砂仁醒脾和胃,调畅气机,桔梗还能宣肺利气,通调水道,载药上行,培土生金;炒甘草健脾和中,调和诸药。诸药合用,使脾气健运,湿邪得去,则诸症自除。

(2)七味白术散(《小儿药证直诀》)

【组成】人参3.5g,茯苓7.5g,白术(炒)7.5g,甘草1.5g,藿香叶7.5g,木香3g,葛根7.5g(渴者加至15g)。(由原汤剂按比例酌减而成)

【用法】水煎服。

【功用】健脾益气,和胃生津。

【主治】脾胃虚弱,清阳不升证。多运用于婴幼儿腹泻、小儿疳证、慢性消化不良、小儿迁延性腹泻、霉菌性肠炎、溃疡性结肠炎等证属脾胃虚损，虚实夹杂者。

【方解】本方由四君子汤，加藿香叶、木香、葛根组成。用四君子补益脾胃而滋化源；藿香、木香、葛根悦脾助胃，理气化湿，行其津液。全方融补、运、升、降为一体，标本兼顾。

7. 温补固涩法

（1）真人养脏汤（《太平惠民和剂局方》）

【组成】罂粟壳（去蒂萼、蜜炙）18g，肉豆蔻（面裹、煨）2.5g，诃子（去核）6g，肉桂（去粗皮）4g，人参3g，当归（去芦）3g，白术（焙）3g，白芍8g，木香（不见火）7g，甘草（炙）4g。（由原汤剂按比例酌减而成）

【用法】水煎去滓，饭前温服。

【功用】涩肠固脱，温补脾肾。

【主治】久泻久利，脾肾虚寒证。多用于胃溃疡、慢性肠炎、慢性结肠炎、溃疡性结肠炎、肠结核、慢性痢疾、痢疾综合征等证属脾肾虚寒者。

【方解】方中重用罂粟壳涩肠止泻，以肉豆蔻温中涩肠，诃子苦酸温涩；以肉桂温肾暖脾，人参、白术补气健脾；白芍缓急止痛。以当归、白芍养血和血，木香调气醒脾；甘草益气和中，调和诸药，与白芍合用，加强缓急止痛之效。诸药合用，调气和血，既治下利腹痛后重，又使全方涩补不滞。

（2）四神丸（《证治准绳》）

【组成】补骨脂12g，肉豆蔻6g，吴茱萸（浸，炒）3g，五味子6g。（由原丸剂改为汤剂，按比例酌减而成）

【用法】加姜6g，枣10枚，水煎服。

【功用】温肾暖脾，固肠止泻。

【主治】脾肾阳虚之肾泄证。多用于溃疡性结肠炎、慢性腹泻、慢性结肠炎、肠易激综合征、肠结核、糖尿病合并顽固性腹泻、便秘等证属脾肾虚寒者。

【方解】方中重用补骨脂补命门之火以温养脾土，以肉豆蔻温中涩肠，吴茱萸温脾肾散阴寒；五味子固肾涩肠。生姜温胃散寒，大枣补养脾胃，鼓舞运化。诸药合用，火旺土强，肾泄自愈。

（3）桃花汤（《伤寒论》）

【组成】赤石脂（一半全用，一半筛末）48g，干姜3g，粳米35g。

【用法】上三味，以水七升，煮米令熟，去滓，温服七合，内赤石脂末5g，日三服。若一服愈，余勿服。

【功用】涩肠止利，温中散寒。

【主治】脾肾阳虚之虚寒痢。多用于慢性细菌性痢疾、慢性阿米巴痢疾、慢性结肠炎、胃及十二指肠溃疡出血、溃疡性结肠炎、慢性腹泻等证属脾肾阳虚者。

【方解】方中赤石脂涩肠固脱，干姜温中祛寒，粳米养胃和中。诸药合用，温中涩肠而止利。

（4）赤石脂禹余粮汤（《伤寒论》）

【组成】 赤石脂（碎）50g，禹余粮（碎）50g。

【用法】 上二味，以水六升，煮取二升，去滓，分三次温服。

【功用】 涩肠止泻。

【主治】 泻痢日久，滑脱不禁者。多用于慢性结肠炎、慢性肠炎、肝硬化、放射性肠炎等证属脾肾阳虚，寒湿中阻者。

【方解】 方中赤石脂甘酸性温，入大肠经，温涩收敛；禹余粮质重下潜，功专收敛。二药合用，为涩肠固脱而治久利滑泄之方。

（5）乌梅丸（《伤寒论》）

【组成】 乌梅肉16g，蜀椒（炒香，去目）4g，细辛6g，干姜10g，附子（炮，去皮）6g，桂枝6g，人参6g，当归4g，黄连16g，黄柏6g。（由原丸剂改为汤剂，按比例酌减而成）

【用法】 水煎服。

【功用】 温脏安蛔。

【主治】 本方治疗胃热肠寒之蛔厥证，也为治疗寒热错杂久泻久利之常用方。多用于溃疡性结肠炎、肠易激综合征、慢性萎缩性胃炎、克罗恩病、慢性腹泻、复发性口疮、口腔溃疡、胃炎、胃脘痛、糖尿病性胃轻瘫、十二指肠球部溃疡、过敏性腹痛、小肠功能紊乱、胆道蛔虫、胆囊炎等证属寒热错杂者。

【方解】 方中乌梅酸收涩肠止泻；蜀椒、细辛、附子、桂枝、干姜温肾暖脾，振奋阳气；人参、当归补益气血以扶正；黄连、黄柏清热燥湿，厚肠以止泻痢。诸药合用，温清补涩，寒热并用而使久泻久利止。

二、治疗便秘类

1. 寒下法

大承气汤（《伤寒论》）

【组成】 大黄（酒洗）12g，芒硝7g，厚朴（去皮，炙）24g，枳实12g。

【用法】 上四味，以水一斗，先煮二物，取五升，去滓，内大黄；更煮取二升，去滓，内芒硝；更上微火一二沸，分温再服。得下，余勿服（现代用法：水煎服，先煎厚朴、枳实，后下大黄，芒硝溶服）。

【功用】 峻下热结。

【主治】 阳明腑实之大便秘结。多应用于急性单纯性肠梗阻、粘连性肠梗阻、蛔虫性肠梗阻、肠麻痹、幽门梗阻、胆道疾病、急性胆系感染、胆道感染、胆囊炎、胆石症急性发作、慢性胆囊炎急性发作、急性胰腺炎、急性阑尾炎、残胃无张力症等证见阳明腑实者。

【方解】 本方证候特点为"痞、满、燥、实"。用大黄苦寒通降，泄热通便，荡涤胃肠实热积滞；芒硝咸寒润降，泄热通便，软坚润燥，以除燥坚；厚朴下气除满，枳实行气消痞。四药既能消痞除满，又使胃肠气机通降下行以助泻下通便，共奏峻下热结之功。

2. 温下法

（1）大黄附子汤（《金匮要略》）

【组成】附子（炮）12g，大黄9g，细辛6g。

【用法】以水五升，煮取二升，分温三服。若强人煮取二升半，分温三服；服后如人行四五里，进一服（现代用法：水煎服）。

【功用】温里散寒，通便止痛。

【主治】寒积实证之腹痛便秘。多用于阑尾炎、肠梗阻、顽固性便秘、急性胰腺炎、胆囊炎、胆石症、慢性结肠炎、脓毒症、胃肠功能障碍等证属寒积实证者。

【方解】方中用附子温里通阳，破阴散寒，辛开闭结；大黄苦寒沉降，通便泻结，荡涤积滞。用细辛辛香温通，既助附子温散脏腑冷积而止痛，又制大黄之寒凉，兼宣通阳气而除郁热。三药合用，使阳复寒散，积下便通。

（2）温脾汤（《备急千金要方》）

【组成】大黄15g，附子6g，干姜9g，人参6g，甘草6g，当归9g，芒硝6g。

【用法】上七味，㕮咀，以水八升，煮取三升，分三服。临熟下大黄（现代用法：水煎服，大黄后下）。

【功用】攻下冷积，温补脾阳。

【主治】阳虚寒积证之腹痛便秘。多用于肠梗阻、口腔溃疡、慢性结肠炎、慢性腹泻、幽门梗阻、急性肠梗阻、消化性溃疡、胃空肠吻合口排空障碍、胃柿石、肝癌介入术后腹痛等证属阳虚寒积者。

【方解】方中攻逐寒积与温补脾阳并用。附子之大辛大热温壮脾阳，解散寒凝，配大黄泻下已成之冷积；芒硝润肠软坚；干姜温中助阳。人参、当归益气养血；甘草既助人参益气，又可调和诸药。诸药协力，使寒邪去，积滞行，脾阳复。

3. 润下法

（1）麻子仁丸（《伤寒论》）

【组成】麻子仁6g，白芍3g，枳实（炙）3g，大黄（去皮）6g，厚朴（炙，去皮）3g，杏仁（去皮尖、熬、别作脂）3g。（由原丸剂改为汤剂，按比例酌减而成）

【用法】上六味，水煎服。

【功用】润肠泄热，行气通便。

【主治】胃肠燥热，脾约便秘证。多用于便秘型肠易激综合征、老年功能性便秘等证属胃肠燥热者。

【方解】本方用麻子仁润肠通便；杏仁上肃肺气，下润大肠；白芍养血益阴，缓急止痛；大黄、枳实、厚朴轻下热结。诸药下不伤正、润而不腻，使燥热去，阴液复，而大便自调。

（2）济川煎（《景岳全书》）

【组成】当归9～15g，牛膝6g，肉苁蓉（酒洗去咸）6～9g，泽泻5g，升麻1.5～3g，枳壳（虚者不必用）3g。

【用法】水一盅半，煎七分，食前服。如气虚者，但加人参无碍；如有火，加黄芩；如肾虚，加熟地黄（现代用法：作汤剂，水煎服）。

【功用】温肾益精，润肠通便。

【主治】肾阳虚弱，精津不足之便秘。多用于肾阳虚型便秘、慢传输型便秘、糖尿病合并便秘、心衰性便秘、产后便秘、药物所致便秘、肿瘤患者便秘和单纯性大便黏腻症等证属肾精津不足者。

【方解】本方用肉苁蓉温肾益精，暖腰润肠；当归补血润燥，润肠通便；牛膝补益肝肾，强筋骨，性善下行；枳壳下气宽肠而助通便；泽泻渗利小便而泻肾浊；妙用升麻以升清阳，清阳升则浊阴自降。诸药合用，寓通于补，达温润通便之效。

4. 补泻兼施法

（1）黄龙汤（《伤寒六书》）

【组成】大黄 3g，芒硝 3g，枳实 2.4g，厚朴 2.4g，甘草 2g，人参 2.4g，当归 2.4g。

【用法】水二盅，姜三片，枣二枚，煎之后，再入桔梗煎一沸，热服为度（现代用法：上药加桔梗 3g，生姜 3 片，大枣 2 枚水煎，芒硝溶服）。

【功用】攻下通便，补气养血。

【主治】阳明腑实，气血不足之便秘。多用于术后胃肠功能紊乱、胆囊炎、幽门梗阻、胆囊结石合并胆囊炎等证属阳明腑实，气血不足者。

【方解】本方用大承气汤攻下热结，荡涤肠胃实热积滞，急下以存正气。人参、当归益气补血，配桔梗开肺气以利大肠，姜、枣、草补益脾胃。诸药合用，攻补兼施，使祛邪不伤正，扶正不碍邪。

（2）增液承气汤（《温病条辨》）

【组成】玄参 30g，麦冬（连心）24g，生地黄 24g，大黄 9g，芒硝 4.5g。

【用法】以水八杯，煮取三杯。先服一杯，不知，再服（现代用法：水煎，芒硝溶化，分两次服用）。

【功用】滋阴增液，泄热通便。

【主治】阳明热结阴亏之便秘。多用于糖尿病性便秘、脑梗死便秘、外伤后便秘、药源性便秘、炎性肠梗阻、粘连性肠梗阻、直肠前突等证属阳明热结阴亏者。

【方解】方中玄参甘咸性寒，滋阴降火，泄热软坚；麦冬、生地黄滋阴增液，泄热降火；以大黄、芒硝泄热通便，软坚润燥。诸药配伍，阴液得复，热结得除，诸症可愈。

5. 清上泻下法

凉膈散（《太平惠民和剂局方》）

【组成】大黄 6g，朴硝 6g，甘草（炙）6g，栀子 3g，薄荷（去梗，后下）3g，黄芩 3g，连翘 12g，竹叶 3g。（由原散剂改为汤剂）

【用法】水煎服。

【功用】泻火通便，清上泻下。

【主治】湿热瘀滞之肠痈初期，上中二焦邪郁生热便秘证。多用于胆道感染、急性黄疸型肝炎、胃食管反流病、急性胰腺炎等证属上中二焦邪热炽盛者。

【方解】方中连翘清热解毒，透散上焦之热；黄芩清胸膈郁热；山栀通泻三焦，引火下行；大黄、芒硝泻火通便，以荡涤中焦燥热内结；薄荷清头目，利咽喉；竹叶清上焦之热；甘草既能缓和硝、黄峻泻之力，又能生津润燥，调和诸药。全方配伍，清上泻下以通便。

三、治疗急慢性炎症类

1. 泄热破瘀法

大黄牡丹汤（《金匮要略》）

【组成】大黄12g，牡丹皮3g，桃仁12g，冬瓜仁30g，芒硝12g。

【用法】上药前四味，以水六升，煮取一升，去滓，内芒硝，再煎沸，顿服之（现代用法：水煎服）。

【功用】泄热破瘀，散结消肿。

【主治】湿热瘀滞之肠痈初期。多用于肠炎、重型肝炎、术后腹胀、炎症性肠病、胰腺癌、胰腺炎、胰腺炎假性囊肿、胆囊炎、胆石症、贲门炎、溃疡性结肠炎、急性阑尾炎、腹膜炎、腹腔脓肿、急性肠功能障碍、肛肠疾病等证属湿热瘀滞者。

【方解】本方用大黄苦寒攻下，泄热逐瘀，荡涤肠中湿热瘀结之毒；牡丹皮苦辛微寒，清热凉血，活血散瘀；芒硝咸寒，泄热导滞，软坚散结，助大黄荡涤实热，使之速下；桃仁活血破瘀，合牡丹皮散瘀消痈；冬瓜仁甘寒滑利，清肠利湿，引湿热从小便而去，并能排脓消痈。诸药合泻下、清利、破瘀于一方，湿热得清，瘀滞得散，肠腑得通，则痈消而痛止。

2. 泄热逐水法

大陷胸汤（《伤寒论》）

【组成】大黄（去皮）18g，芒硝12g，甘遂1.5g。

【用法】上三味，以水六升，先煮大黄，取二升；去滓，内芒硝，煮一二沸，内甘遂末，温服一升，得快利，止后服（现代用法：水煎，溶芒硝，冲服甘遂末）。

【功用】泄热逐水破结。

【主治】多用于急性肠梗阻、急性胰腺炎、重症胰腺炎、急性胆囊炎、化脓性阑尾炎、粘连性肠梗阻、结核性腹膜炎、肠扭转、肠蛔虫致阻塞性肠梗阻等证属水热互结者。

【方解】本方用甘遂泻水逐饮，泄热散结；大黄苦寒泻下；芒硝咸苦泄热，软坚润燥。三药合用，使内结之水热从二便而去，以奏泄热逐水破结之功。

3. 清脏腑热法

龙胆泻肝汤（《医方集解》）

【组成】龙胆草（酒炒）6g，黄芩（炒）9g，栀子（酒炒）9g，泽泻12g，木通9g，车前子9g，当归（酒洗）3g，生地黄（酒炒）9g，柴胡6g，甘草（生用）6g。

【用法】水煎服。亦可用丸剂，每服 6~9g，日二次，温开水送下。

【功用】清泻肝胆实火，清利肝经湿热。

【主治】本方为治疗肝胆实火上炎，肝经湿热下注之常用方。多用于急性黄疸型肝炎、急性胆囊炎、原发性肝癌、经肝动脉栓塞化疗术后栓塞综合征、脂肪肝、药物性肝炎、胆汁反流性胃炎等证属肝胆实火或肝经湿热者。

【方解】方中龙胆草泻火除湿，两擅其功；黄芩、栀子苦寒泻火，燥湿清热；以泽泻、木通、车前子导湿热从水道而去；用当归、生地黄养血滋阴，使邪去而阴血不伤；用柴胡疏畅肝胆之气；甘草调和诸药，护胃安中。诸药合用使火降热清，湿浊得利，诸症可愈。

四、治疗消化系统发热类

1. 和解少阳法

（1）小柴胡汤（《伤寒论》）

【组成】柴胡 24g，黄芩 9g，人参 9g，半夏（洗）12g，甘草（炙）9g，生姜（切）9g，大枣（擘）4 枚。

【用法】上七味，以水一斗二升，煮取六升，去滓再煎。取三升，温服一升，日三服（现代用法：水煎服）。

【功用】和解少阳。

【主治】伤寒少阳证。多用于慢性胆囊炎、慢性肝炎、反流性食管炎、慢性浅表性胃炎、慢性萎缩性胃炎、消化性溃疡、功能性消化不良、肠易激综合征等证属少阳者。

【方解】本方用柴胡使少阳半表之邪得以疏散，用黄芩清泄少阳半里之热，以半夏、生姜和胃降逆止呕；以人参、大枣益气健脾，炙甘草助参、枣扶正，且能调和诸药。诸药合用，以和解少阳为主，兼补胃气，使邪气得解，枢机得利，胃气调和，则诸症自除。

（2）蒿芩清胆汤（《通俗伤寒论》）

【组成】青蒿 4.5~6g，竹茹 9g，半夏 4.5g，茯苓 9g，黄芩 4.5~9g，枳壳 4.5g，陈皮 4.5g，碧玉散（滑石、甘草、青黛）（包）9g。

【用法】水煎服。

【功用】清胆利湿，和胃化痰。

【主治】少阳湿热痰浊证。多用于胃炎、胆囊炎、胆结石、胆道蛔虫病、肝炎、胃炎、反流性食管炎、溃疡性结肠炎、菌痢、急性胰腺炎、新生儿黄疸、小儿秋季腹泻等证属少阳湿热者。

【方解】方中青蒿清透少阳邪热；黄芩善清胆热，并能燥湿。竹茹善清胆胃之热，化痰止呕；枳壳下气宽中，除痰消痞；半夏燥湿化痰，和胃降逆；陈皮理气化痰，宽胸畅膈。茯苓、碧玉散清热利湿，导邪从小便而去。诸药合用，胆热清，痰湿化，气机畅，胃气和，诸症均解。

2. 开达膜原法

达原饮（《温疫论》）

【组成】槟榔 6g，厚朴 3g，草果仁 1.5g，知母 3g，白芍 3g，黄芩 3g，甘草 1.5g。

【用法】上用水二盅，煎八分，午后温服（现代用法：水煎服）。

【功用】开达膜原，辟秽化浊。

【主治】瘟疫或疟疾，邪伏膜原证。多用于疟疾、流行性感冒、病毒性脑炎等证属温热疫毒伏于膜原者。

【方解】方中槟榔辛散湿邪，化痰破结；厚朴芳香化浊，理气祛湿；草果辟秽止呕，宣透伏邪。用白芍、知母清热滋阴，并可防诸辛燥药之耗散阴津；黄芩苦寒，清热燥湿，配以甘草既能清热解毒，又可调和诸药。全方合用，可使秽浊得化，热毒得清，阴津得复，则邪气溃散，速离膜原。

五、治疗疼痛类

1. 肝脾同调法

（1）四逆散（《伤寒论》）

【组成】甘草（炙）6g，枳实 6g，柴胡 6g，白芍 6g。

【用法】上四味，捣筛，白饮和服方寸匕，日三服（现代用法：作汤剂，水煎服）。

【功用】透邪解郁，疏肝理脾。

【主治】阳郁厥逆及肝气郁滞证。多用于慢性肝炎、胆囊炎、胆石症、胆道蛔虫症、胃溃疡、胃炎、功能性胃肠病等证属肝脾不和或胆胃不和者。

【方解】方中取柴胡疏肝解郁，透邪外出；白芍敛阴养血柔肝；以枳实理气解郁，泄热破结；以甘草调和诸药，益脾和中。四药合用，使邪去郁解，气血调畅，清阳得升，诸症自愈。

（2）逍遥散（《太平惠民和剂局方》）

【组成】柴胡（去苗）4g，茯苓（去皮、白者）4g，白术 4g，当归（去苗、锉、微炒）4g，白芍 4g，甘草（炙）2g。（由原方按比例酌减而成）

【用法】上为粗末，每服二钱（6g）。水一大盏，烧生姜一块切破，薄荷少许，同煎至七分，去渣热服，不拘时服（现代用法：水煎服）。

【功用】疏肝解郁，养血健脾。

【主治】肝郁血虚脾弱证之两胁作痛。多用于慢性肝炎、急性胆囊炎、慢性胆囊炎、功能性消化不良、胃及十二指肠溃疡、慢性胃炎、肠易激综合征、反流性食管炎、消化性溃疡、肝硬化腹水等疾病属肝郁血虚脾弱者。

【方解】本方用柴胡疏肝解郁，使肝气条达；当归养血和血；白芍养血敛阴，柔肝缓急；白术、茯苓健脾祛湿，使运化有权，气血有源；炙甘草益气补中，缓肝之急；加入薄荷少许，疏散郁遏之气，透达肝经郁热；烧生姜温胃和中。诸药合用，共达肝脾同治，气血双调之功。

2. 温中祛寒法

（1）理中丸（《伤寒论》）

【组成】干姜9g，人参9g，甘草（炙）9g，白术9g。（由原丸剂改为汤剂）

【用法】以四物依两数切，用水八升，煮取三升，去滓，温服一升，日三服。服汤后，如食顷，饮热粥一升许，微自温，勿发揭衣被（现代用法：水煎服，用量按原方比例酌减）。

【功用】温中祛寒，补气健脾。

【主治】脾胃虚寒之脘腹绵绵作痛。多用于慢性肠胃炎、胃及十二指肠溃疡、胃扩张、胃下垂、慢性结肠炎、婴儿腹泻、秋季腹泻、功能性消化不良、小儿病毒性肠炎、顽固性呃逆、功能性胃潴留、肠易激综合征等证属中焦虚寒者。

【方解】方中干姜温脾阳，祛寒邪，扶阳抑阴；人参补气健脾；白术健脾燥湿；甘草合参、术以助益气健脾，并缓急止痛与调和药性。诸药合用，温中阳，益脾气，助运化，故曰"理中"。

（2）小建中汤（《伤寒论》）

【组成】桂枝（去皮）9g，甘草（炙）6g，大枣（擘）4枚，白芍18g，生姜（切）9g，胶饴30g。

【用法】上六味，以水七升，煮取三升，去渣，内饴，更上微火消解。温服一升，日三服（现代用法：水煎两次，取汁，兑入饴糖，文火加热溶化，分两次温服）。

【功用】温中补虚，和里缓急。

【主治】中焦虚寒，肝脾不和之腹中拘急疼痛。多用于慢性胃炎、胃及十二指肠溃疡、溃疡性结肠炎、肠痉挛、痛经、室性早搏、抑郁症、小儿厌食症、肠结核、肠梗阻等证属中焦虚寒、肝脾不和者。

【方解】方中重用饴糖温补中焦，缓急止痛。以桂枝温阳气，祛寒邪。以白芍养营阴，缓肝急，止腹痛。以生姜温胃散寒，大枣补脾益气。炙甘草益气和中，调和诸药。六药合用，使中气健，气血足而腹痛止。

3. 解表温里法

五积散（《仙授理伤续断秘方》）

【组成】白芷3g，川芎3g，甘草（炙）3g，茯苓（去皮）3g，当归（去芦）3g，肉桂（去粗皮）3g，白芍3g，半夏（汤洗七次）3g，陈皮（去白）6g，枳壳（去瓤、炒）6g，麻黄（去根、节）6g，苍术（米泔浸、去皮）24g，干姜4g，桔梗（去芦头）12g，厚朴（去粗皮）4g。（由原散剂改为汤剂，按比例酌减而成）

【用法】水煎服。

【功用】散寒祛湿，理气活血，化痰消积。

【主治】外感风寒，内伤生冷证之腹胁胀痛。多用于急性胃肠炎、胃肠型感冒、结直肠息肉复发等证属外感风寒，内伤生冷者。

【方解】方中麻黄开表逐邪于外，干姜温胃散寒于中，白芷散阳明之邪，川芎散厥阴之邪，当归养血益营，白芍敛营和血，茯苓渗湿和脾气，半夏除痰燥湿邪，枳壳泻逆气以止吐，厚朴宽中州以止泻，肉桂暖血温营，苍术强脾燥湿，桔梗清咽膈，陈皮理胃气，甘草和解表里、调和诸药。诸药配伍，表里两解，脾胃调和，腹痛吐泻止，身疼发热除。

4. 解表攻里法

大柴胡汤（《伤寒论》）

【组成】柴胡24g，黄芩9g，芍药9g，半夏（洗）9g，枳实（炙）9g，大黄6g，大枣（擘）5枚，生姜（切）15g。

【用法】上八味，以水一斗二升，煮取六升，去滓再煮。温服一升，日三服（现代用法：水煎2次，去滓再煎，分2次温服）。

【功用】和解少阳，内泻热结。

【主治】少阳阳明合病之心下满痛。多用于胆石症、胆囊炎、粘连性肠梗阻、胆汁反流性胃炎、胆道蛔虫病、急性胰腺炎、胃及十二指肠溃疡、肝炎等属少阳不和，里热内结者。

【方解】方中用柴胡配黄芩和解清热，以除少阳之邪；用大黄配枳实以内泻阳明热结，行气消痞。用芍药柔肝缓急止痛，与大黄相配治腹中实痛，与枳实相伍可以理气和血而除心下满痛；半夏和胃降逆，配伍大量生姜，以治呕逆不止。大枣与生姜相配，和营卫而行津液，并调和脾胃。诸药合用以和解少阳，内泻热结。

5. 养阴疏肝法

一贯煎（《续名医类案》）

【组成】北沙参9g，麦冬9g，当归身9g，生地黄18～30g，枸杞子9～18g，川楝子4.5g。

【用法】水煎服。

【功用】滋阴疏肝。

【主治】肝肾阴虚，肝气郁滞之胸脘胁痛。多用于慢性肝炎、慢性胃炎、胃及十二指肠溃疡、肝硬化、胆囊切除术后胆道动力障碍症、急慢性胆囊炎、反流性食管炎、糖尿病性胃轻瘫等证属肝肾阴虚，肝气郁滞者。

【方解】方中重用生地黄滋阴养血，补益肝肾；当归、枸杞子养血滋阴柔肝；北沙参、麦冬滋养肺胃，养阴生津；以少量川楝子疏肝泄热，理气止痛。诸药合用，使肝体得养，肝气得疏，则诸症可解。

6. 行气解郁法

（1）越鞠丸（芎术丸，《丹溪心法》）

【组成】香附6g，川芎6g，苍术6g，神曲6g，栀子6g。（由原丸剂改为汤剂）

【用法】上为末，水丸如绿豆大。现代用法：水丸，每服6～9g，温开水送服。亦可按参考用量比例作汤剂煎服。

【功用】行气解郁。

【主治】六郁证之脘腹胀痛。多用于功能性消化不良、胃及十二指肠溃疡、慢性胃炎、胆石症、胆囊炎、肝炎、肋间神经痛以及妇女痛经、月经不调等证属气血湿食等郁滞者。

【方解】方中香附行气解郁，川芎活血祛瘀治血郁，栀子清热泻火，苍术燥湿运脾，神曲消食导滞以治食郁。五药合用，可调理中焦而升降气机，使郁疏痛止。

（2）柴胡疏肝散（《证治准绳》）

【组成】柴胡6g，陈皮（醋炒）6g，川芎4.5g，香附4.5g，芍药4.5g，枳壳（麸炒）4.5g，甘草（炙）1.5g。

【用法】水煎，食前服。

【功用】疏肝解郁，行气止痛。

【主治】肝气郁滞之胁肋疼痛证。多用于酒精性肝炎、病毒性肝炎、功能性消化不良、抑郁症、胆汁反流性胃炎、胆心综合征、月经不调、乳腺增生症、肋间神经痛、老年肋部骨折等证属肝郁气滞者。

【方解】方中柴胡调达肝气而疏郁结；香附疏肝行气止痛；川芎行气活血，开郁止痛；陈皮理气行滞而和胃，醋炒以入肝行气；枳壳行气止痛以疏理肝脾；芍药养血柔肝，缓急止痛；甘草调和药性，与白芍合用，可增强白芍缓急止痛之功。诸药合用，以疏肝解郁，行气止痛。

六、治疗胃肠功能障碍类

1. 调和肠胃法

半夏泻心汤（《伤寒论》）

【组成】半夏（洗）12g，黄芩9g，干姜9g，人参9g，黄连3g，大枣（擘）4枚，甘草（炙）9g。

【用法】上七味，以水一斗，煮取六升，去滓再煎。取三升，温服一升，日三服（现代用法：水煎服）。

【功用】寒热平调，消痞散结。

【主治】寒热错杂之痞满证。多用于急慢性胃炎、慢性肠炎、神经性呕吐、肠易激综合征、慢性胆囊炎、妊娠恶阻、消化性溃疡、功能性消化不良、慢性肝炎等证属寒热错杂者。

【方解】方中以半夏散结除痞，降逆止呕；以干姜温中散寒；以黄芩、黄连泄热开痞；以人参、大枣甘温益气，以补脾虚；以甘草补脾和中而调诸药。诸药合用，寒去热清，升降复常，则痞满可除、呕利自愈。

2. 燥湿和胃法

平胃散（《简要济众方》）

【组成】苍术（去黑皮，捣为粗末，炒黄色）12g，厚朴（去粗皮，涂生姜汁，炙令香熟）9g，陈橘皮（洗令净，焙干）6g，甘草（炙黄）3g。（由原方按比例酌减而成）

【用法】加生姜2片，大枣2枚，水煎服。

【功用】燥湿运脾，行气和胃。

【主治】湿滞脾胃之脘腹胀满。多用于急慢性胃肠炎、胃及十二指肠溃疡、消化不良、功能性胃肠病等证属湿滞脾胃者。

【方解】方中以苍术入中焦燥湿健脾，以厚朴行气除满且可化湿。以陈皮理气和胃，燥湿醒脾；以甘草益气健脾和中，调和诸药；以生姜温散水湿且能和胃降逆，大枣补脾益气以襄助甘草培土制水之功。诸药相合，湿去脾健，气机调畅，胀满自除。

3. 行气降逆法

四磨汤（《济生方》）

【组成】天台乌药6g，沉香6g，槟榔9g，人参6g。

【用法】上各浓磨水，和作七分盏，煎三五沸，放温服；或下养正丹尤佳（现代用法：水煎服）。

【功用】行气降逆，宽胸散结。

【主治】肝郁气逆之胸膈胀闷，心下痞满。多用于治疗功能性消化不良、糖尿病性胃轻瘫、肠易激综合征、顽固性呃逆、胃肠道肿瘤术后等证属气滞气逆者。

【方解】方中乌药疏通气机，既可疏肝气郁滞，又可行脾胃气滞；沉香下气降逆；以槟榔破气导滞，下气降逆而除胀满；佐人参益气扶正。四药配伍，共奏降逆行气、宽胸散结之效。

七、治疗食积症类

1. 消食化滞法

（1）保和丸（《丹溪心法》）

【组成】山楂18g，神曲6g，半夏9g，茯苓9g，陈皮3g，连翘3g，莱菔子3g。（由原丸剂改为汤剂）

【用法】水煎服。

【功用】消食化滞，理气和胃。

【主治】食滞胃脘证之脘腹痞满胀痛。多用于食积、消化不良、小儿食积咳嗽、小儿食积发热、小儿食积口疮或泄泻、慢性胆囊炎、脂肪肝、因抗结核药引起胃肠反应等证属食滞胃脘者。

【方解】方中重用山楂消一切饮食积滞，长于消肉食油腻之积；神曲消食健胃，长于化酒食陈腐之积；莱菔子下气消食除胀，长于消谷面之积。以半夏、陈皮理气化湿，和胃止呕；茯苓健脾利湿，和中止泻；连翘既可散结以助消积，又可清解食积所生之热。诸药配伍，使食积化，胃气和，诸症自除。

（2）枳实导滞丸（《内外伤辨惑论》）

【组成】大黄15g，枳实（麸炒）7.5g，神曲（炒）7.5g，黄芩（去腐）4.5g，黄连（拣净）4.5g，白术4.5g，茯苓（去皮）4.5g，泽泻3g。（由原丸剂改为汤剂，按比例酌减而成）

【用法】水煎服。

【功用】消食导滞，清热祛湿。

【主治】湿热食积证。多用于化疗后顽固性呃逆、术后胃肠功能紊乱、便秘、肠炎、肠梗阻、小儿积滞、脂肪肝、胆道感染伴肝功能损害、急性重症胰腺炎等证属湿热食积者。

【方解】方中以大黄攻积泄热；以枳实行气消积，除脘腹之胀满；以黄连、黄芩清热燥湿，又可厚肠止利；茯苓、泽泻渗利水湿而止泻；白术健脾燥湿，神曲消食化滞。诸药相伍，积去食消，湿去热清，诸症自解。

（3）木香槟榔丸（《儒门事亲》）

【组成】木香3g，槟榔3g，青皮3g，陈皮3g，莪术（烧）3g，黄连（麸炒）3g，黄柏9g，大黄9g，香附子（炒）12g，牵牛12g。（由原丸剂改为汤剂，按比例酌减而成）

【用法】水煎服。

【功用】行气导滞，攻积泄热。

【主治】积滞内停，湿蕴生热。多用于胃炎、胃瘫、胆囊炎、胰腺炎、细菌性痢疾、溃疡性结肠炎、肠易激综合征、习惯性便秘、功能性胃肠病等各种消化系统器质性及功能性疾病等证属积滞内停，湿蕴生热者。

【方解】方中用木香、槟榔行气导滞，调中止痛；大黄、牵牛泄热通便；青皮、香附疏肝理气，消积止痛；莪术祛瘀行气，散结止痛；陈皮理气和胃，健脾燥湿；并佐黄连、黄柏清热燥湿而止泻痢。诸药合用，以清热燥湿、泻下攻积。

八、治疗呕吐类

1. 温中祛寒法

吴茱萸汤（《伤寒论》）

【组成】吴茱萸（洗）9g，生姜（切）18g，人参9g，大枣（擘）4枚。

【用法】上四味，以水七升，煮取二升，去滓。温服七合，日三服（现代用法：水煎二次，分二次服）。

【功用】温中补虚，降逆止呕。

【主治】肝胃虚寒，浊阴上逆证。多用于慢性胃炎、神经性呕吐、脑中风顽固性呕吐、妊娠呕吐、化疗引起的呕吐、慢性胆囊炎、胃轻瘫、高血压病、十二指肠壅积症、贲门失弛缓症、腹中癥瘕、消化性溃疡等证属肝胃虚寒者。

【方解】方中吴茱萸既能温胃暖肝以祛寒，又善和胃降逆以止呕。重用生姜温胃散寒，降逆止呕。人参甘温，益气健脾。大枣合人参以益脾气，合生姜以调脾胃，并能调和诸药。四药配伍以温中补虚，降逆止呕。

2. 解表和中法

藿香正气散（《太平惠民和剂局方》）

【组成】藿香（去土）9g，白芷3g，紫苏3g，半夏曲6g，厚朴（去粗皮，姜汁炙）6g，苦桔梗6g，大腹皮3g，陈皮（去白）6g，白术6g，茯苓（去皮）3g，甘草

（炙）6g。（由原方按比例酌减而成）

【用法】加生姜 3 片、大枣 1 枚，水煎服。

【功用】解表化湿，理气和中。

【主治】外感风寒，内伤湿滞证。多用于夏秋季节性感冒、流行性感冒、胃肠型感冒、急性胃肠炎、消化不良等证属外感风寒，内伤湿滞者。

【方解】方中藿香既解在表之风寒，又化在里之湿浊，且可辟秽和中而止呕；半夏曲、陈皮理气燥湿，和胃降逆以止呕；白术、茯苓健脾运湿以止泻；并以大腹皮、厚朴行气化湿，畅中行滞；紫苏、白芷辛温发散；桔梗宣肺利膈；兼用生姜、大枣，内调脾胃，外和营卫。以甘草调和药性。诸药合用，使风寒外散，湿浊内化，气机通畅，脾胃调和，诸症悉除。

3. 利胆和胃法

温胆汤（《三因极一病证方论》）

【组成】半夏（汤洗七次）6g，竹茹 6g，枳实（麸炒，去瓤）6g，陈皮 9g，茯苓 4.5g，甘草（炙）3g。

【用法】上锉为散。每服四大钱（12g），水一盏半，加生姜五片，大枣一枚，煎七分，去滓，食前服（现代用法：加生姜 5 片，大枣 1 枚，水煎服，用量按原方比例酌减）。

【功用】理气化痰，清胆和胃。

【主治】胆郁痰扰证之呕恶呃逆。多应用于慢性胃炎、胃溃疡、胃食管反流病、胃肠道肿瘤、脂肪肝、急慢性胆囊炎等证属胆郁痰扰者。

【方解】方中半夏燥湿化痰，和胃止呕；竹茹清热化痰，除烦止呕；陈皮理气和中，燥湿化痰；枳实破气化痰；茯苓健脾渗湿；煎加生姜、大枣调和脾胃；以甘草调和诸药。全方相合，理气化痰以和胃，胃气和降则胆郁得疏，痰浊得去则诸症自愈。

4. 和胃降气法

（1）旋覆代赭汤（《伤寒论》）

【组成】旋覆花 3g，代赭石 3g，半夏（洗）9g，生姜 5g，人参 6g，甘草（炙）9g，大枣（擘）4 枚。

【用法】以水一斗，煮取六升，去滓再煎。取三升，温服一升，日三服（现代用法：水煎服）。

【功用】降逆化痰，益气和胃。

【主治】胃虚痰阻气逆证。多用于功能性消化不良、慢性胃炎、胃扩张、胃及十二指肠溃疡、幽门不全梗阻、神经性呃逆及肿瘤放化疗之呕吐等证属中虚痰阻气逆者。

【方解】方中旋覆花下气消痰，降逆止噫；代赭石善镇冲逆；生姜一为和胃降逆，二为宣散水气，三可制约代赭石的寒凉之性；半夏辛温，祛痰散结，降逆和胃；人参、炙甘草、大枣益脾胃，补气虚。诸药配合，使痰涎得消，逆气得平，中虚得复，则心下之痞硬除而嗳气、呃逆可止。

（2）橘皮竹茹汤（《金匮要略》）

【组成】橘皮 12g，竹茹 12g，生姜 9g，人参 3g，大枣 5 枚，甘草 6g。

【用法】上六味，以水一斗，煮取三升，温服一升，日三服（现代用法：水煎服）。

【功用】降逆止呃，益气清热。

【主治】胃虚有热之呃逆。多用于治疗妊娠、幽门不全梗阻、腹部手术后的呕吐及呃逆不止等证属胃虚有热气逆者。

【方解】方中橘皮行气和胃，竹茹清热和胃；生姜和胃止呕，助橘皮、竹茹以降逆止呃；人参益气补中；甘草、大枣益气补脾和胃，其中大枣与生姜为伍调和脾胃，甘草调和药性。诸药合用，共奏降逆止呕、益气清热之功。

（3）丁香柿蒂汤（《症因脉治》）

【组成】丁香 6g，柿蒂 9g，生姜 6g，人参 3g。

【用法】水煎服。

【功用】降逆止呃，温中益气。

【主治】胃气虚寒之呃逆。多用于神经性呃逆、膈肌痉挛等证属胃气虚寒，气逆不降而呃逆不止者。

【方解】方中丁香温中散寒，降逆止呃；柿蒂善降胃气；生姜乃呕家之圣药；配人参甘温益气，补虚养胃。四药配伍，共奏降逆止呃、温中益气之功。

5. 清肝泻火法

左金丸（《丹溪心法》）

【组成】黄连 18g，吴茱萸 3g。（由原丸剂改为汤剂）

【用法】水煎服。

【功用】清泻肝火，降逆止呕。

【主治】肝火犯胃证之胁肋疼痛，呕吐。多用于急慢性胃炎、食管炎、消化性溃疡、胃食管反流病、腹泻型肠易激综合征、胃癌等证属肝火犯胃者。

【方解】方中重用黄连，一清泻肝火，二清泄胃热。少佐辛热之吴茱萸，一者疏肝解郁，以使肝气条达，郁结得开；二者反佐以制黄连之寒，使泻火而无凉遏之弊；三者取其下气之用，以和胃降逆；四者可引领黄连入肝经。二药合用，以清泻肝火、降逆止呕。

九、治疗脾胃消化不良类

1. 健脾益气法

（1）四君子汤（《太平惠民和剂局方》）

【组成】人参（去芦）9g，白术 9g，茯苓（去皮）9g，甘草（炙）6g。

【用法】上为细末。每服二钱（7g），水一盏，煎至七分，通口服，不拘时；入盐少许，白汤点亦得（现代用法：水煎服）。

【功用】益气健脾。

【主治】脾胃气虚证。多用于慢性胃炎、溃疡性结肠炎、消化性溃疡、肠易激综合征、复发性口腔溃疡、脂肪肝、酒精性肝硬化、功能性胃肠病、儿科疾病（腹泻、贫血、急性黄疸型肝炎）、肝病的辅助治疗等证属脾胃气虚者。

【方解】方中人参健脾养胃，白术健脾燥湿，以茯苓健脾渗湿，以炙甘草益气和中，调和诸药。四药配伍，共奏益气健脾之功。

（2）异功散（《小儿药证直诀》）

【组成】人参（切，去顶）6g，茯苓（去皮）6g，白术6g，陈皮（锉）6g，甘草（炒）6g。

【用法】上为细末。每服6g，用水150mL，加生姜5片，大枣2个，同煎至100mL，空腹时温服。

【功用】益气健脾，行气化滞。

【主治】脾胃虚弱，中焦气滞证。多用于慢性胃炎、慢性肠炎、消化功能紊乱、厌食症、营养不良、小儿多涎等证属脾虚气滞者。

【方解】本方在四君子汤的基础上加陈皮，意在行气化滞，醒脾助运，有补而不滞的特点。

（3）六君子汤（《医学正传》）

【组成】半夏4.5g，陈皮3g，人参3g，白术4.5g，茯苓3g，甘草3g。

【用法】上细切，作一服。加大枣2枚，生姜3片，新汲水煎服。

【功用】益气健脾，燥湿化痰。

【主治】脾胃虚弱，气逆痰滞证。多用于胃及十二指肠球部溃疡、慢性胃肠炎、慢性结肠炎、功能性消化不良等证属脾虚湿盛者。

【方解】本方乃四君子汤与二陈汤（陈皮、半夏、茯苓、甘草）相合而成，意在甘温益气而不碍邪，行气化滞而不伤正，使脾气充而运化健，湿浊去而痰滞消。

2. 健脾理气法

香砂六君子汤（《古今名医方论》）

【组成】人参3g，白术6g，茯苓6g，甘草2g，陈皮2.5g，半夏3g，砂仁2.5g，木香2g。

【用法】上加生姜二钱（6g），水煎服。

【功用】益气化痰，行气温中。

【主治】脾胃气虚，痰阻气滞证。多用于慢性胃炎、慢性结肠炎、肠功能紊乱、胃扭转、消化性溃疡、功能性消化不良、腹泻、糖尿病性胃轻瘫、胃食管反流病、肝硬化、化疗后消化道反应、腹部手术后康复等证属脾胃气虚，痰阻气滞者。

【方解】香砂六君子汤由六君子汤加木香、砂仁而成。全方扶脾治本，理气止痛；兼化痰湿，和胃散寒，标本兼顾。

3. 补气升陷法

补中益气汤（《内外伤辨惑论》）

【组成】黄芪18g，人参（去芦）6g，白术9g，当归3g，陈皮6g，升麻6g，柴胡6g，甘草（炙）9g。

【用法】上咬咀，都作一服，水两盏，煎至一盏。

【功用】补中益气，升阳举陷。

【主治】脾虚气陷或气虚发热证。多运用于胃黏膜脱垂症、消化性溃疡、功能性消化不良、复发性口腔溃疡、胆汁反流性胃炎、慢性腹泻、便秘、便血等证属脾虚气陷、气虚发热者。

【方解】方中重用黄芪，补中益气，升阳固表；配伍人参、炙甘草、白术补气健脾；用当归养血和营，陈皮理气和胃；并以少量升麻、柴胡升阳举陷，炙甘草调和诸药。诸药合用，使气虚得补，气陷得升则诸症自愈。气虚发热者，亦借甘温益气而除之。

十、治疗消化系统出血类

1. 补益心脾法

归脾汤（《严氏济生方》）

【组成】人参3g，龙眼肉3g，黄芪（炒）3g，白术3g，当归3g，茯苓3g，远志3g，酸枣仁（炒）3g，木香1.5g，甘草（炙）1g。

【用法】加生姜、大枣，水煎服。

【功用】益气补血，健脾养心。

【主治】心脾气血两虚证，脾不统血证之便血。多用于胃及十二指肠溃疡出血、厌食症、十二指肠溃疡、胃食管反流病、溃疡性结肠炎、腹泻型肠易激综合征、功能性消化不良、肝硬化继发脾功能亢进等证属心脾气血两虚、脾不统血者。

【方解】方中以参、芪、术、草甘温之品补脾益气以生血，使气旺而血生；当归、龙眼肉甘温补血养心；茯苓、酸枣仁、远志宁心安神；木香理气醒脾，伍姜、枣调和脾胃，以资化源。全方合用以益气补血，健脾养心，气摄血止。

2. 清肠疏风法

槐花散（《普济本事方》）

【组成】槐花（炒）6g，柏叶（烂杵焙）6g，荆芥穗3g，枳壳（去瓤，细切，麸炒）3g。（由原方按比例酌减而成）

【用法】水煎服。

【功用】清肠止血，疏风行气。

【主治】风热湿毒，壅遏肠道，损伤血络便血证。多用于痔疮出血、溃疡性结肠炎之便血等证属血热者。

【方解】方中槐花善清大肠湿热、凉血止血，侧柏叶清热止血，以荆芥穗炒用入血分而止血，用枳壳行气宽肠。诸药合用，风热、湿热邪毒得清，则便血自止。

3. 温脾养血法

黄土汤（《金匮要略》）

【组成】灶心黄土30g，附子（炮）9g，白术9g，阿胶9g，干地黄9g，黄芩9g，甘草9g。

【用法】上七味，以水八升，煮取三升，分温二服（现代用法：先将灶心土水煎过滤取汤，再煎余药，阿胶烊化冲服）。

【功用】温阳健脾，养血止血。

【主治】脾阳不足，脾不统血之大便下血、先便后血，以及吐血、衄血等。多用于上消化道出血、溃疡性结肠炎、功能性子宫出血、痔疮出血等证属脾阳不足，脾不统血者。

【方解】方中灶心黄土（伏龙肝）温中止血，白术、附子温阳健脾，以生地黄、阿胶滋阴养血止血，与黄芩合用又能制约术、附过于温燥之性。甘草调药和中为使。诸药合用，可温中健脾、养血止血。

（李艳彦　阴雅倩）

第二节　中医消化病的常用中成药

一、治疗泄泻痢疾类

1. 复方木香小檗碱片

【成分】本品为复方制剂，每片含盐酸小檗碱、木香、吴茱萸。辅料为淀粉、糊精、蔗糖、硬脂酸镁。

【功用】清热止泻。

【适应证】用于治疗肠道感染、腹泻。

2. 肠炎宁片

【成分】地锦草、金毛耳草、樟树根、香薷、枫香树叶。辅料为蔗糖、羧甲淀粉钠、二氧化硅、硬脂酸、乙醇、胃溶型薄膜包衣预混料。

【功用】清热利湿，行气。

【适应证】用于大肠湿热所致的泄泻，症见大便泄泻、腹痛腹胀；以及急慢性胃肠炎、腹泻、小儿消化不良见上述证候者。

3. 复方木香小檗碱片

【成分】盐酸小檗碱、木香、吴茱萸、白芍。

【功用】清热燥湿，行气止痛，止利止泻。

【适应证】用于大肠湿热，赤白下利，里急后重或暴注下泻，肛门灼热；以及肠炎、痢疾见上述证候者。

4. 肠胃宁片

【成分】党参、白术、黄芪、赤石脂、姜炭、木香、砂仁、补骨脂、葛根、防风、白芍、延胡索、当归、儿茶、罂粟壳、炙甘草。辅料为硬脂酸镁、蔗糖、滑石粉、川蜡、明胶、胭脂红。

【功用】健脾益肾，温中止痛，涩肠止泻。

【适应证】用于脾肾阳虚所致的泄泻，症见大便不调、五更泄泻、时带黏液，伴腹胀腹痛、胃脘不舒、小腹坠胀；以及慢性结肠炎、溃疡性结肠炎、肠功能紊乱见上述证候者。

5. 香连丸

【成分】萸黄连、木香。辅料为米醋。

【功用】清热燥湿，行气止痛。

【适应证】用于大肠湿热所致痢疾，症见大便脓血，里急后重，发热腹痛；肠炎、细菌性痢疾见上述证候者。

6. 痛泻宁颗粒

【成分】白芍、青皮、薤白、白术。

【功用】柔肝缓急，疏肝行气，理脾运湿。

【适应证】用于肝气犯脾所致的腹痛、腹泻、腹胀、腹部不适等症；以及肠易激综合征（腹泻型）等见上述证候者。

7. 枫蓼肠胃康口服液

【成分】牛耳枫、辣蓼。

【功用】清热除湿化滞。

【适应证】用于急性胃肠炎属伤食泄泻型及湿热泄泻型者，症见腹痛腹满、泄泻臭秽、恶心呕腐或有发热恶寒、苔黄、脉数等；亦可用于食滞胃脘症见胃脘痛、拒按及恶食欲吐、嗳腐吞酸、舌苔厚腻或黄腻、脉滑数者。

二、治疗胃肠功能障碍类

1. 三九胃泰颗粒

【成分】三叉苦、九里香、两面针、木香、黄芩、茯苓、地黄、白芍。辅料为蔗糖。

【功用】清热燥湿，行气活血，柔肝止痛，理气健胃。

【适应证】用于上腹隐痛，饱胀，反酸，恶心，呕吐，纳减，脘腹嘈杂者。

2. 舒肝平胃丸

【成分】厚朴（姜炙）、陈皮、枳壳（麸炒）、法半夏、苍术、甘草（蜜炙）、槟榔（炒焦）。辅料为生赭石粉。

【功用】疏肝，消滞。

【适应证】用于胸胁胀满，倒饱嘈杂，呕吐酸水，胃脘疼痛，食滞不消者。

3. 藿香清胃片

【成分】广藿香、栀子、南山楂、六神曲、防风、甘草、石膏。辅料为淀粉、硬脂酸镁、碳酸钙、滑石粉、蔗糖、虫白蜡、明胶、棕氧化铁。

【功用】清热化湿，醒脾消滞。

【适应证】用于消化不良，脘腹胀满，不思饮食，口苦口臭者。

4. 参苓白术散

【成分】白扁豆（炒）、白术（炒）、茯苓、甘草、桔梗、莲子、人参、砂仁、山药、薏苡仁（炒）。

【功用】补脾胃，益肺气。

【适应证】用于脾胃虚弱，食少便溏，气短咳嗽，肢倦乏力者。

5. 猴头健胃灵胶囊

【成分】猴头菌培养物、海螵蛸、延胡索（醋炙）、白芍（酒炙）、香附（醋炙）、甘草。辅料为淀粉。

【功用】疏肝和胃，理气止痛。

【适应证】用于肝胃不和，胃脘胁肋胀痛，呕吐吞酸；以及慢性胃炎、胃及十二指肠溃疡见上述证候者。

6. 消积化滞片

【成分】大黄、三棱、牵牛子、莪术、枳实。

【功用】清理肠胃，消积化滞。

【适应证】用于消化不良，胸闷胀满，脘腹疼痛，恶心倒饱，大便不通者。

7. 枳术宽中胶囊

【成分】白术（炒）、枳实、柴胡、山楂。

【功用】健脾和胃，理气消痞。

【适应证】用于脾虚气滞之胃痞，症见呕吐、反胃、纳呆、反酸等；以及功能性消化不良见以上症状者。

8. 舒肝解郁胶囊

【成分】贯叶金丝桃、刺五加。

【功用】疏肝解郁，健脾安神。

【适应证】用于轻、中度单相抑郁症属肝郁脾虚证者。症见情绪低落、兴趣下降、迟滞、入睡困难、早醒、多梦、紧张不安、急躁易怒、食少纳呆、胸闷、疲乏无力、多汗、疼痛、舌苔白或腻、脉弦或细。

三、治疗急慢性炎症类

1. 养胃舒颗粒

【成分】党参、陈皮、黄精（蒸）、山药、玄参、乌梅、山楂、北沙参、干姜、菟丝子、白术（炒）。辅料为蔗糖。

【功用】滋阴养胃。

【适应证】用于慢性胃炎，胃脘灼热，隐隐作痛者。

2. 胃灵颗粒

【成分】甘草（炙）、海螵蛸、白芍（炒）、白术（炒）、延胡索、党参。

【功用】健胃和中，制酸止痛。

【适应证】用于慢性浅表性胃炎引起的胃脘痛、泛酸。

3. 陈香露白露片

【成分】甘草、陈皮、川木香、大黄、石菖蒲、次硝酸铋、碳酸镁、碳酸氢钠、氧化镁。

【功用】健胃和中，理气止痛。

【适应证】用于胃溃疡，糜烂性胃炎，胃酸过多，急性、慢性胃炎，肠胃神经官能症和十二指肠炎者。

4. 茵栀黄颗粒

【成分】茵陈提取物、栀子提取物、黄芩苷、金银花提取物。

【功用】清热解毒，利湿退黄。

【适应证】用于肝胆湿热所致的黄疸，症见面目悉黄、胸胁胀痛、恶心呕吐、小便黄赤；急、慢性肝炎见上述证候者。

四、治疗胃痛腹痛类

1. 胃康灵胶囊

【成分】白芍、白及、三七、甘草、茯苓、延胡索、海螵蛸、颠茄浸膏。

【功用】柔肝和胃，散瘀止血，缓急止痛，祛腐生新。

【适应证】用于肝胃不和，瘀血阻络所致的胃脘疼痛、连及两胁、嗳气、泛酸；以及急慢性胃炎、胃及十二指肠溃疡、胃出血见上述证候者。

2. 胃炎康胶囊

【成分】白芍、甘草、桂枝、高良姜、黄连、柴胡。

【功用】疏肝和胃，缓急止痛。

【适应证】用于胃脘疼痛，呕恶泛酸、烧灼不适；以及十二指肠溃疡、胆汁反流性胃炎、慢性胃炎等具有以上症状者。

3. 胃欣舒胶囊

【成分】浙贝母、大黄、海螵蛸、颠茄浸膏、维生素 U、甘草浸膏。

【功用】清热，制酸，止痛。

【适应证】用于胃肠实热所致的胃及十二指肠溃疡、慢性胃炎、胃痛、胃胀、胃酸过多者。

4. 元和正胃片

【成分】碳酸氢钠、大黄、龙胆、木香、延胡索、薄荷、甘草、丁香。

【功用】降逆和胃，制酸止痛。

【适应证】用于胃痛，脘腹胀满，饮食积滞，食欲不振，胃胀反酸，消化不良，消化性溃疡者。

5. 暖胃舒乐片

【成分】黄芪、大红袍、延胡索、白芍、鸡屎藤、白及、砂仁、五倍子、肉桂、丹参、甘草、炮姜。辅料为糊精、淀粉、硬脂酸镁、碳酸钙、滑石粉、蔗糖。

【功用】温中补虚，调和肝脾，行气活血，止痛生肌。

【适应证】用于脾胃虚寒及肝脾不和型慢性胃炎，症见脘腹疼痛、腹胀喜温、反酸嗳气者。

6. 腹可安片

【成分】扭肚藤、火炭母、车前草、救必应、石榴皮。辅料为淀粉、微晶纤维、氢氧化铝、硬脂酸镁。

【功用】清热利湿，收敛止痛。

【适应证】用于急性胃肠炎、消化不良引起的腹痛、腹泻、呕吐者。

7. 摩罗丹

【成分】百合、茯苓、玄参、乌药、泽泻、麦冬、当归、白术、茵陈、白芍、石斛、九节菖蒲、川芎、三七、地榆、延胡索、蒲黄、鸡内金。辅料为蜂蜜。

【功用】和胃降逆，健脾消胀，通络定痛。

【适应证】用于慢性萎缩性胃炎症见胃疼、胀满、痞闷、纳呆、嗳气、烧心者。

8. 小建中颗粒

【成分】白芍、大枣、桂枝、炙甘草、生姜。

【功用】温中补虚，缓急止痛。

【适应证】用于脾胃虚寒，脘腹疼痛，喜温喜按，嘈杂吞酸，食少心悸，以及腹泻与便秘交替症状的慢性结肠炎、胃及十二指肠溃疡者。

9. 猴头菌片

【成分】猴头菌丝体。辅料为淀粉、糊精、硬脂酸镁、蔗糖。

【功用】养胃和中。

【适应证】用于慢性浅表性胃炎引起的胃痛者。

10. 康复新液

【成分】美洲大蠊干燥虫体的乙醇提取物。

【功用】通利血脉，养阴生肌。

【适应证】①内服：用于瘀血阻滞，胃痛出血，胃及十二指肠溃疡者；亦可作为阴虚肺痨（肺结核）的辅助治疗。②外用：用于金疮、外伤、溃疡、瘘管、烧伤、烫伤、褥疮之创面者。

11. 荆花胃康胶丸

【成分】土荆芥、水团花。辅料为菜籽油、明胶、甘油。

【功用】理气散寒，清热化瘀。

【适应证】用于寒热错杂证，气滞血瘀所致的胃脘胀闷疼痛、嗳气、反酸、嘈杂、口苦；以及十二指肠溃疡见上述证候者。

五、治疗食积不消类

1. 消食养胃片

【成分】香砂和胃成方：白术（麸炒）、茯苓、香附（醋炒）、砂仁、苍术（炒）、厚朴（姜炙）、陈皮、甘草、木香、南山楂、六神曲（麸炒）、麦芽（炒）、藿香、莱菔子（炒）、枳壳（去心、麸炒）、半夏曲、党参（去芦）。辅料为硬脂酸镁、薄膜衣预混料。

【功用】和胃止呕，舒气宽胸。

【适应证】用于脾胃虚弱，消化不良引起的两胁胀满、胃脘作痛、饱胀嘈杂、呕吐酸水、面色萎黄、四肢倦怠者。

2. 六味安消胶囊

【成分】土木香、大黄、山奈、煅北寒水石、诃子、碱花。

【功用】健脾和胃，导滞消积，行血止痛。

【适应证】用于胃痛胀满，消化不良，大便秘结，痛经者。

3. 健胃消食片

【成分】太子参、陈皮、山药、炒麦芽、山楂。辅料为蔗糖、糊精、硬脂酸镁。

【功用】健胃消食。

【适应证】用于脾胃虚弱所致的食积，症见不思饮食、嗳腐酸臭、脘腹胀满；以及消化不良见上述证候者。

4. 保和颗粒

【成分】焦山楂、炒六神曲、制半夏、茯苓、陈皮、连翘、炒莱菔子、炒麦芽。辅料为蔗糖、糊精。

【功用】消食、导滞、和胃。

【适应证】用于食积停滞，脘腹胀满，嗳腐吞酸，不欲饮食者。

5. 槟榔四消丸

【成分】本品成分为槟榔、酒大黄、炒牵牛子、炒猪牙皂、醋香附、醋五灵脂。

【功用】消食导滞，行气泻水。

【适应证】用于食积痰饮，消化不良，脘腹胀满，嗳气吞酸，大便秘结者。

6. 健胃消食口服液

【成分】太子参、陈皮、山药、炒麦芽、山楂。

【功用】健胃消食。

【适应证】用于脾胃虚弱所致的食积，症见不思饮食、嗳腐酸臭、脘腹胀满；以及消化不良见上述证候者。

六、治疗便秘类

1. 复方芦荟胶囊

【成分】芦荟、青黛、琥珀、朱砂。

【功用】清肝泄热，润肠通便，宁心安神。

【适应证】用于心肝火盛，大便秘结，腹胀腹痛，烦躁失眠者。

2. 舒秘胶囊

【成分】芦荟。辅料为硬脂酸镁。

【功用】清热通便。

【适应证】用于功能性便秘属热秘者。

3. 大黄通便颗粒

【成分】大黄流浸膏。辅料为蔗糖。

【功用】清热通便。

【适应证】用于实热食滞，便秘及湿热型食欲不振者。

4. 润肠胶囊

【成分】桃仁、羌活、大黄、当归、火麻仁。

【功用】润肠通便。

【适应证】用于实热便秘者。

5. 便通胶囊

【成分】炒白术、肉苁蓉、当归、桑椹、枳实、芦荟。

【功用】健脾益肾，润肠通便。

【适应证】用于脾肾不足，肠腑气滞所致的便秘，症见大便秘结或排便费力、神疲气短、头晕目眩、腰膝酸软等；以及原发性习惯性便秘、肛周疾患所引起的便秘见以上证候者。

（李艳彦　阴雅倩）

第八章　中医消化病的用药规律及配伍特点

在消化系统疾病的治疗中，由于病情变化复杂，证候多有兼夹，若单用一法治疗，常会顾此失彼，难以奏效。如既有表证，又有里证时，单纯解表则里证不去，单纯治里则表证不解；或病发初起体质壮实，可用一法治疗，但若久病体弱或误治或中途合病，治疗时就不能偏执一法；又如脏腑间有寒冷积滞，若单用温补则积滞不去，单用攻下则伤及中气；如肝脾不调，单疏肝则血不为继，单补脾则壅滞不运。故根据临床的实际需要，按照辨证论治"法随证变"的原则，在邪实正虚、寒热夹杂、气血不和、升降失调、燥湿相兼、表里同病、肝脾失和等方面，常常两法合用，如补泻兼施、寒温并用、气血并调、升降同调、润燥相济、消补兼施、表里双解、肝脾同调等。

第一节　补泻兼施

补泻兼施是以补益药和泻下、泻火、泻水等药配伍同用，遵"虚则补之，实则泻之"同用之法，使扶正不敛邪，泻邪不伤正，治疗各种虚证兼有阳明腑实、火热亢盛、水邪内阻等导致的脾胃系统病证的一种治疗方法。

常用的补药：人参、党参、西洋参、太子参、黄芪、白术、山药、当归、熟地黄、阿胶、鹿角胶、巴戟天、肉苁蓉、麦冬、百合、玉竹、枸杞子、白芍。

常用的泻药：大黄、芒硝、番泻叶、芦荟、火麻仁、郁李仁、松子仁、黄连、黄芩等。

以常用的代表方剂黄龙汤、增液承气汤、黄连阿胶汤、实脾散等为例说明。

1. 黄龙汤（《伤寒六书》）

组成：大黄9g，芒硝9g，枳实9g，厚朴6g，人参6g，当归9g，甘草3g。

主治：阳明热结，气血不足证。下利清水，或大便秘结，脘腹胀满，腹痛拒按，身热口渴，神倦少气，甚则循衣撮空，神昏肢厥，舌苔焦黄或焦黑燥裂，脉虚。

此方所治证为燥屎内结，腑气不通，又兼气血不足。本证属邪实正虚，邪实宜攻、正虚宜补，故当泄热通便、补气养血为治。方中大黄、芒硝、枳实、厚朴（即大承气汤）攻下热结，荡涤肠胃实热积滞，急下以存正气。人参、当归益气补血，扶正以利祛邪，使攻不伤正。甘草补益脾胃，助参、归补虚，甘草又能调和诸药。诸药合用，既攻下热结，又补益气血，使祛邪不伤正，扶正不碍邪，而成补泻兼施之剂。

2. 增液承气汤（《温病条辨》）

组成：玄参30g，麦冬（连心）25g，生地黄25g，大黄9g，芒硝4.5g。

主治：热结阴亏证。燥屎不行，下之不通，脘腹胀满，口干唇燥，舌红苔黄，脉细数。

本方所治证为阳明温病，热结阴亏所致。胃肠燥热内结，传导失司，则大便秘结、脘腹胀满；燥屎不下，热结愈盛则阴津愈枯，热结津亏，肠道失于濡润，故下之不通，即"津液不足，无水舟停"（《温病条辨》）。治宜甘凉濡润以滋阴增液，咸苦润下以泄热通便。方中玄参甘咸性寒，滋阴降火，泄热软坚。麦冬、生地黄甘寒质润，滋阴增液，泄热降火，三药相合即为增液汤。热结既结，以大黄、芒硝泄热通便，软坚润燥。诸药合伍，以养阴之品与寒下之品相伍，阴液得复，热结得除，而成补泻兼施之剂。

3. 黄连阿胶汤（《伤寒论》）

组成：黄连12g，黄芩6g，芍药6g，鸡子黄2枚，阿胶（烊化）9g。

主治：阴虚火旺，心肾不交证。心中烦热，失眠不得卧，口燥咽干，舌红苔少，脉细数。

本方主治证为"少阴病，得之二三日以上，心中烦，不得卧"。本方除治疗各种原因引起的肾水亏于下，心火亢于上之失眠外，还可广泛用于治疗痢疾、结肠炎、便血等证属阴虚有热之消化系统疾病。如心肾不交，阴虚火旺，损伤肠中血络可致便血。治以滋阴降火，交通心肾之法。方中黄连苦寒直折清泻心火；阿胶甘润补血，滋益肾水，亦可止血。两者相伍，可育阴清热、交通心肾。黄芩佐黄连，以增清火之力；芍药佐阿胶，养血敛阴之力强。妙在用鸡子黄，乃可滋肾阴，养心血而安心神。诸药合用，则肾水旺，心火清，心肾交通，水火既济，诸症悉平。

4. 实脾散（《严氏济生方》）

组成：厚朴（去皮，姜制，炒）6g，白术6g，木瓜（去瓤）6g，木香（不见火）6g，草果仁6g，大腹子6g，附子（炮，去皮脐）6g，茯苓（去皮）6g，干姜（炮）6g，甘草（炙）3g。

主治：脾肾阳虚，水气内停之阴水。身半以下肿甚，手足不温，口中不渴，胸腹胀满，大便溏薄，舌苔白腻，脉沉弦而迟。

本方主治之证为脾肾阳虚，水气内停之阴水。水湿内停，泛溢肌肤，则肢体浮肿；水湿内阻，气机不畅，则腹胀；水湿浸渍肠道，也可出现泄泻。治以温阳健脾，行气利水之法。方中附子、干姜同用，温补脾肾之阳。茯苓、白术健脾祛湿。佐以木瓜除湿和中，舒筋活络。厚朴、木香、大腹子行气利水，草果温中燥湿。甘草益脾和中。诸药合用，补泻兼施，温补脾肾与行气利水合法，则脾肾得温，阴水可消。

（李艳彦　阴雅倩）

第二节 寒温并用

寒温并用是指将寒凉药与温热药配伍同用，具有平调寒热之作用，用于治疗寒证与热证并见的配伍方法。

常用寒凉药：黄连、黄芩、栀子、黄柏、知母、苦参、茵陈、大黄、金银花、连翘等。

常用温热药：桂枝、干姜、淡附片、半夏、厚朴、肉桂、艾叶、乌药、香薷等。

以常用的代表方剂半夏泻心汤、乌梅丸、新加香薷饮、温脾汤等为例说明。

1. 半夏泻心汤（《伤寒论》）

组成：半夏（洗）12g，干姜9g，黄芩9g，黄连3g，人参9g，大枣（擘）12枚，甘草（炙）9g。

主治：寒热错杂之痞证。心下痞，但满而不痛，或呕吐，肠鸣下利，舌苔腻而微黄。

本方所治证为中阳不足，少阳邪热乘虚内陷，以致寒热错杂而成心下痞。其病机既有寒热错杂，又有虚实相兼，以致中焦失和，升降失常。脾胃为气机升降之枢纽，脾胃虚弱，升降失常，寒热互结于中焦，则心下痞。胃不能顺降反上逆而呕吐，脾不能升清反下注，故肠鸣下利。治当调其寒热，益气和胃，散结除痞。方中以辛温之半夏散结除痞，又善降逆止呕。以干姜之辛热温中散寒；黄芩、黄连之苦寒泄热开痞。因有中虚失运，故方中又以人参、大枣、甘草甘温益气，以补脾虚。诸药寒温并用和其阴阳，苦辛并进调其升降。寒去热清，升降复常，诸症自愈。

2. 乌梅丸（《伤寒论》）

组成：乌梅肉16g，蜀椒（去目）4g，细辛6g，干姜10g，附子（炮，去皮）6g，桂枝6g，人参6g，当归4g，黄连16g，黄柏6g。（由原丸剂改为汤剂，按比例酌减而成）

主治：蛔厥证。腹痛时作，手足厥冷，烦闷呕吐，时发时止，得食即吐，甚则吐蛔；亦治久利、久泻。

本方所治久利、久泻，为脾肾虚寒，气血亏虚，湿热未尽，肠道失固所致。为正虚邪恋、寒热错杂之证，治宜寒温并用、补涩兼施。方中乌梅酸收涩肠止泻，可治久利滑脱；蜀椒、细辛、附子、桂枝、干姜能温肾暖脾，振奋阳气；人参、当归补益气血以扶正；黄连、黄柏清热燥湿，厚肠胃以止泻痢。诸药合用而成温清补涩，寒温并用之剂。

3. 新加香薷饮（《温病条辨》）

组成：香薷6g，金银花9g，鲜扁豆花9g，厚朴6g，连翘9g。

主治：暑温夹湿，复感于寒证。发热头痛，恶寒无汗，口渴面赤，胸闷不舒，舌苔白腻，脉浮而数。

本方所治证为内有暑热，复感风寒。内有暑湿，影响脾胃升降，可伴腹胀、恶心呕吐、泄泻。外有风寒之邪，则恶寒无汗。治宜祛暑清热，解表化湿之法。本方在香薷散基础上增加金银花、连翘。香薷发散风寒，且能化湿；金银花、连翘清内热，连翘还可透邪外出；扁豆易为扁豆花，与厚朴化湿。总之，本方寒温并用，为辛温复辛凉法之代表方。

4. 温脾汤（《备急千金要方》）

组成：附子 8g，大黄 12g，干姜 6g，人参 6g，甘草 6g。

主治：阳虚寒积证。腹痛便秘，脐下绞结，绕脐不止，手足不温，苔白不渴，脉沉弦而迟。

本方所治证为脾阳不足，寒积阻于肠道。阳虚不能温通，寒积阻滞在肠道，造成腹痛便秘、脐下绞痛、绕脐不止。治宜温补脾阳，攻下冷积之法。方中大黄、附子联合使用，温里祛寒和泻下通腑相结合；干姜增强附子温里祛寒之力；内生之寒，温补兼施，用附子、干姜与人参、甘草结合治疗脾阳不足之寒。诸药合用，寒温同施，为温通、泻下、补益三法俱备，寓温补于攻下之中。

（李艳彦　阴雅倩）

第三节　气血并调

气血并调是指由理气或补气的药物与补血生血、活血化瘀等血分药组成，用以治疗气血同病的一种治疗方法。

气分药物：黄芪、人参、党参、白术、陈皮、枳实、木香、柴胡、川楝子等。

血分药物：当归、熟地黄、白芍、川芎、阿胶、丹参、红花、川牛膝等。

以常用的代表方剂归脾汤、八珍汤、血府逐瘀汤、补阳还五汤等为例说明。

1. 归脾汤（《正体类要》）

组成：人参 3g，龙眼肉 3g，黄芪（炒）3g，白术 3g，当归 3g，茯苓 3g，远志 3g，酸枣仁（炒）3g，木香 1.5g，甘草（炙）1g。

主治：心脾气血两虚及脾不统血证。心悸怔忡，健忘失眠，盗汗，体倦食少，面色萎黄，便血，舌淡，苔薄白，脉细弱。

本方所治证为因思虑过度，劳伤心脾，致心脾气血亏虚所致。治宜益气补血，健脾养心为法。方中以参、芪、术、草大队甘温之品补脾益气以生血，使气旺而血生；木香辛香而散，理气醒脾。在健脾补气生血的同时，配伍当归、龙眼肉甘温补血养心；茯苓、酸枣仁、远志宁心安神。诸药合用，共奏益气补血、健脾养心之功而成气血并补之剂。

2. 八珍汤（《瑞竹堂经验方》）

组成：人参 30g，白术 30g，茯苓 30g，当归 30g，川芎 30g，白芍 30g，熟地黄 30g，甘草（炙）30g。

主治：气血两虚证。面色萎白或无华，头晕目眩，四肢倦怠，气短懒言，心悸怔忡，饮食减少，舌淡苔薄白，脉细弱或虚大无力。

本方所治之证为久病失治，或病后失调，或失血过多所致气血两虚。治宜益气与补血并施。方中人参、熟地黄益气养血。白术、茯苓健脾渗湿，助人参益气补脾；当归、白芍养血和营，助熟地黄补益阴血。川芎活血行气，使补而不滞；煎加姜枣，调和脾胃。炙甘草益气和中，调和诸药。故本方即四君子汤与四物汤相合，是为气血并调之剂。

3. 血府逐瘀汤 （《医林改错》）

组成：桃仁12g，红花9g，当归9g，生地黄9g，川芎4.5g，赤芍6g，牛膝9g，桔梗4.5g，柴胡3g，枳壳3g，甘草（炙）3g。

主治：胸中血瘀证。胸痛，头痛，日久不愈，痛如针刺而有定处，或呃逆日久不止，或饮水即呛，干呕，或内热瞀闷，或心悸怔忡，失眠多梦，急躁易怒，入暮潮热，唇黯或两目黯黑，舌质黯红，或舌有瘀斑、瘀点，脉涩或弦紧。

本方所治之证为胸中血瘀，兼有肝郁气滞，为气血同病之证。肝经循两胁，布胸中，气滞与血瘀相互影响而成气滞血瘀之证。肝气不能正常疏泄，则肝胃不和，胃中气血瘀滞而上逆，可见呃逆、干呕等。治宜活血化瘀、行气止痛。方中桃仁、红花、川芎、赤芍加牛膝养血活血并引血下行；枳壳、桔梗一升一降，畅通胸腹气机，气行则瘀化；柴胡和枳壳肝脾兼顾，行气止痛。诸药相伍气血并调，升降兼顾而血活气行，诸症得愈。

4. 补阳还五汤 （《医林改错》）

组成：黄芪120g，当归尾6g，赤芍5g，地龙3g，川芎3g，红花3g，桃仁3g。

主治：中风之气虚血瘀证。半身不遂、口眼㖞斜、语言謇涩、口角流涎，小便频数或遗尿失禁，舌黯淡，苔白，脉缓无力。

本方所治之证为经气大虚：一不能推动血行而脉络痹阻，失于濡养，出现半身不遂、口眼㖞斜、语言謇涩。二失于固摄而致小便失禁或小便频数、口角流涎。三则脾胃气虚不运，纳食减少或纳后腹胀，不能充养四肢而乏力倦怠。治宜补气活血通络。方中用生黄芪大补元气，意在气旺则血行，瘀去络通。桃仁、红花、川芎、赤芍、当归尾活血祛瘀和营，用地龙通经活络。诸药相伍，重用补气药与少量活血药，达气旺血行、瘀去络通之效。

（李艳彦　阴雅倩）

第四节　升降同调

升降同调是由升浮上行之药和沉降下行之药配伍同用，治疗气机升降失调的一种治疗方法。

常用的升药：麻黄、桂枝、细辛、防风、荆芥、白芷、升麻、黄芪、苏叶、菊花、蝉蜕、石菖蒲、厚朴、藿香、菖蒲、白豆蔻等。

常用的降药：大黄、芒硝、枳实、枳壳、牡蛎、代赭石、石决明、珍珠母、苍耳子、牛膝、黄连、黄芩、栀子等。

以常用的代表方剂升降散、四逆散、济川煎等为例说明。

1. 升降散（《伤寒瘟疫条辨》）

组成：僵蚕（酒炒）6g，蝉蜕（去土）3g，姜黄（去皮）9g，大黄12g。

主治：温病表里三焦大热，其证不可名状者。

本方所治之证为温热、瘟疫邪热充斥内外，阻滞气机，清阳不升，浊阴不降所致诸症。方中僵蚕胜风除湿，清热解郁，以其轻浮而升阳中之阳；蝉蜕气寒无毒，味咸且甘，祛风胜湿，涤热解毒，为清虚之品；姜黄气味辛苦，行气散郁；大黄味苦，攻下亢盛之阳；煎时并配大热、味辛苦而甘之米酒为引和甘平大凉之蜂蜜为导，共奏升清降浊、散风清热之功。其中僵蚕、蝉蜕升阳中之清阳，姜黄、大黄降阴中之浊阴，一升一降，内外通和，而为升降相因之方。

2. 四逆散（《伤寒论》）

组成：甘草（炙）12g，枳实12g，柴胡12g，芍药12g。

主治：①阳郁厥逆证。手足不温，或腹痛，或泻痢下重，脉弦。②肝脾气郁证。胁肋胀闷，脘腹疼痛，脉弦。

本方所治之证为外邪传经入里，气机为之郁遏，不得疏泄，导致阳气内郁，不能达于四末之手足不温。治宜透邪解郁，调畅气机为法。方中取柴胡入肝胆经升发阳气，疏肝解郁，透邪外出。白芍敛阴养血柔肝。并以枳实理气解郁，泄热破结，与柴胡为伍，一升一降，加强舒畅气机之功，并奏升清降浊之效；与白芍相配，又能理气和血，使气血调和。使以甘草调和诸药，益脾和中。诸药相合，气血调畅，肝脾得舒，清阳得升，四逆自愈。

3. 济川煎（《景岳全书》）

组成：当归9~15g，牛膝6g，肉苁蓉（酒洗去咸）6~9g，泽泻5g，升麻1.5~3g，枳壳（虚者不必用）3g。

主治：肾阳虚弱、阴津不足证。大便秘结，小便清长，腰膝酸软，舌淡苔白，脉沉迟或沉涩。

本方所治之证为肾虚开阖失司，浊气不降，肠道失润所致。治宜温肾益精，润肠通便。方中肉苁蓉味甘咸性温，功能温肾益精、暖腰润肠；当归补血润燥，润肠通便；牛膝补益肝肾，壮腰膝，性善下行；枳壳下气宽肠而助通便；泽泻渗利小便而泻肾浊；妙用升麻以升清阳，清阳升则浊阴自降，相反相成，以助通便之效。诸药合用，用药灵巧，补中有泻，降中有升，而寓升降相因之用。

（李艳彦　阴雅倩）

第五节　润燥相济

润燥相济是指由燥湿药物与滋阴濡润药物配伍组成，用以调理脾胃的一种治法。

胃为阳土喜润恶燥，养阴濡润药多用太子参、西洋参、白芍、石斛、麦冬、女贞子、北沙参等。

脾为阴土喜燥恶湿，燥湿药多用厚朴、苍术、藿香、薏苡仁、白术、半夏等。以常用的代表方剂达原饮、麦门冬汤等为例说明。

1. 达原饮（《温疫论》）

组成：槟榔 6g，厚朴 3g，草果仁 2g，知母 3g，白芍 3g，黄芩 3g，甘草 2g。

主治：瘟疫或疟疾。憎寒壮热，发无定时，胸闷呕恶，头痛，烦躁，舌红，苔垢腻如积粉，脉弦或滑而数。

本方所治之证为瘟疫秽浊毒邪伏于膜原。瘟疫邪入膜原半表半里，邪正相争。治宜开达膜原，辟秽化浊为法。方用槟榔辛散湿邪，化痰破结；厚朴芳香化浊，理气祛湿；草果辛香化浊，辟秽止呕，宣透伏邪。凡温热疫毒之邪，最易化火伤阴，故用白芍、知母清热滋阴，并可防诸辛燥药之耗散阴津；黄芩苦寒，清热燥湿。配以生甘草清热解毒，调和诸药。全方合用，秽浊化，热毒清，阴津复，则邪气溃散，速离膜原。本方辛香燥烈与寒凉质柔相伍，为润燥相济之代表方。

2. 麦门冬汤（《伤寒论》）

组成：麦冬 42g，半夏 6g，人参 9g，甘草 6g，粳米 10g，大枣 4 枚。

主治：①虚热肺痿。咳唾涎沫，短气喘促，咽干口燥，舌红少苔，脉虚数。②胃阴不足证。气逆欲呕，口渴咽干，舌红少苔，脉虚数。

本方所治之证为虚热肺痿或阴虚呕逆，为肺阴不足或胃阴不足所致诸症。方中麦冬养阴生津，清降虚火，以润肺益胃。人参、甘草益气生津，补中益肺。半夏降逆和胃，开通胃气，祛痰除涎。粳米、大枣养胃生津，甘草调和诸药。其中重用麦冬少佐半夏，则半夏燥性被制而降逆之功存，且麦冬得半夏则滋而不腻，相反相成，润燥相济。

（李艳彦　阴雅倩）

第六节　消补兼施

消补兼施是以消导与补益药物配伍组成，用以渐消缓散有形之邪的一种治法。常用于治疗慢性胃炎、慢性支气管炎、胃肠神经官能症等证属脾虚气滞，寒热互结；或脾胃虚弱，饮食内停，生湿化热证者。

常用的消导药：山楂、神曲、麦芽、莱菔子、半夏、三棱、莪术、大黄、枳实、厚朴等。

常用的补益药：人参、党参、太子参、黄芪、当归、阿胶、鹿角胶、巴戟天、肉苁蓉、仙茅、淫羊藿、麦冬、五味子、生地黄、菟丝子等。

以常用的代表方剂健脾丸、枳实消痞丸等为例说明。

1. 健脾丸（《证治准绳》）

组成：白术（炒）15g，木香（另研）5g，黄连（酒炒）5g，甘草 5g，茯苓（去皮）12g，人参 9g，神曲（炒）6g，陈皮 6g，砂仁 6g，麦芽（炒取面）6g，山楂（取肉）6g，山药 6g，肉豆蔻（面裹纸包捶去油）6g。（由原丸剂改为汤剂，按比例酌减而成）

主治：脾虚食积证。食少难消，脘腹痞闷，大便溏薄，倦怠乏力，苔腻微黄，脉虚弱。

本方所治之证为脾胃虚弱，食积内停证。治宜健脾和胃，消食止泻之法。方中人参、白术、茯苓、甘草，即四君子汤，补益脾胃；山药补中健脾；神曲、麦芽、山楂消食化滞；木香、砂仁、陈皮理气宽中；肉豆蔻温中涩肠；黄连清热燥湿。诸药相配，补而不滞，消不伤正，为消补兼施之代表方。

2. 枳实消痞丸（《兰室秘藏》）

组成：干姜3g，甘草（炙）6g，麦芽6g，茯苓6g，白术6g，半夏9g，人参9g，厚朴（炙）12g，枳实15g，黄连15g。

主治：脾虚气滞，寒热互结证。心下痞满，不欲饮食，倦怠乏力，大便不畅，苔腻而微黄，脉弦。

本方所治之证为脾胃虚弱，升降失司，寒热互结，气壅湿聚，痰食交阻之脾虚气滞，寒热互结证。治宜消痞除满，健脾和胃。本方由枳术汤、半夏泻心汤、四君子汤三方加减而成。枳实苦辛微寒，行气消痞。厚朴苦辛性温，下气除满，与枳实相须为用，以增强行气消痞之力；重用黄连苦寒降泄，清热燥湿而开痞；佐以半夏散结和胃，干姜温中祛寒；又伍麦芽曲消食和胃，人参、白术、茯苓、炙甘草补中健脾。诸药合用，消补兼施，诸症自愈。

（李艳彦　阴雅倩）

第七节　表里双解

表里双解是由解表药配伍泻下药或清热药、温里药为主组成，具有表里同治，内外分解等作用，主治表里同病的方法。

解表清里方中常用解表药有麻黄、淡豆豉、葛根等，常配伍的清热药有黄芩、黄连、黄柏、石膏等，代表方剂如葛根黄芩黄连汤。

解表温里方中常用解表药有麻黄、白芷等，常配伍的温里药有干姜、肉桂等，代表方剂如五积散。

解表攻里方中常用解表药有麻黄、桂枝、荆芥、防风、柴胡、薄荷等，常配伍的泻下药有大黄、芒硝等，代表方剂如大柴胡汤。

1. 葛根黄芩黄连汤（《伤寒论》）

组成：葛根24g，黄芩9g，黄连9g，甘草（炙）6g。

主治：表证未解，邪热入里证。身热，下利臭秽，胸脘烦热，口干作渴，喘而汗出，舌红苔黄，脉数或促。

本方所治之证为表证未解，邪热入里之身热、下利臭秽等。治宜清泄里热，解肌散邪。方中重用葛根甘辛而平，既能解表退热，又能生发脾胃清阳之气而止下利；以黄芩、黄连清热燥湿，厚肠止利；以甘草甘缓和中，协调诸药。四药合用，外疏内清，内外合治，为解表清里之代表方。

2. 五积散（《仙授理伤续断秘方》）

组成：白芷3g，川芎3g，甘草（炙）3g，茯苓（去皮）3g，当归（去芦）3g，肉桂（去粗皮）3g，白芍3g，半夏（汤洗七次）3g，陈皮（去白）6g，枳壳（去瓤、炒）6g，麻黄（去根、节）6g，苍术（米泔浸、去皮）24g，干姜4g，桔梗（去芦头）12g，厚朴（去粗皮）4g。（由原散剂改为汤剂，按比例酌减而成）

主治：外感风寒，内伤生冷。身热无汗，头痛身疼，项背拘急，胸满恶食，呕吐腹痛；以及妇女血气不调，心腹疼痛，月经不调等。

本方所治之证外感风寒，内伤生冷所致之五积。外有身热无汗、头痛身疼、项背拘急之表证，内有胸满恶食、呕吐腹痛等里证。治宜发表温里，顺气化痰，活血消积之法。方中用麻黄开表逐邪于外，干姜温胃散寒于中，白芷散阳明之邪，川芎散厥阴之邪，当归养血益营，白芍敛营和血，茯苓渗湿和脾气，半夏除痰燥湿邪，枳壳泻逆气以止吐，厚朴宽中以止泻，肉桂暖血温营，苍术强脾燥湿，桔梗清利咽膈，陈皮理气和胃，甘草和解表里、调和诸药。诸药相合，解表温中除湿，祛痰消痞调经，使表解里和而成表里双解之代表方。

3. 大柴胡汤（《金匮要略》）

组成：柴胡24g，黄芩9g，芍药9g，半夏（洗）9g，枳实（炙）9g，大黄6g，大枣（擘）5枚，生姜（切）15g。

主治：少阳阳明合病。往来寒热，胸胁苦满，呕不止，郁郁微烦，心下满痛或心下痞硬，大便秘结或协热下利，舌苔黄，脉弦数有力。

本方所治之证为少阳证未解，邪入阳明化热成实之证。治宜少阳阳明同治，和解少阳，内泄热结。本方系小柴胡汤去人参、甘草，加大黄、枳实、白芍而成。方中重用柴胡配黄芩和解清热，以除少阳之邪。轻用大黄配枳实以内泄阳明热结，并行气消痞。白芍柔肝缓急止痛，与大黄相配，可治腹中实痛；与枳实相伍，可以理气和血，以除心下满痛。半夏和胃降逆，配伍大量生姜，以治呕逆不止。大枣与生姜相配，和营卫而行津液，并调和脾胃。诸药合用，使少阳与阳明合病得以表里双解。

（李艳彦　阴雅倩）

第八节　肝脾同调

肝脾同调指调肝药与理脾药配伍同用，具有疏肝理气、养血柔肝、健脾和胃之效，用于治疗肝脾不和证的治疗方法。

疏肝理气药：柴胡、香附、川芎、陈皮。

养血柔肝药：当归、白芍、酸枣仁等。

健脾助运药：白术、茯苓、甘草等。

以常用的代表剂逍遥散、痛泻要方、越鞠丸等为例说明。

1. 逍遥散（《太平惠民和剂局方》）

组成：柴胡（去苗）4g，茯苓（去皮、白者）4g，白术4g，当归（去苗、锉、

微炒）4g，白芍4g，甘草（炙）2g。（由原方按比例酌减而成）

主治：肝郁脾弱血虚证。两胁胀痛，头痛，头晕目眩，口燥咽干，神疲食少，或月经不调，乳房胀痛，苔薄，脉弦或虚。

本方所治之证为肝郁血虚，脾失健运之证。治宜疏肝解郁，养血健脾之法。本方既有柴胡疏肝解郁，使肝气得以条达；当归甘辛苦温，养血和血；白芍酸苦微寒，养血敛阴，柔肝缓急。又有白术、茯苓健脾祛湿，使运化有权，气血有源；炙甘草益气补中，缓肝之急。用法中加入薄荷少许，疏散郁遏之气，透达肝经郁热；烧生姜温胃和中。诸药相合，肝气得疏，脾运得健，而成肝脾同调之效。

2. 痛泻要方（《丹溪心法》）

组成：白术（炒）18g，白芍（炒）12g，陈皮（炒）9g，防风6g。（由原汤剂或丸剂改为汤剂，按比例酌减而成）

主治：脾弱肝强之痛泻证。腹痛肠鸣，痛则即泻，泻后痛减，舌苔薄白，脉弦缓。

本方所治之证为土虚木乘，肝脾不和之痛泻证。治宜补脾抑肝，祛湿止泻。方中白术苦甘而温，补脾燥湿以治土虚。白芍酸寒，柔肝缓急止痛，与白术相配，于土中泻木。陈皮辛苦而温，理气燥湿，醒脾和胃。配伍少量防风，具升散之性，与术、芍相伍，辛能散肝郁，香能疏脾气，且有燥湿以助止泻之功，又为脾经引经之药。四药相合，可补脾胜湿止泻，柔肝理气止痛，使脾健肝柔，痛泻自止，故为肝脾同调之代表方。

3. 越鞠丸（《丹溪心法》）

组成：香附6g，川芎6g，栀子6g，苍术6g，神曲6g。

主治：六郁证。胸膈痞闷，脘腹胀痛，嗳腐吞酸，恶心呕吐，饮食不消。

本方所治病证虽为六郁，但与肝脾最为密切。肝气郁滞，不能疏土，致脾不运化，而生痰、生湿、生积滞。方中用香附行气开肝之郁，苍术燥湿行气运脾以祛除痰湿之郁，神曲健脾胃以消食郁，川芎行血中之郁，栀子泄热除烦而治火郁。故本方肝脾同调，诸郁可愈。

（李艳彦　阴雅倩）

第九章 中医消化病的预防护理

脾胃系统疾病的防护原则是基于中医"治未病"理论指导下进行的防护实践，包括"未病先防""已病防变""瘥后防复"三方面。其中"未病先防"重在"调"，包括调饮食、调情志、防外邪、劳逸适度等，同时养生勿忘养心；"已病防变"重在"治"，根据"脾旺不易受病""五脏相关防治脏腑传变"相关理论，在辨治中注重中焦脾胃的调理；"瘥后防复"重在"控"，脾胃系统疾病恢复的过程中，通过控制饮食及练习传统八段锦等方式进行调理。因此，通过理论联系实际，现将脾胃系统疾病防护原则的实践经验阐述如下。

第一节 防护原则

脾主运化，主升清；胃主受纳腐熟水谷，以通降为顺。脾升胃降，为人体气机升降之枢纽。肝主疏泄，主藏血；胆主决断，贮藏胆汁。肝经属肝络胆，两者互为表里。大肠主津，传导糟粕；小肠主液，泌别清浊，两者上下相承、传化与共。人体因外感六淫、饮食不节、情志失调或禀赋不足等因素致脾胃、肝胆、大小肠受损时，可表现为受纳、运化、升降、疏泄、贮藏、传导等功能的异常，并产生寒、热、痰、湿、饮、瘀等病理产物。

防，《说文解字注》言："堤也，周礼稻人曰，以防止水。注云，堰潴者、畜流水之陂也。防者，潴旁堤也。"堤坝，即为抵御洪流而设，因此有备御之称，与"治未病"理念相一致。"治未病"理念早在《素问·四气调神大论》中即提出："故圣人不治已病治未病，不治已乱治未乱，此之谓也。"《灵枢·逆顺》记载："上工，刺其未生者也；其次，刺其未盛者也；其次，刺其已衰者也。下工，刺其方袭者也；与其形之盛者也；与其病之与脉相逆者也。故曰：方其盛也，勿敢毁伤，刺其已衰，事必大昌。故曰：上工治未病，不治已病，此之谓也。"因此，在脾胃系统疾病的防护中应基于脾胃、肝胆、大小肠的生理特性、病理特点及疾病演变规律，在未病先防、已病防变、病瘥防复等"治未病"方面着手切入。现将脾胃系统疾病的防护原则简要介绍如下。

一、未病先防

"未病先防"指在脾胃系统病前即采取有效的措施，预防疾病的发生。《黄帝内经》云："虚邪贼风，避之有时；恬惔虚无，真气从之，精神内守，病安从来。"《伤寒杂病论》云："若人能养慎，不令邪风干忤经络。""无犯王法，禽兽灾伤，房屋勿令竭乏，服食节其冷、热、苦、酸、辛、甘，不遭形体有衰，病则无由入其腠理。"皆提出了防病的重点在于平衡体内正气与外邪的关系，增加自身正气，可抵御外邪，贯彻"正气存内，邪不可干"观点，体内正气缺乏，外邪入侵，必然致病。所以"未病先防"在于脾胃系统在出现病变之前必先使脾胃、肝胆、大小肠脏腑的正气充盈，方可起到预防脾胃系统受邪的目的。

1. 慎饮食

《黄帝内经》指出"饮食有节"可延年益寿。"饮食有节"对防护疾病具有重要作用。《说文解字》云："节，竹约也。"故饮食有节中的"节"字，可引申为"节省、节制、时节之义"。饮食有节在预防脾胃病方面可以从四个方面来阐述。

（1）饮食节制：《素问·痹论》曰："饮食自倍，肠胃乃伤。"短期内大量摄入饮食，超出了脾胃的运化能力，反而还会形成食积，影响脾胃的功能，因此进食量要适度。

（2）饮食节律：《吕氏春秋》曰："食能以时，身必无灾。"说明了规律饮食的重要性。因此，饮食应当有固定的时间，即定时进餐。

（3）饮食时令：《素问·六元正纪大论》曰："用寒远寒，用凉远凉，用温远温，用热远热，食宜同法，有假者反常，反是者病，所谓时也。"由此可知，预防脾胃病要选当时令之品。此外，一天的饮食也要根据一天之四时进食。

（4）饮食搭配：《素问·生气通天论》强调"谨和五味"，《伤寒杂病论》亦云"服食节其冷、热、苦、酸、辛、甘，不遭形体有衰，病则无由入其腠理"。因此，节制五味对预防脾胃病具有重要作用。

2. 慎起居

《脾胃论·摄养》曰："如居周密小室，或大热而处寒凉、气短，则出就风日，凡气短皆宜食滋味汤饮，令胃调和。"可见，起居的寒温环境变化可影响人体健康。起居有常，才有助于身体健康，预防脾胃病的发生。

3. 谨劳作

《脾胃论·升阳益胃汤》云："可以小役形体，使胃与药得转运升发，慎勿大劳役使复伤。"可见，适度的劳作可强身壮体，过度的劳作反而引发疾病。对于脾胃病的预防，"不妄作劳"的做法有以下三方面。

（1）谨劳力：劳耗气，过度安逸也伤气，故要有劳有逸，劳逸适度。适量运动有利于脾胃运化腐熟食物。

（2）忌劳心："脾藏意""脾主思"，脾运化水谷，化生营卫气血来维持人的心理认知、思维情感、意志行为。土忌壅塞，思虑过度、劳心苦志则伤脾，使脾气不疏则脘腹胀满、痞闷、便溏。

（3）节房劳：肾为先天之本，脾胃为后天之本，后天之本需要先天之本的温润，故要禁妄泄肾精，使肾精充足以温润脾土。

4. 避外邪

高士宗注："四时不正之气，皆谓之虚邪贼风。"故"虚邪贼风"泛指一切不正常的气候变化和有害于人体的外界致病因素。对于虚邪贼风，要避之有时。

（1）防邪外入：要躲避虚邪贼风，如夏季炎热，避免长时间待在空调房使暑湿邪气排不出，不应贪食生冷使寒邪外入，以免出现恶心、呕吐、腹泻等表现的阴暑证。

（2）四季避令：要适应时节，根据四时变化保养脾胃，做到春日避风、夏日避暑、秋日避燥、冬日避寒。

5. 调情志

《素问·阴阳应象大论》曰"怒伤肝、喜伤心、思伤脾、忧伤肺、恐伤肾"，说明情绪是导致疾病的重要因素。预防脾胃疾病，切忌七情过度。

（1）少思虑：脾主思，忧思过度损伤脾胃，影响脾胃升降枢机而百病由生，如《景岳全书·虚损》言"思之不已，则劳伤在脾"。

（2）戒大怒：肝主怒，大怒伤于肝而发肝胆疾病；木郁克土，脾胃枢机失和则发为脾胃病，如《东医宝鉴·内景篇》云："七情伤人，惟怒为甚，盖怒则肝木克脾土，脾伤则四脏俱伤矣。"

（3）节欲望：《脾胃论·远欲》有言："安于淡薄，少思寡欲，省语以养气，不妄作劳以养形，虚心以维神，寿夭得失安之于数，得丧既轻，血气自然谐和，邪无所容，病安增剧，苟能持此，亦庶几于道，可谓得其真趣矣。"说明省言远欲、淡泊名利、少思虑对预防脾胃病有重要意义。

二、既病早治

"既病早治"是指在脾胃系统疾病发病的开始，应及时采取相应的措施，遏制病势的深入，强调早期治疗。达到"早发现，早治疗"，防治并举的目的。

1. 既病早治，救于萌芽

《伤寒论·伤寒例》云："凡人有疾，不时即治，隐忍冀差，以成痼疾……时气不和，便当早言，寻其邪由，及在腠理，以时治之，罕有不愈者。患人忍之，数日乃说，邪气入脏，则难可制……若或差迟，病即传变，虽欲除治，必难为力。"强调患病必须早治，这是预防疾病传变的最有效措施，一旦拖延时日，就会使病情加重，或成痼疾。

2. 见微知著，防微杜渐

《伤寒论》曰："观其脉证，知犯何逆，随证治之。"疾病的过程是一个动态的变化过程。所以，在疾病的早期，医者必须善于观察并及时发现其微小的变化，分析其病因病机，及时进行正确有效的治疗，使疾病向痊愈转变。

三、已病防传

"已病防传"指脾胃系统疾病发生后，在正确治疗疾病的基础上，同时提前采取相应的措施，预防病势的蔓延，防止病情转变，避免疾病进一步复杂化。正如《难经》记载："见肝之病，则知肝当传之与脾，故先实其脾气，无令得受肝之邪，故曰治未病焉。"提示"已病防传"的防护重要性。

《伤寒论》提出顾护胃气是预防传变的关键，且以胃气强作为疾病不传的内在依据，"阳明居中，主土也。万物所归，无所复传""伤寒三日，三阳为尽，三阴当受邪，其人反能食而不呕，此为三阴不受邪也"。

四、病瘥防复

"病瘥防复"指在脾胃系统疾病初愈或康复阶段，针对患者的体质特点，采取各种措施，促使脏腑组织功能尽快恢复正常，以预防疾病的复发。

1. 食饮有节

《伤寒论》记载："病人脉已解，而日暮微烦，以病新差，人强与谷，脾胃气当弱，不能消谷，故令微烦，损谷则愈。"提示了病后"脾胃气尚弱，不能消谷"，应适量进食，避免脾胃劳作受损，以顾护脾胃、调和五味、择时进食等为原则，休养生息以促进脾胃康复。

2. 起居有常

在脾胃病初愈及恢复期，要建立科学的作息规律。《素问·生气通天论》言："阳气者，一日而主外，平旦人气生，日中而阳气隆，日西而阳气已虚，气门乃闭。是故暮而收拒，无扰筋骨，无见雾露，反此三时，形乃困薄。"指出患者在初愈阶段及康复阶段，要随着自然界阳气的消长节律而活动，以恢复脾胃脏腑枢机功能。同时，应根据季节变化，制定作息规律。

3. 不妄作劳

脾胃病愈后养生需："常于小劳，但莫疲及强所不能堪耳。"然而，过度安逸同样可导致疾病发生，如清代陆九芝《逸病论》指出："世但知有劳病，不知有逸病，然而逸之为病。"因此，脾胃病愈后应注重劳逸协调统一，以谨劳力、忌劳心、节房劳为原则，防止疾病复发。

4. 谨防邪侵

脾胃病初愈期及康复期，邪气留恋，正气未复，气血受损，脾胃枢机尚未恢复正常，抵抗虚邪贼风的能力较弱，容易复感虚邪贼风导致脾胃病复发。因此，应做到"虚邪贼风，避之有时""谨察阴阳所在而调之，以平为期"，以恢复脾胃等脏腑功能。

5. 调畅情志

情志调摄在脾胃病瘥后防复的过程中也具有重要指导意义。因此，在脾胃病病瘥防复阶段要注重"宁心绝思"，忌喜怒忧思悲恐过度，做到少思虑、戒大怒、节欲望才可有效防止脾胃病复发。

（谢胜　黄晓燕）

第二节　防护方法

历代医家在养生防病、治病的过程中，不断完善调理脾胃的基本法则，从药物、饮食、针灸、导引、情志、起居等多方面综合调摄，以预防脾胃系统疾病的发生和促进机体功能的恢复，适用于所有未病之人、患病之人以及病愈之人。

一、饮食有节，固护脾胃

"饮食者，人之命脉也，而营卫以赖之"（《本草纲目·水部第五卷》），即饮食是人体生命活动的重要物质来源。"寒温不适，饮食不节，而病生于肠胃"（《灵枢·小针解》），故调理脾胃应顺应四时、饥饱适宜。

1. 顺应四时

（1）顺一日之四时："谷不入，半日则气衰，一日则气少矣。"（《灵枢·五味论》）谷入可充脾胃之虚，化谷为精，谷不入则脾胃渐虚，谷衰气少也。故每日饮食之际，不可过时不饮，避免脾胃之气无所养，病邪皆入而百病生。

（2）顺一年之四时：春季阳气生发，属木，肝旺，酸入肝，多食酸味之品会使肝更旺而乘脾，导致脾胃虚弱，出现胃痛、食欲减退、腹痛腹泻等症状。"春七十二日，省酸增甘，以养脾气。"（《备急千金要方》）甘味入脾，补益脾气，春季减少酸味食物而增加甘味食物，能抑木补土。多食芝麻、花生、大枣、蜂蜜等，少食羊肉、狗肉、海鱼、乌梅、酸梅等。同时，少食冷饮、苦瓜、芥菜等寒凉食物，避免寒气聚集体内导致夏季脾虚。

夏季暑热较重，最易夹湿，困阻脾胃，出现腹胀满闷、食欲不振、恶心呕吐、腹泻便溏等。"夏防暑热，又防因暑取凉，长夏防湿"（《理虚元鉴》），故多用益气健脾化湿之品。夏季苦味入心，苦味食物有泻燥之功，不宜多食，但适当苦味可消解暑热，醒脾开胃。此外，暑热甚时，人多贪凉、恣食生冷，最易伤脾阳。因此，夏季饮食宜少苦寒、节冷饮。多食西红柿、胡萝卜、黄瓜、玉米、甘薯等，少食凉粉、冷粥、冷饮等。

秋时炎夏始过，气津两伤，多燥。燥易伤肺，出现肺燥咳喘病证；燥伤脾胃，出现胃痛、口干、便干，甚则闭结不通等症。"是月心脏气微，肺金用事，宜减苦增酸，助筋补血，以养心肝脾胃"（《摄养论》），故应以润燥益气为中心，健脾补肝润肺。白露之后气候转凉，如食生冷瓜果易致腹痛腹泻等，需多吃温食。因此，秋季饮食应益气润燥慎凉，多食苹果、花生、大麦、栗子等，还应避免"秋瓜坏肚"，少食西瓜、生黄瓜、葡萄等。

"冬者，水始治，肾方闭，阳气衰少，阴气渐盛。"（《素问·水热穴论》）冬时气候寒冷，阳气潜藏，肾阳易损，脾胃易寒，寒邪伤脾阳，则出现脘腹冷痛、四肢厥冷、恶心呕吐、腹痛腹泻等症。因此，冬季饮食宜温补助阳，补脾益肾，多食鲫鱼、红薯、木耳、牛肉等。"是月可服补药，不可饵大热之药。宜早食，宜进宿熟之肉。"（《千金月令》）此时饮食虽宜温补，但应适度平和，避免壅滞而消化不良，或湿热内生而变生他病。

2. 饥饱适宜

饮食过饥或过饱，皆可造成脾胃受损，运化无力，诸生百疾。唐·孙思邈在《备急千金要方·道林养性第二》中提倡"欲如饱中饥，饥中饱""不欲极饥而食，食不可过饱"，说明饮食需适量。"饮食自倍，肠胃乃伤"（《脾胃论·饮食伤脾论》），因脾胃受纳水谷，过饥则脾无谷以运，导致脾气生化乏源而脾虚；因气转于脾，过饱则脾胃过于实，导致脾胃气滞而影响其受纳。因此，清·李渔在《闲情偶寄·颐养部》中详细描述了饮食的饥饱程度，曰："欲调饮食，先匀饥饱。大约饥至七分而得食，斯为酌中之度，先时则早，过时则迟。然七分之饥、亦当予以七分之饱，如田畴之水，务与禾苗相称，所需几何，则灌注几何，太多反能伤稼，此平时养生之火候也……多则饥饱相搏而脾气受伤，数月之调和，不敌一朝之紊乱矣。"

二、运动导引，健脾和胃

导引是通过自身形体运动、呼吸吐纳与心理调节相结合的中国传统运动方法。导引不仅促进脾胃运化、健脾和胃，还能增加食欲、舒畅情志。《备急千金要方·道林养性第二》载"养生之道，常欲小劳"，意指适当运动乃养生之道。《医说》又云"动摇则谷气易消"（《新安医学医说·养生修养调摄·体欲动摇》）、"人欲劳于形，百病不能成"（《新安医学医说·养生修养调摄·孙真人养生铭》），均提倡坚持适度运动，有利于脾胃的消化功能。自古医家就总结出许多有利于养生防病的运动方法，诸如五禽戏、八段锦、太极拳、易筋经等传统功法，对调理脾胃以促进健康深有益处。

西医学研究表明，传统功法可使血液流畅，循环加强；深、长、细、匀的腹式呼吸可扩大横膈肌的活动范围，带动胃、肠、肝、胆、胰等脏器进行大幅度转动，使腹腔内各脏器受柔和、持久、有节律的按摩，促进消化液的分泌，加强胃肠的蠕动，改善局部供血，肠管的蠕动亦因腹压改变的按摩作用和局部微循环增加而得到双向调节；对肝、胆起到按摩作用，可改善肝胆功能，促进脂质代谢。同时，可刺激位于胸腹部的相关经络及背俞穴等，达到调理脾胃和脏腑经络的功效。

三、少思戒怒，调养心神

"毕数之务，在于去害。何谓去害？大喜、大怒、大忧、大恐、大哀，五者接神，则生害矣。"（《吕氏春秋·尽数》）七情致脾胃病，主要以思、怒多见。

1. 少思虑

脾主思，忧思易伤脾土，脾胃为气机升降之枢，忧思可导致气机失常，则百病由生。《灵枢·本神》云"脾忧愁不解则伤意"，《三因极一病证方论·五劳证治》亦云"意外致思则脾劳"，均因脾主中焦之气，脾藏营，营舍意，中气受抑即脾胃伤。李东垣《脾胃论·安养心神调治脾胃论》载："善治斯疾者，惟在调和脾胃，使心无凝滞，或生欢忻，或逢喜事……则慧然如无病矣，盖胃中元气得舒伸故也。"强调了调护应注重"宁心绝思"，使气机条畅，省思虑，使神、气不伤，其意皆在顾护脾气。

2. 戒大怒

"七情伤人，惟怒为甚，盖怒则肝木克脾土，脾伤则四脏俱伤矣。"（《东医宝鉴·内景篇》），指出大怒伤肝，肝失疏泄，气机逆乱，则伤及脾胃升降之枢。西医学研究表明，极度的愤怒、紧张、惊恐、悲伤等强烈的精神刺激，容易诱发应激性溃疡、肠易激综合征等消化系统病变，说明精神情志活动与脾胃关系尤为密切，可通过调养精神之法使脾胃功能健旺。

四、顺应四时，起居有常

"人以天地之气生，四时之法成。"（《素问·宝命全形论》）人应顺应四时阴阳的不断变化，调养精神，调整起居。

1. 避六淫，顺四时，护脾胃

"肠胃为市，无物不受，无物不入，若风、寒、暑、湿、燥一气偏胜，亦能伤脾损胃。观证用药者，宜详审焉。"（《脾胃论·脾胃损在调饮食适寒温》）指出脾胃易感于六淫邪气而发病，应当避免外邪、养护脾胃。"夏至以后，秋分以前，外则暑阳渐炽，内则微阴初生，最当调停脾胃，勿进肥浓。"（《养生随笔·卷一·饮食》）脾主长夏，长夏之季尤其要注意调养脾胃，勿食肥甘厚味以免伤及脾土。另外，张仲景提出"脾不独主于时""四季脾旺不受邪"，故四季皆应顾护脾胃。

2. 适劳逸，慎起居，健脾胃

"脾主四肢，而劳倦过度，则脾气伤矣。夫人以脾胃为养生之本，根本既伤，焉有不病？"（《景岳全书·杂证谟·饮食门》）指出劳倦可致脾胃受损。劳力太过导致倦怠嗜卧、泄泻等，如"形体劳役则脾病，脾病则倦怠嗜卧，四肢不收，大便泄泻"（《脾胃论·脾胃胜衰论》）；或者脾胃气机不畅而引发内热，如"劳倦则脾先病，不能为胃行气而后病"（《脾胃论·补脾胃泻阴火升阳汤》），故应适当劳逸。同样，居处寒凉，起居不适而感受外邪，亦伤及脾胃，应做到"居处安静，无为惧惧，无为欣欣，宛然从物而不争，与时变化而无我"（《类经·人有阴阳治分五态》）。

五、谨慎服药，顾护脾胃

"药不对症，先伤胃口。"（《临证指南医案·疟》）"药不对症"，包括药味多、药量大、剂型不妥等。《脾胃论·脾胃将理法》中强调四时用药之法，即"春时有疾，于所用药内加清凉风药；夏月有疾，加大寒之药；秋月有疾，加温气药；冬月有疾，加大热之药。是不绝生化之源也。"同时，用药后要特别注意对脾胃的养护，通常以饮食为主，如孙思邈提倡服药之间补益脾胃之气，曰："中间进少粥，以助胃气。"（《备急千金要方·风毒脚气·汤液》）此外，尤其注意老年期，脏腑功能衰退，脾胃虚弱，更强调谨慎用药，曰："脾阳弱而百病生，脾阴足而万邪息。"（《养生随笔·卷二·慎药》）用药应多为温里、理气之品，避免用药有误或药量过大，造成脾胃伤而百病生。

（谢胜　刘礼剑）

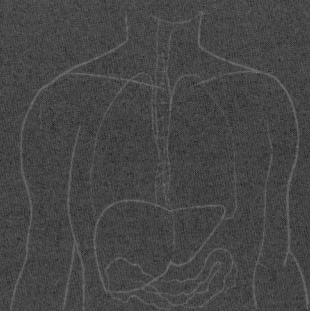

各论

GE LUN

第一章　中医脾胃肝胆系统疾病

中医脾五行属土，属于中焦，与胃相表里，同为"气血生化之源"，共同承担着化生气血的重任，是后天之本。正如《素问·灵兰秘典论》曰："脾胃者，仓廪之官，五味出焉。"脾的主要生理功能是主运化（包含运化水谷与水液）和升清，脾以升为健；胃的主要生理功能是受纳与腐熟水谷，胃以降为和。若脾失健运，脾的运化水谷精微的功能减退，机体消化吸收功能失常，则会出现腹胀、便溏、纳呆等病变；若脾不运化，则必然导致水液在体内的停滞，而产生湿、痰、饮等病理产物，则会出现肝癖、积聚、鼓胀、痢疾等病变；若脾气不能升清，则水谷不能运化，气血生化无源，升举无力，可出现胃缓、泄泻等症；若胃不受纳，则饮食减退，稍进食则饱胀，可出现胃痞病；若胃失通降，则可发生口臭、大便秘结等症状，若在胃气失于通降的基础上发生胃气上逆，则可出现嗳气、酸腐、恶心、呕吐、呃逆等症；脾胃虚火或实火上炎，则见口腔局部灼痛至口疮。

中医肝五行属木，属于下焦，与胆相表里，组成"肝胆相照"。肝的主要生理功能为主疏泄，主藏血，分泌胆汁；胆囊则负责胆汁的贮存和排泄。肝胆共同协助胆汁的分泌和排泄，以助饮食之消化。肝失疏泄，则肝木乘脾土，肝郁脾虚，可出现胃痛、腹痛病症；肝气郁结，气机不顺，则见胁痛；胆汁的化生、排泄失调，则胆汁泛溢肌肤，可见身黄、目黄之黄疸；胆腑气机通降失常，可见右胁胀痛之胆胀；肝气不舒，肝经气血受阻，留滞而不行，则见肝着；肝气郁滞，津液输布失常，积聚成痰，痰气互结于咽喉，则见梅核气。

第一节　口疮（口糜）

口疮是指发生在口腔黏膜上的圆形或椭圆形溃烂斑点，常伴有局部灼痛，又称"口疡""口疳""口破"。口糜是口腔黏膜溃烂或满口赤烂糜腐的一种病症，其糜烂表面覆盖白色苔藓样糜烂点，又名"鹅口疮"或"雪口"，以小儿为多见。一般习惯上将口中溃疡，范围较局限者称"口疮"；口腔糜烂如腐，范围较大者称为"口糜"。口疮与口糜虽形态不同，病名各异，但在病因病机及治法方药上多有相似之处，故本节一并论述。

口疮相当于西医的复发性口腔溃疡（又称复发性阿弗他溃疡、复发性阿弗他口炎、复发性口疮等）。口糜相当于口腔白色念珠菌等引起的感染性口炎。其他如口腔黏膜结核性溃疡、白塞病、变态反应性口炎等亦可参照本节进行辨治。

【源流】

历代医家对口疮、口糜论述颇多。《黄帝内经》首次提出口疮和口糜的病名，《素问·气交变大论》曰"岁金不及，炎火乃行……民病口疮"，《素问·气厥论》云"膀胱移热于小肠，膈肠不便，上为口糜"，指出本病的发生与气候异常或脏腑火热有关，认为火热之邪，循经上炎，熏蒸于口舌，导致口疮、口糜的发生，由此奠定了"火热"发病的理论基础。针对脏腑病位，《灵枢·五阅五使》曰"口唇者，脾之官也"，《灵枢·脉度》曰"心气通于舌"，口舌疾病与心脾关系最为密切。

隋·巢元方《诸病源候论·口舌疮候》曰："手少阴，心之经也，心气通于舌；足太阴，脾之经也，脾气通于口。脏腑热盛，热乘心脾，气冲于口与舌，故令口舌生疮也。"又在《产后虚热口生疮候》曰"产后口生疮者，心脏虚热"，进一步发挥了心脾积热致病之说，并明确提出口疮之火热有虚实之分。对小儿口疮之成因指出："由血气盛，兼将养过温，心有客热熏上焦，令口舌生疮。"又说："小儿初生，口里白屑起，乃至舌上生疮，如鹅口里，世谓之鹅口，此由在胎时受谷气盛，心脾热气熏发于口故也。"再次强调了心脾积热是小儿鹅口疮的重要病机。后世不少医家亦遵循此说，如唐·王焘《外台秘要·口疮方》说"心脾中热，常患口疮，乍发乍差，积年不差"。宋《圣济总录·口舌生疮》有言"口舌生疮者，心脾经蕴热所致也""口疮者，由心脾有热，气冲上焦，熏发口舌，故作疮也。又有胃气弱、谷气少，虚阳上发而为口疮者，不可执一而论，当求其所受之本也"。金·刘河间《宣明论方·口糜》认为口糜是由于"心胃壅热"所致。明·陈实功《外科正宗》亦指出"鹅口疮皆心脾二经胎热上攻，致满口皆生白斑雪片，甚则咽间叠叠肿起，致难乳哺，多生啼叫"。《中医临证备要·口内糜腐》说"初生婴儿口舌上生满白屑，状如凝固的牛奶块膜，称为鹅口疮，俗称雪口，系胎中伏热，蕴积心脾"，进一步充实了心脾积热导致口疮、口糜的理论。

唐·孙思邈《备急千金要方·口病》中说："凡患口疮及齿，禁油面酒酱酸酢咸腻干枣，瘥后仍须慎之，若不久慎，寻即再发难瘥，蔷薇根、角蒿为口疮之神药，人不知之。"指出此病容易反复发作，难以根治的特点。其对本病的饮食调护、辨证用药都有详细概括，又列出十一个治口疮方，如其中之一"蔷薇根皮、黄柏、升麻、生地黄"，多以清热药为主，可知其亦以内热立论。

元·朱丹溪《丹溪心法·口齿门》"附录"载："口舌生疮皆上焦热壅所致，宜如圣汤（桔梗、甘草、防风、枳壳）或甘桔汤加黄芩一钱，仍用柳花散（延胡索、黄柏、黄连、密陀僧、青黛为末）掺之。"还指出"口疮服凉药不愈者，因中焦土虚……用理中汤，人参、白术、甘草补土之虚，干姜散火之标，甚则加附子，或噙官桂，亦妙"，或"生矾为末，贴之极效"，对口疮虚实之分更为详尽，更是提出了中焦土虚，虚火上浮致口疮的具体治法和方药，进一步丰富了口疮的辨证和治疗方药。

明代以来，对口疮之认识，皆认为应分为虚实两大类型，辨证上更为详明，治法上亦各具特色。张景岳《景岳全书·口疮》曰"口舌生疮，固多由上焦之热，治宜清火。然有酒色劳倦过度，脉虚而中气不足者，又非寒凉可治。故虽久用清凉，终不见效，此当察其所由，或补心脾，或滋肾水，或以理中汤，或以蜜附子之类，反而治之，方可痊愈，为寒热之当辨也"，"口疮口苦，凡三焦内热等证，宜甘露饮、徙薪饮主之；火之甚者，宜凉膈散、元参散主之；胃火甚者，宜竹叶石膏汤、三黄丸之类主之；若心火肝火之属，宜泻心汤、龙胆泻肝汤之类主之"，对口疮虚实之辨证更加明了，脏腑分治更加详尽。薛己《口齿类要·口疮》曰"口疮上焦实热，中焦虚寒，下焦阴火，各经传变所致，当分别而治之"，其论点及辨证用药与前有相似之处，但又别具一格。陈实功《外科正宗》称口疮为"口破"，"口破者，有虚火实火之分，色淡色红之别。虚火者，色淡而白斑细点，甚者陷露龟纹，脉虚不渴，此因思烦太甚，多醒少睡，虚火动而发之……实火者，色红而满口烂斑，甚者腮舌俱肿，脉实口干，此因膏粱浓味，醇酒炙煿，心火妄动发之"，从局部病变特征来辨虚实，即现今所谓之局部辨证也。戴元礼《秘传证治要诀及类方·口舌》曰"口舌生疮，皆上焦热壅所致，宜如圣汤……下虚上盛，致口舌生疮，宜用镇坠之药，以降阳光，宜盐水下养正丹，或黑锡丹。仍于临卧，热汤洗足，炒拣净吴茱萸一小撮拭足弓，便以炒热、敷足心"，又曰"曾有舌上病疮，久蚀成穴，累服凉剂不效，后来有教服黑锡丹，遂得渐愈，此亦下虚上盛也"，论述了下虚上盛这一特殊类型之口疮及其治疗经验。

清代对口疮外治法的叙述尤多。张璐《张氏医通·七窍门》介绍："舌疮、口破疼痛，以巴豆半枚，生研，和米饮，一豆大，杵和，贴印堂对额间约半刻许，觉红就去，不可泡起，小儿减半，随即痊愈。"陈复正《幼幼集成·口疮证治》曰："口疮者，满口赤烂，此因胎禀本厚，养育过温，心脾积热，熏蒸于上，以成口疮，内服沆瀣丹（川芎、大黄、黄芩、黄柏、炒黑牵牛子、薄荷、滑石、槟榔、枳壳、连翘、赤芍），外以地鸡擂水搽疮上（地鸡即扁虫，人家砖下有之）。"罗国纲《罗氏会约医镜》也有外治的经验，"用五倍子为末掺之；或用蚯蚓、吴萸研末，加面醋调涂足心"，丰富了口疮的外治方法。

综上可见，历代医家对口疮的认识逐步深入，辨证论治的内容也在不断丰富和发展。

【病因病机】

一、致病因素

1. 实证

（1）感受外邪：《素问·气交变大论》曰："岁金不及，炎火乃行……民病口疮。"可见，四时六淫之邪可致口舌生疮糜烂。因外感火热之邪，火为阳邪，其性炎上，邪热上蒸于口，灼腐肌膜，可导致口舌生疮。

（2）内伤饮食：《丹台玉案·口门》云："脾开窍于口，饮食厚味，则脾气凝滞，加之七情烦扰过度，则心火炎盛，而口疮生矣。"脾开窍于口，胃与大肠经脉经过两颊及齿龈。平素饮食不节，暴饮暴食，过食膏粱炙煿，辛辣肥甘厚味，嗜饮烈酒，损伤脾胃，以致运化失司，脾胃积热，热盛化火，循经上攻，熏蒸于口而致口疮。

（3）情志内伤：《景岳全书·口舌》中指出："口疮有肝火之属。"七情过激，情志不舒，肝气郁滞，气郁化火，循经上行，发为口疮。舌为心之苗，在五行中属火，火为土之母，母病及子，心火易传脾土，若心火旺盛，邪热传于脾土，心脾积热不得发散，上扰于口而致口舌生疮。

（4）久坐少动：久坐少动，则气血运行不畅，凝滞于血脉，郁而化热，上蒸于口，火热熏灼，腐化血肉而发为口疮。

2. 虚证

（1）禀赋虚弱：素体阴虚，心、脾、肾之阴液不足而生内热，虚火上炎，口舌受灼，溃烂成疮；或素体阳虚，元阳虚衰，无根之火循经上炎，灼伤肌膜，发为口疮。

（2）中气不足：劳倦内伤，或思虑太过，内伤脾胃，中气不足，升降失调，气机不畅，郁而成火，阴火乘元气之虚而上炎，致口舌生疮。《景岳全书·口疮》说："口舌生疮，固多由上焦之热，治宜清火。然有酒色劳倦过度，脉虚而中气不足者，又非寒凉可治。"

（3）热病伤阴：若他病迁延，或是外感热病，余邪不解，耗伤津液，阴液亏虚，导致虚火上炎，损伤肌膜而发为口疮。

二、病机

口疮病位在口腔，与心、脾、肝、胃密切相关。基本病机为热邪上炎，熏蒸口腔。病理属性有实热、虚热两个方面。实热又有心脾积热、胃火炽盛、肝胆湿热等证，且可兼杂为患；虚热又有阴虚、阳虚、中焦气虚之不同。阴虚日久，阴损及阳；或阳虚日久，阳损及阴，均致阴阳两虚之证。虚实之间也可相互转化，实热日久不除，必然伤阴，虚热证又易复感热邪，则成虚实夹杂之证。

【辨治思路】

一、病机辨识

口疮、口糜以口腔黏膜溃疡或满口赤烂糜腐为特征，局部灼痛，反复发作，缠绵不愈。心脾积热、胃火炽盛、肝胆湿热、阴虚火旺、脾虚阴火、阳虚浮火、寒热错杂是导致本病的主要病机。

口疮的发生常与"火""热"相关，然有虚实之分，故辨治口疮首当分虚实。陈实功《外科正宗》指出："口破者，有虚火实火之分，色淡色红之别。虚火者，色淡而白斑细点，甚者陷露龟纹，脉虚不渴……实火者，色红而满口烂斑，甚者腮舌俱肿，脉实口干。"详尽描述了口疮虚火、实火的脉症。实火以心经为主者，溃疡多发于舌，尤以舌尖为常见，口舌糜烂，兼见心胸烦热、咽干、失眠、小便赤涩刺痛、舌尖红；以脾经火热为主者，口疮多发于上下唇内侧，兼见口甜、口燥唇干甚或弄舌；以胃经火热为主者，口气热臭，颊腮肿痛，齿龈糜烂，牙宣出血，易饥，胸膈烦热；

以肝胆湿热为主者，溃疡灼痛，黏膜红赤，兼见烦急易怒、两胁胀满、经期发作、口干口苦、便秘尿黄、舌红苔黄、脉象弦数。

虚火口疮以阴虚火旺、脾虚阴火及阳虚浮火为主要证候类型：阴虚火旺者，口疮迁延不愈，反复发作，此起彼伏，疮面色淡红，昼轻夜重，伴明显阴虚症状，如心烦不寐、口干、手足心发热、腰膝酸软、头晕耳鸣、舌红少苔或有裂纹、脉细数；脾虚阴火者，有口疮反复发作，遇劳即发的特点，多因久病、劳倦，迁延日久，脾胃气虚，阴火上炎而发生，常伴纳少脘胀、大便不实、疲倦懒言等脾气虚症状，其舌质淡、脉细弱；阳虚浮火之口疮，溃而不红，日久不愈，疮面大而深，表面呈灰白色，伴腰膝酸软、小便清长、面色㿠白等阳虚之象，舌质淡，体胖，边见齿痕，尺脉沉弱；口疮日久，亦可见寒热错杂证，其溃疡色淡红或淡白，反复发作，伴口干口苦、或咽痛、胃脘堵闷、知饥不食、食后腹胀、腹泻肠鸣、乏力、纳呆、舌质红、舌体胖大、舌苔黄腻或白腻、脉濡或滑。

二、症状识辨

1. 辨溃疡

发于上唇多责之于脾，发于下唇多责之于肾。舌尖属心肺，舌面属脾胃，舌边缘属肝胆，舌根属肾，腮、颊、牙龈属胃。若溃疡周边充血明显者，多为热盛；红而带紫或红斑压之不退色，多为血热或血瘀；若溃疡基底淡白色，周边充血不明显者，则为气虚或阳虚。若溃疡周围充血水肿明显、分泌物较多且黄者，则为湿热；肿而不红为湿盛，疮周有水疱，亦是夹湿的表现；急性发作者多为实证，口疮日久起鳞屑或见龟裂者多为血虚阴亏。

2. 辨疼痛

口疮剧烈疼痛多为实证，隐隐作痛多为虚证，烧灼样痛为热盛实火，刺痛夜甚多为血滞血瘀。

三、治疗原则

1. 补虚泻实，明辨脏腑

口疮、口糜多由脏腑积热所致，常用清热泻火的方法治疗。邪热所在脏腑不同，治疗方药亦有所不同。心经火热为主者，宜清心泻火；以脾经火热为主者，宜清脾泻火；以胃经火热为主者，宜清胃泻火；以肝胆湿热为主者，宜清肝利胆。以上均为实热证候，但同中有异，治疗时各需明辨。更有虚火口疮，阴虚火旺者，宜滋阴降火；阳虚浮火者，宜温阳敛火。分清虚实，明辨脏腑，随证治之。

2. 扶正祛邪，标本兼顾

由于口疮有反复发作的特点，或由实转虚，或因虚致实，病机转化过程中常可见虚实夹杂的复合证候。对此，应该祛邪不忘扶正，扶正不忘祛邪，以求标本兼顾。

3. 内服外治，有机结合

口疮之发病，外显口舌，内系脏腑，即所谓"有诸内必形诸外"。但口疮本身毕竟是一种局部病变，在内服药的基础上，配合药物外治，直达病所，常可收到满意疗效，有时甚至单用外治法也可见效。内治与外治结合，局部与整体并重，是提高临床疗效的重要举措。

【辨证论治】

一、心脾积热证

症状表现：溃疡表面多黄白色分泌物，溃疡局部疼痛伴灼热感，周围充血发红，口疮多发于口唇内侧或舌尖，口咽干燥，心胸烦热，失眠多梦，焦虑不安，大便干结或黏滞不爽，小便赤涩淋痛。舌红，苔黄或黄腻，脉滑数。

病机分析：舌为心之苗，口为脾之窍。心脾积热，循经上炎，发为口疮，口疮多生于口唇内侧或舌尖；心火扰神则见心胸烦热，失眠多梦，焦虑不安；心与小肠相表里，心移热于小肠，故小便赤涩淋痛；脾胃湿热，壅滞肠腑，湿重于热，则大便次数增多、大便黏滞；热重于湿，火热煎熬津液，可见大便干结、口咽干燥。舌红，苔黄或黄腻，脉滑数为热盛之象。

治疗方法：清心泻脾，导热下行。

代表方药：导赤散合泻黄散（《小儿药证直诀》）加减。淡竹叶10g，生甘草10g，通草6g，生地黄15g，藿香10g，栀子10g，防风10g，生石膏（先煎）30g。

随症加减：大便秘结者，加大黄、芒硝通腑泄热，釜底抽薪；大便黏滞不爽者，加瓜蒌、黄连、木香清热利湿，宽肠理气；热盛津伤，口干口渴者，可加入天花粉、玄参养阴生津；火扰心神，症见心烦、失眠者，加用淡豆豉、郁金、丹参等清心安神。

二、胃火炽盛证

症状表现：溃疡形状不规则，表面附着黄色分泌物，周围充血发红，口中灼热疼痛，牙龈红肿出血或糜烂，口干烦渴，口气热臭，多食易饥，大便干结，小便黄赤。舌红，苔黄而干，脉数。

病机分析：口为胃之关，齿龈为足阳明胃经所过。饮食失节，胃中积热，熏蒸于上，则口内生疮、颊腮肿痛、齿龈糜烂、口气热臭；热伤气，气伤痛，故口疮灼热疼痛明显；胃火上炎，迫血妄行，则牙龈出血；积热于内，化燥伤津，消谷耗液，故多食易饥、口干、大便干、小便黄赤；舌红，苔黄而干，脉数均为实热之象。

治疗方法：清胃降火，通腑泄热。

代表方药：清胃散（《脾胃论》）加减。升麻10g，黄连6g，当归10g，生地黄10g，牡丹皮10g，黄芩10g，石膏（先煎）30g。

随症加减：胃热腑实，大便干结者，可加入大黄、芒硝、枳实通腑泄热；胃热灼伤津液，症见口干善饥者，可合用知母、麦冬、天花粉等养阴清热；兼见牙龈出血者，加白茅根、侧柏叶清热凉血。

三、肝胆湿热证

症状表现：溃疡表浅，表面附着黄色分泌物，溃疡周围红肿疼痛伴灼热感，多于经期发作，口苦喜呕，胁肋胀满或痛，烦躁易怒，小便淋涩，失眠多梦，舌红，苔白腻满布舌面，脉弦数。

病机分析：肝胆湿热，循经上炎，熏灼于口，发为口疮；湿热蕴结肝胆，疏泄失职，肝络失和，故见胁肋胀满或痛；横逆犯胃，胃气失和，故见口苦喜呕；肝火扰心，故烦躁易怒、失眠多梦；热盛津伤，故口干、大便干、小便短赤；舌红，苔白腻满布舌面，脉弦数为肝胆湿热之象。

治疗方法：清肝利胆，化湿泻火。

代表方药：龙胆泻肝汤（《医方集解》）加减。龙胆草6g，炒栀子10g，黄芩10g，柴胡10g，生地黄10g，车前子10g，泽泻10g，竹叶10g，生甘草6g。

随症加减：胁肋胀痛者，可加郁金、川楝子疏肝通络止痛；大便干结排便不畅者，加大黄、枳实通腑泄热；小便淋涩明显者，加瞿麦、滑石利尿通淋；热盛津伤口干者，可加麦冬、白芍养阴生津。

四、阴虚火旺证

症状表现：病程多迁延日久，反复发作，口疮灼热疼痛，疮周微红，日久起鳞屑或见龟裂，口燥咽干，头晕耳鸣，失眠多梦，心悸健忘，腰膝酸软，手足心热，大便干。舌红少苔，脉细数。

病机分析：病程日久，伤津耗液，阴液亏虚，虚火上炎，故见口疮反复发作、灼热疼痛、疮周微红、日久起鳞屑或见龟裂；肾阴不足，无以充骨养髓，故见腰膝酸软、头晕耳鸣；心阴不足，心神失养，故见失眠多梦、心悸健忘；阴虚生内热，故口燥咽干、手足心热、大便干；舌红，少苔，脉细数，均为阴虚火旺之象。

治疗方法：滋补肝肾，泄热降火。

代表方药：知柏地黄汤（《医宗金鉴》）加减。知母10g，黄柏10g，熟地黄15g，山药15g，山茱萸15g，茯苓15g，泽泻10g，牡丹皮10g。

随症加减：心悸失眠者，加酸枣仁、五味子、丹参养心安神；口唇干燥，大便干结者，加石斛、玉竹、沙参、葛根运脾生津；双目干涩者，加白芍、当归、枸杞子养阴柔肝；头晕耳鸣，腰膝酸软者，加何首乌、桑寄生补肾益脑；手足心热者，加地骨皮、青蒿清热除蒸。

五、脾虚阴火证

症状表现：溃疡经久难愈，分泌物不多，充血不明显；常伴腹胀纳呆，大便溏稀，倦怠乏力，气短自汗，诸症活动劳累后加重。舌质淡或淡红，苔薄白，脉沉细弱。

病机分析：脾胃气虚，清气不得升发，气郁于中而化火，发为口疮、经久难愈、分泌物不多、充血不明显。脾胃虚弱，失于健运，故见腹胀纳呆、大便溏稀；脾胃虚弱，气血生化乏源，动则气耗，故疲倦乏力、气短自汗、口疮在活动或劳累后加重。舌质淡，脉沉细弱，亦为中气不足之象。

治疗方法：健脾益胃，升阳散火。

代表方药：补脾胃泻阴火升阳汤（《脾胃论》）加减。党参 10g，生黄芪 15g，苍术 10g，炙甘草 10g，升麻 10g，柴胡 10g，羌活 10g，黄连 10g，黄芩 10g，石膏 15g。

随症加减：腹胀纳呆者，加木香、砂仁、枳实、白术健脾助运；大便溏稀者，加山药、芡实、薏苡仁健脾利湿；若兼湿邪，舌苔白腻者，可加藿香、佩兰芳香化湿。

六、寒热夹杂证

症状表现：口疮色淡红或淡白，反复发作，红肿疼痛；伴口干口苦，胸脘痞闷，知饥而不欲食，食则腹胀，大便干结或腹泻肠鸣，倦怠乏力。舌红，舌体胖大，苔黄腻或白腻，脉濡或滑。

病机分析：脾胃居于中焦，为气机升降之枢纽。脾胃既虚，升降失常，气机阻滞，郁久化热，而成寒热错杂之证，故口疮反复发作、色淡红或淡白；胃气不降，郁而生热，故口干口苦；脾气不升，中阳下陷，故肠鸣腹泻；升降失司，中焦不通，故胸脘痞闷、知饥而不欲食、食则腹胀；脾胃虚弱，肌肉失养，故疲倦乏力。舌红，舌体胖大，苔黄腻或白腻，脉濡或滑，为脾胃虚弱，痰饮内停，寒热错杂之象。

治疗方法：平调寒热，燮理阴阳。

代表方药：甘草泻心汤（《金匮要略》）加减。炙甘草 12g，生甘草 10g，黄连 6g，黄芩 10g，干姜 6g，半夏 10g，党参 15g，大枣 15g。

随症加减：若热象较重，见口疮色红、疼痛明显、大便干结者，加栀子、蒲公英清热泻火；若寒象较重，见口疮色淡白、腹泻肠鸣者，加黄芪、防风、炮姜健脾升阳；知饥而不欲食，酌加生麦芽、焦神曲升发脾阳，健运消导。

七、阳虚浮火证

症状表现：口疮反复发作，溃而不红，日久不愈，疮面大而深，表面少量灰白色分泌物，基底淡白而不红肿，渗出物量少而色浅淡，疼痛不著，服凉药则加重；伴食少纳呆，腹胀便溏，头晕乏力，腰膝酸软，小便清长，面色㿠白。舌质淡胖，边见齿痕，尺脉沉弱。

病机分析：无根虚阳上越，浮火上熏，发为口疮。口疮不红，日久不愈，服凉药更甚，进一步证实此口疮非热属寒；口淡肢凉、舌淡、脉沉弱为阳虚之征。头晕乏力、食少纳呆、腹胀便溏为脾阳虚衰之候；腰膝酸软、小便清长乃肾阳式微之征。

治疗方法：温补元阳，敛火愈疡。

代表方药：潜阳丹（《医理真传》）合金匮肾气丸（《金匮要略》）加减。砂仁（姜汁炒，后下）10g，附子（先煎）10g，龟板 15g，炙甘草 10g，肉桂 6g，熟地黄 15g，山茱萸 10g，山药 30g，泽泻 10g，牡丹皮 10g，茯苓 30g。

随症加减：五更泻者，加肉豆蔻、干姜、五味子、吴萸温阳涩肠止泻；腰膝酸软者加桑寄生、怀牛膝壮腰健肾；怕冷明显者，加人参、鹿茸益气温阳；疮溃色白，难以收口者，加煅牡蛎、生黄芪、白及生肌敛疮。

【其他疗法】

一、中成药

1. 牛黄清胃丸

药物组成：人工牛黄、大黄、菊花、麦冬、薄荷、石膏、栀子、玄参、番泻叶、黄芩、甘草、桔梗、黄柏、连翘、牵牛子（炒）、枳实（沙烫）、冰片等。

功能主治：清胃泻火，润燥通便。用于胃火炽盛证者。症见心胃火盛，头晕目眩，口舌生疮，牙龈肿痛，乳蛾咽痛，便秘尿赤。

用法用量：口服，一次2丸，一日2次。

2. 黄连上清丸（片）

药物组成：黄连、黄芩、黄柏（酒炒）、生石膏、栀子（姜制）、酒大黄、连翘、菊花、荆芥穗、白芷、蔓荆子（炒）、川芎、防风、薄荷、旋覆花、桔梗、甘草等。

功能主治：清热通便，散风止痛。用于上焦风热，肺胃热盛所致的头晕目眩，头昏脑涨，牙龈肿痛，口舌生疮，咽喉红肿，耳痛耳鸣，暴发火眼，大便秘结，小便黄赤。

用法用量：口服。丸剂：一次6g，一日1~2次（水丸，每袋装6g；水蜜丸，每40丸重3g；大蜜丸每丸重6g）。片剂：每次6片，一日2次。

3. 双花百合片

药物组成：黄连、苦地丁、地黄、板蓝根、紫草、金银花、淡竹叶、干蛇胆、百合、细辛等。

功能主治：清热泻火，解毒凉血。用于轻型复发性口腔溃疡属心脾积热证者。症见口腔黏膜反复溃疡，灼热疼痛，口渴，口臭，舌红苔黄等。

用法用量：口服，一次4片，一日3次。

4. 知柏地黄丸

药物组成：知母、黄柏、熟地黄、山药、山茱萸（制）、牡丹皮、茯苓、泽泻。辅料为蜂蜜等。

功能主治：滋阴清热。用于阴虚火旺证者。症见头目昏眩，耳鸣耳聋，虚火牙痛，五心烦热，腰膝酸痛，血淋尿痛，遗精梦泄，骨蒸潮热，盗汗颧红，咽干口燥，舌质红，脉细数。

用法用量：口服。大蜜丸（每丸重9g）：一次1丸，一日2次；水蜜丸（每30粒重6g）：一次6g，一日2次。

5. 口炎清颗粒

药物组成：天冬、麦冬、玄参、山银花、甘草等。

功能主治：滋阴清热，解毒消肿。用于阴虚火旺引起的口腔炎症者。

用法用量：一次 1 ~ 2 包，一日 2 次。

6. 补中益气丸

药物组成：黄芪（蜜炙）、甘草（蜜炙）、党参、白术（炒）、当归、升麻、柴胡、陈皮等。

功能主治：调补脾胃，益气升阳，甘温除热。用于脾胃虚弱，中气下陷所致的脾虚阴火证者。症见食少腹胀，体倦乏力，动辄气喘，身热有汗，头痛恶寒，久泻，脱肛，子宫脱垂。

用法用量：口服，大蜜丸一次 1 丸，一日 2 ~ 3 次。水丸（每袋重 6g）一次 1 袋，一日 2 ~ 3 次。

7. 龙胆泻肝丸

药物组成：龙胆、柴胡、黄芩、栀子（炒）、泽泻、木通、车前子（盐炒）、当归（酒炒）、地黄、炙甘草等。

功能主治：清肝胆，利湿热。用于肝胆湿热证者。症见头晕目赤，耳鸣耳聋，耳肿疼痛，胁痛口苦，尿赤涩痛，湿热带下。

用法用量：口服，一次 3 ~ 6g，一日 2 次。

8. 金匮肾气丸

药物组成：地黄、山药、山茱萸（酒炙）、茯苓、牡丹皮、泽泻、桂枝、附子（炙）、牛膝（去头）、车前子（盐炙）。辅料为蜂蜜。

功能主治：温补肾阳，化气行水。用于阳虚浮火证者。症见肾虚水肿，腰膝酸软，小便不利，畏寒肢冷。

用法用量：口服，一次 20（4g）~ 25 粒（5g），一日 2 次。

二、单方验方

1. 单方

（1）核桃壳代茶饮：核桃壳 10 个，煎汤代茶饮，每天 3 次，先在口中含噙 5 分钟左右再咽下，连服 3 ~ 5 日。功能消肿止痛，用于口疮发作期者。

（2）蒲公英代茶饮：蒲公英 30g，水煎服，一日 3 次。先在口中含噙 5 分钟左右再咽下，连服 3 ~ 5 日。功能清胃泄热，消肿止痛。用于胃火炽盛型口疮者。

（3）蔷薇根含漱液：冬取根、夏取茎叶，10 ~ 15g，煎浓汁，含漱片刻，然后吐出，一日 6 ~ 7 次。功能清热解毒，消肿止痛。用于实热型口疮者。

（4）板蓝根：取鲜板蓝根 60g。水煎取汁，取适量涂擦患处，一日 7 ~ 8 次；剩余药液口服，一日 2 次。功能清热解毒，消肿止痛。用于实热型口疮者。

（5）蒲黄粉：生蒲黄粉直接撒患处，以完全覆盖溃疡面及周围红肿处为度，一日 3 ~ 6 次。活血化瘀，敛疮生肌。用于口疮久不愈合者。

2. 验方

（1）绿袍散（《古今医鉴》）：黄柏（去粗皮）30g，青黛 9g，密陀僧 3g。每次取适量，掺患处。功能清热消肿，化腐解毒。用于唇舌腐烂，咽喉红肿者。

（2）赴宴散：黄柏、黄芩、栀子、细辛、干姜各等份，研细末备用，每次适量涂敷患处。功能清热消肿止痛。主治寒热错杂型口疮者。

（3）冰茶散：冰片75g，儿茶100g，枯矾50g。共研细末，贮干净瓶备用。每次取药粉适量涂于口腔黏膜溃疡面，30分钟内保持局部干燥，然后可漱口。一日2~3次。功能清热消肿，化腐生肌。用于唇舌腐烂，咽喉红肿者。

三、外治疗法

1. 中药贴敷

将中药细辛6g，黄连20g，吴茱萸10g，共研细末，加蜂蜜适量。调糊状贴敷神阙、涌泉穴（此方为成人量，小儿酌减），隔日1次，4~5周为1个疗程。

2. 喷雾剂

（1）口腔炎喷雾剂：一日3~4次喷于患处。功能清热解毒，消炎止痛，祛腐生肌，促进创面愈合。用于各型口疮者。

（2）金喉健喷雾剂：一日3~4次喷于患处。功能祛风解毒，消肿止痛，清咽利喉。用于各型口疮者。

（3）足疗：艾叶30g，女贞嫩叶30g，牛膝15g。将上药入锅加清水2000mL，浸泡20分钟，煎煮30分钟，去渣取汁倒入盆中，待温度适宜（38~45℃）泡洗双脚，每天早晚各1次，每次泡洗40分钟，中病即止。

四、针灸推拿疗法

1. 体针

可根据患者的具体情况，采取适合的手法及方式，或补或泻，用针刺或其他穴位刺激法。

（1）胃火炽盛证：取穴颊车、下关、合谷、二间、厉兑、内庭。

（2）心脾积热证：取穴通里、公孙、内庭、合谷、劳宫、地仓、颊车、足三里。

（3）阴虚火旺证：取穴肾俞、命门、太溪、三阴交、合谷、照海、通里。

（4）脾虚阴火证：取穴三阴交、阴陵泉、脾俞、足三里、合谷。

（5）其他证型及对症治疗：脾虚湿困证，取脾俞、阴陵泉；脾胃伏火证，取内庭、胃俞；心火上炎证，取心俞、内关；阴虚火旺者，取太溪、涌泉；气血不足者，加膈俞、脾俞；肝郁化热者，加行间、期门。上唇口疮者，配人中、地仓；下唇口疮者，配颊车、承浆、地仓；颊、龈口疮者，配地仓、颊车；舌部口疮者，配廉泉。

2. 推拿

按摩法一：先清小肠经、心经、天河水各3分钟，再揉内劳宫、小天心各2分钟，最后推板门、泻脾经各3分钟。用于小儿心脾积热之口疮者。

按摩法二：先推涌泉5分钟，再逆运内八卦，分阴阳推三关各3分钟，清天河水，最后补肾经5分钟。用于小儿阴虚火旺型口疮者。

五、药膳疗法

1. 苦瓜绿茶饮

鲜苦瓜1只，截断去瓤，纳入绿茶，再接合，阴干。每用6g，沸水冲泡，当茶饮。用于实火或湿热型体质的口疮者。长期饮用，可预防复发。

2. 绿豆甘草绿茶羹

绿豆粉50g，生甘草15g，绿茶2g。前两味加水500mL，煮沸5分钟，加入绿茶，分3次温服，日服1剂。用于胃火炽盛、心脾积热及肝胆湿热型口疮者。

3. 糯米马莲粥

糯米70g，马齿苋20g，鲜莲菜（切片）20g。先将糯米煮粥，加入莲菜、马齿苋再文火煮10分钟即可食用，一日2次。用于脾虚阴火型口疮者。

4. 糖渍西瓜肉

西瓜肉去子，切成条，曝晒至半天，加白砂糖拌匀腌渍即可。功能清热泻火，生津止渴。用于阴虚火旺型口疮后期，症见口干、心烦、小便黄赤者。

5. 柿霜糖

柿饼表面白霜与白砂糖等量，放在铝锅中，加水少许，以小火煎熬均匀即停火，趁热将糖倒在表面涂过食用油的大搪瓷盘中，待稍冷，将糖压平，用刀划成小块冷却后即成白色板糖。功能清热润燥。用于口疮后期，症见口干、咽燥、舌干少津者。

6. 黄芪粥

取生黄芪30~60g，浓煎取汁，选用粳米100g，红糖少量，同煎至粥将成时，调入陈皮末少许（约1g），稍煮沸即可。供早晚餐，温热服食。用于溃疡面大，基底凹陷，久不收口者。

【预防调护】

一、饮食注意

合理饮食对于防治口疮具有重要作用。在溃疡发作期，尽量避免食用辛辣刺激食品，如辣椒、大蒜、姜、葱等。平时尽量少食燥热动火的食物，如酒、海鲜、牛羊狗肉、油炸食品等。注意增加富含维生素食物的摄入，如橙子、柠檬、西红柿、猕猴桃、苹果、胡萝卜等水果蔬菜，以及含麸质食品如全麦和粗粮。阳虚者则需戒生冷瓜果及寒冷之品。饮食结构要注意荤素搭配，饥饱适度，营养均衡。

二、生活注意

1. 口腔卫生

养成良好的口腔卫生习惯，对于防治口疮至关重要。每天早起睡前要刷牙，每餐之后要漱口。也可以选用含有清热解毒作用的中草药牙膏。

常叩齿，叩齿可以促进唾液分泌，起到清洁口腔的作用，唾液还有助于消化，可以减少脾胃运化失常所酿成的脾火。

进食时要充分咀嚼食物，可有效避免粗硬难化食物酿生脾胃湿热，导致口疮发生；并注意缓慢细嚼，防止咬伤黏膜，溃烂成疮。

2. 起居有度

运动与睡眠对于防治口疮也有积极作用。患者应该选择可行的运动方式，坚持每日适度运动，增强体质，提高机体免疫能力；做到劳逸结合，保证充足睡眠。

3. 调畅情志

现代社会生活节奏快，精神压力大，如不能有效管控自己的情绪，将导致诸多健康问题。临床观察发现，精神紧张和不良的情绪是引发口疮的重要诱因，所以患者除积极配合医生治疗外，还应该有效地管控自己的情绪，保持情绪畅达，防止郁怒化火，减少口腔溃疡复发。

4. 调养结合

局部治疗与全身用药相结合，是口疮治疗的特点之一。局部治疗重在消炎、止痛、促进溃疡愈合，采用溃疡面局部涂抹药物或口内超声雾化给药治疗时，需注意30分钟后再进食和进水，以防影响局部药物治疗的效果。向口腔内喷药时，要屏住呼吸，以防药粉进入呼吸道而引起呛咳。全身治疗专业性较强，应在医生指导下用药。口疮是一种周期性反复发作的疾病，还要注意发作期治疗与缓解期调养相结合。发作期治疗应遵医嘱用药，缓解期调养患者应充分发挥自身的主观能动性，通过合理膳食、适度运动、充足睡眠、调畅情志以及口腔卫生等方面维持缓解，减少复发，必要时在医生指导下采用扶正固本的中药长期治疗，达到改善体质，减少复发的目的。

【名医经验】

一、干祖望

1. 学术观点

（1）病机认识：

①心脾积热：口者脾之窍，舌乃心之苗。心脾积热，循经上蒸，热腐肌膜，则生口疮。此型大多在初级阶段，溃疡多见于唇颊、舌尖、舌边等处，数目较多，表面呈黄灰色，周围黏膜红赤，疼痛剧烈，进食时尤甚，大便干结，小溲色赤，口渴善饮，舌薄苔，质红，脉数有力。

②清阳不升：《素问·阴阳应象大论》云："清阳出上窍，浊阴出下窍。"脾主运化、升清，中气不足，脾失健运，升降无权，清阳不升，浊阴上犯，则发为口疮。溃疡大多融合成片，基底灰白，上面覆盖着灰白色或浅黄色渗出物，周围黏膜淡白。有时口气呈抹布味，口水增多，口有淡味或甜味，四肢沉重，舌有腻苔，质嫩而胖，脉多沉细。

③阴虚火旺：素体阴虚，加之大病过后或劳伤过度，肝肾阴虚，水火不济，虚火上炎，熏灼口腔，肌膜受损而致口疮。此型病程较长，经常此起彼伏而出现时轻时

重，溃疡也连续不断，基底的肉芽红赤，疼痛在午后加重，有烧灼感，口干多饮，在疲劳、失眠及情绪不佳时加重。常有烦躁感，大便干结，失眠。舌质瘦而红，苔少，脉细而数。

（2）治法心得：

①清心凉脾：治宜清心凉脾，消肿止痛。方以导赤散加味，常用生地黄、竹叶、木通、灯心草、茅根、芦根、生石膏、连翘。如兼有食欲不振者，加鸡内金、山楂、六神曲消导和胃；舌苔薄腻，兼有湿浊内蕴，常用藿香、佩兰芳香化湿。偏重于心火者，用泻心汤；偏重于脾火者，用凉膈散。

②益气升清：治宜益气健脾，升清降浊。方如补中益气汤或益气聪明汤加减，常用黄芪、党参、葛根、升麻、白术、茯苓、白扁豆、藿香等。如病之初期，脾虚不明显者，常用升麻、葛根、藿香、佩兰等化湿升清。

③滋阴降火：治宜养阴清热，生肌敛疮。方用知柏八味汤合玉女煎化裁，常用药如知母、黄柏、生地黄、玄参、山药、茯苓、石斛、麦冬、甘草等。

干老在临床上最常用的是芳香化浊加健脾益气之品，也是治疗复发性口腔炎的主要法则。

2. 经典医案

华某，男，70 岁。

首诊：1992 年 7 月 4 日。

现病史：房颤在 1986 年被发现，1988 年患脑栓塞而右瘫，伴糖尿病。今年 2 月开始，口腔出现糜烂，舌苔厚腻，上覆毳毛，色有黄意。左侧耳后一块皮炎，虽出现于去年之秋，但从此与口腔病有同荣共辱之概。口腔病为进行性发展，4 月达到高峰，使用激素后有所好转，从此乞灵于"强的松"，至今未辍。口中疼痛，涎水虽如泉喷，而干燥殊甚。对甜、酸、咸尤其过敏。全身症状无发热，小便正常，大便有里急后重感，嗜睡而懒于活动、言语。以舌背、两颊为重点，有不规则的糜烂，义膜较厚，下垫边衬红色肉芽多处，无气味。舌苔部分薄腻，部分厚腻，脉平乏力而软。

临证思路：年逾杖国，撄病 6 年，正气之衰，不言而喻。正气重点责在脾土，加之久病常坐更增其"久坐伤脾"。治应培养坤德，但以其他诸恙之扰，取药总有东顾西虑之势。

选方用药：党参 10g，黄芪 10g，升麻 3g，白术 6g，茯苓 10g，山药 10g，益智仁 10g，乌药 6g，枳壳 6g，甘草 3g。3 剂，水煎服。

外用珠黄散，吹口腔患处。

用药分析：脾胃为营卫气血生化之源，久病致脾胃气虚，则变证丛生。方从补中益气汤、缩泉丸、四妙汤三者综合取舍而立方。方中党参、黄芪、白术、甘草补中益气，健脾助运；少量升麻升阳举陷，升提下陷之中气；久病及肾，用山药补肾固精；益智仁温补肾阳，收敛精气；乌药温肾散寒，使肾虚得补，寒气得散；诸药以补为主，故加枳壳用以理气行滞，使全方补而不滞。

二诊：1992 年 7 月 10 日。

药进 3 剂，口水明显减少 2/3，对气味的过敏似觉好些。检查：糜烂已定，义膜减少，无口涎流淌。舌薄苔，脉细。补敛兼收之剂，似已中鹄。效不更方，坚守深入。原方去升麻、枳壳、甘草，加淫羊藿 10g，仙茅 10g。7 剂，水煎服。

用药分析：口疮有转好之势，予守方如前，去升麻、枳壳、甘草，加入补益先天之品，即用淫羊藿、仙茅温补肾阳，祛寒除湿。

三诊：1992 年 7 月 25 日。

药进 7 剂，口水少而不如初诊。辍药 8 日又多了起来，糜烂情况又多一块。检查：满口糜烂已定，但各处肉芽暴露伴以增生，更以舌体为重点。舌薄腻苔，脉细。

临证思路：胃热以正衰而欲炽无能，肉芽以津亏而暴露难敛，纵然尚存内湿之困扰，但亦不能理湿而带来劫津后果。裁方肘掣多多，只能步原旨而求平稳。

选方用药：生黄芪 10g，党参 10g，白术 6g，茯苓 10g，益智仁 10g，乌药 6g，山药 10g，扁豆 10g，六一散 15g，佩兰 10g。7 剂，水煎服。

外用珠黄散，吹口腔。

用药分析：患者年老，加之久病脾气亏虚，无力运化水湿，口水复增多，用扁豆、佩兰健脾化湿；同时胃热炽盛，灼烁津液，用六一散中滑石与甘草清热利湿。

二、周平安

1. 学术观点

（1）病机认识：口腔溃疡的病因病机多由情志不调、饮食失常、劳倦过度而致机体脾胃不和，升降功能失常，中焦不畅；或阴阳失调，寒热并存，上实下虚所致。因而从调节脾胃升降功能，调和阴阳角度论治。口疮为长期反复发作之疾，病机多虚实夹杂。

（2）治法心得：临床上常以甘草泻心汤加减治疗。在其发作期，应力求辨证准确，对症下药，以迅速缓解症状，缩短病程；同时要兼顾病程日久患者的体质虚弱，在祛邪的基础上注意配合扶正；在缓解期，应嘱咐患者注意饮食起居和生活习惯，根据患者体质服用中药，调整机体气血阴阳的盛衰，以减少和控制口疮的复发。常用发作期的组方为：生甘草 10g，半夏 9g，黄连 6g，黄芩 10g，干姜 6g。炙甘草改为生甘草，以其"生用大泻火热"，且清热解毒；与黄芩、黄连合用，苦寒以清泻上、中焦心脾之实火，药强力专以求速效，兼能顾护中焦脾胃，防寒凉太过。干姜、半夏辛温以通中焦之郁结，宣畅气机，使得上下得通，标火得清。另外，因口疮发作期以标实为主，又恐滋腻脾胃，故去原方中人参、大枣不用。常加金银花、连翘、竹叶以透邪热外达；加紫花地丁、紫草、蒲公英以清热凉血解毒；加知母、生石膏以清胃泄热；加盐知母、盐黄柏以清上炎之虚热；加川牛膝、肉桂以引火归原；加细辛、白芷以止痛而促进疮面愈合；加牡丹皮、玄参以凉血养阴；加藿香、佩兰以芳化湿热；加枳壳、川芎以行气活血；加酒大黄以通便泄热；加女贞子、旱莲草以补肝肾之阴；加当归、生地黄以养血滋阴；加党参、生黄芪以补益中气，托疮生肌。

2. 经典医案

吴某，男，45 岁。

首诊：2013 年 9 月 9 日。

现病史：患者口疮反复发作多年，整个口腔、舌体表面均生有溃疡，牙龈肿痛。舌红，苔黄，脉细数。

临证思路：患者口腔溃疡反复发作多年，上、中二焦蕴热日久，邪热内传营分，耗伤营阴，故可见溃疡遍布整个口腔、牙龈肿痛、舌红、苔黄、脉细数等热邪熏蒸、心脾火盛之象。辨证为心脾火炽证。治以清热解毒，透热养阴。方选清营汤合导赤散加减，取甘草泻心汤之意以辛开苦降，调畅气机。

选方用药：生甘草 10g，炙甘草 10g，生黄芪 20g，生地黄 15g，玄参 15g，丹参 20g，赤芍 15g，红花 10g，黄连 8g，莲子心 6g，淡竹叶 10g，吴茱萸 6g，穿心莲 15g，细辛 3g，川牛膝 10g，蒲公英 20g，赤小豆 20g，麦冬 15g，川木通 6g。14 剂，水煎服，日 1 剂。

用药分析：方中生甘草、炙甘草合用，生甘草清热解毒，炙甘草健脾和胃，二药相合在清解热毒的同时，扶正补虚，固护脾胃；生黄芪益气托毒外出，生肌敛疮；生地黄凉血滋阴、玄参滋阴降火解毒散结、麦冬清热养阴生津，三者共用甘寒养阴保津，清营凉血解毒；黄连苦寒清心解毒；丹参、赤芍、红花清热凉血，活血散瘀，防止热与血结；木通入小肠经，上清心经之火，下导小肠之热；竹叶甘淡清心除烦，淡渗利窍，导心火下行；莲子心、赤小豆清心利水；细辛、牛膝引火下行，蒲公英清热解毒。

二诊：2013 年 10 月 14 日。

患者口腔溃疡无明显变化，服上方不觉药苦，眼睑痉挛，足踝痛。舌红，苔黄，脉细数。热象明显，减少滋阴利水药物。上方去生地黄、淡竹叶、麦冬、木通，赤小豆减为 15g；加野菊花 10g，天麻 15g。14 剂，水煎服，日 1 剂。

用药分析：患者此次就诊诉眼睑痉挛，足踝痛，且舌红，苔黄，有肝风内动之象。加入野菊花增加清热解毒之力，凉肝明目；天麻用以平抑肝阳，息风止痉。

三诊：2013 年 11 月 11 日。

患者仍新发口腔溃疡，足跟痛，腰痛，失眠多梦。舌红，苔白，脉细数。经上方治疗，患者热邪渐退，减少清热药物用量，同时平补肝肾、止腰痛。

临证思路：患者仍新发溃疡，并见足跟痛，舌红，苔白，脉细数。上方去穿心莲、细辛；丹参改为 15g，黄连改为 6g，吴茱萸改为 3g；加牡丹皮 10g，补骨脂 15g，杜仲 10g，桑寄生 15g。14 剂，水煎服，日 1 剂。

用药分析：经治疗，患者热邪渐退，故此次就诊减少清热药物用量，上方去穿心莲、细辛，加入牡丹皮清热凉血；患者足跟痛，舌红，脉细数，有肝肾亏虚之象，用补骨脂、杜仲、桑寄生补益肝肾。

四诊：2013 年 11 月 25 日。

患者口腔溃疡加重，腰痛减。舌黯红，苔微黄，脉细数。

临证思路：患者经六周治疗后，无明显效果，口腔溃疡加重，考虑心脾之火炽烈，前方清热解毒效力不足，更方为五味消毒饮合黄连解毒汤加减。

选方用药：生黄芪 20g，蒲公英 20g，金银花 15g，连翘 10g，黄连 6g，黄芩 10g，白芷 10g，知母 10g，细辛 3g，吴茱萸 3g，川牛膝 15g，生甘草 5g。14 剂，水煎服，日 1 剂。

用药分析：方中生黄芪益气托毒，生肌敛疮；蒲公英、金银花、连翘清热解毒；黄连、黄芩取黄连解毒汤之意，清泻上中焦之火热；白芷消肿排脓，促邪外出；知母滋润苦寒，并清胃热；吴茱萸降逆下气止痛；细辛、牛膝引火下行；生甘草清热解毒，调和诸药。

五诊：2013 年 12 月 9 日。

患者口腔溃疡未有新发，疼痛减轻，咳嗽有痰。舌黯红，苔白，脉细数。患者病情有所缓解，守上方，随症加入止咳化痰之品。上方加炙枇杷叶 10g，炙百部 10g，桔梗 6g。14 剂，水煎服，日 1 剂。

用药分析：患者诉咳嗽有痰，苔白，加入炙枇杷叶、炙百部、桔梗等宣肺利咽，止咳化痰。

三、周仲瑛

1. 学术观点

（1）病机认识：口腔溃疡病机总属阴虚火旺，湿热上炎，痰瘀郁阻。长期饮食失节，脾胃运化不及，水谷精微得不到有效运化，反成湿热之邪，积于脾胃，久则循经上攻于口而发为口舌生疮之症。因此，脾胃湿火上炎是复发性口腔溃疡的主要病机。

（2）治法心得：治疗当宗清化脾胃湿热之法。周老以清热养阴生津法为主，辅以解毒、利湿、化痰散结、活血止血等治法。在药物应用上，核心药物包括白残花、麦冬、肿节风、马勃、白僵蚕、黄连、玄参等，以清热养阴类药物为主，佐以解毒疗疮、凉血活血止血、祛风利湿类药。处方用药根据主症、伴随症状及辨证分型论治，选方用药。伴见疲劳、乏力、大便稀、腰酸、怕冷者，多为脾肾亏虚，当补脾益肾、温中补虚，常以参苓白术散合二陈汤加减；伴见视物模糊、头晕等，多因肝阴血不足，当柔肝养血，常用一贯煎加减；伴见口干、口苦、口渴、尿黄等，为火热象，当清热养阴，常用沙参麦冬汤合龙胆泻肝汤加减；伴见舌苔黄腻、舌质红或黯、脉滑、脘痞身重等，为湿热上炎，主当清热利湿，常用平胃散、二妙散等；伴见腹痛、足跟痛、多梦、月经先期、腹胀等为痰瘀郁阻，当活血化瘀、化痰散结，常用鳖甲煎丸加减。

2. 经典医案

吴某，女，30 岁。

首诊：2005 年 11 月 7 日。

现病史：口腔常有溃疡反复发作已数年，多发于口腔黏膜、舌边等处，劳累、受凉后易发。平素不耐久立，站久腰肾区有酸胀感，无明显口干，但饮水较多。面色较好，月经、饮食及睡眠正常，舌苔黄，质黯红，脉细。辨证属阴虚火炎，治以滋阴生津、清热泻火。

临证思路：复发性口腔溃疡，又名阿弗他口炎。《寿世保元》言："口疮连年不愈者，此虚火也。"本例患者属阴虚火炎，故用一贯煎益阴治本。

选方用药：大生地黄 12g，北沙参 10g，玄参 10g，大麦冬 10g，川石斛 10g，川楝子 3g，地骨皮 10g，肿节风 20g，白残花 5g，生甘草 3g，牡丹皮 10g，芦根 15g，西青果 6g，黄连 3g，黄柏 6g，诃子肉 5g。7 剂，水煎服。

用药分析：生地黄、北沙参、玄参、麦冬滋阴降火，凉血解毒，正用于阴虚上浮之火；石斛清肾中浮火而摄元气，除胃中虚热而止烦渴；川楝子疏肝泄热，地骨皮泻肺火、清虚热，更加入黄连、黄柏苦寒泻火；白残花为周老治疗口腔溃疡的经验用药。方中更用少许收敛之品诃子肉，促使溃疡早日愈合。全方补中有泻，清而兼润，寒温配伍，相反相成，无燥热伤阴之弊，方证合拍，自能收效快捷。

二诊：2005 年 11 月 21 日。

药后口腔溃疡较前有明显改善，口腔黏膜溃烂、疼痛消失，但上颚黏膜处仍有溃破、肿胀、局部隆起，腰酸好转，苔薄黄，脉细。药已对证，仍从阴虚火炎治疗。原方加马勃 5g，制香附 10g，藿香 10g，炒黄芩 10g，木蝴蝶 5g，凤凰衣 6g。

用药分析：因患者上颚黏膜仍未好转，遂合用马勃、木蝴蝶、凤凰衣以利咽清肺；用香附、藿香理气化湿，使全方补而不滞。

其后复诊诉口腔溃疡未再发作，余无明显不适，继守原法。原方再进 14 剂以巩固疗效。

四、路志正

1. 学术观点

（1）病机认识：脾胃位居中焦，为人体气机升降之枢纽，五脏六腑皆禀气于脾胃，脾开窍于口，脾脉夹舌本，散舌下，口疮与脾胃关系最为密切，又与心、肺、肝有关。故治疗口疮，以调理脾胃为主，或兼调他脏。

（2）治法心得：路老常用健脾化浊祛湿法、通腑导滞法、清脾胃湿热法、温中散寒法、调理心脾法、肃肺和胃法、清肝健脾和胃诸法，临床取得较好的效果。

2. 经典医案

医案一　安某，男，46 岁。

首诊：2008 年 4 月 9 日。

主诉：口腔溃疡反复发作多年。

现病史：口腔多发溃疡，疼痛，纳呆，胸闷，睡眠不佳，入睡难，易醒，次日头昏沉，每天需服安定药物入睡，饮食二便正常，有时口黏、口干。舌体胖，舌质红，苔黄腻，脉沉细。

临证思路：从患者口疮反复发作，伴纳呆、胸闷、口黏等症状分析，证属湿浊不化，困于中焦，上熏口舌而致。本例证属湿浊中阻而发口疮，湿邪在里，常弥漫三焦，需上、中、下同治，宣畅肺气、健运脾胃、分利湿浊并举。

选方用药：藿香梗（后下）10g，苏梗（后下）10g，佩兰（后下）10g，炒杏仁9g，炒薏苡仁30g，厚朴花12g，姜半夏9g，茵陈12g，茯苓30g，黄连6g，生谷芽20g，生麦芽20g，萆薢15g，车前草15g，益智仁6g，六一散（包煎）20g。14剂，水煎服。

用药分析：方中杏仁宣肺降气；藿香梗、苏梗、佩兰芳香化湿；厚朴花、半夏健脾燥湿；茯苓、薏苡仁、车前草、六一散、萆薢、益智仁淡渗利湿；茵陈清热利湿；黄连清热燥湿；生谷芽、生麦芽健脾消食，调脾胃升降。如此上下内外，宣、化、燥、渗、利、清结合，使湿浊化，湿热去，脾胃功能恢复，则口疮自愈。

二诊：口腔溃疡明显减轻，睡眠亦改善，纳食渐佳。药已对证，继续予原方思路治疗。遂以原方去益智仁，加枇杷叶12g，续进14剂。

用药分析：用枇杷叶加强宣肺之力，同时兼以和胃。

药后口疮即消，随访半年未复发。

医案二　徐某，男，42岁。

首诊：2007年10月30日。

主诉：反复口腔溃疡11年。

现病史：11年来常发口疮，开始为口唇部，其后为口腔黏膜及舌，逐渐严重。曾用激素治疗，缓解约半年，之后用中药治疗，效果不佳。就诊时，症见：口舌生疮，此起彼伏，疼痛异常，悬雍垂处可见溃疡，进水时疼痛加重，目眵较多；伴有头痛，口不干，纳寐可，大便黏滞不爽，形体偏瘦，口唇内有硬结。舌体偏胖、质黯滞，苔黄腻，脉弦滑。

临证思路：依据口疮反复发作、大便黏、苔黄腻等症，辨证为脾胃湿热，蕴结中焦。本证为湿热蕴结脾胃，循经上扰而发口疮。

选方用药：五爪龙20g，炒麦冬12g，半夏12g，炮姜10g，西洋参（先煎）10g，黄连8g，生石膏（先煎）30g，炒防风12g，生薏苡仁30g，茵陈12g，升麻10g，醋香附10g，甘草8g。14剂，水煎服。

用药分析：黄连、石膏苦寒燥湿，清热解毒；防风、升麻发散郁火；炮姜、半夏、黄连辛开苦降；薏苡仁、茵陈、五爪龙清热利湿，导湿下行；甘草清火解毒；麦冬养阴；香附调气以利升降。诸药燥湿清热，散火解毒，辛开苦降，养阴，调理升降，使湿热清，脾胃功能恢复。

二诊：药后悬雍垂处溃疡即消，余症亦减轻，遂以上方进退。2个月后，口腔溃疡未复发。

（李振华　黄千千）

参考文献

[1] 王永炎，严世芸. 实用中医内科学［M］. 2版. 上海：上海科学技术出版社，2009.

[2] 李乾构，王自立. 中医胃肠病学［M］. 北京：中国医药科技出版社，1997.

[3] 李乾构，周学文，单兆伟. 实用中医消化病学 [M]. 北京：人民卫生出版社，2001.

[4] 李刚，徐国榕. 中医口腔病症学 [M]. 北京：人民军医出版社，1989.

[5] 魏克立. 口腔黏膜病学 [M]. 北京：科学出版社，2006.

[6] 陈国丰，徐轩，干千. 干祖望耳鼻喉科医案选粹 [M]. 北京：人民卫生出版社，1999.

[7] 高建忠，刘鑫. 五官科疾病中西医诊疗技术 [M]. 北京：科学出版社，2009.

[8] 马青霞，王圆明，周丰宝. 加味清胃散治疗复发性口腔溃疡长期疗效临床观察 [J]. 中国疗养医学，2014，23 (12)：1096-1097.

[9] 翟文静. 清胃散加减联合康复新液含漱治疗复发性口腔溃疡68例临床观察 [J]. 中国药师，2013，16 (8)：1217-1218.

[10] 陈志明，任虹. 泻黄散合导赤散治疗复发性口腔溃疡疗效观察 [J]. 新中医，2014，46 (5)：108-110.

[11] 张磊. 知柏地黄丸治疗复发性口腔溃疡39例 [J]. 中医临床研究，2016 (27)：101-102.

[12] 高艳平. 甘草泻心汤治疗复发性口腔溃疡疗效观察 [J]. 临床合理用药杂志，2014 (17)：44-45.

[13] 李佩，肖相如. 肖相如用补脾胃泻阴火升阳汤治复发性口疮经验 [J]. 辽宁中医杂志，2014，41 (5)：851-852.

[14] 周海虹. 补土升阳泻火法治疗复发性口腔溃疡50例 [J]. 新中医，1998 (3)：19-20.

[15] 彭平云. 复发性口腔溃疡治疗中中成药的合理选用 [J]. 现代中西医结合杂志，2009，18 (21)：2585-2586.

[16] 王仁荣，姚杰良，华伟，等. 雷尼替丁黄连上清丸联合治疗复发性口腔溃疡48例临床观察 [J]. 川北医学院学报，2003 (2)：24.

[17] 兰金初. 双花百合片治疗复发性口腔溃疡160例 [J]. 环球中医药，2010，3 (1)：73.

[18] 李丽娟. 知柏地黄丸治疗复发性口腔溃疡40例 [J]. 四川中医，2001 (9)：63.

[19] 沈胜利，孙正，王蕖蔓. 口炎清冲剂治疗复发性口腔溃疡的疗效观察 [J]. 北京口腔医学，1993 (1)：46-47.

[20] 林景广. 养阴生肌散治疗复发性阿弗他溃疡的疗效观察 [J]. 辽宁中医杂志，2009，20 (9)：1520-1521.

[21] 李仪奎，金若敏，张海桂，等. 冰硼散的药效学研究 [J]. 中药药理与临床，1995 (1)：8-11.

[22] 孟召华，刘洋，郑明哲. 西瓜霜喷剂与西地碘含片治疗口腔溃疡的疗效比较 [J]. 现代诊断与治疗，2014，25 (19)：4438-4439.

[23] 陈金伟. 含漱治疗口腔疾病 [J]. 家庭中医药，2009 (5)：49.

[24] 高兰敏，邱宁. 口腔炎喷雾剂治疗复发性口腔溃疡与口腔溃疡散的疗效对比 [J]. 中国医药指南，2012，10 (18)：240-241.

[25] 王建滨，关晓兵，刘萍，等. 金喉健喷雾剂局部治疗复发性口腔溃疡近期疗效观察[J]. 北京口腔医学，2007，15 (1)：42-43.

[26] 马民. 针灸治疗复发性口腔溃疡疗效观察 [J]. 辽宁中医药杂志，2005，32 (2)：151.

[27] 陈艳明，王灵枢，崔海. 针灸治疗复发性口腔溃疡疗效观察 [J]. 中国针灸，2006，2 (2)：103-104.

[28] 王新陆，王玉英. 吴茱萸穴位贴敷治疗复发性口疮的临床观察 [J]. 潍坊医学报，1998，

20 (3)：212 –213.

　　[29] 李联. 耳针治疗慢性口腔溃疡 52 例报告 [J]. 中医药研究，1994，4 (3)：49 – 50.

　　[30] 胡妮娜，陈会君. 针刺穴位敷贴配合刺血疗法辨证治疗复发性口腔溃疡 30 例 [J]. 科技论坛，2014 (13)：17 – 18.

　　[31] 刘臣，花春玲. 推拿治疗口腔溃疡的体会 [J]. 按摩导引，2002，4 (2)：27.

　　[32] 蔡巧丽，陈敏仪，莫志臣. 复发性阿弗他溃疡与饮食关系的现状研究 [J]. 微量元素与健康研究，2009，26 (4)：58 – 59.

　　[33] 于琪，朱连云. 复发性口腔溃疡心理社会因素研究 [J]. 现代康复，1990 (3)：690 – 691.

　　[34] 汤秀玲. 复发性口疮的护理 [J]. 江苏医药，2005，10 (10)：728.

　　[35] 唐柳云，马梁红，刘念邦. 心理社会因素对复发性口腔溃疡的影响 [J]. 华西口腔医学杂志，2001，4 (2)：102 – 103.

第二节　口腔异味

口臭

　　口臭是指口中出气臭秽，可为他人嗅出，自己能觉或觉察不出者。在中医学典籍中，又名"腥臭""臭息""口中胶臭""口气秽恶"等。本病主要涵盖了西医学中的牙周病、龋病、黑毛舌病、口腔坏死性炎症、冠周炎、口腔癌肿坏死、化脓性上颌窦炎、萎缩性鼻炎、急性扁桃体炎、咽峡炎、小儿鼻内异物、消化不良、急慢性胃炎、支气管扩张继发肺部感染、肺脓疡、白血病、血小板减少症、粒细胞缺乏症、糖尿病及铅、汞、铋、有机物中毒等疾病。

【源流】

　　历代文献对口臭均有阐述，隋代巢元方《诸病源候论·卷之十三·口臭候》曰："口臭，五脏六腑不调，气上胸膈之间，而生于热，冲发于口，故令臭也。"认为五脏六腑之不调，均可导致口臭的发生。

　　宋代赵佶在《圣济总录·卷一百一十八·口齿门》中写道："口者，脾之候，心脾感热，蕴积于胃，变为腐臊之气，腐聚不散，随气上出，宣发于口，故令臭也。"指出心脾积热与口臭有关。

　　金代张从正在《儒门事亲·卷之六·口臭六十七》中说："肺金本主腥，金为火炼，火主焦臭，故如是也。"又说明肺热与其相关。元代危亦林则在《世医得效方·卷第十七·口齿兼咽喉科》中指出："劳郁则口臭，凝滞则生疮。"金代张从正在《儒门事亲》一书中提出用枳实导滞丸治疗胃热食积所致之口臭。

　　明代李梴《医学入门·卷四·口舌唇》曰："脾热则口甘或臭，口臭者胃热也。"认为胃火、脾热是口臭的主要病因。明代龚廷贤则在《医林状元济世全书·口病》中记录："口臭，牙龈赤烂，腰腿萎软或口咸，此肾经虚热。"明代张景岳在《景岳全书·卷之二十六·口舌》中提道："胃火之臭，其气秽浊……若属热病之后，余热未清……舌红苔薄，脉虚数，用竹叶石膏汤加香薷主之。"

综上所述，历代医家对口臭的病因病机有不同的阐述，口臭主要是由于脏腑功能失调、胃热熏蒸所致。关于口臭的治疗方法，金、明时期也有论述，目前中医治疗口臭的药物较多，常见的有一贯煎、五香丸、泻黄散、清气丸等。中医治疗口臭，以辨证施治为基本原则，因证遣方，依方选药，证型不同，治疗亦不同。

【病因病机】

一、致病因素

1. 实证

（1）饮食不节：暴饮暴食，或嗜食辛辣刺激、肥甘厚味，或过用温补，伤脾碍胃，运化失常，蕴湿生热，火热炽盛，腐熟水谷太过，糟粕下行不及，浊气蕴积胸膈之间，夹热冲发于口而致口臭。《医学入门·卷四·口舌唇》云："脾热则口甘或臭，口臭者胃热也。"

（2）外邪侵袭：邪热犯胃，致胃热炽盛；或湿热之邪犯脾胃，妨碍脾胃运化，蕴生湿热；或寒湿之邪内犯，内阻于中焦，气机升降受阻，浊气不降，而致口气秽臭。若外邪犯肺，郁久化热，或素体痰盛，痰热壅盛，久蕴成痈，热腐成脓，腐臭之气上冲于口而致口臭。《儒门事亲·卷之六·口臭六十七》载有："肺金本主腥，金为火炼，火主焦臭，故如是也。"

（3）情志不畅：心主神明，脾主思，思则气结，郁而化热，热而化火，上扰心神，导致心脾积热；热移于胃，脾胃升降功能失调，清气不升，浊气不降，上出于口而致口臭。《圣济总录·卷一百一十八·口齿门》曰："口者，脾之候，心脾感热，蕴积于胃，变为腐臊之气，腐聚不散，随气上出，宣发于口，故令臭也。"阐述了心脾积热引起口臭的病因病机。情志不畅，气郁伤肝，肝气横逆，克伐脾胃，影响脾胃升降，气机阻滞，浊气上泛，发为口臭。

2. 虚证

久病体虚：郁热日久耗伤胃阴，阴虚内热，虚火上蒸，而致口臭；久病耗伤脾气，或素体脾虚，致脾运化失常，水湿内停，渐生湿浊，浊气上升，出于口而发口臭。《世医得效方·卷第十七·口齿兼咽喉科》指出："劳郁则口臭。"若年老体弱，或久病及肾，肾阳失于温煦脾土，脾胃腐熟运化水谷功能减退，水谷不化，久积成浊，上泛口腔，出现口臭。

二、病机

口臭病位在脾胃，与心、肝、肺、肾有密切关系，基本病机是五脏六腑功能失调，脾胃运化和升降功能障碍，浊气内生，上出于口。致病因素涉及饮食不节、外邪犯胃、情志因素、久病体虚。诚如《诸病源候论·卷之十三·口臭候》曰："口臭，五脏六腑不调，气上胸膈之间，而生于热，冲发于口，故令臭也。"

【辨治思路】

一、病机辨识

本病首辨虚实，次辨脏腑。实证应区别热邪、食滞、湿阻、气郁、血瘀等；虚证则应辨别阳虚和阴虚。其病位主要在脾胃，但与心、肝、肺、肾也有密切关系，应注意辨别脏腑病位。

嗜食辛辣，或过用温补，或忧思气结，气郁化火，心脾感热积于胃，致胃热炽盛；腐熟水谷太过，糟粕下行不及，浊气蕴积胸膈之间，夹热而冲发于口，症见口气热臭。外邪袭肺，郁久化热；或素体痰盛，复受热气，痰热壅肺，湿热蕴结成痈，热腐成脓，腐臭之气上冲于口而见口气腥热臭。湿热之邪侵犯脾胃，或过食肥甘，脾胃受损，运化水湿失常，致湿浊中阻，郁而化热，腐热之气上行出于口而致口气秽臭、口中黏腻。久居寒湿之地，或过食生冷，或素体脾虚，寒湿之邪犯脾，致寒湿内阻于中焦，气机升降受阻，浊气不降而出现口中腥臭。

劳逸过度，耗伤脾气，或久病气虚，行血无力，瘀血内生；或郁怒伤肝，气机阻滞，血行不畅，脏腑组织失养，日久化腐，腐臭之气由口而出。长期饮食不节，嗜食辛辣，耗伤胃阴；或年老体弱，素体阴虚；或病久及肾，肾阴亏虚，阴虚火旺，虚火久熏，化肉为腐而见口臭。久之阴损及阳，肾阳失于温煦脾土，而致脾胃阳虚；腐熟运化水谷功能减退，水谷不化，久积成浊，上泛口腔，出现口臭。

二、症状识辨

1. 口臭

气味臭秽难忍，或口臭中伴有腐气，或口中热臭，舌红苔黄，多属实热证。口气酸馊，兼见食少纳呆、脘腹胀满者，多属食积胃肠。元代朱震亨《丹溪心法·伤食》云："伤食之证，右手气口必紧盛，胸膈痞塞，噫气如败卵臭。"口气热臭，伴咳吐脓血腥臭痰者，属热证，为热蒸肉腐血败成脓；或见口中如胶，经常性口渴，多见于肺痈。顽固性口臭，则多为久病中焦瘀滞，或湿热蕴结。寒臭多表现为其气馊腐难闻或为腥臭，多为寒滞脾胃，运化不利而致；臭味轻微，略带腥臭味，病程长者多属虚寒；脾虚湿盛者，口气腥臭腐秽，常兼有泄泻、舌淡苔白腻或水滑；齿蛀牙枯，或牙龈赤烂、牙齿松动，口臭难闻，舌红少苔，多为胃阴不足或肾水亏耗。

2. 口味异常

口臭并觉辛辣，舌红苔黄燥者，多为肺胃积热；口臭并觉口苦，舌红苔黄腻者，常为火热亢盛或肝胆湿热；口臭并觉口甜，苔黄腻者，多为脾经湿热；口臭并觉口酸者，多为肝经蕴热；口臭并觉味淡者，常为脾胃虚弱；口臭并有口咸者，多为肾热所致。

3. 饮食异常

消谷善饥者多为实热证，常兼见口干喜冷饮、口苦等。饥不欲食多为胃阴不足，虚火内扰，故有饥饿感；胃失濡润，腐熟功能减退，故不欲食。但见纳呆食少或厌食，为食滞中焦，上下不通，多兼见便秘；纳呆食少，舌淡苔白，多为虚证、寒证。若身体困重，脘闷欲呕，为寒湿困脾；若体倦乏力，大便溏稀，为脾胃虚弱；若胃脘冷痛，畏寒喜温，得温痛减，形寒肢冷，舌淡苔白水滑，为脾肾阳虚。

三、治疗原则

口臭的治疗关键是调理脾胃，恢复其正常升降功能。口臭的病位更侧重于胃，且多实少虚，胃以通为用，以降为顺，故治疗以祛邪为主，辅以通降。根据不同的证候，采取相应的治法：如实证者，应区别热邪、食滞、湿阻、气郁、血瘀，分别治以清热、消食、导滞、化湿、行气、活血；虚证则应辨别阳虚和阴虚，分别治以温阳健脾和滋阴清热。总之，治疗口臭应以清热解毒、芳香化湿、健脾化运为宗旨，佐以疏肝理气、消食导滞、行气宽中、清热化痰、活血化瘀、补肾助阳等治法。

【辨证论治】

一、胃热炽盛证

症状表现：口气热臭，口干口苦，喜冷饮，牙龈肿痛或溃烂或出血，便秘，小便黄赤，舌红苔黄，脉数。

病机分析：嗜食辛辣，或过用温补，或邪热犯胃，导致胃热炽盛，腐熟水谷太过，糟粕下行不及，浊气蕴积胸膈之间，夹热而冲发于口，故见口气热臭、口苦；热灼口腔，迫血旺行，故见牙龈肿痛或溃烂或出血；热盛伤津，故见口干喜冷饮、便秘、小便黄赤；舌红苔黄，脉数均为胃热炽盛之象。

治疗方法：清胃泻火，养阴生津。

代表方药：清胃散（《脾胃论》）加味。黄连9g，升麻12g，当归6g，生地黄6g，牡丹皮9g，甘草6g。

随症加减：若烦热口渴，加石膏、知母、沙参、麦冬、天花粉清热生津；若大便秘结，加大黄、芒硝清热通便。

二、湿热蕴脾证

症状表现：口气臭秽，口干不欲饮，口中黏腻，脘腹痞满，纳食不佳，大便黏滞不爽，舌红，苔黄腻，脉滑数。

病机分析：湿热之邪犯脾胃，或过食肥甘，脾胃受损，运化水湿失常，致湿浊中阻，郁而化热，腐熟之气上行出于口，故见口气秽臭、口中黏腻；湿热中阻，津不上承于口，故口干不欲饮；脾失健运，故见脘腹痞满、纳食不佳；湿性趋下，重浊黏腻，故见大便黏滞不爽；舌红，苔黄腻，脉滑数均为湿热蕴脾之象。

治疗方法：清热化湿，宣畅气机。

代表方药：三仁汤（《温病条辨》）加味。杏仁15g，白蔻仁6g，薏苡仁18g，厚朴 6g，半夏 9g，通草 6g，滑石 18g，竹叶 6g。

随症加减：若头身困重，加藿香、佩兰、石菖蒲芳香化湿；若小便短赤，加茵陈、滑石、车前子清热利尿。

三、心脾积热证

症状表现：口气热臭，面赤唇红，口渴，心烦失眠，脘腹痞满胀痛，大便干，小便黄，舌质红，脉滑。

病机分析：忧思气结，气郁化火，火气通于心，心脾感热蕴积于胃，变为腐糟之气，腐聚不散，随气上出熏发于口，故见口气热臭；热盛伤津，故口渴便干、小便黄；热扰心神，故心烦失眠；舌质红，脉滑均为心脾积热之象。

治疗方法：清心泻脾，芳香辟秽。

代表方药：五香丸（《备急千金要方》）加味。白蔻仁 10g，丁香 10g，藿香 10g，零陵香 10g，青木香 10g，白芷 10g，桂心 10g，香附子 20g，甘松香 5g，当归 5g，槟榔 5g。

随症加减：若口舌生疮，牙龈肿痛或出血，加生地黄、牡丹皮、生山栀、木通、淡竹叶、赤芍、生甘草清热凉血、利尿；若口渴，大便干，加生地黄、玄参、麦冬、天花粉养阴生津；若胃脘疼痛，加延胡索行气止痛。

四、肠胃积热证

症状表现：口气热臭，口干口苦，喜冷饮，大便干结难解，甚或便血、色鲜红，小便黄赤，舌红苔黄燥，脉数。

病机分析：素体阳盛或嗜食辛辣，而致肠胃积热，热气熏蒸于口，故见口气热臭、口苦；热盛伤津故见口干喜冷饮；腑气不通，故大便干结难解；热气熏蒸肠道，热迫血行，故见便血；舌红苔黄燥，脉数均为胃肠积热之象。

治疗方法：泄热导滞，润肠通便。

代表方药：麻子仁丸（《伤寒论》）加味。麻子仁 20g，杏仁 10g，大黄 12g，枳实 9g，厚朴 9g，白芍 9g，黄连 5g。

随症加减：若粪块坚硬，呈羊屎状，加芒硝泄热下行；若口渴，大便干，加生地黄、玄参、麦冬养阴生津；若便血、色鲜红，加地榆、槐花、茜草清热凉血，收敛止血。

五、食滞中焦证

症状表现：口气酸馊腐臭，嗳气频作，恶心，脘腹胀满，不思饮食，大便臭如败卵，舌苔厚腻，脉滑。

病机分析：饮食不节，损伤脾胃，运化失常，食滞于中，日久化腐，腐臭之气上蒸，故见口气酸馊腐臭；胃气上逆，故嗳气频作、恶心；食滞中焦，脾胃纳运失职，故见脘腹胀满、不思饮食；食滞日久化腐，故见大便臭如败卵；舌苔厚腻，脉滑均为食滞中焦之象。

治疗方法：消食化积，行气导滞。

代表方药：保和丸（《丹溪心法》）加减。焦山楂15g，焦神曲15g，法半夏9g，陈皮10g，茯苓15g，莱菔子15g，连翘10g，丁香5g，竹茹10g。

随症加减：脘腹胀甚，加枳实、厚朴、槟榔行气消积；食积化热，苔黄脉数者，加黄芩、黄连清热泻火；大便秘结者，加大黄、芒硝、枳实理气宽中，泄热通便；食积化寒，胃脘冷痛，加干姜、白蔻仁、砂仁、紫苏梗温中散寒，行气止痛。

六、痰热壅肺证

症状表现：口气腥臭，鼻塞流脓涕，或有咳喘，咯吐脓痰，咽痛，口渴，便干，尿赤，舌红苔黄腻，脉滑数。

病机分析：外邪袭肺，郁久化热，或素体痰盛，复受热邪，痰热壅肺，湿热蕴结成痈，热腐成脓，腐臭之气上冲于口鼻，故见口气腥臭、鼻塞流脓涕、咯吐脓痰；肺气失于肃降，故咳喘；热盛伤津故见咽痛口渴、便干尿赤；舌红苔黄腻，脉滑数均为痰热壅肺之象。

治疗方法：清肺化痰，解毒降逆。

代表方药：加减泻白散（《卫生宝鉴》）或清肺化痰汤（《郭中元方》）加减。

加减泻白散：桑白皮15g，地骨皮10g，桔梗10g，知母6g，麦冬6g，黄芩6g，五味子10g。

清肺化痰汤：黄芩10g，浙贝母10g，橘红10g，桔梗15g，瓜蒌仁15g，玄参12g，炒杏仁10g，鱼腥草15g，芦根20g，甘草10g。

随症加减：若咳吐脓血腥臭痰，加桃仁、冬瓜仁、薏苡仁化痰消痈；若鼻塞，不闻香臭，加薄荷、辛夷宣通鼻窍。

七、肝胆湿热证

症状表现：口气酸臭，口苦口黏，面红目赤，烦躁易怒，大便不爽，小便黄赤，舌红，苔黄腻，脉弦数。

病机分析：湿热蕴结肝胆，疏泄功能失常，横逆犯胃，胃不降浊而反升，故见口气酸臭、口苦口黏；肝失疏泄，情志失调，故见烦躁易怒；湿性黏滞，故大便不爽；舌红，苔黄腻，脉弦数均为肝胆湿热之象。

治疗方法：清泻肝胆，理气化湿。

代表方药：龙胆泻肝汤（《医方集解》）加减。龙胆草6g，栀子9g，生地黄9g，黄芩9g，柴胡6g，泽泻12g，车前子（包煎）9g，当归6g。

随症加减：若烦渴喜饮，加沙参、麦冬、天花粉清热养阴。

八、肝气犯胃证

症状表现：口气臭秽，平素心情郁闷，嗳气吞酸，胃脘胀满或疼痛，连及两胁，善太息，舌淡红，苔薄白，脉弦。

病机分析：情志不畅，气郁伤肝，肝气横克脾胃，影响脾胃升降，气机阻滞，浊气上泛，故口气臭秽、嗳气吞酸；肝气郁滞，横逆犯胃，不通则痛，故见胃脘胀满或疼痛、连及两胁，善太息；舌淡红，苔薄白，脉弦均为肝气犯胃之象。

治疗方法：疏肝和胃，降逆下气。

代表方药：旋覆代赭汤（《伤寒论》）合柴胡疏肝散（《医学统旨》）加减。旋覆花（包煎）9g，代赭石10g，半夏9g，柴胡9g，香附6g，枳壳9g，陈皮10g，川芎6g，白芍10g。

随症加减：若胃脘胀满疼痛甚，加川楝子、延胡索理气止痛；反酸、烧心，加瓦楞子、乌贼骨制酸和胃。

九、寒湿困脾证

症状表现：口气臭秽，口淡不渴或口干喜热饮，身重困倦，脘闷欲呕，纳呆，大便溏泄，舌淡，苔白腻，脉濡缓。

病机分析：久居寒湿之地，或过食生冷，或素体脾虚，寒湿之邪犯脾，致寒湿内阻于中焦，气机升降受阻，浊气不降，故见口气臭秽；津液未伤，口淡不渴或口干喜热饮；湿性重浊，故见身重困倦；湿邪困脾，纳运失职，故见脘闷欲呕、纳呆、大便溏泄；舌淡，苔白腻，脉濡缓均为寒湿困脾之象。

治疗方法：散寒除湿，理气和胃。

代表方药：平胃散（《简要济众方》）加味。苍术12g，厚朴9g，陈皮6g，甘草6g，生姜6g。

随症加减：若胃脘满闷不适，加白蔻仁、砂仁、紫苏梗、枳壳理气宽中。

十、瘀血阻滞证

症状表现：口中腥臭，身体某部常有刺痛，痛有定处，入夜尤甚，舌质黯，有瘀点，脉涩。

病机分析：久病气虚，推动血行不利，瘀血内生；或郁怒伤肝，气机阻滞，血行不畅，脏腑失养，日久化腐，腐臭之气由口而出，故见口中腥臭；瘀血阻滞，不通则痛，故见身体刺痛、痛有定处、入夜尤甚；舌质黯，有瘀点，脉涩均为瘀血阻滞之象。

治疗方法：活血化瘀，行气止痛。

代表方药：血府逐瘀汤（《医林改错》）加减。桃仁12g，红花9g，当归9g，赤芍6g，川芎6g，生地黄9g，柴胡3g，枳壳6g，牛膝9g，桔梗9g。

随症加减：若疼痛甚，加蒲黄、五灵脂、延胡索、郁金化瘀止痛；若黑便，加白及、三七、仙鹤草收敛止血。

十一、胃阴亏虚证

症状表现：口气臭秽，胃脘嘈杂或隐隐灼痛，咽干口燥，饥不欲食，形体偏瘦，大便干结，舌红少津，脉细数。

病机分析：饮食不节，嗜食辛辣，耗伤胃阴，胃阴受损则津液不足，虚火上蒸，故见口气臭秽；虚火灼胃，故见胃脘嘈杂或隐隐灼痛、饥不欲食；津液不足，故咽干口燥、大便干结；舌红少津，脉细数均为胃阴亏虚之象。

治疗方法：养阴益胃，生津止渴。

代表方药：益胃汤（《温病条辨》）加味。沙参9g，麦冬15g，玉竹6g，生地黄15g，冰糖3g。

随症加减：若大便干结难解，加火麻仁、郁李仁、玄参润肠通便；若胃脘灼痛，嘈杂吞酸，加海螵蛸、瓦楞子、乌贼骨和胃制酸。

十二、肾虚火旺证

症状表现：口气臭秽，或牙痛，齿松牙龈，口干咽燥，夜间尤甚，腰腿酸软，多梦遗精，舌红少苔，脉细数。

病机分析：年老体弱或病久及肾，肾阴亏虚，阴虚火旺，虚火久熏，化肉为腐，腐臭之气从口发出，故见口气臭秽或牙痛、齿松牙龈；阴虚火旺，故见口干咽燥；肾虚精亏，腰府失养，故见腰腿酸软、多梦遗精；舌红少苔，脉细数均为肾虚火旺之象。

治疗方法：滋肾养阴，清胃泻火。

代表方药：玉女煎（《景岳全书》）合六味地黄丸（《小儿药证直诀》）加减。熟地黄24g，山药12g，山茱萸12g，泽泻9g，茯苓9g，牡丹皮9g，石膏9g，知母6g，麦冬9g，牛膝6g。

随症加减：若大便干结，加玄参、生地黄、火麻仁滋阴通便；若五心烦热，潮热盗汗，加黄柏、浮小麦滋阴降火，固表止汗。

十三、劳郁伤脾证

症状表现：口气臭秽，平素忧思劳倦，脘闷纳呆，神疲乏力，大便溏薄，舌淡苔薄白，脉细弱。

病机分析：所愿不遂，思虑过度伤脾，或劳逸过度，耗伤脾气，致脾运化失常，故见脘闷纳呆、神疲乏力、大便溏薄；水湿内停，渐生湿浊，浊气上升，上出于口，故见口气臭秽；舌淡苔薄白，脉细弱均为脾气亏虚之象。

治疗方法：补脾益气，化湿降浊。

代表方药：归脾汤（《正体类要》）加减。党参10g，白术10g，黄芪20g，当归9g，酸枣仁9g，龙眼肉9g，茯神9g，远志9g，木香6g，甘草6g。

随症加减：若脘闷尤甚，加枳壳、厚朴理气宽中；若纳呆厌食，加焦三仙、鸡内金消积化滞；若身重困倦，舌苔厚腻，加半夏、陈皮、砂仁、白蔻仁燥湿健脾；若大便稀溏，加白扁豆、薏苡仁、茯苓、莲子肉健脾止泻。

十四、肾阳亏虚证

症状表现：口气腐臭，纳呆，腰膝酸痛，形寒肢冷，夜尿频多，小便清长，舌淡，苔白，脉沉细。

病机分析：年老体弱，或久病及肾，肾阳亏虚，故见腰膝酸痛、形寒肢冷、夜尿频多、小便清长；脾失温养，运化失职，水谷不化，久积成浊，上泛口腔，故见口气腐臭、纳呆；舌淡，苔白，脉沉细均为肾阳亏虚之象。

治疗方法：温肾健脾，补火助阳。

代表方药：金匮肾气丸（《金匮要略》）加减。附子3g，桂枝6g，生地黄24g，山药12g，山茱萸12g，泽泻9g，茯苓9g，牡丹皮9g。

随症加减：若五更泻，或完谷不化，加补骨脂、肉豆蔻、吴茱萸、五味子温肾散寒，涩肠止泻。

【其他疗法】

一、中成药

1. 茵栀黄口服液

药物组成：茵陈蒿、栀子、黄芩、金银花。

功能主治：清热解毒利湿，治疗湿热型口臭。用于湿热蕴脾、肝胆湿热证。

用法用量：口服，一次10mL，一日3次。

2. 清肝利胆口服液

药物组成：茵陈、山银花、栀子、厚朴、防己。

功能主治：清热利湿，治疗湿热型口臭。用于湿热蕴脾、肝胆湿热证。

用法用量：口服，一次20mL，一日3次。

3. 牛黄清胃丸

药物组成：牛黄、大黄、菊花、麦冬、薄荷、石膏、栀子、玄参、番泻叶、黄芩、连翘、桔梗、黄柏、甘草、炒牵牛子、枳实、冰片。

功能主治：清胃泻火，润燥通便。用于胃肠积热型口臭者。

用法用量：口服，一次2丸，一日2次。

4. 保和丸

药物组成：焦山楂、炒六神曲、制半夏、茯苓、陈皮、连翘、炒莱菔子、炒麦芽。

功能主治：消食导滞和胃。用于食滞中焦型口臭者。

用法用量：口服，一次2丸，一日2次。

5. 柴胡舒肝丸

药物组成：白芍、槟榔、薄荷、柴胡、陈皮、大黄、当归、豆蔻、莪术、防风、茯苓、甘草、厚朴、黄芩、姜半夏、桔梗、六神曲、木香、青皮、三棱、山楂、乌药、香附、枳壳、紫苏梗。

功能主治：疏肝理气，消胀止痛。用于肝气犯胃型口臭者。

用法用量：口服，小蜜丸一次 10g，大蜜丸一次 1 丸，一日 2 次。

二、单方验方

1. 单方

（1）生石膏：取 10g 生石膏，研磨压碎放入杯中，冲入 250mL 开水，用筷子搅拌几次。静置 5 分钟，用纱布进行过滤，将杯中间的清亮部分水倒入另一个杯子，待温度适宜就可直接服用，每日 1 次，3 天为宜，杯底剩余下来的石膏留着下次继续冲服。功能清热泻火。用于胃火口臭者。

（2）芦根：取芦根（鲜、干均可）50g 煎汤 1 碗，加冰糖适量内服，每日 1 次，早晨空腹服，连服 1 周。功能清火解毒。用于内热胃火型口臭者。

2. 验方

（1）验方一：藿香叶 9g，石菖蒲 3g。水煎，分两次含服，一日 1 剂。功能芳香化湿。用于湿浊内阻型口臭者。

（2）验方二：胡黄连 9g，木香 3g，佩兰 9g。煮水，待凉后放入另包的 0.1g 冰片，含漱，一日 4～5 次，7～10 天为 1 个疗程。功能芳香化湿。用于湿浊内阻型口臭者。

（3）复方二香散：沉香 5g，丁香 5g，藁本 5g，升麻 5g，细辛 5g。水煎取汁，漱口，每日食后漱口，连用 5～7 天。功能散寒化湿行气。用于寒湿困脾型口臭者。

三、针刺疗法

（1）针刺劳宫穴，留针 30 分钟，每隔 10 分钟捻 1 次，一日 1 次。口臭严重者，配合劳宫穴点刺出血。

（2）针刺中脘、气海、合谷、足三里、内庭。伴便秘者，加天枢；口渴甚者，加金津、玉液。隔日治疗 1 次，10 次为 1 个疗程，疗程间休息 3 天。

（3）针刺中脘、曲池、关元、气海、足三里、三阴交、阴陵泉、阳陵泉、太冲。留针 30 分钟，每日 1 次，5 次为 1 个疗程。

四、药膳疗法

1. 祛湿补脾食疗方

生山药 100g，莲子肉 100g，薏苡仁 100g，芡实 100g。捣碎成粉末，加入鸡蛋黄 2 枚，混合，熬成膏，一日 3 次。用于脾失健运型口臭儿童。

2. 生芦根粥

将生芦根 30g 洗净，加水煮取药汁待用；再将粳米 50g 淘净入锅煎至粥八成熟，倾入药汁煎至米烂熟即可食用。晨起空腹食用。用于胃火炽盛型口臭者。

3. 藿香粥

将藿香 15g（鲜品 30g）洗净，放入铝锅内，加水煎 5 分钟，弃渣取汁待用；再将粳米 50g 淘洗净，入锅内加水适量，置武火上烧沸后用文火熬煮，待粥熟时，加入藿香汁，再煮一二沸即可食用，一日 1 次。用于湿热型口臭者。

【预防调护】

一、饮食注意

养成良好的饮食习惯，多食蔬菜、水果等绿色食物，保持肠道通畅，对食积生热引起的口臭有良好的改善作用。忌食辛辣燥热食物，避免胃火上扰引起口臭。

二、生活注意

掌握正确的刷牙方法：刷牙时间最佳为 2 分钟，刷牙的次数应为早晚各 1 次，饭后应漱口，减少食物残渣在口腔过多残留而导致细菌增多引起的口臭。定时更换牙刷（一般为 3 个月或者牙刷变形）、牙膏（避免长期使用同一种牙膏，会使口腔内细菌产生耐药）。保持心情愉悦，减少口臭所带来的人际交往时的心理压力。

【名医经验】

王自立

1. 学术观点

（1）病机认识：口臭之病机较多，多由于外感寒湿火热之邪、饮食所伤、情志失调、过度劳累、久病脾虚或素体虚弱所致的脾胃功能失调，其中与脾胃的升降功能较为相关，升降失调，清气不升，浊气不降反逆，上出于口而致口臭。病理因素，主要包括寒湿、湿热、火热、痰浊、食积、瘀血等。

（2）治法心得：临床上多采用清降胃火、消食导滞之法来治疗口臭。但单用清降胃火、消食导滞治疗口臭，其疗效欠佳。因此，在辨证上应结合病因病机，先辨其虚实。实证一般多见于脾胃热盛、肝胆湿热、痰湿内阻、食积内停等，其在治疗上多采用泻黄散、玉女煎、龙胆泻肝汤、温胆汤、保和丸等加减，并取得了较好的疗效；而虚证则多见于脾胃虚弱、肺胃阴虚、脾肾不足、阴虚内热等，其在治疗上多选用沙参麦冬汤、自拟运脾汤、理中丸等加减，疗效满意。结合证型，可酌情加少许党参、白术、枳壳之品，以起到调理脾胃的作用，从而使脾胃功能得以恢复正常，清气得升，浊气得降，而病自愈矣。

2. 经典医案

医案一 刘某，女，45 岁。

首诊：2011 年 6 月 17 日。

主诉：脘腹胀满、口臭 1 周。

现病史：患者自诉 1 周前因暴饮暴食出现脘腹胀满，嗳气，口臭，口苦，自服"吗丁啉"胃胀、嗳气缓解，口臭未除，食不知味，大便干结，2～3 天一行，舌淡黯，苔剥脱微腻，脉弦滑有力。

临证思路：本案患者主要是因为暴饮暴食后，导致脾胃运化、腐熟功能失调，胃失和降，浊气不降，上冲于口而致口臭。患者舌脉提示存在湿象，应加以化湿之法，中医治以消食和胃、清热化积，方选保和丸加减。

选方用药：半夏 9g，陈皮 10g，茯苓 10g，枳壳 10g，石菖蒲 10g，麦芽 10g，山楂 10g，连翘 10g，白蔻仁 10g，甘草 5g。7 剂，一日 1 剂，水煎分服。

用药分析：方中山楂味酸甘性温，长于消肉食油腻之积；麦芽性味甘平，善消淀粉类食物。两药合用，能消各类食积。食积易于阻气、生湿、化热，故以半夏、陈皮理气化湿，和胃止呕；连翘味苦微寒，可散结以助消积，又可清解食积所生之热。枳壳理气宽中，行气消胀，再加茯苓、石菖蒲、白蔻仁以加强健脾化湿之力。

二诊：2011 年 6 月 25 日。

口臭除，仍不欲食，大便干结，2 天一行。患者口臭已除，但大便干结难解，故应加大下消之力。原方枳壳改为 30g，加槟榔 10g。7 剂，一日 1 剂，水煎分服。

用药分析：在原方基础上，增大枳壳用量，并加槟榔下气消积。

再诊时，患者诸症全消。

医案二 刘某，女，30 岁。

首诊：2012 年 5 月 16 日。

主诉：口臭 3 年余。

现病史：患者形体消瘦，口臭 3 年，时轻时重，劳累、工作紧张、熬夜后加重；伴口干，纳差，晨起即感口中黏腻不爽，手脚心热，大便干稀交替。舌红，少苔，脉脉细数。

临证思路：患者素体消瘦，口臭时轻时重，于劳累、体弱时明显，无明显口苦、大便干结、舌红苔黄等不适，且患者自觉手脚心发热、大便干稀交替，可知其并非实火之象。脾开窍于口，脾胃伏火，上蒸于口，致秽浊之气上冲于口而发为口臭、口干。患者舌红，少苔，脉细数为邪热伤阴之象，结合患者舌脉，辨证当属"脾胃伏火证"，治以清泻脾胃伏火。方选泻黄散加减。

选方用药：藿香 10g，栀子 10g，石膏 15g，防风 10g，黄柏 10g，甘草 10g。7 剂，一日 1 剂，水煎分服。

用药分析：方中取用防风，升散脾胃之伏火；石膏清热生津；栀子泻三焦之火。三药同用，清降与升散并进，使其清降之余不伤脾胃之阳。藿香芳香醒脾，一以振奋脾胃气机，二助防风升散脾胃伏火。黄柏苦寒坚阴，甘草泻火和中。

二诊：2012 年 5 月 23 日。

口腔异味减轻，仍口干、食纳差，大便干，2 天一行。患者口腔异味减轻，但仍自觉口干，当属邪热耗伤营阴之象，故酌情选用清热生津之品。原方加连翘 10g，葛根 15g。7 剂，一日 1 剂，水煎分服。

用药分析：在原方基础上，加葛根、连翘清热生津止渴。

再诊时，病证全解。

口甘

口甘乃味觉异常症之一，又名"脾瘅""口甜"，是指口中自觉有甜味。本病主要涵盖了西医学的消化系统功能紊乱、糖尿病等疾病。

【源流】

口甘又名"脾瘅"，首见于《素问·奇病论》，曰："帝曰：有病口甘者，病名为何？何以得之？岐伯曰：此五气之溢也，名曰脾瘅。夫五味入口，藏于胃，脾为之行其精气……肥者令人内热，甘者令人中满，故其气上溢，转为消渴，治之以兰，除陈气也。"指出多食甘肥者，易产生脾热，导致口甘。

宋金元时期，各医家对口甘的病机又有了补充。宋代《圣济总录·卷四十五》曰："夫食入于阴，长气于阳，肥甘之过，令人内热而中满，则阳气盛矣，故单阳为瘅，其证口甘，久而弗治，转为消渴，以热气上溢故也。"元代危亦林在《世医得效方·卷十七》谓："脾冷则口甜。"

到了明清时期，不仅对口甘的病因病机有了新的认识，还提出了相应的治疗方法。脾与胃相表里，常相兼为病，故明代李梴在《医学入门·口病总论》说："胃热则口甘。"清代张璐《张氏医通·卷八》曰："口甘，经云有病口甘者，此五脏之溢也，名曰脾瘅。治之以兰，除陈气也，兰香饮子。若脉弦滑兼嘈杂属痰火，滚痰丸，此指实火而言。平人口甘欲渴或小便亦甜而浊，俱属土中湿热。脾津上乘，久之必发痈疽，须断厚味、气恼，服三黄汤加兰叶、白芍、生地。燥渴甚者，为肾虚，日服加减八味丸，可保无虞。中消，脾液上乘口甘者，兰香饮子。老人虚人，脾胃虚热，不能收敛津液而口甘者，当滋补脾气，补中益气汤去升、柴，加兰香，煨葛根。"清代章虚谷在《灵素节注类编》中说："厚味浊阴，遏其清阳，变成湿热，津液不得输布而壅于脾，乃上溢而口甘。"认为本病多与湿热有关。

综上所述，口甘即"脾瘅"，其名首见于《素问·奇病论》。其病机颇为复杂，有虚有实，有热亦有寒，历代医家多有叙述。《素问》最早提出口甘与脾热相关，宋金元时期对其又有了补充，到了明清时期更加丰富了口甘的病因病机，《张氏医通》提出了相应治疗方法，逐步形成了较为完整的口甘辨证论治体系。

【病因病机】

一、致病因素

1. 实证

饮食不节：平素嗜食肥甘厚味，损伤脾胃，运化功能失职，而致脾胃升降失调，湿浊内生，浊气上泛，而见口甘；湿浊郁久化热，湿热胶结，如油入面，难分难解，湿热熏蒸而致口甘。

2. 虚证

久病体弱：《张氏医通·七窍门·口》中提及"燥渴甚者，为肾虚……老人、虚人脾胃虚热不能收敛津液而口甘者，当滋补脾气"，指出年老或久病伤及脾胃，导致气阴两伤，虚热内生，脾津受灼，发为口甜；或脾气不足，升降失司，水湿停滞，气化不利，湿浊上泛于口，故口舌觉甜。

二、病机

口甘病位在脾胃，与肝、肾等脏腑密切相关。其基本病机是脾失健运，病理因素涉及湿阻、热邪、痰饮等，多因素导致脾胃功能失常，五气上溢，现于口而口甘。

【辨治思路】

一、病机辨识

甜味属脾之本味，乃脾气外泄之象，脾与胃表里相关，故口甜病在脾胃。本病有虚实寒热之分，临证时应首辨虚实，再辨寒热。①辨虚实：偏虚者，多属年老或久病伤及脾胃，导致气阴两伤，虚热内生，脾津受灼；或日久伤及脾阳，升降失司，水湿停滞，气化不利，湿浊上泛于口，故口舌觉甜。偏实者，多由于过食肥甘，湿热蕴于中焦，脾胃气机失调，湿浊上泛于口。②辨寒热：偏热者，多为湿热熏蒸或虚火灼阴所致；偏寒者，多为脾胃气虚发展而来。

二、症状识辨

1. 二便

小便黄，大便溏或不爽，舌红苔黄腻，脉濡数或滑数，为脾胃湿热证；小便短黄，大便偏干，伴饥不欲食，舌红少苔，脉细数，多为阴虚火旺证；小便清长或不利，大便溏薄甚或完谷不化，舌淡胖而边有齿痕，苔白腻或厚腻，脉沉迟或细弱，多为脾虚湿盛证。

2. 口干

口干不欲饮，伴口中黏腻，舌红苔黄腻，脉滑数，多属湿热证；口燥咽干，伴饥不欲食，舌红少苔，脉细数，多为阴虚火旺证；口干喜热饮，伴气短乏力，舌淡胖边有齿痕，苔白厚腻或水滑，多属脾虚湿盛证。

三、治疗原则

口甘的病位在脾胃，脾喜燥恶湿，胃以通、和为顺，故口甘的治疗以燥湿运脾和胃为大法。

【辨证论治】

一、脾胃湿热证

症状表现：口舌觉甜而黏腻，口干不欲饮，肢体困重，纳少，胸脘痞闷，小便黄，大便溏或不爽，舌质红，舌苔白腻或黄腻，脉濡数或滑数。

病机分析：饮食不节，酿生湿热，蕴于中焦，上泛于口，故见口舌觉甜而黏腻；湿热困脾，脾失健运，故见纳少、胸脘痞闷；水湿不运，津不上承，故口干不欲饮；湿性重浊黏腻，故见肢体困重、大便溏或不爽；舌红，苔白腻或黄腻，脉濡数或滑数均为脾胃湿热之象。

治疗方法：清化湿热，调和脾胃。

代表方药：甘露消毒丹（《温热经纬》）加减。藿香 10g，佩兰 10g，白蔻仁 10g，石菖蒲 10g，连翘 10g，黄芩 10g，滑石 10g，茵陈 10g，甘草 5g。

随症加减：小便少者，加车前子、竹叶清利小便；大便不爽者，加杏仁、薏苡仁健脾化湿。

二、脾虚湿盛证

症状表现：口舌觉甜，口干不欲饮或喜热饮，气短乏力，食欲减退，食后腹胀，小便清长或不利，大便溏薄甚则完谷不化，舌淡胖边有齿痕，苔白厚腻或水滑，脉沉迟或细弱。

病机分析：脾气不足，水湿停滞，湿浊上泛于口，故见口舌觉甜；津液未伤，津不上承，故见口干不欲饮或喜热饮；脾虚湿困，运化失职，故见气短乏力、食欲减退、食后腹胀、大便溏薄甚则完谷不化；舌淡胖边有齿痕，苔白厚腻或水滑，脉沉迟或细弱均为脾虚湿盛之象。

治疗方法：健脾益气，化湿降浊。

代表方药：七味白术散（《小儿药证直诀》）加减。党参 15g，白术 10g，茯苓 15g，藿香 10g，葛根 10g，木香 5g，甘草 5g。

随症加减：大便溏薄者，加山药、扁豆、薏苡仁健脾利湿；口甜兼口淡、口腻者，加佩兰、白蔻仁化湿行气；形寒肢冷，小便清长或不利者，加砂仁、干姜、桂枝、茯苓温阳利水。

三、气阴两虚证

症状表现：自觉口甜，口燥咽干，饥不欲食，食后饱胀，胃脘隐痛灼热，神疲乏力，自汗盗汗，小便短黄，大便偏干，舌红少苔，脉细数。

病机分析：年老或久病伤及脾胃，导致气阴两伤，虚热内生，脾津受灼，虚火上炎于口，故见口甜、口燥咽干；脾胃阴亏，纳运失职，虚火内灼，故见饥不欲食、食后饱胀、胃脘灼热隐痛；阴液不足，虚热内生，故小便短黄、大便偏干；气阴两虚，不能养神，故见神疲乏力；气不固津，虚火内扰，阴津外泄，故见盗汗自汗；舌红少苔，脉细数均为气阴两虚之象。

治疗方法：补脾益气，养阴生津。

代表方药：四君子汤（《医学正传》）合玉女煎（《景岳全书》）加减。党参 20g，白术 15g，茯苓 10g，石膏 15g，熟地黄 15g，麦冬 15g，知母 10g，玉竹 12g，玄参 15g。

随症加减：口干明显者，加天花粉清热滋阴；大便燥结者，加瓜蒌仁、火麻仁等润肠通便；反酸烧心者，加瓦楞子、海螵蛸和胃制酸；失眠盗汗者，加太子参、酸枣仁、五味子滋阴安神敛汗。

四、脾胃虚寒证

症状表现：口中甜味，甚则泛吐清水，嗳气纳呆，胃脘痞满或冷痛，喜温喜按，大便稀溏，小便清长，舌淡胖，舌边齿痕，苔白滑，脉沉细。

病机分析：脾胃虚寒，水湿不化，浊气上泛，故见口甜、嗳气；湿浊困脾，气机受阻，运化失健，故见纳呆、胃脘痞满或冷痛、大便稀溏；舌淡胖，舌边齿痕，苔白滑，脉沉细均为脾胃虚寒之象。

治疗方法：温中健脾，散寒除湿。

代表方药：理中丸（《伤寒论》）加减。党参20g，麸炒白术15g，干姜9g，吴茱萸6g，肉桂5g，薏苡仁20g，炙甘草6g。

随症加减：胃脘冷痛甚者，加制附片、高良姜温中止痛；嗳气频者，加丁香行气降逆。

【其他疗法】

一、中成药

1. 清热祛湿颗粒

药物组成：飞滑石、淡黄芩、绵茵陈、石菖蒲、川贝母、木通、藿香、连翘、白蔻仁、薄荷、射干。

功能主治：清热利湿，化浊解毒。用于脾胃湿热证者。

用法用量：口服，一次1丸，一日1~2次。

2. 参苓白术散

药物组成：白扁豆、白术、茯苓、甘草、桔梗、莲子、人参、砂仁、山药、薏苡仁。

功能主治：补中益气，燥湿利水。用于脾虚湿盛证者。

用法用量：口服，一次1袋，一日2~3次。

二、单方验方

1. 单方

兰草汤：兰草（佩兰）30g，以水450mL，煎至225mL，去滓，分3次温服。功能化湿祛浊，醒脾调气。

2. 验方

兰香饮子：石膏20g，知母12g，生甘草10g，人参10g，兰香草15g，防风15g，升麻10g，桔梗15g，连翘15g，半夏9g，白蔻仁9g。上药加水500mL浸泡30分钟，武火煮沸后用文火煎至200~300mL，滤出药汁；药渣再加水400mL，以相同方法煎至 200 ~ 300mL 取汁。两次药汁混合，分 3 次温服。功能辟浊化湿。

三、外治疗法

1. 推拿

选取脾俞、胃俞、三阴交、隐白、阴陵泉、中脘等穴位进行点、按、揉、推等手法，每穴操作 2 分钟，以感到轻微酸胀感为度。

2. 贴敷

肾阳虚者，可用吴茱萸研细末，用醋调成膏药贴敷于双侧涌泉穴；肝郁者，将麝香或薄荷研磨贴敷于神阙，一次 20 ~ 30 分钟。

3. 足疗

选取足部胃、脾、肝、口腔等反射区，各按摩 3 ~ 5 分钟，一日 1 次，一次 20 ~ 30 分钟。

四、针灸疗法

1. 体针

脾胃湿热者，针刺中脘、内关、少商、曲池等；痰火内盛者，选丰隆、厉兑、内庭、公孙等穴位清热化痰；脾胃虚热者，选三阴交、阴陵泉、足三里、厉兑等补脾胃之阴以清虚热；肝郁者，选胃俞、太冲、期门、日月等调肝理脾；肾阳虚者，加百会、关元、命门等穴。

2. 耳针

常用穴位有脾、胃、三焦、肝、肾、心等穴。毫针强刺激，留针 20 ~ 30 分钟；也可埋针或王不留行贴压。

3. 灸法

选取阴陵泉、公孙、地机等穴，以艾炷直接灸至皮肤微红为度，持续半小时，一日 1 次，5 ~ 7 天为 1 个疗程；或根据辨证选择穴位，配合隔姜灸、隔附子灸等。

五、药膳疗法

1. 三和饮子

生姜汁、糯米、蜂蜜适量，三味相和，加水适量，熬制成粥，分次服用。每次可加水调服，不拘时候。用于久病湿热化燥伤津、阴虚燥热者。

2. 荷叶粥

白米煮粥，将熟时用鲜荷叶一张盖其上方，温火焖数分钟，调匀。用于暑天湿热津伤者。冬瓜汤、绿豆汤同此。

【预防调护】

一、饮食注意

饮食当忌肥甘厚味、辛辣油腻、贪凉冷饮等，以免酿生痰湿、内而化热，或寒热无度、内伤脾胃，从而脾之本味现于口。

二、生活注意

注意口腔卫生，养成勤于刷牙的好习惯，生活作息规律，保持心情舒畅，劳逸适度，适当运动。

【名医经验】

蒋健

1. 学术观点

（1）病机认识：口甘多见于脾胃病，亦可累及心、肺、肾，有脾胃伏热、脾胃湿热、痰湿蕴中、脾胃虚弱、脾胃虚寒等，与饮食、劳倦、忧郁思虑等有关。脾胃功能失常是口甘之本，湿热、虚热、中满等皆可致五气上溢，现于口而口甘。

（2）治法心得：治疗上应清热化湿、化痰益气、健脾温中、解郁安神等。泻黄散治疗口甘有一定的"专属性"作用，当辨证不明确时，可暂用此方；后期结合详细的病症表现，明确辨证施治。

2. 经典医案

高某，女，65 岁。

首诊：2012 年 7 月 10 日。

主诉：口中甜腻 3 个多月。

现病史：口中甜腻，偶有胃脘刺痛，二便尚可，舌淡红，苔薄黄，舌下静脉迂曲，脉细弦。

临证思路：四诊所得信息单薄，难以辨证。鉴于泻黄散对口甘似有"特效"，故以泻黄散加减。

选方用药：石膏 15g，栀子 12g，藿香 15g，甘草 9g，桑白皮 15g，地骨皮 15g。14 剂，一日 1 剂，水煎分服。

用药分析：用桑白皮、地骨皮、石膏、栀子滋阴清热，藿香除湿化浊，此方以除体内湿热浊气。

二诊：2012 年 7 月 24 日。

口甘减半，另诉易疲劳，且疲劳甚时口甘亦甚，舌边有齿痕。症状体征皆提示脾虚为口甘的主要原因，故在原方基础上加用健脾益气药：党参 30g，生黄芪 15g，炒白术 12g，茯苓 12g。7 剂，一日 1 剂，水煎分服。

三诊：2012 年 7 月 31 日。

口甘续减，易疲劳稍有改善，续服二诊方。

四诊：2012 年 8 月 14 日。

口甘几消，仅于疲劳甚时略有出现。

仅疲劳甚时才略有口甘，动则耗气，脾气更虚，提示脾气亏虚是口甘的主要原因，故以健脾益气为大法。

选方用药：党参30g，生黄芪15g，炒白术12g，茯苓12g。7剂，一日1剂，水煎分服。

五诊：2012年9月4日。

已停药两周，未再发生口甘，疲劳感亦明显缓解。四诊方加佩兰15g，7剂。

口苦

口苦是指口中有苦味，是常见的一种临床症状，属于口味异常的范畴。本病主要涵盖了西医学肝胆疾病、胃食管反流病、慢性胃炎、口腔炎症等疾病。

【源流】

口苦首见于《黄帝内经》，并称其为"胆瘅"，始载于《素问·奇病论》，曰："有病口苦，取阳陵泉。口苦者，病名为何？何以得之？岐伯曰：病名曰胆瘅……此人者数谋虑不决，故胆虚，气上溢而口为之苦。"《灵枢·四时气》云："胆液泄，则口苦。"认为口苦与胆的关系十分密切。而口苦却并非独取于胆也，《素问·痿论》中载："肝气热则胆泄口苦。"说明了口苦与肝热、胆虚相关。

隋代巢元方在《诸病源候论·虚劳病诸候》中云："肝劳者，面目干黑，口苦，精神不守，恐畏不能独卧，目视不明。"《诸病源候论·五脏六腑病诸候》云："胆气不足，其气上溢而口苦。"指出了肝劳、胆虚均可以导致口苦。

明代张介宾在《景岳全书·口舌》中说："凡以思虑劳倦，色欲过度者，多有口苦舌燥，饮食无味之证。此其咎不在心脾，则在肝肾，心脾虚则肝胆邪溢为苦。"进一步补充了口苦的病因病机。马莳在《素问注证发微》中云："肝气热，则胆在肝之短叶间者，其汁泄而口苦。""南方主夏，阳气炎蒸，故生热。热极则生火，火性炎上，其味作苦，故火生苦。"说明了口苦不仅与心脾有关，亦责之于肝肾。

清代黄元御在《四圣心源》中指出："土气冲和，则肝随脾升，胆随胃降，木荣而不郁。土弱而不能达木，则木气郁塞，肝病下陷而胆病上逆。"说明其与脾胃有关，脾胃虚寒，胆气上逆，也可出现口苦。

现代名医李经纬、邓铁涛在《中医大辞典》中指出："口苦：口内有苦味的感觉，多由热蒸胆汁上溢所致……宜分寒热虚实论治。"

综上所述，口苦首见于《黄帝内经》，提出了口苦与胆关系密切，但不独取于胆。至明清时期口苦的病因病机不断得到丰富，指出口苦与肝、心、脾、胃、肾等脏腑均有关，并逐步形成了较为完整的口苦辨证论治体系。

【病因病机】

一、致病因素

1. 实证

（1）感受外邪：外感湿邪或太阳病不解，邪传少阳，胆为少阳之府，胆热上蒸而致口苦。

(2) 饮食不节：嗜食辛辣肥甘，损伤脾胃，水湿不运，日久化热，湿热内生，上蒸于口，发为口苦。

(3) 情志失调：情志不遂，忧思恼怒，肝气郁滞，久则化热，肝胆郁热上泛，蒸腾于口，或胆汁上溢则口苦。

2. 虚证

脏腑虚弱：劳倦过度，或久病体虚，暗耗阴液而致阴虚内热，熏蒸于口，则口苦；或素体脾胃虚弱，中焦不运，土壅木郁，导致上焦郁热而见口苦；或长期精神抑郁，肝胆失职，疏泄失调，胆虚气逆，发为口苦。

二、病机

口苦病位在肝胆，与脾、胃、心脏腑有关。基本病机为胆汁上溢，口苦为心之味，心热则口苦，实证与情志、外邪、饮食相关；虚证多与阴虚内热、脾胃虚弱、胆虚气逆有关。

【辨治思路】

一、病机辨识

口苦虽病发于口，但与多个脏腑密切相关，故辨治时应首先辨脏腑病位。胃肠之气通于口，脾开窍于口，又依赖于他脏调节，故其病证与肝、胆、脾、胃、肠等脏腑关系密切，同时也与心、肾等脏腑相关。其次，临证需要舌脉症合参，辨清寒热虚实，具体情况当酌情辨治。

情志不遂，忧思恼怒，肝气郁滞，久则化热，肝胆郁热上泛，蒸腾于口，则见口苦，属肝胆郁热证；外感湿邪，或嗜食辛辣肥甘，损伤脾胃，湿热内生，上蒸于口，发为口苦，属脾胃湿热证；心为火之苗，舌为心窍，心经有热，循经上扰，熏蒸口舌，发为口苦，属心火上炎证；太阳病不解，邪传少阳，胆为少阳之府，胆热上蒸而致口苦，属邪入少阳证。

素体脾胃虚弱，中焦不运，土壅木郁，导致上焦郁热而见口苦，属脾胃虚弱证。正如《脾胃论》曰："脾胃之虚，怠惰嗜卧，四肢不收，时值秋燥令行，湿热少退，体重节痛，口苦舌干。"劳倦过度，或久病体虚，暗耗阴液，虚热内生，熏蒸于口则口苦，属阴虚火旺证；长期精神抑郁，肝胆失职，疏泄失调，胆汁上逆而口苦；胆虚易悸，心悸少寐，属胆虚气逆证；口苦复作，入络入血，血行不畅，阻碍水湿运行，水湿壅滞，加重血瘀，形成恶性循环，日久化热，瘀热互结，上蒸口舌，口苦更甚。

二、症状识辨

1. 食欲

多食易饥，喜食凉物，舌红，苔黄或黄腻，脉数多属实热证；饥不欲食，舌红少苔，脉细数多属阴虚火旺证；食欲不振，寒热往来，多属邪入少阳证；纳差，神疲乏力，舌淡胖边有齿痕，苔白腻，脉细弱，多属脾胃虚弱证。

2. 恶心呕吐

口苦伴恶心欲吐，纳差腹胀，舌红苔黄腻，脉滑数，多属脾胃湿热证；心烦喜呕，胸胁苦满，寒热往来，舌淡红或红，苔薄白，脉弦，多属少阳证；呕吐酸腐，嗳气口臭，舌红苔腻，脉数或滑，多属食积胃热证；呕酸吐苦，胆怯易惊，舌淡红，苔薄白，脉弦滑，多为胆虚气逆证。

3. 情绪

急躁易怒，口干口苦，面红目赤，舌红苔黄，脉弦数，多属肝胆郁热证；心烦失眠，口舌生疮，舌尖红，苔黄，脉数，多为心火上炎证；少气懒言，神疲乏力，神情淡漠，舌淡苔白腻，脉细弱，多为脾气亏虚证；精神抑郁，胆怯易惊，心悸少寐，舌淡红苔薄，脉弦滑，多为胆虚所致。

4. 二便

大便干结，小便短黄，舌红苔黄，脉数，多属热证；大便黏腻不爽，小便黄，舌红苔黄腻，脉滑数，多属湿热证；大便稀溏，甚则完谷不化，小便清长，形寒肢冷，舌淡胖，苔白腻，脉细弱多属寒湿证。

三、治疗原则

口苦的病变部位不全在肝胆，还涉及脾、胃、心、肾等脏腑。因此，辨治口苦，不离肝胆，但不止于肝胆。治疗上不仅应清利肝胆湿热，还应健脾疏肝、通降胆胃、疏利少阳。治疗口苦，以疏肝利胆为大法，兼以清热化湿、健脾和胃、和解少阳、滋阴清热、活血化瘀、解郁降逆等。临证时需舌脉症合参，分清寒热虚实，辨证施治。

【辨证论治】

一、肝胆郁热证

症状表现：口干口苦，头晕头痛，目眩口渴，面红目赤，急躁易怒，大便干结，小便短赤，舌红，苔黄或黄腻，脉弦数。

病机分析：情志不遂，肝气郁滞，久则化热，肝胆郁热上泛，蒸腾于口，故口干口苦；邪热上扰头目，故见头晕头痛、面红目赤；肝郁化火，情志不调，故见急躁易怒；热盛伤津，故见口渴、大便干结、小便短赤；舌红，苔黄或黄腻，脉弦数均为肝胆郁热之象。

治疗方法：清泻肝胆，疏肝理气。

代表方药：龙胆泻肝汤（《医方集解》）加减。龙胆草 10g，山栀 10g，黄芩 9g，泽泻 10g，车前子 15g，柴胡 10g，当归 10g，生地黄 15g。

随症加减：心肝火旺，影响睡眠者，加黄连、酸枣仁清火宁神；大便干结难解，加生大黄通腑泄热；胁痛反酸，加黄连、吴茱萸清泻肝火，降逆制酸；妇女带下黄臭、量多，加赤小豆、土茯苓清热燥湿。

二、脾胃湿热证

症状表现：喜食辛辣肥甘，口苦口臭，胃脘疼痛或灼热，纳差腹胀，喜食凉物，恶心欲呕，大便黏腻不爽，小便黄，舌红，苔黄腻或厚腻，脉数或滑数。

病机分析：饮食不节，损伤脾胃，酿生湿热，运化失调，升降失常，湿热上蒸，故见口苦口臭；湿热困脾，运化失调，故见纳差腹胀；湿阻气机，不通则痛，故见胃脘疼痛；胃气上逆，故见恶心欲呕；湿性重浊黏滞，故见大便黏腻不爽；舌红，苔黄腻或厚腻，脉数或滑数均为脾胃湿热之象。

治疗方法：清泄胃热，利湿化痰。

代表方药：平胃散（《简要济众方》）合三仁汤（《温病条辨》）加减。苍术 12g，厚朴 15g，陈皮 12g，藿香 10g，佩兰 10g，薏苡仁 20g，白蔻仁（后下）15g，杏仁 10g，滑石 15g。

随症加减：舌苔厚腻，呕恶明显，可加大三仁（杏仁、白蔻仁、薏苡仁）用量，并加芦根、旋覆花、代赭石清胃降逆止呕；腹胀甚者，加大腹皮、槟榔行气利湿；反酸烧心，胸骨后灼热疼痛，加煅瓦楞子、乌贼骨制酸止痛。

三、心火上炎证

症状表现：口苦兼口舌生疮，面红舌燥，心烦失眠，小便短赤，舌尖红，苔黄，脉数。

病机分析：心火热盛，灼伤津液，心神受扰，上炎于口，故见口苦、口舌生疮；热扰心神，故见心烦失眠；热盛伤津，故面红舌燥、小便短赤；舌尖红，苔黄，脉数均为心火上炎之象。

治疗方法：清心除烦，泻火利尿。

代表方药：导赤散（《小儿药证直诀》）合泻心汤（《金匮要略》）加减。通草 10g，生地黄 15g，生甘草 6g，竹叶 15g，黄连 6g，黄芩 10g，莲心 5g。

随症加减：口干心烦明显，加天花粉、栀子清热生津除烦；口舌生疮痛甚者，加延胡索行气止痛；小便灼热疼痛，加大通草用量，并加滑石、萹蓄利尿通淋。

四、邪犯少阳证

症状表现：口苦咽干，头晕目眩，胸胁苦满，心烦喜呕，食欲不振，寒热往来，舌淡红或红，苔薄白或黄白相兼，脉弦。

病机分析：邪传少阳，胆为少阳之府，少阳受邪，胆热上蒸，故见口苦咽干、头晕目眩；胸胁为胆经循行部位，胆经受邪，故见胸胁苦满、心烦；邪热损伤脾胃，胃气上逆，故见呕吐、食欲不振；邪正相争，故见寒热往来；舌淡红或红，苔薄白或黄白相兼，脉弦均为邪犯少阳之象。

治疗方法：和解少阳，疏泄肝胆。

代表方药：小柴胡汤（《伤寒论》）加减。柴胡 15g，法半夏 9g，党参 20g，生甘草 6g，黄芩 9g，生姜 10g，木香 10g，竹茹 15g。

随症加减：大便秘结者，加大黄、槟榔以理气通腑泄热；脘胁痞满者，加白芍、延胡索、郁金以理气止痛；头晕目眩明显，加天麻、石决明平肝潜阳。

五、瘀血阻滞证

症状表现：口苦明显，病程日久，或见胃脘隐痛，易饱胀，舌质紫黯或黯淡，舌尖边有瘀点瘀斑，舌下络脉迂曲。

病机分析：病程日久，入络入血，脉络不畅，瘀血阻滞，瘀热上蒸，故见口苦；不通则痛，胃脘疼痛；舌质紫黯或黯淡，舌尖边有瘀点瘀斑，舌下络脉迂曲均为瘀血阻滞之象。

治疗方法：活血化瘀，行气止痛。

代表方药：血府逐瘀汤（《医林改错》）加减。当归 12g，生地黄 12g，桃仁 12g，红花 12g，枳壳 12g，川芎 12g，白芍 12g，生甘草 6g，柴胡 12g，桔梗 10g，川牛膝 15g。

随症加减：胃脘隐痛，饱胀明显者，加延胡索、煅瓦楞子、木香、厚朴、鸡内金理气安中；眠差多梦，睡眠不深，加煅龙骨、煅牡蛎、酸枣仁安神助眠；血瘀征象明显者，加三棱、莪术破血行气。

六、脾胃虚弱证

症状表现：口苦兼食欲不振，神疲乏力，四肢无力，大便稀溏，甚则完谷不化，小便频数，舌淡胖，边有齿痕，苔白腻或水滑，脉细弱。

病机分析：脾胃虚弱，运化失职，土壅木郁，上焦郁热，熏蒸于口，故见口苦、食欲不振；脾不升清，气血生化乏源，肌肉失养，故见神疲乏力、四肢无力；脾胃虚弱，水谷不化，故见大便稀溏，甚则完谷不化；舌淡胖，边有齿痕，苔白腻或水滑，脉细弱均为脾胃虚弱之象。

治疗方法：理气健脾，化湿和胃。

代表方药：香砂六君子汤（《古今名医方论》）加减。党参 20g，茯苓 20g，炒白术 20g，木香 12g，砂仁（后下）10g，薏苡仁 20g，炙甘草 6g。

随症加减：神疲乏力明显者，加黄芪、太子参益气健脾；大便完谷不化者，加大薏苡仁、炒白术用量，并加山药、白扁豆运脾除湿；夜尿频多，小便清长，形寒肢冷，加附子、肉桂、桂枝、干姜补火助阳。

七、阴虚火旺证

症状表现：口苦口干，饥不欲食，失眠盗汗，五心烦热，大便干，小便赤，舌红少苔，脉细数。

病机分析：劳倦过度，或久病体虚，暗耗阴液，虚热内生，上灼于口，故见口苦口干；脾胃阴虚，故见饥不欲食；津液不足，虚火灼阴，故见大便干、小便赤；虚热内扰心神，迫津外泄，故见失眠盗汗、五心烦热；舌红少苔，脉细数均为阴虚火旺之象。

治疗方法：滋阴清热，降火除烦。

代表方药：二至丸（《医便》）合甘麦大枣汤（《金匮要略》）加减。墨旱莲15g，女贞子15g，生甘草10g，浮小麦20g，黄柏9g，生地黄15g，玄参15g，泽泻15g。

随症加减：饥不欲食、食少腹胀者，加石斛、玉竹、焦三仙滋养胃阴，消食助运；表情淡然，欲卧不能卧，欲行不能行者，加百合滋阴清热。

八、胆虚气逆证

症状表现：口苦，善叹息，呕酸吐苦，精神抑郁，胆怯易惊，心悸少寐，舌淡红，苔薄白腻或薄黄，脉弦滑。

病机分析：肝胆失职，疏泄失调，气机逆乱，胆气上溢，故见口苦、呕酸吐苦；情志疏泄失调，故见精神抑郁、善叹息；胆虚气逆，心神受扰，故见胆怯易惊、心悸少寐；舌淡红，苔薄白腻或薄黄，脉弦滑均为胆虚气逆之象。

治疗方法：利胆和胃，宁心安神。

代表方药：温胆汤（《三因极一病证方论》）加减。法半夏9g，竹茹15g，枳实10g，陈皮10g，茯苓20g，炙甘草6g，党参20g，柴胡15g。

随症加减：心烦不眠甚者，加黄连、山栀、远志、五味子清心安神；惊悸怔忡者，加珍珠母、生龙骨、生牡蛎重镇定惊；呕吐甚者，加代赭石、旋覆花、苏梗降逆止呕。

【其他疗法】

一、中成药

1. 小柴胡颗粒

药物组成：柴胡、黄芩、姜半夏、党参、生姜、甘草、大枣。

功能主治：解表散热，疏肝和胃。用于邪犯少阳证者。

用法用量：兑水冲服，一次1~2袋，一日3次。

2. 消炎利胆片

药物组成：穿心莲、溪黄草、苦木。

功能主治：清热、祛湿、利胆。用于肝胆郁热证者。

用法用量：口服，一次3片，一日3次。

二、单方验方

1. 单方

（1）单方一：蒲公英20g加入200mL开水泡服，以代茶饮。功能清利肝胆郁热。

（2）单方二：芦根50g，加适量水煎煮，煮沸10分钟，取汁代茶饮。功能清利湿热。

2. 验方

省头草18~12g，白蔻仁3~5g，升麻5~8g，黄连3g，吴茱萸3~5g，生石膏

12~16g，苍术8~10g，茯苓8~10g，龙胆草3g，石斛8~10g。水煎2次，药汁混合，分2次服用，一日1剂，也可制成药丸服用。功能清心胃火，散结化湿。

三、外治疗法

推拿：开胸顺气，用手掌贴着肋骨的缘，一条一条往上推，顺着肋间隙推到腋下以后，再沿着手太阴肺经、手厥阴心包经和手少阴心经从指尖一直推出去。

四、针刺疗法

1. 体针

针刺阳陵泉，配行间、液门、内关、足三里、外关、足临泣，每次2~3穴，阳陵泉必取，留针30分钟，一日1次或隔日1次。

2. 耳针

常用穴位为胆、胃，酌配皮质下、神门，用王不留行敷贴，胶布固定，自行按压，以有胀痛感为度。一日3次，2~3日1次。

五、药膳疗法

1. 石膏绿豆粥

石膏粉30g，粳米、绿豆各适量，先用水煎煮石膏，然后过滤去渣，取其清液，再加入粳米、绿豆煮粥食之。用于轻微咳嗽、纳少、便秘、腹胀、舌红少苔、上腹不适、口干口苦、大便干硬者。

2. 栀莲汤

莲子30g（不去莲心），栀子15g（用纱布包扎），加冰糖适量，水煎，吃莲子喝汤。用于低热、盗汗、心烦、口干等；或反复口腔溃疡、小便短赤、心烦易怒者。

【预防调护】

一、饮食注意

1. 合理安排饮食，不食用冰冷食物，不暴饮暴食，忌食辛辣、油煎、烧烤等燥热之品，可多进食清凉汤水，以清凉饮食为主，忌酒醇甘肥。

2. 调整饮食结构，适当增加黄绿色蔬菜与时令水果，科学搭配膳食。

二、生活注意

1. 戒除生活中的不良嗜好，如吸烟、酗酒、熬夜等。

2. 注意口腔卫生，每天早晚刷牙，饭后漱口；定期进行口腔检查，定期洁牙，清除牙结石；戴可摘式假牙的患者应养成在进食后和晚上睡前清洗假牙的习惯。

3. 注意情志调摄，保持心境平和，不可急躁，不可忧郁过度，性格宜开朗。凡性格内向、优柔不决者最易形成口苦症，故保持心情愉快是防治此症的关键一环。

4. 加强锻炼，促进身体的正常代谢，促进消化功能正常运转。

【名医经验】

蒋健

1. 学术观点

（1）病机认识：口苦虽表现在口，但与人体诸多脏腑紧密相关，多由情志不遂、外感时邪、饮食不节、久病体虚，或劳倦过度、虚火炎上所致肝胆失职，疏泄失调，胆汁上溢，发为口苦。病理因素主要与湿热、气郁、食滞、瘀血等相关。

（2）治法心得：本病治疗多采用清利肝胆湿热之法，然本病治疗不离肝胆，却不止于肝胆，若单用清泄之法往往疗效欠佳，临床应辨其虚实，随证立法。实证，多采用清热化湿、和解少阳、活血化瘀、解郁降逆之法，而虚证则多运用健脾和胃、滋阴生津等方法，使肝胆疏泄功能恢复正常，口苦得解。

2. 经典医案

冯某，女，62 岁。

首诊：2005 年 8 月 2 日。

主诉：口苦 2 周余。

现病史：口苦口干，胃脘胀痛，大便欠爽，溲痛、淋沥不尽，夜寐差，舌黯红，苔薄，脉细弦。

临证思路："肝气热则胆泄口苦"，肝胆互为表里，两者常相互影响；肝胆受邪常横逆犯脾，脾失健运，脾胃失和，故见胃脘胀痛、大便欠爽；溲痛、淋沥不尽为肝胆湿热下注之象，属龙胆泻肝汤证的典型表现；结合舌脉，四诊合参，证属肝火上炎、湿热下注。治宜清肝泻火，清利下焦湿热。予龙胆泻肝汤加减。

选方用药：龙胆草 10g，栀子 12g，黄芩 12g，柴胡 12g，生地黄 10g，车前子 15g，泽泻 15g，通草 10g，甘草 6g，淡豆豉 30g，怀牛膝 30g，土牛膝 30g，砂仁 5g，香附 12g，枳壳 10g，神曲 12g，麦芽 15g，鸡内金 12g。7 剂，一日 1 剂，水煎，早晚分服。

用药分析：方中龙胆草大苦大寒，既能清利肝胆实火，又能清利肝经湿热，故为君药；黄芩、栀子苦寒泻火，燥湿清热，共为臣药；泽泻、通草、车前子渗湿泄热，导热下行；实火所伤，损伤阴血，生地黄养血滋阴，邪去而不伤阴血，为佐药；柴胡疏肝经之气，引诸药归肝经；甘草调和诸药，为佐使药。淡豆豉透散热邪；土牛膝、怀牛膝利水通淋，引火下行，助龙胆泻肝汤清利下焦湿热；余药行气止痛，消食除胀。实火得清，湿热得利，口苦自除。

二诊：2005 年 8 月 9 日。

服药后口苦口干，胃脘胀痛，溲痛均减，舌偏红，苔薄，脉弦。所治得当，疗效满意，故续服前方，祛邪不留寇。原方 7 剂，一日 1 剂，水煎早晚分服。

三诊：2005 年 8 月 16 日。

患者诸症均除，疗效满意。

口黏

口黏是指自觉口舌黏腻，涩滞不爽，甚至食不知味，口中经常有黏腻不爽之感。本病主要涵盖了西医学中的慢性胃炎、肝炎、功能性消化不良、口腔溃疡等疾病。

【源流】

关于口黏，历代少有论述。如清代医家叶天士《温热论》云："口中腻，舌苔不燥，自觉闷极者，属脾虚湿盛也。"王孟英在《温热经纬·叶香岩外感温热篇》中说："如口中自觉黏腻，则湿渐化热。"综上可知，口黏多由感受湿邪，或脾虚湿盛，或湿郁化热所致。治疗当以燥湿醒脾，芳香化湿为主。

【病因病机】

一、致病因素

1. 实证

（1）饮食不节：平素恣食油腻肥甘之物，或外感暑湿，或嗜酒过度，致湿邪困阻脾胃，脾失健运，聚湿生痰，蕴久化热，湿热上蒸，浊气上逆，滞于口舌，而致口舌黏腻，味觉不佳。

（2）情志不舒：长期情绪不畅，肝气郁滞，或嗜食肥甘，湿热内生，湿热蕴阻肝胆致肝气郁结，肝气横逆犯胃，胃中浊气上蒸于口，出现口中黏腻而苦。

2. 虚证

脏腑虚弱：脾胃素弱，又复失治，或因久病重病伤损，病后失于调治，或因饮食不节，长期过食生冷或因老年脾胃自衰太过等，皆可致脾胃阳气虚衰，受纳运化失常，食滞难化，水湿滞留，寒湿内生，阻滞中焦，气机不畅，阴浊上逆，滞于口中，而致口腻。

二、病机

口黏病位在脾胃，与肝、胆密切相关，基本病机为湿阻中焦，病理因素涉及湿阻、食滞、气郁等，多因素使脾胃运化失司，久聚成浊，浊气上泛为口黏。

【辨治思路】

一、病机辨识

口黏多由湿热所致，本病多见脾胃湿热、肝胃不和、脾胃虚弱等证，临证时应首辨寒热，次辨脏腑，再辨虚实。属热者多由湿郁化热所致，属寒者多属脾胃素弱。其病位在脾胃，与肝、胆相关，临证时应注意辨别脏腑病位。病机有虚实之分，虚有脾胃气虚、阳虚，实有湿阻、热郁。

二、症状识辨

1. 口渴

口中黏腻不爽，甚则胶着，口渴不欲饮，舌红苔黄腻，多为湿热蕴结于内，上蒸于口；口中黏腻不甚，口淡乏味，口中不渴，舌淡苔白腻，多为脾胃虚弱，运化水湿之功失常，湿浊停于口；口中黏腻不爽，口干喜热饮，胃脘发冷，舌淡苔白腻，多属脾胃阳虚证。

2. 二便

大便黏滞不爽，小便黄赤，脘腹胀满，纳差，舌红苔黄腻，脉滑数，多属脾胃湿热证；大便溏结不调，小便短赤，胸胁胀痛，口苦犯呕，舌红苔黄腻，脉弦数，多属肝胃不和证；大便溏薄，甚则完谷不化，小便量少或清长，舌淡苔白腻，脉滑，多属脾胃虚弱证。

三、治疗原则

口黏的治疗当以化湿为主，兼以清热、芳香醒脾、疏肝行气、健脾益气等治法，临证时应注意顾护脾胃。

【辨证论治】

一、脾胃湿热证

症状表现：口舌黏腻，味觉不佳，兼见口干口苦，口出秽气，伴有口渴不欲饮，脘腹胀满，胃纳减退，大便滞而不爽，小便黄赤，舌质红，苔黄腻，脉滑数。

病机分析：脾失健运，聚湿生痰，蕴久化热，湿热上蒸于口，故见口舌黏腻、口苦口臭；湿热困脾，运化失职，故见脘腹胀满、胃纳减退；津不上承，故见口渴，津液未伤故不欲饮；湿性重浊黏滞，故见大便黏滞不爽；舌质红，苔黄腻，脉滑数均为脾胃湿热之象。

治疗方法：清热化湿，芳香醒脾。

代表方药：藿朴夏苓汤（《医原》）加减。藿香15g，厚朴10g，姜半夏9g，赤苓20g，杏仁10g，生薏苡仁20g，白蔻仁9g，猪苓15g，淡香豉15g，泽泻10g，通草9g。

随症加减：口渴甚者，可予黄芩、滑石、竹叶清热利湿；脘腹胀满者，加半夏行气燥湿；胃纳减退者，加苍术、陈皮运脾燥湿；脾胃气虚者，宜加南沙参或太子参、白术健脾益气；兼食滞者，宜加山楂、鸡内金消食导滞。

二、肝胃不和证

症状表现：口中黏腻而苦，伴有胁肋灼热胀痛，口苦泛呕，大便不调，小便短赤，或见寒热往来，身目发黄，或外阴瘙痒，带下黄臭，舌红苔黄腻，脉弦数。

病机分析：肝胆湿热或肝气郁结，肝气横逆犯胃，胃气上蒸于口，故见口中黏腻、口苦泛呕；胁肋为肝经循行之处，肝气郁结，或湿热阻滞气机，不通则痛，故见胁肋灼热胀痛；肝胆湿热，迫使胆汁外泄，故见身目发黄；邪正相争，故见寒热往来；湿性重浊黏腻，与热相合，故见带下黄臭、外阴瘙痒、小便短赤；肝郁乘脾，故见大便不调；舌红苔黄腻，脉弦数均为肝胃不和之象。

治疗方法：清热利湿，疏肝行气。

代表方药：龙胆泻肝汤（《医方集解》）加减。酒炒龙胆草6g，酒炒黄芩9g，酒炒山栀子9g，泽泻12g，车前子9g，酒炒当归10g，生地黄20g，柴胡10g，生甘草6g。

随症加减：若情志不畅者，可加百合解郁安神；胁肋部胀满不舒者，加厚朴、木香行气除满；两胁疼痛、胀痛者，可加川楝子、郁金疏肝止痛。

三、脾胃虚弱证

症状表现：口中黏腻不爽，口淡无味，不思饮食，或口干，但不欲饮，饮则喜热，胃脘发冷，脘腹满闷，困倦乏力，大便溏薄，小便量少，舌淡苔白腻，脉滑而濡。

病机分析：脾胃素弱，或他因损伤脾胃，脾失健运，而湿浊内生，上泛于口，故见口中黏腻不爽、口淡无味；脾胃虚弱，纳运失调，故见不思饮食、脘腹满闷、大便溏薄、小便量少；水湿内停，津不上承，故见口干，津液未伤故不欲饮；脾胃阳虚，失于温煦，故见渴喜热饮、胃脘发冷；清阳不升，故见困倦乏力；舌淡苔白腻，脉滑而濡均为脾胃虚弱之象。

治疗方法：健脾化湿，理气畅中。

代表方药：香砂六君子汤（《医方集解》）加减。党参15g，白术15g，茯苓15g，甘草6g，陈皮12g，半夏9g，木香9g，砂仁（后下）6g。

随症加减：不思饮食者，可加神曲、焦山楂健脾消食；困倦乏力者，加用黄芪、山药益气健脾；大便溏薄，小便量少者加泽泻、猪苓、车前子利水渗湿；伴腹部满闷者，加香橼、佛手行气通络。

【其他疗法】

一、中成药

1. 藿香正气口服液

药物组成：苍术、陈皮、姜厚朴、白芷、茯苓、大腹皮、生半夏、甘草、广藿香、紫苏叶。

功能主治：解表化湿，理气和中。用于内伤湿滞，外感暑湿之脾胃湿热证者。

用法用量：口服，一次1支，一日2次。

2. 香砂养胃丸

药物组成：木香、砂仁、白术、陈皮、茯苓、制半夏、醋香附、炒枳实、豆蔻

（去壳）、姜厚朴、广藿香、甘草。

功能主治：温中和胃。用于胃阳不足，湿阻气滞者。

用法用量：口服，一次1袋，一日3次。

3. 参苓白术散

药物组成：白扁豆、白术、茯苓、甘草、桔梗、莲子、人参、砂仁、山药、薏苡仁。

功能主治：健脾燥湿。用于脾胃虚弱，湿邪阻滞，口中黏腻，食少便溏者。

用法用量：口服，一次1袋，一日3次。

二、单方验方

1. 单方

（1）单方一：生姜50g，洗净切片，开水泡服，代茶饮。功能祛湿散寒温胃。

（2）单方二：佩兰30g，开水泡服，代茶饮。功能芳香化湿。

2. 验方

（1）养胃和中汤：太子参20g，白术9g，茯苓12g，生甘草3g，陈皮9g，麦芽12g，白芍12g，丹参15g，枳壳9g，砂仁6g，半夏6g，瓦楞子12g。水煎服，一日1剂，每剂煎2次，2次药汁混合，分3次服用。功能理气健脾，养胃和中。

（2）清热和胃方：太子参30g，白术15g，丹参15g，血竭5g，柴胡10g，黄芩10g，赤芍10g，白芍10g，水线草10g，蜀羊泉10g，甘草5g。水煎服，一日1剂，每剂煎2次，2次药汁混合，分3次服用。功能清热解毒，补气和胃。

三、外治疗法

1. 推拿

根据辨证予以运脾化湿，选穴中脘、膈俞、胃俞、足三里、脾俞、大椎等进行推、拨、按等手法。

2. 拔罐

根据辨证，选取足阳明胃经、手阳明大肠经、足太阳膀胱经上的穴位。

四、针刺疗法

1. 体针

针刺足三里、天枢、中脘。脾胃湿热证，配内庭、下脘；肝胃不和证，配脾俞、太冲、肝俞；脾胃虚弱证，配胃俞、脾俞。

2. 耳针

常用穴位有脾、胃、神门。脾胃湿热证，加大肠、肾上腺、心；肝胃不和证，加肝、肾、十二指肠、内分泌、交感、皮质下；脾胃虚弱证，加内耳、三焦、心、肾。将王不留行贴于穴位上，每日每个穴位按揉3次，每次以感轻度酸胀感为宜。

五、药膳疗法

1. 茯苓粳米健脾粥

将茯苓 15g，红枣 20g 洗净待用；粳米 100g 洗净后再用清水浸泡半小时；锅置火上，加水适量，纳入粳米，大火煮开后，再纳入红枣、茯苓；煮熟后再调为小火，将粥煮至稠状即可。用于脾胃虚弱而致湿邪留滞者。

2. 赤小豆鲫鱼汤

赤小豆 100g 洗净，清水浸泡 1 天待充分发胀后待用；鲫鱼去鱼鳞及内脏，清洗干净后待用；生姜 20g 切片待用；将锅烧热后倒入油，待油热后下姜片及鲫鱼稍煎片刻，捞起放入砂锅内，加清水，再纳入赤小豆，大火烧开后换为小火慢炖，待汤雪白即可食用。用于湿热阻滞脾胃者。

【预防调护】

一、饮食注意

忌食辛辣油腻生冷食物（如火锅、动物内脏等食物），多食蔬菜、瓜果及粗粮等富含纤维素的食物，以促进肠道蠕动。

二、生活注意

养成良好的生活作息方式，不熬夜，适量运动，保持心情愉悦。注意口腔卫生清洁，掌握正确的刷牙方法，饭后用清水漱口，定时于口腔科洁牙。

【名医经验】

董建华

1. 学术观点

（1）病机认识：本病多因情志不遂、饮食所伤、素体本虚所致的脾胃失于健运，湿阻中焦，运化失司，久聚成浊上泛口腔，从而导致口中黏腻不爽。其中与脾胃湿热最为相关。病理因素主要包括湿阻、热郁、食滞等。

（2）治法心得：口黏临证多因湿热困中，浊气上泛口腔所致，故治疗当以清热祛湿为主。若单用清化之法，其疗效势必不尽如人意，因此临床应灵活运用，随证立法，兼顾理气和胃降逆等方法，以达到调理脾胃的作用，使脾胃功能得以恢复，中焦气机通畅，浊气自降而病自愈。

2. 经典医案

陈某，男，71 岁。

首诊：1987 年 11 月 22 日。

主诉：口中黏腻不爽 1 年。

现病史：患者自觉口中黏腻，滞涩不爽，似有物从胃中上溢口腔，舌尖觉干。病史一年，常含橄榄以缓口黏涩，然初则稍效，中则无效，后则牙痛。舌质红，苔薄黄腻而干，脉细弦。

临证思路：证属湿热困中，上泛口腔。治当清热化湿，理气和胃降逆。本例由于湿热困中，上泛口腔，以致口中黏腻；热邪伤津，则滞涩不爽；胃气上逆，则似物从胃中上逆。舌尖干有二因：一则热邪蒸腾，劫夺心阴；二则湿阻气机，津不达心。橄榄性平味酸甘，食之可酸甘化阴而缓津伤之口涩，然病本究属湿热，非阴虚也，故久含反助湿增热，以致牙痛。舌红苔黄腻而干，则为湿热之征。湿当化，热当清，胃当降。

选方用药：藿香 10g，佩兰 10g，山栀 10g，芦根 20g，瓦楞子 10g，木香 10g，苏梗 10g，佛手 6g，香橼皮 10g，陈皮 10g，枳壳 10g。共 6 剂，一日 1 剂，水煎分服。

用药分析：藿香、佩兰芳化湿浊；山栀、芦根清热燥湿，芦根又可生津止呕；瓦楞子制酸以除牙痛；木香、苏梗、陈皮、枳壳、佛手、香橼皮理气和胃通降，共奏清热祛湿、理气和胃降逆之功。

二诊：1987 年 11 月 28 日。

患者口黏好转，似物上溢感消除，牙痛缓解，仍舌尖干，大便稍干，少寐而烦，舌红苔黄腻，脉弦细。

临证思路：湿得化解，然其黏腻之性，难以数日尽除，且热邪烁肠津以致便干；久病津不达心，以致心血不足而少寐；阳浮于上则烦躁。故当以清化和中，佐以安神。

选方用药：全瓜蒌 15g，芦根 20g，清半夏 9g，陈皮 10g，枳壳 10g，香橼皮 10g，佛手 6g，百合 10g，合欢皮 10g，生龙骨（先煎）15g，生牡蛎（先煎）15g，夜交藤 10g。共 6 剂，一日 1 剂，水煎分服。

用药分析：全瓜蒌、清半夏加强燥湿化浊之功；芦根清热生津止渴；陈皮、枳壳、香橼皮、佛手理气和胃；百合、合欢皮、生龙骨、生牡蛎、夜交藤安神助眠，共起清化和中安神之效。

三诊：药后睡眠转佳，便畅烦消，口黏大愈。

（冯培民　杨春荣）

参考文献

[1] 崔传耀. 茵栀黄口服液治疗口臭口腔异味 82 例临床观察 [J]. 中医临床研究，2015，7 (28)：114 - 115.

[2] 冯军安. 清肝利胆口服液治疗口臭的临床疗效观察 [J]. 中医临床研究，2014，6 (11)：94 - 95.

[3] 李震. 针刺劳宫穴治疗口臭 22 例 [J]. 针灸临床杂志，2009，25 (3)：23.

[4] 秦静. 针刺治疗口臭 15 例 [J]. 中国针灸，2004，24 (9)：9.

[5] 李唯溱，李孟汉，冀健民. 针刺治疗口臭 32 例 [J]. 上海针灸杂志，2014，33 (7)：686.

[6] 曾国志. 祛湿补脾食疗方治疗小儿脾失健运型口臭症临床疗效 [J]. 实用中医药杂志，2018，34 (8)：909.

[7] 王煜, 田苗. 王自立主任医师治疗口臭验案举隅 [J]. 西部中医药, 2014, 27 (9): 30 – 32.

[8] 蒋健. 口甘证治浅析 [J]. 上海中医药杂志, 2013, 47 (3): 61 – 63.

[9] 李世君. 针刺外关、足临泣治疗口苦 50 例 [J]. 中国针灸, 2007, 27 (6): 432.

[10] 林洪生, 李萍萍, 薛冬, 等. 肿瘤姑息治疗中成药使用专家共识 (2013 版) [J]. 中国中西医结合杂志, 2016, 36 (3): 269 – 279.

[11] 吴兵, 张声生. 健脾疏肝除湿化瘀法对腹泻型肠易激综合征患者近期生活质量影响的研究 [J]. 中国中西医结合杂志, 2008, 28 (10): 894 – 896.

[12] 王丹, 杨健, 时昭红, 等. 耳穴贴压治疗肝胃不和型功能性消化不良餐后不适综合征疗效观察 [J]. 中华中医药杂志, 2018, 33 (9): 4224 – 4227.

[13] 王为. 针刺配合耳压治疗痤疮 130 例 [J]. 实用中医药杂志, 2004, 20 (5): 254.

第三节　吐酸

吐酸是指胃中酸水上泛, 随即吐出的病证, 历代尚有"醋心""噫醋"之称。酸水由胃中上泛, 若随即咽下者, 称为"吞酸"; 不咽下而吐出者, 称为"吐酸"。本病主要涵盖了西医学中胃食管反流病、急性胃炎、慢性胃炎、功能性消化不良、消化性溃疡等以吐酸为主要临床表现的疾病。

【源流】

吐酸病名首见于《素问·至真要大论》, 曰: "诸呕吐酸, 暴注下迫, 皆属于热。"又云: "少阳之胜, 热客于胃, 烦心心痛, 目赤欲呕, 呕酸善饥。"首次指出吐酸的病机为胃经有热, 或肝火内郁犯胃, 酝酿成酸。

隋代巢元方《诸病源候论·噫醋候》言: "噫醋者, 由上焦有停痰, 脾胃有宿冷, 故不能消谷, 谷不消则胀满而气逆, 所以好噫而吞酸, 气息醋臭。"认为吞酸为上焦停痰和中焦宿冷所致, 对《黄帝内经》的理论做了进一步补充。

宋代《太平圣惠方》载: "夫五膈气呕吐酸水者, 胸中气滞, 胃有宿冷, 饮水停积, 乘于脾胃, 脾得水湿, 则不能消水谷, 故令气逆胀满呕吐酸水也。"认为本病乃"胸中气滞, 胃有宿冷"所致。

金元时期, 百家争鸣, 各家对吐酸的病因病机亦有不同见解。刘完素在《素问玄机原病式·六气为病·吐酸》中说: "酸者, 肝木之味也, 由火盛制金, 不能平木, 则肝木自甚, 故为酸也。或言吐酸为寒者, 误也。又如酒之味苦而性热……烦渴呕吐, 皆热证也, 其必吐酸, 为热明矣。"强调本病是热邪犯胃所致。而李东垣却认为: "酸者, 收气也, 西方金也, 寒乃金之子, 子能令母实, 故用热剂泻其子, 以泻肺实。若以病机治法作热攻之, 误矣。"二人一主乎热, 一主乎寒, 观点截然不同。朱丹溪在《丹溪心法·吞酸》"附录"中指出: "吐酸是吐出酸水如醋, 平时津液随上升之气郁积而成。郁积之久, 湿中生热, 故从火化, 遂作酸味, 非热而何? 其有郁积之久, 不能自涌而出, 伏于肺胃之间, 咯不得上, 咽不得下。肌表温暖, 腠理开发, 或得香热汤丸，津液得行，亦可暂解，非寒而何？《素问》言热者，言其本也；东垣言寒者，言其末也。"认为本病湿中生热为本，风寒外袭为标。

明代王肯堂《证治准绳》言："嘈杂与吞酸一类，皆由肺受火伤，不能平木，木夹相火乘肺，则脾冲和之气索矣。谷之精微不行，浊液攒聚，为痰为饮。其痰亦或从火木之成化酸，肝木摇动中土，故中土扰扰不宁而为嘈杂如饥状……"认为本病病位涉及肺、肝、脾三脏，病机特点为肝木夹相火乘肺克脾所致。明代秦景明认为，外感和内伤所致的吐酸病机各有不同，并在《症因脉治·外感吐酸水》《症因脉治·内伤吐酸水》中分别做了论述。外感为"平时郁结，水饮不化，外被风寒所束，上升之气，郁而成积，积之既久，湿能生热，湿甚木荣，肝气太盛，遂成木火之化，而吞酸、吐酸之症作矣"，内伤为"恼怒忧郁，伤肝胆之气，木能生火，乘胃克脾，则饮食不能消化，停积于胃，遂成酸水浸淫之患矣"。张景岳在《景岳全书·吞酸》中指出吞酸与吐酸的区别："凡喉间嗳噫，即有酸水如醋浸心，嘈杂不堪者，是名吞酸，即俗所谓作酸也。此病在上脘最高之处，不时见酸而泛泛不宁者是也。其次则非如吞酸之近，不在上脘而在中焦胃脘之间，时多呕恶，所吐皆酸，即名吐酸，而渥渥不行者是也。又其次者则本无吞酸、吐酸等症，惟或偶因呕吐所出，或酸或苦，及诸不堪之味，此皆肠胃中痰饮积聚所化，气味每有浊恶如此，此又在中脘之下者也。但其顺而下行，则人所不觉，逆而上出，则喉口难堪耳。凡此三者，其在上中二脘者，则无非脾胃虚寒不能运化之病，治此者非温不可，其在下脘偶出者，则寒热俱有。"

至清代，多位医家对吐酸的病因病机和治疗做了进一步阐释和总结。在病因病机方面，清代吴谦《医宗金鉴》言："呕吐酸苦，火病胃也。膺背彻痛，火伤胸也。""干呕吐酸苦，胃中热也。"认为该病乃胃火所致。黄元御《素灵微蕴》言："脾主五味，入肝为酸，土燥则乙木直升，土湿则乙木曲陷，吞吐酸水者，湿土而遭曲木，温气抑郁之所化也。谷消气馁，胃虚心空之时，乙木郁冲，故酸水泛滥。"认为本病的发生与肝郁、脾湿有关。吴仪洛《成方切用》言："吞酸、吐酸，亦由肝火上干肺胃，从木之化故酸。"认为本病的发生为肝火上干肺胃所致。高鼓峰在《四明心法》中对吐酸的病因病机做了综合阐述："凡为吞酸，尽属肝木，曲直作酸也。河间主热，东垣主寒，毕竟东垣是言其因，河间言其化也。盖寒则阳气不舒，气不舒则郁而为热，热则酸矣。然亦有不因寒而酸者，尽是木气郁甚，熏蒸湿土而成也，或吞或吐也。又有饮食太过，胃脘填塞，脾气不运而酸者，是怫郁之极，湿热蒸变，如酒缸太甚则酸也。然总是木气所致。"在治法及用药方面，张璐在《张氏医通·呕吐哕·吐酸》中做了详细阐述："若胃中湿气郁而成积，则湿中生热，从木化而为吐酸，久而不化，肝木日肆，胃土日衰，当平肝扶胃，逍遥散服左金丸；若宿食滞于中脘，平胃散加白豆蔻、藿香、砂仁、神曲。"

综上所述，吐酸病名首见于《黄帝内经》，并提出了胃经有热或肝火犯胃的基本病机，至隋代、宋代对其病机做了进一步补充和完善。金元时期针对本病病机形成了百家争鸣的局面，其中刘完素主热，朱丹溪则提出本病乃湿中生热。至明清时期医家从病因病机及治疗等方面进行了补充，提出了恼怒、痰饮、食积等因素致病的病机，其中《张氏医通》中所载方药对现代临床有很强的指导意义，至此形成了较为完整的理论体系。

【病因病机】

一、致病因素

1. 实证

（1）情志因素：肝主疏泄，为将军之脏，郁怒伤肝，肝木疏泄失常，气机阻滞，横逆犯胃，肝郁化热，酿而为酸；或思虑过度，损伤脾胃，脾阳不足，痰浊内聚，酿而成酸。

（2）饮食内伤：胃主受纳，脾主运化，若饮食不节，或过食肥甘厚味醇酒煎炸食物，损伤脾胃，食不消化，湿热内生，酸水上泛口中，发为吐酸；或过食生冷，中阳受伤，致胸膈痞塞，胃气不和而上逆。

2. 虚证

脾胃虚弱：脾胃为后天之本，先天不足亦可影响脾胃，素体禀赋不足或劳倦内伤，脾胃受损，中焦失运，谷不消化，酿而为酸，泛溢口中。

二、病机

吐酸多由情志、饮食、劳倦等因素诱发，病位主要在胃，同时与肝、脾关系密切。胃主受纳，以降为顺；脾主运化，以运为健；肝主疏泄，在味为酸。多种因素可导致肝胃不和或脾胃失运，酸水内聚，随胃气上逆而泛溢口中发病。"肝失疏泄，胃失和降，胃气上逆，酸水泛溢"是本病的主要病机，初起多为实证，迁延日久则虚实夹杂。

【辨治思路】

一、病机辨识

本病多见肝胃不和、肝胃郁热、脾虚湿热、食积胃热、脾胃虚寒、寒热错杂等证。临证当辨寒热，辨脏腑，辨气血，辨虚实。首当辨明本病偏寒、偏热之差异，属热者多由肝郁化热所致，属寒者多属素体脾胃虚寒，临床上受到患者体质、用药等因素影响，寒热错杂证更为常见，可通过"冷热好恶、大便性状、舌苔颜色、脉象"为要点进行辨证。次当辨明病位之在胃、在肝、在脾之分。本病初起可表现为单纯的胃气失和、胃气上逆，而不涉及其他脏腑，此时一般病情较为轻浅。本病的发生与情志因素密切相关，肝胃同居中焦，若肝气郁结，肝失疏泄，则易木不疏土，肝胃不和，日久可郁而化热，致酸水上泛。在脾者多因先天不足或劳倦内伤导致脾胃亏虚，中焦失运，食不消化，酿而为酸。次当辨病之在气、在血。胃为多气多血之腑，气血失和则可影响脾胃功能，导致气机升降不利，血行不畅，瘀阻胃络而出现胸背疼痛、舌质紫黯等表现。

二、症状识辨

酸水：味道酸苦者多属热；味道较淡甚至上泛清水者多属寒。因情志因素诱发者，多病在肝胃；因劳累诱发或加重者，多属虚证；因受寒引起者，多属寒；因进食辛辣诱发者，多属热；因饮食不节所致，伴嗳腐者，多食滞。吐酸所致胸闷痛如窒，肢体沉重，痰多，多为痰浊内阻；胸部刺痛，固定不移，多为气滞血瘀。伴有咽部异物感时，咽中似有物阻塞，咯之不出、咽之不下，多因情志不畅，肝气郁结，循经上逆，结于咽喉；或乘犯脾胃，运化失司，气滞痰凝，痰气结于咽喉所致。伴心烦抑郁，两胁胀满，多为肝郁气滞；伴喉间多痰，咳吐不爽，肢倦纳呆，多为痰气互结。吐酸所致的咳嗽常反复发作，可由肝失条达，郁而化火，上逆侮肺，肺失肃降，气逆作咳；或脾失健运，化痰生热，痰热壅肺，肺失清肃所致。咳嗽阵作，与情绪波动有关，胸胁胀痛，多为肝火犯肺；痰多黄稠，口干面赤，多为痰热郁肺。情志不畅是本病常见的诱发因素，可表现为焦虑抑郁或狂躁易怒两个方面。情绪低落，喜静恶动，多为肝气郁滞；烦躁易怒，喜动恶静，多为肝郁化火。

三、治疗原则

吐酸的临床治疗，以"泻肝和胃，理气降逆"为基本原则，但须根据寒热证型，或疏肝和胃，或清肝和中，或健脾化湿，或辛开苦降，或消导和中。

【辨证论治】

一、肝胃不和证

症状表现：吐酸时作，嗳气频频，胸膈痞满，两胁胀闷，恶心纳差，舌淡红，苔薄白，脉弦细。

病机分析：情志不遂，肝失条达，肝胃气机不和，胃失和降，故见吐酸时作、嗳气频频；两胁为肝经循行之处，肝郁不疏，故见两胁胀闷；中焦气机不利，胃受纳失常，故恶心纳差；舌淡红，苔薄白，脉弦细均为肝胃不和之象。

治疗方法：疏肝解郁，理气和胃。

代表方药：越鞠丸（《丹溪心法》）合逍遥散（《太平惠民和剂局方》）加减。柴胡9g，当归12g，白芍12g，炒白术15g，茯苓15g，香附12g，栀子9g，神曲15g，炙甘草6g。

随症加减：口舌生疮、心烦易怒者，可加黄芩、黄连清热泻火；嗳气频作者，加苏梗、枳壳、柿蒂降逆止呃；胸背闷痛者，可加砂仁、川芎行气止痛。

二、肝胃郁热证

症状表现：吐酸时作，胃脘灼热，口苦而臭，心烦易怒，两胁胀闷，舌红，苔黄，脉弦数。

病机分析：情志不畅，肝失疏泄，郁而化火，横逆犯胃，胃失和降，浊气上泛，故见吐酸时作；肝脉布胁肋，故两胁胀闷；肝火上炎则口苦、心烦易怒；胃火炽盛则口臭、胃脘灼热；舌红苔黄，脉象弦数乃肝胃火郁之象。

治疗方法：疏肝泄热，降逆和胃。

代表方药：化肝煎（《景岳全书》）合左金丸（《丹溪心法》）加减。青皮10g，陈皮9g，芍药12g，牡丹皮12g，栀子9g，黄连6g，吴茱萸1g。

随症加减：烦热口渴者，可加黄芩、焦山栀、龙胆草清肝胃热；反酸较重者，加煅瓦楞子、海螵蛸制酸和胃；大便秘结者，加虎杖、全瓜蒌行气通腑。

三、脾虚湿热证

症状表现：餐后泛酸，脘腹痞满，胸闷不舒，不欲饮食，倦怠乏力，大便溏薄，舌质淡或红，苔薄黄腻，脉细滑数。

病机分析：本证多由禀赋不足或劳倦伤脾，导致脾胃虚弱，运化失职，水湿内停，湿郁化热而致。湿热停聚中焦，气机升降失调，胃气上逆，则见脘腹痞满、呕恶泛酸；胃纳失常，则见不欲饮食；脾失健运，气血生化乏源，肢体失于濡养，则见倦怠乏力；脾运失常，湿热趋下，则大便溏薄；舌质淡或红，苔薄黄腻，脉细滑数皆为脾虚湿热之象。

治疗方法：清热化湿，健脾和胃。

代表方药：四君子汤（《太平惠民和剂局方》）合黄连温胆汤（《备急千金要方》）加减。党参15g，炒白术12g，茯苓15g，黄连6g，半夏9g，竹茹12g，枳实10g，陈皮9g，炙甘草6g。

随症加减：体虚乏力者，可加黄芪、山药健脾益气；口中味浊者，可加佩兰、苍术祛湿化浊；嗳气呕恶者，可加柿蒂、生姜和胃降逆。

四、食积胃热证

症状表现：吐酸频作，嗳腐酸臭，胃脘饱胀，口干口渴，大便臭秽，舌质红，苔黄腻，脉滑数。

病机分析：暴饮暴食，脾胃运化迟滞，宿食停积，酸腐之物随胃气上逆，泛溢口中，则见吐酸频作、嗳腐酸臭；郁而化热，故见胃脘饱胀、大便臭秽、口干口渴；舌红，苔黄腻，脉滑数皆为食积化热之象。

治疗方法：健脾消食，清热化滞。

代表方药：加味保和丸（《古今医鉴》）加减。白术15g，麦芽15g，谷芽15g，莱菔子15g，砂仁6g，茯苓15g，半夏9g，黄芩12g，黄连6g，陈皮9g。

随症加减：若大便秘结、排便不爽者，可加大黄、瓜蒌、枳实行气通便；口干唇燥、潮热盗汗者，可加生地黄、石斛、芦根清热生津。

五、脾胃虚寒证

症状表现：吐酸时作，脘腹胀满，食少纳呆，喜唾涎沫，倦怠乏力，四肢不温，大便溏薄，舌质淡，苔薄白，脉沉迟或细弱。

病机分析：素体脾胃虚弱，或久病、劳倦、饮食不节所伤，或过食生冷，日久不愈，均可发展为本证。脾胃虚寒，运化失司，胃失和降，故见吐酸时作、脘腹胀满、食少纳呆；气血生化乏源，肢体失于温煦濡养，则见四肢不温、倦怠乏力；舌质淡，苔薄白，脉沉迟或细弱均为脾胃虚寒之象。

治疗方法：温中健脾，降逆和胃。

代表方药：黄芪建中汤（《金匮要略》）加减。黄芪 15g，桂枝 9g，白芍 15g，生姜 6g，甘草 6g，大枣 6 枚。

随症加减：四末不温、胃脘冷痛甚者，加川椒、干姜增温中和胃之力；口中味浊、四肢困重者，加藿香、佩兰、苍术醒脾化湿。

六、寒热错杂证

症状表现：反酸嘈杂，胸骨后或胃脘部烧灼不适，胃脘隐痛，喜温喜按，空腹胃痛，得食则减，食欲不振，神疲乏力，大便溏薄或干稀不调，手足不温，舌质红或舌淡胖大，苔白或黄白相兼或黄腻，脉虚弱。

病机分析：脾胃居中焦，为阴阳升降之枢纽，中气虚弱，寒热互结于中焦，气机升降不利，胃气上逆，则见反酸；脾胃气虚，运化失常，则食欲不振、大便溏薄；水谷精微不化，机体失养，则神疲乏力、手足不温；舌质红或舌淡胖大，苔白或黄白相兼或黄腻，脉虚弱均为寒热错杂之象。

治疗方法：辛开苦降，和胃降逆。

代表方药：半夏泻心汤（《伤寒论》）加减。半夏 9g，干姜 6g，黄芩 12g，黄连 6g，党参 15g，甘草 6g。

随症加减：呕吐清水，加竹茹、生姜化痰止呕；大便溏薄者，加炒白术、炒白扁豆、炮姜健脾止泻。

【其他疗法】

一、中成药

1. 加味左金丸

药物组成：黄连、制吴茱萸、黄芩、柴胡、木香、制香附、郁金、白芍、青皮、炒枳壳、陈皮、延胡索、当归、甘草。

功能主治：平肝降逆，疏郁止痛。用于肝郁化火，肝胃不和证。嗳气吞酸，胃痛少食，胸脘痞闷，急躁易怒。

用法用量：口服。一次 6g，一日 2 次。

2. 胃力康颗粒（胃康胶囊）

药物组成：柴胡、赤芍、枳壳、木香、丹参、延胡索、莪术、黄连、吴茱萸、大黄、党参、甘草。

功能主治：泄热和胃，行气活血。用于肝胃郁热，气滞血瘀证者。症见胃脘疼痛，胀闷，灼热，嗳气，泛酸，烦躁易怒，口干口苦。

用法用量：一次 10g，一日 3 次。

3. 枳术宽中胶囊

药物组成：炒白术、枳实、柴胡、山楂。

功能主治：健脾和胃，理气消痞。用于食积胃热证者。症见呕吐，反胃，纳呆，反酸。

用法用量：口服。一次 3 粒，一日 3 次。

4. 三九胃泰颗粒

药物组成：三叉苦、黄芩、九里香、两面针、木香、茯苓、白芍、地黄。

功能主治：清热燥湿，行气活血，柔肝止痛，消炎止痛，理气健胃。用于湿热内蕴，气滞血瘀证者。症见反酸，心口嘈杂，上腹隐痛，饱胀，恶心，呕吐，纳减。

用法用量：开水冲服，一次 1 袋，一日 2 次。

5. 温胃舒胶囊

药物组成：党参、制附片、炙黄芪、肉桂、山药、肉苁蓉、炒白术、炒山楂、乌梅、砂仁、陈皮、补骨脂。

功能主治：温中养胃，行气止痛。用于中焦虚寒证者。症见吐酸嗳气，胃脘冷痛，纳差食少，畏寒无力。

用法用量：口服。一次 3 粒，一日 2 次。

6. 荆花胃康胶丸

药物组成：土荆芥、水团花。

功能主治：理气散寒，清热化瘀。用于寒热错杂，气滞血瘀证。胃脘胀闷，疼痛，嗳气，反酸，嘈杂，口苦。

用法用量：饭前服，一次 2 粒，一日 3 次。

二、单方验方

1. 单方

番石榴 30g，焙干研极细末，过筛，一次 9g，一日 3 次，饭前半小时服。用于胃酸过多、嘈杂者。

2. 验方

（1）验方一：荜茇 15g，姜汁制厚朴 30g。为末，入热鲫鱼肉研，和丸绿豆大。一次米饮下 20 丸。治胃冷口酸流清水，心下连脐痛。

（2）验方二：海螵蛸 120g，砂仁 30g。研末，一次 3g，一日 2 次，开水送服。功能化湿行气，制酸和胃。

三、外治疗法

1. 推拿

取中脘、天枢、章门、足三里、气海、关元等穴位，采用指压法，每穴按揉 2 分钟，以感到轻微的酸胀为度。也可配合按摩法，以双手推、揉脊肋下、胃脘部、任脉线及背部膀胱经线。

2. 膏药

取吴茱萸 5g，白芥子 3g，研为细末，用纱布包扎，外敷中脘穴，一次 20 分钟。用于吐泛清水、胃脘畏寒者。

3. 熏洗

将干姜 30g，肉桂 30g，香附 50g，高良姜 50g 用开水浸泡，待水温后将双足浸入药液中，一次 20 分钟，一日 3 次。用于脾胃虚寒吐泛清水者。

4. 足疗

选取足部胃、膈（横膈膜）、十二指肠、腹腔神经丛等反射区，以中度手法刺激以上反射区各 3~5 分钟，一日 1 次，一次 20~30 分钟，适用于胃酸过多者。

5. 气功

如患者身体状态尚可，可练吐纳导引功。晨起服温开水 7 口，分小口咽下，行站吐纳 21 次，用手拍击胸、腹部，由轻到重，一日 1~2 次，一次 20 分钟。如患者体弱，可取坐式或卧式，先行全身放松，然后自然放松，用腹式呼吸 2~3 次后，意守丹田，放松中脘。一日 2~3 次，一次 20 分钟。

四、针灸疗法

1. 体针

针刺中脘、内关、足三里。肝胃郁热，配肝俞、期门、膈俞、梁门、梁丘、阳陵泉、太冲；郁热较盛者，可刺金津、玉液出血；脾胃湿热，配内庭、厉兑；胃阴不足证，配三阴交、太溪；脾胃虚弱，配神阙、气海、章门、下脘、关元、天枢；饮食积滞，配脾俞、下脘；寒证用补法，并加艾灸。

2. 耳针

常用穴位有食管、贲门、胃、内分泌、神门、交感、脾、肝穴等。每次取 2~3 穴，强刺激，留针 20~30 分钟，每日或隔日 1 次。

3. 穴位注射

常用穴位有胃俞、膈俞、足三里、中脘等。注射药物可选用甲氧氯普胺注射、维生素 B_6 注射液，隔日 1 次，可用于胃食管反流病所致的吐酸。配合内服中药，疗效更佳。

五、药膳疗法

荷蒂粥：取荷叶蒂 1 个，全瓜蒌 5~10g，粳米 50~100g，冰糖适量。将荷叶蒂和全瓜蒌榨汁后去渣，与粳米同煮，煮熟后放入冰糖适量。每次少量，一日多次食用。

用于吐酸、呕吐者。

【预防调护】

一、饮食注意

进食应细嚼慢咽，避免吃刺激性食物如辣椒、芥末、烈性酒、咖啡、胡椒粉、蒜、薄荷等，以及促进胃液分泌的食物如多纤维的芹菜、韭菜、黄豆芽、海带、甜食、红薯等。避免吃生冷及不易消化的食物。减少脂肪的摄入。烹调以煮、炖、烩为主，不用油、煎、炸。饭菜要软烂、容易消化，以减轻胃的负担。日常膳食中应有足够的营养素，如蛋白质和易消化的食物。

二、生活注意

保持情志舒畅，解除七情致病因素。适当休息，适时增减衣物，预防感受外邪。养成良好生活习惯，不穿紧身衣，肥胖者应注意减肥，夜间症状明显者可适当抬高床头。

【名医经验】

徐景藩

1. 学术观点

（1）病机认识：吐酸的发生以肝郁气滞为起病之源，气郁化热为病机关键。反流一症，当属胃气上逆。咽中不适，主要为痰气交阻。烧心，有灼热感，以气郁化热为多。嘈杂得食即缓者属中虚，食后辄发者常因气郁于中，胃失和降或气郁化火所致。气郁可致疼痛、吞咽不利。总之，本病初起以气病为主，气机郁滞，津液敷布失常，聚而成痰，肝郁气滞日久可化热，甚则气滞血行不畅，瘀血内停。

（2）治法心得：疏肝解郁，理气和胃为治疗吐酸的常用方法，常用柴胡疏肝散。临证之时，须变通方药，随症加减。对于证属肝胃郁热者，以泻肝清热、和胃降逆为治疗大法，常选用左金丸、大黄甘草汤、济生橘皮竹茹汤（橘皮、竹茹、麦冬、枇杷叶、半夏、茯苓、甘草、人参）等，加减应用。口苦、反流味苦，胆热逆胃者，酌配青蒿、黄芩、海金沙、碧玉散等。若患者病程日久，久病入络，且多肝气郁结，常出现血滞胃络，使病情缠绵难愈，故理气应不忘活血。

2. 经典医案

李某，女，37岁。

首诊：2005年5月26日。

主诉：胸咽不适3年余，加重伴泛酸2个月。

现病史：患者起病已3年，胸咽不适，胃脘痞胀，时有嗳气，无泛酸，无恶心呕吐，无腹痛腹泻。2年来体重减轻7.5kg，经来胸乳胀痛，经常头痛，心悸，时有早搏，2003年及2004年2次胃镜检查为浅表性胃炎，疣状改变，患者未予重视。近2

个月来，患者自觉症状加重，食后胸骨后疼痛，嗳气泛酸，口干口苦，2005年3月16日于连云港第一人民医院胃镜示胆汁反流性胃炎（胃窦散在斑片状充血及糜烂，幽门开放，胆汁反流入胃，黏液糊黄、量多）、反流性食管炎，食管中下段有纵行条状糜烂，腹部B超示胆囊壁毛糙增厚。现患者嗳气泛酸时作，自觉口干口苦，进食后症状明显，胸骨后疼痛，胃脘痞胀，无恶心呕吐，无腹痛腹泻，纳食可，大便干结，小便尚调，夜寐欠安。舌尖红，苔薄白而干，中有裂纹，脉细。

临证思路：患者中年女性，妇人多气少血，经行乳房胀痛，胃脘痞胀，嗳气泛酸等皆是肝气郁结，气机不畅之表现。久病不愈，气郁化火，炼灼津液，患者大便干结，口干口苦，舌尖红，苔薄白而干，中有裂纹皆提示阴伤。辨证属气滞郁热伤阴，肺胃失宣，拟法理气泻肝，和胃利咽。

选方用药：青皮6g，陈皮6g，白芍15g，黄连2g，法半夏6g，木蝴蝶5g，鹅管石15g，重楼10g，刀豆壳20g，柿蒂10g，麦冬15g，绿梅花10g，枇杷叶15g，杏仁10g，百合20g。一日1剂，分2次煎服。上方服14剂。

用药分析：组方取化肝煎之意。方中用青皮长于破气开郁散结，陈皮长于理气化痰运脾，两者合用，共奏疏肝理气解郁之功；白芍养阴柔肝，既制气药之燥性，又缓筋脉之挛急。患者咽喉不利，徐老擅用木蝴蝶利咽开音，常与麦冬相配，也可两者代茶饮，频频饮服。鹅管石可宣通食管，能治胸膈痞闷。柿蒂、刀豆壳可和胃降逆。法半夏化痰降逆。患者女性，情志素有不畅，百合养阴安神，黄连、重楼清心火，绿梅花为理气佳药，理气而不伤阴。用杏仁、枇杷叶开宣肺气，有肺胃同治之意。

二诊：2005年6月10日。

诉口干改善，未见泛酸，时有嗳气，胸脘隐痛，食后尤甚，右下腹时有结瘕，大便不畅，曾行痔疾手术，苔薄白，脉细弦。患者服药半个月，疗效颇佳，续以加强疏肝和胃之功，兼以利咽。

选方用药：紫苏梗10g，香附10g，黄连2g，半夏10g，白芍15g，甘草3g，佛手10g，鸡内金10g，刀豆壳15g，麦芽30g，百合20g，丝瓜络10g。续服14剂。

用药分析：患者泛酸缓解，去前方鹅管石、柿蒂；加丝瓜络，性味平和，《本草纲目》记载其"能通人脉络脏腑"，与其他行气利咽药物配伍可化咽喉之痰浊。

三诊：患者诸症皆除，继服上方半个月，停药后历月余而颇安。

（王凤云　谢璟仪）

参考文献

[1] 王永炎，严世芸. 实用中医内科学 [M]. 上海：上海科学技术出版社，2009.

[2] 高树中，冯学功. 中医熏洗疗法大全 [M]. 山东：济南出版社，1998.

[3] 程爵棠，程功文. 足底疗法治百病 [M]. 2版. 北京：人民军医出版社，2007.

[4] 王捷虹，张咏梅，王沧文，等. 半夏泻心汤加味配合穴位注射治疗胃食管反流病56例 [J]. 四川中医，2013（2）：92-94.

[5] 周银秀. 穴位注射配合中药内服治疗NERD中虚气逆证的疗效观察 [J]. 湖北中医杂志，2013，35（10）：57.

[6] 王雪莲，陈荣，陈永忠. 穴位注射治疗及护理反流性食管炎45例 [J]. 中医药导报，2014 (2)：91 - 92.

[7] 谢永新，李晓湘，王敬. 百病饮食自疗 [J]. 北京：中医古籍出版社，1987.

[8] 韩莉，陆为民. 徐景藩疏肝清热法治疗反流性食管炎肝胃郁热证的经验 [J]. 中医药导报，2016 (3)：20 - 22.

第四节　嘈杂

嘈杂俗名"嘈心""烧心症"，是指胃中空虚，似饥非饥，似辣非辣，似痛非痛，莫可名状，时作时止的一种病症，常兼有嗳气、吐酸等，亦可单独出现。本病主要涵盖了西医学反流性食管炎、功能性消化不良、慢性胃炎和消化性溃疡等疾病。

【源流】

嘈杂病名的确立及对病因病机、治法方药的阐释首见于元代朱丹溪《丹溪心法·嘈杂》，曰："嘈杂，是痰因火动。"认为痰湿、热邪是导致嘈杂发生的主要病因病机。在治法和遣方用药方面，朱丹溪提出"治痰为先，姜炒黄连，入痰药。用炒山栀子、黄芩为君，南星、半夏、陈皮为佐，热多加青黛……食郁有热，炒栀子、姜炒黄连无不可。肥人嘈杂，二陈汤少加抚芎、苍术、白术、炒山栀子。嘈杂若湿痰气郁，不喜食，三补丸加苍术，倍香附子"。至明代，嘈杂的概念逐渐明晰。虞抟《医学正传》言："夫嘈杂之为证也，似饥非饥，似痛不痛，而有懊不自宁之状者是也。其证或兼嗳气，或兼痞满，或兼恶心，渐至胃脘作痛。"

至明代，张景岳将嘈杂分为了火嘈、痰嘈和脾气虚寒之嘈杂，在《景岳全书·嘈杂》中云："此证有火嘈、有痰嘈、有酸水浸心而嘈。大抵食已即饥，或虽食不饱者，火嘈也，宜兼清火；痰多气滞，似饥非饥，不喜食者，痰嘈也，宜兼化痰；酸水浸心而嘈者，戚戚膨膨，食少无味，此以脾气虚寒，水古不化者，宜温胃健脾……总之，嘈杂一证，多由脾气不和或受伤脾虚而然，所以治此者，不可不先顾脾气。"王肯堂《证治准绳·嘈杂》言："嘈杂与吞酸一类，皆由肺受火伤，不能平木，木夹相火乘肺，则脾冲和之气索矣。谷之精微不行，浊液攒聚，为痰为饮。其痰亦或从火木之成化酸，肝木摇动中土，故中土扰扰不宁而为嘈杂如饥状，每求食以自救，苟得少食则嘈杂亦少止，止而复作，盖土虚不禁木所摇，故治法必当补土伐木，治痰饮，若不以补土为君，务攻其邪，久久而虚，必变为反胃，为泻，为痞满，为眩晕等病矣。"论述了嘈杂发病不唯由于实热，补充了脾虚在嘈杂病机中的重要作用，对后世亦有启发。

清代林珮琴在前人的基础上对嘈杂的论治又做了补充和发展，其在《类证治裁·嘈症》中提出："若胃过燥，则嘈杂似饥，得食暂止，治当以凉润养胃阴，或稍佐微酸；若热病后胃津未复，亦易虚嘈，治当以甘凉生胃液，或但调其饮食；若胃有痰火，或恶心吞酸，微烦少寐，似饥非饥，治宜清火，稍佐降痰；又有脾胃阳衰，积饮内聚，似酸非酸，似辣非辣，治宜温通；但由脾虚饮食不化，吐沫嗳腐，治宜健运。"

综上，嘈杂最早见于元代《丹溪心法》，提出了痰湿、气郁、食积、热邪均可导致本病的发生，并详细记录了相应方药，对后世具有很强的指导意义。至明清时期本病的概念逐渐明确，张景岳等医家对脾虚致病的病因病机做了补充，形成了较为完整的嘈杂辨证论治体系。

【病因病机】

一、致病因素

1. 饮食不节

饮食不节，暴饮暴食，脾胃受损；或过食辛辣香燥、醇酒肥甘或生冷黏滑食物，滞于中焦，痰湿内聚，郁而化热，痰热内扰而成嘈杂。

2. 情志不和

肝主疏泄，喜条达而恶抑郁；或忧郁恼怒，肝失条达，横逆犯胃，肝胃不和，气失顺降而致嘈杂。

3. 脾胃虚弱

素体脾胃亏虚，或病后胃气未复，阴分受损，或饮食不节，损伤脾胃，胃虚气逆，扰乱中宫而致嘈杂。

4. 营血不足

因素体脾虚，或思虑过度，劳伤心脾，或失血过多，均能造成营血不足，胃失濡润而致嘈杂。

二、病机

嘈杂主要与饮食不节、情志不和、气血亏虚等因素有关。病位在胃，其与脾、肝关系密切。胃居中焦，主受纳，以降为和，气血阴阳失和则可影响胃之通降，导致胃气不和，中土不宁。其病机可概括为痰热、肝郁、胃虚、血虚四个方面，以脾胃虚弱为本，痰湿、热邪、气郁等为标。

【辨治思路】

一、病机辨识

本病多见痰热内扰、肝胃不和、脾胃气虚、胃阴不足、营血亏虚等证，临证当首辨虚实，次辨寒热，再辨气血。本病有虚、实之分。偏于实者，多由肝气郁结、脾胃气机升降失常，产生血瘀、痰湿、火郁、食积等病理产物，导致脾胃纳运失常，中土不宁；偏于虚者，多由久病或劳倦，导致胃失濡养，中虚气逆，有脾胃气虚、胃阴不足和营血不足之分。次当辨明寒热，偏于热者，多为痰热内扰或阴虚化热所致；偏于寒者，多由脾胃气虚发展而来。就气血而言，在气者可见于肝气郁结、横逆犯胃，或胃阴不足、胃体失养者；在血者多为营血亏虚，或为失血过多，或为脾胃气虚，运化失常，气血生化乏源所致。

二、症状识辨

嘈杂而伴恶心吐酸、胃脘烧灼感者，多属热；嘈杂时作时止，吐泛清水或酸水者，多属寒。因情志诱发者，多病在肝胃；因劳累诱发或加重者，多为气虚或血虚；因进食油腻加重者，多属痰热。嘈杂而伴恶心呕吐，胃脘烧灼，舌红，脉数者，多属热证；嘈杂时作时止，吐泛清水，舌淡，脉沉细者，多属寒证；呕吐酸腐，嗳气吞酸，舌苔腻，脉滑者，多为食积所致。多食易饥，舌红，脉弦滑数者，多属实热证；饥而不欲食，舌红少苔，脉细数者，多属胃阴亏虚；胸闷不思饮食，舌苔白腻，脉滑者，多属痰湿；食欲不振，口淡无味，食后脘胀，舌淡胖，脉沉细者，多属虚证、寒证。

三、治疗原则

脾胃位居中焦，胃气宜通、宜降、宜和，通则胃气降，降则气机和，和则纳运正常，故嘈杂的治疗应抓住通、降、和三法，同时应注意顾护胃气。

【辨证论治】

一、痰热内扰证

症状表现：嘈杂，恶心吐酸，口渴喜冷，心烦易怒，或胸闷痰多，多食易饥，或似饥非饥，不思饮食，舌质红，舌苔黄腻，脉滑数。

病机分析：饮食伤胃，积滞不化，湿浊内留；或肝气失畅，郁而化热，气机不利，痰热内扰而致嘈杂。胃气失和，则不思饮食、恶心吐酸；热扰心神，则心烦易怒；痰浊内蕴，胸阳不展，则胸闷痰多；舌质红，舌苔黄腻，脉滑数，均为痰热内扰之象。

治疗方法：清热降火，化痰和胃。

代表方药：黄连温胆汤（《备急千金要方》）加减。黄连 6g，清半夏 9g，竹茹 12g，枳实 10g，陈皮 9g，茯苓 15g，甘草 6g。

随症加减：胃痛者，加延胡索、五灵脂活血止痛；腹胀者，加厚朴、莱菔子行气除满；嗳气者，加代赭石、旋覆花和胃降逆；泛酸者，加瓦楞子、海螵蛸和胃制酸；便秘者，加大黄泄热通便。

二、肝胃不和证

症状表现：胃脘嘈杂如饥，似有烧灼感，嗳气或泛酸，两胁不舒，发作与情绪有关；妇女可兼经前乳胀，月经不调。舌质淡红，苔薄白，脉弦。

病机分析：肝主疏泄，若忧郁恼怒，使肝失条达，横逆犯胃，致肝胃不和，气失顺降，而致嘈杂、嗳气泛酸；肝脉布两胁，肝气郁结，故两胁不舒；肝失疏泄，冲任气血失调，故月经不调、经前乳胀；舌质淡红，苔薄白，脉弦均为肝胃不和之象。

治疗方法：抑木扶土，疏肝和胃。

代表方药：四逆散（《伤寒论》）加味。柴胡 9g，白芍 12g，枳实 10g，炙甘草

6g，紫苏梗 12g，香附 12g。

随症加减：烦躁失眠者，可加黄连、栀子清热泻火；月经不调者，可加牡丹皮、郁金调经舒郁；两胁胀痛者，可加香橼、川楝子疏肝行气。

三、脾胃气虚证

症状表现：嘈杂时作时止，吐泛酸水或清水；或恶心呕吐，食少纳差，脘腹胀满，便溏。舌质淡，边有齿痕，苔薄白，脉细弱。

病机分析：素体虚弱、劳倦或饮食所伤，以致胃虚气逆，扰乱中宫，故见嘈杂、恶心呕吐；脾胃亏虚，脾失健运，故食少纳差、脘腹胀满；舌质淡，边有齿痕，苔薄白，脉细弱均为脾胃气虚之象。

治疗方法：健脾益气，调中和胃。

代表方药：香砂六君子汤（《古今名医方论》）。党参 15g，白术 15g，茯苓 15g，陈皮 9g，半夏 9g，木香 6g，砂仁 6g，甘草 6g。

随症加减：肢冷畏寒、喜进热饮者，可加桂枝、干姜温运脾阳；嗳腐吞酸者，可加神曲、麦芽、谷芽消食导滞；肢体困重、舌苔滑腻者，可加苍术、藿香、佩兰祛湿化浊。

四、胃阴不足证

症状表现：嘈杂时作时止，饥而不欲食，食后饱胀，口干舌燥，大便干燥，舌质红，少苔或无苔，脉细数。

病机分析：胃阴不足，胃失濡养，胃虚气逆，故见嘈杂；胃气失和，受纳失常，故见食后饱胀；阴虚津亏，故见口干舌燥、大便干燥；舌质红，少苔或无苔，脉细数均为胃阴不足之象。

治疗方法：滋阴生津，和胃止嘈。

代表方药：益胃汤（《温病条辨》）加减。生地黄 12g，麦冬 15g，北沙参 15g，玉竹 12g。

随症加减：五心烦热、失眠盗汗者，加天花粉、知母、黄连清泻胃火；大便燥结者，加瓜蒌仁、火麻仁润肠通便；泛酸者，加瓦楞子、海螵蛸和胃制酸。

五、营血亏虚证

症状表现：嘈杂，面黄唇淡，心悸头晕，夜寐多梦，健忘，舌质淡，苔薄白，脉细弱。

病机分析：营血不足，心脾亏虚，胃失濡养，故见嘈杂；心脑失于濡养，心神不宁，清窍不利，故心悸头晕、夜寐多梦、健忘；面黄唇淡，舌质淡，苔薄白，脉细弱均为营血亏虚之象。

治疗方法：益气补血，补益心脾。

代表方药：归脾汤（《正体类要》）加减。白术 15g，党参 10g，生黄芪 15g，当归 12g，炙甘草 6g，茯苓 12g，远志 9g，酸枣仁 15g，木香 6g，龙眼肉 15g，生姜 6g。

随症加减：乏力气短者，加山药、仙鹤草益气健脾；吐泛清水者，加吴茱萸、高良姜温中和胃；便溏者，加薏苡仁、白扁豆健脾渗湿止泻；腹胀者，加厚朴、大腹皮行气消胀。

【其他疗法】

一、中成药

1. 舒肝片

药物组成：砂仁、豆蔻、醋制延胡索、陈皮、茯苓、川楝子、沉香、木香、白芍、片姜黄、枳壳、厚朴。

功能主治：助消化，舒气开胃，消积滞，止痛除烦。用于肝郁气滞，肝胃不和，两胁刺痛，饮食无味，消化不良，呕吐酸水，早饱嘈杂，周身窜痛者。

用法用量：口服，一次4片，一日2次。

2. 香砂养胃丸

药物组成：木香、砂仁、白术、陈皮、茯苓、制半夏、醋香附、炒枳实、豆蔻、姜厚朴、广藿香、甘草。

功能主治：温中和胃。用于脾胃气虚，胃痛隐隐，脘闷不舒，呕吐酸水，嘈杂不适，不思饮食，四肢倦怠者。

用法用量：口服，一次9g，一日2次。

3. 小建中颗粒

药物组成：白芍、大枣、桂枝、炙甘草、生姜、饴糖。

功能主治：温中补虚，缓急止痛。用于脾胃虚寒，脘腹疼痛，喜温喜按，嘈杂吞酸，食少心悸者。

用法用量：一次15g，一日3次。

4. 养胃舒颗粒

药物组成：党参、陈皮、黄精、山药、玄参、乌梅等。

功能主治：扶正固本，滋阴养胃，行气消导，调理中焦。用于胃热型慢性胃炎所引起的胃脘灼热，隐隐胀痛，手足心热，口干，纳差，消瘦等阴虚嘈杂者。

用法用量：一次1~2包，一日2次。

5. 薯蓣丸

药物组成：薯蓣、当归、桂枝、六神曲、干地黄、豆黄卷、甘草、人参、川芎、芍药、白术、麦冬、杏仁、柴胡、桔梗、茯苓、阿胶、干姜、白蔹、防风、大枣。

功能主治：调理脾胃，益气和营。用于气血两虚，脾肺不足所致之胃脘痛、嘈杂、虚劳等症者。

用法用量：口服，一次2丸，一日2次。

二、单方验方

1. 单方

鸡蛋壳若干，去内膜洗净，候干后（或炒黄后）研极细末。成人一次3g，一日2

次，开水送服。用于胃酸过多、嘈杂者。

2. 验方

（1）验方一：煅瓦楞子 30g，炙甘草 10g，研成细粉末。一次 3g，一日 3 次，口服。用于嘈杂、吐酸者。

（2）验方二：白术 120g，黄连 15g，橘红 30g。上药为细末，神曲糊丸，如绿豆大。一次 50 丸，姜汤送下，一日 3 次，口服。用于胃热之嘈杂、吐酸者。

三、外治疗法

1. 推拿

可选用脾俞、胃俞、三焦俞、气海、关元、中脘。选用推、揉、抖颤、点按等手法。根据证型选取相应穴位及手法。

2. 膏药

取吴茱萸 25g，研末，过 200 目筛，用适量食醋和匀，外敷涌泉穴，一日 1 次，一次 30 分钟。用于吐泛酸水或清水、便溏者。

3. 熏洗

将生姜 30g 捣烂，香附 15g 研成细粉，共置于一容器内，冲入开水，待水温后搅匀，熏洗胃脘部，每次 20 分钟，一日 2 次，3 日为 1 个疗程。用于胃阴亏虚所致的嘈杂。

4. 足疗

以中等力度手法刺激足部胃、食管、颈、腹腔神经丛、肾反射区各 3～5 分钟，每次 30 分钟，每日 1 次。用于胃酸过多或胃酸分泌不足所引起的烧心、嘈杂者。

四、针灸疗法

1. 体针

针刺足三里、梁丘、公孙、内关、中脘。胃热者，加内庭；肝郁者，加期门、太冲，针用泻法；胃阴不足者，加三阴交、太溪，针用补法；脾胃虚寒者，加气海、脾俞、胃俞，针用补法，可配合灸法。

2. 耳针

主穴取胃、脾、膈、交感、神门，配穴取胰胆、肝、小肠、内分泌、枕。每次取 2～3 穴，强刺激，留针 20～30 分钟，每日或隔日 1 次。用于慢性胃炎所致的胃脘疼痛、嘈杂者。

五、药膳疗法

五汁安中饮：取牛乳六分，梨汁、藕汁、生姜汁、韭菜汁各一分共煮，缓炼成膏状，徐徐频服。用于久病嘈杂，身体虚弱者。

【预防调护】

一、饮食注意

三餐定时定量，细嚼慢咽，避免进食过烫、过冷和辛辣刺激的食物，戒烟酒。慎用对胃黏膜有损伤的药物，如非甾体消炎药、糖皮质激素等。

二、生活注意

注意气候变化，及时添加衣物，防寒保暖。保持心情舒畅，保持正常的生活作息规律，避免过度劳累。

【名医经验】

一、危北海

1. 学术观点

（1）病机认识：临床上多数浅表性胃炎的中医辨证为脾虚肝郁，肝胃不和或肝脾不和之证。通畅是脾胃的基本功能，本来脾胃素有虚弱，加上肝气犯胃、胃失和降，脾亦从而不运，出现一系列脾胃升降不和之证，并伴发有湿阻、食积、痰结、血瘀和热郁之象。

（2）治法心得：治疗上强调"通降"之法，主要达到疏解壅塞、消散郁滞。其中关键有两点，一在于调达肝木，二在于升清降逆。临床上应结合具体患者，结合辨证论治的精神而灵活掌握。结合临床经验，肝木克土，肝气不畅方面有郁结、横逆、火灼、木乘之分，因此临证治疗有疏肝、抑肝、清肝和柔肝之剂。在升清降逆方面，总以气滞为主，虽有脾虚，但如气滞明显，不宜一味补之，过用甘腻反滋痞满，可在补中益气之中加枳实、佛手、大腹皮之属，使升中有降；气滞湿困者，可用藿香、佩兰、半夏、厚朴、滑石以芳香淡渗，湿去则脾运。若脾虚食滞，则用鸡内金、焦三仙、砂仁、炒莱菔子等以消导化积，食化则纳自振。

2. 经典医案

宋某，女，72 岁。

首诊：2010 年 5 月。

主诉：胃脘嘈杂 3 个月。

现病史：患者 3 个月前因情志不遂出现胃脘嘈杂；伴食少腹胀，嗳气，胸闷气短，夜寐不实，头汗及上半身汗出，口干，大便不爽，3~4 天一行，舌黯红，苔白厚，脉弦滑。曾做上消化道造影，诊断为慢性浅表性胃炎，经服中西药治疗，效果不佳。

临证思路：此患者由于情志不遂日久，肝郁气滞，横逆犯胃，肝胃郁热而致胃脘嘈杂、嗳气、泛酸、食少；热扰胸膈则胸闷、气短；热扰心神而见夜寐不实；热迫津液外泄则汗出；胃热上涌，故见头及上半身汗出；热伤津液则口干；肝胃郁热，腑气不畅，故大便不爽、腹胀；舌黯红，苔白厚，脉弦滑均为肝胃郁热之象。

选方用药：茵陈30g，栀子6g，北沙参30g，瓜蒌仁30g，生地黄30g，薤白15g，旋覆花20g，代赭石30g，丁香6g，柿蒂15g，鸡内金30g，枳实15g，大腹皮15g，黄芪30g，浮小麦30g，钩藤30g，石菖蒲30g，酸枣仁30g，生龙骨30g，知母30g，黄芩15g，甘草6g，三七粉（冲服）3g。共7剂，水煎服。

用药分析：方中茵陈、栀子、黄芩清肝湿热，沙参、生地黄凉血清热和胃，丁香、柿蒂、旋覆花、代赭石和胃降逆，瓜蒌、薤白、三七粉宽胸利膈，鸡内金、枳实、大腹皮理气消胀，石菖蒲、知母、酸枣仁清心安神，龙骨、钩藤平肝清热，黄芪、甘草、浮小麦益气敛阴止汗。胃属阳明燥土，得阴则安，加入养阴和胃之品可收良效。

二诊：2010年5月。

胃脘嘈杂明显好转，食欲增，睡眠好，大便不爽，但能每日1次排便，仍有腹胀，头汗及上半身汗出，舌苔白，脉弦滑。前方有效，守法继进。上方加牡蛎30g。共7剂，水煎服。

用药分析：继用上方诸药以疏肝清热和胃。牡蛎性微寒，有重镇安神、收敛止汗之功。

三诊：患者病情好转，再服上方7剂后病除。

二、徐景藩

1. 学术观点

（1）病机认识：胃的主要特性之一是"体阳用阴"。"体阳"是指胃的组织结构和生理功能具有温热、运动的特性；"用阴"是指胃需腐熟水谷所赖的主要物质，具有液状而濡润的特点。胃阳与胃阴共同完成胃所特有的消化功能，并借以维持人体各脏腑间的动态平衡。由于胃阴是消化腐熟水谷的重要物质基础，五脏皆禀气于胃，只有胃阴充足，人体津液才有化生之源。脾胃乃气机升降之枢纽，胃阴不足，胃失润降之性，脾气不升，郁而成滞，气郁生热，久则耗伤阴液，气滞津凝而成湿浊。

（2）治法心得：用药须注意养阴勿过于滋腻，化湿勿过于辛燥，以免滋阴助湿，燥湿伤阴。养阴以甘凉为宜，如麦冬、沙参、芦根等，佐以甘平、甘酸，如山药、白芍、甘草等品。鲜石斛（铁皮石斛或金石斛）甘凉微寒，生津之效著而不致碍于化湿，枫石斛亦擅生津养阴，实在无药，暂用川石斛干货，但养阴之力稍弱。若湿渐去而胃阴尚亏者，可据证参用玉竹、乌梅、生地黄等。化湿以微辛微苦为主，炒陈皮（或橘皮、橘白）、法半夏、川朴花、佩兰等为一般常用之品。参以甘淡的薏苡仁、芦根、茯苓、川通草之类。湿浊经久难化者，可用石菖蒲宣窍化湿（按《灵枢》所述，胃亦有窍）。此外，如藿香芳香化湿，鼓舞脾胃；益智仁温脾化湿，均可据症配入。

2. 经典医案

赵某，男，50岁。

首诊：2005年9月。

主诉：胃脘部痞胀嘈杂1年余。

现病史：患者 1 年来上腹部嘈杂、痞胀，终日难忍，不知饥，进食减少，得食后饱胀，需少食、多走，方得逐步缓解。渐而感觉上腹有"板滞不通"之感，较之以前更为难受，嗳气不得，得矢气则舒，大便日行一次，不黑。经检查胃及十二指肠未发现溃疡，诊为慢性胃炎。服中、西治胃病之药甚多，胃胀、嘈杂未见改善，心烦神倦，体重亦减轻，特来求治。舌质淡红，舌苔腻，边白中黄，脉象稍弦。

临证思路：患者主症以上腹痞胀、嘈杂不适为苦，诊断为"胃痞""嘈杂"无疑。已历 1 年许，曾经服中药百余剂，大多为香砂六君、二陈之类，亦曾服左金、四逆散等方，谓服后并无改善，症状反而加重，思想上甚为痛苦。可见此例虽为一般胃病，但属疑难之证，以往亦多次服用西药（包括抑酸剂、胃黏膜保护剂、促胃动力药等），效亦不著。考虑其中既有气滞，又有湿热浊邪，久羁不去，试从清热化浊行气为法。

选方用药：炒川黄连 3g，制川厚朴 10g，炒枳壳 10g，陈皮 10g，法半夏 10g，制香附 10g，五灵脂 10g，黑丑 10g，良姜 5g，佛手 10g，白芍 15g，炙甘草 3g，麦芽 30g，通草 5g。3 剂，每日 1 剂，2 次煎服，服后端坐约半小时。

用药分析：胃腑体阳用阴，气滞不畅，兼有湿热，体用失常，通降失司。方以厚朴行气除满，伍陈皮、半夏化湿。五灵脂、黑丑为"五香丸""灵丑散"方，两药相配，擅于泻浊。黄连、良姜寒温并用、消痞和中。益以通草通达宣畅，枳壳、佛手、麦芽和中理气助运化。白芍为柔润之品，以冀刚柔相济，炙甘草调和诸药，使胃中湿去、气行、浊化，症状得以缓解。

二诊：2005 年 9 月。

自觉胃部胀满、嘈杂之症稍有改善，上午已不著，下午及傍晚仍觉痞胀、嘈杂；大便通畅而微溏，日行一次，且多矢气。舌苔不腻，无黄苔而呈薄白之色。继以清热化浊行气之法，患者苔腻已化，酌加养阴之品以防阴伤。守法继进，上方去川黄连、良姜，加入麦冬 15g。共 7 剂，水煎服。

用药分析：本例患者属湿热气滞证，试投诸药，症状逐渐好转，继用前方，撤去黄连、良姜，加入麦冬一味益胃养阴，痞胀与嘈杂渐获向愈。

三诊：痞胀与嘈杂基本消失，饮食正常，精神已好转。

以后每周服 2～3 剂，1 个月后停药观察，随访半年，症状未发作。

（王凤云　谢璟仪）

参考文献

[1] 王永炎，严世芸. 实用中医内科学［M］. 上海：上海科学技术出版社，2009.

[2] 周仲瑛. 中医内科学［M］. 北京：中国中医药出版社，2004.

[3] 曲祖贻. 中医简易外治法［M］. 北京：人民卫生出版社，1959.

[4] 程爵棠，程功文. 足底疗法治百病［M］.2 版. 北京：人民军医出版社，2007.

[5] 欧阳八四，高洁，杨晓辉. 耳部反射区按摩保健法［M］. 南京：江苏科学技术出版社，2006.

[6] 陈宇基，文安怡. 以定标活检技术评价胃痞方合黄芪针穴注治疗慢性萎缩性胃炎脾胃虚弱证的疗效［J］. 广州中医药大学学报，2016，33（3）：317－320.

[7] 石维娜, 郝杰, 刘玉清, 等. 穴位注射治疗浊毒内蕴型慢性胃炎疗效观察 [J]. 亚太传统医药, 2017, 13 (9): 116-117.

[8] 谢永新, 李晓湘, 王敬. 百病饮食自疗 [M]. 北京: 中医古籍出版社, 1987.

[9] 危北海. 慢性胃炎的诊治经验 [J]. 中国临床医生杂志, 2012, 40 (1): 10-15.

[10] 陆为民, 徐丹华. 国医大师徐景藩治疗慢性萎缩性胃炎胃阴不足证的经验 [J]. 时珍国医国药, 2014 (9): 2263-2264.

[11] 徐景藩. 徐景藩脾胃病临证经验集粹 [M]. 北京: 科学出版社, 2010.

第五节 嗳气

嗳气是指胃中浊气上逆, 经食管由口排出的病症。多因感受外邪, 或饮食不节, 或痰火内扰, 或七情内伤等导致脾胃不和, 胃失和降, 清浊升降失常, 气逆于上而成。嗳气可见于吞气症、功能性消化不良、胃食管反流病、急性胃炎、慢性胃炎、消化性溃疡、胃癌、胆囊炎、胰腺炎等疾病。

【源流】

《黄帝内经》无嗳气之名, 称其为"噫"。《类证制裁·卷之三》有"嗳气, 即《内经》所谓噫也"之说;《说文解字》释"噫"为"饱食息也";《素问·宣明五气》曰:"五气为病, 心为噫。"《素问·痹论》又云:"心痹者, 脉不通, 烦则心下鼓, 暴上气而喘, 嗌干善噫, 厥气上则恐。"皆认为噫与心相关, 噫为心之气。《灵枢·经脉》将噫归为脾经之病,"脾足太阴之脉……是动则病舌本强, 食则呕, 胃脘痛, 腹胀, 善噫", 而《灵枢·口问》还提出了"噫者, 补足太阴阳明", 论述了噫的针灸治疗法则。《黄帝内经》将噫的病位归于心、脾, 且认为与胃有关, 在针灸治疗中提出"补足太阴阳明"这一法则。

东汉时期,《难经·十六难》提出"假令得脾脉, 其外证: 面黄, 善噫", 将噫气归因于脾。张仲景在《伤寒论·辨太阳病脉证并治下第七》中提出"伤寒汗出, 解之后, 胃中不和, 心下痞硬, 干噫, 食臭, 胁下有水气, 腹中雷鸣下利者, 生姜泻心汤主之""伤寒发汗, 若吐若下, 解后, 心下痞硬, 噫气不除者, 旋覆代赭石汤主之", 提出了噫的治疗方: 生姜泻心汤和旋覆代赭汤, 为后世医家所沿用。《金匮要略·五脏风寒积聚病脉证并治第十一》中也有"问曰: 三焦竭部, 上焦竭善噫, 何谓也? 师曰: 上焦受中焦气未和, 不能消谷, 故能噫耳", 提出了噫属"上焦竭"所见症状, 且论述其病机为中焦气不和, 不能运化水谷, 影响上焦。

《伤寒论》中对噫气的治疗方法仍为后世所沿用, 如唐代孙思邈的《千金翼方·卷第九》中就沿用了张仲景的生姜泻心汤和旋覆代赭汤治疗噫气。

宋金时期, 噫气多与吞酸合并论述, 如宋代的《太平惠民和剂局方》中只有"噫气吞酸""噫醋吞酸""心悬噫醋"等表述, 并未单独论治噫气。金代医家李东垣在《脾胃论》中提出了应用加减平胃散治疗噫气, 曰:"加减平胃散治脾胃不和, 不思饮食, 心腹胁肋, 胀满刺痛, 口苦无味, 胸满气短, 呕哕恶心, 噫气吞酸……"此处噫气也是和吞酸并见的。

嗳气病名始见于元代的《丹溪心法》，但仅有一句"嗳气胃中有火有痰"中提到本病，并将嗳气的病因归于胃火和痰饮。朱丹溪的《金匮钩玄》亦对"嗳气"有表述，"噫气吞酸，此系食郁有热，火气上动""嗳气，胃中有火、有痰"。嗳气病名的出现无疑是一次巨大的进步，而朱丹溪对嗳气的病机阐释，仍为后世所沿用。自丹溪之后，明清医家更加关注嗳气的论治，虽常将嗳气与吞酸嘈杂一同论述，但也逐渐开始单独论述嗳气的病因病机、脉象、鉴别诊断、辨证及治法，甚至将嗳气的论治独立成篇章。

明代医家虞抟的《医学正传》便有单论嗳气的病因病机及治法，曰："嗳气，胃中有火有痰，用南星、半夏、软石膏、香附作丸，或煎服之。盖胃中有郁火，膈上有稠痰也。"虞抟对于嗳气的病因病机认识与朱丹溪相同，认为是"胃中有火有痰"，并沿用了朱丹溪的命名方式，当与吞酸连用时称"噫气"，单论时称嗳气。龚廷贤在《万病回春》中单篇论述嗳气，所提出的嗳气病因病机除"胃中有火有痰"外，还提出"嗳气有胃寒者"的论述并提出了应以理中丸治疗。孙一奎则在《赤水玄珠》中提出"噫"是"心变动之声"，是"胸中之气不交通，寒气客于胃"导致的。

清代时期，嗳气的病因病机、鉴别诊断、辨证及治法都逐渐完善。清代张璐的《张氏医通》中提出嗳气病机都为"胃中窒塞，气不宣通"，认为虽然有因为饮食过量导致的，但治法应该是消导，批评一味克伐，提倡兼补兼消，曰："嗳气皆属胃中窒塞，气不宣通，上迫而出也，然有饮食太过，嗳出如败卵气者，则当审所伤何物而消导之，亦有胃弱不能克化而然者，此宜兼补兼消，不可纯用克伐也。"林珮琴在《类证治裁》中总结前人论述，整理出嗳气的病因病机有"脾病善噫""寒气客于胃""脾胃气滞""胃虚气滞"，并罗列出不同的治法，如镇逆用旋覆代赭汤、降气用苏子降气汤、虚滞用十味保和汤及和胃煎、祛痰用和胃二陈汤、虚饱用养中煎等。沈金鳌在《杂病源流犀烛》中提出治疗嗳气应当兼顾治脾与平肝，曰："古人胃病治肝实，有见于此，所以嗳气嘈杂吞酸恶心诸症，于理胃药中，必加平肝之品也。"这一时期除了对嗳气的病因病机及治疗方法进行补充外，还对嗳气的辨证方法和鉴别诊断进行了论述，如林之翰在《四诊抉微·声审寒热虚实》中就总结了虚嗳、实嗳和胃寒嗳气的区别，曰："嗳气者，胃中不宽也（胃虚亦发嗳，然实嗳声长而紧，得嗳则快；虚嗳声短而促，得嗳虽松，不觉其快）。嗳逆冷气者，胃之寒也。"何梦瑶在《医碥》中则提出了嗳气和呃逆的鉴别方法，曰："即《经》所云噫气，由气不得舒，故嗳以出之，理与呃逆通。彼则气闭而逆冲，自作响以出；此则气滞而不冲，故藉噫以出之也。"李学川在《针灸逢源》中也对嗳气和呃逆进行了鉴别，曰："腹胀嗳气曰噫，噫者饱食之息，即嗳气也。呃呃连声曰哕。今以呃逆名之。中焦呃逆，其声轻而短，水谷为病也；下焦呃逆，其声恶而长，虚邪相搏也。"这些鉴别诊断为后世临床区分呃逆和嗳气提供了参考。

综上所述，嗳气最早称为"噫"，首见于《黄帝内经》，并提出了噫气的病位在心、脾，至元代朱丹溪对其病名进行了规范，首次提出嗳气。在嗳气这一名词出现后，噫气有时也与嗳气并列，用以表示不同类型的嗳气。到明代对嗳气的病因病机做了进一步补充和完善。清代医家则在嗳气的病因病机、鉴别诊断、辨证、治疗等方面进一步发挥，至此形成了较为完整的理论体系。

【病因病机】

一、致病因素

1. 实证

（1）感受外邪：《素问·六节藏象论》曰："肺者，气之本。"肺主一身之气，又主宣发肃降，与嗳气的发病有着极其紧密的关系。肺之宣发肃降可直接影响三焦气机，成为胃气和降的重要因素之一，故肺气得宣亦是胃气得降的保证。外感六淫，邪气壅阻于肺，肺气失宣，浊气内留，胃气上逆，则发嗳气。正如《伤寒论·平脉法》所云："三焦不归其部，上焦不归者，噫而酢吞。"

（2）内伤饮食：脾主运化，胃主受纳，脾与胃同居中焦，通过受纳、升降、化生以输转水谷精微，降泄谷粕湿浊，完成对饮食的消化、吸收、转输。脾胃升降、化纳、燥湿相反相成，相互依赖的功能特征，构成了脾胃运化的基本形式。脾气升清有赖胃降泻浊阴，胃浊阴下降有赖于脾升清阳，脾升胃降；脾喜燥恶湿，胃喜湿（润）恶燥，脾胃燥湿相济，则中焦运化协调。若是饮食不节，饥饱失常，或是饮食结构不合理，则会损伤脾胃，致使气机升降失调。《古今医统·脾胃不和有痰有火》曰："嗳气多是胃气不和，窒塞不通。"脾胃的纳化、升降、化生失常，导致胃气上逆，发为嗳气。

（3）情志内伤：肝主疏泄助中焦运化，即"土得木而达"（《素问·宝命全形论》）；肝能促进脾胃的升降运化功能和胆汁的分泌排泄；同时具有疏通、畅达气机，促进精血津液的运行输布，调畅情志的多种功能。若肝失疏泄，横逆犯胃则易致胃气上逆而发嗳气；并伴有胸膈满闷、胁肋胀痛、反酸、胃中嘈杂、咽堵咽干等症状，且每因情绪变化而诱发或加重。正如叶天士有言："肝为起病之源，胃为传病之所。"

2. 虚证

（1）禀赋不足：脾胃虽为后天之本，但若是先天体质虚弱、根基不牢，也会引起后天的脾胃虚弱，脾胃升降失常，胃气上逆，发为嗳气。

（2）久病耗伤：久病可耗伤脾胃，导致脾胃不足，运化失健；或久病之后，元气未复，失于调养，可使脾胃虚弱，胃气上逆，发为嗳气。

二、病机

嗳气病位在胃，与肝、脾、肺相关。嗳气的病机：早期以实证为主，日久损伤脾胃，中气不足，可由实转虚；脾胃素虚，复为饮食所伤，或成痰生饮，则因虚致实，出现虚实并见的复杂病机。由于肺失宣肃、肝郁气滞、肝脾不和、病久脾胃气虚，最终导致脾胃升清降浊功能失常，使胃失和降、胃气上逆。

【辨治思路】

一、病机辨识

嗳气的病因不同，其病机也有所不同。感受外邪者，有外邪犯肺，肺气宣发、肃降失调而致胃气上逆；也有外邪直中于胃，致胃气上逆。情志不调者，肝气不疏，横逆犯胃，致胃气上逆；饮食不节者，宿食积滞，脾胃气机失调，胃气上逆；素体虚弱者，脾胃虚弱，升降失调，胃气上逆。不论嗳气因何而作，其核心病机都是升降失调，胃气上逆。治疗应以降气和胃为根本。

二、症状识辨

嗳气是胃中浊气上逆，经食管由口排出。除嗳气外，还可兼见其他症状。嗳气酸腐，脘腹胀满者，多为宿食停滞，属实证。嗳声频作而响亮，嗳气后脘腹胀减，嗳气发作因情志变化而增减者，多为肝气犯胃，属实证。嗳气低沉断续，无酸腐气味，兼见纳呆食少者，多为胃虚气逆，常见于老年人或久病体虚之人，属虚证。嗳气频作，无酸腐气味，兼见脘痛者，多为寒邪客胃，属寒证。

三、治疗原则

嗳气病位在胃，与肺、脾、肝密切相关。因此，在治疗过程中要注意辨明病因病机，以和胃降逆为主，结合健脾、疏肝、宣肺之法。

治疗嗳气不可一概而论，应谨守病机，分清主次，因势利导，寒者热之，热者寒之。脾胃虚寒者，选用温热之品温中健脾，运达中州；胃有积热者，选用清胃泄热之品降胃火，理胃气。

胃气以降为顺，和胃降逆为治疗嗳气的重要法则。需要强调的有两点：第一，和胃固然可以降逆，通腑同样可以降逆，腑气通则胃中腐熟水谷得以下，胃气自然随而降之。因此，临床上常联合运用降逆和胃法与导滞通肠法。第二，虽然嗳气总由胃气上逆所致，但导致胃气上逆的病因病机诸多，远非一律降逆和胃所能概治，还包括理气、化湿祛痰、健脾益气、温中散寒以及清泄郁热等，需审证求因，辨证施治，如此则不降逆而嗳气自除。

【辨证论治】

嗳气在临床上常多种证型并见，不宜拘泥于辨证分型，应结合患者主症和次症，分析错综复杂的病机，从而总结出诊疗思路。以胃为本，综合舌脉，分清虚实，辨证论治。

一、寒邪客胃证

症状表现：嗳气暴作，遇冷加重，畏寒，喜暖。舌淡苔白，脉弦紧。

病机分析：因外感寒邪或食寒饮冷，寒邪阻滞中焦气机，胃失和降，胃气上逆，故见嗳气，且遇冷加重；舌淡苔白，脉弦紧均为寒邪客胃之象。

治疗方法：温胃散寒，降逆止嗳。

代表方药：良附丸（《良方集腋》）合香苏散（《太平惠民和剂局方》）加减。高良姜6g，香附6g，紫苏15g，陈皮12g，炙甘草6g。

随症加减：腹部畏寒者，加吴茱萸温中散寒。

二、饮食积滞证

症状表现：嗳气酸腐，不思饮食，脘腹痞闷胀满，或恶心呕吐，或腹痛大便滞下秽臭，或腹满便秘。舌苔浊腻，脉滑。

病机分析：不知节制，过度饮食，脾胃难以消磨运化，宿食积滞肠胃，气机升降失调，重浊之气不降反升，发为嗳气。

治疗方法：降逆理气，导滞消食。

代表方药：越鞠丸（《丹溪心法》）加减。栀子12g，六神曲15g，香附9g，川芎12g，苍术15g，木香9g，槟榔9g。

随症加减：嗳气严重者，可加旋覆花、代赭石降逆止嗳；腹胀甚者，加大腹皮通腑之滞。

三、痰火蕴胃证

症状表现：嗳气胸闷，心中懊恼，食少，或呕吐痰涎，或兼眩晕，咳痰。舌质红，苔黄腻，脉滑数。

病机分析：胃中积热痰郁，或因饮食不当而致痰涎内生，痰火客胃，胃气不和，火气与痰浊上逆，故见嗳气、呕吐痰涎。

治疗方法：清热化痰，和胃降逆。

代表方药：温胆汤（《三因极一病证方论》）加减。半夏9g，竹茹12g，枳实12g，陈皮9g，甘草6g，茯苓12g。

随症加减：头身沉重者，加通草、车前子利水渗湿；脘腹胀满者，加枳壳、木香理气消胀。

四、肝胃不和证

症状表现：嗳气时作，嗳后仍感胸胁胀痛不舒，或兼腹胀不思饮食，或兼精神抑郁不畅，常因精神刺激诱发或加重。舌质红，舌苔白，脉弦或弦细。

病机分析：肝气犯胃者，气机不畅，则胃脘胁肋胀闷不舒，气郁化火，胃失和降，则嗳气吞酸；肝失条达，心神不宁，则烦躁易怒。舌质红，苔白，脉弦或弦细均为肝胃不和之象。

治疗方法：疏肝解郁，和胃降逆。

代表方药：四逆散（《伤寒论》）加减。柴胡9g，枳实12g，芍药12g，炙甘草6g，乌药9g，人参9g，沉香12g，槟榔12g。

随症加减：呕恶、反胃者，加旋覆花、生赭石、沉香降逆和胃；纳呆、食少者，加神曲、枳实、槟榔消食导滞；嘈杂吞酸者，加黄连、吴茱萸清肝泻火；胃痛甚者，加延胡索行气止痛。

五、脾胃虚弱证

症状表现：嗳气时作时止，嗳气低弱，食欲不振，神疲乏力，面色少华，或泛吐清水。舌质淡，苔白润，脉迟缓。

病机分析：饮食不节，或劳倦伤中，脾胃之气受损；或素体阳气虚弱，脾胃无以温养，升降失司则虚气上逆，故嗳气之声低弱无力，气不得续；脾胃俱虚，则食少乏力；阳虚则水饮停胃，故泛吐清水。舌质淡，苔白润，脉迟缓均为脾虚之象。

治疗方法：补益脾胃，升清降逆。

代表方药：①旋覆代赭汤（《伤寒论》）加减：旋覆花12g，代赭石12g，人参9g，半夏9g，炙甘草6g，生姜6g，大枣9g。②升降汤（《医学衷中参西录》）加减：黄芪15g，人参9g，升麻9g，柴胡9g，桔梗12g，枳实12g，麦冬12g，五味子12g，玉竹12g，炙甘草6g。

随症加减：脘腹胀满者，加苏梗、陈皮理气消胀；久泻、脱肛者，可选用黄芪、升麻、柴胡补气升阳。

【其他疗法】

一、中成药

1. 胃苏颗粒

药物组成：苏梗、香附、陈皮、香橼、佛手、枳壳、槟榔、鸡内金。

功能主治：理气消胀，和胃止痛。用于肝郁气滞，胃脘胀痛，窜及两胁，得嗳气或矢气则舒，情绪郁怒则加重，胸闷食少，排便不畅；以及慢性胃炎见上述证候者。

用法用量：用适量开水冲服，搅拌至全溶。若放置时间长有少量沉淀，摇匀即可。一次1袋，一日3次。15天为1个疗程。

2. 温胃舒胶囊

药物组成：党参、附子、炙黄芪、肉桂、山药、肉苁蓉、白术、山楂、乌梅、砂仁、陈皮、补骨脂。

功能主治：温中养胃，行气止痛。用于中焦虚寒所致的胃脘冷痛、腹胀嗳气、纳差食少、畏寒无力；以及慢性萎缩性胃炎、浅表性胃炎见上述证候者。

用法用量：口服，一次3粒，一日2次。

3. 健胃消食口服液

药物组成：太子参、陈皮、山药、麦芽、山楂。

功能主治：健胃消食。用于脾胃虚弱所致的食积，不思饮食，嗳腐吞酸，脘腹胀满；以及消化不良见上述证候者。

用法用量：口服，一次 10mL，一日 2 次。在餐间或饭后服用，2 周为 1 个疗程。

4. 摩罗丹（浓缩丸）

药物组成：百合、麦冬、石斛、茯苓、白术、三七、延胡索、乌药、鸡内金、玄参、当归。

功能主治：和胃降逆，健脾消胀，通络定痛。用于慢性胃炎（浅表性胃炎/萎缩性胃炎）7 种证型（肝气犯胃证、寒邪客胃证、饮食伤胃证、湿热阻胃证、瘀血停胃证、脾胃虚寒证、胃阴亏虚证）及兼夹证（多种证型同时出现）者。

用法用量：口服，一次 8 丸，一日 3 次。

5. 荆花胃康胶丸

药物组成：土荆芥、水团花。

功能主治：理气散寒，清热化瘀。用于寒热错杂，气滞血瘀所致的胃脘胀闷疼痛、嗳气、反酸、嘈杂、口苦；以及十二指肠溃疡见上述证候者。

用法用量：一次 2 粒，一日 3 次，饭前服用。

6. 达立通颗粒

药物组成：柴胡、枳实、木香、陈皮、清半夏、蒲公英、焦山楂、焦槟榔、鸡屎藤、党参、延胡索、六神曲。

功能主治：清热解郁，和胃降逆，通利消滞。用于肝胃郁热所致胃脘胀满、嗳气、纳差、胃中灼热、嘈杂泛酸、脘腹疼痛、口干口苦；以及动力障碍型、功能性消化不良见上述症状者。

用法用量：一次 1 袋，一日 3 次，饭前温开水冲服。

7. 东方胃药胶囊

药物组成：柴胡、黄连、香附、白芍、法落海、枳实、大黄、延胡索、川芎、地黄、牡丹皮、吴茱萸、薤白、木香。

功能主治：疏肝和胃，理气活血，清热止痛。用于肝胃不和，瘀热阻络所致的胃脘疼痛、嗳气、吞酸、嘈杂、饮食不振、躁烦易怒，以及胃溃疡、慢性浅表性胃炎见上述证候者。

用法用量：口服，一次 4 粒，一日 3 次。

8. 延参健胃胶囊

药物组成：人参、制半夏、黄连、干姜、黄芩、延胡索、炙甘草。

功能主治：健脾和胃，平调寒热，除痞止痛。用于治疗本虚标实，寒热错杂之慢性萎缩性胃炎，症见胃脘痞满、疼痛、纳差、嗳气、嘈杂、体倦乏力者。

用法用量：口服，一次 4 粒，一日 3 次。

二、单方验方

1. 单方

（1）刀豆散：刀豆衣或种子晒干，于热锅中或土灶内烤酥脆，研粉，米汤调服，一次服 3~5g。此为成人单次用量，小儿减半。或鲜刀豆衣或种子 30g，水煮取汁，分

3 次饮服。此为成人 1 日量，小儿减半。用于多种原因所致的嗳气者。

（2）橘皮饮：橘皮 60g 加水 500mL，煮沸 2~3 分钟即可。取汗频频饮用，亦可嚼食橘皮。橘皮辛苦温，辛散苦降，温和不峻，芳香醒脾，长于理气健脾，和胃降逆。

（3）鸡内金粉：鸡内金 6g，食盐少许。共研细末，饭前温开水送服，一日 1 次，连续数日。功能消食导滞，开胃降逆。用于食阻中焦，气机不降者。

2. 验方

肉桂 3g，干姜 6g，石斛 10g，黄精 12g，党参 10g，香橼皮 8g，娑罗子 6g，苏子 8g，菊花 10g，枇杷叶 8g，五味子 5g，远志 6g，甘松 5g，稻芽 15g，鸡屎藤 40g。水煎服，一日 2 次。功能温补肝肾，疏肝宣肺，宁心安神，醒脾和胃。

三、外治疗法

1. 推拿

缺盆、膻中穴位可采用指压法，每穴按揉半分钟，以感到轻微的酸胀为度。也可配合摩法，以双手顺时针方向推、揉腹部，以中脘穴为重点。胃中寒冷，摩腹加气海穴，时间 2 分钟；横擦左侧背部，以透热为度。胃中燥热，横擦八髎以透热为度；按、揉足三里、大肠俞以酸胀为度。气郁痰阻，按、揉胸腹部中府、云门、膻中、章门、期门，以及背部的肺俞、肝俞、膈俞、胃俞，均以酸胀为度；横擦胸上部，以透热为度；斜擦两胁，以微有热感为度；按、揉内关、足三里、丰隆，以酸胀为度，每穴均半分钟。正气亏虚者，横擦左侧背部脾胃区域；直擦督脉，均以透热为度；按、揉足三里、内关穴各半分钟。

2. 膏药

复方丁香开胃贴（丁香、苍术、白术、豆蔻、砂仁、木香、冰片，辅料为羟苯乙酯、薄荷油、月桂氮草酮），置药丸于胶布护圈中，药芯对准脐部（神阙穴）贴 12 小时以上，一日 1 帖，3 帖为 1 个疗程。

3. 足疗

选取足部脑垂体、甲状腺、甲状旁腺、胃、胰、十二指肠（均只按左足）反射区。先用扣指法在脑垂体点按 3 分钟，然后用拇指推掌法推压甲状腺、甲状旁腺各 2 分钟，最后用单示指扣拳法扣压胃、胰、十二指肠各 2 分钟。

四、针灸疗法

1. 体针

针刺中脘、内关、足三里、膈俞。胃寒，加灸梁门；胃热，针泻陷谷；阳虚，加灸气海；阴虚，针补太溪；肝气横逆，针泻期门、太冲。

2. 耳针

常用穴位有膈、交感、胃、肝、脾。在穴位范围找压痛点，强刺激，留针 30 分钟。

五、药膳疗法

1. 姜茶饮

鲜姜 15g，红茶适量。鲜姜捣烂取汁去渣，加红茶适量用开水浸泡，待红茶泡开，即可饮用。功能温胃降逆。鲜姜辛温，温胃降逆；红茶温胃，助鲜姜以温中止逆。用于胃寒者。

2. 刀豆葱枣饮

带须葱白30g，刀豆20g，大枣10枚，红糖适量。以上三味放水同煮20分钟，加红糖适量，放温后饮用即可。功能温胃通阳降逆。方中葱白辛温，散寒通阳；刀豆温寒降逆；大枣和胃；红糖温胃。四者协同温胃通阳，用于胃中寒滞所致嗳气者。

3. 碧玉饮

竹笋30g，绿豆30g，冰糖30g，柿蒂6g。共煮，取汁，顿服。竹笋、绿豆、冰糖主清胃泄热；柿蒂降逆。用于嗳气又见口臭烦渴者。

4. 苦胆赤小豆

鲜猪苦胆1个，赤小豆20粒。将赤小豆纳入猪苦胆中，阴干后共研为细粉。每日2g，分2次，用白开水冲服。猪苦胆性味苦寒，清热泻火；赤小豆健脾。用于胃热上逆所致嗳气。

5. 橘柿汤

橘皮15g，柿蒂10g，姜汁适量。水煮，取汁，顿服。橘皮、柿蒂行气降逆，取生姜汁辛散之功以助行气降逆。用于因情志不畅，气机郁滞的嗳气者。

6. 桂圆干粉

桂圆干7个，干姜3g，煅赭石15g。将桂圆干连核放入炉中，煅炭存性，研为细末，分4次服，一日2次，用干姜、煅赭石煎汤送下。桂圆肉甘平，补气血，益心脾，既不滋腻，又不壅气，为滋补良药；干姜温中阳；代赭石为重镇降逆之要药。用于脾胃虚弱，气机不降引起的嗳气者。

【预防调护】

一、饮食注意

嗳气的患者应避免碳酸饮料、油炸食品、咖啡、牛奶、奶酪、甜食、豆类、面包及辛辣食物。

二、生活注意

嗳气患者要注意调整情绪，保持心理健康，保证足够的活动量，规律作息，避免熬夜。

【名医经验】

一、路志正

1. 学术观点

（1）病机认识：

①升降论：脾胃为人体气机升降之枢纽。脾主升，胃主降，脾胃功能正常，则可

调理一身气机，使清阳得升，浊阴得降。若脾胃升降失常，则出现胃气上逆的呃逆、嗳气、呕恶、反胃的症状。

②温阳论：脾胃居于中焦，属阴土，是为后天之本，其作用的发挥需要阳气的温运。饮食不节、恣食肥甘厚味，损伤脾胃阳气，酿湿生热，出现胃脘胀痛、嗳气、反酸、呃逆、口干口苦、大便黏腻等症。即所谓"脾胃之症，始则热中，终传寒中"。

③燥湿互济论：脾为阴，喜燥恶湿，体阴而用阳；胃为阳，喜润恶燥，体阳而用阴。润与燥是脾胃的生理特性。若燥湿相兼为病，即"燥郁不能行水而又夹湿，湿郁不能布精而又化燥"，则会出现既有燥热津液不足之象，又有湿浊内阻的表现。湿困遏脾土，影响脾胃功能，可使机体产生湿邪，导致嗳气、恶心、脘腹痞闷不舒、食欲欠佳、纳食偏少。

（2）治法心得：

①调升降：脾宜升，以运为健；胃宜通降，以通为补。临床治疗中脾病多以补药、温药、升药为主，在补脾的同时加入行气药，使补而不胀。胃病以通降为主，通降才能使气滞、湿阻、痰浊、水饮、食积、瘀血、胃火邪气得除。若胃病同时出现脾虚，要补中有行，升中有降，以防补而壅滞碍胃。当胃气通畅时，要脾胃同调。

②温阳运脾："阳之动始于温，温气得而谷精运。"中焦脾土阳气升发，脾气散精，则水谷精微得升，水湿得化。在温运脾阳之时，也不忘顾护胃阴。

③顾润燥：脾喜燥恶湿，胃喜润恶燥。临床治疗燥邪所致疾病时，以润药治燥，不忘以燥药佐之，勿使滋阴太过而湿邪内生；以燥法治湿时，要顾护阴液，勿使温燥太过而有伤阴之弊，燥湿互济，即治燥证少佐燥药，治湿证加以润药，同气相求，帮助药物直达患处。

2. 经典医案

胡某，女，50岁。

首诊：1981年3月14日。

主诉：腹胀伴嗳气2年。

现病史：2年前患者无明显诱因出现腹胀伴嗳气，胃中嘈杂、喜矢气，心慌气短，四肢肿胀，时有自汗，背痛，寒热往来，胸中懊恼，失眠，小便时黄，大便时干或不爽，苔薄黄，舌红，脉弦细微数。

临证思路：此为邪热阻滞心下，气机不利，则心下痞、腹胀、胃中嘈杂、喜矢气、嗳气；脾虚气分不足，故心慌气短、四肢肿胀、时自汗；营卫不和而背痛、寒热往来；热扰心经，波及小肠，故胸中懊恼、失眠、小便有时黄；脾虚气机失常，则大便时干或不爽；脾虚湿郁化热，故舌红、苔薄黄、脉弦细微数。证属脾虚湿滞化热，阻滞胃脘，气机不利而致痞。

选方用药：半夏9g，干姜2g，黄连6g，黄芩9g，太子参9g，甘草6g，香橼皮9g，白芍12g。5剂，一日1剂，水煎服。

用药分析：邪热在胃，故用黄连、黄芩苦寒直折，清其邪热；气机不利，热则壅滞，故用半夏、干姜之辛以散之，又可温中暖脾。四药合用，辛开苦降，可清脾胃湿热。脾胃气虚，当补益之，因有邪热，不宜峻补，故用太子参、甘草；气机壅滞不利，故用香橼皮；诸药或开或散或苦寒直折或益气，有偏燥之嫌，故加白芍，取燥湿相济之用。

二、田德禄

1. 学术观点
（1）病机认识：

①清降论："胃肠为市"，胃为水谷之海，无物不受，以降为顺，"降"是胃生理特点的集中体现。病理上以"胃气壅滞"为主。嗳气的病位在胃，属胃气不降，上逆而嗳气。田教授提出当代脾胃病多实、多郁、多热（火）的特点，应用"清降"的理法。胃主受纳腐熟水谷，"传化物而不藏"，必须与脾气运化相互配合，脾失健运，清气不升，则胃气不能和降；胃气上逆，则发生呕吐、嗳气、呃逆、反胃等病证。肝气疏泄，畅达气机，促进和协调脾胃之气的升降运动，肝失疏泄，影响胃气降浊，胃气上逆而为病。胃气郁滞日久，还可因水反为湿，谷反为滞，导致食、湿、热、瘀、痰、毒等病理产物的产生。强调清热导滞以降胃气，并贯彻于所有疾病治疗之始终。

②内疡论：嗳气是多种疾病的一个表现，尤其是反流性食管炎、慢性胃炎、消化性溃疡和功能性消化不良，多伴有嗳气症状。田教授受外科痈疡学说启发，首次提出"内疡"说，认为胃为气血之海，肝藏血，脾统血，故脾胃病必壅滞气血，日久生热蕴毒，甚则化腐成脓，是口腔、食管、胃肠溃疡形成的主要原因。

（2）治法心得：治疗胃疾，以清降为先。在"清降"理论思想指导下研制的实痞通（苏梗、荷梗、炙香附、陈皮、焦三仙、连翘、蒲公英、土贝母等），临床疗效肯定。

具有"降"作用的常用药物分为三类：一线药主要有枳实、苏梗、陈皮、刀豆子、旋覆花、代赭石等；二线药主要有秦艽、威灵仙；三线药主要为黑丑、白丑。

具有"清"作用的常用药物：一是清热燥湿药，常用黄连、黄芩、黄柏、大黄。二是清热解毒药，常用连翘、蒲公英、虎杖。

田教授还以香苏散为基础，将苏叶换为苏梗，变解表为理气消胀，去掉炙甘草以防其甘温壅滞胃气，加炒枳实、生薏苡仁、清半夏、茯苓、焦三仙、连翘等组成理气消胀合剂，将香苏散变为理气消胀、化痰和胃之方，作为胃病治疗的基础方。食滞者加焦三仙或焦四仙，湿阻用藿香、佩兰，湿热用黄芩、黄连、黄柏，热毒用连翘、蒲公英、虎杖，痰浊用川贝母、郁金，血瘀用丹参、三七、生蒲黄、乌贼骨、赤芍，痰湿瘀毒用生薏苡仁、莪术、白花蛇舌草。

田教授在用药上，注意顾护脾胃，反对苦寒攻下之品，以防苦寒伤胃，如大黄、芒硝，主张轻清郁热、疏导气机；同时，常加荷叶、荷梗、柴胡、青蒿等升清药物，以恢复气机升降。

2. 经典医案
张某，女，54 岁。
首诊：2009 年 12 月 17 日。

主诉：腹胀伴嗳气频 1 个月。

现病史：患者 1 个月前无明显诱因出现上腹胀满，伴嗳气频、烧心，无口苦，无恶心呕吐，无胃胀胃痛，无胸闷心慌，纳差，大便不成形，晨起 2 次，就诊于外院。胃镜诊断为"中度萎缩性胃炎，重度肠化"。间断服用药物治疗，缓解不明显，近日出现心痛、面色黄，为求进一步中医治疗来诊。舌红，苔中黄腻，脉弦滑有力。

临证思路：本例症见腹胀、嗳气、烧心，结合舌脉，四诊合参，属肝胃不和证。治以调肝和胃，理气消胀。

选方用药：苏梗 10g，荷梗 10g，制香附 10g，香橼皮 10g，焦三仙各 10g，连翘 15g，砂仁（后下）3g，木香 10g，炒枳实 10g，炒白术 12g，百合 30g，台乌药 10g，炒薏苡仁 30g。7 剂，一日 1 剂，水煎服。

用药分析：本方系香苏散加减，苏梗、荷梗、制香附、香橼皮、枳实降逆理气；加木香、砂仁以助理气和胃；百合、乌药合用为百合汤，一燥一润，一滋养，一行气，有理气消胀之功，善治气滞胃痛；白术、薏苡仁健脾祛湿；连翘、焦三仙清热消食。全方共奏理气和胃消食之效。

三、李佃贵

1. 学术观点

（1）病机认识：浊毒理论即浊与毒常相兼为害，既为致病因素，又是病理产物。认为在脾胃病的发生、发展过程中，浊毒是一重要病理因素，后经多年积累、升华，遂成"浊毒理论"。病机当以脾胃虚弱为本，邪气干胃为标。浊气内停，气机阻滞，胃气上逆，故时有嗳气。

（2）治法心得：胃气壅滞，治以和胃降逆，药用木香、枳实、厚朴、槟榔、炒莱菔子等。若伴胃气上逆，食入即吐，加生大黄、甘草；疼痛重者，加延胡索、白芷；嗳气著者，加石菖蒲、郁金、紫苏叶、黄连；气滞伴食积，嗳腐吞酸，加鸡内金、焦三仙；呃逆频频，加丁香、柿蒂。注重化浊解毒，用药以清热解毒、利湿为主；补药多用清补之品，忌重温补；同时以"消"为补，注重健脾和胃，消食化积。治疗脾胃病的最显著特点即是芳香、苦寒与虫类药合用，芳香以化浊，苦寒以解毒，虫类药活血化瘀解毒。常用药对：藿香、佩兰芳香化浊，茵陈、黄连合用燥湿解毒，全蝎、蜈蚣合用解毒通络，白术、苍术合用健脾化浊，砂仁、紫豆蔻合用醒脾和胃，生山楂、海藻合用治疗顽固性便秘。

2. 经典医案

王某，女，37 岁。

首诊：2002 年 5 月 6 日。

主诉：胃痛伴嗳气 2 年。

现病史：患者素有胃脘隐痛，嗳气，恶心欲吐。自感胸中郁闷，乏力，不思饮食，脘腹胀满痞塞，上腹部有压痛，大便稀薄，舌红苔黄厚腻，脉滑数。胃镜示：浅表性胃炎伴糜烂。

临证思路：患者病属胃痛、嗳气，根据舌脉，四诊合参，辨证为湿热中阻，气血瘀滞。治以化湿祛瘀，宽胸理气。

选方用药：黄连6g，瓜蒌15g，半夏12g，藿香15g，佩兰12g，荷叶15g，砂仁6g，木香9g，竹茹9g，茯苓15g，陈皮12g，姜黄9g，郁金15g，焦三仙30g，白芷12g，厚朴15g，枳实15g，丹参15g，莪术9g，蒲黄9g。6剂，一日1剂，水煎服。

用药分析：黄连清热解毒，取其"以毒攻毒"之理；半夏、藿香、佩兰、荷叶、白芷燥湿，竹茹、茯苓清热健脾化痰；枳实破腹中滞塞之气，瓜蒌宽胸理气，木香、砂仁、陈皮、厚朴理气；丹参、莪术、郁金、姜黄、蒲黄理气活血化瘀；焦三仙消食。全方共奏化湿祛瘀，宽胸理气之功。

二诊：2002年5月12日。

患者药后胸中郁闷减轻，恶心嗳气消失。脘腹胀满痞塞感较前好转。食欲增强，乏力好转。本药方治疗显效，继服上方21剂，症减体健而收功。胃镜复查：胃黏膜慢性炎症，原有糜烂面消失。

（丁霞　李萍）

参考文献

[1] 樊春英. 五脏主病与嗳气的辨证论治 [J]. 内蒙古中医药，2014，33（11）：118-119.

[2] 吴溪玮，吴红莉，吴亚娜，等. 汪龙德主任医师治疗嗳气经验 [J]. 中医研究，2018，31（10）：30-33.

[3] 蒋健. 嗳气脉证并治及病因病机分析 [J]. 四川中医，2010，28（8）：26-28.

[4] 刘启泉，王志坤，张晓利. 嗳气临证心法 [J]. 光明中医，2011，26（6）：1093-1094.

[5] 张声生，赵鲁卿. 功能性消化不良中医诊疗专家共识意见（2017）[J]. 中华中医药杂志，2017，32（6）：2595-2598.

[6] 张声生，李乾构，汪红兵. 消化不良中医诊疗共识意见（2009）[J]. 中国中西医结合杂志，2010，30（5）：533-537.

[7] 叶冰. 中医单验方百家经验 [M]. 北京：人民军医出版社，2013.

[8] 张声生，唐旭东，黄穗平，等. 慢性胃炎中医诊疗专家共识意见（2017）[J]. 中华中医药杂志，2017，32（7）：3060-3064.

[9] 张声生，朱生樑，王宏伟，等. 胃食管反流病中医诊疗专家共识意见（2017）[J]. 中国中西医结合消化杂志，2017，25（5）：321-326.

[10] 王婧，陈信义. 良附丸古今研究纵横 [J]. 北京中医药，2009，28（3）：236-239.

[11] 安贺军，王新月，于玫，等. 香苏散的临床应用 [J]. 吉林中医药，2007，27（2）：51-52.

[12] 陈玲夫. 越鞠保和丸治疗功能性消化不良50例 [J]. 浙江中医杂志，2011，46（5）：339.

[13] 许凤莲. 温胆汤治疗功能性消化不良50例 [J]. 光明中医，2013，28（4）：694-695.

[14] 肖十蔚. 四逆散嗳气 [J]. 湖南中医杂志，1995，11（6）：31.

[15] 许健. 四磨饮治愈顽固嗳气二例 [J]. 四川中医，1987，10（6）：12.

[16] 赵凤林. 会厌逐瘀汤治顽固性嗳气 [J]. 江西中医药，1993，24（5）：60.

[17] 邵启峰，杨平．旋覆代赭汤治疗嗳气验案举隅 [J]．山西中医，2010, 26 (10)：36.

[18] 郑鑫，盛凤，张新峰，等．蒋健运用旋覆代赭汤治疗嗳气验案 5 则 [J]．河南中医，2010, 30 (1)：90 – 91.

[19] 陈来雄．升降汤配合针刺治疗神经性嗳气 40 例疗效观察 [J]．内蒙古中医药，2015, 34 (8)：12 – 13.

[20] 冷方南．中华临床药膳食疗学 [M]．北京：人民卫生出版社，1993.

[21] 潘颖，孙敏敏．治疗嗳气验方 [J]．中国民间疗法，2018, 26 (4)：21.

[22] 俞大方．推拿学 [M]．上海：上海科学技术出版社，1985.

[23] 齐凤军．中医足疗学 [M]．武汉：湖北科学技术出版社，2011.

[24] 邱茂良．针灸学 [M]．上海：上海科学技术出版社，1985.

[25] 赵克学．国医大师徐景藩以升降论辨治脾胃病经验及其运用 [J]．中国中医药信息杂志，2015, 22 (10)：112 – 113.

[26] 赵润元，谷诺诺，白亚楠，等．李佃贵治疗慢性胃炎经验 [J]．中华中医药杂志，2018, 33 (7)：2910 – 2913.

[27] 石瑞舫，路志正．路志正教授以温法治疗脾胃病经验介绍 [J]．新中医，2014, 46 (11)：28 – 31.

[28] 刘燕君，胡镜清，呼思乐，等．路志正燥湿互济学术观点初探 [J]．中医杂志，2017, 58 (13)：1093 – 1096.

[29] 顾珈裔，魏玮．路志正调理脾胃学术思想 [J]．辽宁中医杂志，2013, 40 (7)：1323 – 1324.

[30] 李志红，田德禄．田德禄教授应用"清降法"治疗脾胃疾病的经验 [J]．北京中医药大学学报（中医临床版），2011, 18 (6)：34 – 36.

[31] 李晓林，田德禄．田德禄治疗脾胃病学术思想及临床经验 [J]．中医杂志，2011, 52 (20)：1730 – 1731.

[32] 马卫国，胡晓玲，李志红，等．田德禄教授化裁运用香苏散临床经验 [J]．现代中医临床，2017, 24 (1)：53 – 55.

[33] 刘喜明．路志正教授调理脾胃学术思想研究之五（上）——路志正教授调理脾胃的理论核心——调升降 [J]．世界中西医结合杂志，2012, 7 (1)：5 – 9.

[34] 赵润元，刘小发．李佃贵国医大师从浊毒论治脾胃病临床体悟 [J]．世界中西医结合杂志，2018, 13 (3)：335 – 337.

第六节　噎膈

噎膈是指饮食吞咽受阻，或食入即吐的病证。多见于高龄男性。噎与膈有轻重之分：噎，指吞咽时梗噎不顺；膈，指胸膈阻塞，饮食格拒不入，或食入即吐。噎证可单独出现，亦可为膈证之前驱，而膈常由噎发展而成，故临床上往往噎膈并称。根据噎膈的临床表现，大致包括西医的食管癌、食管炎、食管狭窄、食管溃疡、食管憩室、食管神经官能症、贲门癌、贲门痉挛等。

【源流】

膈之名，首见于《黄帝内经》。《素问·阴阳别论》云："三阳结，谓之隔。"《素问·通评虚实论》曰:"膈塞闭绝,上下不通,则暴忧之病也。"这些论述对后人探讨噎膈的病因病机、立法处方启迪很大。

隋代巢元方《诸病源候论》将噎膈分为气、忧、食、劳、思五噎和忧、恚、气、寒、热五膈,指出精神因素对本病的影响甚大。宋代严用和《济生方·五噎五膈论治》认为:"阳气先结,阴气后乱,阴阳不和,脏腑生病,结于胸膈,则成膈气,留于咽嗌,则成五噎。"其同时提出了"调顺阴阳,化痰下气"的治疗原则。元·朱丹溪《脉因证治·噎膈》云:"血液俱耗胃脘亦槁,在上近咽之下……名之曰噎。其槁在下,与胃为近……名之曰膈。"其提出"润养津血,降火散结"的治法,侧重以润为通。

明代张介宾对噎膈进行了较为全面的论述,指出噎膈与反胃是两个不同的病证。认为脾主运化,肾为化生之本,运化失职,精血枯涸为噎膈病机所在,从而提出温脾滋肾之治疗大法。清代叶天士在《临证指南医案·噎膈反胃》中指出"脘管窄隘"为本病的主要病机,这一观点对现在的临床治疗仍具有重要意义。

近代张锡纯《医学衷中参西录·论胃病噎膈(即胃癌)治法及反胃治法》认为,噎膈"不论何因,其贲门积有瘀血者十之七八",强调活血化瘀在治疗中的重要性,并指出预后与"瘀血之根蒂未净,是以有再发之"有关。

【病因病机】

一、致病因素

1. 实证

(1)情志内伤:忧思伤脾,脾伤则气结,气结则津液不得输布,凝聚成痰,气痰交阻,逆而不降,初则饮食难进,继则食下随涎上涌。郁怒伤肝,木旺则克土,土被克则聚液成痰,气结痰阻,冲气上干,亦可出现噎膈。日久气病及血,多呈现痰凝瘀阻之象。

(2)饮食不节:长期过食肥甘,恣食辛辣,嗜酒无度,饮食过快太热,或常食粗糙霉变之物,伤及食管,继而损伤胃气,痰浊血瘀阻于食管,而致噎膈。也可因气郁日久化火,或痰瘀生热,胃肠积热,而致火热伤津,津亏液耗,津伤痰阻,食管失于濡养而终致饮食难入。

2. 虚证

(1)脾胃虚弱:素体脾胃不足,或者久病伤及脾胃,导致脾不能升清,胃不能降浊,胃之浊气上逆,入胸膈,噎塞不通,饮食梗阻不入,久之食入反出。

(2)房劳过度:房劳过度,精血亏耗,则诸脏受累。盖肾为化生之本,肾精亏耗,影响脾胃,则化源告竭。若阴亏液涸,则食道干涩,饮食难以下咽;若阴伤及阳,命门火衰,脾胃失去温煦,则中气虚馁,运化无力,痰瘀互结,阻于食管,而成噎膈。

二、病机

本病病位在食管,属胃所主,与肝、脾、肾密切相关。其基本病机为气、痰、瘀交结，阻隔食管、胃脘所致。本病初期，以痰气交阻于食管和胃为主，病情较轻，多属实证；继则瘀血内结，痰、气、瘀三者交结，进而化火伤阴，或痰瘀生热，伤阴耗液，则病情由轻转重。病之晚期，阴津日益枯槁，胃腑失其濡养，或阴损及阳，脾肾阳气衰败，而致气虚阳微，不能蒸津、化津、运津，痰气瘀结益甚，发展成为虚实夹杂之候。

【辨治思路】

一、病机辨识

1. 气痰交阻，闭塞胸膈，食管不利，则吞咽梗阻、胸膈痞满或疼痛；胃气上逆则嗳气、呃逆、呕吐痰涎及食物；郁热伤阴，故口干舌燥；津液不能下输大肠，故大便坚涩；饮食少进，无以化生精微，肌肉筋脉失于充养，则形体日渐消瘦。舌质偏红或红光，苔薄腻或黄，脉弦细而滑，为气郁痰阻，兼肝郁化火，津液受灼之象。

2. 热毒伤阴，胃阴亏耗，食管失于濡润，故吞咽梗涩而痛，进干食尤甚；热结痰凝，阻于食管，故食而反出；热结灼津，胃肠枯槁，则口干咽燥、脘中灼热、大便干结；胃不受纳，无以化生精微，故五心烦热、形体消瘦、肌肤枯燥。舌红而干或有裂纹，脉弦细而数，均为津亏热结之象。

3. 痰瘀内结，阻于食管或胃口，道路窄狭，甚则闭塞不通，故胸膈疼痛、食入即吐，甚至滴水难进；阴伤肠燥，故大便干结、坚如羊屎；痰热伤络，血渗脉外，则吐下如赤豆汁，或便血；长期饮食不入，化源告竭，故形体羸瘦；肌肤甲错，面色晦黯，为瘀血内阻之征。舌质红，或带青紫，舌上少津，脉细涩，为血亏瘀结之象。

4. 阴损及阳，脾肾阳微，饮食无以受纳和运化，浊气上逆，故吞咽受阻，饮食不下、泛吐涎沫；脾肾衰败，阳气衰微，气化功能丧失，寒湿停滞，故面色㿠白、形寒气短、面浮肢肿而腹胀。舌胖淡，苔白，脉细弱或沉细，为气虚阳微之象。

二、症状识辨

1. 吞咽梗阻

病之初起，多以实证为主，有情志失调和饮食不节之别。久病多为本虚标实，虚中夹实之证。本虚与脾肾亏虚，津液枯槁，不能濡养有关；标实为气滞、痰凝、血瘀阻于食管和胃，致使吞咽梗阻。

大凡由忧思恼怒等引起，出现吞咽之时梗噎不顺、胸胁胀痛，情志抑郁时加重，属气郁；如有吞咽困难，胸膈痞满，呕吐痰涎，属痰湿；若饮食梗阻难下，胸膈疼痛，固定不移，面色晦黯，肌肤甲错者，属血瘀。吞咽梗阻兼见胸膈痞满，情志抑郁时加重，嗳气呃逆，呕吐痰涎者，属痰气交阻；吞咽梗阻兼见胸脘痞闷，按之疼痛，舌苔黄腻，脉滑而数，属痰热郁结；吞咽困难兼见泛吐黏痰，胸闷疼痛，固定不移，形体消瘦，舌质紫黯，属痰瘀互结；吞咽困难兼见胸膈胀痛或刺痛，痛处固定或痛引两胁，嗳气不舒或食入即吐，舌质紫黯，脉弦涩，属瘀血内结；食入即吐，饮水不下，大便干结，咽喉干燥，胸膈刺痛，舌红少津或舌色青紫，脉细涩，属血瘀津枯；噎食不下，兼见肢体倦怠，动则气喘，脉大无力，舌淡苔薄，属中气不足；胸脘膈塞兼见饮食不下，面色萎黄，心悸不寐，舌淡苔白，脉沉细，属脾虚血亏。

2. 胸痛

疼痛是临床上最常见的一种自觉症状。患病机体的各个部位皆可发生。疼痛有虚实之分。实性疼痛多因感受外邪、气滞血瘀、痰浊凝滞，或食积、虫积、结石等阻滞脏腑经脉，气血运行不畅所致，即所谓"不通则痛"。虚性疼痛多因阳气亏虚，精血不足，脏腑经脉失养所致，即所谓"不荣则痛"。

胸膈胀痛，吞咽不顺，情志抑郁时加重，属气滞或痰气交阻作痛；胸背刺痛，固定不移，饮食梗阻难下，属瘀血或痰瘀互结致痛，瘀血或痰浊阻滞，血行不畅；胸膈冷痛，吞咽受阻，形寒气短，属阳气亏虚，脏腑经脉失于温煦所致；胸膈隐痛，饮食不下，神疲乏力，面色㿠白，属阳气精血亏虚，脏腑经脉失养所致；胸膈灼痛，吞咽梗涩而痛，心烦口干，五心烦热，属阴虚火旺所致。

3. 呕吐物

呕吐痰涎及食物，胸膈痞满，情志抑郁时加重，乃痰气交阻兼脾胃虚弱所致；泛吐黏痰，吞咽困难，胸背疼痛，固定不移，乃痰瘀互结所致；呕吐物如赤豆汁，饮食梗阻难下，胸膈刺痛，痛处固定，肌肤甲错，乃瘀血内结所致；食入即吐，饮水不下，大便干结，咽喉干燥，乃血瘀津枯所致；呕吐物酸热，胃脘灼热，食管干涩，口干咽干，噎食不下，乃热毒伤阴所致；泛吐涎沫，吞咽受阻，面浮足肿，形寒气短，乃气虚阳微所致。

三、治疗原则

早、中期以实证居多，治以开郁行气，化痰散结为主，兼以滋阴润燥；晚期多为脾肾阳虚，精亏液耗，治以温补脾肾、养血滋阴为主，兼以软坚散结。

噎膈主要病理因素为痰、气、瘀，三者交结于食管，致通降失和。临床多见吞咽梗塞，甚至汤食难下、呕吐等症，治当开郁启膈，和胃降逆。所谓开郁启膈，乃是根据气结、痰阻、血瘀之不同，而分别施以理气、化痰消瘀、降火之法。和胃降逆，则是调节胃气升降而缓解饮食难下、呕吐等临床症状。噎膈初期以标实证为主者，理当重用此法治标。后期由实转虚，食管狭窄已成者，仍可酌情配用此法。噎膈之虚，主要责于脾肾。故后期治本，重在滋阴生津润燥；阴损及阳，脾肾阳虚者，又当补气温阳为法。

属痰气交阻，应开郁润肺、化痰畅膈；属痰热郁结，治宜清化痰热；属痰瘀互结，治宜化痰软坚、活血散瘀；属瘀血内结，治宜疏肝理气、活血化瘀；属血瘀津枯，治宜活血消瘀、养阴润燥；属中气不足，治宜健脾益气；属脾虚血亏，治宜健脾补血；对于气虚阳微证，临床需强调气虚不一定阳微，气阴两虚均可见到，要注意灵活运用。

【辨证论治】

一、痰气交阻证

症状表现：吞咽梗阻，胸膈痞满或疼痛，嗳气、呃逆或呕吐痰涎及食物，口干咽燥，大便艰涩，形体日渐消瘦。舌质红，苔薄腻或黄，脉弦滑或弦滑细。

病机分析：气痰交阻，闭塞胸膈，食管不利，则吞咽梗阻、胸膈痞满或疼痛；胃气上逆则嗳气、呃逆、呕吐痰涎及食物；郁热伤阴，故口干舌燥；津液不能下输大肠，故大便艰涩；饮食少进，无以化生精微，肌肉筋脉失于充养，则形体日渐消瘦。舌质偏红或红光，苔薄腻或黄，脉弦细而滑，为气郁痰阻，兼肝郁化火，津液受灼之象。

治疗方法：开郁化痰，润燥降气。

代表方药：启膈散（《医学心悟》）加减。沙参15g，丹参6g，茯苓6g，川贝母9g，郁金6g，砂仁壳3g，荷叶蒂两个，杵头糠6g。

随症加减：嗳气呕吐明显者，加旋覆花、代赭石降逆止呕；泛吐痰涎甚多者，加半夏、陈皮，或含化玉枢丹化湿祛痰。大便不通，加生大黄、莱菔子攻下消积；若心烦口渴，气郁化火者，加山豆根、栀子清热泻火。

二、津亏热结证

症状表现：吞咽梗涩而痛，饮水可下，食物难进，食后大部分吐出，夹有黏痰；形体消瘦，肌肤枯燥，胸背灼痛，口干咽燥，欲饮凉水，脘中灼热，五心烦热，或潮热盗汗，大便干结。舌红而干或有裂纹，脉弦细而数。

病机分析：胃阴亏耗，郁热内结，食管失于濡润，故吞咽梗涩而痛，进干食尤甚；热结痰凝，阻于食管，故食而反出；热结灼津，胃肠枯槁，则口干咽燥、脘中灼热、大便干结；胃不受纳，无以化生精微，故五心烦热、形体消瘦、肌肤枯燥。舌红而干或有裂纹，脉弦细而数，均为津亏热结之象。

治疗方法：滋阴清热，润燥生津。

代表方药：沙参麦冬汤（《温病条辨》）加减。北沙参10g，玉竹10g，麦冬10g，天花粉15g，扁豆10g，桑叶6g，生甘草3g。

随症加减：胃火偏盛者，加栀子、黄连清火泄热；肠腑失润，大便干结，坚如羊屎者，宜加全瓜蒌、火麻仁润肠通便；热盛伤阴者，症见烦渴咽燥、噎食难下或食入即吐、吐物酸热、苔黄燥，加石膏、知母清热生津；津亏者，加玄参、麦冬、生地黄增液生津润燥。

三、瘀血内结证

症状表现：饮食梗阻难下，食不能下，甚或呕出物如赤豆汁，或便血；胸膈疼痛，固定不移；面色晦黯，肌肤甲错，形体羸瘦，大便干结。舌质紫黯，脉细涩。

病机分析：阴亏血少，血瘀内结，阻于食管或胃口，故胸膈疼痛、食不得下、食入即吐，甚至滴水难进；阴伤肠燥，故大便干结、坚如羊屎；瘀热伤络，血渗脉外，则吐下如赤豆汁，或便血；长期饮食不入，化源告竭，故形体消瘦、肌肤枯燥、肤色黯黑。心血瘀阻，血脉凝滞，脉络不通而致舌质紫黯，脉细涩。

治疗方法：破结行瘀，滋阴养血。

代表方药：通幽汤（《脾胃论》）加减。桃仁9g，红花9g，生地黄9g，熟地黄9g，当归9g，升麻6g，炙甘草6g。

随症加减：瘀阻显著，出现痛如针刺、形体干枯者，酌加三棱、莪术化瘀通络；呕吐较多者，加法半夏、瓜蒌、海蛤粉降逆止呕；气虚加党参、黄芪益气固表；呕吐物赤如豆汁者，另加服云南白药以化瘀止血。

四、气虚阳微证

症状表现：吞咽受阻，饮食不下，泛吐涎沫；面浮足肿，面色㿠白，形寒气短，精神疲惫，腹胀便溏。舌质淡，苔白，脉细弱。

病机分析：阴损及阳，脾肾阳微，饮食无以受纳和运化，浊气上逆，故吞咽受阻，饮食不下、泛吐涎沫；脾肾衰败，阳气衰微，气化功能丧失，寒湿停滞，故面色㿠白、形寒气短、面浮肢肿而腹胀便溏。阳虚气弱，病情危重，无血气充养而致舌质淡，苔白，脉细弱。

治疗方法：温补脾肾，益气扶阳。

代表方药：补气运脾汤（《证治准绳·类方》）加减。人参9g，白术12g，橘红6g，茯苓6g，黄芪6g，砂仁3g，甘草3g。

随症加减：若中阳不足，痰凝瘀阻，可加姜汁、竹沥化痰消瘀；中气下陷，少气懒言，可加升麻、柴胡举陷升提；胃虚气逆，呕吐不止者，可加旋覆花、代赭石降逆止呕；若口干咽燥，形体消瘦，大便干燥者，可加石斛、麦冬、沙参养阴润燥；泛吐白沫，加吴茱萸、丁香、白蔻仁散寒止呕；肾阳虚明显者，出现腰膝酸冷、手足不温，加鹿角胶、肉苁蓉温补肾阳。

【其他疗法】

一、中成药

1. 清涎快膈丸

药物组成：陈皮、清半夏、苍术、枳实、香附、川芎、栀子、桔梗、六神曲、茯苓、沉香、木香。

功能主治：宽中解郁，理气化痰。用于痰气交阻者。

用法用量：口服。一次3g，一日3次。

2. 噎膈丸

药物组成：核桃仁、白果仁、柿饼、小茴香、黑芝麻、麻油、大枣、甘草。

功能主治：润燥生津，通咽利膈。用于津亏气结者。

用法用量：口服。一次 1 丸，一日 3 次。

3. 血府逐瘀丸

药物组成：桃仁、红花、当归、生地黄、牛膝、川芎、桔梗、赤芍、枳壳、甘草、柴胡。

功能主治：活血化瘀，行气止痛。用于瘀血内结者。

用法用量：口服。一次 1 丸，一日 2 次。

4. 附桂理中丸

药物组成：肉桂、附片、党参、白术、炮姜、炙甘草。

功能主治：补肾助阳，温中健脾。用于脾肾阳虚者。

用法用量：口服。每次 6g，每日 3 次。

二、单方验方

1. 单方

（1）鹅血：热饮一盏，一日 1 次。用于噎膈反胃者。

（2）壁虎：煅存性为末，一次 2～3g，一日 3 次，开水送服。功能祛风，活络，散结。用于食管癌者。

（3）蜒蚰：用蜒蚰 20 条，瘦肉数片煮汤，调以味精，徐徐服之。功能消肿解毒，破瘀通经。

（4）平鲫丸：大鲫鱼 1 条，去内脏留鳞，以大蒜切片，填鱼腹内，湿纸包，黄泥固，慢火煨熟，去鳞骨，入平胃散末，捣丸如梧子大，一次 30～50 丸，空心米饮吞下。用于膈气不食者。

2. 验方

（1）八仙膏：用藕汁、姜汁、梨汁、萝卜汁、甘蔗汁、白果汁、竹沥、蜂蜜等份和匀蒸熟，任意食之。适用于噎食者。

（2）验方一：龙葵 30g，蛇莓 15g，蜀阳泉（又名白毛藤）30g，石打穿 15g，半枝莲 15g，威灵仙 15g，盲肠草 15g，枸橘叶 15g。水煎服，一日 1 剂。用于食管癌、胃癌之梗阻严重、吞咽困难或呕吐者。

（3）验方二：黄芪 35g，党参 25g，白术 20g，茯苓 20g，丹参 25g，川芎 25g，地龙 15g，鸡血藤 25g，甘草 10g。水煎服，一日 1 剂，早晚分服。能减轻放化疗的消化道反应。

三、外治疗法

止痛膏：生附子、天南星、没药、乳香、穿山甲、皂角刺、冰片、山慈菇、守宫各 30g。研细末，用食醋调成黏糊状敷于疼痛部位，敷药面积超过疼痛面积的边缘部分 0.3～0.5cm，药末厚度以 2～4mm 为宜，外敷于肿块或疼痛部位相应的阿是穴位，用塑料布覆盖，胶布固定，24 小时换药 1 次。功能活血化瘀，缓急止痛。

四、针灸疗法

吞咽困难，可以天鼎、巨阙、上脘、中脘为主穴，配足三里、内关、风门、厥阴俞、督俞（右）、膈俞、肝俞（左）、脾俞（右）、胆俞、渊腋等穴。

对于滴水难进者，可用长柄三棱针伸入口中，在扁桃前颚弓下方针刺 3~4 次放血，针刺后嘱患者用力咳嗽，咳出痰血黏液。

缓解疼痛，针刺取穴双侧合谷、足三里、三阴交、涌泉及百会、人中，用 0.3mm × 50mm 毫针，平补平泻，留针 25 分钟，一日 1 次。

五、药膳疗法

1. 荷蒂粥

取荷叶蒂 1 个，全瓜蒌 5~10g，粳米 50~100g，冰糖适量。将荷叶蒂和全瓜蒌榨汁后去渣，与粳米同煮，煮熟后放入冰糖适量。每次少量，一日多次食用。用于吐酸、呕吐者。

2. 丁香梨

取大香梨 1 个，公丁香 15 粒，冰糖 20g。梨去皮，用竹签均匀扎 15 个小孔，每孔内放入 1 粒丁香，把梨放入大小合适的盅内，蒸 30 分钟。把冰糖加少许水溶化，熬成糖汁。将梨浇上冰糖汁，日服 1 个。适用于胸脘满痞，呕吐痰涎者。

3. 油菜粥

鲜油菜 100g，粳米 100g。先煮粳米粥，后入油菜，慢火煮熟。任意使用。用于口干咽燥，大便艰涩者。

4. 萝卜饴糖饮

红皮白肉萝卜适量，饴糖 2~3 匙。萝卜带皮切碎，放入碗里，上面倾入饴糖，置 12 小时。频频饮。用于嗳气，呃逆者。

5. 韭汁饮

生韭汁、醇酒各等份混合。每服 2 合，日 2 次。用于肌肤甲错，舌质紫黯者。

6. 生芦根粥

鲜芦根 30g，红米 50g。用清水 1500mL 煎煮芦根，取汁 1000mL，加米于汁中煮粥即成，任意使用。用于呃逆频频，呕吐酸腐者。

【预防调护】

一、饮食注意

要养成良好的饮食习惯，戒烟酒，避免进食烫食、吃饭太快、咀嚼不足及喜食酸菜和泡菜等。避免食用发霉的食物，注意饮水来源。加强营养，多食新鲜水果。避免经常性的情志刺激，如忧思恚怒，以防气血的郁滞和痰浊的滋生，适当体育锻炼，增强体质。

二、生活注意

结合现代检查手段，做到早期诊断、早期治疗。及时治疗食管慢性疾病，如食管炎、食管溃疡等，防止癌变。加强护理，嘱患者每餐进食后，可喝少量的温开水或淡盐水，以冲淡食管内积存的食物和黏液，预防食管黏膜损伤和水肿。饮食宜清淡，易消化，避免辛辣刺激性食品，戒烟酒。做好心理护理工作，帮助患者克服悲观、紧张、恐惧等不良情绪，关心帮助患者树立信心和勇气，积极配合治疗。嘱患者保持心情舒畅，病后适当锻炼身体，增强体质，有助于尽早康复。

【名医经验】

徐景藩

1. 学术观点

（1）病机认识："膈乃噎之渐"，若吞咽欠利，尚能正常通过，进食不减，是为噎；若吞咽困难，进食减少，或久而复出，即是膈。本病发生多与情志及阴液有关，初起气郁痰阻，久则瘀血内停，阴阳互结，引起噎证甚至膈证。

（2）治法心得：重视气滞痰浊、血瘀内阻、阴阳互结之关键，辨证运用升降相调、润燥相伍、攻补兼施之法。

2. 经典医案

医案一 徐某，男，80岁。

首诊：2011年10月12日。

现病史：患者2002年体检查胃镜提示贲门癌，于同年行贲门癌根治手术，术后患者一般情况可。2011年7月，患者出现进食后梗塞不适，时有呕吐胃内容物，复查胃镜提示胃吻合口炎及残胃炎。刻下：胃癌术后9年，心下痞加隐痛，时有嗳气泛酸。3个月来，常呕吐，食难下，大便少而干，下肢无力，情绪忧恐，舌质偏红，苔薄腻、黄白相兼，脉弦。

临证思路：患者贲门癌术后，食物刺激炎症反射性引起疼痛，且吻合口本身就小，水肿后管腔口径更小，阻塞不通，向上引起噎膈诸症。胃为水谷之海，而吻合口不畅，胃气胃阴不足。治当养阴益胃，清化湿热，宣通吻合口。

选方用药：石斛20g，麦冬20g，太子参10g，茯苓20g，黄连3g，姜半夏10g，通草5g，藿香10g，谷芽30g，佩兰10g，急性子5g，蜣螂6g，三七粉2g（无糖藕粉调和），王不留行5g。水煎服，共7剂。

用药分析：本案患者年事已高，根据"虚者润之"的原则，在石斛、太子参养阴生津的基础上，黄连、半夏、茯苓、麦冬、通草同用取"黄连茯苓汤"之意，以苦辛通降、温中化饮、和胃降逆；藿香、佩兰芳香化湿寓意刚柔相济，行气醒脾和胃。此患者虽已年高，但痰瘀之毒，壅阻中焦，详辨病机，加用虫类药物，王不留行、急性子宣通通窍，蜣螂通下攻积。药证相合，症状明显减轻。徐老首创"藕粉糊剂方"，提出三七粉和无糖藕粉合用治疗食管病，临床疗效显著。三七粉活血化瘀，藕粉甘凉清热凉血，两者合用具有"护膜"作用，既具有治疗作用，又为营养赋形之品。

医案二 张某，女，62 岁。

首诊：2011 年 6 月。

现病史：患者两年前出现胃脘疼痛，以餐前疼痛为主，查胃镜示高位胃体巨大溃疡。病理示中度慢性萎缩性胃炎伴肠化，局部腺体增生活跃，腺体高位腺癌。于2009 年 3 月 3 日行胃癌根治术，术后一般情况尚可。患者于 2011 年 5 月 30 日情绪激动，进食后出现剑突下疼痛，伴胸骨阻塞感，呕吐胃内容物夹有白色棉花样黏液。查胃镜示吻合口炎，胃全切除术后；病理示黏膜重度慢性炎症。刻下：胃癌术后两年半，胃大部切除，吻合口炎症，胸骨后有阻塞感，进食后呕吐白色黏痰，背痛腹中空，自觉有冰冷感，饮食难下，精神尚可，二便正常，舌光红无苔，脉沉细。

临证思路：患者为胃癌根治术后，正如张锡纯谓此症"由中气衰惫，不能撑悬于内，则贲门缩小，以及幽门小肠皆为之紧缩。观膈症之病剧者，固因液短，实矣细也"。胃存枯槁，饮食难下，食后呕吐，是为噎膈之证。病属于胃膈，阴虚噎膈。治当养阴护胃，降逆护胆。

选方用药：石斛 20g，玉竹 20g，麦冬 20g，大生地黄 15g，桃仁 10g，金银花 5g，当归 10g，甘草 3g，通草 5g，半夏 10g，茯苓 20g，泽泻 20g，薏苡仁 30g，冬瓜子30g，谷芽 30g，王不留行 10g。水煎服，共 7 剂。

用药分析：方取自李东垣"通幽汤"，用于治疗阴虚噎膈。选用石斛、玉竹、麦冬加强滋阴之功，而弃用熟地黄以防碍胃；桃仁、当归活血化瘀；通草、王不留行通幽通胃。结合患者呕吐仍存，但精神尚可，另取《金匮要略》茯苓泽泻汤：半夏、茯苓、泽泻降逆行水，以减轻梗阻部位充血水肿。与王不留行、通草合用以降逆通管；薏苡仁、冬瓜子护胆清胃散结；谷芽健运开胃。徐老认为，吞咽不利给患者生理和心理上造成巨大压力，注意服药时，应多次分服，以期改善患者症状，提高患者生存质量。

（张雅丽 范明明）

参考文献

[1] 王爱菊. 辨证施护噎膈证 [J]. 实用中医内科杂志，2011，25 (10)：95 - 97.

[2] 李迎霞，司富春. 古医籍中关于噎膈方药用药规律的文献研究 [J]. 中华中医药杂志，2012，27 (1)：47 - 48.

[3] 林清，贾永森，马会霞，等. 中医学古籍文献中噎膈的病机与用药浅析 [J]. 新中医，2014，46 (9)：228 - 229.

[4] 章程鹏，孙易娜，戴天木. 等. 噎膈、反胃治法特色及临床运用浅析 [J]. 南京中医药大学学报，2015，31 (2)：108 - 109.

[5] 谭唱，徐丹华，陆为民，等. 国医大师徐景藩教授治疗噎膈经验浅谈 [J]. 四川中医，2018，36 (1)：1 - 3.

[6] 徐丹华,章茂森.精研覃思中西汇参功擅脾胃继承创新——国医大师徐景藩教授治学之路 [J].中医学报,2011,26(1):37-40.

[7] 徐景藩.关于诊治胃食管反流病的几点管见[J].江苏中医药,2010,42(1):1-2.

[8] 徐景藩.白及护膜对消化道病有益[J].中医杂志,1997,38(5):261.

[9] 李丽红.食管癌的方剂配伍用药特点研究[D].昆明:云南中医药大学,2018.

[10] 章夏芳,徐超,姚庆华.中医药治疗食管癌的研究概况[J].浙江中医杂志,2017,52 (7):542-543.

[11] 汪宇涵,张铭.食管癌的中医证型特点研究进展[J].湖南中医杂志,2018,34(5): 200-201.

[12] 喻凤,付西,由凤鸣,等.论食管癌的"毒"[J].湖北中医杂志,2018,40(3): 41-43.

[13] 易晓圆,汪丽燕.食管癌非手术治疗的研究进展[J].世界最新医学信息文摘,2018, 18(6):89-90.

[14] 谢壁元,黄学武.从中医"治未病"思想思考食管癌的防治[J].中医药导报,2017, 23(21):464-753.

[15] 刘洁,李立平,赵亚刚.食管癌中医证型分布与中药治疗研究进展[J].中华中医药学 刊,2017,35(7):1772-1774.

第七节 反胃

反胃是指饮食入胃,宿食不化,经过良久,由胃反出的病证。反胃一证,亦名 "翻胃""胃反"。临床以朝食暮吐、暮食朝吐、吐出不消化食物为特征。

本病一年四季均可发生,一般以冬季较多,多有反复发作病史,发病前多有明显 的诱因,如情志不遂、劳累、饮食不当及上消化道手术史等。根据本病的临床特点, 西医学的急慢性胃炎、胃及十二指肠溃疡、胃食管反流病、胃及十二指肠憩室、胃黏 膜脱垂症、幽门梗阻、十二指肠淤积症、胃部肿瘤、胃神经官能症等,或其他疾病以 反胃为主要临床表现者,均可参考本证进行辨证论治。

【源流】

中医学对反胃的认识源远流长,古代文献中有关反胃的病名、病因病机、治疗的 论述颇为丰富。《黄帝内经》中虽无"反胃"病名,但已有关于反胃症状的描述,如 《素问·至真要大论》曰:"厥心痛,汗发呕吐,饮食不入,入而复出,筋骨掉眩清 厥,甚则入脾,食痹而吐。"东汉·张仲景在《金匮要略·呕吐哕下利病脉证治第十 七》中首载"胃反"之病名,曰:"趺阳脉浮而涩,浮则为虚,涩则伤脾,脾伤则不 磨,朝食暮吐,暮食朝吐,宿谷不化,名曰胃反。"《黄帝内经》虽未明言治疗方药, 但也提出了"厥阴之复,治以酸寒,佐以甘辛,以酸泻之,以甘缓之"的治法。张仲 景对于反胃提出了"患者欲吐者,不可下之"的观点,并且创制了"大半夏汤"等 治疗反胃的方剂。

《诸病源候论·胃反候》曰:"荣卫俱虚,其血气不足,停水积饮在胃脘则脏冷,脏冷则脾不磨，脾不磨则宿谷不化，其气逆而成胃反也。"《圣济总录·呕吐门》曰：
"食久反出，是无火也。"宋·王怀隐等编撰的《太平圣惠方·治反胃呕哕诸方》始
有"反胃"之病名，曰："夫反胃者，为食物呕吐，胃不受食，言胃口翻也。"自此
以后，"反胃"这个病名便被广泛应用，一直沿用至今。

明代龚廷贤认为，情志失调，损伤肝脾，肝脾失调，肝气横逆犯脾，脾失健运而
水谷不下、逆而上冲而致反胃。《万病回春·翻胃》曰："夫膈噎翻胃之症，皆由七情
太过而动五脏之火，熏蒸津液而痰益盛，脾胃渐衰，饮食不得流行，为膈，为噎，为
翻胃也。"清代陈士铎《辨证录·翻胃门》曰："盖脾胃之土，必得命门之火以相生，
而后土中有温热之气，始能发生以消化饮食，倘土冷水寒，结成冰冻则下流壅积，必
反而上越矣。"综观历代医家所述，认为脾胃虚寒所致反胃颇为多见，如清代林珮琴
《类证治裁·噎膈反胃论治》曰："反胃者，食入反出，完谷不化，由胃阳之衰于
下也。"

【病因病机】

一、致病因素

1. 实证

（1）外邪犯胃：外感寒邪、湿邪、暑热之邪等，均可损伤脾胃，导致脾胃升降失
常，胃失和降，不能正常受纳、腐熟水谷，水谷不能化为精微而成湿浊，积湿生痰，
痰阻于胃，致使胃腑失其通降下行之功而成反胃。

（2）饮食失宜：嗜食生冷，损伤脾胃阳气，阳虚不能消化谷食，终致尽吐而出。
《景岳全书·杂证谟·反胃》曰："或以酗饮无度，伤于酒食；或以纵食生冷，败其真
阳。"或长期大量饮酒，吸烟，或多食辛香燥烈之品，均可积热成毒，损伤胃气，而
成反胃之证。抑或嗜食肥甘厚腻、膏粱厚味，内生痰浊，郁而化热，邪热在胃，火逆
冲上，不能消化饮食，而见朝食暮吐、暮食朝吐。

（3）情志失调：长期精神抑郁、焦虑愁忧，肝气郁结；或恼怒太过，肝失条达，
肝气犯胃，均可致胃失和降而出现反胃。《脾胃论·阴病治阳阳病治阴》云："皆先由
喜、怒、悲、忧、恐，为五贼所伤，而后胃气不行，劳役、饮食不节继之，则元气
乃伤。"

（4）瘀滞内结：肝胃气滞，或遭受外伤，或手术创伤等原因可导致气滞血瘀。胃
络受阻，气血不和，胃腑受纳、和降功能不及，饮食积结而成反胃。张锡纯首次提出
反胃可由癌邪凝聚导致，在其《医学衷中参西录·论胃病噎膈治法及反胃治法》中有
曰："反胃之证原有两种：有因幽门生癌者；有因胃中虚寒，兼胃气上逆、冲气上
逆者。"

2. 虚证

久病劳倦多可伤脾，房劳过度则伤肾。脾伤则运化无力，不能腐熟水谷；肾伤则
命火衰微，不能温煦脾土，终致脾失健运，谷食难化而反。正如《金匮要略·呕吐哕

下利病脉证治第十七》曰："不能消谷，胃中虚冷故也。"

二、病机

本病病位在胃，但同时与肝、脾、肾等脏腑密切相关。基本病机是中焦气机不利，脾失健运，胃失和降，胃气上逆。病机关键在于脾伤，脾伤指脾主运化水谷精微的功能减退。饮食物的受纳及运化与肝气疏利息息相关，肝气条达则脾气健旺，脾气升清，胃气降浊。若肝气郁结甚而横逆犯胃，可致脾运失健、胃失和降。反胃日久，脾胃失其后天之本，使肾中精气不得充养，肾阳亏虚，下焦无火以腐熟水谷，使病情加重。除气滞、气逆外，还有痰浊、水饮、积热、瘀血等病理因素共同参与发病过程，而且各种病因病机之间往往相互转化。痰浊、水饮多为脾胃虚弱所致；痰浊、瘀血等可致气虚、气滞、食停，同时也可郁久化热；诸因均可久病入络，而成瘀血积结。

【辨治思路】

一、病机辨识

1. 辨虚实

《景岳全书》曰："治反胃之法，当辨其新久及所致之因。"病程较短者，发病急，属实证，虽有反胃症状，尚能进食，呕吐时声响洪亮。伴胃痛者，多胃痛而拒按。病程迁延日久，疾病延绵不绝者，或平素身体虚弱，禀赋不足者，属虚证。症见纳差，神疲乏力，少气懒言，或腹痛喜按，呕吐声响微弱，脉虚。

2. 辨寒热

脾胃阳虚无以化食物，逆而吐出，吐出宿食不化，时有冷痛，得热则舒，神疲乏力，面色少华，舌淡苔白，脉紧，为寒证。若胃中积热，吐出宿食不化及酸腐稠液，伴面红、心烦口渴、便秘尿赤，舌干红，苔黄厚腻，脉数，为热证。

3. 辨气血

一般初病在气，久病在血。气滞者，见反胃频作，两胁隐痛，攻窜不定，时有太息，每遇情志刺激病情容易加剧，苔白脉弦。气虚者，可见胃脘空痛，食少腹胀，大便溏薄，舌淡脉弱。在血者，见胃脘刺痛，固定不移，吐出宿食不化，或见吐血、便血，舌黯红或有瘀点，脉弦涩。

本病可致气滞、热郁、血瘀、痰饮等病理产物的产生，并可出现病邪的相互交织，相兼为患，胶结难化，进一步损伤正气和影响脾胃的运化功能，导致症状加重。无论是邪伤胃腑，还是脾肾亏虚，抑或是脏腑气血失调，均可导致邪滞胃腑，胃失和降；或脾胃虚弱（寒），不能正常受纳腐熟水谷，最终表现为胃气上逆，涌吐宿食及清水痰涎等，此时多为虚实夹杂证候。若病情迁延不愈，胃气衰败，水谷难入，气血化生无源，可导致气血阴阳的进一步亏虚，甚至出现亡阴亡阳之证。因此，其病机辨识当以虚实为纲，以胃气之强弱为目，既重视脾胃之证，亦兼顾其他脏腑和全身之气血阴阳。

二、症状识辨

1. 呕吐

反胃是以饮食入胃，宿谷不化，经过良久反出，以朝食暮吐、暮食朝吐、吐尽方舒为特征的病证。呕吐是指胃失和降，气逆于上，迫使胃中之物从口中吐出的一种病证。有物有声谓之呕，有物无声谓之吐，无物有声谓之干呕，临床呕与吐常同时发生。反胃有呕吐的症状，可以算一种特殊类型的呕吐。对此，清·何梦瑶《医碥·反胃噎膈》对两者关系进行了论述："吐而不已，至每食必吐，名反胃。"若肝胃不和，则见呕吐吞酸、嗳气频繁、胸胁胀痛，应予疏肝和胃，降逆止呕。呕吐时作时止，见面色㿠白，恶寒喜暖，四肢不温，为脾胃虚寒证，治宜温中运脾、降逆止呕。腹脘痞塞不适，眩晕心悸，身重呕恶，呕吐物见痰涎者，为痰湿中阻证，当除湿化痰、和胃降逆。口渴欲饮，大便干结，呕吐之势剧烈者，为胃中积热证，应清胃泄热、和胃降浊。

2. 吐出物

疾病初起呕吐物量多，吐出物多有酸腐气味，久病时作时止，吐出物不多，酸臭气味不甚。脾胃虚寒者，呕吐物多为宿食完谷不化及清稀水液；胃中积热者，吐出物多为宿食不化及混浊酸臭之黏液；痰湿中阻者，吐出物多为宿食不化，并有或稠或稀之痰涎，或呕吐白沫；瘀滞内结者，吐出物多为宿食不化或吐黄沫，或吐褐色浊液，或吐血。

三、治疗原则

治疗各种病因所致的反胃，总的治则离不开补虚泻实、调和气血阴阳。盖胃为多气多血之腑，初病在经，久病入络，更有可能随病情发展出现气滞血瘀、痰凝为患。因此，畅达中焦气机，调理脾胃升降，恢复胃的通降功能，加之调气以行血，或气血同调，使补而不滞，祛邪之余，确保正气尚存，从而做到疏而不伤正气，补而不碍运气，降而不伐胃气。急性反胃多是邪盛，辨治较易。慢性反胃多因正虚，更须详察细辨，用药须轻灵，固护胃气。如因肿瘤毒瘀等致病，宜合清热解毒、化瘀散结和络之品。治疗上应注意辨证辨病相结合，辨证时必须注意辨别病情的轻重缓急，病性的寒热虚实，审查阴阳，观察整个病程中的证情转化，做到随证化裁，同时采取相应的理化检查以明确疾病诊断。病证结合，进一步判断疾病的特点，既不耽误病情，又能有针对性的用药指导。

针对胃腑蕴热者，当以清热泻火、理气平冲之法，可适当重用芦根、天花粉、知母等性寒入胃经药，兼以代赭石等药理气降逆，以泄胃热，降胃气，平反胃。针对寒邪凝滞于胃中者，当用姜半夏、砂仁、高良姜、花椒等药物温通脾胃，和胃降逆止痛。如明·皇甫中《明医指掌·翻胃证》云："下焦有寒者，其脉沉而迟。其症朝食暮吐、暮食朝吐，小便清，大便闭而不通。治法当以通其闭塞，温其寒气。"针对脾胃气虚者，当以茯苓、白术、黄芪等补药健脾和胃，可适当加用活血调气药物，使补药补而不滞。对于脾胃阳虚者，治宜温中健脾，和胃降逆，用肉桂、附子、干姜、姜半夏、丁香等温热之药，并可适当加入具有生发之性而健运脾胃药，如麦芽。清代陈念祖《医学从众录·膈症反胃》云："食入反出，脾失其消谷之能，胃失其容受之能，宜理中汤温脾。加麦芽以畅达一阳之气，与参术消补同行，土木不害，而脾尽得其所能。"至于癌毒、瘀血结于胃中者，当活血化瘀、和胃止痛。活血化瘀可用桃仁、红花、当归、川芎、五灵脂、丹参、三七粉等，和胃止痛可用香附、延胡索、乌药等药物。

【辨证论治】

一、脾胃虚寒证

症状表现：食后脘腹胀满，朝食暮吐，暮食朝吐，吐出宿食不化，吐后即觉舒适；神疲乏力，喜温喜按，面色少华。舌淡，苔白，脉细弱。

病机分析：脾阳不足，运化无力，致脾胃不能消谷，饮食不化，停滞胃中，故食后脘腹胀满，朝食暮吐，暮食朝吐，吐出宿食不化；脾阳不足，不能实四肢，故神疲乏力；气血无以转输上呈，故面色少华。

治疗方法：温中运脾，降逆止呕。

代表方药：丁蔻理中汤（《太平惠民和剂局方》）。丁香 3g，白豆蔻 3g，干姜 6g，白术 12g，人参 12g，甘草 6g。

随症加减：胃虚气逆，呕吐甚者，加旋覆花、代赭石镇逆止呕；肾阳不足，畏寒肢冷者，加附子、肉桂以益火之源；吐甚而气阴耗伤者，去丁香、白豆蔻，酌加沙参、麦冬养胃润燥。

二、胃中积热证

症状表现：脘腹胀满，朝食暮吐，暮食朝吐，吐出宿食不化及酸腐稠液；面红，心烦口渴，便秘尿赤。舌干红，苔黄厚腻，脉滑数。

病机分析：邪热壅滞胃腑，脾胃升降失司，不降则滞，则脘腹胀满；胃气反升为逆，故见朝食暮吐，暮食朝吐，吐出宿食不化及酸腐稠液；且火性上炎，热灼胃中阴液，故见面红、心烦口渴；热伤津亏，大肠失于濡润，故便秘尿赤。

治疗方法：清胃泄热，和胃降浊。

代表方药：竹茹汤（《普济本事方》）加味。竹茹 10g，葛根 10g，半夏 6g，生姜 6g，大枣 3g，甘草 6g。

随症加减：若兼大便秘结者，加大黄、枳实、厚朴清热通腑；热盛伤阴者，加生地黄、玄参、石斛滋阴润燥；兼气阴两伤者，可加麦冬、太子参、玉竹养阴和胃。

三、痰湿中阻证

症状表现：经常脘腹胀满，食后尤甚，上腹或有积块，朝食暮吐，暮食朝吐，呕吐痰涎及隔日食物，或吐白沫；眩晕，胸闷。舌质淡润，舌苔白滑，脉弦滑。

病机分析：脾胃健运失职，水湿内停，聚湿生痰，痰湿之邪停于中焦，气机不畅，则脘腹胀满；痰湿阻滞甚者，可见上腹积块；脾胃虚弱无以运化，故食后胀满加重；痰湿阻滞胃脘，胃气不和，则朝食暮吐，暮食朝吐，吐出宿食不化或痰涎水饮；痰湿困脾，清阳不升，则见眩晕；痰湿中阻，上扰于胸可见胸闷。

治疗方法：除湿化痰，和胃降逆。

代表方药：胃苓汤（《丹溪心法》）合左金丸（《丹溪心法》）加减。半夏9g，陈皮15g，厚朴15g，炙甘草15g，泽泻15g，茯苓15g，白术15g，黄连6g，吴茱萸3g。

随症加减：口苦口腻，舌苔黄腻，痰瘀化热者，加黄芩清热燥湿，藿香、佩兰芳香化浊；兼见胸脘痞闷者，可加枳壳、瓜蒌皮宽胸理气化痰。

四、瘀滞内结证

症状表现：上腹有积块，坚硬且推之不移，朝食暮吐，暮食朝吐，吐出宿食不化，或吐血便血；或上腹胀满刺痛拒按，常在夜间加剧。舌质黯红或有瘀点，脉弦涩。

病机分析：瘀血为有形之邪，内结于胃中，故上腹有积块、坚硬且推之不移；胃中梗阻不畅，不通则痛，故见胃脘刺痛拒按且痛处不移；由于夜间血行较缓，瘀阻加重，故夜间痛甚；瘀血阻滞胃中，中焦气机不通，胃气上逆，则朝食暮吐，暮食朝吐，吐出宿食不化；瘀血阻络，血溢脉外，可见吐血、便血。

治疗方法：活血化瘀，和胃止呕。

代表方药：膈下逐瘀汤（《医林改错》）加减。川芎12g，当归18g，赤芍12g，桃仁18g，红花18g，牡丹皮12g，香附10g，乌药12g。

随症加减：呕吐甚者，可加旋覆花、代赭石、半夏、竹茹降逆止呕；脘腹有积块者，可加三棱、莪术、鳖甲、夏枯草祛瘀软坚；呕吐物夹有血丝或血块者，可加三七、仙鹤草止血凉血。

五、肝胃不和证

症状表现：反胃发作频繁，逢恼怒或抑郁则复发或加重，呕吐酸腐食物或胃液；伴腹胀，两胁隐痛，攻窜不定，时有太息。舌淡苔薄，脉弦或弦滑。

病机分析：肝之疏泄功能失常，肝气横逆犯胃，每致胃失和降，故反胃频作；肝性条达，布两胁，情志不遂，肝气不舒则见两胁隐痛，攻窜不定，时有太息；肝主调节情志，每遇情志刺激则病情加重。

治疗方法：疏肝理气，和胃降逆。

代表方药：柴胡疏肝散（《景岳全书》）合香苏饮（《医方简义》）加减。柴胡12g，香附10g，陈皮12g，枳壳10g，苏梗10g，芍药10g，甘草6g。

随症加减：若腹脘胀满不缓解，加半夏、黄连、木香辛开苦降，宽中除胀；若目赤、口苦、咽干，加黄连、吴茱萸、焦山栀清肝泻火和胃；若兼大便秘结，加大黄、枳实、厚朴清热通腑；若胁肋刺痛伴舌黯有瘀斑，可加延胡索、当归、赤芍行气活血。

【其他疗法】

一、中成药

1. 理中丸

药物组成：党参、土炒白术、炙甘草、炮姜，辅料为蜂蜜。

功能主治：具有温中散寒，和胃止痛作用。用于脾胃虚寒的胃痛、呕吐者。

用法用量：口服。一日2次，一次1丸，小儿酌减。

2. 小建中胶囊

药物组成：桂枝、白芍、炙甘草、生姜、大枣、饴糖。

功能主治：具有温中祛寒，缓急止痛作用。用于脾胃虚寒，脘腹疼痛，喜温喜按，嘈杂吞酸，食少，心悸者。

用法用量：口服。一日3次，一次2~3粒。

3. 香砂养胃丸

药物组成：木香、砂仁、白术、陈皮、茯苓、半夏（制）、香附（醋制）、枳实（炒）、豆蔻（去壳）、厚朴（姜炙）、广藿香、甘草、生姜、大枣，辅料为饴糖。

功能主治：具有温中和胃作用。用于不思饮食，呕吐酸水，胃脘满闷，四肢倦怠等湿阻气滞胃痛者。

用法用量：口服。一日3次，一次8丸。

4. 元胡止痛片

药物组成：延胡索（醋制）、白芷。辅料为淀粉、蔗糖、滑石粉。

功能主治：具有理气、活血、止痛作用。用于气滞血瘀所致的胃痛、呕吐者。

用法用量：口服。一日3次，一次4~6片，或遵医嘱。

5. 舒肝和胃丸

药物组成：醋香附、白芍、佛手、木香、郁金、柴胡、炒白术、陈皮、广藿香、焦槟榔、炙甘草、莱菔子、乌药。

功能主治：具有疏肝解郁，和胃止痛作用。用于肝胃不和，两胁胀满，胃脘疼痛，食欲不振，呃逆呕吐，大便失调者。

常用规格：水蜜丸100丸重20g。大蜜丸每丸重6g。

用法用量：口服。水蜜丸一日2次，一次45丸。大蜜丸一日2次，一次2丸。

二、单方验方

1. 单方

赤石脂丸：赤石脂200g研末后用蜂蜜做成丸剂，直径6~8mm。一日1次，空腹时姜汤送服10~20丸。用于反胃者吐后。

2. 验方

反胃方：太子参12g，麦冬12g，麦芽12g，代赭石15g，枇杷叶15g，姜竹茹

15g，赤茯苓 15g，黄芩 9g，陈皮 6g，生姜 3g，甘草 3g，西洋参 3g。水煎服，一日 1 剂，一天 2 次。西洋参另外炖服。功能滋养胃阴，和中降逆。用于反胃属脾胃气阴两虚者。

三、外治疗法

推拿：选择脾俞、胃俞、膈俞、膈关、膻中、中脘等穴位，可以采用指压法，每穴揉按约 1 分钟，以感到轻微的酸胀为度。也可配合夹脊提捏法，用拇指和其余四指的指面夹住背部夹脊穴，自下而上相对用力挤压，随即放松，再用力挤压，放松，采用"三捏一提法"，并循序移动 5~8 遍。

四、针灸疗法

1. 体针

胃中积热，取穴中脘、少商、足三里、阳陵泉、三阴交，针刺用泻法；脾胃虚寒，取脾俞、胃俞、中脘、天枢、足三里，针刺用补法，配合灸治。

2. 耳针

取穴脾、胃、交感、神门、皮质下。每次选用 3~5 穴，留针 30 分钟。

3. 穴位注射

取穴胃俞、脾俞、足三里等。选用甲氧氯普胺等注射上述穴位，每次 1~3 穴。

五、药膳疗法

1. 砂仁生姜粥

砂仁 10g，生姜 3 片，大米 100g。大米煮粥，砂仁研末，粥熟时，加入生姜、砂仁末，并可适量加入食盐、葱等，放温后食用。本品辛温散寒，行气和胃。用于脾胃虚寒，胃失和降之反胃轻症者。

2. 五汁饮

梨汁、荸荠汁、鲜芦根汁、麦冬汁、藕汁或甘蔗汁，各取适量，和匀少量频服，怕凉者可酌加温热服用。本品甘寒清热，生津止渴。用于胃热津伤及反胃后期胃阴亏虚者。

【预防调护】

一、饮食注意

本病发病，多与受寒、饮食不节有关，故在预防上要重视生活与饮食的调摄，帮助患者养成有规律的生活与饮食习惯，以清淡易消化的食物为宜，避免油腻、寒凉之品，忌暴饮暴食，饥饱不匀。

二、生活注意

教育患者保持乐观的情绪，避免过度劳累与紧张；注意保暖，避风寒。适当锻炼，注意休息，亦有助于预防反复。严重反胃常衍生变证，如合并呕血等病证者，应绝对卧床休息，紧密观察其神志、肌肤温度等情况，尽快就医，以防病证急变。

【名医经验】

何任

1. 学术观点

（1）病机认识：反胃的病因主要在于饮食不节、情志失调、房事不节、劳倦，亦有热毒壅膈，宿滞痼瘀积聚所致等。王冰谓："食不得入，是有火也。食入反出，是无火也。"食入反出者，以阳虚不能化也，其主要病机为脾胃阳虚。然则《黄帝内经》云"诸呕吐酸，暴注下迫，皆属于热"，且胃津先夺，热燥亦难投，胃中燥热亦为本病重要病机。因此，在治疗反胃时，宜细加辨证，或辛通，或苦降，择宜而施。

（2）治法心得：《金匮要略》曰："趺阳脉浮而涩，浮则为虚，涩则伤脾，脾伤则不磨。朝食暮吐，暮食朝吐，宿谷不化，名曰胃反，脉紧而涩，其病难治。"认为反胃为中医内科重症之一，故临床上对该病应给予重视。反胃患者常常多伴便秘，故治疗中加以白蜜，不仅能够安中补脾，又能润导肠道，使腑气通畅，亦可达止呕之功。若是幽门有瘢痕狭窄，见于腹部手术之后或消化道癌所致的反胃，则中医治疗效果较差。至于先天性幽门梗阻患者，可以采用疏导法，除消导药以外，可配以黄连、龙胆草清热，佩兰、砂仁、白蔻仁等化湿。并提出可加盐渍橄榄开胃下气，消积导滞。再是其他疾病影响而反胃，属正气已虚，痰瘀互结的也属难治之症。治疗各种因素所致的反胃，总的治则离不开和胃降逆。

2. 经典医案

赵某，男，52岁。

首诊：1971年6月12日。

主诉：反胃半个月。

现病史：患者半个月前因饮食不慎加之情绪不佳出现呕吐反胃，食不能多，气机不舒，反出多为宿食不化，面色憔悴，苔微腻，脉弱无力。经检查未发现实质性病变。

临证思路：本例反胃病，因饮食不慎及情绪不佳引起，当责之肝与脾。饮食不慎易损伤脾胃，导致脾胃运化失常；加之情绪不佳，导致肝失疏泄，肝气乘脾，横逆犯胃，从而导致脾胃运化失常更甚，中焦气机升降不利，故见呕吐反胃、呕吐宿食；脾胃乃气血生化之源，脾胃不足则气血生化乏源，不能上荣头面，故见面色憔悴；苔微腻为脾胃运化不及之象；脉弱无力则为脾胃虚弱，胃气不足之象。四诊合参，证属脾胃虚弱，肝气犯胃，胃失和降。治当扶土抑木，以健脾益气、降逆和中为法。

选方用药：党参15g，姜半夏10g，沉香曲10g，厚朴10g，陈皮10g，炙甘草10g，姜竹茹10g，生姜3片。上药浓煎后加白蜜2匙。呕吐以后服药。每日1剂，水煎服，共5剂。

用药分析：党参健脾益气为君，姜半夏降逆止呕为臣，佐以厚朴行气导滞，陈皮燥湿行气，生姜温中止呕，竹茹除烦止呕，白蜜补中缓急，炙甘草调和诸药。诸药同用，共奏健脾益气、降逆和中之功。

服药5剂后，腑气通调，反胃明显缓解。

（叶松　黄鹤）

参考文献

[1] 张声生，沈洪，唐旭东. 中华脾胃病学 [M]. 北京：人民卫生出版社，2016.

[2] 周轶群，陈仁寿. 反胃溯源辨证 [J]. 江苏中医药，2012，44（9）：68-69.

[3] 张云霞，陆艺，江淑红，等. 实用临床中医内科诊断治疗学 [M]. 西安：西安交通大学出版社，2015.

[4] 李如辉，王静波. 噎膈反胃论略 [J]. 中国中医基础杂志，2016，22（11）：1443-1445.

[5] 章永红，章迅，赵镇兰. 常见内科病中医诊治（十）[J]. 中国实用乡村医生杂志，2004，11（4）：11-12.

[6] 田超. "俞募配穴通腑法"治疗反胃80例疗效观察 [J]. 按摩与引导，2009，8（25）：20.

[7] 何建平，李文燕，冯淑英. 反胃辨证施护 [J]. 内蒙古中医药，2012，22（11）：163-164.

[8] 何任. 脾胃病证诊治说略 [J]. 浙江中医学院学报，2003，27（3）：28-29.

第八节　呕吐

呕吐是指胃失和降，气逆于上，迫使胃中之物从口中吐出的一种病证。有物有声称为呕，有物无声称为吐，无物有声称为干呕，但是呕与吐常同时发生，故合称为呕吐。许多医家提出不同的病名，如"干呕""胃反""漏气""走哺""哕"。呕吐是临床上的常见症状，可以出现于西医学的多种疾病之中，如急性胃炎、心源性呕吐、胃黏膜脱垂症、贲门痉挛、幽门痉挛、幽门梗阻、十二指肠壅积症、肠梗阻、肝炎、胰腺炎、胆囊炎、尿毒症、颅脑疾病以及一些急性传染病等，均可以参考本节辨证论治。

【源流】

呕吐的病名最早见于《黄帝内经》，并根据呕吐物不同，有呕苦、呕胆、吐酸等多种提法，《伤寒杂病论》中则多以"呕"概括。《黄帝内经》指出呕吐病位在脾胃，涉及肝、胆及三焦，并对其发生原因进行了详细的论述。如《素问·举痛论》中"寒气客于肠胃，厥逆上出，故痛而呕也。"《素问·至真要大论》中"诸呕吐酸，皆属于热"，以及"少阳之胜，热客于胃，呕酸善饥""燥湿所胜，民病喜呕，呕有苦"等，说明六淫邪气侵及胃肠及少阳经络所属均可引起呕吐。《伤寒杂病论》首创六经辨证，认为任何一条经发生病变，或疾病经过误治失治，影响脾胃，均有发生呕吐的可能，并记载了针对外邪犯胃、胃肠实热、脾胃虚寒、痰饮阻滞等不同病机有效的方剂，如小柴胡汤、大柴胡汤、栀子生姜豉汤、大半夏汤、小半夏汤、生姜半夏汤、吴茱萸汤、半夏泻心汤等。除此之外，《金匮要略·呕吐哕下利病脉证治第十七》中还指出"夫呕家有痈肿，不可治呕，脓尽自愈"，告诫后世在呕吐的治疗中不可单纯见呕止呕，而当分析病机，见病治源。

晋唐五代时期，对呕吐的认识以及相应医方的创制、新药的发现等方面都有进一步的发展。晋代王叔和在《脉经》中提出"心中风者，心中饥而欲食，食则呕"，以及"冬时发其汗，必吐利"，对呕吐的病因做了补充。隋代巢元方在《诸病源候论》中对呕吐的病因病机进行了归纳，认为呕吐病总由"胃气上逆"所致，常见原因主要有脾胃受邪、肺热而感风寒、伤于风冷、胃热或胃虚冷、虚劳久病、服石类药后调理不当、痰饮、酒饮为患等，并且记录了治疗呕吐的养生导引方法。唐代孙思邈《备急千金要方·呕吐哕逆》指出"凡呕者，多食生姜，此是呕家圣药"，提出了呕吐的简易疗法。在此时期，呕吐的针灸治疗也得到了长足发展，《针灸甲乙经》及《备急千金要方》中均记载了针刺治疗呕吐的相关穴位。

宋金元时期，对呕吐的认识进一步细化。《圣济总录》中列有"食治反胃呕吐卷"，开创了以食疗治疗本病的先河。同时，随着医学流派的正式形成，诸多医家基于各自的学说特色对呕吐的辨治提出了不同观点。李杲总结呕吐病因为"皆因脾胃虚弱，或因寒气客胃，加之饮食所伤而致之也"，主张温补脾胃。刘完素则倡呕吐主热说，在《素问玄机原病式·热类喘呕》中提出"凡呕吐者，火性上炎也，无问表里，通宜凉膈散"的治疗观念，并从上、中、下三焦对呕吐进行分类，详细论述了三焦呕吐的部位、病因、证候和治疗。朱震亨在对呕吐的病因病机认识上强调痰火互结，主张分气、血、痰、虚进行论治，反对滥用温补热药。张子和认为呕吐的病因病机为邪滞胃脘，主张以吐下法治疗呕吐。以上观点为后世医家临床辨治呕吐提供了新的思路。

明清以来，对呕吐的认识更加深刻。龚廷贤《寿世保元》指出临床上有因大肠结燥而致的呕吐不止，是因幽门不通、气不下行而反上冲于胃，导致胃失和降；又指出阴虚于下，阳气无所依而浮于上，也会导致呕吐的发生。该观点联系了上下阴阳，进一步丰富了对呕吐病机的认识。张介宾在《景岳全书·卷二十》中提出"呕吐一证，最当详辨虚实。实者有邪，去其邪则愈；虚者无邪，则全由胃气之虚也"，指明呕吐的临床治疗应首辨虚实。清代李中梓《证治汇补》指出若"房劳过度，下焦阳虚"，则会出现食后呕吐，宜用八味丸或四神丸温补肾阳，是对《黄帝内经》中"肾者，胃之关"理论的进一步发展。此外，叶天士从肝立论，明确指出呕吐证型主要有肝阳犯胃、肝气犯胃、胃虚肝乘等。薛雪《湿热条辨》则指出脾虚湿盛是湿热呕吐的内因，提出湿热病呕吐的证型主要包括肺胃不和、胆胃不和与肝胃不和，进一步加深了对呕吐病程中脏腑之间联系的认识。

【病因病机】

一、致病因素

1. 实证

（1）外感邪气：感受风、寒、暑、湿、燥、火六淫邪气，或者疫疠之气，侵犯胃腑，导致胃失和降，水谷上逆，发生呕吐。

（2）食滞内停：暴饮暴食、过食生冷、过食肥甘厚味及辛辣刺激之物，损伤脾胃，运化不及，食滞内停，导致胃气不降，上逆发为呕吐。

（3）情志不调：情绪不畅，肝失条达，横逆犯胃；忧思伤脾，脾胃失运，食停胃脘等原因均可导致胃气上逆为呕。

2. 虚证

脾胃素虚，或久病大病之后，或劳倦过度，中气耗伤，损伤阴液，导致脾胃气虚、脾胃阳虚或脾胃阴虚，甚则阴阳两虚，胃虚不能盛受水谷，脾虚不能化生精微，升清降浊失常，发生呕吐。

二、病机

呕吐病位在胃，与肝、脾密切相关。基本病机为胃失和降，胃气上逆。病理表现分为虚实两类：实证多为外邪、肝气不舒、食滞等邪气犯胃，导致胃脘升降失调，上逆作呕；虚证为脾胃阳气或阴气亏虚，运化失司，升降失调，发为呕吐。实证日久，耗伤脾胃之气，症状由实转虚；虚证基础上又感外邪，或兼痰饮、瘀血等病理产物停聚，可成虚实夹杂之证。

【辨治思路】

一、病机辨识

呕吐的发病机理总为胃失和降，胃气上逆。其病分为虚实两端：实证因外邪、食滞、情志等邪气犯胃，导致胃气痞塞，升降失调，气逆作呕；虚证因脾胃气虚、脾胃阳虚，或胃阴亏虚，或阴阳两虚，致使脾胃运化失常，胃气不降，发为呕吐。实证呕吐多发生在疾病初期，病情日久，损伤脾胃，转化为脾胃虚弱之证；或脾胃素虚，又因饮食停滞、外邪内侵等出现虚实夹杂之证。

二、症状识辨

食入即吐，吐势急迫多属于热；呕吐清水涎沫者多属于寒；呕吐物酸腐味臭者属热。发病快，吐势猛的呕吐属实；久病继发的呕吐，多属虚。暴饮暴食，过食生冷、油腻、辛辣刺激之物引发呕吐者，属食滞；每遇情志刺激而发作或加重的呕吐，多属情志不畅；呕吐痰涎者，多属痰饮。久病呕吐清水涎沫者，多属阳虚；呕吐兼有饥不欲食者，属阴虚。呕吐伴有嗳腐吞酸者属食滞；呕吐伴有善太息，胸胁胀满者属气滞；呕吐伴有外邪症状者属外邪致呕。

三、治疗原则

呕吐的基本病机为升降失调，胃气上逆所致，故治法以和胃降逆为总则，在此基础上结合具体的临床症状辨证论治。实证呕吐，在祛邪的基础上和胃降逆，祛邪如祛风散寒、芳香化湿、消食化滞、疏肝解郁、泻火通便、温胃化饮等；虚证呕吐则温中健脾、养阴清热，助脾胃升降有序，呕吐则除。虚实兼杂之证，治以扶正祛邪，或以扶正为主，或以祛邪为主，根据标本缓急主次而治之。

【辨证论治】

一、外邪犯胃证

症状表现：突然呕吐，胸脘满闷，腹痛泄泻，发热恶寒，头身疼痛，舌淡红，苔白腻，脉濡缓。

病机分析：外邪犯胃，中焦气滞，浊气上逆。感受外邪，出现发热恶寒、头身疼痛；湿邪犯胃，中焦气机升降失司，胸脘满闷；气机上逆，故发为呕吐；湿盛则发为泄泻；湿盛之人，可见舌苔白腻、脉濡缓。

治疗方法：疏邪解表，化浊和中。

代表方药：藿香正气散（《太平惠民和剂局方》）。藿香 15g，大腹皮 10g，白芷 10g，紫苏 10g，茯苓 10g，半夏曲 10g，白术 10g，陈皮 6g，厚朴 15g，苦桔梗 10g，甘草 6g。

随症加减：若有宿食停滞、胸闷、腹胀者，去白术、甘草，加鸡内金、神曲以消积导滞；风寒偏重者，症见恶寒无汗、头痛身痛，加荆芥、防风、羌活祛风散寒；兼气机阻滞，脘闷腹胀者，可用木香、枳壳行气消胀；如咳嗽、咳痰、发热恶寒或不恶寒，舌红苔薄白，脉浮数，可加用金银花、连翘、桔梗、杏仁清热宣肺。

二、食滞内停证

症状表现：呕吐酸腐，脘腹胀满，嗳气厌食，得食愈甚，吐后反畅，舌红，苔厚腻，脉滑实。

病机分析：食积内停，气机受阻，浊气上逆。饮食不节，停滞胃脘，胃气不降，上逆发为呕吐酸腐、嗳气、脘腹胀满；饮食内停胃脘，腐熟水谷功能失司，故有厌食、得食呕吐反甚、吐后舒畅；饮食内停，可见舌红、苔厚腻、脉滑实。

治疗方法：消食化滞，和胃降逆。

代表方药：保和丸（《丹溪心法》）。焦山楂 15g，焦神曲 15g，半夏 9g，茯苓 10g，陈皮 10g，连翘 6g，莱菔子 10g，炒麦芽 15g。

随症加减：若食滞化热腹胀便秘者，可加用厚朴、枳壳、大黄、芒硝行气泄热通便；因食肉而呕吐者，重用山楂消食化滞止呕；食米而呕吐者，谷芽、麦芽同用而消食化滞止呕；因食用面食而呕吐者，重用莱菔子消食化滞止呕；因酒食而呕吐者，加用白豆蔻、葛花解酒止呕；因食用海鲜而呕吐者，加用紫苏、生姜解毒止呕；食用豆制品而呕吐者，加用生萝卜汁消食止呕。

三、痰饮内阻证

症状表现：呕吐清水涎沫，或心下痞满，头目昏眩，或心悸，舌淡，苔白腻，脉滑。

病机分析：痰饮内停，脾阳亏虚，胃气上逆。痰饮内停，阻滞中焦，升降失司，上逆引发呕吐清水涎沫；斡旋之力不及，可出现心下痞满；痰饮内停，清阳不升，可见头目昏眩、心悸等症；痰饮内停，多见舌淡苔白腻、脉滑。

治疗方法：温中化饮，和胃降逆。

代表方药：苓桂术甘汤（《伤寒杂病论》）。茯苓 25g，桂枝 10g，炒白术 15g，甘草 10g。

随症加减：呕吐严重者，加用半夏、生姜化痰止呕；呕而胸满、头痛吐涎沫者，可加用吴茱萸、生姜、大枣、党参散寒降逆止呕；若中阳不足寒饮内盛，干呕或吐涎沫者，加半夏、干姜温中降逆止呕；脘腹胀满，舌苔厚腻者，去白术，加苍术、厚朴行气除满；脘闷不食者，加白豆蔻、砂仁化浊开胃；胸膈烦闷，口苦，失眠，恶心呕吐者，去桂枝，加黄连、陈皮化痰止呕；见恶心呕吐，头晕目眩，心悸失眠，加黄连、半夏、竹茹、枳实、陈皮化痰清热，降逆和胃。

四、肝气犯胃证

症状表现：呕吐吞酸，嗳气频繁，胸胁胀满，每于情志刺激而发或加重，舌淡红，苔白，脉弦。

病机分析：肝气不舒，横逆犯胃，胃气上逆。情志不畅，肝气横逆犯胃，导致胃气上逆发为呕吐吞酸；肝气不舒，故有嗳气、胸胁胀满之症；肝气不舒可见舌淡红，苔白，脉弦。

治疗方法：疏肝理气，和胃降逆。

代表方药：柴胡疏肝散（《景岳全书》）。陈皮 10g，柴胡 10g，川芎 10g，香附 12g，枳壳 10g，芍药 10g，甘草 6g。

随症加减：若气郁化热，症见口干吞酸、口苦、舌边尖红、苔薄黄，可用吴茱萸、黄连、栀子、黄芩清热解郁；呕吐严重者，可加用苏叶、厚朴、半夏、生姜宽中止呕；若胸胁胀满疼痛较甚者，加用川楝子、郁金疏肝解郁；若见胸胁刺痛、舌有瘀斑者，可加用桃仁、红花活血化瘀。

五、实热积滞证

症状表现：食入即吐，吐势急迫，大便燥结，舌红苔黄燥，脉洪。

病机分析：实热积滞，腑气不通，气逆于上。实热内停，火热上逆，故有食入即吐，吐势急迫；胃肠积热，热伤津液，大便燥结；舌红苔黄燥，脉洪均为实热之象。

治疗方法：通腑泄热，和胃降逆。

代表方药：大黄甘草汤（《伤寒杂病论》）。大黄 12g，甘草 3g。

随症加减：若见胸闷，咳喘者，加杏仁、瓜蒌宣上通下；若见呕吐酸腐，脘腹胀满疼痛，嗳气厌食，加焦三仙、枳实、厚朴、半夏消痞导滞，健脾化湿。

六、脾胃阳虚证

症状表现：呕吐频频，胸闷脘痞，腹痛喜按，完谷不化，面色萎黄，精神不振，舌淡，苔白，脉细。

病机分析：脾胃阳虚，运化失司，胃气上逆。久病之后或平素脾胃阳虚，中焦运化无力，升降失调，上逆则发为呕吐，下则发为完谷不化；久病体虚或精微物质生成不足，故出现面色萎黄、精神不振；虚证腹痛多喜按。

治疗方法：温中健脾，和胃降逆。

代表方药：理中汤（《伤寒杂病论》）。党参 10g，白术 15g，干姜 10g，甘草 6g。

随症加减：若见呕吐甚者，加用砂仁、半夏、生姜降逆止呕；呕吐清水不止者，加用吴茱萸、生姜温中降逆；若呕吐日久，呕吐物完谷不化，汗出肢冷，加附子、肉桂温补脾肾。

七、胃阴不足证

症状表现：呕吐反复发作，或时干呕，口燥咽干，饥不欲食，舌红少津，脉细数。

病机分析：胃阴不足，升降失调，上逆为呕。平素胃阴不足或反复呕吐者，伤及胃阴，升降失司，阴液不足，可见干呕；咽干口燥，饥不欲食，舌红少津，脉细数，为一派伤阴之象。

治疗方法：滋阴养胃，降逆止呕。

代表方药：麦门冬汤（《伤寒杂病论》）。麦冬 35g，半夏 5g，人参 15g，粳米 10g，甘草 10g，大枣 5 枚。

随症加减：呕吐较甚者，加用竹茹、枇杷叶降逆止呕；胃部可见灼热，或反有消谷善饥之感，加玄参、生地黄养阴清热；若大便干结者，加玄参、生地黄、大黄、火麻仁润肠通便；伴倦怠乏力，纳差，舌淡者，加太子参、怀山药健脾益气。

【其他疗法】

一、中成药

1. 理中丸

药物组成：人参、白术、干姜、甘草。

功能主治：用于脾胃阳虚证者。症见呕吐频频，胸闷脘痞，腹痛喜按，完谷不化，面色萎黄，精神不振，脉细，苔白等。

用法用量：早晚饭后 30 分钟口服。一次 1 丸，一日 2 次。

2. 藿香正气水

药物组成：广藿香油、大腹皮、白芷、紫苏叶油、茯苓、生半夏、苍术、陈皮、厚朴（姜制）、苦桔梗、甘草浸膏。

功能主治：用于外邪犯胃证者。症见突然呕吐，胸脘满闷，腹痛泄泻，发热恶寒，头身疼痛，舌苔白腻，脉濡缓。

用法用量：早晚饭后 30 分钟口服，一次 5~10mL，一日 2 次。

3. 保和丸

药物组成：山楂（焦）、茯苓、半夏（制）、六神曲（炒）、莱菔子（炒）、陈皮、麦芽（炒）、连翘。

功能主治：用于食滞胃脘证者。症见呕吐酸腐，脘腹胀满，嗳气厌食，得食愈甚，吐后反畅，舌苔厚腻，脉滑实。

用法用量：空腹口服，一次 8 丸，一日 2 次。

4. 温胃舒胶囊

药物组成：党参、附子（制）、黄芪（炙）、肉桂、山药、肉苁蓉（制）、白术（炒）、山楂（炒）、乌梅、砂仁、陈皮、补骨脂。

功能主治：用于胃阳不足证者。症见呕吐频频，胸闷脘痞，腹痛喜按，完谷不化，面色萎黄，精神不振，脉细，苔白等。

用法用量：早晚饭后 30 分钟口服，一次 3 粒，一日 2 次。

5. 养胃舒颗粒

药物组成：党参、陈皮、黄精（蒸）、山药、玄参、乌梅、白术（炒）、北沙参、干姜、菟丝子。

功能主治：用于胃阳不足证者。症见呕吐反复发作，或时干呕，口燥咽干，饥不欲食，舌红少津，脉细数。

用法用量：早晚饭后 30 分钟开水冲服，一次 1~2 袋，一日 2 次。

6. 气滞胃痛颗粒

药物组成：柴胡、延胡索（炙）、枳壳、香附（炙）、白芍、甘草（炙）。

功能主治：用于肝气犯胃证者。症见呕吐吞酸，嗳气频繁，胸胁胀满，每于情志刺激而复发或加重，舌苔薄腻，脉弦。

用法用量：早晚饭后 30 分钟开水冲服，一次 5g，一日 3 次。

二、单方验方

1. 单方

（1）生姜汁：生姜捣汁，加少许开水徐徐饮服。功能温胃止呕。用于胃寒呕吐者。

（2）芦根水：芦根 150g，切碎，水煎服。功能清热止呕。用于胃热呕吐者。

2. 验方

（1）温阳健脾方：党参（去芦，米炒）9g，白术（净）、扁豆（炒，杵）、制半夏各6g，炒陈皮3g，炒干姜3g，炙甘草3g。水煎服，早晚饭后服用，每次150mL左右。功能温阳健脾，祛湿止呕。用于脾胃虚寒，寒湿内阻，呕吐，不思饮食者。

（2）益气养阴方：党参10g，半夏10g，白芍8g，甘草5g，生地黄片35g，公丁香35g，大枣（劈碎）18枚，干姜10g，知母20g，远志10g，玄参15g，代赭石（细面）10g。水煎服，早晚饭后服用，每次150mL左右。功能益气养阴，和胃降逆。用于气阴两虚，胃气受损之呕吐者。

（3）连苏饮：黄连0.9~1.2g，苏叶0.6~0.9g。水煎服，频服。用于肺胃不和，胃热移肺，肺不受邪所致之呕吐，症见呕恶不止，昼夜不瘥，欲死者。

（4）清热止呕方：制半夏9g，干葛、竹茹各4.5g，甘草3g，生姜3片，红枣2枚。水煎服，频服。用于胃热呕吐者。

（5）清热降逆方：生石膏50g，生赭石15g。上药水煎，徐徐服。功能清热降逆。用于热病呕吐者。

（6）暑热呕吐方：绿豆1把，灶心土如红枣大。上药共研细末，用冷开水1碗，加入药末搅拌均匀，待药末沉淀后澄清、去渣，徐徐饮下。功能清热解毒。用于中暑呕吐者。

三、外治疗法

1. 推拿

患者屈膝仰卧位：一指禅推法，沿任脉从上而下反复操作，时间约10分钟。按压至中脘穴时，适当加重力道或延长操作时间。掌摩上腹部，时间约5分钟；点按中脘、内关、足三里，每穴2~3分钟。

患者俯卧位：用一指禅推法沿背部两侧膀胱经往返操作5遍。用点按法在脾俞、胃俞治疗，以有酸胀感为度。

辨证加减：外邪犯胃者，掌揉上腹部5分钟，运脘腹部，以胃脘有热感为度；饮食停滞，用掌揉法揉上腹部5分钟，用按揉法在足三里、丰隆等穴处操作3分钟；肝胃不和，用手掌沿胸骨正中自上而下，向左右顺序推梳至胁肋部，往返操作15分钟，并按压章门穴1分钟，按压肝俞穴2分钟；脾胃虚弱，按揉关元、气海穴2分钟，按揉三焦俞、脾俞、胃俞诸穴各2分钟。

2. 敷贴

以生姜两大片，用伤湿止痛膏外敷内关穴，约15分钟，再结合内服药物治疗。可用于单纯性或神经性呕吐，以及呕吐剧烈，难以服药者，晕车晕船之呕吐亦可。

四、针灸疗法

1. 体针

主穴选用中脘、胃俞、内关、足三里。因寒邪内侵引发呕吐者，加用上脘、公孙；因胃热呕吐者，加用商阳、内庭，并在金津、玉液点刺出血；食滞内停者，加用合谷、梁门、天枢；痰饮者，加膻中、丰隆、阴陵泉；肝气犯胃者，加肝俞、太冲、曲泽；脾胃虚寒者，加脾俞、神阙；胃阴不足者，加三阴交；脾胃虚弱者，加上脘。足三里平补平泻，中脘、胃俞、内关用泻法；配穴按照虚实补泻操作。

2. 耳针

选胃、贲门、食管、交感、神门、脾、肝。每次以 3 ~ 4 穴，用王不留行贴压。

3. 穴位注射

根据体针的选穴进行穴位注射，用维生素 B_1 或维生素 B_{12} 注射液，每次注射0.5 ~ 1.0mL，一日或隔日 1 次。

五、药膳疗法

1. 芦根竹茹粥

先将芦根 100g，竹茹 15g 加水 1000mL 同煎取汁，去渣，入粳米煮粥。粥欲熟时，加入生姜 2 片，稍煮即可，乘温内服。用于脾胃积热或热邪犯胃所致食入即吐，吐多涌猛，面赤，脉多洪数者。

2. 陈皮粥

陈皮 10g，白米 5g，加水 300mL 煎好后冲姜汁 3g 服。用于因痰饮所致胃腹胀满，呕吐呃逆，咳嗽痰多者。

3. 山药粥

先将半夏 9g 用微温之水淘洗数次，不使分毫有矾味。用做饭小锅煎取清汤约两杯半，去渣，调入怀山药细末 30g，再煎二三沸，其粥即成，和白砂糖食之。若上焦有热者，以柿霜代砂糖；有寒者，用粥送服干姜细末 1.5g。用于胃气上冲，呕吐不止，闻药气则呕吐益甚，诸药皆不能下咽者。

【预防调护】

一、饮食注意

因寒邪内侵引起的呕吐，应避免食用生冷，防止再度中伤脾胃；因痰饮内停引起的呕吐，应避免食用肥甘厚味，防止滋腻碍胃，再生痰饮；饮食停滞而呕吐者，应培养定时、定量进餐的良好饮食习惯；脾胃虚弱的患者，鼓励少量多餐，饮食清淡而富营养，勿滥进妄补；胃阴亏虚的患者，少食辛辣、温燥、煎炸之品，以防愈伤阴液。

二、生活注意

因外邪引起呕吐者，应嘱其随季节变换增减衣物，防止受寒，勿在高温环境下逗留过久以防中暑；因情志不调而引发呕吐者，应做好心理疏导，调畅情志，嘱其生活积极乐观，多与人交流，增加社交。

【名医经验】

徐景藩

1. 学术观点

（1）病机认识：不论是饮食因素、外邪因素还是情志因素，最终导致的都是脾胃升降失调。失"升"则清阳之气不能敷布，后天之精不能归藏；失"降"则饮食水谷无法摄入，糟粕无法排出，从而导致各种脾胃病的发生。脾胃气机升降失调，还可致痰、饮、水、湿等病理产物形成或进一步堆积，波及其他脏腑，如心、肺、肝、肾等。脾胃升降失调，临床上多见脾升不及、脾虚下陷、胃降不及和胃气上逆，其中胃气上逆则可见嗳气、反胃、恶心、呕吐等症状。

（2）治法心得：治脾必知其欲升，治胃必知其欲降。升清、降浊为脾胃病治疗的重要大法，就升与降的关系而言，一般以降为基础及前提，同时两者相辅相成，升中有降，降中寓升。

胃以降为和，不降则滞，反升则逆，降的功能失常，则气机壅滞，水反为湿，谷反为滞，形成气滞、食积、湿阻、血瘀、火郁等病理因素。降法主要有降气和通腑两类，因腑行不通，气滞往往成为重要的致病因素，故以降气为主，还包括化湿、降火、消食、化瘀等。脾体阴而用阳，喜燥恶湿，得燥而升，以升为健。升法主要有补气升阳及升阳举陷，由于清阳不升，脾易生湿，故适当配用祛风胜湿法，也属升法范畴。升降虽为矛盾的两法，但两者相辅相成。胃降而脾得以升，脾升而胃得以降。升降并用，升中寓降，降中有升，两者相伍，可提高疗效。

2. 经典医案

张某，男，51岁。

首诊：1982年9月23日。

主诉：胃脘痛14年，伴恶心呕吐2个多月。

现病史：平素嗜烟酒，饥饱不一，于1958年即患胃痛。1976年初确诊为胃溃疡、胃窦炎，因两度上消化道出血，于同年5月行胃次全切除术。术后食少无力，头昏、便溏，近年来胃脘隐痛，两个月来恶心呕吐黄水。心中懊恼不适，因吐而食少，神倦，口干不欲饮水，大便一日二行。面色萎黄，舌质微红，舌苔薄白腻、根部薄黄腻，脉细不数。胃镜检查为残胃炎症，吻合口粘连。

临证思路：术后食少、无力、便溏，脾胃之虚较著，运化不力，水湿内生，气机不畅，上逆为呕。唯其呕吐黄水，舌质微红、舌根苔薄黄，似有肝胃郁热之象。但口干而不欲饮，脉细不数，大便不干，热证不显。胃切除术后吐出黄水，恐由术后胆汁反流所致，此残胃疾病之特点。

选方用药：太子参12g，云茯苓12g，炒白术10g，姜半夏9g，炒枳壳10g，刀豆壳10g，炒陈皮6g，沉香4g，炙甘草3g。共7剂，水煎服。

用药分析：以六君子汤为主，用太子参代党参，防其滞气。配沉香、枳壳、刀豆壳以降气和胃。气降湿化，胃气得和，故呕吐渐止。刀豆壳甘平，功擅和中降气，兼散瘀活血，可治反胃、呃逆，亦能治吐，对残胃炎症而见胃气上逆者，用之颇有效验。

服药 7 剂，呕吐止，余症亦见好转。继续加减出入，随证调治，至 10 月上旬，诸症已平。

附：恶心

恶心指感觉胃中有物上拱，急迫欲吐的表现，常是呕吐的先兆，两者也可以不相伴随。恶心是临床上的常见症状，可以出现于西医学的多种疾病之中，如胃肠道炎性病变、脑梗死、脑部创伤、甲亢、精神障碍疾病、肝病、胆囊疾病或胰腺疾病等均可以参考本节辨证论治。

【源流】

隋代巢元方《诸病源候论》云："恶心者，由心下有停水积饮所为也，水饮之气不散，上乘于心，后遇冷气所加之，故令火气不宣，则心里澹澹然，欲吐，名为恶心也。"饮停心下，上乘于心，外感阴冷之邪气，内外合邪，发为恶心。清代罗国纲《罗氏会约医镜》曰："恶心者，胃口作逆，兀兀欲吐欲呕之状，或又不能呕吐，觉难刻过，此曰恶心，而实胃口之病也。其症之因，则有寒、有食、有痰、有宿水、有火邪、有秽气所触、有阴湿伤胃，或伤寒疟痢诸邪之在胃口者，皆能致之。能察其虚、实二者，则得其源矣。实邪恶心者，其来速，其去亦速，邪去则止。虚邪恶心者，必得胃气复者方愈。且此症之虚者，十居八九，即有夹食、夹痰之实邪，亦必由脾气不健，不能运化而然。治者，当知实中有虚，勿得妄行攻击，以伤胃气也。"可见恶心为欲吐欲呕之状，但又无法吐出，心下不适。恶心的发病因素有寒、热、痰、食、饮、外邪等实邪，各种致病因素又多相互夹杂。其治法当辨虚、实或虚实夹杂之证。

【病因病机】

一、致病因素

1. 实证

（1）饮食不节：过食肥甘厚味及寒凉辛辣刺激之物，损伤脾胃，运化不及，升降失调，导致胃气不降发为恶心。

（2）外邪犯胃：外感寒、热、暑、湿等邪气，或者秽浊之气，导致营卫失和，气机逆乱，以致胃失和降，上逆发为恶心。

（3）情志不畅：情绪不畅，肝失条达，横逆犯胃；或者忧思伤脾，脾气郁结，脾胃运化失司，升降失调，导致胃气上逆，发为恶心。

2. 虚证

脏腑虚衰：久病大病之后或劳倦过度，伤阴耗阳，导致脾胃气虚、脾胃阳虚或脾胃阴虚，甚则阴阳两虚，胃虚不能盛受水谷，脾虚不能化生精微，升清降浊失常，胃气上逆发生恶心。

二、病机

恶心病位在胃，与肝、脾密切相关。基本病机为胃失和降，胃气上逆。与呕吐大致相同。病理表现分为虚实两类：实证多为外邪、情志不畅、食滞等邪气犯胃，导致胃脘升降失调，上逆发为恶心；虚证为脾胃虚弱，运化不及，升降失调，发为恶心。实证日久，耗伤脾胃之气，症状由实转虚；虚证基础上又感外邪，或兼痰饮、瘀血等病理产物停聚，可成虚实夹杂之证。

【辨证论治】

一、外邪犯表证

症状表现：恶心，甚则呕吐，头痛，项背强直拘急，无汗，口不渴，舌淡，苔白，脉浮紧。

病机分析：外邪犯表，营卫不和，气机上逆。风寒袭表，寒性收引，故有恶寒、头痛、项背强直拘急；寒属阴邪，故口不渴；营卫不和，气机逆乱，胃气上逆，发则恶心，甚则呕吐。

治疗方法：发散风寒，舒筋降逆。

代表方药：葛根加半夏汤（《伤寒杂病论》）。葛根 20g，半夏 10g，麻黄 9g，桂枝 10g，白芍 10g，炙甘草 6g，生姜 6g，大枣 6g。

随症加减：若见头痛甚者，加荆芥、羌活疏风散寒；若口干舌燥，舌红，苔黄者，加用石膏、知母滋阴清热；若见咳嗽，咳白痰者，加浙贝母、杏仁、前胡宣肺止咳化痰；若见不欲饮食，胃脘胀满者，加焦三仙、白术健胃消食。

二、饮食停滞证

症状表现：恶心欲呕，嗳腐吞酸，脘腹胀满，嗳气厌食，得食愈甚，吐后反畅，舌苔厚腻，脉滑实。

病机分析：饮食内停，气机受阻，浊气上逆。饮食不节，胃受纳和腐熟水谷失常，气机上逆，出现恶心欲呕；饮食停滞中脘，嗳腐吞酸，嗳气厌食，得食愈甚，吐后反畅。

治疗方法：消食导滞，降逆止恶。

代表方药：保和丸（《丹溪心法》）。焦山楂 15g，焦神曲 15g，半夏 9g，茯苓 10g，陈皮 10g，连翘 6g，莱菔子 10g，炒麦芽 15g。

随症加减：若湿热较重者，可加黄连、黄芩、栀子、滑石清热利湿；若腹胀，大便干结者，可加大黄、枳实等泄热通便；若大便黏腻不爽者，可加用槟榔、黄芩、黄连、瓜蒌清热利湿通便。

三、肝气犯胃证

症状表现：恶心欲呕，脘痞，胸胁胀满，每于情志刺激而复发或加重，舌苔薄腻，脉弦。

病机分析：肝气不舒，横逆犯胃，胃气上逆。情志不畅，肝气横逆犯胃，胃气上逆发为恶心；中焦升降失调，气机不畅，出现痞满；肝气不舒，则胸胁胀满。

治疗方法：疏肝理气，和胃降逆。

代表方药：四逆散（《伤寒杂病论》）。柴胡 10g，枳实 10g，芍药 10g，炙甘草 6g。

随症加减：若口干，口苦，舌边尖红，苔薄黄，可用栀子、黄芩等；恶心严重者，可加用半夏、生姜降逆止恶；若胸胁胀满疼痛较甚者，加用川楝子、郁金疏肝解郁；若兼见胸胁刺痛，舌有瘀斑者，可加用桃仁、红花活血化瘀。

四、阳明热盛证

症状表现：恶心，烦躁，胃脘灼热，小便黄赤，大便不通，舌红，苔黄燥，脉洪。

病机分析：阳明热盛，火炎于上。阳明热盛，火热上逆，可见恶心，胃脘灼热；胃热上扰心神，可见烦躁；伤津耗液，可见小便黄赤、大便秘结。

治疗方法：清泄胃热，降逆止恶。

代表方药：竹叶石膏汤（《伤寒杂病论》）。竹叶 6g，石膏 20g，党参 10g，麦冬 15g，半夏 5g，炙甘草 5g，粳米 10g。

随症加减：若见大便干结者，可加大黄、芒硝泄热通便；若见口舌干燥，欲饮冷饮，可加用石斛、玉竹、地黄清热养阴；若有食滞内停，嗳气食臭者，可加焦三仙、连翘清热化滞。

五、肝寒夹饮证

症状表现：恶心欲呕，胸膈满闷，干呕，吐涎沫，颠顶头痛，舌淡，苔白，脉弦滑。

病机分析：肝寒犯胃，夹饮上逆，发作为恶。肝寒犯胃，胃失和降，上逆发为恶心；夹饮上逆，可出现胸膈满闷、干呕、吐涎沫、颠顶头痛；肝寒犯胃，可见弦脉；饮邪为病，可见舌淡、苔白、脉滑。

治疗方法：温胃补虚，散寒降逆。

代表方药：吴茱萸汤（《伤寒杂病论》）。吴茱萸 6g，生姜 10g，大枣 10g，党参 10g。

随症加减：若见恶心甚，伴呕吐者，重用生姜，再加用砂仁、半夏降逆止呕；若见胃脘冷痛，完谷不化，可加用白术、干姜、制附子温中散寒。

六、胃阴不足证

症状表现：恶心欲呕，口燥咽干，饥不欲食，舌红少津，脉细数。

病机分析：胃阴不足，升降失调，浊气上逆。胃阴不足，阴阳不和，中焦气机升降失司，上逆发为恶心；阴液不足，可见口燥咽干、舌红少津、脉细数等；阴液不足，胃失濡润，故饥不欲食。

治疗方法：滋阴养胃，降逆止恶。

代表方药：益胃汤（《温病条辨》）。沙参 9g，麦冬 15g，冰糖 3g，细生地黄 15g，玉竹 4.5g。

随症加减：若见胃脘胀满者，加陈皮、厚朴行气消痞；恶心较甚者，加用竹茹、枇杷叶降逆止恶；若见口舌生疮，耳鸣，可加玄参、牡丹皮养阴清热；若大便不通者，加用玄参、大黄、火麻仁等润肠通便；伴倦怠乏力，纳差，舌淡者，可用太子参、怀山药等健脾益气。

【其他疗法】

一、中成药

枳实导滞丸

药物组成：大黄十两，神曲（炒）、枳实（麸炒）各五钱，黄芩（酒炒）、黄连（酒炒）、白术（土炒）、茯苓各三钱，泽泻二钱。

功能主治：用于湿热食积证者。症见恶心，脘腹胀痛，下利泄泻，或大便秘结，小便短赤，舌苔黄腻，脉沉有力。

用法用量：空腹口服，一次 6~9g，一日 2 次。

二、单方验方

1. 单方

生姜水：生姜 10g，切碎，水煎频服。功能降逆止恶。用于胃寒恶心者。

2. 验方

（1）湿热恶心方：鲜芦根 30g，广藿香 10g。先将鲜芦根和广藿香加水适量煎煮。每日 1 剂，分 1~2 次温服。功能清热化湿止恶。用于脾胃湿热，恶心，痞满，大便不爽者。

（2）痰饮方：半夏 10g，生姜 10g。水煎频服。功能化饮降逆。用于饮邪上逆发作恶心者。

（3）胃寒恶心方：柿蒂 6g，丁香 6g，白豆蔻 6g。水煎频服。用于胃寒恶心，遇寒加重者。

（4）胃热呕吐方：栀子 10g，淡豆豉 10g。水煎频服。用于胃热恶心，口干口渴，心烦者。

（5）食滞恶心方：鸡内金 10g，炒神曲 10g，炒麦芽 10g，炒山楂 10g。水煎频服。功能消食化滞。用于食滞恶心者。

三、外治疗法

推拿：用拇指指端掐按内关，力度适中，坚持 2～3 分钟，可反复操作。以手掌尺侧沿自膻中穴擦至肚脐，由上向下反复 5～7 遍，以皮肤发热为度。

四、针灸疗法

1. 体针

主穴选用中脘、内关、足三里。配穴：胃寒者加关元；胃热者加内庭；胃阴不足者，加三阴交、照海；肝气犯胃者，加太冲；食滞内停者，加下脘；痰饮者，加阴陵泉。

主穴均采用平补平泻法；配穴采用虚补实泻的方法，留针 30 分钟。

2. 耳针

选胃、贲门、食管、交感、神门、脾、肝。每次选用 1 耳，穴位选取 3～4 穴，用王不留行贴压，留 3～4 天。

五、药膳疗法

1. 薏苡粳米粥

薏苡仁 30g，粳米 30g。将薏苡仁洗净加水煮烂，再加粳米煮成粥。每日 1 次，连服 2～3 天。用于脾胃湿热所致的恶心痞满，大便不爽，舌红，苔黄腻，脉滑者。

2. 山药粥

山药 50g，陈皮 10g，白豆蔻 6g，大米适量，共同煮成粥服用。每日 1 次，可长期服用。用于脾胃虚弱所致的恶心，常伴有不欲饮食，面色萎黄，乏力者。

【预防调护】

一、饮食注意

平素脾胃阳虚之人，应避免生冷之物，以免再损伤阳气；胃阴亏虚者，少食辛辣温燥的食物，避免再损伤津液；多食肥甘厚味可内生痰湿，滋腻碍胃，升降失司，发为恶心，应清淡饮食，切勿过食油腻；暴饮暴食，易导致饮食停滞，胃气不降发为恶心，应培养规律的饮食习惯。

二、生活注意

增强身体素质，天气降温时，应增加衣物保暖；炎热天气时，注意预防中暑，亦切勿贪凉，感受寒邪。除此之外，还应加强体育锻炼，增强体质。平素情绪容易动怒、惊恐、忧虑之人，应调畅情志，嘱其生活积极乐观，多与人交流，增加社交。

【名医经验】

李培生

1. 学术观点

（1）病机认识：脾胃病的病机为脾虚湿困，胃失和降。脾的主要生理功能是运化精微和运化水液，输布正常，才得以维持人体的正常运行。若脾气亏虚，脾失健运，则出现气血生化无源；脾气亏虚，运化水液功能减弱，水液停滞，造成"湿困"，虚实相和，造成恶性循环。胃受纳和腐熟水谷，以降为顺，降则生化有源，出入有序；不降则传化无由，阻滞成病。脾气升清和胃主降浊相辅相成，脾气亏虚，水湿内停，气机阻滞；胃气不降，谷反为滞，两者相和，可形成气滞、血瘀、湿阻、食积、痰结、火郁等病理产物，影响脾胃的功能，进而出现胃脘痛、纳差，甚则胃气上逆，出现嗳气、呃逆、恶心、呕吐等症状。因此，恶心的基本病机为脾虚湿困，胃气上逆。

（2）治法心得：恶心的基本病机为脾虚湿困，胃气上逆，以健脾化湿、降逆止恶为基本治则，重在辨其虚实，次辨寒热。实证者多表现为气滞、血瘀、食积、湿阻、痰结、火郁等郁滞，注重祛邪；虚证者，重在脾虚，以健脾为要。寒者，遇冷加重，治以温中散寒；热者，实热者清热泻火、虚热者宜滋阴泄热。

2. 经典医案

凌某，男，60 余岁。

主诉：恶心欲呕数日。

现病史：某年夏季因多食粽子而发胃部疼痛。曾自服中、西药后症状稍缓，但亦复发。患者自诉其恶心欲呕、大便不通，胃脘部疼痛且拒按，舌红，苔滑腻，脉象弦滑。

临证思路：该患者因在炎热季节湿热多为患的前提下，多食不易消化之物，其宿食积滞后与体内痰热之邪互为胶着而聚于心下，当发为恶心欲呕，按之有疼痛之感；因其大便不通，属阳明腑实之证，故病机当属食积与痰热相交结。

选方用药：大黄 10g，枳实 10g，半夏 10g，瓜蒌仁 15g，黄连 6g，橘红 6g。1 剂，一日 3 次。其中大黄应单独取出，用开水浸汁，余药水煎，共同温服。

用药分析：以半夏、瓜蒌仁化痰散结；大黄、枳实泄热通便，黄连清热；橘红理气化痰。全方共奏化痰散结，泄热通便，降逆止恶之效。

二诊：患者服用一剂后大便畅通，胃脘部疼痛减弱，李老见大便已通遂去掉大黄一味防其攻下伤阳。

病患继服两剂后诸症痊愈。

（袁红霞　唐丽明）

参考文献

[1] 周仲英. 中医内科学 [M]. 北京：中国中医药出版社，2007.

[2] 陈蕾蕾. 呕吐病证的古代文献梳理与研究 [J]. 中国中医基础医学杂志, 2011, 17 (2): 138 – 140.

[3] 桂平. 呕吐的中医辨治 [J]. 中国实用医药, 2012, 7 (15): 233 – 234.

[4] 张新. 试论呕吐的证治 [J]. 内蒙古中医药, 2008 (15): 23 – 24.

[5] 李堂华. 小单方治大病 [M]. 成都: 四川科学技术出版社, 1999.

[6] 清·梁廉夫. 不知医必要 [M]. 北京: 中医古籍出版社, 2012.

[7] 高光震, 单书健. 吉林省名老中医经验选编 [M]. 长春: 吉林科学技术出版社, 1985.

[8] 清·薛雪. 湿热论 [M]. 北京: 人民卫生出版社, 2007.

[9] 罗才贵. 实用中医推拿学 [M]. 成都: 四川科学技术出版社, 2004.

[10] 孙伯琴. 生姜外敷内关穴治疗重症呕吐 [J]. 新中医, 1986, 18 (12): 24.

[11] 石学敏. 针灸学 [M]. 北京: 中国中医药出版社, 2008.

[12] 贺普仁针灸传心录 [M]. 北京: 人民卫生出版社, 2013.

[13] 霍毅. 老中医霍列五60年单验方秘传 [M]. 北京: 中国医药科技出版社, 2016.

[14] 张锡纯. 医学衷中参西录 [M]. 石家庄: 河北科学技术出版社, 1985.

[15] 黄嫦娥. 呕吐的辨证施护 [J]. 吉林中医药, 2001 (5): 43.

[16] 耿燕楠, 刘子丹, 宋红春, 等. 徐景藩运用升降理论诊治脾胃病经验 [J]. 中医杂志, 2014, 55 (1): 12 – 14.

[17] 徐景藩. 临证治验三则 [J]. 中医杂志, 1984 (10): 16 – 17.

[18] 李经纬. 中医大词典 [M]. 2 版. 北京: 人民卫生出版社, 2005.

[19] 刘桂新, 司玉娥. 呕吐病人的辨证施护体会 [J]. 辽宁中医杂志, 2004 (6): 526.

[20] 陈蕾蕾. 中医呕吐病证的病名源流探讨 [J]. 北京中医药, 2008 (11): 858 – 860.

[21] 王先琴. 对恶心呕吐患者进行治疗的方法研究 [J]. 当代医药论丛, 2016, 14 (6): 138 – 139.

[22] 刘练. 李培生教授治疗消化系统疾病的经验 [D]. 武汉: 湖北中医学院, 2006.

[23] 夏纯. 李培生教授学术思想及临床经验研究 [D]. 武汉: 湖北中医药大学, 2016.

第九节　呃逆

呃逆是指胃失和降、气逆动膈, 以气逆上冲, 喉间呃呃连声, 声短而频, 难以自制为主要表现的病证。本病古称为"哕", 又称"哕逆"。

本病主要涵盖了西医学中的单纯性膈肌痉挛、慢性胃炎、冠心病及心脏术后、肝硬化、脑血管疾病、肾衰竭、胃食管手术后以及其他原因引起的膈肌痉挛的疾病。

【源流】

"呃逆"最早出现在《黄帝内经》, 以"哕"来指呃逆, 如《素问·宣明五气》云"胃为气逆, 为哕"。可见该书认识到呃逆的发病多与胃失和降、气机上逆有关。《灵枢·口问》又云:"谷入于胃, 胃气上注于肺, 今有故寒气与新谷气俱还入于胃, 新故相乱, 真邪相攻, 气并相逆, 复出于胃, 故为哕。"可见呃逆的发生还与肺、寒气等相关，是对呃逆的病变部位和发病机制的阐发。《黄帝内经》同时也记载了三种治疗呃逆的简易方法，"哕，以草刺鼻嚏，嚏而已；无息而疾迎引之，立已，大惊之，亦可已"。《灵枢·口问》提出了针刺治疗治则"补手太阴，泻足少阴"及"肺主为哕，取手太阴"，这两句话点出了针刺治疗的要点。张仲景著述中涉及"哕"证条文则更多，如"哕而腹满，视其前后，知何部不利，利之即愈""干呕哕，若手足厥者，橘皮汤主之""哕逆者，橘皮竹茹汤主之"等，其分别从实证、寒证、虚热证对呃逆进行了论述，为后世寒热虚实辨证分类奠定了基础。两晋至唐时期，"哕""呕""呕吐"等病名的使用较为混乱，没有对其进行严格意义上的定义。宋代陈无择《三因极一病证方论》中指出"大率胃实即噫，胃虚则哕，此由胃中虚，膈上热，故哕"，指出了呃逆与膈相关。朱丹溪首先称之为"呃"，《格致余论》中说："呃，病气逆也，气自脐下直冲，上出于口，而做声之名也。"明代张景岳进一步把呃逆的病名确定了下来，《景岳全书》云："哕者，呃逆也，非咳逆也；咳逆者，咳嗽之甚也，非呃逆也；干呕者，无物之吐，即呕也，非哕也；噫者，饱食之息，即嗳气也，非咳逆也。"对"呃逆""咳逆""干呕""噫"进行了辨别。王肯堂《证治准绳》指出"呃逆，即《内经》所谓哕也"，在其注《素问·宣明五气》中指出"胃为气逆，为哕""胃为水谷之海，胃有不和，则为气逆，哕，呃逆也。胃中有寒则为哕"。此对后世临床辨证论治具有重要意义。李中梓《证治汇补》对本病提出了系统的治疗原则，曰："治当降气化痰和胃为主，随其所感而用药。气逆者，疏导之；食滞者，消化之；痰滞者，涌吐之；热郁者，清下之；血瘀者，破导之；若汗吐下后，服凉药过多者，当温补；阴火上冲者，当平补；虚而夹热者，当凉补。"

【病因病机】

一、致病因素

1. 实证

（1）饮食内伤：过食生冷，或过服寒凉药物，寒气蕴结中焦，循手太阴之脉上动于膈；或进食过快或过饱，使食滞于胃，中焦气机壅滞，胃失和降，上逆动膈；或过食辛热煎炒之物；或肥甘厚味，或滥用温补之剂，胃火内盛，腑气不行，致胃失和降，气逆于上，动膈冲喉而成呃逆。

（2）情志失调：忧愁思虑过度，耗伤脾气，脾胃运化失司，升降逆乱；或恼怒伤肝，肝气不舒，横逆乘脾犯胃，致脾胃气机动乱，导致气机升降失常，上逆而成呃逆。

（3）外感风寒：六淫风寒之邪犯胃，或寒邪直中胃肠，可致寒遏胃阳，壅滞气机，脾胃升降失调，胃气上逆动膈冲喉而成呃逆。

（4）痰饮瘀血：痰饮瘀血既为病理产物，也是新的致病因素。机体因各种因素导致脾胃运化不及，精微运化失司，聚饮成痰，痰饮随胃气上逆动膈；气虚血运无力或久病入络形成脉络瘀阻，瘀血扰膈，膈间之气不利，动膈冲喉而成。

2. 虚证

久病体虚：正气亏虚，素体虚弱；或年高体弱或大病、久病之后，耗损中气，正气未复；或热病，或吐下太过，耗损胃阴；或病深及肾，肾气亏虚，摄纳不及，浊气上冲，均可致胃失和降，上逆动膈而发生呃逆。

二、病机

本病的病位在膈，与胃、肝、脾、肺、肾密切相关，病理表现分为虚实两类，实证多为肝气不舒、痰饮内停、阴寒内盛、胃热亢盛、瘀血阻滞等导致气机上逆动膈；虚证为脾胃阳虚、胃阴不足、肾虚摄纳不及导致气机上逆。实证日久，耗伤脾胃之气，症状由实转虚；脾胃虚弱又可导致痰饮、瘀血、气滞等邪气内停，可成虚实夹杂之证。呃逆的基本病机为胃失和降，气机上逆。

【辨治思路】

一、病机辨识

呃逆的基本病机为胃失和降，气机上逆，病位在膈，与胃、脾、肺、肝、肾相关，实证多与寒邪、火热、痰饮、气郁、血瘀等病理因素有关。阴寒内凝，脾胃失和，胃气上逆动膈；胃火内盛，腑气不通，胃失和降，气逆动膈；情志失调，肝气不舒，横逆犯胃，胃气上逆动膈；脾胃运化不及，痰饮内停，随上逆之气动膈；瘀血停滞，血凝气乱，脾胃升降失和，逆气动膈。虚证多由脾胃阳虚、胃阴不足、肾虚摄纳不及所致。脾胃虚弱，虚不摄气，虚气上冲，动膈冲喉；胃阴不足，虚热内扰，上逆冲膈；肺的肃降与胃的和降，赖于肾的摄纳，肾失摄纳，肺胃之气，失于和降，兼加胃气上冲动膈。

二、症状识辨

虚者呃声时断时续，呃声低长，气出无力，脉虚弱。实者呃声响亮有力，连续发作，脉弦滑。寒者呃声沉缓有力，胃脘不舒，遇寒加重，遇热则减，苔白滑。热者呃声响亮，声高短促，胃脘灼热，口臭烦渴，面赤，便秘，溺赤，苔黄。呃逆伴有腐败之气，苔厚腻者，为食滞胃脘；情绪不佳时发作或加重，伴有胸胁胀满，善太息，脉弦，为气机阻滞；伴有胃脘胀满，肠鸣下利，舌淡胖，苔白腻，脉滑者，为水湿内停；伴有胃脘刺痛，拒按，舌黯，脉涩，为瘀血内停。

三、治疗原则

呃逆的基本病机为胃失和降，气机上逆，故总的基本治疗原则当为理气和胃，降逆止呃。治疗呃逆首要分清虚实寒热，再要辨析寒凝、痰饮、气郁、血瘀、正虚等病证，在降逆止呃的基础上，采取温中散寒、清胃泻火、温中化饮、疏肝解郁、活血化瘀、温中健脾、滋阴养胃、温补脾肾等治法。

【辨证论治】

一、寒凝于胃证

症状表现：呃声沉缓有力，得热则减，遇寒愈甚，胃脘不舒，口不渴，纳食不佳，舌质淡，苔薄白而润，脉迟缓。

病机分析：寒凝中焦，升降失调，上逆为呃。中焦为人体之枢纽，脾升胃降，寒邪凝聚于胃，降而不得，故上为呃逆。因其寒性凝滞，阻遏气机，故呃声沉缓有力；寒性收引，故胃脘不舒，得热则减，遇寒加重；寒性损伤胃阳，故纳食不佳；寒为阴邪，故有口不渴，舌淡，苔薄白而润，脉迟缓，一派阴寒之象。

治疗方法：温中散寒，降逆止呃。

代表方药：丁香散（《三因极一病证方论》）加味。丁香 15g，柿蒂 10g，高良姜 10g，炙甘草 10g。

随症加减：若寒凝较重者，加用吴茱萸、肉桂、乌药散寒降逆；若寒凝气滞，胸脘满闷者，加用枳壳、厚朴行气除满；若食滞胃脘，嗳腐吞酸者，加用炒莱菔子、焦山楂、半夏、槟榔消食导滞；若气逆较甚，呃逆频作者，加用旋覆花、代赭石降气止呃。

二、胃火上逆证

症状表现：呃声洪亮有力，冲逆而出，口臭烦渴，喜冷饮，小便黄赤，大便秘结，舌红，苔黄，脉滑数。

病机分析：火热炽盛，腑气不通，胃火上逆。火热炽盛于胃，火性炎上，上逆动膈，故呃声洪亮有力；胃火熏灼，食臭上逆，故口臭；煎灼津液，阴液损伤，出现烦渴，喜冷饮，小便黄赤，大便秘结；舌红，苔黄，脉滑数，一派火热之象。

治疗方法：清胃泻火，降逆止呃。

代表方药：竹叶石膏汤（《伤寒杂病论》）加味。竹叶 10g，生石膏 25g，沙参 15g，麦冬 15g，制半夏 9g，竹茹 15g，柿蒂 10g，粳米 10g，甘草 10g。

随症加减：若胃肠热盛，腑气不通，大便秘结，可加大黄、厚朴、枳实通腑泄热；若火炎上焦，胸膈烦闷，心中懊恼，可加连翘、黄芩、薄荷泄热除烦；若食滞胃脘，呃逆腐败之气，苔厚腻，可用枳实、焦三仙、厚朴消食导滞，和胃止呃。

三、肝气犯胃证

症状表现：呃逆连作，多因情绪不畅而诱发或加重，两胁满闷，脘腹胀满，苔薄，脉弦。

病机分析：肝气不舒，横逆犯胃，胃气上逆。情绪不畅导致肝气不舒，木来克土，胃气不降，上逆而发呃逆；肝气不舒，气机不调，故两胁满闷，脘腹胀满，在脉为弦。

治疗方法：疏肝理气，降逆止呃。

代表方药：五磨饮子（《医方考》）加减。旋覆花（包煎）15g，槟榔10g，沉香10g，乌药10g，枳实15g，木香10g。

随症加减：肝气郁结明显者，加郁金、合欢皮、川楝子疏肝解郁；若气郁化热，口干口苦，心烦者，加黄连、栀子解郁清热。

四、痰饮内阻证

症状表现：呃逆连作，多因饮冷或遇寒而发，脘闷不舒，头晕，苔白腻，脉弦滑。

病机分析：痰饮内阻，升降失调，上逆为呃。痰饮内阻中焦，脾胃升降失调，运化失司。胃气不降，上逆为呃；痰饮上逆，蒙蔽清窍，故头晕；中焦斡旋不利，故脘闷不舒；痰饮为阴邪，故遇冷或遇寒加重；苔白腻，脉弦滑为痰饮之脉。

治疗方法：温中化饮，和胃止呃。

代表方药：苓桂术甘汤（《伤寒杂病论》）。茯苓25g，炒白术15g，桂枝10g，炙甘草10g。

随症加减：若寒饮较重，加吴茱萸、生姜散寒化饮；若频频咳吐痰涎，眩晕恶心者，可加旋覆花、代赭石、陈皮、茯苓化痰和胃，顺气降逆；若见肠鸣下利，呃逆食臭，加生姜、半夏、黄芩、黄连、干姜化饮和胃，降逆止呃。

五、瘀血阻滞证

症状表现：呃逆久而不止，胸胁刺痛，痛有定处，口渴漱水不欲咽，舌黯，有瘀斑，脉弦或弦涩。

病机分析：瘀血阻滞，升降失司，胃气上逆。瘀血内停，阻滞气机，导致其升降失调，上逆而发呃逆不止；瘀血停滞胸胁，故发刺痛而痛处不移；瘀血内停，津液输布失调，因而口渴，但并非阴伤，故漱口而不欲咽；舌黯，瘀斑，脉弦或涩为有瘀血之象。

治疗方法：活血化瘀，降逆止呃。

代表方药：血府逐瘀汤（《医林改错》）加味。赤芍10g，桃仁15g，红花10g，川芎10g，当归15g，生地黄10g，枳壳15g，柴胡10g，甘草10g，桔梗10g，川牛膝15g。

随症加减：若呃逆频频发作者，加用丁香、柿蒂降逆止呃；若胸胁胀满刺痛者，加用三棱、莪术行气活血；若胃脘刺痛不舒者，加五灵脂、生蒲黄活血化瘀。

六、脾胃阳虚证

症状表现：呃声低沉无力，气不得续，脘腹不适，喜暖喜按，体倦肢冷，食少便溏，舌淡苔白，脉沉细。

病机分析：中阳不足，胃失和降，虚气上逆。中阳不足，虚寒内生，故喜温喜按，肢冷；胃失和降，虚气上逆，呃逆低沉而无力；胃阳不足，腐熟水谷失常，故食少；脾阳运化失司，出现体倦，便溏；中阳不足，虚寒之证，可见舌淡，苔白，脉沉细。

治疗方法：温补脾胃，降逆止呃。

代表方药：理中汤（《伤寒杂病论》）加味。丁香10g，柿蒂10g，人参10g，白术15g，甘草（炙）10g，干姜10g。

随症加减：若有嗳腐吞酸，食滞内停者，加焦神曲、焦麦芽消食导滞；若脾虚气滞，脘腹胀满者，加陈皮、厚朴行气除满；若呃逆难续，气短乏力，中气大亏者，加黄芪、党参补益中气；若久病不愈，导致肾阳不足，腰膝酸软，四肢不温，呃声难续者，加肉桂、附子、补骨脂、山茱萸补肾纳气。

七、胃阴不足证

症状表现：呃声急促而不连续，口干舌燥，不欲饮食，食后不舒，烦渴，大便干结，舌红，少苔，脉细数。

病机分析：胃阴不足，阴阳失和，气失和降。胃阴不足，虚热内生，气失和降，故声急促而不连续；阴虚有热，故口干舌燥，烦渴，大便干结；胃阴阳失调，虚热内生，腐熟水谷失常，故不欲饮食，食后不舒；舌红，少苔，脉细数为阴虚之舌脉。

治疗方法：养阴生津，降逆止呃。

代表方药：益胃汤（《温病条辨》）加味。麦冬30g，生地黄15g，石斛15g，沙参15g，玉竹15g，柿蒂10g。

随症加减：若阴虚火旺，咽喉不利者，加石斛、芦根养阴清热；若气阴两虚，气短乏力者，加西洋参、怀山药益气养阴；或肠道不润，大便不通者，酌加火麻仁、郁李仁润肠通便。

【其他疗法】

一、中成药

1. 理中丸

药物组成：人参、白术、干姜、甘草。

功能主治：用于脾胃阳虚证者。症见呃声低沉无力，气不得续，脘腹不适，喜暖喜按，体倦肢冷，食少便溏，舌淡苔白，脉沉细。

用法用量：早晚饭后30分钟后口服。一次1丸，一日2次。

2. 良附丸

药物组成：高良姜、香附。

功能主治：用于寒凝于胃证者。症见呃声沉缓有力，得热则减，遇寒愈甚，胃脘不舒，口不渴，纳食不佳，舌质淡，苔薄白而润，脉迟缓。

用法用量：早晚饭后30分钟后口服。一次3~6g，一日2次。

3. 气滞胃痛颗粒

药物组成：柴胡、香附、白芍、延胡索、枳壳、炙甘草。

功能主治：用于肝气犯胃证者。症见呃逆连作，多因情绪不畅而诱发或加重，两胁满闷，脘腹胀满，苔薄，脉弦。

用法用量：早晚饭后 30 分钟后开水冲服。一次 5g，一日 3 次。

4. 胃热清胶囊

药物组成：救必应、大黄、延胡索（醋制）、甘松、青黛、珍珠层粉、甘草。

功能主治：用于胃火上逆证者。症见呃声洪亮有力，冲逆而出，口臭烦渴，喜冷饮，小便黄赤，大便秘结，舌红，苔黄，脉滑数。

用法用量：口服。一次 4 粒，一日 4 次。

5. 胃力康颗粒

药物组成：柴胡（醋炙）、赤芍、枳壳（麸炒）、木香、丹参、延胡索、黄连、莪术、吴茱萸、大黄（酒炙）、党参。

功能主治：用于瘀血阻滞证者。症见呃逆久而不止，胸胁刺痛，痛有定处，口渴漱水不欲咽，舌黯，有瘀斑，脉弦或弦涩。

用法用量：口服。一次 10g，一日 3 次。

二、单方验方

1. 单方

（1）橘皮饮：橘皮 60g 与水 500g 同煮沸 2~3 分钟，取汁饮用，亦可嚼食橘皮。用于气机郁滞者。症见呃逆连声，常因情志不畅而诱发或加重，胃脘胀闷，肠鸣矢气，舌苔白，脉弦。

（2）鸡内金粉：鸡内金 6g，食盐少许。研细末，饭前温开水送服，一日 1 次，连服数日。用于食滞内停者。症见呃声有力而短暂，口中酸臭，嗳腐吞酸，厌食，或呕吐宿食，或泻痢不爽，脘腹满闷，舌苔垢腻，脉沉涩或弦滑。

2. 验方

（1）鲜姜蜂蜜饮：鲜姜 30g 取汁去渣，与蜂蜜 30g 共调匀，一次服下。用于胃中寒冷者。症见呃声沉缓有力，胃脘不舒，喜饮热汤，得热则减，厌食冷物，遇寒愈甚，纳呆，口中和而不渴，舌苔白润，脉迟缓。

（2）理气沉降方：生赭石 30g，柴胡 9g，厚朴 10g，陈皮 6g，半夏 9g，沉香末 3g。水煎服，一日 1 剂，一日 3 次，饭后 30 分钟后服用。用于肝气犯胃导致的呃逆者。

（3）碧玉饮：竹笋 30g，绿豆 30g，冰糖 30g，柿蒂 6g。水煎，顿服。用于胃热呃逆者。

（4）香砂糖：香橼 10g，砂仁 6g，白糖适量。香橼、砂仁水煎片刻，放入白糖调后频饮。用于痰湿内聚导致的呃逆者。

（5）桂圆干粉：桂圆干 7 个，干姜 3g，煅赭石 15g。将桂圆干连核放入炉中，煅炭存性，研为细末，分4次服，一日2次，用干姜、煅赭石煎汤，早晚饭后30分钟送下。用于脾肾阳虚证呃逆者。

（6）玉竹二汁饮：甘蔗汁100g，玉竹15g，生姜9g，冰糖适量。甘蔗、生姜取汁，玉竹水煎取汁，加冰糖适量，混合调匀，频频缓饮，一日1剂，连服2~3天。用于胃阴不足证呃逆者。

三、外治疗法

推拿：足三里、天宗、攒竹、翳风、内关等穴位采用指按法，每穴按揉2分钟，以感到酸胀为度。

四、针灸疗法

1. 体针

针刺天突、膻中、中脘、膈俞、内关、足三里。胃寒积滞者，加胃俞、建里；胃火上逆者，加胃俞、内庭；胃阴不足者，加胃俞、三阴交；脾胃阳虚者，加脾俞、胃俞；肝气郁结者，加期门、太冲。毫针常规刺，对于寒凝及阳虚者，可从主穴或者配穴中共选取3~5个穴位加用温灸。

2. 耳针

王不留行按压膈、胃、神门、肺、脾、肝、肾等。

五、药膳疗法

1. 怀山药粥

怀山药60g，百合30g，大枣10g。将以上三味同煮，煮烂后食之。适用于胃阴不足者。症见呃声急促而不相续，口舌干燥，烦渴不安，舌红少津，脉细数。

2. 刀豆粥

刀豆30g，粳米50g。上二味共煮粥，随意食用。适用于脾肾阳虚者。呃声低微，气不接续，面色苍白，手足不温，食少困倦，舌质淡，苔薄白，脉细弱。

【预防调护】

一、饮食注意

因寒凝或痰饮引起的呃逆，应禁食生冷和保暖；因胃热内停引起的呃逆，应禁食肥甘厚味，防止滋腻碍胃，生热化湿；饮食停滞而呃逆者，应培养定时、定量、定餐的良好饮食习惯；脾胃虚弱的患者，鼓励少量多餐，清淡而富营养，易于消化，勿滥进妄补；胃阴亏虚的患者，少食辛辣、温燥、煎炸之品，以防愈伤阴液。

二、生活注意

因感受风寒引起呃逆，应嘱其多加衣被保暖，防止受寒；因情志不调而引发呃逆者，应做好心理疏导，调畅情志，嘱其生活积极乐观，多与人交流，增加社交，适当运动以转移注意力；出现不适症状时，应积极就医，切勿延误病情。

【名医经验】

李振华

1. 学术观点

（1）病机认识：脾胃病的病机主要为脾虚、胃滞、肝郁。脾无实证，虚乃气虚，甚则阳虚，脾无阴虚而胃有阴虚证；胃多实证，其实多表现为气、血、食、湿等郁滞；饮食所伤，或脾胃虚弱，都可导致水谷精微不能奉养于肝，导致肝失疏泄条达之性，若情志伤肝，肝气郁滞，肝胃不和，或肝脾失调，则脾失升清，胃失降浊。脾胃生理关系密切，脾胃同处中焦，互为表里，功能相连。脾主运化，为胃行其津液；胃主受纳，腐熟水谷，有助脾之运化而化生气血；脾主升清，而胃主降浊；脾与胃，纳运互济，升降相因，如此中焦功能才能正常。脾胃升降失常，脾失健运，胃失和降，则发生胃脘胀痛、呃逆、腹胀、泄泻等疾病，因此呃逆的基本病机为胃失和降，气逆动膈。

（2）治法心得：呃逆的基本病机为胃失和降，气逆动膈，以理气和胃、降逆止呃为基本治则，重在辨其寒、热、虚、实。实证者多表现为气、血、食、湿等郁滞，注重祛邪；虚证者，分为脾虚与胃虚，脾虚包括脾阳虚证与脾气虚证，治疗重在扶助脾阳，胃虚者，既有阴虚又有阳虚，视阳虚阴虚之异施以温补、滋阴等治疗方法；寒热之别，寒证宜选用温中散寒或温中健脾治法，热证采用清热或滋阴之法。

2. 经典医案

某患者，男，41岁。

首诊：2005年10月11日初诊。

主诉：阵发性呃逆伴呕吐4天。

现病史：患者自诉半月前以风湿性关节炎为诊断入住当地某医院，经使用抗炎类药物及中药清热解毒、通利关节之剂治疗，膝关节灼热红肿症状减轻，但引起腹胀不适，食欲不振，4天前出现呃逆，呃声连连，不能自制，恶心呕吐。某医院胃镜检查提示：慢性食管炎、慢性浅表性胃炎。曾使用维生素、谷维素、艾司唑仑、华蟾素、胃盐酸消旋山莨菪碱等药物治疗，效果不佳，前来就诊。现呃逆频作，其声连连，腹胀纳差，时有呕吐，大便溏薄，面色少华，表情痛苦，形体较胖，舌质淡胖大，苔白腻，脉沉细。

临证思路：本例因风湿性关节炎在当地医院治疗，由于过服寒凉药物伤及脾胃，引起食管、胃黏膜的炎性改变，中医则辨为脾胃虚寒、痰湿中阻、胃气上逆之证。脾胃损伤，中阳虚弱，运化无力，水湿内停，痰湿阻滞，故腹胀、纳差；脾胃虚弱，升降失常，胃气上逆则呕吐；胃气上逆动膈则呃声连连。

选方用药：白术10g，茯苓15g，橘红10g，半夏10g，木香6g，砂仁8g，厚朴

10g，枳实10g，佛手10g，藿香15g，丁香5g，柿蒂15g，焦山楂12g，焦麦芽12g，焦神曲12g，甘草3g，生姜5片。水煎服，共3剂。

用药分析：李老紧扣病机，立温中健脾、和胃降逆之法，以自拟方香砂温中汤加减治之，收效甚佳。方中白术、枳实健脾行气，消补兼施；橘红、半夏、茯苓取二陈汤意燥湿化痰，且半夏、生姜为名方小半夏汤，配砂仁专以和胃止呕；木香、厚朴温中理气；藿香醒脾和中；佛手苦温通降；丁香、柿蒂配伍出自《济生方》柿蒂汤，二者一散一敛一升一降，相互制约，相互为用，故温中散寒、和胃降逆、止呃逆甚妙。

二诊：2005年10月14日。

服上方后，呃逆、呕吐止，腹胀大减，纳食增加。中阳已渐恢复，气机升降有序，痰湿渐化。上方去藿香15g；加党参10g，乌药10g。水煎服，6剂。

用药分析：患者服药后，呃逆、呕吐已止，但损伤之中阳需慢慢恢复，故仍以香砂温中汤加减治之。腹胀大减，纳食增加，去醒脾之藿香；增健脾益气的党参10g，疏肝行气的乌药10g，两药合用，健脾行气，助中焦之运化。

三诊：2005年10月20日。

精神好转，饮食正常，无明显不适症状。中焦阳气来复不能一蹴而就，故以温中和胃之香砂养胃丸续服。

用药分析：李老嘱其治疗关节炎时，配服香砂养胃丸以健脾和胃。

半年后随访，患者呃逆、呕吐未作，诸症悉平。

（袁红霞　唐丽明）

参考文献

[1] 周仲英. 中医内科学［M］. 北京：中国中医药出版社，2007.

[2] 赵新春. 浅谈呃逆临床治疗［J］. 第四军医大学学报，2005（S1）：12.

[3] 高阳，白光. 论呃逆的脏腑病机［J］. 中国中医基础医学杂志，2019，25（8）：1023 - 1024，1026.

[4] 吴大真.《中华临床药膳食疗学》呃逆［J］. 甘肃中医学院学报，1991（2）：48 - 50.

[5] 阎贵旺. 顽固性呃逆验方［J］. 山西中医，1985（3）：64.

[6] 于善哉. 于己百教授治呃逆验方临床观察［J］. 甘肃中医学院学报，1987（3）：5.

[7] 余舒，廖品东. 浅谈单穴推拿治疗呃逆［J］. 按摩与康复医学，2018，9（3）：34 - 35.

[8] 黄淮. 推拿三穴治疗呃逆468例［J］. 按摩与导引，2003，19（4）：34 - 35.

[9] 刘伍振. 强力推拿按压膻中穴治疗顽固性呃逆16例［J］. 河南中医学院学报，2003，18（4）：3.

[10] 胡献国. 十法治呃［J］. 养生大世界，2003（7）：44.

[11] 石学敏. 针灸学［M］. 北京：中国中医药出版社，2008.

[12] 王海军，李郑生. 李振华脾胃病学术思想及临证经验探讨［J］. 中华中医药学刊，2013，31（8）：1642 - 1646.

[13] 杨国红. 李振华教授脾胃学术思想撷要［J］. 河南中医，2006（11）：19 - 20.

[14] 于鲲，董树平. 国医大师李振华教授治呃逆验案1则［J］. 中医研究，2014，27（6）：46 - 47.

第十节 纳呆

纳呆，是指胃受纳功能呆滞的病症，也称"胃呆"，即消化不良、食欲不振的症状。如果胃口欠佳，常有饱滞之感，称为"胃纳呆滞"。胃的受纳功能降低，食欲减退，又称纳呆、纳少或食少。本病主要涵盖了西医学中急性胃炎、慢性胃炎、消化性溃疡、功能性消化不良、胃下垂等疾病。肝硬化、肿瘤等患者也可能出现食欲不振等类似主症，但不属于该病范畴。

【源流】

古代文献对纳呆的专门记载不多。有关于本病的论述，如《灵枢·脉度》云："脾气同于口，脾和则口能知五味矣。"说明脾气调和，则知饥纳谷，食而知味。这一论述为本病奠定了理论基础。在病因方面，《诸病源候论·脾胃病诸候》云："脾者脏也，胃者腑也。脾胃二气相为表里，胃为水谷之海，主受盛饮食者也。脾气磨而消之，则能食。今脾胃二气俱虚弱，故不能饮食也。"《脾胃论·饮食伤脾论》云："夫脾者，行胃津液，磨胃中之谷，主五味也。胃既伤，则饮食不化，口不知味，四肢倦困，心腹痞满，兀兀欲吐而恶食，或为飧泄，或为肠澼，此胃伤脾亦伤明矣。"《赤水玄珠全集·伤饮伤食》云："不能食者，由脾胃馁若，或病后而脾胃之气未复，或痰客中焦，以故不思食，非心下痞满而恶食也。"《临证指南医案·不食》云："其余一切诸症不食者，当责之胃阳虚，胃阴虚，或湿热阻气，飧泄或命门火衰，其他散见诸门者甚多，要知此症，淡饮淡粥，人皆恶之，或辛或咸，人所喜也，或其人素好之物，亦可酌而投之，以醒胃气，唯酸腻甜浊不可进。"在治疗方面，《奇效良方》载运脾散（人参、白术、藿香、肉豆蔻、丁香、砂仁、甘草）对脾虚失运者颇为适宜。《类证治裁·脾胃论治》云："治胃阴虚不饥不纳，用清补，如麦冬、沙参、玉竹、杏仁、白芍、石斛、茯神、粳米、麻仁、扁豆子。"指出胃阴不足之纳呆宜清补而不宜腻补，并列举了具体用药。

【病因病机】

一、致病因素

1. 实证

（1）感受时邪：外感诸邪，内客于胃，皆可导致脾胃气机升降失常，运化失职，胃气受损，受纳功能失常，发为纳呆。

（2）饮食伤胃：若过食肥甘厚腻，伐伤脾胃，使胃气受伤，则胃气不能腐熟水谷精微，则不思饮食。暴饮暴食，多食生冷、醇酒辛辣、甘肥及不洁之食物，皆可伤胃滞脾，易引起食滞不化，脾胃纳运无力，发为纳呆。

（3）情志失调：抑郁恼怒，情志不遂，肝失疏泄，横逆犯胃，胃气失和；或忧思伤脾，脾失健运，运化无力，胃腑失和，气机不畅，均发为本病。

2. 虚证

脾胃虚弱：脾胃为后天之本，中运之轴。其人素体虚弱，加之后天失养，或久病损伤，均可导致脾胃虚弱，阴阳两虚，而发纳呆。陈修园在《医学实在易》中说"不能食者，胃中元气虚也"；胃虚不能盛受水谷，脾虚不能化生精微，中焦斡旋功能失司，故不欲饮食。肾为胃之关，脾胃运化腐熟，全赖肾阳之温煦，若肾阳不足，火不生土，可致脾肾阳虚，中焦虚寒，胃失温养；或肾阴亏虚不能上济于胃，胃失濡养而纳呆。

二、病机

纳呆主要由外感、饮食、情志等因素诱发，基本病位在脾胃，与肝、胆、肾关系密切。《证治汇补·脾胃》云："胃可受纳，脾主消导，一纳一消，则伤胃，胃伤则不能纳；忧思恚怒，劳役过度，则伤脾，脾伤则不能化。二者俱伤，纳化皆难。"纳呆的基本病机是中焦脾胃运化失职，食滞不化。病理性质不外虚实两端，实即实邪（食积、痰浊、气滞）内阻，降浊失职；虚即脾胃虚弱（气虚、阴虚、阳虚），气力不足，运化失健；虚实夹杂者，两者兼而有之。

【辨治思路】

一、病机辨识

若突然纳食减少，起病急，呕吐或下利多为外邪犯胃；若不思饮食，甚则厌食，脘腹胀满疼痛，拒按，嗳腐吞酸，呕吐酸腐食物，多为饮食停滞；若见胃脘、胸胁胀痛或窜痛，嗳气呃逆，吞酸嘈杂，情志抑郁，善太息，或急躁易怒，多为肝气犯胃；若胃呆纳钝，泛恶欲吐，口淡不渴，身重倦怠，头昏如蒙，多为湿困脾胃；若见纳呆厌食，呕恶口苦，肢体困倦，不思饮食，小便短黄，大便黏滞不爽，舌红苔黄腻，脉滑数，多为湿热中阻；纳食减少，胸脘痞闷，胃中辘辘有声，头眩心悸，或呕吐清水涎沫，多为痰饮内阻；腹胀纳少，不思饮食，食后加重，呕恶嗳气，大便溏薄，头晕，神疲乏力，少气懒言，多为脾胃虚弱；饥不欲食，胃脘嘈杂灼热，干呕呃逆，口燥咽干，溲赤便干，多为胃阴不足；胃呆纳钝，腰膝酸困，畏寒肢冷，四肢不温，大便溏薄，完谷不化，夜尿频多，小便清长，多为脾肾阳虚。

二、症状识辨

1. 主症

（1）主症的性质：起病急骤，病程较短，伴有脘腹胀痛，嗳气酸腐，大便不调，舌苔厚腻者，多属实证；病程较长，不思饮食，少气懒言，乏力，倦怠者，多属虚证。

（2）症状的诱发、加重和缓解因素：因外感时邪诱发者多病在脾胃；因饮食不节者多属食滞；因情志不畅者多病在肝脾；实有湿热、痰湿、食滞、气滞；虚有气虚、阴虚、阳虚。

2. 伴随症状

（1）腹胀、便溏：纳呆所致腹胀便溏可由脾胃气虚所致，伴精神疲乏，舌淡。

（2）嗳气、酸腐：嗳气是胃中气体上出咽喉所发出的声响，其声长而缓，可伴有胃胀、食欲不振、胃灼、恶心、呕吐等，可由宿食停滞导致。

（3）黄疸：纳呆所致的黄疸多由肝胆湿热所致，伴疲乏身困，胸胁胀痛。

（4）胸胁苦满：纳呆所致的胸胁苦满，可由少阳胆热或肝胃不和所致，伴心烦喜呕，脉弦。

（5）神经精神症状：情志失调为本病的诱发因素之一，肝失疏泄，情志失调，可表现为烦躁、抑郁烦闷等。

三、治疗原则

纳呆一证，临床较多见，但治疗效果差异较大。盖因此证之原因不一，证情各异，如不仔细查询证情、病史及用药情况，而只是治以健脾理气，开胃进食之品，则往往会有很大一部分患者疗效不佳。故当结合临床症状辨证施治。

凡证属实者，或由气滞，或因湿困，或因食伤，或因热盛，实者以祛邪为主，邪去则脾胃之气复而自能饮食。因气滞者，病初可见胸胁胀满或疼痛，治当疏肝和胃，解郁消滞；因湿困者，或由外湿，或因内湿，其症多见脘腹痞闷，身肢困重，舌苔白腻，治宜芳香辛散，宣气化湿；因食伤者，在上者以消食和胃为主，在下者以导滞通腑为主；因热盛而食少纳呆者，多有口苦苔黄等一派热象，但清其热，热去则胃气复，自能饮食。

属虚者，或由阳虚，或因气虚，或因阴虚，治当以补益为主，当分气血阴阳，再辨是因脾胃自虚，还是他脏累及；因阳虚者，可予甘温补益法；若由下焦阳虚，火不生土而致者，可补命火以生脾土；因气虚者，可见脘腹满闷，纳呆便溏，神疲乏力，治当以补气健脾开胃；因胃阴虚者，多有虚痞不食，舌绛咽干，烦渴不寐，肌燥，便不通爽，当以甘凉濡润，养阴益胃。

虚实夹杂者，脘腹灼热嘈杂、饥不欲食、口苦、苔黄腻与肠鸣辘辘、下利清稀互见的胃热肠寒型，应予以仲景诸泻心汤法，以达辛开苦降甘调，泻不伤正，补不滞中的目的。

【辨证论治】

一、外邪犯胃证

症状表现：突然纳食减少，起病较急，呕吐或下利，感受风寒者可兼见恶寒发热，头痛无汗，舌苔薄白，脉浮紧；感受暑湿之邪者，多见于长夏，见呕恶，发热汗出，胸脘痞闷，口渴，舌质红，舌苔黄腻，脉濡数。

病机分析：本证多因外邪犯胃所致。太阳表邪郁闭太过，内犯阳明，阳明气机失调，故见食少纳呆，呕吐或下利。若感受风寒，寒邪外束肌表，卫阳被郁，故见发热恶寒，头痛，无汗，苔薄白，脉浮紧；若感受暑湿，暑湿郁于肌表，则见发热汗出，胸脘痞闷，口渴，舌质红，苔黄腻，脉濡数。

治疗方法：疏解外邪，醒胃运脾。

代表方药：藿香正气散（《太平惠民和剂局方》）。藿香 10g，半夏曲 9g，白术 12g，陈皮 12g，厚朴 12g，苦桔梗 12g，大腹皮 9g，白芷 9g，紫苏 9g，茯苓 9g，炙甘草 6g。

随症加减：若发热恶寒者，加荆芥、防风以祛风散寒；若发热恶风，头痛自汗者，以连翘、金银花、薄荷、竹叶、荆芥穗、淡豆豉、牛蒡子以辛凉透表；因暑湿引起纳呆者，以金银花、香薷、连翘、扁豆花、厚朴祛暑解表。

二、饮食停滞证

症状表现：谷食不思，甚则厌食，脘腹胀满疼痛，拒按，嗳腐吞酸，或呕吐酸腐食物，吐后觉舒，或肠鸣矢气，大便秽臭溏薄或秘结，舌黯苔厚腻，脉滑。

病机分析：本病多因暴饮暴食，饮食不洁，或脾胃素弱，过食油腻所致。胃主受纳腐熟，以通降为顺。食积胃脘，气机停滞，则纳呆厌食，脘腹胀满，疼痛拒按；饮食内停，胃失和降，胃气夹积食、浊气上逆，则嗳腐吞酸，或呕吐酸腐食物，吐后胃气暂通，故吐后觉舒；若积食下移肠道，肠内腑气充斥，故见肠鸣矢气；大肠传导失常，故便溏不爽或秘结；胃中浊气上泛，则舌黯苔厚腻，脉滑，为食滞之象。

治疗方法：消食导滞，调和脾胃。

代表方药：枳实导滞丸（《内外伤辨惑论》）。枳实 9g，大黄 9g，黄连 9g，黄芩 6g，白术 6g，神曲 9g，茯苓 9g，泽泻 6g。

随症加减：呕吐者，加半夏、陈皮以理气止呕；伤酒食者，加葛花解酒醒脾；伤面食者，加炒谷芽、炒麦芽以消食健脾；伤生冷食物者，去黄芩、黄连，加干姜、砂仁以温里行气。

三、肝气犯胃证

症状表现：食少纳减，胃脘、胸胁胀痛或窜痛，嗳气呃逆，吞酸嘈杂，情志抑郁，善太息，或急躁易怒，或口干口苦，舌红苔薄黄，脉弦或弦缓。

病机分析：本证多由情志不遂，肝郁犯胃，或饮食伤胃，胃病及肝所致。情志不遂则肝失条达，肝气不舒，横逆犯胃，胃气上逆，受纳腐熟功能失常，则纳呆食少，呃逆；两胁为肝之分野，肝气郁结，则胃脘、胸胁胀痛或窜痛，肝郁化热，胃气上逆，则口干口苦，且因情志不遂，抑郁更甚而上症加重。舌红苔薄黄，脉弦或弦缓为肝郁之象。

治疗方法：疏肝理气，健脾和胃。

代表方药：四逆散（《伤寒论》）合四七汤（《三因极一病证方论》）。柴胡 9g，枳实 9g，白芍 9g，半夏 15g，厚朴 9g，苏叶 6g，茯苓 12g，炙甘草 6g。

随症加减：若肝气郁结化热吞酸、口苦甚者，加黄连、吴茱萸泻火疏肝；脾虚明显者，加党参、白术、黄芪益气健脾；阴伤口燥咽干、大便秘结、舌红少津及饥不欲食者，加石斛、北沙参补气养阴、益胃生津；脾虚便溏者，加山药、炒扁豆健脾除湿。

四、湿困脾胃证

症状表现：胃呆纳钝，脘腹痞闷胀痛，泛恶欲吐，口淡不渴，身重倦怠，头昏如蒙，小便短少，大便稀溏，舌淡胖苔白腻，脉濡细或滑。

病机分析：本证多由冒雨涉水，或气候阴冷潮湿，或久居湿地，或过食肥甘生冷，以致湿邪内生，脾失健运所致。脾喜燥恶湿，湿邪侵入，脾阳受困，运化失职，气机不畅，故纳呆，脘腹痞闷胀痛；胃失和降，故泛恶欲吐；湿邪内盛，则口淡不渴；脾主肌肉，湿性重着，湿邪困脾，则肢体困重，头昏如蒙；湿邪流注大肠，传导失常，则大便稀溏；泛溢肌肤，则肢体浮肿，小便短少。舌淡胖苔白腻，脉濡细或滑为湿邪内盛之象。

治疗方法：祛湿运脾，顺气宽中。

代表方药：苍白二陈汤（《证治汇补》）。苍术 12g，白术 12g，半夏 12g，陈皮 12g，茯苓 12g，甘草 6g。

随症加减：若湿已化热，湿热并重，加黄连、芦根、滑石以清热燥湿；兼夹食滞者，加神曲、麦芽以消食化积；兼脾胃气虚者，加党参以益气健脾。

五、湿热中阻证

症状表现：纳呆厌食，脘腹痞闷胀满，呕恶口苦，肢体困倦，不思饮食，小便短黄，大便黏滞不爽，舌红苔黄腻，脉滑数。

病机分析：本证多由外感湿热之邪，或过食肥甘厚腻，或喜嗜烟酒茶，脾胃逐渐酿湿生热所致。湿热蕴结脾胃，运化失司，气机受阻，升降失常，故见纳呆厌食，脘腹痞闷，呕恶口苦；脾主肌肉，湿性重着，则肢体困倦；湿热下注，则小便短黄；舌红苔黄腻，脉滑数，为湿热内蕴之证。

治疗方法：清热化湿，理气和胃。

代表方药：清中汤（《医略六书》）。黄连 9g，苍术 9g，黄柏 9g，白术 9g，黄芩 9g，泽泻 9g，神曲 15g，木香 9g，葛根 9g。

随症加减：若脘腹灼热甚，加栀子以清热除烦；若恶心呕吐明显者，加竹茹、生姜、旋覆花以止呕；嘈杂不舒者，可合用黄连、吴茱萸以清泻肝火。

六、痰饮内阻证

症状表现：纳食减少，胸脘痞闷，胃中辘辘有声，头眩心悸，或呕吐清水涎沫，舌淡苔白腻，脉滑。

病机分析：本证多由于暴饮暴食，或过食生冷、油腻等物，损伤脾胃，脾失健运，水湿不能运化，聚湿生痰，痰饮留聚，故纳少而胸脘痞闷；水饮留胃，故胃中辘辘有声；因饮邪上逆，故呕吐多为清水涎沫；痰饮内停，清阳不升，故头眩；水饮凌心，故心悸。舌淡苔白腻，脉滑为痰饮内阻之象。

治疗方法：温化痰饮，开胃健脾。

代表方药：苓桂术甘汤（《伤寒论》）。茯苓 15g，桂枝 5g，白术 10g，炙甘草 6g。

随症加减：若痰湿较著，脘腹胀满，舌苔厚腻者，可加苍术、厚朴、枳壳行气化湿；若纳呆兼食滞明显者，加焦山楂、神曲、麦芽、鸡内金、莱菔子消食导滞；若呕吐痰涎清水较多者，可加用牵牛子 2g，白芥子 2g，研细末，装胶囊，每日分 3 次吞服，以加强祛痰蠲饮之功。

七、脾胃虚弱证

症状表现：腹胀纳少，不思饮食，食后加重，呕恶嗳气，大便溏薄，头晕，神疲乏力，少气懒言，面色萎黄或淡白，舌淡苔白，脉缓弱。

病机分析：本病多因饮食不节，或劳累过度，思虑伤脾；或年老体衰，久病耗伤脾（胃）气所致。脾主运化，胃主受纳腐熟，脾胃虚弱，受纳、腐熟、运化功能减弱，故见纳呆腹胀，不思饮食；食后脾气愈困，故腹胀更甚；胃失和降，则见呕恶嗳气；脾虚水湿不运，流注肠中则大便溏薄；脾气不足，生化乏源，肢体失养，则神疲乏力，逐渐消瘦；中气不足，故少气懒言；气血不荣，则面色萎黄或淡白。舌淡苔白，脉缓弱，为脾胃虚弱之象。

治疗方法：益气健脾，和中开胃。

代表方药：开胃进食汤（《医宗金鉴》）加减。党参 15g，炒白术 10g，鸡内金 15g，陈皮 10g，半夏 10g，藿香 10g，木香 6g，厚朴 10g，砂仁 3g，炒麦芽 15g，神曲 15g，炙甘草 6g。

随症加减：若腹胀较甚，加枳壳行气除满；大便偏干者，加用枳实、莱菔子导滞通便；大便偏稀者，加山药、薏苡仁健脾祛湿；四肢不温，阳虚明显者，加制附子、干姜温胃助阳。

八、胃阴不足证

症状表现：饥不欲食，胃脘嘈杂灼热，干呕呃逆，口燥咽干，溲赤便干，舌红少津少苔或无苔，脉细数。

病机分析：本证多因饮食失节，过食辛辣温燥食物、药物；或情志不遂，气郁化火，灼伤胃阴；或温热病后期，吐泻太过，耗伤阴津所致。胃阴亏虚，虚热内生，热郁胃中，胃气失和，故胃脘嘈杂灼热；阴亏而胃失濡养，纳化失常，则饥不欲食；胃失和降，胃气上逆，故干呕呃逆；阴亏而津不上承，则口燥咽干；肠失濡养则便秘；津液不足则小便短少；舌红少津少苔或无苔，脉细数为胃阴虚之象。

治疗方法：养阴益胃，兼清余邪。

代表方药：益胃汤（《温病条辨》）合竹叶石膏汤（《伤寒论》）。北沙参 9g，麦冬 15g，玉竹 6g，生地黄 15g，人参 6g，半夏 9g，甘草 6g，竹叶 6g，生石膏 15g。

随症加减：若津伤较重者，可加石斛、天花粉等加强生津；腹胀较甚者，加枳壳、厚朴理气消胀；若兼肾阴虚者去石膏，加女贞子、天冬、枸杞子以滋肾阴；兼瘀阻者，加丹参、桃仁以活血化瘀；纳呆明显者，加木瓜、山楂、麦芽以健脾消食；兼见气虚者加党参、黄芪益气健脾。

九、脾肾阳虚证

症状表现：胃呆纳钝，腰膝酸困，畏寒肢冷，四肢不温，大便溏薄，完谷不化，夜尿频多，小便清长，舌淡胖，苔薄白，脉沉细。

病机分析：本病多因久病，脾肾失于温养；或久泻久利，脾病及肾；或阳虚水泛，肾病及脾所致。脾肾阳虚，失于温煦，运化失职，则胃纳呆钝；肾阳亏虚，火不生土，脾阳亦虚，则大便稀溏或五更泄泻；腰为肾之府，肾阳虚衰，不能温养筋骨、腰膝，故腰膝酸困冷痛；肾居下焦，为阳气之根，肾阳不足，失于温煦，则畏寒肢冷，下肢尤甚；肾阳虚弱，固精摄尿之力减弱，则尿频清长，夜尿多。舌淡胖，苔薄白，脉沉细为脾肾阳虚之象。

治疗方法：温补肾阳，益气健脾。

代表方药：九炁丹（《景岳全书》）合四君子汤（《太平惠民和剂局方》）。熟地黄 15g，制附子 9g，肉豆蔻 9g，焦姜 9g，吴茱萸 9g，补骨脂 9g，荜茇 9g，五味子 9g，甘草 6g，党参 9g，白术 9g，茯苓 9g。

随症加减：若气短乏力，加黄芪以益气健脾；脊背如水淋者，加鹿角片、益智仁以温肾壮阳；腰膝酸困甚者，加杜仲、川续断以补肾强骨；兼脘腹作胀者，加砂仁、陈皮、神曲、半夏以行气消胀。

【其他疗法】

一、中成药

1. 香砂六君子丸

药物组成：木香、砂仁、陈皮、制半夏、党参、白术、茯苓、炙甘草。

功能主治：健脾理气，和胃化湿。用于脾虚气滞，嗳气食少，脘腹胀满，大便溏泄之胃痛者。

用法用量：饭后服，一次 6g，一日 2 次。

2. 保和丸

药物组成：山楂（焦）、六神曲（炒）、半夏（制）、茯苓、陈皮、连翘、莱菔子（炒）、麦芽（炒）。

功能主治：消食，导滞，和胃。用于食积停滞，脘腹胀满，嗳腐吞酸，不欲饮食者。

用法用量：饭后服，一次 1~2 丸，一日 2 次。小儿酌减。

3. 香砂养胃丸

药物组成：木香、砂仁、白术、陈皮、茯苓、半夏（制）、醋香附、枳实（炒）、豆蔻（去壳）、姜厚朴、广藿香、甘草。

功能主治：温中和胃。用于湿困脾胃证，不思饮食，胃脘满闷或泛吐酸水者。

用法用量：饭后服，口服，一次 9g，一日 2 次。

4. 温胃舒胶囊

药物组成：党参、附片（黑顺片）、炙黄芪、肉桂、山药、肉苁蓉（酒蒸）、白术（清炒）、南山楂（炒）、乌梅、砂仁、陈皮、补骨脂。

功能主治：温中健脾。用于脾胃虚寒，脘腹冷痛，呕吐泄泻，手足不温之胃痛者。

用法用量：饭后服，口服，一次 3 粒，一日 2 次。

5. 养胃舒

药物组成：党参、陈皮、黄精（蒸）、山药、玄参、乌梅等。

功能主治：滋阴养胃，行气消导。用于口干、口苦、纳差、消瘦等阴虚胃痛证者。

用法用量：胶囊剂：饭前服，每粒 0.04g，一次 3 粒，一日 2 次；颗粒剂：饭前开水冲服，每袋 10g，一次 1~2 袋，一日 2 次。

6. 三九胃泰

药物组成：三叉苦、九里香、白芍、地黄、木香等。

功能主治：清热化湿，理气和胃。用于湿热交阻，脾胃不和之胃痛者。

用法用量：饭前服。一次 1 袋，一日 2 次。

二、单方验方

1. 单方

（1）蒲公英：15~30g 水煎服，一日 2 次。用于湿热中阻者。

（2）莱菔子：15g 水煎，送服木香面 4.5g，一日 2 次。用于食积胃脘者。

（3）香附：6g 水煎服，一日 2 次。用于肝胃气滞者。

2. 验方

（1）验方一：党参 10~15g，白术 10~15g。水煎服，一日 2 次。用于脾胃气虚者。

（2）验方二：百合 30g，玉竹 10g。水煎服，一日 2 次。用于胃阴亏虚者。

（3）验方三：肉桂 3g，巴戟天 10g，白术 10g。水煎服，一日 2 次。用于脾肾阳虚者。

（4）验方四：藿香 10~15g，白术 10~15g。水煎服，一日 2 次。用于寒湿内蕴者。

三、外治疗法

1. 推拿

取穴及部位：脾俞、胃俞、中脘、合谷、天枢、手三里、内关、足三里、气海、胃脘部、背部、肩及胁部。以健脾理气为治疗大法，用一指禅推、按、揉、摩、拿、搓、擦等法。患者仰卧位，用轻快的一指禅推法在中脘、天枢、气海施术，或者用一指禅推法自肝俞至三焦俞，再用较重的按揉法在肝俞至三焦俞施术，患者坐位，较重力按揉手三里、内关、合谷，搓肩臂和两胁。

2. 外敷

（1）方法一：藿香、佩兰、陈皮、山药、扁豆、白芷、白术各等份。研为细末，用纱布包扎，外敷神阙穴，7 天为 1 个疗程，每 2 ~ 3 天换药 1 次。

（2）方法二：高良姜、青皮、陈皮、苍术、薄荷、蜀椒各等量。研为细末，做成香袋，佩戴于胸前。

四、针灸疗法

1. 体针

以取足阳明经、手厥阴经、足太阴经、任脉穴为主，如脾俞、胃俞、内关、中脘、足三里等。毫针刺，实证用泻法，虚证用补法，胃寒及脾胃虚寒者宜加灸。

2. 耳针

取胃、肝、脾、神门、交感。毫针刺，用中等强度刺激，或王不留行贴压或埋针。

3. 穴位注射

取脾俞、胃俞、中脘、足三里，每次选 2 穴，用黄芪、丹参或当归注射液，每穴注射药液 1mL，一日 1 次。

五、药膳疗法

1. 参枣米饭

将党参 10g，大枣 10 枚放在砂锅中，加水泡发后煎煮 30 分钟左右，捞出党参、大枣，药液备用。将糯米 250g 洗净，放在大瓷碗中，加水适量。蒸熟后，扣在盘中，将党参、大枣摆在糯米饭上，药液加白糖 50g，煎成浓汁后浇在枣饭上即成。用于脾胃虚弱导致的食欲不振，体虚气弱，乏力倦怠者。

2. 益脾饼

将白术 30g，干姜 6g 装入纱布袋，扎口，放入锅内，下红枣 250g，加水适量。先用武火烧沸，后改用文火熬 1 小时左右，除去药包及枣核，把枣肉搅拌成枣泥待用。将鸡内金 15g 轧碎成细粉，与面粉 500g 混合均匀，倒入枣泥，加水适量，合成面团。将面团分成若干小团，做成薄饼，用文火烙熟即成。用于脾胃虚寒导致的食欲不振，食后胃痛，以及慢性腹泻，慢性肠胃病者。

3. 参苓粥

将人参 3 ~ 5g（或党参 15 ~ 20g），生姜 3 ~ 5g 切为薄片，茯苓 15 ~ 20g 捣碎，浸泡半小时，煎煮 30 分钟。取汁后再煎取汁，一、二汁合并，粳米 60g 淘洗干净，与药同煮成粥。适用于脾胃不足导致的食欲不振，反胃呕吐，气虚体弱，倦怠无力，面色发白，饮食减少，大便稀薄者。

4. 白术猪肚子粥

将猪肚洗净，切成小块，同白术 30g，槟榔 10g，生姜煎煮，取汁去药渣，入粳米 60g 同煮成粥。猪肚捞出，蘸麻油、酱油佐餐。用于脾胃气虚导致的消化不良，不思饮食，倦怠少气，腹部虚胀，大便溏泄不爽者。

注意事项：槟榔属破气耗气之品，用量不宜过大。3 ~ 5 天为 1 个疗程，停 3 天再服，病愈即停服。

5. 山药面

将白面粉 3000g，山药粉 1500g，黄豆粉 200g 放入盆中，加鸡蛋 1 个，水、食盐适量，揉成面团，摊成薄面片，切成面条。铝锅内加水适量，放入猪油、葱、生姜 5g，浇开，再下面条煮熟，放入味精、食盐即成。用于脾虚导致的食欲不振，泄泻，慢性痢疾，遗精，带下，小便频数者。

6. 醋浸生姜茶

将生姜洗净切片，用醋浸没姜片，放置一昼夜，然后取姜 3 片，加红糖，用开水冲泡当茶饮。用于脾胃虚寒导致的食欲不振，胃脘疼痛者。

7. 山楂茶

把山楂洗净去子，取 30 ~ 60g，加水 400mL，用小火煎成 150mL。每日服 3 次，每次 50mL。用于饮食积滞导致的纳呆，腹胀者。

8. 山楂导滞糕

生山楂 1000g，莱菔子 30g，神曲 20g，琼脂适量。先煎前三味，待山楂烂后碾碎，再煮 15 分钟，纱布滤出汁液，然后在汁液后加入琼脂和适量白糖煎煮。待黏稠后置凉，凝结成山楂糕状，切块分顿食用。若伴呕吐者，可在煎煮前加入竹茹 10g，生姜 10g，佛手 10g，随症加减。用于饮食积滞导致的不欲饮食，腹胀，恶心呕吐者。

9. 生麦芽粥

将鸡内金 10g，槟榔 10g，陈皮 10g 煎煮 30 分钟后去渣，加入生麦芽 40g 制成粥，加入糖或盐，分顿食用。用于脾胃气滞导致的食欲不振，胁痛，腹胀者。

10. 萝卜健运膏

萝卜 1000g，切成细丝，加半夏、茯苓、白术、陈皮各 10g，同入锅加水煎煮，半小时左右滤出汁液。另置小火煎熬至较稠时，加入白糖适量，待成膏状停火置冷。食用时，一次 1 ~ 2 匙，一日 3 次，沸水冲化饮用。用于纳呆，食后饱胀，反胃和呕吐者。

【预防调护】

一、饮食注意

一日三餐定时定量，吃饭时细嚼慢咽，可少食多餐；平时尽量不要吃零食，避免进食过烫、过冷的食物和辛辣刺激性食品；避免进食不易消化的食物，如坚硬、粗糙、油腻及粗纤维的食品，戒烟酒等。

二、生活注意

起居有常，生活有节，适当运动，注意温寒适宜，避免外邪侵袭。保持精神舒畅，避免过喜、暴怒等不良情志刺激，对于肝气犯胃者，尤当注意。

【名医经验】

一、刘弼臣

1. 学术观点

（1）病机认识：后天之本在脾胃，脾胃气壮，则五脏六腑皆壮，脾虚胃衰，则五脏六腑皆摇。而小儿又具有"脾常不足"的特点，脾胃运化水谷之力弱，且小儿脏腑娇嫩，形气未充，生长发育较快，所需营养相对较多，且乳食不能自节。若喂养失当，则可损伤脾胃，如《素问·痹论》曰："饮食自倍，肠胃乃伤。"

（2）治法心得：小儿具有"脾常不足"的特点，治疗小儿脾胃疾患应以健脾养胃为主，不可轻用攻伐。特别强调以药物的偏性纠正脾胃的纳和化、升和降的异常，是恢复脾胃功能的关键。

2. 经典医案

医案一 张某，男，5岁。

首诊：1990年5月6日。

主诉：纳差、腹胀1周。

现病史：患者平素挑食，喜食肉食及油炸食品。3天前中午，其母亲带他去吃麦当劳，暴饮暴食后，当日晚曾呕吐1次，至今不思饮食，嗳腐吞酸，肚腹胀满，大便臭秽，遂来就诊。

临证思路：此例患儿由于暴饮暴食不易消化的食物而致食积，气机不畅则肚腹胀满；胃失和降，则呕吐酸腐、大便臭秽；舌质红，苔白厚腻，脉滑数，均为食积之象。

选方用药：六神曲18g，麦芽10g，山楂10g，法半夏5g，陈皮5g，茯苓10g，莱菔子10g，连翘10g，鸡内金10g，香稻芽10g。水煎服，共4剂。

用药分析：六神曲甘辛性温，消食健胃，长于化酒食陈腐之积；山楂酸甘性温，消一切饮食积滞，长于消肉食油腻之积；莱菔子辛甘而平，下气消食除胀，长于消谷面之积。三药同用，能消各种食物积滞。积食易于阻气、生湿、化热，故以半夏、陈皮辛温，理气化湿，和胃止呕；茯苓甘淡健脾；连翘味苦微寒，既可散结以助消积，又可清解食积所生之热；加鸡内金、香稻芽增其消食导滞之力。诸药配伍，使食滞化，脾胃健运，食欲自然恢复正常。

二诊：1990年5月12日。

服药后食欲渐增，肚腹胀满明显好转，无嗳腐吞酸；大便仍臭秽，基本成形。舌质淡红，苔薄白，脉滑数。患儿服药5剂后，症状大减，但胃中仍有积热之象。在原方基础上加黄芩 6g。

用药分析：在原方基础上加黄芩以清中焦湿热。

三诊：1990 年 5 月 18 日。

服药后纳食基本正常，无肚腹胀满，大便正常；查舌脉：舌质淡红，苔薄白，脉数。

医案二 李某，女，4 岁。

首诊：2001 年 11 月 6 日。

主诉：纳差、腹痛 3 个月。

现病史：患儿近 3 个月来厌食拒食，若强与之则呕吐。平素性情执拗，急躁易怒，夜眠不安，嗜饮酸奶、可乐等，时有腹痛阵作，痛则大便溏泄。曾在某医院做木糖实验及尿淀粉酶、发锌、小肠吸收功能测定等，均低于正常儿童。诊断为小儿厌食症。经多方治疗效果不佳，遂来我院就诊。

临证思路：此小儿性情执拗，家长溺爱，稍不遂心则哭闹不已，显然与肝气亢逆有关。小儿肝常有余，脾常不足，患儿所欲不遂，肝失疏泄与条达，则横逆乘脾犯胃，使脾之运化功能失健、胃受纳功能失常，纳运失司则食欲下降，食量减少而致厌食。

选方用药：青皮 3g，陈皮 3g，代赭石 10g，白芍 10g，防风 5g，枳壳 6g，炒白术 10g，白芷 5g，焦山楂 10g。水煎服，共 5 剂。

用药分析：代赭石长于镇肝潜阳，又善于降上逆之胃气而具止呕之效；白术苦甘而温，补脾燥湿以治土；白芍酸寒，柔肝缓急止痛，与白术相配，于土中泻木；陈皮辛苦而温，理气燥湿，醒脾和胃；配伍防风、白芷，具升散之性，与术、芍相伍，辛能散肝郁，香能舒脾气，且有燥湿以助止泻之功，又为脾经引经之药；加山楂消食导滞，枳壳、青皮理气行气而和胃。治疗过程应当抓住扶土抑木，平肝调胃这一关键。

二诊：2001 年 11 月 12 日。

服上方后，食欲增加，未再呕吐，偶有溏泄，夜眠安和，但仍时有烦躁易怒。患儿服药后食欲增加，仍有烦躁易怒，为肝火旺盛之象。于原方加钩藤 10g，香稻芽 10g。水煎服，共 5 剂。

用药分析：钩藤味甘，性凉，归肝、心包经，有息风定惊，清热平肝之效；香稻芽味甘性温，有健脾开胃之效。

三诊：2001 年 11 月 18 日。

患儿服药后，上述症状大减，大便正常，烦躁明显减少。再予上方调理 2 周告痊愈。

医案三 张某，男，6 岁。

首诊：2000 年 10 月 14 日。

主诉：不思饮食 6 个月。

现病史：患者主因不思饮食 6 个月，经多方治疗，效果不显，今来院就诊。刻下症见：食欲下降，挑食，时胃脘隐痛，不愿食蔬菜、水果，喜食膨化食品。

临证思路：此例患儿因嗜食香燥食品，日久伤及胃阴，受纳失司，则不思饮食；胃阴不足，脉络失养，则见胃脘隐痛；胃阴虚，受纳腐熟失职，气血乏源，则不华于面，故面色萎黄欠光泽；胃之阴津不足，肠腑失润，故大便干燥；舌质红，少苔有剥脱，脉细数均为胃阴不足之象。

选方用药：生地黄10g，麦冬10g，石斛10g，沙参10g，玉竹10g，扁豆10g，炒白术10g，白芍10g，谷芽10g，生山楂10g。水煎服，共7剂。

用药分析：生地黄、麦冬味甘性寒，功能养阴清热、生津润燥，为甘凉益胃之上品；配伍北沙参、玉竹、石斛养阴生津，以加强生地黄、麦冬益胃养阴之力；扁豆、白术健脾益气；白芍养阴止痛；谷芽、生山楂可消食化积。全方使胃阴得复，脾运得开，症状好转。养阴益胃要注意避免过于滋腻，以免碍脾滞胃，宜采用清补。正如《类证治裁·脾胃论治》所云："治胃阴虚不饥不纳，用清补，如麦冬、沙参、玉竹、杏仁、白芍、石斛、茯神、粳米、麻仁、扁豆子。"此时尽量不用消食导滞之品，香燥之品慎用，宜选用谷芽、生山楂之类。此外，尚应注意守方缓以图功，临证之时，不可不晓。

二诊：2000年10月20日。

服上药后，胃口见开，纳食略增，大便基本正常，仍有胃脘隐隐作痛，面色及舌脉基本同前，说明患儿仍有胃阴不足。原方加延胡索5g，川楝子7g。水煎服，共7剂。

用药分析：延胡索性味辛苦温，有活血、行气、止痛之功；川楝子性味苦寒，可行气止痛、疏肝泄热。胃脘时时隐痛，故加延胡索、川楝子以行气止痛。

三诊：2000年10月26日。

药后纳食明显改善，胃脘疼痛已除，面色渐转红润，二便调，舌质红，苔薄白，脉细。上方去延胡索、川楝子，加茯苓10g，再予7剂，药后病告痊愈。

二、周仲瑛

1. 学术观点

（1）病机认识：纳呆之证，常不思饮食，时延日久，患者常继发厌食。不知者常以消导为法，久治而不愈。此非尽为实证，多有因虚而发。虚亦有在脾在胃之分。在脾者，为脾虚不能"磨食"，无力为胃代行消化，每当进食，脾运负荷加重，脾惫更剧，故痞以餐后为重。此类患者常在胃肠钡餐造影时发现胃肠动力改变，张力低下，蠕动缓慢，排空延缓。在胃者，多因胃之津液匮乏，致濡润、顺降功能失常，空腹时尚能自全，而进餐后糜化濡和之力不胜，致中焦痞满。此类患者临床胃液分析发现，胃酸分泌水平以及消化液分泌水平均较低下。由于消化酶质量的变化而致食物消化过程延缓。临床证候特点：不知饥饿，食之无味。

（2）治法心得：治疗因脾虚不运纳呆者，用健脾益气的香砂六君子汤以调整运化功能，可加紫苏、厚朴以理气消痞，提高胃肠的蠕动频率。胃阴不足之纳呆痞满者，用麦门冬汤加炙枇杷叶、石斛、黄精濡悦胃府，配枳实以调气机顺畅。若兼泛酸、口苦、咽干，则加大生山楂剂量（>30g）以酸制酸，兼可润胃敛阴。

2. 经典医案

医案一 马某，男，57 岁。

首诊：1973 年 3 月 3 日。

主诉：胃痛 5 年余，加重伴胃胀、不思饮食 2 周。

现病史：患者既往有胃病史 5 年余，经胃镜检查确诊为"胃窦部浅表性胃炎"；近来纳食减少，胃脘痞闷，满胀，隐痛，进食后明显，胃脘部怕冷，嗳气，泛酸不多，大便欠实。舌质红，苔黄薄腻，脉弦细。

临证思路：患者辨证属脾寒胃热，湿热中阻。寒热错杂，脾胃不和则运化升降失常，故见纳呆、心下痞、胀满；胃脘部怕冷为脾寒；舌质红、苔黄薄腻为胃热。

选方用药：党参 10g，黄连 3g，炒黄芩 6g，制半夏 10g，干姜 3g，枳壳 10g，厚朴 5g，橘皮 6g，竹茹 6g，苏梗 10g，炒白术 10g，山药 10g。水煎服，共 7 剂。

用药分析：方中半夏散结消痞，降逆止呕；干姜温中散寒；黄芩清少阳胆热；黄连清胃热；枳壳、厚朴、橘皮、竹茹、苏梗理气宽中；党参、炒白术、山药补气健脾和胃，促进脾胃运化。全方寒热并用，辛开苦降，补泻同施。

二诊：1973 年 3 月 10 日。

现病史：服 7 剂食纳改善，痞胀减半，隐痛消除，嗳气少作；但口干、口黏，大便转实而排解欠爽。辨证属热郁津伤，腑气不畅。上方党参改太子参；加芦根 15g，全瓜蒌 10g。水煎服，共 7 剂。

用药分析：加太子参、芦根以清热养阴生津，加瓜蒌涤痰宽胸。

三诊：1973 年 3 月 17 日。

食纳正常，痞胀消失，大便通调，唯诉口干，苔薄黄腻，脉弦。患者仅感口干，提示有津液损伤。上方去干姜，加石斛 15g。水煎服，共 7 剂。

用药分析：上方去辛热之干姜，加石斛以滋阴。

四诊：1973 年 3 月 24 日。

服药后食纳正常，痞胀消失，大便通调，口不干，苔薄白，脉细弦。

医案二 吴某，女，60 岁。

首诊：1985 年 9 月 7 日。

主诉：纳差、食少 1 周。

现病史：长夏之际，湿热蕴蒸。患者饮食不节，贪凉啖冷，继之不思饮食，喉痒稍咳，苔糙厚，脉滑涩。

临证思路：长夏之际，天阳下逼，地气上蒸，气候湿热，而脾喜燥恶湿，胃喜润恶燥。患者在长夏之际，贪凉啖冷，损伤脾胃气机，使脾为湿所困，运化不行，故出现纳呆。

选方用药：杏仁 15g，白蔻仁 3g，薏苡仁（后下）12g，厚朴 9g，通草 3g，竹叶 9g，六一散 12g。水煎服，共 7 剂。

用药分析：方中杏仁宣利上焦肺气，气行则湿化；白蔻仁芳香化湿，行气宽中，畅中焦之脾气；薏苡仁甘淡性寒，渗湿利水而健脾，使湿热从下焦而去。三仁合用，三焦分消；滑石、通草、竹叶甘寒淡渗，加强三仁利湿清热之功；厚朴行气化湿，散结除满。全方重在恢复三焦气化功能，三焦畅利，诸症自愈。

二诊：1985 年 9 月 14 日。

纳增，晨则口干不欲饮，目赤，便可尿少，苔薄润舌红，脉滑。

临证思路："邪之所凑，其气必虚"，虚处留邪。年值六旬脾胃本馁，附加饮食不慎又不节，以致湿趋中道，留着为患。郁极则由湿而见燥化，津气不得上呈而见糙苔。取三仁汤宣上、畅中、渗下，三焦宣通，肺气亦顺，则诸气皆顺。气化则湿亦化，湿化则津气流通，不治燥则燥自愈，故亦不"消导"而能食矣。若用消导，岂不误哉！原方加桑叶9g，水煎服，共 7 剂。

用药分析：患者现见热象，予桑叶祛风清热，凉血明目。

三诊：1985 年 9 月 20 日。

患者服药后诸症全罢，食纳大增，舌边尖红。再予 7 剂巩固疗效。

医案三 周某，男，52 岁。

首诊：1986 年 6 月 3 日。

主诉：食少 1 年。

现病史：患者 1 年来食少，食纳不馨，常觉胃脘痞闷不舒，口干苦而黏，间或恶心，大便日行、质烂，面色欠华。苔黄浊腻，舌边尖质红，脉濡滑。曾服中西药物效果欠佳。胃镜诊为浅表性糜烂性胃炎。

临证思路：患者病史较长，久病致脾胃气虚，运化不行，则食少、食纳不馨、胃脘痞闷不舒；脾虚生湿，日久化热，则见口干苦而黏、大便质黏、苔黄浊腻、舌边尖红、脉濡滑。

选方用药：黄连3g，黄芩6g，厚朴5g，谷芽10g，枳壳10g，橘皮6g，芦根15g，砂仁（后下）3g，鸡内金15g，六神曲15g，草豆蔻（后下）3g。水煎服，共 7 剂。

用药分析：黄连、黄芩清热燥湿；配伍厚朴、枳壳、橘皮行气化湿；砂仁、豆蔻化湿理气，开胃消食；谷芽、鸡内金、六神曲健脾开胃；芦根清热生津。全方重在分解湿热之邪，恢复脾胃运化升降之功。

二诊：1986 年 6 月 10 日。

服 7 剂药后，纳渐增，痞闷明显消退，恶心能平，口苦黏亦已化，仍有口干、大便略黏，为湿热之邪留恋。上方加石菖蒲8g。水煎服，共 7 剂。

用药分析：在原方基础上加石菖蒲，以加强祛湿之效。原方中已有芦根清热生津，故不再调整。

三诊：服上方 7 剂后，食量大增，口干不甚，大便复常，舌苔中后部薄黄微腻，仅饱餐后脘闷。继予 7 剂巩固疗效。

三、颜德馨

1. 学术观点

（1）病机认识：老少之疾，有不少类似之处。如易感风寒，每多咳嗽；易于伤食，积滞中州。其病机不外肾气不足，脾运不健。不过一则向衰，一则向旺；一则难已，一则易调。

（2）治法心得：老人致病每多夹杂七情，其厌食一症，除注意寒热、虚实外，尤当注意气机之调畅，积滞之有无，切不可滥补养患，已成沉疴。

2. 经典医案

医案一 周某，男，69岁。

首诊：1985年9月21日。

主诉：不思饮食2个多月。

现病史：患者2个多月来不思饮食，食后腹胀，头晕神疲。近半个月逐渐加重，3日来每日只饮15g葡萄糖，腹泻日2~5次。入院后，胃镜检查"吻合口黏膜慢性炎症、充血"。经投参苓白术散不效，遂来就诊。现症见不思饮食，纳后腹胀，得矢气而舒，时觉胸闷心悸，口淡无味，面色不华，形体消瘦，肌肤干燥，动则汗出，夜梦纷纭，大便次数不一，舌淡苔微，脉沉细无力。既往于1977年行胃大部切除术，平时常服健脾和胃之品及西药甲氧氯普胺等。

临证思路：患者由于胃大部切除术后瘀浊交阻，脾胃升降失职，运化失司。虽具气阴两虚，总属瘀浊中阻，虚实夹杂，用药不能仅着眼于"虚"上，治疗当应注意标本兼治。

选方用药：炒白术9g，炒枳壳5g，蒲公英9g，砂仁（后下）2.4g，生麦芽30g，檀香1.5g，陈皮9g，丹参10g，佛手4.5g，鸡内金9g，八月札9g，娑罗子9g。水煎服，共8剂。

用药分析：本案以张洁古之枳术丸固本清源为主。其中白术、砂仁健运中土；以生麦芽、鸡内金、丹参、蒲公英导滞化瘀清热；八月札、娑罗子疏肝理气，以病久多合生麦芽以复其春夏之令；檀香、佛手、陈皮行气化瘀，合枳壳而取其苦降。积滞去，脾运健，升降复，一方而效。

二诊：1985年9月25日。

服用3剂后，开始食稀粥，食后饱胀、头晕减轻，仍有乏力，无胸闷、心悸。患者病证虚实夹杂，气机失常。而调理气机之升降，特别是以轻祛实为治疗关键。效不更方，继服5剂。

用药分析：患者服药3剂后，症状已有缓解。继服5剂以健脾运，复升降。

三诊：1985年10月8日。

进8剂后，食纳大增，精神可，二便正常。嘱清淡饮食，适当运动，注意休息。

医案二 顾某，女，81岁。

首诊：1984年9月1日。

主诉：不思饮食、胃胀2个月。

现病史：患者2个月前因情志抑郁，感胸脘痞满不适，胃纳大减，伴恶心欲吐，喜饮啤酒、汽水等，饮后嗳气或得矢气则舒，大便日行1次，色黄量少。曾间断予以清暑化湿，疏肝和胃之剂，诸症时轻时重。现症见胃纳不振，伴脘痞、胸满，得嗳气或矢气则舒，口干苦、食乏味，心悸、下肢轻度浮肿，苔厚腻色淡黄，脉细弦稍滑。

临证思路：患者年逾八旬，其气自衰，复因七情，肝气郁滞，横逆脾胃，运化不及，木郁土壅。

选方用药：苍术 9g，生半夏 9g，川厚朴 4.5g，苏梗 9g，茯苓 9g，生姜 2g，柴胡 6g，枳壳 5g，绿萼梅 4.5g，代代花 4.5g。水煎服，共 6 剂。

用药分析：本方中苍术辛苦温，归脾、胃、肝经，有燥湿、健脾和胃之功；生半夏、生姜辛温，入脾、胃经，善燥化中焦痰湿，助脾胃运化，又有辛开散结、化痰消痞之效；厚朴苦燥辛散，既能燥湿，又能下气除满；苏梗、枳壳入脾经，可理气宽中；柴胡辛行苦泄，可调达肝气，疏肝解郁；茯苓味甘，入脾经，能健脾补中；代代花有行气宽中、消食、化痰之效；绿萼梅可疏肝和胃化痰。全方共奏疏肝和胃，理气化浊之效。

二诊：1984 年 9 月 4 日。

服用上方 6 剂后，患者脘闷恶心大减，口干不欲饮，纳增便可。食后仍有满闷之象，苔薄腻，脉细。说明患者脾胃运化功能有所恢复，痰湿虽减，但仍阻滞气机，故在健脾化湿的基础上，加以调畅气机，以恢复气机升降为宜。

选方用药：半夏 9g，陈皮 6g，川厚朴花 4.5g，旋覆花 9g，代赭石 30g，枳壳（先煎）6g，桔梗 4.5g，茯苓 12g，代代花 4.5g。水煎服，共 3 剂。

用药分析：方中代赭石苦甘平，归肝、胃经，有镇胃降逆之功；旋覆花苦辛咸，有降气消痰之功；半夏善燥化中焦痰湿，助脾胃运化；陈皮可健脾化痰，厚朴既能燥湿，又能下气除满；茯苓健脾补中；桔梗、枳壳入肺经，可宽胸理气；代代花有行气宽中、消食、化痰之效。全方共奏健脾化痰，降胃以升脾，畅达气机之功。

三诊：1984 年 9 月 7 日。

进 3 剂后，苔腻渐化，满闷减轻。注意顾护阴分。上方去代代花，再服 3 剂。

四诊：1984 年 9 月 10 日。

进 3 剂后，食纳大增，气机已畅，胃气亦和。转以香砂六君收功。

医案三 孙某，女，84 岁。

首诊：1984 年 12 月 12 日。

主诉：胃痛、胃胀 30 余年，加重伴不思饮食 1 个月。

现病史：患者有胃病史约 30 年，每遇天气变化即感胃脘部隐痛，泛酸嗳气，与饮食无明显关系。1982 年因劳累曾上消化道出血，经治好转。胃肠钡餐造影示十二指肠球部溃疡。上月初，因天气转冷，起居不慎，胃病复作，黑便伴头晕心悸，神疲乏力，经治血止。入院后胃肠钡餐检查"十二指肠动力障碍"。现症见不思饮食，胃脘胀满隐痛，口干苦，不多饮，眩晕神疲，四肢乏力，舌红绛苔净，脉细小数。

临证思路：患者既往有胃疾，舌脉见舌红绛苔净，脉细小数。此为胃阴不足，运化无权，中焦壅滞而升降失司。

选方用药：北沙参 12g，芦根 30g，麦冬 9g，天花粉 9g，生地黄 12g，玉竹 9g，生麦芽 12g，檀香 1.5g，砂仁 3g，乌梅（后下）6g。水煎服，共 3 剂。

用药分析：胃阴不足当滋阴养胃，然单纯滋阴反济其壅，应注意"动静结合"。予生地黄、麦冬、芦根、天花粉养阴清热，生津润燥，北沙参、玉竹养阴生津。再予醒中流动之品，生麦芽、檀香、砂仁是也。加入一味乌梅，不仅增水，且寓柔肝、疏肝之意，以免中土克伐。《神农本草经》云乌梅"主下气"，与生麦芽之升，两者相伍，亦成一升一降之妙。胃阴来复，升降复常，纳谷当馨，生化复矣。

二诊：1984 年 12 月 15 日。

服用 3 剂后，纳增，舌绛好转；仍有乏力，无眩晕。患者服药后症状缓解，仍有乏力，为气血生化乏源之故。效不更方，再予上方 6 剂。

三诊：1984 年 12 月 21 日。

6 剂后纳又增，闷胀大减，舌边薄白苔，精神亦振。

四、陈道隆

1. 学术观点

（1）病机认识：老年人纳呆之证的特点是病程长，多无实邪，多形体消瘦；其原因为外感、痰、食、瘀血等导致脾胃元气虚弱。先贤叶天士所言阳明脉络空虚，原指胃阴而言，但不得胃阳蠕动，胃阳蒸发，则何以有生化之源？所以，凡病不思纳食者，不仅仅谓为胃阳之式微，而其于胃阴之空虚，犹有攸关。

（2）治法心得：叶天士创胃阴之说，李东垣立脾胃之论。两者一主阳，一主阴，实则不能分离以治。胃阳不能敷布，胃阴何以濡润，所谓不得水谷则气液何以蒸腾？见证论治，是为扼要。对老年人单纯以湿物养胃，有悖于"精气互根"的理论，更有滞胃碍脾之虞。遵李氏之说，融叶氏之长，采用益气升阳、养胃通降之法。

2. 经典医案

医案一 赵某，男，80 岁。

首诊：1963 年 5 月 14 日。

主诉：不思饮食、腹胀、咯血 1 个多月。

现病史：1 个多月前，患者明显出现不思饮食、食后腹胀甚，微咳咯红，多方求医不效，遂来就诊。现症见不思饮食，口干，胸闷，腹胀，便后稍缓解；大便干结，2～3 日行 1 次，自行使用开塞露后大便可解，小便量少浑浊；面色无华，精神萎靡，形体消瘦，失眠，烦躁易怒，久坐后足冷、足胀。舌红少苔，舌根黄腻，脉沉弦。

临证思路：结合症状及舌脉，辨证属肺胃津伤。虚火灼伤肺络，则见微咳咯红、舌光脱液、舌根黄腻。黄腻必有积滞，滞在肠胃则不思饮食、食后腹胀甚、便后则觉宽畅，与脾阳不健、气虚不振之纳呆腹胀者迥然不同。勿欲以为坐起足冷作胀或肿而断其为阳虚，进以温补之方，以其阳气被阻，郁遏而不达伸也，是足冷而肿之理；津伤则口干，阴亏则烦躁，小便道路已易径而泄，腹既不舒，便又不解，况耄耋之年，血少养心，心神离多聚少，故寤寐难宁；脉有弦势而中沉，沉按之并未有沉软微弱之象。年虽老而其体质并不过于羸弱，是由气结运滞，浮火游移，肺胃失肃，可见一斑。

选方用药：鲜沙参24g，天花粉12g，甜杏泥12g，百草霜9g，小枳实3g，地骷髅12g，朱茯苓12g，大腹皮4.5g，夜交藤15g，枇杷叶12g，血见愁9g，鸡内金3g，砂仁18g，全瓜蒌4.5g，玄明粉18g。水煎服，共3剂。

用药分析：此证上有热，中下有滞，治颇棘手，清上固属急务，而和中和疏下尤为要图，使其上得清肃之令，中能沆瀣气机，下能疏导浊逅之法，亦有泻南救北之意。

二诊：1963年5月16日。

昨进上清、中和、下疏之法，泻南救北之意，纳增，胸脘较为舒畅，腹胀减轻，得食不若前之饱胀，大便已能自解，但不畅行，仍有血痰，足仍冷但肿胀已瘥；精神好转，舌根黄腻渐化，舌红略润，烦少能寐。

临证思路：患者腹胀缓解，可见气滞较为舒展；大便不畅行，亦证肠滞较疏，屈曲之间渐能下行，是半张承气之效。舌根黄腻苔有渐化之象，乃肠胃积滞有松动之机；至其舌红略润，烦少能寐，懊憹不悦，究属阴分受伤，津液受耗，心液难蒸，神驰未复之所致也。肺气较肃，络伤渐宁，红已渐稀，此症正《黄帝内经》所谓“血并于上，气并于下，心烦惋善怒”之旨，不期而合，正相符契。气滞渐疏，阳能下达，则足肿胀可消，未尝非浮游之火已有下降之能。

选方用药：鲜沙参24g，天花粉12g，甜杏泥12g，百草霜9g，小枳实3g，朱茯苓12g，大腹皮4.5g，西洋参3g，夜交藤15g，枇杷叶12g，血见愁9g，鸡内金3g，砂仁18g，全瓜蒌4.5g，小青皮3g，鲜茅根15g。水煎服，共3剂。

用药分析：原方去地骷髅、玄明粉；加西洋参3g，小青皮3g，鲜茅根15g。小青皮性味辛苦温，归肝、胆、胃经，有疏肝破气、消积化滞的功效；西洋参可清肺，兼能益脾气、脾阴；鲜茅根入肺经，可清肺热，凉血止血。

三诊：1963年5月18日。

患者服药后纳谷渐馨，无饱胀之状，血痰减少，足部肿胀已消，精神略有好转，失眠好转，大便仍不畅行，舌根苔白腻，血痰减少，仍有心烦。舌质红绛，略觉津润，脉尚弦而有力。

临证思路：《黄帝内经》云“血并于上，气并于下，心烦惋善怒”之旨，又服上清、中和、下疏之法，原为着重在泻南救北之意，纳渐增，胸脘日渐舒畅，食后腹胀减，烦惋善怒较为愉悦，则其中焦气滞，并结于下之象，渐能舒展。舌苔根黄虽退，而宿垢浊滞踞于大肠屈曲之间，难以得幽径畅通下行，仍当以咸寒之法浣涤其陈莝也。观其舌质红绛，略觉津润，病已伤阴，津气受耗，心营潜消，离火熠熠，故寐不兴酣。胃机已能敷布，有冲和之能，纳谷渐馨，亦无饱胀之状，后天仓廪有权，自能充沛气血，乃症之佳兆。精微得能上蒸，肺气能司下降，则络道清宁，血不并逆。脉尚弦而有力。阴虚未能柔养，阳亢未能承制，浮游之火，尚虑僭越难训，此症之所忧者在斯，其病之难治者亦在斯。总之，气并于下，尚为当今治之要策，釜底抽薪，是属泻南补北之法，仍当鞭策续进，清上肃肺，使肺金不致过灼。

选方用药：鲜沙参24g，天花粉12g，甜杏泥12g，百草霜9g，小枳实3g，朱茯苓

12g，大腹皮 4.5g，西洋参 3g，夜交藤 15g，枇杷叶 12g，血见愁 9g，鸡内金 3g，砂仁 18g，全瓜蒌 4.5g，小青皮 3g，鲜茅根 15g，沉香粉 6g，玄明粉 3g，鲜石斛 6g。水煎服，共 3 剂。

用药分析：患者症状较前好转。沉香粉帮助睡眠，玄明粉助行大便，鲜石斛养阴清热、益胃生津。

四诊：1963 年 5 月 20 日。

患者诉服用上方后，纳谷大增，腹胀渐消，红已渐淡，混淆于咳痰之内，足部肿胀已消，精神可，失眠好转，大便解而渐畅，舌根苔白腻，血痰减少，仍有心烦。舌质红绛渐淡，且生薄苔，略觉津润，脉尚弦而有力。

临证思路：患者服药后，症状皆有缓解，为阴分渐能濡润故也。唯脉尚弦劲，弦属虚阳，劲系风火，老年脉当柔和，适得其反，乃由水亏木旺，虚阳上亢。所以今之治，续守养阴滋液，金水相生之计；疏滞导浊，仍泻南救北之策；辅以潜阳制逆，防亢害窃僭之弊。

选方用药：鲜沙参 24g，天花粉 12g，小枳实 3g，朱茯苓 12g，西洋参 3g，夜交藤 15g，鸡内金 3g，砂仁 18g，全瓜蒌 4.5g，小青皮 3g，鲜茅根 15g，沉香粉 6g，玄明粉 3g，鲜石斛 6g，润元参 9g，茜草炭 9g，苍龙齿（先煎）18g，宝珠茶花 3 朵，海蛤壳 24g。水煎服，共 6 剂。

用药分析：根据患者的症状表现，上方去甜杏仁、血见愁、百草霜、大腹皮、枇杷叶；加苍龙齿宁心安神，海蛤壳、润元参、宝珠茶花消肿，茜草炭祛瘀通经。

医案二　钱某，60 岁。

首诊：1962 年 11 月 11 日。

主诉：不思饮食 2 个多月。

现病史：患者无明显诱因不思饮食 2 个多月，间断有胃脘痞满不适，潮热、心悸，精神萎靡，烦躁易怒，多次治疗不效，无腹胀，无咳嗽、咳痰，无胸闷、气短，小便正常，大便量少，眠可。自觉舌麻，舌苔光剥，脉濡细。

临证思路：患者辨证属胃阳不和，胃阴不足，先贤叶天士所谓阳明脉络空虚，原指胃阴而言，但不得胃阳蠕动，胃阳蒸发，则何以有生化之源？所以凡病不思纳食者，不仅仅为胃阳之式微，而其余胃阴之空虚犹有攸关。故月来纳呆味淡，百般治之而不苏，其原因在此。

选方用药：太子参 9g，炒麦冬 9g，怀山药 9g，陈皮 4.5g，仙半夏 6g，秫米 12g，生谷芽 15g，熟谷芽 15g，糯稻根 21g，大枣 3 个，金橘饼 1 个。水煎服，共 3 剂。

用药分析：太子参、麦冬、秫米性味甘、微苦，入脾经，有益气健脾、生津润燥之效，为甘凉益胃之上品；陈皮味苦、辛，性温，入脾经，可理气健脾；半夏味辛、性温，入脾、胃经，可燥湿化痰、消痞散结。两者合用，使气顺痰自消。生谷芽、熟谷芽、糯稻根、金橘饼健脾开胃，消食化滞，山药增加脾胃运化之力；加大枣调和脾胃，制半夏之毒。

二诊：1962 年 11 月 15 日。

患者服药 3 剂后，纳略增，胃脘痞满不适、潮热好转。仍有心悸，精神萎靡，烦躁易怒，自觉舌麻，舌中光，脉濡细。

临证思路：胃阳不和，胃阴不足，不得水谷滋养，则阴液渐耗。虚火有余，肝阳易动，动辄烦躁，易于触怒，沉重声响，心悸摇荡。舌脉又见脉濡细，舌中光。再当煦和胃阳，滋阴养胃，两者并治之。

选方用药：太子参 9g，炒麦冬 9g，怀山药 9g，陈皮 4.5g，仙半夏 6g，秫米 12g，生谷芽 15g，熟谷芽 15g，糯稻根 21g，大枣 3 个，金橘饼 1 个，生白术 6g，山楂肉 6g，佩兰梗（拌炒）3g，白芍 9g。水煎服，共 3 剂。

用药分析：予上药促进脾胃运化，敛阴柔肝。

三诊：1962 年 11 月 18 日。

渐能思食，食亦有味，潮热好转，无心悸，精神略振，烦躁易怒，自觉舌麻，脉濡较为有力，舌光较能津润。

临证思路：数月来，胃口纳呆。舌麻光剥，心悸烦躁，易于触怒，口味觉淡，其为胃阳式微，胃阴不养。二方中皆以煦和胃阳，滋养胃阴，阴阳并治。患者渐能思食，食亦有味，效机已着，续当前法循序渐进。上方水煎服，共 6 剂。

医案三 蔡某，女，72 岁。

首诊：1962 年 4 月 2 日。

主诉：不思纳食、头晕 1 个多月。

现病史：患者 1 个月前因情志不畅出现不思纳食；伴有头脑昏沉，胸脘痞闷，呕吐清水，烦躁易怒，小便正常，大便秘结如羊屎，二三日一解，舌质黯，苔黄腻，脉微弦，重按濡缓。

临证思路：患者辨证属肝阳犯胃，胃机不调，应降反升，气食固结不化，则酿湿成痰，横梗于中，故有胸脘痞闷、呕吐清水、舌苔黄腻等症。患者又有肝火上亢，则烦躁易怒；上扰头目，则头脑昏沉。治当以柔和风木，调胃畅气。

选方用药：旋覆花 9g，代赭石 21g，盐半夏 6g，姜竹茹 6g，炒川黄连 1.5g，吴茱萸 1.5g，枇杷叶 12g，陈皮 24g，钩藤 12g，木瓜 6g，瓦楞子 12g，硫黄 3g，生谷芽 9g，熟谷芽 9g，茯苓 12g，豆蔻 1.8g。水煎服，共 7 剂。

用药分析：方中以半夏、竹茹、黄连、陈皮、木瓜、茯苓、豆蔻清热燥湿，理气化痰，和胃利胆；瓦楞子消痰，用于顽痰胶结，黏稠难咯；加左金丸、钩藤、代赭石清泻肝火、平肝潜阳；旋覆花、枇杷叶降气化痰，行水止呕；再加生谷芽、熟谷芽健脾开胃；最后加硫黄泻浊祛痰，润大肠。

二诊：1962 年 4 月 9 日。

患者服药后，自觉胸脘舒展，呕吐清水已减，大便仍二三日一解，已不如前之羊屎状也，但仍纳谷不馨。患者前服升降开阖之法，症状大减，大便已不如前之羊屎状，示胃机尚未调和而肠运已渐通降。

选方用药：全瓜蒌 12g，薤白 6g，桃仁 30g，川厚朴 3g，旋覆花 9g，代赭石 18g，制半夏 9g，干姜 3g，茯苓 12g，焦谷芽 12g，橘皮 24g，半硫丸（分吞）3g，白芍

（桂枝五分泡水拌炒）6g，川黄连（吴茱萸五分拌炒）3g。水煎服，共5剂。

用药分析：患者症状好转，是赖半硫丸之功。半夏有交通阴阳之力，盘亘斡旋之助；硫黄有襄赞通腑之能，以通阳泻浊、辛滑流利、苦辛通降。合而治之，以攻堡垒，希其清阳上升，浊气下降，则胃能纳食；中宫有权，则水精四布，五经并行。

三诊：1962年4月14日。

患者服上方后，自觉胸脘舒展，再无呕吐清水，近来便已自解，纳谷较苏，苔已渐化。效不更方，再予上方5剂。

（刘力 李毅）

参考文献

[1] 黄生生，刘世恩. 儿科验方 [M]. 上海：第二军医大学出版社，2005.

[2] 孙玉信，李连章. 内科验方 [M]. 上海：第二军医大学出版社，2005.

[3] 曹颖甫，姜佐景. 经方验方录 [M]. 北京：学苑出版社，2008.

[4] 石学敏. 针灸学 [M]. 北京：中国中医药出版社，2002.

[5] 郑军. 刘弼臣辨治小儿厌食症的经验 [J]. 陕西中医，2008（11）：1509.

[6] 李七一，唐蜀华，周仲瑛. 周仲瑛温清通补治胃痞 [J]. 江苏中医，1993（11）：3-5.

[7] 李颖，李桃桃，颜新. 颜德馨教授脾胃学说思想探析 [J]. 浙江中医药大学学报，2015，39（8）：598-601.

第十一节 胃脘痛

胃脘痛，是以上腹部近心窝处经常发生疼痛为主症的病证，常伴有上腹胀、纳呆、恶心、呕吐、嘈杂、反酸、嗳气等症状。发病无季节性，具有病程较长、反复发作、迁延难愈的特点，若得不到及时治疗，将严重影响身心健康。

胃脘痛多见于西医学的上消化道疾病，引起胃脘痛的常见疾病有急慢性胃炎、消化性溃疡、功能性消化不良、胃下垂、胃黏膜脱垂等。因胃癌、肝炎、胆囊炎、胰腺炎、肺炎、心肌梗死等疾病引起的上腹部疼痛不在本病证范围，但可参照本证进行辨证治疗。

【源流】

《黄帝内经》最早提出胃脘痛之病名，如《灵枢·邪气脏腑病形》说："胃病者，腹膜胀，胃脘当心而痛。"汉代张仲景将胃脘痛的病变部位称为"心下"，《伤寒论》中涉及有"心下急""心下痛""心下满微痛"等称谓。如《伤寒论》第138条说："伤寒六七日，结胸热实，脉沉而紧，心下痛，按之石硬者，大陷胸汤主之。"这里的心下痛即是胃脘痛。晋代王叔和在《脉经》中提及"胃中痛"，仍未单列病名。隋唐宋时期虽将胃脘痛称为"心痛""胃心痛"等，但开始在病机、病位上与心经心痛相区别。《外台秘要·心痛方》说："足阳明为胃之经，气虚逆乘心而痛，其状腹胀而归于心而痛甚。谓之胃心痛也。"宋代陈无择在《三因极一病证方论·九痛叙论》中，指出"夫心痛者，在方论则曰九痛，《内经》则曰举痛，一曰卒痛。种种不同，以其痛在中脘，故总而言之曰心痛，其实非心痛也。"至金元时期医家将胃脘痛作为单独病名提出。张元素在《医学启源·主治心法》首载"胃脘痛"之名。李东垣在《兰室秘藏·卷二》中首次将胃脘痛作为独立病单设一门，明确指出胃脘痛的病位在脾胃，并对其病机、治则及治法进行阐述。明清时期，胃脘痛已作为单独病名广泛使用，并明确区分胃脘痛与心痛之别。

胃脘痛的发生原因，《素问》提出饮食、寒邪及运气均能伤胃，如："胃过于苦，脾气不濡，胃气乃厚""寒气客于肠胃之间，膜原之下，血不得散，小络引急，故痛，按之则血气散，故按之痛止。寒气客于肠胃，厥逆上出，故痛而呕也"。隋代《诸病源候论·卷十六》指出胃脘痛由于"足太阴之经与络俱虚，为寒冷邪气所乘故也"，揭示了在脾胃经虚弱的基础上，加上寒邪侵袭，而发生胃脘急痛。明代《医学正传》罗列了胃脘痛的发病原因"清痰食积郁于中，七情九气触于内"。

胃脘痛的治疗方法，汉代张仲景创大建中汤、附子粳米汤、芍药甘草汤、吴茱萸汤、小建中汤和黄芪建中汤等方，为后世治疗胃脘痛的常用方。宋代《圣济总录·心痛门》就记载用荜澄茄丸、沉香阿魏丸及丁香汤等治疗胃心痛。金元时期李杲在《兰室秘藏》卷二立"胃脘痛"一门，将胃脘痛与心痛相鉴别，拟草豆蔻丸、神圣复气汤、麻黄豆蔻丸三方。明代《景岳全书》提出治疗胃脘痛以理气为主，对后世医家影响很深。清代《证治汇补》认为胃脘痛多因气滞、食滞居多，不可骤用补剂，因补之则令气机不通，而使疼痛加重，但病情反复发作，身体虚弱，又当用培补，因脾得补而气机自然运转，随即疼痛缓解。

【病因病机】

一、致病因素

1. 实证

（1）外邪犯胃：外感风、寒、暑、湿、燥、热诸邪均能致病，或单发或相兼致病，外邪内客于胃，皆可致胃脘气机阻滞，不通则痛。其中尤以风、寒、暑、湿邪犯胃为多。

（2）饮食不节：胃为水谷之海，主受纳和腐熟水谷。如长期过食或饮酒无节，损伤胃体；或嗜食肥腻炙煿，积滞难消，酿生湿热均可导致气机阻滞，发生胃痛。过食生冷，耗伤中阳；或偏食辛辣，蕴热伤阴；或饥饱无常，特别是空腹过劳，损伤胃气等均可引发胃脘痛。

（3）情志失调：忧思恼怒，思则气结，怒则气逆，伤肝损脾，肝失疏泄，横逆犯胃，脾失健运，胃气阻滞，均致胃失和降而发胃痛。

2. 虚证

素体脾胃虚弱，运化失职，气机不畅；或中焦虚寒，失其温养；或胃阴亏虚，胃失濡养均可导致胃痛。

二、病机

胃脘痛病位在胃，与肝、脾密切相关。基本病机为中焦气机阻滞，胃失和降，不通则痛。寒邪、饮食伤胃等皆可引起胃脘痛。或禀赋不足，加之后天失养，脾气虚弱；或脾阳不足，寒自内生；或胃燥太过，胃失濡养，而致胃脘痛。肝气横逆，木旺乘土，或中土壅滞，木郁不达；或肝火亢炽，迫灼胃阴；或肝血瘀阻，胃失滋荣，故胃病多关乎肝。脾与胃同居中焦，互为表里，共主升降，故脾病多涉胃，胃病亦可及脾。如劳倦内伤，饥饱无常者，每多脾胃同病。胃脘痛初病多为实证，久病多为虚实夹杂或虚证，其中虚多为脾胃虚弱，实多为气滞、食积、血瘀，虚实夹杂多见脾胃虚弱夹湿、夹瘀等。

胃脘痛重者可见便血、呕血，甚则血脱；胃脘痛的病理变化复杂，病机可以演变，产生变证。胃热炽盛，迫血妄行，或瘀血阻滞，血不循经，或脾气虚弱，不能统血，致便血、呕血。大量出血可致气随血脱，危及生命。若脾胃运化失职，湿浊内生，郁而化热，火热内结，可致胃脘痛剧烈、拒按；或日久成瘀，气机壅塞，胃失和降，胃气上逆，致呕吐反胃。若胃脘痛日久，由气分深入血分，久痛入络致瘀，瘀结胃脘，可形成癥积。

【辨治思路】

一、病机辨识

1. 首辨外感内伤

寒、湿、热等外邪内犯于胃，均可致气机郁滞，其中寒邪犯胃尤多。外感风寒，邪经表客于胃，症见恶寒发热或不发热、头身疼痛；脘腹受冷，寒凝胃痛，兼见恶心呕吐、吐后痛减，或口泛清水、大便清稀、恶寒肢冷。外感湿热、暑湿、寒湿之邪阻滞，气血壅塞，不通则痛。饮食不节，暴饮暴食，而致食积不化；或因素体胃气虚弱，稍有饮食不慎，食积不化，停于胃腑，胃气阻滞，不通则痛。

2. 其次辨寒热

暴食生冷，寒性凝滞，阴寒之邪侵犯，易使经脉气血运行不畅，阻滞不通，不通则痛。外感湿热，阻于中焦，兼见身热不扬，或身热汗出不解，胸闷脘痞；湿热蕴伏，清浊相干，兼见上吐下泻、心烦躁扰、小便短赤。食积日久，生湿化热，蕴结胃肠，呕吐物气味酸腐。

3. 再次辨在气在血

情志不畅，气郁伤肝，肝气郁结，横逆犯胃，症见胃脘胀痛、痛连两胁，每因情绪变化而发作。肝气郁结，横逆犯胃，胃失和降，而发胃痛，兼见嗳气吞酸、不思饮食，甚则呕恶；肝郁脾虚，肝脾不调，兼见食少腹胀、神疲乏力、肠鸣矢气、便溏不爽或大便溏结不调。日久成瘀，瘀血内结，不通则痛，瘀血日久，损伤脉络，血不循经，溢出脉外，而见吐血、便血。情志不遂，肝郁化火犯胃，胃火亢盛，熏灼胃络，迫血妄行，兼见吐血、血色鲜红，所谓"肝为起病之源，胃为传病之所"（叶天士《临证指南医案·木乘土》）。叶天士云："胃痛久而屡发，必有凝痰聚瘀。"胃失和降，气机阻滞，血行不畅。

4. 最后辨虚实阴阳

脾胃气虚，运化无力，饮食物积聚中焦，气机阻滞，症见脘腹胀痛。肝胃火旺、肝胃郁热，则见急躁易怒、口苦心烦、目赤耳鸣。脾胃阳虚，失于温煦，阴寒内生，寒凝气机，症见胃脘冷痛、绵绵不休、时作时止、喜温喜按、食后缓解，兼见胃痛泛吐清水、口淡不渴、倦怠乏力、畏寒肢冷。胃阴耗伤，灼伤胃络，症见胃脘隐隐灼痛、嘈杂不舒、痞胀不适、饥不欲食，兼见咽干口燥、五心烦热、盗汗；肝火炽盛，灼伤胃阴，兼见痛连两胁、口苦目赤。

二、症状识辨

1. 主症胃痛

急性起病，病程较短，痛势剧烈，痛处不移，食后发作或加重，吐后痛减，按压加重，属实；因寒、热、气滞、瘀血或食积阻滞，胃络不通所致。慢性起病，病程迁延，痛势较缓，空腹时发作或加重，食后痛减，按压缓解，属虚；因内伤脾胃虚弱，气血阴阳不足，胃失所养所致，面色淡白或萎黄无华，脉弱无力。

胃脘冷痛，贪凉饮冷后发作或加重，得热痛减，属寒证；兼有呕吐清水痰涎，口淡不渴，舌淡苔白，脉弦紧。胃脘灼热疼痛，得寒痛减，属热；兼有口渴喜冷饮，舌红苔黄，脉洪大而数。胃脘胀痛，情志郁怒发作或加重，嗳气或呕吐后缓解，聚散无常，痛无定处，属气滞；胃脘刺痛，痛有定处，按之痛剧，属血瘀，重可见吐血、便血；胃脘闷痛不适，兼见口中黏腻，口渴不欲饮，舌苔厚腻，属湿滞；胃脘胀痛，不思饮食，嗳腐吞酸，舌苔厚腻，属食积。

2. 伴随症状

（1）口渴：口不渴饮，兼见胃脘冷痛，甚至口泛清水，或大便清稀，面白或青，恶寒肢冷，乃寒邪犯胃，津液未伤；口不渴饮，胃脘胀闷冷痛，口中黏腻，兼见不思饮食，呕吐黏腻物，四肢倦怠，形寒肢冷，舌苔白腻，乃寒湿中阻，津液未伤。

渴喜冷饮，兼见胃脘热痛，得寒痛减，乃胃热炽盛，津液大伤；口渴不多饮，胃脘灼热闷痛，兼见嘈杂呕恶，舌苔黄腻，乃脾胃湿热，热邪伤津所致，而体内有湿故口渴不多饮；口干不多饮，兼见胃脘灼热隐痛，空腹痛甚，手足心热，盗汗，舌红少苔，乃胃燥阴亏，阴伤所致，邪热又蒸腾营阴上潮于口，故口干不多饮。

（2）饮食异常：纳呆食少且厌食，兼见脘腹胀痛、嗳腐吞酸，乃食滞胃脘，腐熟不及。纳呆食少，脘腹胀闷疼痛，身体困重，苔腻脉濡，乃湿邪困脾，失于运化。纳呆食少，胃脘冷痛，得温痛减，乃寒邪犯胃，受纳无权。纳呆食少，胃脘隐痛，畏寒喜温，乃脾胃阳虚，阴寒内盛，失于腐熟。纳呆食少，胃脘胀痛，痛连两胁，走窜不定，嗳气频繁，乃肝气郁结，横逆犯胃；或肝木乘土，肝脾不和所致。

消谷善饥，脘腹灼热胀痛，烦热口苦，乃胃火炽盛或肝火犯胃，腐熟功能亢进。

饥不欲食，脘腹灼痛隐隐，或见干呕呃逆，乃胃阴不足，虚火内扰所致；胃失濡润，腐熟功能减退，故饥不欲食。

（3）口气及呕吐物：呕吐物清稀无酸味，或呕吐清水痰涎，口中气冷，胃脘冷痛，畏寒喜温，得温痛减，乃寒邪犯胃或胃阳不足，导致水湿失于运化；呕吐不消化或酸腐的食物，口气酸臭，胃脘胀痛，乃伤食；呕吐物秽浊，气味酸臭，口气臭腐，兼见胃脘灼热疼痛，乃胃火炽盛，蒸腐胃中饮食；呕吐黄绿苦水，口气酸苦，胃脘胁肋灼痛，烦躁易怒，乃肝胆郁热或肝胆湿热，上蒸于口。

三、治疗原则

治疗以理气和胃止痛为主，审症求因，辨证论治。邪盛以祛邪为急，正虚以扶正为先，虚实夹杂，则祛邪扶正并举。根据"通则不痛"的原则，理气和胃止痛为常用之法，须正确运用"通法"，正如叶天士所云"通字须究气血阴阳"。

属寒邪犯胃，宜用温胃散寒法；属食积胃痛，宜用消导和中法；属肝气郁滞，宜用疏肝理气法；属湿浊蕴胃，宜用化湿和胃法；属肝胃郁热，宜用泄热和胃法；属瘀血郁结，宜用活血化瘀法；属胃阴不足，宜用益胃养阴法；属脾胃虚寒，宜用温补脾胃法。

理气止痛法虽为治疗胃痛之总则，但不宜单独运用，应与其他方法联合使用，使理气法渗透到消导和中、疏肝和胃、活血化瘀、补益脾胃等治法中，起到和胃止痛作用。正如《景岳全书·心腹痛》云："胃脘痛证，多有因食、因寒、因气不顺者。然因食因寒，亦无不皆关于气。盖食停则气滞，寒留则气凝，所以治痛之要，但察其果属实邪，皆当以理气为主……食滞者兼乎消导，寒滞者兼乎温中。"

【辨证论治】

一、寒邪客胃证

症状表现：胃痛暴作，拘急冷痛，恶寒喜暖，得温痛减，遇冷痛重，口不渴饮或喜热饮，有感寒或食冷病史，舌淡苔白，脉弦紧。

病机分析：外感寒邪或饮食过冷，寒邪侵犯胃脘，凝滞气机故胃脘冷痛、痛势急剧；寒邪得温则散，故疼痛得温则减；遇寒气机凝滞加重，则痛势加剧；寒邪阻遏，阳气不能外达，血行不畅，则恶寒肢冷；寒不伤津，故口不渴饮或喜热饮；舌淡苔白，脉弦紧，为阴寒内盛之象。

治疗方法：温胃散寒，理气止痛。

代表方药：良附丸（《良方集腋》）合香苏散（《太平惠民和剂局方》）加减。高良姜9g，香附9g，紫苏9g，陈皮6g，炙甘草3g。

随症加减：恶寒、头痛者，加丁香、川芎行气止痛；胃纳呆滞者，加神曲、鸡内金消食健胃；寒邪较甚，加荜茇、川椒、肉桂温中散寒。

二、饮食伤胃证

症状表现：胃脘胀痛拒按，嗳腐酸臭，或呕吐不消化食物，其味腐臭，吐后痛减，不思饮食，大便不爽，得矢气及便后稍舒，有暴饮暴食病史，舌苔厚腻，脉滑。

病机分析：暴饮暴食，食滞胃肠，气失和降，阻滞不通，则脘腹胀满疼痛而拒按；食积于内，腐熟不及，则拒于受纳，故不思饮食；胃中未消化之食物夹腐浊之气上逆，则嗳腐吞酸，或呕吐酸馊食物；吐后宿食得以排出，故胀痛可减；食滞肠道，阻塞气机，则腹胀腹痛、泻下不爽、得矢气及便后稍舒；胃肠秽浊之气上蒸，则舌苔厚腻；脉滑，为食积之象。

治疗方法：消食导滞，和胃止痛。

代表方药：保和丸（《丹溪心法》）或枳实导滞丸（《内外伤辨惑论》）加味。山楂9g，神曲9g，半夏9g，茯苓12g，陈皮6g，莱菔子15g，连翘12g，麦芽15g，枳实9g，大黄9g，黄芩9g，黄连6g，白术12g，泽泻9g。

随症加减：脘腹胀甚者，加砂仁、槟榔行气消胀；便闭者，加芒硝泻下攻积。

三、肝胃不和证

症状表现：胃脘胀满或疼痛，两胁胀满，每因情志不畅而发作或加重，心烦，嗳气频作，善叹息，或烦躁易怒，不思饮食，舌淡红，苔薄白，脉弦。

病机分析：情志不遂，肝失疏泄，肝气横逆犯胃，胃气郁滞，则胃脘、胸胁胀满疼痛；肝性失柔，肝气郁滞，故每因情志不畅而发作或加重；肝失条达，情志失调，则心烦、善太息；气郁化火，则烦躁易怒；胃气上逆而见嗳气；肝气犯胃，胃不主受纳，则吞酸嘈杂、不思饮食；舌淡红，苔薄白，脉弦，为肝气郁结之象。

治疗方法：理气解郁，和胃止痛。

代表方药：柴胡疏肝散（《医学统旨》）。陈皮6g，柴胡9g，川芎9g，香附6g，枳壳9g，芍药12g，甘草3g。

随症加减：嗳气频频者，加沉香、旋覆花降气和胃；反酸者，加海螵蛸、煅瓦楞子制酸止痛；脘胁胀满、便溏者，加党参、炒白术健脾化湿。

四、脾胃湿热证

症状表现：胃脘灼痛，吐酸嘈杂，脘痞腹胀，纳呆恶心，口干不欲饮，小便短黄，大便不畅，舌红，苔黄厚腻，脉滑。

病机分析：湿热蕴结中焦，阻碍气机，故胃脘灼痛；湿热壅遏脾胃，受纳腐熟不能，升降失司，故胃脘嘈杂；不消化食物夹腐浊之气上逆则吐酸；脾胃纳运失司，升降失常，故脘痞腹胀、纳呆呕恶；热势急迫且湿又为阴邪，易阻气机，故大便不畅；湿遏热伏，郁蒸于内，故口干不欲饮、小便短黄；舌质红，苔黄厚腻，脉滑，为湿热内蕴之象。

治疗方法：清热化湿，理气和胃。

代表方药：连朴饮（《霍乱论》）加味。制厚朴 9g，黄连 3g，石菖蒲 9g，制半夏 3g，香豉 9g，焦栀子 9g，芦根 30g。

随症加减：恶心呕吐者，加竹茹、陈皮降逆止呕；纳呆食少者，加神曲、谷芽、麦芽消食化滞；肢体困倦、舌苔浊腻者，加薏苡仁、苍术健脾化湿。

五、寒热错杂证

症状表现：胃脘胀满疼痛，遇冷加重，纳呆，嘈杂，恶心或呕吐，肠鸣，便溏，口干或口苦，舌淡，苔黄，脉弦细滑。

病机分析：脾胃虚弱，无力运化，致水谷不能濡养于胃，气机升降失调，寒热阻滞于中焦，故胃脘胀满疼痛、纳呆、嘈杂；脾胃失于温煦，胃痛遇冷加重；脾胃升降失常，气机上逆，故恶心或呕吐；脾胃虚弱，失于纳运，故肠鸣、便溏；热盛伤津，胆腑郁热，上蒸于口，故口干或口苦；舌淡，苔黄，脉弦细滑为寒热错杂之象。

治疗方法：辛开苦降，和胃开痞。

代表方药：半夏泻心汤（《伤寒论》）。半夏 12g，黄芩 9g，干姜 9g，人参 9g，炙甘草 9g，黄连 3g，大枣 6 枚。

随症加减：湿重、口黏较甚者，加薏苡仁、佩兰芳香化湿；脘胁胀满者，加佛手、香橼和胃理气。

六、瘀血阻胃证

症状表现：胃脘刺痛，痛处不移，按之痛甚，入夜加重，甚或出现黑便或呕血，面色黧黑，舌质紫黯，舌体瘀斑，脉弦涩。

病机分析：瘀血内积胃脘，气血运行受阻，不通则痛，故胃脘刺痛、痛处不移、按之痛甚；夜间阳气内藏，阴气用事，血行较缓，瘀滞益甚，故入夜加重；血不循经而溢出脉外，则见黑便或呕血；血行瘀滞，则血色变紫变黑，故见面色黧黑；脉络瘀阻，则见舌质紫黯、舌体瘀斑、脉弦涩。

治疗方法：活血化瘀，理气和胃。

代表方药：丹参饮（《时方歌括》）合失笑散（《太平惠民和剂局方》）加味。丹参 12g，蒲黄 9g，五灵脂 6g，檀香 3g，三七 3g，砂仁 3g。

随症加减：胃脘痛甚者，加延胡索、郁金行气止痛；四肢不温、舌淡脉弱者，加黄芪、桂枝益气通阳；口干咽燥、舌光无苔者，加生地黄、麦冬养阴生津。

七、胃阴亏虚证

症状表现：胃脘痛隐隐，有时嘈杂似饥，或饥而不欲食，口干渴，干呕，呃逆，大便干结，小便短少，舌红少津或舌裂纹无苔，脉细。

病机分析：胃阴不足，虚热内生，胃失和降，则胃脘隐痛、嘈杂不舒；胃中虚热扰动，消食较快，则有饥饿感；而胃阴失滋，纳化迟滞，则饥不欲食；胃阴亏虚，阴津不能上滋，则口燥咽干；胃失和降，胃气上逆，可见干呕、呃逆；不能下润，则大便干结、小便短少；舌红少津或舌裂纹无苔，脉细，为阴液亏少之象。

治疗方法：养阴生津，益胃止痛。

代表方药：益胃汤（《温病条辨》）合芍药甘草汤（《伤寒论》）加味。沙参 12g，麦冬 15g，生地黄 12g，玉竹 9g，白芍 12g，甘草 6g，冰糖 3g。

随症加减：嘈杂者，加黄连、吴茱萸清肝泻火；胃脘胀痛较剧者，加枳壳、玫瑰花行气止痛；大便干燥难解者，加火麻仁、瓜蒌仁润肠通便。

八、脾胃虚寒证

症状表现：胃脘隐痛，喜温喜按，得食痛减，四肢倦怠，畏寒肢冷，口淡流涎，便溏，纳少，舌淡或舌边齿痕，舌苔薄白，脉虚弱或迟缓。

病机分析：中阳不足，虚寒内生，寒凝气机，故胃脘隐痛；性属虚寒，故其痛喜温喜按，食后、按压、得温均可使病情缓解；受纳腐熟功能减退，水谷不化，胃气上逆，则食少；阳虚气弱，全身失于温养，则畏寒肢冷、四肢倦怠；阳虚内寒，津液未伤，则口淡流涎；舌淡或舌边齿痕，舌苔薄白，脉虚弱或迟缓，为虚寒之象。

治疗方法：益气健脾，温胃止痛。

代表方药：黄芪建中汤（《金匮要略》）加味。黄芪 15g，桂枝 9g，白芍 18g，炙甘草 6g，饴糖 30g，大枣 6g，生姜 9g。

随症加减：泛吐痰涎者，加白术、姜半夏健脾和胃；反酸者，加海螵蛸、煅瓦楞子制酸止痛；形寒肢冷、腰膝酸软者，加附子、蜀椒温阳散寒。

【其他疗法】

一、中成药

1. 良附丸

药物组成：高良姜、醋香附。

功能主治：温胃理气。用于寒凝气滞，脘痛吐酸，胸腹胀满者。

用法用量：口服。一次 3~6g，一日 2 次。

2. 胃得安片

药物组成：白术、苍术、神曲、泽泻、川芎、海螵蛸、草豆蔻、莱菔子、制陈皮、瓜蒌、槟榔、甘草、马兰草、绿衣枳实、麦芽、姜半夏、茯苓、黄柏、制山姜子、黄芩、干姜、香附、厚朴、木香、紫河车。

功能主治：和胃止痛。用于胃痛、胃酸偏多者。

用法用量：口服。一次 5 片，一日 3~4 次。

3. 开胸顺气丸

药物组成：槟榔、炒牵牛子、陈皮、木香、姜厚朴、醋三棱、醋莪术、猪牙皂。

功能主治：消积化滞，行气止痛。用于气郁食滞所致的胸胁胀满、胃脘疼痛、嗳气呕恶、食少纳呆者。

用法用量：口服。一次 3~9g，一日 1~2 次。

4. 保和丸

药物组成：焦山楂、炒六神曲、制半夏、茯苓、陈皮、连翘、炒莱菔子、炒麦芽。

功能主治：消食，导滞，和胃。用于食积停滞，脘腹胀满，嗳腐吞酸，不欲饮食。

用法用量：口服。一次 9g，一日 2 次。

5. 越鞠保和丸

药物组成：姜制栀子、麸炒六神曲、醋香附、川芎、苍术、木香、槟榔。

功能主治：疏肝解郁，开胃消食。用于气食郁滞所致的胃痛，症见脘腹胀痛、早饱嘈杂、纳呆食少、大便不调；以及消化不良见上述证候者。

用法用量：口服。一次 6g，一日 1~2 次。

6. 气滞胃痛颗粒

药物组成：柴胡、炙延胡索、枳壳、炙香附、白芍、炙甘草。

功能主治：疏肝理气，和胃止痛。用于肝郁气滞，胸痞胀满，胃脘疼痛者。

用法用量：开水冲服。一次 2.5g，一日 3 次。

7. 胃苏颗粒

药物组成：紫苏梗、香附、陈皮、香橼、佛手、枳壳、槟榔、鸡内金（制）。

功能主治：理气消胀，和胃止痛。用于气滞型胃脘胀痛，窜及两胁，得嗳气或矢气则舒，情绪郁怒则加重，胸闷食少，排便不畅；以及慢性胃炎见上述证候者。

用法用量：口服。一次 1 袋，一日 3 次。

8. 香砂平胃颗粒

药物组成：炒苍术、陈皮、甘草、姜炙厚朴、醋炙香附、砂仁。

功能主治：健脾燥湿。用于胃脘胀痛者。

用法用量：开水冲服。一次 1 袋（10g），一日 2 次。

9. 三九胃泰颗粒

药物组成：三叉苦、九里香、两面针、木香、黄芩、茯苓、地黄、白芍。

功能主治：清热燥湿，行气活血，柔肝止痛。用于湿热内蕴，气滞血瘀所致的胃痛，症见脘腹隐痛、饱胀反酸、恶心呕吐、嘈杂纳减；以及浅表性胃炎、糜烂性胃炎、萎缩性胃炎见上述证候者。

用法用量：开水冲服。一次 1 袋，一日 2 次。

10. 荆花胃康胶丸

药物组成：土荆芥、水团花。

功能主治：理气散寒，清热化瘀。用于寒热错杂，气滞血瘀所致的胃脘胀闷疼痛、嗳气、反酸、嘈杂、口苦；以及十二指肠溃疡见上述证候者。

用法用量：一次 2 粒，一日 3 次。

11. 延参健胃胶囊

药物组成：去芦人参、制半夏、黄连、干姜、炒黄芩、延胡索、炙甘草。

功能主治：健脾和胃，平调寒热，除痞止痛。用于本虚标实，寒热错杂之慢性萎缩性胃炎者。症见胃脘痞满，疼痛，纳差，嗳气，嘈杂，体倦乏力等。

用法用量：口服。一次4粒，一日3次。

12. 胃康胶囊

药物组成：白及、海螵蛸、香附、黄芪、白芍、三七、鸡内金、鸡蛋壳（炒焦）、乳香、没药、百草霜。

功能主治：行气健胃，化瘀止血，制酸止痛。用于气滞血瘀所致的胃脘疼痛、痛处固定、吞酸嘈杂；以及胃及十二指肠溃疡、慢性胃炎见上述症状者。

用法用量：口服。一次2~4粒，一日3次。

13. 胃疡安片

药物组成：白及、黄连、浙贝母、沉香、三七。

功能主治：活血行气，收敛止血。用于瘀血阻胃，胃脘胀痛；以及胃溃疡及十二指肠溃疡、萎缩性胃炎见上述症状者。

用法用量：一次8片（每片0.32g），一日3次。

14. 荜铃胃痛颗粒

药物组成：荜澄茄、川楝子、醋延胡索、酒大黄、黄连、吴茱萸、醋香附、香橼、佛手、海螵蛸、煅瓦楞子。

功能主治：行气活血，和胃止痛。用于气滞血瘀所致胃脘痛；以及慢性胃炎见上述症状者。

用法用量：开水冲服。一次5g，一日3次。

15. 参梅养胃冲剂

药物组成：北沙参、山楂、乌梅、红花、莪术、青木香、蒲公英、丹参、甘草、白芍、当归。

功能主治：养阴和胃，化瘀止痛，清热消炎。用于胃痛灼热，嘈杂似饥，口咽干燥，大便秘结；以及浅表性胃炎、胃阴不足型慢性胃炎及各种胃部不适症者。

用法用量：饭前温开水冲服，一次16g，一日3~4次。

16. 胃安胶囊

药物组成：石斛、黄柏、南沙参、山楂、枳壳、黄精、甘草、白芍。

功能主治：养阴益胃，行气止痛。用于萎缩性胃炎，胃中嘈杂，上腹隐痛，咽干口燥，舌红少津，脉细数等胃阴虚症状者。

用法用量：一次8粒，一日3次。

17. 附子理中丸

药物组成：制附子、党参、炒白术、干姜、甘草。

功能主治：温中健脾。用于脾胃虚寒，脘腹冷痛，呕吐泄泻，手足不温。

用法用量：口服。一次1丸，一日2~3次。

18. 温胃舒胶囊

药物组成：党参、制附子、炙黄芪、肉桂、山药、制肉苁蓉、炒白术、炒山楂、乌梅、砂仁、陈皮、补骨脂。

功能主治：温中养胃，行气止痛。用于中焦虚寒所致的胃痛，症见胃脘冷痛、腹胀嗳气、纳差食少、畏寒无力；以及慢性萎缩性胃炎、浅表性胃炎见上述症状者。

用法用量：口服。一次3粒，一日2次。

19. 虚寒胃痛颗粒

药物组成：炙黄芪、炙甘草、桂枝、党参、白芍、高良姜、大枣、干姜。

功能主治：益气健脾，温胃止痛。用于脾胃虚弱所致的胃痛，症见胃脘隐痛、喜温喜按、遇冷或空腹加重；以及十二指肠球部溃疡、慢性萎缩性胃炎见上述证候者。

用法用量：水冲服。一次1袋，一日3次。

20. 小建中胶囊（颗粒）

药物组成：白芍、大枣、桂枝、炙甘草、生姜。

功能主治：温中补虚，缓急止痛。用于脾胃虚寒，脘腹疼痛，喜温喜按，嘈杂吞酸，食少；以及胃及十二指肠溃疡见上述证候者。

用法用量：口服。一次2~3粒或15g（一袋），一日3次。

二、验方

（1）验方一：鸡内金、香橼皮等份共研细末，一次1g，一日3次。功能理气消食。用于食积胃脘胀痛者。

（2）验方二：桃仁、五灵脂各15g，微炒为末，米醋为丸如豆粒大。一次10~15粒，开水送服。功能活血化瘀。用于血瘀胃痛者。

（3）验方三：肉豆蔻、砂仁各6g，广木香、公丁香各3个。共研细末即成。一次2g（加入红糖6g），一日2次（早晚饭前服）。功能温胃止痛。用于遇寒必犯的胃痛者。

（4）验方四：陈皮9g，延胡索20g。将两者用醋炒，研成粉末即成。一次2g，一日3次。功能理气健脾，活血止痛。用于胃痛者。

（5）香砂温中汤：白术10g，茯苓12g，陈皮10g，半夏10g，木香6g，砂仁8g，香附10g，桂枝5g，白芍12g，乌药10g，小茴香10g，郁金10g，甘草3g。一日1剂，加水煎至100~150mL，2次分服。功能益气健脾，温中和胃。用于慢性胃炎属脾胃气虚者。症见胃脘隐痛，喜暖喜按，遇冷痛甚，腹胀纳差，肢倦乏力，大便溏薄，面色萎黄，形体消瘦，舌质淡，舌胖大，边有齿痕，脉沉细。

（6）残胃饮：炒白术10g，炒枳壳10g，炒白芍10g，制香附10g，柴胡6g，五灵脂6g，石见穿10g，刀豆壳15g，柿蒂10g。以残胃饮为主方，随症加减。1个月为1个疗程，根据病情可服用1~3个疗程。一日1剂，加水煎至100~150mL，2次分服。功能益气和胃，疏利降逆（降胆），行气化瘀。用于残胃炎具有胃脘痞胀、隐痛、口苦、纳呆、乏力等症状者。治疗效果以溃疡、慢性胃炎手术后的残胃炎较好。

（7）萎胃安：太子参 9g，炒白术 9g，丹参 9g，柴胡 6g，赤芍、白芍各 9g，炙甘草 3g，徐长卿 15g，白花蛇舌草 30g，炒黄芩 9g。一日 1 剂，加水煎至 100～150mL，2 次分服。功能调气活血。用于慢性萎缩性胃炎辨证为脾胃不和，气虚血瘀者。

（8）慢胃平：柴胡 6g，黄芩 9g，杭白芍 9g，炙甘草 3g，苏梗 6g，香附 9g，白花蛇舌草 30g，徐长卿 15g，香谷芽 12g。一日 1 剂，加水煎至 100～150mL，2 次分服。功能调肝清热。用于慢性浅表性胃炎辨证为肝胃失调，气滞热郁者。

三、外治疗法

1. 推拿

采用行气止痛治法。用一指禅推、按、揉、摩、拿、搓、擦等法。取穴及部位：中脘、天枢、肝俞、脾俞、胃俞、三焦俞、肩中俞、手三里、内关、合谷、足三里、气海，胃脘部、背部、肩及胁部。

2. 外敷

对脾胃虚寒胃痛，可以采用外敷法治疗。将肉桂、丁香研为细末，用纱布包扎，外敷中脘穴，每次 10～20 分钟。将吴茱萸用白酒适量拌匀，用绢布包成数包，蒸 20 分钟左右，趁热以药包熨脘腹、脐下、足心。药包冷则更换，每日 2 次，每次 30 分钟；或以疼痛缓解为度。

四、针灸疗法

1. 体针

针刺取足阳明经、手厥阴经、足太阴经、任脉穴。常用足三里、梁丘、公孙、内关、中脘。胃寒者加梁门；胃热者加内庭；肝郁者加期门、太冲；脾胃虚寒者加气海、脾俞；胃阴不足者加三阴交、太溪；血瘀者加血海、膈俞。毫针刺，实证用泻法，虚证用补法，虚实夹杂则补泻兼施，胃寒及脾胃虚寒宜艾灸。

2. 灸法

寒邪客胃和脾胃虚寒者，取中脘、气海、神阙、足三里、脾俞、胃俞穴施行艾条灸法或隔姜灸（中脘、气海、足三里穴还可施行温针灸）。

五、药膳疗法

1. 姜枣饮

生姜 5 片，红枣 10 枚，煎水代茶饮。用于胃寒疼痛者。

2. 桂浆粥

将肉桂 2～3g 煎取浓汁去渣，再用粳米 50～100g 煮熟。待粥煮沸后，将肉桂汁和红糖，同煮为粥。或用肉桂末 1～2g，调入粥内同煮服食。用于寒邪客胃之胃痛者。

3. 桂苓羹

炒茯苓 45g，炒山药 30g，炒肉桂、炒荜茇各 5g，炒黑芝麻 15g，炒盐 10g，共研细末，早晚各取 10g，温开水调服。用于脾胃虚寒之胃痛者。

4. 附子粥

将附子 3～5g，干姜 1～3g 研为极细粉末，先用粳米 50～100g 煮粥。待粥煮沸后，加入药末、葱白 2 茎及红糖同煮为稀粥；或用附子、干姜煎汁，去渣后下米、葱、糖一并煮粥。用于脾胃虚寒之胃痛者。

5. 山楂粥

先用山楂 30～40g（或鲜山楂 60g）入砂锅煎取浓汁，去渣，然后加入粳米 100g 煮粥，再调入砂糖 10g。用于饮食伤胃者。

6. 桃仁粥

桃仁 10g，当归 12g，粳米 50g，红枣 5 枚。将当归、桃仁用温水浸泡 10 分钟，加水 300mL。先煎浓汁，去渣取汁后加入米、枣适量，水煮为稀粥，稍温加红糖。用于血瘀胃痛者。

7. 姜橘椒鱼羹

将鲜鲫鱼去鳞，剖腹去内脏，洗净；再取生姜 30g 洗净、切片，橘皮 10g，胡椒 3g。三者共装入纱布袋内，包扎后填入鱼腹中，加水适量，用小火煨熟即成。用于脾胃虚寒之胃痛者。

8. 生津茶

研青果 5 个，石斛、甘菊、竹茹各 6g，麦冬、桑叶各 9g，鲜藕 10 片，去皮黄梨 2 个，去皮荸荠 5 个，切碎鲜芦根 2 支，煎水代茶饮。用于胃阴不足之胃痛者。

9. 玫瑰花茶

将干玫瑰花 1g 和适量白糖同放入保温杯中，沸水冲泡，加盖焖 15 分钟。用于肝胃不和之胃痛者。

【预防调护】

一、饮食注意

1. 辨证施膳

胃寒疼痛者，以少吃多餐为原则，饮食宜温胃散寒之物，忌食生冷之物，以免加重病情。饮食伤胃者，应严格控制饮食，养成良好的饮食习惯，饮食定时定量，不可暴饮暴食，避免过温、过热、辛辣刺激食物，如浓茶、咖啡、生蒜等。胃痛发作时，应暂时禁食，病情缓解后，亦当节食，不宜过饱或食用不易消化的食物。悲伤郁怒者，应暂时禁食，宜多食用行气解郁的食物，如萝卜、菊花茶、佛手柑、柑橘等，忌食南瓜、土豆、山芋等阻滞气机的食物。脾胃虚寒者，饮食宜温热，宜多食温中健脾之物，如龙眼肉、大枣、山药等。

2. 依症施膳

寒邪犯胃，胃部冷痛，可饮用生姜红糖茶，以温胃止痛；忌食生冷、寒凉、肥甘厚味的食物。胃痛持续不已者，应在一定时期内进流质或半流质饮食，少食多餐，饮食清淡易消化；忌粗粝多纤维饮食，避免食用浓茶、咖啡、烟酒和辛辣等诱发因素；

慎用非甾体抗炎药、肾上腺皮质激素等西药。

二、生活注意

1. 情志调护

慎起居，适寒温，畅情志，调摄精神，保持心情舒畅，避免忧郁、烦躁、恼怒、忧思等不良情绪，主动参加社会及文娱活动，怡情放怀，以使气机顺畅。

2. 饮食调护

注意饮食调整，按时进餐，勿过饥过饱，勿过冷过热，少油腻生冷之品，戒烟酒。

3. 疾病防治

查明胃脘痛的原因，积极治疗原发病证。若反复发作，迁延不愈，应定期做相关检查，防止恶变；严重胃痛常衍生变证，如合并呕血或便血等病证者，应绝对卧床休息，密切观察神志、肌肤温度等情况，以防病证急变。

【名医经验】

一、徐景藩

1. 学术观点

（1）病机认识：脾胃病的病因病机，不论是饮食失调、外邪入侵、七情所伤等，最终导致的都是脾胃升降失调，清阳之气不能敷布，后天之精不能归藏，饮食水谷无法摄入，糟粕无法排出，从而导致各种脾胃病的发生，继而变生他症。

（2）治法心得：通过对症状和体征的观察，徐老将胃病主要分为中虚气滞证、肝胃不和证、胃阴不足证这3个基本证型，以及食滞、夹湿、胃寒、郁热、血瘀5个兼证。

①中虚气滞证，调中健脾益气。自拟调中理气汤：炒党参10～15g，炒白术10g，黄芪10～20g，炒山药10～20g，云茯苓15～20g，炙甘草3～5g，炒陈皮5～10g，煨木香10g，红枣5枚。如兼有畏寒怕冷、舌淡白、脉沉细等阳虚证，酌加干姜、肉桂、草豆蔻等温脾暖胃；兼腹部坠胀，小溲频而色清，便后脱肛等脾气下陷者，配用炙升麻、柴胡、荷叶等升提举陷。

②肝胃不和证，疏肝和胃行气。疏肝和胃汤：炙柴胡5～10g，苏梗10g，炒白芍10～20g，炒枳壳、佛手片、广郁金各10g，炙鸡内金5～10g，甘草3～5g。若兼咽中不适、胸膺隐痛，可配加木蝴蝶、八月札；如胃气上逆、嗳逆泛恶，酌加法半夏、公丁香、柿蒂、煅赭石、刀豆壳等和胃降逆。

③胃阴不足证，滋阴益胃。养胃理气汤：麦冬10～30g，北沙参10～15g，石斛（金石斛、川石斛或枫石斛）10g，白芍15～30g，炒生地黄12～15g，乌梅10g，炒山药10～15g，甘草3～5g，川楝子6～10g。阴虚郁热较著者，酌加蒲公英、石见穿、黄芩、知母、山栀子等；大便干结者，酌加瓜蒌、麻子仁等。

血瘀证和湿阻证是主要的兼证。湿阻证常用藿香、佩兰、陈皮等芳香化湿。血瘀证常酌加三七、丹参、五灵脂等活血化瘀止痛，甚者可用三棱、莪术等破血之品。

2. 经典医案

医案一 王某，女，35 岁。

首诊：2006 年 3 月 20 日。

主诉：胃脘痞胀隐痛 2 年。

现病史：2 年来情绪急躁，胃脘痞胀隐痛，嘈杂似饥，烧心，泛酸，易饥，咽中不适，大便二日一行，月经量减少，劳后头痛头昏，颠顶跳痛，工作久坐，上脘压痛。发现胆囊息肉 1 年余。2005 年 11 月 22 日省人民医院胃镜示：食管裂孔疝，反流性食管炎，胃溃疡（胃窦大弯 0.5cm×0.5cm），胃窦隆起性病变（胃息肉），慢性胃炎。2006 年 2 月 16 日鼓楼医院行息肉摘除（胃窦前壁 0.5cm×0.4cm 隆起）。服奥美拉唑已 3 个多月，症状未改善。舌苔薄腻微黄，舌尖微红，脉细弦。

临证思路：肝主藏阴血，内寄相火，性善条达而气宜疏泄流通，肝郁不舒，相火妄动，动火则伤其脏，故景岳称为"气逆动火"。患者情绪急躁，肝失条达，失于疏泄，横逆犯胃，肝胃气滞，久郁化热，故见胃脘痞胀隐痛、嘈杂似饥、烧心、泛酸等肝胃郁热之证候。诊为胃痛（胃溃疡、反流性食管炎）肝胃郁热证。治以泻肝和胃。方拟化肝煎加减。

选方用药：青皮 6g，陈皮 6g，象贝母 10g，黄连 2g，半夏 10g，重楼 10g，木蝴蝶 5g，刀豆壳 20g，鹅管石 15g，厚朴花 6g，莱菔英 15g，白芍 15g，甘草 3g，苏梗 10g，香附 10g。水煎服，日 1 剂，共 10 剂。并予亮菌甲素 15mg，每日 2 次。

用药分析：化肝煎是《景岳全书·新方八阵·寒阵》中所录入的一首临床有效处方，也是徐老临床习用之方。由青皮、陈皮、白芍、牡丹皮、栀子、泽泻、贝母组成。主治怒气伤肝，因气逆动火致烦热胁痛，胀满动血等。方中青皮、陈皮合用疏肝理气解郁；白芍养阴柔肝，既制气药之燥性，又缓筋脉之挛急；栀子清肝宣郁，为治"火郁"要药；牡丹皮清肝凉血散瘀；贝母（常用浙贝母）化痰散结，疏利肺气，有"佐金平木"之意；泽泻淡渗泄热，使热从小便出。七药之中，疏肝、柔肝、清肝、泻肝诸法共备，使肝气得疏而阴血不伤，郁火得泻而魂魄复宁。该案去化肝煎中牡丹皮、栀子，用黄连、重楼配半夏、苏梗、刀豆壳清热和胃；木蝴蝶、香附、厚朴花、莱菔英、鹅管石以加强疏肝理气除痞。

二诊：服药 10 剂后，诸症显著改善，有痰咳出、量较多，知饥，食欲尚可，舌质淡红，舌苔薄白，脉细弦。诸症改善，效不更方，兼有咳痰，佐以利咽化痰，兼调升降。原方去厚朴花，加桔梗 5g，枳壳 6g。再服 15 剂。

用药分析：加桔梗、枳壳以调畅气机，利咽化痰。

三诊：上方继服半月有余，胸骨下段隐痛，胃中灼热感，咽中不适，如有物阻，有痰咳出，咽痛，咽微红，大便 2 日一行。舌偏红，舌苔薄白，脉细弦小数。

临证思路：患者咽中不适、咳痰，此为肝胃气滞，郁热未清，津停痰凝，肺胃失宣。治法宣肃肺气，泻肝化痰和胃。肝、胃、肺三脏兼顾，而从肺论治，亦有清金以制肝木之意。

选方用药：方拟桑杏汤合化肝煎加减。杏仁 10g，桑叶 10g，桑皮 10g，浙贝母 10g，蒲公英 15g，黄连 1.5g，香附 10g，枇杷叶 15g，重楼 10g，木蝴蝶 5g，鸡内金 10g，佛手 10g，绿梅花 10g，刀豆壳 20g，谷芽 30g，麦芽 30g。

用药分析：杏仁、桑叶、桑皮、浙贝母、枇杷叶清肺化痰；黄连、重楼、蒲公英清肝胃之热，香附、木蝴蝶、佛手、绿梅花、刀豆壳、鸡内金、谷芽、麦芽疏肝和胃消食。

2006 年 5 月 10 日，患者到消化科普通门诊复诊抄方继服。诉服药后症状已基本消失，仍间断服药巩固疗效。

医案二 彭某，女，75 岁。

首诊：2006 年 1 月 9 日初诊。

主诉：上腹痞胀隐痛半年。既往有慢性萎缩性胃炎伴肠上皮化生病史 2 年多。

现病史：上腹部痞胀隐痛又作，偏于右侧，昼轻夜重，疼痛以后半夜为主，无泛酸，口干欲饮水，无胸闷胸痛，稍有咳，嗳气不多，大便日行。患者原有胃脘痞胀隐痛，曾于 2003 年 10 月 24 日查胃镜示：慢性萎缩性胃炎伴肠化。经服中药治疗好转。2005 年 8 月始，症状又作，遇情志不舒而加重。2005 年 9 月胃镜示：慢性浅表萎缩性（轻中度）胃炎，伴肠化。2005 年 12 月 19 日 B 超示：胆壁毛糙，肝光点增粗。一直在本院门诊服中药治疗，症状未见改善，故来求诊。舌质微红，苔薄黄，脉细弦小数。诊为胃痛（浅表萎缩性胃炎）属肝胃气滞郁热证。

临证思路：肝喜条达，主疏泄。患者因情志不遂，木失条达，木不疏土而致胃脘痞胀隐痛，日久化热，故表现为口干、苔薄黄、质微红、脉细弦小数等肝胃气滞郁热之证。治以疏肝和胃，解郁清热。方拟柴胡疏肝散加减化裁。

选方用药：青皮 6g，陈皮 6g，法半夏 6g，制香附 10g，木蝴蝶 6g，郁金 10g，娑罗子 10g，黄连 2g，竹茹 10g，枳壳 10g，柴胡 10g，海金沙 10g，鸡内金 10g，丝瓜络 10g。水煎服，7 剂，每日 1 剂。

用药分析：柴胡疏肝散出自明代张介宾《景岳全书》。主治肝郁气滞，嗳气叹息，脘腹胀满。此证血瘀征象不显，故去川芎，加用木蝴蝶、娑罗子、鸡内金理气疏肝和胃；病程日久，痰热阻络，用黄连、竹茹、丝瓜络清热化痰，通络止痛。

二诊：上腹痞胀隐痛缓解，口干欲饮水，胃脘痞胀，黎明嘈杂隐痛。气滞阴伤，治参原法出入，加养阴和胃之品。

选方用药：太子参 15g，炒白术 6g，枳壳 10g，鸡内金 15g，白芍 10g，甘草 3g，绿梅花 10g，佛手 10g，制香附 10g，茯苓 15g，莱菔英 15g，神曲 10g。共 7 剂，每日 1 剂，水煎服。

用药分析：加用太子参、白芍养阴柔肝，佛手、绿梅花疏肝开胃生津，莱菔英降气化痰。

三诊：夜间口干，余症均改善，苔脉如前。药后尚合，治参上法。继服上方 14 剂后，诸症渐消。

用药分析：肝郁气滞而致胃脘痛在临床上属常见证型，关键是药物的加减配伍，以性平之木蝴蝶、娑罗子、佛手、绿梅花以疏肝，配合太子参、白芍、白术、鸡内金养阴柔肝、和胃健脾等。值得注意的是，方中往往加用黄连、竹茹，一则清热和胃，二则以寒药监制温燥，三则少量苦寒能健胃，对肝郁化热伤胃之证，尤其常用。

医案三　魏某，男，66 岁。

首诊：2006 年 2 月 13 日。

主诉：胃脘痞胀隐痛 3 年。既往有高血压病史 10 余年。

现病史：胃脘痞胀隐痛，恶寒，背热，口苦欲饮水，无泛酸，稍有嗳气，纳谷不香，大便日行 1 次。3 年来胃脘痞胀隐痛，无牵涉痛，初时便溏，无黏液脓血，日行 3~4 次，经中药长期治疗，便溏已愈，而胃脘痞胀隐痛未除。2005 年 4 月 19 日江宁中医院胃镜示：慢性胃炎；B 超：肝、胆、胰、脾未见异常。4 天后复查胃镜，仍为慢性胃炎，幽门螺杆菌感染阴性。舌质红，苔干腻，中白边黄，脉弦。

临证思路：老年男性，宿有慢性腹泻、高血压病多年，素体阴虚，肝肾不足，脾阴亦虚，湿热中阻，肝胃不和，故发胃脘疼痛、痞胀、口苦、纳谷不香等；体寒背热，乃阴虚湿热，营卫不和之象。干腻苔，为湿热内留，气不布津，津液不能上承所致。诊为胃痛（慢性胃炎）属阴虚湿热内留之证。阴虚湿热证，属虚实夹杂、寒热并见，病程缠绵，治疗颇为棘手。阴伤和湿浊是一对矛盾，滋阴药物大多滋腻碍脾，加重湿浊，而化湿多香燥、苦寒清热药易化燥，均会耗伤津液（阴液）。应注意养阴勿滋腻，清热用甘寒，化湿勿过温燥。具体根据阴虚、湿热的轻重缓急，归纳为三种方法：①先清化，后养阴；②先养阴，后清化；③既养阴又清化。三种情况应根据临床病情的侧重分别选择。治以养阴清化理气。

选方用药：石斛 10g，麦冬 15g，白芍 15g，炙甘草 3g，黄芩 10g，蒲公英 15g，陈皮 10g，法半夏 10g，薏苡仁 30g，冬瓜子 30g，藿香 10g，茯苓 15g，建曲 15g，茅根 30g，石菖蒲 5g。水煎服，7 剂，每日 1 剂。嘱其饮食宜清淡，不宜太饱；忌辛辣、海鲜等。

用药分析：药用石斛、麦冬、白芍等甘寒配少量黄芩、蒲公英苦寒养阴清热。用陈皮、法半夏、薏苡仁、冬瓜子、藿香、茯苓、建曲、白茅根、石菖蒲化湿祛浊。藿香、石菖蒲、白茅根更寓通阳利小便而化湿、祛湿。

二诊：药后尚合，苔腻色已化其半，胃脘痞胀隐痛减轻，偶有恶心，大便成形，日行 1 次，唯背热，畏寒不重，以热为主，体温不高，汗出不多，脉小弦。此营卫失调，胃中气滞。拟法调营卫，和经络，疏肝胃之气。

选方用药：白薇 10g，地骨皮 15g，青蒿 10g，白蔹 10g，野料豆 15g，五味子 3g，炒陈皮 10g，法半夏 6g，枳壳 10g，茯苓 15g，鸡内金 10g，冬瓜子 30g，炒建曲 15g。12 剂，水煎服，每日 1 剂。

用药分析：白薇、地骨皮、青蒿、白蔹、野料豆、五味子养阴清热敛营；陈皮、法半夏、冬瓜子、茯苓、建曲续化湿浊；枳壳、鸡内金理气和胃消食。

三诊：服药后疼痛已明显改善，稍有嗳气，受寒则苔变厚，背无热感，主症背热，曾在外院治疗 1 年余未愈。药后基本控制，背无热感，脘痛不著，知饥能食，嗳气稍多。治参原法。前方加刀豆壳 15g，去冬瓜子、五味子。14 剂，水煎服，每日 1 剂。

用药分析：加刀豆壳和胃下气。

四诊：背热、恶心、嗳气诸症均已消失，饮食如常。唯胃脘偶有隐痛，空腹尤甚，形寒背寒；苔薄白而黏，脉小弦。拟再理气化湿和中以巩固疗效。

选用方药：陈皮 10g，法半夏 6g，枳壳 10g，白芍 15g，炙甘草 3g，香附 10g，良姜 5g，刀豆壳 15g，茯苓 15g，太子参 15g，山药 15g，神曲 10g。水煎服，每日 1 剂。加减治疗继服 1 个多月，诸症均释。

用药分析：太子参、茯苓、山药、神曲健脾运脾；陈皮、法半夏、枳壳、刀豆壳理气和中；香附、良姜温胃行气；白芍、炙甘草缓急止痛。

二、张镜人

1. 学术观点

（1）病机认识：胃脘痛多见于慢性浅表性胃炎、慢性萎缩性胃炎。慢性胃炎的发生通常与饮食、情绪变化等有关。无论病因病机和临床表现均与中焦失衡，脾胃升降失司，肝胆气机失疏密切相关。盖脾与胃为表里，同居中焦，共主消化吸收，为后天之本，脾主升则健，胃宜降则和，通过两者的纳运、升降、燥湿作用维持人体正常消化功能，犹如称物之"衡"。而脾胃生理活动又赖肝胆的疏泄，脾主运化属土，肝主疏泄属木，肝脾两者为木土相克关系，互相影响。如《素问·宝命全形论》曰："土得木而达。"一旦中焦失衡，胃气不降，传化无由，壅滞成病；脾气不升，土轴失运，清浊相混；肝气失舒，克脾犯胃，或胆火上逆，胃失和降，久而胃火上逆，胃失和降，久而胃络瘀滞，脾胃运化乏力，从而"不平则病"，导致慢性胃炎的发生。

慢性浅表性胃炎的主要辨证为肝胃失调，气滞热郁。若饮食偏嗜或不洁，致食滞郁而化热；情志不遂，木郁化火，横逆犯胃；胆火上乘，内扰于胃；外感六淫之邪，化热内传胃腑；或湿与热交困中焦等，均可引起胃黏膜充血、水肿，甚至糜烂的热象表现。

慢性萎缩性胃炎的主要辨证为脾胃不和，气虚血瘀。脾升胃降是脾胃纳运功能的活动形式，对机体气机升降平衡有着重要的影响，而慢性萎缩性胃炎通常病程较长，由浅表发展而成。气滞热郁日久必致络损血瘀，胃失和降；亦可影响脾的升清运化，使中气受戕，气血俱累，"气虚血瘀"而引起胃黏膜苍白，血管纹显露等萎缩表现。

（2）治法心得：慢性浅表性胃炎治疗大法为调肝清热，拟订慢胃平为基本方，且随症加减。基本方为：柴胡 6g，黄芩 9g，杭白芍 9g，炙甘草 3g，苏梗 6g，香附 9g，白花蛇舌草 30g，徐长卿 15g，香谷芽 12g 等。慢性萎缩性胃炎治疗大法为调气活血，拟订萎胃安为基本方，且随症加减。基本方为：太子参 9g，炒白术 9g，丹参 9g，柴胡 6g，赤芍 9g，白芍 9g，炙甘草 3g，徐长卿 15g，白花蛇舌草 30g，炒黄芩 9g 等。

2. 经典医案

医案一 王某，男，52 岁。

主诉：反复胃脘痛 24 年，加剧 1 周。

现病史：患者胃脘痛时发时止，痞满与疼痛交替发作，近因饮食生冷而剧痛。胃镜提示"慢性萎缩性胃炎"，病理报告"萎缩性胃炎伴肠腺化生"。刻诊：胃脘胀痛，嗳气口干，中脘有灼热感，大便欠实，四肢不温，易疲倦，舌体胖大、边有齿痕，苔薄腻。

临证思路：脾性喜燥，宜升则健；胃性喜润，宜降则和。两者燥湿相济，升降相因，则气机调畅，脾胃调和。反之则致中焦诸症丛生，病变蜂起。萎缩性胃炎胃脘痛，乃脾胃失和，脾运失健，日久胃络受损所致，故治当调和中气、健脾养胃为法。临证时需要：①熟谙病变规律：祛邪防止其变脾胃不和则气机阻滞，气郁则化火，火热灼津，胃络损伤，易使胃黏膜发生萎缩病变。②谨察病情：虚实固守以图缓效。中医学认为，新病多实，久病多虚。胃脘痛属萎缩性胃炎者，大多病程迁延日久。

选方用药：麸炒白术 9g，赤芍 9g，白芍 9g，炙甘草 3g，山药 9g，炒枳壳 9g，白扁豆 9g，醋香附 9g，佛手片 6g，太子参 9g，九香虫 6g，白花蛇舌草 30g，炒谷芽 12g，延胡索 9g。每日 1 剂，水煎服。依上方服用，加减化裁服用 3 个月。

用药分析：针对脏腑特性，用药各归其属。方中用太子参、山药、白术、白扁豆、甘草以补气健脾，以达脾宜升则健，使清气上升；枳壳、佛手、香附、谷芽行气开郁，和胃降逆，以奏胃宜降则和，使浊气下降。复有赤芍、白芍、甘草合用，酸甘化阴，缓急止痛，养胃以润燥；延胡索、九香虫味辛走散，行气止痛，散湿以应脾。由此可见，组方配伍严谨，用量精当。诸药合用，升降相因，燥湿相济，攻补兼施，故方简效宏。方中用白花蛇舌草 30g，既可清其火热，又能破结抗癌，实属未病先防，已病防变。尤其该患者胃脘痛已长达 24 年之久，病邪久羁，正气消残。在此情况下，欲速则不达。故用此方加减，固守 3 个月，获取良效。

医案二 丁某，男，58 岁。

首诊：1984 年 1 月 23 日。

主诉：胃脘疼痛 3 年。

现病史：胃脘疼痛 3 年，于 1983 年 12 月 15 日胃镜检查：胃体大弯侧稍充血，胃窦黏膜红白相兼，以白为主，呈颗粒状，胆汁反流，十二指肠球部稍充血。诊断：慢性萎缩性胃炎，伴十二指肠球炎、胆汁反流。病理：慢性萎缩性胃炎，伴肠腺化生（＋）～（＋＋）。曾服胃得乐等药物。刻下胃脘胀满，中上腹隐隐作痛，口干，嗳气频作，嘈杂，纳谷少馨，舌质红，苔薄腻，脉细弦。

临证思路：脾胃为气机升降出入的枢纽。中焦平调，则三焦气机流畅，邪无稽留之害。本案胃窦炎之胃脘胀痛，病累日久，加之胆汁反流刺激，肝胃不和，气机郁滞，木来侮土。辨证肝失疏泄，胃气失于和降。治疗宜疏肝理气，和胃降逆，平调气机。四逆散合旋覆代赭汤加减。

选方用药：软柴胡 6g，炒黄芩 9g，炒枳壳 6g，生白术 9g，赤芍 9g，白芍 9g，炙甘草 3g，旋覆花（包）9g，代赭石 15g，制香附 9g，佛手片 6g，炒山楂 9g，炒神曲 9g，白花蛇舌草 30g，香谷芽 12g。共 7 剂，水煎服。

用药分析：抓住肝胃气机失调的病机，投以四逆散合旋覆代赭汤，意在使肝气疏泄，土气能伸，胃气得以和降，中焦气机平调而疾病渐复。理气降气之品，大多辛散香燥，如木香、檀香、降香、沉香等。平调气机之品，切忌香燥过烈，故一般采用制香附、佛手片、青皮、陈皮之类。因重在"调"字，务使气机流通即可。

医案三 袁某，男，31 岁。

首诊：1984 年 7 月 18 日。

主诉：反复胃痛 3 年。

现病史：胃痛 3 年，经常发作，疼痛固定于中上腹，且牵引至背部，泛酸，口苦，曾先后两次大便黑粪，经治转黄。拟诊：十二指肠球部溃疡、胃炎、上消化道出血。现颜面萎黄，形体消瘦，脉细弦，苔中后黄腻、质黯，疼痛每随情绪波动而增减。

临证思路：本病系慢性疾患，其初病在气，影响脾胃的气机，但气滞日久，气病及血，亦可损伤胃络，出现胃络瘀阻的征象。中焦气滞日久，胃府络脉受损，气血瘀阻，不通则痛。

选方用药：软柴胡 6g，炒黄芩 9g，苏梗 6g，赤芍 9g，白芍 9g，铁树叶 15g，平地木 15g，八月札 15g，怀山药 9g，煅瓦楞 15g，炒延胡索 9g，丹参 9g，仙鹤草 30g，香谷芽 12g。共 7 剂，水煎服。

用药分析：方用柴胡、延胡索、平地木、八月札以疏调气机；配丹参、赤芍、铁树叶以活血和络；白芍、山药健脾；黄芩、苏梗清热和中；瓦楞止酸；仙鹤草止血和营；谷芽消食助运。诸药相配，有调气血，疏肝木，助脾运之功。张老善用铁树叶疏调肝胃，活血理气。《本草纲目拾遗》谓"治一切肝胃气痛"，临床应用，确有良效。

三、李振华

1. 学术观点

（1）病机认识：脾胃病的病机主要为脾虚、胃滞、肝郁。脾均虚证，无实证，虚乃气虚，甚则阳虚，脾无阴虚而胃有阴虚证。脾之升清运化功能来自脾气、脾阳，如脾失健运，升清失职，即是脾虚证，轻则脾气虚，重则脾阳虚。脾虚失运易产生内湿，故水湿停滞，甚者郁而化热，也是先由脾虚，脾失健运所致，湿邪停滞局部，造成局部有形之阴邪、实邪，其乃因虚致实，本虚标实。胃多实证，其实多表现为气、血、食、湿等郁滞。胃实证的病因和病理由多方面因素形成，如一时性暴饮暴食，食滞胃中；情志伤肝，肝失条达疏泄，横逆犯胃，胃气郁滞，"脾为胃行其津液"，脾虚不能为胃行其津液，导致宿食停胃，则为虚中夹实证；其他疾病或用药不当伤胃而致胃失和降；胃病日久，气滞、食滞、湿阻均可导致胃部血络瘀滞，或郁而化热等证，故胃多实证，即"虚则太阴，实则阳明"故也。肝与脾的关系，主要是肝之疏泄功能和脾的运化功能之间的相互影响，其病理主要为土壅木郁和木郁克土。脾胃病无论是饮食所伤或脾胃虚弱都可导致水谷精微不能奉养于肝，导致肝失疏泄条达之性，即"土壅木郁"。若情志伤肝，肝气郁滞，肝胃不和，或肝脾失调，则脾失升清，胃失降浊，此乃"木郁克土"。

（2）治法心得：各种慢性胃病，脾胃气虚占 90% 左右，胃阴虚者不到 10%。这是被李老近 20 年来脾胃气虚本质的临床研究和慢性萎缩性胃炎的临床研究所证实。脾胃气虚的各种慢性胃病在病理上包括了西医学的各种慢性胃炎和上消化道溃疡。在组方上，要善于用香砂六君子汤为基础，将历代有关治疗脾胃病的名方化裁运用，如四君子汤、五味异功散、六君子汤、二陈汤、平胃散、温胆汤、五苓散、理中辈、四逆辈、大小建中汤、左金丸、丁香柿蒂汤、补中益气汤、归脾汤等。在具体用药上，如食少腹胀、纳呆，去党参加枳壳、川厚朴、乌药、焦三仙；如腹胀胁痛、肝气郁滞者，加小茴香、乌药、枳壳、郁金、香附；如脾胃阳虚、中焦寒湿者，加吴茱萸、干姜、桂枝，甚至附子；如湿阻气机化热者，去党参、砂仁，加白蔻仁、竹茹、佛手、枳壳、乌药、知母、黄芩；口干渴，加天花粉；热盛加生石膏；吐酸水者加枳壳、乌药、吴茱萸、黄连；嗳气或呃逆者，加丁香、柿蒂；呃逆见肝气郁而化热者，再加代赭石、知母；如见心慌心悸、失眠乏力，属心脾气虚者，加酸枣仁、远志、菖蒲、龙骨；兼有心血亏虚，加当归、白芍；如口中黏腻，加苍术、白蔻仁、佛手；如便溏泄泻，加泽泻、薏苡仁、桂枝；如恶心呕吐、中满湿滞，加藿香、枳实、厚朴、焦三仙，胃热者再加竹茹；口苦口干、心烦急躁者，加郁金、栀子、黄芩；如大便见血者，加黑地榆、田三七、白及；如脾虚及肺、中气下陷者，加黄芪、柴胡、升麻。这样灵活用药，治疗各种脾胃气虚的胃病，有是证用是药，精于辨证，谨守病机，准确用药，方能奏效。

脾胃疾病，阴虚者仅见于胃阴虚，多因热性病（包括热性传染病）后期，高热伤阴，或胃病过用温燥之药而伤阴，或素体阴虚内热以及其他疾病伤及胃阴。对胃阴虚的各种胃病，多以叶天士的养胃汤为基础方，加白芍、知母、天花粉、陈皮、鸡内金、焦三仙。气郁胀满，加郁金、乌药，慎用芳香理气之品，以免更伤胃阴；疼痛者，加延胡索，重用白芍；阴虚火盛者，可酌加牡丹皮、生地黄、地骨皮；如脾虚泄泻，加山药、茯苓、薏苡仁、泽泻、诃子肉，亦应慎用温燥之品。

2. 经典医案

医案一 王某，女，58 岁。

首诊：1990 年 5 月 18 日。

主诉：反复胃脘痞满、隐痛 5 年。

现病史：患者自诉有 5 年的胃病史，3 年前外院经胃镜确诊"萎缩性胃炎"，各医院多方治疗，症状时轻时重，反复发作，近日加重，遂来中医科就诊，要求服中药。患者形体消瘦，面色萎黄，胃脘痞满不舒，有时隐痛，饥不欲食，勉强食后胃脘胀满益甚；伴有口干舌燥，倦怠乏力，心慌气短，舌质红光无苔，脉细数。

临证思路：辨证属胃阴虚，胃失濡润和降。治宜酸甘化阴，益气和胃。

选方用药：太子参 15g，麦冬 10g，五味子 10g，白术 15g，石斛 15g，沙参 15g，杭芍药 15g，乌梅 10g，山药 15g，枸杞子 10g，谷芽 15g，竹茹 10g，甘草 10g。共 9 剂，每日 1 剂，水煎服。

用药分析：治病求本益气养阴，故在方中首先选用了气阴双补的生脉饮。方中太子参、麦冬、五味子三药各有特性，太子参补气养阴生津，麦冬养阴清热、润肺生津，五味子敛肺止汗、生津止渴，三药各有侧重，相得益彰。一补一清一敛，共奏益气养阴，和胃生津之功。配伍乌梅味酸微涩性温，既与沙参、石斛共担酸甘化阴之任，又能收敛心肺之气。而沙参甘寒微苦，守而不走，能入胃清热生津而强阴，退热保胃以生气；石斛又是救胃生津之上品；胃阴得复，则津血丰盈，脉络畅利，诸症自消。白术可健脾胃助其化源，山药具补脾养胃、益肺固肾、养阴生津之功。配用枸杞子，寓意更深，本品味甘气平，质地滋润，能补肝血、益肾精、扶阳气、壮筋骨、润五脏，为养血补精之要药，固肾强脾之上品。方中白芍味酸性寒，能补能泻，补肝血、敛肝阳、疏脾土、调肝血以缓挛急，可健脾柔肝，缓急止痛；甘草可补益脾胃，和中缓急。二药合用，共奏酸甘化阴，敛阴和血，解痉止痛之功。配用竹茹、谷芽这两味药物，升降相因，相辅相成，故奏功独胜。

医案二 齐某，女，46 岁。

首诊：1991 年 5 月 9 日。

主诉：间断性胃中灼热疼痛 12 年。

现病史：间断性胃中灼热疼痛 12 年。患者于 1979 年因饮食不当致胃中灼热疼痛；每遇饮食不调、情志不遂等因素，病情加重。1987～1990 年两次胃镜及病理检查均提示慢性萎缩性胃炎。现胃中灼热疼痛，吞酸，嗳气，纳呆，食后腹胀，口干乏津，面色萎黄，形体消瘦。舌质黯红，边有瘀斑，苔花剥，脉弦细。

临证思路：患者因饮食不当，热积于胃，耗伤阴液，胃失濡养，失于和降，而致胃脘灼热、疼痛等症。治法：益胃生津，清降胃火，佐以活血通络。李氏沙参养胃汤加减。

选方用药：辽沙参 15g，麦冬 12g，石斛 10g，白芍 15g，山楂 12g，知母 12g，鸡内金 10g，天花粉 12g，牡丹皮 10g，乌梅肉 10g，陈皮 10g，丹参 15g，桃仁 10g，甘草 3g。上方略事加减，先后四诊服药 48 剂。

用药分析：辽沙参、麦冬、石斛、白芍、知母、天花粉、乌梅养阴清热生津；鸡内金、山楂、陈皮和胃理气；牡丹皮、丹参、桃仁凉血活血，通络止痛；而且乌梅肉、山楂、白芍、甘草又能酸甘化阴，缓急止痛。

医案三 张某，男，40 岁。

首诊：1992 年 2 月 20 日。

主诉：胃痛年余，加重半个月。

现病史：去年初开始胃痛，吞酸嘈杂，纳呆消瘦，大便偏干，小便略黄，胃镜示慢性胃窦炎，曾住院治疗，病情得到控制而出院。后多次复发，用药后症状可暂时缓解。半月前，胃痛突然加重而就诊。患者形体偏瘦，面色萎黄，心烦急躁，吞酸嘈杂，时有干呕，舌质红，苔黄，脉弦。

临证思路：胃痛虽病在胃，但与肝脏密切相关。本案即肝火犯胃证，治当肝胃同治。中医诊断：胃痛（肝火犯胃）。西医诊断：慢性胃窦炎。治法：清肝泻火，和胃止痛。左金丸合柴胡疏肝散加减。

选方用药：姜黄连 10g，吴茱萸 5g，柴胡 6g，杭芍 15g，青皮 10g，川楝子 10g，枳实 10g，龙胆草 10g，栀子 10g，黄芩 10g，知母 10g，竹茹 10g，甘草 3g。12 剂，水煎服。嘱：情志舒畅，忌辛辣刺激食物。

用药分析：方中以龙胆草、栀子、黄芩、知母清肝泻火，且防阴伤；姜黄连、吴茱萸辛开苦降，并止泛酸；柴胡、杭芍、青皮、川楝子疏肝行气解郁；枳实、竹茹、甘草和胃降逆止呕。需指出的是：方首用左金丸重用黄连之苦以泻火，佐以吴茱萸之辛以散郁，辛开苦降，治疗吞酸嘈杂。李老用左金丸一般是二药等量，若热重则重用黄连，寒重则重用吴茱萸。对肝胃郁热火盛者，黄连重于吴茱萸，往往收到显著效果。

二诊：1992 年 3 月 4 日。

胃痛、吞酸嘈杂明显减轻，口苦口干消失，食欲增加。舌质淡红，苔黄，脉弦。服药后，肝之郁热稍清，胃气得以和降，诸症减轻，药证相符。效不更方，原方继服。共 12 剂，水煎服。

三诊：1992 年 3 月 9 日。

患者胃痛基本消失，胃纳已复，余证基本消失，大便正常。舌质淡红，苔薄白，脉缓。服药后肝胃调和，肝气得舒，胃气和降，胃痛等证基本消失，舌脉亦趋正常。为防复发，予舒肝丸合香砂养胃丸以善后治疗。

四、熊继柏

1. 学术观点

（1）病机认识：胃痛病位主要在胃，并与肝、胆、脾相关。由于胃主受纳，故饮食不适可直接伤胃损脾。由于肝胆属木，而胃属土，肝气失舒可以横逆犯胃，出现肝胃气痛。胆火炽盛也可犯胃，《医宗己任编》谓"肝胆之火，移入于胃"，出现胆热犯胃疼痛。或因为脾胃损伤日久，以致中阳虚弱或胃阴亏虚，而出现胃痛。胃痛，临证最当辨清虚实、寒热。寒证胃痛多见胃脘冷痛，因饮冷受寒而发作或加重，得热则痛减，遇寒则痛增，舌淡，苔白。热证胃痛多见胃脘有灼热感而疼痛，进食辛辣燥热食物易于诱发或加重，喜冷恶热；伴有口干口渴，大便干结，舌红，苔黄，脉数。虚证胃痛多见于久病体虚者，多为脾胃虚寒或胃阴不足。其胃痛隐隐，痛势徐缓而无定处，痛时喜按，时作时止，痛而不胀或胀而时减，饥饿或过劳时易诱发疼痛或致疼痛加重；伴有食少乏力，脉虚等症。实证胃痛，其主要病机责之土木失调，气机不畅。其胃痛兼胀表现胀痛、刺痛，痛势急剧而拒按，嗳气、矢气时作，痛有定处，食后痛甚等症。

（2）治法心得：辨治胃痛，必审证候虚实。胃痛有虚实、寒热、气血之分，而六者之中当以虚实为纲。发病时间短，发病急，胀痛、刺痛，痛势急剧而拒按者为实证。发病时间长，胃痛隐隐，痛势徐缓而无定处，痛处喜按者多为虚证。如《顾氏医镜·胃脘痛》所言："须知拒按者为实，可按者为虚；痛而胀闭者多实，不胀不闭者多虚；喜寒者多实，喜热者多虚；饱则甚者多实，饥则甚者多虚；脉实气粗者多实，脉虚气少者多虚；新病年壮者多实，久病年老者多虚；补而不效者多实，攻而愈剧者多虚。必以望、闻、问、切四者详辨，则虚实自明。"

辨治胃痛，详察疼痛性质。胃脘冷痛，因饮冷受寒而发作或加重，得热痛减，遇寒痛增者，属寒气；胃痛绵绵，恶寒者，属虚寒；胃脘灼热疼痛，进食辛辣燥热食物诱发或加重，伴口苦、尿黄、便秘者，属热。胃痛且胀，以胀满为主，痛无定处，时痛时止，嗳气，矢气频作，常由情志不舒引起，多属气滞；胀痛伴嗳腐吞酸者多属食积；胃胀痛伴大便不通者，多有积滞；胃痛如刺，痛有定处，痛而拒按，多属血瘀。

治胃脘痛之实证，必以调气止痛为大法。《景岳全书·心腹痛》云："胃脘痛证，多有因食、因寒、因气不顺者。然因食因寒，亦无不皆关于气，盖食停则气滞、寒留则气凝。所以治痛之要，但察其果属实邪，皆当以理气为主。"肝气宜调畅，胃气喜和降，故常用四逆散合金铃子散为基本方以疏肝和胃、调理气机。方中柴胡疏肝气，枳实降浊气，两者升降相伍，调气行气，除痞消滞；芍药配甘草则酸甘化阴，制理气药辛温之性以防耗气伤阴，且能舒挛缓急定痛。金铃子散出自《素问病机气宜保命集》，由川楝子、延胡索两味药组成，主治肝郁化火诸痛证，临床上用金铃子散作为镇痛主方，尤治实痛。

2. 经典医案

医案一 王某，女，60 岁。

首诊：2012 年 10 月 12 日。

主诉：患者胃痛反复发作半年余，加重 10 天。

现病史：患者曾在某医院行胃镜检查，诊断为"十二指肠溃疡"，予以抗酸剂治疗，疗效不显。此次因情志刺激诱发并加重。症见胃中胀痛有烧灼感，口中泛酸，大便秘结，舌红，苔薄黄，脉弦。

临证思路：患者以胃胀痛为主，可知为胃痛实证。胃脘灼痛、大便秘结、舌红、苔薄黄、脉弦，可知火郁胃痛，肝气犯胃，气郁化热，胃气郁滞所致。当以疏肝泄热，行气和胃，理气止痛为法。方用化肝煎合厚朴三物汤及金铃子散加味治之。

选方用药：青皮 10g，陈皮 10g，牡丹皮 10g，栀子 15g，浙贝母 10g，泽泻 10g，白芍 10g，川楝子 10g，延胡索 10g，厚朴 30g，枳实 15g，大黄 3g，广木香 6g，瓦楞子 10g，甘草 6g。共 7 剂，每日 1 剂，早晚 2 次饭后温服。

用药分析：方中牡丹皮、栀子、泽泻、大黄清热泻火通便；青皮、陈皮、木香、枳实、川楝子、延胡索，重用厚朴以行气消胀止痛；白芍、甘草甘酸化阴，柔肝缓急；浙贝母、瓦楞子制酸，消除灼热。

二诊：胃中胀痛及灼热感有所缓解，但仍然大便秘结，舌红，苔薄黄，脉弦。可知上方奏效，此仍为火郁胃痛，治法不变。在原方基础上，大黄用量加重至 4g，加火麻仁 30g。再进 20 剂。

用药分析：患者腑气不通，予大黄、火麻仁以泄热通便。

医案二　何某，男，33 岁。

首诊：2000 年 9 月 2 日。

主诉：胃脘隐痛反复发作 6 年，加重旬余。

现病史：现脘痛部位固定，食少便溏，大便时呈黑色，面黄体倦，舌淡黯，苔白稍腻，脉细。既往曾有"胃出血"病史，大便潜血试验（＋＋＋）。

临证思路：此患者因胃脘久痛入络，血瘀胃络受损，故见脘痛、便黑诸症；食少便溏，面黄体倦，为气随血耗。

选方用药：加味柴芍六君子汤。西洋参 10g，土炒白术 10g，茯苓 15g，柴胡 10g，白芍 20g，陈皮 10g，法半夏 6g，白及 30g，三七粉（冲服）15g，地榆炭 15g，香附炭 10g，甘草 6g。共 7 剂，水煎服。

用药分析：用六君子汤健中益气，气充则离经之血可止；柴胡、白芍疏肝理气，肝舒则郁滞之气可解；白及、三七粉、地榆炭、香附炭化瘀止血，瘀化则新血能生，血止则便黑即除。诸药配伍，其效甚验。

医案三　周某，男，16 岁。

首诊：2000 年 9 月 16 日。

主诉：胃脘胀痛、嗳气呕逆 4 个月。

现病史：患者胀痛呕吐以夜半为甚，呕吐物为痰涎白沫，白天进食即呕，每次呕吐持续 30 分钟。4 个月来，每日靠输液维持营养；伴嗳腐反酸，面黄体瘦，眼眶下陷，舌黯红，苔腻而花剥，脉细数。钡餐照片：十二指肠球部溃疡，胃窦炎，十二指肠壅滞症，反流性食管炎。

临证思路：患者胃脘胀痛，呕逆，苔腻，为痰郁气结之症；目眶下陷，苔花剥，为呕逆日久，伤津耗液之象；舌黯红为痰郁夹瘀之征。证属痰瘀互结，阴津受损之噎膈。

选方用药：旋赭启膈散加味。丹参 30g，沙参 30g，郁金 30g，砂仁 10g，麦冬 30g，法半夏 20g，荷叶蒂 15g，茯苓 15g，桃仁 10g，旋覆花 15g，代赭石 20g，杵头糠（布包）30g，甘草 6g。浓煎，少量频频啜饮，7 剂。

用药分析：予以化痰行瘀、开郁养阴之启膈散。又因病久且重，恐原方降逆化瘀养阴之力不足，遂加旋覆花、代赭石、法半夏降逆；桃仁祛瘀；麦冬养阴。守方坚持服用，数月之顽证终得蠲除。

（黄恒青　李阿真）

参考文献

[1] 张声生，周强．胃脘痛中医诊疗专家共识意见（2017）[J]．中医杂志，2017，58（13）：1166 - 1170.

[2] 隋·巢元方.诸病源候论校注·上 [M].北京：人民卫生出版社，1991.

[3] 灵枢经校释·上 [M].北京：人民卫生出版社，1982.

[4] 唐·王焘.外台秘要 [M].北京：华夏出版社，1993.

[5] 宋·陈言.三因极一病证方论 [M].北京：人民卫生出版社，1957.

[6] 黄帝内经素问 [M].北京：人民卫生出版社，1979.

[7] 李东垣.兰室秘藏 [M].北京：中医古籍出版社，1986.

[8] 耿燕楠，刘子丹，宋红春，等.徐景藩运用升降理论诊治脾胃病经验 [J].中医杂志，2014，55（1）：12－14.

[9] 张廷，陆为民.国医大师徐景藩教授治疗胃病经验拾零 [J].河北中医药学报，2018，33（2）：44－46，64.

[10] 陆为民，周晓波，徐丹华.徐景藩治疗胃痛验案分析及辨治特色 [J].辽宁中医杂志，2010，37（7）：1368－1370.

[11] 谭唱，赵宇栋，徐丹华，等.国医大师徐景藩辨治胃癌术后经验探析 [J].中医药导报，2018，24（23）：28－30.

[12] 张亚声.治胃之要，衡平概之——张镜人老师临诊用药经验 [J].中国中医急症，1996（6）：267－268.

[13] 高尚社.国医大师张镜人教授治疗胃脘痛验案赏析 [J].中国中医药现代远程教育，2011，9（1）：6－7.

[14] 胡国庆.平调法治疗胃窦炎——介绍张镜人老师经验 [J].辽宁中医杂志，1985（11）：1－2，35.

[15] 李振华.浅谈对脾胃病的认识和治疗 [J].河南中医，1998（1）：10－11.

[16] 高尚社.国医大师李振华教授治疗慢性萎缩性胃炎验案赏析 [J].中国中医药现代远程教育，2012，10（11）：4－6.

[17] 王海军，李郑生.李振华脾胃病学术思想及临证经验探讨 [J].中华中医药学刊，2013，31（8）：1642－1646.

[18] 郭淑云.李振华治疗胃痛经验 [J].辽宁中医杂志，2009，36（11）：1846－1847.

[19] 姚欣艳，李点，何清湖，等.熊继柏教授辨治胃痛经验 [J].中华中医药杂志，2015，30（1）：143－145.

[20] 杨维华.熊继柏从六郁论治胃脘痛经验 [J].湖南中医杂志，2001（5）：25－26.

第十二节　胃痞

胃痞是以心下痞闷不适，触之濡软，按之无形，压之不痛为主要表现的病证。多因胃病日久，脾胃气虚，胃络失养而致。西医学的慢性胃炎、功能性消化不良等疾病可参考胃痞进行治疗。

【源流】

本病证在《黄帝内经》中称为痞、满、痞塞等，认为本病的发生与饮食不节、起居不适和寒气为患有关，主要病变脏腑在脾、胃。如《素问·太阴阳明论》曰："饮食不节，起居不时者，阴受之。阴受之则入五脏，入五脏则满闭塞。"《素问·异法方宜论》的"脏寒生满病"以及《素问病机气宜保命集》云："脾不能行气于脾胃，结而不散，则为痞。"汉代张仲景在《伤寒杂病论》中对本病证的理法方药论述颇详，如《伤寒论·辨太阳病脉证并治》云："脉浮而紧，而复下之，紧反入里，则作痞，按之自濡，但气痞耳。""太阳病，医发汗，遂发热恶寒，因复下之，心下痞。"《金匮要略·腹满寒疝宿食病脉证第十》亦云："夫人绕脐痛必有风冷，谷气不行，而反下之，其气必冲，心下则痞。"拟定了寒热并用，辛开苦降之法，创诸泻心汤乃治痞满之祖方。

隋代巢元方《诸病源候论·痞噎病诸候》提出"八痞""诸痞"之名，包含了胃痞在内。论其病因有风邪外入，忧恚气积，坠堕内损，概其病机有营卫不和，阴阳隔绝，血气壅塞，不得宣通。并对痞做了初步的解释："痞者，塞也。言腑脏痞塞不宣通也。"金代李东垣认为痞满的生成是由于脾胃失健，水湿不化，酿生痰浊，痰气交阻，中焦气机不利，升降失司所致。如《兰室秘藏》曰"脾湿有余，腹满食不化""或多食寒凉，及脾胃久虚之人，胃中寒则胀满，或脏寒生满病"。其拟定的辛开苦降，消补兼施的消痞丸、枳实消痞丸更是后世治痞的名方。朱震亨将痞满与胀满做了区分，如《丹溪心法·痞》云："胀满内胀而外亦有形，痞则内觉痞闷，而外无胀急之形。"《景岳全书·痞满》对本病的辨证颇为明晰，首次将痞满分为实痞和虚痞进行论治。如"痞者，痞塞不开之谓；满者，胀满不行之谓。盖满则近胀，而痞则不必胀也。所以痞满：一证，大有疑辨，则在虚实二字，凡有邪有滞而痞者，实痞也；无物无滞而痞者，虚痞也。有胀有痛而满者，实满也；无胀无痛而满者，虚满也。实痞、实满者可散可消；虚痞、虚满者，非大加温补不可。"清代林珮琴《类证治裁·痞满》将痞满分为伤寒之痞和杂病之痞，其中将杂病之痞又分作胃口寒滞停痰、饮食寒凉伤胃、脾胃阳微、中气久虚、精微不化、脾虚失运、胃虚气滞等若干证型，分寒热虚实之不同而辨证论治，对临床很有指导意义。沈金鳌《杂病源流犀烛·肿胀源流》认为痞满病因"有中气不足、不能运化而成者，有食积而成者，有痰结而成者，有湿热太甚而成者"，治疗"虚则补其中气，宜调中益气汤；实则消食，宜资生丸；豁痰宜豁痰汤；除湿宜二陈汤加猪苓、泽泻；有湿热清热，宜当归拈痛汤而消导之"，但认为本病总的病机为脾气虚及气郁，故"不可用峻剂，致伤元气"。

胃痞之名是在 1985 年由原全国中医内科学会脾胃病学组提出的，相当于痞满之心下痞。在现代关于痞满的诊治上，多位名老中医在总结古人经验的基础上，提出自己独到的见解。如董建华认为痞满总的病机是气机停滞，脾胃升降失常，以"滞"为重点；治疗强调以通降为法，慎用开破之品。认为胃痞初起，气血同病，应调和气血；久病不愈，寒热错杂，治宜辛开苦降。此外，董老认为湿邪易困脾，影响脾胃升降功能，故治疗应加用健脾化湿之品。宋孝志教授在强调中医整体辨证的基础上，根据本病证的发病特点、病程、证候的演变等，总结出治痞五法：平调升降、燮理阴阳、调和气血、健脾悦胃、寒热并用，对临床颇具指导意义。

【病因病机】

一、致病因素

1. 实证

（1）情志失和：多思则气结、暴怒则气逆、悲忧则气郁、惊恐则气乱等，造成气机逆乱，升降失职，形成痞满。其中尤以肝郁气滞，横犯脾胃，致胃气阻滞而成之痞满为多见。即如《景岳全书·痞满》所谓："怒气暴伤，肝气未平而痞。"

（2）饮食不调：暴饮暴食，或恣食生冷粗硬，或偏嗜肥甘厚味，或嗜浓茶烈酒及辛辣过烫饮食，损伤脾胃，以致食谷不化，阻滞胃脘，升降失司，胃气壅塞而成痞满。如《类证治裁·痞满》云："饮食寒凉，伤胃致痞者，温中化滞。"

（3）外邪犯胃：外邪侵袭肌表，治疗不得其法，滥施攻里泻下，脾胃受损，外邪乘虚内陷入里，结于胃脘，阻塞中焦气机，升降失司，胃气壅塞，遂成痞满。如《伤寒论》所云："脉浮而紧，而复下之，紧反入里，则作痞。按之自濡，但气痞耳。"

（4）药物所伤：补益药物或寒凉药物食入过多，补气健脾或益气养阴药物久食，碍于脾胃，滋生痰湿，痞塞中焦；或寒凉药物损伤凝结脾胃，脾气虚弱，气机不畅导致痞满壅塞。

2. 虚证

（1）禀赋不足：先天不足，脾虚胃弱，无力运化，腐熟无能或运化失常，致脾虚气滞，痞满自生。

（2）脾胃素虚：素体脾胃虚弱，中气不足；或饥饱不匀，饮食不节；或久病损及脾胃，致纳运失职，升降失调，胃气壅塞而生痞满。此正如《兰室秘藏·中满腹胀》所论述的因虚生痞满，曰："或多食寒凉，及脾胃久虚之人，胃中寒则胀满，或脏寒生满病。"

二、病机

胃痞病位在胃，与肝、脾两脏密切相关。基本病机是中焦气机不利，脾胃升降失职。早期多病在气分，以实证为主；病久则兼涉血分，常见虚证或虚实夹杂证。

【辨治思路】

一、病机辨识

导致胃痞病的原因很多：由于伤寒邪在肌表，医者误下而损伤脾胃，邪气乘虚结于心下；或饮食不节，过饥过饱，恣食生冷，损伤中阳；或偏嗜肥甘辛辣之品，影响脾胃气机，水谷不化，阻滞胃脘；或由于脾胃失健，水湿不化，酿痰生浊，阻滞中焦，胃气壅塞，痞闷不舒；或由于情志失和，胃气壅滞，肝郁不舒而见中焦痞闷；或脾胃素虚，饥饱不匀，或过用寒凉重伐脾胃之气，或病后胃气未复，均可导致脾运失健，胃纳呆钝，发为胃痞病。

总之，本病基本病机多为脾胃虚弱，内外之邪乘而袭之，使脾之清阳不升、胃之浊阴不降所致。本病病位在胃，与肝、脾关系密切。辨证不外虚实两端：初期多为实证，日久由实转虚；同时亦有脾胃虚弱，运化无力而因虚致实者。饮食积滞、痰湿中阻、肝郁气滞者为实，而脾胃虚弱、胃阴不足者属虚，临床上常表现为虚实夹杂、寒热错杂之证。

二、症状识辨

胃痞食后尤甚，饥时可缓，便秘，舌苔厚腻，脉实有力者为实痞；多由外邪所犯、暴饮暴食、食滞内停、痰湿中生、湿热内蕴、情志失调等所致。食积者，伴有嗳腐吞酸、大便不调、味臭如败卵；痰湿者，伴有身重困倦、口淡不渴；脘腹嘈杂不舒、口苦、舌苔黄腻者，为湿热之邪所致；心烦易怒、善太息、脉弦者，为情志不遂所致。痞满能食，饥饱均满，食少纳呆，大便清利，体虚无力者，属虚痞。多由脾胃气虚，无力运化；或胃阴不足，失于濡养所致。脾胃虚弱者，痞满时轻时重，纳呆，神疲乏力，脉细弱；胃阴不足者，饥不欲食，口燥咽干，舌红少苔，脉细数。痞满绵绵，得热则减，口淡不渴或渴不欲饮，舌淡苔白，脉沉迟或沉涩者属寒。而痞满势急，口渴喜冷，舌红苔黄脉数者为热。

三、治疗原则

治疗以调理脾胃升降、行气消痞除满为大法，实则泻之、虚则补之。实证常以消食导滞、除湿化痰、理气消滞、清热祛湿为主；虚证则重在健脾益胃、补中益气或养阴益胃。本病临证以虚实互见为多，故常用消补兼施、补消并重之法。

胃痞的病变部位在胃脘，病变脏腑在脾胃，基本病机是中焦气机不利，脾胃升降失职，故总的治疗原则为调理脾胃升降、行气除痞。根据虚实分治：实者泻之，分别施以理气解郁、清热祛湿、消食导滞、除湿化痰等法；虚者补之，施以健脾益胃、补中益气、养阴益胃之法。由于本病证常为虚实夹杂之候，所以治疗时通常消补并用。

【辨证论治】

一、饮食积滞证

症状表现：胃脘满闷，痞塞不舒，嗳腐吞酸，或恶心呕吐，或大便不调、臭如败卵，腹满，舌苔垢腻，脉弦滑。

病机分析：饮食停滞，胃腑失和，气机瘀滞，故脘腹痞闷而胀；食滞胃脘，胃失和降，故嗳腐吞酸、呕吐；食滞作腐，气机不畅，故大便不调、臭如败卵；舌苔厚腻，脉滑为饮食停滞之象。

治疗方法：消食导滞，和胃化积。

代表方药：保和丸（《丹溪心法》）加减。炒山楂 20g，焦神曲 20g，炒莱菔子 15g，姜半夏 9g，陈皮 15g，茯苓 15g，连翘 15g。

随症加减：食积较重者，可加鸡内金、谷芽、麦芽以消食和胃；脘腹胀满者，可加枳实、厚朴、槟榔理气除满；食积化热，大便秘结者，加大黄、枳实通腑消胀，清热利湿；兼脾虚便溏者，加炒白术、扁豆健脾和胃。

二、痰湿阻滞证

症状表现：脘腹痞塞不舒，胸膈满闷，头晕目眩，身重困倦，呕恶纳呆，口淡不渴，小便不利，苔白厚腻，脉沉滑。

病机分析：痰浊阻滞，脾失健运，气机不畅，故见脘腹痞塞不舒；湿邪困脾，清阳不升，清窍失养，故头晕目眩；湿邪困脾，胃失和降，故见困倦、呕恶；气化不利，故小便不利；舌苔白厚腻，脉沉滑为湿邪偏重之象。

治疗方法：除湿化痰，理气和中。

代表方药：二陈平胃散（《症因脉治》）加减。姜半夏9g，藿香10g，苍术6g，陈皮15g，厚朴15g，茯苓15g，生甘草10g。

随症加减：痰湿盛而胀满甚者，可加枳实、苏梗、桔梗，或合用半夏厚朴汤加强化痰理气；气逆不降，嗳气不止者，加旋覆花、代赭石、沉香、枳实降逆下气；痰湿郁久化热而见口苦、舌苔黄者，加竹茹、枳实、黄连等，清化痰热；兼乏力气短、便溏、面色萎黄者，加党参、炒白术、砂仁健脾和中。

三、肝胃不和证

症状表现：脘腹痞闷，胸胁胀满，心烦易怒，善太息，呕恶嗳气，呕吐苦水，大便不爽，舌质淡红，苔薄白，脉弦。

病机分析：肝气犯胃，胃气郁滞，而致脘腹痞闷；肝气郁结，气机不舒，故心烦易怒、善太息；肝气犯胃，胃失和降而见呕恶嗳气；胆胃不和，气逆于上，故呕吐苦水；肠胃不和，气机郁滞，故大便不爽；舌质淡红，苔薄白，脉弦为肝气郁滞之象。

治疗方法：疏肝解郁，和胃消痞。

代表方药：越鞠丸（《丹溪心法》）合枳术丸（《脾胃论》）加味。香附10g，川芎10g，苍术10g，焦神曲15g，炒栀子10g，枳实10g，炒白术15g，荷叶15g。

随症加减：气郁明显，胀满较甚者，加柴胡、郁金、厚朴理气导滞消胀；肝郁化火，口苦而干者，加黄连、黄芩泻火解郁；呕恶明显者，加半夏、生姜和胃止呕；嗳气者，加竹茹、沉香和胃降气。

四、湿热阻胃证

症状表现：脘腹痞闷，或嘈杂不舒，恶心呕吐，口干不欲饮，口苦，纳少，舌红苔黄腻，脉滑数。

病机分析：湿热内蕴，困阻脾胃，气机不利，则胃脘痞闷、嘈杂不舒；湿热中阻，气机不利，升降失司，故见恶心呕吐、口干口苦；脾为湿困，纳运失职，而见纳少；舌红苔黄腻，脉滑数为湿热壅盛之象。

治疗方法：清热化湿，和胃消痞。

代表方药：泻心汤（《金匮要略》）合连朴饮（《霍乱论》）加减。大黄 6g，黄芩 15g，黄连 6g，炒栀子 10g，厚朴 15g，石菖蒲 15g，清半夏 6g，芦根 30g，淡豆豉 15g。

随症加减：恶心呕吐明显者，加竹茹、生姜、旋覆花以止呕；纳呆不食者，加鸡内金、谷芽、麦芽以开胃导滞；嘈杂不适者，合用左金丸；便溏者，去大黄，加扁豆、陈皮化湿和胃。

五、脾胃虚寒（弱）证

症状表现：脘腹痞闷而胀，时宽时急，进食尤甚，喜热喜按，得温则舒；四肢欠温，气短乏力，倦怠懒言，不欲食，大便不实。舌淡苔白，脉沉细或虚大无力。

病机分析：脾胃虚弱，健运失职，升降失常，故脘腹满闷、时轻时重；脾胃虚寒，故喜温喜按；脾虚不运，故见纳呆便溏；脾胃气虚，形神失养，故见神疲乏力、少气懒言；舌质淡，苔薄白，脉细弱为脾胃虚弱之象。

治疗方法：健脾益气，升清降浊。

代表方药：补中益气汤（《内外伤辨惑论》）。炙黄芪 30g，党参 15g，炒白术 15g，炙甘草 10g，升麻 10g，柴胡 10g，当归 15g，陈皮 10g。

随症加减：胀闷较重者，可加枳壳、木香、厚朴以理气运脾；四肢不温，阳虚明显者，加制附子、干姜，或合理中丸温胃健脾；纳呆厌食者，加砂仁、神曲理气开胃；舌苔厚腻，湿浊内蕴者，加半夏、茯苓健脾祛湿。

六、胃阴不足证

症状表现：脘腹痞闷，嘈杂，恶心嗳气，饥不欲食，口燥咽干，大便秘结，舌红少苔，脉细数。

病机分析：胃阴亏虚，胃失濡养，和降失司，故见脘腹痞闷、嘈杂、饥不欲食；胃失和降，故恶心嗳气；阴虚津枯，津液不能上承，大肠液亏失于濡养，故见口燥咽干、大便秘结；舌红少苔，脉细数为阴虚之象。

治疗方法：养阴益胃，调中消痞。

代表方药：益胃汤（《温病条辨》）加味。生地黄 15g，麦冬 15g，沙参 10g，玉竹 15g，香橼 10g。

随症加减：口干渴较重，舌红无苔者，加石斛、天花粉加强生津；腹胀较著者，加枳壳、厚朴理气消胀；食滞者，加谷芽、麦芽消食导滞；便秘者，加火麻仁、玄参润肠通便。

【其他疗法】

一、中成药

1. 加味保和丸

药物组成：白术（麸炒）、茯苓、陈皮、厚朴（姜炙）、枳实、枳壳（麸炒）、香附（醋炙）、炒山楂、六神曲（麸炒）、炒麦芽、法半夏。

功能主治：健脾消食。用于饮食积滞之胃痞。

用法用量：一次 6~9g，一日 3 次。

2. 香砂平胃颗粒

药物组成：炒苍术、陈皮、甘草、厚朴（姜炙）、香附（醋炙）、砂仁。

功能主治：健脾，燥湿。用于脾虚气滞，消化不良，嗳气食少，脘腹胀满，大便溏泄。

用法用量：开水冲服，一次 1 袋（10g），一日 2 次。

3. 胃肠安丸

药物组成：木香、沉香、枳壳（麸炒）、檀香、大黄、厚朴（姜炙）、人工麝香、巴豆霜、大枣（去核）、川芎。

功能主治：芳香化浊，理气止痛，健胃导滞。用于湿浊中阻，食滞不化所致的胃痞、腹泻、纳差、恶心、呕吐、腹胀、腹痛；以及消化不良、肠炎、痢疾见上述证候者。

用法用量：口服。成人一次 4 丸，一日 3 次。小儿周岁内，一次 1 丸，一日 2~3次；一至三岁，一次 1~2 丸，一日 3 次；三岁以上酌加。

4. 枳术宽中胶囊

药物组成：炒白术、枳实、柴胡、山楂。

功能主治：健脾和胃，理气消痞。用于脾虚气滞的胃痞，呕吐，反胃，纳呆，反酸等；以及功能性消化不良见以上证候者。

用法用量：口服，一次 3 粒，一日 3 次。

5. 达立通颗粒

药物组成：柴胡、枳实、木香、陈皮、清半夏、蒲公英、焦山楂、焦槟榔、鸡屎藤、党参、延胡索、炒六神曲。

功能主治：清热解郁，和胃降逆，通利消滞。用于肝胃郁热所致胃脘胀满，嗳气，纳差，胃中灼热，嘈杂泛酸，脘腹疼痛，口干口苦；以及运动障碍型功能性消化不良见上述证候者。

用法用量：温开水冲服，一次 1 袋，一日 3 次。

6. 气滞胃痛颗粒

药物组成：柴胡、醋延胡索、枳壳、醋香附、白芍、炙甘草。

功能主治：疏肝理气，和胃止痛。用于肝郁气滞，胸痞胀满，胃脘疼痛者。

用法用量：开水冲服，一次 1 袋，一日 3 次。

7. 猴头菌健胃灵片

药物组成：猴头菌培养物浸膏、海螵蛸、延胡索（制）、白芍（制）、香附（制）、甘草（制）。

功能主治：疏肝和胃，理气止痛。用于肝胃不和，胃脘胁肋胀痛，呕吐吞酸；以及慢性胃炎、胃及十二指肠溃疡见上述证候者。

用法用量：一次 4 片，一日 3 次。

8. 胃苏颗粒

药物组成：紫苏梗、香附、陈皮、香橼、佛手、枳壳、槟榔、炒鸡内金。

功能主治：理气消胀，和胃止痛。用于气滞型胃脘胀痛，窜及两胁，得嗳气或矢气则舒，情绪郁怒则加重，胸闷食少，排便不畅；以及慢性胃炎见上述证候者。

用法用量：开水冲服，一次 1 袋，一日 3 次。

9. 金胃泰胶囊

药物组成：大红袍、鸡屎藤、管仲、金荞麦、黄连、砂仁、延胡索、木香。

功能主治：彝医：猜尼围快，围斯希。中医：行气活血，和胃止痛。用于肝胃气滞，湿热瘀阻所致的急慢性胃肠炎、胃及十二指肠溃疡、慢性结肠炎。

用法用量：口服，一次 3 粒，一日 3 次。

10. 三九胃泰颗粒

药物组成：三叉苦、九里香、两面针、木香、黄芩、茯苓、地黄、白芍。

功能主治：清热燥湿，行气活血，柔肝止痛。用于湿热内蕴，气滞血瘀所致的脘腹隐痛，饱胀反酸，恶心呕吐，嘈杂纳减；以及浅表性胃炎、糜烂性胃炎、萎缩性胃炎见上述证候者。

用法用量：开水冲服，一次 1 袋，一日 2 次。

11. 附子理中丸

药物组成：制附子、党参、炒白术、干姜、甘草。

功能主治：温中健脾。用于脾胃虚寒，脘腹冷痛，呕吐泄泻，手足不温。

用法用量：口服。水蜜丸一次 6g，小蜜丸一次 9g，大蜜丸一次 1 丸，一日 2～3 次。

12. 温胃舒胶囊

药物组成：党参、黑附片、炙甘草、肉桂、山药、肉苁蓉、白术、炒山楂、乌梅、砂仁、陈皮、补骨脂。

功能主治：温中养胃，行气止痛。用于中焦虚寒所致的胃脘冷痛，腹胀嗳气，纳差食少，畏寒无力；以及慢性萎缩性胃炎、浅表性胃炎见上述证候者。

用法用量：口服，一次 3 粒，一日 2 次。

13. 虚寒胃痛颗粒

药物组成：炙黄芪、炙甘草、桂枝、党参、白芍、高良姜、大枣、干姜。

功能主治：益气健脾，温胃止痛。用于脾虚胃弱所致的胃脘隐痛，喜温喜按，遇冷或空腹加重；以及十二指肠球部溃疡、慢性萎缩性胃炎见上述证候者。

用法用量：开水冲服，一次 1 袋，一日 3 次。

14. 养胃舒胶囊

药物组成：党参、陈皮、蒸黄精、山药、玄参、乌梅、山楂、北沙参、干姜、菟丝子、炒白术。

功能主治：滋阴养胃。用于胃阴亏虚所致的脘腹满闷。

用法用量：一次 2 粒，一天 3 次。

二、单方验方

1. 单方

（1）大麦茶：麦芽 10～30g，水煎服。用于过食谷米食物所致的腹胀厌食者。

（2）山楂茶：山楂 20~50g，水煎服。用于过食肉类食物所致腹胀厌食者。

（3）荷叶茶：荷叶 10~30g，水煎服。用于舌苔厚腻，痰湿阻滞所致的胃痞者。

2. 验方

（1）生姜茶：生姜 50g 拍碎剁末，陈皮 10g，大枣数枚，水煎服。用于感寒所致脘腹胀满者。

（2）消食茶：佛手 30g，山楂 15g，麦芽 15g，神曲 15g，水煎服。用于食积痞满者。

（3）化湿茶：白豆蔻 3g，藿香、生姜各 6g，半夏、陈皮各 5g，水煎服。用于脾虚湿阻之痞满者。

（4）健脾和胃饮：山药 30g，鸡内金 9g，蜂蜜 15g。山药、鸡内金用水煎取汁，调入蜂蜜，搅匀。一日 1 剂，分 2 次温服。用于脾胃虚弱，运化不健之食积腹胀者。

（5）绿茶饮：绿萼梅 10g，绿茶 4g。上方以沸水冲泡，代茶频饮，兑开水再饮。1 日 1 剂。用于肝胃不和证者。

三、外治疗法

1. 推拿

实证：患者仰卧位，取中脘、天枢、气海、关元等穴。以一指禅法缓慢从中脘推至气海，往返 5~6 遍，一日 1 次。

虚证：患者俯卧位，取脾俞、胃俞、大肠俞、小肠俞、长强等穴，用补法，从上至下，往返 3~4 遍，至局部出现热胀感为宜。

2. 敷贴

（1）肉桂沉香粉：肉桂粉、沉香粉等量，以酒调成糊状，敷于脐部。外用麝香壮骨膏外贴固定，一日 1 换。用于脾胃虚寒证者。

（2）香附五灵脂黑白丑：香附、五灵脂各 30g，黑丑、白丑各 15g，加醋炒，熨脐周，一日 1 次，每次 30 分钟。用于饮食积滞者。

（3）木香干姜白胡椒末：木香、干姜、白胡椒等份为末，敷脐，胶布贴盖，3 日更换。用于脾胃虚寒证者。

四、针刺疗法

1. 体针

实证：取足厥阴肝经、足阳明胃经穴位为主，以毫针刺，采用泻法。常取足三里、天枢、气海、中脘、内关、期门、阳陵泉等穴。

虚证：取背俞穴、任脉、足太阴脾经、足阳明胃经穴为主，常取脾俞、胃俞、中脘、内关、足三里等穴。毫针刺，采用补法。

2. 耳针

取脾、胃、肝、交感、大肠、小肠。实证宜用针刺法，一般刺入深度 2~3cm，按顺时针方向、中等幅度捻转，留针 5~10 分钟，一日 1 次；虚证宜采用埋针法，亦可用针刺法，埋针一般埋 1 ~ 2 穴，采用针刺法时同上法，应按逆时针方向小幅度捻转，留针 10 ~ 20 分钟，隔日 1 次，10 次为 1 个疗程。

五、药膳疗法

1. 山药莲子粥

山药 10g，莲子 10g，薏苡仁 30g，大枣 10 枚，大米 100g。同煮粥食用。用于脾肾虚弱之便溏腹泻者。

2. 扁豆薏米粥

薏苡仁 50g，白扁豆 30g，大米 50g。煮粥食用。特别适用于夏季湿阻腹泻者。

3. 山楂枣茶

山楂 10g，炒麦芽 10g，炒白术 5g，大枣 10 枚。水煎，代茶饮。用于食积腹胀、腹泻者。

4. 山药大枣粥

将大枣 10g 去核，与茯苓 20g，山药 20g，粳米 50g 同煮成粥，加适量红糖调味即可，分三次佐餐食用。用于脾胃气虚、食少便溏、体倦乏力者，可经常食用。

【预防调护】

一、饮食注意

节制饮食，勿暴饮暴食；饮食宜清淡，忌肥甘厚味、辛辣醇酒及生冷之品。

二、生活注意

保持乐观开朗，心情舒畅。适寒温，防六淫，注意腹部保暖。适当参加体育锻炼，增强体质。

【名医经验】

一、徐景藩

1. 学术观点

（1）病机认识：痞病虽有虚实、寒热之分，在气在血之异。但其病机为脾胃阴阳偏颇，上脘清阳居多，下脘浊阴居多，清浊气机升降失调。

（2）治法心得：临床提出以化浊消痞、醒阳通窍，清利湿热、通利三焦，脾胃同治、润燥相伍，调摄有度、情志畅达为治法。

2. 经典医案

李某，男，67 岁。

首诊：2011 年 6 月 6 日。

主诉：胃脘胀满间作 2 年余。

现病史：2009 年，患者胃脘部胀满不适，查胃镜示慢性胃炎。2010 年，复查胃镜示胆汁反流性胃炎。刻下：上脘及右胁下胀满，偶及背部，食欲不振，口干欲饮水，食后尤甚，大便时干时溏，舌质黯红，苔薄白，脉细弦。

既往史：2006年，患者在无明显诱因下出现上腹部作痛，大便次数及性状改变，同年查肠镜确诊结肠癌，肠道切除术后，行化疗6个周期，症状缓解出院。

临证思路：患者年过六旬，有结肠癌术后病史，痞满不适，结合苔脉，考虑其体质尚可，但气阴不足，口干欲饮，故全方化浊消痞和益气养阴共作。《灵枢·胀论》云："胃有五窍者，闾里门户也。"胃有五窍，即吸门、贲门、幽门、阑门及魄门。病属痞满，胃气不振，病及气血。治拟养胃醒胃，行气醒郁。

选方用药：麦冬20g，石斛15g，芍药15g，甘草5g，陈皮10g，佩兰15g，鸡内金15g，冬瓜子30g，薏苡仁30g，石菖蒲10g，益智仁10g，炒当归10g，山药15g，五灵脂15g，香附30g。嘱其1剂药煎煮4次，温润以后分次口服。少食多餐，调畅情绪。续服14剂，诸症皆除。

用药分析：选用芳香苦辛温之石菖蒲，以化痰开窍为主，反射性作用于食物中枢，以刺激食欲，消除痞满。冬瓜子、薏苡仁同用，取薏苡附子败酱散之意，化痰祛湿排脓，祛毒降浊开胃；益智仁健脾温肾。香附、陈皮行气，当归、五灵脂醒郁，但患者大便时干时溏，避用黑丑。鸡内金消食散积助运，对胃液的分泌有双向作用。全方共起醒胃醒脾，开胃进食，消痞除满之功。

二、张学文

1. 学术观点

（1）病机认识：慢性胃炎，病位在胃，与肝、脾相关。而饮食不节、邪毒内聚于胃则是发病的关键病因，毒邪存在于疾病各阶段。治疗上应辨证施治，主张明辨脏腑虚实，虚者补之，实者泻之，从根治之。

（2）治法心得：灵活运用祛邪或扶正祛邪等治则，合理使用健脾、和胃、疏肝以调脏腑之虚实，配合温散、清热、除湿、消食、化瘀以解邪气之郁滞，"解毒"贯穿疾病治疗全程。

2. 经典医案

某患者，男，29岁。

首诊：2013年1月10日。

主诉：反复胃脘胀满疼痛2年。

现病史：患者2年前在无明显诱因下出现反复胃脘胀满疼痛，每于进食多时出现，有时伴胃脘烧灼感，曾于外院诊断为胃炎，治疗效果欠佳，遂来诊。症见面色少华，反复胃脘部胀满隐痛，时伴烧灼感，纳呆，眠可，腰酸困，小便调，大便时干时稀，舌淡黯，有齿痕，舌尖偏红，苔薄白，右脉弦细。

临证思路：西医诊断为慢性胃炎。中医诊断为胃痞病，辨证：肝胃不和。治以疏肝和胃。患者其肝气不舒、脾虚失运、胃之寒热互结，而以半夏泻心汤合行气之品加减治疗，以平调寒热、疏肝散结。

选方用药：半夏泻心汤加减。黄连 10g，黄芩 10g，干姜 6g，姜半夏 10g，茯苓 12g，佛手 10g，青皮 10g，厚朴 10g，延胡索 10g，广木香 6g，白蔻仁 6g，扁豆 15g，焦三仙各 15g，生甘草 6g。30 剂，一日 1 剂，加生姜 2 片，大枣 1 枚，水煎服。

二诊：2013 年 4 月 9 日。

患者服药后胃脘胀痛、腹泻等症状完全缓解。但近期外出工作，饮食不节，上症再发，情况基本同一诊，舌淡黯，齿痕，苔薄白，右脉弦。提示服药后肝气得舒、脾已健运、胃之热已消，但饮食不节而诱发，结合四诊，病机大体相同。守上方，加苍术、白术各 10g，以加强健脾燥湿之力。20 剂，一日 1 剂，水煎服。随诊，患者上症再次缓解。

用药分析：根据患者病邪特点，运用黄连、黄芩、姜半夏、白豆蔻、白扁豆等化湿解毒之品。与佛手、青皮、延胡索行气疏肝；茯苓、生甘草运脾；焦三仙、厚朴消食导滞；木香、生姜和胃等法合理搭配。

三、颜正华

1. 学术观点

（1）病机认识：痞满以辨别虚实最为关键，实即实邪内阻（如食积、痰湿、外邪、气滞等），虚者如脾胃虚弱（如气虚或阴虚）。初病多实，久病多虚，虚实兼杂。一般而言，外邪所犯、食滞内停、痰湿中生、湿热内蕴、情志失调等所成之痞多为实。脾胃气虚，运化无力；或胃阴不足，失于濡养所致之痞多属虚。治疗以调理脾胃、行气除痞为基本法则进行辨证施治。

（2）治法心得：

①饮食内停证：治以消食和胃，行气消痞。常用方为保和丸加减。若食积较重者，加鸡内金、谷芽、麦芽消食；脘腹胀满甚者，加枳实、厚朴、槟榔理气除满；食积化热，大便秘结者，加大黄、枳实通腑消胀；兼脾虚便溏者，加白术、白扁豆健脾助运，化湿和中。

②痰湿中阻证：治以燥湿化痰，理气调中。常用方为二陈平胃汤加减。若痰湿盛而胀满甚者，加枳实、紫苏梗、桔梗，或合用半夏厚朴汤以加强化痰理气之功；气逆不降，嗳气不止者，加旋覆花、代赭石、沉香；痰湿郁久化热，口苦、舌苔黄者，改用黄连温胆汤；脾胃虚弱者，加用党参、白术、砂仁健脾和中。

③湿热阻胃证：治以清热化湿，和胃消痞。常用方为泻心汤合连朴饮加减。若恶心呕吐明显者，加竹茹、生姜、旋覆花止呕；纳呆不食者，加鸡内金、谷芽、麦芽消食导滞；嘈杂不舒者，可合用左金丸；便溏者，去大黄，加白扁豆、陈皮化湿和胃。

④肝胃不和证：治以疏肝解郁，和胃消痞。常用方为越鞠丸合枳术丸加减。若气郁明显，胀满较甚者，酌加柴胡、郁金、厚朴理气导滞消胀；郁而化火，口苦而干者，可加黄连、黄芩泻火解郁；呕恶明显者，加法半夏、生姜和胃止呕；嗳气甚者，加竹茹、沉香和胃降气。

⑤脾胃虚弱证：治以补气健脾，升清降浊。常用方为补中益气汤加减。若胀闷较重者，可加枳壳、木香、厚朴理气运脾；四肢不温，阳虚明显者，加制附子、干姜温

胃助阳；纳呆厌食者，加砂仁、神曲理气开胃；舌苔厚腻，湿浊内蕴者，加半夏、茯苓、陈皮，或改用香砂六君子汤加减健脾祛湿，理气除胀。

⑥胃阴不足证：治以养阴益胃，调中消痞。常用方为益胃汤加减。若津伤较重者，加麦冬、天花粉生津；腹胀较著者，加枳壳、紫苏梗理气消胀；食滞者，加谷芽、麦芽消食导滞；便秘者，加决明子、玄参、全瓜蒌润肠通便。

2. 经典医案

某患者，女，67 岁，退休干部。

首诊：2006 年 12 月 9 日。

主诉：腹胀满闷 1 年。

现病史：腹胀满闷 1 年，左脘部明显，不痛，饭后尤甚；嗳气，纳食少，大便干燥、畅通，一二日一行，入睡难，多梦，晨起口干。舌黯，舌下青紫，苔薄微黄，脉沉弦。

临证思路：西医诊断为浅表性胃炎。辨证：肝郁气滞，胃失和降。治法：疏肝和胃，消痞除胀。本案患者满闷腹胀、嗳气、脉弦且舌下青紫，证属肝郁气滞兼血瘀之象，故治以疏肝和胃、消痞除胀。

选方用药：柴胡疏肝散加减。柴胡 10g，香附 10g，郁金 12g，枳壳 6g，青皮 8g，陈皮 8g，川芎 6g，赤芍 12g，旋覆花 10g，牡蛎（先煎）30g，玄参 12g，全瓜蒌 30g，炒酸枣仁 30g，丹参 20g，佛手 6g，焦三仙各 15g，绿萼梅 6g，决明子 30g，白芍 12g。7 剂，水煎服，一日 1 剂。

用药分析：方中柴胡疏肝解郁为君药；香附疏肝理气，川芎、郁金、赤芍行气活血而止痛，合用助柴胡疏解肝经郁滞，增强行气止痛之功，共为臣药；陈皮、青皮、枳壳、佛手、绿萼梅理气行滞，牡蛎、玄参消痞散结，丹参、焦三仙活血消滞，旋覆花和胃降气，全瓜蒌、决明子润肠通便，以上诸药或增强君药和臣药的作用，或针对兼症治疗，共为佐药；酸枣仁养肝安神，白芍柔肝安神。本方虽源自名方，却由颜老精心化裁，配伍精巧，切中证候要害，故收效甚佳。

二诊：2006 年 12 月 16 日。

患者腹胀明显减轻，大便较前畅快。仍纳少，嗳气，口干，失眠。现时常咳嗽，咳痰。上方去川芎、全瓜蒌、佛手、焦三仙、绿萼梅；加当归 12g，香橼皮 10g，乌药 10g，百合 15g，浙贝母 10g。继服 7 剂。

用药分析：患者服药后大便好转，故去有行气通腑作用的瓜蒌、佛手；因咳嗽咳痰，加浙贝母化痰止咳；口干失眠，加百合、当归养阴安神；纳少嗳气，加香橼、乌药和胃下气。

三诊：2006 年 12 月 23 日。

患者大便通畅，腹胀显著减轻，嗳气、纳少、失眠均好转，咳嗽、咳痰亦减轻。上方去决明子，继服 10 剂。

选方用药：患者大便好转，去滑肠之决明子。

随访诸症大消。

（张声生　周强）

参考文献

[1] 张声生，赵鲁卿．功能性消化不良中医诊疗专家共识意见（2017）［J］．中华中医药杂志，2017，32（6）：2595-2598.

[2] 张声生，陶琳．肝脾不调证中医诊疗专家共识意见（2017）［J］．中医杂志，2017，58（16）：1436-1440.

[3] 张声生，胡玲．脾虚证中医诊疗专家共识意见（2017）［J］．中医杂志，2017，58（17）：1525-1530.

[4] 吴嘉瑞，张冰．颜正华辨治痞满经验探析［J］．中国中医药信息杂志，2012，19（10）：86-87.

[5] 沈鸿婷，马洋，张惠云，等．国医大师张学文教授辨治慢性胃炎经验探析［J］．中华中医药杂志，2017（4）：1570-1572.

[6] 冯瑶婷，谭唱，徐丹华，等．国医大师徐景藩论治痞满经验浅析［J］．四川中医，2018，36（7）：10-12.

第十三节 胃缓

胃缓是以脘腹坠胀为主，或有疼痛，食后或站立时较甚为特点的疾病。多因禀赋不足、劳倦过度、情志失调、饮食不节等，使中气亏虚并下陷，固护升举无力所致。西医学的胃下垂，可参考本病辨证论治。

【源流】

最早提到本病的书籍是《黄帝内经》，其中《灵枢·本脏》记载："脾应肉，肉䐃坚大者胃厚，肉䐃么者胃薄。肉䐃小而么者胃不坚；肉䐃不称身者胃下。胃下者，下管约不利。肉䐃不坚者，胃缓。"因此，现代中医用"胃缓"指代"胃下垂"。因胃缓多有脘腹胀满表现，古代文献中主要见于"心下痞""痞满""腹胀"等记载。

《素问·太阴阳明论》谓："饮食不节，起居不时者，阴受之……入五脏则䐜满闭塞。"认识到饮食和起居不当会引起腹部胀满。《素问·痹论》指出："饮食自倍，肠胃乃伤。"认为本病乃饮食不节所致。

《难经·五十六难》曰："脾之积，名曰痞气，在胃脘，覆大如盘。""肝病传脾，脾当传肾，肾以冬适王，王者不受邪，脾复欲还肝，肝不肯受，故留结为积。故知痞气以冬壬癸日得之。"认为本病的病位在脾、胃，与肝、肾相关。

东汉医圣张仲景在《金匮要略·痰饮咳嗽病脉证并治第十二》云："其人素盛今瘦，水走肠间，沥沥有声，谓之痰饮。"从仲景原文的描述来看，痰饮病的临床表现不仅有心下胀满、痞塞的感觉，而且还有胃有振水音、形体消瘦等症状，符合胃缓的临床实际。认为水饮之邪是本病的致病因素之一。关于治疗方面，《金匮要略·痰饮咳嗽病脉证并治第十二》云："心下有痰饮，胸胁支满，目眩，苓桂术甘汤主之。"《金匮要略·水气病脉证并治第十四》有："心下坚，大如盘，边如旋盘，水饮所作，枳术汤主之。"苓桂术甘汤、枳术汤是现代治疗胃缓的常用方剂。

宋代《圣济总录·虚劳门》记载:"劳伤之甚,身体疲极。"劳则气耗,气耗则虚,气虚则见身体虚弱、纳呆、乏力,气虚不能发挥其护卫升托之能,如医家言:"余知百病生于气也……劳则气耗,思则气结。"认为劳倦过度者,气虚耗伤,升托失职,可发为本病。

元代《丹溪心法·痞》中有云:"痞者,与否同,不通泰也。由阴伏阳蓄,气与血不运而成。处心下,位中央,满痞塞者,皆土之病也,与胀满有轻重之分。"再云:"痞则内觉闷,而外无胀急之形者,是痞也。有中气虚弱,不能运化精微为痞者;有饮食痰积,不能化为痞者;有湿热太甚为痞者。"提出本病的痞满之症乃因气血不畅、中气虚弱、饮食痰积、湿热伤中所致。

明代《景岳全书》指出:"怒气暴伤,肝气未平而痞。"清代叶天士在《临证指南医案》中提及"气不展舒,阻痹脘中""气闭久则气结"。认为情志不遂者,可发本病。清代《类证治裁》有云:"噎膈痞塞,乃痰与气搏,不得宣通。"再有《张氏医通·诸气门上》云:"肥人心下痞闷,内有湿痰也。""瘦人心下痞闷,乃郁热在中焦。"进一步补充"痰气互结"致痞的因素,同时针对个人体质提出"肥人湿痰、瘦人郁热"致痞的观点。再有何梦瑶云:"痞者……或血瘀不行皆能致之。"补充了"瘀血"的致病因素。

关于治疗方面,清代多位医家做了进一步的总结与阐释。《证治汇补》云:"大抵心下痞闷,必是脾胃受亏,浊气夹痰,不能运化,初宜舒郁化痰降火,久之固中气。"清代医家林珮琴《类证治裁》云:"脾虚则食后反饱,异功散去甘草,加砂仁、谷芽。脾下陷则升其清阳,举元煎。"清代叶桂认为"脾宜升则健,胃宜降则和""太阴湿土,得阳始运,阳明燥土,得阴自安,以脾喜刚燥,胃喜柔润也"。指出了脾胃的不同特性、功能及治疗。叶氏治胃之法,采用"甘平或甘凉濡润以养胃阴",待"津液来复使之通降",以沙参、麦冬、扁豆、玉竹、甘草等甘平、甘凉之品濡润胃津,通降胃腑。其所制益胃汤等方,被历代医家广泛应用。

直到1985年6月,上海科学技术出版社出版的第一版《实用中医内科学》一书,首次把"胃缓"定为正式病名,并归入脾胃病证类。

综上,胃缓病名首见于《黄帝内经》,随后不同时期医家对其病因病机进一步总结和完善,在禀赋不足、劳倦过度、情志失调、饮食不节的常见病因基础上,进一步提出了"痰饮、湿热、血瘀"等致病因素。治疗方面,提出健脾益气、宣畅气机、温阳化饮、清热化湿、活血化瘀、滋养胃阴等治疗方法,对现代临床具有很强的指导意义。

【病因病机】

一、致病因素

1. 实证

(1)情志失调:若情志不遂,肝郁气滞,横逆犯脾,肝脾不和,木郁土壅,而出现肝郁克脾之证；若肝失疏泄，脾失运化，中气虚陷不升，水谷精微不能化生气血，病程日久，致气血不足，气虚则无力载血运行，血虚则无以濡养筋脉，故血脉瘀滞，胃络闭阻，胃体失养，弛缓而发为本病。

（2）饮食不节：暴饮暴食，或恣食生冷粗硬，或偏嗜肥甘厚味，或嗜浓茶烈酒等，损伤脾胃，以致水谷不能化生精微，湿聚为饮，酿湿生痰，痰湿内停，阻滞气机升降，中气下陷不举而成胃缓。另宿食停滞于胃腑，久而蕴热伤津，暗耗阴液；或过用辛燥升散之药，或过食辛辣之物，或酒热伐脾胃致使胃阴劫伤，故见胃阴耗伤之胃缓。

2. 虚证

（1）先天禀赋：若先天禀赋不足，素体脾胃虚弱，运化失职，气机不畅；或中焦虚寒，失其温养；或胃阴亏虚，胃失濡养，胃体失养弛缓而发为本病。

（2）劳倦过度：劳倦过度，伤及脾胃之气，以致中气不足，日益减弱，升提乏力，蒂固失权，胃体纵缓，形成中气下陷之证。

二、病机

本病病位在胃，与脾、肝、肾密切相关，基本病机为脾胃虚弱，中气下陷，升降失常。脾胃功能失调，纳食减少，味不能归于形，更使形体消瘦、肌肉不坚，发为胃缓。本病以中气下陷或脏腑虚损为本，以气滞、饮停、食滞、血瘀为标，多呈虚实夹杂、正虚邪实或本虚标实之象。

【辨治思路】

一、病机辨识

1. 实证胃缓

实证胃缓多由饮食不节、痰饮内停、情志不遂、瘀血阻络所致。嗜食生冷不洁，或暴饮暴食，而致食积不化；或暴饮过量之水，伤及脾阳，脾胃共居中焦，脾损及胃，脾胃不和，则水谷不能化生精微物质，水液代谢失常，日久湿生，湿聚为饮，酿湿生痰；痰湿内停更加阻滞气机升降，中气下陷不举而成胃缓，故沈金鳌云："食少饮多，水停心下，痞满使也。"若情志不遂，愤怒抑郁则伤肝，忧愁思虑则伤脾，肝脾不和，木郁土壅，肝脾不调；脾胃气机升降失常，气机阻滞，气滞日久则经络受阻，血运不畅，日久成瘀，血瘀经脉，胃络受阻，不通则痛。

2. 虚证胃缓

虚证胃缓多由中气不足、气血两虚、脾肾阳虚、胃阴不足所致。由于先天禀赋不足，或后天失于调养，或大病久病之后，或过食苦寒败胃之剂，伤及脾胃，中焦气机受损，中气日益减弱，升提乏力，蒂固失权，胃体纵缓，遂形成中气下陷之证；脾胃虚弱则中气无以生，气血无以化，气血两虚；病久脾阳不足，阴寒内盛，清阳下陷，甚者肾阳亏虚；或胃阴耗伤，灼伤胃络均可引起胃缓。各证往往不是单独出现或一成不变的，而是互相转化和兼杂，如虚中夹实、寒热错杂等。

二、症状识辨

1. 脘腹坠胀

脘腹坠胀，连及两胁，口干口苦，心烦易怒，情绪波动加剧；兼见嗳气呃逆，胸闷食少，多属肝胃不和。脘腹坠胀刺痛，痛处拒按；兼有入夜症状明显，舌质黯，有瘀斑，多属气滞血瘀。脘腹重坠作胀，食后、站立或劳累后加重，不思饮食；伴有面色萎黄，精神倦怠，多属于脾虚气陷。脘腹隐隐作坠，饥不欲食，口干咽燥，多属胃阴不足。脘腹坠胀冷痛，喜温喜按，遇冷或劳累后加重；伴畏寒肢冷，大便溏薄或完谷不化，腰膝冷痛，多属脾肾阳虚。脘腹坠胀不舒，肠间辘辘有声，呕吐清水痰涎；伴有头晕目眩，心悸气短，多属脾虚饮停。

2. 脘腹疼痛

脘腹胀痛，连及两胁，口干口苦，心烦易怒，情志不遂；兼见嗳气呃逆，胸闷食少，多属肝胃不和。脘腹刺痛，痛处拒按；兼有入夜痛甚，舌质黯，有瘀斑，多属气滞血瘀。脘腹重坠作痛，劳累后加重，纳少，便溏；伴面色萎黄，精神倦怠，多属脾虚气陷。脘腹隐隐作坠疼痛或灼热疼痛，饥不欲食，纳呆消瘦，烦渴喜饮，多属胃阴不足。脘腹冷痛，喜温喜按，得热痛减，遇寒加剧；伴有腰膝冷痛，多属脾肾阳虚。脘腹坠胀痛，胃内有振水声，呕吐清水稀涎，肠间辘辘有声；伴有头晕目眩，口中黏腻，不思饮食，口渴不欲饮，多属脾虚饮停。

3. 饮食异常

脘腹胀闷纳少，嗳气吞酸，多属肝胃不和。脘闷食少，消瘦，面色晦黯，肌肤甲错，多属气滞血瘀。纳呆食少，便溏；伴面色萎黄，精神倦怠，多属脾虚气陷。饥不欲食，脘腹灼痛隐隐，消瘦，口干咽燥，烦渴喜饮，多属胃阴不足。食欲不振，畏寒肢冷，腰膝冷痛，大便溏薄或完谷不化，多属脾肾阳虚。纳差，口干不喜饮，肠间辘辘有声，多属脾虚饮停证。

三、治疗原则

胃缓的基本病机为脾胃虚弱，中气下陷，升降失常。治疗以益气升阳举陷，调理脾胃气机为基本原则。治疗过程中，应当审证求因，辨证施治。根据其虚、实分治，实者泻之，虚者补之，虚实夹杂者消补并用。其治疗原则为健脾益气。凡清阳不能上升，反被湿困，可与升阳化湿之法合用；凡中气下陷，腹胀下坠，大便滑脱或脱肛，可予升提之法；凡脾阳不足而痰饮内停，水走肠间，辘辘有声，可予化饮之法；凡胃阴不足，烦闷不舒，大便干结，舌红津少，可予滋养胃阴之法；凡胃失和降，上逆为呕，或为嗳气不舒，可予降逆之法；凡觉胀闷较甚，嗳气较多，得嗳则舒，故常须走动或用手按揉，可予行气之法；凡瘀血阻络，脘腹痛处固定不移，入夜尤甚，舌黯或见瘀斑者，可予活血之法；凡湿热蕴于中焦，以致心下痞满，舌苔黄腻，可予辛开苦降之法。

【辨证论治】

一、脾虚气陷证

症状表现：脘腹重坠作胀，食后、站立或劳累后加重；不思饮食，面色萎黄，精神倦怠。舌淡，有齿痕，苔薄白，脉细或濡。

病机分析：脾虚不运，中气下陷，升降失常，故脘腹坠胀、食后或站立或劳累后加重；气血生化乏源，故见面色萎黄、精神倦怠；脾虚运化失司，故不思饮食。

治疗方法：健脾益气，升阳举陷。

代表方药：补中益气汤（《内外伤辨惑论》）。黄芪18g，炙甘草6g，人参15g，当归9g，陈皮6g，升麻6g，柴胡6g，白术9g。

随症加减：脘腹胀满者，加木香、佛手、香橼行气消胀；大便溏薄者，加山药、白扁豆、莲子益气健脾；恶心呕吐者，加姜半夏、紫苏梗、旋覆花降逆止呕；有寒象者，加附子（先煎）、肉桂温中散寒。

二、胃阴不足证

症状表现：脘腹痞满，隐隐作坠疼痛，饥不欲食，口干咽燥，烦渴喜饮，纳呆消瘦，大便干结。舌质红或有裂纹，少津少苔，脉细或细数。

病机分析：胃阴不足，胃失濡养，故脘腹痞满、隐隐作坠疼痛；胃失濡养，胃肌松弛，故食后益甚；胃阴亏虚，津不上承，故口干咽燥、烦渴喜饮；阴亏肠道失荣，故大便干结。

治疗方法：滋阴润燥，养阴益胃。

代表方药：益胃汤（《温病条辨》）加减。北沙参9g，麦冬15g，生地黄15g，玉竹6g。

随症加减：腹胀较著者，加枳壳、厚朴行气消胀；肠燥便秘者，加郁李仁、火麻仁润肠通便；反酸、烧心者，加海螵蛸、煅龙骨、煅牡蛎、珍珠母、煅瓦楞制酸。

三、脾肾阳虚证

症状表现：脘腹坠胀冷痛，喜温喜按，得食痛减，食后腹胀，遇冷或劳累后加重；畏寒肢冷，倦怠乏力，食欲不振，大便溏薄或完谷不化，腰膝冷痛。舌淡，边有齿痕，苔薄白，脉沉细或迟。

病机分析：脾肾阳虚，胃失温养，故脘腹坠胀冷痛、遇冷或劳累后加重；温能散寒，按则助阳，故喜温喜按；肾阳不足，故腰膝冷痛；火不暖土，脾失健运，则久泻不止、完谷不化；脾肾阳虚，温煦失职，故畏寒肢冷。

治疗方法：温阳散寒，补益脾肾。

代表方药：补中益气汤（《内外伤辨惑论》）合附子理中汤（《三因极一病证方论》）。黄芪18g，炙甘草6g，人参15g，当归9g，陈皮6g，升麻6g，柴胡6g，白术

9g，干姜6g，炮附子（先煎）6g。

随症加减：胃纳呆钝者，加麦芽、谷芽、神曲、莱菔子健脾消食；血瘀痛剧，痛如针刺，舌质紫黯者，加莪术、丹参、桃仁、赤芍、蒲黄活血化瘀。

四、脾虚饮停证

症状表现：脘腹坠胀不舒，胃内振水声或水在肠间辘辘有声，呕吐清水痰涎，头晕目眩，心悸气短。舌淡胖有齿痕，苔白滑，脉弦滑或弦细。

病机分析：脾气亏虚，水谷不化，日久湿生，湿聚为饮，气机升降失常，中气下陷不举，故脘腹坠胀不舒；痰饮内停，症见胃内振水声、呕吐清水稀涎、肠间辘辘有声；水饮内停，阳气不升，则头晕目眩；水饮上凌心肺，则心悸气短。

治疗方法：健脾化饮。

代表方药：小半夏汤（《金匮要略》）合苓桂术甘汤（《金匮要略》）。茯苓12g，桂枝9g，白术6g，姜半夏9g，生姜9g，炙甘草6g。

随症加减：乏力神疲者，加党参、山药以益气健脾；面色无华，口唇色淡者，加当归、熟地黄以滋阴补血；失眠多梦者，加夜交藤、酸枣仁、琥珀、茯神以安神助眠。

【其他疗法】

一、中成药

1. 补中益气丸（丸剂、合剂、颗粒）

药物组成：炙黄芪、党参、炒白术、当归、升麻、柴胡、陈皮、炙甘草。

功能主治：补中益气，升阳举陷。用于脾胃虚弱、中气下陷所致的体倦乏力、食少腹胀、便溏久泻、肛门下坠者。

用法用量：口服。补中益气丸：小蜜丸一次9g，大蜜丸一次1丸，水丸一次6g，一日2~3次。合剂：一次10~15mL，一日3次。颗粒：开水冲服。一次1袋，一日2~3次。

2. 阴虚胃痛颗粒

药物组成：北沙参、麦冬、石斛、川楝子、玉竹、白芍、炙甘草。

功能主治：养阴益胃，缓中止痛。用于胃阴不足引起的胃脘隐隐灼痛，口干舌燥，纳呆，干呕者。

用法用量：开水冲服。一次1袋，一日3次。

3. 胃乐宁片

药物组成：猴头菌丝体。

功能主治：养阴和胃。用于胃脘疼痛，痞满，腹胀者。

用法用量：口服，一次1片，一日3次。

4. 养胃舒胶囊/颗粒

药物组成：党参、陈皮、蒸黄精、山药、玄参、乌梅、山楂、北沙参、干姜、菟丝子、炒白术。

功能主治：滋阴养胃。用于胃脘灼热，隐隐作痛者。

用法用量：口服。胶囊剂：一次 3 粒，一日 2 次。颗粒剂：开水冲服，一次 10～20g，一日 2 次。

5. 附子理中丸

药物组成：制附子、党参、炒白术、干姜、炙甘草。

功能主治：温中健脾。用于脾胃虚寒，脘腹冷痛，呕吐泄泻，手足不温者。

用法用量：口服。水蜜丸一次 6g，小蜜丸一次 9g，大蜜丸一次 1 丸，一日 2～3 次。

二、验方

枳术黄芪汤：枳壳 15g，白术 9g，黄芪 30g。水煎服，一日 2 次。用于胃缓脾虚气陷证者。

三、外治疗法

推拿

（1）腹部操作：取穴中脘、鸠尾、天枢、气海、关元。主要采用揉、一指禅推法、托、振、摩法等手法。

（2）背部操作：取穴肝俞、脾俞、胃俞、气海俞、关元俞及背部肩胛部、胁肋部。主要采用一指禅推法、按、揉、擦法等手法。

四、针灸疗法

1. 体针

常用取穴有中脘、气海、百会、胃俞、脾俞、足三里、关元、梁门、天枢。采用补法或平补平泻。

2. 灸法

常用取穴有百会、足三里、关元、脾俞、胃俞、中脘。

五、药膳疗法

1. 参芪桂枝生姜饮

将炙黄芪、党参、桂枝、生姜片洗净，入锅，加水适量，大火煮沸，改小火煎煮 40 分钟，去渣取汁即可。用于胃缓脾肾阳虚证者。

2. 猪肚枳壳砂仁汤

将猪肚洗净，纳入枳壳、砂仁，扎好，加水煮熟。趁热食猪肚饮汤。用于胃缓脾虚饮停证者。

3. 芪竹蜜煎

将黄芪、玉竹洗净，放入砂锅，加适量水，中火煨 30 分钟，去渣留汁，待温后，兑入蜂蜜即成。用于胃缓胃阴不足证者。

【预防调护】

一、饮食注意

饮食有节，忌过饥过饱、偏嗜五味，宜少食多餐，进食富有营养、细软、易消化食物，忌冷硬、辛辣刺激等食物；注意营养均衡，糖类、脂类、蛋白质三大营养物质合理选择，脂类食物可少食用，而蛋白质食物略增加，如鸡肉、鱼肉、瘦猪肉、鸡蛋、牛奶、豆腐、豆奶等；用餐速度要缓慢，细嚼慢咽以利消化吸收，饭后可平卧休息30~60分钟，避免食后劳作。

二、生活注意

保持乐观心态，避免不良情绪。加强体育锻炼，运动量从小开始，逐渐加大，不可过度，坚持不懈，忌剧烈运动及重体力劳作。常用锻炼方式有保健体操、太极拳、八段锦、五禽戏、散步、游泳等。腹肌锻炼：仰卧，双腿伸直抬高，放下，反复进行数次，稍休息后再重复数次；或仰卧起坐。也可以模拟蹬自行车的动作，或做下蹲动作。腹式呼吸：吸气时让腹部凸起，吐气时压缩腹部使之凹入的呼吸法，一日1次，一次10~20分钟。

【名医经验】

一、徐景藩

1. 学术观点

（1）病机认识：胃下垂可以归纳以下临床特点：①多见于体形瘦弱，身材修长的女性患者，体重与身高不甚相称，呈"负重"型。②大多精神体力差，不耐劳累，饮食稍多则自觉胃脘痞胀不适，腹部或有坠胀感，饮水稍多则胃中常有辘辘之声，平卧时可缓解。③不单独为病，常与溃疡或胃炎相兼，而有嗳气、痞胀、嘈杂、隐痛等相应症状，部分患者可伴有肝、肾、子宫等其他脏器下垂的表现。④本病不易发现，不能早期治疗，失治误治，反复发作，难以治愈，严重影响患者生活质量。本病病机以脾胃中气虚弱为基础，而气滞、水湿、痰饮是不可避免的病理因素。此外，肝郁影响脾胃升降，可加重气滞，肾虚水湿痰饮易生，各种因素相互夹杂，终致胃下垂。胃下垂与脾（胃）、肝（胆）、肾相关。

（2）治法心得：一般胃下垂患者，辨证治之即愈。久病胃下垂之人，其多气虚、气滞而易兼血瘀，治疗颇为棘手，此时当从"升降"二字上推敲。如胃下垂中虚气滞者，选用党参、黄芪升以补气，配用枳壳、木香以理气降气，通补以调升降；中虚气陷兼气滞者，以柴胡、升麻升举脾阳，配檀香或沉香以降胃气，脾胃同治以调升降；肝胃不和者，常用柴胡、香附降肝气之逆，配枳壳、佛手行胃气之滞，疏肝和胃以调升降；兼有血瘀者，可选用桔梗、牛膝行气化瘀以调升降。两法适当并用，升中寓降，降中有升，增加疗效。常用治法有调中理气法，方选调中理气汤，常用药如黄芪、党参、白术、炙升麻、怀山药、炙甘草、炒枳壳、广木香、炒陈皮、红枣等；疏肝和胃法，方选疏肝和胃方，常用药如苏梗、炙柴胡、炒白芍、炒枳壳、香附、佛手片（或佛手花）、白檀香、当归等；温肾化饮法，常用药有制附子、肉桂（后下或研粉另吞）、益智仁、法半夏、白术、泽泻、茯苓、猪苓、干姜、炙甘草等。

2. 经典医案

医案一　叶某，女，43 岁，职工。

首诊：1991 年 6 月 9 日。

主诉：胃脘痞胀 5 年余，加重 3 个月。

现病史：患者自青年时期，饮食不多，形体较瘦。5 年前因故而心情怫郁，胃脘常觉痞闷，食后尤甚。缺乏饥饿感，饮水不多，进食更少，得嗳气连声则胃部觉舒。近 3 个月来症状尤著，自觉胸咽不适，心情一直不佳，容易生气。近来晨起有恶心感，因饮食少而精神不振，神倦乏力。大便日一行，微溏。曾 3 次查消化道钡餐，均谓胃下垂、胃窦部炎症。经多方治疗，服中、西药多种，效果不佳，尤其服"补中益气汤"丸剂及该方汤剂后，胃脘痞胀尤甚。已婚 20 年，17 年前生育 1 女。平素月经量不多，周期尚正常。诊查：体重 44kg，消瘦。面色略萎黄，舌质偏淡，舌苔薄白，脉象细弦。上腹部无压痛，有轻度振水音。肝脾无明显肿大，胃镜检查为中度慢性浅表性胃炎。上消化道钡餐检查为胃部炎症、胃下垂，胃小弯在髂嵴连线下 5cm。

临证思路：本例诊断属"痞证"，病史中无胃脘疼痛，初诊以胀闷为主，不同于胃脘痛。结合钡餐检查，胃下垂颇为显著。单纯从病机上探讨，胃下垂固然有气虚可能性，但多数患者临床上却有气滞，尤以妇女患者，胃脘痞胀，甚则隐痛及胁，嗳气频，得嗳则舒，诱发加重常与情志因素有关。本例初诊证候属肝胃不和，治以疏肝解郁、理气和胃降逆，服药后症状改善较著。临床当以辨证为主，不能误以为胃下垂一定属于中气虚。辨证为肝胃气滞，胃气不和证。治疗当疏肝解郁，理气和胃降逆。

用药：苏梗 10g，炒枳壳 10g，炒白芍 10g，合欢花 10g，广郁金 10g，制香附 10g，陈皮 6g，法半夏 6g，煅赭石 10g，炙鸡内金 6g，佛手片 10g，石见穿 10g，炙甘草 3g，石菖蒲 3g。一日 1 剂，2 次煎服。服药 15 剂。

用药分析：本患者证机归属肝胃气滞，胃气不和。以调和气机为主要治法，用药精准，配伍巧灵。本方中陈皮、香附、枳壳、苏梗、佛手疏肝理气，郁金配石见穿活血行气，白芍配炙甘草柔肝养血、缓急止痛，石菖蒲与合欢花解郁安神，煅赭石配法半夏降逆和胃，炙鸡内金消食和胃。诸药配伍，其奏疏肝解郁，和胃降逆之效。

二诊：1991 年 6 月 25 日。

胃脘痞胀已显著减轻，食欲尚无明显改善。上症缓解，减少降逆和胃之品，饮食仍少，增健运之品。于原方中加入谷芽、麦芽各 20g，去赭石、半夏，隔日服 1 剂。服药 14 天。

用药分析：嗳气、恶心缓解，去赭石、半夏，加用谷芽、麦芽消食和胃。

三诊：1991 年 7 月 9 日。

食欲改善，饮食有增，精神亦渐好转。调治2个多月，症状基本消失。以后症状稍有反复，续服最后处方3~5剂即可控制。

随访1年半，无明显发作，体重略有增加。嘱其复查胃镜，患者未去。

医案二 王某，女，39岁。

首诊：2005年10月20日。

主诉：上腹作胀鸣响时发6年余，加重2个月。

现病史：患者6年来上腹作胀，食后尤甚，脘中鸣响，不敢多食，脘腹畏寒怕冷，脐下悸动感，大便溏，形体消瘦，神疲乏力，夜寐多梦，头晕时有目眩。经钡餐检查，诊为重度胃下垂，胃镜检查为浅表性胃炎，B超检查肝、胆、胰、脾均未见异常。曾服补中益气丸及其汤剂，上腹胀更甚。诊查：舌质淡，苔薄白，脉细。上腹部及两胁微有压痛。

临证思路：本案证属"胃下"，中宫阳气不振、痰饮内停为主要病机。脾阳不足，健运失职，湿邪内生，为痰为饮，阻滞气机，致上腹作胀、食后尤甚；饮停胃肠，则肠鸣、脐下悸动而便溏；阻滞中焦，清阳不升，则见头晕目眩；痰饮上扰于心，则夜寐多梦；脘腹畏寒怕冷，乃中阳不振之象。辨证是脾阳不振，痰饮内停证。治法为温中化饮，和中宁神。

用药：茯苓30g，茯神30g，桂枝5g，白术10g，炙甘草5g，益智仁10g，百合20g，酸枣仁10g，夜交藤25g，大枣7枚。一日1剂，2次煎服，服药5剂。

用药分析：本病以温药和之，取苓桂术甘汤为主方治疗，用药虽简，但配伍严谨。方中茯苓、茯神甘淡平，能利水渗湿，健脾宁心；桂枝辛甘而温，能温经通阳，行气化水；白术甘温，能健脾除湿；甘草甘平，旨在补脾益气，调和诸药。白术配茯苓，健脾益气，除湿利尿；桂枝配甘草，温经通阳，祛风除湿止冲；桂枝配白术、茯苓，能温化寒饮，健脾除湿利水气；茯苓配甘草，能除湿解中满。加益智仁温脾；百合、酸枣仁、夜交藤宁心安神，大枣调和诸药。

二诊：2005年10月26日。

上方服5剂，自觉上腹作胀、脘中鸣响明显减轻，脘腹渐暖，脐下悸动亦改善。饮食仍少，增健运之品。原方加鸡内金10g，焦神曲15g，焦山楂15g，再服30剂。

用药分析：方中增加鸡内金、焦神曲、焦山楂消食助运和胃。

三诊：2005年11月27日。

患者诉诸症皆渐向愈，每天饮食能进主食300g，安卧如常，体重增加2.5kg。以理气助运之品和胃以资巩固。上方去酸枣仁、夜交藤；加陈皮10g，姜半夏10g。

用药分析：寐转安，去酸枣仁、夜交藤；诸症皆渐向愈，增加陈皮、半夏理气和胃以资巩固。

2005年12月30日复查上消化道钡餐示轻度胃下垂，体重共增加5kg。

二、颜正华

1. 学术观点

（1）病机认识：胃下垂从病位上看首属脾胃，涉及肝、肾和肠等脏腑。病证虽以脾虚气陷证为主，但常兼有肝胃不和、气阴两虚、气虚兼瘀、胃肠停饮等证。临床多见气虚、气滞、血瘀、食积、痰饮相互夹杂，所以要围绕脾虚气陷，关注脏腑、气血、痰、食等复杂因素。

（2）治法心得：临床强调辨证论治，灵活选方。认为根据脉、证，详审病因、病机进行综合论治，以有效地缓解症状。中气下陷证，选用补中益气汤加减；气虚饮停证，选用四君子汤合苓桂术甘汤加减；气阴不足证，选用益胃汤、生脉饮合四君子汤加减；肝郁脾虚证，选用柴胡疏肝散、逍遥散合四君子汤加减。

2. 经典医案

医案一　某患者，男，26 岁。

首诊：2004 年 4 月 6 日。

主诉：胃脘痞胀伴排水样便 2 周。

现病史：2 周前无明显诱因出现厌食、腹胀，纳后胃脘不适加重；恶心，畏寒，眠差梦多，精神疲倦，四肢无力；水样大便，日行 3 次。舌质淡，苔薄腻，脉濡滑。既往有胃下垂、慢性胃炎史 3 年。

临证思路：本案证以"胃脘痞胀"为主症，属"胃缓"的范畴。脾虚气滞，胃气不和为其主要病机。中气不足，健运失职，脾胃升降失职，气机阻滞，致厌食、腹胀、恶心；中气下陷，清阳不升，则眠差梦多；畏寒怕冷，乃中阳不振，难以温煦四肢；脾阳不足，气血生化乏源，故见精神疲倦、四肢无力。此乃脾虚气陷，胃气不和，上扰心神之证。辨证是脾虚气滞，胃气不和，上扰心神证。治法为健脾益气，和胃安神。

用药：党参 18g，生黄芪 30g，升麻 3g，当归 6g，陈皮 10g，茯苓 30g，砂仁（后下）5g，炒神曲 12g，白术 12g，麦芽 15g，谷芽 15g，炒酸枣仁 20g，夜交藤 30g，大枣 6 枚。一日 1 剂，2 次煎服，服药 7 剂。嘱食软食，禁刺激性食物。

用药分析：方中党参、黄芪、当归、升麻，取补土、益气、升举之意；陈皮、白术、砂仁、大枣温中健脾，以助运化；神曲、麦芽、谷芽、茯苓助脾化湿；兼有炒酸枣仁、夜交藤安神，共奏补中益气、温补脾胃、安神之功。

二诊：2004 年 4 月 14 日。

诉服前药后，睡眠好转，腹泻停。仍见舌质淡，苔薄腻，脉濡。加升阳益胃之品以资巩固。前方去夜交藤，加葛根 10g，继服 14 剂。

用药分析：睡眠好转，去夜交藤，加葛根升阳益胃以助提举之力。

三诊：2004 年 5 月 1 日。

药后食欲佳，胃脘不适减。无恶心，仍乏力，大便偏干。加大白术剂量，健脾通便，加大黄泻下通便。前方加大白术剂量至 30g，另加生大黄 6g，14 剂。

药后患者各主观症状消失。

医案二　某患者，女，81 岁。

首诊：2004 年 7 月 16 日。

主诉：肠鸣，呃逆 10 余年；纳差，吐清水 2 个月。

现病史：3个月前确诊为胃下垂。刻下胃中有振水声，呕恶，口干不喜饮，纳后脘痞、呃逆、嗳气、肠鸣，大便日一行，溏软便，舌淡苔白根腻，脉濡滑。

临证思路：本案患者系胃下垂，病属中医学"胃缓"的范畴。脾虚气滞，痰饮内停为主要病机。脾气亏虚，健运失职，湿邪内生，为痰为饮，阻滞气机，致胃中有振水声、脘痞、呃逆、嗳气；饮停胃肠，则肠鸣、便溏；湿阻中焦，津液不化，则见口干不喜饮。治法为温化痰饮，健脾益气。

用药：党参15g，生黄芪18g，炒白术15g，炒枳壳10g，陈皮10g，炒蔻仁6g，法半夏10g，炒神曲15g，炒薏苡仁30g，炒泽泻15g，茯苓30g，炙甘草5g，桂枝6g，炒麦芽15g，炒谷芽15g。一日1剂，2次煎服，服药14剂。嘱食软食，禁刺激性食物。

用药分析：方取六君子汤健脾化湿，苓桂术甘汤温化中焦水饮。炒蔻仁、薏苡仁、半夏、茯苓、泽泻共达芳化、祛湿和胃之功；神曲、麦芽、谷芽、陈皮可除中焦陈积以促运化；党参、黄芪、白术、枳壳行补互用，提补中气；桂枝、甘草温阳化气。全方平补平调，补而不腻，化而不泻，共奏健脾化湿、补中益气之效。

二诊：2004年8月2日。

诉药后呕恶、嗳气、呃逆、肠鸣诸症减。继以补中益气汤调理。

三、朱良春

1. 学术观点

（1）病机认识：久患胃疾，脾胃虚弱，中气久虚，水谷精微无力推动，日久则水湿中阻，故胃虚之证多见夹湿。湿浊不得宣化，清阳岂能上升。治胃补虚，必兼宣化湿浊。胃下垂病机较复杂，有痰饮留伏而致者，有肝气抑郁而致者，有湿浊弥漫而致者，有气血困顿而致者，有元气不足而致者，有风木不张而致者，有宗气不振而致者，有火不生土而致者，有金寒水冷而致者等。

（2）治法心得：治胃下垂，每以辨病用药为主，自拟苍术饮，即一味炒苍术，一日20g，滚开水冲泡，少量频饮代茶，配合"升阳举陷，疏肝解郁"。续服苍术饮并无伤阴化燥之弊，乃因苍术助脾散精，助脾敛精也，更重在重药轻投之巧也。喜用对药：苍术、白术；炙黄芪、炒枳壳；升麻、苍术；升麻、柴胡；柴胡、炒白芍；茯苓、白术；陈皮、甘草。

2. 经典医案

薛某，女，36岁。

现病史：形体消瘦，素有胃痛病史，胃脘常作，得食更甚，且感坠胀，平卧稍舒。舌质偏淡，苔薄，脉细软。消化道钡餐提示：胃下垂8cm。

临证思路：久患胃病，脾胃必虚，中焦气虚，无力推动，日久则聚而为湿，故胃虚之证多见夹湿，湿浊不得宣化，清阳岂能上升。故治疗脾胃气虚者，在补气之中多伍以芳香化湿、淡渗利湿之品，选苍术饮独取苍术一味，即属此意。对于中气下陷者，化湿之品更不可少，多在治疗中气下陷的同时，配以化湿之品，则效彰。辨证为脾虚气陷证。治法是健脾举陷。

用药：炙黄芪 20g，炒白术 12g，炒白芍 12g，茯苓 12g，陈皮 6g，炙升麻 6g，炙柴胡 6g，炒枳壳 6g，炙甘草 6g。一日 1 剂，2 次煎服，服药 7 剂。嘱食软食，禁刺激性食物。苍术 20g，一日 1 包，泡茶饮服。

用药分析：本证取补中益气汤为主升阳举陷，加茯苓合苍术饮宣化湿浊，方能湿化清升，补而不腻，以健脾运中。连服苍术饮，并无伤阴化燥之弊，盖以其能助脾散精故而。

二诊：7 日后，患者诉药后胃痛、坠胀感觉明显减轻。继以上方调理 14 剂。

药后患者各主观症状消失。

（柯晓　方文怡）

参考文献

[1] 孙国杰. 针灸学 [M]. 2 版. 北京：人民卫生出版社，2011.

[2] 石学敏. 针灸治疗学 [M]. 2 版. 北京：人民卫生出版社，2011.

[3] 王启才. 针灸治疗学 [M]. 北京：中国中医药出版社，2007.

[4] 侯云霞，陈少宗. 针灸治疗胃下垂的取穴规律与经验分析 [J]. 针灸临床杂志，2013 (7)：70 - 72.

[5] 孙炜，翟培杞，董迹菲，等. 基于数据挖掘的针灸治疗胃下垂选穴配伍规律的文献研究 [J]. 上海针灸杂志，2015，34 (6)：588 - 591.

[6] 邵素菊，邵素霞. 邵经明教授临证用穴规律探讨 [J]. 中国针灸，2006，26 (2)：126 - 128.

[7] 宋柏林，于天源. 推拿治疗学 [M]. 2 版. 北京：人民卫生出版社，2012.

[8] 国际东方营养药膳学会，山东省营养学会，青岛市药膳研究会. 药膳养生全书 [M]. 青岛：青岛出版社，2006.

[9] 樊岚岚. 名医药膳大全 [M]. 杭州：浙江科学技术出版社，2011.

[10] 张杰. 胃肠病药膳良方 [M]. 北京：人民卫生出版社，2002.

[11] 刘子丹，郭尧嘉，何璠，等. 国医大师徐景藩诊治胃下垂的经验撷萃 [J]. 中华中医药杂志，2014，29 (2)：461 - 463.

[12] 徐景藩. 徐景藩脾胃病临证经验集萃 [M]. 北京：科学出版社，2010.

[13] 张冰，高承奇，邓娟，等. 颜正华教授治疗胃下垂经验 [J]. 中华中医药杂志，2006 (6)：354 - 355.

[14] 邱志济，朱建平，马璇卿. 朱良春治疗胃下垂对药的临床经验 [J]. 辽宁中医杂志，2000 (10)：438 - 439.

[15] 崔应珉. 中华名医名方薪传 [M]. 郑州：郑州大学出版社，2009.

第十四节　胁痛

胁痛是临床上一种常见的自觉症状，主要表现为胁肋部一侧或两侧疼痛。其疼痛性质，可为胀痛、刺痛、隐痛、灼痛、钝痛等。在疼痛的同时，常伴胸闷腹胀、嗳气呃逆、急躁易怒、口苦纳呆、厌食恶心等症。

西医学中的很多疾病是以胁痛为主症，如急慢性肝炎、急慢性胆囊炎、胆道结石、肝硬化、肝癌、肋间神经痛等病皆属胁痛范畴，均可参考本病辨证论治。

【源流】

有关胁痛的最早记载见于《足臂十一脉灸经》，其言足少阳脉络行于胁部，病于经络则胁痛。而胁痛之病名，始创于《黄帝内经》，同时指出胁痛发生主要是肝胆的病变，病因主要以寒、热、郁、瘀为主，可用针刺治之。

汉代张仲景提出了因悬饮致胁痛的观点，如《金匮要略·痰饮咳嗽病脉证并治第十二》云："饮后水流在胁下，咳唾引痛，谓之悬饮。"并创立了许多治疗胁痛疗效显著的方剂，至今仍在临床广泛使用。如用于少阳枢机不利而致胁痛的小柴胡汤，湿热之邪蕴结肝胆的茵陈蒿汤，悬饮所致胁痛的十枣汤。此外，还有大黄䗪虫丸等方药，均为后世治疗胁痛的有效方药。

隋代巢元方《诸病源候论·胸胁痛候》指出了胁痛的发生与肝、胆、肾相关，初步认识到"邪气"可致胁痛，并提出胁痛日久可变生他证，完善了胁痛的病因病机。如"邪气乘于胸胁，故伤其经脉；邪气之与正气交击，故令胸胁相引而急痛也""此由手少阳之络脉虚，为风邪所乘……风邪在其经，邪气迫于心络，心气不得宣畅，故烦满。乍上攻于胸或下引于胁，故烦满而又胸胁痛也。若经久邪气留连，搏于脏则成积，搏于腑则成聚也"。

宋代严用和《济生方·胁痛评治》认为胁痛病因主要由情志不遂所致，曰："夫胁痛之病……多因疲极嗔怒，悲哀烦恼，谋虑惊扰，致伤肝脏，肝脏既伤，积气攻注，攻于左则左胁痛，攻于右则右胁痛，移逆两胁则两胁俱痛。"

至金元时期，进一步完善了胁痛的治疗方法，创立了许多行之有效的方药。处方如用于跌仆损伤、血流胁下作痛的复元活血汤；用于食积停滞、胃失和降、腑气不畅的枳实导滞丸。

明代进一步完善了胁痛病因为外感、内伤两大类，并提出以内伤为多见，《症因脉治·运气胁痛》明确提出了"疠气"致病学说。如"病起于仓卒，暴发寒热，胁肋刺痛，沿门相似，或在一边，或在两边，痛之不已……此天行岁运，胜复之气加临，所谓天灾流行之疫症"。张景岳认为，胁痛的病因主要与情志、饮食、房劳等关系最为密切，并将胁痛分为外感与内伤两大类。如《景岳全书·胁痛》云："胁痛有内伤、外感之辨。凡寒邪在少阳经……然必有寒热表证者方为外感；如无表证，悉属内伤。但内伤胁痛者十居八九，外感胁痛则间有之耳。"其中用于肝气郁滞之胁痛的柴胡疏肝散，现在仍为临床广泛应用。《古今医鉴·胁痛》提出胁痛的具体脉证，如"脉双弦者，肝气有余，两胁作痛。病夫胁痛者，厥阴肝经为病也。其病自两胁下痛引小腹，亦当视内外所感之邪而治之"。并进行病因分类，"若因暴怒伤触，悲哀气结，饮食过度，冷热失调，颠仆伤形，或痰积流注于血，与血相搏，皆能为痛，此内因也。若伤寒少阳，耳聋作痛，风寒所袭而为胁痛，此外因也。治之当以散结顺气、化痰和血为主，平其肝而导其气，则无有不愈矣"。

清代对胁痛的病因及治疗原则进行了比较全面系统的描述，胁痛的治疗方法臻于完备。《金匮翼·肝虚胁痛》云："肝虚者，肝阴虚也。阴虚则脉细急，肝之脉贯膈布胁肋，阴虚血燥则经脉失养而痛。"明确提出肝阴不足致胁痛的观点。《证治汇补·胁痛》阐述了本病的治疗原则，曰："治宜伐肝泻火为要，不可骤用补气之剂，虽因于气虚者，亦宜补泻兼施……故凡木郁不舒，而气无所泄，火无所越，胀甚惧按者，又当疏散升发以达致之，不可过用降气，致木愈郁而痛愈甚也。"《临证指南医案·胁痛》对胁痛之属久病入络者，善用辛香通络、甘缓补虚、辛泄祛瘀等法，立方遣药，颇为实用，对后世医家影响较大。处方如用于肝阴不足，络脉不荣胁痛的一贯煎；气滞日久，瘀血阻滞肝络的血府逐瘀汤等。

现代随着对胁痛所致病因的深入认识和常见疾病的明确诊断，急慢性肝炎、急慢性胆囊炎、胆道结石、肝硬化、肝癌、肋间神经痛等病均可参考胁痛病辨证论治。

【病因病机】

一、致病因素

1. 实证

（1）情志不遂：情志不舒，或抑郁，或暴怒，均可导致肝脉不畅，肝气郁结，气机阻滞，不通则痛。如《金匮翼·胁痛统论》提出："肝郁胁痛者悲哀恼怒，郁伤肝气。"

（2）跌仆损伤：因强力负重，致使胁络受伤，瘀血停留，阻塞胁络，发为胁痛；或跌仆闪挫，恶血不化，均可致瘀血阻滞胁络而成胁痛，如《临证指南医案·胁痛》指出"久病在络，气血皆窒"。

（3）外感湿热：湿热之邪，侵袭肝胆，枢机不利，肝胆经气失于疏泄，气机阻滞而成胁痛；外感寒邪侵入肝胆络脉，肝胆失于疏泄条达，少阳、厥阴经脉不畅从而导致胁痛，如《诸病源候论》曰："胸胁痛者，由胆与肝及肾之支脉虚为寒气所乘故也……此三经三支脉并循行于胸胁，邪气乘于胸胁，故伤其经脉。"

（4）饮食所伤：食积胁痛，多由于饮食不节，食滞内停，气机壅阻所致。食滞中焦，土壅而反侮肝木，遂致肝失疏泄，气滞不畅，血运不利，发为胁痛。《苍生司命》云："人有饮食填塞太阴，肝气被压，然肝者将军之官，其性猛烈，不受压制……横行之，则两胁痛。"

2. 虚证

久病体虚：过劳久病，或素体肾虚，或久病耗伤，或劳欲过度，均可使精血亏损，导致水不涵木，肝阴不足，络脉失养，不荣则痛。正如《景岳全书·胁痛》指出："内伤虚损，胁肋疼痛者，凡房劳过度，肾虚羸弱之人，多有胸胁间隐隐作痛。此肝肾精虚，不能化气，气虚不能生血而然。"

二、病机

肝的疏泄功能失常，气机郁结，血脉瘀滞；或阴血不足，肝失濡润，均可导致肝络失和，产生胁痛。因肝气郁滞、瘀血停滞、湿热蕴结、外感风寒湿热等所致的胁痛多属实证；因阴血不足、肝络失养、肝肾亏虚等所致的胁痛为虚证。如上述因素兼而有之，则可能出现虚实夹杂证。

胁痛初病在气，由肝郁气滞，气机不畅而致；气为血帅，气行则血行，故气滞日久，血行不畅，导致血瘀，或气滞血瘀并见；气滞日久，易于化火伤阴；因饮食所伤，肝胆湿热所致之胁痛，日久亦可耗伤阴津，皆可致肝阴耗伤，脉络失养，而转为虚证或虚实夹杂证。

胁痛的病变脏腑主要在肝、胆，且与脾、胃、肾有关。基本病机为肝络失和。其病机变化可归纳为"不通则痛"和"不荣则痛"。因肝居胁下，经脉布于两胁，胆附于肝，与肝呈表里关系，其脉亦循于胁，故胁痛之病当主要责之肝、胆；脾、胃居于中焦，主受纳水谷，运化水湿，若因饮食所伤，脾失健运，湿热内生，郁遏肝胆，疏泄不畅，亦可发为胁痛；肝肾同源，精血互生，若因肝肾阴虚，精亏血少，肝脉失于濡养，则胁肋隐隐作痛。

【辨治思路】

一、病机辨识

胁痛首辨在气在血，其次辨寒热虚实，最后辨外感内伤。

胁痛因情志抑郁，谋虑不遂，或暴怒伤肝，悲哀气结，烦恼忧郁、焦虑、惊恐致使气机郁结，肝失条达，疏泄不利，气阻络痹，为肝郁气滞；胁痛因肝气郁结，日久不愈，血随气滞，进而血瘀，阻塞胁络；或因外伤，强力负重，胁肋受伤，均可导致气血运行不畅，阻塞胁络，为瘀血停着。正如《丹溪心法》云："胁痛有死血，因死血停留于肝，攻于胁下而痛。"胁痛因久卧湿地，或冒雨涉水，感受外湿，为湿困脾阳；或者由于饮食不节，过食辛辣肥甘之品，均可损伤脾胃，使脾失健运，痰湿中阻，酿成湿热，蕴结肝胆，气机不畅，疏泄不利，困阻胁络而致肝胆湿热；胁痛因饮食不节，酒醴肥甘过度，食滞中焦，致土壅而反侮肝木，遂致肝失疏泄，气滞不畅，血运亦不利，为食积；胁痛因久病体虚，气血两亏；或劳欲过度，精血亏损；或肝郁气滞日久，气郁化火，耗伤肝阴，导致肝之气血亏虚，肝阴不足，肝脉失于荣养，为肝虚。

二、症状识辨

1. 主症

胁肋胀痛，走窜不定，属气滞证；胁肋胀痛，触痛明显且拒按，属湿热证；胁肋刺痛，痛处固定而拒按，属血瘀证；胁肋隐痛，绵绵不已，属虚证。

气滞证胁痛多因情志所诱发，暴怒或抑郁可加重，情绪好转后疼痛缓解；血瘀证胁痛多因跌仆外伤诱发，强力负重可加重，胁肋瘀血或癥块好转后疼痛缓解；虚证胁痛多因长期劳累诱发，劳欲过度可加重，休息后疼痛缓解；食滞证胁痛多因饮食不节诱发，过食油甘肥腻后可加重，限制饮食或空腹时疼痛缓解。

2. 伴随症状

（1）发热：身发高热（体温超过39℃），持续不退；兼见胁痛剧烈，满面通红，口渴饮冷，大汗出，脉洪大者，乃肝胆热盛。自觉热甚，但初按肌肤多不甚热，扪之稍久才觉灼手；兼见胁肋灼痛，午后热盛，大便不爽，舌红苔黄腻，乃湿邪黏腻，湿遏热伏。午后或夜间发热加重，热势较低；兼见胁肋隐痛，颧红，胸中烦热，手足心发热，乃阴液亏少，虚阳偏亢。长期发热不止，热势较低，劳累后发热明显增重；兼见胁肋隐痛绵绵，乏力易疲，自汗，乃气血亏虚，表虚郁热。午后或夜间低热，口燥咽干，欲饮不欲咽；兼见胁肋痛有定处，面色晦黯，舌青紫或有瘀斑，脉弦涩，乃血瘀不通，瘀而生热。

（2）口味：口淡乏味，食少纳呆，身软乏力，气短胸闷，胁肋隐痛，乃脾胃腐熟运化能力低下，气血生化不足；口甜或口中黏腻，胁肋疼痛，排便不爽，乃湿热内蕴，浊气上泛；口中酸馊，嗳气食臭，脘胁胀满，乃暴饮暴食，肝胃不和，食滞中焦；口苦，咽干，口渴喜饮，胁肋灼痛，乃火热内盛，胆汁上逆；口中泛酸，胁肋胀痛，心烦易怒，善太息，嗳气吞酸，乃肝胃蕴热，肝气上逆于口。

（3）睡眠：不易入睡兼见胁肋隐痛，心烦多梦，潮热盗汗，腰膝酸软者，乃肝肾阴亏，心火亢盛，水火不能既济，水亏火旺，扰乱心神而致；睡后易醒兼见胁肋隐痛胀满，纳少乏力，舌淡脉虚者，乃情志不遂，肝气犯脾，不能运化水谷精微，血之化源不足，导致心神失养；失眠而时时惊醒兼见右胁胀痛，眩晕胸闷，胆怯心烦，口苦恶心者，乃情志郁结，化火生痰，痰热内扰，心神不安；失眠而夜卧不安兼见脘腹胀满隐痛，且牵连胁肋，嗳气吞酸，腹胀不舒，舌苔厚腻者，属食滞内停，胃失和降，肝气疏泄失职，浊气上犯，扰动心神而致。

三、治疗原则

胁痛虽有虚实之分，气血之辨，但在治疗原则方面根据"不通则痛""不荣则痛"的理论，以疏肝和络止痛为基本治则。具体运用时，根据病机，综合分析，辨明主次，灵活掌握。多在此基础上配合理气、活血、清热、化湿、消积等法。

所谓"通则不痛"者：如肝气郁结，宜疏肝和胃、理气止痛；如瘀血阻络，宜活血化瘀、通络止痛；如湿热蕴结，宜清热利湿、疏肝利胆；如痰饮留胁，宜逐饮化痰、理气通络。所谓"荣则不痛"者：如血虚失养，宜养血柔肝、和络止痛；如肝肾阴亏，宜养阴柔肝、理气止痛。

总之，治疗胁痛宜疏肝柔肝并举。胁痛之病机以肝气郁结，肝失条达为先，故疏肝解郁、理气止痛是治疗胁痛的常用之法。然肝为刚脏，体阴而用阳，治疗之时宜柔肝而不宜伐肝。疏肝理气药大多辛温香燥，若久用或配伍不当，易于耗伤肝阴，甚至助热化火。故临证使用疏肝理气药时，一要尽量选用轻灵平和之品，如香附、苏梗、佛手片、绿萼梅之类；二要注意配伍柔肝养阴药物，即白芍、当归之属，以护肝阴、利肝体。如仲景之四逆散中，柴胡与白芍并用即是疏肝、柔肝并用的范例。一贯煎在滋阴补血以养肝的基础上，少佐疏调气机、通络止痛之川楝子，组方原则宗叶氏"肝为刚脏，非柔润不能调和"之意，为柔肝的著名方剂。一般来说，气滞作胀作痛，病者苦于疼痛胀急，若医者但求一时之快，不察病起于虚，急于获效，可致香燥理气太过而伤肝阴，应引以为戒。

【辨证论治】

一、肝胆湿热证

症状表现：胁肋胀痛，口苦口黏，胸闷纳呆，恶心呕吐，小便黄赤，大便不爽，或兼有身热恶寒，身目发黄。舌红，苔黄腻，脉弦滑数。

病机分析：湿热蕴结于肝胆，疏泄失职，肝气郁滞，故胁肋部胀痛；肝气横逆，犯脾碍胃，脾失健运则胸闷纳呆；胃失和降则恶心呕吐；胆气上逆则口苦；舌红，苔黄腻，脉弦数为湿热内蕴肝胆之征象。

治疗方法：疏肝利胆，清热利湿。

代表方药：龙胆泻肝汤（《医方集解》）。龙胆草6g，栀子9g，黄芩9g，生地黄15g，当归9g，泽泻12g，车前子9g，木通9g，柴胡9g，甘草9g。

随症加减：胁痛胸闷，恶心呕吐较剧者，去当归、生地黄，加川楝子、郁金、陈皮、半夏疏肝理气；若热重于湿，耗伤津液，出现大便秘结、腹部胀满者，可加大黄、芒硝泄热通便；若湿重于热，损伤脾阳，出现脘痞腹胀、纳少便溏、神倦乏力者，可减去当归、生地黄，加白术、茯苓、薏苡仁、砂仁健脾祛湿。

二、痰火内结证

症状表现：两胁灼痛，咳吐黄痰，胸膈痞闷，烦躁不宁，小便短赤，大便不爽，肛门后重，舌质红，苔黄，脉滑。

病机分析：肝胆郁火，灼津成痰，痰火内结，痰因火盛，火因气郁，伤及肝络，胁络不和导致胁痛；痰郁生热，热与痰相搏，阻于肺络，肺气不利，故咳痰黄稠而气喘；痰热阻闭心窍，扰及心神，故见心烦不宁；心火下移，故见小便短赤；痰热阻滞胃脘，脾胃失其健运，故见胸膈痞闷；热移肠道，故见大便不爽、肛门后重；舌质红，苔黄，脉滑共为痰火内结，肝气郁结之佐证。

治疗方法：清热化痰，理气开郁。

代表方药：家秘胆星汤（《症因脉治》）。胆南星9g，柴胡12g，黄芩9g，陈皮9g，甘草6g，青黛6g，海浮石6g。

随症加减：痰多气急者，加鱼腥草、桑白皮清热化痰；痰稠胶黏难咳，可加蛤粉、制半夏燥痰化湿；恶心呕吐，加竹茹清热止呕；烦躁不眠，去黄芩，加黄连、栀子、琥珀、远志清热安神。

三、肝火内盛证

症状表现：胁肋灼热疼痛，呕吐吞酸，嗳气嘈杂，口干口苦，舌红苔黄，脉弦数。

病机分析：肝经自病，内热灼伤肝络，则胁肋部灼痛不适；肝火犯胃，则呕吐吞酸、嗳气嘈杂；口干口苦，舌红苔黄，脉弦数，为肝火内盛之象。

治疗方法：清肝泻火，疏肝和胃。

代表方药：左金丸（《丹溪心法》）加味。黄连18g，吴茱萸3g，柴胡9g，青皮9g，郁金9g，香附9g，白芍9g。

随症加减：胁肋刺痛，加川楝子理气止痛；反酸呕吐，加厚朴、枳壳降逆止呕；泄泻，痢疾，腹痛较剧，加黄芩清热止利；胃痛泛酸，加乌贼骨、煅瓦楞制酸止痛。

四、肝郁气滞证

症状表现：胁肋胀痛，走窜不定，甚则引及胸背肩臂，疼痛每因情志变化而增减；胸闷腹胀，嗳气频作，得嗳气而胀痛稍舒，善太息，纳少口苦。舌苔薄白，脉弦。

病机分析：肝性喜条达而恶抑郁，肝失疏泄，气机郁滞，经气不利，故胸胁胀满窜痛，情志郁郁寡欢，善太息；肝气不畅可横犯胃土，肝胃不和，故见胸闷腹胀、嗳气频作；肝胆互为表里，肝郁气滞，则胆汁失其疏泄，故见口苦；舌苔薄白，脉弦，为肝气不调之表现。

治疗方法：疏肝理气，柔肝止痛。

代表方药：柴胡疏肝散（《张氏医通》）。柴胡9g，枳壳9g，香附6g，川楝子6g，川芎6g，白芍6g，甘草3g。

随症加减：胁痛甚，可加青皮、延胡索理气止痛；胁肋掣痛，口干口苦，烦躁易怒，溲黄便秘，去川芎，加栀子、牡丹皮、黄芩、夏枯草清热凉血；肠鸣，腹泻，腹胀者，加茯苓、白术健脾利湿；胁肋隐痛不休，眩晕少寐，去川芎，加枸杞子、菊花、制首乌、天麻、沙参滋补肝阴；恶心呕吐者，可加法半夏、陈皮、生姜、旋覆花降气止呕。

五、瘀血阻络证

症状表现：胁肋刺痛，痛有定处，痛处拒按，入夜尤甚，胁肋下或见有癥块，舌质紫黯，脉沉涩。

病机分析：本证多因外伤、跌仆，离经之血未及时排出或消散，气血运行受阻，不通则痛且痛处固定拒按；夜间血行缓慢，瘀阻加重，故夜间疼痛明显；瘀积不散而凝结体表，故肿块青紫；舌质紫黯，脉沉涩多为瘀血内阻，血行受阻之征象。

治疗方法：活血祛瘀，通络止痛。

代表方药：血府逐瘀汤（《医林改错》）或复元活血汤（《医学发明》）加减。当归9g，川芎9g，桃仁12g，红花9g，柴胡15g，枳壳6g，香附6g，川楝子6g，郁金6g，五灵脂6g，延胡索6g，三七粉6g。

随症加减：外伤而致胁痛，局部积瘀肿痛，加穿山甲、酒大黄、天花粉活血化瘀；胁肋下有癥块，加三棱、莪术、蟅虫破瘀散结。

六、食滞中焦证

症状表现：胁下胀痛兼胸脘痞满，腹胀时痛，嗳气吞酸，烧心嘈杂，或呕吐泄泻，脉弦滑，苔厚腻而黄。

病机分析：本证多因饮食不节，酒醴肥甘过度，食滞中焦致土壅而反侮肝木，遂致肝失疏泄，气滞不畅，血运亦不利，则气血凝滞不通而为胁痛；食滞肠胃，脾胃失其健运，气机升降失司，故见胸脘痞满、腹胀时痛、嗳气吞酸、烧心嘈杂；脉弦滑，苔厚腻而黄多为食滞中焦，肝气不调的表现。

治疗方法：消食导滞，疏肝理气。

代表方药：消食丸（《类证治裁》）。山楂9g，神曲9g，麦芽（炒）9g，莱菔子9g，青皮9g，陈皮9g，香附9g，阿魏6g。

随症加减：嗳气食臭，纳呆食少，加鸡内金、枳实、槟榔健脾消食；食滞不化，腹胀便溏，加白术、茯苓、大腹皮、鸡内金健脾理气；情志不畅，善太息，加柴胡、川楝子、延胡索疏肝理气；口干口苦，小便短赤，加栀子、黄芩清热利湿。

七、痰饮内盛证

症状表现：胁肋胀痛，胸膈痞塞；头目眩晕，头痛吐逆；喘急痰嗽，涕唾稠黏；坐卧不安，不思饮食。舌胖大，苔白腻，脉滑。

病机分析：本证多因痰饮流注肝经或停伏胁下，导致肝络不畅，故胁肋胀痛不适；痰饮内停，阻碍气机，则胸膈痞塞；气机上逆，则头目眩晕、头痛吐逆、喘急痰嗽、涕唾稠黏；痰饮停滞中焦，有碍脾胃运化，则不思饮食；舌胖大，苔白腻，脉滑，则为痰饮内盛之征象。

治疗方法：燥湿豁痰，行气开郁。

代表方药：导痰汤（《重订严氏济生方》）加味。法半夏9g，胆南星6g，枳实6g，赤茯苓6g，橘红6g，炙甘草3g，白芥子6g。

随症加减：咳嗽痰黄，小便短赤，加黄芩、杏仁、瓜蒌仁清热理气；咳嗽痰色白而清稀，加桂枝、细辛温肺化饮；恶心呕吐，加竹茹清热止呕；头痛眩晕较甚，加天麻、白术、川芎、石菖蒲健脾化痰，平肝息风。

八、肝肾虚寒证

症状表现：两胁作痛，四肢冷逆，恶寒蜷卧，神疲欲寐，面色苍白，舌淡白，苔白滑，脉细。

病机分析：本证多因素体阳虚，年老衰弱，或久病不愈，肾阳暗耗，肝脏虚寒，筋脉失于温养，故见两胁作痛、得温则减；因阳气不足，气血运行不畅，四肢血脉不得温煦，故四肢冷逆、恶寒蜷卧、面色苍白；真阳不足，脏腑功能衰退，故见神疲欲寐；舌淡白，苔白滑，脉细为肝肾虚寒，气血不足之象。

治疗方法：暖肝补肾，温经散寒。

代表方药：补肝细辛散（《太平圣惠方》）。细辛3g，桃仁9g，前胡9g，当归9g，制附子9g，陈皮9g，人参9g，柏子仁9g，川芎9g，木香9g，茯苓9g，吴茱萸6g，肉桂9g。

随症加减：泄泻不止，加升麻、黄芪、柴胡升清止泻；呕吐不止，加生姜和胃止呕；腰膝酸软，加怀牛膝、续断、鹿茸补肝益肾。

九、肝郁脾虚证

症状表现：两胁窜痛，时作时止；善太息或心烦易怒，头痛目眩，口燥咽干，腹胀食少；或月经不调，乳房胀痛。舌淡红，脉弦而虚。

病机分析：肝失疏泄，经气郁滞，则胸胁胀满；太息可引气舒展，气郁得散，故胀闷疼痛可减；肝气郁滞，情志不畅，则精神抑郁；气郁化火，肝失柔顺之性，则急躁易怒；肝气横逆犯脾，脾气虚弱，不能运化水谷，则食少腹胀；舌淡红，脉弦而虚为肝郁脾虚之表现。

治疗方法：疏肝解郁，健脾养血。

代表方药：逍遥散（《太平惠民和剂局方》）。柴胡9g，当归9g，炒白术9g，白芍9g，薄荷6g，茯苓9g，烧生姜6g。

随症加减：胸胁疼痛甚，加青皮、郁金、路路通理气止痛；食少，脘闷，腹胀者，加党参、大腹皮健脾益胃；胁痛有瘀，加红花、桃仁活血化瘀；身热，心烦口干，可加牡丹皮、栀子清热凉血。

十、肝络失养证

症状表现：胁痛隐隐，悠悠不休，稍劳尤甚；兼见形乏神疲，心烦口干，头晕目花，时觉烦热，梦寐不安，吞酸或吐苦。舌红少苔，脉弦细或细数。

病机分析：久病失调，房事不节，情志内伤，导致肝肾之阴耗伤，肝络失养，故见胁肋疼痛隐隐、悠悠不休。肝肾亏虚，气血不足，故见形乏神疲、头晕目花；肾阴不足，水不涵木，虚火内扰，则心烦口干、时觉烦热；舌红少苔，脉弦细是肝肾亏虚，阴液不足的表现。

治疗方法：养阴柔肝，理气止痛。

代表方药：一贯煎（《柳洲医话》）加味。生地黄30g，枸杞12g，北沙参10g，麦冬10g，当归10g，白芍10g，炙甘草6g，川楝子6g，延胡索6g。

随症加减：胁痛甚者，加姜黄、刺蒺藜、阿胶行气止痛，滋阴补血；口苦咽干，加黄连、天花粉、知母、黄芩清热凉血；食后腹胀，加砂仁、鸡内金理气健脾；燥热便秘者，加生首乌、火麻仁、全瓜蒌、柏子仁润燥通便；烦渴引饮者，加知母、石斛、天花粉清热生津；胸痞纳减，加生麦芽健脾开胃。

【其他疗法】

一、中成药

1. 龙胆泻肝丸

药物组成：龙胆草、柴胡、黄芩、栀子、泽泻、木通、车前子、当归、生地黄、炙甘草。

功能主治：清肝利胆。用于肝胆湿热，胁痛口苦，头晕目赤，耳鸣耳聋，耳肿疼痛，尿赤涩痛，湿热带下者。

用法用量：饭后口服。一次3~6粒，一日2次。

2. 胆宁片

药物组成：大黄、虎杖、青皮、白茅根、陈皮、郁金、山楂。

功能主治：疏肝利胆，清热通下。用于肝郁气滞、湿热未清所致的右上腹隐隐作痛，食入作胀，胃纳不香，嗳气，便秘；以及慢性胆囊炎见上述证候者。

用法用量：饭后口服，一次5片，一日3次，饭后服用。

3. 清肝利胆口服液

药物组成：茵陈、山银花、栀子、厚朴、防己。

功能主治：清利肝胆湿热。用于湿热蕴结所致的纳呆，胁痛，疲倦，乏力，尿黄，苔腻，脉弦者。

用法用量：饭后口服。一次20~30mL，一日2次。

4. 消炎利胆片

药物组成：穿心莲、溪黄草、苦木。

功能主治：清热，祛湿，利胆。用于肝胆湿热所致的胁痛，口苦；以及急性胆囊炎、胆管炎见上述证候者。

用法用量：饭后口服，一次1.56g，一日3次。

5. 元胡止痛片

药物组成：延胡索、白芷。

功能主治：用于气滞血瘀所致的胃痛，胁痛，头痛及痛经者。

用法用量：饭后口服，一次4~6片，一日3次。

6. 九味肝泰胶囊

药物组成：三七、郁金、蒺藜、姜黄、大黄、黄芩、蜈蚣、山药、五味子。

功能主治：化瘀通络。用于气滞血瘀所致的胁肋胀痛或刺痛，抑郁烦闷，食欲不振，食后腹胀，大便不调，面色晦黯或萎黄，舌质黯或有瘀斑，苔白或微黄腻，脉沉弦或细涩等症者。

用法用量：饭后口服，一次4粒，一日3次。

7. 逍遥丸

药物组成：柴胡、当归、白芍、炒白术、伏苓、炙甘草、薄荷、生姜。

功能主治：疏肝健脾，养血调经。用于肝郁脾虚所致的郁闷不舒，胸胁胀痛，头晕目眩，食欲减退，月经不调者。

用法用量：空腹口服。一次 6~9g，一日 1~2 次。

8. 柴胡舒肝丸

药物组成：柴胡、青皮、陈皮、防风、木香、枳壳、乌药、香附、姜半夏、伏苓、桔梗、厚朴、紫苏梗、豆蔻、甘草、山楂、当归、黄芩、薄荷、槟榔、六神曲、大黄、白芍、三棱、莪术。

功能主治：疏肝理气，消胀止痛。用于肝气不舒，胸胁痞闷，食滞不消，呕吐酸水者。临床常用于痞证，呕吐，胁痛。

用法用量：饭后口服，一次 1 丸，一日 2 次，温开水送下。

9. 滋补肝肾丸

药物组成：当归、熟地黄、何首乌、女贞子、墨旱莲、五味子、北沙参、麦冬、续断、陈皮、浮小麦。

功能主治：滋补肝肾，养血柔肝。用于肝肾阴虚，头晕失眠，心悸乏力，胁痛腰痛，午后低热；以及慢性肝炎、慢性肾炎而见阴虚证者。

用法用量：空腹口服。一次 1~2 丸，一日 2 次。

二、单方验方

1. 单方

（1）单方一：韭菜 100g，将韭菜连根捣烂，加醋炒热，用纱布包住，趁热敷疼痛处。用于肝郁所致的胁肋疼痛者。

（2）单方二：蔓荆子 15g，水煎服。用于肋间神经痛者。

（3）单方三：钩藤 15g，水煎取浓汁 50mL，顿服。用于肝气横逆，左胁疼痛者。

2. 验方

（1）验方一：砂仁 10g，伏苓 20g，香附 10g，苏梗 10g，生姜 3 片。水煎服。每日 2 次，一次 250mL。用于脾虚肝郁之胁痛者。

（2）验方二：龙胆草 15g，金钱草 30g，薏苡仁 30g，厚朴 10g。水煎服。每日 2 次，一次 250mL。用于湿热蕴结之胁痛者。

（3）验方三：黄芪 30g，全瓜蒌 18g，没药 3g，红花 6g，延胡索 10g，甘草 6g。水煎服。每日 2 次，一次 250mL。用于气虚血瘀之胁痛者。

（4）验方四：厚朴 10g，香附 10g，陈皮 12g，青皮 10g，桔梗 10g，五灵脂 6g，砂仁 8g，鸡内金 12g。水煎服。每日 2 次，一次 250mL。用于肝胃不和，食积阻滞之胁痛者。

（5）验方五：鸡内金 30g，郁金 30g，金钱草 30g，海金沙 30g。水煎服。每日 2 次，一次 250mL。用于肝胆湿热，沙石阻滞胆道之胁痛者。

（6）验方六：玫瑰 10g，代代花 10g，茉莉花 10g，川芎 10g，荷叶 10g。开水冲泡，频服。用于肝气郁滞之胁痛者。

（7）验方七：五灵脂 12g，生蒲黄 12g，青皮 9g，郁金 12g，姜黄 9g。水煎服。每日 2 次，一次 250mL。用于气滞血瘀之胁痛者。

三、外治疗法

1. 推拿

（1）背俞穴综合手法：首先在背俞穴上寻找压痛敏感点，找到后即以此施行指揉法，得气为度。反复寻找，治疗 2~3 遍，如遇有结节或条索状阳性反应物，可在此施以弹拨法、捋顺法、散法，手法轻重以患者能耐受为度。如无压痛敏感点及阳性反应物，则在胆俞穴上施术。

（2）胆囊区掌揉法：以右掌根置于患者右肋下，行掌揉法，顺逆时针均可，轻重以病位得气，患者感觉舒适为度，行 10~15 分钟。

（3）摩腹：多采用大摩腹泻法，或视虚实言补泻。但第一次治疗，只泻不补，10 分钟后或至肠蠕动加快。

（4）胆囊穴点按法：点按双侧胆囊穴、足三里、内关，以得气为度。

2. 膏药

（1）肝舒贴：黄芪、莪术、穿山甲等药物，通过穴位给药，可治疗胁肋疼痛。

（2）药粉贴敷：取大黄、黄连、黄芩、黄柏各等份，研为细末，用纱布包扎，外敷胆囊区，每次 4~6 小时。

（3）消癥止痛膏：乳香、没药、莪术、木香、延胡索、红花、血竭等共为细末，以蜂蜜适量调成膏状，贴敷于右侧的日月穴、期门穴，每日 1 次。

（4）消痛散：黄芪、柴胡、枳实、吴茱萸、炮山甲浓煎取汁，加入干姜、制乳香、制没药、土鳖虫（上四味研末）制成药膏。敷于章门、期门、日月、肝俞、脾俞、足三里等穴位上，以穴位贴固定，24 小时更换 1 次。

3. 留罐法

取穴阿是穴、支沟、阳陵泉、膈俞、肝俞、脾俞。患者取适当体位，选用口径合适的玻璃火罐，以闪火法将罐吸附在相应穴位上，留罐 15 分钟，每日 1 次。

四、针刺疗法

1. 体针

肝郁气滞之胁痛：取穴肝俞、期门、支沟、阳陵泉、太冲，用泻法。

肝胆湿热之胁痛：取穴阳陵泉、支沟、期门、日月、行间、中脘，用泻法。

瘀血阻络之胁痛：取穴阳陵泉、支沟、膈俞、丘墟、足临泣、三阴交，用泻法。

肝脾虚损之胁痛：取穴肝俞、肾俞、期门、行间、足三里、三阴交，用补法。

2. 耳针

取穴肝、胆、胸、神门。毫针中等强度刺激，也可用王不留行贴压。

3. 穴位注射

取穴大椎、肝俞、脾俞、心俞、胃俞、肝炎穴、胆囊穴。用 10% 葡萄糖注射液 10mL 加维生素 B_1 注射液或维生素 B_{12} 注射液 1mL，每穴注射 0.5mL，或选用相应节段夹脊穴。有明显针感后，将药液注入穴位。

五、药膳疗法

1. 佛手柑饮

佛手柑 15g，白糖适量，共入杯中以沸水加盖浸泡 15 分钟，取汁代茶频服，每日数次。用于肝脾失调之胁痛者。

2. 鸡蛋清黄瓜藤饮

将黄瓜藤 100g 洗净切碎，煎水约 100mL，取鸡蛋清冲服。用于肝胆湿热之胁痛者。

3. 猪肝羹

先将淡豆豉 10g 煎汁去渣，再将猪肝 1 具去筋膜切成薄片，葱白 1 握洗净去须，两者同放入豉汁中煮至肝熟，然后把鸡蛋 3 个打入碗中，搅匀，加入肝羹汤中煮开即可。用于肝脾虚损之胁痛者。

4. 期颐饼

先将芡实米 180g 用水淘去浮皮，晒干，研为细面过箩。再将鸡内金 90g 洗净焙干，研细面过箩，放入盆内，浸以滚开水半日许。再入芡实粉，白砂糖适量，面粉 250g，用所浸原水调和，做成小圆薄饼，烙成焦黄色，不拘时食之。用于脾虚食积之胁痛者。

【预防调护】

一、饮食注意

多食蔬菜、水果、瘦肉等清淡而富有营养的食物。胁痛属于湿热蕴结者，尤应注意饮食，应忌酒、忌辛辣肥甘及生冷不洁之品。

二、生活注意

胁痛皆与肝的疏泄功能失常有关，所以精神愉快，情绪稳定，气机条达，对预防与治疗均有着重要的作用。胁痛属于肝络失养者，应注意休息，劳逸结合，避免劳累过度。

【名医经验】

一、刘渡舟

1. 学术观点

（1）病机认识：肝藏血，主疏泄，在天为风，在地为木，在人为肝。故肝有风木特性。肝旺于春，禀春气而有生发、向上之功能，故与少阳胆为表里，中藏相火，阴中有阳。肝之体阴为血，肝之用阳为气，气血阴阳，相互资助而保持相对的平衡。肝之为义，而有干犯他脏之能，诸如肝气上侮肺金，横犯脾胃，下竭肾阴，可以说一脏有病，五脏株连。然肝属木，脾属土，其中肝病传脾更为多见。由于肝病病机复杂，病证多变，因而给临床治疗带来了困难。肝病之辨治当以气、血为纲，是符合肝病发病规律的。

（2）治法心得：在气分即治气，在血分即治血；气分入于血分者治其血，血分出于气分者治其气；气血同病者，先治其气，乃治其血。这是一般大法。气分以清热利湿解毒、调理气机为主，兼以疏通血络；血分既要清热解毒、调畅气机，同时也要活络祛瘀、养血和血。这是因为肝脏既主疏泄，喜条达，其气机的畅达能促进血脉的运行，而且肝脏又能藏血，故肝病恒多气郁滞之病。因此，其治疗也要兼顾气血，只是视具体情况而各有侧重。

治疗气分的基本方是柴胡解毒汤，治疗血分的基本方是柴胡活络汤。柴胡解毒汤由柴胡、黄芩、茵陈、炙甘草、土茯苓、草河车、凤尾草、土鳖虫、茜草组成。此方能疏肝理气、清热利湿、凉血解毒、活血通络。柴胡活络汤在柴胡解毒汤的基础上再加活血通络、养血和血的当归、白芍、泽兰、红花、海螵蛸而组成，因而其作用的重点在于血分。

2. 经典医案

首诊：2001 年 2 月 16 日。

主诉：两胁疼痛 1 个多月。

现病史：自诉 1 个多月前，出现两胁胀痛，胸胁苦满，恶心呕吐，且厌食油腻，咽干口苦，大便干燥，小便短赤。舌质红，脉弦，苔黄腻。2001 年 2 月 16 日查肝功，谷丙转氨酶：250U。

临证思路：患者以两胁疼痛为主诉，属于中医"胁痛病"范畴。肝主疏泄，气机以疏畅条达为顺，如果肝被邪伤，无论为何种因素，首先使肝气不得疏泄，郁勃不畅，因而出现胸胁苦满、噫气、不欲饮食、脉弦、舌苔薄白等症。如果肝气郁甚，亦可出现心下痞闷等症。若肝气郁久，则可以生火热，可见口苦咽干、心烦易怒、小便短赤、夜难入寐。若肝病气郁化火而又火动湿生，则见胸胁满闷，或时时作痛，小便黄赤，口苦心烦，甚厌荤腥，周身疲倦，四肢无力，面色不泽，脉弦，苔白而厚。化验肝功能，转氨酶增高则是其特点。此证为肝胆湿热，肝不疏泄之证。治宜疏肝利胆，清热利湿。

选方用药：柴胡 15g，黄芩 10g，茵陈 15g，凤尾草 15g，草河车 10g，土茯苓 12g，半夏 10g，生姜 10g，炙甘草 6g。一日 1 剂，一日 2 次，20 剂。

用药分析：本方以刘老经验方——柴胡解毒汤为底方。以黄芩、茵陈、凤尾草、草河车、土茯苓清热利湿；加半夏，以其温燥制清热药之苦寒，并配合生姜、炙甘草健运中焦；最后以柴胡疏肝利胆，与芩、夏、姜、草组成小柴胡汤，和解少阳，疏泄三焦。

二诊：2001 年 3 月 8 日。

胸胁胀满疼痛减轻，食欲增加。同时化验肝功能：谷丙转氨酶正常，诸症皆除。

二、路志正

1. 学术观点

（1）病机认识：肝木横逆，乘犯中焦戊己土，致肝脾不和证或肝气犯胃证。路老统称其为木土失和，两证均属木旺乘土，均可出现胸胁胀满疼痛，情志抑郁或烦躁易怒等肝郁气滞表现。但因脾胃各有不同生理功能，肝木犯脾土与胃土的临床症状又各有不同。脾主运化，其气主升，因此肝脾不和证除见肝气郁结表现外，兼见腹胀、泄泻等脾运失健之症状；胃主受纳，其气主降，而肝气犯胃证除肝气郁结的症状外，还常伴有胃脘胀满疼痛、呃逆嗳气、吞酸嘈杂、呕吐等胃气上逆的表现。此木土失和，在临床上或单独出现或与他病兼夹并见，必然应有通治之法以应对。

（2）治法心得：目前多数医生治疗胁痛常着眼于炎症，其治多以苦寒清利、凉血解毒为常法。但有些患者不但无效，药后病情反而日重，究其因：医生只看到火热为患的一面，恣用苦寒清利，而忽视了脏腑气机的升降出入，阴阳平衡。肝脾之气升发，则一身之清气皆升；胆胃之气通降，则一身之浊气皆降。所以，在治疗上应注意使欲升者能升，当降者得降；不升者助之使升，不降者调之使降。对肝脏尤应注意，肝属木，主少阳春升之气，其性升发，苦寒之药虽可清热利湿，但用之过度就会郁遏肝脏的升发之气；同时又能伐伤脾胃之阳，使纳化呆滞，运化不及，而出现升降乖戾，气机逆乱之候。此即辨之虽有理而施之太过，其治亦必无功。

2. 经典医案

张某，男，51 岁。

首诊：1982 年 11 月 15 日。

主诉：右胁疼痛半月余。

现病史：1982 年 11 月初始感肝区痛、乏力、便溏，经某医院化验肝功诊为急性肝炎，以清热解毒、疏肝理气为法，投以大剂苦寒、香燥之品十数剂，其症不仅不减，反而病情加重，故于 1982 年 11 月中旬来我院求诊。症见右胁胀痛，腹满便溏，食欲不振，倦怠乏力，小溲量少色黄，情志抑郁，烦躁易怒，夜寐不安，噩梦纷纭，望之形体肥胖，两目无神，舌质黯红，苔薄腻微黄，脉濡数。

临证思路：患者先服苦寒重剂，抑遏肝气，戕脾败胃；又过用香燥理气，灼伤肝阴，致肝用益横，而出现肝郁脾虚、湿热中阻之证。症见右胁胀痛，腹满便溏，食欲不振，倦怠乏力等。因此，用药需抓住主证，扣住枢机，处方遣药以适为度。既防药力之不足贻误战机，又防其太过克伐无辜，故治宜疏肝运脾、化浊祛湿。

选方用药：藿香梗 9g，茯苓 15g，苍术 9g，山药 15g，白蔻仁 9g，薏苡仁 15g，茵陈 12g，车前草 12g，橘叶 15g，郁金 9g，栀子 6g。一日 1 剂，一日 2 次，上方服 5 剂。

用药分析：方以藿香梗、苍术、白蔻仁芳香化浊，燥湿醒脾；茵陈、车前草、茯苓、薏苡仁、山药甘淡渗湿，顾护脾阴；郁金、山栀、橘叶疏肝解郁，清胆经郁热，而无劫肝阴之弊。全方未过用苦寒之品、香燥之味，而湿热得清，肝气得舒，中州得运，升降复常，诸症消失。

二诊：1982 年 11 月 20 日。

药后肝区胀痛减轻，饮食见增，夜寐少安，余症见消。用药后肝区胀痛明显好转，湿热已愈大半，然脾胃虚弱者不宜多用寒凉渗利之品，故去茵陈、栀子、车前子等；再行理气养血健脾法巩固疗效。

选方用药：当归 10g，白芍 12g，柴胡 9g，茯苓 12g，黄芪 12g，香附 9g，苍术 9g，枳壳 9g。一日 1 剂，一日 2 次，上方服 16 剂。

用药分析：患者药后胁痛好转，现夜寐稍安，仍为肝郁脾虚、肝胃不和，当以养肝实脾、化湿和胃为法，以逍遥散化裁治之。

三诊：1982 年 12 月 7 日。

药后化验，肝功能正常，诸症俱失。

三、熊继柏

1. 学术观点

（1）病机认识：肝位居胁下，足厥阴肝经之经络布于两胁；胆附于肝，与肝成表里关系，其脉亦循于两胁。《医方考·胁痛门》谓："胁者，肝胆之区也。"故胁痛的病位主要在肝、胆。胁痛实证则为气滞、血瘀、胆火、湿热蕴结，导致肝胆疏泄不利，不通则痛；胁痛虚证则为肝阴不足，络脉失养，不荣则痛。如《金匮翼·胁痛统论》所说："肝虚者，肝阴虚也。阴虚则脉绌急，肝之脉贯膈布胁肋，阴虚血燥则经脉失养而痛。"

（2）治法心得：胁痛的辨证以气血虚实为纲，病变虽在肝胆，病机主要责之气血。治疗胁痛，注重调理气机，或疏肝理气，或清热利湿，或祛瘀通络，强调必兼顾脾胃。其常用方主要有四逆散、柴胡疏肝汤合金铃子散。常用的药对包括：柴胡、白芍疏肝解郁，调达肝气；柴胡、郁金活血行气兼解郁；柴胡、黄芩和解少阳；枳实、厚朴除胀消痞；延胡索、川楝子活血行气止痛。同时，结合西医学知识，强调辨病用药：胆结石患者，常加用四金散（金钱草、海金沙、鸡内金、郁金）；急性胰腺炎患者，以左侧胁腹部疼痛为主，伴腹胀、大便干结、恶心呕吐、舌红苔黄、脉弦滑者，常用大柴胡汤合金铃子散；慢性乙肝患者，转氨酶升高，常加虎杖、鸡骨草、田基黄、熊胆粉清热利湿；肝硬化腹水患者，轻者以右胁痛为主伴腹胀、尿少用二金汤加减，伴黄疸明显者加用茵陈四苓散利湿退黄；肝癌患者，合用三甲散（生牡蛎、炒鳖甲、炮龟甲）。

2. 经典医案

李某，男，23 岁。

首诊：2013 年 11 月 8 日。

主诉：右胁胀痛 7 日。

现病史：患者 7 天前突发右胁肋疼痛，曾在西医院做 B 超检查，诊断为"胆囊息肉样病变，胆囊炎"。刻下右侧胁肋胀痛伴胃脘胀满，口干口苦，舌红，苔薄黄，脉弦。

临证思路：患者突发右胁胀痛为主，当属胁痛实证。右侧胁肋胀痛，口干、口苦，舌红，苔薄黄，脉弦。此乃肝气郁滞，郁而化热之象。治宜以疏肝清热，理气止痛为法。

选方用药：柴胡 10g，白芍 10g，枳实 15g，甘草 6g，川楝子 10g，延胡索 10g，黄连 5g，吴茱萸 2g，木香 6g，鸡内金 15g。一日 1 剂，一日 2 次，上方服 10 剂。

用药分析：方用四逆散、金铃子散合左金丸加味治之。柴胡、白芍、枳实、甘草调和肝脾，透邪解郁，疏肝理脾；川楝子、延胡索、木香行气，活血，止痛；黄连、吴茱萸泻肝火，开痞结；佐一味鸡内金，可消胆胀胁痛。

二诊：2013 年 11 月 18 日。

胁痛明显缓解，胃胀消除，舌淡红，苔薄黄，脉弦。原方有效，继服 10 剂以巩固疗效。

四、李佃贵

1. 学术观点

（1）病机认识："浊邪"在肝硬化的发展中，不仅是病理产物，而且还是致病原因。"湿为浊之渐，浊为湿之极"，肝硬化由正气虚衰，浊毒内侵所致，其中浊邪在整个致病过程中占有重要地位。浊为阴邪，滞下而阻碍清阳之气的活动，"化浊"实为治疗肝硬化之大法。此外，肝硬化患者病情迁延，表现为营养状况较差、消瘦乏力、纳呆食少、面色无华等气血亏虚之象。气血亏虚实为病之根本。临床多表现为神疲乏力，少气懒言，胁痛，纳呆食少等。故而临证治肝多补肾益脾，精血得生则肝病得治。

（2）治法心得：对浊重毒轻者，应以化浊为主。如用芳香化浊的藿香、佩兰、砂仁、白豆蔻悦脾醒脾助运，使湿浊内消；或用苦温燥湿的厚朴、陈皮燥化中焦湿邪，但需和清热药一起使用；或用苦寒燥湿之黄连、黄芩、黄柏、大黄、龙胆草等，既可燥湿，又能坚阴解毒，但过量反致碍胃滞脾；还可用茯苓、猪苓之属淡渗利湿，兼能健脾助运，防苦寒败胃。此外，风能胜湿，风能燥湿，所以还常用白芷、升麻等风药升清燥湿，以恢复脾的健运功能。对毒重浊轻者，应以解毒为要，但应根据毒之轻重用药。毒轻者，用绞股蓝、黄芩、黄柏、板蓝根、栀子、石膏、连翘、金银花等；毒介于轻与重之间者，用半边莲、败酱草、冬凌草等；毒重者，用全蝎、露蜂房之属。

2. 经典医案

李某，男，67 岁。

首诊：2003 年 3 月 8 日。

主诉：两胁胀满疼痛 3 天。

现病史：因饭后两胁胀满、口干口苦、咽堵、小便黄赤来诊。症见：胁胀，饭后尤甚，口干口苦，咽堵，食后胃脘不适，肝掌；大便稀，日行四五次，小便黄赤。舌红，苔薄黄腻，脉弦细数。查体：肝病面容，肝脾肿大可触及。生化检查：ALT 201.60U/L，AST 431.70U/L，GGT 72U/L，A/G 1。彩超示：肝硬化，脾大，胆囊炎继发改变。

临证思路：肝硬化代偿期，患者临床多表现为胁痛、乏力、食欲减退、腹胀、腹泻、恶心、上腹隐痛等肝胃同病之证候，属中医学胁痛范畴。治宜化浊和胃，滋阴柔肝为主。此阶段症状较轻，多伴随消化道症状。需多用化浊和胃、软肝化坚及解毒之药。

选方用药：藿香15g，佩兰15g，茵陈20g，大腹皮15g，垂盆草15g，砂仁15g，白豆蔻15g，黄连12g，黄芩12g，丹参20g，三棱12g，当归12g，川芎12g，茯苓15g，白术10g，白芍30g，鳖甲15g，炮山甲15g，生大黄5g，枳实15g，川厚朴15g，虎杖15g，地耳草15g，冬葵子15g，半枝莲15g，三七粉3g，鸡内金15g，白花蛇舌草15g。一日1剂，一日2次。上方服30剂。

用药分析：白术、当归、白芍健脾柔肝养血，半枝莲、白花蛇舌草、垂盆草、地耳草、黄连、黄芩、虎杖、大黄清热解毒，茵陈、藿香、佩兰、砂仁、白豆蔻、茯苓、冬葵子、鸡内金化浊和胃，鳖甲、炮山甲、三棱化坚，枳实、川厚朴、大腹皮行气，三七、丹参、川芎活血，诸药协用，照顾周全。

二诊：2003年4月9日。

诸症明显好转。原方有效，继续上方加赤芍15g；改丹参为15g，去三棱，继服30剂。

用药分析：加赤芍以活血。

三诊：2003年5月8日。

60天后检查：ALT 31.20U/L，AST 36U/L，GGT 44U/L，A/G 1.57；无自觉症状，改用丸药，随诊至今，病情稳定。

（时昭红　刘云）

参考文献

[1] 吴勉华，王新月. 中医内科学［M］. 北京：中国中医药出版社，2012.

[2] 李冀. 方剂学［M］. 北京：中国中医药出版社，2016.

[3] 李灿东. 中医诊断学［M］. 北京：中国中医药出版社，2016.

[4] 柳长华. 肝胆病实用方［M］. 北京：人民卫生出版社，1999.

[5] 单书健. 重订古今名医临证金鉴［M］. 北京：中国医药科技出版社，2012.

[6] 张声生. 中华脾胃病学［M］. 北京：人民卫生出版社，2016.

[7] 李振华. 中医脾胃病学［M］. 北京：人民卫生出版社，2012.

[8] 杨世忠. 中医肝胆病学［M］. 北京：中国中医药出版社，2016.

[9] 曾美玉. 中国民间单验方［M］. 北京：科学出版社，1994.

[10] 陈明. 刘渡舟验案精选［M］. 北京：学苑出版社，2007.

[11] 路志正. 路志正医林集腋［M］. 北京：人民卫生出版社，2009.

[12] 农艳，罗会斌. 熊继柏临证医案实录［M］. 北京：中国中医药出版社，2009.

[13] 李佃贵. 中医浊毒论［M］. 北京：人民卫生出版社，2016.

第十五节　黄疸

黄疸是以目黄、身黄、尿黄为主症的一种病证，其中目睛黄染为本病的重要特征。本病大体相当于西医学中的肝细胞性黄疸、阻塞性黄疸、溶血性黄疸。现代病毒性肝炎、肝硬化、胆囊炎、胆石症及某些消化系统肿瘤以黄疸为主要表现者，可参照本节内容。

【源流】

黄疸最早记载见于《五十二病方·阴阳十一脉灸经》，曰："齿脉……其所产病……目黄，口干。"《素问·平人气象论》曰："溺黄赤，安卧者，黄疸……目黄者，曰黄疸。"第一次提出黄疸的病名。《灵枢·论疾诊尺》曰："面色微黄，齿垢黄，爪甲上黄，黄疸也，安卧，小便黄赤，脉小而涩者，不嗜食。"较为详细地论述了黄疸的临床表现。汉·张仲景于《金匮要略·黄疸病脉证并治第十五》中提出"黄家所得，从湿得之"的主张，认为黄疸与湿邪密切相关，并将黄疸细化为黄疸、谷疸、酒疸、女劳疸、黑疸五种。隋代巢元方《诸病源候论·黄疸诸候》又进一步将黄疸分为二十八候，并且首次引入"阴黄"的概念，创"急黄"之名。唐代孙思邈《千金翼方·黄疸》提出"时行热病，多必内瘀著黄"，初步发现某些黄疸病有传染性。宋代《圣济总录》将黄疸的范围扩大，分为九疸、三十六黄。元代罗天益《卫生宝鉴·发黄》根据黄疸的症状，将黄疸分为阴、阳两大类。明·张景岳《景岳全书·杂证谟·黄疸》中首次提出胆黄："黄疸一证，古人多言为湿热及有五疸之分者，皆未足以尽之，而不知黄疸之大要有四，曰阳黄、曰阴黄、曰表邪发黄、曰胆黄也。"认为黄疸与胆汁外溢有关。明·吴又可《温疫论·发黄》曰："疫邪转里，移热下焦，小便不利，邪无输泄，经气郁滞，其传为疸，身目如金。"明确指出了黄疸具有传染性。清·沈金鳌《杂病源流犀烛·诸疸源流》曰："又有天行疫疠，以致发黄者，俗谓之瘟黄，杀人最急。"认识到黄疸起病急，病情凶险，具有传染性等特点。

【病因病机】

一、致病因素

1. 实证

（1）湿热疫毒：外感湿热疫毒，内遏脾胃，运化失职，湿热内郁，肝胆失于疏泄，胆汁不循常道，外溢于肌肤，身目俱黄。湿热夹时邪疫毒，疫毒炽盛，内灼肝胆，热毒深入营血，陷入心包，蒙蔽神明，称之"急黄"。

（2）酒食所伤：嗜食肥甘厚味，或酗酒过度，皆损伤脾胃，导致运化功能失常，湿浊内阻，蕴结中焦，熏蒸肝胆，胆汁外溢，浸淫身目肌肤而发黄。《症因脉治·内伤黄疸》曰："谷疸之因，脾胃有伤，不能运化水谷，谷气不消，胃中若浊。浊气下流，小便不利，湿热内甚，则身体发黄而谷疸成矣。""酒疸之因，其人以酒为事，或饮时浩饮，大醉当风入水，兼以膏粱积热，互相蒸酿，则酒疸之证成矣。"

（3）肝胆郁热：若情志不舒，或暴怒伤肝，使脏腑失和，肝失条达，疏泄不利，郁而化热，久经煎熬结成砂石，阻塞胆汁，胆汁失于常道，泛溢肌肤则发为黄疸。

（4）久病瘀阻：胁痛或积聚日久，瘀血阻滞，湿热残留，湿热瘀阻，肝失疏泄，阻遏胆汁，胆汁失于常道而外溢，致肌肤身目发黄。《张氏医通》言："以诸黄虽多湿热，然经脉久病不无瘀血阻滞也。"

2. 虚证

（1）脾虚寒湿：嗜食生冷，过用寒凉之药，或病后脾阳受损，寒湿内生，阻滞中焦，阳气受遏，运化失职，导致胆汁外溢，渍于肌肤而发黄。《症因脉治·外感黄疸》言："阴黄之因，或热病后，或真阳素虚，太阴阴寒凝结，脾肾交伤，则阴黄之证成矣！"

（2）脾虚血亏：黄疸日久，损伤肝脾，导致水谷精微无以化气血，化源不足则气血亏虚，肌肤失养，引发黄疸。《景岳全书·黄疸》言："阴黄证，则全非湿热，而总由气血之败。盖气不生血，所以血败；血不华色，所以色败……必以七情伤脏，或劳倦伤形，因致中气大伤，脾不化血，故脾土之色自见于外。"

二、病机

黄疸的病位在肝、胆，与脾、胃密切相关。基本病机是感受外邪或内生湿邪，湿邪阻滞中焦，阻遏气机，影响胆汁的正常循行，外溢肌肤而发黄疸。黄疸的病因以湿邪为主，可源于湿热内蕴、时邪疫毒、酒食伤脾、肝胆郁热、脾虚寒湿、血亏或血瘀而致身目小便发黄。由于感邪性质及体质差异，湿邪有热化、寒化之分。湿从热化，湿热交蒸，阻滞中焦，熏蒸肝胆，胆液妄行，发为阳黄，阳黄有湿重于热和热重于湿的区别。感受时邪疫毒，深入营血，内陷心肝，其病暴急，发为急黄。湿从寒化，寒湿凝滞中焦，胆液被阻，不循常道，外溢肌肤，发为阴黄。黄疸日久，往往出现脾虚血亏或气滞血瘀。

【辨治思路】

一、病机辨识

阳黄以湿热疫毒为患，其中有热重于湿、湿重于热与疫毒炽盛的不同；阴黄以脾虚寒湿为患，应辨别有无血虚、血瘀的表现。临床应根据黄疸色泽、病程长短、病势轻重区别阳黄、急黄、阴黄，及时掌握三者之间的相互转化，对症治疗。

二、症状识辨

阳黄热重于湿者，身目黄色鲜明如橘子色，发热口渴，心中懊恼。湿重于热者，身目黄色不及前者鲜明，头身困重，脘腹痞闷。胆腑郁热者，黄色鲜明，右胁胀痛，痛引肩背，口干口苦。急黄起病急骤，色黄如金；伴神昏谵语，壮热烦渴。阴黄寒湿内阻者，黄色晦黯如烟熏，畏寒肢冷，脘腹痞闷。脾虚血亏者，肌肤淡黄，神疲乏力，心悸气短，头晕目眩。瘀血阻滞者，色黄晦黯，面色黧黑，肌肤赤纹丝缕。

三、治疗原则

黄疸的辨证治疗应以阴阳为纲，《金匮要略》言"诸病黄家，但利其小便"，故以化湿邪、利小便为治疗原则。临床根据寒热虚实的不同，采用相应的治疗方法。阳黄以清热利湿、通腑化浊为主，其中急黄当清热解毒、凉血开窍。阴黄中寒湿阻遏者，宜温中化湿；脾虚血亏者，宜健脾生血。黄疸的后期，以健脾和胃柔肝、活血化瘀调治为主，以防病情迁延，发生传变。

【辨证论治】

一、阳黄

1. 热重于湿证

症状表现：身目黄色鲜明如橘子色，发热口渴，心中懊㤭，恶心呕吐，厌食油腻，小便短赤，大便秘结。舌质红，苔黄腻，脉弦数或弦滑。

病机分析：湿热熏蒸肝胆，肝失疏泄，胆汁外溢于肌肤，故身目黄色鲜明；湿热耗伤津液，气化不利，故发热口渴；湿热蕴结，胃浊上逆，则心中懊㤭，恶心呕吐；湿热下注则小便短赤，阳明热盛则大便秘结；肝胆火热上扰，故舌质红，苔黄腻，脉弦数或弦滑。

治疗方法：清热利湿，佐以通下。

代表方药：茵陈蒿汤（《伤寒论》）加减。茵陈18g，栀子9g，大黄6g。

随症加减：若恶心呕吐者，加陈皮、清半夏降逆止呕；若心烦恶热者，加黄连、黄芩清热除烦；若腹部胀满者，加青皮、厚朴、木香理气消胀；若胁肋疼痛者，加川楝子、醋延胡索行气止痛。

2. 湿重于热证

症状表现：身目黄色不及前者鲜明，头身困重，胸脘痞闷，食欲减退，恶心呕吐，大便溏薄。舌质红，苔厚腻微黄，脉弦滑。

病机分析：湿遏热伏，肝失疏泄，阻遏胆汁，胆汁泛溢于肌肤，则身目发黄；因湿为阴邪，湿重于热，故色黄不鲜。湿热内蕴，不得外透，故头身困重；湿热壅阻中焦，脾胃失于升降，故胸脘痞闷；脾胃功能减退，脾失运化，胃失腐熟，则见食欲减退、恶心呕吐；湿滞大肠，故大便溏薄；湿浊内生，则舌苔厚腻而微黄、脉弦滑。

治疗方法：利湿化浊，佐以清热。

代表方药：茵陈五苓散（《金匮要略》）加减。茵陈18g，白术9g，茯苓9g，猪苓9g，泽泻15g，桂枝6g。

随症加减：若恶心呕吐者，加陈皮、竹茹和胃止呕；若脘腹痞闷者，加藿香、佩兰芳香化浊；若胁肋疼痛者，加木香、郁金理气止痛；若纳差者，加鸡内金、山楂健胃醒脾。

3. 胆腑郁热证

症状表现：身目发黄，黄色鲜明，右胁胀痛，痛引肩背；或身热不退，寒热往来，口苦咽干，呕吐呃逆。舌质红，苔黄，脉弦数。

病机分析：湿热砂石阻滞中焦，脏腑失和，胆腑郁热，胆汁不循常道外溢，则身目发黄、尿黄。湿热阻滞肝胆，肝失条达，不通则痛，故右胁胀痛、牵引肩背。郁热侵袭少阳，故身热不退、寒热往来。胆热内阻，肝胆气逆，则口苦、呕吐呃逆。舌红苔黄，脉弦数，均为胆腑郁热之象。

治疗方法：疏肝泄热，利胆退黄。

代表方药：大柴胡汤（《伤寒论》）。柴胡15g，黄芩9g，生姜15g，半夏9g，枳实9g，大黄6g，白芍9g，甘草6g。

随症加减：若砂石阻滞者，加金钱草、海金沙利胆化石；若因蛔虫阻滞胆道者，加乌梅丸安蛔止痛；若胁肋痛甚者，加木香、川楝子以理气止痛；若恶心呕吐重者，加半夏、代赭石降逆止呕。

4. 疫毒炽盛证

症状表现：身目黄染，黄色迅速加深，黄色鲜明，高热烦渴；甚则烦躁易怒，神昏谵语，手足抽搐，吐衄、便血，或见肌肤斑疹隐隐。舌质红绛，苔黄而燥，脉弦数。

病机分析：时邪疫毒侵入人体，肝用失职，胆汁泛溢，故起病急、黄疸迅速加深、黄色鲜明；湿热夹毒，郁而化火，热毒炽盛，伤津耗液，故高热烦渴易怒；疫毒内陷心包，则神昏谵语；肝风内动，则手足抽搐；热毒深入血分，迫血妄行，则见吐衄、便血；泛于肌肤，出现瘀斑；舌质红绛，苔黄燥，脉弦数为热毒炽盛之象。

治疗方法：清营凉血，解毒开窍。

代表方药：犀角散（《备急千金要方》）。水牛角15g，黄连6g，升麻9g，栀子9g，茵陈15g。

随症加减：若神志不清、烦躁不安者，加安宫牛黄丸或至宝丹凉血开窍；若抽搐者，加羚羊角、天麻、钩藤息风止痉；若吐衄、便血者，加地榆、茜草、紫草凉血止血；若小便不利者，加车前子、白茅根利水消肿；若大便不通者，加大黄、枳实通腑行气。

二、阴黄

1. 寒湿阻遏证

症状表现：身目发黄而晦黯，头身困重，脘腹痞闷，食欲减退，神疲乏力，畏寒肢冷，口淡不渴，大便溏薄。舌胖大，苔白腻，脉濡缓。

病机分析：久嗜生冷，寒湿内生，损伤脾阳，脾失运化，胆汁不循常道而泛溢，见身目发黄；因寒湿为阴邪，故黄色晦黯；寒湿阻遏脾胃，脾失健运，胃失和降，故脘腹痞闷、食欲减退；寒湿久留，脾阳不振，故神疲乏力、畏寒肢冷、口淡不渴；水湿下注，故大便溏薄；舌胖大，苔白腻，脉濡缓，皆是寒湿阻遏之象。

治疗方法：温中化湿，健脾退黄。

代表方药：茵陈术附汤（《医学心悟》）。茵陈 15g，白术 15g，附子 6g，干姜 6g，甘草 6g，肉桂 3g。

随症加减：若小便不利，湿邪重者，加猪苓、泽泻、茯苓淡渗利湿；若脘腹胀满甚者，加苍术、厚朴、香附疏肝理气；若胁痛较甚者，加泽兰、郁金活血止痛；若腹冷便溏者，加吴茱萸、肉豆蔻温中止泻。

2. 脾虚血亏证

症状表现：面目肌肤发黄，黄色较淡，神疲乏力，心悸气短，脘腹不舒，纳呆便溏。舌质淡，苔薄白，脉濡细。

病机分析：脾胃虚弱，气血不足，不能荣华于色，故面目肌肤发黄、黄色较淡；血虚心失所养，则心悸；气虚不足以息，则气短；脾失运化，则脘腹不舒、便溏纳呆；舌质淡，苔薄白，脉濡细均为脾虚血亏之象。

治疗方法：健脾养血，利湿退黄。

代表方药：黄芪建中汤（《金匮要略》）。黄芪 9g，桂枝 9g，芍药 18g，生姜 9g，大枣 6 枚，甘草 6g。

随症加减：若乏力明显者，重用黄芪、人参以健脾益气；若心悸心慌、头晕目眩甚者，加当归、熟地黄养血生血；若畏寒肢冷者，加附子温阳祛寒；若脘腹胀满者，加陈皮、木香健脾化湿行气；若心悸不宁者，加当归、酸枣仁补血安神。

3. 气滞血瘀证

症状表现：身目发黄，面色黧黑，胁下痞块，脘腹胀痛，两颧及颈胸部可见赤纹丝缕，或见手掌赤痕。舌紫黯或有瘀斑，苔少，脉弦涩。

病机分析：黄疸日久，脉络阻塞，气血不畅，而致气滞血瘀，气滞则肝失条达，瘀血阻塞则胆汁失泄，胆液外溢肌肤，则身目发黄；瘀血阻滞，新血不生，肌肤失养，故面色黧黑；瘀血久留，结于胁下，则可见胁下痞块，不通则痛，故脘腹胀痛；络脉阻塞，则肌肤赤纹丝缕。因气滞血瘀，故可见舌紫黯或有瘀斑，脉弦涩。

治疗方法：消癥散结，活血化瘀。

代表方药：鳖甲煎丸（《金匮要略》）。鳖甲 3g，黄芩 0.9g，柴胡 0.9g，鼠妇 0.9g，干姜 0.9g，大黄 0.9g，芍药 1.5g，桂枝 0.9g，厚朴 0.9g，牡丹皮 1.5g，葶苈 0.3g，紫葳 0.9g，炙蜂巢 1.2g，蜣螂 1.5g，石韦 0.9g，瞿麦 0.6g，半夏 0.3g，人参 0.3g，阿胶 0.9g，赤硝 3g，桃仁 0.6g，烧乌扇 0.9g。

随症加减：若胁下痞块较硬者，加三棱、莪术、炮山甲软坚散结；若脾气虚弱者，加黄芪、茯苓、白术健脾益气；若肝血不足者，加当归、何首乌、枸杞子养血柔肝；若兼见衄血者，加茜草、三七化瘀止血。

【其他疗法】

一、中成药

1. 鸡骨草胶囊

药物组成：鸡骨草、三七、人工牛黄、牛至、白芍、大枣、栀子、茵陈、猪胆汁、枸杞子。

功能主治：清热解毒，清肝利胆。

用法用量：饭后口服，一次4粒，一日3次。

2. 清肝利胆胶囊

药物组成：茵陈、金银花、栀子、厚朴、防己。

功能主治：清利肝胆，利湿退黄。

用法用量：饭后口服，一次4粒，一日2次。

3. 胆石通片

药物组成：蒲公英、水线草、绵茵陈、广金钱草、溪黄草、枳壳、柴胡、大黄、黄芩等。

功能主治：利胆排石，清热利湿。

用法用量：饭后口服，一次6片，一日3次。

4. 安宫牛黄丸

药物组成：牛黄、水牛角浓缩粉、人工麝香、珍珠、朱砂、雄黄、黄连、黄芩、栀子、郁金、冰片。

功能主治：清热解毒，镇惊开窍。

用法用量：饭后口服，一次1丸，一日1次。

5. 朝阳丸

药物组成：黄芪、干姜、大黄、大枣、川楝子、木香、核桃仁、黄芩、玄参、甘草等。

功能主治：温补脾肾，疏肝化瘀。

用法用量：饭后口服，一次1丸，一日2次。

6. 芪枣冲剂

药物组成：黄芪、大枣、茯苓、鸡血藤膏。

功能主治：益气补血，健脾和胃。

用法用量：开水冲服，一次1袋，一日3次。

7. 鳖甲煎丸

药物组成：鳖甲胶、阿胶、炒蜂房、鼠妇虫、炒土鳖虫、蜣螂、制硝石、柴胡、黄芩、制半夏、党参、干姜、姜制厚朴、桂枝、炒白芍、射干、桃仁、牡丹皮、大黄、凌霄花、葶苈子、石韦、瞿麦。

功能主治：理气活血，消癥散结。

用法用量：饭后口服，一次 3g，一日 3 次。

8. 安络化纤丸

药物组成：地黄、三七、水蛭、僵蚕、地龙、白术、郁金、牛黄、瓦楞子、牡丹皮、大黄、生麦芽、鸡内金、水牛角浓缩粉。

功能主治：软坚散结，凉血活血，养肝健脾。

用法用量：饭后口服，一次 1 袋，一日 2 次。

二、单方验方

1. 单方

（1）龙胆草片：一日 3 次，一次 4 片，饭前服用。功能清热利湿退黄。用于湿热黄疸者。

（2）垂盆草冲剂：一日 3 次，一次 1 袋，饭前服用。功能清热解毒，利湿退黄。用于阳黄者。

2. 验方

（1）清热解毒汤：茵陈 30g，虎杖 30g，金钱草 30g，酒大黄 15g，泽兰 15g，板蓝根 10g，蒲公英 10g。一日 1 剂，一剂 150mL，早晚服用。功能清热利湿，活血化瘀。用于阳黄者。

（2）化痰祛瘀汤：茵陈 30g，陈皮 10g，法半夏 10g，茯苓 10g，制大黄 10g，柴胡 10g，郁金 10g，赤芍 60g，甘草 6g。一日 1 剂，一剂 150mL，早晚服用。功能化痰祛瘀，利胆退黄。用于肝胆瘀热者。

三、外治疗法

1. 推拿

嘱患者取仰卧位，用掌摩法在肝区及脘腹轻轻摩腹 10 分钟，每日 2 次。嘱患者取俯卧位，先在背部两侧膀胱经循行线上用法治疗 5 分钟，再按揉肝俞、胆俞、膈俞穴各 1 分钟。最后点按双侧足三里、三阴交、阳陵泉、复溜、涌泉、太冲穴各 1 分钟。

2. 膏药

茵陈 18g，连翘 18g，赤小豆 18g，虎杖 18g，龙胆草 12g，丹参 12g，金钱草 12g，黄芩 12g，茯苓 12g，甘草 6g。将上药晒干，研为细末，混匀后加香油熬制调膏。贴于肝区、肝俞、胆俞，1 日 1 次。

3. 熏洗

茵陈 18g，金钱草 18g，车前子 15g，大黄 10g，黄芩 10g，栀子 20g，柴胡 15g，赤芍 15g，川芎 20g，枳实 10g，当归 30g，生地黄 30g，防风 18g，薄荷 18g，随症加减。每次熏洗 20 分钟。

4. 足疗

茵陈 30g，田基黄 30g，栀子 30g，龙胆草 30g，苍术 20g，大黄 20g，枳壳 20g，

丹参 15g。上述方剂煎好去渣后，倒入足浴盆中，加水，水温维持在 40℃ 左右，患者双足放置在盆内，浸泡 30 分钟。

四、针刺疗法

1. 体针

（1）阳黄：取阳陵泉、阴陵泉、太冲、行间为主穴。脘腹胀痛者，加行间、中脘；恶心呕吐者，加内关、足三里；发热者，加大椎、曲池。毫针刺用泻法，留针 30 分钟，一日 1 次。

（2）阴黄：取脾俞、胆俞、足三里、三阴交为主穴。畏寒肢冷者，加命门、气海；大便溏薄者，加关元、天枢；脘腹胀满者，加太冲、中脘；瘀血内停者，加血海、膈俞。毫针刺用平补平泻法，留针 30 分钟，一日 1 次。

2. 耳针

取胆、肝、脾、胃、三焦，毫针中等刺激，一日 1 次。

3. 穴位注射

取阳陵泉、足三里、肝俞、胆俞为主穴。根据辨证分型，可选茵栀黄注射液、丹参注射液、黄芪注射液等。每穴注入 0.5mL，每次选 2 个穴位，一日 1 次。

五、药膳疗法

1. 茵陈粥

茵陈 60g，粳米 100g。茵陈洗净，煎汁去渣，放入粳米，加水煮粥，加入白糖适量。用于湿热黄疸者。

2. 桂苓粥

桂心 3g，茯苓 30g，粳米 50g。用水煮桂心、茯苓取汁，煮米成粥。用于寒湿阴黄者。

3. 田基黄鸡蛋

田基黄 30g，鸡蛋 2 枚。2 味水煮半小时，去渣及蛋壳，加入白糖适量。用于热毒炽盛的黄疸者。

4. 茅根猪肉汤

鲜茅根 90g，洗净切断，加水与 250g 瘦猪肉同煮，加食盐少许。用于湿重于热的黄疸者。

【预防调护】

一、饮食注意

在饮食方面，热证患者忌辛辣刺激、油腻味甜等食物，以防助生湿热。寒证患者避免生冷寒凉、不宜消化的食物，以防加重脾阳损伤。饮食以清淡富含营养为主，忌暴饮暴食，戒烟戒酒。

二、生活注意

在生活方面，注意起居有常，顺应时令，合理休息，避免过度劳累。急性发作期患者要完全卧床，恢复期可动静结合，适当增加运动量，选择太极拳、五禽戏或八段锦健身。调节精神，保持心情愉悦，睡眠充足。

【名医经验】

一、周仲瑛

1. 学术观点

（1）病机认识：湿热瘀毒是黄疸的主要病机，即使阴黄寒湿证，起始亦有湿热过程。湿热首犯中焦，困遏脾胃，湿热久羁，阻滞气机，入络伤及血分，湿热瘀毒相互交结；久则热伤阴血，湿伤阳气，正虚错杂。

（2）治法心得：清热祛湿，凉血解毒是湿热瘀毒的基本治法。临床须辨热重于湿、湿重于热，灵活应用，不宜持续滥用苦寒药物，以免损伤脾胃。黄疸后期的调治，注重疏肝健脾祛湿、柔肝醒脾，在调养肝脾基础上配合祛瘀解毒之法。

2. 经典医案

某患者，男，30岁。

首诊：1975年4月6日。

主诉：反复乏力、尿黄7个月，加重1个月。

现病史：患者7个月前出现纳差、乏力、尿黄，未系统治疗。1个月前上述症状加重，皮肤巩膜高度黄染，口干口苦，右上腹隐痛，入院诊为"慢性重症病毒性肝炎"，经西医治疗无好转，请求中医会诊。刻下：一身黄染，色黄不鲜，目睛深黄，口干口苦，右上腹隐痛，胃脘及腹部胀满，恶心呕吐，大便溏薄，小便短黄。舌淡，苔薄腻，质紫，脉右濡、左小弦滑。

临证思路：湿热之邪侵入人体，首犯中焦，蕴遏脾胃，脾失运化，肝失疏泄，肝脾两伤，湿遏热郁，深入血分，毒瘀胶结，脉络瘀阻。此乃湿邪困脾，热毒内郁。治以清热解毒，祛湿退黄，行气化瘀。

选方用药：茵陈20g，炒苍术10g，厚朴6g，法半夏10g，陈皮10g，竹茹10g，黄芩10g，白蔻仁（后下）3g，藿香10g，佩兰10g，赤芍15g，白茅根20g，鸡骨草15g，田基黄15g，车前草15g。水煎服，共14剂。

用药分析：茵陈清热利湿，田基黄、鸡骨草解毒利湿退黄，赤芍入血分，切合"瘀热以行之"的病机；炒苍术、厚朴燥湿行气，消除胀满；黄芩清火，泄热解毒；法半夏、陈皮、竹茹化痰散结，可祛除胶结凝滞之湿热；痰滞得通，则瘀热易清，加速利湿退黄；藿香、佩兰芳香化湿；白茅根、车前草利水消肿。

二诊：1975年4月20日。

面目仍黯黄，腹胀较前减轻，食欲好转；偶有恶心，小便色黄，大便日2次，间有鼻衄。苔薄腻，质紫，脉濡滑。肝功能：谷丙转氨酶（ALT）126.7U/L，谷草转氨酶（AST）185.2U/L，总胆红素（TBIL）428μmol/L，白球比（A/G）1.3，凝血酶原时间（PT）18.4秒。症状皆为湿热瘀阻之象，治疗仍以清热解毒化瘀为主，兼以淡渗祛湿，使湿去热孤。上方去陈皮、竹茹、黄芩；加垂盆草30g，广郁金15g，煨草果3g，片姜黄10g，猪苓15g，茯苓15g，熟大黄3g，大腹皮10g。水煎服，共14剂。

用药分析：患者热象较前减轻，故去陈皮、竹茹、黄芩；四诊合参，仍有湿热瘀阻之象，故加垂盆草利湿退黄，大黄泻火解毒，活血祛瘀；白豆蔻、煨草果化湿行气；猪苓、茯苓、大腹皮淡渗利湿；煨草果、片姜黄、郁金行气止痛。

三诊：1975年5月4日。

病情好转，黄疸较前明显好转，仍感腹部胀满，大便溏，尿黄转淡，口苦口黏，偶有鼻衄，苔腻能化，质紫，脉右濡、左小弦滑。复查肝功：ALT94.6U/L，AST71.1U/L，TBIL270.7μmol/L，A/G1.3。症状表明湿重于热，肝热脾湿，瘀结不能速去，病情迁延。治以清热解毒化湿，佐以祛瘀通络之品。上方去半夏、白蔻仁、佩兰、片姜黄、猪苓、茯苓、大腹皮，茵陈用量减至15g，广郁金用量减至10g，车前草用量减至12g，田基黄用量增至20g，鸡骨草用量增至20g；加青皮6g，陈皮6g，煨木香6g，苏梗10g，青蒿10g，黄芩10g。水煎服，共14剂。

用药分析：患者黄疸好转，但仍有湿热之象，故去半夏、白蔻仁、佩兰、片姜黄、猪苓、茯苓、大腹皮，茵陈减量；继续以田基黄、鸡骨草、青蒿清热解毒，利胆退黄；青皮、陈皮、煨木香、苏梗行气除胀；患者口苦口黏，黄芩使上焦火邪去而热毒解。全方共奏清热解毒，祛瘀活血之效。

四诊：1975年5月18日。

黄疸基本消失，面色有华，脘腹疼痛胀满消失，饮食知味，小便黄，大便成形，下肢瘙痒明显，苔黄薄腻，脉弱兼滑。肝功能：ALT 66U/L，AST 58U/L，TBIL 66.8μmol/L。

临证思路：湿热毒瘀贯穿其病程始终，湿热未尽，血分瘀毒内郁，久则邪实正虚错杂，肝脾两伤。治以理气健脾、化湿泻浊为主，兼顾清热解毒。

选方用药：茵陈15g，鸡骨草20g，田基黄20g，广郁金10g，青皮6g，陈皮6g，炒苍术15g，厚朴6g，黄芩10g，赤芍15g，白茅根20g，熟大黄3g，苦参10g，地肤子15g，牡丹皮10g，丹参10g，猪苓15g，茯苓15g，虎杖15g，太子参10g。水煎服，共14剂。

用药分析：茵陈、鸡骨草、田基黄、虎杖、熟大黄清热利湿，解毒退黄；猪苓、茯苓淡渗利湿；炒苍术、厚朴、青皮、陈皮行气除满，使气行而不滞，患者下肢瘙痒明显，故用苦参、地肤子、黄芩燥湿止痒；黄疸后期的调治重在疏肝健脾、活血化瘀，故牡丹皮、丹参、赤芍、郁金活血凉血化瘀，通经止痛；太子参补脾气，养胃阴。

二、邓铁涛

1. 学术观点

（1）病机认识："诸湿肿满，皆属于脾。"脾虚不运，肝郁横逆乘脾，或邪郁损伤脾胃，脾胃失健，肝气郁滞，疏泄不利，胆汁不循常道，外溢肌肤，发为黄疸。脾虚则湿浊内生，郁而化热，久及血分，瘀血内留；或气血不足，脾肾两虚。

（2）治法心得：黄疸的治疗从脾胃入手，健脾固本应贯穿始终。初期以清热利湿为主，后期应健脾顾正气，方可标本兼治。在健脾益气基础上辨证论治，或祛湿化痰，或活血化瘀，或清热解毒。注意着眼整体，扶土抑木，滋水涵木，兼顾子母之脏与生克关系。

2. 经典医案

邓某，男，38岁。

首诊：1984年4月12日。

主诉：身目黄染伴乏力4个多月。

现病史：患者4个多月前发现目黄、身黄、小便黄，伴疲乏、食欲减退，右胁部疼痛，诊断为"黄疸型肝炎"。出院后反复出现身目发黄，乏力、纳差较前加重，肝功能提示肝损伤严重，特邀会诊。刻下见皮肤中度黄染，面色黄且晦黯，满月脸，舌黯，苔白厚、中心微黄，脉滑缓。

临证思路：湿邪阻滞中焦，困遏脾胃。初期正盛邪气旺，以湿热浊邪为主，久病体虚，脾阳不振，湿从寒化，病程迁延；治疗应清热利湿，健脾益气。

选方用药：金钱草30g，黄皮树寄生30g，土茵陈25g，田基黄25g，麦芽25g，郁金9g，云茯苓15g，白术15g，甘草6g。水煎服，共14剂。

用药分析：金钱草、田基黄、土茵陈清热利湿，利胆退黄；黄皮树寄生疏肝解毒，行气化湿；白术、茯苓、甘草有健脾益气之意，健中央土以运四旁；麦芽行气消食，健脾开胃；郁金疏肝行气，活血止痛，利胆退黄。

二诊：1984年4月26日。

黄疸消退，面色稍华，食欲较差，肝区隐痛，舌嫩，稍黯，苔白润，脉细缓。黄疸迁延日久，中阳不振，脾虚失运，在清热利湿基础上，健脾和胃，辅以淡渗利湿。上方去土茵陈，田基黄减至18g，甘草减至3g，云茯苓增至18g，白术增至18g，加广木香（后下）5g。水煎服，共14剂。

用药分析：患者黄疸消退，故去茵陈，田基黄减量；患者久病，脾虚失运，加白术健脾益气，祛湿利水；茯苓渗湿利水而不伤正气，健脾和胃；广木香行气健脾，使补而不滞；甘草减量，调和脾胃。

三诊：1984年5月10日。

黄疸基本消退，满月脸基本消失，食欲好转，舌嫩红，有瘀点，脉细稍涩。黄疸消退后，以调养脾胃为主，培养后天之本。上方田基黄改为10g，加太子参20g。水煎服，共14剂。

用药分析：黄疸基本退去，减田基黄用量；加太子参，以增强健脾益气之力。

四诊：1984年5月24日。

黄疸消退，精神佳，唯时觉胸闷。舌嫩红，瘀点退，苔白薄，脉细寸弱。患者肝郁日久损伤脾气，黄疸恢复期治疗以健脾益胃为主，佐以活血行气。

选方用药：太子参25g，云茯苓18g，黄皮树寄生25g，茜根9g，白术25g，金钱草18g，甘草3g，丹参15g，麦芽15g，郁金9g，广木香（后下）5g。水煎服，共14剂。

用药分析：太子参、茯苓、白术、甘草取四君子汤健脾益气之意；金钱草清热解毒，利湿退黄；麦芽行气消食健脾；丹参、茜根行气活血止痛；广木香、郁金疏肝行气，利胆退黄，使补而不滞。

三、刘渡舟

1. 学术观点

（1）病机认识：湿热毒邪是黄疸的主要病因，若侵犯肝脏及其所连属的脏腑与经脉，则肝气郁而失于疏泄，可郁而化火，下伤肾阴；或肝气不舒，继而气病及血，由经到络，血脉瘀滞，故黄疸的病机不外气血阴阳失调。

（2）治法心得：清热利湿时，既应注意清热不助湿，祛湿不生热；又应把握清热与利湿的轻重。临证时，抓住气血两个纲领，正确处理攻邪与扶正的关系。早期以祛邪为主，中期祛邪兼以补益，后期扶正佐以祛邪。疏肝清肝与理脾益肾为临床常用治法。

2. 经典医案

医案一　刘某，男，14岁。

首诊：1995年6月19日。

主诉：身目黄染伴乏力半个月。

现病史：患者半个月前因饮食油腻，出现皮肤发黄，小便色黄，饮食减少，5天前曾自服中药，身目黄染未见明显好转，为求进一步治疗入院。刻下见黄色鲜明，右胁部疼痛，偶有恶心呕吐；精神差，全身乏力，不能起立活动，小便短黄，大便尚可。舌苔黄腻，脉弦滑数。

临证思路：该患者身目黄染，黄色鲜明，属于湿热熏蒸肝胆，湿热并重，兼有结滞之阳黄。周身乏力，舌苔黄腻，脉弦滑数皆为湿热困阻之象。治疗以清热利湿退黄为主。

选方用药：茵陈（先煎）30g，柴胡12g，大黄6g，黄芩9g，生山栀10g，生姜10g，法半夏9g。水煎服，共7剂。

用药分析：茵陈为治疗黄疸的要药，有利湿退黄之功，先煎且数倍于大黄，可增加通利小便之功；大黄、栀子后下，以发挥泻火退黄之功用。其右胁疼痛，偶有呕吐，用柴胡、黄芩疏肝利胆，调达肝气；法半夏、生姜和胃止呕，助脾胃运化。

二诊：1995年6月26日。

身目黄染减轻，右胁疼痛缓解，仍感乏力，偶有恶心呕吐，纳差，小便短黄，大便可，舌苔黄腻，脉濡数。

临证思路：湿热困阻中焦，脾失健运，肝失疏泄，湿热蕴蒸，不得外越。身目黄染减轻，舌苔黄腻，脉濡数提示湿热未散。治疗应健脾利湿，佐以清热。

选方用药：茵陈（先煎）20g，白术15g，茯苓9g，猪苓9g，泽泻15g，薏苡仁15g，陈皮15g，连翘9g，藿香10g。水煎服，共14剂。

用药分析：茵陈清热利湿退黄；藿香、薏苡仁芳香化湿，行气悦脾；猪苓、茯苓、泽泻淡渗利湿，行气化湿；陈皮理气健脾，下气止呕，行气除胀；连翘清热解毒；白术、茯苓健脾益气，以调理脾胃巩固疗效。

医案二 李某，男，55岁。

首诊：1987年8月2日。

主诉：身目黄染、尿黄3年，加重伴乏力1个月。

现病史：患者3年前无明显诱因出现身目黄染，小便短黄，经治疗后好转。1个月前因劳累上述症状加重，全身色黄如烟熏，小便短黄，身体倦怠乏力，右胁胀满不适，齿龈衄血，口干口苦，舌绛少苔，脉弦细数。肝功能：AST 380U/L，TBIL 362μmol/L，DBIL 273μmol/L。

临证思路：湿热黄疸日久，困阻中焦，正气已虚，邪气势微。口干口苦，舌绛少苔，脉弦细数皆为化火伤阴，阴津不足之象。热邪伤阴，动血于上，则见齿衄。该患者湿热兼夹阴虚，治疗应养阴清热、利湿退黄。

选方用药：茵陈30g，黄芩6g，石斛15g，生地黄12g，麦冬10g，天冬10g，枳壳6g，枇杷叶6g，沙参10g。水煎服，共14剂。

用药分析：茵陈、黄芩清热利湿退黄；瘀热相搏，伤及阴津，生地黄清热凉血，养阴生津；石斛、麦冬、天冬、沙参清热养阴，滋胃柔肝，滋补阴血，以退虚热之邪；火热上逆，迫血妄行，枳壳、枇杷叶降火下行。

二诊：1987年8月16日。

TBIL降至171μmol/L，自诉衄血不止。湿热伤阴，热邪上扰，动血于上，治疗仍以清热利湿养阴为主。原方加白茅根30g，水牛角3g，水煎服，共14剂。

用药分析：继续原方清热利湿养阴之意，加白茅根、水牛角凉血止血。

三诊：1987年8月30日。

TBIL降至87.2μmol/L，黄疸基本消退，肝区疼痛缓解，偶有口苦，疲乏无力，舌质红，苔黄白，脉滑。湿热侵犯肝胆，肝失疏泄，气机不利，日久正邪相争。治疗应清热解毒利湿，疏肝利胆解郁。

选方用药：柴胡15g，黄芩10g，茵陈15g，土茯苓15g，凤尾草15g，草河车10g，炙甘草10g，土鳖虫10g，茜草10g。水煎服，共7剂。

用药分析：柴胡疏肝理气，清解肝胆之热；黄芩助柴胡清热燥湿，泻火解毒；茵陈清热利湿退黄；土茯苓清热解毒，淡渗利湿，引邪毒由小便而解；草河车、凤尾草解毒清热凉血；久病气病及血，土鳖虫、茜草活血化瘀通络。

四、关幼波

1. 学术观点

（1）病机认识：湿热内侵，肝失疏泄，横逆犯脾，湿热相搏，蕴于血分，瘀阻血脉；或脾胃湿热，运化失常，湿热凝痰，痰阻血络，脉道不通；或湿热夹毒，热势弛张，热助毒势，缠绵胶固，凝滞血脉，胆汁外溢，发为黄疸。

（2）治法心得：治黄必治血，血行黄易却；治黄需解毒，毒解黄易除；治黄要化痰，痰化黄易散。辨湿热之轻重，定三焦之病位，不论湿热寒湿，中焦受病为基本证型，临床辨证注意兼夹或相互转换。初期以清热利湿、疏肝醒脾和胃为主，恢复期辨脏腑有余不足，注意调理，巩固疗效，不宜过早停药。

2. 经典医案

郝某，女，68 岁。

首诊：1965 年 7 月 5 日。

主诉：右上腹疼痛伴发热、身目黄染 2 天。

现病史：患者 2 天前突然发生右上腹部剧痛，伴发热，体温高达 39.4℃，巩膜及皮肤轻度黄染，时有恶心呕吐，诊断为慢性胆囊炎急性发作、胆石症。经西医治疗，症状未缓解，故请中医会诊。刻下见高热不退，口渴欲饮，小便短赤，大便五日未行。舌质红，舌苔干黄，脉弦滑数。

临证思路：湿热首先侵犯脾胃，中焦失运，枢机不利，壅塞肝胆，湿热内郁，蕴积化毒，弥漫三焦，故患者出现高热不退、黄疸加重、腑气不通。时至夏日，兼感暑邪。治疗宜通利三焦，活血退黄，佐以祛暑。

选方用药：茵陈 90g，金钱草 60g，金银花 30g，牡丹皮 10g，石斛 30g，生石膏 25g，天花粉 25g，鲜藿香 15g，冬葵子 12g，连翘 12g，赤芍 10g，延胡索 10g，白芍 10g，杏仁 10g，当归 10g，紫雪丹 6g，六一散（包煎）12g。水煎服，共 14 剂。

用药分析：茵陈、金钱草清热利湿退黄；金银花、连翘、冬葵子清热解毒泻火；石斛、天花粉生津止渴；生石膏、六一散清热泻火，除烦止渴，祛暑利湿；佐以鲜藿香芳香化浊祛暑；牡丹皮、赤芍清热凉血，活血化瘀；当归、白芍补血活血，柔肝止痛；高热蒙蔽清窍，紫雪丹泄热开窍。

二诊：1965 年 7 月 19 日。

神志清，体温较前下降，黄疸未退尽，腹痛缓解，口干欲饮，睡眠可，大便已行，舌质红，苔黄干，脉弦滑。病情较前好转，湿热之邪仍停留三焦，治疗应退黄清利，辅以芳香宣化之品。上方去石膏；加佩兰 15g，鲜白茅根 30g。水煎服，共 14 剂。

用药分析：患者高热已退，神志清楚，故去辛甘大寒之生石膏。加鲜佩兰加强芳香化湿解暑；鲜白茅根清热利尿，除湿退黄。

三诊：1965 年 8 月 2 日。

体温正常，昨日排便 3 次，精神好转。治疗仍以清热利湿退黄为主。上方减去藿香、佩兰，茵陈减至 60g。水煎服，共 14 剂。

用药分析：患者湿热渐退，故去藿香、佩兰；减茵陈剂量，仍清热利湿，利胆退黄。

四诊：1965 年 8 月 16 日。

体温正常，腹痛未作，能起床活动，食后胃部仍感不适，舌苔薄黄，质淡红，脉弦滑。后期注重调理脾胃，用药足量，巩固疗效。上方去牡丹皮、连翘、延胡索、当归、紫雪丹，茵陈继续减至 30g。水煎服，共 14 剂。

用药分析：患者腹痛已减，体温正常，后期当注重健脾和胃，故去牡丹皮、连翘、延胡索、紫雪丹等性寒之品，茵陈减量，以清热利湿，健脾和胃巩固疗效。

五、张琪

1. 学术观点

（1）病机认识：黄疸多由湿热郁结，肝失疏泄，内阻中焦，脾胃运化失常，郁而不达，邪无出路，瘀而发黄。肝脾不调，脾虚气滞，久则气血不足，导致黄疸迁延不愈。故肝旺乘脾，肝脾不和是主要病机。

（2）治法心得：黄疸以清热利湿为原则，热重者宜清化湿热，湿重者宜苦温化湿，兼表证者宜芳香宣化，用药分清主次。日久体虚者，治疗应养肝柔肝，补而不滞邪，通而不伤正；血瘀者，消补兼施，消而不伤。

2. 经典医案

李某，女，60 岁。

首诊：1987 年 6 月 24 日。

主诉：身目发黄伴腹胀 1 年，加重 1 周。

现病史：患者 1 年前出现身目发黄伴尿黄，诊断为慢性乙型肝炎、肝炎后肝硬化，出院后症状仍反复。1 周前上述症状加重，肌肤发黄，巩膜黄染，神疲乏力，胃脘胀满，恶心伴食欲减退，小便深黄，大便溏薄，舌质红，苔滑，脉濡数。肝功能：ALT 445U/L，AST 378U/L，TBIL 251μmol/L，DBIL 173μmol/L。彩超：肝弥漫性改变，少量腹水。

临证思路：患者老年女性，湿热蕴结，肝气不舒，导致肝失疏泄，胆汁外溢。湿热内阻脾胃，郁而不达，运化失常，则纳差腹胀。此为湿热阻滞，治疗应清热解毒、利湿退黄。

选方用药：茵陈 20g，蒲公英 20g，板蓝根 20g，金银花 30g，川黄连 10g，陈皮 15g，苍术 15g，砂仁 15g，藿香 15g，石菖蒲 15g，紫苏 15g，白豆蔻 15g，大腹皮 15g，五味子 15g，芦根 30g，甘草 15g。水煎服，共 14 剂。

用药分析：茵陈、蒲公英清热解毒，利湿退黄；金银花、板蓝根、川黄连清热解毒；陈皮、苍术、砂仁、白豆蔻化湿健脾开胃；藿香、石菖蒲、紫苏行气和胃，芳香化湿，醒脾开胃；五味子益气滋阴固涩；芦根、大腹皮利水消肿；甘草补脾益气，调和诸药。

二诊：1987 年 7 月 8 日。

食欲渐佳，乏力稍轻，仍腹胀满，大便溏，小便色黄，口苦口干。患者腹部胀满、大便溏，说明湿重于热，治疗以利湿清热温脾为主。

选方用药：白术 20g，茯苓 15g，猪苓 15g，泽泻 15g，桂枝 15g，炮姜 10g，大腹皮 15g，川厚朴 15g，茵陈 20g，蒲公英 20g，板蓝根 20g，虎杖 20g，金银花 30g，大青叶 20g，川黄连 10g，黄芪 20g，白豆蔻 15g，砂仁 15g。水煎服，共 14 剂。

用药分析：白术、茯苓、猪苓、泽泻利水消肿，消除胀满；桂枝、炮姜温中止痛止泻；茵陈、蒲公英、板蓝根、虎杖清热解毒退黄；金银花、大青叶清热解毒凉血；黄芪补益脾气，巩固中焦；白豆蔻、砂仁化湿开胃，温脾止泻。

三诊：1987 年 7 月 22 日。

面色及巩膜黄染明显减轻，腹胀大减，乏力减轻，大便成形不溏，食欲好转，舌苔薄，脉象缓。肝功能基本正常。湿热中阻，脾胃升降失调，肝失疏泄，木郁土壅。治疗宜疏肝健脾，清热利湿解毒。

选方用药：柴胡 20g，白芍 20g，枳实 15g，陈皮 15g，川黄连 10g，砂仁 15g，青皮 15g，黄芩 15g，川厚朴 15g，茵陈 50g，板蓝根 20g，虎杖 20g，大青叶 30g，猪苓 15g，泽泻 15g，白花蛇舌草 30g，五味子 15g，苍术 15g，甘草 15g。水煎服，共 14 剂。

用药分析：茵陈、虎杖、白花蛇舌草清热解毒，利湿退黄；大青叶、板蓝根、川黄连、黄芩清热解毒泻火；白芍柔肝止痛，敛阴养血；柴胡疏肝，枳实理气，协同白芍平肝气之横逆；和以甘草敛阴缓急；陈皮、枳实、川厚朴、青皮、苍术、砂仁行气健脾开胃；猪苓、泽泻利水消肿；五味子益气生津；甘草补脾益气，调和诸药。

四诊：1987 年 8 月 5 日。

精神佳，肌肤黄染已退，腹中稍痛，脉象缓而有力，舌红苔薄。腹中稍痛，考虑为清热解毒药伤及脾阳，故治以健脾温中，佐以利湿退黄。

选方用药：柴胡 20g，白芍 20g，陈皮 15g，公丁香 10g，干姜 10g，草豆蔻 15g，砂仁 15g，青皮 15g，黄芩 15g，川厚朴 15g，茵陈 50g，板蓝根 20g，虎杖 20g，猪苓 15g，泽泻 15g，五味子 15g，苍术 15g，甘草 15g。水煎服，共 7 剂。

用药分析：茵陈、虎杖、黄芩、板蓝根、虎杖清热解毒，利湿退黄；公丁香、干姜温中散寒，健运脾阳，治腹中之痛；草豆蔻燥湿行气，温中止泻；白芍敛阴柔肝止痛，柴胡疏肝理气；陈皮、川厚朴、青皮、苍术、砂仁行气健脾开胃；猪苓、泽泻利水渗湿；五味子、甘草益气。

（王宪波　时克）

参考文献

[1] 姜德友，韩洁茹. 黄疸病源流考 [J]. 中华中医药学刊，2009，27（1）：17.

[2] 田凤鸣，杨维福. 黄疸源流考略 [J]. 河北中医，1998，12（2）：48-49.

[3] 米鹏. 黄疸的中医辨证论治进展 [J]. 陕西中医，2015，36（6）：765.

[4] 单思，聂鹏，席惠芳，等. 中药治疗黄疸研究进展 [J]. 世界中医药，2016，11（11）：2486.

[5] 周仲瑛. 中医内科学 [M]. 北京：中国中医药出版社，2003.

[6] 王永炎. 今日中医内科 [M]. 北京：人民卫生出版社，1999.

[7] 刘成海. 黄疸诊疗指南 [J]. 中华中医药学会，2011，9（16）：119.

[8] 杨佼. 中医黄疸病因病机研究 [J]. 辽宁中医药大学学报，2010，12（10）：69.

[9] 余绍源. 浅议中医对黄疸病的认识及其辨治大法 [J]. 湖北中医杂志，2001，23（8）：15-16.

［10］曹思思. 黄疸的中医治疗进展［J］. 中国中医急症，2016，12（25）：2312.

［11］田德禄. 中医内科学［M］. 北京：人民卫生出版社，2002.

［12］李冀. 方剂学［M］. 北京：高等教育出版社，2014.

［13］张艳梅. 退黄熏洗方治疗新生儿病理性黄疸疗效观察［J］. 中医学报，2013，28（11）：1737.

［14］许畅，邓丹，谢琼. 中药熏洗疗法对黄疸患者皮肤瘙痒症状的改善效果［J］. 临床合理用药，2018，11（90）：124.

［15］杨薇，付修文. 古代针灸歌赋中治疗黄疸的穴位分析［J］. 继续医学教育，2018，32（10）：163.

［16］王广尧. 肝胆病诊治［M］. 长春：吉林科学技术出版社，2015.

［17］刘绍龙，孙静云，徐吉敏，等. 周仲瑛教授辨治黄疸六法经验［J］. 中医临床研究，2012，4（18）：64.

［18］唐蜀华，蒋卫民. "瘀热"病机理论的形成及临床意义——周仲瑛国医大师"瘀热"相关学术经验发微之一［J］. 江苏中医药，2014，46（4）：2-3.

［19］常占杰，宋春荣. 大国医经典医案诠解（病症篇）［M］. 北京：中国医药科技出版社，2016.

［20］陈卓建，刘凤斌. 邓铁涛软肝煎谈肝硬化中医药治疗［J］. 中国中医药信息杂志，2018，3（25）：119-120.

［21］沈元良. 名老中医话肝脏疾病［M］. 北京：金盾出版社，2011.

［22］周亚男. 刘渡舟治疗病毒性乙型肝炎的经验方［J］. 世界中医药，2011，6（5）：418.

［23］阎军堂，刘晓倩，赵宇明，等. 刘渡舟治疗肝炎后肝硬化证治经验［J］. 辽宁中杂志，2013，40（8）：1545-1546.

［24］阎军堂，刘晓倩，赵宇明，等. 刘渡舟教授论治乙型肝炎"四期、八大关系"［J］. 中国中医药学刊，2013，31（10）：2175-2176.

［25］尹国有. 国医大师内科验案精选240例［M］. 北京：人民军医出版社，2013.

［26］齐京. 从2例疑难黄疸的治疗体会关幼波治黄思想［J］. 北京中医，2006，25（2）：77-78.

［27］朱世增. 关幼波论肝病［M］. 上海：上海中医药大学出版社，2008.

［28］王新颖，齐京. 关幼波气血辨证学术思想探析［J］. 北京中医，2011，30（12）：899.

［29］田元祥. 内科疑难病名家验案1000例评析［M］. 北京：中国医药出版社，2005.

第十六节　胆胀

胆胀是指胆腑气郁，胆失通降所引起的以右胁胀痛为主要临床表现的一种疾病。其临床表现与西医学所称的慢性胆囊炎、慢性胆管炎、胆石症等相似。

【源流】

胆胀始见于《黄帝内经》。春秋战国时期《灵枢·胀论》载："胆胀者，胁下痛胀，口中苦，善太息。"不仅提出了病名，而且对症状描述也很准确。

东汉张仲景《伤寒论》中虽无胆胀之名，但其所论述的一些症状，如《伤寒论·辨太阳病脉证并治》中的"呕不止，心下急，郁郁微烦"，《伤寒论·辨少阳病脉证并治》中的"本太阳病，不解，转入少阳者，胁下硬满，干呕不能食，往来寒热"等都类似本病，并提出了辨治方药："柴胡证仍在，呕不止，心下急，郁郁微烦，与大柴胡汤下之则愈。""脉沉而紧，心下痛，按之石硬者，大陷胸汤主之。"该书中所立的大柴胡汤、大陷胸汤、茵陈蒿汤等皆为临床治疗胆胀的有效方剂。

至明代，秦景明《症因脉治》言："胆胀者，柴胡疏肝饮。"

后清代魏之琇《柳洲医话》所创的一贯煎也属临床治疗胆胀习用的效方；叶天士《临证指南医案》首载胆胀医案，为后世临床辨证治疗积累了经验。但多数医家将胆胀放入胁痛中一并论述，因此清代的临床医籍中很少出现胆胀病名。

近年来，在辨证治疗胆胀方面取得了不少经验，同时也在古方的基础上创建了一些有效方剂，既往多主张用外科手术治疗的病例，现在也可用中医药综合治疗取得成功。

综上所述，胆胀病名首见于《黄帝内经》，并描述了其症状特点。至东汉、明清，诸多医案记载了临床治疗胆胀的有效方剂。

【病因病机】

一、致病因素

1. 实证

（1）饮食不节：过食油腻、生冷、甘咸之品，嗜酒过量或饥饱失调，伤及脾胃，脾胃运化失司，食湿内郁则土壅木郁，肝胆失于疏泄，胆失通降，胆汁内结不畅而致胆腑壅胀。

（2）情志所伤：怒为肝志，过怒伤肝，忧思则气聚气结，肝郁脾损；或恐惧不除，久则伤胆，均可使肝胆疏泄失职，经络不畅，胆汁淤结而致胆腑壅胀。

（3）外感湿邪：外邪或由皮毛、肌腠而入，或由口鼻而入，或借饮食内犯，直趋中道，潜入募原，横犯肝胆，寒湿凝滞，肝胆气血经脉失畅而发为胆胀。其他外邪亦可诱发或加重本病。

（4）胆石侵袭：因饮食偏嗜，忧思暴怒，外感湿热，胆石等原因导致胆腑气机郁滞，或郁而化火，胆液失于通降。

2. 虚证

久病体虚：日久不愈，反复发作，邪伤正气，正气日虚；加之邪恋不去，痰浊湿热，损伤脾胃，脾胃生化不足，正气愈虚，最后可致肝肾阴虚或脾肾阳虚的正虚邪实之候。

二、病机

胆胀病位在肝、胆，与脾、胃关系密切，后期可病损及肾。基本病机为肝胆疏泄失司，胆腑气机通降失常。总的趋势是始则病气，继则病血，由肝、胆及脾、胃，进而及肾，终致肝、脾、肾俱虚。一般发病可急可缓。病经者，起病较急；病腑者，发病缓慢，但病程较长。往往先病其经，病程较短；后病及腑，病程久而易反复发作。

病性多实，以气滞为主。常可兼湿、热、痰、瘀。"病程久者，常虚实夹杂。"

【辨治思路】

一、病机辨识

本病多见肝胆气郁、肝胆湿热、气滞血瘀、胆热脾寒、阴虚郁滞、肝郁脾虚等证。临证当首辨虚实，其次辨脏腑。

1. 首辨虚实

属实者，多由气滞、湿热、瘀血、胆石所致；属虚者，多因日久，病邪伤正所致。临床上多见初起属实，日久虚实夹杂。

2. 其次辨脏腑

若见忧思暴怒，情志不遂，肝脏疏泄失常，累及胆腑，气机郁滞；或郁而化火，胆液通达降泄失常，郁滞于胆，则为肝胆气郁证；饮食偏嗜，过食肥甘厚腻，久则生湿蕴热，或邪热外袭，或感受湿邪化热，或湿热内侵，蕴结胆腑，气机郁滞，胆液通降失常而为之郁滞，则为肝胆湿热证；气滞、瘀血导致胆腑气郁，胆液失于通降，则为气滞血瘀之证；湿热内侵，蕴结胆腑，气机郁滞，胆液通降失常，胆腑郁热，则为胆热脾寒证；胆腑气机郁滞，胆液失于通降，阳乃温煦之气，阳虚则寒，阻遏阳气，阳虚无力推动，四肢失于温煦，则为肝郁脾虚之证；胆腑气机郁滞，或郁而化火，胆液失于通降，正虚劳损，阴虚火旺，煎灼津液，阴液亏损，肝失濡润，阴不制阳，虚热内扰，则为肝阴不足之证。

二、症状识辨

右胁胀满或胀痛，善太息，属气滞；右胁灼痛，口苦口臭，小便黄赤，舌红苔黄腻，属气滞化热；口吐痰涎，胸膈满闷，形体肥胖，属气滞痰阻；右胁胀痛，脘痞腹胀，舌苔白腻，属气滞脾困湿阻；右胁刺痛，痛处固定，舌质紫黯，属气滞血瘀；右胁隐痛，头晕目眩，腰膝酸软，舌红少苔，属阴虚；畏寒肢冷，神疲气短，大便溏薄，舌淡苔白，属阳虚。右胁痛胀，口苦，善太息，病在肝胆；脘腹胀满，食少纳呆，脘闷泛痰，大便失常，病及脾胃；头晕目眩，腰酸耳鸣，盗汗，咽燥口干，病损及肾。

三、治疗原则

胆胀的治疗原则为疏肝利胆，和降通腑。临床当据虚实而施治：实证宜疏肝利胆通腑。根据病情的不同，分别合用理气、化瘀、清热、利湿、排石等法。虚证宜补中疏通。根据虚损的差异，合用滋阴或益气温阳等法，以扶正祛邪。

【辨证论治】

一、肝胆气郁证

症状表现：右胁胀痛，心烦易怒，厌油腻，时有恶心，饭后呕吐，脘腹满闷，嗳气，舌质淡红，舌苔薄白或腻，脉弦大。

病机分析：胆腑气郁，忧思暴怒，情志不遂，肝脏疏泄失常，累及胆腑，气机郁滞；或郁而化火，胆液通达降泄失常，郁滞于胆，故见右胁胀满疼痛、痛引右肩、遇怒加重；两胁为肝经循行之处，肝郁不舒，故见胸闷、善太息；中焦气机不利，胃失和降，故脘胀、嗳气频作；胃火炽盛则吞酸嗳腐；苔白或腻，脉象弦大，乃肝胆气郁之象。

治疗方法：疏肝利胆，理气解郁。

代表方药：柴胡疏肝散（《景岳全书》）加减。柴胡9g，白芍9g，川芎9g，枳壳12g，陈皮9g，郁金6g，木香6g。

随症加减：若大便干结，加大黄、槟榔泄热通便；腹部胀满，加厚朴、草豆蔻理气消胀；口苦心烦，加黄芩、栀子清热泻火；嗳气、呕吐，加代赭石、炒莱菔子降气止呕；伴胆石，加鸡内金、金钱草、海金沙利胆化石。

二、肝胆湿热证

症状表现：胁肋胀痛，晨起口苦，口干欲饮，身目发黄，身重困倦，脘腹胀满，咽喉干涩，小便短黄，大便不爽或秘结，舌质红，苔黄或厚腻，脉弦滑数。

病机分析：外感湿热，导致胆腑气机郁滞，胆液失于通降，故见右胁胀满疼痛；两胁为肝经循行之处，肝郁不舒，故见胸闷；中焦气机不利，胃失和降，故纳呆、恶心呕吐；肝火上炎则口苦心烦；舌红苔黄腻，脉弦滑数，乃肝胆湿热之象。

治疗方法：清热利湿，利胆通腑。

代表方药：茵陈蒿汤（《伤寒论》）加减。茵陈9g，栀子9g，大黄6g，柴胡9g，黄芩6g，半夏6g，郁金9g。

随症加减：胆石者，加鸡内金、金钱草、海金沙利胆排石；小便黄赤者，加滑石、车前子、白通草利湿通淋；食少纳呆，苔白厚腻者，去大黄、栀子，加茯苓、白蔻仁、砂仁利湿醒脾；若痛势较剧，或持续性疼痛阵发性加剧，往来寒热者，加黄连、金银花、蒲公英，重用大黄清热解毒、下气止痛。

三、气滞血瘀证

症状表现：右胁胀痛或刺痛较剧，痛有定处而拒按，胸部满闷，善太息，面色晦黯，口干口苦，舌质紫黯或舌边有瘀斑，脉弦细涩。

病机分析：气滞、血瘀导致胆腑气郁，胆液失于通降，故见右胁刺痛较剧、痛有定处而拒按；肝火上炎则口干口苦；舌紫黯、边有瘀斑，脉弦细涩，乃气滞血瘀之象。

治疗方法：理气活血，利胆止痛。

代表方药：四逆散（《伤寒论》）合失笑散（《重修政和经史证类备用本草》）加减。柴胡6g，枳实6g，白芍9g，甘草3g，蒲黄6g，五灵脂6g，郁金6g，延胡索6g。

随症加减：口苦心烦者，加龙胆草、黄芩清热泻火；脘腹胀甚者，加厚朴、木香理气消胀；面色无华，头晕气短者，加黄芪、当归益气补血；恶心呕吐者，加半夏、竹茹降逆止呕。

四、胆热脾寒证

症状表现：右胁胀痛，恶寒喜暖，口干不欲饮，晨起口苦，恶心欲呕，腹部胀满，大便溏泄，肢体疼痛，遇寒加重，舌质淡红，苔薄白腻，脉弦滑。

病机分析：湿热内侵，蕴结胆腑，气机郁滞，胆液通降失常，胆腑郁热则右胁胀痛；郁而化热，脾虚，故见口干不欲饮；舌质淡红，苔薄白腻，脉弦滑，乃胆热脾寒之象。

治疗方法：疏利肝胆，温脾通阳。

代表方药：柴胡桂枝干姜汤（《伤寒论》）加减。柴胡9g，桂枝9g，干姜6g，栝楼根12g，黄芩9g，牡蛎15g，炙甘草3g。

随症加减：腹痛较甚者，加川楝子、延胡索理气止痛；久泻，完谷不化者，加补骨脂、赤石脂温阳止泻；恶心呕吐甚者，加姜半夏、姜竹茹降逆止呕。

五、肝郁脾虚证

症状表现：右胁隐隐胀痛，时作时止，脘腹胀痛，呕吐清涎，畏寒肢凉，神疲乏力，气短懒言，舌淡苔白，脉弦弱无力。

病机分析：胆腑气机郁滞，胆液失于通降，右胁隐隐胀痛；阳乃温煦之气，阳虚则寒，阻遏阳气，则恶寒；阳虚无力推动，四肢失于温煦，故见肢凉；积饮逆满，故呕吐清涎；阳主动，阳虚，故见神疲乏力、气短懒言；舌淡苔白，脉弦弱无力，乃肝郁脾虚之象。

治疗方法：疏肝健脾，柔肝利胆。

代表方药：逍遥散（《太平惠民和剂局方》）加味。柴胡12g，当归12g，白芍12g，白术9g，茯苓15g，炙甘草3g，煨姜3g。

随症加减：腹中冷痛者，加吴茱萸、乌药散寒止痛；急躁易怒者，加香附、钩藤疏肝解郁；腹胀明显者，加郁金、石菖蒲理气消胀；胆石者，加金钱草、鸡内金利胆化石。

六、阴虚郁滞证

症状表现：右胁隐隐作痛，或略有灼热感，口燥咽干，急躁易怒，胸中烦热，头晕目眩，午后低热，舌红少苔，脉细数。

病机分析：胆腑气机郁滞，或郁而化火，胆液失于通降，正虚劳损，故右胁隐隐作痛；阴虚火旺，煎灼津液，故口燥咽干；阴液亏损，肝失濡润，阴不制阳，虚热内扰，故急躁易怒、胸中烦热、头晕目眩、午后低热；舌红少苔，脉细数，乃肝阴不足之象。

治疗方法：滋阴清热，疏肝利胆。

代表方药：一贯煎（《续名医类案》）加减。生地黄 15g，北沙参 15g，麦冬 15g，当归身 12g，枸杞子 12g，川楝子 6g。

随症加减：心烦失眠者，加柏子仁、酸枣仁安神助眠；兼灼痛者，加白芍、甘草理气止痛；急躁易怒者，加栀子、青皮、珍珠母清泻肝火；胀痛者，加佛手、香橼理气消胀。

【其他疗法】

一、中成药

1. 利胆排石片

药物组成：金钱草、茵陈、黄芩、木香、郁金、大黄、槟榔、炒枳实、芒硝、厚朴（姜炙）。

功能主治：清热利湿，利胆排石。用于湿热蕴毒，腑气不通所致的胁肋胀痛、发热、尿黄、大便不通；以及胆囊炎、胆石症见上述证候者。

用法用量：一次 4~6 片，一日 2 次。

2. 胆宁片

药物组成：大黄、虎杖、青皮、白茅根、陈皮、郁金、山楂。

功能主治：用于肝郁气滞，湿热未清所致的右上腹隐隐作痛、食入作胀、胃纳不香、嗳气、便秘；以及慢性胆囊炎见上述证候者。

用法用量：一次 5 片，一日 3 次，饭前口服。

3. 金胆片

药物组成：龙胆、金钱草、虎杖、猪胆膏。

功能主治：利胆消炎。用于急慢性胆囊炎、胆石症以及胆道感染者。

用法用量：一次 5 片，一日 2~3 次，口服。

二、单方验方

1. 单方

四川大金钱草 60g。一日 1 剂，水煎服。用于肝胆湿热引起的胁痛者。

2. 验方

（1）欧阳锜方：郁金 12g，鸡内金 6g，半边莲 15g，石韦 15g，海金沙 15g。将上药粉碎过 100 目以上，做成散剂。每午、晚餐后，温开水送服 3g。用于慢性胆囊炎、胆石症者。

（2）李昌源方：金钱草 20g，海金沙（布包）10g，郁金 20g，鸡内金 20g，川楝子 15g。一日 1 剂，水煎服。用于结石性胆囊炎者。

（3）董建华方：川楝子 9g，延胡索 9g，丹参 12g，赤芍 6g，白芍 9g，郁金 6g，柴胡 9g，枳壳 12g。顽固性腹痛者加蒲黄 6g、炒五灵脂 9g；血瘀甚者加桃仁 9g、莪术 9g。一日 1 剂，水煎服。功能活血通络，利胆止痛。用于胆囊炎瘀血阻滞者。

（4）赵绍琴方：当归 10g，白芍 10g，木瓜 10g，香附 10g，墨旱莲 10g，女贞子 10g，生牡蛎 20g，竹姜黄 6g。一日 1 剂，水煎服。功能养肝柔肝，用于胆囊炎（肝阴不足）者。

（5）张志远方：柴胡 15g，黄芩 12g，威灵仙 30g，苦参 15g，郁金 18g，白芍 30g，木香 12g，白花蛇舌草 30g，大黄 6g，枳实 15g，半夏 12g，甘草 9g。一日 1 剂，水煎服。用于急慢性胆囊炎者。

三、外治疗法

1. 推拿

选取胁脘部穴位和肝、胆、胰、膈、心等背俞穴进行手法推拿按摩。

2. 膏药

取金钱草、白芷、青皮、虎杖各 30g，郁金香、乳香、血竭各 20g，大黄、芒硝各 60g，冰片 10g，研为细末，装瓶备用。取 60g，加蜂蜜调糊，外敷胆囊投影区及神阙穴，每晚睡前 1 次，次日晨取下，5 日为 1 个疗程。

3. 熏洗

金钱草 30g，郁金 30g 用开水浸泡，待水温后，将双足浸入药液中，一次 20 分钟，一日 2 次。

4. 足疗

选取足部肝、胆、脾、胃、十二指肠、肾等反射区，以中度手法刺激以上反射区各 3~5 分钟，一日 1 次，一次 20~30 分钟。

四、针刺疗法

1. 体针

（1）气滞证：取胆俞、中脘、支沟、阳陵泉等穴。针得气后，用提插捻转泻法，留针 30 分钟，一日 1 次。

（2）湿热证：取胆俞、章门、至阳、阳陵泉等穴。热偏重加曲池，湿偏重加阴陵泉。针刺得气后，用提插捻转泻法，热重者留针 5~10 分钟，湿重者留针 20~30 分钟，一日 1~2 次。

2. 耳针

主穴神门、胰胆、肝、背，配穴交感、内分泌、十二指肠、脾。以主穴为主，选配穴 1~2 个。操作手法：重刺激，留针 30~60 分钟，其间间断刺激。

3. 穴位注射

取穴胆俞、足三里、中脘、胆囊穴。每次从中选 2 穴，注射 2% 当归注射液、红花注射液，每穴注入 0.5mL，或用注射用水注射阿是穴，一日 1~2 次。

五、药膳疗法

1. 公英茵陈粥

将鲜蒲公英 60g 切碎与茵陈 15g 加水煎后取汁，与粳米一起煮粥食用。用于黄疸正盛者。

2. 藿香芦根饮

鲜芦根1尺，鲜藿香10g。水煎取汁，当茶饮。用于病后湿热未尽或黄疸未消退者。

3. 茯苓赤豆粥

先将赤豆50g，薏苡仁100g，熬粥；再加入白茯苓（粉末）20g，文火煮后加糖食用。用于病后脾胃虚弱者。

4. 山药桂圆粥

先将生山药100g去皮切片，与桂圆15g，荔枝肉3~5个，五味子3g同煮成粥，加入白糖食用。用于病后阴伤，调补肝肾者。

5. 三汁饮

将麦冬10g，生地黄15g，藕200g一并入锅煎煮40分钟，取汁顿服。用于热病伤阴者的调养。

【预防调护】

一、饮食注意

饮食宜清淡为主，多食蔬菜、水果，如萝卜、苦瓜、佛手、苹果等，有利于利胆祛湿。切忌暴饮暴食及食用膏粱厚味，勿酗酒、贪凉、饮冷。注意保暖。

二、生活注意

积极治疗胁痛、黄疸等肝胆疾病及虫病，疗程要足，除邪务尽；病证治愈后，要注重调摄，皆为预防胆胀的重要措施。调摄包括调养心神，保持恬静愉快的心理状态；调节劳逸，做到动静适宜，以使气血流通。

【名医经验】

一、何任

1. 学术观点

（1）病机认识：何氏从成无己、柯韵伯、王旭高、汪讱庵诸家之说得到启示，认为胆囊炎之病证多为寒热错杂，阴阳失其升降。

（2）治法心得：虽可以小柴胡汤解少阳，但是和表里之方，不若用黄连汤从和上下、升降阴阳更为恰当。遇慢性胆囊炎，或伴胆石症，见胸中有热，胃中有邪气，胁腹痛，欲呕者，即用黄连汤为首选方。黄连汤组成：黄连、甘草、炮干姜、桂枝、人参、半夏、大枣。按：此方属太阳阳明药，深得其升降阴阳、寒热并投、上下兼治之意，用以治慢性胆囊炎寒热错杂证，为较理想之方剂。

2. 经典医案

医案一 陈某，男，38岁，1981年4月初诊。

主诉：右胁及脘部疼痛间作 3 个月。

现病史：右胁及脘部疼痛，时发时好，已历多日，胸部闷滞、略有热灼感，泛泛欲吐，饮食减少，大便溏烂，苔腻，脉弦。经 B 超示胆囊大，诊断为慢性胆囊炎。

临证思路：本案均根据《伤寒论》用黄连汤之指征，首辨其上热下寒，腹痛与呕吐。因阳气内郁胸中，胃有邪气，致升降失司，胃不得降，胸中有热而欲呕吐；脾不得升，则中焦有寒而腹中痛，邪气阻滞于中，寒热分踞上下，故投本方，以升降阴阳，效果显然。

选方用药：黄连 5g，党参 9g，炙甘草 6g，桂枝 6g，姜半夏 9g，干姜 6g，大枣 12 枚，水煎服，共 7 剂，早晚分服。

用药分析：方中黄连苦寒，上清胸中之热；干姜、桂枝辛温，下散胃中之寒。两者合用，辛开苦降，寒热并投，上下并治，以复中焦升降之职。更以半夏和胃降逆，党参、甘草、大枣益胃和中。合而用之，能使寒散热消，中焦得和，阴阳升降，达平调寒热、和胃降逆之效。

医案二 魏某，女，54 岁，1982 年 7 月初诊。

主诉：胁痛半年余。

现病史：素有胸闷胁痛，曾住院治疗。B 超诊断为胆囊炎伴胆石症。近周来胃部疼痛，厌食油腻，恶心欲吐，曾吐苦味绿色水，大便较稀、次多，舌苔厚腻，脉弦。

临证思路：本案均根据《伤寒论》用黄连汤之指征，首辨其上热下寒之腹痛与呕吐。因阳气内郁胸中，胃有邪气，致升降失司，胃不得降，胸中有热而欲呕吐；脾不得升，则中焦有寒而腹中痛。邪气阻滞于中，寒热分踞上下，故投本方，以升降阴阳，效果显然。

选方用药：黄连 6g，姜半夏 9g，炙甘草 6g，干姜 6g，桂枝 9g，太子参 12g，姜竹茹 12g，大枣 12 枚。水煎服，共 7 剂，早晚分服。

用药分析：方中黄连苦寒，清泄少阳，上清胸中之热；干姜、桂枝辛温，下散胃中之寒。两者合用，辛开苦降，寒热并投，上下并治，以复中焦升降之职。更以半夏和胃降逆，竹茹和胃止呕，太子参、甘草、大枣益胃和中。合而用之，能达寒散热消，中焦得和，和胃降逆之效，肝疏利，气血畅，故诸症均消，疗效颇佳。

（王晓素　秦艺文）

参考文献

[1] 邱德文，沙凤桐，熊兴平. 中国名老中医药专家经验集 [M]. 北京：中国中医药出版社，1996.

[2] 孔立，魏秀元. 胆囊炎胆石症单验方大全 [M]. 北京：中国中医药出版社，1998.

[3] 郑国庆，林道友. 张志远应用风药治疗肝胆病经验 [J]. 辽宁中医杂志，1999 (2)：199.

[4] 何任. 何任临床经验辑要 [M]. 北京：中国医药科技出版社，1998.

[5] 高上林. 柴胡利胆汤 [N]. 中国中医药报，1998 – 7 – 13.

[6] 邓铁涛. 邓铁涛医集 [M]. 北京：人民卫生出版社，1995.

[7] 张学林.朱培庭教授治疗慢性胆道感染、胆石症的经验 [J].新中医，1999（3）：9.

[8] 江山，陈新.手法止痛治疗胆系外科急腹痛61例 [J].福建中医药，1996（3）：38.

[9] 王伯祥.中医肝胆病学 [M].北京：中国医药科技出版社，1993.

[10] 韦大文，吴明轩.中国药膳良方 [M].北京：中国中医药出版社，1995.

第十七节　积聚

积聚又称"癥瘕"，是由于正气亏虚，脏腑失和，气滞、血瘀、痰浊蕴结腹内而成，以腹内结块或胀或痛为主要临床特征的一类疾病。在西医学中，主要包括腹部肿瘤、肝脾肿大、增生性肠结核、不完全性肠梗阻等病。

【源流】

积聚之名，首见于《灵枢·五变》，曰："皮肤薄而不泽，肉不坚而淖泽，如此则肠胃恶，恶则邪气留止，积聚乃伤。"《黄帝内经》中记载的，诸如"肥气""伏梁""痞气""息贲""奔豚"等病名，皆属积聚范畴。《灵枢·百病始生》云："积之始生，得寒乃生……卒然外中于寒，若内伤于忧怒，则气上逆，气上逆则六输不通，温气不行，凝血蕴里而不散，津液涩渗，着而不去，而积皆成矣。"认为积聚的病因主要是寒邪外侵及内伤忧怒，以致气机逆乱，血气稽留，津液涩渗，着而不去。治法上，《素问·至真要大论》提出了"坚者削之""结者散之，留者攻之"等原则，至今仍有较大意义。

《难经·五十五难》将五脏之积做了具体描述，曰："肝之积名曰肥气，在左胁下，如覆杯，有头足。久不愈，令人发咳逆、痎疟，连岁不已……心之积名曰伏梁，起脐上，大如臂，上至心下……脾之积名曰痞气，在胃脘，覆大如盘。久不愈，令人四肢不收，发黄疸，饮食不为肌肤……肺之积名曰息贲。在右胁下，覆大如杯。久不已，令人洒淅寒热，喘咳，发肺壅……肾之积名曰奔豚，发于少腹，上至心下，若豚状，或上或下无时。"并且指出积者，病在五脏；聚者，病在六腑。"积者，阴气也，其始发有常处，其痛不离其部，上下有所终始，左右有所穷处；聚者，阳气也，其始发无根本，上下无所留止，其痛无常处，谓之聚。"这已成为后世医家区别积聚的主要依据。

汉代张仲景在《金匮要略·疟病脉证并治第四》篇中将疟后形成的积块（疟母）称为"癥瘕"。书中所记载的用于治疗积聚的鳖甲煎丸、大黄䗪虫丸，至今仍为治疗积聚的常用方剂。此外，隋代巢元方在《诸病源候论·癥瘕病诸候》中也提到"癥瘕"，指出"其病不动者，直名为癥……瘕者，假也，谓之虚假可动也"，并首创虚劳致积之说，曰："虚劳之人，阴阳伤损，血气凝涩，不能宣通经络，故积聚于内也。"

宋代《圣济总录》详细论述了积聚、癥瘕、癖块的特点及相互关系，指出："癥瘕癖结者，积聚之异名也，症状不一，原因病本大略相类……癥者为隐见于腹内，按其形征可验也；瘕者为瘕聚，推之流移不定也；癖者，僻侧在胁肋；结者，沉伏结于里。"提出总的治疗原则为"使气血流通，则病可愈也"。

元代朱震亨《丹溪心法·积聚痞块》曰："块乃有形之物也，痰与食积死血而成也。"在治疗上重在逐瘀，以除死血，辅以化痰健脾，尤其对邪实正虚之证，主张治疗应以扶正为本，先补而后斟酌攻之。提出"块去必用大补""凡积病不可用下药，徒损真气，病亦不去，当用消积药"等治疗原则。

明代张介宾《景岳全书·杂证谟》曰："凡无形之聚，其散尽；有形之积，其破难。"提出积聚治疗四法"曰攻、曰消、曰散、曰补"，并创制了化癥丸、理阴煎等方。李中梓在《医宗必读·必读》中将攻补两法与积聚初、中、末三个阶段有机结合起来，至今对临床仍有指导意义。

清代林珮琴在《类证治裁·积聚论治》认为，积聚之证"初为气结在经，久则血伤入络"，治当酌情运用化瘀、通络搜逐、补正之法。吴谦在《医宗金鉴·积聚治法》中指出："积聚宜攻，然胃强能食，始可用攻，若攻虚人，须兼补药，或一攻三补，或五补一攻，邪去而不伤正，养正而不助邪，则邪正相安也……胃弱食少，大便溏泻，不堪攻矣。"提出以胃气强弱作为攻补取舍的标准，对于积证末期的治疗，具有重要意义。

【病因病机】

一、致病因素

积聚的发生，多因情志失调、饮食所伤、外邪侵袭，以及他病之后，肝脾受损，脏腑功能失调导致气机不畅，痰湿凝滞或瘀血内积。《景岳全书·积聚》云："积聚之病，凡饮食、血气风寒之属，皆能致之。"

1. 实证

（1）聚证：

①情志失调：因气机阻滞，痰气交阻，食滞痰阻等以气滞为主者，多成聚证。情志为病，七情失和，肝失疏泄，肝气不畅，脏腑失和，使气机阻滞或逆乱，聚而不散。

②饮食所伤：酒食不节，饥饱失宜；或肆食生冷，脾胃受损，运化失健，湿浊凝聚成痰。

③外邪侵袭：与虫积、气滞相合，阻于中焦，则成聚证。

（2）积证：

①病理因素：因气滞血瘀、痰瘀互结等以血瘀为主者，多成积证。气滞不能帅血畅行，以致瘀血内停，脉络受阻，结而成块。

②外邪侵袭：寒、湿、热等多种外邪及邪毒侵袭人体，稽留不去，均可导致受病脏腑失和，气血运行不畅，痰浊内生，气滞血瘀痰凝，日久形成积证。

2. 虚证

积聚病因，多见由其他疾病经久不愈，由虚致瘀；或失治、误治，以致邪踞不去，脏腑失和，气血不畅，气、痰、瘀互结，日久而成。如或久疟不愈，湿痰凝滞，脉络痹阻；或久泻久利之后，脾气虚弱，营血运行涩滞等，皆可导致积聚的形成。此外，积聚的形成与演变均与人体正气的强弱密切相关，如《活法机要》云："壮人无积，虚人则有之。"

二、病机

聚证病理因素以气滞为主，病位在胃、肠，涉及肝、脾。基本病机为肝藏血，主疏泄，能调气机；脾统血，主运化，为气机升降之枢纽。人之一身气血运行，与肝、脾功能密切相关。如肝失疏泄，气不畅达，血失所藏，则气滞气逆而成聚证；脾失健运，气机升降失度，痰湿凝聚，血停滞涩，成为积聚。而胃肠腐熟传化功能失调，引起腑气不通，既可聚而为患，又致伤脾而使积聚加重。其病理性质多邪实，因肝脾胃肠功能失调，气滞痰阻食积，病邪时聚时散，故结块聚散无常，痛无定处，而正虚不显。

积证病理因素以血瘀为主，其病位在肝、脾，涉及胃、肠。《儒门事亲》云："盖五积者，因受胜己之邪，而传于己之所胜。适当旺时，拒而不受，复还于胜己者。胜己者不肯受，因留结为积。"聚证日久，气滞血停，瘀血阻于脉络亦成积证。其病理性质，初起因气滞、血瘀、痰凝，邪气壅实，正气未虚，病多属实；日久病势较深，邪留不去，正气耗伤，可转为虚实夹杂之证；病至后期，气血衰少，体质羸弱，病邪痼结，则往往以正虚为主。

此外，正气的强弱与本病的形成关系亦甚为密切。形体壮实，正气充盛，气血流畅之人不致郁滞为患，则积聚不易发生；形体虚弱，正气不足，气血亏虚之人，其气血运行迟缓，一旦邪犯，则气血郁滞，转而发生积聚。积聚既成，正气尚盛之体，郁滞可随气血流畅而散，病可向愈；虚弱之躯，往往气血运行更加迟缓，病益趋盛，或积聚日久，耗伤正气，相互为害，致正气益虚，病邪日甚。

【辨治思路】

一、病机辨识

本病有外感内伤等诸多因素，其间又往往交错夹杂，最终影响气血津液运行，导致气机阻滞，血瘀内结，阻于腹中，形成积聚。积与聚病机证候有所区别：因气机阻滞、痰气交阻、食滞痰阻等以气滞为主者，多聚而成瘕，发为聚证，病在气分，多属于腑，病机以气机阻滞为主；因气滞血瘀、脉络阻塞等以血瘀为主者，多结而成癥，发为积证，病在血分，多属于脏，病机以瘀血内结为主。由此可见，气机阻滞、瘀血内结是积聚的主要病机。气滞可使血瘀，血瘀亦可阻滞气机，两者互为因果，相互戕害，以致本病日益为甚。

二、症状识辨

1. 聚证

聚证以腹中气聚，聚时结块，散则无形，聚散无常，攻窜胀痛为主要临床特征。

发作时，常表现为实证，以胀为主，痛无定处，时作时止，反复发作，常出现倦怠乏力、纳呆等脾胃虚弱的症状。

2. 积证

积证以腹内积块，固定不移，触之有形为主要临床特征。发作时，以痛为主，夜间痛甚，痛有定处。发病大多有一个逐渐形成的过程，在积块出现之前，常兼有恶心、呕吐、腹胀、倦怠乏力等正气亏虚的表现，虚损症状尤以疾病后期更为突出。病程较长，病情一般较重。

三、治疗原则

聚证多实，病在气分，重在调气，治疗以行气散结为主。积证治疗，宜分初、中、末三个阶段：初期属邪实，应以消散为主；中期邪实正虚，予以消补兼施；后期以正虚为主，应予扶正消积。《医宗必读·积聚》说："初者，病邪初起，正气尚强，邪气尚浅，则任受攻；中者，受病渐久，邪气较深，正气较弱，任受且攻且补；末者，病魔经久，邪气侵凌，正气消残，则任受补。"

【辨证论治】

一、聚证

1. 肝郁气滞证

症状表现：腹中结块柔软，攻窜胀痛，时聚时散，脘胁胀闷不适，症状常随情绪波动而起伏，舌质淡，苔薄，脉弦。

病机分析：七情失和，肝失疏泄，气机阻滞，致腹中气聚，攻窜胀痛；肝气乘脾，故见脘胁不适、脉弦。

治疗方法：疏肝解郁，行气散结。

代表方药：逍遥散（《太平惠民和剂局方》）。柴胡 10g，当归 10g，白芍 15g，白术 15g，茯苓 15g，薄荷（后下）6g，炙甘草 10g，烧生姜 3 片。

随症加减：脘腹冷痛，困倦嗜睡者，可加肉桂、高良姜温中止痛；若伴见腹胀，可加木香、醋香附、槟榔、厚朴、枳壳、青皮等理气消胀；烦躁易怒，呕吐吞酸者，可加黄连、吴茱萸清肝泄热；肌肤甲错，疼痛固定刺痛者，加延胡索、郁金活血化瘀。

2. 食滞痰阻证

症状表现：腹胀或痛，腹部时有条索状肿物隆起，按之胀痛更甚；纳呆，便秘或便溏臭秽。舌苔腻，脉弦滑。

病机分析：本证多因食滞、虫积等原因影响脾胃运化功能，水谷精微不归正化，为痰为湿，阻滞中焦，影响气机升降，腑气不通，清气不升，浊气不降，故见腹部或胀或痛、纳呆、苔腻、脉弦；痰浊交阻，气聚不散，结而成块，腹部可扪及局部隆起。

治疗方法：理气化痰，导滞通腑。

代表方药：六磨汤（《世医得效方》）。沉香（后下）5g，木香10g，乌药10g，枳壳10g，大槟榔10g，大黄10g。

随症加减：脘腹胀满，胸闷呕恶，嗳腐吞酸，可加山楂、六神曲健脾消食；痰浊中阻，呕恶苔腻者，加半夏、陈皮化痰降逆；倦怠乏力，便溏纳差者，加党参、白术、薏苡仁益气健脾；腹部可触及条索状虫团者，加雷丸、使君子驱虫。

二、积证

1. 气滞血阻证

症状表现：腹部积块质软不坚，固定不移，胀痛并见，舌质黯，苔薄，脉弦。

病机分析：喜怒不节，忧思难解，肝失条达，气滞日久，血行不畅，阻于脉络；或因外感寒邪，寒性收引，日久血脉凝滞；或内伤饮食，食滞胃脘，影响中焦气机，导致血运不畅，脉络不和，积而成块。因瘀血阻滞，结为有形之块，故推之不移、痛处固定。

治疗方法：理气活血，通络消积。

代表方药：大七气汤（《女科百问》）。三棱10g，莪术10g，青皮10g，陈皮10g，香附10g，桔梗10g，藿香10g，肉桂10g，益智仁15g，炙甘草10g。

随症加减：脘腹冷痛，畏寒喜温者，加吴茱萸、当归温中止痛；烦热口干者，加黄芩、赤芍、牡丹皮、栀子凉血清热。

2. 瘀血内结证

症状表现：腹部积块明显，质地较硬，隐痛或刺痛，固定不移；形体消瘦，纳呆，倦怠乏力；面色晦黯黧黑，面颈胸臂或有血痣赤缕，女子可见月事不下。舌质紫黯或有瘀斑瘀点，脉细涩等。

病机分析：瘀血日久，内结于腹，阻于脉络，可见积块坚硬不移、隐痛或刺痛；瘀结成块，正气渐损，脾失健运，故见形体消瘦；面色晦黯，舌质紫黯或有瘀点瘀斑，脉细涩，均为瘀血内结之象。

治疗方法：祛瘀软坚，消癥止痛。

代表方药：膈下逐瘀汤（《医林改错》）。红花10g，桃仁10g，当归10g，川芎10g，赤芍10g，牡丹皮10g，五灵脂10g，香附10g，乌药10g，枳壳10g，延胡索5g，甘草10g。

随症加减：腹胀纳少，倦怠乏力者，可加黄芪、人参、白术、茯苓攻补兼施；若气虚不能摄血，出现齿衄、鼻衄、紫斑，则慎用破血攻逐之品，可加三七、白及、阿胶、仙鹤草等益气摄血止血。

3. 正虚瘀阻证

症状表现：久病体弱，积块坚硬，隐痛或剧痛；饮食大减，消瘦形脱，神疲倦怠，面色萎黄或黧黑，甚则面肢浮肿，或有出血。舌质淡紫，舌光无苔，脉细数或弦细。

病机分析：气滞血瘀，积块日久不消，病程迁延，损伤正气，导致脾胃之气大伤，故见饮食大减、肌肉消瘦；气血生化乏源，脏腑亏虚，故神疲倦怠。

治疗方法：补益气血，活血化瘀。

代表方药：八珍汤（《瑞竹堂经验方》）合化积丸（《丹溪心法》）。人参 5g，熟地黄 15g，三棱 10g，莪术 10g，川芎 10g，桃仁 10g，白术 15g，茯苓 15g，当归 10g，白芍 15g，香附 10g，六神曲 15g，莱菔子 15g，山楂 15g，黄连 6g，栀子 10g，炙甘草 10g。

随症加减：头晕目眩者，加生地黄、知母、玄参、枸杞滋阴生津；牙龈出血、鼻衄者，加三七、牡丹皮、白茅根凉血化瘀止血；畏寒肢肿者，加附子、黄芪、肉桂、泽泻以温阳化气。

【其他疗法】

一、中成药

1. 逍遥丸

药物组成：柴胡、当归、白芍、炒白术、茯苓、薄荷、生姜、炙甘草等，辅料为饴糖。

功能主治：疏肝解郁，行气消聚。用于肝气郁滞之积聚者。

用法用量：浓缩丸，一次 8 丸，一日 3 次，口服。孕妇忌用；饮食忌生冷油腻。

2. 鳖甲煎丸

药物组成：鳖甲胶、阿胶、炒蜂房、鼠妇虫、炒䗪虫、蜣螂、精制硝石、柴胡、黄芩、制半夏、党参、干姜、姜厚朴、桂枝、炒白芍、射干、桃仁、牡丹皮、大黄、凌霄花、葶苈子、石韦、瞿麦。

功能主治：软坚散结，活血化瘀。用于气结血瘀之积聚者。

用法用量：一次 3g，一日 2~3 次，口服。孕妇忌用。

3. 大黄䗪虫丸

药物组成：熟大黄、炒䗪虫、制水蛭、炒虻虫、炒蛴螬、煅干漆、桃仁、炒苦杏仁、黄芩、地黄、白芍、甘草。

功能主治：活血破瘀，消坚散结。用于瘀血内结之积聚者。

用法用量：一次 30 粒，一日 1~2 次，口服。孕妇禁用，出现过敏时应停服。

4. 血府逐瘀丸

药物组成：当归、赤芍、桃仁、红花、川芎、地黄、牛膝、麸炒枳壳、桔梗、柴胡、甘草。

功能主治：活血通瘀，行气止痛。用于瘀血内结之积聚者。

用法用量：一次 1~2 丸，一日 2 次，空腹红糖水送服。孕妇忌用；饮食忌生冷。

5. 复方天仙胶囊

药物组成：天花粉、威灵仙、白花蛇舌草、人工牛黄、龙葵、胆南星、制乳香、没药、人参、黄芪、制珍珠、猪苓、蛇蜕、冰片、人工麝香。

功能主治：益气养血，清热解毒，散结止痛。用于热毒血瘀之癥积者。

用法用量：口服，一次 2~3 粒，一日 3 次，饭后半小时用蜂蜜水或温水送下（吞咽困难时，可将药粉倒出服用）。每 1 个月为 1 个疗程。停药 3~7 天后再继续服用。孕妇忌服；忌凉、硬、腥、辣食物。

6. 少腹逐瘀丸

药物组成：当归、蒲黄、醋炒五灵脂、赤芍、盐炒小茴香、醋炒延胡索、川芎、炒没药、肉桂、炮姜。辅料为蜂蜜。

功能主治：活血化瘀，温经散结。用于少腹寒凝血瘀之积聚者。

用法用量：一次 1 丸，一日 2~3 次，温黄酒或温开水送服。孕妇禁用。

二、单方验方

1. 单方

甲鱼 1 只，黄泥封固，焙黄去泥，研末。一次 6g，一日 3 次，红糖调服。功能软坚散结消癥。用于一切积证者。

2. 验方

（1）验方一：藤梨根 30g，生薏苡仁 30g，连苗荸荠 30g。一日 1 剂，水煎服。用于气滞水停之积聚者。

（2）验方二：炒党参 9g，三棱 9g，炙甲片 9g。研成细末，一次 3g，一日 3 次，开水送下。用于多年痞块瘕积者。

（3）验方三：醋炒三棱 15g，莪术 15g，黑丑、白丑各 15g，槟榔 15g，茵陈 15g。研细末，醋糊为丸，一次 4.5g，一日 2 次。用于瘀血内阻，气滞水停之积聚者。

三、外治疗法

膏药

（1）阿魏膏或水红花膏：适量，敷贴癥积局部，一日 1 次。功能活血化瘀。用于瘀血内阻之癥积者。

（2）重楼根：研细末调敷，一日 1 次。功能清热解毒，消肿止痛。用于局部痛甚之癥积者。

（3）大黄膏：大黄、朴硝等份，为细末，蒜泥成膏，用绢帛摊成膏药贴之。自软消，用于小儿大人痞癖者。

四、针灸疗法

体针：癥瘕积聚多取腹部任脉、足三阴经、足阳明胃经经穴。以疏肝理气、行气消聚、活血化瘀、软坚散结为治疗原则。参考处方为：期门、章门、中脘、天枢、气海、关元、中极、脾俞、肝俞、肾俞、太冲、足三里。毫针针刺，实证用泻法，虚证用补法，治实当顾虚，补虚勿忘实。对于"久病寒甚者"，可考虑重用灸法。

五、药膳疗法

1. 良姜粥

高良姜（为末）15g，水三大碗，煎至二碗，去滓，下粳米 240g 煮粥食用。用于心腹冷痛，积聚停饮者。

2. 猪肚粥

白术 60g，槟榔 10g，炒生姜 45g。上三味粗捣筛，取猪肚一枚，治如食法，去涎滑，纳药于肚中，缝口。以水 1400mL 将其煮熟，取汁煮粥，空腹食之。用于妇人腹胁血瘀，气痛冲头面扇扇，呕吐酸水，四肢烦热，腹胀者。

3. 胡桃山药煮粥饮

胡桃肉 30g，桑椹子 20g，山药 30g，小米 50g，大米 50g。加水适量，煮粥，连服数月。用于形体消瘦，饮食欠佳，便溏腹胀，胁下癥块，胁肋疼痛，舌淡苔白，脉沉细者。

【预防调护】

一、饮食注意

饮食宜富于营养、易于消化，如瘦肉、禽、蛋类增强患者体质；多食新鲜蔬菜，以及海带、海蜇、木耳、山楂等活血化瘀，消积除癥之品。忌食生冷辛辣酸涩之品，以免损脾凝血。

二、生活注意

积聚之病，多因情志失和者居多，故应正确对待各种事物，保持情志舒畅，正气充沛，劳逸适度，平素加强锻炼身体。如见胃痛、胁痛、泄泻、便血等，应早期检查，及时治疗。

【名医经验】

一、李振华

1. 学术观点

（1）病机认识：积聚以正气亏虚，脏腑失和，气滞、血瘀、痰浊蕴结腹内为基本病机。聚证病在气分，积证病在血分，治疗应注意攻补之间的关系。聚证多由情志因素伤肝，使肝脏疏泄功能失常，气结不行或气结逆乱所致。

（2）治法心得：

①积证初期：病邪初起，正气尚强，应在正气不虚的情况下着重于攻，采用理气活血、通络消积之药，急速治疗；但应适可而止，待积消后，选用六君子之类以善其后。

②积证中期：气结血瘀，正气渐虚，活血化瘀虽当首用，而扶正健脾亦当重视。

③积证末期：邪盛正衰，脾气虚损，精血亏耗，病势日趋严重。在治疗时，不仅要看到邪实，更要着眼于正虚。因此，本证首当补虚扶正，配以祛邪消积，取"强主可助逐寇"之意。肝气郁滞，当疏之、散之，使肝气疏畅条达，而气行则已。肝气横逆，则应缓之、和之，使肝气和畅，气平则已。

2. 经典医案

某患者，男，38 岁。

首诊：1991 年 5 月 4 日。

主诉：两胁胀痛 10 天，左胁下积块伴隐痛 2 天。

现病史：患者 10 天前因饮酒过量，出现两胁胀痛、胸脘痞满、纳差，于某医院就诊，经 B 超及肝功能检查，确诊为慢性肝炎，给予葡醛内酯片、云芝肝泰颗粒、肌苷注射液等药物治疗，病情好转出院。以后每因情志不遂或饮酒过量便病情加重。2 天前，左胁下按之有积块，伴隐痛。1 个月前，于某医院行 B 超检查示：肝右叶缩小，肝表面不光滑，有结节状改变，脾厚 65mm，脾静脉内径 11mm，门静脉内径 15mm。现症见左胁下按之有积块，腹胀纳差，嗳气，身倦乏力，齿衄，大便溏薄、一日 2～3 次，面色晦黯，形体消瘦，舌质黯淡、体胖大、边见齿痕，苔白稍腻，脉弦细。

临证思路：诊断为积证。证属脾虚肝郁，气血瘀阻。治宜健脾疏肝，理气活瘀。

选方用药：当归 10g，白术 10g，炒白芍 15g，茯苓 15g，柴胡 5g，香附 10g，薏苡仁 30g，郁金 10g，青皮 10g，乌药 10g，穿山甲 10g，鳖甲 20g，泽泻 10g，砂仁 8g，焦三仙各 12g，甘草 3g。12 剂，一日 1 剂，水煎服。

用药分析：本例患者素有慢性肝炎，脏腑失和，气机阻滞，瘀血内停，脉络受阻，结而成块，故胁下按之有积块；肝郁侮脾，脾气虚弱，故见腹胀、纳差、便溏。四诊合参，辨为脾虚肝郁、气血瘀阻之证。治宜健脾疏肝、理气活瘀，方予逍遥散加减。方中当归、白芍养血柔肝；白术、茯苓、甘草培补脾土；柴胡、郁金、香附、青皮、乌药疏肝理气解郁；砂仁理中和胃；穿山甲、鳖甲活血祛瘀，软坚散结；薏苡仁、泽泻健脾利湿；焦三仙消食和胃。

二诊：1991 年 5 月 18 日。

精神转佳，腹胀、纳差、嗳气减轻，乏力，偶有齿衄，舌质淡黯，体胖大，苔薄白，脉弦。上方去青皮；加延胡索 10g，䗪虫 10g，牡蛎 15g。继服 12 剂。

用药分析：气滞症状稍解，血瘀症状仍存，故去青皮；加延胡索、䗪虫、牡蛎，以加强活血化瘀、软坚散结之力。诸药合用，则肝郁得舒，气血畅行，瘀散积消。

三诊：1991 年 5 月 29 日。

纳食增加，腹胀、嗳气大减，齿衄消失，周身较前有力。守方续服。

此后又宗上方加减调治 2 个月，患者诸症消失，复查 B 超提示脾厚 43mm。守方加减继服，以善后调治。

二、周学文

1. 学术观点

（1）病机认识：积聚的发生是"外来湿热毒邪侵入人体"，素有脾虚或其他正气不足的内在因素，内外合邪，久则毒损生积，积聚患者的湿热表现不同于一般的湿热病证，病程长，病情缠绵难愈。这主要是湿热入血，气血失调，脏腑损伤所致。正气虚弱之人，邪可入于血分，胶痼难解而成为慢性顽疾。因此，湿热内蕴血分，既是积聚的主要病机，又是该病易于出现邪恋不解，脏腑虚损，气血逆乱，慢性化等复杂病情表现的病理基础。

（2）治法心得：提出"清热化湿解毒以泻肝，行气活血以疏肝，益气健脾以养肝"的治疗大法。重视毒、湿、热、瘀、积的五毒传变，步步阻截，但顾护正气贯穿始终。脾不旺则毒邪难攻，毒邪不去则正气难扶；郁未解则血不畅，血不行则郁易结。

2. 经典医案

贺某，男，46 岁。

首诊：2011 年 3 月 25 日。

主诉：右胁下肿块伴疼痛 3 年，加重 1 个月。

现病史：患者自诉右胁下胀闷不适，阵阵作痛，嗳气，口干口苦，大便黏滞不畅。查：舌黯，苔黄腻，脉弦涩。肝胆脾超声示：左肝外段及内缘均见低回声区，分别为 1.6cm×2.0cm、3.0cm×2.9cm 大小，边界尚清楚，右肝回声均匀，未见明显异常区，提示左肝内多发性占位性病变。

临证思路：诊断为积聚。证属情志失调，肝郁日久，久病必虚，脾虚生湿夹瘀。治以疏肝理脾，清热化湿，佐以化瘀。

选方用药：卷柏 10g，苦参 10g，黄芪 30g，珍珠草 10g，柴胡 10g，茯苓 10g，砂仁 10g，炒薏苡仁 10g，丹参 10g，三七 3g，蒲公英 10g，白花蛇舌草 30g，黄连 6g，牡蛎 20g，甘草 6g。7 剂，一日 1 剂，水煎服。

用药分析：本例患者素有胁下疼痛多年，病久必虚，肝郁侮脾，脾气虚血运无力，瘀血阻滞，故胁下按之有积块；脾虚生湿，湿久化热，湿热交阻，故有口干口苦、大便黏滞不畅；肝气犯胃，胃失和降，故见嗳气。治宜疏肝理脾，清热化湿，佐以化瘀。方中专门选择了入足厥阴、少阳血分的卷柏和味苦性寒之苦参，二药一苦一辛，一温一寒，以防止清热利湿再伤脾胃。黄芪、茯苓、砂仁、炒薏苡仁健脾益气祛湿，也防苦寒伤正。黄连降心火，清胃热；方中佐以活血行血之丹参、三七以化瘀止痛。白花蛇舌草、蒲公英清热解毒，消痛散结。珍珠草调肝解毒，补脾益气，平肝息风。柴胡疏肝解郁，牡蛎软肝散结，《汤液本草》曰："牡蛎，入足少阴，咸以软坚之剂，以柴胡引之，故能去胁下之硬。"甘草用以善后调理，调和诸药，可谓一药多功。

二诊：2011 年 4 月 2 日。

自诉病情好转，疼痛减轻，仍有胀闷，口苦，舌质黯苔白腻，脉细涩。予原方加苏梗 10g，陈皮 15g。继服两周。

用药分析：二诊气滞症状仍存，故加苏梗、陈皮疏肝健脾，调气和中。

三诊：2011 年 4 月 19 日。

自诉上述症状改善，舌质淡，苔白，脉细。予原方去苦参、白花蛇舌草、黄连；

加太子参 15g，白术 10g。

继服此方 14 剂，以巩固疗效，嘱患者慎饮食起居。

用药分析：湿热瘀血渐解，此时应补脾益气，扶正祛邪，故原方去苦参、白花蛇舌草、黄连，加太子参、白术。治虚当言补。

三、周仲瑛

1. 学术观点

（1）病机认识：癥积病位以肝、脾为主，瘕聚则涉及肝、脾、胃、肠。肝失疏泄，气机不畅达，血失所藏，则气滞气逆而成聚，日久瘀血阻络而成积。脾失健运，气机升降失度，痰湿凝聚，血停滞涩，故成积聚。

（2）治法心得：积证治疗宜分三个阶段：初期属于邪实，应予消散；中期邪实正虚，予消补兼施；后期以正虚为主，应予养正除积。聚证则多实，治疗应以行气散结为主。

2. 经典医案

惠某，男，60 岁。

初诊：1997 年 1 月 19 日。

主诉：肝区隐痛发胀，厌食油腻 10 余年。

现病史：患者罹患病毒性肝炎继发肝硬化 10 余载，1996 年 7 月在某医院 B 超检查发现肝内阴影，拟诊为"肝内血管瘤、肝癌"。查 AFP 432U；肝功能 ALT 30U，AST 20U，AKP 64U，白蛋白 42g/L，球蛋白 36g/L，白/球为 1.1。为确诊病情，做核磁共振检查，报告"肝左前叶及肝内见 1.5cm × 1.0cm 类圆形占位"，诊为"肝癌"。做介入治疗后，因反应不适出院。肝区仍隐痛发胀，脘部痞塞，恶心，食纳不馨，口苦有异味，疲劳，下肢浮肿，大便不实，日一行，腹胀矢气为舒，面部晦滞，鼻准、面颊、颈部有赤丝血缕。苔浊罩黄，质紫，脉濡弱兼滑。查 AFP 204.49U，CEA 22.79U，β2 – MG 3.42mg/L；总胆红素 21.3μmol/L。

临证思路：疾病诊断为积聚。证属肝经热毒，湿浊瘀结，脾运不健。治以清化肝经湿热瘀毒，健脾助运。

选方用药：醋柴胡 5g，川厚朴 10g，炒黄芩 10g，赤芍 10g，煨草果 3g，川楝子 10g，大腹皮 10g，砂仁（后下）3g，晚蚕沙（包煎）10g。40 剂，一日 1 剂，水煎服。

用药分析：本患者的病理特点表现为湿浊热毒瘀结，凝阻脉络，日久发为积聚癥瘕，累及肝之疏泄，脾之健运；病性虚实夹杂，以实为主。胁肋胀痛，面部晦滞，鼻准、面颊、颈部有赤丝血缕，为湿热瘀毒蕴结肝脾，影响疏泄功能之征；"见肝之病，知肝传脾"，肝病日久横逆乘脾犯胃，则见脘部痞塞、恶心、食纳不馨。因此，治疗主以清化肝经湿热瘀毒，辅以健脾助运，结合辨病用药。醋柴胡、川厚朴、炒黄芩、川楝子、煨草果、大腹皮、砂仁等药疏肝利胆，健脾理气，宣化湿浊而走气分；赤芍活血化瘀而入血分；晚蚕沙化湿开胃、理气化浊。辨证的要点在于强调癌毒湿热浊瘀胶结，邪实为主，治疗特点在于：以消散为主，祛邪以安正；气血同治，以血为主；肝脾同调，治肝为要；病证结合，着眼于证。

二诊：1997 年 2 月 27 日。

目前肝区仍有不适，但胁痛缓解，脘部痞塞、恶心等症状消失，食纳尚可，苔浊腻，色黄，有黏沫，质紫黯，脉濡滑。复查肝功能正常，AFP 57.51U，CEA 22.48U，β2 - MG 5.98mg/L。

临证思路：服药月余，疗效甚为显著。药已中的，仍从湿热浊瘀互结，肝脾不调立方。

选方用药：川楝子 12g，炒黄芩 10g，法半夏 10g，䗪虫 10g，九香虫 5g，青皮 6g，陈皮 6g，厚朴 10g，穿山甲（先煎）10g，石打穿 25g，煨草果 5g，山慈菇 10g，莪术 10g，柴胡 10g，龙葵 20g，白花蛇舌草 25g，半年药量。

用药分析：前方去大腹皮、砂仁、晚蚕沙、赤芍，加法半夏、青皮、陈皮等进一步加强理气化湿之功；加石打穿、白花蛇舌草、炮穿山甲、䗪虫、山慈菇、莪术等以行消肿散结之力。

三诊：1997 年 10 月 5 日。

疲劳或饮食不当后，肝区时有疼痛，食纳偶有不佳，大便日行，稍易疲劳，面色转润，鼻准、面颊、颈部赤丝血缕消淡，苔虽化而难消，质紫黯，脉濡滑。复查 B 超，提示"肝脏肿块缩小，胆囊有多发性结石"，查肝功基本正常，AFP 已下降至正常范围，总胆红素 22.2μmol/L，乙肝病毒"小三阳"。治宗清化湿热瘀毒，疏肝利胆，健脾和胃原法。

选方用药：柴胡 10g，川厚朴 10g，炒黄芩 10g，煨草果 5g，莪术 10g，田基黄 20g，八月札 10g，片姜黄 10g，槟榔 10g，马鞭草 15g，山慈菇 10g，炮穿山甲（先煎）10g，䗪虫 10g，石打穿 25g，炙鸡内金 10g，白花蛇舌草 25g，白毛夏枯草 20g。

用药分析：前方去九香虫、青皮、陈皮、龙葵、法半夏。加八月札、炙鸡内金、槟榔等健脾和胃，以开气血之源；加马鞭草、田基黄、片姜黄、白毛夏枯草等进一步活血化瘀，消癥除积。

经中药治疗 10 多个月后，MRI、B 超确证肝内肿块明显缩小，临床各项指标显著改善，患者形体壮实，声音洪亮，面色转润，生活工作如常，疗效甚为满意。

（白光　孟子惠）

参考文献

[1] 于鲲，郭淑云.国医大师李振华教授辨治积聚经验 [J].中医研究，2016，29（7）：25 - 27.

[2] 周仲瑛.国医大师周仲瑛 [M].北京：中国医药科技出版社，2011.

[3] 周仲瑛.周仲瑛实用中医内科学 [M].北京：中国中医药出版社，2012.

[4] 沈全鱼，吴玉华.积聚 [M].太原：山西科学教育出版社，1987.

[5] 洪嘉禾.实用中医肝病学 [M].上海：上海中医学院出版社，1993.

第十八节 鼓胀

鼓胀系指肝病日久，肝、脾、肾功能失调，气滞、血瘀、水停腹中所导致的以腹部胀大如鼓、皮色苍黄、脉络显露为主要临床表现的一种病证。本病反复迁延，久治难愈，晚期可见吐血、便血、昏迷等症。西医的肝硬化、结核性腹膜炎、血吸虫病营养不良及腹腔内恶性肿瘤等疾病的后期，多属鼓胀的范畴。

【源流】

鼓胀病名，最早见于《黄帝内经》，如《素问·腹中论》曰："有病心腹满，旦食则不能暮食，此为何病？岐伯对曰：名为鼓胀……治之以鸡矢醴……此饮食不节，故时有病也。"《灵枢·水胀》较详细地描述了本病的特征，曰："鼓胀何如？岐伯曰：腹胀，身皆大，大与肤胀等也，色苍黄，腹筋起，此其候也。"这是对鼓胀病因、临床表现及治疗方法的最早记载。

汉代张仲景在《金匮要略·水气病脉证并治第十四》篇有心水、肝水、脾水、肺水、肾水、正水、石水的记载。其中如肝水"其腹大，不能自转侧，胁下腹痛，时时津液微生，小便续通"；脾水"其腹大，四肢苦重，津液不生，但苦少气，小便难"；肾水"其腹大，脐肿腰痛，不得溺，阴下湿如牛鼻上汗，其足逆冷，面反瘦"。这三种水病，皆以腹大胀满为主要表现，与鼓胀病极为相似。在病机上则明确认为和肝、脾、肾三脏的功能障碍密切相关。

晋代葛洪《肘后备急方·治卒大腹水病方》云："唯腹大，动摇水声，皮肤黑，名曰水蛊。"明确指出了水蛊的特征。还首次提出了放腹水的治法，"若唯腹大，下之不去，便针脐下二寸，入数分，令水出，孔合，须腹减乃止"。

隋代巢元方在《诸病源候论·水蛊候》明确指出："此由水毒气结聚于内，令腹渐大，动摇有声……名水蛊也。"认为鼓胀的形成与感受"水毒"有关。《诸病源候论·水癥候》提出鼓胀的病机为："经络痞涩，水气停聚，在于腹内。"

金元时期，朱丹溪《丹溪心法·鼓胀》认为鼓胀的病机是"脾土之阴受伤，转运之官失职，胃虽受谷，不能运化……清浊相混，隧道壅塞，郁而为热，热留为湿，湿热相生，遂成胀满，经曰鼓胀是也"。

明代医家根据鼓胀病特征，对其进行了多种命名，称本病为"蛊胀""膨脝""蜘蛛蛊""单腹胀"。戴思恭《证治要诀·蛊胀》认为"盖蛊与鼓同，以言其急实如鼓……俗称之为膨脝，有谓之蜘蛛病"。张介宾在《景岳全书·气分诸胀论治》中指出："单腹胀者，名为鼓胀，以外虽坚满，而中空无物，其象如鼓，故名鼓胀。又或以血气结聚，不可解散，其毒如蛊，亦名蛊胀。且肢体无恙，胀惟在腹，故又名为单腹胀。"同时认为，鼓胀的形成多与情志抑郁，饮食不节，或饮酒过度有关，明确指出"少年纵酒无节，多成水鼓"，提出"治胀当辨虚实"。李中梓《医宗必读·水肿胀满》认为："在病名有鼓胀与蛊胀之殊。鼓胀者，中空无物，腹皮绷急，多属于气也。蛊胀者，中实有物，腹形充大，非虫即血也。"

清代喻昌认为，癥积日久可成鼓胀。其病机不外乎气血水瘀积腹内，在《医门法律·胀病论》中指出："胀病亦不外水裹、气结、血凝……凡有癥瘕、积块、痞块，即是胀病之根。"至此，对鼓胀病因的认识更加全面，并确立了鼓胀病机的气、血、水病理观。

【病因病机】

一、致病因素

1. 实证

（1）酒食不节：嗜酒过度，饮食不节，恣食肥甘，滋生湿热，均可损伤脾胃。青壮年之人，脾胃健运，尚能随饮而化，但长期嗜酒，体气渐衰，酒食食积之浊气蕴滞不行，清浊相混，壅塞中焦，土壅木滞，则肝失疏泄而气滞血瘀，气、血、水湿交阻腹中而成鼓胀。

（2）虫毒感染：接触疫水，感染血吸虫，久延失治，内伤肝脾，肝脾气血失和，肝络阻塞，隧道不通，血不养肝，气滞血瘀，脾虚水湿不运，升降失常，清浊相混，积渐而成鼓胀。

（3）情志所伤：肝为藏血之脏，性喜条达，若因情志不舒，肝失疏泄，气机不利，则血行不畅，以致肝之脉络为瘀血所阻滞；肝气横逆，克伐脾胃，或因思虑伤脾，均能使脾健运失常，以致水湿停留，与气滞血瘀相蕴结，壅塞隧道，日久不化，渐成鼓胀。

2. 虚证

（1）劳欲过度：劳欲过度，伤及脾肾，脾伤则不能运化水谷，无以资生化源，气血不足，水湿内生。肾伤则气化不行，不能温化水液，又或不能滋养肝木而成肝肾阴虚，肝失条达，气滞血瘀，气、血、水三者交结腹中而成鼓胀。

（2）他病继发：凡他病损伤肝脾，导致肝失疏泄，脾失健运，均有继发鼓胀的可能。如黄疸日久，湿邪阻滞，肝脾受损，终成血瘀，气滞、血瘀、水湿三者互结腹中遂成鼓胀。积聚因气滞血瘀或痰凝所致，影响肝脾气血之行，影响肾与膀胱的气化，而致肝脾气滞血瘀，腹内水液停聚，成为鼓胀之证。

二、病机

鼓胀的病位在肝，与脾、胃、肾密切相关。基本病机为肝、脾、肾三脏受损，气滞、血瘀、水停腹中。病变脏腑先于肝脾，病久及肾。肝失疏泄，脾失健运，肾失气化是形成鼓胀的关键病机。因肝主疏泄，为藏血之官，肝病则疏泄失职，气滞血瘀，进而横逆犯脾；脾主运化，脾病则运化失司，水湿内聚，进而土壅木郁，以致肝脾俱病。疾病日久，累及肾，肾主水，司开阖，水湿不化，则胀满愈甚。病理因素无外乎气滞、血瘀、水液停聚。

【辨治思路】

一、病机辨识

1. 实证

偏于气滞，兼次症常有两胁胀满、善太息、嗳气或得矢气后腹胀稍缓、口苦脉弦等；偏于血瘀，兼次症常有四肢消瘦、腹壁脉络显露、胁下或腹部痞块、面色黧黑、面颊及胸臂血痣或血缕、肌肤甲错不润、手掌赤痕、唇及爪甲色黯、舌边尖瘀点及瘀斑等；偏于水停，兼次症常有腹胀之形如囊裹水或腹中有振水音、周身困乏无力、溲少便溏或有下肢浮肿等。腹部膨隆，脐突皮光，嗳气或矢气则舒，腹部按之空空然，叩之如鼓，为"气鼓"；腹部胀大，状如蛙腹，按之如囊裹水，为"水鼓"；胀病日久，腹部胀满，青筋暴露，内有癥积，按之胀满疼痛，而颈胸部可见赤丝血缕，为"血鼓"。

2. 虚证

偏于脾气虚，兼次症常有面色萎黄、神疲乏力、纳少不馨、舌淡、脉缓等；偏于气阴两虚，兼次症除脾气虚证外，还可见口干不欲饮、知饥而不能纳、形体消瘦、五心烦热、舌红体瘦而少津等；偏于脾阳虚，兼次症常有面色苍黄、畏寒肢冷、大便溏薄、舌淡体胖、脉沉细无力等；偏于脾肾阳虚，兼次症除有脾阳虚证外，还可见腰膝冷痛、男子阴囊湿冷、阳痿早泄，以及女子月经短期、量少色淡等；偏于肝肾阴虚，兼次症常有头晕耳鸣、腰膝酸软、心烦少寐、颧赤烘热、齿鼻衄血、舌红少苔、脉弦细而数等。

二、症状识辨

1. 水肿

指体内水液潴留，泛滥肌肤，引起局部或全身浮肿的病证。严重的水肿患者也可以出现胸腔积液、腹水，因此需与鼓胀做鉴别诊断。水肿病，因为外感六淫、饮食不节或劳倦太过，病变脏腑在肺、脾、肾。其病机为肺失宣降，脾失健运，气化不行。其临床表现以颜面、四肢浮肿为主，水肿多在肌肤，初起从眼睑部开始，继则延及头面四肢以至全身，亦有从下肢开始水肿，后及全身，皮色一般不变。后期病势严重，可见腹部胀满、不能平卧等症。鼓胀病因为情志郁结、酒食不节、感染虫毒以及他病转化而来，病变脏腑在肝、脾、肾。其病机为肝脾肾功能失调，气血水互结于腹内。临床表现以腹部胀大坚满为主，四肢不肿或枯瘦，水停在腹内，为腹部胀大，甚则腹大如鼓。初起腹部胀大但按之柔软，逐渐坚硬，以至脐心突起、四肢消瘦、皮色苍黄，晚期可出现四肢浮肿，甚则吐血、昏迷等危象。

2. 积证

积证是指腹内结块，或胀或痛的病证。鼓胀以腹部胀大，腹壁脉络暴露为主症。而积证以腹中结块或胀或痛为主症。两者有别，但腹中积块又多为诱发鼓胀的原因之一。

3. 痞满

痞满是指腹中自觉有胀满之感，而按之柔软无物，虽有胀满而无胀急之象。鼓胀可兼有腹满，且有胀急之状，病程长，腹内有积块等有形之物。

三、治疗原则

1. 攻补兼施

攻补兼施为基本原则，鼓胀为本虚标实、虚实夹杂之证。所以，一定要根据患者全面的情况，详细辨证，审时度势，或先攻后补，或先补后攻，或攻补兼施，或朝攻暮补。

2. 实证祛邪为主，补虚为辅

祛邪可根据病情，选用行气、利水、消瘀、化积等治法以消其胀。但用药遣方勿求速效，千万不要攻伐过猛，遵照《素问·至真要大论》"衰大半而止"的原则，攻邪适度。若有脏腑虚证出现，应适当扶正。

3. 虚证扶正为主，兼顾祛邪

鼓胀晚期，多属虚证，可根据病情，选用温补脾肾或滋养肝肾等治法以培其本。但由于鼓胀病的病机就是气、水、血瘀结而成，此时虽属本虚，但仍有标实，使用这些治法，又容易助邪增长，故在补虚的同时应兼顾祛邪。

4. 急则治其标

后期伴有出血、昏迷、阳气虚脱等危重症状者，应以"急则治其标"，予以迅速止血、开窍醒神、回阳固脱等急救法，病情稳定后，再从根本治疗。

【辨证论治】

一、常证

1. 气滞湿阻证

症状表现：腹大胀满，胀而不坚，胁下胀满或疼痛，纳食减少，食后胀甚，得嗳气、矢气稍减；小便短少，大便不爽，屎气夹杂。舌苔薄白腻，脉弦。

病机分析：本证属鼓胀初起，气机阻滞，兼有少量水湿。肝胆不和，气滞湿阻，升降失司，浊气充塞，故腹胀如鼓、按之不坚、叩之如鼓；肝失条达，络气痹阻，则胁下胀满疼痛；气滞于中，故食少而胀；胃失和降，气机上逆，故嗳气；气壅湿阻，水道不利，故小便短少。气滞湿阻，枢机不利，传导失司，故大便不爽、屎气夹杂。苔白腻为湿阻之象；脉弦为肝失条达之征。

治疗方法：疏肝理气，除湿消满。

代表方药：胃苓汤（《丹溪心法》）合柴胡疏肝散（《医学统旨》）加减。茯苓20g，苍术10g，陈皮10g，白术10g，桂枝10g，泽泻10g，猪苓20g，厚朴10g，生姜3片，大枣5枚，陈皮9g，柴胡9g，枳壳9g，芍药9g，炙甘草6g，香附9g，川芎6g。

随症加减：胸脘痞闷，腹胀，噫气为快，气滞偏甚者，可酌加佛手、木香、沉香调畅气机；如尿少，腹胀，苔腻者，可加砂仁、大腹皮、泽泻、车前子运脾利湿；若神倦，便溏，舌质淡者，宜酌加党参、黄芪、附片、干姜、川椒温阳益气化湿；若兼胁下刺痛，舌紫，脉涩者，可加延胡索、莪术、丹参、鳖甲活血化瘀。

2. 寒湿困脾证

症状表现：腹大胀满，按之如囊裹水，甚则颜面微浮，下肢浮肿，胸腹胀满，得热稍舒；精神困倦，身重头重，怯寒肢肿，小便短少，大便溏薄。舌苔白腻而滑，脉濡缓或弦迟。

病机分析：本证为水湿内蓄，湿从寒化所致。脾阳不振，寒湿停聚，水蓄不行，故腹大胀满、按之如囊裹水；寒水相搏，中阳不运，故胸腹胀满；因属寒湿，故得热稍舒；脾为湿困，湿性重浊，阳气失于舒展，故精神困倦、身重头重、怯寒肢肿；寒湿困脾，脾阳不振，兼伤肾阳，气不下行，水湿不得外泄，故肢肿、尿少、便溏。苔白腻而滑，脉濡缓或弦迟均为水湿内停及有寒之象。

治疗方法：温中健脾，行气利水。

代表方药：实脾饮（《济生方》）加减。附子 6g，干姜 3g，木瓜 10g，厚朴 10g，木香 6g，槟榔 10g，草果 4g，甘草 10g，白术 10g，茯苓 10g，生姜 3 片，大枣 5 枚。

随症加减：浮肿较甚，小便短少，可加肉桂、猪苓、车前子温阳化气利水；若兼胸闷咳喘，可加葶苈子、苏子、半夏泻肺行水平喘；若胁腹胀痛，可加郁金、香附、青皮、砂仁理气和络；若脘闷纳呆，神疲，便溏，下肢浮肿，可加党参、黄芪、山药、泽泻、白术、茯苓健脾益气利水。

3. 湿热蕴结证

症状表现：腹大坚满、拒按，脘腹胀急，外坚内痛；烦热口苦，渴不欲饮，小便赤涩，大便秘结或溏垢不爽。舌边尖红，苔黄腻或兼灰黑，脉弦数。

病机分析：本证为水湿内蓄，湿从热化之证。湿热互结，水浊停聚，故腹大坚满，脘腹绷急，外坚内痛，拒按；湿热上蒸，浊水内停，迫胆气上逆，故烦热口苦，渴不欲饮；湿热下行，气化不利，故小便赤涩；湿热内结阳明或阻于胃肠，故大便秘结或溏垢不爽。苔黄腻或兼灰黑，舌边尖红，脉弦数，乃湿热壅盛之征。

治疗方法：清热利湿，攻下逐水。

代表方药：中满分消丸（《兰室秘藏》）加减。厚朴 10g，枳实 6g，黄连 3g，黄芩 10g，知母 6g，半夏 6g，陈皮 6g，茯苓 10g，猪苓 10g，泽泻 10g，砂仁 3g，干姜 3g，姜黄 6g，人参（研另煎兑）3g，白术 10g，炙甘草 10g。

随症加减：若热势较重，加连翘、龙胆草、半边莲、半枝莲清热解毒；小便赤涩不利者，加陈葫芦、蟋蟀粉（另吞服）行水利窍；若胁痛明显者，可加柴胡、川楝子行气止痛；若见面、目、皮肤发黄，可合用茵陈蒿汤。

4. 肝脾血瘀证

症状表现：腹大坚满，按之不陷而硬，青筋显露，胁腹刺痛，面色黯黑，头颈胸部红点赤缕；口干不欲饮水，唇色紫褐，大便色黑。舌紫黯或有瘀斑，脉细涩或芤。

病机分析：本证为肝脾气血瘀阻，经隧络脉不通，水气内结所致。瘀血阻于肝脾脉络，隧道不通，致水气内聚，腹大坚满、按之不陷而硬、胁腹刺痛、青筋显露；瘀血不行，病邪日深，则面色黧黑；瘀热互结于脉络，则头面颈胸可见红点赤缕；水浊聚而不行，津不上承，故口干不欲饮；阴络之血外溢，渗于肠道则大便色黑。失血则见脉芤；唇色紫褐，舌紫黯或有瘀斑，脉细涩均为血瘀之征。

治疗方法：活血化瘀，行气利水。

代表方药：调营饮（《证治准绳》）加减。莪术 10g，川芎 10g，当归 10g，延胡索 10g，赤芍 12g，大黄 6g，槟榔 10g，陈皮 10g，大腹皮 10g，赤茯苓 15g，丹参 15g，鳖甲 15g。

随症加减：若胁下癥积肿大明显，可加穿山甲、土鳖虫、牡蛎或配鳖甲煎丸内服以化瘀消癥；如病久体虚，气血不足，或攻逐之后，正气受损，可加当归、黄芪、党参补养气血；如大便色黑，可加三七、茜草、侧柏叶化瘀止血。

5. 脾肾阳虚证

症状表现：腹部胀满，朝宽暮急，脘闷纳呆；神疲怯寒，肢冷浮肿，小便短少不利，面色萎黄或㿠白。舌质淡，舌体胖嫩有齿痕，脉沉细或弦大、重按无力。

病机分析：本证是脾肾阳虚，寒水内蓄之证。脾肾阳气亏虚，寒水停聚，故腹胀满、入夜尤甚；脾阳虚不能运化水谷，故脘闷纳呆；肾阳虚膀胱气化不及则小便短少；阳虚则阳气不能敷布于内外，故怯寒肢冷；脾肾阳虚，水津温运气化失职，水湿下注，则下肢浮肿。舌质淡胖有齿痕，脉沉细或弦大、重按无力，均属脾肾阳虚之象。

治疗方法：温补脾肾，化气利水。

代表方药：附子理苓汤（《内经拾遗》）加减。附子 6g，干姜 6g，甘草 3g，人参 6g，白术 6g，猪苓 6g，赤茯苓 6g，泽泻 6g，肉桂 6g。

随症加减：若偏脾阳虚弱，神疲乏力，少气懒言，纳少，便溏者，可加黄芪、山药、薏苡仁、扁豆益气健脾；若偏于肾阳虚衰，面色苍白，怯寒肢冷，腰膝酸冷疼痛者，酌加肉桂、仙茅、淫羊藿温补肾阳。

6. 肝肾阴虚证

症状表现：腹大坚满，甚则青筋暴露，形体消瘦，面色黧黑，唇紫口燥；心烦失眠，五心烦热，时或鼻衄，牙龈出血，小便短少。舌质红绛少津，脉弦细数。

病机分析：本证多为鼓胀晚期，病久不愈，上述证候发展而来。肝脾两伤，进而伤肾，以致水气停留不化，瘀血不行，故腹大坚满，甚则青筋暴露、面色黧黑、唇紫；气血亏耗，不能荣养肌肤，故形体消瘦；阴虚津液不能上承，故口燥；阴虚则内热，虚热扰心则心烦失眠；虚热循经外发，五心烦热；阴虚火旺，血热妄行，故齿鼻出血；阴虚津少，故小便短少。舌质红绛少津，脉弦细而数，为肝肾阴亏、热扰营血之象。

治疗方法：滋肾柔肝，养阴利水。

代表方药：一贯煎（《续名医类案》）合六味地黄丸（《小儿药证直诀》）加减。

北沙参9g，麦冬9g，当归身9g，生地黄18g，枸杞子9g，川楝子6g，熟地黄24g，干山药12g，山茱萸12g，茯苓9g，牡丹皮9g，泽泻9g。

随症加减：若津伤口干明显者，可加石斛、玄参、芦根等养阴生津；如青筋显露，唇舌紫黯，小便短少，可加丹参、益母草、泽兰、马鞭草化瘀利水；如腹胀甚，加枳壳、大腹皮、槟榔行气消胀；兼有潮热、烦躁，酌加地骨皮、白薇、栀子以清虚热；齿鼻衄血，加鲜茅根、藕节、仙鹤草之类以凉血止血；如阴虚阳浮，症见耳鸣、面赤、颧红，宜加龟甲、鳖甲、牡蛎滋阴潜阳；湿热留恋不清，溲赤涩少，酌加知母、黄柏、六一散、金钱草、茵陈清热利湿；若兼腹内积聚痞块，痛不移处，卧则腹坠，肾虚久泻者，可加用膈下逐瘀汤。

二、变证

1. 瘀热伤络证

症状表现：腹大胀满，骤然大量呕血、血色鲜红，大便下血、黯红或油黑；身热烦躁。舌质红绛，脉弦细数。

病机分析：阴虚血热，瘀热互结，脉络瘀损，热迫血溢而致大量呕血，便血；瘀热互结，热入营血，故身热烦躁；舌质红绛，脉弦细数，均为瘀热伤络之象。

治疗方法：清热凉血，化瘀止血。

代表方药：犀角地黄汤（《备急千金要方》）加减。芍药9g，地黄24g，牡丹皮12g，水牛角30g。

随症加减：出血量多，血色鲜红者，加仙鹤草、参三七、地榆炭凉血化瘀止血；若出血不止，可采用综合治疗方法进行止血，先用三腔管经鼻或口腔插入胃内，将胃气囊充气后，牵引固定，再服中药糊剂（五倍子粉3g，白及粉3g，调成糊状），然后用食管气囊充气压迫；若大出血之后，气随血脱，阳气衰微，汗出如油，四肢厥冷，呼吸微弱，脉细微欲绝，治以大剂独参汤益气固脱。

2. 痰蒙心窍证

症状表现：腹大胀满，神识昏迷；烦躁不宁，甚则怒目狂叫，四肢抽搐颤动，或语无伦次，逐渐嗜睡。舌质红，苔黄腻，或舌质淡红，苔白腻，脉弦滑数，或弦滑。

病机分析：阴虚内热，蒸液生痰；或脾肾阳虚，湿浊不化，聚而成痰，痰蒙心窍，而致神昏。痰热内扰，蒙蔽心窍，故烦躁不宁；痰浊壅盛，蒙蔽心窍，故语无伦次。舌质红，苔黄腻，或舌质淡红，苔白腻，脉弦滑数或弦滑，均为痰蒙心窍之象。

治疗方法：豁痰醒神开窍。

代表方药：安宫牛黄丸（《温病条辨》）或苏合香丸（《玄宗开元广济方》）加减。

安宫牛黄丸：牛黄30g，郁金30g，水牛角30g，黄连30g，朱砂30g，梅片6g，麝香6g，珍珠15g，山栀30g，雄黄30g，黄芩30g。上为极细末，炼老蜜为丸，每丸3g。

苏合香丸：白术30g，光明砂30g，麝香30g，诃黎勒皮30g，香附子30g，沉香30g，青木香30g，丁子香30g，安息香30g，白檀香30g，荜茇30g，水牛角30g，薰陆香15g，苏合香15g，龙脑香15g。上十五味，捣筛极细，白蜜煎，去沫，和为丸。

随症加减：热甚，加黄芩、黄连、龙胆草、山栀清热降火；动风抽搐，加石决明、钩藤平肝息风；腑实便闭，加大黄、芒硝泻下通便；津伤，舌质干红，加麦冬、石斛、生地润燥生津。

【其他疗法】

一、中成药

1. 木香顺气丸

药物组成：木香、砂仁、醋香附、槟榔、甘草、陈皮、厚朴、炒枳壳、炒苍术、炒青皮、生姜。

功能主治：行气化湿，健脾和胃。用于气滞湿阻证，胸膈痞闷，脘腹胀痛，呕吐恶心，嗳气纳呆，胁痛者。

用法用量：口服，一次6~9g，一日2~3次。

2. 小温中丸

药物组成：白术、茯苓、陈皮、姜半夏、生甘草、焦神曲、生香附、苦参、炒黄连、钢针砂（醋炒红研细）共为细末，醋水各半打神曲糊，如梧桐子大。

功能主治：温中健脾，清热燥湿。用于肝硬化腹水，腹大如鼓，脘腹胀满，面色晦黯，尿量减少，小便短赤，口苦，舌红，苔薄黄腻，脉弦数者。

用法用量：口服，一次70~80丸，一日2次。

3. 中满分消丸

药物组成：厚朴、枳实、黄连、黄芩、知母、半夏、陈皮、茯苓、猪苓、泽泻、砂仁、干姜、姜黄、人参、白术、甘草。

功能主治：清热利湿，攻下逐水。用于湿热蕴结，腹大胀满，烦热口苦，大便秘结或溏垢者。

用法用量：口服，一次6g，一日3次。

4. 鳖甲煎丸

药物组成：鳖甲、黄芩、柴胡、芍药、厚朴、牡丹皮、䗪虫、桃仁、干姜、大黄、桂枝、紫薇、石韦、瞿麦、葶苈子、半夏、人参、阿胶、蜂窝、赤硝、蜣螂等。

功能主治：活血化瘀，行气利水。用于肝脾血瘀，腹大坚满，脉络怒张，胁肋刺痛，面黑者。

用法用量：口服，一次1丸，一日3次。

5. 大黄䗪虫丸

药物组成：大黄、黄芩、干地黄、干漆、虻虫、桃仁、杏仁、䗪虫、甘草、芍药、水蛭。

功能主治：活血化瘀消癥。用于肝硬化瘀血内滞，形体羸瘦，腹满不能饮食，肌肤甲错，面色晦黯，两目黯黑者。

用法用量：口服，一次1~2丸，一日1~2次。

6. 济生肾气丸

药物组成：肉桂、制附子、牛膝、熟地黄、制山茱萸、山药、茯苓、泽泻、车前子、牡丹皮。

功能主治：温补脾肾，化气行水。用于脾肾阳虚，腹大胀满，早轻暮重，食少便溏，下肢浮肿者。

用法用量：口服，一次1丸，一日3次。

7. 附子理中丸

药物组成：附子、人参、干姜、甘草、白术。

功能主治：温阳祛寒，益气健脾。用于脾肾阳虚，胸胁不舒，脘腹疼痛，呕吐，便溏，不欲饮食，舌淡，苔白滑，脉沉细或沉迟者。

用法用量：口服，一次60丸，一日2~3次。

8. 六味地黄丸

药物组成：熟地黄、干山药、山茱萸、茯苓、牡丹皮、泽泻。

功能主治：滋阴补肾。用于头晕耳鸣，腰膝酸软，遗精盗汗，腹水属肝肾阴虚证者。

用法用量：口服，一次8丸，一日3次。

9. 清开灵注射液

药物组成：胆酸、珍珠母（粉）、猪去氧胆酸、栀子、水牛角（粉）、板蓝根、黄芩苷、金银花。辅料为依地酸二钠、硫代硫酸钠、甘油。

功能主治：清热解毒，镇静安神。用于瘀热伤络证者。

用法用量：一次20~40mL，加入10%的葡萄糖注射液250mL静脉滴注，一日1次。

10. 安宫牛黄丸

药物组成：牛黄、水牛角浓缩粉、麝香、珍珠、朱砂、雄黄、黄连、黄芩、栀子、郁金、冰片。

功能主治：清热解毒，化痰开窍。用于痰蒙心窍之鼓胀神昏者。

用法用量：口服，一次1丸，一日1~2次。

11. 苏合香丸

药物组成：苏合香、安息香、冰片、水牛角浓缩粉、人工麝香、檀香、沉香、丁香、香附、木香、制乳香、荜茇、白术、诃子肉、朱砂。

功能主治：芳香温通开窍。用于痰蒙心窍之鼓胀神昏者。

用法用量：口服，一次1丸，一日1~2次。

二、单方验方

1. 单方

（1）牵牛子粉：一次吞服1.5~3g，一日1~2次。功能攻下逐水。用于水鼓者。

（2）甘遂末：装入胶囊，一次吞服0.5~1g，一日1~2次。功能攻下逐水。用于水鼓者。

2. 验方

（1）泻水丸：生甘遂 15g，巴豆（去油）15g，大戟 15g，芫花 15g，沉香 3g，红枣 90g。红枣煮透去皮核后捣成泥，前药分别研成细末，和匀，以枣泥和成硬膏为丸如豌豆大，滑石粉为衣。每日清晨温开水送服 10~20 丸，视体质强弱，每隔 2~3 天 1 次。服药后呕吐甚者，减量或停用。功能逐水消肿。用于水鼓者。

（2）消水丸：醋制甘遂 15g，木香 6g，砂仁 6g，黄芩 6g，共研细末。一次 7.5~10.5g，一日 1~2 次。功能利水消胀。用于水鼓者。

（3）禹功散：牵牛子 120g，小茴香 30g，共研细末。一次吞服 1.5~3g，一日 1~2 次。功能利水消胀。用于鼓胀水邪难退，正虚不甚者。

三、外治疗法

1. 推拿

以示指、中指、环指三指并拢，按压中极穴；或用揉法、摩法，按顺时针方向在患者下腹部操作，由轻而重，用力均匀；待膀胱成球状时，用右手托住膀胱底，向前下方挤压膀胱，再用左手放在右手背上加压，促使排尿。其功用温补脾阳、清利湿热，主治鼓胀脾肾阳虚证。

2. 膏药

（1）灵宝化积膏：巴豆仁 100 粒，蓖麻仁 100 粒，五灵脂 120g，阿魏（醋煮化）30g，当归 30g，两头尖 15g，穿山甲 15g，乳香（去油）15g，没药（去油）15g，麝香 0.9g，松香 500g，芝麻油 150g。除乳香、没药、麝香、松香、阿魏外，余药切片浸油内 3 日，用砂锅煎药至焦黑，去渣，入松香煎一顿饭时，再入其余 4 味药，然后取起入水中抽洗，以金黄色为度，用布摊。同时贴患处，每日热熨令药气深入。功能活血化瘀，软坚散结。用于肝脾肿大者。

（2）水红花膏：将水红花或其种子 50g 捣碎，水煎取浓汁，加入阿魏 30g，樟脑 10g，熬稠成膏。同时取膏适量，用厚布摊膏贴患处，外加胶布固定。功能活血消肿。用于肝脾肿大者。

（3）克奥灵膏：黄芪、太子参、茯苓、甘草、当归、白芍、首乌、冬虫夏草、板蓝根、白花蛇舌草、草河车、茵陈、丹参、鳖甲、白蜜。功能健脾益气，清热活血软坚。用于肝硬化肝脾肿大者。

（4）艾叶桃仁苍耳糊：取艾叶 2500g，鲜桃仁 2500g，鲜苍耳子 2500g，备用。将药用文火水煎 2 小时，去渣，浓缩如糊状，分摊在 10cm×10cm 白布上，外用；敷于左腹，胶布固定，2 天更换 1 次。功能温经通络，活血利水。用于鼓胀肝脾血瘀证者。

3. 熏洗

麻黄 10g，细辛 3g，桂枝 6g，红花 6g，川椒 15g，丹参 30g，防风 10g，川芎 10g，荆芥 10g，大腹皮 30g。上药水煎，置于盆内，于密闭不透风的室内洗浴或浸脚，一次 30 分钟至 1 小时，每天 1 次，以汗出遍身为度。在浸浴过程中，为保持水温，可不断加热水。7~10 天为 1 个疗程。用本方主要在于发汗利水，因此应保持水温，尽量使全身汗出。同时浴后拭干水液，注意保暖。本方只作为消除腹水的一种手段，不能作为急救用，更不可取代其他治疗措施。功能发汗利水。用于肝硬化腹水者。

4. 脐疗

方一：本方由甘遂末 6g，肉桂 9g，车前草 30g，大蒜头 2 枚，葱白 1 撮组成。将上药捣烂研末，加水调成稠糊状，备用。将药膏敷脐部后加以热敷，一日 1 换，5 天为 1 个疗程，配合内服养阴利水等药。功能温经通络，逐水消胀。用于水鼓者。

方二：麝香 0.1g，白胡椒粉 0.1g。将上药拌匀，水调至稠糊状，敷脐上，用纱布覆盖，胶布固定，2 天更换 1 次。功能温中散寒，理气消胀。用于鼓胀寒湿困脾证者。

5. 足疗

以足部反射区为主，取肾、输尿管、膀胱、尿道、肝胆、淋巴腺、脾、心、腹腔神经丛、胃肠等反射区及背腰膀胱经腧穴，一日按摩 1 次。

四、针刺疗法

1. 体针

取穴阳陵泉、阴陵泉、大都、太冲、天枢、足三里、大肠俞施捻转泻法，留针 15~20 分钟。用于湿热蕴结型鼓胀者。

2. 耳针

取穴肝、脾、食管、贲门、角窝中、肾、内分泌、三焦、肝阳、大肠、小肠。一次取 3~4 穴，针用中等强度，留针 10~20 分钟，两侧交换，一日 1 次，10 次为 1 个疗程，用于各种类型的鼓胀辅助治疗。

3. 穴位注射

（1）委中穴常规消毒，用注射针快速刺入，上下提插，得气后注入呋塞米 10~40mL，出针后按压针孔勿令出血。一日 1 次，左右两侧委中穴交替注射，用于各种类型鼓胀的辅助治疗。

（2）取三阴交、足三里或肾俞，常规消毒皮肤，开皮进针要快、要准，进针至患者有酸、麻、胀、重感，抽无回血后将药液推入，缓慢出针，到皮下时快速拔出。呋塞米剂量为一次 10~20mg，隔日 1 次，用于各种类型鼓胀的辅助治疗。

五、药膳疗法

1. 鲤鱼赤小豆汤

取鲤鱼 1 条约 500g，去鳞及内脏，加入赤小豆 100g 共煎汤，食鱼喝汤。用于鼓胀虚证者。有昏迷迹象者忌服。

2. 陈葫芦粥

取陈葫芦（越陈越好）适量，粳米 50g，冰糖适量。先将陈葫芦炒存性后研末，备用；粳米、冰糖同入砂锅内，加水 500mL，煮至米开时，取陈葫芦粉 10~15g，调入粥中，再煮片刻，视粥稠为度。一日 2 次，温热顿服，5~7 天为 1 个疗程。用于鼓胀，水肿，小便不利者。

3. 牵牛子粥

取牵牛子 1g 研为细末，粳米 10g，加水 800mL 煮粥，待粥将熟时，放入牵牛子末，再加生姜 2 片，稍煮数沸即可，每日上午空腹服用。用于水肿，鼓胀，小便不利者。牵牛子泄水作用强，不可久服。

【预防调护】

一、饮食注意

鼓胀患者饮食上宜进清淡、低盐、富含营养且易于消化的食物。宜少食多餐，细嚼慢咽，不宜过快过饱。并补充足量维生素。禁食寒凉、辛辣刺激、过硬、过热之物，戒烟酒。禁忌食用对肝脏有毒性的食物，如饮酒、含防腐剂的食品等，禁食损肝药物。可根据中医证型辨证食疗：寒湿困脾证宜温中化湿，忌食生冷油腻之品，可选赤豆苡仁红枣汤；湿热蕴结证，饮食宜清淡，忌辛辣之品，可选西瓜、藕及冬瓜赤豆汤等；脾肾阳虚证饮食以温热为宜，忌生冷瓜果，可选鲤鱼赤小豆汤；肝肾阴虚证，适量进食新鲜水果，可用山药、枸杞炖甲鱼。根据腹水的程度控制 24 小时液体入量在 800～1500mL。如伴随低钠血症等电解质紊乱，需根据病情调整饮食。合并肝性脑病发作时，严格限制蛋白质摄入，而在肝性脑病缓解后由少量开始逐渐增加蛋白质摄入。

二、生活注意

起居上，做到起居有常，不妄劳作，顺应四时，以养身心；情志上，保持心情舒畅、情志和调，避免抑郁忿怒；护理上，注意冷暖，防止正虚邪恋。避免饮酒过度，防止血吸虫感染，积极治疗积聚、黄疸、胁痛等原发病。鼓胀后期兼见发热、大出血，甚至昏迷者，应采取相应护理措施。病重患者以卧床休息为主，腹水较多时可取半卧位，每日记录出入量，并详细观察小便颜色及内容物，每周测量体重、腹围 1～2 次，以了解水湿消退情况，帮助判定病情，对患者呕吐物颜色亦需细致观察。对昏迷患者要进行特别护理，密切观察神志、血压、呼吸、脉搏及出血。平时应增强体质，使机体足以抵抗邪气入侵，切勿劳累，安心静养，树立与疾病做斗争的信心，避免精神刺激，忌房事。

【名医经验】

一、周仲瑛

1. 学术观点

（1）病机认识：鼓胀基本病机是"湿热瘀毒郁结，肝脾肾亏虚"贯穿病程始终，湿、热、瘀、虚兼夹。"瘀热"为关键病机，是不同阶段病机转化的枢纽。病理性质多属本虚标实，虚实夹杂。

（2）治法心得：清化湿热瘀毒为基本治法，加以活血利水滋阴；正虚应疏肝健脾和胃、益气养阴、滋养肝肾、温补脾肾。后期以扶正为主，在整个病程中，要注意顾护脾胃，避免脾胃衰败。

2. 经典医案

黄某，女，58 岁。

首诊：2006 年 9 月 8 日。

主诉：脘腹胀痛反复发作 10 余年。

现病史：患者 1992 年因子宫肌瘤手术输血，感染丙型肝炎。1997 年胃部不舒，检查发现肝功能已有损害，丙氨酸氨基转移酶升高，西医诊断为丙型肝炎，肝硬化，腹水。注射干扰素 3 个月，效果不明显。患者肝区胁肋胀痛，脾区亦有胀感，腹胀不和，食纳尚可，口稍干，尿黄，大便尚调。肝功能：ALT 48U/L，AST 66U/L，TBIL 19.2μmol/L，ALB 32.8g/L，HCV – RNA 1.6×10^6 copies/mL。血常规：WBC 3.1×10^9/L，RBC 13.3×10^{12}/L，PLT 59×10^9/L。B 超示：肝硬化，胆囊炎，胆囊息肉，脾大，腹水。舌质黯红，苔薄黄腻，脉小弦滑。

临证思路：患者感染丙型肝炎多年，反复发作，演变为癥积、鼓胀。湿热瘀结不化，肝阴耗伤，病渐及肾，虚实错杂，故见肝肾阴虚、湿热瘀阻之证候。治以滋养肝肾为主，清利湿热为辅，佐以凉血化瘀。

选方用药：老鹳草 15g，白茅根 15g，炙鳖甲（先煎）12g，丹参 12g，茵陈 12g，北沙参 10g，大生地黄 12g，炙鸡内金 10g，枸杞子 10g，女贞子 10g，墨旱莲 10g，太子参 10g，焦白术 10g，茯苓 10g，制香附 10g，广郁金 10g，楮实子 10g，青皮 6g，陈皮 6g，炙甘草 3g。水煎服，共 7 剂。

用药分析：炙鳖甲、北沙参、枸杞子、炙女贞子、墨旱莲、楮实子滋养肝肾之阴，其中鳖甲又能软坚散结，治疗肝脾大；茵陈、老鹳草清热利湿，且老鹳草可治肝硬化；大生地黄、白茅根、广郁金凉血化瘀止血；太子参、焦白术、茯苓、炙甘草、青皮、陈皮、制香附调养肝脾，舒畅气机。

二诊：2006 年 9 月 15 日。

肝区隐痛，胃胀隐痛，平卧后腹中气体走窜，矢气不多，小便不畅，大便尚调；晨起咳痰有血丝。舌质黯，苔黄，口唇黯，脉弦滑。

临证思路：本病既有肝肾阴液亏虚，又有湿热瘀阻水停，虚实错杂。症状较前稍减，此时应兼顾其标。根据本例病情，主要以滋养肝肾为主，兼用利湿不伤阴之猪苓以利水缓急。上方加地锦草 15g，猪苓 15g，路路通 10g，泽泻 15g，沉香末（后下）3g。水煎服，共 7 剂。

加用猪苓、泽泻淡渗利湿消肿；地锦草利湿退黄，清利小便；并配路路通、沉香行气除湿，利水消肿。

三诊：2006 年 9 月 22 日。

近来脘腹不痛，胀感减轻，小便较烫，大便稀溏，腿软无力，舌质黯红，苔黄，脉小弦。继续以滋养肝肾为主，兼以利湿。上方加仙鹤草 12g，焦山楂 10g，焦神曲

10g。水煎服，共7剂。

加焦神曲、焦山楂消食健脾开胃。

四诊：2006年9月29日。

脘腹痛胀未发，肝区稍胀，往来潮热，烘热阵发，出汗，入睡难，小便已畅，大便偶溏，舌质黯红，苔黄，脉细弦。阴虚内热之象又显，故加滋阴清热之品。上方去沉香末；加夜交藤20g，地骨皮10g。水煎服，共7剂。

用药分析：加夜交藤、地骨皮滋阴清热。

二、颜德馨

1. 学术观点

（1）病机认识：肝、脾、肾是鼓胀的主要病位，气滞、血瘀、水停为其核心病理变化。肝脾气血不行，影响肾之气化，而致肝脾气滞血瘀。

（2）治法心得：临证治疗从气血辨证着手，予以滋养肝肾、化瘀利水，或者健脾育阴。选用温补脾肾或滋养肝肾等治法以培其本，补虚同时兼顾祛邪。滋肝肾达肝木，养肝体助肝用，肝肾同治，肝脾同调，标本同治，邪正兼顾。

2. 经典医案

朱某，男，60岁。

首诊：2005年11月8日。

主诉：腹胀3年，加重1个月。

现病史：患者幼年曾患血吸虫病，近3年来出现腹胀、下肢水肿，先后在外院就诊。B超检查示：肝硬化，脾脏大，腹水。西医诊断为肝硬化腹水，予以利尿、保肝等中西医结合治疗，效果不显。无咳嗽气急，无皮肤黄染。目前感腹胀，乏力，双下肢轻度水肿，胃纳一般，小溲不利，便溏，形瘦，测腹围98cm。症见面黄不华，巩膜黄染，脉沉细，舌淡黯，苔薄腻。

临证思路：该患者病位在肝、脾、肾三脏，肝病疏泄失职，脾病运化无权，肾病命火式微，致三焦决渎无权，水液内聚而成鼓胀。脉沉细，舌淡黯，苔薄腻皆为脾肾阳虚之象。治以益肾健脾，分诸利消。

选方用药：腹水草30g，黄芪30g，益母草30g，陈葫芦30g，葶苈子15g，牡丹皮15g，鳖甲15g，党参15g，泽泻9g，汉防己9g，煨黑丑9g，柴胡9g，泽兰9g，白术9g，枳实9g，巴戟天9g，荜澄茄4.5g，小茴香3g。水煎服，共14剂。

用药分析：药用防己黄芪汤合党参、牡丹皮、益母草、腹水草、黑丑、泽兰、鳖甲、陈葫芦等益气健脾，化瘀利水；柴胡、小茴香与泽泻相配而用，法宗"治水者，当兼理气"之旨，疏肝行气，气血同求，气瘀分消；肺居上焦，主通调水道，以葶苈子肃降肺气、利水消肿。

二诊：2005年11月22日。

小便渐增，胃纳增进，精神转振，腹胀减，自测腹围90cm。

临证思路：患者为脾肾阳虚，气虚有瘀之证。治以温阳利水，益气健脾，调理脾胃。水肿日久，群阴用事，唯有温肾助阳，助其气化，才布阳和之局。继续原方14剂，水煎服。

三、周信有

1. 学术观点

（1）病机认识：鼓胀的特点主要表现虚实夹杂，虚实交错，互为因果。肝络阻塞，瘀血内停，肝失条达，气血瘀滞，血不循经，津液外渗而形成腹水。

（2）治法心得：针对瘀血、毒邪、腹水，主要用扶正祛邪、活血化瘀、清热解毒、理气利水之法。针对正虚，通过培补脾肾及振奋阳气以扶正祛邪。灵活掌握攻补兼施原则，活血化瘀药须轻重并用。

2. 经典医案

医案一 周某，女，56岁。

首诊：2006年6月15日。

主诉：腹胀，下肢水肿10天。

现病史：患者1998年检查出患有乙型肝炎，一直吃药治疗。10日前无明显诱因出现腹胀，下肢水肿，曾在其他医院就诊。西医诊断为肝炎后肝硬化腹水，失代偿期。中医辨证为鼓胀，虚瘀癥积型。给予药物治疗（具体用药情况不详），病情无好转，遂来就诊。症见腹胀，胁下癥积，下肢水肿，按之如囊裹水，口不渴，舌质黯淡，舌苔白腻，脉迟弦。

临证思路：该患者是由乙型肝炎迁延不愈转变而成。病因是内外合邪，脾土衰败，脾虚失运，肾阳式微，阳虚不化所致。治以清热利湿，疏肝理气消胀，利水祛瘀。

选方用药：虎杖20g，茵陈20g，板蓝根20g，车前子20g，苦参20g，淫羊藿20g，仙茅20g，仙鹤草20g，党参20g，炒白术20g，黄芪20g，赤芍20g，丹参20g，延胡索20g，莪术20g，枳实20g，鳖甲20g，猪苓20g，茯苓20g，泽泻20g，制附片6g，桂枝9g，参三七粉（分冲）1包，生水蛭粉（分冲）2包。水煎服，共10剂。

用药分析：方中以虎杖、茵陈、板蓝根、苦参等清解祛邪，抑杀乙肝病毒；以丹参、莪术、赤芍、延胡索、生水蛭粉等活血祛瘀；鳖甲软坚散结，回缩肝脾；淫羊藿、仙茅、仙鹤草、党参、白术、黄芪等补益脾肾，健脾以渗湿，遣阳以化水；以祛瘀重品水蛭，祛瘀以利水；以附片、桂枝温阳益肾；并伍以利水消肿之品猪苓、茯苓、泽泻、车前子等，共达消除腹水之目的。

二诊：2006年6月25日。

患者腹胀，下肢水肿均减轻，病情好转。继续以健脾温阳为主要治疗原则，在清热化湿的基础上温中健脾、行气利水。后期重在扶正，以健脾益气、扶助正气。前方继续服用，共7剂。

医案二 胡某，女，45岁。

首诊：2006年5月20日。

主诉：腹胀，下肢水肿，怕冷1个月。

现病史：患者肝炎病史10年，1个月前受寒患感冒，痰多，痰黏，怕冷；随之出现腹胀大，下肢水肿，少尿，饮食差。在某医院诊断为肝硬化腹水，中医辨证为鼓胀、虚瘀癥积。治疗效果不显，遂来就诊。症见腹胀大，下肢水肿，痰黏，巩膜黄染，精神欠佳，舌黯淡，脉沉缓。

临证思路：该患者腹胀如皮之绷急，乃气滞血瘀。证属脾肾阳虚，气化失司，血瘀癥积，腹水鼓胀。表现虚实交错，本虚标实之特点。治疗原则是扶正祛邪，标本兼顾。治疗以温补脾肾，活血化瘀，利水渗湿为主。

选方用药：茵陈40g，赤芍40g，虎杖20g，板蓝根20g，苦参20g，仙茅20g，仙鹤草20g，莪术20g，党参20g，炒白术20g，黄芪20g，车前子20g，丹参20g，延胡索20g，枳实20g，鳖甲20g，猪苓20g，茯苓20g，泽泻20g，淡附片9g，杏仁9g，贝母9g，桂枝9g，白花蛇舌草20g，生水蛭粉（分冲）2包，生漆粉（分冲）1包。水煎服，共10剂。

用药分析：方中以虎杖、茵陈、板蓝根清热解毒利湿；丹参、赤芍、延胡索活血祛瘀；仙茅、仙鹤草温阳健脾；党参、白术、黄芪等补益脾肾，健脾以渗湿，遣阳以化水；茯苓、泽泻、车前子利水渗湿；以祛瘀重品水蛭，祛瘀以利水；附片、桂枝温阳益肾。

二诊：2006年5月30日。

现病史：腹水，下肢水肿症状减轻，食纳尚可，巩膜黄染消退，有少量黏痰，精神可。继续以健脾温阳为主要治疗原则，在清热化湿的基础上，温中健脾，行气利水祛瘀。上方去淡附片、杏仁、贝母、生漆粉。水煎服，共7剂。

三诊：2006年6月7日。

腹水，下肢水肿症状明显减轻，食纳尚可，精神可。鼓胀后期重在扶正，以健脾益气，扶助正气，辅以清热解毒利湿之品。继服上方7剂。

四、朱良春

1. 学术观点

（1）病机认识：肝肾阴虚为主要病机，日久清阳不能敷布，阴精不能归藏，最后导致肝硬化腹水，责之阴损及阳或阴阳两竭。

（2）治法心得：逐水力避攻劫，化瘀务求平和，甘淡补脾，补中祛水。宜化破消积治其本，利水宽胀治其标。平调脾胃，以助运化功能，同时根据气滞、血瘀、水阻的偏盛选药，突出庵闾子、楮实子为主药。

2. 经典医案

医案一　刘某，女，54岁。

首诊：1983年8月2日。

主诉：腹部胀满2年余。

现病史：患病毒性肝炎，迁延2年不愈。在某医院确诊为早期肝硬化，久经中西药物治疗，效不显著。症情日趋严重，遂来求治。胁痛纳减，腹胀溲少，便溏不实，精神委顿。诊脉沉弦而细，苔白腻，舌质紫，触诊腹膨而软，肝脾未扪及，两下肢轻度压陷性水肿。肝功能：ALT 56U/L，ALB 23.3g/L。超声波：密集微小波，并见分隔波，有可疑腹水平段。

临证思路：患者肝病日久，疏泄不及，出现食少腹胀、倦怠便溏等症，虽是脾虚表现，实系命火不足。治疗以温补脾肾，益气化瘀为主。

选方用药：生黄芪 30g，当归 10g，熟附片 6g，茯苓 12g，淡干姜 2g，生白术 10g，熟地黄 15g，庵闾子 15g，益母草 100g，泽兰叶 30g。水煎服，共 5 剂。

用药分析：重用生黄芪升补肝脾之气，当归补血活血；熟附片、淡干姜温煦脾肾之阳；茯苓渗湿利水而不伤正气；又以庵闾子、益母草、泽兰叶活血化瘀而利水通淋；更加生白术健脾和胃，熟地黄益肾填精。

二诊：1983 年 8 月 7 日。

患者小便通畅，腹胀已松，足肿消退，眠食俱安。患者腹部胀满不适感减轻，后期继续温补脾肾、健脾和胃为主，佐以活血消癥。原方去益母草、泽兰叶；加炙鳖甲 15g，怀山药 15g。水煎服，共 5 剂。

用药分析：方中黄芪、茯苓、白术健脾益气；当归补血活血；熟附片、淡干姜鼓动肾阳，温煦肾气；熟地黄益肾填精；庵闾子能化五脏瘀血，行腹中水气。患者小便通畅、腹胀已松、足肿消退，去上方益母草、泽兰叶以减弱方中活血化瘀利水之功；加用炙鳖甲、怀山药增加温补脾肾、健脾和胃之力。

医案二 张某，女，32 岁。

首诊：1987 年 3 月 7 日。

主诉：腿肿 3 个月，产后腹鼓更著。

现病史：患者腿肿 3 个月，产后腹鼓更著，20 日来尿量减少。既往无肝炎及血吸虫病史，不嗜酒；血压 130/100mmHg，律齐，A2 > P2；两肺界上升，叩清，呼吸音较低；腹鼓显著，呈球形，腹壁静脉略显，有腹水，肝脾扪不满意，两下肢高度浮肿。肝功能：AST 100U/L。超声波检查：肝见分隔波，进波（+++），出波良好；脾肋下 3cm。诊断为肝硬化。鼓胀已久，面色晦滞，因妊娠而未发觉。分娩 6 日，腹仍如箕，呼吸短促，胸闷纳呆，足肿溲短，苔薄质红，边有瘀斑，脉弦细。

临证思路：血鼓陈伏已久，因妊娠未能及时发觉与治疗，致病势增剧，气阴两伤，血瘀癖积，水湿凝聚，正虚邪实。治法宜攻补兼施。

选方用药：怀山药 30g，炒白术 15g，楮实子 30g，庵闾子 15g，干蟾皮 3g，茯苓 15g，葫芦瓢 30g，赤小豆 30g。水煎服，共 5 剂。

用药分析：怀山药、炒白术补脾健中；干蟾皮消积；庵闾子能化五脏瘀血，行腹中水气；楮实子益气利水而不伤阴；茯苓、葫芦瓢、赤小豆均利水消胀。

二诊：1987 年 3 月 12 日。

现病史：药后尿量增多，腹鼓足肿显著消退，胃纳亦增，精神好转。患者产后体气亏虚殊甚，纯补无益，峻攻不宜，应攻补兼施。在补脾的基础上，以化瘀消积治其本，利水宽胀治其标。原方加生黄芪 15g，党参 15g。水煎服，共 5 剂。

用药分析：在原方基础上加黄芪、党参以加强健脾益气，祛湿利水之功。

五、邹学熹

1. 学术观点

（1）病机认识：瘀血内阻，痰饮内聚是鼓胀的主要病理特点。若病延日久，肝脾日虚，久必及肾，故常出现肝、脾、肾同病，导致气滞、血瘀、水停。其基本病理为本虚标实，在整个病变过程中存在着肝脾不和、脾胃虚弱之证。

（2）治法心得：气为血之帅，血为气之母。活血化瘀为治疗大法，在此基础上辨证论治，运用健运脾胃、理气和胃等法治疗。

2. 经典医案

秦某，男，68 岁。

首诊：1993 年 3 月 19 日。

主诉：胁下胀痛反复发作 3 年，下肢水肿半年，加剧 2 个月。

现病史：患者于 3 年前自觉胁肋胀痛，经诊断为肝脾肿大。半年前下肢逐渐水肿，经治疗无效。2 个月前病情加剧，入某省级医院经检查确诊为肝脾肿大，肝硬化腹水。西医治疗 2 个月后，病情未见好转，乃求治于邹老。刻诊：形体消瘦，腹大胀满，胁腹刺痛，面色黧黑，神倦怯寒，双下肢浮肿，食欲较差，小便少，舌淡苔薄，脉沉弦。

临证思路：该患者腹胀反复，久而伤及脾胃，兼由脾肾阳虚，患者神倦怯寒；舌淡苔薄，脉沉弦皆为阳虚之象；胁腹刺痛，面色黧黑为血瘀的表现。故应以温阳利水，活血化瘀为治疗原则。

选方用药：炙附片 15g，白术 15g，茯苓 30g，生姜 10g，赤小豆 30g，猪苓 12g，薏苡仁 30g，砂仁 10g，谷芽 30g，麦芽 30g，陈皮 10g。水煎服，共 7 剂。

用药分析：方中炙附片、生姜温煦脾肾之阳；白术、茯苓有健脾益气之意；赤小豆、猪苓、薏苡仁利水渗湿不伤阴；砂仁、谷芽、麦芽、陈皮理气和胃，增强脾胃运化。

二诊：1993 年 3 月 25 日。

身不觉冷，胁下疼痛减轻，痞块仍存。因瘀血内阻是肝脾肿大的主要病理特点，故注重运用活血化瘀药，同时健脾和胃益气。上方去猪苓；加黄芪 30g，桂枝 10g。水煎服，共 14 剂。

用药分析：原方加黄芪升补脾气，桂枝温煦脾肾之阳。

三诊：1993 年 4 月 5 日。

胁下仍有痞块，时有疼痛。胁下痞块应长期服用软肝散，与其他活血软坚之品配合，制成粉剂，有破血、逐瘀、消癥之功用。长期服用，并配伍参苓白术散，不伤正气。

选方用药：炙附片 15g，白术 15g，白芍 15g，黄芪 30g，茯苓 30g，白扁豆 10g，莲子 10g，山药 30g，薏苡仁 30g，砂仁 10g，甘草 30g，桔梗 30g，陈皮 10g。水煎服，共 7 剂。

用药分析：由于肝脾肿大，病程时间长，运用一般活血药难以奏效，过于峻猛之品又恐伤正气，故运用参苓白术散健脾益气，软肝散活血逐瘀。

（王宪波　张群）

参考文献

[1] 张伯礼，吴勉华．中医内科学 [M]．北京：中国中医药出版社，2017.

[2] 周仲瑛．中医内科学 [M]．北京：中国中医药出版社，2017.

[3] 张声生，王宪波，江宇泳．肝硬化腹水中医诊疗专家共识意见（2017）[J]．中华中医药杂志，2017（7）：3065 – 3068.

[4] 李冀．方剂学 [M]．北京：中国中医药出版社，2016.

[5] 罗仁，曹文富．中医内科学 [M]．北京．科学出版社，2012.

[6] 王永炎，严世芸．实用中医内科学 [M]．上海：上海科学技术出版社，2009.

[7] 王永炎，鲁兆麟．中医内科学 [M]．北京：人民卫生出版社，2011.

[8] 钟洪．中医内科常见病证诊治精粹 [M]．北京：人民军医出版社，2006.

[9] 赵绍琴．赵绍琴内科学 [M]．北京：北京科学技术出版社，2002.

[10] 郭兰忠．新编中医内科临床手册 [M]．南昌：江西科学技术出版社，2000.

[11] 谢旭善，孙梅芳．疑难病中西医结合诊治丛书·肝硬化 [M]．北京：北京科技文献出版社，2000.

[12] 石磊，李存敬，刘敏，等．穴位注射配合中药治疗肝硬化腹水 106 例 [J]．中国民间疗法，2004，12（4）：14 – 15.

[13] 卢巍，韩淑洁，杜春侠．穴位注射速尿治疗顽固性肝硬化腹水及护理体会 [J]．齐齐哈尔医学院学报，2001，22（8）：925 – 926.

[14] 吕蔓生．按摩、中药相结合治疗门静脉性肝硬化腹水 [J]．按摩与导引，2003，19（2）：29 – 30.

第十九节　肝着

肝着指肝经气血受阻，留滞而不行所致之病名。《辞海》"着"通于"著"，而"著"又通"宣"。李善注："宣，犹积也。"可见肝着病，实则是肝的气血瘀滞不行，进而发展成为积块的一种病。本病主要涵盖了西医学中慢性病毒性肝炎、脂肪肝、肝纤维化等以胁痛为主要临床表现的疾病。

【源流】

"肝着"之名首见于《金匮要略》，但类似于"肝着"症状的描述可上溯到《黄帝内经》。《灵枢·胀论》曰："肝胀者，胁下满而痛引小腹。"《金匮要略·五脏风寒积聚病脉证并治第十一》云："肝着者，其人常欲蹈其胸上，先未苦时，但欲热饮，旋覆花汤主之。"该条文简短精湛，尚未阐明本病的病因病机。此后，关于本病的病位及病因病机，历代医家观点各异，且对于旋覆花汤治疗肝着的见解也极不统一。

肝着的病位，多数医家据肝着命名推测本病病位在肝，但因肝着的症状大多在胸膈以上，将病位仅定位于肝稍显局限。《备急千金要方》云："风寒客于肝经，不能散精，气血凝留，留着于胸上。"《圣济总录》载："治风寒客于肝经，膈脘痞塞，胸胁下拘痛，常欲蹈其胸上，名肝着。"揭示了肝着病位在足厥阴肝经。《金匮要略浅注》云："肝络从少阳之邪而上贯于肺，故其黏滞之气留于胸也。"《金匮要略浅注补正》云："盖肝主血，肝着，即使血黏着而不散也……今着于胸前膜膈中，故欲人蹈其胸以通之也。"认为病位在膜膈。

肝着的病因病机，《医宗金鉴》云："肝主疏泄，着则气郁不伸。"强调肝着与肝气郁结有关。《金匮要略心典》云："肝脏气血郁滞，着而不行，故名肝着。然肝者而气反注于肺，所谓横之病也。"《金匮要略讲义》（五版）亦认为是肝脏受邪而疏泄失职，其经脉气血郁滞，着而不行所致，强调肝着与肝脏气血瘀滞有关。清代唐容川云："盖肝主血，肝着，即是血黏着而不散也。"认为肝着为血着膈膜而致。《高注金匮要略》云："着者，留滞之义。脏中阳虚而阴寒之气不能融合舒畅，且肝络从少阳之胁而上贯于肺，故其黏滞之气留于胸也。"认为阳虚寒凝是本病的病机。《金匮要略方论本义》述："'肝着'者，风寒湿合邪如痹病之义也……以气邪而凝固其血，内着于肝，则为之'肝着'也。"提出风、寒、湿三邪合致肝着之说。《素问·调经论》曰："血气者，喜温而恶寒，寒则泣不能流，温则消而去之。"若寒客肝脉，则肝脉运行迟滞，亦可形成瘀血。

肝着的治疗方法，《金匮要略》云："肝着，其人常欲蹈其胸上，先未苦时，但欲饮热，旋覆花汤主之。"《金匮要略心典》云："旋覆花咸温，下气散结，新绛和其血，葱叶通其阳，结散阳通，气血以和，而肝着愈，肝愈而肺亦和矣。"清代叶天士《临证指南医案》多用旋覆花加当归须、桃仁、红花、泽兰、延胡索、川楝子等治疗本病，常获良效，为后世治疗络瘀肝着提供了思路和方法。

【病因病机】

一、致病因素

1. 实证

（1）外邪侵袭：风为百病之长，寒性凝滞，外感风寒夹湿，直中肝脏未达而留滞于肝经，气血阻滞不通而发为肝着；外湿内侵，或饮食所伤，脾失健运，痰湿中阻，气郁化热，肝胆失其疏泄，导致肝着。

（2）情志所伤：情志抑郁，暴怒伤肝，肝失条达，疏泄不利，气阻络痹，而致肝着。

（3）瘀血停留：郁怒伤肝，肝失疏泄，气郁化火，灼津成痰；气郁日久，血流不畅，瘀血停积，胁络痹阻出现肝着；或强力负重，胁络受伤，瘀血停留，阻塞胁络，致使肝着；无论气滞或是湿阻，均可导致气血运行不畅，肝脉不利，发生肝着。

外感、湿邪、气滞、血瘀而致者，多属实证。

2. 虚证

久病体虚：久病或劳欲过度，精血亏损，肝阴不足，血虚不能养肝，使脉络失养，亦能导致肝着。脏中阳虚，阴寒阻滞，气血运行失常，肝络失和而为肝着也。

二、病机

肝着病位在肝，与脾、肾密切相关，基本病机是肝络不和。外感、湿邪、气滞、血瘀而致痹阻胁络者，多属实证；气、血、阴、阳不足而致络脉失养者，多属虚证。此外，病程日久或素体虚弱，亦可出现虚实并见。肝着病理变化较复杂，初期多为实证，久病多为虚证，亦可相互转化，而见虚实夹杂之证。倘若治疗不及时，还可衍生变证，而见便血或厥脱等危重症。

【辨治思路】

一、病机辨识

1. 实证

因恣食生冷，寒邪内侵，其性凝滞，邪气客于肝经胁肋，易使肝经气血运行不畅，阻滞不通，不通则痛；症见胸胁拘痛，膈脘痞塞，遇寒痛甚，得温则舒，舌淡苔薄白，脉象弦紧。若外感风寒，邪经表客于肝；兼见恶寒发热或不发热，头身疼痛。因情志所伤，或暴怒伤肝，或抑郁忧思，皆可使肝失条达，疏泄不利，气阻络痹，肝气郁结；症见胁肋胀痛，走窜不定，疼痛每因情志变化而增减，胸闷腹胀，嗳气频频，且嗳气则舒，夜寐欠安，大便干稀不调，舌苔薄白，脉弦。若肝气升发太过，易横逆犯脾，致肝脾不调，疏运失职；兼见肢倦乏力，饮食不香，大便不调。因秋夏季节，暑湿当令，由表入里，郁结少阳，枢机不利，肝胆经气失于疏泄；或过食肥甘厚味，或思虑过多，脾胃损伤，运化失职，痰湿中阻，郁而化热，肝胆失其疏泄。症见胁肋重痛，口苦口黏，胸闷纳呆，恶心厌油，小便黄或黄赤，大便黏腻不爽，舌苔黄腻或滑腻，脉弦滑或濡缓。气为血帅，气行则血行，若气郁日久，血行不畅，瘀阻肝络；或因跌仆损伤、强力负重，致使胁络受伤，瘀血停留，亦发为肝着；症见胁肋刺痛，痛有定处，拒按，入夜痛甚，胁肋下或见癥块，舌质紫黯，脉象沉涩。

2. 虚证

肝郁日久化热，易耗伤肝阴，或久病耗伤，劳欲过度，肝肾精血亏虚，血不养肝，脉络失养；症见胁肋隐痛，悠悠不休，遇劳加重，口干咽燥，心中烦热，头晕目眩，舌红少苔，脉弦细数。长期饥饱失常或病后脾阳受损，均可导致脾虚寒湿内生，困遏中焦，壅塞肝胆；症见胁肋不适，脘腹痞胀，纳谷减少，神疲畏寒，口淡不渴，甚者面目晦黯，黄如烟熏，舌淡苔腻，脉濡缓或沉迟。若脾阳损伤日久，不能充养肾阳，导致脾肾阳气同时损伤，虚寒内生，温化无权；兼见腰膝、下腹冷痛，畏凉肢冷，或伴五更泄泻，完谷不化，便质清冷，面色㿠白，舌淡胖，苔白滑，脉沉迟无力。

二、症状识辨

1. 胁痛

胁痛是指一侧或两侧胁肋部疼痛为主要表现的症状，是肝着在临床上比较常见的一种症状。急性起病，痛势较重，痛处不移，病程较短，属实；因寒、热、湿、气滞、瘀血等阻滞气机、经脉不利所致，脉实有力。慢性起病，痛势较缓，病程迁延，属虚；因久病体虚，气血阴阳不足，肝失所养所致，胁痛隐隐，脉弱无力。胸胁拘痛，遇寒痛甚，属寒；兼见膈脘痞塞，得温则舒，舌淡苔薄白，脉象弦紧。胁肋胀痛，走窜不定，属气滞，且疼痛每因情志变化而增减；兼见胸闷腹胀，嗳气频频，且嗳气则舒，纳少口苦，舌苔薄白，脉弦。胁肋重痛，属湿滞；兼见口苦口黏，胸闷纳呆，大便不爽，舌苔厚腻，脉弦滑数。胁肋灼痛，得寒痛减，属热；兼见口渴喜冷饮，小便黄赤，舌红苔黄，脉洪大而数。胁肋刺痛，痛有定处，拒按，入夜痛甚，属血瘀；兼见胁肋下癥块，舌质紫黯，脉象沉涩。胁肋隐痛，悠悠不休，属阴虚；兼见心中烦热，头晕目眩，舌红少苔，脉弦细数。胁肋不适，神疲畏寒，属阳虚；兼见腰膝冷痛，舌淡胖，苔白滑，脉沉迟无力。

2. 饮食异常

纳呆食少，胁肋疼痛，畏寒喜暖，得温痛减，乃寒邪侵袭肝脾或肝着日久，脾肾阳虚，阴寒内盛，失于腐熟水谷；纳呆食少，胁肋胀痛，痛连两胁，走窜不定，嗳气频繁，乃肝气郁结、横逆犯胃，或肝木乘土、肝脾不和；纳呆食少，胁肋重痛，身体困重，苔腻脉濡，乃肝胆湿热困脾，失于运化；消谷善饥，胁肋灼热胀痛，乃肝火犯胃，腐熟功能亢进；饥不欲食，胁肋灼痛隐隐，肝阴亏虚，虚火内扰，故有饥饿感；胃失濡润，腐熟功能减退，故不欲食。

三、治疗原则

治疗以疏肝和络为主，同时结合肝胆生理特点，灵活运用，审症求因，辨证论治。实证以祛邪为急，虚证以扶正为先。实证宜用通阳散寒，疏肝理气，清利湿热，活血化瘀；虚证宜用滋阴柔肝，温阳散寒。

【辨证论治】

一、风寒入着证

症状表现：胸胁拘痛，胸脘痞塞，遇寒痛甚，得温则舒，舌淡苔薄白，脉弦紧。

病机分析：因恣食生冷，寒邪内侵，其性凝滞，邪气客于肝经胁肋，易使肝经气血运行不畅，阻滞不通，不通则痛，故见胁肋拘痛；若外感风寒，邪经表客于肝，兼见恶寒发热或不发热，头身疼痛。

治疗方法：宣通行气，通阳散结行痹。

代表方药：旋覆花汤（《圣济总录》）加减。旋覆花（包煎）15g，甘草6g，葱茎15g，枳实12g，薤白15g，橘皮12g，生姜6g，桔梗12g。

随症加减：若见胸胁胀满、寒热头痛者，加柴胡、半夏、黄芩疏肝透邪；若见恶寒发热或不发热、头身疼痛者，加苏叶、藿香解表散寒。

二、肝郁气滞证

症状表现：胁肋胀痛，走窜不定，疼痛每因情志变化而增减，胸闷腹胀，嗳气频频，且嗳气则舒，夜寐欠安，大便干稀不调，舌苔薄白，脉弦。

病机分析：因情志所伤，或暴怒伤肝，或抑郁忧思，皆可使肝失条达，疏泄不利，气阻络痹，肝气郁结。若肝气升发太过，易横逆犯脾，致肝脾不调，疏运失职，兼见肢倦乏力、饮食不香、大便不调。

治疗方法：疏肝理气，行气解郁。

代表方药：柴胡疏肝散（《医学统旨》）加减。柴胡15g，香附12g，郁金12g，青皮9g，陈皮12g，大腹皮15g，木香12g，枳实12g，川楝子6g等。

随症加减：若见胁肋胀痛、胸闷腹胀者，加玫瑰花、香橼、佛手行气除胀；若见肢倦乏力者，加黄芪、党参、炒白术健脾益气；若见饮食不香者，加炒谷芽、炒麦芽、焦山楂健脾开胃。

三、肝胆湿热证

症状表现：胁肋重痛，口苦口黏，胸闷纳呆，恶心厌油，小便黄或黄赤，大便黏腻不爽，舌苔黄腻或滑腻，脉弦滑或濡缓。

病机分析：因秋夏季节，暑湿当令，由表入里，郁结少阳，枢机不利，肝胆经气失于疏泄；或过食肥甘厚味，或思虑过多，脾胃损伤，运化失职，痰湿中阻，郁而化热，肝胆失其疏泄，故见胁肋重痛等症状。

治疗方法：清热利湿。

代表方药：茵陈蒿汤（《伤寒论》）加减。茵陈12g，栀子15g，大黄6g，车前草15g，黄芩12g，木通15g，泽泻15g，金钱草30g，白茅根15g。

随症加减：若见咳嗽、黄痰者，加黄连、半夏、苍术清热燥湿化痰；若见发热、黄疸者，加黄柏、茵陈清热利湿退黄。

四、瘀血阻络证

症状表现：胁肋刺痛，痛有定处，拒按，入夜痛甚，胁肋下或见癥块，舌质紫黯，脉象沉涩。

病机分析：若气郁日久，血行不畅，瘀阻肝络；或因跌仆损伤、强力负重，致使胁络受伤，瘀血停留，均发为肝着。

治疗方法：活血化瘀。

代表方药：新绛旋覆花汤（《伤寒论》）加减。新茜草12g，桃仁泥30g，当归横须12g，旋覆花（包煎）12g，牡丹皮12g，广陈皮12g，制半夏9g，郁金12g。

随症加减：若见刺痛明显、胁下癥块明显者，加红花、赤芍活血通络。

五、肝阴不足证

症状表现：胁肋隐痛，悠悠不休，遇劳加重，口干咽燥，心中烦热，头晕目眩，舌红少苔，脉弦细数。

病机分析：肝郁日久化热，耗伤肝阴；或久病体虚，精血亏损，不能濡养肝络，故胁肋隐痛、悠悠不休、遇劳加重。阴虚易生内热，故口干咽燥，心中烦热，失眠；精血亏虚，不能上荣，故头晕目眩。舌红少苔，脉弦细而数，均为阴虚内热之象。

治疗方法：滋阴养血，柔肝止痛。

代表方药：一贯煎（《柳洲医话》）加减。生地黄 15g，沙参 15g，麦冬 15g，玄参 12g，五味子 15g，百合 20g，川楝子 6g，牡丹皮 12g，赤芍 15g，丹参 15g，酸枣仁 30g，白茅根 12g。

随症加减：若见头晕目眩者，加菊花、女贞子、熟地黄滋补肝肾、平肝潜阳；若见食欲不振、食后腹胀者，加鸡内金、山楂、玉竹、石斛益阴开胃。

六、阳虚寒凝证

症状表现：胁肋不适，脘腹痞胀，纳谷减少，神疲畏寒，口淡不渴，甚者面目晦黯，黄如烟熏，舌淡苔腻，脉濡缓或沉迟。

病机分析：长期饥饱失常或病后脾阳受损，均可导致脾虚寒湿内生，困遏中焦，壅塞肝胆，症见胁肋不适、脘腹痞胀、纳谷减少；脾阳不足，寒湿内生，见神疲畏寒、口淡不渴，甚者面目晦黯、黄如烟熏；舌脉也为阳虚寒凝之象；若脾阳损伤日久，不能充养肾阳，导致脾肾阳气同时损伤，虚寒内生，温化无权，兼见腰膝、下腹冷痛，畏凉肢冷，或伴五更泄泻、完谷不化、便质清冷、面色㿠白、舌淡胖、苔白滑、脉沉迟无力。

治疗方法：温阳散寒，补益脾肾。

代表方药：叶氏辛温通络方（《临证指南医案》）加减。旋覆花（包煎）9g，茜草 15g，当归须 12g，炮姜 6g，肉桂 3g，延胡索 12g，泽兰 12g，郁金 12g，蒲黄 12g，葱茎 10g。

随症加减：若见腰膝、下腹冷痛，畏凉肢冷伴五更泄泻者，加白术、附子、仙茅、山药温补脾肾。

【其他疗法】

一、中成药

1. 小柴胡颗粒

药物组成：柴胡、姜半夏、黄芩、党参、甘草、生姜、大枣。

功能主治：具有解表散热，疏肝和胃之功效。用于外感病，邪犯少阳证，症见寒热往来、胸胁苦满、食欲不振、心烦喜呕、口苦咽干。

用法用量：开水冲服。一次 1~2 袋，一日 3 次。

2. 舒肝颗粒

药物组成：当归、白芍、柴胡、香附、白术、茯苓、栀子、牡丹皮、薄荷、甘草。

功能主治：疏肝理气，散郁调经。用于肝气不舒的两胁疼痛，胸腹胀闷，月经不调，头痛目眩，心烦意乱，口苦咽干；以及肝郁气滞所致的面部黧黑斑者。

用法用量：口服，一次1袋，一日2次，用温开水或姜汤送服。

3. 柴胡疏肝丸

药物组成：柴胡、青皮、陈皮、防风、木香、枳壳、乌药、香附、姜半夏、茯苓、桔梗、厚朴、紫苏梗、豆蔻、甘草、山楂、当归、黄芩、薄荷、槟榔、六神曲、大黄、白芍、三棱、莪术。

功能主治：疏肝理气，消胀止痛。用于肝气不舒，胸胁痞闷，食滞不消，呕吐酸水者。

用法用量：口服，一次1丸，一日2次，温开水送下。

4. 平肝舒络丸

药物组成：柴胡、青皮、陈皮、佛手、乌药、香附、木香、檀香、丁香、沉香、广藿香、砂仁、豆蔻、厚朴、枳壳、羌活、白芷、铁丝威灵仙、细辛、木瓜、防风、钩藤、僵蚕、胆南星、天竺黄、桑寄生、何首乌、牛膝、川芎、熟地黄、龟甲、延胡索、乳香、没药、白及、人参、白术、茯苓、肉桂、黄连、冰片、朱砂、羚羊角粉。

功能主治：平肝疏络，活血祛风。用于肝气郁结，经络不疏引起的胸胁胀痛、肩背窜痛、手足麻木、筋脉拘挛者。

用法用量：蜜丸，温黄酒或温开水送服。一次1丸，一日2次。

5. 茵莲清肝颗粒

药物组成：茵陈、半枝莲、白花蛇舌草、广藿香、佩兰、虎杖、茯苓、郁金、泽兰、白芍、当归、琥珀等。

功能主治：清热解毒，调肝和脾。用于急性甲型、慢性乙型病毒性肝炎属湿热蕴结，肝脾不和证者，症见胁痛、脘痞、纳呆、乏力等。

用法用量：温开水冲服，一次10g（1袋），一日3次。

6. 茵莲清肝合剂

药物组成：茵陈、板蓝根、绵马贯众、茯苓、郁金、当归、红花、琥珀、炒白芍、白花蛇舌草、半枝莲、广藿香、佩兰、砂仁、虎杖、丹参、泽兰、柴胡、重楼。辅料：单糖浆。

功能主治：清热解毒，芳香化湿，疏肝利胆，健脾和胃，养血活血。用于病毒性肝炎，肝炎病毒携带者及肝功能异常者。

用法用量：口服。一次0.5瓶（50mL），一日2次，服时摇匀。

7. 血府逐瘀胶囊

药物组成：炒桃仁、红花、赤芍、川芎、麸炒枳壳、柴胡、桔梗、当归、地黄、牛膝、甘草。

功能主治：活血祛瘀，行气止痛。用于气滞血瘀所致的胸痹、头痛日久、痛如针刺而有定处、内热烦闷、心悸失眠、急躁易怒者。

用法用量：口服。一次6粒，一日2次。

8. 血府逐瘀口服液

药物组成：桃仁、红花、当归、川芎、地黄、赤芍、牛膝、柴胡、枳壳、桔梗、甘草。

功能主治：活血化瘀，行气止痛。用于瘀血内阻，头痛或胸痛，内热憋闷，失眠多梦，心悸怔忡，急躁善怒者。

用法用量：口服，一次1支，一日3次，或遵医嘱。

9. 活络效灵丹

药物组成：当归、丹参、生明乳香、生明没药各15g（五钱）。

功能主治：活血祛瘀，通络止痛。用于气血瘀滞，心腹疼痛，腿臂疼痛，跌打瘀肿，内外疮疡，以及癥瘕积聚者。现用于冠心病心绞痛、宫外孕、脑血栓形成、坐骨神经痛等属气血瘀滞，经络受阻者。

用法用量：上四味，作汤服。若为散剂，一剂分作4次服，温酒送下。

10. 一贯煎丸

药物组成：生地黄、枸杞子、麦冬、当归、北沙参、川楝子。

功能主治：滋阴疏肝。肝肾阴虚，肝气郁滞证。胸脘胁痛，吞酸吐苦，咽干口燥，舌红少津，脉细弱或虚弦。亦治疝气瘕聚。

用法用量：水煎服。

11. 四君子丸

药物组成：党参、炒白术、茯苓、炙甘草。

功能主治：益气健脾。用于脾胃气虚，胃纳不佳，食少便溏者。

用法用量：口服。一次3~6g，一日3次。

12. 补肝益肾丸

药物组成：覆盆子、五味子、炮附子、白术、酸枣仁、干地黄、熟地黄。

功能主治：补益肝肾，安神养筋。主治阳痿、早泄、腰背疼痛，以及肝肾虚寒之面色青黄、疲乏无力、两胁胀满者。

用法用量：口服。一次1丸，一日1次，饭前服，温黄酒送下。

二、单方验方

1. 单方

（1）泥鳅：放烘箱内烘干（温度100℃为宜），研成粉末。一次服10~12g，一日3次，饭后服。功能清热祛湿，退黄解毒。用于急性黄疸型肝炎者。

（2）柳芽10g，开水冲泡代茶频饮。功能清热、利尿、解毒。用于黄疸型肝炎者。

（3）垂盆草30g，水煎服，一日1次，连服2周为1个疗程。用于各型肝炎引起的胁痛者。

2. 验方

（1）青黛、明矾各1.5g，共研细末，装入胶囊。一次2粒，一日3次，口服。功能清热退黄。用于黄疸经久不退，特别是淤胆型肝炎者。

（2）大黄甘草汤：生甘草 10g，生大黄（后下）15g。水煎，一日 1 剂，分 2 次服。用于急性病毒性肝炎者。

（3）茵板合剂：茵陈蒿 15g，板蓝根 35g。水煎 2 次，将药汁一起浓煎至 200mL，加白糖，每次 100mL，一日 2 次。用于急性黄疸型肝炎者。

（4）降酶合剂：贯众 15g，牡丹皮 20g，败酱草 30g，茯苓 20g。水煎 2 次，将药汁一起浓煎至 200mL，加白糖，每次 100mL，一日 2 次。用于慢性肝炎谷丙转氨酶升高者。

（5）复方水飞蓟蜜丸：水飞蓟、五味子（每丸含水飞蓟、五味子各 5g）。制成蜜丸，每丸含生药 10g，一次 1 丸，一日 3 次。用于慢性肝炎 ALT 升高者。

三、外治疗法

膏药：热贴敷治疗，配合中药热罨包。根据不同证型，选用不同中药处方（均为中药颗粒剂，也可用普通中药研成细粉）。中药颗粒剂或药粉用食用醋调成糊状，敷于上腹部，并以纱布覆盖固定，配合中药热罨包保留 3 小时，每日 1 次。

四、针刺疗法

1. 体针

（1）实证：取厥阴、少阳经穴为主。毫针刺用泻法。

处方：期门、支沟、阳陵泉、足三里、太冲。

方义：肝与胆为表里，厥阴、少阳之脉同布于胁肋，故取期门、太冲，循经远取支沟、阳陵泉以疏肝经气，使气血畅通，奏理气止痛之功，佐以足三里和降胃气而消痞。肝郁气滞型，可针刺内关、鸠尾、阳陵泉、太冲；瘀血阻络型，可针刺肝俞、血海、阳陵泉；肝胆湿热型，可针刺肝俞、胆俞、阳陵泉、曲池；呕吐者，可加内关、公孙等穴，亦可生姜汁冲服。

（2）虚证：取背俞穴和足厥阴经穴为主。毫针刺用补法，或平补平泻。

处方：肝俞、肾俞、期门、行间、足三里、三阴交。

方义：肝阴血不足，取肝俞、肾俞，用补法可充益肝肾之阴。期门为肝之募穴，近取以理气，行间为肝之荥穴，用平泄法以泄络中虚热，配足三里、三阴交扶助脾胃，以滋生化之源。肝阴不足型，可针刺肝俞、肾俞、三阴交、足三里、阳陵泉，补泻兼施；阳虚寒凝型，可针刺肝俞、肾俞。

2. 穴位注射

肝胆湿热型若呕吐，也可配合足三里、三阴交等穴位注射维生素 B_6、甲氧氯普胺等。

五、药膳疗法

1. 鲜地粥

鲜生地黄 30～60g，水煎取药汁；另水煮粳米，待粥将熟时加入药汁，煮熟后食用。用于肝阴不足型肝着者。

2. 鲫鱼赤小豆汤

取鲫鱼及适量赤小豆煎煮炖汤。用于阳虚寒凝型肝着者。

【预防调护】

一、饮食注意

肝郁气滞型，予清淡易消化饮食，食解郁通络之品，如瓜蒌、丝瓜等；忌辛辣厚味，常食柑橘、荔枝、佛手、莱菔等理气之品。饮食减少者，可食黄芪粥、苡仁粥、怀山药粥等以健脾，达到抑肝而缓痛。瘀血阻络型，可用藕汁、梨汁适量服用；饮食宜清淡，可食柑橘、佛手等调气类水果，行气以防血滞；忌食生冷、瓜果、黏腻之品，以防血脉凝滞。肝胆湿热型，可用冬瓜汤、西瓜汁等；饮食宜清淡、易消化、富有营养之品，进食不宜过饱，多食水果蔬菜，忌食辛辣、肥腻、甜黏、醇酒等生热助湿之品。肝阴不足型，用鲜地粥，即鲜生地黄 30～60g，水煎取药汁，另水煮粳米，待粥将熟时加入药汁，煮熟后食用；饮食多吃清淡，忌辛辣、煎炸等燥热劫阴食品，常食枸杞子粥、麦冬粥、桑椹粥、百合粥及蒸甲鱼等滋养肝阴之品。阳虚寒凝型，服鲤鱼赤小豆汤、鲫鱼赤小豆汤以利水。

二、生活注意

注意劳逸结合，每天保证 8 小时的睡眠，卧床时以右侧卧位为佳。传染期，患者要对家人、同事进行消化道隔离。本病疗程长，介绍与该疾病相关知识，消除恐惧心理，保持心情平和，树立战胜疾病的信心，主动配合治疗，提高依从性；指导患者生活要有规律，处事待人要胸怀宽广、冷静，出院后遵医嘱，门诊复查。俗话说"三分治疗七分养"，可见生活调养的重要性。除药物治疗外，嘱咐患者要养成良好生活习惯，做好生活调养。一是注意休息：《素问·五脏生成》曰"人卧血归于肝"，说明卧床休息可使回流于肝脏的血量增加，为肝脏提供充足的营养和氧气，促进机体的合成与代谢。二是合理饮食：中医学讲究食物分寒热属性、气味厚薄的不同，需要针对不同患者、不同疾病采取相应的忌口及清淡、营养等饮食措施。三是调节情志：凡郁郁寡欢、闷闷不乐、忧虑焦躁等情志过剧，皆能导致肝气逆乱而发病。患者患病后，本身思想负担较重，容易产生消极情绪，而不好的情绪变化又可加重疾病，互相影响，形成恶性循环，情绪因素对疾病发生发展及其转归有重要影响。四是慎防感冒：《素问·上古天真论》曰"虚邪贼风，避之有时"。患者在积极治疗的同时，顺应四时自然规律，注意气候寒暖变化，防止感冒发生，早预防早治疗，有利于疾病的恢复。

【名医经验】

一、张镜人

1. 学术观点

（1）病机认识：肝着的主要致病因素是湿热疫毒，当人体正气不足，无力抗邪时，常因外感、情志、饮食、劳倦而诱发本病。其病位在肝，多涉及脾、肾及胆、胃、三焦。病机特点属"本虚标实，虚实夹杂"。病理变化交错复杂：湿热疫毒内犯肝脾，厥阴疏泄不及，太阴运化无权，肝脾同病；湿留热郁，迁延日久，累及肝阴，血瘀脉络，进而导致肝硬化；蕴毒日久则变生癌肿等症；肝虚者血不藏，脾虚者气必弱，故气血不足；湿热久稽，化火伤阴，致肝肾阴虚；湿困中土，邪从寒化，戕伤肝肾，终致脾土衰败，肝肾亏损。

（2）治法心得：治疗上主张化湿清热、调和脏腑为本病的治疗原则。清热化湿，清热解毒，行气活血以祛邪治标；益气健脾，补脾疏肝，补益肝肾以扶正固本。此为治疗本病的基本治法。强调在临床上必须依据具体临床表现，辨清标本虚实，分清主次，在治疗上有所侧重；并根据临床症状及西医学检查结果灵活加减用药。其治疗尤崇尚脾胃学说，李东垣谓："元气之充足，皆由脾胃之气无所伤，而后能滋养元气……脾胃之气既伤，而元气亦不能充，而诸病之所由生也。"土载木，木传土，"病起于肝胆，症见于脾胃"，故在治疗本病时始终强调健脾助运的重要性。此外，还根据多年临床经验，提出治肝六法：一曰理气疏肝，二曰解郁柔肝，三曰养血调肝，四曰滋水平肝，五曰化瘀消积，六曰温阳暖肝。或一法独用，或数法合参，当随机应变。

2. 经典医案

医案一　方某，男，26 岁。

首诊：1979 年 8 月 22 日。

主诉：反复肝区隐痛、乏力。

现病史：患者两年来曾反复三次慢性迁延型肝炎出现急性活动，就诊时 SGPT 正常，但感肝区疼痛，神疲乏力，略有衄血，大便带溏。苔白腻，脉濡细。实验室检查 HBsAg（＋），麝香草酚浊度试验 9U，锌浊测定 15U，麝香草酚絮状试验（＋＋），血清胆红素（高）。

临证思路：景岳云："内伤胁痛十尽八九，外感胁痛间或有之。"但现在随着疾病谱的变化，认识当不断更新。慢性迁延型肝炎或慢性活动型肝炎为临床常见病，常以胁痛为主要表现，探讨其病因乃由疫毒与湿热交感所致。进一步导致肝脾失和，气血郁滞。所以治疗时疏肝健脾当兼清湿热、解疫毒，才能取得较好效果。辨证属肝脾不调，气机失和。治宜调肝健脾。

选方用药：丹参 9g，生白术 9g，炒白芍 9g，炙甘草 3g，薏苡仁 12g，广郁金 9g，岗稔根 15g，平地木 15g，青皮 5g，陈皮 5g，仙鹤草 30g，八月札 15g，炙延胡索 9g，川楝子 9g，半枝莲 15g，白花蛇舌草 30g，炒山楂 9g，炒神曲 9g，香谷芽 12g，逍遥丸 9g。水煎服，共 30 剂。

用药分析：方中丹参、郁金、青皮、炙延胡索、川楝子疏肝理气，生白术、薏苡仁、炒山楂、炒神曲、香谷芽健脾化湿，逍遥丸疏肝健脾，白芍柔肝养阴止痛，仙鹤草、半枝莲、白花蛇舌草清热解毒。

二诊：肝区略感胀痛，大便有时溏薄，鼻衄已止，脉濡细，苔薄白腻。仍拟调理肝脾。上方去仙鹤草、川楝子，加炒怀山药 9g。

用药分析：患者症状明显好转，肝区略感胀痛，故去仙鹤草、川楝子；大便有时溏薄，当健脾化湿，加炒怀山药。

随访：服药 2 个多月，肝区疼痛、便溏明显好转，复查肝功能：麝香草酚浊度试验 6U，锌浊测定 13U，谷丙转氨酶 40U 以下。

医案二　薛某，男，24 岁。

首诊：1996 年 2 月 9 日。

主诉：脘腹胀满，黄疸进行性加深半个月。

现病史：患者有慢性肝炎，肝硬化病史多年，出现腹水半月余，黄疸进行性加深，腹部胀满，进一步出现肝昏迷而入院，经抢救后神志虽清，面目身黄，脘腹胀满疼痛，小溲欠利，腹部膨隆，形体消瘦，口唇干燥。舌质红，苔黄，脉弦数。检查见巩膜肌肤黄染，腹部膨满，有移动性浊音。

临证思路：鼓胀属中医内科"风""痨""鼓""膈"四大难治痼疾之一，此时湿、热、毒、气、血、水胶结在一起，而肝脾肾俱损。病机本虚标实，症情错综复杂。治疗时宜参照病因，结合症情、病程、体质之迥异而分别对待之。本例已是肝脏损害之晚期，随时有生命之虑，从理气行水、化瘀解毒着手，使病情暂时获得缓解。患者尚须修养身心，注意生活忌宜，或可带病延年。辨证属肝经湿热壅阻，气机失调，疏泄失司。治宜清肝泄热，理气行水。

选方用药：茵陈 15g，金钱草 30g，鸡骨草 30g，炒赤芍 15g，炒牡丹皮 9g，大腹皮 9g，炒枳壳 9g，赤茯苓 9g，猪苓 9g，广郁金 9g，炙远志 5g，八月札 15g，腹水草 15g。水煎服，共 10 剂。

另：陈葫芦 30g，陈麦柴 30g，冬瓜 15g，三味煎汤代水以煎药。

用药分析：方中茵陈、金钱草利湿退黄，赤芍、牡丹皮活血化瘀，大腹皮、枳壳、赤茯苓、猪苓、腹水草行气利水，郁金、八月札疏肝解郁，远志宁心安神，陈葫芦、冬瓜利水。

二诊：黄疸未见加深，左胁疼痛，面色晦黯，腹胀溲少，大便泄泻稀水，脉细滑数，苔薄黄腻。

临证思路：本例已是肝脏损害之晚期，随时有生命之虑。肝肾阴虚，三焦气化失调，故以清泻调肝而化水湿。从理气行水、化瘀解毒着手，使病情暂时获得缓解。肝肾阴虚，三焦气化失调，仍拟清泻调肝而化水湿。

选方用药：茵陈 30g，金钱草 30g，海金沙藤 30g，八月札 15g，生牡蛎（先煎）30g，广郁金 9g，平地木 15g，大腹皮 9g，广木香 9g，生白术 9g，赤茯苓 9g，猪苓 9g，泽泻 15g，炒山楂 9g，炒神曲 9g，香谷芽 12g。水煎服，共 20 剂。

另：陈葫芦 30g，陈麦柴 30g，萱草根 30g，三味煎汤代水以煎药。

用药分析：上方加用金钱草、泽泻清热利湿，牡蛎软坚散结，木香疏肝理气，平地木止血。

三诊：神志尚清，鼻衄较少，但黄疸未见减退，萎靡无力，上肢震颤，腹胀膨满，两胁隐痛，溲便均少，脉弦滑数，苔黄腻，边红。

临证思路：本例已是肝脏损害之晚期，随时有生命之虑，湿热熏蒸，肝胆络脉瘀滞，三焦气化不利，正虚邪实，治以清泄湿热、利水退黄，仍防昏迷之变。从理气行水、化瘀解毒着手，使病情暂时获得缓解。湿热熏蒸，肝胆络脉瘀滞，三焦气化不利，正虚邪实。治再拟清泄湿热、利水退黄，仍防昏迷之变。

选方用药：茵陈30g，金钱草30g，八月札15g，炒赤芍15g，炒牡丹皮9g，赤茯苓9g，猪苓9g，葶苈子9g，大腹皮9g，大腹子9g，广木香9g，广郁金9g，炒黄芩9g，水炙远志3g，泽泻15g，干荷叶9g，生蒲黄（包）9g，绛矾丸（包）9g，牛黄清心丸（吞）1粒。水煎服，共7剂。

另：陈葫芦30g，陈麦柴30g，半枝莲15g，三味煎汤代水以煎药。

用药分析：上方加葶苈子、大腹子下气行水，黄芩清热解毒，干荷叶清热利湿、蒲黄止血，绛矾丸健脾补血，牛黄清心丸清心开窍。

随访：住院治疗1个多月，病情有所改善，神志清晰，黄疸、腹水有所好转，病情较稳定，3月下旬自动出院。

二、李佃贵

1. 学术观点

（1）病机认识：乙肝主要由湿热、脾虚、气郁、湿毒、阴毒、疫毒、杂气等原因引起，主要侵害肝脏，患病后久羁不解，缠绵难愈，具有一定的传染性，符合中医湿浊疫毒致病之特性，故多运用"浊毒"理论治疗。

（2）治法心得：治疗上多采用清利肝胆、化浊解毒法。将病毒性乙型肝炎分为以"浊"为主型、以"毒"为主型及"浊毒"并见型，予以不同方剂辨证论治。以"浊"为主型，治以疏肝利胆、健脾化浊。以"毒"为主型，治以凉血解毒、健脾化浊。"浊毒"并见型，治以疏肝利胆、化浊解毒。应用"浊毒"理论辨证治疗乙肝，在减轻患者症状、提高机体免疫功能、增强抗病能力及恢复肝功能等方面疗效显著；对乙型肝炎病毒抗原转阴及抗肝纤维化，疗效确切。

2. 经典医案

医案一 王某，男，48岁。

首诊：2005年9月6日。

主诉：右胁下疼痛3年，伴双下肢水肿。

现病史：患者脘闷腹胀，困倦乏力，口淡或口渴不饮，大便溏，小便色浊，舌苔白厚腻，脉濡滑。西医查体：T：36.8℃，P：102次/分，R：26次/分，Bp：133/90mmHg。实验室检查：HBsAg（+），HBeAg（+）；血清HBV-DNA > 1×10^5copies/mL；谷丙转氨酶545U/L，谷草转氨酶386U/L。

临证思路：患者脘闷腹胀，困倦乏力，口淡或口渴不饮，大便溏，小便色浊，舌苔白厚腻，脉濡滑。证属脾运失司，湿浊内阻。治宜疏肝利胆，健脾化浊。以"浊"为主型，治以疏肝利胆、健脾化浊。

选方用药：紫菀 12g，苏叶 12g，清半夏 9g，藿香 10g，茯苓 20g，陈皮 6g，厚朴 15g，柴胡 15g，黄芩 12g，白术 12g，黄柏 12g，太子参 15g，延胡索 12g，茵陈 15g，绞股蓝 12g。一日 1 剂，水煎取汁分 2 次服，连服 30 天。

用药分析：方中用柴胡、黄芩、延胡索等药物疏理肝胆，行气止痛；脾胃虚弱，运化失司，故用太子参、白术、茯苓等药物益气健脾，运化湿浊；并用紫菀、茵陈、苏叶、藿香等药物芳香醒脾，化浊祛湿；清半夏降逆止呕；绞股蓝、黄柏、黄芩清热利湿。

二诊：患者坚持服上方 1 个多月，症状减轻，肝区疼痛减轻，脘闷腹胀偶有发生，困倦乏力明显减轻，大便溏，小便基本正常，舌苔薄腻，脉濡滑。仍治以疏肝利胆，健脾化浊。上方去陈皮、厚朴、黄芩、白术，藿香用量改为 15g；加泽泻 9g，香附 15g，广木香 12g，苍术 9g。一日 1 剂，水煎取汁分 2 次服，连服 30 天。

用药分析：患者症状减轻，去陈皮、厚朴、黄芩、白术。加大藿香用量以加强芳香醒脾，化浊祛湿之功；加用香附、广木香等药物以疏理肝胆，行气止痛；泽泻利水渗湿；苍术健脾燥湿。

三诊：患者坚持服上方 1 个多月，症状减轻，肝区疼痛明显缓解，脘闷腹胀明显好转，困倦乏力消失，大便溏，小便色清，舌红苔微腻，脉略滑。仍治以疏肝利胆，健脾化浊。

选方用药：紫菀 12g，苏叶 12g，清半夏 9g，荷叶 15g，茯苓 12g，川芎 9g，白芍 15g，柴胡 15g，当归 12g，炒白术 12g，黄柏 12g，太子参 15g，延胡索 12g，茵陈 15g，绞股蓝 12g。一日 1 剂，水煎取汁分 2 次服，连服 30 天。

用药分析：患者诸症减轻，去木香、苍术、泽泻、香附等。治疗后期加用白芍、当归、川芎等药物调理气血；加荷叶清热化湿；诸药合用，共奏疏肝利胆、健脾化浊之功。

医案二 陈某，男，37 岁。

首诊：2005 年 10 月 8 日。

主诉：右胁下疼痛 1 年，低热。

现病史：长期潮热或低热，心烦不宁，或躁扰不安，面部潮红，两颧赤丝血缕，肌肤黏膜外发瘀点、瘀斑，鼻、齿经常出血，肝区刺痛，小便短赤，大便黑，舌质黯红、青紫，伴瘀斑瘀点，苔黄，脉数。西医查体：T：37.8℃，P：122 次/分，R：32 次/分，Bp：133/90mmHg。实验室检查：HBsAg（＋），HBeAg（＋）；血清 HBV－DNA＞1×147copies/mL；谷丙转氨酶 645U/L，谷草转氨酶 438U/L。

临证思路：证属毒邪壅盛，浊瘀内阻。以"毒"为主型，治以凉血解毒、健脾化浊。

选方用药：黄芩 12g，黄连 15g，黄柏 15g，板蓝根 12g，半边莲 15g，半枝莲 12g，虎杖 15g，茵陈 20g，藿香 20g，垂盆草 30g，绞股蓝 15g，赤芍 10g，生地黄 12g，白芍 15g，苦参 10g，五灵脂 12g，焦白术 10g，茯苓 10g，生甘草 6g。一日 1 剂，水煎取汁分 2 次服，连服 30 天。

用药分析：方用黄芩、黄连、黄柏、半边莲、半枝莲、板蓝根、绞股蓝、茵陈、藿香、垂盆草、苦参等药物清热燥湿解毒；肝病日久，邪入经络，内生瘀血，故用虎杖、赤芍、五灵脂、生地黄等药入血凉血解毒；治肝当先实脾，故以白术、茯苓、甘草健脾化浊；白芍柔肝养阴止痛；诸药合用，共奏凉血解毒、健脾化浊之功。

二诊：患者坚持服上方1个多月，肝区刺痛有所缓解，体温基本恢复正常，肌肤黏膜瘀点变淡，小便黄，大便色深，舌质紫黯，苔黄，脉细数。仍治以凉血解毒，健脾化浊。上方去黄连、半枝莲、垂盆草、白芍、五灵脂；加延胡索12g，当归20g。一日1剂，水煎取汁分2次服，连服30天。

用药分析：患者肝区刺痛有所缓解，体温基本恢复正常，肌肤黏膜瘀点变淡，故去黄连、半枝莲、垂盆草、五灵脂、白芍；加延胡索疏肝理气，当归养血活血。

三诊：患者坚持服上方1个多月，肝区刺痛明显缓解，体温正常，肌肤黏膜瘀点消失，小便色淡，大便正常，舌质紫红，苔稍黄，脉细数。仍治以凉血解毒，健脾化浊。上方去黄柏、虎杖、苦参、生甘草；加黄连15g，香附10g，五灵脂12g。一日1剂，水煎取汁分2次服，连服30天。

用药分析：肝区刺痛明显缓解，体温正常，肌肤黏膜瘀点消失，小便色淡，大便正常，故去黄柏、虎杖、苦参、生甘草，加香附疏肝理气。

医案三 张某，男，52岁。

首诊：2005年11月3日。

主诉：右胁下疼痛5年，加重3个月，伴双下肢水肿。

现病史：患者头晕，眼黑，面色晦黯，恶心欲呕，梦多不易入睡，大便干，小便黄，舌质紫黯苔黄腻，脉弦滑数。西医查体：T：37℃，P：98次/分，R：24次/分，Bp：130/80mmHg。右胁下疼痛，无反跳痛，墨菲征（-），肝脾未触及，肝区叩击痛，双下肢轻度凹陷性水肿。实验室检查：HBsAg（+），HBeAg（+）；谷丙转氨酶505U/L，谷草转氨酶306U/L；总胆红素28.4nmol/L，直接胆红素9.5μmol/L，球蛋白32g/L。

临证思路：证属肝胆湿热，浊毒内蕴。"浊毒"并见型，治以疏肝利胆、化浊解毒。

选方用药：鳖甲15g，山甲珠12g，田基黄12g，红景天12g，冬葵子15g，急性子12g，大黄8g，茵陈15g，藿香15g，龙胆草15g，五味子15g，垂盆草15g，清半夏12g，鸡内金15g，延胡索15g，砂仁（后下）15g。一日1剂，水煎取汁分2次服，连服30天。

用药分析：方中大黄、茵陈、龙胆草、田基黄、垂盆草疏肝利胆退黄；鳖甲、急性子、山甲珠软坚散结；冬葵子、清半夏化浊解毒；鸡内金消食和胃；延胡索疏肝理气；砂仁化湿和胃；五味子酸甘敛阴；诸药合用，共奏疏肝利胆、化浊解毒之功。

二诊：患者坚持服上方1个多月，症状减轻，肝区阵发性胀痛，时恶心，四肢酸软无力，寐差，大便不成形，小便黄，舌淡紫苔薄黄，脉弦数。仍治以疏肝利胆，化浊解毒。上方去茵陈、藿香、龙胆草、五味子、半夏、延胡索；加当归15g，白芍

15g，黄芪30g，白茅根15g，板蓝根15g。一日1剂，水煎取汁分2次服，连服30天。

用药分析：患者服药1个月后症状减轻，去茵陈、藿香、龙胆草、五味子、半夏、延胡索；肝区阵发性胀痛，加白芍以柔肝养阴止痛；四肢酸软无力，加当归、黄芪健脾益气；大便不成形，小便黄，加白茅根、板蓝根以清热解毒利尿。

三诊：患者坚持服上方1个多月，症状减轻，肝区偶有隐痛、略有乏力、二便调，舌质紫红，苔薄黄微腻，脉弦细。上方有效，仍治以疏肝利胆，化浊解毒。嘱患者按上方服药1个月，以巩固疗效。

（杨倩　田亚欣）

参考文献

[1] 郑大正. 小议"肝着" [J]. 浙江中医学院学报，1988（5）：46－48.

[2] 王松耀.《金匮要略》"肝着""肾着"二病的证治浅析 [J]. 中国中医急症，2013，22（9）：1630－1631.

[3] 徐云生.《金匮要略》肝着的病因病机治疗探讨 [J]. 陕西中医，2006，27（6）：755－756.

[4] 潘美飞. 肝着的中医整体护理效果观察 [J]. 内蒙古中医药，2013，6（17）：143－144.

[5] 王慧君，吴晴，王松坡. 国医大师张镜人辨治慢性病毒性肝炎的经验 [J]. 辽宁中医杂志，2015，42（9）：1633－1634.

[6] 朱峰，胡瑞. 李佃贵运用"浊毒"理论治疗病毒性乙型肝炎临床验案 [J]. 辽宁中医杂志，2011，38（7）：1422－1423.

第二十节　梅核气

梅核气是指咽喉中的异常感觉，如有梅核塞于咽喉，咯之不出，咽之不下的一种疾患。本病无论男女，一年四季均可发生，多发于冬春季，妇女患者最为多见。多在吞咽动作时，尤其是吞咽唾液时感觉明显，吞咽食物时反而无异常感觉。一般认为多无器质性病变存在，也无明显地域性。本病多受精神因素变化影响，即受精神刺激而加剧，心情舒畅后自行减轻。西医学的咽异感症、咽神经官能症或癔球症可参考本病进行辨证施治。

【源流】

梅核气的最早认识见于《黄帝内经》，如《灵枢·邪气脏腑病形》中曰："胆病者，善太息……心下澹澹，恐人将捕之，嗌中介介然，数唾。"介，乃芥蒂也，谓胆病气郁不畅，致咽喉中如有芥蒂状物梗塞不爽。汉代张仲景《金匮要略·妇人杂病脉证并治第二十二》不但对该病症状描述更为形象具体，而且还认识到以妇人多见的发病特征。书中曰"妇人咽中如有炙脔，半夏厚朴汤主之"。这首方剂成为后世医家治疗梅核气的代表方沿用至今，奠定了中医治疗该病的基础。

梅核气病名的出现是在《太平惠民和剂局方·卷四》所收载的四七汤中，以"梅核"形容本病症状，曰："四七汤，治喜、怒、悲、思、忧、恐、惊之气，结成痰涎，状如梅核，在咽喉之间，咯不出，咽不下，此七气所为也。"正是这一时期出现了"梅核气"的病名，如《医部全录·卷一百六十一·咽喉门》引《仁斋直指方》谓"梅核气"为"七情气郁，结成痰涎……或塞咽喉如梅核粉絮样，咯不出，咽不下"，并指出"男女或有咽喉间有梅核之恙者，触事勿怒，饮食勿冷"，说明本病男子亦有之。预防调理中应注意保持心情舒畅，勿为情志所伤。同一时期的《南阳活人书》亦有相似论述："梅核气……塞咽喉，如梅核絮样，咯不出，咽不下。"虽然这两部著作已使用梅核气之病名，但一直到明代末年《外科正宗》问世前这四五百年中，大多数医家并未采用之，病名仍较混乱繁杂，而用得最多的仍是以咽喉不利的症状进行命名。

梅核气症状释义，《喉科集腋·卷下·咽喉杂症》云："梅核气乃痰气结于喉中，咽之不下，吐不出。"《古今医鉴·卷九·梅核气》亦谓："梅核气，窒碍于咽喉之间，咯不出，咽不下，如梅核之状是也，始因喜怒太过，积热酝酿，乃成痰涎郁结，致斯疾耳。"这里"梅核气"之病名，既说明主要症状为"塞咽喉如梅核"，又指出了其主要病因病机为"气"，给人以知其名而知其病的直观感觉。

梅核气的诊疗，自明末《外科正宗》问世后，诸多医家才统一使用"梅核气"之名，《喉科心法·梅核气》谓"此症咽喉不痛不红肿，患者自觉咽中如有物状，或如梅核，或如破絮，咽不下，咯不出，似哽非哽，窒碍不舒"，该书还对《金匮要略》中的"炙脔"做了解释，曰："炙脔，干肉也。咽中帖帖，如有炙脔，吐之不出，吞之不下。此病不因肠胃，故不碍饮食二便；不因表邪，故无骨疼寒热。"上述之论基本排除了由食管、胃肠、咽鼻等病变所引起的咽喉不适症状。而《疡医大全》《疡科心得集》《外科证治全书》《喉症指南》《喉科集腋》等著作均载有梅核气的症状表现、病因病理，或治法方药，为现代中医治疗梅核气提供参考。如《外科正宗·卷六·咽喉主治方》中曰："噙化丸……治梅核气，乃痰气结于喉中，咽之不下，吐之不出，如毛草常刺作痒。"

【病因病机】

一、致病因素

1. 实证

（1）情志因素：谋虑不遂，或悲忧过度，终日忧闷，精神抑郁，以致木失条达之性，肝失疏泄之职，肝气郁滞，横逆犯脾，津液输布失常，积聚为痰，痰与气互结于咽喉。或忧愁思虑积久伤心，郁怒伤肝，心肝受伤则气机壅塞，日久化热，而成心肝郁热之候；郁热循心肝之经脉上逆咽喉，故咽喉不利、如物梗塞。

（2）饮食因素：若饮食不节，过食肥甘厚味、醇酒煎炸食物，损伤脾胃，饮食不化，湿热内生，胃腑湿浊上蒸咽喉，气机阻滞，灼津成痰，阻于咽喉而发梅核气。

2. 虚证

素体虚弱：若患者脾肺素虚，脾虚无以运化水液致痰浊内生，肺虚不能布散水津而痰湿内聚，痰湿上逆，循肺经结于咽喉而致此病。素体阴虚或久于高声，肺肾阴虚，无以濡养咽喉，虚火内生，灼津成痰，结于咽喉。若肾阳亏虚，无以蒸腾气化，则寒水内停；冲脉下连少阴，肾阳亏虚，固摄失司，则冲气转而上逆，夹寒水上犯，结于咽喉而成此病。

二、病机

梅核气发病与情志关系密切，主要病位在肝，涉及肺、脾、肾三脏。其基本病机为肝气郁滞，津液输布失常，积聚成痰，痰气互结于咽喉。病理因素与痰、气、湿、热、虚有关，各因素可相兼存在，互为因果。

【辨治思路】

一、病机辨识

本病多见痰气交阻、心肝郁热、脾胃湿热、肺脾气虚、肺肾阴虚、肾阳不足、阴虚气郁等证。临证当首辨虚实，次辨脏腑。

首辨虚实：实证始于肝气郁滞，亦能聚湿生痰，还可致瘀、化火伤阴、克犯中土等；虚证多为气虚、阴虚、阳气不足。实者平素多忧愁思虑或喜怒无常、急躁易怒；虚者根据其气血阴阳虚损之不同，其伴随症状各异，两者可通过舌脉辅助判断；亦有虚实夹杂者，多为阴津亏虚之体逢气郁伤肝之因而成阴虚气郁之候。然无论何种病因，"气郁"乃为本病基本病理特征，正如《丹溪心法》云："气血冲和，百病不生，一有怫郁，诸病生焉。"

次辨脏腑：本病初病多在肝，肝失疏泄；亦可牵连脾胃，脾失运化而致湿热、痰湿；久病肾阳不足，亦可继发本病。辨别病变所在何脏，可由其兼症加以区分。

二、症状识辨

1. 主症

（1）主症的性质：咽喉异物阻塞感，伴有口渴、烦躁、溺短赤、便结，属热也；若伴口干不欲饮、口苦，或身体困重、尿黄、大便黏滞者多属湿热；若胸中痛，气上冲咽，状如炙肉，微咳喘，胁下急痛，多为肾阳亏虚，寒水上犯所致。

（2）主症诱发、加重和缓解因素：咽喉异物阻塞感，伴随情志波动而加重，胸胁胀痛，走窜不定，嗳气后稍舒，善太息，乃肝气郁结所致；若咽部堵塞感，自胃脘向上塞于咽喉间，痰黏于喉，咯吐不爽，或伴头晕目胀，或伴嗳气反酸，或恶心呕吐，急躁多怒、口苦咽干，属肝胃上逆，痰气互结所致；若伴心烦急躁，少寐多梦，易怒多疑则属心肝郁热；兼有五心烦热，胸闷不舒，则为阴虚气郁所致。

2. 伴随症状

（1）口渴：渴喜冷饮，兼见胸中烦闷，或大便秘结，小便短赤，舌红苔黄，脉数，则为心肝郁热；口渴不多饮，兼见咳嗽重浊，痰多胸满，身体困重，舌苔黄腻，乃脾胃湿热，热邪伤津；口渴咽干，夜间尤甚，盗汗，五心烦热者，乃阴虚津亏，虚火内炽的表现；若见口干，但欲漱水不欲咽，肌肤甲错，舌质紫黯或舌边有瘀斑等症状，此乃兼夹瘀滞所致。

（2）大便异常：大便燥结，乃肠道燥化太过，可见于肝郁化热；伴有咽喉不利，如物梗塞，心烦少寐，急躁易怒，心胸烦热等症。排便时间延长、便次减少，乃肠失濡润，或推动乏力，传导迟缓，多属阳虚寒凝或气血阴津亏虚；可伴有神疲懒言，面色少华，纳差，咽干不适，如有物梗，微痒而痛，晨起为甚，感寒则发等症。排便时窘迫不畅，肛门重坠，便意频数，泻下黏滞不爽者，乃湿热阻滞气机。若大便次数增多，粪质稀薄不成形，多为外感风寒，或情志失调，肝气郁滞，脾失健运；或脾肾阳虚，水湿下趋所致。

三、治疗原则

治疗本病，首辨虚实，次辨兼夹。其治疗仍离不开"虚则补之，实则泻之"的原则。临床上虚证主要责之于肺、脾、肾三脏：脾虚多为气虚，治以补中益气为主；肺肾两虚多为阴虚，治以滋养肺肾为主；若肺阴偏虚宜养阴润肺；肾阴偏虚又宜滋补肾阴。阴虚生内热，宜滋阴降火。至于实证，主要在肝，始于肝郁，肝郁为病，每多兼夹。或兼热，或夹痰、夹瘀，治以疏肝解郁，平肝降逆为主，再随证佐入清热、化痰、祛瘀之品。

中病即止，不可过剂。使用疏肝药时，忌香燥伤阴。因此，对于疏肝理气之法，只宜暂投，不可久用，同时还需加入白芍之类养阴敛阴之品；使用清热药，要时时顾护胃气，视具体情况而用苦寒之品；需注意化痰及活血药物的应用，因肝气一郁，易致瘀生痰，每多兼夹；保持气机通畅，气以顺为贵，即使不为肝气郁结所致，亦宜加入一二味疏肝理气之品；要"移情易性"，注意精神引导，保持心情舒畅。

【辨证论治】

一、痰气交阻证

症状表现：咽异物感明显，自觉空咽时有物堵塞，如梅如球，或如痰块之状，咯之不出，咽之不下，时轻时重，常随情志波动而增减；多伴郁郁寡欢，胸胁胀满，纳呆脘闷。舌质淡红，舌苔白而薄腻，脉弦或弦滑。

病机分析：肝气郁滞，横逆犯脾，津液不得输布，积聚为痰，痰与气互结于咽喉而成本病。

治疗方法：理气化痰，和胃利咽。

代表方药：半夏厚朴汤（《金匮要略》）合柴胡疏肝散（《医学统旨》）加减。半夏 9g，厚朴 10g，紫苏叶 10g，茯苓 10g，柴胡 10g，白芍 15g，香附 10g，陈皮 10g，枳壳 10g，甘草 10g。

随症加减：若异物感严重者，可加入合欢花、代代花以助疏肝解郁，并有安神之功；咳嗽甚者，加杏仁、桔梗以化痰止咳。

二、心肝郁热证

症状表现：咽喉不利，如物梗塞，咯之不出，咽之不下，咽喉肌膜无异常；伴心烦少寐，急躁易怒，心胸烦热，多疑多虑。舌边尖红，舌苔薄黄，脉弦数。

病机分析：忧愁思虑积久伤心，郁怒伤肝，日久化热而成心肝郁热之候，郁热循心肝之经脉上逆咽喉而致。

治疗方法：疏肝解郁，清心利咽。

代表方药：丹栀逍遥散（《太平惠民和剂局方》）加减。当归 10g，白芍 10g，柴胡 10g，栀子 10g，牡丹皮 10g，酸枣仁 10g，白术 15g，茯苓 10g，甘草 10g，薄荷 3g。

随症加减：急躁易怒者，加玫瑰花以疏肝解郁；胸胁胀满者，加佛手、绿萼梅以疏肝理气；嗳气频频者，加代赭石、旋覆花以降逆和胃。

三、脾胃湿热证

症状表现：咽部异物感，口干口苦不欲饮，咳嗽重浊，痰多胸满，身体困重，尿色黄，舌苔黄腻，脉濡数。

病机分析：饮食不节，湿热内蕴，胃腑湿浊上蒸咽喉，气机阻滞，灼津成痰，阻于咽喉而发本病。

治疗方法：清热利湿，祛浊散结。

代表方药：甘露消毒丹（《温热经纬》）加减。白蔻仁 10g，藿香 10g，茵陈 10g，滑石 15g，木通 10g，黄芩 10g，浙贝母 10g，射干 10g。

随症加减：咽痛甚者，可加山豆根、西青果解毒利咽；口苦明显者，加龙胆草泻肝胆火。

四、肺脾气虚证

症状表现：咽中异物感，神疲懒言，面色少华，纳差，痰多短气，大便溏泄，舌质淡，苔白腻，脉濡细。

病机分析：肺脾两伤，脾虚无以运化水液致痰浊内生，肺虚不能布散水津而痰湿内聚，痰湿上逆，循肺经结于咽喉而成。

治疗方法：健脾补肺，利湿散结。

代表方药：参苓白术散（《太平惠民和剂局方》）加减。党参 10g，茯苓 10g，白术 10g，甘草 10g，白扁豆 10g，陈皮 10g，山药 15g，莲子 10g，薏苡仁 15g，桔梗 10g。

随症加减：口渴者，加天花粉、芦根生津止渴；恶寒者，加苏叶解表散寒。

五、肺肾阴虚证

症状表现：咽中如有物梗，口渴咽干，干咳少痰，夜间盗汗，舌红少苔，脉细数。

病机分析：患者素体阴虚或久于高声，肺肾阴虚，咽喉失养而为本病。

治疗方法：养阴生津，润燥散结。

代表方药：百合固金汤（《医方集解》）加减。百合 15g，生地黄 20g，熟地黄 20g，玄参 15g，麦冬 15g，浙贝母 10g，甘草 10g，桔梗 10g，白芍 10g，当归 10g。

随症加减：口渴咽干甚者，加石斛以养阴生津；咽喉干痛甚者，加射干、山豆根清热利咽；骨蒸潮热者，加地骨皮凉血除蒸；不寐者，加酸枣仁宁心安神。

六、肾阳亏虚证

症状表现：胸中痛，气上冲咽，状如炙脔，微咳喘，胁下急痛，舌质淡红，脉沉弦。

病机分析：肾阳亏虚，无以蒸腾气化，则寒水内停；冲脉下连少阴，肾阳亏虚，固摄失司，则冲气夹寒水上犯，结于咽喉。

治疗方法：温肾助阳，化痰降逆。

代表方药：金匮肾气丸（《金匮要略》）加味。熟地黄 20g，山药 20g，山茱萸 15g，牡丹皮 10g，茯苓 10g，泽泻 10g，牛膝 10g，桂枝 15g，附子 3g，车前子 10g，生龙骨 20g，生牡蛎 20g。

随症加减：胸胁胀满，纳呆脘痞重者，可加入佛手、香橼皮、生麦芽理气和中化痰。

七、阴虚气郁证

症状表现：咽喉干燥不利，如物堵塞，梗涩然，咯不出，咽不下；伴五心烦热，胸闷不舒，头晕目眩，腰膝疲软。舌红少苔，脉弦细。

病机分析：肝阴不足，肝气郁结，上逆咽喉发为本病。

治疗方法：滋养肝肾，理气解郁。

代表方药：一贯煎（《柳洲医话》）加味。沙参 10g，生地黄 30g，枸杞子 10g，麦冬 10g，当归 10g，川楝子 8g，梅花 10g。

随症加减：大便干燥，加瓜蒌仁润肠通便；烦热干渴者，加知母、石膏清热生津。

【其他疗法】

一、中成药

1. 玄麦甘桔颗粒

药物组成：玄参、麦冬、甘草、桔梗。

功能主治：具有清热滋阴，祛痰利咽的作用。用于肺肾阴虚证者。

用法用量：开水冲服，一次 10g，一日 3~4 次。

2. 丹栀逍遥丸

药物组成：牡丹皮、栀子、柴胡、白芍、当归、白术、茯苓、薄荷、炙甘草。

功能主治：具有疏肝健脾，解郁清热的作用。用于心肝郁热证者。

用法用量：口服，一次 6～9g，一日 2 次。

二、验方

1. 梅子杏散

梅子杏 100 个（以立夏前后未成熟的新鲜果实为佳）、白矾适量。将梅子杏核取出后，装入白矾适量，以装满杏核为度。装满后用线缠住，以免白矾外漏。取向阳坡大瓦一个，用微火炙干，研为细末，装瓶备用。用法：用芦苇筒或竹筒装入药粉适量，吹入患者咽喉，每日数次。疏肝解郁，消痰散结。用于治疗痰气互结型梅核气者。

2. 梅核气验方

石菖蒲、穿山甲、僵蚕、枳实、知母、白芥子、海藻各 9g，瓦楞子、青黛、川楝子、昆布各 15g。诸药入醋 750mL 煎沸约 20 分钟，去渣取汁，每次服 10～20mL，一日 3 次。服药期间，禁食辛辣。功能疏肝解郁，祛痰散结。用于梅核气，咽中似有异物，吐之不出，咽之不下，纳呆欲呕，胸胁胀闷，善太息者。

三、吹药含服

1. 吹药法

以冰硼散、冰麝散或喉风散吹于咽部，一日 6～7 次。

2. 含服法

可用润喉丸、西青果、草珊瑚含片等含化服，一日数次。

四、针刺疗法

1. 体针

以局部取穴及肝经穴为主，并根据兼症之不同，而适当选取配穴。常用穴如足厥阴肝经的行间、太冲、蠡沟；局部的天突、廉泉、人迎。胸胁胀痛，嗳气吞酸者，配章门、膻中、气海；多疑虑，少寐心烦者，配内关、劳宫、神门、通里；纳呆脘痞者，配足三里、中脘；头晕目眩，腰膝酸软者，配风池、百会、命门、关元、肾俞。

2. 耳针

各证型均可应用。取穴以咽喉、肝、胆、心、脾、肾为主，可用耳针针刺，亦可以王不留行贴压耳穴。

3. 穴位注射

可用柴胡或维生素 B_1、维生素 B_{12} 注射液，予天突、廉泉、人迎、肝俞、阳陵泉、内关注射，每次选用 1～2 个穴位，每次每穴注入 1～2mL，2～3 日 1 次。

五、药膳疗法

薏枣扁豆粥：薏苡仁 12g，酸枣仁 12g，白扁豆 15g，加水煮熟，加粳米 50g，煮粥，一日 2 小碗。用于伴夜眠不安，忧思过度引起的梅核气者。

【预防调护】

一、饮食注意

少食或戒除煎炒炙煿，辛辣饮酒，香燥油腻，过咸过甜等食物；适量进食红枣、龙眼、萝卜等。

二、生活注意

加强身体锻炼，增强体质，积极治疗全身性疾病，改善全身健康状况。日常生活工作中，应保持乐观主义，思想开朗，精神愉快，心情舒畅，豁达大度地对待各种不良刺激因素。在治疗全身性疾病时，不应过汗、过吐、过泻，以免耗伤阴液；不应房劳过度，以免肾精损伤。

【名医经验】

干祖望

1. 学术观点

（1）病机认识：大凡梅核气为患，多由七情气郁，痰凝气结而成。中年妇女每多见之，伴有少寐多梦、多疑善虑等症。此乃操劳过度，心阴暗耗，则神明内乱、肝急脏躁所致。此外，咽喉干燥乃异物感的主要原因之一，咽干缘由除外邪化燥及阴虚火旺外，临床每见脾失健运，津气无以上承者，表现为咽红不甚，异物感每随气候变化或多讲话而加剧，或伴面黄形瘦、脘闷、食少、便溏等脾虚见症。

（2）治法心得：对于痰气互结证，施以行气开郁、降逆化痰的常规治法，方选半夏厚朴汤加减以调气机；妇女多虑营血亏虚者，加用甘麦大枣汤以养心肝；咽喉干燥者重化源、健脾生津，方选参苓白术散或健脾丸以取效。

2. 经典医案

医案一　患某，男，35 岁。

首诊：1980 年 1 月 25 日。

主诉：咽部异物感，伴嗳气、痞满数月。

现病史：咽间梗梗，嗳气频频，胸脘痞满而胀，颈背沉而酸，症延数月，时轻时重，咽喉俱无特殊，舌苔薄白，脉弦。

临证思路：凡胸脘痞胀，嗳气频频，咽中如有炙脔，吞之不入，吐之不出者，为肝气郁结，胃失和降之象；伴颈侧紧迫酸胀，涉及肩背牵掣不利者，属肝气窜络。肝喜条达，胃宜和降，痰与气相辅而行，气顺则痰消，治疗时注重气机条达，以利升降。半夏厚朴汤合逍遥散加减。

选方用药：半夏 10g，厚朴 4g，茯苓 10g，紫苏梗 7g，醋柴胡 1.5g，当归 10g，白芍 12g，青皮 5g，香附 10g，络石藤 10g，旋覆花 3g。5 剂，水煎服，一日 1 剂，一日 2 次。

用药分析：半夏、厚朴、茯苓降逆和胃，苏梗、柴胡、青皮、香附疏肝理气，当归、白芍、旋覆花、络石藤柔肝通络。

二诊：1980 年 1 月 30 日。

服药 5 剂，梗感消失，嗳气渐平，颈背酸痛缓解。仍取原方出入续服 5 剂。

医案二 某患者，男，24 岁。

首诊：1980 年 8 月 13 日。

主诉：咽干而痒，吞咽不利 3 年。

现病史：正值暑湿司令，咽部不适尤甚，饮食不思，纳则脘腹胀满，困疲乏力，舌嫩，苔黄腻，脉平。

临证思路：证属脾虚湿盛，先拟芳化醒脾化湿为法。

选方用药：藿香 5g，厚朴 4g，郁金 5g，茯苓 10g，陈皮 5g，白术 10g，薏苡仁 12g，白蔻仁 4g，焦神曲 10g，佩兰 5g。3 剂，水煎服，一日 1 剂，一日 2 次。

用药分析：干老提出补脾不若健脾，健脾不若醒脾，因而在本案例中，选用藿香、佩兰、白蔻仁芳香化湿，厚朴、郁金、陈皮、薏苡仁、焦神曲醒脾化浊，茯苓、白术以扶中土。

二诊：1980 年 8 月 16 日。

药后腻苔渐化，饮食得增，吞咽稍利，脘胀亦消。唯咽干痒未减。上方去藿香、厚朴；加太子参 15g，山药 12g，白扁豆 10g 以益气生津，续服十余剂。

用药分析：本案首重芳化，醒脾化浊；次佐扶土，再加太子参、山药、白扁豆益气生津。阴霾除，清阳升，津气得以上承，虽不治咽而咽病自愈。

（刘华一 杨阔）

参考文献

[1] 王士贞. 中医耳鼻咽喉科学 [M]. 北京：中国中医药出版社，2003.

[2] 王永钦. 中医耳鼻咽喉口腔科学 [M]. 北京：人民卫生出版社，2001.

[3] 毛得宏，库红红，彭川. 内外兼顾辨治梅核气 [J]. 中医杂志，2017，58（10）：884-885.

[4] 程爵棠. 中医喉科精义 [M]. 北京：学苑出版社，1993.

[5] 金慧鸣. 辨证治疗咽异感症 78 例疗效观察 [J]. 中国中医基础医学杂志，2003，9（8）：34-35.

[6] 田家胜. 梅核气的中医辨证施治 [J]. 中国自然医学杂志，2000，2（2）：99-100.

[7] 鲍平波，王建康，王扬帆，等. 王建康辨证论治梅核气经验浅析 [J]. 江西中医药，2018，49（10）：23-25.

[8] 陈旭青，周龙云. 关于梅核气辨证论治的思考 [J]. 浙江中医药大学学报，2013，37（12）：1461-1462.

[9] 黄国荣. 梅子杏散治疗梅核气 [J]. 河南中医学院学报，1979（1）：23.

[10] 姚广首，胡艳梅. 验方治疗梅核气 [J]. 河南中医，1990，10（6）：43.

[11] 夏翔, 施杞. 中国食疗大全 [M]. 2版. 上海: 上海科学技术出版社, 2006.
[12] 程康明. 干祖望治疗咽异感症的经验 [J]. 中医药研究杂志, 1986 (3): 24-25.

第二十一节　腹痛

腹痛是指因感受外邪、饮食所伤、情志失调及素体阳虚等因素导致脏腑气血运行不畅，经脉痹阻或脏腑经脉失养，出现以胃脘以下、耻骨毛际以上部位发生疼痛的病证。西医学的多种疾病，如急慢性胰腺炎、胃肠痉挛、肠易激综合征、消化不良、不完全性肠梗阻、肠粘连、肠系膜及腹膜病变、肠道寄生虫、腹型过敏性紫癜以及腹型癫痫等引起的腹痛，均可归属于本病范畴，可参考本节内容辨证论治。

【源流】

《黄帝内经》最早提出腹痛的病名，并指出其病因病机。《素问·气交变大论》曰："岁土太过，雨湿流行，肾水受邪，民病腹痛。"《素问·举痛论》曰："寒气客于肠胃之间，膜原之下，血不得散，小络急引，故痛。""热气留于小肠，肠中痛，瘅热焦渴，则坚干不得出，故痛而闭，不通矣。"指出腹痛常见病因为寒、湿、热等外邪，病机为邪客经脉，气血闭阻，不通则痛。

汉代张仲景开创了腹痛辨证论治的先河，如《金匮要略·腹满寒疝宿食病脉证第十》提出了"按之不痛为虚，痛者为实"的辨证要点。对实热内积，气滞不行的腹痛，治以厚朴三物汤。对"腹中寒气，雷鸣切痛，胸胁逆满，呕吐"的阳虚寒盛证，用附子粳米汤；对"呕不能饮食，腹中寒，上冲皮起，出见头足，上下痛而不可触近"的寒邪上冲证，用大建中汤。

隋代巢元方始将腹痛视为独立疾病进行辨证，详细叙述其病因、证候。如《诸病源候论·腹痛病诸候》曰："腹痛者，由腑脏虚，寒冷之气客于肠胃募原之间，结聚不散，正气与邪气交争相击，故痛。"

宋代医家丰富了本病的辨证论治内容。如杨士瀛《仁斋直指方》将腹痛的病因分为寒热、死血、食积、痰饮、虫积等几类，并对不同病因腹痛提出鉴别。如"气血、痰水、食积、风冷诸症之痛，每每停聚而不散，唯虫痛则乍作乍止，来去无定，又有呕吐清沫之可验"。

金代李东垣将腹痛按三阴经和杂病进行辨证论治，强调不同部位的腹痛当用不同的治法。如《东垣试效方》云"腹痛有部分，脏腑有高下，治之者亦宜分之"。

清代俞震《古今医案按》针对不同病因提出不同治则治法，曰："是寒则温之，是热则清之，是痰则化之，是血则散之，是气则顺之，是虫则杀之，临证不可惑也。"

清代王清任、唐容川对腹痛有进一步的认识。唐氏在《血证论》中曰："血家腹痛，多是瘀血，另详瘀血门。然亦有气痛者，以失血之人，气先不和……宜逍遥散加姜黄、香附子、槟榔、天台乌药治之。"并指出，瘀血在中焦可用血府逐瘀汤，瘀血在下焦治以膈下逐瘀汤，丰富了腹痛的辨证内容。

【病因病机】

一、致病因素

1. 实证

（1）外感时邪：风、寒、暑、热、湿等邪气入侵腹中，均可引起腹痛。如伤于风寒则寒凝气滞，经脉受阻，不通则痛。《素问·举痛论》曰："寒气客于肠胃，厥逆上出，故痛而呕也。寒气客于小肠，小肠不得成聚，故后泄腹痛矣。"如伤于暑热或湿热或寒邪不解，郁而化热，致湿热壅滞，传导失职，腑气不通而发生腹痛。

（2）饮食不节：暴饮暴食，伤及脾胃，食滞内停；恣食肥甘厚腻辛辣，酿生湿热，蕴蓄肠胃；误食馊腐，饮食不洁；或过食生冷，寒湿内停等均可损伤脾胃，气血生化无源，脏腑经络失于濡养，可致腹痛。

（3）情志失调：抑郁恼怒，肝失条达，气机不畅，气滞而痛；或忧思伤脾，或肝郁犯脾，肝脾不和，气机不利，腑气失于通降而发生腹痛。或气滞日久，血行不畅，气滞血瘀于腹中，脉络不通而致腹痛。

（4）跌仆手术：跌仆损伤，或腹部手术，均可损伤腹部脉络，导致出血，形成瘀血，致气血运行不畅而形成腹痛。

2. 虚证

素体脾阳不振，或过服寒凉之品，损伤脾阳，寒湿内停，渐致脾阳衰惫，气血不足，不能温养脏腑，而致腹痛；甚至久病肾阳不足，脏腑虚寒，失于温煦而致腹痛。正如《诸病源候论·久痛》所云："久腹痛者，脏腑虚而有寒，客于腹内，连滞不歇，发作有时。发则肠鸣而腹绞痛，谓之寒中。"

二、病机

腹痛的病位涉及多个脏腑与经脉，如肝、胆、脾、胃、肾、大小肠、膀胱等脏腑，足三阴、足少阳、手足阳明、冲脉、任脉、带脉等经脉。如：胁腹、少腹痛与厥阴肝经关系密切，脐以上大腹疼痛多病在脾胃，脐以下少腹疼痛多属膀胱及大小肠病证。腹痛基本病机为"不通则痛，不荣则痛"，成因不外寒、热、虚、实四端。各病因之间常相互联系，或相兼为病。如寒邪客久，郁而化热，可致郁热内结。气滞作痛，日久由气及血，血行不畅，可成瘀血内阻。至于寒热并见，虚实夹杂，气滞血瘀者，亦属常见。外感寒热，内伤饮食、情志，以及跌仆等原因，皆可导致脏腑气机不利，气血运行不畅，经脉阻滞而出现实痛。气血不足，阳气虚弱，则脏腑经脉失于温养，气血运行无力而成虚痛。

【辨治思路】

一、病机辨识

腹痛的病机虽有寒热虚实之分，但病机复杂且可相互转化。实证为寒凝、湿热、食滞等邪气郁滞，腑气通降不利，气血运行受阻，不通则痛。虚证为脏气虚寒，气血不能温养脏腑，以中脏虚寒多见。

寒、热、虚、实往往相互转化，相兼为病。寒痛日久，缠绵发作，郁而化热，可致郁热内结。气滞作痛，迁延不愈，可成气滞血瘀或瘀血内阻。热痛日久，过用寒药，中阳受损，可转为虚寒，或成寒热错杂之证。虚痛感邪，正虚为本，邪实为标，本虚标实，虚实夹杂。跌仆手术，脉络受损，瘀血留着，多兼气滞。若因感邪而痛，复加饮食所伤，往往邪食相兼。

二、症状识辨

1. 辨腹痛性质

（1）实痛拒按：实痛痛势急剧，痛时拒按，痛而有形，痛势不减，得食则甚。其中，寒痛为腹痛拘急，疼痛暴作，痛无中断，坚满急痛，遇冷痛剧，得热则减者。热痛为腹痛急迫，痛处灼热，时轻时重，腹胀便秘，得凉痛减，痛在脐腹者。气滞痛为腹痛胀满，时轻时重，痛处不定，攻撑作痛，得嗳气、矢气则胀痛减轻者。血瘀痛为腹部刺痛，痛无休止，痛处不移，痛处拒按，入夜尤甚者。伤食痛为脘腹胀满，疼痛拒按，嗳腐吞酸，呕恶厌食，痛甚欲便，便后痛减者。

（2）虚痛喜按：虚痛痛势绵绵，喜揉喜按，时缓时急，痛而无形，饥而痛增。

2. 辨腹痛部位

大腹疼痛，多为脾胃、大小肠受病。脐腹疼痛，多为小肠病变或虫积。胁腹、少腹疼痛，多为厥阴肝经受病。小腹疼痛，多为膀胱病变。

三、治疗原则

腑病以通为顺，以降为和，治疗腹痛以"通"字立法，但并非限定于通下法。临床辨证论治，根据证候的虚、实、寒、热、气、血、阴、阳遣方用药。

【辨证论治】

一、寒邪内阻证

症状表现：腹痛拘急，急迫剧烈，得温痛减，遇寒痛甚；恶寒身冷，手足不温，口淡不渴，小便清长，大便尚调。舌苔白腻，脉沉紧。

病机分析：寒邪入侵，阳气不运，气血受阻，故腹痛暴急、得温则寒散而痛减、遇冷则寒凝而痛甚。中阳未伤，运化正常，大便自可。小便清长、口淡不渴是里无热象。苔白腻、脉沉紧，为里寒之象。

治疗方法：温里散寒，理气止痛。

代表方药：良附丸（《良方集腋》）合正气天香散（《医学纲目》）加减。高良姜6g，香附10g，陈皮10g，紫苏10g，乌药10g，干姜6g，桂枝6g。

随症加减：若腹中雷鸣切痛，胸胁逆满，呕吐，为寒气上逆者，加附子、半夏温中降逆；若寒邪重，痛势剧烈，手足逆冷，脉沉细者，加附子、肉桂辛热通阳，散寒止痛；若腹中冷痛，身体疼痛，内外皆寒者，加乌头、桂枝、生姜温里散寒；若少腹拘急冷痛，属肝经寒凝气滞者，加乌药、小茴香、沉香暖肝散寒；若腹中冷痛，大便不通，加大黄、附子、细辛温里通腑；若夏日感受寒湿，伴见恶心呕吐、胸闷、纳呆、身重、倦怠、舌苔白腻者，加藿香、厚朴、苍术、半夏，以温中散寒、化湿运脾。

二、湿热壅滞证

症状表现：腹部疼痛，胀满拒按，大便秘结或黏滞不爽；胸闷不舒，烦渴引饮，身热汗出，小便短赤。舌质红，苔黄燥或黄腻，脉滑数。

病机分析：湿热内结，气机壅滞，腑气不通，故腹痛拒按、胀满不舒。湿热壅滞，熏蒸于内，故身热尿赤。湿热伤津，传导失常，故烦渴引饮、大便秘结或黏滞不爽。热迫津液外泄，则汗出。舌质红，苔黄，脉滑数，均为湿热内壅之象。

治疗方法：通腑泄热，行气导滞。

代表方药：大承气汤（《伤寒论》）加味。大黄 10g，芒硝 10g，枳实 10g，厚朴 10g。

随症加减：若燥热不甚，湿热偏重，大便不爽者，可去芒硝，加栀子、黄芩清热泻火；若痛引两胁，加柴胡、郁金、白芍、青皮疏肝理气、化瘀止痛；若少阳阳明合病，腹痛剧烈，寒热往来，恶心呕吐，大便秘结者，加柴胡、黄芩表里双解、通腑泄热；若小腹右侧疼痛，为肠痈者，加牡丹皮、桃仁泄热散结止痛。

三、饮食停滞证

症状表现：脘腹胀满，疼痛拒按，嗳腐吞酸，厌食，或恶心呕吐，痛而欲泻，泻后痛减，粪便奇臭，或大便秘结，苔厚腻，脉滑。

病机分析：宿食停滞肠胃不得消化，故脘腹满痛拒按。浊气上逆，故厌食呕恶而嗳腐吞酸。食滞中阻，运化无权，故腹痛而泻；泻则食减邪消，故泻后痛减。宿食腐败，化生湿热，则粪便奇臭。宿食燥结生热，故大便秘结。舌苔厚腻，脉滑为食积之象。

治疗方法：消食导滞，理气止痛。

代表方药：枳实导滞丸（《内外伤辨惑论》）加味。枳实 10g，大黄 10g，神曲 10g，黄芩 10g，黄连 6g，泽泻 10g，白术 10g，茯苓 10g。

随症加减：若腹痛胀满者，加木香、厚朴、槟榔理气消胀止痛；若食滞较轻，脘腹痞闷，用神曲、山楂、莱菔子消食导滞；若大便自利，恶心呕吐者，去大黄，加陈皮、姜半夏理气燥湿，降逆止呕；若寒食积滞，腹中冷痛，减去黄连、黄芩，加干姜温中散寒。

四、气机郁滞证

症状表现：腹部疼痛，胀满不舒，痛无定处，攻窜两胁，痛引少腹，时聚时散，得嗳气、矢气则舒，遇忧思恼怒则剧，苔薄白，脉弦。

病机分析：气机郁滞不通，故腹部胀痛。气属无形，走窜游移，故攻窜两胁、时聚时散。嗳气或矢气后则气机稍得疏通，故胀痛酌减。遇怒则气郁更甚，故胀痛加剧。舌苔薄白，脉弦，均属肝郁气滞之象。

治疗方法：疏肝解郁，理气止痛。

代表方药：柴胡疏肝散（《医学统旨》）加味。柴胡 10g，枳壳 10g，香附 10g，陈皮 10g，白芍 10g，川芎 10g，甘草 6g。

随症加减：若气滞较重，伴胁肋胀痛者，加川楝子、郁金理气化瘀止痛；若痛引少腹睾丸者，加橘核、荔枝核、川楝子理气止痛；若腹痛肠鸣，气滞腹泻者，可用防风、白术调理肝脾；若少腹绞痛，阴囊寒疝者，可加乌药、小茴香、巴豆等理气散寒；若肝郁日久化热，两胁肋灼痛，口苦者，加牡丹皮、栀子、川楝子清肝泄热。

五、瘀血阻滞证

症状表现：腹部疼痛，部位固定不移，痛势较剧，痛如针刺，腹部包块，经久不愈，舌质紫黯，脉细涩。

病机分析：气滞日久，波及血分，瘀血阻滞，则腹部痛势较剧、部位固定不移、痛如针刺，甚则积聚不散而成包块，经久不愈。舌质紫黯，脉细涩，均为血瘀之象。

治疗方法：活血化瘀，和络止痛。

代表方药：少腹逐瘀汤（《医林改错》）加减。当归 10g，川芎 10g，赤芍 10g，延胡索 10g，蒲黄 10g，五灵脂 9g，小茴香 6g，肉桂 10g，干姜 6g。

随症加减：若腹部术后作痛或跌仆损伤作痛，加泽兰、红花、丹参、王不留行活血化瘀止痛；若下焦蓄血，大便色黑，加桃仁、大黄、芒硝、桂枝活血化瘀通腑；若胁下积块，疼痛拒按，加香附、桃仁、红花、牡丹皮化瘀通络。

六、中脏虚寒证

症状表现：腹痛绵绵，时作时止，喜温喜按，饥饿、劳累后加重，得食、休息后减轻；神疲乏力，气短懒言，形寒肢冷，胃纳不佳，面色无华，大便溏薄。舌质淡，苔薄白，脉沉细。

病机分析：正虚不足，内失温养，故腹痛绵绵、时作时止；遇热、得食、休息则助正胜邪，疼痛稍轻；遇冷、饥饿、劳累则伤正助邪，故腹痛更甚。脾阳不振，运化无权，故大便溏薄。阳气虚衰，则神疲乏力、气短懒言。舌质淡，苔薄白，脉沉细，皆为虚寒之象。

治疗方法：温中补虚，缓急止痛。

代表方药：小建中汤（《伤寒论》）加味。桂枝 10g，白芍 10g，饴糖 10g，生姜 10g，大枣 10g，炙甘草 6g。

随症加减：若疼痛不止者，加吴茱萸、干姜、川椒、乌药散寒理气；若腹中大寒痛，呕吐肢冷，加蜀椒、干姜、人参温中散寒；若腹痛下利，脉微肢冷，脾肾阳虚者，加附子、干姜、人参温补脾肾；若大肠虚寒，积冷便秘者，加附子、大黄、芒硝、当归、干姜温阳通腑；若中气大虚，少气懒言，可用黄芪、党参、白术益气补中。

【其他疗法】

一、中成药

1. 良附丸

药物组成：高良姜、醋香附。

功能主治：温中散寒，行气止痛。用于寒邪内阻证者。

用法用量：一次 3~6g，一日 2 次，口服。

2. 腹可安片

药物组成：扭肚藤、火炭母、车前草、救必应、石榴皮。

功能主治：清热利湿，收敛止痛。用于湿热壅滞证者。

用法用量：一次 4 片，一日 3 次，口服。

3. 葛根芩连片

药物组成：葛根、黄芩、黄连、炙甘草。

功能主治：清热燥湿，止泻止利止痛。用于湿热壅滞证者。

用法用量：一次 3~4 片，一日 3 次，口服。

4. 加味保和丸

药物组成：白术、茯苓、神曲、枳壳、山楂、香附、厚朴、陈皮、半夏、麦芽、枳实。

功能主治：消食导滞。用于饮食停滞证者。

用法用量：一次 6~12g，一日 3 次，口服。

5. 保济丸

药物组成：钩藤、菊花、蒺藜、厚朴、木香、苍术、天花粉、藿香、葛根、橘红、白芷、薏苡仁、稻芽、薄荷、茯苓、神曲。

功能主治：消食和中，解表祛湿。用于饮食停滞证者。

用法用量：一次 1.85~3.7g，一日 3 次，口服。

6. 柴胡疏肝丸

药物组成：柴胡、香附、陈皮、枳壳、川芎、芍药、甘草。

功能主治：疏肝理气止痛。用于气机郁滞证者。

用法用量：一次 6~9g，一日 3 次，口服。

7. 元胡止痛片

药物组成：延胡索、白芷。

功能主治：行气活血止痛。用于瘀血阻滞证者。

用法用量：一次 4~6 片，一日 3 次，口服。

8. 金佛止痛丸

药物组成：白芍、延胡索、三七、郁金、佛手、姜黄、甘草。

功能主治：行气化瘀止痛。用于瘀血阻滞证者。

用法用量：一次 5~10g，一日 2~3 次，口服。

9. 黄芪建中丸

药物组成：桂枝、白芍、甘草、生姜、大枣、黄芪、饴糖。

功能主治：温中健脾，补虚止痛。用于中脏虚寒证者。

用法用量：一次 1 丸，一日 3 次，口服。

10. 附子理中丸

药物组成：附子、人参、干姜、甘草、白术。

功能主治：温脾散寒，止泻止痛。用于中脏虚寒证者。

用法用量：一次 1 丸，一日 3 次，口服。

二、单方验方

1. 单方

（1）老鹳草 30g，煎汤服。用于腹痛、腹泻、赤白痢者。

（2）山楂 9g，将山楂烧焦成炭，外呈黑色，内深黄色，研细末。加红糖开水冲调，温后 1 次服下。用于伤食腹痛者。

（3）花椒适量煎水，频频饮之。用于蛔虫性腹痛者。

2. 验方

（1）验方一：石菖蒲 30g，刀豆壳 30g，花椒 15g。共研末。每次 10g，葱白汤送服。用于一般性腹痛者。

（2）验方二：柴胡 4.5g，白芍 10g，枳实 6g，甘草 3g。水煎煮为 150mL，一日 2 次温服。用于气滞腹痛者。

（3）验方三：延胡索 15g，黄芩 15g，川楝子 5g。共研末，一次 3g，一日 2 次，开水送服。用于热结腹痛者。

（4）验方四：白胡椒 1.5g，鸡蛋 1 个。共煮汤服用。一日 2 次。用于寒性腹痛者。

（5）验方五：丹参 12g，当归 9g，延胡索 9g，五灵脂 9g，川芎 6g，蒲黄 6g。水煎煮为 150mL，一日 2 次温服。用于血瘀腹痛者。

（6）验方六：白芍 30g，甘草 9g，生姜 9g，大枣 3 个。水煎煮为 150mL，一日 2 次温服。用于脾虚腹痛者。

三、外治疗法

1. 推拿

点按足三里穴，以患者感到酸胀麻为度，持续按摩 2~3 分钟，并嘱患者做深呼吸以配合。或用拇指沿脊柱两侧足太阳膀胱经由下而上推按，并点压脏腑疾病相关的穴位，如胃俞、脾俞、胆俞等；点按背部压痛点，手指上下滑动，使其产生酸胀感为度，可持续 2~3 分钟。

2. 膏药

取吴茱萸、小茴香各等份，研末装瓶备用。每次取 0.2~0.5g，热酒调和，干湿适度，纳脐中，纱布固定。一日 1 次，以痛解为止。

3. 熨烫

取吴茱萸 400g，附子 100g 研成细粉，用少许白酒或食醋搅拌均匀后，取适量装入布袋内，微波炉加热后，将药包放置于疼痛部位，来回推熨或回旋运转。每次约 20 分钟，一日 1 次，2 周为 1 个疗程。

四、针灸疗法

1. 体针

寒邪内阻，取穴公孙、内关、中脘、天枢、气海、足三里；湿热壅滞，取穴足三里、阴陵泉、内庭；饮食停滞，取穴足三里、手三里、内关、内庭；气机郁滞，取穴肝俞、胃俞、阳陵泉、合谷、足三里、支沟；中虚脏寒，取穴脾俞、胃俞、足三里、三阴交、中脘、天枢。

2. 灸法

寒证、虚证可放置腹部神阙穴上施灸 30 分钟，以局部温热而无烫感为度，一日 2 次，10 天为 1 个疗程。

3. 耳针

取耳豆压于耳穴神门、皮质下、胃、大肠、小肠、三焦，按压程度以耳朵酸胀为度。

4. 穴位注射

取阿托品注射液 0.5mL（用生理盐水稀释至 20~30mL），或维生素 K_3 注射液 5mL，或山莨菪碱 5mg。常规皮肤消毒后，用 7 号针头刺入足三里穴，当患者有酸、麻、胀、抽等针感时，缓慢注药。脐以上腹痛可选内关，脐以下腹痛可选阑尾、三阴交。

5. 穴位贴敷

将莱菔子、焦三仙、佛手、干姜等药按一定比例研磨为粉，烘干后加用适量蜂蜜调制成每丸重 7g 左右的深褐色药丸，压扁贴于中脘穴，胶布固定，6 小时后揭下。隔日贴 1 次，每周治疗 3 次，2 周为 1 个疗程。

五、药膳疗法

1. 丁香鸭

丁香 5g，肉桂 5g，草豆蔻 5g 同用水煎至沸后约 20 分钟取汁，连煎两次，共取 200g 待用。鸭子除去内脏，与葱、姜同置锅中，注入适量水，在武火上烧沸后移文火上，加入药汁，盖上盖子，保持微沸煮 15 分钟，捞出鸭子。卤汁倒入锅内烧沸后，再放入鸭子，用文火卤熟捞出。取适量的卤汁放入锅内，加入冰糖炒化，加食盐调味，均匀地涂在鸭子的全身，再均匀地抹上芝麻油即成。用于寒积腹痛患者。

2. 凉拌马齿苋

马齿苋在开水中焯后取出，加入麻油、食盐、味精等佐料拌匀即成。用于热结腹痛患者。

3. 豆蔻馒头

白豆蔻 15g 研细末。面粉 1000g 加水发面，揉匀成团，待发好后，适时加入碱水适量，撒入白豆蔻粉末，用力揉面，直至碱水、药粉均匀后，做成馒头蒸熟。可做早餐主食。用于虚寒腹痛者。

4. 萝卜饼

白萝卜 250g 切细丝，用菜油（或豆油）煸炒至五成熟时，待用；猪瘦肉 100g 剁细，加入白萝卜丝，做成馅；槟榔 15g 煎水取汁 30mL，加水适量，将面粉 250g 和成面团，填入馅，制成夹心烙饼，食之。用于食积腹痛患者。

5. 黑豆川芎粥

川芎 10g 煎水去渣，加黑豆 25g，粳米 50g 同煮为粥，放入红糖 20g 即成。用于瘀血腹痛患者。

【预防调护】

一、饮食注意

饮食清洁、有节制。摄入新鲜、营养均衡、易消化的食物。养成良好的饮食习惯，饭前洗手，细嚼慢咽。避免暴饮暴食，饭后剧烈运动。避免油腻、生冷、辛辣以及存放时间过久的食物。忌吸烟，忌嗜酒。

二、生活注意

注意寒温调摄，防寒保暖。保持心情舒畅、情绪平和，避免忧思恼怒等不良精神因素的刺激。适当锻炼，注重劳逸结合，同时要养成良好的个人卫生习惯。

【名医经验】

一、李振华

1. 学术观点

（1）病机认识：多因感受外邪、饮食不节、情志失调、阳气素虚，致气血阻滞，脉络痹阻，"不通则痛"；经脉失养，"不荣则痛"。临床常见有寒邪内阻、湿热壅滞、饮食积滞、肝郁气滞、瘀血内停、中虚脏寒等证型。

（2）治法心得：治疗当以"通"为治则，实则攻之，虚则补之，热者寒之，滞者通之，随病机变化，灵活遣方用药。

2. 经典医案

医案一 张某，男，41 岁。

首诊：1992 年 3 月 9 日。

主诉：腹痛 5 日。

现病史：5 日前不明原因出现脐腹隐隐作痛，绵绵不断，喜热喜按，得温得按痛减，两天后出现大便稀溏，日行 2～3 次，饮食减少，食后腹胀。面色萎黄，形体消瘦，身倦神疲，短气乏力。舌体胖大，舌质淡红，苔白稍腻，脉沉细无力。

临证思路：患者系脾胃虚弱，中阳不振，脉络不和，不通则痛，故见腹痛绵绵不休。寒得温散则痛减，虚痛得按则痛缓，故喜热喜按；中焦虚寒，脾失运化，水湿内停，故见大便溏泄。脾胃虚寒，运化无力则饮食减少、食后腹胀。面色萎黄，形体消瘦，神疲乏力，舌体胖大，苔白，脉沉细无力，均为中焦虚寒之象，为脾胃虚寒型腹痛。治以益气健脾，温中和胃而止痛止泻。

选方用药：党参 10g，白术 10g，茯苓 15g，泽泻 10g，桂枝 6g，白芍 15g，砂仁（后下）8g，薏苡仁 30g，煨肉豆蔻 10g，诃子肉 10g，炙甘草 6g，干姜 10g，生姜 3 片，大枣 5 枚。水煎服，共 5 剂。

用药分析：方用党参、白术、桂枝、干姜健脾温中；泽泻、茯苓、薏苡仁健脾祛湿；煨肉豆蔻、诃子肉收涩止泻；砂仁温脾止泻；姜、枣辛甘相合以补脾益气；白芍、甘草缓急止痛。诸药合用，共奏益气健脾、温中和胃而止痛止泻之效。

二诊：1992 年 3 月 16 日。

痛减泻止，食欲较前好转，腹中仍胀，身困无力，舌体胖大，舌淡，苔白，脉沉细。湿邪渐去，脾胃运化渐复，但气滞腹胀仍在，故原方去补气收涩之药，加理气和胃之品，使气行胃和而胀消。

选方用药：白术 10g，茯苓 15g，橘红 10g，砂仁（后下）8g，香附 10g，厚朴 10g，枳壳 10g，乌药 10g，焦三仙各 12g，炙甘草 6g，干姜 10g。水煎服，共 5 剂。

用药分析：二诊痛减溏泄，食欲转好，但脾气仍虚，以白术、茯苓、甘草健脾益气；焦三仙（焦麦芽、焦山楂、焦神曲）合用消食导滞，健运脾胃；乌药、干姜温运脾气；橘红、香附、砂仁、厚朴、枳壳行气止痛。

三诊：1992 年 3 月 23 日。

各种症状消失，食欲转好，腹中不胀，体力和精神较前明显好转，舌淡，苔薄白，脉沉缓。病已初愈，当以丸药巩固之。香砂养胃丸，一次 6g，一日 3 次。

医案二 郭某，女，58 岁。

首诊：1992 年 8 月 11 日。

主诉：脐腹疼痛 2 个多月。

现病史：6 月初因贪食生冷，致腹痛泄泻，日行 2～3 次，住某医院诊断为急性肠炎，给予西药对症治疗。现已 2 个多月，病情时轻时重，未能根治。现脐腹疼痛，痛时即泻，日行 2～3 次，脘腹闷胀；精神倦怠，肢体困乏，食欲欠佳，面色萎黄。舌淡红，苔白腻，脉沉细。

临证思路：患者因过食生冷，寒湿伤脾，中阳受遏，脾运失司，胃失受纳，故脘腹闷胀、食欲不佳。脏腑气机不利，经脉失养而致脐腹疼痛；寒湿困脾，故肢体困倦。脾虚化源不足，故见面色萎黄。舌脉均为寒湿困脾，脾虚失运之象。治以健脾利湿，温中散寒。

选方用药：党参 10g，白术 10g，茯苓 15g，泽泻 10g，肉桂 10g，炮姜 10g，吴茱萸 6g，厚朴 10g，砂仁（后下）8g，焦三仙各 12g，甘草 3g，薏苡仁 30g。水煎服，共 5 剂。

用药分析：以党参、白术、茯苓益气健脾，伍以温补脾肾之肉桂、炮姜。《医方考》曰："泻责之脾，痛责之肝。"故方中酌加既能温中散寒，又能解肝郁而止痛之吴茱萸，配泽泻、薏苡仁淡渗利湿；厚朴、砂仁行气和胃，使补而不滞；焦三仙（焦麦芽、焦山楂、焦神曲）消食导滞，健运脾胃，使补而不滞。诸药相合，调肝、和胃、健脾，使寒湿去气机畅。

二诊：1992 年 8 月 16 日。

痛泻均止。舌淡红，苔薄白，脉缓。桂附理中丸，一次 6g，一日 3 次。

随访半年，病未复发。

医案三 张某，女，25 岁。

首诊：2013 年 7 月 25 日。

主诉：间断性腹痛 2 个多月。

现病史：2 个多月前无明显诱因出现小腹痛，间断发作，尤其情志不畅后明显，平素带下多，未进行系统治疗。2013 年 7 月 17 日于新安县人民医院查彩超提示：左侧附件区见一范围约 41mm×42mm 的混合性包块，边界清，子宫后方见深约 10mm 的液性暗区。给予抗菌内服配合外用药物治疗，腹痛较前稍轻，无发热，无腹泻。现症见时腹痛，隐隐发作；偶感外阴瘙痒，时轻时重，带下色白；纳可，大便正常 1~2 日 1 次，胃怕凉，眠可。舌质淡红，苔薄白腻，脉弦滑。

临证思路：本例腹痛，位在小腹，间断发作，尤其情志不畅后疼痛明显，舌苔薄白，脉弦滑，显系肝脾失调，气血不畅所致。结合现代仪器彩超检查可见左侧腹部附件有一包块，边界清。此乃由肝脾失调，气滞血瘀而成。

选方用药：当归 12g，赤芍 15g，白术 10g，茯苓 15g，柴胡 6g，郁金 10g，香附 10g，乌药 10g，枳壳 10g，砂仁（后下）10g，青皮 10g，陈皮 10g，延胡索 10g，莪术 10g，山慈菇 8g，甘草 3g，生姜 3 片。水煎服，共 15 剂。

用药分析：逍遥散调理肝脾，加青皮、枳壳、乌药、延胡索、莪术、山慈菇等理气活血，化瘀止痛。

二诊：2013 年 8 月 10 日。

腹痛明显好转，发作的次数减少。仍诉带下偏多，舌质淡红，体稍胖大，苔白稍腻，脉弦滑。为脾虚湿邪下注之象，随证用药。守上方去青皮；加生薏苡仁 30g，盐炒黄柏 10g，泽泻 12g。30 剂，水煎服，每日 1 剂。

用药分析：在上方调理肝脾的基础上加生薏苡仁、盐炒黄柏、泽泻除湿清热。

三诊：2013 年 9 月 11 日。

服上药后，基本无不适，停药半个月。后因生气、工作压力大，经常坐姿，活动少，腹痛又作，但较前稍轻，带下好转，月经延后 10 天，排除怀孕，纳可，眠差。守上方去生薏苡仁、炒黄柏；加青皮 10g，合欢皮 15g，益母草 15g，红花 10g。7 剂，水煎服，一日 1 剂。如月经至，量多时可暂停服药。

四诊：2013 年 9 月 18 日。

服药 6 天后月经至，目前基本无不适，舌质淡红，体胖大，苔薄白，脉弦滑。守初诊方加桂枝 5g，继服 15 剂，一日 1 剂。后逍遥丸、桂枝茯苓丸配合服用，以巩固治疗。

医嘱：可择日复查彩超。2013 年 10 月 28 日复查彩超提示子宫、附件未见明显异常，无不适。

二、颜正华

1. 学术观点

（1）病机认识：腹痛最主要的病机特点是"不通则痛"，或因邪滞而不通，或由正虚气血运行迟缓而不通。腹痛辨证首要为辨虚实。外邪侵袭、饮食不节、情志失调、外伤虫积等因素导致脏腑气机瘀滞、气血受阻或腹部经脉受病邪所滞，络脉痹阻，不通则痛，多为实证。素体阳虚，气血不足，脏腑失养所产生的腹痛，为虚证。

（2）治法心得：治疗久病腹痛重在健脾。腹痛日久者，以健脾为基础方药，再根据其他伴发症状来辨别虚实寒热，辅以其他治法。例如治疗脾胃不足腹痛，日久不愈者，以腹胀痛而绕脐攻窜，口干，食少不香，肠鸣，午后加重，便溏，乏力，面欠光泽，舌红少苔，苔色微黄，脉细滑为特征。辨证为脾虚气滞，胃阴不足。治以健脾养阴，行气开胃。脾胃不足所致的腹痛，用药平和以清补缓泄，切忌以甘温峻补其气、甘寒大滋其阴、辛苦破散其气。故以太子参、炒山药、炒扁豆、炒白术、茯苓、石斛补气养阴；陈皮、枳壳、焦三仙、炒谷芽理气开胃。绕脐攻窜痛为肝郁之兆，以白芍、甘草缓急止痛。另外因术后体虚而腹痛隐隐、缠绵难愈者，辨证为血瘀气滞寒凝，当活血化瘀、行气散寒止痛。因瘀血未去，故日久不愈；久则必伤后天脾胃，致身体虚弱，体虚阳气不得温养，故畏寒；寒主凝滞收引，遇寒或阴雨天疼痛加重；舌黯淡，苔薄白，脉沉弦，为血瘀气滞寒凝之兆。治当活血行气与散寒止痛并举。桃红四物汤去地黄，用赤芍，加丹参，以活血化瘀；以金铃子散加乌药、木香、附片、炮姜，理气散寒并能增强活血效果。

2. 经典医案

医案一 于某，男，26 岁。

首诊：1992 年 5 月 16 日。

主诉：下腹痛反复 20 多年。

现病史：2 岁半时因患急性阑尾炎而行手术切除。术后虽伤口愈合，然腹痛时发，西医诊为肠粘连。曾多次请中西医治疗而罔效。近日又发，下腹隐痛时作，上窜胁肋，下牵阴股，遇寒或阴雨天加重。畏寒，纳便尚可。舌黯淡，有齿痕，苔薄白，脉沉弦。

临证思路：本案患者因肠痈手术而致血瘀气滞，右下腹痛。虽经多方治疗，但因瘀血未去，故日久不愈。久则必伤后天脾胃，后天不足又致身体虚弱，体虚阳气不得温养，故畏寒。寒主凝滞收引，遇寒或阴雨天，外寒又来侵袭，故疼痛加重。病在右下腹，此为肝经所过，上连胁肋，下及阴股，故痛重时每及。舌黯淡、苔薄白、脉沉弦为血瘀气滞寒凝之兆。治当活血行气与散寒止痛并举。

选方用药：川芎 10g，红花 10g，桃仁 10g，赤芍 12g，丹参 30g，当归 6g，醋延胡索 10g，炒川楝子 12g，乌药 10g，木香 6g，附片（先煎）10g，炮姜 5g。水煎服，共 7 剂。

用药分析：用桃仁四物汤去地黄，用赤芍，加丹参，以活血化瘀；次投金铃子散加乌药、木香、附片、炮姜，一则理气散寒，二则增强活血。

二诊：1992 年 5 月 23 日。

药后诸症大减。治宗原法，上方再进 7 剂。

三诊：1992 年 5 月 30 日。

药后腹痛止。上方去附片，将炮姜用量减至 3g。续进 7 剂，隔日 1 剂。

两个月后来告，腹痛未发。

医案二　朱某，女，23 岁。

首诊：1998 年 10 月 8 日。

主诉：腹痛 3 年。

现病史：腹痛三载。近一年来左侧少腹痛甚，发无休止，拒按，便溏，日一行。现除腹痛外，兼有右胁下胀痛，情志不舒，眠差耳鸣，纳食稍可，舌红有齿痕苔黄腻，脉弦细。西医诊断：慢性结肠炎，胆囊炎。

临证思路：清代罗美在《古今名医汇粹》中曰："腹痛分为三部，腹以上痛者，为太阴脾；当脐而痛者，为少阴肾；少腹痛者，为厥阴肝及冲、任、大小肠。"颜正华教授临证，察其左侧少腹痛甚，拒按，便溏，并伴右胁下胀痛，情志不舒，认为其病归咎于肝、胆、大肠；苔黄腻为湿热征象。故立法以清利湿热，理气止痛为主。

选方用药：柴胡 10g，香附 10g，郁金 12g，枳壳 10g，赤芍 15g，白芍 15g，乌药 6g，炙甘草 6g，炒川楝子 10g，青皮 5g，陈皮 5g，延胡索 6g，黄连 3g，木香 6g。水煎服，共 7 剂。

用药分析：用药以四逆散、金铃子散加青皮、陈皮、乌药、木香、黄连疏肝理气，清肠止痛。

二诊：1998 年 10 月 15 日。

服前药诸症减轻，仍用原法。上方去乌药，炙甘草改生甘草，青皮、陈皮改剂量各 6g，加丹参 15g。水煎服，共 7 剂。

用药分析：加用丹参活血止痛，炙甘草改生甘草加强清热。

三诊：1998 年 10 月 22 日。

药后胁痛、腹痛减轻，大便正常，苔薄白。为求全功，再进前方，去丹参、青皮、陈皮；加炒白术 12g，茯苓 30g。水煎服，共 7 剂。

用药分析：末诊加入白术、茯苓，意在照顾脾虚。

医案三 杜某，女，61 岁。

首诊：1998 年 3 月 26 日。

主诉：腹痛 1 年余。

现病史：患者于 1996 年初行乳腺切除术，且经放疗。近一年来胸膈脘腹胀满，腹痛，每因饱食或生气而加重，嗳气，矢气频频，大便不爽，食欲不振，体胖，舌紫黯苔白腻，脉弦滑。西医诊断：脂肪肝。

临证思路：本案患者，胸脘胀满，腹部疼痛，显系气机不通。证属肝脾气滞。宜疏理气机，健运脾胃。

选方用药：生白术 15g，炒枳壳 10g，木香 6g，大腹皮 10g，槟榔 10g，炒神曲 12g，香附 10g，乌药 10g，陈皮 10g，砂仁（后下）5g，郁李仁 15g，决明子 30g。水煎服，共 7 剂。

用药分析：本方枳壳、白术健脾消痞，脾能运则食入可消而不发胀痛；木香、大腹皮、香附、乌药、陈皮、砂仁行气；槟榔、神曲、决明子、郁李仁消食导滞。

二诊：1998 年 4 月 2 日。

药后腹痛减轻，大便不畅，矢气如前，沿袭原法再投。上方去郁李仁、决明子，大腹皮、槟榔剂量均改为 12g，乌药剂量减至 6g；加佩兰 12g，炒白芍 10g。

用药分析：加用白芍一味柔肝止痛；佩兰一味醒脾化湿；大腹皮、槟榔用量增加增强行气消食之功。

三诊：1998 年 6 月 22 日。

药后诸症大减，因家事繁多而未能再诊。现腹痛胀偶有发生，矢气减少，唯大便不畅、量少日一行。

临证思路：中土渐和，诸症渐去，又因久病体虚，故加黄芪以补气血。上方去槟榔、佩兰、木香、乌药；加生黄芪 20g，当归 12g，炙甘草 5g。水煎服，共 7 剂。

用药分析：加用黄芪、当归、炙甘草以补益气血。

（刘凤斌　潘静琳）

参考文献

[1] 王永炎，严世芸. 实用中医内科学 [M]. 2 版. 上海：上海科学技术出版社，2009.

[2] 周仲瑛，蔡淦. 中医内科学 [M]. 北京：人民卫生出版社，2010.

[3] 田德禄. 中医内科学 [M]. 北京：中国中医药出版社，2007.

[4] 刘绍能. 常见病中成药临床合理使用丛书消化科分册 [M]. 北京：华夏出版社，2015.

[5] 郭爱廷. 实用单方验方大全 [M]. 北京：北京科学技术出版社，1996.

[6] 郭爱廷，江景芝. 单方验方 [M]. 北京：北京科学技术出版社，2002.

[7] 陆正华. 推拿按摩治疗急性腹痛 35 例 [J]. 河北中医，2003，25（12）：929.

[8] 张红宏. 推拿背俞穴治疗腹痛 268 例体会 [J]. 光明中医，2007，22（8）：40－41.

［9］龚小琦. 推拿大横穴治疗内科腹痛的临床观察［J］. 南方护理学报，2003，10（2）：53－54.

［10］胡一平. 中医推拿治疗急性腹痛58例［J］. 四川中医，1996，15（2）：51.

［11］贾一江. 当代中药外治临床大全［M］. 北京：中国中医药出版社，1991.

［12］赵亮，张尚华. 理肠止痛贴脐膏联合中药口服及烫熨治疗功能性腹痛综合征53例总结［J］. 湖南中医杂志，2016，32（4）：13－14.

［13］涂秋琼，谭利平，吴丽辉. 中药烫熨治疗腹痛的护理效果观察［J］. 四川中医，2016，34（11）：202－204.

［14］吴李莉，樊玲. 腹痛的中医辨证施护［J］. 中国中医急症，2010，19（11）：2004－2005.

［15］韩淑芹，魏永军. 针灸治疗腹痛100例临床观察［J］. 哈尔滨医药，2004，24（4）：46－47.

［16］梁文英. 针刺足三里及天枢穴治疗急腹痛的体会［J］. 现代中西医结合杂志，2003，12（6）：624.

［17］孙泽辉. 穴位注射治疗急性腹痛［J］. 中国民间疗法，2008，16（6）：10.

［18］李益扬. 穴位注射治疗胃肠痉挛性腹痛42例［J］. 中国民间疗法，1999，7（2）：14－15.

［19］刘静，许建军，李丽，等. 穴位贴敷治疗功能性消化不良上腹痛等主症的疗效观察［J］. 内蒙古中医药，2016，12（16）：38－39.

［20］冷方南，王凤岐，王洪图. 中华临床药膳食疗学［M］. 北京：人民卫生出版社，2000.

［21］郭淑云，李郑生. 中国百年百名中医临床家丛书·国医大师卷 李振华［M］. 北京：中国中医药出版社，2011.

［22］李郑生，郭淑云. 李振华临证经验集［M］. 北京：科学出版社，2014.

［23］吴嘉瑞，张冰，杨冰，等. 基于关联规则和复杂系统熵聚类的颜正华教授治疗腹痛用药规律研究［J］. 中华中医药杂志，2013，28（10）：2884－2887.

［24］吴勉华，周学平. 中医内科学［M］. 北京：中国中医药出版社，2017.

［25］常章富. 国医大师颜正华学术经验集成［M］. 北京：中国中医药出版社，2012.

［26］郑虎占. 颜正华临证论治［M］. 哈尔滨：黑龙江科学技术出版社，2000.

第二十二节　腹胀

腹胀是临床常见症状之一，主要表现为患者感觉腹部的一部分或全腹部胀满，或发现腹部一部分或全腹部膨隆。腹胀的发生多数由胃肠本身的病变引起，部分可由其他系统的病变引起，在临床诊疗方面具有一定的复杂性。常见引起腹胀的疾病有功能性腹胀、功能性消化不良、慢性胃炎、胃下垂、便秘、胃肠胀气、肠郁积、不全性肠梗阻、腹腔积液、腹腔巨大肿物等，其他疾病如肝脏、胆囊、胰腺等疾病也可引起类似于腹胀的症状。

【源流】

腹胀之相关病名最早见于《黄帝内经》。如《素问·五脏生成》曰："腹满䐜胀，支膈胠胁，下厥上冒，过在足太阴、阳明。腹者，脾之部也，腹满䐜胀，脾土病也。"《灵枢·经脉》曰："食则呕，胃脘痛，腹胀，善噫。"又曰："胃胀者腹满，胃脘痛，鼻闻焦臭，妨于食，大便难。"《素问·脏气法时论》曰："脾病者……虚则腹满肠鸣，飧泄食不化。"《素问·阴阳应象大论》曰："清气在下则生飧泄，浊气在上则生䐜胀。"《素问·五常政大论》曰："备化之纪……其病否。""卑监之纪……病留满痞塞。"可见早在《黄帝内经》成书期间，腹胀满病已经相应有了中医病名和定义，而且还对腹胀满病的病因、病位做了相应的描述。

《素问》中对腹胀的病因有着全面而严谨的阐述，如《素问·厥论》曰："醉若饱以入房，气聚于脾中不得散，酒气与谷气相薄，热盛于中。"《素问·太阴阳明论》曰："食饮不节，起居不时者，阴受之……阴受之则入五脏……入五脏则䐜满闭塞。"阐明了饮食起居不节，脾胃受损乃是腹胀之主要病因之一。《难经》则将"腹胀满"的病因归咎于脾，其曰："腹胀满，食不消，体重节痛，怠惰嗜卧，四肢不收。有是者脾也，无是者非也。"《伤寒论》首次提出了医药源性因素是腹胀满发生的病因。如"发汗后，腹胀满者"，其实这是虚满，乃正气不足所致；类似的条文还有"伤寒吐后，腹胀满者"。此外，《三因极一病证方论》提出"因服冷药过度，心腹胀满"，同样强调了药源性因素导致的腹胀满。《内外伤辨惑论》提出"脾胃虚寒，心腹胀满"，表明了脾胃虚寒，中土失养，中焦失运，可导致心腹胀满。

腹胀病因繁杂，病机也相对复杂。《素问·厥论》曰："阴气盛于上则下虚，下虚则腹胀满。"提示腹胀满的病机乃各种原因导致阴邪上盛，正气下虚，且上下气机不交通。《素问·六元正纪大论》曰："太阴所至，积饮否膈，为中满霍乱吐下。寒气至，则坚痞腹满。"太阴属脾，此文提示脾病则生腹满，中满之病。《素问·至真要大论》曰："太阳司天，民病……胸腹满……少阴之胜……腹满痛……太阳之胜……腹满食减。"提示腹满的发病还与天气变化相关，所谓天人感应是也。《素问·至真要大论》还指出"诸湿肿满，皆属于脾"，说明胀满之症，与脾的病变密切相关。而《伤寒论》中对腹胀满病机的认识集于因失治等原因导致的中焦虚弱，脾胃不运上。如"发汗后，腹胀满者"，此乃正气不足所致的虚满；类似的条文还有"伤寒吐后，腹胀满者"，乃吐后中气衰弱，胃失和降，肠道仍有燥屎阻滞气机所致的腹胀满；还有"动气在下，不可下，下之则腹胀满"，再次强调气虚者慎用下法，否则容易导致腹胀满。

腹胀的治疗方法在《黄帝内经》中就有详细论述，东汉张仲景则开创了辨证论治腹胀的先河，并创立一系列治疗腹胀的经典方药，而在金元时期腹胀的治法又得以进一步完善。《灵枢·癫狂》中曰："厥逆腹胀满，肠鸣……取之下胸二胁，咳而动手者，与背俞，以手按之，立快者是也。"提出了穴位按压法治疗腹胀。东汉张仲景在《金匮要略》中提出外有表邪，内有里虚的腹胀治则，曰："下利腹胀满，身体疼痛者，先温其里，再攻其表。"表明当先扶正，再攻逐表邪。还提出了具体的方药，如"温里宜四逆汤，攻表宜桂枝汤""伤寒吐后，腹胀满者，与调胃承气汤"。这些方药在临床中应用广泛，疗效卓著。金元医家李东垣还提出了治疗腹胀、中满的大法和原则，其曰："中满治法，当开鬼门，洁净府。开鬼门者，发汗也；洁净府者，利小便也。中满者，泻之于内，谓脾胃有病，令上下分消其湿，下焦如渎，气血自然分化。

如或大实大满，大小便不利者，从权以寒热药下之。"为后人采用多种方法治疗腹胀，提供了思路与借鉴。

【病因病机】

一、致病因素

1. 实证

（1）感受外邪：外感寒邪或湿热之邪，均可致脾胃损伤，纳化失司，气机升降失常，中焦气机不利，发为腹胀。

（2）饮食不节：暴饮暴食，脾胃受损，纳化失常，气机受阻，可发为腹胀；或五味过极、辛辣无度，或恣食肥甘厚味，或饮酒如浆，则伤脾碍胃，蕴湿生热，阻滞气机，以致中焦气机阻滞而腹胀。故《素问·痹论》曰："饮食自倍，肠胃乃伤。"

（3）情志内伤：脾胃的受纳运化，中焦气机的升降，有赖于肝之疏泄，《素问·宝命全形论》有云"土得木而达"。忧思恼怒，情志不遂，肝失疏泄，肝郁气滞，横逆犯胃，以致胃气失和，气机阻滞，即可发为腹胀。

2. 虚证

脾胃虚弱：脾气主升，胃气主降，胃之受纳腐熟，赖脾之运化升清。若素体不足，或劳倦过度，或饮食所伤，或过服寒凉药物，或久病脾胃受损，均可引起脾胃虚弱。脾气虚损，失于运化，食阻湿滞，气机不通，而发腹胀；中焦虚寒，致使脏腑失于温养，亦发生腹胀。若是热病伤阴，或内热火郁灼伤阴津，或久服香燥理气之品耗伤阴津，使肠腑失于濡养，肠燥津亏，也可引起腹胀。

二、病机

引起腹胀常见的病因有感受外邪、饮食不节、内伤七情、素体脾胃虚弱，其病位在大肠，与脾、胃、肝关系密切，可涉及胆、肾。基本病机分为虚实两端：虚者多为气虚、阳虚致脏腑失养，水湿内蕴，气机阻滞，阴津亏虚，致肠道失润，腑气不通；实者多为气滞、湿热阻滞或食积致气机不和，通降失常；亦有虚实夹杂者，致脾胃失和，运化失司，气机升降失常。临床亦有虚实夹杂，寒热错杂者，致脾胃失和，运化失司，气机升降失常。

【辨治思路】

一、病机辨识

本病多见肝郁气滞、脾胃湿热、饮食停滞、寒热错杂、脾虚湿阻、中焦虚寒、肠燥津亏等证。临证当首辨虚实，再辨寒热。

首当辨明偏虚、偏实之差异。虚者多为脾胃虚弱，中焦虚寒，肠腑津亏；实者多为实邪内阻（气结、湿热、寒湿、食积、腑实）。临床以虚证及虚实夹杂之证为多见，故辨虚实证最为重要。

再辨明偏寒、偏热之差异。热证者脘腹胀闷，得凉则舒，进食辛辣炙煿加重，口苦口臭，口干，大便黏腻不爽；寒证者，腹胀遇冷加重，喜热饮，喜热敷，得热则舒，四肢不温，小便清长，大便溏烂。寒与热之间常可相互影响，相互转化：如寒证脾胃运化失司，水湿不化，郁而化热，可转变为热证，或寒热错杂证；而热证失治误治，迁延日久耗气伤阳，可转变为寒证，或亦表现为寒热错杂证。关于其病机，无论寒热虚实，终因中焦气机不利而致本病，治疗上应以调理中焦气机为指导，根据其寒热虚实的不同进行辨证论治。

二、症状识辨

腹胀急迫者多属实证；腹胀隐隐者多属虚证。由情志因素引起的病位多在肝胃；劳累诱发或加重的多属虚证；拒按者多属实证；喜按者多属虚证。病程短，病势急迫者多属实证或热证；病程较长者多属虚证或虚实夹杂证。食欲不振，口淡乏味者多属虚证、寒证；喜热食者多属寒证；喜冷食者多属热证。大便溏薄者多属虚证；完谷不化者多属虚寒证；大便干者多属实热或津亏；大便不畅者多属气滞；大便有黏液且气味臭秽者多属湿热证。劳累诱发或加重的多属虚证；平素精神倦怠，体力不足者多属虚证；畏寒，手足不温者多属虚寒证；肢体困倦感明显者多有湿困。

三、治疗原则

《临证指南医案》指出："胃宜降则和，腑以通为顺。"在腹胀的治疗中，可以遵循这一原则，以通降和畅脏腑之气机为治疗总则，但不宜单独运用，多与其他方法联合应用，将此法渗透到消食导滞、疏肝解郁、清热祛湿、补益脾胃、养阴生津等治法中，而起到消除腹胀的作用。

【辨证论治】

一、肝郁气滞证

症状表现：腹胁胀满，部位不定，嗳气频作，善太息，每于情志不畅时加重，舌淡红，苔薄白，脉弦。

病机分析：情志不遂，或受精神刺激，或因病邪侵扰，阻遏肝脉，致使肝气失于疏泄、条达，导致气机郁滞而胁腹胀满；气能走窜，故胀满部位不定。气机不得条达舒畅，其滞在胁腹，故频频嗳气、太息以舒缓气机；情志不畅时，肝气郁结更甚，故症状加重。舌淡红，苔薄白，脉弦均为肝郁气滞之象。

治疗方法：疏肝解郁，行气导滞。

代表方药：木香顺气散（《景岳全书》）。木香（后下）10g，香附10g，槟榔10g，青皮5g，陈皮5g，枳壳10g，砂仁10g，厚朴10g，苍术10g，炙甘草5g。

随症加减：若胁肋胀痛者，加郁金、延胡索、当归、乌药行气疏肝；有两胁或少腹胀满伴窜痛、急躁易怒、头晕胀疼、面红目赤、口苦、咽干、不寐者，可加山栀、黄芩、知母清肝泻火；腹胀且痛，胀痛处固定，舌质黯者，可加三七末、川芎行气活血。

二、脾胃湿热证

症状表现：脘腹胀闷，口苦口臭，大便黏腻不爽，口干不欲多饮，肢体困重，舌质红，苔黄腻，脉滑或数。

病机分析：因脾胃素虚，运化失职，湿从内生，或外湿侵入，内湿与外湿互结郁久而化热，或暴食膏粱厚味，湿热内蕴于脾胃，导致气机不畅，脾胃运化升降功能失调而发生腹胀。湿热阻滞中焦，脾胃运化失调，气机升降失司，导致气机壅滞而脘腹胀闷；湿热熏蒸于上，故口苦口臭；湿热阻滞于下，故大便黏腻不爽；湿热内阻，郁结不化，脾气不升，津液不布而口干；然内湿较甚，故不欲多饮；湿邪阻滞肢体经络，故肢体困重。舌质红，苔黄腻，脉滑或数均为脾胃湿热之象。

治疗方法：清热祛湿，理气消滞。

代表方药：枳实导滞丸（《内外伤辨惑论》）加味。大黄（后下）10g，厚朴10g，枳实10g，黄连10g，黄芩10g，六神曲10g，白术10g，茯苓10g，泽泻10g。

随症加减：大便不爽者，可加木香、槟榔调气通便。

三、饮食停滞证

症状表现：脘腹胀满，或呕吐不消化食物，吐后胀减，厌食欲呕，嗳腐酸臭，口苦不喜饮，不思饮食，大便臭秽不爽，得矢气及便后稍舒，舌淡红，苔厚腻，脉滑。

病机分析：饮食不节，内伤脾胃，或久病体虚，脾胃运化不及，导致饮食停滞，生痰聚湿，升降失常，气机阻滞而发生腹胀。食滞胃腑而不化，物盛满而上溢，故呕吐不消化食物、吐后胀减；食滞胃腑，受纳失司，通降失调，气逆于上，故厌食欲呕、嗳腐酸臭、不思饮食；食滞胃腑，酿生湿热，热与湿同熏蒸于上，故口苦而不喜饮；中焦壅滞，湿浊下注，故大便臭秽不爽、得矢气及便后稍舒。舌淡红，苔厚腻，脉滑均为饮食停滞之象。

治疗方法：消食和胃，理气化滞。

代表方药：保和丸（《丹溪心法》）。山楂10g，法半夏9g，茯苓10g，神曲10g，陈皮10g，连翘10g，莱菔子10g，麦芽30g。

随症加减：若胀满明显者，加厚朴、枳实、大黄行气消积；兼口臭、口干不欲饮、大便黏腻不爽、身重者，加黄芩、黄连清热祛湿。

四、寒热错杂证

症状表现：腹胀，肠鸣，脘腹痞闷，心烦，口苦，恶心，便溏，舌质淡红，苔黄腻，脉弱或沉。

病机分析：脾胃损伤而致斡旋升降失调，气机紊乱，中焦痞塞不通，阴阳之气不相顺接，壅滞于内而发生腹胀。上下气机不交通，郁滞脘腹，故腹胀、痞闷不适。实热在上，扰乱心神，故心烦。苦为火之味，热炎于上，故口苦；中焦气机不通，反逆于上，故恶心；虚寒在下，运化失司，水湿内生，故肠鸣、便溏。舌质淡红，苔黄腻，脉弱或沉均是寒热错杂之象。

治疗方法：平调寒热，消胀散痞。

代表方药：枳实消痞丸（《兰室秘藏》）。枳实10g，干姜10g，麦芽曲20g，茯苓10g，白术10g，半夏曲9g，党参10g，厚朴10g，黄连10g，甘草5g。

随症加减：若腹胀甚者，加陈皮、槟榔行气消胀；大便溏泄，疲倦身重者，白术易为炒白术、茯苓增加至15g以增强健脾祛湿之力。

五、脾虚湿阻证

症状表现：脘腹胀满，食少纳呆，大便溏而黏滞不爽，肢体困倦，舌淡苔白腻，脉弱。

病机分析：脾胃虚弱，则运化失职，湿自内生，阻碍气机，致气机不畅，发生脘腹胀满。脾失健运，故食少纳呆；脾虚失运，痰湿内生，湿滞下焦，故大便溏而黏滞不爽；脾失升清，肢体失于充养，故困倦乏力。舌淡苔白腻，脉弱均是脾虚湿阻之象。

治疗方法：健脾和中，燥湿理气。

代表方药：香砂六君子汤（《古今名医方论》）合枳术丸（《脾胃论》）。党参15g，炒白术15g，茯苓15g，木香（后下）10g，砂仁（后下）5g，陈皮10g，法半夏9g，枳实15g，炙甘草5g。

随症加减：若腹胀明显者，加厚朴行气消胀；肠鸣泄泻者，加怀山药、煨葛根健脾止泻；大便溏泄者，加怀山药、炒薏苡仁、炒白扁豆健脾渗湿；腹痛喜温、畏寒肢冷者，加干姜、桂枝温中散寒。

六、中焦虚寒证

症状表现：腹部胀满，遇冷加重，喜热饮，喜热敷，得热则舒；四肢不温，纳食少，神疲乏力，畏寒肢冷，小便清长，大便溏烂。舌体淡胖有齿痕，脉沉。

病机分析：脾阳不足，脏腑失于温养，阴寒内生，阻滞中焦气机，发生腹胀。中焦虚寒，温煦不力，故畏寒肢冷；寒得热散，故腹胀得温则减，且喜热饮。脾阳不足，运化水谷精微及水湿作用减弱，水湿不化，清浊不分，故小便清长、大便稀溏。脾阳不足，胃阳亦虚，故纳食减少。气与阳同类，阳气不足，则倦怠神疲。舌体淡胖有齿痕，脉沉均是中焦虚寒之象。

治疗方法：温补脾阳，行气消胀。

代表方药：理中汤（《伤寒论》）合平胃散（《太平惠民和剂局方》）。党参15g，干姜10g，炒白术15g，苍术10g，厚朴15g，陈皮10g，炙甘草5g。

随症加减：若腹痛者，加木香行气止痛；腹胀明显者，加枳实行气宽中；身体沉重，疲倦畏寒者，加附子温阳散寒。

七、肠燥津亏证

症状表现：腹部胀闷为主症，无腹部疼痛，时伴有大便干燥，口干或口臭，喜饮，头晕，舌红少苔或黄燥，脉细或数。

病机分析：素体阴亏，或年老而阴血不足，或吐泻、久病、温热病后期等耗伤阴液，或因失血过多，以致阴血津液亏虚，大肠失于濡润，燥屎内结，使腑气不畅而发生腹胀。津液亏虚，肠腑失于濡润，故大便干燥；津液亏少，不足以外润腠理孔窍，故口干喜饮；津液亏虚，不足以上溉清窍，故头晕；燥屎内结，浊气上攻，故口臭。舌红少苔或黄燥，脉细或数均为肠燥津亏之象。

治疗方法：增液养津，清热润燥。

代表方药：增液承气汤（《温病条辨》）加减。大黄（后下）10g，枳实10g，厚朴10g，玄参15g，生地黄15g，麦冬15g。

随症加减：大便干结显著，口燥咽干者，玄参、麦冬、生地黄可增至各20g增液行舟；大便秘结多日不排伴有腹胀，矢气频作者，则加用芒硝（冲服）软坚通便。

【其他疗法】

一、中成药

1. 木香顺气丸

药物组成：木香、砂仁、醋香附、槟榔、甘草、陈皮、厚朴、炒枳壳、炒苍术、炒青皮、生姜。

功能主治：具有疏肝和胃，行气化湿的作用。用于肝郁气滞所致的腹胀、痞满。

用法用量：口服，一次6~9g，一日2~3次。

2. 气滞胃痛颗粒

药物组成：柴胡、炙延胡索、枳壳、炙香附、白芍、炙甘草。

功能主治：具有疏肝和胃的作用。用于气滞所致的腹胀、胃脘胀痛。

用法用量：口服，一次5g，一日3次。

3. 枳实导滞丸

药物组成：炒枳实、大黄、姜汁炙黄连、黄芩、炒六神曲、炒白术、茯苓、泽泻。

功能主治：具有消积导滞，清利湿热的作用。用于脾胃湿热所致的腹胀、大便不爽。

用法用量：口服，一次6~9g，一日2次。

4. 保和丸

药物组成：焦山楂、炒六神曲、制半夏、茯苓、陈皮、连翘、炒莱菔子、炒麦芽。

功能主治：具有消食，导滞，和胃的作用。用于饮食停滞所致的脘腹胀满，嗳腐吞酸，不欲饮食。

用法用量：口服，一次 1～2 丸，一日 2 次。

5. 枳实消痞丸

药物组成：枳实、黄连、干生姜、麦芽曲、白茯苓、白术、半夏曲、人参、厚朴、甘草。

功能主治：具有清热消痞，健脾行气的作用。用于寒热错杂所致的脘腹胀满，不欲饮食，倦怠乏力，大便不畅。

用法用量：口服，一次 6g，一日 3 次。

6. 香砂六君丸

药物组成：木香、砂仁、党参、炒白术、茯苓、炙甘草、陈皮、制半夏、生姜、大枣。

功能主治：具有健脾祛湿，理气和胃的作用。用于脾虚湿阻所致的脘腹胀满，嗳气食少，大便溏泄。

用法用量：口服，一次 12 粒，一日 3 次。

7. 枳术宽中胶囊

药物组成：炒白术、枳实、柴胡、山楂。

功能主治：具有健脾和胃，理气消痞的作用。用于脾虚湿阻所致的脘腹胀，反胃，纳呆。

用法用量：口服，一次 3 粒，一日 3 次。

8. 理中丸

药物组成：人参、干姜、炙甘草、白术。

功能主治：具有温中散寒，健脾和胃的作用。用于中焦虚寒所致的腹部胀满，自利不渴，呕吐腹痛，不欲饮食。

用法用量：口服，一次 8 粒，一日 3 次。

9. 麻仁滋脾丸

药物组成：制大黄，火麻仁，当归，姜厚朴，炒苦杏仁，麦麸枳实，郁李仁，白芍。

功能主治：具有养阴润肠，行气通便的作用。用于肠燥津亏证所致的胸腹胀满，大便秘结，饮食无味，烦躁不宁。

用法用量：口服，一次 1 丸，一日 2 次。

二、验方

（1）枳壳大腹皮散：枳壳、大腹皮等份研细末。一次 2～3g，一日 1 次。功能理气消胀。用于气滞腹胀者。

（2）郁金木香散：郁金、木香等份研细末。一次 1～2g，一日 1 次。功能行气理滞。用于胸腹气滞胀满甚者。

（3）茵栀散：茵陈、山栀等份研细末。一次 2～3g，一日 1 次。功能清热化湿。用于腹部气滞胀满而热重者。

三、外治疗法

1. 推拿

患者取俯卧位，用轻柔的手法推按膀胱经，并点按脾俞、胃俞、大肠俞、三焦俞，治疗5分钟；一指禅推八髎穴，治疗3分钟；柔和手法掌推腰骶部，治疗3分钟；继而顺胃肠蠕动方向摩揉腹部2分钟；接着按揉足三里2分钟。用于脾虚气滞型、中焦虚寒型腹胀。

2. 烫熨

将中药莱菔子（或川厚朴）500g装入碗中，放入微波炉中，加热至70℃后，放置于15cm×15cm自制小布袋，袋口扎紧。然后将布袋放置于患者的中脘处，先顺时针沿脐周旋转反复熨烫至腹部皮肤潮红；再逆时针方向沿脐周旋转反复熨烫至腹部皮肤潮红；接着把布袋放于上脘部，从上至下达气海穴，再从下至上反复熨烫；最后将布袋放于升结肠处，沿横结肠、降结肠、乙状结肠、直肠方向反复熨烫。如果袋内的药物温度下降变凉，则需再次加热后，继续熨烫，使患者出现肛门排气，感觉腹胀减轻后方可停止。适用于所有证型患者。

3. 贴敷

（1）复方丁香开胃贴，可应用复方丁香开胃贴贴敷神阙穴治疗。复方丁香开胃贴由丁香、苍术、白术、豆蔻、砂仁、木香、冰片等药物组成，具有健脾醒胃，行气消胀的功效。将药芯对准脐部神阙穴贴上即可。每天2贴，连用5天，每天不超过12小时。可取吴茱萸6g或吴茱萸3g＋肉桂3g磨粉，以醋调，将肚脐用消毒棉签蘸生理盐水洗净，将调好的药物敷于肚脐，上敷一小块塑料薄膜，外敷消毒纱布，胶布固定，敷12小时，每天1次，2次为1个疗程。

（2）木香、丁香、小茴香、肉桂各等份，共为末，研细过筛，装入无菌瓶内备用。使用时，先以热毛巾擦净脐部，然后取适量药末装入纱布袋内，置于脐部，其上加热毛巾外敷，再覆以塑料薄膜保温。为增强疗效，其上可放置热水袋加温，一次外敷30分钟以上，3次为1个疗程。

（3）葱青，约3cm的全葱带须1根，将其捣为葱泥，然后加蜂蜜调和，做成饼状，大小能盖住脐部。将其外敷于脐部，经24小时后取下即可。如效果差，可换新葱蜜饼再敷治疗。

4. 拔罐

以"三募四穴"为主，即中脘（胃腑募穴）、天枢（大肠募穴，取左右双侧两穴）、关元（小肠募穴），用中号透明玻璃罐，直径3.5～5cm，一般需备用2～3只罐具。患者屈髋屈膝，暴露腹部，找准穴位做标记。用"闪火法"使罐子吸附于皮肤后，又立即用腕力提拉，使罐子脱掉，再闪火叩罐。如此连续叩拔，反复多次，直到皮肤潮红发热为止。一般从上腹部开始，顺时针方向按照中脘—右侧天枢—关元—左侧天枢的顺序进行闪罐，每个穴位上闪罐30次，四处共计120次，一次闪罐两遍共240次，每天1次，5次为1个疗程。

四、针灸疗法

1. 体针

多选用太冲、气海、中脘、下巨虚、上巨虚、足三里、内关、天枢、三阴交、太冲、太白、天泉穴。气血不足者，加脾俞、胃俞；兼有血瘀者，加血海；肝郁脾虚者，加合谷；痰湿甚者，加巨阙、丰隆；寒热错杂者，加行间、内庭、三阴交；肝郁化热者，加行间、期门；脾胃虚寒严重者，可在中脘、脾俞、胃俞穴采用温针灸；大便溏者，加命门；便秘者，加上巨虚、天枢。

2. 耳针

取穴胃、脾、大肠、肝、交感、神门、皮质下。一次选用 3~5 穴，留针 30 分钟，或用电针、埋针。

3. 耳穴压豆

一手固定患者耳郭，另一手持探棒在耳部相应穴位上按压，找到敏感点，用酒精棉签消毒皮肤，待干；用镊子夹持中间粘有王不留行的胶布（大小约 0.5cm × 0.5cm）贴压在事先选好的穴位上，适当按压，使相应的穴位部有发热胀痛感。双侧耳穴压豆期间，每天于餐后及睡前按压穴位 3~4 次，一次 1~2 分钟，3 天为 1 个疗程。按压时，用拇指指腹用力，应使局部有发热胀痛感。

4. 灸法

取中脘、关元、足三里、气海等穴，采用艾条温和灸，每穴灸 10 分钟，每天 1 次。10 次为 1 个疗程。用于虚证者。

五、药膳疗法

1. 玫瑰花茶饮

玫瑰花 10g，泡水代茶饮。用于肝郁气滞腹胀者。

2. 生薏苡仁饮

生薏苡仁 30g，水煎，取汁顿服。用于脾胃湿热腹胀者。

3. 山楂陈皮饮

生山楂 10g，陈皮 10g，水煎，取汁顿服。用于饮食停滞腹胀者。

4. 和中饮

党参 10g，黄连 5g，厚朴 10g，枳实 10g，水煎，取汁顿服。用于寒热错杂腹胀者。

5. 健脾祛湿饮

党参 15g，陈皮 10g，文火慢炖 1 小时，取汁顿服，可嚼服药渣。用于脾虚湿阻腹胀者。

6. 温中健脾饮

红参 10g，陈皮 5g，文火慢炖 1 小时，取汁顿服，可嚼服药渣。用于中焦虚寒腹胀者。

7. 增液饮

麦冬 15g，生地黄 15g，枳实 15g，大黄（后下）10g，水煎，取汁顿服。用于肠燥津亏腹胀者。

【预防调护】

一、饮食注意

改变不良饮食习惯，饮食均衡。洋葱、生姜、生蒜、薯类、甜食、豆类、面食含有可大量产生氢、二氧化碳和硫化氢等气体的成分，应减少摄入。适当增加膳食纤维的摄入；戒烟忌酒。

二、生活注意

注意改变生活方式，多运动；养成规律的排便习惯，避免长期不大便，导致肠道产气增多。养成良好的心态，确立积极健康的生活态度，进行有针对性的心理疏导。积极治疗原发病，尽可能减少使用导致腹胀的药物。发现腹胀症状持续不缓解或加重，出现贫血、便血、黑便、呕吐、体重显著下降等消化道恶性肿瘤报警症状，应及时就医，明确病因。

【名医经验】

一、董建华

1. 学术观点

（1）病机认识：邪气犯胃，胃失和降，脾不健运，一旦气机壅滞，则水反为湿，谷反为滞，形成气滞、血瘀、湿阻、食积、痰结、火郁等相因为患而发病。脾虚运化无权，胃中水谷、水湿停滞不化，气机壅滞，升降失调而致腹胀。此外，脾胃气机升降有赖肝气疏泄条达。若肝失疏泄，木气郁结，则脾气不升，胃气不降而壅滞为病；或肝木疏泄太过，横逆而犯，脾胃受戕；或脾胃虚弱，肝木乘之，升降失常，导致发病。

（2）治法心得：升降并调，运脾即补；降气和胃；疏肝气以调节脾胃之气机，疏气令调，脾胃自安。

2. 经典医案

李某，男，42 岁。

主诉：腹胀数月。

现病史：患者半年前患急性传染性肝炎，经住院治疗，肝功能各项指标基本恢复正常。但仍腹部胀满，胁肋胀痛，攻窜不定，嗳气呃逆，胃脘胀满，饮食减少，大便正常，舌红，苔薄白，脉弦细。

临证思路：肝病日久，疏泄功能失常，气机郁滞，横逆犯胃，气行逆乱，滞而成聚。以疏肝和胃，理气消胀为法。

选方用药：柴胡 10g，白芍 10g，香附 10g，紫苏梗 10g，陈皮 10g，枳壳 10g，槟榔 10g，川楝子 10g，香橼皮 10g，佛手 6g，鸡内金 6g。一日 1 剂，分 2 次煎服。服 7 剂。

用药分析：肝病日久，疏泄功能失司，气机郁滞，横逆犯胃，气行逆乱，滞而成聚。故以柴胡疏肝，白芍柔肝，香附、紫苏梗、陈皮、枳壳、槟榔、川楝子、香橼皮、佛手以消三焦气滞，恢复脾升胃降之气机。再以鸡内金消积开胃，以助纳化。全方共奏疏肝和胃，理气消胀之功。

二诊：经服 7 剂，腹胀胁痛减轻，食纳增多，大便正常，舌红苔薄白，脉弦细。患者服药后虽腹胀胁痛减轻，但考虑肝的疏泄功能需逐渐恢复，故继续使用疏肝理气的方法，同时加强脾土运化功能。上方加党参 15g，白术 10g。一日 1 剂，分 2 次煎服。服 7 剂。

用药分析：患者腹胀胁痛减轻，气机逐渐条畅，以前方加党参、白术益气健脾，促进运化。

三诊：治疗 7 天后，患者腹胀胁痛症状缓解，纳食恢复正常，大便正常，脾胃运化复常，效不更方。继续以上方治疗。一日 1 剂，分 2 次煎服，服 7 剂。

用药分析：木郁不达，失于疏土，土壅失运，气机郁滞，故腹部胀满。先以疏肝和胃理气为法，予柴胡疏肝散为主方，加入紫苏梗、槟榔、川楝子、香橼皮、佛手等理气宽中，快膈和胃；加入鸡内金消积助运，则郁木可达之，壅土可疏之。症状好转后，继在前方中加入党参、白术以益气安中，健运脾胃，起标本兼治之功。

二、梁乃津

1. 学术观点

（1）病机认识：有形之邪或脾气虚衰，引起脾胃运化不利，导致气机不畅，或气滞血瘀，或热瘀湿困而致病。

（2）治法心得：治疗上须分清虚实。实证者，重在疏利兼扶脾；虚实夹杂者，则辛开苦降、补虚泻实、平调寒热；虚证者，重在施以温补兼疏利之法。遣方用药往往从肝脾胃入手，重在通补并用，标本兼顾。梁老认为："调肝理气是遣方的通用之法，活血化瘀是遣方的要着之法，清热祛湿是遣方的变通之法，健脾和胃是遣方的固本之法，其他治法是遣方的辅助之法。"

2. 经典医案

高某，女，58 岁。

主诉：胃胀，腹胀，大便烂硬交替 3 年。

现病史：患者于 1989 年起，因精神紧张而出现经常大便烂硬交替，胃胀，腹胀。近两年来，先后两次做纤维胃镜及肠镜，均诊断为浅表性胃炎和慢性结肠炎。首服维酶素、吗丁啉、补脾益肠丸等治疗，症状无好转，今来求诊。现大便硬，排不畅通，胃脘腹部胀满，症状于情绪不舒时加重，口苦，纳差，睡眠差。舌质黯红，苔黄略厚，脉细弱。查体示：心肺正常，腹部平软，无压痛，肝脾肋下未扪及，肠鸣音正常。

临证思路：患者精神紧张，肝失疏泄，肝气郁结，肝脾胃不和，肝气犯胃，胃失和降，故胃胀、纳差。肝脾不调，脾失健运，大肠传导失司，故排便不畅、时硬时烂。肝气不舒，故睡眠不安。本病与肝、脾、胃、大肠诸脏腑有关，脉细弱为气阴不足，舌质黯红示有瘀热。证属肝胃气阴不足，气滞血瘀。治以行气活血，通便消胀，兼益气阴。

选方用药：白芍30g，郁金15g，佛手15g，延胡索15g，香附15g，何首乌15g，甘草6g，三七末（冲服）3g，麦冬15g，郁李仁15g，桃仁12g，太子参30g，沙参15g，瓜蒌仁12g。一日1剂，分2次煎服。服7剂。

用药分析：以白芍、郁金、佛手、延胡索、香附疏肝理气，麦冬、沙参、太子参补益胃阴，郁李仁、桃仁、瓜蒌仁润肠通便，三七粉活血化瘀，何首乌辅以安神助眠，甘草和中兼调和诸药。

二诊：经服7剂，患者仍胃胀，但腹胀减轻，大便比原易排、细条，胃纳一般，睡眠好转，舌黯红，苔略厚，脉细弱。患者经服7剂后，气血始畅，气阴得养，但舌苔略厚，唯恐过多的补阴之品易滋腻碍脾。上方去白芍、甘草、沙参，加石菖蒲12g。一日1剂，分2次煎服，7剂。

用药分析：患者仍胃胀，舌苔略厚，去补阴之品；加石菖蒲以芳香化湿，同时取其行气消胀之效。

三诊：胃胀明显减轻，进食后少许胃胀，无腹胀。大便条状偏烂，日1次，少许排便不尽感；小便常。舌黯红，苔薄白，脉细。上方去郁金、太子参，加僵蚕12g。一日1剂，分2次煎服，7剂。

用药分析：患者乃老年女性，胃胀、腹胀、大便不调病史3年余，从肝与脾的关联论治，疏肝调脾、和胃安肠，处方遣药谨慎入微。考虑到大便不畅与结肠舒张功能、推进功能不协调有关，用僵蚕祛风散结，调畅肠腑气机，改善患者症状。病情明显好转，在此阶段患者舌质黯红，脉象已然不弱，但脉细，乃胃阴不足而无胃气亏虚之象，故去太子参。全方共奏养胃安肠，调畅气血之功。

调理1个月，胃胀、腹胀等症状缓解，大便正常。

三、史载祥

1. 学术观点

（1）病机认识：

①脾阳不升，脾胃失和：若因饮食不节或表邪入里、劳倦久病等因素使脾胃受损，脾虚气陷，胃失和降，升举摄纳无力，则脾之清阳不升，胃之浊阴不降，中焦气机升降失常，不得宣通而发生痞满；脾胃运化失健，不能运化水湿，则湿聚生痰，痰凝气滞，壅塞中焦而发腹胀。

②瘀血留滞，胃络瘀阻：瘀血留滞，日久入络，胃络瘀阻，胃失滋润荣养而生痞

满、腹胀。

③肺失宣发，肃降不能：肺脏虚衰，气失通调所致腹胀。

④沉寒痼冷，阳损寒凝：中寒深沉、阳损内寒、温煦无能导致气机升降无常是腹胀难愈的病因病机之一。

⑤奇经受累，阴阳并损：奇经八脉具有统摄十二经脉气血、协调阴阳的作用。顽固性腹胀患者因病久绵延，脏腑经络气机壅塞，奇经受损，故而发病。

（2）治法心得：升举清阳，补中益气，实卫固表；活血化瘀，理气行滞，通利血脉；宣肃肺气，润燥滑肠，行气消胀；温通逐寒，温补脾肾，温里助阳；通补奇经，温补阴阳，两益肝肾。

2. 经典医案

某患者，女，49 岁。

首诊：2013 年 10 月 8 日。

主诉：腹胀、腹痛、纳差消瘦 2 年余。

现病史：脘腹胀痛，夜间加重为著，时有两胁胀满及反酸烧心，无恶心呕吐，无胸闷心悸，纳食不馨，饭后上腹不适加重。2 年来日渐消瘦，平素常感乏力、倦怠，失眠多年，二便正常。既往无特殊病史，已停经 5 年。1 个月前曾住院诊治，查体无阳性发现，血、便常规及各项生化指标未见明显异常。腹部超声提示"肠管充气"，立位腹平片未见气液平等肠梗阻征象。胃镜示"慢性浅表性胃炎"，胃黏膜活检示"中度慢性浅表性胃炎伴肠上皮化生"。结肠镜检查未见异常。曾予盐酸伊托必利、铝碳酸镁咀嚼片等治疗，腹痛症状减轻，但腹胀无改善。后加用四磨汤、胃苏颗粒等中成药，仍效不佳。患者诉每夜须床边行走多时，腹胀方能缓解，严重影响睡眠。刻下：面色晦滞，毛发、肌肤无光泽，舌淡黯，苔薄白，脉沉细弱。

临证思路：本案患者乃中年女性，腹胀病史 2 年余，曾服用促胃肠动力药物及胃苏颗粒、四磨汤口服液均无改善。史老捕捉其夜间不能安卧的特点，而面色晦滞、毛发肌肤无光泽正是肌肤甲错的具体表现，结合舌黯、脉沉细等，辨为血瘀之证。另外，"肠管充气"也可作为气机阻滞的参考。其病程较长，由气及血，而血瘀又使气滞加重，此乃络脉瘀阻而载气不能所致。总之，血瘀是其腹胀顽固持久的重要因素之一，同时也是慢性胃炎形成和发展的病理过程。治以活血祛瘀，行气消胀。方以膈下逐瘀汤加减。

选方用药：五灵脂 12g，当归 15g，川芎 12g，桃仁 15g，牡丹皮 12g，赤芍 12g，乌药 12g，延胡索 6g，香附 10g，红花 12g，蒲黄 10g，炙甘草 6g。一日 1 剂，分 2 次煎服，7 剂。

用药分析：方用五灵脂、当归、川芎、桃仁、牡丹皮、赤芍、延胡索、红花活血通经，行瘀止痛；香附、乌药疏理气机。加用蒲黄，与五灵脂相须为用，增强活血祛瘀、散结止痛之功。

二诊：2013 年 10 月 15 日。

腹胀明显改善，夜间睡眠增至 6 ~ 7 小时，时有上腹痛、烧心、反酸，食欲欠佳，排气少，舌脉同前。初得佳效，但病程日久，病位已深，血瘀与气滞相互纠结，故仍应循理气化瘀之法。上方去乌药；加丹参12g，砂仁6g，青皮12g。一日1剂，分2次煎服，14剂。

用药分析：二诊时已获良效，故守方加丹参、砂仁、青皮，即丹参饮之意，全方注重行气活血，力大而专。

三诊：2013年10月29日。

腹胀明显改善，夜间可安睡7小时，食欲改善，体重增加3kg，体力有所好转。患者诸症皆减，防恐过多的攻伐之品损伤正气，应遵循中病即止的治则，以培护正气。改服大黄䗪虫丸，一次1粒，一日2次，以巩固疗效。

用药分析：在此阶段，为不伤正气，不宜穷追猛打，及时换用大黄䗪虫丸善后，祛瘀生新而不伤正。

（黄穗平　叶振昊）

参考文献

[1] 林晓明，朱秀华. 功能性腹胀中药内服及敷脐治疗体会 [J]. 实用中西医结合临床，2010，10（3）：69-70.

[2] 祁涛，赵菁，钱正宇，等. 中西医结合治疗粘连性不全性肠梗阻60例疗效观察 [J]. 四川中医，2008，26（6）：61-62.

[3] 沈天成，沈乙惠，游春木. 枳实导滞汤加减治疗肠道湿热证便秘型肠易激综合征的临床观察 [J]. 实用中西医结合临床，2017，17（8）：124-125.

[4] 危北海，张万岱，陈治水. 中西医结合消化病学 [M]. 北京：人民卫生出版社，2003.

[5] 尹天雷，李鹤白，陈芳锐，等. 保和丸超微配方制剂与传统汤剂对照治疗功能性消化不良的临床研究 [J]. 世界中医药，2009，4（3）：135-137.

[6] 张艳东. 半夏泻心汤加味治疗功能性腹胀37例 [J]. 中国民族民间医药，2010，19（11）：237.

[7] 郑国军，吴延昊，张学文. 枳实消痞丸治疗功能性腹胀52例 [J]. 中国中医药现代远程教育，2012，10（16）：15-16.

[8] 王静，黄穗平，赵小青，等. 脾胃虚弱型功能性消化不良患者胃感觉过敏及胃黏膜P物质、5-羟色胺的变化 [J]. 新中医，2012，44（1）：42-44.

[9] 詹原泉，王学川. 理中汤合平胃散加减治疗中焦虚寒夹湿型功能性腹胀疗效观察 [J]. 山西中医，2015，31（6）：42-43.

[10] 宋素青. 麻子仁丸加减治疗习惯性便秘32例 [J]. 新中医，2003，35（7）：56.

[11] 陆洋，周临东，谢林，等. 增液承气汤加减治疗胸腰椎压缩性骨折后腹胀便秘疗效研究 [J]. 辽宁中医药大学学报，2017，19（4）：66-68.

[12] 娄永亮，王永杰. 增液承气汤治疗老年性肠梗阻临床研究 [J]. 中医学报，2017，32（2）：282-284.

[13] 旷秋和. 针灸推拿治疗功能性腹胀30例疗效观察 [J]. 中医临床研究，2016，8（13）：41-42.

[14] 罗雪梅. 莱菔子烫熨腹部治疗腹胀36例疗效观察 [J]. 长春中医药大学学报，2009，25（3）：377.

[15] 孔丽丽，陈二辉，李志尚. 吴茱萸、肉桂粉敷神阙穴治疗ICU病人腹胀效果观察 [J].

护理研究，2014，28（10）：3670 - 3671.

［16］马素娟．木香散敷脐治疗腹胀 80 例 ［J］．中国民间疗法，2004，12（5）：32.

［17］谭传金，秦有智，陈学风．葱蜜饼敷脐治疗腹胀 389 例 ［J］．中国民间疗法，2004，12（7）：26 - 27.

［18］张志远，冉鹏飞．三募四穴闪罐法治疗腹胀 40 例 ［J］．四川中医，2011，29（5）：120.

［19］陶晓莉，夏伟琴，沈晓琴．针灸和药物穴位注射治疗外科腹胀病人 248 例 ［J］．浙江中医药大学学报，2010，34（5）：759.

［20］王长洪．董建华学术思想撷要 ［N］．中国中医药报，2001 - 02 - 26（003）.

［21］王长洪．董建华的脾胃学术思想 ［J］．南京中医药大学学报，1999，15（4）：199 - 200.

［22］黄穗平．岭南中医药名家梁乃津 ［M］．广州：广东科技出版社，2010.

［23］崔立．史载祥辨治顽固性腹胀经验撷英 ［J］．中国中医药信息杂志，2017，24（5）：116 - 119.

第二十三节　泄泻

泄泻是以大便次数增多，粪质稀薄，甚至泻出如水样为主症的病证。大便溏薄而势缓者为泄，大便清稀如水而势急者为泻，临床统称为泄泻。

泄泻是一种常见的胃肠道疾病，一年四季均可发生，但以夏秋两季较为多见。泄泻可见于多种疾病，如西医学的急性胃肠炎、腹泻型肠易激综合征、短肠综合征、胆囊切除术后综合征等疾病均可参照本病辨证论治。

【源流】

本病病名首载于《黄帝内经》，有"濡泄""飧泄""洞泄""注下""鹜溏""肠澼"等病名。《素问·阴阳应象大论》曰："湿盛则濡泄。""春伤于风，夏生飧泄。"《素问·生气通天论》曰："因于露风，乃生寒热，是以春伤于风，邪气留连，乃为洞泄。"《金匮翼》有"一时倾泻如水之注"。《素问病机气宜保命集》曰："治太阴脾经受湿，水泄注下，体微重微满，困弱无力，不欲饮食，暴泄无数，水谷不化。"《素问·至真要大论》曰："寒清于中，感而疟，大凉革候，咳，腹中鸣，注泄鹜溏。"《素问·太阴阳明论》曰："饮食不节，起居不时者，阴受之……阴受之则入五脏……入五脏则䐜满闭塞，下为飧泄者，久为肠澼。"

就其病因病机，可因寒、热、风、湿及饮食不节等多种因素诱发，情志因素亦可引起泄泻。如寒邪致泻，《素问·举痛论》曰："寒气客于小肠，小肠不得成聚，故后泄腹痛矣。"或有感于热，《素问·至真要大论》曰："暴注下迫，皆属于热。"或发于湿，《素问·阴阳应象大论》曰："湿盛则濡泄。"或情志不遂致泻，陈无择在《三因极一病证方论·泄泻叙论》中提出："喜则散，怒则激，忧则聚，惊则动，脏气隔绝，精神夺散，以致溏泄。"《素问·举痛论》曰："怒则气逆，甚则呕血与飧泄。"泄泻的发生，主要与脾、胃、大肠、小肠关系较为密切，《难经·五十七难》谓："泄凡有五，其名不同：有胃泄，有脾泄，有大肠泄，有小肠泄，有大瘕泄。"从脏腑辨证角度提出了五泄的病名，同时指出本病主要病变部位在大肠、小肠，如《素问·宣明五气》谓："五气所病，大肠小肠为泄。"本病病机多责之脾虚，如《素问·脏气法时论》曰"脾病者……虚则腹满肠鸣，飧泄食不化"、《素问·脉要精微论》曰"胃脉实则胀，虚则泄"，为后世认识本病的病因病机奠定了基础。

泄泻的治疗方法，张仲景在《金匮要略·呕吐哕下利病脉证治第十七》中将泄泻和痢疾统称为下利，并将其分为虚寒、实热积滞和湿阻气滞三型。提出对实热积滞所致的下利，采取攻下通便法，即所谓"通因通用"法。篇中还对湿邪内盛，阻滞气机，不得宣畅，水气并下而致"下利气者"，提出"当利其小便"，以分利肠中湿邪，即"利小便实大便"，为后世泄泻的辨证论治奠定了基础。至隋代巢元方《诸病源候论》开始，明确将泄泻与痢疾分述。宋代以后，"泄""泻"合称，《太平圣惠方·治脾劳诸方》云："治脾劳、胃气不和，时有洩泻，食少无力，宜服松脂丸方。"（《释文》"洩"作"泄"），《景岳全书·泄泻》指出"凡泄泻之病，多由水谷不分，故以利水为上策"，提出分利之法治疗泄泻的原则；李中梓在《医宗必读·泄泻》提出了著名的治泻九法，即淡渗、升提、清凉、疏利、甘缓、酸收、燥脾、温肾、固涩，全面系统地论述了泄泻的治法，是泄泻治疗学上的里程碑。叶天士在《临证指南医案·泄泻》中提出久患泄泻，"阳明胃土已虚，厥阴肝风振动"，故以甘养胃、以酸制肝，创泻木安土之法。

【病因病机】

一、致病因素

1. 实证

（1）外感邪气：外邪以湿、寒、暑、热较为常见，其中又以感受湿邪致泻者最多。脾喜燥而恶湿，外来湿邪，最易困阻脾土，以致升降失调，清浊不分，水谷杂下而发生泄泻，故有"湿多成五泄"之说。寒邪伤脾，因寒邪客肠胃致泄泻。暑热容易与湿邪相合，侵犯脾胃，使其功能障碍，引起泄泻。《杂病源流犀烛·泄泻源流》说："湿盛则飧泄，乃独由于湿耳。不知风寒热虚，虽皆能为病，苟脾强无湿，四者均不得而干之，何自成泄？是泄虽有风寒热虚之不同，要未有不源于湿者也。"其他诸如寒、热、湿等内外之邪，以及肝肾等脏腑所致的泄泻，都只有在伤脾的基础上，导致脾失健运时才能引起泄泻。外湿与内湿之间常相互影响，外湿最易伤脾，脾虚又易生内湿，互为因果。

（2）饮食不节：饮食过量，停滞肠胃；或恣食肥甘，湿热内生；或过食生冷，寒邪伤中；或误食腐馊不洁，食伤脾胃肠，化生食滞、寒湿、湿热之邪，致运化失职，清浊不分而发生泄泻。正如《景岳全书·泄泻》所说："若饮食失节，起居不时，以致脾胃受伤，则水反为湿，谷反为滞，精华之气不能输化，乃致合污下降而泻痢作矣。"

（3）情志所伤：情志不遂，郁怒伤肝，肝失疏泄，横逆克脾，脾失健运；或思虑伤脾，脾虚不运，土虚木乘亦发泄泻；或素体脾虚，逢怒进食，更伤脾土，引起脾失健运，小肠无以分清泌浊，大肠失于传导，合污而下，则发生泄泻。故《景岳全书·泄泻》曰："凡遇怒气便作泄泻者，必先以怒时夹食，致伤脾胃，故但有所犯，即随触而发，此肝脾二脏之病也。盖以肝木克土，脾气受伤而然。"

2. 虚证

（1）脾胃虚弱：劳倦内伤，久病体虚，致脾胃虚弱，胃失受纳，脾失健运，水湿内停，积谷为滞，致脾胃升降失司，清浊不分，混杂而下，遂成泄泻。如《景岳全书·泄泻》曰："泄泻之本，无不由于脾胃。"

（2）肝郁脾虚：肝失疏泄，横逆犯脾，脾气虚弱，不能运化水谷，则食少腹胀；气滞湿阻，则肠鸣矢气，便溏不爽，或溏结不调；便后气机得以条畅，则泻后腹痛暂得缓解，正如《医方考》曰："泻责之脾，痛责之肝；肝责之实，脾责之虚，脾虚肝实，故令痛泻。"

（3）命门火衰：若年老体弱，肾气不足；或久病之后，肾阳受损；或房事无度，终致命门火衰，脾失温煦，水谷不得腐熟，如《景岳全书·泄泻》曰："肾为胃关，开窍于二阴，所以二便之开闭，皆肾脏之所主。今肾中阳气不足，则命门火衰，而阴寒独盛，故于子丑五更之后，当阳气未复，阴气盛极之时，即令人洞泄不止也。"

二、病机

泄泻的病位在大小肠，与脾、胃、肝、肾密切相关。基本病机是脾虚湿盛。脾虚湿盛，脾失健运，小肠失于泌别清浊，大肠传导失司，水谷混杂而下，致成泄泻。脾主运化，为制水之脏，喜燥恶湿；胃主受纳；小肠主分清泌浊；大肠主传化糟粕；肝主疏泄，促进脾胃运化功能；肾主命门之火，能暖脾助运、腐熟水谷，且肾司开阖。若脾运失职，小肠无以分清泌浊，大肠无法传化，水反为湿，谷反为滞，合污而下，则发生泄泻。日久脾病及肾，肾阳亏虚，失于温煦，不能腐熟水谷，肾不闭藏，可成命门火衰之五更泄泻。病理因素主要是湿邪，湿为阴邪，易困脾阳，脾受湿困，则运化不健，所谓"湿胜则濡泄"，故《医宗必读》有"无湿不成泻"之说，故脾虚湿盛是导致泄泻发生的关键。病理性质分虚实，急性暴泻多属实证，多由外感邪气、饮食不节、情志内伤致脾胃不和，水谷清浊不分；慢性久泻多属虚证，先以脾气虚为主，继而脾阳虚，日久脾病及肾，脾肾阳虚而致命门火衰之五更泻。

【辨治思路】

一、病机辨识

1. 实证泄泻

泄泻的发生与湿邪关系最为密切。湿为阴邪，易困脾阳，脾受湿困，运化不利，发为泄泻，并可夹寒、夹热、夹滞。外感湿邪可夹寒邪直伤脾胃，或湿从寒化，阻遏脾阳，中阳不振，遂成寒湿困脾证；可见肠鸣泄泻，泻下清稀，腹痛，呕吐，舌苔薄白或白腻，脉浮等。如外感暑（热）湿之邪，或湿从热化，湿热伤脾而泻；则可见腹痛泄泻，肛门灼热，大便黄褐秽臭，小便短黄，舌质红，苔黄腻，脉滑数或濡数等。伤食者因宿食内停，谷反为滞，阻碍肠胃，肠道传化失常；可见腹痛肠鸣，泻下粪便，臭如败卵，泻后痛减，脘腹胀满，嗳腐酸臭，舌苔垢浊或厚腻，脉滑等。

2. 虚证泄泻

泄泻日久多责之于脾胃虚弱，往往由于湿困日久，或久病失治，或因体质因素均可造成脾胃虚弱，运化无权，聚水成湿而大便时溏时泻，迁延反复。脾胃虚弱，脾失运化，气血生化不足，则纳呆、面色萎黄、神疲倦怠；舌质淡，苔白，脉细弱乃脾胃虚弱之象。脾病日久，可伤及肾，或由于其他原因损伤肾阳，脾失温煦，不能腐熟水谷成泻，甚者则出现命门火衰之五更泄泻；症见黎明之前脐腹作痛，肠鸣即泻，泻下完谷，泻后则安，形寒肢冷，腰膝酸软，舌淡苔白，脉沉细等症。郁怒伤肝，肝气横逆，乘袭脾土或素体脾虚，逢怒进食，更伤脾土，引起脾失健运，升降失调，清浊不分，出现每因抑郁恼怒，或情绪紧张之时，发生腹痛泄泻；症见腹中雷鸣，攻窜作痛，矢气频作，舌淡红，脉弦。

二、症状识辨

1. 腹泻

临床通过观察大便的性状、颜色、时间及诱发因素，以确定其寒热虚实以及所累及的病位。粪质清稀如水，腹痛喜温，完谷不化，多属寒湿之证；粪便黄褐，味臭较重，泻下急迫，肛门灼热，多属湿热之证；大便溏垢，完谷不化，臭如败卵，多为伤食之证；久泻迁延不愈，倦怠乏力，稍有饮食不当，或劳倦过度即复发，多以脾虚为主；泄泻反复不愈，每因情志不遂而复发，多为肝气乘脾证；黎明前腹部冷痛或胀痛，肠鸣即泻，泻后则安，形寒肢冷，腰膝酸软，多为肾阳不足证。

2. 腹痛

腹部拘急，疼痛暴作，遇冷痛剧，得热则减，为寒痛；腹部疼痛，痛处有热感，伴肛门灼热感，为热痛；腹部攻窜作痛，矢气频作，伴胸胁满闷，为气滞痛；若因饮食不节，脘腹胀痛，泻后痛减，为食积痛；黎明前腹痛泄泻，腹部喜暖，形寒肢冷，为肾阳虚衰。

3. 饮食

纳呆食少，兼口淡不渴，泻下清稀为寒湿内蕴，水湿不化；纳呆食少，口苦口臭，烦热口渴，大便黄臭，小便短黄为湿热阻遏，胶滞难化；纳呆食少，脘腹胀满，嗳腐酸臭，食谷不化，为伤食之证；纳呆食少，身体困重，倦怠乏力，面色少华，乃湿邪困脾，失于运化；纳呆食少，大便清稀，畏寒喜温，乃脾胃阳虚，阴寒内盛，失于腐熟；纳呆食少，腹痛泄泻，攻窜作痛，矢气频作，嗳气频繁，乃肝气郁结，横逆犯脾。

4. 其他兼症

泄泻而恶寒自汗，发热头痛，脉浮者多夹风；泄泻发生在炎夏酷暑，症见身热烦渴、头重自汗者多夹暑。

三、治疗原则

根据泄泻脾虚湿盛、脾失健运的病机特点，治疗应以运脾化湿为原则。急性泄泻以湿盛为主，重在化湿，辅以分利。再依寒湿、湿热的不同，分别采用温化寒湿与清化湿热之法。兼夹表邪、暑邪、食滞者，又应分别佐以疏表、清暑、消导之剂。慢性泄泻以脾虚为主，当予健脾补虚，辅以祛湿，并根据不同证候，分别施以益气健脾、温肾健脾、抑肝扶脾等法，久泻不止者，尚宜固涩。同时还应注意急性泄泻不可骤用补涩，以免关门留寇；慢性泄泻不可分利太过，以防耗其阴液；清热不可过用苦寒，以免损伤脾阳；补虚不可纯用甘温，以免助湿。若病情处于寒热虚实兼夹时，当随证而施治。

【辨证论治】

一、寒湿困脾证

症状表现：泄泻清稀，甚则如水样，脘闷食少，腹痛肠鸣，舌质淡，苔白腻，脉濡缓。若兼外感风寒，则恶寒发热头痛，肢体酸痛，苔薄白，脉浮。

病机分析：内伤湿滞，寒湿中阻，脾胃不和，升降失常，则发为泄泻、便质清稀，甚则如水样；湿阻气滞，影响脾胃运化功能，则胸膈满闷、食少、腹痛等；风寒外束，卫阳郁遏，故见恶寒发热头痛、肢体酸痛。

治疗方法：芳香化湿，解表散寒。

代表方药：藿香正气散（《太平惠民和剂局方》）加味。藿香 10g，半夏曲 10g，陈皮 6g，白术 20g，茯苓 20g，大腹皮 10g，厚朴 10g，紫苏 15g，白芷 10g，桔梗 10g，炙甘草 6g，生姜 5g，大枣 5 枚。

随症加减：若寒热身痛者，可加荆芥、防风疏风散寒；若饮食生冷，腹痛，泻下清稀者，可加丁香、肉桂、花椒等温中散寒，理气化湿；若腹满肠鸣，小便不利者，用胃苓汤健脾行气祛湿。

二、湿热中阻证

症状表现：泄泻腹痛，泻下急迫，或泻而不爽，粪色黄褐，气味臭秽；肛门灼热，烦热口渴，小便短黄。舌质红，苔黄腻，脉滑数或濡数。

病机分析：湿邪易困遏脾土，导致脾失健运，水谷混杂而下，湿热下注，阻碍气机，大肠传导失司，则腹痛泄泻、泻下急迫；湿性黏滞，故泻而不爽、粪色黄褐、气味臭秽；湿热下注，则见肛门灼热；湿热蕴结脾胃，津不上承，则见烦热口渴；热灼津伤，则见小便短黄。

治疗方法：清热利湿，分消止泻。

代表方药：葛根芩连汤（《伤寒论》）加减。煨葛根15g，黄芩10g，黄连10g，甘草6g，茯苓30g，生薏苡仁20g，马齿苋15g，败酱草15g。

随症加减：若有发热、头痛、脉浮者，加用金银花、连翘、薄荷疏风清热；若夹食滞者，加神曲、山楂、麦芽消食导滞；若腹满肠鸣，小便不利者，加猪苓、泽泻健脾祛湿；若在夏暑之间，发热头重，烦渴自汗，小便短赤，脉濡数者，可用香薷、扁豆花、厚朴、滑石解暑清热、利湿止泻。

三、食滞肠胃证

症状表现：腹痛肠鸣，泻下粪便，臭如败卵，泻后痛减；脘腹胀满，嗳腐酸臭，不思饮食。舌苔垢浊或厚腻，脉滑。

病机分析：宿食内停，阻滞肠胃，传化失司，则见腹痛肠鸣、泻下粪便、臭如败卵、泻后痛减；饮食停滞，浊气上逆，则见嗳腐酸臭；食积较重，脾胃升降失常，则见脘腹胀满、不思饮食。

治疗方法：消食导滞，和中止泻。

代表方药：保和丸（《丹溪心法》）加味。焦山楂18g，神曲6g，莱菔子10g，清半夏9g，陈皮6g，茯苓30g，连翘10g，炒麦芽20g，厚朴10g，白术10g，甘草6g。

随症加减：若脘腹胀满，加大黄、枳实推荡积滞；食积化热，加黄连清热燥湿止泻；若食少便溏，体倦乏力，可加扁豆、党参健脾祛湿。

四、肝气乘脾证

症状表现：素有胸胁胀闷，嗳气食少；每因抑郁恼怒，或情绪紧张之时，发生腹痛泄泻，腹中雷鸣，攻窜作痛，泻后痛减。舌淡红苔薄，脉弦。

病机分析：若肝失疏泄，肝气郁结，横逆犯脾，脾胃失和，传导失职，升降失调，则小肠清浊不分，大肠传导失司，故腹痛即泻；便后气机得以调畅，则泻后痛减；肝气郁滞，情志不畅，则因抑郁恼怒，或情绪紧张之时加重或诱发；肝气横逆犯脾，脾气虚弱，不能运化水谷，则食少。

治疗方法：抑肝扶脾，升清止泻。

代表方药：痛泻要方（《医方集解》）加味。白芍15g，炒白术20g，陈皮6g，防风6g，茯苓30g，葛根10g，升麻10g，乌梅10g，炙甘草6g。

随症加减：若胸胁脘腹胀满疼痛、嗳气者，可加柴胡、木香、郁金、香附疏肝止痛；若兼神疲乏力、纳呆者，加党参、扁豆、鸡内金等益气健脾；久泻反复发作者，可加石榴皮收涩止泻。

五、脾胃虚弱证

症状表现：大便时溏时泻，迁延反复，稍进油腻食物，则大便次数明显增加；纳呆食少，食后脘闷不舒，面色萎黄，神疲倦怠。舌质淡，苔白，脉细弱。

病机分析：脾胃为后天之本，脾主运化，以升为健，胃主受纳，以降为和，劳倦过度或久病缠绵等损伤脾胃，脾胃虚弱不能受纳水谷和运化水谷精微，清浊不分，水湿下注肠腑，则见大便时溏时泻、迁延反复；湿滞中焦，气机被阻，则见胸脘闷不舒、纳呆食少；脾失健运，气血化生不足，肢体肌肤失于濡养，则见四肢无力、面色萎黄、神疲倦怠。

治疗方法：健脾益气，渗湿止泻。

代表方药：参苓白术散（《太平惠民和剂局方》）加减。党参20g，炒白术20g，茯苓30g，炒薏苡仁30g，山药20g，白扁豆10g，莲子肉10g，桔梗6g，陈皮6g，炙甘草10g，砂仁（后下）6g。

随症加减：若脾阳虚衰，阴寒内盛，可用附子理中丸以温中散寒；若久泻不止，中气下陷，或兼有脱肛者，可用补中益气汤以健脾止泻、升阳举陷。

六、肾阳虚衰证

症状表现：黎明之前脐腹作痛，腹痛喜温喜按，肠鸣即泻，泻下完谷；形寒肢冷，腰膝酸软。舌淡苔白，脉沉细。

病机分析：寅卯之交，阴气极盛，阳气未复，命门火衰，阴寒凝滞，则黎明之前脐腹作痛、肠鸣即泻、泻下完谷；命门火衰，火不暖土，脾肾阳虚导致阴寒内盛，气机凝滞，不通则痛，腹痛喜温喜按；阳虚不能温煦全身，腰膝失于温阳，则见形寒肢冷、腰膝酸软。

治疗方法：温肾健脾，固涩止泻。

代表方药：四神丸（《金匮翼》）加味。补骨脂10g，肉豆蔻10g，五味子6g，吴茱萸3g，茯苓30g，炒白术20g，山药30g，炮姜10g，炙甘草10g。

随症加减：若脐腹冷痛，可加附子、干姜、党参等温中健脾；若年老体衰，久泻不止，脱肛，为中气下陷，可加党参、升麻益气升阳；若泻下滑脱不禁，或虚坐努责者，可加党参、白芍、木香、诃子、罂粟壳涩肠止泻。

【其他疗法】

一、中成药

1. 藿香正气口服液（水、软胶囊）

药物组成：苍术、陈皮、姜制厚朴、白芷、茯苓、大腹皮、生半夏、甘草浸膏、广藿香油、紫苏叶油。

功能主治：解表祛暑，化湿和中。用于外感风寒，内伤湿滞，夏伤暑湿，头痛昏重，脘腹胀痛，呕吐泄泻，胃肠型感冒。

用法用量：口服。口服液、水：一次5～10mL，一日2次，用时摇匀；软胶囊：一次2～4粒，一日2次。

2. 六合定中丸

药物组成：广藿香、紫苏叶、香薷、木香、去皮白扁豆、檀香、茯苓、桔梗、麸炒枳壳、木瓜、陈皮、炒山楂、姜炙厚朴、甘草、炒麦芽、炒谷芽、麸炒六神曲。

功能主治：祛暑除湿，和中消食。用于夏伤暑湿，宿食停滞，寒热头痛，胸闷恶心，吐泻腹痛。

用法用量：口服，一次 1 丸，一日 3 次。

3. 胃肠安丸

药物组成：木香、沉香、麸炒枳壳、檀香、大黄、姜制厚朴、朱砂、麝香、巴豆霜、去核大枣、川芎等。

功能主治：芳香化浊，理气止痛，健胃导滞。用于食积乳积等消化不良引起的腹泻，脘腹胀满，腹痛，食积乳积等；以及肠炎，菌痢见上述证候者。

用法用量：口服，一次 4 丸，一日 3 次；小儿酌减。

4. 加味香连丸

药物组成：木香、姜黄连、黄芩、酒炙黄柏、白芍、当归、姜厚朴、麸炒枳壳、槟榔、延胡索、制吴茱萸、炙甘草。

功能主治：清热祛湿，化滞止痛。用于大肠湿热所致的痢疾，症见大便脓血、腹痛下坠、里急后重。

用法用量：口服，一次 6g，一日 3 次。

5. 葛根芩连丸（片）

药物组成：葛根、黄芩、黄连、炙甘草。

功能主治：解肌透表，清热解毒，利湿止泻。用于湿热蕴结所致的泄泻腹痛、便黄而黏、肛门灼热，以及风热感冒所致的发热恶风、头痛身痛。

用法用量：口服。丸剂：成人一次 3g，小儿一次 1g，一日 3 次，或遵医嘱；片剂：一次 3~4 片，一日 3 次。

6. 保和丸（水丸）

药物组成：焦山楂、炒六神曲、制半夏、茯苓、陈皮、连翘、炒莱菔子、炒麦芽。辅料为：蜂蜜。

功能主治：消食，导滞，和胃。用于食积停滞，脘腹胀满，嗳腐吞酸，不欲饮食。

用法用量：口服。蜜丸：一次 1~2 丸，一日 2 次，小儿酌减；水丸：一次 6~9g，小儿酌减。

7. 枳实导滞丸

药物组成：炒枳实、大黄、姜汁炙黄连、黄芩、炒六神曲、炒白术、茯苓、泽泻。

功能主治：消积导滞，清利湿热。用于饮食积滞，湿热内阻所致的脘腹胀痛、不思饮食、大便秘结、痢疾里急后重。

用法用量：口服，一次 6~9g，一日 2 次。

8. 逍遥丸（水丸，颗粒）

药物组成：柴胡、当归、炒白术、白芍、茯苓、蜜制甘草、薄荷、生姜。

功能主治：疏肝健脾，养血调经。用于肝气不舒所致月经不调，胸胁胀痛，头晕目眩，食欲减退。

用法用量：口服。蜜丸：一次 1 丸，一日 2 次；水丸：一次 6~9g，一日 1~2 次；颗粒：开水冲服，一次 1 袋，一日 2 次。

9. 固肠止泻丸

药物组成：乌梅或乌梅肉、黄连、干姜、木香、罂粟壳、延胡索。

功能主治：调和肝脾，涩肠止痛。用于肝脾不和，泻痢腹痛；以及慢性非特异性溃疡性结肠炎见上述证候者。

用法用量：口服。浓缩丸：一次 4g，一日 3 次；水丸：一次 5g，一日 3 次。

10. 痛泻宁颗粒

药物组成：白芍、青皮、薤白、白术。

功能主治：柔肝缓急，疏肝行气，理脾运湿。用于肝气犯脾所致的腹痛、腹泻、腹胀、腹部不适等症，以及肠易激综合征（腹泻型）等见上述证候者。

用法用量：口服，一次 1 袋，一日 3 次。

11. 参苓白术散

药物组成：白扁豆、白术、茯苓、甘草、桔梗、莲子、人参、砂仁、山药、薏苡仁。

功能主治：补脾胃，益肺气。用于脾胃虚弱，食少便溏，气短咳嗽，肢倦乏力。

用法用量：口服，一次 6~9g，一日 2~3 次。

12. 补脾益肠丸

药物组成：外层：黄芪、米炒党参、砂仁、白芍、土炒当归、土炒白术、肉桂；内层：延胡索、荔枝核、炮姜、炙甘草、防风、木香、盐补骨脂、煅赤石脂。辅料为：聚丙烯酸树脂Ⅱ、炼蜜、滑石粉、蓖麻油、乙醇、淀粉、药用炭、虫白蜡、单糖浆。

功能主治：补中益气，健脾和胃，涩肠止泻。用于脾虚泄泻，临床表现为腹泻腹痛、腹胀、肠鸣。

用法用量：口服，一次 6g，一日 3 次；儿童酌减；重症加量或遵医嘱。30 天为 1 个疗程，一般连服 2~3 个疗程。

13. 四神丸

药物组成：煨肉豆蔻、盐炒补骨脂、醋制五味子、制吴茱萸、去核大枣。

功能主治：温肾散寒，涩肠止泻。肾阳不足所致的泄泻，症见肠鸣腹胀、五更溏泄、食少不化、久泻不止、面黄肢冷。

用法用量：口服，一次 9g，一日 1~2 次。

14. 固本益肠片

药物组成：党参、炒白术、补骨脂、山药、黄芪、炮姜、当归、白芍、延胡索、木香、地榆炭、煅赤石脂、儿茶、炙甘草。辅料为：淀粉、糊精、硬脂酸镁。

功能主治：健脾温肾，涩肠止泻。用于脾虚或脾肾阳虚所致慢性泄泻，症见慢性腹痛腹泻、大便清稀、食少腹胀、腰酸乏力、形寒肢冷。

用法用量：口服，一次小片 8 片，大片 4 片，一日 3 次。注意：服药期间忌食生冷、辛辣、油腻食物。

15. 附子理中丸

药物组成：制附子、党参、白术、甘草、干姜。辅料为蜂蜜。

功能主治：温中健脾。用于脾胃虚寒，脘腹冷痛，呕吐泄泻，手足不温。

用法用量：口服，水蜜丸一次 6g，大蜜丸一次 1 丸，一日 2～3 次。

二、单方验方

1. 单方

（1）槟榔适量，烧炭存性为末，口服，一次 5g，一日 1～2 次，开水冲服。功能祛湿导滞。用于湿热兼有积滞之泄泻者。

（2）车前子炒用，研细末，每服 6g，一日 3 次。用于小便不利之水泻者。

2. 验方

（1）止泻散：酸奶酪 5g，炒苍术 10g，炒白术 10g，炒黄米 30g，木香 5g。共研细末，每次冲服 9g，小儿酌减，每日 2 次。功能通调经络，温肠止泻。用于急、慢性泄泻者。

（2）健脾清肠饮：党参、白术、山药、薏苡仁、白头翁各 20g，茯苓、白扁豆、炮姜、白芍各 15g，黄连、甘草各 10g，黄芩 9g。水煎服，每日 1 剂，每个疗程服药 1～4 个月。功能健脾清肠。用于慢性腹泻者。

三、外治疗法

1. 推拿

推拿手法：包括分阴阳、补脾经、补大肠、按揉阑门、揉脐、摩腹、推上七节骨、揉龟尾、捏脊、按揉足三里、运土入水等手法。

配合手法：呕吐者，配板门穴，加揉内关；风寒泻，配推三关；湿热泻，配退六腑，将主穴补大肠改为清大肠；寒湿泻，加按神阙穴；伤食泻，配中脘、天枢穴、清大肠；久泻不愈者，加补肾经、揉百会；易惊者，平肝等。

疗程：5～6 天为 1 个疗程。

2. 敷贴

药物选吴茱萸、肉桂、干姜、丁香、制附子、白芥子、小茴香等。穴位选取：中脘、神阙、关元、气海、双侧天枢。用于脾胃虚寒泄泻者。10 天为 1 个疗程，每个疗程连续贴敷 3 天，每天贴敷 4～6 小时。

四、针灸疗法

1. 体针

急性泄泻：主穴选中脘、天枢、上巨虚、阴陵泉、足三里。配穴：寒湿者，加神阙、关元；湿热者，加内庭、曲池；食滞者，加梁门。神阙隔姜灸，其余毫针泻法，留针 20～30 分钟。

慢性泄泻：主穴选天枢、中脘、足三里、大肠俞。配穴：脾虚湿盛者，加脾俞、三阴交、阴陵泉；肝郁乘脾者，加太冲、行间；肾阳虚衰者，加肾俞、命门、关元。采用平补平泻法，留针 20～30 分钟。

2. 耳针

选取脾、胃、大肠、小肠、肾、交感。毫针针刺，中等刺激，亦可选用王不留行穴位贴敷。

3. 艾灸

可灸中脘、足三里、神阙、命门等穴，以助阳祛邪，温经散寒止泻。

4. 埋线

选取中脘、天枢、足三里、大肠俞、上巨虚等穴位进行埋线，以持续刺激穴位，达到止泻的功效。

五、药膳疗法

1. 益脾饼

将白术 60g，鸡内金 30g 各自轧细焙熟（先轧细而后焙者，为其焙之易匀也）。再将干姜 30g 轧细，共和熟枣肉 125g 同捣如泥，做小饼。木炭火上炙干，空心时当点心细嚼咽之。用于脾胃湿寒，饮食减少，常作泄泻，完谷不化者。

2. 薯蓣鸡子黄粥

生怀山药一斤，轧细过罗，每服七八钱或至一两。和凉水调入锅内，置炉上，不住以箸搅之，二三沸即成粥服之。加熟鸡子黄三枚。用于泄泻久而肠滑不固者。

3. 莲肉糕

莲子肉、粳米微炒，与茯苓共研为末，入白糖、清水调匀，制成圆饼状。上笼屉，用旺火蒸熟，待凉，压平，切成块。用于脾胃虚弱，饮食不化，大便稀溏者。

【预防调护】

一、饮食注意

饮食宜清淡、富营养、易消化及少渣饮食，忌食生冷、辛辣、油腻、肥甘和刺激性食物。

二、生活注意

调适寒温，避免劳累。精神上乐观豁达，保持健康向上的心态。适当体育锻炼，有利于本病的康复及防止复发。

【名医经验】

一、董建华

1. 学术观点

（1）病机认识：风、寒、暑、湿、食是泄泻的基本外因；泄泻的内因，关联脾、肝、肾，而以脾为关键。肝之疏泄太过，肾之温煦不及，无不通过脾，"泄泻之本，无不由于脾胃"。一般急性多实，治以祛邪为主，或燥湿，或分利，或温散，或清化，或消导，或调气；慢性多虚实互见，寒热错杂，须谨审病机，细查寒热虚实，注意相互联系及转化，或健脾，或温肾，或升提，或固涩。

（2）治法心得：

①肝脾肾同治：治疗慢性泄泻，总以健脾为主，辅以抑肝、温阳之品，以白术、山药、扁豆、茯苓、白芍、陈皮、炮姜、肉桂等为基本方。如食少纳差，脾虚明显者，加党参、莲子肉、砂仁；肠鸣腹痛，肝气乘脾明显者，加防风、木香；形寒肢冷，五更泄泻明显者，加补骨脂、肉豆蔻。

②疏理消导：由于至虚之处常是容邪之所，故久泻每易出现虚中夹滞，或湿热未净，或气机壅滞，或入络留瘀，或湿浊不化。此时不宜滋补固涩，以免闭门留寇。常取疏理消导之法，使"陈莝去而肠胃洁"。基本方：大黄、槟榔、大腹皮、枳壳、木香、焦三仙。用大黄者，取其消积导滞、化瘀清热之功。

③温清并用：慢性泄泻形成寒热错杂局面，可见形寒肢冷、遇冷腹痛加剧、便下黏液或脓血、口苦、苔黄、脉沉而有力等症。常温清并用以治之。基本方：炮姜、肉桂、木香、山药、扁豆、黄连、陈皮炭、白术、茯苓。热重加白头翁，寒重加补骨脂，气滞加槟榔，夹瘀加大黄。

④升清降浊：久泻而致脾胃升降功能失调，则清浊相干，出现大便稀薄，或如鸭粪，或见完谷不化，脘腹痞满，纳差，苔腻等症。泄泻与胃痞并见是辨证要点，治疗要升降并调而有所侧重。基本方为柴胡、升麻、葛根、荷叶、党参、白术、陈皮、焦三仙、槟榔、木香。

⑤燥润相济：久泻不止而见口干舌红，苔剥脱，是脾阴虚亏之象，应燥润相济。基本方为白术、薏苡仁、山药、扁豆、莲子肉、陈皮、石斛、沙参、五味子、茯苓。

2. 经典医案

患某，男，37 岁。

首诊：1977 年 11 月 2 日。

主诉：腹泻 1 年 6 个月。

现病史：腹泻，每日三四次，时带黏液，腹胀不适，有时肠鸣，近来夜间亦拉稀便。在某医院乙状结肠镜检查示结肠黏膜充血、水肿，未见溃疡及息肉。便检为不消化食物，培养未找到致病菌。舌质黯，少苔，脉细而略滑。

临证思路：患者脾胃虚寒，运纳不健，脾气下陷，水谷不化，久泻不愈。寒湿内阻，升降失调，故腹胀隐痛而肠鸣。辨证为脾胃虚寒，气滞湿阻证。治以健脾渗湿，理气和胃之法。

选方用药：党参 10g，白术 10g，山药 10g，莲子肉 10g，木香 10g，砂仁 5g，炮姜 3g，车前子（包煎）10g，茯苓 10g，石榴皮 10g，荷叶 10g，陈皮炭 3g，防风 10g，白芍 10g，砂仁 3g，甘草 5g。水煎服，共 3 剂。

用药分析：方中党参、白术、炮姜、山药补脾胃，益中气；配合石榴皮酸涩收敛，莲子肉健脾固肠，木香、砂仁醒脾理气除湿，茯苓、车前子淡渗利湿。

二诊：1977 年 11 月 6 日。

服上药 3 剂，腹泻已止，仍觉腹胀、肠鸣，以原法加减治疗。

选方用药：扁豆 12g，山药 10g，党参 10g，炒白术 10g，枳壳 10g，茯苓 10g，砂仁 5g，莲子肉 10g，木香 3g，陈皮 10g，大腹皮 10g。水煎服，共 6 剂。

用药分析：服药 3 剂后，泄泻基本控制，继续予党参、茯苓、白术、扁豆、山药补脾胃，益中气；莲子肉健脾固肠，木香、砂仁醒脾理气除湿；后见腹胀、肠鸣不减，故去石榴皮，防其酸敛滞气。加陈皮、枳壳、大腹皮以理气宽中，这样补中有通，符合脾胃生理特点，因而疗效甚佳。

三诊：药后腹泻止，肠鸣亦大减。汤药改为丸药以巩固疗效。保和丸、人参健脾丸交替服用 15 天。

二、单兆伟

1. 学术观点

（1）病机认识：久泻的病机主要在于脾虚湿盛为本，湿热为标。病理基础是脾虚湿盛。本病病程较长，病久无不损伤正气，患者多现面色萎黄、少气乏力、形瘦纳呆等症。久病及肝肾，脾之正常运化还赖肝、肾二脏的协调。因脾属土，其运化升清需赖肝之疏泄，故有"土得木而达"之说，而木土又是相克关系，如肝木不调，易克犯脾土，或脾虚土郁，易为肝木所乘，均可导致脾胃功能的失常。部分患者可在脾虚基础上出现肝木乘脾、脾病及肾的病理变化，久则病机错杂，脾、肝、肾三脏相互影响，最终导致三脏同病。泄泻常夹湿热，究其原因，可能有以下三个方面的因素。

①饮食因素：现在人们的生活水平普遍提高，饮食结构与古人大有不同，今人多食肥厚油腻，或嗜好烟酒，皆可酿湿生热，故应该"师古而不泥，知常而达变"。

②社会因素：现代社会竞争激烈，人们精神压力过大，所谓"思出于心，而脾应之"，思虑伤脾，脾虚不运，水湿内停；思则气结，气郁化火（热），湿与热合，相合为病。

③气候因素：全球气候变暖，天人相应，现今人们的体质以"阳常有余而阴常不足"为多见。

（2）治法心得：久泻的病机关键在于脾虚湿盛。治疗上以健脾清化为主，佐以疏理肝气、温肾固涩之法。

①从脾论治：主张斡旋气机升降，倡导补脾以健运为本，益气以健脾为先，重视运脾，使脾主运化之功恢复，则湿邪可化。脾虚日久发展为阳虚证，方选理中汤加减；久泻之人存在阴液的耗损，伤脾胃之阴出现阴虚证，善用参苓白术散或慎柔养真汤化裁，宜用甘平微温之品。

②从肝论治：临床上肝脾不调分土虚木侮和木横克土两个证型。土虚木侮，重点在土虚，以脾虚为主；治以健脾为主，疏肝为辅，常用参苓白术散加疏肝理气之品，如炒白芍、玫瑰花、佛手。木横克土则是由于情志不遂，木旺乘土，重点在肝旺，舌

淡红，苔薄白，脉弦；治以疏肝健脾，常用痛泻要方或柴胡疏肝散加减。

③肾虚泄泻患者常常黎明之时腹痛则泻，治以补火生土、温肾暖脾，常用四神丸加附子、肉桂，或附子理中汤加淫羊藿、仙茅以温补命门之火。

2. 经典医案

某患者，男，43 岁。

首诊：2004 年 5 月 9 日。

主诉：腹泻 6 年。

现病史：6 年前因乙肝在当地医院予中西药结合治疗。丙氨酸氨基转移酶、天冬氨酸氨基转移酶降至正常。然出现腹泻稀溏便，日行 4~5 次，初以健脾止泻法尚能见效。短期内复发后叠进健脾、清利、渗湿、补肾等法，取效甚鲜。腹泻时轻时重，曾查 B 超（肝、胆、脾、胰、腹腔）、肠镜、大便培养等检查，均未见异常，逐渐消瘦，腹时隐痛；伴有肠鸣，面黄肢乏，心情抑郁，焦虑恐慌，胸胁苦满，性欲减退，苔薄白，舌质淡，脉细弦。

临证思路：此案由乙肝病后所起，表现为肠鸣、腹泻等症，以脾虚、湿阻、湿热、肾虚等辨之。结合病史，初从肝郁脾虚治疗，继则细审临床症状而综合分析，认为本病具有几个特点：①肝病后肝脏本虚，肝气不足，疏泄失常，不能运脾，脾失健运，脾气不升，清阳失养而致头昏或晕；大肠传导失司，而致肠鸣、腹泻。②具有气虚的一般特征，如疲乏无力。③具备肝气调节不及之表现，如情志抑郁、焦虑恐慌、性欲减退等。④具有肝经所布部位之征象，如胸胁苦满、少腹拘急等。遂辨为肝气亏虚，盖木虚不能运土，则脾土运化水谷不健，如唐容川《血证论》所云："木之胜，主于疏泄，食气入胃，全赖木之气疏泄之，而水谷乃化。设肝之清阳不升，则不能疏泄水谷，泄泻中满之证在所难免。"治疗上以益气升阳，疏肝健脾为主。

选方用药：痛泻要方加味。炒防风 5g，炒白术 10g，炒白芍 15g，陈皮 5g，醋柴胡 5g，合欢皮 10g，云茯苓 12g，山药 15g，仙鹤草 15g，生甘草 5g，炒薏苡仁 15g。水煎服，7 剂。

用药分析：炒白芍、陈皮、炒防风、炒白术为痛泻要方，治以补脾柔肝，祛湿止泻；醋柴胡、合欢皮治以疏肝为主，佐以健脾；山药、炒薏苡仁、云茯苓健脾利湿止泻。山药为补气药中的清补之品。《本草纲目》云："薏苡仁能健脾益胃，土能胜水除湿，故泄痢水肿用之。"仙鹤草又名"脱力草""泄痢草"，功能健脾补虚、清热止血，《百草镜》曰："下气活血理百病，散痞满，跌仆、吐血、痢、肠风、下血。"单教授亦喜用之，取其健脾清热之功。

二诊：服药后前 3 天，便次有所减少，先干后溏，4 天后又复原状。细辨之乃肝虚不能疏泄，加之脾虚运化不健，故久泻不愈。遂调整治则，敛补肝气、健脾助运而止泻。

选方用药：生黄芪 10g，潞党参 10g，怀山药 15g，炒白术 10g，炒白芍 15g，炙升麻 5g，醋柴胡 5g，茯苓 12g，菟丝子 15g，沙苑子 15g，枳壳 10g，荷叶 10g，生甘草 5g，乌药 5g。水煎服，共 3 剂。

用药分析：肝病后肝脏本虚，肝气不足，疏泄失常，不能运脾，脾失健运，脾气不升，方中"以黄芪为主者，因黄芪既善补气，又善升气……与胸中大气有同气相求之妙用"；肝气亏虚，盖木虚不能运土，则脾土运化水谷不健，用潞党参、炒白术、茯苓、生甘草、山药以益气健脾；炙升麻、醋柴胡以疏肝气；枳壳理气消胀；菟丝子、沙苑子以补益肝肾；荷叶养脾胃，升清气；乌药行气止痛，温肾散寒。

三诊：服药后便次明显减少，便质初硬后溏，肠鸣亦减少大半，腹痛已除。原方合宜，更服7剂。

症情近愈。以上方微调，连服约3个月而诸症除。

（周正华　庞连晶）

参考文献

[1] 国家药典委员会. 中华人民共和国药典（2010年版）[M]. 北京：中国医药科技出版社，2010.

[2] 周仲瑛. 中医内科学 [M]. 北京：中国中医药出版社，2007.

[3] 周仲瑛，蔡淦. 中医内科学 [M]. 2版. 北京：人民卫生出版社，2008.

[4] 王再漠. 中医内科学 [M]. 成都：四川科学技术出版社，2007.

[5] 王永炎，鲁兆麟. 中医内科学 [M]. 北京：人民卫生出版社，1999.

[6] 路志正. 中医湿病证治学 [M]. 北京：科学出版社，2007.

[7] 宋·王怀隐. 太平圣惠方 [M]. 北京：人民卫生出版社，1958.

[8] 明·皇甫中. 明医指掌 [M]. 北京：人民卫生出版社，1982.

[9] 清·程杏轩. 医述 [M]. 合肥：安徽科学技术出版社，1989.

[10] 清·尤怡. 金匮翼 [M]. 北京：中国中医药出版社，1996.

[11] 庞永晖. 唐旭东治疗慢性腹泻经验总结 [J]. 中国民间疗法，2018，26（11）：7-8.

[12] 徐苏苏，张小琴. 单兆伟教授治疗慢性泄泻经验 [J]. 南京中医药大学学报，2018，34（5）：520-523.

[13] 林媚，唐旭东. 唐旭东教授治疗腹泻型肠易激综合征经验述要 [J]. 实用中医内科杂志，2009（11）：9-11.

[14] 孔亚菲. 周正华治疗泄泻的临床用药经验 [J]. 当代医药论丛，2016，14（18）：128-129.

[15] 吴皓萌，徐志伟，敖海清. 国医大师治疗慢性泄泻用药规律研究 [J]. 中医杂志，2013，54（7）：564-566.

[16] 康洪昌，周正华. 探析"风能胜湿"在泄泻中的运用 [J]. 吉林中医药，2013，33（2）：113-114.

[17] 周正华，王威，岳妍，等. 健脾疏肝温肾方联合脾胃贴治疗腹泻型肠易激综合征疗效观察 [J]. 现代中西医结合杂志，2018，27（17）：1825-1827，1831.

[18] 李建松，杨洋，魏玮. 魏玮教授治疗腹泻型肠易激综合征的临床经验 [J]. 中国中西医结合消化杂志，2017，25（4）：251-252.

[19] 陈甜，乔赟. 推拿治疗小儿泄泻的临床研究进展 [J]. 大众科技，2018，20（2）：39-41.

[20] 刘云. 山药薏仁粳米粥与小儿泄泻 [J]. 新中医，2014，46（8）：242-244.

[21] 姜德友，陈建荣. 泄泻食疗源流考 [J]. 山东中医药大学学报，2014，38（1）：12-14.

[22] 唐旭东. 传承董建华"通降论"学术思想，创建脾胃病辨证新八纲 [J]. 中国中西医结合消化杂志，2018，26（11）：893-896.

[23] 刘汶. 李乾构教授治疗腹泻经验 [J]. 中医研究，2005，18（3）：48-49.

[24] 王长洪. 董建华治疗慢性泄泻的临床经验 [J]. 江苏中医杂志，1984（3）：12-13.

[25] 杨晋翔，贾玉. 国医大家董建华论治脾胃病学术经验探讨 [J]. 中国中西医结合消化杂志，2018（9）：2.

[26] 骆殊，沈洪，陆为民，等. 单兆伟治疗慢性腹泻的临证经验拾零 [J]. 北京中医，2007，26（9）：566-568.

[27] 马青，单兆伟. 单兆伟教授治疗腹泻型肠易激综合征临证经验撷菁 [J]. 四川中医，2015，33（12）：8-9.

[28] 李涯松，单兆伟. 肝肺升降与胃动力障碍性疾病的关系 [J]. 中国中西医结合脾胃杂志，1999，7（1）：32-33.

[29] 唐莉，单兆伟. 单兆伟教授运用气机升降理论治疗杂病经验 [J]. 中医药通报，2014，13（4）：27-28.

[30] 吴皓萌，徐志伟，敖海清. 21位国医大师治疗慢性泄泻的经验撷菁 [J]. 中华中医药杂志，2013，28（10）：2866-2869.

第二十四节　痢疾

痢疾是以大便次数增多，腹痛，里急后重，利下赤白黏冻为主症的病证。本病或具有传染性，多发于夏秋季节。

西医学的细菌性痢疾、阿米巴痢疾、溃疡性结肠炎、结肠肿瘤、放射性肠病、抗生素相关性腹泻等疾病，可参考本病辨证论治。

【源流】

该病在《黄帝内经》中称为肠澼、赤沃，认为感受外邪和饮食不节是致病的重要环节。《难经》称之为"大瘕泄"。《伤寒论》《金匮要略》中将痢疾与泄泻统称为"下利"。《诸病源候论·痢病候》将痢疾分为"赤白痢""脓血痢""冷热痢""休息痢"等21种痢病候，并在病机方面提出"痢由脾弱肠虚……血痢者，热毒折于血，入大肠故也。"强调了热毒致病。宋代严用和《济生方·痢疾论治》首次启用"痢疾"之病名，"今之所谓痢疾者，古所谓滞下是也"。金元时期已认识到本病能互相传染，普遍流行而称"时疫痢"，朱丹溪在《丹溪心法·痢病》论述"时疫作痢，一方一家，上下相染相似"，并认为痢疾的病因以"湿热为本"。至明清时期，各医家对痢疾的认识更趋深入，进一步阐发了痢疾的病因病机。提出痢有伏积，所谓"无积不成痢……痢起夏秋，湿热交蒸，本乎天也。因热求凉，过吞生冷，由于人也。气壮而伤于天者，郁热为多。气弱而伤于人者，阴寒为甚。湿土寄旺四时，或从火化，则阳土有余，而湿热为病。或从水化，则阴土不足，而寒湿为病"。尤其清代林珮琴《类证治裁·痢症》曰："症由胃腑湿蒸热壅，致气血凝结，夹糟粕积滞，进入大小肠，倾刮脂液，化脓血下注。"切中痢疾的发病机理，且接近西方的解剖学。

在治疗方面，汉代张仲景用白头翁汤清肠解毒治热痢、以桃花汤温中涩肠治虚寒痢。金人朱丹溪提出"通因通用"的治痢原则，创制香连丸、木香槟榔丸治疗痢疾。刘河间提出"调气则后重自除，行血则便脓自愈"的治则，并拟芍药汤治疗痢疾，至今仍属治痢之常法。明代张景岳特别强调治疗痢疾"最当察虚实、辨寒热"。而李中梓《医宗必读·痢疾》指出："至治法，须求何邪所伤，何脏受病。如因于湿热者，去其湿热；因于积滞者，去其积滞。因于气者调之；因于血者和之。新感而实者，可以通因通用；久病而虚者，可以塞因塞用。""然而尤有至要者，则在脾肾二脏"，认为"在脾者病浅，在肾者病深"，开后世治痢用补脾肾之法门。清代喻嘉言《医门法律》提出"逆流挽舟法"，创活人败毒散治疗痢疾初起。顾松园《医镜》提出治痢四忌："忌温补、忌大下、忌发汗、忌利小便。"这些治疗原则，一直指导着今天的临床。

【病因病机】

一、致病因素

1. 实证

（1）感受外邪：《黄帝内经》即强调本病与感受外邪有关，如《素问·至真要大论》言："岁少阳在泉，火淫所胜，则焰明郊野，寒热更至，民病注泄赤白。"《诸病源候论》中认为风、寒、热邪侵袭可形成水谷痢、冷痢和赤痢。其中湿热、疫毒之邪是导致痢疾发病的重要因素，夏秋季节，暑湿秽浊、疫毒易于滋生，人处湿热熏蒸之中。若起居不慎，劳作不休，暑湿之邪侵及肠胃，湿热郁蒸，气血与暑湿毒邪搏结于肠之脂膜，化为脓血，可成为湿热痢。疫毒之邪侵及阳明气分，进而内窜营血，甚则进迫下焦厥阴、少阴，而致危重之疫毒痢。

（2）内伤饮食：李杲在《脾胃论·卷下·论饮酒过伤》中载"或因气伤冷，因饥饱食，饮酒过多，大便频，后重迟涩，久痢赤白，脓血相杂"，表明痢疾的发生与饮酒过多有关。《景岳全书》对痢疾的发病过程，也有较详细论述，"痢疾之病，多病于夏秋之交……因热贪凉者……过食生冷，所以致痢"，提出因热贪凉、过食生冷是导致痢疾的重要原因。若平素嗜食肥甘厚味，酿生湿热，在夏秋季节内外湿热交蒸之时，再饮食不洁或暴饮暴食，湿热毒邪直趋中道，蕴结肠之脂膜，腐败化为脓血，则成痢疾。若湿热内郁不清，易伤阴血，形成阴虚痢。若其人平素恣食生冷瓜果，伤及脾胃，中阳不足，湿从寒化，寒湿内蕴，如再贪凉饮冷或不洁食物，寒湿食积壅塞肠中，气机不畅，气滞血瘀，气血与肠中腐浊之气搏结于肠之脂膜，化为脓血而成寒湿痢。脾胃素弱之人，屡伤寒湿，或湿热痢过服寒凉，克伐中阳，每成虚寒痢。

（3）内伤七情：陈无择将疾病病因分为外因、内因和不内外因，认为痢疾尚能由情志内伤所致。"古方有五泄，因脏气郁结，随其所发，便利脓血"，此处所说的脏气郁结主要指肝气郁结。由情志不舒致肝失疏泄或肝气横逆乘脾，脾失健运，湿浊内生，日久化热，湿热下注大肠而成痢疾。

2. 虚证

脏腑虚损：痢疾既有病势急迫之类，又有延绵不休之势，但总不离脾肾虚损之本。《济生方·大便门·痢疾论治》提出："今之所谓痢疾者……则脾胃不充，大肠虚弱，而风冷暑湿之邪得以乘间而入，故为痢疾也。"可见，脏腑内伤在先，后复感外邪而致痢疾。尽管痢疾以肠胃受损为主要表现，然其发病根本在脾肾，《医宗必读·痢疾》中云："痢之为证，多本脾肾，脾司仓廪……肾主蛰藏……二脏皆根本之地。"故脾肾虚损、胃肠不和，均可导致水湿运化失常，湿邪夹寒热等下迫大肠而成痢疾。

二、病机

本病病位在大肠，与肝、脾、胃、肾关系密切。基本病机为湿热、寒湿、食滞和疫毒之邪内蕴肠腑，气血凝滞，致肠腑脂膜血络受损，肠道传导失司。肠腑脂膜腐败化为脓血而见利下赤白黏冻；肠道传导失司，气机阻滞，腑气不通，故腹痛、里急后重。病理因素有湿热、寒湿、疫毒、食积，以湿邪为主，有虚、实、寒、热不同，且演变多端。痢疾早期多属实证，后期多虚实兼夹，寒热错杂。

【辨治思路】

一、病机辨识

1. 辨虚实

痢疾首辨虚实。虽有"无积不成痢"之说，但"邪之所凑，其气必虚"，故脾胃虚弱乃发病根本。张景岳云："实症之辨，必其形气强壮，息滑实，或素纵口腹，或多腹满坚痛，及平少新病，脾气未损者，微者行之和之，甚则泻之。"说明实证患者平素体质强壮，发病多因饮食不当诱发。而虚证患者则"形体薄弱，有颜色青白者，有素禀阳衰者，有素多痰者……有年衰脾弱者……总在脾虚之辈多有此症"。一般新病年少，形体壮实，腹痛拒按，里急后重，便后减轻者多为实；久痢年长，形体虚弱，腹痛绵绵，里急后重，便后不减或虚坐努责者为虚。

2. 辨寒热

明代张景岳曰："凡泻痢寒热之辨，若果是热，则必畏热喜冷，不欲衣被，渴甚，饮水，多亦无碍，或小便赤涩而痛，或下痢纯血鲜红，脉息必滑实有力，形气必躁急多烦。"可见热证症状明显，来势凶猛。寒证与热证恰恰相反，寒证是出现在病邪未去，机体抵抗力趋向衰沉之时，"或口不渴，身不热，喜热手熨烫，是名夹寒""身凉不渴，溺清者为寒"，利下白多赤少，或纯为白冻，或如鱼脑。一般下血色鲜红，或赤多白少，质稠恶臭，肛门灼热，或里急后重，口渴喜冷饮，小便黄或短赤，舌质红，苔黄腻，脉数而有力者属热；利下白多赤少或晦黯清稀，频下污衣，无臭，面白，畏寒喜暖，四肢微厥，小便清长，舌质淡，苔白滑，脉沉细者属寒。

3. 辨气血

一般认为白多赤少，湿邪伤及气分；赤多白少，或以血为主者，热邪伤及血分。

赤白相杂，为湿热并重，气血俱伤。

二、症状识辨

1. 下利赤白脓血

下利赤白脓血是指大便中夹有黏液脓血，其中白为脓，乃伤及气分，伤及脂膜，故见白痢。赤为血，乃伤及血分，伤及血络，故见赤痢。气血俱伤者，则为赤白痢。若下利赤白脓血，赤多白少，或纯为赤冻，腹痛，里急后重，并见肛门灼热、小便短赤，舌红苔黄腻，脉滑数者属湿热。若发病急骤，壮热，利下鲜紫脓血，可见腹痛剧烈、里急后重明显，口渴，头痛烦躁或神昏谵语，或痉厥抽搐，或面色苍白，汗冷肢厥者多见于疫毒痢；若下利白多赤少，或纯为白冻，脘闷，头身困重，腹痛，里急后重，兼见口淡、纳呆，舌质淡，苔白腻，脉濡缓者多属寒湿。下利赤白，或下鲜血黏稠，虚坐努责，兼见脐腹灼痛，舌质红绛少津，苔少或无苔属阴虚。下利稀薄带有白冻，肢冷腰酸，甚则滑脱不禁；兼见腹部隐痛，排便不爽，食少神疲，四肢不温，舌淡苔白滑，脉沉细者乃为虚寒。若下利赤白，夹有不消化食物残渣，臭如败卵，腹痛随泻而减，为积滞不化伤食之证。若利下血色紫黯，腹部刺痛，痛处固定，多属血瘀。

2. 里急后重

里急是指内里窘迫着急欲便。后重是泻后肛门重浊下坠之感。一般新病年少，形体状实，腹痛拒按，里急后重，便后痛减轻者多为实证。久病年长，形体虚弱，腹痛绵绵，痛而喜按，里急后重，便后不减或虚坐努责者为虚证。

3. 腹痛

腹痛一般实痛拒按，虚痛喜按。实痛一般痛势剧烈，痛时拒按，得食则甚。腹痛拘急，疼痛暴作，痛无间断，遇冷痛剧，得热痛减者，为寒痛；腹痛急迫，痛处灼热，时轻时重，得凉痛减，痛在脐腹者，为热痛；腹部胀痛，痛处不定，攻撑作痛，得嗳气、矢气则胀痛减轻者，为气滞痛；腹部刺痛，痛无休止，痛处不移，痛处拒按，入夜尤甚者，为血瘀痛；脘腹胀满，嗳气酸腐，痛甚欲便，便后痛减者，为伤食痛；虚痛一般痛势绵绵，喜揉喜按，时缓时急，痛而无形，饥而痛增。

三、治疗原则

1. 热痢清之，寒痢温之，寒热交错者，清温并用；初痢实则通之，久痢虚则补之，虚实夹杂者，通涩兼施。清肠、清热、解毒、化湿、燥湿为初痢实证的常用方法。虚证久痢，脾胃亏虚，阳气不足，滑脱不禁，应予温养之法，兼以收涩固摄，慎用攻伐之品。久痢时发时止，多因治不得法，止涩太早，以致正虚邪恋，治宜攻补兼施。

2. 调和气血。痢疾为患，无论虚实寒热，肠中总有积滞，气血失于调畅。因此，消导、祛滞、调气、和血行血为治痢的基本方法。此所谓刘河间之"调气则后重自除，行血则便脓自愈"。

3. 顾护胃气。"人以胃气为本，而治痢尤要"，在痢疾治疗过程中顾护胃气应贯穿始终。

4. 治疗时注意忌过早补涩，忌峻下攻伐，忌分利小便。

【辨证论治】

一、初起兼表证

症状表现：下利，里急后重，发热恶寒，头身重痛无汗，舌淡苔白，脉弦紧。

病机分析：痢疾初起，外感风寒，肠胃失和，影响肠胃气血，壅变为患，故见下利、里急后重。外感风寒，风寒束表，卫阳被遏，营阴郁滞，故见发热恶寒、头身重痛而无汗。其舌淡苔白，脉弦紧，亦为痢疾初起兼有表证之象。

治疗方法：疏风解表，祛湿达邪。

代表方药：人参败毒饮（《小儿药证直诀》）加减。人参9g，羌活9g，独活9g，柴胡9g，前胡9g，川芎9g，枳壳9g，茯苓9g，桔梗9g，甘草5g。

随症加减：若下利不爽，腹痛者，加槟榔、大黄行气导滞；若恶寒减轻，身热汗出不畅，可加黄连、滑石清热祛湿。

二、大肠湿热证

症状表现：下利赤白脓血，腹痛，里急后重，肛门灼热，身热不扬，口干口苦，小便短赤，舌质红苔黄腻，脉滑数。

病机分析：湿热之邪留恋肠道，与气血相搏结，腐败化为脓血，故下利赤白脓血。肠道气机阻滞，不通则痛，故见腹痛。湿热夹积，欲从肠道排出，而气机不畅，反不欲出，故里急后重、窘迫难忍。湿热下注，故见肛门灼热、小便短赤。其舌红苔黄腻，脉滑数亦为湿热之象。

治疗方法：清热化湿，调气行血。

代表方药：芍药汤（《素问病机气宜保命集》）加减。炒白芍15g，黄芩10g，黄连6g，大黄炭6g，槟榔10g，当归炭10g，木香6g，肉桂3g。

随症加减：大便脓血较多者，加白头翁、紫珠、地榆清热止血；大便白冻、黏液较多者，加苍术、薏苡仁健脾祛湿；腹痛较甚者，加延胡索、乌药、枳实理气止痛；身热甚者，加葛根、金银花、连翘清热解毒。

三、热毒炽盛证

症状表现：起病急骤，利下鲜紫脓血，腹痛剧烈，后重感特著；壮热口渴，头痛烦躁，恶心呕吐，甚者神昏惊厥。舌质红绛，舌苔黄燥；脉滑数或微欲绝。

病机分析：疫毒邪盛，则见发病急骤，壮热不寒；热扰于胃，胃失和降，故见恶心呕吐。疫毒灼伤肠道，损伤气血，故见利下鲜紫脓血；肠道气机逆乱，故见腹痛剧烈、里急后重感特著。热盛动风，故可见惊厥；热毒蒙蔽清窍，致神志昏蒙或神志不清。其舌质红绛，苔黄燥，脉滑数为热毒炽盛之证；脉微欲绝为阴亏阳脱之证。

治疗方法：清热解毒，凉血除积。

代表方药：白头翁汤（《伤寒论》）合芍药汤（《素问病机气宜保命集》）加味。白头翁15g，黄连10g，黄柏10g，秦皮10g，芍药30g，甘草6g，木香6g，槟榔6g。

随症加减：高热、大便血多者，可加金银花、地榆、牡丹皮凉血活血，解毒止痢；腹中满痛拒按，大便滞涩，臭秽难闻者，加大黄、枳实、芒硝通腑泻浊，消积下滞；神昏谵语，甚则痉厥，舌质红，苔黄糙，脉细数，加犀角地黄汤、紫雪丹清热解毒，凉血开窍；痉厥抽搐者，加羚羊角、钩藤、石决明息风止痉；面色苍白，汗出肢冷，唇舌紫黯，尿少，脉微欲绝者，应急服独参汤或参附汤，或加用参麦注射液回阳救逆。

四、阴血亏虚证

症状表现：利下赤白，日久不愈，脓血黏稠，或下鲜血，脐下灼痛，虚坐努责；食少，心烦口干，至夜转剧。舌红绛少津，苔少或花剥，脉细数。

病机分析：阴虚之质，感邪病痢，或痢久不愈，湿热伤阴，遂为阴虚痢。脓血乃气血津液所化，阴血亏虚，湿热熏蒸，故脓血黏稠。若阴亏血热，络脉受伤，则可下鲜血。阴亏于下，湿热交阻，故脐下灼痛。胃阴亦弱，受纳无权，故见食少。阴虚阳盛，津液亏之，故见心烦口干。阴病甚于阴时，故至夜转剧。其舌红绛少津，苔少或花剥，脉细数亦为阴虚之证。

治疗方法：养阴和营，清肠化湿。

代表方药：黄连阿胶汤（《伤寒论》）合驻车丸（《备急千金要方》）加减。黄连6g，黄芩12g，阿胶10g，芍药10g，甘草6g，当归10g，干姜6g。

随症加减：若见口渴、尿少、舌干者，可加沙参、石斛养阴生津；如利下血多者，可加牡丹皮、旱莲草凉血止血；若有口苦、肛门灼热者，可加白头翁、秦皮清热解毒。

五、湿热食积证

症状表现：脘腹胀满，下利赤白，或大便偏干，小便短赤，舌苔黄腻，脉沉有力。

病机分析：积滞内停，气机壅塞，传导失司，故脘腹胀痛、大便偏干。食积不消，湿热不化，下迫于肠，故见下利赤白。其舌苔黄腻、脉沉有力，亦为湿热食积之象。

治疗方法：消食导滞，清热祛湿。

代表方药：枳实导滞丸（《内外伤辨惑论》）加减。大黄9g，枳实9g，神曲9g，茯苓6g，黄芩6g，黄连6g，白术6g，泽泻6g。

随症加减：若胀满较重，里急后重者，可酌加木香、槟榔理气导滞。

六、寒湿内蕴证

症状表现：腹痛拘急，利下赤白黏冻，白多赤少，或为纯白冻，里急后重；口淡乏味，脘胀腹满，头身困重。舌质或淡，舌苔白腻，脉濡缓。

病机分析：寒湿滞留肠中，伤及肠腑脂膜血络，故下利赤白黏冻、白多赤少，甚则纯为白冻；腑气失和，传导失司，气机不畅，故见腹痛、里急后重。寒湿中阻，运化失司，故头身困重、脘腹胀满。其舌苔白腻，脉濡缓为寒湿之象。

治疗方法：温中燥湿，调气和血。

代表方药：不换金正气散（《古今医统大全》）加味。藿香 10g，苍术 10g，半夏 9g，厚朴 10g，生姜 9g，陈皮 10g，大枣 6g，甘草 6g。

随症加减：后重明显者，加木香、枳实理气导滞；利下白中兼赤者，加当归、芍药调营和血；食欲不振者，加白术、神曲健脾消食；腹痛，利下滞而不爽，加大黄、槟榔，配炮姜、肉桂通腑导滞，温脾止痛。

七、肝郁脾虚证

症状表现：腹痛则泻，泻后痛减，大便稀溏，或有少许黏液便，情绪紧张或抑郁恼怒等诱因可致上述症状加重；胸闷喜叹息，嗳气频频，胸胁胀痛。舌质淡红，苔薄白，脉弦细。

病机分析：痢疾迁延，邪恋正衰，脾气更虚。若情绪紧张或抑郁恼怒伤肝，肝气犯脾，脾气更加虚弱，运化失司，水湿内停，湿浊内蕴，与肠道气血搏结，故见黏液便。情志抑郁恼怒，肝失条达，脉络失和，故胸胁胀痛。肝郁欲条达以疏之，故喜叹息。痛泻为脾虚木乘之典型症状，其舌质淡红、苔薄白、脉弦细亦为肝郁脾虚之证。

治疗方法：疏肝理气，健脾和中。

代表方药：痛泻要方（《医学正传》）合四逆散（《伤寒论》）。柴胡 10g，芍药 30g，枳实 10g，陈皮 10g，防风 10g，白术 15g，甘草 9g。

随症加减：排便不畅、矢气频繁者，加槟榔理气导滞；腹痛隐隐，大便溏薄，倦怠乏力者，加党参、茯苓、炒扁豆健脾祛湿；胸胁胀痛者，加青皮、香附疏肝理气；夹有黄白色黏液者，加黄连、木香清热化湿，行气导滞。

八、脾虚下陷证

症状表现：腹胀食少，大便溏薄或夹少量黏液，肢体倦怠，神疲乏力，少气懒言，面色萎黄，或脱肛。

病机分析：久痢损伤脾胃，受纳无权，脾气虚弱，健运失职，故见腹胀食少。食入不消，清浊不分，注入有伏邪积垢之肠道，则见大便溏薄或夹少量黏液。脾气虚，化源不足，不能充达肢体、肌肉，故肢体倦怠；宗气不足则神疲乏力、少气懒言、面色萎黄。严重者，脾虚中气下陷，则脱肛。

治疗方法：补中益气，健脾升阳。

代表方药：补中益气汤（《脾胃论》）加减。黄芪30g，人参9g，炙甘草6g，白术9g，当归10g，陈皮9g，升麻6g，柴胡6g。

随症加减：若见腹部冷痛绵绵，喜温喜按，加用干姜、炮姜温阳健脾；若大便稀溏、多量白冻、腰膝酸软、神疲乏力、畏寒肢冷，加用附子、肉桂、干姜、炮姜、吴茱萸、补骨脂温补脾肾。

九、脾肾阳虚证

症状表现：利下赤白清稀，无腥臭，或为白冻，甚则滑脱不禁，肛门坠胀，便后更甚；腹部隐痛，缠绵不已，喜按喜温；形寒畏冷，四肢不温，食少神疲，腰膝酸软。舌淡苔薄白，脉沉细而弱。

病机分析：久痢不愈，脾肾俱损，寒湿留滞肠中，故见利下赤白清稀、无腥臭，或白冻。阳气不振，气机不畅，故见小腹隐痛、喜温喜按、四肢不温。中气下陷，固摄无权，故滑脱不禁。脾肾俱虚，阳气不展，运化失司，故见食少神疲、腰膝酸软。其舌淡苔薄白，脉沉细而弱均为脾肾阳虚之象。

治疗方法：温补脾肾，收涩固脱。

代表方药：桃花汤（《伤寒论》）合真人养脏汤（《太平惠民和剂局方》）加减。人参9g，白术9g，干姜9g，肉桂9g，粳米30g，炙甘草6g，诃子12g，罂粟壳15g，肉豆蔻6g，赤石脂30g，当归6g，白芍15g，木香6g。

随症加减：若下利不爽，则加枳壳、山楂、神曲消食化积；若少气脱肛，可加黄芪、柴胡、升麻、党参益气补中，升清举陷；小腹胀满者，加乌药、小茴香、枳实理气除满。

十、瘀阻肠络证

症状表现：腹痛拒按，痛有定处，泻下不爽，下利脓血、血色黯红或夹有血块；面色晦黯，腹部有痞块，肌肤甲错。舌质黯红，有瘀点瘀斑，脉涩或弦。

病机分析：久痢不愈，时发时止，肠之脂膜反复被损，又有伏邪积垢不去，蓄积而为瘀血，故下利色黯红或夹有血块。瘀血内阻，使气血运行受阻，不通则痛，故疼痛见瘀血痛的特点，痛有定处，拒按。积瘀不散而凝结，久之腹部可形成结块。其面色晦黯，肌肤甲错，舌质紫黯或有瘀斑，脉涩弦，皆为瘀血内阻之象。

治疗方法：活血化瘀，理肠通络。

代表方药：少腹逐瘀汤（《医林改错》）加减。当归10g，赤芍10g，红花10g，蒲黄10g，五灵脂10g，延胡索10g，没药10g，小茴香9g，乌药10g，肉桂6g。

随症加减：腹满痞胀甚者，加枳实、厚朴理气消胀；肠道多发息肉者，加皂角刺消癥散结；腹痛甚者，加三七粉（冲服）、白芍活血化瘀，缓急止痛；晨泻明显者，加补骨脂温肾止泻。

十一、寒热错杂证

症状表现：胃脘灼热，烦渴，腹痛绵绵，喜温喜按；下利稀溏，时夹有少量黏冻，四肢不温。舌质红苔黄腻，脉沉细。

病机分析：久痢伤及厥阴，厥阴病则寒热错杂，病愈之机全赖一阳来复。邪入厥阴，厥阴之脉夹胃，上贯膈，今火性炎上，肝气横逆犯胃，故可见胃脘灼热。火热上炎，热灼津伤，则可见烦渴。又因下焦有寒，脾失健运，寒湿内生，故见下利稀溏、时夹有少量黏冻。下焦阳气盛，阴寒盛，不能外达手足，故见四肢不温、腹痛绵绵。舌质红苔黄腻为热，脉沉细为虚寒。

治疗方法：温中补虚，清热化湿。

代表方药：乌梅丸（《伤寒论》）。乌梅30g，黄连6g，黄柏10g，肉桂（后下）10g，细辛6g，川椒10g，干姜10g，党参10g，炒当归12g，制附片（先煎）9g。

随症加减：大便伴脓血者，去川椒、细辛，加秦皮、生地榆清热化湿，凉血止血；腹痛甚者，加徐长卿、延胡索理气止痛；便如蛋花，加赤石脂、粳米涩肠止泻。

十二、正虚邪恋证

症状表现：下利时发时止，迁延不愈，常因饮食不当、受凉、劳累而发。发时大便次数增多，夹有赤白黏冻；腹胀食少，倦怠嗜卧，甚则形体消瘦。舌质淡苔腻，脉濡软或虚数。

病机分析：病久不愈，耗伤正气，脾胃虚弱，湿热留恋不尽，故每因饮食不当、受凉、劳累诱发，正气恢复时则病轻痢止。湿热转盛时，则下利赤白黏冻、里急后重。脾气不足，则食欲不振、倦怠嗜卧。化源不足，气血虚少故形体消瘦。舌质淡苔腻，脉濡软或虚数为正虚而湿浊不化之象。

治疗方法：温中清肠，调气化滞。

代表方药：连理汤（《张氏医通》）加减。人参9g，白术10g，干姜10g，茯苓10g，甘草6g，黄连6g。

随症加减：痢疾发作时，可加枳实、木香、槟榔理气导滞；若久痢脱肛，神疲乏力，少气懒言，则加黄芪、升麻益气升陷；若久痢见下利无度，手足不温，加肉桂、附子、吴茱萸、五味子、肉豆蔻温肾暖脾，固肠止利。

【其他疗法】

一、中成药

1. 香连丸

药物组成：木香、黄连。

功能主治：清热燥湿，行气止痛。用于大肠湿热证者。

用法用量：口服，一次 3~6g，一日 2~3 次。

2. 加味香连丸

药物组成：木香、姜黄连、黄芩、黄柏、白芍、当归、姜厚朴、炒枳壳、槟榔、延胡索、制吴茱萸、炙甘草。

功能主治：清热祛湿，化滞止痛。用于大肠湿热证者。

用法用量：口服，一次 6g（1 袋），一日 3 次。

3. 葛根芩连丸

药物组成：葛根、黄芩、黄连、炙甘草。

功能主治：解肌透表，清热解毒。用于大肠湿热证者。

用法用量：口服。一次 3g，一日 3 次。

4. 枫蓼肠胃康颗粒

药物组成：牛耳枫、辣蓼。

功能主治：清热除湿化滞。用于大肠湿热证者。

用法用量：口服。一次 8g，一日 3 次。

5. 虎地肠溶胶囊

药物组成：朱砂七、虎杖、白花蛇舌草、北败酱、二色补血草、地榆、白及、甘草。

功能主治：清热、利湿、凉血。用于大肠湿热证者。

用法用量：口服。一次 4 粒，一日 3 次。

6. 五味苦参肠溶胶囊

药物组成：苦参、地榆、青黛、白及、甘草。

功能主治：清热燥湿，解毒敛疮，凉血止血。用于大肠湿热证者。

用法用量：一次 4 粒，一日 3 次。

7. 藿香正气水

药物组成：苍术、陈皮、厚朴（姜制）、白芷、茯苓、大腹皮、生半夏、甘草浸膏、广藿香油、紫苏叶油。辅料为干姜、乙醇。

功能主治：解表化湿，理气和中。用于寒湿内蕴证者。

用法用量：口服。一次 5~10mL，一日 2 次。

8. 补中益气丸

药物组成：黄芪、党参、甘草、白术、当归、升麻、柴胡、陈皮、生姜、大枣。

功能主治：补中益气，升阳举陷。用于脾虚下陷证者。

用法用量：口服。一次 10 丸，一日 3 次。

9. 补脾益肠丸

药物组成：外层：黄芪、党参（米炒）、砂仁、白芍、当归（土炒）、白术（土炒）、肉桂。内层：醋延胡索、荔枝核、炮姜、炙甘草、防风、木香、盐补骨脂、煅赤石脂。

功能主治：补中益气，健脾和胃，涩肠止泻。用于脾虚下陷证者。

用法用量：口服。一次 6g，一日 3 次。

10. 肠胃宁片

药物组成：党参、白术、黄芪、赤石脂、姜炭、木香、砂仁、补骨脂、葛根、防风、白芍、延胡索、当归、儿茶、罂粟壳、炙甘草。

功能主治：健脾益肾，温中止痛，涩肠止泻。用于脾肾阳虚证者。

用法用量：口服。一次 4~5 片，一日 3 次。

11. 固本益肠片

药物组成：党参、炒白术、补骨脂、麸炒山药、黄芪、炮姜、酒当归、炒白芍、醋延胡索、煨木香、地榆炭、煅赤石脂、儿茶、炙甘草。

功能主治：健脾温肾，涩肠止泻。用于脾肾阳虚证者。

用法用量：口服。一次 4 片，一日 3 次。

12. 乌梅丸

药物组成：乌梅肉、黄连、附子（制）、花椒（去椒目）、细辛、黄柏、干姜、桂枝、人参、当归。

功能主治：清上温下，寒热并调。用于寒热错杂证者。

用法用量：口服。一次 6g，一日 1~3 次。

13. 龙血竭片（肠溶衣）

药物组成：龙血竭。

功能主治：活血散瘀，定痛止血，敛疮生肌。用于瘀阻肠络证者。

用法用量：口服。一次 4~6 片，一日 3 次。

14. 固肠止泻丸（结肠炎丸）

药物组成：乌梅肉、干姜、黄连、木香、罂粟壳、延胡索。

功能主治：调和肝脾，涩肠止痛。用于肝郁脾虚证者。

用法用量：口服。一次 5g，一日 3 次。

二、单方验方

1. 单方

（1）马齿苋，每日 200g，水煎分三次服。用于痢疾初起或热痢者。

（2）苦参 50g，水煎服。用于痢疾初起或热痢者。

（3）鸦胆子去皮去壳 15 粒，胶囊分装。每日 3 次，饭后服下，连服 5~10 天为 1 个疗程。用于利下酱色，时作时止者。

2. 验方

（1）验方一：白头翁、马齿苋、苦参、穿心莲、金银花、败酱草、地锦草、地榆等。任选 2~3 种，每日 30~60g（鲜品加倍），水煎服，每日 2~3 次。用于湿热痢者。

（2）验方二：黄连 15g，乌梅 20g。共研细末，一次服 6g，6 小时 1 次。用于热痢者。

（3）验方三：白头翁、石榴果皮各1两，水煎分三次服用。用于痢疾初起或热痢者。

三、外治疗法

1. 中药灌肠

凡下利赤白脓血，里急后重者，常用：①苦参、马齿苋以1:2比例，水煎150mL保留灌肠。②蒲公英、败酱草、红藤、穿心莲、黄柏等份，水煎收滤液保留灌肠。③马齿苋60g，地榆、黄柏各15g，半枝莲30g，煎汤150mL保留灌肠。④苦参、青黛、五倍子、地榆、槐花、白及各10g，煎汤150mL保留灌肠。灌肠速度宜慢，灌肠液温度保持38℃左右为宜。建议患者保留灌肠后左侧卧位20分钟后，再行胸膝位20分钟，然后再行右侧卧位20分钟，最后平卧位20分钟。全部动作旨在促使药液分布于全部结肠。

2. 推拿

背部两侧膀胱经使用推摩法、双手拇指推法治疗，从膈俞高度到大肠俞水平；肾俞、命门等穴使用小鱼际擦法；膈俞、膏肓、脾俞、胃俞、大肠俞等穴使用拇指按法。

四、针灸疗法

1. 体针

常用取穴：脾俞、天枢、足三里、大肠俞、气海、关元、太冲、肺俞、神阙、上巨虚、阴陵泉、中脘、丰隆。每次选穴6~7穴，诸穴均常规针刺，留针20~30分钟为宜，实证用泻法，虚证补泻兼施。急性痢疾，每日治疗2次；慢性痢疾，每日治疗1次。10次为1个疗程，每疗程间隔3~5天。

2. 灸法

常用取穴：中脘、天枢、关元、脾俞、大肠俞等穴，可采用回旋灸或雀啄灸法。

3. 穴位贴敷

常用穴贴用药：炮附子、细辛、丁香、白芥子、赤芍、生姜等，可根据辨证用药加减；常用穴位：上巨虚、天枢、足三里、命门、关元等穴。取以上药物共研为细末，用水或植物油调成糊状，再贴敷在所选穴位上，每日1次，一次2~4小时，连敷数次。

4. 穴位埋线

常用取穴：中脘、足三里、天枢、大肠俞。脾胃虚弱者，配脾俞；脾肾阳虚日久者，配肾俞、关元、三阴交；脾胃有湿者，配阴陵泉。

5. 火罐

取大肠俞、胃俞、三焦俞、中脘、天枢、关元、足三里等穴。患者仰卧位或俯卧位，取大小适宜的火罐，用闪火法或架火法将罐扣在穴位上留罐5~10分钟，隔日1次，两组穴交替使用。

6. 刺血拔罐

取大椎、脾俞、肝俞；大肠俞、胃俞；天枢、中脘、关元等组穴。以上 3 组穴，每日取 1 组。患者仰卧位或俯卧位，常规消毒后，用不锈钢三棱针对所选的一组穴位刺入皮肤 2~3cm 深，以出血为宜；然后取大小适宜的火罐，用闪火法扣在所选穴位上，留罐 15 分钟，每日 1 次。

五、药膳疗法

1. 马齿苋粥

鲜马齿苋 200g，粳米 200g，熬粥食用。用于热痢者。

2. 马齿苋绿豆汤

鲜马齿苋 200g，绿豆 100g，洗净后共煎汤，顿服，连用 3~4 次。用于热痢者。

3. 沙枣茶

沙枣 14 枚，泡茶饮用。用于下焦虚寒型痢疾者。

4. 干姜粥

干姜 10g，粳米 60g。将干姜研为细末，同粳米煮粥，每日 2 次，空腹食之。用于虚寒痢者。

5. 鲫鱼菜

鲜鲫鱼 500g，大蒜、韭菜适量。将鲫鱼去鳞，肠做烩，蒜韭食之。用于寒湿痢者。

6. 银耳粥

银耳 30g，粳米 100g，共煮粥，空腹食之。用于阴虚痢者。

7. 乌梅肉茶

生姜 15g，乌梅肉 30g，绿茶 5g，红糖适量。生姜切成细丝，乌梅肉剪碎共放保温瓶中，沸水浸泡半小时后，入绿茶、红糖，顿服，日 3 次。用于正虚邪恋之休息痢者。

8. 鸦胆子丸

鸦胆子仁 15 粒，桂圆肉适量。将鸦胆子仁研粉，以桂圆肉包裹吞服，每日 3 次，饭后服。用于正虚邪恋者。

【预防调护】

一、饮食注意

痢疾患者，须适当禁食，待病情稳定后，仍以清淡饮食为宜，忌食油腻荤腥之品。注意饮食卫生，特别是夏秋季节不过食生冷，禁食不洁及变质食物。在痢疾流行季节，可适当食用生蒜瓣，每次 1~3 瓣，每日 2~3 次；或将大蒜瓣放入菜食之中食用；亦可用马齿苋、绿豆适量，煎汤饮用，对防止感染亦有一定作用。

二、生活注意

对于具有传染性的细菌性及阿米巴痢疾，应采取积极有效的预防措施，以控制痢疾的传播和流行，如搞好水粪管理、饮食管理、消灭苍蝇等。顺应季节气候变化，保持精神愉快，避免抑郁恼怒；劳逸结合，节制房事，以保护正气，不使受邪。患病以后，治病宜早，注意休息，按时服药。

【名医经验】

一、蒲辅周

1. 学术观点

（1）病机认识：痢乃疫邪致病，多是暑与湿合，时或别有兼夹，痢疾多兼夹饮食停滞，则加消导之品。痢疾发病有季节性，故需掌握季节特点，夏季以暑为主，审察暑、湿孰轻孰重。秋季以燥为主，而初秋往往阴雨绵绵，故需察湿与燥孰轻孰重；痢疾除须掌握季节外，寒热辨证亦为重点。热痢下重，便脓血，口渴喜凉饮，小便短赤为热毒盛。下利清谷，肢厥脉微，甚则滑不禁，为寒痢。痢病愈后，到周年季节而复发病者，属休息痢。乃由病邪未尽，而用收涩过早，以致痢邪伏藏于肠膜之间。

（2）治法心得：治痢需看患者病之新久，年龄之老幼，身体之强弱，舌质之红淡，苔之厚薄，思凉思热，结合色脉，按表里、寒热、虚实、六经分别处理。且与季节相关，夏季暑重选用香薷饮、黄连香薷饮和六一散。若脾胃虚弱者宜六和汤加减；湿重者选用藿香正气散合六一散。秋季湿重，宜选金饮子合六一散；燥为小寒之气，必有寒热，宜活人败毒散加减。痢疾夹有食积者，宜加莱菔子、神曲、山楂、枳壳、槟榔、木香之消导药物。热痢以白头翁汤加减治之；寒痢以理中、四逆辈治之。休息痢治疗以扶正祛邪，攻补兼施为法，临床用古方救绝神丹效果较好。

2. 经典医案

医案一 曾某，男，57岁。

首诊：1964年2月6日。

主诉：腹痛伴黏液便数日。

现病史：患者素有胃病，脘腹疼痛，有时便溏。最近又感胃脘及腹痛，纳差，大便有黏液、日3～4次，无里急后重，但常感肛门不舒，大便化验有红、白细胞，小便黄热而少，脉右沉滑，左弦滑微数，舌红苔厚秽。西医诊断为慢性痢疾。

临证思路：此属脾胃失调，湿热下注。当用苦辛法调脾胃，清湿热。

选方用药：藿香梗6g，杏仁6g，炒黄芩3g，黄连2.4g，炒黄柏2.4g，炒苍术4.5g，泽泻3g，厚朴4.5g，大腹皮4.5g，茵陈6g，滑石（包）9g，通草3g，木香1.5g。水煎服，共2剂。

用药分析：方中三黄清热燥湿，茵陈清利湿热，苍术健脾祛湿，泽泻、滑石、通草使湿从小便而解，藿香梗、木香、大腹皮、厚朴调气。

二诊：1964年2月10日。

药后大便已成形，日一次，黏液已很少，食纳尚可，胃及腹痛大减，小便已不黄，脉沉滑微数，舌正红，黄腻苔减。效不更方，继续清湿热，兼调胃气。原方去黄连，加扁豆衣6g，炒神曲6g。共3剂。

用药分析：患者热象较前减轻，去苦寒之黄连；加神曲、扁豆衣健脾化湿，调和胃气。

三诊：1964年2月17日。

药后大便黏液又减，偶有腹痛及肛门不舒感，大便每日1次成形，小便略黄，食纳转佳，脉和缓有力，舌苔薄微黄腻。患者病情减轻，但考虑仍有余邪残留，继续清湿热、调和脾胃。

选方用药：炒黄芩2.1g，酒炒黄柏3g，苍术4.5g，大黄1.5g，姜黄3g，金银花9g，蒲公英9g，皂角子3g，豆卷9g，生甘草3g。水煎服，共3剂。

用药分析：黄芩、黄柏清热燥湿，苍术、豆卷祛湿，金银花、蒲公英清热解毒，姜黄除秽消瘀，肃清气血之病邪；大黄、皂角子攻积利窍，直达病所，使邪有出路而无稽留之所，病邪彻底肃清后痢疾告愈。生甘草益胃和中，调和诸药。

四诊：1964年2月22日。

药后大便已正常，胃脘及腹部已不痛，食纳佳，小便正常，六脉缓和，舌质正常，苔已化净。痢疾在病邪未清时，切忌固涩，以免邪留成澼，久延不愈，要知"邪去则正自安"之理。上方加大枣4枚。服5剂而愈。

医案二 高某，女，39岁。

首诊：1963年3月15日。

主诉：腹痛伴利下脓血7个多月。

现病史：患者从1962年8月开始下利脓血，日7~8次，伴有里急后重及腹痛，当时发热，西医诊断为急性菌痢，用西药抗生素约1个月，症稍减轻，但一直不愈，更换另一种抗生素后痢才止，但以后每半月左右即复发下利一次，大便有黏液及白胶状块物，虽续服抗生素仍时止时发。近2个月每日大便3~5次，成形，夹有黏液，有后重，不发热，周身疲乏无力，纳差，胃不痛而胀，嗳气不适，月经正常；平时易急躁，小便少而黄，尿道内有发痒的刺激感，睡眠不佳。西医诊断为慢性菌痢。脉象两关弦细，舌质红，苔黄腻。

临证思路：患者系急性细菌性痢疾发展成慢性痢疾，由于开始未得到根治，病邪潜伏，已转成时发时止的慢性痢疾，属古人所谓休息痢的范围。患者大便日3~5次，夹黏液，有后重、胃胀、嗳气、纳差等脾胃不调现象；加之眠差，性情急躁，关脉弦等兼有肝胆不和之象。故治宜调脾胃、和肝胆，用四逆散合左金、香连丸加味。

选方用药：柴胡4.5g，炒枳实4.5g，白芍6g，炙甘草3g，吴茱萸0.9g，黄连2.4g，木香2.1g，炮乌梅肉2枚。隔天1剂，服5剂。

用药分析：柴胡、枳实、白芍、甘草乃为四逆散而起疏肝理脾之效。黄连、吴茱萸为左金丸起疏肝和胃之效。黄连、木香加乌梅而奏理气清热化湿之功。

二诊：1963年3月25日。

服上方后大便已无黏液，恢复每日1次。有时胃痛，口发酸，食纳差，腹部仍有肠鸣，小便尚有刺激感，性情仍有急躁，睡眠转佳，脉两寸尺沉细，两关弦。效不更方，仍循前法。因口酸去乌梅，加白术 4.5g，再服 5 剂，隔天 1 剂。

三诊：1963 年 4 月 5 日。

药后大便基本正常，偶有一次微带黏液，口不发酸，食欲转佳，尚急躁，睡眠佳，脉沉缓，舌苔薄白。原方再进 5 剂，同上服法。

四诊：1963 年 4 月 17 日。

药后大便已正常，每天 1 次，食纳佳，胃痛已除，急躁亦减，小便已正常，脉沉弦，舌苔薄白。诸症消失，可以停药，但宜注意饮食及克服急躁情绪。

医案三 曹某，女，76 岁。

首诊：1962 年 9 月 22 日。

主诉：下利赤白脓血 3 个多月。

现病史：患者 3 个多月前下利脓血及黏液便，每日 20 次左右，腹痛，有里急后重感，住外院诊为细菌性痢疾，经用抗生素治疗 10 余日，症状消失出院。3 天后又复下利脓血黏液便，症状基本同前，住另一医院，又用抗生素治疗 1 周，症状再次消失出院。几天后，又复发下利，呈黏液涕状便，仍有里急后重感，请某中医诊治，服汤药 5 剂，痢止。最近每晚咳嗽，有白黏痰，下午自觉发热，有时体温稍高，大便每日 1～3 次，不爽而稍夹有脓血及黏液；尚有里急后重感，不思饮食，只能食稀粥，腹胀，五心烦热，小便尚佳，脉寸尺弱，两关弦，左细右大，舌质黯，苔白腻少津。

临证思路：本例初起 1 个月之内发作 3 次，前两次均用抗生素暂时控制，第三次服中药亦暂止，但旋即有便中夹黏液和里急后重感，病期迁延，渐成慢性，中气已伤。属中气下陷，脾失健运。治宜调脾胃，益中气。

选方用药：黄芪 4.5g，党参 3g，生白术 3g，当归 3g，陈皮 3g，升麻 2.1g，柴胡 2.1g，炙甘草 1.5g，葛根 3g，生姜 2 片，大枣 3 枚。水煎服，共 3 剂。

用药分析：方选补中益气汤加葛根益气补中，升清举陷。

二诊：1962 年 9 月 29 日。

服药后大便成条微干燥，无脓血黏液，无里急后重；尚稍有咳嗽，有少量痰，食纳转佳。脉滑微数，舌红苔减。继续调和肺胃，温化痰湿。原方去黄芪、葛根；加半夏曲 4.5g，前胡 3g，茯苓 6g。共 3 剂。

用药分析：患者服药后大便已成形，故去黄芪、葛根升阳举陷之品，加用半夏曲、前胡、茯苓祛痰渗湿之功。

至次年患者因其他病来门诊，云服上药后下利后重未再发过，说明痢疾已完全治愈。由此可知，本例乃中虚邪陷，故不用攻邪，而补益中气，盖因正胜邪始却，中气得升，陷邪始能举而出之。否则徒治其痢，亦为无益。

二、赵绍琴

1. 学术观点

（1）病机认识：

①无积不成痢：痢疾多先有饮食生冷，食滞内停，外受暑热夹湿，湿热郁蒸，三

焦不得宣通，通降不利，气血阻滞，气血与湿热积滞相为搏结，化脓血而成。

②新痢当求于表：夏暑食生冷瓜果，感受湿热，侵及肠胃，暑湿积滞蕴郁，湿郁不开，食滞不化，暑热外迫，卫分不开，三焦不利，痢疾易成。斯时必须以芳香疏表，开其腠理，祛其暑湿，营卫通畅，郁开热泄，湿热外解，痢疾无祟可作。

③痢疾当辨气血：湿热蕴郁，积滞留于肠胃，势必阻碍气机，继而伤及血络。邪伤气血，症现各异：邪在气分，以里急后重，下利不畅，便脓血为主；脉见濡滑或弦数，浮中位尤为明显。究其郁滞之因，以分化方法治之。邪在血分，症以腹痛便血为主；寒者脉见沉迟弦紧。治当温通经脉，活血和络为主。临床上气血俱病者最多。

④久痢未必是虚：痢疾日久或年迈体弱者，多认为是虚证。但久痢未必完全是虚，纯虚无实者更为少见。临床上不可单凭年龄、体质、病程而贸然投以补剂或收涩之剂，致留邪不去而使痢疾缠绵不休。痢久多是有形之邪未清，必须针对病情调治为要，不可拘泥于久病必虚之见，妄投补涩之剂。

（2）治法心得：

①治以分化：胃肠积滞是作痢之本，是原因；气血受伤是标，是结果。治疗上强调用分化之药，如焦三仙、厚朴、槟榔、莱菔子等。积滞去则暑湿易化，痢疾易愈。

②解表祛邪：痢疾初起多由湿热积滞蕴结肠胃。若内蕴湿热结滞不化，气机不畅，进而伤及气血而致痢疾。症见寒热头痛，周身酸楚；继则腹痛不适，大便滞下不爽伴有脓血。仍用逆流挽舟法，以辛寒芳化之品，使邪外出，痢易早愈。若暑夹寒湿者，见胸闷不舒、腹痛较甚、舌白苔腻滑润、脉濡软，用辛温疏化法；若暑湿夹积滞较甚者，症见腹痛腹胀、大便滞下不爽、舌苔白腻根厚、脉濡滑，用辛温疏导法。

③治痢当分气血，调升降：偏在气分，常用药为荆芥穗炭、防风、葛根、苏叶、木香、草豆蔻、青皮、陈皮、乌药、黄芩、焦麦芽。偏在血分，常用药为桂枝、葛根、黄芩、川黄连、官桂、炮姜、当归、焦三仙、赤芍、炒地榆、木香。

④久痢仍需辨虚实：痢由湿热结聚而成。久痢是由肠道湿热积滞未清也，不可早用补涩之剂，必须分理调治，以脾胃功能恢复为准，以饮食增进为宜。及时化湿清热导滞，其痢自愈，阴可复也。此外，痢久伤及气血，多因湿热之邪化燥、化火，或医者用苦寒清化、香燥调气、消导积滞之剂伤及阴液。故对痢久及痢后恢复期患者，常投养阴之品而达扶正祛邪，促使病愈之目的。

2. 经典医案

医案一 霍某，男，35岁。

首诊：1974年8月10日。

主诉：腹痛伴下利赤白数日。

现病史：患者初诊时，发热恶寒，头晕恶心，周身酸楚疼痛，阵阵腹痛，大便一次，带有少量脓血，大便镜检大量脓球及红、白细胞，舌苔白腻根垢而厚，两脉濡滑而按之弦细而数，小便色黄，心烦急躁。

临证思路：患者暑天发病，多由暑湿与食积胶滞胃肠而发。该患者痢疾初起兼有表证，其邪陷未深，可选用风药提出其邪，使邪由表外达；用升降分化，芳香祛暑，逆流挽舟之法，希图暑解表疏、湿热得化，则痢疾自愈。

选方用药：香薷（后下）3g，苏叶（后下）4.5g，藿香（后下）10g，葛根 8g，黄连 10g，肉桂 3g，炮姜 3g，炒白芍 12g，焦三仙各 10g，莱菔子 6g。水煎服，共 1 剂。

用药分析：用香薷、苏叶、肉桂、葛根达邪出表；用黄连苦寒下行，直清里热，一升一降，故谓之升降分化；藿香芳香化湿，透邪外出；莱菔子调气，白芍和营，焦三仙化积消食。

二诊：服药 1 剂后，遍体得汗而恶寒头疼皆解，身热已退，腹痛未作，周身酸痛大减，大便未行，苔白腻渐化，根部仍厚，两脉濡滑，尺部有力。本属暑热积滞互阻不化，下迫于肠，痢疾已成，今用芳香疏化，以逆流挽舟方法，一药而解危势，改用升降疏化，兼以消导。

选方用药：葛根 10g，黄连 10g，黄芩 10g，木香 6g，藿香梗 10g，苏梗 10g，半夏 10g，莱菔子 10g，焦三仙各 10g，槟榔 10g。水煎服，共 2 剂。

用药分析：患者表证已解，内热已成，故选用葛根芩连汤清解里热，藿香梗、苏梗、半夏化解湿邪，木香、莱菔子、槟榔消积导滞，焦三仙健脾开胃。

三诊：服 2 剂后，身热退而腹痛利下皆解，舌苔已化而根部略厚，今日大便已转正常。镜检无脓血，唯觉胸中满闷，胃纳欠佳。此为暑湿积滞渐化，表里已解，湿邪减而未尽。再以芳香升降并用，以善其后。

选方用药：荆芥穗炭 10g，防风 6g，黄连 10g，黄芩 10g，木香 6g，半夏 10g，焦三仙各 10g。

用药分析：仍以黄连、黄芩、半夏祛除暑湿余邪，防风、荆芥穗炭调气止血，木香、焦三仙理气和胃以除胸中满闷。全方升清降浊，理气化滞，则服药 3 剂之后痊愈。

医案二 钱某，女，31 岁。

主诉：妊娠 3 个月见利下赤白 5 日。

现病史：妊娠 3 个月，利下赤白，腹痛下坠后重，脉象弦滑有力，舌红苔腻垢厚，胃纳欠佳，病已 5 日。

临证思路：此乃湿热积滞互阻中焦，治疗先以升和分化止利方法，防其因坠胎下。饮食寒暖诸宜小心。

选方用药：葛根 10g，升麻 6g，黄芩 10g，白芍 10g，藿香（后下）10g，苏梗（后下）10g，焦三仙各 10g，木香 6g，黄连 2g。水煎服，共 3 剂。

用药分析：妊娠患痢，恐伤胎元。俗手当加保胎，今仍以治痢为主，痢愈则胎元自固。即《黄帝内经》"有故无损，亦无损也，衰其大半而止"原则的体现。若加扶正固胎，必致痢疾迁延，恐反伤胎元，不可不知。

药后痢止食进，足月分娩，母子全安。

三、许玉山

1. 学术观点

（1）病机认识：痢疾实证者多而虚证者少，急性者多而慢性者少，湿热痢最为多见。诸如噤口痢、奇恒痢、虚寒痢、休息痢、暑痢等，则有急有缓。虚痢、寒痢多由湿热痢失治，拖延日久，转变而成。疫毒痢、奇恒痢来势凶猛急暴，变化迅速，危险性大，应早当图治。痢疾大抵以不发热者为轻，高热身热者为重；能食者轻，不能食者重；下利五色或如鱼脑、如猪肝者重，下利纯血或如屋漏水者重，个别乃危恶之候。下利气短、呃逆、口腔糜烂者，皆难治。

（2）治法心得：

①痢疾实证多见，故当谨记"通因通用"之法。即所谓"新感而实者，可以通因通用"，用刚远柔，水到渠成，奏效无有不捷者。若视硝黄为畏途，瞻前顾后，鲜有不误事者。尤其奇恒痢，近似西医学的中毒性痢疾，当用大承气汤加味釜底抽薪，方能存阴液正气。

②行气和血乃治痢基本方法。"行气则后重自除，和血则便脓自愈"为治疗痢疾之常用方法，当熟谙胸中，使临证不惑，处方不乱。

③下利之病，终是散气，顾护正气、存胃气应贯穿始终。若病情已有气液将脱之势，人参之类为此设也。

临证之际，必须辨证论治，察病之根蒂，明病之变化，以为处方用药。若头痛医头，脚痛医脚，或不效，或效而不著，终致延误病情。

2. 经典医案

医案一 许某，男，中年。

首诊：夏季炎热之日。

主诉：腹痛下利5日。

现病史：患者5日前，因食生冷不洁之物，而致腹痛泄泻。次日转痢，赤白相兼，里急后重，频频如厕，不能离圊，肛门灼热；小便短赤，少腹中窘迫，不能进食。舌苔黄腻，脉滑数。

临证思路：时值夏季暑月，患者平素好食肥甘美味，今又啖食生冷不洁之物，肥甘之味多生湿热，生冷之物更伤肠胃，脾胃湿热内蕴，胃不消导，脾失健运，湿热之邪壅滞肠中，故见腹痛、里急后重；湿热熏灼肠道，脉络受伤，气血瘀滞，化为脓血，故下利赤白；湿热下注则肛门灼热、小便短赤；湿热内蕴，脾失运而胃失纳，故纳少腹胀；舌苔黄腻，脉滑数为湿热蕴结之象。证属湿热痢疾。治疗以清热导滞，理血行气止利之剂。

选方用药：黄连6g，当归15g，白芍15g，木香5g，槟榔10g，厚朴10g，枳壳10g，莱菔子10g，焦三仙各12g，地榆炭12g。水煎服，共2剂。

用药分析：黄连清热燥湿解毒；当归、地榆炭止血止利；白芍酸寒，缓急止痛；木香、槟榔、厚朴、枳壳行气导滞；焦三仙、莱菔子消食导滞。

二诊：服上药2剂，下利次数减少，后重略轻。患者热势渐衰，然湿滞未除，当再鼓进击。上方加大黄10g，玄明粉（另包，分两次冲服）9g泄实热，消积滞。共2剂。

三诊：诸症较前均有好转。效不更方，继服上药3剂。

四诊：里急后重缓和，已无窘迫感，大便脓血黏液减少，小便微黄，食欲见增。再服上药2剂。

五诊：上述症状基本消失，饮食逐渐增多，精神体力渐复。再拟上方加党参健脾和胃以善其后。

医案二　某患者。

首诊：夏季炎热之日。

主诉：腹满下利半日。

现病史：患者昨夜突然高热，神昏谵语，腹满下利，里急后重，口燥咽干，气逆上呛而喘，颜面潮红，舌尖赤，苔黄，脉洪滑而数。

临证思路：热毒内蕴，上攻心肺，故见发热、神昏谵语；热毒壅盛，下迫肠腑则腹满下利、里急后重；阳毒之邪多上行，故颜面潮红；热毒上扰心肺则气呛而喘、咽干口燥；舌苔黄乃肠胃积热；舌尖赤为心火上炎；脉洪滑数系阳毒炽盛之象。治以清热解毒，泻下导滞之剂。

选方用药：大黄12g，枳实10g，厚朴10g，玄明粉6g（另包，分二次冲服），金银花30g，川黄连5g，连翘12g。水煎服，共2剂。

用药分析：本方乃泻下之峻剂。方中大黄清泄实热；玄明粉荡涤胃肠之瘀热，对燥屎能软坚，配合枳实、厚朴，宽中导滞而除胀满，促进大黄的泻下功能；金银花、连翘清热解毒，对血中热毒、血痢、高热神昏、口渴咽痛之症，用之较佳；黄连苦寒清心热，泄热解毒治赤痢，对胸胁胀满，神昏谵语亦有卓效。

二诊：服药2剂后神识稍清，高热减退，大便泻下，燥屎数块，腹仍胀满，口干渴，烦躁不宁，不思饮食。患者湿滞未除，继服泻下导滞、清热解毒之剂。

选方用药：大黄10g，枳实10g，厚朴10g，玄明粉5g，金银花30g，黄连5g，连翘15g，黄芩8g，马齿苋12g。水煎服，共2剂。

用药分析：患者热毒仍盛，加用黄芩、马齿苋以加强清热解毒利湿之功。

三诊：大便泻下燥屎甚多，神识清醒，高热减轻，胸胁仍胀满，饮食少思，腹中有下坠感，下赤痢，舌苔厚，脉沉而数。此乃余热，积滞未清也。再拟清热解毒，消食导滞治之。

选方用药：金银花12g，连翘10g，黄连5g，焦山楂10g，陈皮9g，炒莱菔子10g，槟榔8g，枳壳10g。水煎服，共3剂。

用药分析：患者肠中燥屎已去，但余热未清，夹有积滞，故去峻下攻伐之大承气汤，改用山楂、陈皮、莱菔子、槟榔、枳壳消食导滞以除余邪。

四诊：高热已解，神识清醒，下坠好转，饮食渐增，利下已止。仍疲乏倦怠，脉象弦滑。效不更方，再进清热导滞、健脾和胃之剂以善其后。

选方用药：金银花 12g，连翘 10g，黄连 3g，焦三仙各 12g，陈皮 9g，炒莱菔子 10g，槟榔 6g，枳壳 10g，白芍 10g。水煎服，共 7 剂。

用药分析：患者现有疲乏倦怠之象，当知脾胃尚弱，故上方去山楂，加用焦三仙以助脾胃健运，加白芍以和营。

四、董建华

1. 学术观点

（1）病机认识：

①标本虚实论：治疗泻痢时，应先分标本，首辨虚实，此为辨证第一要义。痢分急缓，虽有"无积不成痢"之说，但"邪之所凑，其气必虚"，强调脾胃虚弱乃共同的发病根本。泻痢诸症，实无纯实，虚非纯虚，以虚实夹杂，标本并见为本类疾病的特点之一。本虚者多为脾气虚弱，常由思虑劳倦，抑郁恼怒，肝木克犯，或为久病失养所致。标实者，无外湿热、寒湿、食积、气滞、血瘀之证，这些致病因素或病理产物，都可影响脾胃之升清降浊及大肠传导而致内外合邪，诸疾作祟。

②气血两调论：脾胃功能的好坏直接影响着气血的盛衰与调畅，临床上痢疾的证候病机演化也遵循"初病在气，久病入血"的发展规律。气分之病，病位较浅，未及络脉，可用调气法。然治疗血瘀证，并非单纯只用活血化瘀药，尚有健脾益气活血法（气帅血行）、温阳散寒化瘀法（血得温则行）、疏肝理气活血法（气行则血行）等诸法。

③温清并用论：泻痢诸症常表现为本虚标实、寒热错杂之象，且多为上热下寒。"寒者温之，热者清之"是为常法，应根据寒热之轻重，恰当地选择温清两类药物，平调阴阳，勿使太过与不及，病可渐渐向愈。无论清与温，都要时时谨记对寒热错杂之泻痢，两法运用均勿过之，以平为期。

④燥润相济论：泻痢之由均与湿邪有关，故燥湿、化湿、利湿为常用之法。其中尤以燥湿法应用最多，久用则有伤阴之弊。所以久痢伤阴者，应当配合养阴生津之品，使燥润相济。

⑤通涩结合论：气机贵乎调畅顺达，滞则成病。泻痢早期初得之时，元气未虚，而又夹滞者，必推荡之，此即与喻昌之"新感而实者，可以通因通用"之说暗合。通过泻滞通腑，使积滞脓血随大便而祛除，恢复肠胃之正常通降功能。

（2）治法心得：

①虚实并用：对于泻痢的本虚标实之证，强调根据邪正的盛衰确定治疗的先后次序。邪实而正虚不明显者，先标后本，分阶段治疗；若邪盛正衰，则标本同治，邪正兼顾；邪尽正虚，应主以扶正。此外，注意祛邪之品掌握适度，中病即止，不可一味攻伐，徒伤正气，则虚者愈虚，病不能愈。补益之剂，一则不可用之过早，以防关门留寇；二则不可骤补，只宜徐徐缓图，冀正气恢复，病可渐愈；三则不宜壅补，以防阻滞气机，使贼邪留恋。董老在用药时，多虑及苦寒清热易伤脾，而过于甘温补脾，则甘能助湿，温能助热，故用药取平，以平取胜。如补气健脾用太子参、白扁豆、薏

苡仁、莲子肉、山药等；行气则用少量木香、砂仁、枳实、槟榔；偏热者用黄连、金银花炭；寒湿者加苍术、川厚朴、清半夏、茯苓。补中配以疏导，务使肠胃积蕴去除，中气运化之力才能振作。若脾气下陷者，则加黄芪、党参、升麻、柴胡、干荷叶、葛根补气升清，使清补结合，升降并用，以调整胃肠功能，增强脾运。对肠腑寒热互见，则用药寒热并用，如黄连配炮姜、白头翁配肉桂等。

②对"滞"的用药见解：无论急性慢性，肠中总是有"滞"。这种滞或为湿热内蕴、气血不和，或为食滞、宿滞，或两者相兼，如湿阻气滞、食滞互结等。治疗必须祛滞，脓血积蕴才能去除，所谓"泻随痢减"。祛滞的方法有多种，实滞首推大黄，次用枳壳、槟榔。至于食滞、宿滞，轻症多用焦三仙、莱菔子、枳术丸，重症才取大黄、小承气汤、木香槟榔丸。

③治痢四忌：董老还推崇顾松园的治痢四忌，即忌温补、忌大下、忌发汗、忌利小便。

2. 经典医案

医案一 侯某，女，54 岁。

首诊：1960 年 7 月 23 日。

主诉：腹痛伴脓血便 15 天。

现病史：患者 1960 年 7 月 9 日开始腹痛泄泻，继而便脓血，日行三四次，于本单位医务室服合霉素两天，病情好转即停药。1960 年 7 月 16 日又开始腹泻便脓血，腹痛里急后重，恶寒发热，故于 1960 年 7 月 18 日住某医院治疗。查体：营养欠佳，消瘦，神清，两眼凹陷，腹软无压痛，血压 80/60mmHg。大便化验：脓血便，红细胞（++++），白细胞（++）。西医诊断：急性菌痢。予以合霉素、四环素及输液等，效果不显。诊见腹痛，里急后重，大便脓血，日三四次，肛门有下坠感，左下腹部压痛。舌质光而红且有裂纹，无苔，脉细无力。

临证思路：其为暑热夹湿，侵犯肠道而致的热痢。因其病时迁延，热久伤阴，故下利赤白的同时，兼见舌红无苔等症。其辨证为热痢缠绵不止，阴津耗伤。治疗当以清热解毒，化滞止利为法。选用葛根芩连汤加减治疗。

选方用药：葛根 10g，黄芩 6g，香连丸（包煎）6g，金银花炭 10g，白头翁 10g，白芍 10g，陈皮 5g，荷叶 10g，神曲 10g。水煎服，共 3 剂。

用药分析：用葛根芩连丸加白头翁、金银花炭加强清解肠道热毒之功，加用荷叶兼化暑湿，用白芍养阴，陈皮、神曲健脾消滞。

二诊：药后大便脓血明显减少，里急后重、腹痛等症也减轻，精神食欲均好转。口干思饮，肢体倦怠，舌上布薄白苔，质仍红，脉细数。其邪有退化，但阴液未复。可用上方加减。

选方用药：香连丸（包煎）5g，白芍 10g，当归 10g，生地黄炭 10g，金银花 10g，石斛 10g，天花粉 10g，黄芩 5g，扁豆衣 10g，荷叶 10g，神曲 10g。水煎服，共 3 剂。

用药分析：加用生地黄炭、石斛、天花粉养阴生津之品，共使热毒解，阴液得复。

服上药后诸羔均退，大便常规化验正常，临床治愈出院。

医案二 魏某，女，24岁。

首诊：1977年8月20日。

主诉：泻痢1个多月。

现病史：患者泻痢1个多月，初起腹痛绕脐，里急后重，大便溏薄，日三五次，有黏液，不发热，泛恶纳呆，神疲消瘦。舌质红，苔薄黄，脉象濡滑。大便化验：糊状便，白细胞0~2，红细胞2~4。反复用消炎止利药对症处理未获效果。

临证思路：夏令泻痢，多为湿热交阻，积滞不清所致。湿为阴邪，其性黏滞，与食热交阻，常缠绵难治。本患者病程已月余，但湿热积滞未清，故治疗以清热解毒，理气导滞为法。

选方用药：葛根10g，黄芩10g，黄连2.5g，木香10g，神曲10g，山楂10g，金银花炭10g，藿香10g，佩兰10g，扁豆12g，荷叶10g。水煎服，共3剂。

用药分析：以葛根芩连汤加减治疗。葛根解肌清热；黄芩、黄连苦寒燥湿，清热止利。金银花炭、扁豆、荷叶清热祛暑，藿香、佩兰化浊以祛湿，山楂、神曲以导滞，使湿热得以分消。木香行气导滞，使积滞得下则后重可除。

二诊：1977年8月23日。

药后大便黏液减少，里急后重亦轻，大便化验正常，舌质红苔薄黄，脉细滑。仍以清热解毒，理气导滞为法。上方去藿香、佩兰、扁豆、荷叶；加茯苓10g，苦参10g，白芍10g，甘草5g。水煎服，共6剂。

用药分析：上方去藿香、佩兰、扁豆、荷叶芳香化湿之品，加茯苓、苦参以清热淡渗利湿为主，并加白芍、甘草以养血和营。

三诊：1977年8月29日。

服药6剂后，里急后重已除，大便成形，日一二次，有时嗳气，不泛酸。舌苔薄黄，脉细滑。当和胃理气，清除余热。

选方用药：苏梗10g，香附10g，陈皮10g，木香10g，黄连叶10g，黄芩10g，白芍12g，甘草3g，莱菔子（炒）10g。水煎服，共5剂。

用药分析：取香苏散之意，以苏梗代苏叶而取理气和中之功效，并以黄连叶、黄芩清除余热，木香、莱菔子理气消滞，白芍、甘草养血和营。

四诊：1977年9月3日。

嗳气已止，大便正常。其湿热积滞清除，可加健脾和胃之剂收功。上方黄连叶改为黄连；加扁豆10g，山药10g，薏苡仁12g。水煎服，共3剂。

用药分析：上方加扁豆、山药、薏苡仁以健脾化湿，宽中和胃。服药后患者痊愈。

医案三 柳某，男，19岁。

首诊：1960年8月25日。

主诉：腹痛伴脓血便5日。

现病史：患者突然发热，阵发腹痛，大便脓血，色黯量少，次数不多，于1960年8月20日住某医院。查体：体温39.6℃，大便常规有脓球。血常规检查：白细胞

$9.5 \times 10^9/L$。血压60/50mmHg。初步诊断：疑似中毒性痢疾。曾用合霉素、输液等疗效不明显，近日症状加重，遂会诊。诊见：高热，神昏谵语，烦躁不安，大便脓血，赤多白少，腹痛拒按，面赤目红，小便短赤，舌光绛无津，脉数。

临证思路：患者因暑热疫毒充斥内外，而呈现表里俱热。在外见高热面赤目红；热入营血，故见神昏谵语、烦躁不安；热盛伤津，而见舌绛无津、尿短而赤；热毒内陷肠道，故见便脓血而腹痛。辨证属热毒蕴结，邪入营血。治疗以清营解毒，益气生津为法。方以犀角地黄汤加减治疗。

选方用药：水牛角（研冲）2.5g，生地黄30g，牡丹皮10g，石斛30g，金银花炭10g，赤芍6g，白芍6g，西洋参5g，荷叶10g，青蒿10g，连翘10g，芦根30g。水煎服，共3剂。

用药分析：以犀角地黄汤清血热而解疫毒，加金银花炭、荷叶、青蒿、连翘、芦根增清热解毒透表之功，加石斛滋养胃阴，更入西洋参固正气而复津液。

二诊：1960年8月30日。

服上方3剂，配合输液、抗休克等措施，体温已退至37.3℃，神志亦清，唯烦渴喜凉饮，大便呈咖啡色血样便，舌质红绛转红，血压130/70mmHg。津液已生，病势已入坦途。效不更法，在养阴清热生津的同时，加强凉血止血。

选方用药：生地黄炭15g，金银花炭10g，牡丹皮炭10g，当归炭10g，茜草10g，竹叶10g，生石膏15g，生白芍10g，石斛12g，天花粉10g，白头翁30g。水煎服，共3剂。

另用西洋参6g，煎汤代水，时时饮之。

用药分析：病情由危转安，去水牛角，加用白头翁清热解毒，生石膏、竹叶清热除烦，天花粉生津解渴，当归炭、茜草凉血止血。

上方服3剂后，患者热清渴解，血痢亦止，脉舌转平。经中西医结合治疗，临床治愈出院。

（李军祥　李晓红）

参考文献

［1］王永炎，鲁兆麟．中医内科学［M］．北京：人民卫生出版社，2011．

［2］中国中西医结合学会消化系统疾病专业委员会．溃疡性结肠炎中西医结合诊疗共识意见（2017年）［J］．中国中西医结合消化杂志，2018，26（2）：105 – 120．

［3］薛伯寿，薛燕星．蒲辅周医学经验集［M］．北京：北京科学技术出版社，2018．

［4］蒲辅周．蒲辅周医案［M］．北京：人民卫生出版社，1972．

［5］赵绍琴．跟名师学临床系列丛书·赵绍琴［M］．北京：中国医药科技出版社，2010．

［6］单书健．重订古今名医临证金鉴·痢疾卷［M］．北京：中国医药科技出版社，2017．

［7］张文康．中国百年百名中医临床家丛书·许玉山［M］．北京：中国中医药出版社，2001．

［8］张文康．中国百年百名中医临床家丛书·董建华［M］．北京：中国中医药出版社，2001．

第二十五节　便秘

便秘是指排便次数减少，粪便干硬难下，或粪质不干但排便费力、有不尽感的病证。

近年来关于便秘的流行病学调查及回顾性研究表明，我国成人慢性便秘患病率为8.2%，其发生与年龄、性别、教育、地区具有明显相关性。我国老年人便秘患病率为18.1%，儿童的患病率为18.8%，明显高于普通成人。而女性便秘的发生率高于男性，一般人群的比例为1∶1.4。农村人口患病率为7.2%，显著高于城市人口的6.7%；北部地区患病率为15.5%，明显高于南部地区的3.3%。近年来，随着生活水平的提高、膳食结构的变化、生活节奏加快和社会心理因素影响，慢性便秘患病率有上升趋势，已成为消化系统的常见病、多发病。且随着诊断、治疗技术的发展，研究结果及行业指南的不断更新，对便秘的认识及治疗越来越深入、规范。

西医学的功能性便秘、便秘型肠易激综合征以及药物性便秘，可参考本节内容进行辨证论治。另外，肠道疾病、内分泌及代谢疾病、神经系统疾病、肌肉疾病所致的排便困难亦可参考本节内容，并结合辨病治疗。

【源流】

中医学有关便秘的论述，最早见于《黄帝内经》。如《灵枢·胀论》曰："胃胀者，腹满，胃脘痛，鼻闻焦臭，妨于食，大便难。"《素问·厥论》曰："太阴之厥，则腹满䐜胀，后不利。"汉代《伤寒杂病论》则有"阳结""阴结""脾约"之称谓。如《伤寒杂病论·辨脉法》曰："问曰：脉有阳结阴结者，何以别之？答曰：其脉浮而数，能食，不大便者，此为实，名曰阳结也。其脉沉而迟，不能食，身体重，大便反硬，名曰阴结也。"隋代巢元方提出"大便秘难"与"秘涩"，《诸病源候论·解散大便秘难候》曰："将适失宜，犯温过度，散势不宣，热气积在肠胃，故大便秘难也。"《诸病源候论·虚劳秘涩候》曰："此肠间有风热故也。凡肠胃虚，伤风冷则泄利；若实有风热，则秘涩也。"宋代朱肱在《伤寒类证活人书》中提出"大便秘"的病名，曰："问：手足逆冷而大便秘，小便赤，或大便黑色，脉沉而滑。曰：此名阳证，似阴也。"宋代严用和《重订严氏济生方·大便门·秘结论治》提出："秘凡有五，即风秘、气秘、湿秘、冷秘、热秘是也。"清代沈金鳌比较明确地提出"便秘"的名称，《杂病源流犀烛·卷九》曰："若为饥饱劳役所损，或素嗜辛辣厚味，致火邪留滞血中，耗散真阴，津液亏少，效成便秘之症。"

1. 便秘发生的原因

《黄帝内经》认为便秘的形成与热、湿有关，主要是邪热内郁。《素问·评热病论》曰："热气留于小肠，肠中痛，瘅热焦渴，则坚干不得出，故痛而闭不通也。"《素问·至真要大论》曰："太阴司天，湿淫所胜，则沉阴且布，雨变枯槁……大便难。"《伤寒论》提到了亡津液可以导致便秘，如《伤寒论·辨阳明病脉证并治》提出了"太阳病，若发汗，若下，若利小便，此亡津液，胃中干燥，因转属阳明。不更衣，内实，大便难者，此名阳明也"。胃中有热也可导致便秘，如《金匮要略·消渴小便利淋病脉证并治第十三》曰："趺阳脉数，胃中有热，即消谷引食，大便必坚，小便即数。"寒邪内结同样可以导致便秘，如《金匮要略·腹满寒疝宿食病脉证第十》

曰："趺阳脉微弦，法当腹满，不满者必便难，两胁疼痛，此虚寒从下上也，当以温药服之。"《诸病源候论·大便难候》提到肾虚导致便秘"邪在肾，亦令大便难。所以尔者，肾脏受邪，虚而不能制小便，则小便利，津液枯燥，肠胃干涩，故大便难"。唐代孙思邈提出病后便秘，《备急千金要方·脾脏上》曰"有人因时疾瘥后，得秘塞不通，遂致夭命，大不可轻之"。宋代陈无择提出外由风寒暑湿，内因脏气不平、阴阳关格和不内外因脾约导致便秘，《三因极一病证方论·秘结证治》曰："人或伤于风寒暑湿，热盛，发汗利小便，走枯津液，致肠胃燥涩，秘塞不通，皆外所因；或脏气不平，阴阳关格亦使人大便不通，名曰脏结，皆内所因；或饮食燥热而成热中，胃气强涩，大便坚秘，小便频数，谓之脾约，属不内外因。"许叔微《类证普济本事方续集·治诸痔疾》提出痔疮之秘，曰："治因痔疾阻碍大便秘结。"元代危亦林《世医得效方·气秘》提到药物性便秘，曰："服燥药过，大便秘。"朱丹溪《丹溪心法·燥结》提出风邪致秘，曰："亦有肠胃受风，涸燥秘涩，此证以风蓄而得之。"清代唐容川《血证论·便闭》中讲："又有瘀血秘结之证，或失血之后，血积未去，或跌打损伤，内有瘀血，停积不行，大便秘结。"

2. 便秘的病理特点

产后亡津，津液不足，如《金匮要略·妇人产后病脉证治第二十一》曰："亡津液，胃燥，故大便难。"脾胃气虚，外邪入里，如《重订严氏济生方·大便门·秘结论治》曰："多因肠胃不足，风寒湿热乘之，使脏气壅滞，津液不能流通，所以秘结也。"劳倦伤脾，食热伤津，如《兰室秘藏·大便结燥门》曰："若饥饱失节，劳役过度，损伤胃气，及食辛热味厚之物，而助火邪，伏于血中，耗散真阴，津液亏少，故大便结燥。"气血亏虚，濡润不足，如《丹溪心法·燥结》曰："燥结，血少不能润泽。"气滞、寒凝、热伤、食滞，便结不通，如《证治要诀·大便秘》曰："风秘之病，由风搏肺脏，传于大肠，故传化难。""冷秘由冷气横于肠胃，凝阴固结，津液不通，胃道秘塞。""气秘由气不升降，谷气不行，其人多噫。""热秘……此由大肠热结。""宿食留滞，结而不通。"

3. 便秘的治疗方法

《伤寒论》提出了峻下热结之大承气汤，轻下热结的小承气汤，缓下热结的调胃承气汤，行气通下的厚朴三物汤，清热润肠的麻子仁丸，以及温里通下的大黄附子汤，并最早提出蜜煎导外用塞肛通便。隋代《诸病源候论》首次介绍了导引治疗便秘，其引用《养生方·导引法》云："堰卧，直两手，捻左右胁。除大便难、腹痛、腹中寒。口内气，鼻出气，温气咽之数十，病愈。"晋代《针灸甲乙经》提到运用针灸治疗便秘，曰："大便难，中注及太白主之。""大便难，大钟主之。"《备急千金要方》记载温下寒积的巴豆丸，养血润肠通便的治胀满闭不下方，以猪膏、麻油、葵子汁润肠为主的濡脏汤、治大便难方，并首先介绍了"单用豉清、酱清、羊酪、土瓜根汁灌之"的灌肠疗法。明代龚廷贤《济世全书·民集·大便秘》曰："大抵秘结治法：燥则润之，涩则滑之，秘则通之，寒则温之，热则凉之，风则散之，气则顺之。"清代李用粹《证治汇补》曰："少阴不得大便，以辛润之；太阴不得大便，以苦泄之，阳结者清之，阴结者温之，津少者滋润之。大抵以养血清热为先，急攻通下为次。"清代陈士铎根据五脏皆与便秘相关的论点，提出从五脏治便秘，《辨证奇闻·大便闭结》曰："谁知肾水涸乎……法但补肾水，水足济火，大肠自润。""知肝火之故乎……故欲开大肠，必先泄肝火，肝火泄，肝气自平，木不克土，脾胃津液自输于大肠，有水则搬运有路，自无阻滞。""抑知心火烧焚乎……法宜急泄心火，但徒泄火，无甘霖之降，仅望肺金露气，恐不足以济大旱。必大雨霖霖，旱魃顿除，河渠尽通。""谁知肺火旺乎……似宜速解肺火，然肺不禁重治，以轻清下降，少抑其火，庶心胃二火不来助炎，则肺火散，阴液生，大肠自通。"《医宗金鉴》提出了以手握药治便秘的握药方法。

【病因病机】

一、致病因素

1. 实证

（1）六淫侵袭：外感六淫，皆可致秘。外感风邪，搏结肺脏，肺与大肠相表里，肺气失宣，大肠失降而成便秘；风寒邪气可直中肠胃，寒性收引，气机凝结而成便秘；湿热中于肠腑，湿性黏滞，阻滞气机，以致大便不畅；燥邪侵袭，损阴伤津，大便干结难排；外感热病，津液灼伤，肠道失润，大便干结不通。

（2）内伤饮食：恣食生冷，或过服寒凉，阴寒内结，肠道传导失常，糟粕不行，大便难排；过食煎辣炙烤，邪热内伤，灼津伤阴，肠道失润，粪便干结难下；过食酒肉油腻，酿生湿热，蕴结胃肠，阻滞气机，大便软而难排，欲便而不可得。饮食饥饱失宜，损伤脾胃，脾气虚弱推动无力，或食积阻滞，大便不通。

（3）情志所伤：忧愁思虑，脾伤气结；或抑郁恼怒，肝郁气滞；或久坐少动，气机不利，均可导致腑气郁滞，通降失常，传导失司，糟粕内停，不得下行，或欲便不出，或出而不畅，或大便干结。

风邪、寒邪、热邪、湿邪、食滞、气滞、血瘀均是引起便秘的常见病因；外感风邪，搏结肺脏，肺与大肠相表里，大肠传导失司，而成风秘，如《金匮翼·便秘》曰："风秘者，风胜则干也，由风搏肺脏，传于大肠，津液燥涩，传化则难。"寒邪凝滞胃肠，阳气不行，大肠传送无力，糟粕不行而成冷秘，如《金匮翼·冷秘》曰："寒冷之气，横于肠胃，凝阴固结，阳气不行，津液不通。"肠胃燥热，大肠失润，可致大便干燥而成热秘，如《素问玄机原病式》曰："热燥在里，耗其津液，故大便秘结。"湿性黏滞，困脾滞气而成湿秘，如《济世全书·大便秘》曰："湿热郁结，津液不行，大便秘结也。"饮食不化，阻滞气机，大便不畅，而成食积便秘，如《灵枢·胀论》曰："胃胀者，腹满，胃脘痛，鼻闻焦臭，妨于食，大便难。"《证治要诀·大便秘》曰："宿食留滞，结而不通，腹胀急，胸中痞满。"气机郁滞，通降失常而成气秘，如《症因脉治·大便秘结论》曰："诸气拂郁，则气壅于大肠，而大便乃结。"瘀血阻滞，气机不畅，而成瘀血便秘，如《血证论·便闭》中讲："又有瘀血秘结之证，或失血之后，血积未去，或跌打损伤，内有瘀血，停积不行，大便秘结。"

2. 虚证

（1）病后体虚：因各种疾病后期，耗伤气阴津血，导致脾气亏虚无力推动；或津血不足，濡润不及，均可导致传输无力而大便困难。

（2）年老体虚：女子七七，男子八八，肝脾肾不足，濡润不及，运化无力，肠道失畅，导致大便排出困难。

（3）素体虚弱：因先天不足，或后天失养，久坐不动，形体消瘦，气虚无力，肠道失传而排便困难；因营养不良或女性月经过多，阴血不足，肠道失润而大便干结；形体瘦薄，形寒怕冷，素体阳虚，肠道传送无力，以致排便困难。

气虚、血虚、阳虚、阴虚、津亏均可导致大肠失濡，传导无力而引起便秘。肺脾气虚，大肠传输无力而成气虚秘，如《症因脉治·大便秘结论》云："若元气不足，肺气不能下达，则大肠不得传道之令，而大便亦结。"血虚津少，不能下润大肠，故成血虚秘，如《经效产宝·产后大小便不通方论》曰："因产大小便血俱下，津液竭燥，肠胃痞涩，热气结于肠胃，故不通也。"阳气虚衰，寒自内生，肠道传送无力，故致阳虚秘，如《景岳全书·秘结》云："凡下焦阳虚，则阳气不行。阳气不行，则不能传送而阴凝于下，此阳虚而阴结也。"阴津亏虚，肠道失濡而成阴虚秘，如《养生四要·却疾》云："肾虚则津液不足，津液不足则大便干涩不通。"

二、病机

便秘的病位在大肠，基本病机为大肠传导失常，与肺、脾、胃、肝、肾的功能失调有关。胃与肠相连，胃热炽盛，下传大肠，燔灼津液，大肠热盛，燥屎内结。恣食生冷，凝滞胃肠；或外感寒邪，积聚胃肠，则肠失传导，糟粕不行。脾主运化，若脾虚失运，糟粕内停，则大肠失传导之功；肺与大肠相表里，肺热肺燥，下移大肠，则肠燥津枯；肝主气机，若肝郁气滞，或气郁化火伤津，则腑气不通，气滞不行；肾司二便，若肾阴不足，则肠失濡养，便干不行；若肾阳不足，则大肠失于温煦，传运无力，大便不通。

便秘的病性，可概括为寒、热、虚、实四个方面。燥热内结属热秘，阴寒积滞为寒秘，风气湿冷热郁滞为实秘，气血阴阳不足为虚秘。四者当中，又以虚实为纲，气滞为实，气弱为虚；血瘀为实，血亏为虚；寒凝为实，阳损为虚；热结为实，热浮为虚。而寒热虚实之间又常相互兼夹或相互转化，如邪热蕴积与气机郁滞同在、阴寒积滞与阳气虚衰并存。如热秘久延不愈，津液渐耗，可致阴津亏虚，由实转虚。气血不足，脾失健运，气血壅滞，可致湿瘀内生，饮食停积，由虚转实。

【辨治思路】

一、病机辨识

1. 实证便秘

（1）风邪：大肠的主要生理功能是传化糟粕。肺与大肠相表里，大肠的传导除需要依赖胃气下降外，还需要肺气的宣发肃降来调节。如《医经精义》说："大肠所以能传导者，以其为肺之府，肺气下达故能传导。"肺气肃降，促进大肠传导；肺气布散津液，滋润大肠，粪便得以通行。外感风邪，束缚肺卫，荣卫不调，阴阳之气相持，肠胃干涩，而出现干燥坚涩、不易排出，兼见阵发性寒热等，舌淡苔薄白，脉浮涩；风热相搏，燥热伤津，兼见皮肤皲裂，筋脉拘挛，爪甲枯槁，舌红少苔，脉沉细数等表现。风湿相搏，外注肌腠经络，内滞关节筋骨，出现肌肉关节疼痛、口不渴、舌淡苔白脉浮虚而涩；风痰胶结，阻滞气机，兼见胸闷不畅、排便不畅、舌淡苔白腻脉滑。若平素肠中积有瘀热，热久伤津化燥，亦可风从内生，可兼见腹痛、头昏脑涨、郁闷乏力。

（2）寒邪：外感寒邪，积聚肠胃或过服寒凉，阴寒内结或恣食生冷，凝滞胃肠，均可导致阴寒内盛，气机凝滞，而出现大便艰涩难排、腹中拘急冷痛、口淡不渴、四肢不温、舌质淡黯、苔白腻、脉弦紧。寒邪凝滞，郁久化热，则兼见发热、手足汗出、胁下偏痛、舌淡苔白披黄或舌根黄腻。寒湿下注，蕴结太阴，兼见食不知饥、夜寐不安、大便窒塞、腹痛、肢冷、舌苔白滑、脉迟。

（3）热邪：素体阳盛，或感热邪，或感寒入里化热，热盛伤津，而出现发热、汗出、口渴、喘满、便干，甚至神志昏谵、舌红苔黄、脉洪数有力；过食醇酒厚味，内积胃肠，化热伤津，可兼见腹胀、腹痛、口臭、纳少、大便干结而臭秽难闻。过食辛辣，过服热药，热灼阴津，可兼见肛口灼热、痔疮；风热相搏，燥热伤津，兼见皮肤皲裂、筋脉拘挛、爪甲枯槁、舌红少苔、脉沉细数等表现；湿热相合，蒙神阻窍，可兼高热、神昏、胸闷、拘挛、痉厥、大便黏腻排出不畅、舌质焦红、苔黄腻或干、脉滑数。热入血分，形成血燥，可见皮肤瘙痒、脱屑、遇热加重、肌肤甲错、月经量少提前、舌黯红、苔黄干、脉弦数。

（4）湿邪：外受湿邪，阻滞气机，上蒙清窍，蕴结胸膈，下滞大肠，出现大便不干但黏、解出费力，可伴见头重、眩晕、汗出而黏、胸痞满闷、舌质淡苔白或白腻、脉濡滑；饮食不节，劳倦过度，久病失治，损伤脾胃，脾不化湿，湿滞中焦，可兼有腹胀或腹痛、知饥不欲食、口干渴不欲饮或少量温饮；湿滞下焦，可兼见大便黏腻、黏马桶，可兼有排便黏液；湿郁化热，湿热内蕴，可兼见大便黏腻、里急后重或排黏液血便、口苦口臭、口舌生疮、舌红苔黄腻、脉滑小数。

（5）食积：饮食不节，或膏粱厚味，或嗜食辛辣而致食积不化，阻滞气机而出现大便干结或不爽、排便或排气臭秽难闻，可兼见脘腹胀闷、不饥厌食、舌淡或黯、苔厚、脉滑有力；素体脾虚，稍食不慎，则食积不化，大便不干，但排出费力，可兼见倦怠、乏力、纳少、脘胀、舌苔厚腻、脉见沉滑；若食停日久生湿化热，兼见大便秘结或大便不爽、脘腹胀痛、嗳腐吞酸、口渴喜饮、舌红苔黄腻、脉滑数等。

（6）气滞：久坐少动，饮食停滞，通降失常，出现大便不畅、腹部胀满、食少纳呆兼有嗳气、舌淡、苔薄白、脉弦；抑郁恼怒，情志失和，肝郁气滞，腑气不畅，兼见胁肋满胀、腹痛便秘、便后痛减、妇女兼有经前乳胀。

（7）血瘀：气滞、热盛、寒凝、气虚、阳虚等因素均可导致气机不畅，血行瘀滞，而出现大便不畅、粪色带黑、脘腹刺痛、夜间明显、肌肤甲错、女性月经疼痛、经血色黯有块、舌质紫黯、脉涩；血瘀日久，则瘀血不去，新血不生，可致血津亏虚，兼见排便费力、面色少华、头晕心悸、舌黯少苔；血瘀日久，易于化热，肠胃积热，耗伤津液，则大便干结、口干喜饮、舌黯红、苔黄。

2. 虚证便秘

（1）气虚：年老体虚，素体虚弱，久病损耗或疾病新愈，脾气虚则运化功能减退，导致大肠传导无力，出现大便一日或多日一行、便质不干、不黏，但排出困难，用力努挣则汗出短气，便后乏力，舌质淡，苔白，脉细无力。脾虚日久，中气下陷，则兼有肛门重坠、脱肛不收；脾虚不化，水反为湿，谷反为滞，虚实夹杂，而兼有大便黏腻、粪便臭秽、腹胀腹痛、苔腻脉滑；肺气亏虚，则肃降无力，腑气不通，兼见胸闷、喘促；若肺虚痰蕴，虚实夹杂则兼见胸闷气滞、痰涎壅盛、苔腻脉滑右寸实大。肾气亏虚，元气不足，大便数日不排而无所苦，兼见腰膝酸、夜尿频数。

（2）血虚：年老体虚，产后未复，长期贫血，血虚津亏，大肠失润，出现大便干涩难排、头晕、心悸、面色少华、口唇色淡、皮肤干燥瘙痒、舌质淡、苔薄白、脉细弱。

（3）阴虚：外感热病，胃肠积热，剧烈呕泻，熬夜久耗，损伤阴津，导致肠道干涩，大便硬结、状如羊屎，兼见口干少津、舌质红、少苔或无苔、脉细数；脾阴损伤，则饥不欲食、渴不欲饮、唇干、消瘦、倦怠乏力；肾阴不足，则兼见心烦少眠、潮热盗汗、腰膝酸软。

（4）阳虚：长期饮食恣意冷凉，年老虚衰，房事过度，耗损阳气，肾阳不足，无以鼓动脾胃肠腑之气，致使胃肠传导无力，出现大便艰涩、排出困难。

二、症状识辨

1. 大便性状

（1）大便不硬：指粪便质地不软不硬，濡润光滑，色黄，形如香蕉，属于正常粪便性状。若兼有呕吐，腹胀，提示气滞。

（2）大便软：指粪便质地不干，形软如烂泥或成条或不成条，兼见肢倦懒言、面白神疲、舌淡苔白、脉弱，提示气虚；兼见舌淡，苔腻，口不渴饮，提示湿盛；兼见腹中冷痛，腰膝酸冷，小便清长，四肢不温，则提示阳虚。

（3）大便初头硬：大便一分为二，前半部分粪便质地较硬甚至干结，形状粗大成条或成块；后半部分粪便质地较软，形如烂泥或稍成条，兼倦怠乏力并口渴，提示脾虚内热；兼有舌红苔腻不喜饮，提示湿热内盛。

（4）大便微硬：指粪便质地稍干，形状成条稍硬，兼见口稍渴、舌略红，则提示津伤；兼见微渴、腹胀，提示邪热轻结；若是产后兼面白头晕，唇舌色淡，则提示血虚津伤。

（5）大便硬：粪便质地干，状如香肠，若兼午后潮热、口渴、手心汗出，提示阳明热结轻证；若兼舌红，口干，皮肤燥，提示阴津不足；若口臭，便臭，舌苔黄腻，考虑食积；若产后或外伤后，面白头晕，咽干唇淡，可考虑血虚津亏；若兼见四肢关节疼痛，舌苔白腻或黄腻，或见微烦，考虑寒湿凝滞。

（6）大便坚：粪便质地干，形粗大坚硬，状如烟熏腊肠。若壮热口渴，提示津液重伤；若午后潮热、心烦手心汗出，提示热结阳明重证，伤津耗液。

（7）大便干结：粪便质地干，状如羊屎，粒粒颗颗，若兼见烦躁、神昏、谵语，提示阳明热结危证。

关于大便性状的描述，可以参考国际上公认的布里斯托大便分型：第一型：一颗颗硬球（很难通过）；第二型：香肠状，但表面凹凸；第三型：香肠状，但表面有裂痕；第四型：像香肠或蛇一样，且表面很光滑；第五型：断边光滑的柔软块状（容易通过）；第六型：粗边蓬松块，糊状大便；第七型：水状，无固体块（完全液体）。

2. 排便感觉

（1）数日不便，无所苦：数日甚至十数日无排便，自觉无腹痛、腹胀等明显不适，饮食如故，小便正常，舌淡苔薄，为脾虚胃强之脾约；大便数日不通，兼见纳少、面白、舌淡苔白、脉沉，提示脾虚寒；唇舌色淡，面白头晕，心慌心悸，舌淡脉芤，提示血虚。

（2）排便无力：无力排便，用力努挣则汗出、短气，便后乏力，肢倦懒言，舌淡苔白，脉细，提示气虚。

（3）排便不畅：大便排出不顺畅，兼欲便不得，腹中作胀，嗳气频作，提示气滞；兼大便黏腻，脘腹胀闷，口苦，舌苔黄腻，提示湿热。

（4）排便不尽：排便后便意不尽，仍有再次排便的感觉，兼肛门作坠、腹胀，乏力，常形体消瘦，舌淡苔薄，脉沉细，提示中气下陷；兼大便黏腻，脘腹胀闷，口苦，舌苔黄腻，提示湿热。

（5）排便坚涩：粪便干结坚硬粗大，排出涩滞不畅，兼腹中冷痛、腰膝酸冷、小便清长、四肢不温，提示阳虚寒凝。

3. 腹痛

便前或便后伴随的腹部疼痛情况。脘腹胀满，无压痛，提示气滞；腹痛剧烈不可触，发热，舌红苔黄腻，脉洪，提示阳明腑实重证，邪热炽盛；腹痛不可触，包块起伏，拒按，提示寒实停滞；胁下偏痛，发热，舌质淡，苔薄，脉紧弦，提示寒凝气滞；腹中刺痛，口渴发热，脉涩，提示瘀血；腹绞痛欲便，便后痛止，提示肝郁；便前无不适，但便后腹痛，尤以带脉部位或小腹疼痛，提示肾虚；脐周腹部冷痛，轻度压痛，提示脾虚；脘腹坠胀，肛门重坠，便后乏力，舌淡苔薄白，脉沉细、右寸弱，提示气虚下陷。

4. 矢气、肠鸣

脘腹胀满，矢气则舒，气无甚臭，提示气滞；腹部胀痛，矢气味重，舌苔黄厚腻浊，提示食积；无气排出，腹无转气，肠鸣消失，提示肠梗阻，慎用下法。

三、治疗原则

便秘的治疗以通下为原则，但绝不可单纯用泻下药，须正确运用"通法"，审症求因，辨证论治。实证邪滞大肠，腑气闭塞不通，其原则以祛邪为主，据热、冷、风、气、湿、食秘之不同，分别施以泄热、温阳、祛风、理气、化湿、消食之法，辅以导滞之品，标本兼治，邪去便通。虚证肠失温润，推动无力，治以养正为先，依阴阳气血津液亏虚的不同，选用滋阴养血、益气温阳、生津润肠之法，兼以润通之品，标本兼治，正胜便通。虚实夹杂者，当攻补兼施。

便秘的病位在大肠，基本病机为大肠传导失常，但与肺、脾、胃、肝、肾等脏腑的功能失调有关。因此，临证中要酌情考虑脏腑间的关系。如肺气不降者，当辅降肺气；心火上炎者，予以清心除热；肝失疏泄者，兼以疏肝理气；脾胃虚弱者，治以健脾益气；肾气不足者，辅以补肾填精。

便秘的病性，可以概括为虚、实两个方面。临床中，虚实常常相互兼夹或者相互转化。气秘日久，郁而化火，可转化为热秘，行气需兼清热；热秘日久，伤津耗阴，可以转化为阴虚秘，清热通腑需防伤阴；阳虚秘，药用温燥太过，津液损耗，亦可化为阴虚秘，温阳需要配伍养阴；气虚秘日久，食积热蕴，可虚实夹杂，补气与消导同用；久病阴损及阳，阳损及阴，可至阴阳两虚，则需阴阳并补。

【辨证论治】

一、肠道实热证

症状表现：大便干结，腹胀腹痛，口干口臭，面红身热，或有心烦，小便短赤，舌质红，苔黄或黄燥，脉滑数。

病机分析：肠胃积热，耗伤津液，则大便干结；热伏于内，熏蒸于上，则面红口干，甚至身热；腑气不通，浊气不降，故口臭；热积肠胃，腑气不通，故腹胀腹痛；热邪扰心，故心烦；舌红苔黄提示内热，苔燥干提示热盛伤津，脉滑数为热盛之征。

治疗方法：清热泻火，泻下通便。

代表方药：调胃承气汤（《伤寒论》）。大黄（后下）6g，芒硝（冲服）6g，炙甘草3g。

随症加减：腹胀甚者，加枳实、厚朴行气导滞；脉洪大，口渴甚者，加石膏、知母清热养阴；舌绛、神昏者，加郁金、黄连清热醒神；口干，舌燥者，加生地黄、玄参、麦冬滋阴润燥。

二、阳明腑实证

症状表现：大便数日不解，粪便干结成粒难排，腹部持续性胀满疼痛，拒按，左下腹部可及燥屎；手足心汗出，日晡潮热，或伴心烦、谵语。舌苔黄厚或焦燥起刺，脉沉实有力或洪大。

病机分析：热邪弥漫阳明，胃肠燥热成实，故便干燥屎；腑气不通，津液耗伤，肠道干涩，故燥屎难排；腑气不通，浊毒之气上蒸，扰乱神明，故烦躁、谵语。日晡阳明经气盛，故发热。邪热蒸津，故见手足心汗出。苔黄热盛，焦燥起刺，提示热盛灼津；脉实有力为腑实内热之象。

治疗方法：峻下热结，泻下通腑。

代表方药：大承气汤（《伤寒论》）。大黄（后下）12g，芒硝（冲服）9g，枳实12g，厚朴15g。

随症加减：口干，咽燥者，加生地黄、玄参、麦冬滋阴润燥；谵语、神昏者，加连翘、郁金、黄连清热开窍醒神。

三、胃火炽盛证

症状表现：大便干结，消谷善饥，口渴喜冷饮，咽喉肿痛，口疮口臭，牙龈肿痛，齿衄发斑，小便频数，舌红苔黄，脉滑数。

病机分析：胃火炽盛，灼伤津液，致肠道失濡，传导不利，故见大便坚硬；胃火亢盛，腐熟功能亢进，故见消谷善饥；水为火迫而偏渗于膀胱，故小便频数；胃火熏蒸，热毒蕴结，故口疮口臭、牙龈肿痛；热入血分，灼伤血络，迫血外溢，则齿衄；舌红苔黄，脉滑数为实热之象。

治疗方法：清胃泻火，泻下通便。

代表方药：黄连上清丸（《饲鹤亭集方》）。黄连6g，黄芩6g，黄柏6g，栀子6g，大黄（后下）6g，连翘12g，姜黄9g，玄参12g，薄荷3g，当归9g，葛根12g，川芎6g，桔梗6g，天花粉12g。

随症加减：大便干结，加芒硝软坚通便；口渴明显，加生地黄、麦冬养阴通便。

四、肝火旺盛证

症状表现：大便干结，心烦易怒，头晕目赤，胸胁疼痛，阴囊肿胀，口苦口干，夜寐不宁，舌红，苔黄，脉弦数。

病机分析：肝火旺盛，横逆脾胃，灼伤津液，大便干结；肝火上炎，熏蒸清窍，则头晕、目赤；肝经循行，邪盛气滞，故胁痛睾胀；肝热旺盛，肝魂不安，故夜寐不宁；舌红，苔黄，脉弦数，皆是肝经热盛表现。

治疗方法：清肝泻火，泻下通便。

代表方药：当归芦荟丸（《时方歌括》）加减。当归9g，芦荟5g，龙胆草6g，青黛3g，黄连6g，黄芩6g，黄柏6g，栀子6g，大黄（后下）6g，木香3g。

随症加减：夜寐不安者，加琥珀、龙骨、牡蛎重镇安神；舌红，口干者，加白芍、甘草养阴生津；腿脚抽筋者，加木瓜、牡蛎、白芍、甘草养阴柔肝止痉。

五、胃热阴虚证

症状表现：大便干结，数日不大便无所苦，或腹胀轻微，小便量多，舌淡红，苔白少津，脉细数。

病机分析：胃热气盛，脾阴不足，脾不能为胃行其津液而肠道失润，传导不利，故见大便干结；脾虚不运，故腹部微胀；脾阴不足，故舌红少津，脉细数。

治疗方法：清热润燥，润肠通便。

代表方药：麻子仁丸（《伤寒论》）。火麻仁 30g，白芍 18g，枳实 9g，厚朴 9g，杏仁 9g，大黄（后下）9g，蜂蜜 20mL。

随症加减：大便干结难通，可加郁李仁、瓜蒌仁润肠通便；皮肤瘙痒，大便不通，可加胡麻仁养阴通便、润燥止痒；纳少、腹胀者，加莱菔子、谷芽、麦芽消食开胃，行气通腑。

六、肠道气滞证

症状表现：大便不畅，排出困难，腹部胀满疼痛，纳差，嗳气频作，舌质淡红，苔薄白，脉弦。

病机分析：肠道气滞，传导失常，故大便不畅；气滞不通，故腹胀满；胃实肠虚，胃虚而肠实，腑气滞，胃气不降，故纳少、嗳气。舌淡，脉弦，为气滞之象。

治疗方法：理气通滞，降气通腑。

代表方药：厚朴三物汤（《金匮要略》）。厚朴 10g，枳实 15g，大黄（后下）12g。

随症加减：大便干结，加芒硝软坚通便；不知饥、纳少者，加莱菔子、大腹皮开胃消食，行气通滞。

七、肝胃不和证

症状表现：大便不畅，欲解不得，脘腹胀闷，胸胁痞满，嗳气频作，情绪不佳时加重，舌质淡红，舌苔薄白，脉弦。

病机分析：情志失和，肝胃气结，肠道传导失常，故大便不畅、欲便不得；肝气横逆，气滞不行，故胸胁痞满，而情绪不佳时加重；腑气不通，气机郁滞，胃气上逆，故脘腹胀、嗳气；脉弦为肝郁气滞表现。

治疗方法：疏肝和胃，行气通腑。

代表方药：六磨汤（《世医得效方》）。木香 9g，乌药 9g，沉香 3g，枳实 15g，槟榔 15g，大黄（后下）9g。

随症加减：口苦、夜寐不安、舌红者，加黄芩、栀子清热泻火；头眩、目赤者，加菊花、牛膝、芦荟清肝泻火；腹部胀痛甚，加厚朴、柴胡、莱菔子理气通腑。

八、肝胃郁热证

症状表现：大便不通，甚则干结，心下痞硬满痛，按之疼痛，胸胁苦满，寒热往来，恶心呕吐，口干口苦，舌红苔黄，脉弦滑数。

病机分析：少阳阳明合病，少阳不解，传里化热，热伤津液，故大便不通干结；少阳不舒，气机不利，肝气犯胃，故心下满痛、恶心、呕吐；肝气郁结，气机不畅，故胸胁胀满；肝胃郁热，故口干、口苦、苔黄、脉数；邪正交争，故寒热往来。

治疗方法：泻肝清胃，泻下通腑。

代表方药：大柴胡汤（《伤寒论》）加味。柴胡 10g，黄芩 9g，白芍 9g，半夏 9g，枳实9g，大黄（后下）6g，生姜6g，大枣6g。

随症加减：面红目赤者，加栀子、黄连清热泻火；头眩、目赤者，加决明子、牛膝清肝降火；口苦口黏，舌苔黄腻者，加龙胆草、夏枯草化湿清肝；大便干结者，加芒硝软坚通便；发热、口渴者，加石膏、知母清热养阴。

九、肝脾不调证

症状表现：大便不畅，脐腹满胀，胸胁痞满，寒热往来，头汗出，口干不苦，心烦，夜寐不安，小便量少，舌质淡红，舌苔薄腻，脉弦。

病机分析：脾阳不足，则脐腹胀满，大便不硬；肝气犯脾，则胸胁痞满、寒热往来；肝热熏蒸，故心烦、头汗出；苔薄腻，脉弦为脾虚肝旺之征。

治疗方法：疏肝健脾，调气通便。

代表方药：柴胡桂枝干姜汤（《伤寒论》）。柴胡15g，桂枝9g，干姜9g，天花粉12g，黄芩9g，牡蛎9g，炙甘草6g。

随症加减：大便黏滞不爽，加槟榔、大腹皮化湿调气；头眩、目赤者，加决明子、牛膝清肝降火；口苦口干者，加栀子清肝泻火；夜寐不安者，加琥珀、龙骨、牡蛎重镇安神。

十、饮食积滞证

症状表现：大便干结臭秽，脘腹胀满疼痛拒按，便后缓解，口干口臭，嗳腐吞酸，舌红苔黄腻，脉滑实。

病机分析：宿食燥结，腑气不行，故而大便干结；宿食停滞胃肠，邪属有形，故脘腹胀满疼痛；宿食不化，浊气上逆，故而口臭、嗳腐吞酸；苔腻，脉滑实皆为食积之征。

治疗方法：消食导滞，行气通便。

代表方药：枳实导滞丸（《内外伤辨惑论》）。大黄（后下）20g，枳实15g，神曲15g，茯苓12g，黄芩9g，黄连9g，生白术9g，泽泻6g。

随症加减：不知饥、纳少，加谷芽、麦芽、山楂、鸡屎藤消食开胃；胸膈满闷、腹胀明显，加瓜蒌、大腹皮、莱菔子调气通腑；大便硬结者，加芒硝软坚通便；腹痛明显者，加三棱、莪术活络止痛；口臭、便臭、嗳腐吞酸明显者，加连翘、栀子清热消食。

十一、寒积里实证

症状表现：大便坚硬，排出涩滞不畅，腹痛拘急，胀满拒按，胁下疼痛，呃逆呕吐，手足不温，舌淡，苔白腻，脉弦紧。

病机分析：阴寒内盛，凝滞胃肠，故而大便坚硬；寒性收引，故排便涩滞、腹痛拘急；寒凝经脉，故胁下偏痛；阴寒阻滞，胃气不降，上逆呃逆呕吐；舌淡，苔白腻，脉紧为寒凝之征。

治疗方法：温里散寒，泻下通便。

代表方药：大黄附子汤（《金匮要略》）。大黄（后下）9g，炮附子（先煎）12g，细辛3g。

随症加减：便秘腹痛，加枳实、厚朴、木香行气止痛；若腹部冷痛、手足不温，加肉桂、干姜、小茴香温中止痛；舌苔白腻、四肢关节疼痛、怕冷，加生白术、炙甘草温中化湿止痛。

十二、湿热内蕴证

症状表现：大便不干，排出费力，不尽感明显，大便质地黏腻，马桶冲洗难净；脘痞胸闷，身重，腹胀，口苦，不渴或渴不欲饮，小便短赤。舌质淡，苔黄腻，脉滑。

病机分析：湿热阻滞下焦大肠，湿性黏滞，故大便黏腻易粘马桶；湿阻气机，故排便费力、不尽感明显。湿热蕴结胸膈，故脘痞胸闷；湿困全身气机，故身重不适；湿阻津液不上承，故口不渴或渴不欲饮；口苦、尿赤提示热重；舌苔黄腻是湿热的重要指征。

治疗方法：清热化湿，行气导滞。

代表方药：宣清导浊汤（《温病条辨》）。猪苓15g，茯苓15g，寒水石18g，晚蚕沙12g，皂荚子9g。

随症加减：腹胀满者，加槟榔、大腹皮行气消胀；口渴者，加芦根、葛根、天花粉养津止渴；腹胀，苔白，脉迟者，加花椒、藿香、苍术温中化湿、行气消胀；里急后重明显者，加木香、黄连清热调气；伴有黏液者，加白头翁、秦皮清热解毒除湿。

十三、水热互结证

症状表现：大便干结，上腹疼痛，按之石硬，或心下至少腹硬满疼痛不可近，日晡小有潮热，舌苔黄而干燥或苔黄厚，脉沉紧或沉迟有力。

病机分析：邪热与水饮互结于胸膈，实热内结，腑气不通，故见不大便。水热互结，凝滞中上二焦，故心下硬痛不可及。日晡潮热提示阳明热盛；舌苔黄燥、脉沉有力为水结热盛之征。

治疗方法：逐水泄热，泻下通便。

代表方药：大陷胸汤（《伤寒论》）加味。大黄（后下）12g，芒硝（冲服）15g，甘遂末（冲服）3g。

随症加减：甘遂无药者，加牵牛子、葶苈子逐水泄热；腹胀腹痛明显者，加枳实、厚朴行气消胀；口干者，加知母、生地黄养阴清热。

十四、痰热互结证

症状表现：大便不硬，排出困难，胸闷，吐痰，脘腹胀痛，按之明显，口渴，舌质淡红，苔黄厚腻，脉滑数。

病机分析：痰热胶结，阻滞气机，大便不畅，排出困难；痰热阻滞胸膈，胸闷脘胀；痰热结实，故痛拒按压；舌苔黄厚腻为痰热壅盛之征。

治疗方法：化痰清热，行气导滞。

代表方药：小承气合小陷胸汤（《温病条辨》）。大黄（后下）15g，厚朴6g，枳实6g，半夏9g，瓜蒌9g，黄连6g。

随症加减：大便干结者，加芒硝软坚通便；痰涎壅盛者，加胆南星、青礞石清热祛痰；胸闷明显者，加薤白、栀子、淡豆豉化痰畅中；腹胀、便难者，加木香、槟榔、莱菔子调气消胀。

十五、瘀血阻滞证

症状表现：大便闭结，粪便黑色，腹中时时刺痛，口渴发热，舌质紫黯，苔薄，脉涩。

病机分析：邪热与瘀血相搏结，阻于肠道，大肠传导失职，故可见不大便；瘀血阻滞，郁热化热，故发热；瘀血阻滞，津不上达，故口渴、欲漱不欲咽；瘀血阻滞，经络不通，故而腹痛、舌黯、脉涩；便黑如漆，为内滞瘀血之色。

治疗方法：化瘀泄热，泻下通便。

代表方药：桃核承气汤（《伤寒论》）。桃仁9g，大黄（后下）12g，桂枝6g，芒硝（冲服）12g，炙甘草6g。

随症加减：少腹急结硬满疼痛，加水蛭、虻虫化瘀止痛；心腹刺痛明显者，加五灵脂、蒲黄活血止痛；腹胀便难者，加柴胡、枳实调气消胀。

十六、风燥伤津证

症状表现：大便干结或不干、排出困难，口干喜饮；时伴寒热，皮肤干燥瘙痒皲裂，筋脉拘挛，夜卧不安。舌质淡，苔薄干，脉浮涩。

病机分析：风性本易化燥，易合六淫，风热相合，伤津耗液，故大便干结；风痰胶结，阻滞气机，大便难排；风燥伤津，故而皮肤干燥皲裂，口干喜饮；燥伤阴津，经脉不柔，故筋脉拘挛；苔干，脉浮涩，为风燥之征。

治疗方法：祛风润燥，润肠通便。

代表方药：皂角丸（《世医得效方》）。皂角9g，枳壳9g，羌活9g，桑白皮9g，槟榔9g，杏仁9g，火麻仁9g，防风9g，白芷9g，陈皮9g。

随症加减：皮肤痒夜甚者，加生地黄、白芍、当归、蒺藜养阴祛风；筋脉拘挛，腿抽筋，加白芍、木瓜、甘草养阴柔肝；夜里发热者，加地骨皮、黄芩养阴清热；大便干燥难通者，加当归、熟地黄、胡麻仁养阴通便；关节疼痛者，加威灵仙、秦艽、防风祛风止痛。

十七、风寒湿痹证

症状表现：大便干结，周身关节疼痛，怕风怕冷，舌质淡，苔薄白或白厚腻，脉浮虚涩或弦紧。

病机分析：风易化燥，寒性收引，湿性黏滞，三邪为病，大便干结，风盛则燥结，湿盛则难通；风寒湿邪痹阻经络，故关节疼痛；舌淡苔薄为风寒之征；脉浮为表邪未解，弦紧为寒湿凝滞。

治疗方法：祛风散寒，化湿消滞。

代表方药：白术附子汤（《金匮要略》）。生白术6g，炮附子（先煎）10g，生姜6g，大枣6g，炙甘草3g。

随症加减：关节疼痛者，加威灵仙、秦艽、防风祛风止痛；畏冷怕风明显者，加麻黄、桂枝解表祛风；大便不通者，加枳壳、大黄行气通便。

十八、脾虚气弱证

症状表现：排便困难，虽有便意，但排便困难，用力努挣则汗出短气，便后乏力；肢倦懒言，面白神疲。舌淡苔白，脉沉细弱。

病机分析：脾气不足，则推动无力，故大便排出困难；用力努挣更易耗气，故而便后乏力；脾虚水谷不养，故懒言肢倦、面白神疲；舌淡苔白，脉细弱皆为气虚之征。

治疗方法：补脾益气，润肠通便。

代表方药：补中益气汤（《脾胃论》）。黄芪15g，生白术30g，陈皮6g，升麻6g，柴胡6g，人参9g，当归6g，炙甘草3g。

随症加减：腹胀明显，大便不通，加枳实、厚朴行气消胀；大便干结，加火麻仁、柏子仁、蜂蜜润肠通便；腰膝酸软，年老体弱者，加肉苁蓉补肾通便。

十九、气血不足证

症状表现：大便秘结，腹痛拒按，身热口渴，神倦少气，舌质红，舌苔焦黄，脉虚。

病机分析：虚实夹杂，阳明热结，故大便秘结、腹痛拒按；内热壅盛，故身热口渴、舌苔黄；正气不足，气血两虚，故神倦少气、脉虚。

治疗方法：补气养血，泻下通腑。

代表方药：黄龙汤（《伤寒六书》）加味。人参6g，当归6g，大黄（后下）9g，芒硝（冲服）6g，枳实9g，厚朴9g，炙甘草3g。

随症加减：口渴津伤明显者，加生地黄、玄参、麦冬生津止渴；发热、神昏者，加连翘、黄连清热开窍。

二十、肾气不足证

症状表现：大便艰涩，排出困难，腹胀腹痛，腰膝酸软，夜尿频，舌质淡，苔薄白，脉沉细。

病机分析：肾主司二便，元气不足，则大便艰涩难排；肾气虚则腰膝酸软、夜尿频数；舌淡，苔白，脉沉细为肾虚之征。

治疗方法：滋肾补气，润肠通便。

代表方药：济川煎（《景岳全书》）。肉苁蓉9g，牛膝6g，当归15g，升麻2g，枳壳3g，泽泻5g。

随症加减：乏力、倦怠者，加淫羊藿、仙茅温肾益气；手足冰冷、畏寒怕冷者，加炮附子、肉桂温阳祛寒。

二十一、肾阳亏虚证

症状表现：大便艰涩，排出困难，腹中冷痛，或腰膝酸冷，小便清长，四肢不温，喜热怕冷，面色㿠白，舌淡苔白，脉沉迟。

病机分析：阳气虚衰，阴寒内盛，肠道传送无力，故大便排出艰涩；阴寒内盛，气机阻滞，故腹中冷痛；阳气不足，温煦无权，故四肢不温、腰膝酸冷、小便清长；舌淡苔白，脉沉迟，均为阳虚内寒之象。

治疗方法：温阳补肾，泻下通便。

代表方药：温脾汤（《普济本事方》）加味。炮附子（先煎）9g，桂枝9g，干姜9g，大黄（后下）6g，厚朴12g，炙甘草6g。

随症加减：小腹痛者，加锁阳、小茴香温经止痛；倦怠、乏力者，加人参、当归益气养血；大便干结者，加芒硝、肉苁蓉软坚润下。

二十二、津伤肠燥证

症状表现：大便干结，排出困难，口干明显，舌质红，舌苔黄燥或薄少，脉沉有力。

病机分析：阳明热盛或热病伤津，津液亏乏，大便不润，故大便干结难排；阴津亏虚，津不上承，故口干舌燥；津伤则脉沉，热炽则有力。

治疗方法：养阴生津，润燥通下。

代表方药：增液汤（《温病条辨》）。玄参30g，麦冬24g，生地黄24g。

随症加减：大便干结者，加芒硝、大黄软坚通便；腹胀腹痛者，加枳实、厚朴、大黄行气消胀；口干明显者，加石斛、知母、天花粉养阴生津；汗出、乏力者，加西洋参、北沙参益气养阴。

二十三、血虚燥结证

症状表现：大便干结，面色无华，头晕目眩，心慌心悸，咽干唇淡，舌淡苔少，脉细弱。

病机分析：血虚津少，不能滋润肠道，以致大便干结。血虚不能上荣，故面色无华。血虚心无所养，故心慌心悸；血虚不能滋养清窍，故头晕目眩。唇舌淡，脉细弱为阴血不足之征。

治疗方法：养血润燥。

代表方药：润肠丸（《脾胃论》）。大黄（后下）6g，当归15g，羌活6g，桃仁30g，火麻仁30g。

随症加减：倦怠、乏力者，加黄芪、麦冬、五味子益气养阴；大便干结者，加柏子仁、胡麻仁、肉苁蓉润肠通便；腹痛便涩者，加白芍、炙甘草柔肝止痛。

二十四、肾阴亏虚证

症状表现：大便干结，腰膝酸软，心烦少眠，潮热盗汗，口干少津，舌质红，少苔，脉细数。

病机分析：真阴不足，肠道失润，故大便干结；阴虚火旺，灼伤阴津，故口干少津；虚火上炎，故潮热盗汗；虚火扰心，故心烦不寐；舌红苔少，脉细数，均为阴虚之征。

治疗方法：滋阴补肾，润肠通便。

代表方药：左归丸（《景岳全书》）。熟地黄18g，山药15g，山茱萸12g，枸杞子12g，菟丝子12g，牛膝9g，鹿角胶9g，龟板胶9g。

随症加减：舌苔厚腻者，去鹿角胶、龟板胶以防滋腻滞湿；口干口渴者，加麦冬、玄参、生地黄养阴润肠；大便燥结，加芒硝、肉苁蓉、火麻仁、黑芝麻润肠通便；腹胀腹痛者，加枳实、厚朴调气消胀。

【其他疗法】

一、中成药

1. 麻仁丸

药物组成：火麻仁、苦杏仁、大黄、枳实、厚朴、炒白芍。

功能主治：润肠通便。用于肠热津亏所致便秘，症见大便干结难下、腹部胀满不舒；以及习惯性便秘见上述证候者。

用法用量：口服，水蜜丸一次6g，小蜜丸一次9g，大蜜丸一次1丸，一日1～2次。

2. 一清胶囊

药物组成：黄连、大黄、黄芩。

功能主治：清热泻火解毒，化瘀凉血止血。用于火毒血热所致的身热烦躁、目赤口疮、咽喉牙龈肿痛、大便秘结；以及咽炎、扁桃体炎、牙龈炎见上述证候者。

用法用量：开水冲服，一次5g，一日3～4次。

3. 通便灵胶囊

药物组成：番泻叶、当归、肉苁蓉。内容物为颗粒时，辅料为：淀粉。

功能主治：泄热导滞，润肠通便。用于热结便秘，长期卧床便秘，一时性腹胀便秘，老年习惯性便秘者。

用法用量：口服。一次5～6粒，一日1次。

4. 四磨汤口服液

药物组成：木香、枳壳、槟榔、乌药。

功能主治：顺气降逆，消积止痛。用于中老年气滞、食积证，症见脘腹胀满、腹痛、便秘以及腹部手术后促进胃肠功能恢复者；婴幼儿乳食内滞证，症见腹胀、腹痛、啼哭不安、厌食纳差、腹泻或便秘者。

用法用量：口服，成人一次 20mL，一日 3 次；幼儿一次 10mL，一日 3 次。

5. 六味安消胶囊

药物组成：藏木香、大黄、山柰、煅北寒水石、诃子、碱花。

功能主治：和胃健脾，导滞消积，行血止痛。用于饮食积滞，胃痛胀满，消化不良，便秘，痛经者。

用法用量：口服，一次 3~6 粒，一日 2~3 次。

6. 润肠通秘茶

药物组成：黄芪、陈皮、当归、肉苁蓉、火麻仁、蜂蜜。

功能主治：益气养血，润肠通便。用于气血两虚型便秘的症状缓解者。

用法用量：口服，一次 1~2 袋，一日 3~4 次，开水浸泡 20 分钟后服用。

7. 芪蓉润肠口服液

药物组成：黄芪、肉苁蓉、生白术、太子参、地黄、玄参、麦冬、当归、黄精、桑椹、黑芝麻、火麻仁、郁李仁、枳壳、蜂蜜。

功能主治：益气养阴，健脾滋肾，润肠通便。用于气阴两虚，脾肾不足，大肠失于濡润而致便秘者。

用法用量：口服，一次 20mL，一日 3 次。

二、单方验方

1. 单方

（1）紫菀 30g 研末开水冲服，或用紫菀 12g 煎成浓汁服用，温服，一日 1 剂。功能润肺下气。用于咳喘无力、老年气虚便秘，属肺津不足者。辅助用于其他证型便秘者。

（2）生白术 50g，加水 180mL，煎煮 40 分钟，然后用纱布过滤取汁，加蜂蜜 60g，充分摇匀，一日内服完，一日 1 剂。功能健脾益气。用于气虚便秘者。

（3）黑芝麻焙熟研细末 10~20g，以适量蜂蜜制成膏剂，兑开水（温凉均可）200~300mL 调成糊状口服。一日 1 剂。功能补肝肾，润五脏，生津润肠。用于肠燥便秘者。

（4）桑椹 50g，加入适量蜂蜜配成 250mL 浸泡代茶饮，一日 1 次。功能补血滋阴，生津润燥。用于心肾不交或习惯性便秘者。

（5）槟榔 10~20g 为末，温开水冲服，一日 1 次。功能杀虫消积，降气行水。用于肠胃有湿，大便秘涩者。

（6）连翘 15~30g，煎沸当茶饮，一日 1 剂。功能清热解毒，消肿散结。用于手术后便秘、妇女（妊期、经期、产后）便秘、外伤后（颅脑损伤、腰椎骨折、截瘫）

便秘、高血压便秘、习惯性便秘、老年无力性便秘、脑血管病便秘及癌症便秘者。

（7）芦根 50g，煎沸调入适量蜂蜜，每次 30mL，一日 3 次，饭前服。功能清热生津。用于津伤肠燥或顽固性便秘者。

（8）蜂蜜 15~30mL，温水冲服，一日 1 次。功能补中润燥。

2. 验方

（1）温润汤：熟地黄 30g，巴戟肉 10g，肉苁蓉 10g，胡桃肉 10g，蜂蜜 1 匙。一日 2 次，一次 1 剂，早晚口服。功能温阳润便。用于肾虚冷秘者。

（2）清化饮：茵陈 9g，白扁豆 12g，黄连 3g，白豆蔻 4.5g，薏苡仁 30g，赤芍 9g，槟榔 12g。一日 2 次，一次 1 剂，早晚口服。功能清热化湿。用于湿热型便秘者。

（3）健脾润肠方：玄参 30g，生白术 30g，茯苓 10g，火麻仁 20g，全瓜蒌 20g，枳实 20g，莱菔子 20g，炙甘草 5g。一日 2 次，一次 1 剂，早晚口服。功能补气健脾，润肠通便。用于气阴两虚型便秘者。

（4）开魄汤：柴胡 15g，黄芩 12g，生大黄 1.5g，升麻 6g，当归 9g，射干 15g，黄柏 12g，桃仁 12g，甘草 6g。一日 2 次，一次 1 剂，早晚口服。功能清热活络。用于肛门炎症、痔疮、肛瘘所致的实热血瘀型便秘者。

三、外治疗法

1. 推拿

（1）手法：①先按揉中脘、天枢、大横，每穴 1 分钟，然后以顺时针方向摩腹 7~8 分钟，而后斜推小腹两侧 3~5 次。②在脊部两侧膀胱经腧穴，从肝俞推至腰骶往返 5~7 遍，然后按揉肾俞、大肠俞、八髎、长强。③按揉足三里、三阴交，以酸胀为度，每日按摩 3~5 次。

（2）方法：患者仰卧，医者在其腹部推拿，先由上腹而下平摩几遍，继在脐部及其周围用单手掌顺摩、逆摩的方法分别摩动，掌下触及腹腔内有硬物时，摩动要缓慢柔和，揉摩时间要长，腹内变软后，摩动可略快，接着用双手掌在脐周做接力绕圈的摩动若干遍。一点一点地慢慢加力，使肠壁内津液润通，促进肠内粪物排出。每日按摩 1~2 次，每次 10~30 分钟。

2. 膏药

对于便秘而致肛裂的患者，肛裂早期患者，可用生肌散、九华膏或生肌五红膏外搽；陈旧性肛裂患者，可先外用七三丹或红升丹化腐，再用肿意膏消炎，生肌散生肌，皮黏散收口。

3. 坐浴

对于大便黏腻，排便不尽感，里急后重明显，肛门湿浊、瘙痒等为表现的湿热型便秘，可选用四妙汤（黄柏 15g，苍术 15g，薏苡仁 15g，牛膝 15g）坐浴；对于患有肛裂、痔疮而出现排便疼痛、便血者，可选用苦参汤（苦参 40g，蛇床子 40g，白芷 15g，金银花 15g，野菊花 15g，黄柏 15g，地肤子 15g，菖蒲 30g，枯矾 10g，皮硝 30g，花椒 15g），趁热先熏洗后坐浴，以消肿止痛、凉血止血。

4. 足疗

足部反射区：肾、输尿管、膀胱、肺、胃、小肠、升结肠、横结肠、降结肠、直肠等。每次按摩30~40分钟，每日1次，15~20天为1个疗程。其按摩方法：①依次用食指扣拳法，顶压肾、膀胱反射区，各50次，按摩力度以局部腹痛为宜。②用拇指指腹推压法，推按输尿管反射区50次。③用拇指指腹推压法，推按肺反射区50次。④用食指扣拳法，顶压胃、小肠反射区各50次。⑤由足跟向足趾方向用拇指指腹推按结肠反射区，从右向左推按横结肠反射区，从足趾向足跟方向推按降结肠反射区，从足侧向足内侧推按直肠反射区，各50次。

5. 灌肠

常用药物：实证者，可选大黄、芒硝；虚证者，可选用当归、桃仁、火麻仁等。也可在辨证基础上，选用中药复方煎剂灌肠。操作方法：将药物加沸水150~200mL，浸泡10分钟（含芒硝者搅拌至完全溶解）去渣，药液温度控制在40℃，灌肠。患者取左侧卧位，暴露臀部，将肛管插入10~15cm后徐徐注入药液，保留30分钟后，排出大便。如无效，间隔3~4小时重复灌肠。

6. 塞肛

可选用自制蜜煎导、痔疮栓等外用栓剂塞肛，每日1次。蜜煎导制作方法：选择优蜜30mL左右，放于锅中，小火熬制，熬制过程中，不断地搅拌，至蜜浓稠结块，停火稍冷却至蜜凝，用手搓成长约2cm，直径1cm子弹状丸药，放置于冰箱内冷藏。用时用1粒塞肛，可外涂橄榄油、茶油等润滑。

四、针灸疗法

1. 体针

取大肠的背俞穴、募穴及下合穴为主穴，如天枢、大肠俞、上巨虚、支沟、照海、下髎。热秘配合谷、腹结；气秘配中脘、太冲；冷秘配关元、神阙；气虚秘配关元、脾俞；血虚秘配足三里、三阴交；湿秘配阴陵泉、丰隆；风秘配风池、曲池。冷秘、虚秘可加用灸法。

2. 耳针

取大肠、直肠、交感、皮质下。每次选用3~5穴，留针30分钟，或用电针、埋针。

3. 穴位注射

取大肠俞、上巨虚。选用生理盐水或维生素 B_6、维生素 B_{12} 注射液，每次1~2穴，每穴1~2mL。

五、药膳疗法

1. 太子参山萸粥

将山茱萸25g洗净去皮，切片，与太子参15g及淘净的粳米30g同煮成稠粥，加入白糖10g即成，早晚两餐分食，用于气虚及气阴虚型便秘者。

2. 肉苁蓉锁阳汤

将肉苁蓉 30g，锁阳 20g 水煎去渣取汁，放入核桃仁 50g，粳米 100g 共煮粥。待熟时，加蜂蜜适量调味，一日剂，早晚分服。用于阳虚便秘者。

3. 山楂核桃饮

核桃仁、山楂各 2 个，加冰糖适量，放碗内隔水蒸，顿服。每晚睡前温服。用于腹痛、舌黯、大便色黑的血瘀型便秘者。

4. 枳实麻仁饮

枳实 10g，火麻仁 30g，餐前水煎分服，每天 1 剂。用于肝脾气滞导致的便秘者。

5. 番泻叶茶

番泻叶 3~6g，沸水泡茶，于上午饮用。用于胃肠积热型便秘者，但不可多服、久服。

【预防调护】

一、饮食注意

勿过食辛辣厚味或饮酒无度。注意饮食的调理，合理膳食，以清淡为主，多吃粗纤维的食物，如各种蔬菜、水果、五谷杂粮、蜂蜜、酸奶、香蕉、西瓜等。每日保证足够的水量，每天早、晚空腹喝温开水一杯助于通便，便秘患者每天饮水 2000~3000mL。可采用食饵疗法，如黑芝麻、胡桃肉、松子仁等份研细，稍加白蜜冲服，对阴血不足之便秘颇有功效。

二、生活注意

养成定时排便的习惯，定时（早晨）排便，不拖延时间，逐渐形成特有的动力和条件反射。保持心情舒畅，给予正确的心理疏导，缓解心理压力，做好患者及家属关于便秘的健康宣教，缓解抑郁及焦虑的负面情绪。适当的功能锻炼，坚持每日散步，并在睡前进行下蹲运动，有利于胃肠功能的改善，同时也能改变情绪。向患者及家属解释长期用泻药的危害性。长期用泻药，易产生依赖性，导致肠蠕动反应降低，并使肠道失去张力，自主排便减弱，造成患者更为严重的便秘，不利于患者康复。

【名医经验】

一、李乾构

1. 学术观点

（1）病机认识：便秘是多种因素引起的，如素体阳盛、饮食过于肥甘厚味和饮酒而致肠道湿热，日久阴津耗伤，脏腑失于濡养，大便干结形成便秘；情志不遂，或平素不注意运动，导致气机运行不畅，肠道通降失司，导致传导不畅，粪便难下；平素过于劳累，导致气虚，或大病之后，气血不足，气虚则脏腑功能低下，传导无力，血虚则肠道失于濡养，无液行舟，两者均使大便艰涩难下；年老体衰或素体阳虚，而致脏腑虚寒，受化传导失常，引起排便艰难。其认为便秘病位虽在大肠，但是发病与肝、脾、肾关系密切。病机为传导失常，腑气不通。治疗适合采取通下的方法，但是要配合补气、养血、健脾、疏肝理气、温肾散寒等方法。

（2）治法心得：李老临床治疗便秘，把握"胃气宜降不宜升，大肠宜润不宜燥"的治疗原则，临床主要按主症与次症辨证论治的方法，分七型辨治便秘：通腑泄热法，应用清热通便方（生大黄10g，芒硝10g，枳实10g，厚朴10g，黄芩10g，黄连5g，蒲公英20g，连翘15g）；疏肝通便法，应用疏肝通便方（柴胡10g，白芍20g，枳实10g，炙甘草5g，郁金10g，香附10g，莱菔子30g，虎杖20g）；益气通便法，应用补气通便方（玄参30g，生白术30g，茯苓10g，炙甘草5g，生黄芪30g，全瓜蒌20g，紫菀10g，蜂蜜30g）；养血通便法，应用养血通便方（当归15g，生白术30g，生地黄30g，玉竹20g，生黄芪30g，生首乌20g，草决明20g）；润肠通便法，应用润肠通便方（火麻仁20g，郁李仁20g，柏子仁20g，瓜蒌20g，杏仁10g，桃仁10g，炒莱菔子30g，玄明粉5g）；增液通便法，应用增液通便方（玄参30g，麦冬15g，生地黄20g，桑椹15g，肉苁蓉20g，知母10g，黄柏10g）；温阳通便法，应用温阳通便方（党参15g，生白术30g，干姜10g，炙甘草10g，黑附片5g，桂枝10g，肉苁蓉30g，草决明15g）。

2. 经典医案

王某，女，53岁，干部。

首诊：2002年6月4日。

主诉：便秘20余年。

现病史：患者便秘20余年，大便如球状，排出不畅，每3~4天一次；伴有乏力，胃部隐痛怕冷，腹胀，午后明显。曾服麻仁润肠丸、排毒养颜胶囊等药，但效果不显。查体：肠鸣音减弱，余无特殊。实验室检查：结肠镜示全结肠检查无异常病变。舌淡，苔薄黄，脉沉细。

临证思路：因久病或年老体弱，中气虚弱而导致便秘。以补为通，塞因塞用。以调补中焦为主，兼以疏通气机。

选方用药：玄参30g，生白术30g，茯苓15g，炙甘草6g，生黄芪30g，火麻仁30g，肉苁蓉20g，瓜蒌20g，芒硝5g，枳实10g，厚朴10g。水煎服，共12剂。

用药分析：黄芪、生白术、茯苓、炙甘草补气建中，以补为通，塞因塞用。加枳实、瓜蒌行气通便，选玄参、火麻仁、肉苁蓉取增液汤之意。

二诊：服药后症状较前改善。

临证思路：前药效显，脾虚渐佳，转润肠通便，维持善后。并嘱患者注意生活规律，多吃高纤维食物，坚持身体锻炼。经过前方治疗，脾虚改善，后续遵此法，选麻仁丸润肠通便。随访3个月病未复发。

二、李振华

1. 学术观点

（1）病机认识：李老认为便秘的基本病变虽然属于大肠传导失常，但同时与脾、胃、肺、肝、肾密切相关。若脾胃虚弱，运化无力，化源不足，至气血两亏，使大肠传送无力或津枯肠道失润，则大便坚涩难下。肺与大肠相表里，肺的宣发肃降功能促使大肠传化糟粕，可助大肠浊气下行。肺气虚弱，则气机升降失常，无力推运，则生便秘；肺为水之上源，肺失宣降，水液不行，肠道干枯，失于濡养则大便难。大肠的降浊功能需要肝的疏泄功能，若肝失条达，气机不畅，大肠传导失职则大便秘结；若肝阴血不足，无力濡养大肠，导致肠道失润干枯则便干难解。肾阳的温煦、气化，有助于大肠的传导功能；肾阴肾阳互根互用，因此肾阴不足也可导致便秘。阳气虚衰，阴寒内生，肠道传输无力则大便难出；阴津不足，肠道干枯，无水行舟，则成便秘。因此，大肠正常的传导功能有赖于脾、肺、肾的相互协同，密切配合，若打破这一平衡，则易生大便秘结之变。

（2）治法心得：李老认为功能性便秘的发病往往与情志、饮食偏嗜、生活习惯等密切相关。因此在治病同时，要调畅情志，起居有节，饮食适宜，养成定时如厕的好习惯。对于便秘治疗，以健脾养胃为首要治则，使中气得以斡旋，肠道得润，则大便自通，临证重用生白术。通便不忘理肺，所谓"开上窍以通下窍""开天气以通地气""下病治上，腑病治脏"，重视脾、肺、肝、肾与大肠之间的密切联系，维持各脏腑的平衡状态，根据阴阳气血的偏重寓通于补。便秘之证虽可单一出现，但多见虚实夹杂之候，临证时切忌单纯通下，应随病情的变化而选用温下、寒下、润下等法。温下法适用于里实证兼下焦阳虚证，可祛邪不伤阳气，又避免温热之性助热伤津，加重便秘。寒下法宜应用于胃肠积热之便秘，兼有气滞、气虚、血虚等者，分别配伍理气、益气、养血等药味，以求标本兼顾，攻补兼施。润下法适用于肠燥津亏便秘，以增水行舟，多用于年老体衰或禀赋不足，尚可见津血亏虚之象，配以益气、滋阴、养血之品。

2. 经典医案

医案一 杨某，男，60岁。

首诊：2011年11月10日。

主诉：便秘2年余。

现病史：平素间断使用开塞露以帮助排便，大便每日一行，便质干结如球状，排气费力，肢倦乏力，右下腹隐痛，纳食尚可，舌质红，苔薄净，脉弦细。

临证思路：根据患者四诊情况，辨为气阴两虚。气虚则推动乏力，阴虚则肠道津亏，以致大便秘结，排便困难。

选方用药：生地黄30g，玄参30g，麦冬20g，生白术30g，枳实15g，生首乌15g，当归15g，决明子30g，火麻仁20g，郁李仁10g，苦杏仁10g，莱菔子10g。水煎服，共7剂。

用药分析：本案重用生白术以"利腰脐间血"，且与枳实相伍先补其虚，后行其滞；玄参、麦冬、生地黄养阴润燥，以增水行舟；首乌、当归养血濡养肠道；决明子、火麻仁、郁李仁、苦杏仁润肠通便，苦杏仁与莱菔子皆能降肺气以通秘结，正所谓"开上窍以通下窍"。全方诸药配合，丝丝入扣。而后二诊时患者出现大便偏稀，右胁下疼痛等症状，改以疏肝健脾，理气止痛治之，证法相宜，经过巩固治疗，便秘情况得以缓解。

二诊：2011 年 11 月 17 日。

近来大便日一行，但为稀便；伴右胁下疼痛，连及后背，多发于进餐前后，眠差。舌质偏红苔薄白，脉细弱。

临证思路：患者出现大便偏稀、右胁下疼痛等症状，考虑脾虚肝乘，改以疏肝健脾、理气止痛治之。

选方用药：柴胡 10g，当归 10g，白芍 30g，茯苓 30g，生白术 15g，炮姜 10g，薄荷 10g，炙甘草 10g，山药 30g，陈皮 10g，防风 10g，延胡索 15g，郁金 10g，姜黄 10g，生龙骨 30g，生牡蛎 30g，太子参 30g。水煎服，共 7 剂。

用药分析：经过前方治疗，大便不干反稀，提示阴虚减轻，药偏寒凉。此时病机已变，目前以胁痛为主，此为肝郁，大便反溏，此为脾虚，辨证为脾虚肝乘，选柴胡、龙骨、牡蛎、薄荷、郁金、姜黄疏肝敛肝舒络，白芍、白术、防风、陈皮为痛泻要方柔肝止泻，太子参、山药、炮姜益气健脾。

三诊：2011 年 11 月 24 日。

患者大便日一行，较前成形，乏力感减轻，右胁下疼痛减轻，睡眠有所好转，饮食正常，舌红苔薄白，脉细弱。药已中的，守前法。上方加黄芪 30g。共 7 剂。

用药分析：经过上方治疗，症状改善，但仍有乏力、脉细弱，提示补气力度不够，加黄芪健脾补气。

患者复诊时排便正常，胁痛消失，服用此方巩固疗效，随访未见不适。

医案二 陈某，男，74 岁。

首诊：2012 年 1 月 9 日。

主诉：便秘 10 余年。

现病史：大便日一行，排便无力，大便头硬结；无腹痛、腹胀，腰膝酸软，头晕目眩，饮食尚可。舌红苔白，脉沉细无力。

临证思路：患者素体气血不足，肝肾亏虚，则肠道失濡，传导失司。治当益气养血，补益肝肾，润肠通便。

选方用药：黄芪 30g，枳实 15g，太子参 30g，生地黄 20g，熟地黄 20g，生首乌 30g，肉苁蓉 10g，当归 10g，桑椹 10g，升麻 10g，苦杏仁 10g，火麻仁 30g，玄参 15g。水煎服，共 7 剂。

用药分析：老年人便秘多属虚秘，以益气养血、补益肝肾、润肠通便治疗。该案重用黄芪、太子参以补脾肺之气；生地黄、玄参养阴润燥；当归、熟地黄养血通便；首乌、肉苁蓉、桑椹以补益肝肾，滋阴增液；苦杏仁、火麻仁为润肠通便常用之品；枳实破气消积导滞；升麻清宣升阳，清阳得升，浊阴自降，与枳实共奏升降气机之功。

二诊：2012 年 1 月 16 日。

近来大便稍干，呈球状，排便尚通畅，日一行；腰膝酸软、头晕目眩症状减轻，余无不适。舌淡红，苔薄白，脉沉细。大便干结，提示滋阴润肠力度不够，加重滋阴养血润肠力度。上方生地黄、肉苁蓉、当归各改为 30g；加生白术 30g，阿胶珠 15g，麦冬 15g，焦槟榔 10g，白芍 30g，炒栀子 10g，决明子 30g，生甘草 15g。

用药分析：服药后上症改善，药已中的，然仍有大便干结，提示滋阴润肠力度不够，故加重生地黄、当归、肉苁蓉用量；并加用白术益气健脾以通便，麦冬、白芍、阿胶、决明子养阴润肠，加炒栀子清热，槟榔调气通腑。

患者后以 2012 年 1 月 9 日方为基础加减坚持服用月余，复诊时大便每日一行，无排便费力的情况，大便较前变软，腰膝酸软、头晕目眩基本缓解。

随访至今，大便基本保持正常。

医案三 黄某，女，40 岁。

首诊：2012 年 2 月 18 日。

主诉：便秘 5 年。

现病史：平素依赖西药果导片或中成药牛黄解毒片、上清丸、麻仁丸等维持排便。不用药则数天不排便，腹部胀满，纳食较差，面色萎黄，神疲乏力，舌淡苔薄白，脉沉细。

临证思路：患者便秘缠绵不愈，主要责之久用泻下之剂，损伤脾胃，治在中焦，以补为通。

选方用药：党参 15g，生白术 45g，干姜 10g，枳实 15g，葛根 10g，炙甘草 6g。水煎服，共 7 剂。

用药分析：方中党参益气养胃；干姜辛温，鼓舞参术之健运；行甘草之迁缓，益胃醒脾，又鼓舞中气。方中取枳术丸之意：重用生白术滋脾液、健脾运，配伍枳实既能补中行滞，又有降中寓升之意，使健脾助运之功大增；加葛根升阳生津与枳实升降相因，更有利于清升浊降。此乃补中求通、塞因塞用之法，以收获全效。

二诊：服后胀满好转，大便每日 1 次，纳食增加。效不更方。继服上方。

三诊：腹胀消失，大便每日一行。效不更方，病情渐佳，减生白术量为 30g，守方治疗。

用药分析：腹胀消失，大便得通，脾气渐复，减少健脾通便之白术用量。

四诊：大便每日 1 次，诸症全除，面转红润。继续健脾，给予香砂六君子汤。

随访未见复发。

三、颜正华

1. 学术观点

（1）病机认识：颜老治疗便秘多从热结、气滞、冷积、气虚、血虚、阴虚、阳虚等方面辨证施治。便秘的内因包括饮食失节、情志失调和年老体弱等，外因即感受外邪所致。从病因病机而言，燥热瘀结于肠胃者，属热秘；气机壅滞者，属气秘；气血亏虚者，为虚秘；寒邪积滞者，为冷秘。四者之中又以虚实为纲，热秘、气秘、冷秘属实，阴阳气血不足者属虚。

（2）治法心得：颜老认为，临证治便秘不能唯以克伐为用，应以调节脏腑功能，调动机体内在因素为要，故喜用药力平和之品，常选用决明子、何首乌、瓜蒌仁、黑芝麻、火麻仁、肉苁蓉、当归等。对于中气不足，肠道推动无力；或年老体弱，气血虚衰而大便难下者，常重用一味生白术，以补益中州，健脾运肠。生白术用量一般从15g 开始，也可视病情用 30～60g，以大便通畅不溏为度；若大便偏稀者，易生白术为炒白术，以增强健脾化湿之功。对大便秘结时间较长，湿热证明显者，或泻下轻剂难取效，而患者又无虚象者，常选用泻下攻积法治疗。在应用大黄时，必从小量开始；如效果不显，再加大剂量，首方中大黄一般用 3～6g，不效则增量，以大便每天 4～5次为限，超过则减量。

2. 经典医案

医案一 某患者，女，74 岁。

首诊：2009 年 6 月 20 日。

主诉：便秘 2 年余。

现病史：便秘难解，解不净，2～3 日一行。多梦，偶有心慌，纳可，余正常。舌下青紫，舌黯苔黄腻，脉沉弦。

临证思路：患者年过七旬，精血亏虚，润肠之力减弱；湿阻气滞，运化失灵，大便难解。治疗应当主以补精血、润肠燥，兼以化湿行气。

选方用药：全瓜蒌 30g，薤白 12g，丹参 20g，陈皮 10g，生何首乌 15g，火麻仁15g，郁李仁 15g，当归 12g，决明子 30g，黑芝麻 30g，蜂蜜（冲服）30g，白蔻仁 5g，枳实 6g，枳壳 6g。水煎服，共 14 剂。

用药分析：本案方中选用全瓜蒌、生何首乌、火麻仁、郁李仁、当归、决明子、生黑芝麻、蜂蜜以润肠通便，其中当归、生黑芝麻、蜂蜜又具补养精血、益气之功；薤白、陈皮、白蔻仁、枳壳、枳实理气以行大肠气滞，促进胃肠蠕动；全瓜蒌、白蔻仁、决明子兼有化痰湿，清热之效；针对舌下青紫，用丹参凉血活血，以促血行，其清心安神又可兼顾多梦。诸药合用，收效显著。

二诊：2009 年 7 月 4 日。

大便仍难解，每日 1 次，打嗝，偶反酸。晨起口苦，小便有异味。舌黯，苔黄腻，脉沉弦。提示中焦湿滞，辅以化湿行气之品。加佩兰 10g。共 14 剂。

用药分析：经过治疗，大便频次改善，药已中的，故宗原法原方，舌苔黄腻未见改善，加佩兰加强化湿。

医案二 某患者，女，20 岁。

首诊：2009 年 9 月 12 日。

主诉：便秘 2 年，腹胀半月。

现病史：便秘 2 年，4～5 日一行。腹胀半月，打嗝，恶心，口腔异味，纳眠可，小便正常。末次月经 2009 年 9 月 5 日，平时经期提前推后不准，经量正常。舌红苔黄腻，脉弦细。

临证思路：患者为年轻女性，腹胀为主，提示气滞；打嗝、恶心、口腔异味、苔黄腻，均提示脾虚热盛，以健脾行气、清热润肠为法治疗。

选方用药：生白术 30g，炒枳壳 10g，全瓜蒌 30g，当归 12g，决明子 30g，生何首乌 30g，郁李仁 15g，白芍 15g，火麻仁 15g，益母草 30g，甘草 5g。水煎服，共 7 剂。

用药分析：本案证属脾虚气滞，阴亏肠燥。治以健脾行气，清热润肠。方中全瓜蒌、决明子、生何首乌、郁李仁、火麻仁均为润肠通便之品；用生白术补气健脾，合当归、白芍滋阴养血；配炒枳壳下气宽肠，补虚行滞，以促排便。益母草活血调经，针对月经不调而设，甘草调和药性。

二诊：2009 年 9 月 19 日。

服药后大便基本正常，二日一行，腹胀，舌下青紫，边有齿痕，舌红苔黄腻，脉弦细。药后症减，提示药症合拍，维持原法不变。患者病在气血，主症既缓，兼辅调经，患者月经既往前后不定期，今见舌下青紫，加予行气活血，清热养阴调经药物。上方加赤芍、白芍各 15g，丹参 15g，香附 10g，生地黄 15g。共 7 剂。

用药分析：患者舌下青紫，提示瘀血明显，故加赤芍、丹参、生地黄、香附行气活血。

经过上药调理半月，诸症尽释。

医案三 某患者，男，68 岁。

首诊：2009 年 11 月 25 日。

主诉：便秘 1 年。

现病史：便秘 1 年，大便干燥，2～3 日 1 次，服润肠药可下。腹胀，纳呆，口干，小便、眠可。舌黯，苔灰白腻而干，脉弦。

临证思路：患者年近古稀，脾胃虚弱，气血不足，推动无力，失于濡润，故见便秘。治用平和润肠，不得苦寒攻伐，以伤正气。

选方用药：生白术 20g，当归 15g，生何首乌 15g，决明子 30g，枳实 10g，柏子仁 15g，郁李仁 15g，槟榔 12g，全瓜蒌 30g，陈皮 10g，桃仁 10g，丹参 15g，藿香 10g。水煎服，共 7 剂。

用药分析：本案患者年老病久，脾胃虚弱，气血不足，大便推动无力。治以补为主。方中生白术补气健脾润肠，当归养血润肠通便，合生何首乌、决明子、柏子仁、郁李仁、全瓜蒌、桃仁润肠通便；配槟榔、陈皮、枳实行气消积导滞，促进排便。舌黯苔灰白腻，说明有瘀、有湿，用丹参凉血活血，藿香芳香化湿。

二诊：2009 年 12 月 2 日。

大便干减轻，现已软，1～2 日 1 次，偶有腹胀；纳眠可，小便调。舌黯红，苔薄白腻，脉弦。药证合拍，症增腹胀，舌仍白腻，当以扶脾建中，化湿调气。上方去槟榔、枳实、丹参；改生白术为 30g，加枳壳 10g，藿香 10g，砂仁 3g。共 7 剂。

用药分析：二诊便秘减轻，偶有腹胀，故去行气消积力强之槟榔、枳实，改用力缓之枳壳，并减凉血活血之丹参；针对腹胀，加行气化湿之藿香、砂仁。诸药合用，病证痊愈。

（骆云丰）

参考文献

［1］Chu Huikuan, Zhong Likun, Li Hai, et al. Epidemiology characteristics of constipation for general population, pediatric population and elderly population in China ［J］. Gastroenterology Research and Practice, 2014 (2014): 532734.

［2］中华医学会消化病学分会胃肠动力学组，中华医学会外科学分会结直肠肛门外科学组．中国慢性便秘诊治指南［J］．中华消化杂志，2013，33（5）：291 –297.

［3］尉秀清，陈旻湖．广州市居民功能性便秘流行病学调查［J］．胃肠病学和肝病学杂志，2001，10（2）：150 –155.

［4］熊理守，陈旻湖，陈惠新．广东省社区人群慢性便秘的流行病学研究［J］．中华消化杂志，2004，24（8）：448 –449.

［5］郭晓峰，柯美云，潘国宗，等．北京地区成人慢性便秘整群、分层、随机流行病学调查及相关因素分析［J］．中华消化杂志，2002，22（10）：637 –638.

［6］刘智勇，杨关根，沈忠，等．杭州市城区便秘流行病学调查［J］．中华消化杂志，2004，24（7）：435 –436.

［7］张锋利，李平．功能性便秘的中医临床研究现状及思路［J］．环球中药，2008，1（5）：56 –57.

［8］董佳容，曹振东，毛旭明．便秘古代中医文献研究［J］．山东中医药大学学报，2012，36（3）：229 –231.

［9］中国中西医结合学会消化系统疾病专业委员会．慢性功能性便秘中西医结合诊疗共识意见（2017年）［J］．中国中西医结合消化杂志，2018，26（1）：18 –26.

［10］中华中医药学会脾胃病分会．便秘中医诊疗专家共识意见（2017）［J］．中医杂志，2017，58（15）：1345 –1349.

［11］Lewis S J, Heaton K W. Stool form scale as a useful guide to intestinal transit time. Scand J Gastroenterol, 1997, 32（9）：920 –924.

［12］骆云丰．谈湿秘湿热秘［J］．新中医，2016（9）：1 –2.

［13］李克绍．脾胃病漫话风秘（九）［J］．山东中医杂志，1983（3）：43 –45.

［14］刘沛然．连翘治疗便秘有效［J］．山东中医杂志，1985（5）：44.

［15］李烨，梁华．紫菀滋肾利二便作用探析［J］．上海中医药杂志，2017，51（12）：65 –66.

［16］翁明翰，陈珠．桑椹对老年便秘及睡眠障碍的疗效观察［J］．中医杂志，1988（11）：40.

［17］蒋健．单味白术治便秘［N］．中国中医药报，2015 –07 –27（005）.

［18］刘晓华，王玉芹，马慧萍．单味中药治疗老年习惯性便秘［J］．中国民间疗法，2008（2）：60.

［19］陆琴琴．黑芝麻拌蜂蜜预防脑卒中后便秘的疗效观察［J］．内蒙古中医药，2013，32（1）：170 –171.

［20］汪兆云．习惯性便秘的辨证饮食疗法［J］．社区医学杂志，2010，8（12）：49 –50.

［21］王凤霞，姜淑霞．便秘的预防及饮食调护［J］．中国医药导报，2008（13）：151 –152.

［22］丛爱丽，杨涛．治疗便秘验方［J］．中国民间疗法，2012，20（3）：41.

［23］张恒君．便秘的验方治疗［J］．中国民间疗法，2016，24（4）：95.

[24] 张勇．李乾构治疗便秘经验举隅［J］．中国中西医结合消化杂志，2011，19（6）：402.

[25] 牛学恩，李振华，高希言．便秘新治［J］．中国中医基础医学杂志，2012，18（5）：539－540.

[26] 吴嘉瑞，张冰．国医大师颜正华教授诊疗便秘临证经验探析［J］．中华中医药杂志，2012，27（7）：1835.

[27] 张仲景．伤寒论［M］．北京：人民卫生出版社，2005.

[28] 张仲景．金匮要略［M］．北京：人民卫生出版社，2005.

[29] 孙思邈．备急千金要方校释［M］．北京：人民卫生出版社，2014.

[30] 赵佶．圣济总录校注［M］．上海：上海科学技术出版社，2016.

[31] 李东垣．内外伤辨惑论［M］．北京：人民卫生出版社，2005.

[32] 李东垣．脾胃论［M］．北京：人民卫生出版社，2005.

[33] 张景岳．景岳全书［M］．北京：人民卫生出版社，2007.

[34] 陈士铎．石室秘录［M］．北京：人民卫生出版社，2006.

[35] 尤怡．金匮翼［M］．北京：中国中医药出版社，1999.

[36] 吴鞠通．温病条辨［M］．北京：人民卫生出版社，2005.

[37] 王清任．医林改错［M］．上海：上海科学技术出版社，2005.

[38] 沈金鳌．沈氏尊生书［M］．北京：中国中医药出版社，1999.

[39] 张伯臾．中医内科学［M］．上海：上海科学技术出版社，1985.

[40] 王永炎．中医内科学［M］．上海：上海科学技术出版社，1997.

[41] 周仲瑛．中医内科学［M］．北京：中国中医药出版社，2007.

[42] 张伯礼，吴勉华．中医内科学［M］．北京：中国中医药出版社，2017.

[43] 杨春波，黄可成，王大仁．现代中医消化病学［M］．福州：福建科学技术出版社，2007.

[44] 李振华．中医脾胃病学［M］．北京：科学出版社，2017.

[45] 李乾构．实用中医消化病学［M］．北京：人民卫生出版社，2004.

[46] 危北海，张万岱，陈治水．中西医结合消化病学［M］．北京：人民卫生出版社，2003.

[47] 刘清泉，信彬．李乾构十三法治脾胃病［M］．北京：北京科学技术出版社，2016.

[48] 俞尚德．俞氏中医消化病学［M］．北京：中国医药科技出版社，2003.

[49] 吴雄志．中医脾胃病学［M］．北京：中医古籍出版社，2001.

[50] 邢斌．半日临证半日读书［M］．北京：中国中医药出版社，2012.

[51] 朱进忠．中医临证经验与方法［M］．北京：人民卫生出版社，2005.

[52] 王付．伤寒杂病论症状鉴别与治疗［M］．北京：人民卫生出版社，2005.

[53] 吴嘉瑞，张冰．国医大师颜正华临床经验实录［M］．北京：中国医药科技出版社，2011.

第二章 中医血证疾病

脾的生理功能主统血，即统摄血液在经脉之中流行，防止逸出脉外的功能。《难经·四十二难》说："脾裹血，温五脏。"因脾为气血生化之源，脾统血的实质其实是气的固摄作用。如沈目南《金匮要略编注》说："五脏六腑之血，全赖脾气统摄。"肝的生理功能主藏血，指肝具有贮藏一定数量血液的作用。气的推动与固摄作用之间、温煦与凉润作用之间的协调平衡是保证血液正常运行的主要因素。气血相依，循环不息，气为血之帅，气行则血行，气止则血止。脾运化功能旺盛，肝疏泄功能正常，则化生气血充沛，脾气充盛，固摄作用强劲，血液也不会逸出脉外而致出血；反之，脾胃虚弱，脾失健运，肝失疏泄，则气血生化乏源，气血虚亏，气的固摄功能减退，脾不统血；或热邪灼伤胃肠脉络，瘀血阻络，血不循经，致血从肛门而出之便血，从口中而出之呕血。

第一节 吐血

吐血是指血从胃中经口吐出或呕出，血色多为咖啡色或黯紫色，常夹有食物残渣等胃内容物，并常伴有胃脘胁肋胀闷疼痛的病证，也称为"呕血"。本病主要涵盖了西医学中导致上消化道出血的疾病，其中以胃、十二指肠溃疡出血及肝硬化所致的食管、胃底静脉曲张破裂出血最多见，也见于食管炎、急慢性胃炎、胃癌、胃黏膜脱垂症和一些全身性疾病如血液病、尿毒症等引起的出血。

【源流】

吐血之名首见于汉代，《金匮要略·惊悸吐衄下血胸满瘀血病脉证治第十六》曰"吐血不止者，柏叶汤主之""心气不足，吐血、衄血，泻心汤主之"。早在《黄帝内经》中便有关于呕血的记载，《素问·厥论》说"太阳厥逆，僵仆呕血""阳明厥逆，咳喘身热，善惊衄，呕血"。《素问·举痛论》也有"怒则气逆，甚则呕血"的记载，提出了呕血与阴阳之气厥逆和肝气上逆、肝阳上亢有关。隋代巢元方在《诸病源候论·吐血候》中所言"夫吐血者，皆由大虚损及饮酒、劳损所致也""上焦有邪则伤诸脏，脏伤血下入于胃，胃得血则闷满气逆，气逆故吐血也"；又云"伤胃者，是饮食大饱之后，胃内冷，不能消化，则便烦闷，强呕吐之，所食之物与气共上冲蹙，因伤损胃口，便吐血，色鲜正赤是也"。首次提出了吐血的病位在胃，其病机为"因伤损胃口"，病因为饮食不节或劳倦损伤，或受他脏影响，导致胃络损伤，血随气逆而出。另外，《诸病源候论·呕血候》也明言："夫心者，主血；肝者，藏血。愁忧思虑则伤心，恚怒气逆，上而不下则伤肝。肝心二脏伤，故血流散不止，气逆则呕而出血。"指出了心、肝二脏与呕血的密切关系。

唐代孙思邈在《备急千金要方·吐血》篇中记载了 25 首治疗吐血的方剂，其中犀角地黄汤和生地黄汁、大黄末等著名方药仍为现今治疗吐血所广泛使用。严用和在《济生方·吐衄》中云"血之妄行也，未有不因热所发，盖血得热则淖溢，血气俱热，血随气上，乃吐衄也"，认为吐血衄血的病机为血热妄行，血随气上。金代刘完素也指出了热盛在吐血发病中的重要作用，如《河间六书·上溢》所言"心火热极，则血有余，热气上，甚则为血溢"，亦认为血因热迫，妄行于上而致吐血。而朱丹溪从"阳常有余，阴常不足"的理论阐述了吐血的病机为"阳盛阴虚，故血不得下行，因火炎上之势而上出"，提出了阴虚火旺所致出血的病机特点，并因此提出了"补阴抑火，使复其位"的治疗原则。张景岳在《景岳全书·血证》中则认为"血本阴精，不宜动也""血动之由，惟火惟气耳""盖动者多由于火，火盛则逼血妄行；损者多由于气，气伤则血无以存"，归纳了以火盛迫血妄行及气伤无力摄血为主要因素的吐血病机。同时，在治疗上更是提出了"惟补阴抑阳，则火清气降而血自静矣""但宜纯甘至静之品，以完固损伤，则营气自将宁谧，不待治血而自安矣"。

明代缪希雍在《先醒斋医学广笔记·吐血》中提出了著名的治吐血三要诀，即宜行血不宜止血、宜补肝不宜伐肝、宜降气不宜降火，从气血、气火的关系及肝气补泄的角度阐述了治疗吐血的要点，行血乃使血液循经而不至瘀滞，因此，吐血之时先宜行血而非止血，防止气血瘀滞；伐肝则损肝之体，使肝愈虚而血不藏；气有余便化为火，因此降气便可降火，使火从气降，血热自安。李梴在《医学入门·血》中论述了胃气在治疗吐血中的重要作用，如"血病每以胃药收功，胃气一复，其血自止"。同时李氏也依据血随气行、气行则行、气止则止、气温则滑、气寒则凝的特点，提出了"凉血必先清气，知血出某经，即用某经清气之药，气凉则血自归经。若有瘀血凝滞，又当先去瘀而后调气，则气血立止"的吐血治疗原则。

清代唐容川在《血证论·吐血》中提出吐血责之于胃，认为"血之归宿，在于血海。冲为血海，其脉丽于阳明，未有冲气不逆上，而血逆上者也""阳明之气，下行为顺，今乃逆吐，失其下行之令，急调其胃，使气顺吐止，则血不致奔脱矣"。唐氏认为吐血之时，"惟以止血为第一要法。血止之后，其离经而未吐出者，是为瘀血，既与好血不相合，反与好血不相能……必亟为消除，以免后来诸患，故以消瘀为第二治法。止吐消瘀之后，又恐血再潮动，则须用药安之，故以宁血为第三法。邪之所凑，其气必虚，去血既多，阴无有不虚者矣。阴者阳之守，阴虚则阳无所附，久且阳随而亡，故又以补虚为收功之法。四者乃通治血证之大纲"。因此，止血、消瘀、宁血、补虚的治血四法对临床治疗吐血具有重要的借鉴意义。

综上所述，吐血病名首见于《金匮要略》，但早在《黄帝内经》中便有呕血的记载，并提出了呕血与阴阳之气厥逆和肝气上逆、肝阳上亢有关。至隋唐，对吐血的病因和病机做了进一步的补充和完善，提出了从寒、热两方面认识吐血的病机，并初步认识到吐血的病位主要在胃。金元之后，吐血的病因病机理论，尤其是辨治理论得到了较大发展,朱丹溪提出了"阳盛阴虚,故血不得下行"病机和"补阴抑火,使复其位"的治疗原则;张景岳归纳了以火盛迫血妄行及气伤无力摄血的病机,同时提出了"惟补阴抑阳,则火清气降而血自静矣"的治疗原则;缪希雍和唐容川分别在论述了吐血病因病机的基础上,提出了"治吐血三要诀"和"治血四法"。

【病因病机】

一、致病因素

1. 实证

(1)饮食不节:平素嗜食肥甘厚味,或饮酒过度,酿生湿热;或过食辛辣炙热之品,燥热内生,蕴结于胃。燥热、湿热郁而化火,火热灼伤胃络,则血不循经,血随胃气上逆而吐血。

(2)情志不遂:郁怒伤肝,或肝气郁结,郁而化火,肝火犯胃,损伤胃络,迫血妄行,致血不循经,血随气逆上冲而吐血。

2. 虚证

(1)劳倦内伤:劳倦内伤致脾胃虚损,脾气不足,无力统摄,血不循经而吐血。

(2)久病迁延:胃病或肝病日久不愈,气滞血瘀;或久病入络,脉络瘀阻,瘀血阻滞,血行不畅而致血不循经,外溢上逆而吐血;或久病气阴损耗,阴血不足,虚火内生,阴虚火旺,灼伤胃络,亦致血不循经而吐血。

二、病机

吐血的病位主要在胃,与肝、脾密切相关。基本病机为胃络受损,血不循经。胃为水谷之海,乃多气多血之腑,当饮食不节,情志不遂,或劳倦内伤,或久病他脏迁延,均可导致胃络受损;或气不摄血,血不循经,随胃气上逆而吐出。

【辨治思路】

一、病机辨识

本病多见胃热壅盛、肝火犯胃、气虚血溢、瘀血阻络、阴虚火旺等证,临证当首辨虚实,再辨有火无火。新病吐血,一般以实证为多见,多为胃热炽盛、肝火犯胃及瘀血阻滞所致;虚证多为日久气阴损耗,气阴两虚或阴虚火旺所致。有火者大多属实证,或虚中夹实,此时需当辨明实火与虚火。实火者,多见于热伤营血、胃火内炽、湿热伤胃、肝火犯胃等证,以面赤心烦、血色鲜红、舌红苔黄、脉滑数或弦数为特征。虚火引起的吐血则主要为阴虚火旺之证,多以吐血鲜红、反复不已、五心烦热、咽干盗汗、形体消瘦、舌红少苔、脉细数为特征。无火者即气虚,多有中气虚弱或气血亏虚的症状。

二、症状识辨

凡胃脘痛甚、胀满不舒者多属实证，胃脘隐痛或不痛者多属虚证；出血量多势猛、血色较红者属实，出血势缓、血色较淡者属虚；舌红苔黄、脉数有力者属实，舌淡苔白、脉虚弱无力者属虚；病程短者多属实证，而病程较长者则多属虚证。因饮食不节，嗜食肥甘厚味，或饮酒过度，或过食辛辣炙热之品而诱发，血中夹有食物残渣伴口臭便秘者，多为胃热壅盛，热伤胃络，迫血妄行。因情志不遂而诱发，吐血色红或紫黯，口苦胁痛，心烦易怒者，多属肝火犯胃。因素体体虚，劳累后引发，吐血缠绵不止，血色黯淡，伴神疲乏力、心悸气短者，多属气虚不摄，血溢脉外。久病迁延者，或病气入络，脉络瘀阻致血不循经而吐血紫黯，伴胃脘刺痛、舌质紫或紫黯、脉涩者，多属瘀血阻络；或久病气阴损耗，虚火内生，灼伤胃络而吐血量多色红，伴面色潮红、口渴引饮、烦躁不安、舌红少苔、脉细数者，则多为阴虚火旺。

三、治疗原则

吐血往往病情较急，尤其是出血量多者，有时会危及生命。因此，治疗时应当首辨疾病的轻重缓急。急则治其标，采用各种方法以止血为要；随后可根据证候的不同，审证求因，辨证施治。针对其主要病机，治疗以清火降逆、凉血止血、活血化瘀、益气摄血为主要治则。吐血初起，以热盛所致者多见，当以清火降逆为主，但应注意治胃治肝之别。吐血量较多时，极易导致气随血脱，此时宜急用益气固脱之法。气虚不摄者，则当应用健脾益气方药以复统摄之权；吐血之后及日久不止者，需补养心脾、益气生血。

【辨证论治】

一、胃热壅盛证

症状表现：脘腹胀闷，嘈杂不适，甚则作痛，吐血色红或紫黯，常夹有食物残渣，口臭，便秘，大便色黑，舌质红，苔黄腻，脉滑数。

病机分析：嗜食辛辣肥甘之品，燥热蕴结于胃，热伤胃络，迫血妄行，血不循经，而致吐血；若有瘀结，则血色紫黯；热壅于胃，致气机升降失司，胃气不降，饮食难化，故见脘腹胀闷、嘈杂不适，甚则作痛；胃热熏蒸则口臭、便秘；舌质红，苔黄腻，脉滑数均为胃热壅盛之象。

治疗方法：清胃泻火，化瘀止血。

代表方药：泻心汤（《金匮要略》）合十灰散（《十药神书》）加减。黄连6g，黄芩10g，大黄（后下）6g，大蓟15g，小蓟12g，侧柏叶12g，白茅根15g，茜草15g，牡丹皮12g，棕榈15g。

随症加减：见恶心呕吐者，可加代赭石、竹茹、枇杷叶和胃降逆止呕；胃脘疼痛者，加三七粉、云南白药化瘀止痛；口渴欲饮者，可加麦冬、石斛、天花粉养胃生津。

二、肝火犯胃证

症状表现：吐血色红或紫黯，口苦胁痛，心烦易怒，寐少梦多，舌质红绛，脉弦数。

病机分析：情志不遂，肝气郁结，郁而化火，或恼怒伤肝，肝火横逆犯胃，损伤胃络，则吐血色红；若有郁结，则血色紫黯；肝胆之火上逆，则口苦胁痛；肝火扰乱心神，则出现心烦易怒、多梦少寐；舌红绛，脉弦数均为肝火上逆耗伤胃阴之象。

治疗方法：泻肝清胃，凉血止血。

代表方药：龙胆泻肝汤（《医方集解》）合泻心汤（《金匮要略》）加减。黄芩10g，栀子10g，黄连6g，大黄6g，生地黄15g，甘草6g，墨旱莲12g，牡丹皮12g。

随症加减：胁痛甚者，加郁金、制香附、川楝子、青皮解郁止痛；血热妄行，吐血量多者，加水牛角、赤芍清热凉血止血；吐酸者，加浙贝母、海螵蛸、煅瓦楞子制酸。

三、气虚血溢证

症状表现：吐血缠绵不止，时轻时重，血色黯淡，神疲乏力，心悸气短，面色苍白，舌质淡，脉细弱。

病机分析：劳倦过度或饮食不节，饥饱失常，脾胃受损，脾气虚弱，统摄无权，血无所主而妄行于外，故见吐血绵绵不止、血色黯淡；中气虚弱，气随血去，气血不足，则见神疲乏力、心悸气短、面色苍白；舌质淡，脉细弱均为气血亏虚的表现。

治疗方法：健脾益气，固摄止血。

代表方药：归脾汤（《正体类要》）加减。党参15g，白术12g，茯苓15g，黄芪30g，当归12g，龙眼肉15g，木香6g，仙鹤草15g，炙甘草6g。

随症加减：若见肤冷、畏寒、便溏者，加干姜、艾叶、炮姜炭温中止血；若见胁肋疼痛、情绪烦躁者，加佛手、郁金、柴胡疏肝解郁，行气止痛。

四、瘀血阻络证

症状表现：胃脘疼痛，痛有定处而拒按，痛如针刺或刀割，吐血紫黯，舌质紫或紫黯，脉涩。

病机分析：气滞日久或久病伤络而致瘀血阻滞，瘀阻胃络故胃脘疼痛、痛有定处而拒按；瘀阻之处，脉络受伤，胃气失和，升降失司，血随胃气上逆则吐血紫黯；舌质紫，脉涩为血行不畅之象。

治疗方法：活血化瘀，理气止痛。

代表方药：血府逐瘀汤（《医林改错》）加减。生地黄15g，当归12g，桃仁10g，红花6g，赤芍12g，川芎10g，茜草12g，三七粉（冲服）2g，川牛膝15g，甘草6g。

随症加减：胃痛甚者，加延胡索、乳香、没药以增强行气止痛之力；若冷痛便溏者，加艾叶炭、炮姜炭温中散寒；若便秘、尿黄者，加大黄、虎杖泄热通便；兼乏力易疲者，酌加黄芪、党参益气化瘀。

五、阴虚火旺证

症状表现：胃痛隐隐，吐血量多、色红，面色潮红，盗汗，口渴引饮，烦躁不安，心悸头晕，耳鸣，少寐多梦，便黑或干黑，舌红少苔，脉细数。

病机分析：热病之后或气郁化火，阴津灼伤，以致胃失濡养，故胃痛隐隐；阴虚火旺，灼伤胃络，则吐血色红；津少上承则口渴引饮；虚火内扰，则潮热盗汗、烦躁不安、心悸头晕、耳鸣、少寐多梦；肠道失于濡润，则大便干燥；舌红少苔，脉细数均为阴虚火旺的表现。

治疗方法：滋阴清热，凉血止血。

代表方药：玉女煎（《景岳全书》）加味。石膏（先煎）30g，熟地黄15g，生地黄15g，墨旱莲12g，牡丹皮12g，知母10g，麦冬12g，牛膝12g。

随症加减：若兼乏力易疲、纳呆食少，加党参、太子参益气生津；若两颧红赤，五心烦热，夜热早凉者，加龟板、玄参、地骨皮、青蒿、鳖甲、白薇养阴清热。

【其他疗法】

一、中成药

1. 紫地宁血散

药物组成：大叶紫珠、地稔。

功能主治：清热凉血，收敛止血。用于胃中积热所致的吐血、便血；以及胃及十二指肠溃疡出血见上述证候者。

用法用量：口服。一次8g，一日3~4次。

2. 止血宝颗粒

药物组成：小蓟。

功能主治：凉血止血，祛瘀消肿。用于血热妄行所致鼻出血，吐血，尿血，便血，崩漏下血者。

用法用量：口服，一次1袋，一日2~3次。

3. 溃平宁颗粒

药物组成：大黄、白及、延胡索。

功能主治：止血，止痛，收敛。用于胃溃疡、十二指肠溃疡合并上消化道出血症者。

用法用量：开水冲服。一次1袋，一日3~4次。

4. 益气止血颗粒

药物组成：党参、黄芪、炒白术、茯苓、白及、功劳叶、地黄、防风。

功能主治：益气固表，健脾止血。用于咯血、吐血者，久服可预防感冒。

用法用量：口服，一次20g，一日3~4次。

5. 云南白药

药物组成：保密。

功能主治：化瘀止血，活血止痛，解毒消肿。用于跌打损伤，瘀血肿痛，吐血、咳血、便血、痔血、崩漏下血、手术出血，疮疡肿毒及软组织挫伤；以及闭合性骨折，支气管扩张及肺结核咳血，溃疡病出血，皮肤感染性疾病见上述证候者。

用法用量：口服，每次0.25~0.5g，一日4次。

6. 三七血伤宁胶囊

药物组成：三七、重楼、制草乌、大叶紫珠、山药、黑紫藜芦、冰片、朱砂。

功能主治：止血镇痛，祛瘀生新。用于瘀血阻滞、血不归经之各种血证、瘀血肿痛；以及胃与十二指肠溃疡出血，支气管扩张出血，肺结核咳血，功能性子宫出血，外伤及痔疮出血，妇女月经不调，经痛，经闭及月经血量过多等见上述证候者。

用法用量：用温开水送服，一次1粒（重症者2粒），一日3次，每隔4小时服1次。

7. 止血定痛片

药物组成：三七、煅花蕊石、海螵蛸、甘草。

功能主治：散瘀，止血，止痛。用于十二指肠溃疡疼痛，胃酸过多、出血属血瘀证者。

用法用量：口服，一次6片，一日3次。

8. 康复新液

药物组成：美洲大蠊干燥虫体提取物。

功能主治：通利血脉，养阴生肌。用于瘀血阻滞，胃痛出血；以及胃与十二指肠溃疡见上述证候者。

用法用量：口服，一次10mL，一日3次。

9. 维血宁合剂

药物组成：虎杖、炒白芍、仙鹤草、地黄、鸡血藤、熟地黄、墨旱莲、太子参。

功能主治：滋阴养血，清热解毒。用于阴虚血热所致出血者。

用法用量：口服，一次25~30mL，一日3次，小儿酌减或遵医嘱。

二、单方验方

1. 单方

（1）三七粉：口服，一次3g，一日1次。功能活血止痛，化瘀止血。

（2）白及粉：口服，一次3~6g，一日2~4次。功能收敛止血，消肿生肌。

（3）伏龙肝（灶心土）：每次用60g，水煎取澄清液，加蜜适量，搅匀服之。功能温中止血。

2. 验方

（1）邓铁涛验方：血余炭、煅花蕊石、白及、炒三七等份共研极细末，用童便适量送服。用于胃病大出血者。

（2）徐景藩验方：白及 3g，参三七 2g。将各药研末，温开水调成糊状内服，服后半小时内不饮水，1 日 3 次或 6 小时 1 次。血止后续服 3 日，酌减其量后再服 3 日。功能化瘀止血。用于消化系统出血所致吐血者。

三、外治疗法

1. 推拿

胃热壅盛者，可点按郄门、血海、内庭、上巨虚；并施用提拿足三阴法以清阳明胃热，凉血止血。气虚血溢者，可点按脾俞、中脘、气海、阴陵泉、公孙以健脾和胃，补脾统血。

2. 膏药

（1）生栀子 15g，生大黄 15g，陈米醋适量。生药研极细末，米醋调成膏状，置凉冷敷脐。一日 1 次，待脐发痒，吐血止时可去掉，2 日为 1 个疗程。用于胃热炽盛之吐血者。

（2）生地黄 15g，咸附子 15g。将药烘干，共研细末，过筛，用醋或盐水调成膏，敷双侧涌泉穴。一日 1 次，3 日为 1 个疗程。用于肝火犯胃之吐血者。

四、针灸疗法

1. 体针

取穴以足阳明和足太阴经穴为主，选取足三里、公孙、内关为主穴。证属实热者，配合曲池、大椎、三阴交，用泻法针刺以清热泻火，凉血止血，一日 2 次。证属虚寒者，配合太白、脾俞、肾俞等腧穴，用补法或温针；或艾灸百会、气海、关元、命门等，以健脾温肾、益气固摄，一日 2 次。

2. 耳针或耳穴贴压

取耳穴心、肺、神门、肝、脾、肾上腺及出血相应部位（如胃出血选胃区），进行针刺刺激或王不留行压穴刺激。每次取 2~3 穴，强刺激，每日或隔日 1 次。

3. 穴位注射

取血海、足三里穴，用卡巴克洛（安络血）5mg 或巴曲酶（立止血）1 单位做穴位注射。

五、药膳疗法

1. 柏叶粳米粥

取柏叶 30g，粳米 100g。先用水煎柏叶，去渣取汁，入粳米煮粥。每日 1 剂，空腹食用，连用数次。用于热伤血络之消化道出血者。

2. 白及羹

取红枣 10 枚加水煮烂，调入白及粉 10g，煮熟制成羹，适量饮服。用于脾虚型溃疡出血者。

3. 三七末藕汁炖鸡蛋

取鸡蛋1个，藕汁30mL，三七末3g，冰糖少许。鸡蛋除壳入碗中，与诸药、糖共搅拌均匀，隔水炖熟服食。一日1次，连服3日。用于肝火犯胃，胃热炽盛之吐血者。

4. 三七莲子粥

取粳米30g，莲子肉10g。加水熬粥，调入三七粉1g，可长期服用。用于脾胃虚弱之上消化道出血者。

【预防调护】

一、饮食注意

平素防止暴饮暴食，可少食多餐，忌食难消化食物及辛辣刺激之品，避免饮酒、浓茶及咖啡等刺激胃酸分泌的饮料。已经发生吐血的患者应予禁食，在出血控制后可予流质，并逐步开放至半流质及软食，但要注意食物要无渣、易消化吸收，如米粥、面片汤等。开放饮食后，要注意避免进食坚硬粗糙、生冷的食物，如花生、麻花、大枣、油炸及油煎食物、生冷瓜果等；可选用清热、凉血、止血的食物，如小麦、苦瓜、丝瓜、番茄等。

二、生活注意

增强体质，起居有常，不妄作劳。在吐血发生时，应保持情绪安定，消除恐惧及忧虑。平素应该妥善处理好日常工作和生活中的各种矛盾，建立宽松融洽、睦邻友善的环境气氛，保持情绪稳定，精神乐观。

【名医经验】

一、张锡纯

1. 学术观点

（1）病机认识：吐血证的病机关键在于胃气不降，正所谓"盖凡吐衄之证，无论其为虚、为实、为凉、为热，约皆胃气上逆，或胃气上逆更兼冲气上冲，以致血不归经，由吐衄而出也"。

（2）治法心得：张锡纯先生说"尝思治吐血衄血者，止其吐衄非难，止其吐衄而不使转生他病是为难耳""无论其证之或虚或实，或凉或热，治之者，皆当以降胃之品为主"并"细审其胃气不降之所以然，而各以相当之药品辅之"。他说："治之者，或以为血热妄行，而投以极凉之品；或以为黑能胜红，而投以药炒之炭。如此治法，原不难随手奏效，使血立止。"但用这种凉药及药炭止血的方法，留弊匪浅，其原因在于"当其胃气上逆、冲气上冲之时，排挤其血离经妄行，其上焦、中焦血管尽为血液充塞，而骤以凉药及药炭止之，则血管充塞之血凝结其中，而不能流通。此所以血止之后，始则发闷减食，继则发热劳嗽也。此时若遇明医理者，知其为血痹虚劳，而急投以金匮血痹虚劳门之大黄䗪虫丸，或陈大夫所传仲景之百劳丸，以消除瘀血为主，而以补助气血之药辅之，可救十之六七"。因此，张锡纯先生为防血止留瘀之弊，常配合使用三七、大黄、血余炭等止血化瘀之品，尤多用三七。他认为三七是"止血之圣药"，又为"化血之圣药""化瘀血而不伤新血，以治吐血者，愈后必无他患"。

2. 经典医案

冯某，男，32岁。

主诉：反复吐血逾2年。

现病史：患者吐血已逾2年，治愈，屡次反复。病将发时，觉胃中气化不通，满闷发热，大便滞塞，旋即吐血，兼咳嗽多吐痰涎。其脉左部弦长，右部长而兼硬，一息五至。

临证思路：此证当系肝火夹胃之气上冲，血亦随之上逆，又兼失血久而阴分亏也。为其肝火炽盛，是以脉左部弦长；为其肝火胃之气上冲，是以右脉长而兼硬；为其失血久而真阴亏损，是以气脉既弦硬而又兼数也。此宜治以泻肝降胃之剂，而以大滋真阴之药佐之。

选方用药：生赭石一两，玄参八钱，大生地黄八钱，生怀山药六钱，瓜蒌仁六钱，生杭芍四钱，龙胆草三钱，川贝母三钱，甘草一钱半，广三七二钱。先将前九味煎汤一大盅，送服三七细末一半；至煎渣重服时，再送服其余一半。

用药分析：方中龙胆草泻肝胆实火，代赭石降上冲之胃气；怀山药、玄参、生地黄、白芍滋补真阴，养胃阴以降胃火、顺胃气；川贝母、瓜蒌仁养阴润肺宽中，兼能止咳润燥。

二诊：初服后血即不吐，服至三剂咳嗽亦愈，大便顺利。再诊其脉，左右皆有和柔之象，问其心中闷热全无。方药对证，肝胃之气得降，但久失精血必伤损真阴。遂去龙胆草、瓜蒌仁，加用山药至一两。

用药分析：胸中闷热已除，肝火得退，遂去龙胆草、瓜蒌仁，加用山药以增强健脾养胃之力。

多服数剂，吐血之病可从此根除矣。

二、刘常春

1. 学术观点

（1）病机认识：外感阳邪以风热燥火之邪为多，热盛而伤阳络，损伤胃之脉络，胃气上逆，血随呕出，则为吐血；恣食醇酒厚味，损伤脾胃而湿热内生，湿热蕴于阳明，则阳明热盛，迫血妄行，血溢脉外而吐血；情志过极致使五志化火，肝火横逆犯胃，气逆于上，血随气逆则致吐血；而忧思太过，耗伤心脾，脾虚则气血生化无源，中气亏虚不能固摄营血，血溢脉外，引起吐血，往往虚实夹杂或责之为虚。引起吐血的病因虽复杂，但其病机主要关乎火热偏盛致迫血妄行和气虚失摄致血溢脉外；病初多实，反复吐血久病可伤阴耗气则多虚，虚实夹杂则病情缠绵反复。

（2）治法心得：吐血的治疗须辨明轻重虚实。急救以止血为第一要法，血无热不上行，宜清热以御沸腾之涌，降火以挫焮焚之威，从其性兼加收敛之品，使火寝息而血归经。实火亢盛者，治宜清热泻火、凉血止血，以泻心汤合四生丸主之，泻心实为泻火；药用大黄、黄连、黄芩苦寒泻火，生荷叶、生艾叶、生柏叶、生地黄凉血止血，使火热降而吐血自止。气虚失摄则当益气敛血，以归脾汤治之；中土虚寒者加炮姜，虚热者加山栀子、柴胡；脾阳亏虚则宜温阳健脾、养血止血，方以黄土汤化裁，出血不止者酌加三七、白及、海螵蛸，气虚甚者加人参。然血止后，其离经之血是为瘀血，瘀血不去则或生热或结癥瘕，故以活血化瘀为第二要务，随症化裁，选用花蕊石、三七、茜草、醋大黄等，大黄既是气药，又为血药，止血而不留瘀，醋炒化瘀甚妙。若气不安顺则可扰动血行，使血不归经，故理气宁血为治疗吐血第三法，以逍遥散加阿胶、牡蛎、香附子治之。血为阴津，失血则阴伤，而阴者阳之守，阴虚则阳无所附，久则阴阳两伤，故以补虚为收功之法，诸如麦门冬汤、小建中汤、六君子汤、归脾汤等，随证取用。

2. 经典医案

谭某，男，69 岁。

首诊：1980 年 1 月 24 日。

主诉：吐血 6 日。

现病史：患者自诉有胃痛史已 3 年，于 6 日前呕吐紫红色鲜血约 300mL，下柏油样黑便，随即出现头昏眼花、汗出，急诊以急性上消化道出血收入内科住院。用止血、抗感染、输液、输血治疗 4 天，出血未止，每天仍吐出或呕出紫红色鲜血约 200mL，遂邀刘老会诊。症见面色萎黄，唇淡，爪甲淡黄，所呕吐之血与所下之便腐秽熏鼻，精神极疲，气息低微，声音弱小，上腹部按之有痛，溲黄赤，舌红苔焦黄乏津，脉细数。

临证思路：此证当属胃热壅盛，阴血亏虚之候。胃火炽盛，夹上逆之胃气迫血妄行，则见呕吐鲜血；湿热熏蒸，所呕之血与所下之便腐秽熏鼻；而溲黄赤、舌红苔焦黄均为胃热壅盛之佐证；吐血日久，气血阴液亏耗，则见精神疲倦、面色萎黄、唇淡、爪甲淡黄等。治当清泻胃火，滋阴凉血。

选方用药：大黄 10g，黄连 5g，黄芩 10g，生地黄 30g。先煎生地黄，取汁浸泡三黄，频频呷服，一昼夜服 2 剂。

用药分析：患者吐血日久不止，证见胃热壅盛，故用泻心汤加生地黄治疗。取泻心汤苦寒以清热泻火止其沸腾之势，三黄不取煎而取泡者，使其轻扬清淡，以涤上焦之邪热，避免气味俱厚，降之太过，恐元气不支，变峻剂为柔缓。重用生地黄清热凉血，且其柔润能养阴血，使邪热清、吐血宁而不伤正。

二诊：1980 年 1 月 26 日。

吐血停止，舌红苔黄但有津，脉细数。胃火得降，火寝息而血归经，但胃热余息未灭，气阴耗伤未复，故仍有舌红苔黄、脉细数，治以柔润滋阴养血，甘凉清热养胃。

选方用药：麦冬 30g，人参须 10g，生地黄 15g，玄参 15g，竹茹 15g，甘草 3g。一日 1 剂，分 2 次煎服。上方服 3 剂。

用药分析：麦冬、人参须滋阴益气，生地黄、玄参凉血补血，清热养阴；竹茹清余邪胃热，标本兼顾。共奏养阴血，祛邪热之功。

三诊：1980 年 1 月 29 日。

血未见再出，精神稍振，思食，进食稀薄米汤。舌红润，黄苔已退，脉稍数，患者因经济困难，要求带药出院，回家调养。血未再出，火热之象已渐退，但气阴耗损仍未恢复，继续养胃阴、益胃气。

选方用药：人参须 10g，麦冬 30g，半夏 6g，炙甘草 6g，竹茹 10g，粳米 1 撮。

用药分析：麦冬、人参须滋阴益气；半夏降逆，竹茹降逆之余兼清余热；粳米调护脾胃，使脾胃之气渐复。

随访 4 年余，其吐血未再发作，体健如常。

（黄绍刚　黄书敏）

参考文献

[1] 罗云坚，黄穗平．中医临床诊治消化病专科［M］．3 版．北京：人民卫生出版社，2013.

[2] 张声生，沈洪，王垂杰，等．中华脾胃病学［M］．北京：人民卫生出版社，2016.

[3] 杨富志，李公文．张锡纯先生诊治吐衄血证的经验［J］．中医临床研究，2013，5（1）：66－67.

[4] 欧阳翔，张国霞．张锡纯治吐血浅析［J］．北京中医药，2016，35（8）：757－759.

[5] 张锡纯．医学衷中参西录［M］．北京：中医古籍出版社，2016.

[6] 刘百祥，刘千祥，刘受祥，等．刘常春治疗吐血经验［J］．湖南中医杂志，2018，34（9）：31－49.

第二节　便血

便血系胃肠脉络受损，出现血液随大便而下，或大便呈柏油样为主要临床表现的病证。便血属血证范畴，主要见于胃肠道的炎症、溃疡、肿瘤、息肉等，鼓胀出血、痔疮出血均属便血范畴。

【源流】

本病归属于中医学"血证·便血"范畴，又名血便、下血、肠风、脏毒等。便血之名首见于《黄帝内经》，曰："结阴者，便血一升，再结二升，三结三升。"《金匮要略》称"下血"，并依下血与排便之先后，提出"远血"和"近血"的名称。后世医家又以下血色之清浊，立肠风、脏毒之名。《证治要诀》云："血清而色鲜者为肠风，浊而黯者为脏毒。"

便血的病因，以宋代严用和《济生方》的论述较为全面，曰："夫大便下血者，多因过饱，饮酒无度，房事劳损，荣卫气虚，风冷易入，邪热易蕴，留注大肠则为下血。"元代朱丹溪在《丹溪心法》中指出本病的病位"独在胃与大肠"，符合现代理论。明代张介宾《景岳全书·血证》对血证的内容做了比较系统的归纳，书中云：

"总由血之妄行，而血之妄行，由火者多，然未必尽由于火也。故于火证之处，则有脾胃阳虚而不能统血者，有气陷而血亦陷者，有病久滑泄而血因以动者。"将引起出血的病机，提纲挈领地概括为"火盛"及"气虚"两个方面，其中亦记载了便血与肠澼的鉴别诊断，曰："便血之与肠澼，本非同类。盖便血者，大便多实而血自下也；肠澼者，因泻痢而见脓血，即痢疾也。"

在便血的治疗方面，汉代张仲景《金匮要略》已将便血分为远血、近血论治，"下血，先便后血，此远血也，黄土汤主之""下血，先血后便，此近血也，赤小豆当归散主之"，至今仍对临床有指导意义。《济生方》对于便血的治疗，提出"风则散之，热则清之，寒则温之，虚则补之"的原则，为临床所用。《血证论》对各种血证的病因病机、辨证论治均有许多精辟的论述，该书所提出的止血、消瘀、宁血、补血的治血四法，为通治血证之大纲，临床亦借鉴用于便血的治疗，曰："惟以止血为第一要法；血止之后，其离经而未吐出者，是为瘀血，既与好血不相合，反与好血不相能……必亟为消除，以免后来诸患，故以消瘀为第二治法；止吐消瘀之后，又恐血再潮动，则须用药安之，故以宁血为第三法；邪之所凑，其正必虚，去血既多，阴无有不虚者矣，阴者阳之守，阴虚则阳无所附，久且阳随而亡，故又以补虚为收功之法。"

【病因病机】

便血可由感受外邪、情志过极、饮食不节、劳倦过度、久病或热病等多种原因所导致。

一、致病因素

1. 实证

（1）饮食不节：过食辛辣醇酒致热积于胃，胃络受损；或恣食肥甘厚味，酿湿生热，蕴结胃肠，灼伤胃肠血络；或饥饱无度，饮食不节，损伤脾胃，脾气虚弱，失于统摄。总之，热灼血络或气不摄血，均可致血溢脉外，下渗大肠而成便血。

（2）情志不畅：情志过极，肝之疏泄失司，肝气郁滞，久则气滞血瘀，瘀血阻滞脉络，血不循经，下渗肠道而为便血；或气郁日久化热，横逆犯胃，灼伤胃络以致血溢肠中而为便血。

（3）感受外邪：感受湿热之邪，或湿浊蕴积，日久化热，蕴结肠道，肠道脉络受损，血液外溢而致便血。

2. 虚证

（1）劳倦过度：劳倦伤脾或久病体虚，脾胃虚弱，气虚不能摄血，血无所归，离于脉道，溢于肠中而成便血；若脾胃亏损较甚，或由气损及阳，不仅脾胃气虚，而且阳气虚弱以致脾胃虚寒，统摄无权而便血。

（2）病后诱发：久病热病之后，一则可使阴津耗伤，阴虚火旺，火迫血行而致出血；二则由于正气损伤，气虚失摄，血溢脉外而致出血；三则久病入络，瘀血阻滞，血难归经，因而出血。

二、病机

各种原因导致出血，其共同的病机可以归结为火热熏灼、迫血妄行及气虚不摄、血溢脉外两类。正如《景岳全书·血证》所说："血本阴精，不宜动也，而动则为病。血主营气，不宜损也，而损则为病。盖动者多由于火，火盛则逼血妄行；损者多由于气，气伤则血无以存。"本病病位主要在胃和肠，与肝、脾有关。病性有实有虚。实证以胃中积热或肝胃郁热为多，瘀血阻络亦常见；虚证则多为脾胃虚弱，也有虚实并见者。热邪灼伤胃肠脉络及瘀血阻络所致之便血，一般发病较急；因气虚、阳虚所致便血，则发病多较缓慢。反复出血不止者，可导致气血亏虚，甚则气随血脱之危候。便血属实证、热证者，若迁延不愈，耗血伤气，则可成虚实夹杂之证；脾胃虚弱之便血，可因气损及阳，而致脾胃虚寒。诸因所致便血，日久不愈，均可致瘀血阻络，从而致热、湿、虚、瘀相兼为犯，缠绵难愈；出血量大者，可导致气随血脱之危象。

【辨治思路】

一、病机辨识

本病多见于胃热壅盛、肝火犯胃、胃肠瘀血、肠道湿热、气不摄血、脾胃虚寒等证，临证应首辨寒热，次辨虚实，再辨脏腑。

首当辨明本病病性偏虚、偏热之差异：当从诱发因素、大便性状、寒热偏好等方面来辨别。一般属热者，多因胃肠湿热或肝火犯胃，血溢脉外所致，多伴有喜凉饮、口臭、舌红苔黄等热象；属寒者，多因中焦虚寒，无力统血所致，多伴有畏寒喜暖、舌淡苔白、脉迟等寒象。

次辨证候之虚实：当从起病缓急、喜按拒按等方面来辨别。一般初病多实，久病多虚；火热迫血所致者属实，由气虚不摄、阳气虚衰所致者属虚。

再辨脏腑病变之异：虽同为便血，但可以由不同的脏腑病变而引起，多有在胃、在肝、在脾之分。因饮酒过多或过食辛辣肥甘厚味，滋生湿热，胃内郁热，日久损伤胃络，血溢脉外。情志不遂，恼怒过极，导致肝气郁结化火，肝火旺盛，横逆克脾，胃肠脉络受损，血溢脉外。素体脾虚，或饮食不节，久食肥甘，或过度劳累，导致中焦脾气亏虚，气虚无力摄血，以致血液外溢。脾胃虚寒，中气不足，统血无力，血溢脉外。

二、症状识辨

1. 便血的颜色及性状

根据便血的颜色及性状，常可为辨别便血病性、病位提供重要依据。关于这方面，《证治汇补·下窍门·便血》所言甚详，曰："纯下清血者，风也；色如烟尘者，湿也；色黯者，寒也；鲜红者，热也；糟粕相混者，食积也；遇劳频发者，内伤元气也；后重便减者，湿毒蕴滞也；后重便增者，脾元下陷也；跌伤便黑者，瘀也。"便血颜色黯红，或黑而量多，与大便混杂而下，此为远血，其病位多在小肠、胃、食管等，常见于胃溃疡、鼓胀等；便血颜色鲜红，或大便中带有血液，此为近血，病位多在大肠、直肠，常见于内痔、裂肛、锁肛痔、肠癌等病。

2. 饮食异常及寒热偏好

消谷善饥，脘腹灼热胀痛，嘈杂不适，烦热口苦，喜凉饮，乃胃火炽盛；纳呆食少，口苦胁痛，心烦易怒，嗳气频繁，乃肝火旺盛，横逆犯胃；纳呆食少，腹胀乏力，周身倦怠，面色萎黄，乃脾气亏虚；胃脘冷痛，畏寒，喜温饮食，得温痛减，伴形寒肢冷、便溏乏力，乃中焦虚寒，阴寒内盛，失于腐熟。

三、治疗原则

治疗便血，应针对便血病因病机的不同，结合证候虚实及病情轻重而辨证论治。《景岳全书·血证》说："凡治血证，须知其要，而血动之由，惟火惟气耳。故察火者但察其有火无火，察气者但察其气虚气实，知此四者而得其所以，则治血之法无余义矣。"此段论述所提出的治疗原则，亦可用于对便血的治疗。概而言之，可归纳为治火、治气、治血三个原则。

1. 治火

火热熏灼，湿热内蕴，损伤脉络，是便血最常见的病机，应根据证候虚实的不同，实火当清热泻火，虚火当滋阴降火，并应结合便血性状的不同，分别选用适当的方药。

2. 治气

气为血之帅，气能统血，血与气休戚相关，故《医贯·血证论》说"血随乎气，治血必先理气"。实证当清气降气，虚证当补气益气。

3. 治血

《血证论》说："存得一分血，便保得一分命。"要达到治血的目的，应适当选用凉血止血、收敛止血或祛瘀止血等方药。

【辨证论治】

一、胃热壅盛证

症状表现：便血色黑呈柏油色，气味臭秽，甚至兼有吐血；脘腹胀闷，嘈杂不适，口臭，喜凉饮。舌质红，苔黄腻，脉滑数。

病机分析：饮食不节，酿湿生痰，郁久化热，热伤胃络，血溢脉外，随胃气上逆而吐血，随糟粕而下见便血。胃中积热，胃失和降，气血不和，故胃脘胀闷嘈杂。舌质红，苔黄腻，脉滑数为内有积热之象。

治疗方法：清胃泻火，凉血止血。

代表方药：泻心汤（《伤寒论》）合十灰散（《十药神方》）加减。黄芩 9g，黄连 6g，大黄 6g，牡丹皮 9g，栀子 9g，侧柏叶 12g，茜草根 12g，白茅根 15g，棕榈皮

12g，大蓟 15g，小蓟 12g。

随症加减：若恶心呕吐者，可加代赭石、竹茹、旋覆花和胃降逆；若口渴、舌红而干、脉象细数者，加麦冬、石斛、天花粉养阴生津。

二、肝火犯胃证

症状表现：便血黯红或油黑，伴有大量呕血，血色鲜红；口苦胁痛，腹胀食少，心烦易怒，寐少梦多。舌质红绛，脉弦数。

病机分析：情志不遂，恼怒过极，导致肝气郁结，肝火亢盛，横逆克脾，火热熏灼胃肠脉络，血溢脉外，随胃气上逆而吐血，随糟粕而下见便血。肝火上炎，则口苦胁痛、易怒。热扰心神，故心烦、寐少梦多。舌质红绛，脉弦数为肝火亢盛之象。

治疗方法：清泻肝火，凉血止血。

代表方药：犀角地黄汤（《外台秘要》）加味。水牛角（先煎）30g，生地黄 15g，牡丹皮 12g，赤芍 12g，仙鹤草 15g，地榆 15g，血余炭 10g，大黄炭 6g，三七粉（冲服）3g，旱莲草 12g，白茅根 15g，藕节 9g。

随症加减：若头痛目赤，耳鸣咽干，可加龙胆草、黄芩、栀子清肝泻火；若口臭口烂，齿龈肿痛，加黄芩、黄连清胃泻火。

三、胃肠血瘀证

症状表现：脘腹刺痛，便血黯黑，面色无华或青紫，渴不欲饮，舌质紫黯或有瘀斑、瘀点，脉涩。

病机分析：情志不舒，胃病日久，气机阻滞，而致瘀血阻滞胃肠络，迫血外溢。气血运行不畅，肌肤失养，而见面色无华或青紫。舌质紫黯或有瘀斑、瘀点，脉涩为血瘀之象。

治疗方法：活血化瘀，通络止血。

代表方药：少腹逐瘀汤（《医林改错》）加减。小茴香 6g，干姜 9g，延胡索 12g，没药 6g，当归 9g，川芎 12g，肉桂 3g，赤芍 12g，蒲黄（包煎）6g，五灵脂 9g。

随症加减：若少腹胀甚，加木香、青皮行气止痛；乏力者，加党参、炒白术健脾补虚。

四、大肠湿热证

症状表现：便血色红黏稠，大便不畅或稀溏；或有腹痛，口苦。舌质红，苔黄腻，脉濡数。

病机分析：湿热蕴结肠道，肠道脉络受损，血溢肠道。肠道传化失常则大便不畅或稀溏。湿热阻滞气机，不通则痛，故见腹痛。口苦，舌质红，苔黄腻，脉濡数为内有湿热之象。

治疗方法：清化湿热，凉血止血。

代表方药：地榆散（《圣济总录》）合槐角丸（《太平惠民和剂局方》）加减。地榆15g，茜草12g，槐角12g，栀子9g，黄芩9g，黄连6g，茯苓15g，防风9g，枳壳12g，当归9g。

随症加减：若便血日久，伴肛门肿痛者，加赤芍、生地黄清肠止血。

五、肠风侵袭证

症状表现：便下鲜血，血下如溅，大便干结或溏泄，舌红苔黄，脉弦。

病机分析：外风从经脉而入里，侵入肠胃，或内风因肝木过旺而下乘致肠道脉络受损，血溢脉外。

治疗方法：祛风安肠，凉血止血。

代表方药：凉血地黄汤（《脾胃论》）加减。黄柏12g，知母12g，青皮9g，槐子9g，熟地黄15g，当归9g，桃仁12g，熟大黄9g，卷柏9g。

随症加减：若出血量较多，加白茅根、侧柏炭、小蓟以凉血止血。

六、气虚不摄证

症状表现：便血色红或紫黯，时轻时重；食少腹胀，体倦乏力，面色萎黄，心悸，失眠少寐。舌质淡或有齿痕，苔薄白，脉细弱。

病机分析：中焦脾气亏虚，气虚无力摄血，以致血液外溢，故时有反复、时轻时重。脾气本已虚衰，加之反复出血，气随血去，气血亏虚，心失所养则心悸气短。血虚不能上荣于面，见面色萎黄。舌质淡或有齿痕，苔薄白，脉细弱为气血亏虚之象。

治疗方法：健脾益气，固摄止血。

代表方药：归脾汤（《正体类要》）加味。黄芪30g，党参15g，白术15g，茯苓15g，当归9g，酸枣仁30g，远志9g，龙眼肉15g，木香6g，阿胶（烊化）9g，槐花9g，地榆15g，仙鹤草15g。

随症加减：若肛门下坠，甚至脱肛，神疲气短，加柴胡、升麻以升阳举陷。

七、脾胃虚寒证

症状表现：便血紫黯，甚则黑色，腹部隐痛，得温则舒；喜热饮，面色不华，神倦懒怠，形寒肢冷，便溏乏力。舌质淡，脉细沉。

病机分析：脾胃虚寒，中气不足，统血无力，血溢肠内，随大便而下，故血色紫黯。中虚有寒，寒凝气滞，健运失司，故腹部隐痛、喜热饮。脾胃虚寒，气血不足，故面色不华、神倦懒怠、舌质淡、脉细沉。

治疗方法：健脾温中，养血止血。

代表方药：黄土汤（《金匮要略》）加味。灶心黄土15g，炮姜9g，白术15g，附子（先煎）9g，熟地黄15g，阿胶（烊化）9g，黄芩9g，白及9g，乌贼骨30g，三七粉（冲服）3g。

随症加减：若阳虚较甚，畏寒肢冷者，去黄芩、地黄之苦寒，加鹿角胶、艾叶温阳止血。

八、气随血脱证

症状表现：便血量多，面色苍白，四肢厥冷，汗出不止，心悸不节，甚至出现神识不清，呼吸低弱，脉细微欲绝者。

病机分析：气血相依，出血量大；或失血日久，气无所依，导致气随血脱，气脱阳亡，不能上荣于面，故面色苍白。不能温煦四末，故四肢厥冷。不能温固肌表，故汗出不止。神随气散，神无所主，故神志不清。脉细微欲绝为失血亡阳气脱之象。

治疗方法：益气固脱，回阳救逆。

代表方药：大剂参附汤（《世医得效方》）加味。人参15g，附子（先煎）9g，肉豆蔻6g。

随症加减：若汗出不止，可加用煅龙骨、煅牡蛎敛汗固脱。

【其他疗法】

一、中成药

1. 人参归脾丸

药物组成：人参、白术（麸炒）、茯苓、甘草（蜜炙）、黄芪（蜜炙）、当归、木香、远志（去心，甘草炙）、龙眼肉、酸枣仁（炒）。

功能主治：益气补血，健脾养心。用于气虚不摄证者。

用法用量：一次1丸，一日2~3次，口服。

2. 附子理中丸

药物组成：附子、党参、干姜、炒白术、甘草。

功能主治：温中健脾。用于脾胃虚寒证者。

用法用量：一次9g，一日2~3次，口服。

二、单方验方

1. 单方

石榴皮煎：石榴皮20g，水煎去渣，加红糖适量，温服。一日1~2剂。功能健脾温中止血。用于脾胃虚寒证者。

2. 验方

（1）柏及散：侧柏叶、白及各10g，共研细末。一次3~6g，一日2次冲服。功能清热止血。用于肠道湿热证者。

（2）乌及散：乌贼骨、白及、甘草各等量，研极细末。一次3g，一日3次冲服。功能收敛止血。用于气虚不摄证者。

（3）槐花散：槐花50g，侧柏叶50g，荆芥穗50g，炒枳壳50g，做成内服散剂。一日2次，一次6g，温水送服。功能祛风凉血止血。用于肠风侵袭证者。

三、针灸疗法

1. 体针

便血属实热者，可配合针刺曲池、大椎、三阴交，针用泻法以清热泻火、凉血止血；便血属虚寒者，可取足三里、太白、脾俞、肾俞等，针用补法或温针以温中散寒、养血止血。

2. 艾灸

艾灸百会、气海、关元、命门等穴以健脾补肾，益气固摄。

四、药膳疗法

1. 苋菜粥

新鲜苋菜 150g 洗净、切细，粳米 100g 洗净，武火煮沸，文火熬成粥。用于胃肠湿热者。

2. 黄芪粥

生黄芪 30～60g 切薄片，粳米 100g 洗净，与红糖一起放入锅内，武火煮沸，文火熬成粥。用于脾气亏虚，气不摄血者。

3. 人参粥

人参 3g 打粉，粳米 100g 洗净，放入锅内，加水适量煮粥，把熬成汁的冰糖加入粥中拌匀。用于脾气亏虚，气不摄血者。

4. 姜茶

生姜 10g 切薄片，与茶叶 10g 加水煎煮，代茶饮。用于脾胃虚寒者。

5. 黄鳝瘦肉煲黄芪大枣汤

每次取黄鳝 2～3 条（约 200g），去内脏，洗净切段；猪瘦肉 100g，洗净切块；黄芪 15g，大枣 10 枚。加水 1.5L，煮沸后文火煎 30 分钟即可饮而食肉。用于气血亏虚者。

6. 黑豆炖塘虱鱼

取黑豆 75～100g 去杂质，塘虱鱼 2～4 条（约 250g）去内脏，洗净同放砂锅内，加生姜 3 片，调料适量，加水炖。待水开约 2 小时后即可服用。用于血虚者。

7. 羊胫骨大枣糯米粥

每次用羊胫骨 1 根（约 500g），大枣 50g，黑糯米 150g。先将羊胫骨洗净砸碎，煮汤取汁，再将洗好的糯米、大枣放入汤汁中煮粥，熟后调味服用即可。用于脾虚血亏者。

8. 海参冰糖羹

用干海参 50g，或已泡发海参或鲜海参 250g，洗净加水煮烂后，加冰糖适量煮至羹状服用。用于气阴两虚者。

9. 槐花饮

取陈槐花 10g，粳米 30g，红糖适量。将陈槐花烘干，研成末。粳米淘净，放入锅内，加清水适量。用武火烧沸后，转用文火煮 40 分钟，滤去米饭，留米汤，将槐花末、红糖放入米汤内搅匀即成。用于邪热未尽者。

【预防调护】

一、饮食注意

便血患者禁忌葱、蒜、辣椒、生鱼蟹等生冷辛辣之品，慎啤酒、白酒及各种冷饮。饮食上一要杜绝暴饮暴食；二要清淡，多食易消化、富于营养的食品，可根据病情进食流质、半流质或无渣饮食。

对于便血渐止或基本停止，或仅有大便隐血试验弱阳性者，可采用食疗的康复疗法，具体参见"药膳疗法"。

二、生活注意

1. 注意对胃脘痛、腹痛及肝病等疾病的及时治疗，有助于预防便血的发生。同时有胃脘痛者，一旦疼痛加剧，不易缓解时，要注意粪便颜色以防出血。此外，避风热燥邪等外感，少食辛辣肥甘助火之品，戒烟酒，保持大便通畅，避免过度劳累与紧张，保持情志舒畅。热病久病之后，尤当及时调补阴津；气候转变时，注意保暖。

2. 采用积极有效的护理措施，避免并发症的出现，务必使患者保持镇定，静卧勿躁，避免不必要的搬动，以免加重出血。

3. 临证时要密切观察病情变化与发展，做到及时发现，及时治疗。应注意观察便血的颜色、性状及次数。若出现头晕、心悸、汗出，面色苍白、肢体湿冷、烦躁不安、脉芤或细数等，常为大出血的征兆，应立即救治，防止厥脱和昏迷的发生。

【名医经验】

熊继柏

1. 学术观点

（1）病机认识：对于各种出血病证，辨证关键有两方面：一要辨虚实，血证无外乎虚实两端，实证为火盛迫血妄行，虚证为气虚不摄血。二要辨病位，尽管血证复杂，但是根据出血的部位，可辨清脏腑的病变部位。便血和肠、胃有关，在肠中的是湿热，在胃中的是中焦虚寒。

（2）治法心得：治疗出血患者，凡出血严重者，应直接治标，急速止血，而止血最要紧的一步就是降火。因此，血证尤其是上逆的出血病证，有 1 味非常奥妙的药——大黄。临床治疗吐血、呕血、衄血，甚至咳血患者，若是明显的火旺，可以用大黄。目的不在于通大便，而在于泻火，使火下行。凡是用于止血的药物一定要炮制。首需炒炭，可以加大止血作用，如荆芥炭、侧柏炭、茜草炭、蒲黄炭、棕榈炭、艾叶炭、地榆炭、仙鹤草炭等。

2. 经典医案

某患者，女，47 岁。

主诉：经前大便下血 10 余年，胃脘嘈杂 3 个月。

现病史：月经前大便下血，并大便溏泄，病 10 余年不愈。西医院多次检查，诊断均为乙状结肠炎。但每逢月经前 1 周即开始便血，大便溏泄，且每次均为大便之后即下黯红色血液。俟月经已行，便血便溏即止。月经基本正常，但觉精神疲乏，尤其在行经前后更显疲乏，食纳亦有所减。舌淡苔薄白，脉细。

临证思路：患者平时无病，但每次来月经前 7 天或 5 天腹泻，月月如此，接着又便血，这就是一个典型的经前便血，并伴有大便溏、精神疲乏、食纳较差、舌淡、苔薄白、脉细等一派典型的气虚表现。《医宗金鉴·妇科心法要诀》曰："经行泄泻是脾虚。"故该患者的经前泄泻显然是脾虚，且该患者便血是在大便之后，并且表现一派气虚兼阳虚的症状，《金匮要略》曰："先便后血，此远血也，黄土汤主之。"所以此患者为中阳衰微，中气不足的脾胃虚寒便血证。选方用黄土汤加减。

选方用药：灶心黄土 30g，炒白术 30g，附子 12g，生地黄 30g，阿胶 12g，黄芩 15g，甘草 9g。共 14 剂，水煎服，一日 1 剂。

用药分析：方中灶心黄土温中止血为君；白术、附子温脾阳而补中气，助君药以复统摄之权为臣；出血量多，阴血亏耗，而辛温之术、附又易耗血动血，故用生地黄、阿胶滋阴养血，黄芩清热止血为佐；甘草调药和中为使。诸药配合，寒热并用，标本兼治，刚柔相济，温阳而不伤阴，滋阴而不碍阳。

药后经前未再大便下血，随访一年未复发。

（迟莉丽　孙大娟）

参考文献

[1] 周仲瑛. 中医内科学 [M]. 北京：中国中医药出版社，2007.

[2] 清·唐容川. 血证论 [M]. 北京：人民卫生出版社，1990.

[3] 迟莉丽，程艳. 脾胃病新治 [M]. 北京：中医古籍出版社，2015.

[4] 李振华，李郑生. 中医脾胃病学 [M]. 北京：科学出版社，2012.

[5] 明·张景岳. 景岳全书 [M]. 北京：人民卫生出版社，2005.

[6] 王清任. 医林改错 [M]. 北京：人民军医出版社，2007.

[7] 金·李东垣. 脾胃论 [M]. 北京：人民卫生出版社，2005.

[8] 李点，周兴，聂娅，等. 熊继柏教授辨治血证经验 [J]. 中华中医药杂志，2014，29（11）：3472 – 3475.

第三章　功能性胃肠病

功能性胃肠病（functional gastrointestinal disorders，FGIDs）是指一组根据胃肠道症状分类的疾病，其症状的产生与动力紊乱、内脏高敏感、黏膜和免疫功能的改变、肠道菌群的改变、中枢神经系统处理功能异常等因素相关，又称肠－脑互动异常（disorders of gut－brain interaction）。FGIDs 是消化系统的常见病，根据其发生部位的不同，可分为食管疾病（如功能性胸痛、功能性烧心、反流高敏感）、胃十二指肠疾病（如功能性消化不良、嗳气症、恶心和呕吐症）、肠道疾病（如肠易激综合征、功能性便秘、功能性腹泻、功能性腹胀）、中枢介导的胃肠道疼痛病（如中枢介导的腹痛综合征）、胆囊和 Oddi 括约肌疾病（如胆源性疼痛、胰管 SO 功能障碍）以及肛门直肠疾病（如大便失禁、功能性肛门直肠疼痛、功能性排便障碍）。虽然 FGIDs 缺乏器质性疾病表现，并非是一个威胁生命的疾病，但 FGIDs 严重影响了患者的生活质量。目前，FGIDs 的治疗主要以心理治疗以及对症治疗为主，难以达到令人满意的治疗效果，患者常因症状反复就医导致了高昂的医疗负担。

在中医学中，根据 FGIDs 主要症状的不同可将其归为"吞酸""痞满""胃脘痛""腹痛""腹泻""便秘"等病的范畴。病因主要与情志不畅、饮食不节、感受外邪、脾胃虚弱相关。病位主要在脾、胃、大肠、小肠。《灵枢·平人绝谷》指出："胃满则肠虚，肠满则胃虚，更虚更满，故气得上下，五脏安定，血脉和利，精神乃居。"故胃肠生理功能的正常发挥总以通降为顺。脾胃为一身气机升降之枢纽，脾主升清，胃主降浊，小肠受盛化物，大肠传导糟粕，纳运相协，升降相因，则水谷得化，精微得布。若胃气不降，脾气不升，在上则为吞酸、噎膈，在中则为腹胀、腹痛，在下则为腹泻、便秘。正如《灵枢·胀论》所言："胃胀者，腹满，胃脘痛，鼻闻焦臭，妨于食，大便难。"故在 FGIDs 的治疗中强调以通祛疾，通降方能机枢得运，水谷运化得常，恢复胃肠"更虚更实"的生理状态。

第一节　功能性胸痛

【概述】

功能性胸痛为反复的、源于食管的、不可解释的胸骨后疼痛，其疼痛特征不能用反流性疾病、其他黏膜疾病及动力异常来解释。功能性胸痛的诊断为排他性诊断，其真正的患病率尚无定论，特别是在老年人群中区分功能性胸痛及缺血性心脏疾病较为困难。一项基于互联网的横跨 3 个国家（英国、美国、加拿大）的大样本横断面研究显示，普通人群中符合功能性胃肠病罗马Ⅳ诊断标准的患者占35%，其中包括功能性胸痛在内的功能性食管病占7%；人群调查显示非心源性胸痛（non – cardiac chest pain，NCCP）患病率在19%～23%，不同性别患病率无差异。功能性胸痛具有病因不明、发作无规律、进食后加重的特点，患者常呈现焦虑、躯体化、抑郁状态，导致疾病迁延难愈，容易出现误诊漏诊、疗效欠佳，严重影响患者的生活质量。中医没有功能性胸痛病名，依据其临床表现，可归属于"气噎候""食噎候""胸痹""梅核气"范畴。

【病因病机】

一、中医认识

1. 致病因素

（1）情志不畅：情志不遂致气机不畅，肝失疏泄，木郁克土，肝气乘脾犯胃，脾胃运化失职，升降失常。此外，脾在志为思，肝在志为怒。若思虑过度，犹豫不决，可伤脾气；若愠怒日久，抑郁不舒，可伤肝气。脾气受损则运化无权，痰湿内生，痰与气相互搏结，聚于食管；肝气受损则疏泄失司，胃气上逆，而发胸痛。

（2）饮食失宜：饮食不节，或饮食不洁，或饮食偏嗜，均可致食积于胃肠而壅滞不通，胃气不降，酸腐浊气上侵食管，发为胸痛。《症因脉治》指出："饮食不节，饥饱损伤，痰凝血滞，中焦混浊，则闭食闷痛之症作矣。"一则食积日久，内生湿热，可蕴结胃肠；二则食积日久，损伤脾气，则脾失健运，痰、饮、食结聚，阻遏气机。

（3）感受外邪：食管与口咽相通，极易感受六淫而致病，正如《脾胃论》曰："肠胃为市，无物不受，无物不入，若风寒暑湿燥一气偏胜亦能伤脾损胃。"本病多与寒、热、湿邪相关：感受寒邪，阳气受阻，运化失常，胃失和降；外感热邪，耗气伤津，炼液为痰，阻碍气机；湿邪侵袭，困阻脾气，脾失健运，影响中焦及全身气机，均会导致邪气聚集食管而发为胸痛。邪气亦可相兼为患，如同时感受湿邪与热邪，湿热内蕴，蒸灼食管，可致胸痛；同时感受湿邪与寒邪，则寒湿中阻，阻遏气机升降而致病。

（4）痰郁互结：津液代谢与肺、脾、肾、三焦关系密切。若肺失宣肃，脾失健运，肾之气化失司，三焦水道不通，感受火邪、湿邪、七情内伤，均可导致水液代谢障碍，痰饮内生，阻碍气机，痰郁互结；或由情志不畅，肝失疏泄，致气机郁滞，津行不畅，痰湿内生，气郁痰阻。如《杂病源流犀烛》云"由气成积，由积生痰，痰甚则气不得宣而愈甚"，痰阻、气郁互为因果，停着食管，发为胸痛。

（5）脾胃虚弱：如素体脾虚，或饮食无常、吐泻后，损伤脾气，水液运化无权，则内生痰湿，聚于胸中，引起胸痛。如《脾胃论》言："脾病则精微不布，蕴而生湿；胃病则通降不行，郁而为热。"若进而损伤脾胃阳气，腐熟、消化功能减退，食饮之气上泛，即"饮食入胃，犹水谷在釜中，非火不能熟"，运化失常，虚寒内生，"寒气填于胸膈"，胸阳不足，失于温煦，发为胸痛；脾虚日久，脾不为胃行其津液，或过食辛辣肥甘之品，或外感热病，或过服温燥药物，导致胃阴亏虚，虚火灼金，肺胃阴虚，久则火热炎上，气血结于肺胃之门户，亦可发胸痛。

2. 病机

功能性胸痛病位在咽、胃，与心、肝、脾密切相关。基本病机为清阳不升，浊阴不降，肝胆之邪得以乘侮所致。《灵枢·胀论》云："胃者，太仓也；咽……传送也，胃之五窍者，闾里门户也。"咽由胃所统主，若胃气不足，通降无权，气机壅滞，则胸骨后疼痛，甚则饮食不下。本病为本虚标实，早期以实证为主，病久则变为虚实夹杂甚至纯虚证。本虚不外脾胃虚弱、胃阴不足、脾肾阳虚，标实不离气郁、食积、痰饮、外感六淫等。以上因素均会导致肝脾失调，胃失和降，痰气搏结，循经上逆，聚于食管，壅塞不通，表现为胸骨后疼痛。本病为功能性疾病，多在气分，未及血分。

二、西医认识

1. 食管高敏感

食管高敏感是内脏高敏感的一部分，在本病发病中具有相当重要的作用。研究显示，在功能性胸痛患者中，无论是否存在食管动力障碍，均有疼痛感知的改变。食管高敏感在食管球囊扩张中表现为痛觉阈值下降，这种内脏高敏感既可存在于外周（食管感觉传入致敏），也可存在于中枢（脊髓神经元兴奋性增高或大脑皮质信号处理增强），其具体机制尚有待进一步明确。

2. 精神刺激及生理应激

功能性胸痛患者中的抑郁、焦虑、恐慌症罹患率较高，其机制可能与参与脑－肠轴、丘脑－垂体－皮质激素轴的调节等相关。目前认为在脑－肠轴通路上多个环节的异常，均可导致胃肠动力改变及内脏敏感性异常而致病，通过5－羟色胺、降钙素基因相关肽等脑－肠肽来完成。此外，精神及生理应激可启动促肾上腺激素皮质因子受体通路，通过抑制胃肠动力及增加内脏高敏性而致病。精神压力会加重胃肠道疾病的临床症状，而患有功能性胃肠道障碍者也可加重患者的社会心理障碍。

3. 幽门螺杆菌（helicobacter pylori，Hp）感染及其他

相当一部分幽门螺杆菌阳性患者中有胸痛症状。一方面，Hp感染可通过增加胃酸分泌，介导慢性炎症，诱导氧化物歧化酶的产生，促使黏膜组织内免疫细胞启动，在功能性胸痛的发病机制中起着重要的作用；另一方面，Hp感染可通过上调同型半胱氨酸，影响血管内皮细胞功能，导致胸痛，此机制尚需进一步论证。

此外，食管运动功能障碍、食管纵行平滑肌长时间持续收缩均可导致发病。

【诊断与鉴别】

一、中医诊断

1. 辨证要点

（1）辨虚实：早期多为实证，中后期为虚证或虚实夹杂。实证见于新病体壮者，表现为疼痛拒按、得食加重；虚证多见于久病体虚者，得食缓解。如《景岳全书·杂证谟·心腹痛》中指出："痛有虚实……辨之之法，但当察其可按者为虚，拒按者为实；久痛者为虚，暴痛者为实；得食稍可者为虚，胀满畏食者为实；痛徐而缓、莫得其处者为虚，痛剧而坚、一定不移者为实……脉与证参，虚实自辨。"

（2）辨寒热：寒证多见胸骨后冷痛，因进食寒凉食物而发作或加重，得温则减，遇寒则剧；热证多见胸骨后灼热疼痛或饮食不下，因进食辛辣燥热食物而发作或加重，喜冷恶热，得凉则舒，遇热加剧。寒与热之间可相互转化，如外感寒邪，聚于胸中，阻滞气机，脾失健运，水湿内停，日久蕴而生热；或饮食不节致湿热内生，而热证失治误治，迁延日久耗气，可转变为寒证。

（3）应注意局部辨证与全身辨证相结合：胸痛性质常提示疾病虚实寒热，需与全身症状及舌脉结合辨证。如胸痛剧烈，拒按喜暖，看似实证，然伴腰膝酸软、肢冷乏力，提示阳微阴弦。

2. 病机辨识

（1）实证：若忧思过度，脾失健运，内生痰湿，阻遏气机，胃失和降则浊气上逆，上犯食管而发胸痛；症见胸骨后胀痛，脘腹满闷，恶心呕吐，食少纳差，舌淡苔白腻，脉滑或缓。若情志不遂，愠怒未解，肝气郁结，横逆犯胃，胃气上逆而致胸痛；症见胸骨后胀痛，嗳气频作，可扩展至两侧胁肋部，或伴恶呕、吐酸，其脉多弦。肝郁脾虚者，兼有神疲乏力、少食纳差、大便溏、舌淡苔薄白、脉弦细；肝胃郁热者，兼有胸骨后灼痛、嗳气、吐酸、口苦口臭、心烦易怒、舌红苔黄、脉弦数。

若暴饮暴食，或饮食不洁，或饮食偏嗜，导致饮食积滞；或因素体脾弱，运化不行，稍有饮食不慎，导致食积不化，则影响气机，胃失和降，腐浊之气上蒸于食管，引发胸痛。症见胸骨后胀满疼痛，胃部拒按，嗳腐吞酸，或厌食，或呕吐不消化食物，吐后痛减，舌苔腐腻。食积日久，易内生湿热，蕴结胃肠，胃失和降；症见胸中灼热胀痛，渴不欲饮，或大便不爽，脘腹痞满，舌红苔黄腻等。食积日久，易内伤脾胃，脾失健运，痰、饮、食结聚，阻遏气机；症见胸骨后胀痛，口吐涎沫，痞满，纳差，苔腻或腐，脉滑或缓。

若肺、脾、肾、三焦功能失调，津液代谢障碍，内生痰湿，影响气机，痰郁互结；或肝失疏泄，气郁痰阻，停着食管，不通则痛，发为胸痛。症见胸骨后重痛，发病可与情志相关；兼见嗳气、太息、口吐痰涎，或反酸，苔白腻，脉濡缓。

感受寒邪，积于食管，寒邪收引凝滞，影响气机；症见胸骨后冷痛，形寒肢冷，恶寒喜暖，纳呆少食，舌淡苔薄白，脉紧或浮紧。感受热邪，损耗津液，炼液为痰，阻碍气机，胃失和降；症见胸骨后灼痛，身热喜凉，口渴欲饮，舌红苔黄，脉弦数。感受湿邪，则湿浊困脾，脾失健运，胃失和降，浊气不降，停滞于食管而发病；症见胸闷胀痛，痞满，口吐涎沫，头身困重，舌淡质润，苔白或白腻，脉濡或滑。感受湿邪合寒邪，耗损阳气，气血壅塞；症见胸骨后冷痛，口吐涎沫，形寒肢冷，恶寒喜暖，神疲乏力，口中黏腻，肢体困重，不思饮食，舌淡苔白腻，脉滑紧。感受湿邪合热邪，则湿热中阻，脾胃气机失司，湿热蒸灼食管；症见胸骨后灼痛，口苦、口臭，身热不扬，头汗出，汗出热不解，渴不欲饮，舌红苔黄腻，脉滑数。

（2）虚证：若先天禀赋不足，脾胃虚弱，或因饮食劳倦，或因思虑过度，损耗脾气，则气血生化无源，食管失于濡养；脾脏运化无权，则水液代谢障碍，内生痰湿，停聚胸中，阻碍气机；气机升降失常，则胃失和降，冲气上逆，均可致胸痛。症见胸骨后隐隐胀痛，喜按，兼见神疲乏力，纳差少食，面色萎黄，脘腹胀痛，清气不升之头晕目眩，清气在下之便溏，舌淡边有齿痕，苔薄白，脉细。若进一步发展可致脾胃虚寒，胸阳不振；症见胸骨后隐隐冷痛，喜按，时作时止，绵绵不休，食后可缓解，兼见畏寒肢冷，神疲少言，口吐清水，面色㿠白，舌体淡嫩胖大，边有齿痕，苔薄白，脉缓。

若素体阴虚，或邪气耗伤阴液，致胃阴亏虚，胃失润降，虚火上炎，灼烧食管，发为胸痛；症见胸骨后隐隐灼痛，喜按，可有胃脘嘈杂不舒，饥不欲食，兼咽干口燥，颧红潮热，盗汗，五心烦热，舌红苔黄，或有花剥苔，脉细数。若损及肝阴，肝体失养，肝失疏泄，影响气机，亦可导致脾胃升降失常而为病。症见胸骨后灼痛隐隐，痛及两胁部；伴两目干涩，视力减退；或见手足蠕动，头晕目眩，面部烘热，潮热盗汗，舌红少苔或少津，脉弦细而数。

若疾病日久耗伤阳气，脾肾阳虚，胸阳不足，阴气乘之，复受寒邪，阴寒凝滞，脉络受阻，痹阻气机，即"寒气填于胸膈"，阳微阴弦，发为胸痛。症见胸中冷痛剧烈，喜暖；兼见神疲肢软，下肢乏力，畏寒肢冷，腰膝酸软；或有便溏不止，脉微或弱。

3. 症状识辨

（1）辨胸痛：功能性胸痛为胸骨后沿中轴线的非烧灼性疼痛，伴或不伴放射痛，酷似心绞痛，多与进食相关。

①辨发病情况：急性起病者，痛势剧烈，痛处不移，病程较短，属实；因气滞、痰阻、瘀血、食积、湿热、寒凝阻滞、经脉不通所致；脉沉而有力。慢性起病者，痛势较缓，病程迁延，属虚；因脾虚肝乘，气血阴阳不足，胃失所养所致；面色淡白，或㿠白，或无华，或萎黄，脉弱而无力。

②辨疼痛性质：疼痛剧烈，拒按者为实；痛势隐隐，空痛喜按者为虚；表现为灼痛，恶热喜寒兼有口渴喜冷饮，舌红苔黄或黄腻，脉滑数或弦数者属热；表现为冷痛，恶冷喜暖兼有呕吐清水痰涎，口淡不渴，舌淡苔白，脉弦紧者属寒；表现为胀痛兼有情志不舒，嗳气、太息，痛无定处者属气滞；表现为重痛兼头身困重，属湿邪困阻；表现为闷痛兼脘腹痞满，属痰浊阻络。

③辨加重或缓解因素：胸痛空腹时发作或加重，食后痛减，按压缓解，属虚；胸痛食后发作或加重，吐后痛减，按压加重，属实。胸痛饮冷后发作或加重，得热痛减，属寒；胸痛食温热燥烈之品后发作或加重，得寒痛减，属热。胸痛情志郁怒发作或加重，嗳气或呕吐后缓解，属气滞。

（2）食欲与食量：

①食欲减退：若新病不欲食，与情志相关者，胸骨后胀痛连及两胁，兼见嗳气、

太息者，多为肝郁气滞证；若厌食兼嗳腐吞酸，胸骨后灼痛，脘腹胀满者，多为饮食停滞证；若纳差兼头身困重，胸骨后重痛，苔白腻，脉滑或濡者，多为湿盛困脾证；若久病不欲食，胸骨后隐痛，兼见面色萎黄，舌淡，脉沉细或细弱者，多为脾胃虚弱证。

②食欲亢进："胃中热则消谷"，食欲亢进者，胸骨后灼痛兼见渴喜冷饮，小便短黄，大便秘结，舌红苔黄，脉滑数者，多为热邪犯胃证。

③饥不欲食：若饥不欲食，胸骨后隐痛兼见胃脘嘈杂，痞胀不舒，舌红少苔，脉细数者，为胃阴亏虚证；若饥不欲食，胸骨后灼闷痛兼见大便溏泄，小便短赤，身热不扬，舌红苔黄腻，脉滑数者，多为湿热蕴脾证。

二、西医诊断

1. 诊断

（1）临床表现：①胸痛，疼痛位于胸骨后，多出现于餐后，部分可向后背、背部、颈部或手臂放射；性质类似心绞痛，有挤压感；少数功能性胸痛程度较严重，可持续数分钟、数小时或间断几天不等。②可伴食管感知症状，如对热冷敏感等。③常缺乏特殊体征。④有证据显示部分功能性胸痛患者会出现自主神经功能紊乱症状。

（2）辅助检查：

①心肺系统排他性检查：对胸痛患者进行冠状动脉、肺动脉的评估是非常重要的：完善心肌酶、肌钙蛋白、心电图、冠脉 CTA 检查以排除心源性疾病；完善 D - 二聚体、肺部 CT 以排查血管栓塞、肺部疾病。

②质子泵抑制剂（PPI）试验：应用短疗程大剂量 PPI（例如早餐前服用 40mg，晚餐前服用 20mg 奥美拉唑，连续 7 日）以排除胃食管反流（GERD）相关性 NCCP。该方法简便，容易实施，敏感性高，与侵入性检查相比经济实惠。PPI 作为初筛方法在 NCCP 患者中筛查 GERD 特异性稍差，但敏感性尚可。

③上消化道内镜：常用于评估不能解释的上消化道症状，尤其是 NCCP 患者。可借助于食管病理学检查，排除与单纯性胸痛症状相关的疾病，比如糜烂性食管炎、嗜酸细胞性食管炎、食管狭窄、Barrett 食管、消化性溃疡、食管裂孔疝等，评估有无黏膜或结构改变。

④高分辨率食管测压：这是检测食管动力障碍的最佳方法，但是 70% 的 NCCP 患者在该检查中食管动力是正常的。动力障碍包括贲门失弛缓症、胡桃夹食管、弥漫性食管痉挛、其他非特异性的收缩波异常、无效收缩、食管下端括约肌（LES）高压或者低压等。然而在 30% 食管动力障碍患者中，动力障碍与胸痛的关系仍不明确，例如两者发作的时间并非完全一致，贲门失弛缓症患者在 NCCP 患者中的发现率仅有 2%。

⑤心理评估：焦虑、抑郁和躯体化障碍往往与疼痛的产生有关，例如在 NCCP 患者中，心理障碍患病率高达 50% 以上，最常见的是惊恐障碍、焦虑、重度抑郁障碍等。在反流高敏感的患者中，酸诱发的食管症状感知在精神心理应激情况下会被强化，因此有必要对患者进行心理方面的自评、他评和心理专科医师的评估。

⑥其他检查：其他一些临床评估包括激发试验，如球囊扩张、酸滴注试验等，但这些试验尚未标准化；还有一些诱导性的药物试验，例如依酚氯铵试验、氯贝胆碱试验、麦角新碱试验和五肽促胃酸激素刺激试验，最常用的是依酚氯铵试验，可导致食管体部收缩幅度升高，使患者产生典型胸痛，但试验敏感性很低，很少用于临床。此外，新的内镜下功能性腔内成像探头（endoflip）可提供食管可扩张性的情况，而食管高频超声有助于了解食管肌层的运动情况。

（3）诊断标准（功能性胃肠病罗马Ⅳ标准）*：

①胸骨后疼痛或不适（需排除心源性胸痛）。

②无烧心和吞咽困难等与食管相关的症状。

③无胃食管反流或嗜酸细胞性食管炎导致该症状的证据。

④无主要的食管动力障碍性疾病（指贲门失弛缓症/食管胃连接部流出道梗阻、弥漫性食管痉挛、jackhammer 食管、蠕动缺失）。

*诊断前，以上症状出现至少 6 个月，近 3 个月符合以上诊断标准，且症状出现频率为至少每周一日。

本病的诊断应首要排除心源性疾病、肺源性疾病，然后完善消化内镜、PPI 试验、食管测压等相关检查排除结构性、黏膜性、动力性疾病，才能进一步确诊功能性胸痛。

（4）并发症：

①功能性消化不良：如本病得不到缓解，患者长期处于进食后胸痛的状态，则可能导致功能性消化不良的发生，表现为餐后不适综合征，或是上腹痛综合征。

②胃食管反流：因两者发病机制相似，本病进一步发展，可能会导致胃食管反流，应及时纠正病理生理改变，防病传变。

2. 鉴别

（1）心源性胸痛：应首先排除心源性胸痛，对心绞痛样胸痛患者应立即进行心血管评估。心源性胸痛为压榨样疼痛，可为劳力性疼痛，其与 NCCP 在疼痛的定位（胸骨后）和疼痛放射的模式（背部、颈部、上肢、下颌）没有显著区别。需进一步完善心肌酶、肌钙蛋白、心电图、冠状 CTA（或冠状动脉造影）检查。值得注意的是，心脏和食管疾患可能兼而发作，提示广泛的平滑肌痉挛，应注意甄别。

（2）主动脉源性胸痛：见于主动脉夹层动脉瘤和囊状主动脉瘤。前者多发于40 ~ 70 岁男性，疼痛发作突然、剧烈、呈撕裂样、范围广泛。查体两侧桡动脉搏动有显著差别，两侧上肢血压也有不同。X 线检查可见主动脉增宽、假囊造成的双层壁轮廓，B 超、CT 检查及主动脉造影可以确定诊断。囊状主动脉瘤较少见，病史、X 线检查和动脉造影可确诊。

（3）胃食管反流病：GERD 是食管贲门抗反流防御机制下降和反流物对食管黏膜攻击的结果。典型表现为胸骨后烧灼样疼痛、反酸、反胃。常由胸骨下段向上伸延，多在餐后出现，卧位、弯腰、腹压增高时可加重。除症状表现和诊断性治疗外，胃镜和食管钡餐有助于诊断。

（4）嗜酸性粒细胞性食管炎：这为食管源性胸痛常见的黏膜相关性疾病，是一种以嗜酸性粒细胞浸润为主要特征的慢性食管炎症。其临床表现为胸腹痛、吞咽困难、反流样症状。PPI 治疗有效，且容易和 GERD 重叠发生，但治疗与 GERD、功能性胸痛不同，应予以鉴别。上消化道内镜及病理学检查可进一步确诊。

（5）贲门失弛缓症：这也称贲门痉挛、巨食管，是由于食管贲门部的神经肌肉功能障碍所致的食管功能性疾病，表现为胸骨后疼痛、吞咽困难、食物反流。其主要特征是食管缺乏蠕动，LES 高压和对吞咽动作的松弛反应减弱。其内镜下及组织病理学均可见特异性改变。

（6）肺栓塞：常见于 40 岁以上及长期卧床患者，典型表现为胸痛、呼吸困难、咳血，查体见发绀、肺部细湿啰音或哮鸣音。实验室检查可见 D - 二聚体显著升高，X 线检查呈肺动脉阻塞征或肺动脉高压征及右心扩大征，下肢深静脉彩超可辅助诊断。

（7）胆道疾病：急性胆道疾病可引起心肌梗死样胸痛，慢性胆囊炎引起反复发作的前胸下部和上腹部的轻微疼痛，有时疼痛性质和部位类似心绞痛。B 超、CT 检查及胆道造影有助于鉴别诊断。

【治疗】

一、中医治疗

1. 治疗原则

本病的治则在于理气和胃，降逆止痛。不通则痛、不荣则痛，治法应着眼于"通""补"两字。食管属胃之疆域，应侧重于以通为补，具体运用时，需根据病情随证治之。

标实者，当以"通"为主，针对气郁、食积、痰浊、寒凝、湿热之不同，应分别采用理气、消食、化痰、温通、清湿热的治法，尤需重视化痰理气之法。"通"的同时需顾护正气，防止消导剂、苦寒药伤及脾胃；本虚者，当以"补"为主，对于脾胃虚弱、胃阴不足、脾肾阳虚者，应分别采用益气健脾、养阴和胃、温补脾肾的治法。同时应注意"补"中寓"通"，可防止滋腻碍胃，阻滞气机。此外，虚证常合并实邪，如脾肾阳虚，阴邪乘之，补益脾肾的同时需祛邪，方可奏效。

2. 辨证论治

（1）肝胃不和证

症状表现：胸骨后胀满或胀痛，攻窜不定，胁肋部胀满不适或疼痛，每因情志因素而发或加剧；胃脘嘈杂，不思饮食，胸中郁闷，善太息，嗳气频作，大便不畅，得嗳气、矢气则舒。舌淡红，苔薄白，脉弦。

病机分析：若情志不遂，愠怒未解，肝气郁结，横逆犯胃，胃气上逆而致胸痛；肝脉循行于两胁，故疼痛攻撑连胁；胃气不降反升，故胸闷嗳气、喜长叹息；情志不畅则肝气郁结加重，胃气上犯益甚，故胸痛加重。

治疗方法：疏肝解郁，和胃降逆。

代表方药：柴胡疏肝散（《景岳全书》）。柴胡 9g，白芍 15g，枳壳 12g，陈皮 12g，川芎 12g，香附 12g，炙甘草 6g。

随症加减：若胀甚、矢气频繁者，可加青皮、郁金、木香助理气解郁之功；若痛甚者，可加川楝子、延胡索理气止痛；若嗳气频作者，可加半夏、旋覆花助理气降气；若气滞夹痰，症见胃痛满闷，时时欲呕，舌苔腻，脉弦滑者，可加半夏、白芥子、莱菔子解郁化痰。

（2）肝胃郁热证

症状表现：胸骨后灼痛，两胁胀闷或疼痛；心烦易怒，反酸，口干、口苦；大便干燥，小便黄赤。舌质红，苔黄，脉弦或弦数。

病机分析：情志不畅，郁久化热，横逆犯胃，胃失降逆，熏灼食管，则胸骨后灼痛；肝失疏泄，气机不利，则两胁胀闷或疼痛；肝郁化热，肝失条达，则心烦易怒；胃失和降，则反酸；肝胆火气上乘，则口干口苦、舌质红、苔黄。

治疗方法：疏肝理气，泄热和中。

代表方药：化肝煎（《景岳全书》）合左金丸（《丹溪心法》）加减。炒栀子 12g，牡丹皮 12g，白芍 15g，青皮 12g，陈皮 12g，浙贝母 6g，泽泻 10g，吴茱萸 3g，黄连 6g，甘草 3g。

随症加减：兼见大便黏腻、身重不舒者，酌加白蔻仁、薏苡仁以清化湿热；兼见口渴欲饮，苔黄燥者，可加石斛、沙参、知母、麦冬以养阴清热；反酸明显者，可加乌贼骨、瓦楞子制酸和胃；胸闷胁胀明显者，可加柴胡、郁金疏肝理气。

（3）饮食积滞证

症状表现：胸骨后疼痛拒按，嗳腐吞酸，恶心欲吐，吐后痛减；不思饮食，恶闻食嗅，大便或矢气酸臭。舌苔垢腻，脉弦滑。

病机分析：暴饮暴食，或饮食不洁，或饮食偏嗜，导致饮食积滞；或因素体脾弱，运化不行，稍有饮食不慎，导致食积不化，则影响气机，胃失和降，腐浊之气上蒸于食管，则引发胸痛。运化失司，则不思饮食、大便溏泄；食积化腐则嗳腐吞酸，或呕吐不消化食物，吐后痛减。

治疗方法：消食导滞，和胃降逆。

代表方药：保和丸（《丹溪心法》）。焦山楂 15g，炒六神曲 15g，制半夏 9g，茯苓 15g，陈皮 12g，连翘 9g，炒莱菔子 12g，炒麦芽 20g。

随症加减：胸痛拒按，苔黄便秘者，加大黄、芒硝以通腑荡积；脘腹胀甚者，可加枳实、厚朴、槟榔行气消滞；食积伴胸中烦热者，可加黄芩、黄连清热泻火；胃弱食少，谷食难消者，加党参、白术以益气化积；食滞初起，胸脘满闷，有欲吐之势者，可以盐汤探吐，使食滞得出，一吐痛除。

（4）痰气交阻证

症状表现：胸骨后胀满或胀痛，胁肋部痞满不适或疼痛，每因情绪诱发或加重；嗳气、太息，吞咽时梗阻感。舌淡红，苔白腻，脉弦滑或弦细。

病机分析：津液代谢障碍，内生痰湿，影响气机，痰郁互结；或肝失疏泄，气郁痰阻，停着食管，发为胸痛。情志不畅，气机阻滞，则胁肋部疼痛，每因情绪诱发；肝失疏泄，胃气不降反升，故胸闷嗳气、喜长叹息；气郁痰阻，咽部传送饮食水谷阻碍，则吞咽时梗阻感。

治疗方法：开郁化痰，降气止痛。

代表方药：启膈散（《医学心悟》）加味。全瓜蒌30g，郁金15g，砂仁壳10g，香附15g，浙贝母10g，姜半夏12g，荷叶蒂10g，杵头糠15g，沙参12g，茯苓15g，丹参15g，制南星9g，海藻30g，昆布15g，生薏苡仁15g，熟薏苡仁15g。

随症加减：化热伤津、吐黄黏痰者，加玄参、麦冬、前胡清热生津、润燥化痰；呕恶甚者，加旋覆花、代赭石以降逆止呕；胸痛甚者，加延胡索、五灵脂以化瘀止痛。

（5）寒邪伤中证

症状表现：胸骨后冷痛暴作，有受寒史，遇冷加重，得温则减；口泛清水，畏寒喜暖。舌淡苔白滑，脉沉迟或沉弦或沉紧。

病机分析：过食生冷，或感受寒邪，积于食管，胃阳被遏，收引凝滞，发为胸痛；气候变化，寒气加临，食管中寒邪也随之增甚，故遇寒痛增剧；温则寒气渐散，痛势得缓，因而得温疼痛减轻；寒邪停中，水饮内生，所以口吐清水；舌苔白滑，脉沉迟或沉弦或沉紧，均为寒邪中阻，胃阳被遏之象。

治疗方法：温中散寒，行气止痛。

代表方药：香苏散（《太平惠民和剂局方》）合良附丸（《良方集腋》）加味。香附12g，苏梗12g，陈皮12g，甘草6g，柴胡12g，桂枝12g，高良姜6g。

随症加减：外感风寒，恶风畏寒者，可加紫苏、生姜以疏散表寒；胃脘冷痛、口吐痰涎者，可加吴茱萸、干姜、丁香、桂枝以散寒止痛；畏寒肢冷腹胀者，可加木香、陈皮以行气和胃；寒夹食滞者，可加枳壳、神曲、鸡内金、半夏以消食导滞，温胃降逆。

（6）脾胃湿热证

症状表现：胸骨后灼痛，嘈杂泛酸，身体困重，渴不欲饮，口甜黏浊，口苦、口臭，食少纳呆，小便短赤，大便秘结或溏泄。舌质红，苔黄腻，脉滑或数。

病机分析：外感湿热之邪，或涉水冒雨，湿邪侵袭，湿郁化热；或饮食不节，过食肥甘厚味，聚湿化热，湿热内蕴脾胃，纳运失职，胃失和降，熏蒸于上，发为胸痛、嘈杂泛酸。湿热之邪上泛于口，故口黏而苦；湿热内蕴，气机不利，水液失于运化，则见渴不欲饮、口甜黏浊；湿热下注膀胱，则小便短赤；邪淫大肠，则大便臭秽不爽。若热重于湿，则大便干结；湿重于热，则大便溏泄。

治疗方法：清热化湿，理气和中。

代表方药：黄连温胆汤（《六因条辨》）加减。半夏9g，陈皮12g，茯苓15g，枳实12g，竹茹10g，黄连6g，炙甘草6g。

随症加减：嗳食酸腐者，可加莱菔子、山楂消食和胃；嘈杂不适者，可加黄连、吴茱萸以疏肝泄热；伴气滞腹胀者，加厚朴、陈皮、槟榔行气。

（7）肝胆湿热证

症状表现：胸骨后灼痛，连及两胁；心烦易怒，身体困重，大便秘结或溏泄，反酸、口苦、口臭、肌肤发黄。舌质红，苔黄腻，脉弦滑或弦数。

病机分析：湿热之邪困于肝胆，气机不畅，则胁肋灼痛；肝之经气上于咽喉，邪气上逆，发为胸骨后疼痛；湿热内蕴，肝失疏泄，胆汁横溢则口苦，溢于肌表则身黄；湿热内蕴，脾失健运，则见纳差、身体困重、大便或结或溏；舌红，苔黄腻，脉弦数或弦滑均为肝胆湿热之象。

治疗方法：清热利湿，疏肝健脾。

代表方药：茵陈五苓散（《金匮要略》）。茵陈 6g，白术 9g，茯苓 9g，猪苓 9g，桂枝 6g，泽泻 12g。

随症加减：兼嗳腐吞酸者，可加鸡内金、山楂以消食和胃；兼脾胃湿热者，酌加白蔻仁、薏苡仁健脾清热化湿；嘈杂不适者，可加左金丸以疏肝泄热；胸闷胁胀明显者，可加柴胡、郁金疏肝理气；反酸明显者，可加乌贼骨、瓦楞子以制酸和胃。

（8）水饮内停证

症状表现：胸骨后胀满痞塞，身体困重，纳差，渴不欲饮，精神困倦。舌质淡，苔滑，脉滑或缓。

病机分析：肺、脾、胃、三焦在水液代谢过程中发挥着关键性作用，如若其功能障碍，可致水液停聚于体内，水饮内停，胃失和降，饮气上逆，则见胸骨后胀满痞塞；水饮阻碍脾胃健运，则身体困重、纳差；水津不能四布，津液不能上承，故口渴；但体内有阴邪，故不欲饮。

治疗方法：温化水饮，和胃降逆。

代表方药：茯苓泽泻汤（《金匮要略》）加味。茯苓 9g，泽泻 12g，桂枝 6g，白术 9g，甘草 6g，生姜 12g，枳壳 12g。

随症加减：上腹饱胀者，可加神曲、山楂等消食和胃；痛甚者，可加香橼、佛手行气止痛；日久胃阴虚难复者，可加乌梅、山楂肉、木瓜酸甘化阴；脾胃气虚者，加党参健脾行气；膈间有水气、心下痞、眩晕者，加半夏、陈皮以化痰散饮，和胃降逆。

（9）脾胃虚弱证

症状表现：胸骨后胀痛隐隐，餐后加重，少气懒言，疲倦乏力，食少纳呆，面色㿠白，四肢不温，大便溏薄。舌淡或有齿痕，苔薄白，脉虚弱。

病机分析：劳逸失调，或饮食不节，内伤脾气，或吐泻日久，脾气受损。脾胃虚弱，胃腑气滞，浊气上泛，则见胸骨后胀满、疼痛隐隐；脾胃气虚，水谷精微不足，内不能充养脏腑，外不能濡养肌肉筋脉，故出现少气懒言、神疲乏力、面色㿠白、舌淡、脉弱；脾失健运，则大便溏薄；舌边有齿痕，为脾虚湿盛之象。

治疗方法：补气益中，和胃止痛。

代表方药：香砂六君子汤（《古今名医方论》）。党参 15g，炒白术 15g，茯苓 15g，陈皮 12g，法半夏 9g，木香 6g，砂仁（后下）6g，炙甘草 6g。

随症加减：神疲乏力、心下痞塞者，可酌增厚朴，以燥湿化痰，理气和中；兼太息、嗳气、胁肋部胀满者，加香附、小茴香、青皮等以疏肝畅胃；气短、汗出者可加黄芪、党参益气健脾；四肢不温者，可加桂枝温通经脉；湿浊内盛，苔厚纳呆者，可加茯苓、薏苡仁以淡渗利湿；水饮停胃，泛吐清水痰涎者，可加生姜、半夏以温胃化饮。

（10）脾胃虚寒证

症状表现：胸骨后冷痛隐隐，绵绵不休，喜温喜按，劳累或受凉后发作或加重；泛吐清水，精神疲倦，四肢不温，完谷不化。舌淡胖，边有齿痕，苔白滑，脉沉弱。

病机分析：脾气虚弱继而损及阳气为病，亦由饮食失调，过食生冷，损伤脾阳所致。脾阳虚衰，无以温煦内外，则见胸骨后冷痛隐隐、四肢不温、得温则减；劳累或受凉进一步损伤脾气及脾阳，故症状加重；脾阳不足，运化失权，故大便溏薄、完谷不化；寒饮内生，故泛吐清水、舌淡胖有齿痕、苔白滑。

治疗方法：温中健脾，缓急止痛。

代表方药：黄芪建中汤（《金匮要略》）。黄芪 9g，桂枝 6g，白芍 6g，生姜 3g，炙甘草 6g，大枣 12g，麦芽糖 10g。

随症加减：食欲不佳，神疲乏力，舌淡苔滑腻、边有齿痕者，可加半夏、陈皮、茯苓以健脾化湿；泛吐清水者，可加干姜、吴茱萸、茯苓温中化饮；腰膝酸软，头晕耳鸣，形寒肢冷者，可加附子、肉桂、巴戟天温肾阳。

（11）胃阴不足证

症状表现：胸骨后灼痛隐隐，胃中嘈杂，形体消瘦；口舌干燥，饥而不欲食，大便秘结。舌红少津或有裂纹，苔少或无，脉细或数。

病机分析：外邪入里，灼伤胃阴，或过食辛辣之品，胃火炽盛，消烁阴液。阴液不足，胃失润降，虚火上炎，灼烧食管，发为胸痛；胃阴不足，津液无以上承，故口舌干燥、舌红无苔；胃津虚少，虚火灼胃，但纳腐无权，则饥而不欲食；胃津消烁，不能濡润大肠，故大便干结；阴液不足，虚火自生，扰动脉道，则为脉象细数。

治疗方法：滋养胃阴，降逆止痛。

代表方药：沙参麦冬汤（《温病条辨》）。沙参 15g，玉竹 9g，生甘草 6g，冬桑叶 9g，麦冬 15g，生扁豆 9g，天花粉 9g。

随症加减：嘈杂反酸者，可加黄连、吴茱萸泄热和胃；口苦口臭口干者，可加知母、生石膏、芦根清胃泄热；日久腰酸胁痛、眩晕、耳鸣，伴手足烦热，可加枸杞子、山药滋补肝肾；便秘不畅者，可加瓜蒌、火麻仁润肠通便。

（12）气血亏虚证

症状表现：胸骨后隐隐疼痛，面色淡白，少气懒言，神疲乏力；自汗、盗汗，眩晕、心悸，纳差、便溏。舌淡白，苔少，脉细弱或缓而无力。

病机分析：素体气血不足，或思虑、饮食损伤脾胃，或久病失治误治，损及气血，气血亏虚，食管失于濡养，则见胸骨后隐痛；气血亏虚，卫外之阳气失固，故发热形寒自汗；面色无华，头晕目眩，神疲乏力，舌淡苔薄白，脉细弱为气血亏虚之象。

治疗方法：补气养血，养心和胃。

代表方药：归脾汤（《正体类要》）。党参 15g，白术 12g，黄芪 15g，当归 12g，酸枣仁 12g，远志 12g，茯神 15g，木香 12g，龙眼肉 12g，生姜 6g，大枣 6g，炙甘草 6g。

随症加减：四肢不温者，可加桂枝温通经脉；兼食积者，可加鸡内金、山楂以消食和胃。

（13）胸阳不振证

症状表现：胸骨后冷痛较甚，心悸怔忡，气短；自汗，动则益甚，神疲怯寒，面色㿠白，四肢欠温。舌质淡胖，苔白腻，脉沉细迟。

病机分析：疾病日久耗伤阳气，胸阳不足，阴气乘之，复受寒邪，阴寒凝滞，脉络受阻，痹阻气机，即"寒气填于胸膈"，阳微阴弦，发为胸痛。

治疗方法：通阳散寒，行气止痛。

代表方药：枳实薤白桂枝汤（《金匮要略》）加味。枳实 12g，厚朴 12g，薤白 9g，桂枝 3g，瓜蒌皮 12g，姜半夏 9g，干姜 3g，制附子 3g，吴茱萸 3g，草豆蔻 9g。

随症加减：恶寒甚，脉弦紧者，加蜀椒以温阳；胸痛剧烈彻背者，可用乌头赤石脂丸（蜀椒 15g，炮乌头 6g，制附片 6g，干姜 15g，赤石脂 15g）以温通；汗出肢冷，心阳欲脱者，应急服参附龙牡汤（制附片 9g，人参 9g，龙骨 30g，牡蛎 30g）以回阳救逆。

3. 其他疗法

（1）中成药

①柴胡疏肝丸

药物组成：陈皮、柴胡、川芎、香附、枳壳、芍药、甘草。

功能主治：调气疏肝，解郁散结。用于肝气郁滞，胁肋疼痛，或纳少腹胀者。

用法用量：口服，一次 9g，一日 3 次，空腹温开水送服。

②舒肝和胃丸

药物组成：香附（醋制）、白芍、佛手、木香、郁金、白术（炒）、陈皮、柴胡、广藿香、炙甘草、莱菔子、槟榔（炒焦）、乌药。

功能主治：疏肝解郁，和胃止痛。用于肝胃不和证者。

用法用量：口服，一次 2 丸，一日 2 次。

③左金丸

药物组成：吴茱萸、黄连。

功能主治：泻火，疏肝，和胃，止痛。用于肝火犯胃，脘胁疼痛，嘈杂者。

用法用量：口服，一次 3~6g，一日 2 次。

④香砂和胃丸

药物组成：木香、砂仁、陈皮、厚朴（姜炙）、香附（醋炙）、枳壳（麸炒）、广藿香、山楂、六神曲（麸炒）、麦芽（炒）、莱菔子（炒）、苍术、白术（麸炒）、茯苓、半夏曲（麸炒）、甘草、党参。

功能主治：健脾开胃，行气化滞。用于饮食积滞证者。

用法用量：口服，一次6g，一日2次。

⑤保和丸

药物组成：山楂（焦）、六神曲（炒）、半夏（制）、茯苓、陈皮、连翘、莱菔子（炒）、麦芽（炒）。

功能主治：用于食积停滞，脘腹胀满，嗳腐吞酸，不欲饮食者。

用法用量：口服，每次1~2丸，一日2次；小儿酌减。

⑥焦楂化滞丸

药物组成：山楂（炒焦）、牵牛子（炒）、六神曲（麸炒）。

功能主治：消食宽中，理气消胀。用于饮食停滞，肠胃不和，气滞不舒，膨闷胀饱者。

用法用量：口服，一次1~2丸，一日2次。

⑦参苓白术丸

药物组成：人参、茯苓、白术（麸炒）、山药、白扁豆（炒）、莲子、薏苡仁（炒）、砂仁、桔梗、甘草。

功能主治：健脾、益气。用于脾胃虚弱，体倦乏力，食少便溏者。

用法用量：口服，一次6g，一日3次。

⑧参术健脾丸

药物组成：党参、白术（炒）、厚朴（姜制）、陈皮、砂仁、半夏（制）、山楂（炒）、茯苓、六神曲（炒）。

功能主治：健脾消食。用于脾胃虚弱，食少便溏，消化不良，脘腹胀满者。

用法用量：口服，一次6~9g，一日2次。

⑨附子理中丸

药物组成：附子（炮，去皮脐）、人参（去芦）、干姜（炮）、甘草（炙）、白术。

功能主治：温脾散寒，止泻止痛。用于脾胃虚寒证者。

用法用量：一次1丸，以水一盏化破，煎至七分，空心、食前稍热服。

⑩黄芪建中丸

药物组成：生黄芪、饴糖、桂枝、生白芍、生甘草、大枣、金钱草、丹参、木瓜、黄芩、白术、郁金。

功能主治：补气散寒，健胃和中。用于脾胃虚寒所致的恶寒疼痛，身体虚弱者。

用法用量：口服，一次1丸，一日2次。

（2）单方验方

①单方

瓜蒌30g，煎水饮，一日2次。功能清热化痰，宽胸散结。

薤白10g，煎水饮，一日2次。功能行气导滞，通阳散结。

茜草 10g，煎水饮，一日 2 次。功能清热凉血，祛瘀止痛。

②验方

柴胡启膈散：党参、煅瓦楞子各 15g，柴胡、黄芩、法半夏、丹参、沙参、浙贝母、茯苓、郁金各 10g，白豆蔻、甘草各 6g。煎水饮，一日 2 次。功能疏肝理气，化痰益气。用于功能性胸痛肝郁犯胃者。

二参芪芍汤：黄芪、代赭石各 30g，党参、茯苓、赤芍各 12g，制半夏 15g，枳壳、栀子各 10g，丹参 20g，甘草 6g。煎水饮，一日 2 次。功能益气降逆，化瘀和胃。用于发病日久，气虚血瘀者。

加味丁香柿蒂汤：公丁香 6g，柿蒂 5g，陈皮 9g，姜半夏 9g。水煎服，1 日 1 剂，分 2 次服用。功能理气和中，化湿和中。用于功能性胸痛痰湿中阻者。

（3）外治疗法

①推拿

胃寒取脾俞、胃俞、内关（双）、中脘、足三里（双）等；肝气犯胃取中脘、期门、内关、足三里、阳陵泉；伤食取胃俞、足三里、中脘等穴。用揉压、震颤、点穴法。患者取仰卧位，医者站在患者体侧进行手法操作，每穴 3～5 分钟。此外，可配合按摩法，以双手推、揉脊肋下、胃脘部、任脉线及背部膀胱经线。

②膏药

小茴香敷脐：将小茴香 120g 炒热，装入纱布袋内备用，将药袋摊匀敷于脐腹上，盖一层塑胶薄膜，并放上水温 50℃ 热水袋，每次热敷 40 分钟，一日 2 次。

左金丸敷脐：取左金丸药末 1g（黄连：吴茱萸为 6：1），加风油精适量调成糊状，填脐，干棉球覆盖，胶布固定，24 小时换药 1 次，一周为 1 个疗程。

（4）针灸疗法

①体针：主穴：内关、足三里、中脘、心俞、胃俞；膻中、太冲、阳陵泉。两组穴位交替行针，采用平补平泻法，也可配合艾灸。

临证加减：如肝气犯胃者，加用行间穴；脾胃湿热者，加用丰隆穴；饮食积滞者，加用公孙、内庭穴；脾胃虚寒者，加用气海穴；胃阴不足者，加用三阴交、阴陵泉穴。

②耳针：取穴：食道、贲门、耳中、皮质下、交感、肝。诸穴合用，具有疏肝理气、疏利食管、调整大脑皮质层及自主神经功能之作用。

③穴位注射：取肝俞、胃俞、中脘、足三里、气海、天枢穴，每次选用 2～3 穴。用 0.5% 普鲁卡因溶液，每穴注入 2～4mL；或胎盘组织液，每穴注入 0.5～1mL；或当归注射液，每穴注入 1～2mL。若嗳气、呃逆者，可选用复方冬眠灵（氯丙嗪），每穴注入 0.5mL。若呕吐者，用 B 族维生素注射液，每穴注入 0.1～0.2mL。频率为每日或隔日 1 次，10 次为 1 个疗程。

（5）药膳疗法

①五汁安中饮：韭菜汁、生姜汁、藕汁各 1 份，梨汁 3 份，牛奶 5 份。混匀煮沸，然后温服，每次 200mL，每天 3 次。用于胃阴不足证者。

②牛奶竹沥饮：先用清水煮陈皮 10g，20 分钟后捞去陈皮，加入牛奶 200g 煮沸；再调入淡竹沥 50g，蜂蜜 20g，频频饮服，1 天饮完。用于痰郁交结证者。

③椒面粥：将花椒 3 ~ 5g 研极细粉末，取适量与面粉 100g 和匀，调入水中煮粥，后加生姜 3 片煮片刻。用于脾胃虚寒者。

④桂心粥：肉桂 1 ~ 2g，茯苓 10g，粳米 50 ~ 100g。先煎煮肉桂、茯苓，取汁与粳米煮成粥。用于脾胃虚寒者。

二、西医治疗

1. 治疗原则

功能性胸痛的治疗主要是缓解症状的药物治疗，常用药物是质子泵抑制剂、可调节中枢系统信号（内脏高敏感性）和自主反应的三环类抗抑郁药。心理治疗可作为补充，而消除患者疑虑、改善生活方式、改善饮食习惯等手段也能辅助治疗。

2. 一般治疗

仔细询问病史，寻找促进症状发生的可能因素，在排除 GERD 及其他器质性疾病后，治疗的其中一个重要步骤是建立良好的医患关系，进行人文关怀，向患者尽量解释疾病的本质及其症状产生的可能原因，让患者消除疑虑、确立信心。改变生活、饮食方式也有一定帮助。

3. 药物治疗

（1）抑制胃酸分泌：H_2 受体阻滞药、质子泵抑制剂（PPI）均能减少胃酸分泌，可减少胃酸对食管黏膜、肌肉及神经的刺激，PPI 还可有效控制食管高敏感性，以缓解疼痛。临床使用剂量较大，如奥美拉唑（40mg，一日 2 次）、雷贝拉唑（20mg，一日 2 次）及埃索美拉唑（40mg，一日 2 次）等。若试用 1 ~ 2 周后效果不佳，则予以停用。

（2）促动力药物：多巴胺 D_2 受体阻断剂（甲氧氯普胺）、外周性多巴胺 D_2 受体阻滞剂（多潘立酮）、5 - 羟色胺 4 受体激动剂（莫沙必利、伊托必利）均能提高 LES 压力，减少胃内容物反流对食管的刺激，以缓解疼痛。

（3）缓解食管运动障碍性胸痛：可给予钙离子拮抗剂（硝苯地平等）、平滑肌松弛剂（肼屈嗪），降低 LES 压力；对于高张性食管性胸痛，可给予硝酸甘油类（硝酸甘油、硝酸异山梨酯）、抗胆碱能药（盐酸双环维林）、钙离子拮抗剂、平滑肌松弛剂等。

（4）三环类抗抑郁药（TCAs）：TCAs 通过增加脊髓及以上水平的神经突触间隙的去甲肾上腺素和 5 - 羟色胺（5 - HT）浓度，增强对疼痛传导通路的下行抑制作用。此外，TCAs 还能改善睡眠质量，减少感知症状，例如吞咽困难和疼痛。

（5）曲唑酮：临床研究显示，对于非特异性食管动力障碍患者，100 ~ 150mg/d 曲唑酮治疗 6 周，能明显缓解患者的症状。

（6）选择性 5 - HT 再摄取抑制剂（SSRIs）：SSRIs 的内脏性止痛效应可能与抑制

5 - HT 再摄取后，作用于脊髓及以上水平 5 - HT 下行通路有关。

（7）5 - HT 去甲肾上腺素再摄取抑制剂（SNRIs）：研究显示与安慰剂相比（4%），约 52% 的患者在使用文拉法辛后症状改善，但文拉法辛组不良事件更多（主要是睡眠障碍）。

（8）腺苷拮抗剂：腺苷被认为是内脏疼痛包括食管疼痛的中间递质。茶碱是一种黄嘌呤衍生物，可以抑制腺苷诱导的胸痛和其他部位的疼痛。临床研究证实，茶碱可增加多数功能性胸痛患者感觉和疼痛的阈值，并能有效预防胸痛发作。茶碱在临床使用时需权衡其潜在的毒副反应。

（9）5 - HT 受体激动剂和拮抗剂：昂丹司琼，一种用来止吐的 5 - HT$_3$ 受体激动剂，可以增加功能性胸痛患者的食管感觉阈值。

（10）大麻素受体：大麻素受体 1 和大麻素受体 2 可通过调节神经递质的释放缓解功能性胸痛症状。已有临床研究证实，屈大麻酚可提高功能性胸痛患者的痛阈并减缓疼痛的强度及频次，但缺乏大样本的研究。

此外，一些小规模研究显示，内镜下食管下括约肌处和食管体部注射肉毒杆菌毒素可改善症状；普瑞巴林可以减低健康人的食管高敏感；临床研究显示，皮下注射 100μg 奥曲肽可显著提高健康人对食管球囊扩张的痛觉阈值，该作用可能与脊髓和（或）以上水平的生长抑素受体启动有关。

4. 其他疗法

心理治疗对功能性胸痛合并疑病症、焦虑和（或）惊恐障碍患者可能有益，包括心理疗法、认知行为疗法和催眠疗法。研究表明，认知行为疗法更有效，且在干预后的前 3 个月效果明显。生物反馈治疗和催眠治疗也有一定价值。

【预防调护】

一、饮食注意

1. 养成良好的饮食习惯。定时进餐，进食应细嚼慢咽；餐后直立，不宜立即卧床、蹲下、躬身；睡前 2~3 小时不宜进食；睡时可抬高床头。

2. 调整合理的饮食结构。饮食以低脂肪、高蛋白、高纤维为主。宜吃新鲜水果、蔬菜；多食鱼、瘦肉、鸡蛋清、牛奶和各种大豆制品等。应减少脂肪摄入；减少刺激性调料、饮料和辛辣食品摄入，如辣椒、咖喱、胡椒粉、大蒜、薄荷等，少喝鲜柠檬汁、鲜橘汁、西红柿汁等酸性饮料，忌浓茶、咖啡；避免吃过冷、过热、过硬、过咸的饮食；禁烟戒酒。

二、生活注意

嘱患者保持良好情绪和心态，使心情放松；注意保暖，避免寒冷环境；规律作息，保持锻炼，常做直立运动，如慢骑行、散步等。

【名医经验】

一、裘沛然

1. 学术观点

（1）病机认识：本病可属胸痹、郁病、胃痛等范畴。究其病因，主要责之七情内伤、劳逸失度。而情志失调最易伤肝，导致肝失疏泄，气不条达，血不畅行；肝病最易伤脾，肝脾不和，脾失运化，造成痰瘀内蕴；劳逸失度，损伤心脾，耗气伤阴，气阴两虚；心主血，血瘀血虚均可导致发病。故本病与心、肝、脾功能失调关系密切。

（2）治法心得：初期以气郁为主，气滞者宜顺宜开。肝气郁滞者，采用柴胡疏肝散之类；肝气化火者，采用丹栀逍遥散之类，以疏肝解郁理脾；痰气交阻者，可采用半夏厚朴汤或温胆汤之类；久之，损及中气者，宜补宜修。

2. 经典医案

张某，男，44 岁。

首诊：1986 年 3 月 5 日。

主诉：心中烦热，心痛，伴抑郁 20 余天。

现病史：心中灼热而疼痛、情绪抑郁 20 多天，夜不能眠，手足心热，大便秘结，小便黄赤，舌质红，苔薄，舌心剥苔，脉细数。

临证思路：本证为气郁化火，气火上冲，热困心胸。发生心中灼热疼痛的原因是热灼阴液。心阴亏耗，心不守神，五心烦热而急躁，夜不得眠；"舌为心苗"，心火上炎则舌红；阴液亏损则舌中苔剥；热移下焦则便秘溲赤。

选方用药：黄连 9g，黄芩 12g，阿胶（烊化）9g，白芍 15g，川楝子 12g，延胡索 12g，生甘草 9g，生地黄 20g。水煎服，共 3 剂。

用药分析：方取黄连阿胶汤合金铃子散治之。方中黄连、黄芩苦寒直折心火，白芍、阿胶甘酸化阴，苦寒酸甘相合，具有滋阴清火之效。《本经逢原》谓金铃子散"治心包火郁作痛"，可清火疏肝解郁。黄连阿胶汤本为"少阴病，心烦不得卧"而设，今加减应用于心阴虚之心痛证，同样取得很好的疗效。方中不用鸡子黄，是根据《本草求真》所言"多食则滞"之理，同时鸡子黄还有使心痛加重之嫌。

二诊：服药后心中烦热已平，手足心热亦愈，心痛大为减轻，脉转和缓，舌质红有好转，夜寐改善。将上方黄连减量为 6g，黄芩改为 9g；加夜交藤 15g，酸枣仁 15g。服 8 剂后夜能熟睡，未见心痛发作，诸症皆消。

用药分析：心火下降，精神安定，抑郁消除，则心痛缓和。因阴亏之人不能久服苦寒之剂，故减黄连、黄芩剂量，加夜交藤、酸枣仁以养心安神而疗效更佳。

二、颜正华

1. 学术观点

（1）病机认识：主张"通腑佐法"，认为本病发病与腑中浊气不降相关，多为胃气夹肝胆浊气上逆，属肝胃不和、脾胃不和或胆胃不和之证。

（2）治法心得：治疗上强调肝胃同治，疏肝调气中辅以通腑降浊，使中焦气机顺畅，还胃受纳之功。颜教授善用瓜蒌薤白白酒汤：其中瓜蒌清肺化痰，宽畅胸膈，可通腑润肠、泻下浊邪；薤白温阳散结，行气导滞。两药合用，温阳化气，活血化痰。药物选择应忌刚宜柔、升降相因，药性以轻灵、流通见长。

2. 经典医案

王某，女，46 岁。

首诊：2009 年 1 月 17 日。

主诉：胸痛胸闷、心悸时作半年余。

现病史：半年来时有胸闷，心悸，偶痛，气短；胃胀不适，打嗝排气则舒，纳可，眠差，大便调；偶有小便灼热，手足发热易汗，口干。末次月经：2009 年 1 月 2 日，量多。舌红质干，苔黄，脉细弱、脉律不整。

临证思路：本案病理变化表现为本虚标实，虚实夹杂。其本虚为气阴两虚，标实为气滞血瘀。应标本同治，补气养阴固其本，行气活血治其标。

选方用药：全瓜蒌 12g，薤白头 10g，牡丹皮 10g，丹参 20g，炒酸枣仁 30g，远志 10g，炒山栀 10g，郁金 12g，炒枳壳 6g，生葛根 20g，夜交藤 30g，白茅根 30g，降香 6g，太子参 20g，佛手 6g，炙甘草 5g，麦冬 6g。水煎服，共 14 剂。

用药分析：方中太子参、炙甘草、麦冬补气养阴；降香、佛手、炒枳壳、郁金、牡丹皮、丹参行气活血止痛；全瓜蒌、薤白头利气开郁，通阳散结；生葛根能扩张血管；炒酸枣仁、夜交藤、远志宁心安神；炒山栀、白茅根清热利尿，针对小便灼热、口干兼症而设。

二诊：2009 年 2 月 7 日。

诸症改善，但大便每日 4~5 次，不成形；仍口干，入睡困难，夜间胸闷心悸等症严重，小便少。舌淡苔黄干，舌下青紫，脉细弱、脉律不整。大便不成形，需顾护脾胃；仍睡眠差、心悸、脉律不整，为阳气躁动，心神不定，需宁心安神。上方去瓜蒌、薤白；加茯苓 30g，莲子心 3g，生龙骨（先煎）30g，生牡蛎（先煎）30g。水煎服，共 7 剂。

用药分析：大便每日 4~5 次，不成形，故去下气润肠之全瓜蒌、薤白；仍入睡困难，故加重镇安神之生龙骨、生牡蛎及益气养心安神之茯苓、莲子心。

三诊：2009 年 2 月 14 日。

白天诸症减轻，夜间心悸怔忡，胃中不适仍胀，大便半成形、一日 3 次。近日感冒，黄涕，腿酸无力，末次月经：2009 年 1 月 26 日，量偏多。舌下青紫，舌红苔黄厚腻，脉结代、脉律不整。诸症减轻，但有感冒症状，应祛风透邪，防邪内陷；腿酸无力，为肝肾不足。上方去牡丹皮、炒山栀、郁金、白茅根、降香、太子参、麦冬；加荆芥穗 5g，桑寄生 30g，陈皮 6g，泽泻 12g。水煎服，共 7 剂。

用药分析：去牡丹皮、炒山栀、郁金、白茅根、降香、太子参、麦冬凉血泄热补虚之品，以防外邪入里。而加荆芥穗透散；加桑寄生补肝肾，强筋骨；加陈皮健脾理气化痰；加泽泻渗湿泄热。诸药合用，气血阴阳得以调整，气充脉复，阳气宣通，心脉舒畅，诸症自解。

药后诸症明显改善，随访半年未再加重。

三、徐景藩

1. 学术观点

（1）病机认识：饮食不节，情志失调等因素均可引起食管疾患，功能性与器质性改变之间有时不易截然分开，常以气郁为先导，由气郁而致郁热、痰聚、血瘀，应分辨主次，妥为调治。

（2）治法心得：应以理气降气为主要治疗原则，或重以化痰散结，或兼施活血化瘀，或揉入清热（肝胃郁热）之剂。临证之中，求同存异，于细微之处，精心辨证，又立升降、润养、宣通之法辅佐使用，唯一效是求。此外，徐教授还主张糊剂卧位法、"代茶剂"及"移情易性"等特色手段治疗食管疾患。

2. 经典医案

涂某，女，41 岁。

首诊：2003 年 2 月 27 日。

主诉：胸骨后烧灼感半年。

现病史：患者半年前出现胸骨后烧灼感，伴有泛酸，常于情志抑郁时出现或加重。偶有恶心欲吐。纳少，大便正常。查体：全腹软，压痛（－）。舌苔燥腻，黄白相兼。曾多方诊治未见明显疗效。

临证思路：当属肝郁化热，影响脾胃运化，湿浊中阻。治以泻肝和胃，苦辛通降为大法。肝郁化热为根本，兼以清热和胃。

选方用药：黄连 2g，法半夏 10g，厚朴 10g，麦冬 10g，枇杷叶（布包）10g，橘皮、橘络各 6g，竹茹 10g，枳壳 10g，白芍 15g，白蒺藜 10g，生麦芽 30g，佛手 10g，合欢花 10g，绿梅花 10g，百合 20g。水煎服，共 14 剂。告知服药相关事宜，药治以外当予心理疏导，并注意饮食起居。

用药分析：方选黄连温胆汤加减。加用厚朴、枇杷叶以和胃降气；佛手、合欢花、绿梅花、百合、生麦芽以疏肝解郁，健脾和胃；辅以白芍养肝阴，麦冬养胃阴。

二诊：服药 14 剂后，反酸及胸骨后烧灼感均有减轻，唯纳少仍有。此为脾虚积滞，应减少苦寒之品，加强健脾消积之类。原方去半夏、竹茹，黄连改为 1.5g；加鸡内金 10g，炒麦芽 30g。共 15 剂。

续服 15 剂后，患者食欲改善，精神好转，症状皆平。门诊随访 2 个月，偶有反复，连续上方服药 3～5 天即可缓解。

四、董建华

1. 学术观点

（1）病机认识：脾胃通降失常是本病发病的关键。"通"为通畅、无障碍，"降"

为和降、下行，脾胃"通降理论"将胃肠道视为一个目标动力系统，认为功能的实现以维持胃肠道的通畅下行为根本。若脾胃功能失常，不能运化水谷精微；或迁延不愈，久病入络；或饮食内停，易造成湿邪、瘀血、食积等病理产物的积聚，损伤正气，阻滞气机而发为本病。

（2）治法心得：治疗上予以"通降"之法，非以单纯理气通降为目的，而是以在整体上恢复脾胃的通降之性为要求，有清热化湿法、活血祛瘀法、消食导滞法等。

2. 经典医案

周某，男，50 岁。

首诊：1980 年 12 月 25 日。

主诉：胸闷胸痛 5 年余，目前胸闷时作，刺痛，头晕，不寐，口干能饮，咽中有痰。舌质红少津，舌体胖大，脉细弦。素患高血压病 13 年，近 3 个月查尿糖阳性。偶见下肢浮肿。

临证思路：本病主要病机为阴虚阳亢，体胖多痰，痰湿阻遏，胸阳不振。治疗则以滋阴益肾，宽胸理气通络为主。

选方用药：北沙参 15g，麦冬 10g，地骨皮 10g，黄精 30g，益母草 15g，夏枯草 10g，地龙 10g，丹参 20g，三七粉（冲）3g，生石膏（先煎）20g，知母 10g。水煎服，共 6 剂。

用药分析：药以黄精、益母草益肾；北沙参、麦冬、地骨皮滋阴生津，祛虚热；夏枯草平肝潜阳；地龙、丹参、三七粉活血通络。中消则用石膏、知母以清热生津。

二诊：口干好转，胸痛亦减轻，舌红苔黄，脉弦。口干好转，滋阴收效，去部分滋阴药物，防滋腻过甚。

选方用药：黄精 30g，益母草 15g，车前草 10g，豨莶草 10g，广郁金 10g，杏仁 10g，石斛 10g，生石膏（先煎）20g，黄芪 10g，旋覆花（包煎）10g，生石决明（先煎）30g。水煎服，共 10 剂。

用药分析：去北沙参、麦冬、地骨皮、知母等滋阴药，加石斛滋而不腻；去地龙、丹参、三七粉，加黄芪、旋覆花、广郁金、杏仁益气宽胸理气；加生石决明、豨莶草平肝潜阳。

三诊：头晕头痛又作，睡眠欠佳，胸痛偶作，舌红苔黄，脉细弦。仍有肝阳上亢之证，治疗上需加强平肝潜阳、重镇安神。

选方用药：丹参 20g，三七粉（冲）3g，旋覆花（包煎）10g，广郁金 10g，川芎 10g，香附 10g，生龙骨（先煎）20g，珍珠母（先煎）30g，夏枯草 10g，水牛角（先煎）20g，降香 10g，生牡蛎（先煎）20g。水煎服，共 6 剂。

用药分析：生龙骨、生牡蛎、水牛角、珍珠母以平肝潜阳，安神助眠；再以川芎、丹参、香附、降香宽胸活血，通络止痛。

四诊：头痛头晕已减，胸痛未作，唯泛恶欲吐，舌红，苔裂而黄，脉弦。

临证思路：诸症缓解，但泛恶欲吐，为湿热伤中。治宜清热化湿，疏肝和胃。

选方用药：苏子梗 6g，半夏 10g，陈皮 10g，生姜 5g，竹茹 5g，吴茱萸 1.5g，黄连 3g，生石决明（先煎）30g，广郁金 10g，降香 10g，川芎 10g。水煎服，共 6 剂。

用药分析：予以开胸理气，和胃降逆化湿。方以温胆汤化痰利湿，左金丸疏肝和胃。

（时昭红　张曼玲）

参考文献

［1］Eslick G D，Jones M P，Talley N J. Non – cardiac chest pain：prevalence，risk factors，impact and consulting——a population – based study［J］. Aliment Pharmacol Ther，2003，17（9）：1115 – 1124.

［2］Aziz I，Palsson O S，Tornblom H，et al. The Prevalence and Impact of Overlapping Rome IV – Diagnosed Functional Gastrointestinal Disorders on Somatization，Quality of Life，and Healthcare Utilization：A Cross – Sectional General Population Study in Three Countries［J］. Am J Gastroenterol，2018，113（1）：86 – 96.

［3］Y W，Rhee P. Esophageal hypersensitivity in noncardiac chest pain［J］. Annals of the New York Academy of Sciences，2016，1380（1）：27 – 32.

［4］Tache Y，Larauche M，Yuan P Q，et al. Brain and Gut CRF Signaling：Biological Actions and Role in the Gastrointestinal Tract［J］. Curr Mol Pharmacol，2018，11（1）：51 – 71.

［5］张艳丽，方秀才，柯美云. 精神心理因素与功能性食管病［J］. 胃肠病学，2008，13（2）：68 – 71.

［6］Lee S P，Lee S Y，Kim J H，et al. Factors Related to Upper Gastrointestinal Symptom Generation in 2275 Helicobacter pylori Seroprevalent Adults［J］. Dig Dis Sci，2017，62（6）：1561 – 1570.

［7］Rasmi Y，Mehraban K，Sadreddini M，et al. Lack of significant association between Helicobacter pylori infection and homocysteine levels in patients with cardiac syndrome X［J］. Cardiol J，2012，19（5）：466 – 469.

［8］Balaban D H，Yamamoto Y，Liu J，et al. Sustained esophageal contraction：a marker of esophageal chest pain identified by intralual ultrasonography［J］. Gastroenterology，1999，116（1）：29 – 37.

［9］Spinhoven P，Van der Does A J，Van Dijk E，et al. Heart – focused anxiety as a mediating variable in the treatment of noncardiac chest pain by cognitive – behavioral therapy and paroxetine［J］. J Psychosom Res，2010，69（3）：227 – 235.

［10］Clouse R E，Lustman P J，Eckert T C，et al. Low – dose trazodone for symptomatic patients with esophageal contraction abnormalities. A double – blind，placebo – controlled trial［J］. Gastroenterology，1987，92（4）：1027 – 1036.

［11］Broekaert D，Fischler B，Sifrim D，et al. Influence of citalopram，a selective serotonin reuptake inhibitor，on oesophageal hypersensitivity：a double – blind，placebo – controlled study［J］. Aliment Pharmacol Ther，2006，23（3）：365 – 370.

［12］Lee H，Kim J H，B H，et al. Efficacy of venlafaxine for symptomatic relief in young adult patients with functional chest pain：a randomized，double – blind，placebo – controlled，crossover trial［J］. Am J Gastroenterol，2010，105（7）：1504 – 1512.

［13］Rao S S，Mudipalli R S，Mujica V，et al. An open – label trial of theophylline for functional chest pain［J］. Dig Dis Sci，2002，47（12）：2763 – 2768.

［14］Malik Z，Bayman L，Valestin J，et al. Dronabinol increases pain threshold in patients with functional chest pain：a pilot double – blind placebo – controlled trial［J］. Dis Esophagus，2017，30（2）：

1 – 8.

［15］Chua Y C, Ng K S, Sharma A, et al. Randomised clinical trial：pregabalin attenuates the development of acid – induced oesophageal hypersensitivity in healthy volunteers – a placebo – controlled study ［J］. Aliment Pharmacol Ther, 2012, 35（3）：319 – 326.

［16］Schwetz I, Naliboff B, Munakata J, et al. Anti – hyperalgesic effect of octreotide in patients with irritable bowel syndrome ［J］. Aliment Pharmacol Ther, 2004, 19（1）：123 – 131.

［17］Jonsbu E, Martinsen E W, Morken G, et al. Change and impact of illness perceptions among patients with non – cardiac chest pain or benign palpitations following three sessions of CBT ［J］. Behav Cogn Psychother, 2013, 41（4）：398 – 407.

［18］Kisely S R, Campbell L A, Yelland M J, et al. Psychological interventions for symptomatic management of non – specific chest pain in patients with normal coronary anatomy ［J］. Cochrane Database Syst Rev, 2015（6）：D4101.

［19］于海艳, 贾波. 蒲辅周治内科病的用药特点研究 ［J］. 中华中医药学刊, 2014, 32（8）：1986 – 1990.

［20］A. Drossman D. 罗马 4 功能性胃肠病肠 – 脑互动异常 第 2 卷 中文翻译版 ［M］. 北京：科学出版社, 2016.

［21］赵荣莱. 功能性胃肠病中医诊治与调理 ［M］. 北京：人民军医出版社, 2006.

［22］祝德军. 功能性胃肠病辨证论治 ［M］. 北京：人民卫生出版社, 2009.

［23］张艳梅. 现代消化病学 ［M］. 长春：吉林科学技术出版社, 2016.

［24］秦光利, 马汴梁, 牛月花. 功能性胃肠病诊治与调理 ［M］. 北京：人民军医出版社, 2008.

［25］（美）格林伯格. 胃肠病学、肝脏病学与内镜学 最新诊断和治疗 ［M］.2 版. 天津：天津科技翻译出版有限公司, 2016.

［26］（英）EmmaLam,（英）MartinLombard. 胃肠病学 英文 ［M］. 北京：科学出版社, 2002.

［27］张声生. 中华脾胃病学 ［M］. 北京：人民卫生出版社, 2016.

［28］陆拯. 脾胃明理论 ［M］. 北京：中国中医药出版社, 2012.

［29］方邦江. 治疗疑难危急重症经验集 国医大师裘沛然 ［M］. 北京：中国中医药出版社, 2017.

［30］吴嘉瑞. 国医大师颜正华 ［M］. 北京：中国医药科技出版社, 2011.

［31］尹国有. 中医名家脾胃病辨治实录 ［M］. 北京：学苑出版社, 2016.

［32］徐景藩. 徐景藩脾胃病临证经验集粹 增订版 ［M］. 北京：科学出版社, 2018.

［33］董建华. 董建华临证治验录 ［M］. 北京：中国中医药出版社, 2018.

第二节　功能性烧心

【概述】

功能性烧心（functional heartburn, FH）是一种以反复发作的胸骨后灼烧感为主要症状, 足量的抑酸治疗无效, 却没有病理性胃食管反流及病理性基础的消化道动力障碍或结构异常, 抑酸治疗无法缓解的食管功能紊乱性疾病。其临床表现为反酸、烧心，亦可伴嗳气、反胃、腹胀、上腹不适、早饱等症状。

由于 FH 的确诊需要进行内窥镜检查和食管下段 24 小时 pH 检测，故缺乏流行病学数据。西方国家患病率为 21.5% ~ 49.6%，亚洲国家报道的患病率较低，为 11.5% ~ 37.4%。

中医属于"嘈杂""吞酸""食管瘅"范畴。

【病因病机】

一、中医认识

1. 致病因素

（1）情志失调：恼怒伤肝，肝失疏泄，乘脾犯胃；或忧思伤脾，脾失健运，痰湿内生，阻滞气机，郁久化热，进而胃失和降，气逆于上，故反酸、烧心。正如《黄帝内经》所言："诸呕吐酸，暴注下迫，皆属于热。"

（2）外邪犯胃：风寒之气内犯胃腑，气机不利，胃失和降，浊气上逆，遂为吐酸。正如《景岳全书》所指出："凡肌表暴受风寒，则多有吞酸者，此其由息而入，则脏气通于鼻，由经而入，则脏俞系于背，故风寒气一入，则胃中阳和之气被抑不舒；所以滞浊随见，而即刻见酸，此明显系寒邪犯胃也。"

（3）饮食失调：暴饮暴食，或过食生冷油腻、不洁之物，伤及脾胃，脾失健运，胃失和降，浊气上逆，发为吐酸。

（4）脾胃虚弱：素体脾虚，或病后体虚，劳倦过度，耗伤中气，胃失和降，脾失健运，清浊不分，浊气上逆为吐酸。

2. 病机

本病病位在胃，与肝、胆、脾密切相关，基本病机为胃失和降，浊气上逆。主要由于素体脾虚、情志不调、外感邪气或饮食不节，导致脾胃运化失常，胃之通降受阻，浊气上逆，以致患者自觉胸前嘈杂不适。

二、西医认识

FH 的病理生理机制尚不清楚。酸敏感性食管在罗马 Ⅱ 诊断标准中属于功能性烧心，内脏高敏感曾被认为是 FH 的发病机制之一，但在罗马 Ⅳ 诊断标准中将其独立为一种新的疾病，即"反流高敏感"。如今，临床上多认为 FH 的发生与精神心理因素有关，脑 - 肠轴、微生物 - 脑 - 肠轴亦可能参与作用。

1. 精神心理因素

心理 - 生理 - 社会模式，在发病中互为影响和促进，过量饮酒、长期失眠和暴饮暴食、工作压力大、对生活环境不满意、社会支持较差、经历重大负性生活事件等因素均可增加功能性烧心的发病率。有研究指出，烧心与酸反流症状不相关者的焦虑和癔症评分较酸反流阳性者更为显著。

2. 脑 - 肠轴

脑 - 肠轴是指参与了消化系统功能调节的三级神经系统及与其紧密联系的神经内

分泌网络。三级神经系统包括：中枢神经系统（central nervous system，CNS）、自主神经系统、肠神经系统（enteric nervous system，ENS）。机体通过脑-肠轴对消化道功能进行双向调节：一方面，精神心理因素可以通过脑-肠轴作用于消化道，影响消化道的感觉、运动和分泌，从而引起食管、胃肠不适；另一方面，消化道的信息通过脑-肠轴上传至中枢神经系统，影响中枢神经的痛觉、情绪和行为，FH 的发病可能与这种心理、生理之间的相互影响有关。

3. 微生物-脑-肠轴

近年来越来越多的研究显示，肠道菌群与精神心理疾病之间存在潜在的相关性。肠道菌群影响精神心理疾病的主要机制是通过"微生物-脑-肠轴"，主要包括免疫炎症反应途径、神经内分泌途径（HPA 轴系统）以及迷走神经途径。研究表明，肠道菌群失调会表现出焦虑、抑郁等精神心理障碍，而精神心理疾病患者也往往伴有显著的肠道菌群紊乱，同时菌群代谢产物也参与精神心理疾病的病理生理过程。

FH 的发病可能是由于肠道菌群失调影响了患者的精神心理状态，再通过脑-肠轴作用于食管，引起患者胸骨前不适感。

【诊断与鉴别】

一、中医诊断

1. 辨证要点

本病应先辨虚实，再辨寒热，最后辨别病位。

（1）辨虚实：属实者可见吐酸时作，脘腹胀满疼痛，或心烦易怒，或嗳腐食臭等症状；属虚者可见胃脘隐痛，闷胀不舒，四肢无力，大便稀溏等症状。属实者责之痰、热、湿、郁、气、瘀；属虚者责之于脾。

（2）辨寒热：属热者，胃脘嘈杂满闷，两胁胀满不舒，口干口苦，大便不畅；属寒者，食后胀闷，泛吐酸水，呕吐清涎，喜暖喜按；寒热错杂者可见胸骨后或胃脘部烧灼不适，胃脘隐痛，喜温喜按，手足不温。

（3）辨部位：胸胁不适，情绪抑郁或心烦易怒，口苦咽干等定位于肝胆；不欲饮食，大便溏泄等定位于脾；餐后饱胀，胃脘灼痛等定位于胃。

2. 病机辨识

胃失和降，胃气上逆为基本病机，常见肝胃失和所致的胃气上逆为主，无论何种因素所致肝气不舒均可至气机郁滞、横逆犯胃，致使肝胃气郁，肝胃之气结于胃脘不得通降，气郁日久，从阳化热，出现肝胃郁热，胃失和降。

二、西医诊断

1. 诊断

（1）临床表现：胸骨后灼热不适或疼痛，可伴有焦虑抑郁、口苦、嗳气、胃脘痞满、恶心等症状。一般无明显阳性体征。

（2）辅助检查：临床上医生建议患者先做胃镜检查，以确定食管有无病理状态。若食管状态无明显异常，规律足量应用抑酸药物3个月，患者症状仍不见好转，再做食管24小时pH和阻抗监测判定其食管有无异常酸反流。

①胃镜：食管管腔通畅，黏膜色泽正常，未见溃疡、肿物、静脉曲张及黏膜损伤。

②食管24小时pH和阻抗监测无异常反流。

（3）诊断标准：患者在确诊前，存在6个月以上的反酸、烧心症状，近3个月内每周至少发作2次，其必须满足以下标准。①胸骨后灼热不适或疼痛。②经过最佳的抑酸治疗，症状未见好转。③缺乏引起症状的胃食管反流证据或嗜酸性粒细胞食管炎，如胃酸异常暴露、症状反流。④无食管运动障碍相关疾病（贲门失弛缓/食管胃连接部流出道梗阻、弥漫性食管痉挛、jackhammer食管、蠕动缺失）。

（4）并发症：

①功能性消化不良（functional dyspepsia，FD）：主要表现为慢性消化不良的相关症状，多起病缓慢，病程长，病情反复。主要症状为餐后饱胀不适，早饱感，上腹痛，上腹烧灼感。理化检查排除器质性病变。本病可分为以下两种：

上腹疼痛综合征（EPS）：必须符合以下所有条件：至少为中等程度的上腹疼痛或烧灼感，每周至少发生1次；疼痛呈间断性；排便或排气不能缓解；不符合胆囊或Oddi括约肌功能障碍诊断标准。

餐后不适综合征（PPS）：必须符合以下1条或2条：正常量进食后出现餐后饱胀不适，每周至少发生数次；早饱阻碍正常进食，每周至少发生数次。

②肠易激综合征（irritable bowel syndrome，IBS）：这是一种以腹痛为主要临床表现的消化系统疾病，发病原因尚不明确，大多认为与胃肠动力异常、饮食、内脏高敏感有关。依据罗马IV中给出的IBS诊断标准为：患者腹痛反复发作，近3个月内平均每周至少发作1日，伴有以下2项或2项以上症状：与排便相关；排便频率的改变；粪便性状（外观）改变。排便为Bristol 6 – 7型，次数≥25%，且Bristol 1 – 2型的排便<25%。患者诊断前病程≥6个月，且近3个月内符合以上诊断标准即可诊断。

2. 鉴别

（1）胃食管反流病（gastro – esophageal reflux disease，GERD）：烧心是GERD最常见症状，应行胃镜检查和24小时食管pH监测予以鉴别。GERD可以分为反流性食管炎（reflux esophagitis，RE）和非糜烂性食管炎（non – erosivel reflux disease，NERD）。前者食管有糜烂，后者胃镜下食管表现未见明显异常。两者24小时食管pH监测示pH<4的时间在4%以上或超过1小时，规范口服抑酸药后，大部分患者反酸症状均可得到缓解，仅部分NERD患者不缓解，但其24小时食管pH阻抗可显示异常酸反流。而功能性烧心患者胃镜下食管表现及24小时食管pH监测均无明显异常，口服抑酸药无效，故两者可鉴别。

（2）反流高敏感：有反流、烧心症状，胃镜下及24小时食管pH监测均未见明显异常，但口服抑酸药症状可缓解。

（3）贲门失弛缓症：以吞咽困难为主要症状，部分患者亦可出现烧心、胸痛等症状。X线食管钡餐检查示食管中下段扩张。下端光滑变细呈鸟嘴样改变，食管测压示下食管括约肌（LES）压力升高，可达 4.7kPa（35mmHg），在吞咽时 LES 不会松弛。功能性烧心患者未有食管运动障碍，故可鉴别。

（4）冠心病：以心绞痛为主要症状。部分患者心绞痛呈灼痛，类似于烧心。可做心电图、运动试验等检查，必要时可做冠状动脉造影予以鉴别。

【治疗】

一、中医治疗

1. 治疗原则

功能性烧心，中医属"嘈杂"范畴，与肝、胃、脾关系密切。肝主疏泄、脾主升清、胃主受纳，三者共司脾胃的气机运化。治疗本病当在辨证基础上，以恢复气机运化正常为主。基本原则为和胃降逆，畅达气机。

2. 辨证论治

（1）肝胃郁热证

症状表现：反酸，胸骨后灼痛，急躁易怒，食纳减少，脘腹胀满，嗳气或反食。舌红，苔黄，脉弦。

病机分析：恼怒伤肝，肝失疏泄，乘脾犯胃，脾失健运，故食纳减少；痰湿内生，故脘腹胀满；郁久化热，进而胃失和降，气逆于上，故见反酸烧心、嗳气、反食。

治疗方法：疏肝泄热，和胃降逆。

代表方药：柴胡疏肝散（《景岳全书》）合左金丸（《丹溪心法》）加减。柴胡 12g，川芎 10g，香附 10g，陈皮 10g，甘草 10g，黄连 6g，吴茱萸 6g，枳壳 15g，芍药 10g。

随症加减：大便秘结者，加决明子、全瓜蒌泄热导滞；反流味苦者，加龙胆草、旋覆花清胆和胃。

（2）脾虚湿热证

症状表现：餐后反酸，饱胀，胃脘灼痛，胸闷不舒；不欲饮食，身倦乏力，大便溏泄。舌淡或红，苔薄黄腻，脉细滑数。

病机分析：气机不畅，郁久化热，脾失健运，湿浊内生，湿热中阻，胃气当下不下，夹酸而上。

治疗方法：平调寒热，和胃降逆。

代表方药：黄连汤（《伤寒论》）加减。黄连 9g，甘草 9g，桂枝 6g，党参 10g，干姜 5g，半夏 10g，大枣 10g。

随症加减：大便溏泄严重者，加木香、黄芩、茯苓健脾行气；胃脘灼痛甚者，加吴茱萸、煅瓦楞、乌贼骨抑酸止痛。

（3）中虚气逆证

症状表现：反酸或泛吐清水，嗳气，胃脘隐痛，胃痞胀满；食欲不振，神疲乏力，大便溏薄。舌淡苔薄，脉细弱。

病机分析：禀赋不足、脾胃虚弱，土虚木乘或木郁土壅，致木气恣横无制，肝木乘克脾土，胃气上逆而致反酸烧心之证。

治疗方法：降逆化痰，益气和胃。

代表方药：旋覆代赭汤（《伤寒论》）合六君子汤（《医学正传》）加减。旋覆花9g，代赭石24g，党参10g，生姜5g，半夏9g，大枣10g，甘草5g，陈皮10g，白术10g，茯苓10g。

随症加减：嗳气频者，加砂仁、豆蔻健脾调气；大便溏薄甚者，加赤石脂、山药以补脾涩肠。

（4）气滞血瘀证

症状表现：胸骨后灼痛或刺痛，后背痛；呕血或黑便，烧心，反酸，胃脘刺痛。舌质紫黯或有瘀斑，脉涩。

病机分析：病程日久，气病及血，因虚致瘀或气滞血瘀。

治疗方法：活血化瘀，行气止痛。

代表方药：血府逐瘀汤（《医林改错》）加减。桃仁10g，红花10g，川芎10g，赤芍10g，牛膝6g，桔梗10g，当归10g，生地黄10g，柴胡6g，枳壳10g，甘草6g。

随症加减：胸痛明显者，加丹参、降香、炙乳香、炙没药活血化瘀；呕血便血者，加三七粉、白及、仙鹤草活血止血；吞咽困难者，加威灵仙、王不留行破瘀开咽。

（5）气郁痰阻证

症状表现：咽喉不适如有痰梗，嗳气反酸，声音嘶哑，吞咽困难，半夜呛咳，舌苔白腻，脉弦滑。

病机分析：肝火上炎侮肺，克伐肺金，消灼津液，肺失肃降而咳逆上气，气机不利，痰气郁阻胸膈。

治疗方法：开郁化痰，降气和胃。

代表方药：半夏厚朴汤（《金匮要略》）加减。半夏12g，厚朴10g，茯苓15g，生姜5g，苏叶10g。

随症加减：心神失养者，加炙甘草、浮小麦、大枣甘缓养心；咽部红肿、痒痛者，加金银花、连翘、板蓝根清热利咽。

（6）胆热犯胃证

症状表现：口苦咽干，烧心，双胁胀痛，胸背疼痛，嗳气反食，心烦失眠，舌红，苔黄腻，脉弦滑。

病机分析：气郁日久，化火生酸，肝胆邪热犯及脾胃，脾气当升不升，胃气当降不降，肝不随脾升，胆不随胃降，以致胃气夹火热上逆。

治疗方法：清化胆热，降气和胃。

代表方药：温胆汤（《三因极一病证方论》）加减。柴胡9g，黄芩12g，半夏9g，生姜5g，大枣10g，党参10g，甘草10g，竹茹9g，枳实10g，陈皮10g，茯苓15g。

随症加减：口苦呕恶重者，加焦山栀、香附、龙胆草清泄胆热；津伤口干甚者，加沙参、麦冬、石斛养阴生津。

（7）寒热错杂证

症状表现：胸骨后或胃脘部烧灼不适，胃脘隐痛，喜温喜按，反酸或泛吐清水，食欲不振，神疲乏力，肠鸣便溏，手足不温，舌质红，苔白，脉虚弱。

病机分析：脾胃阳虚，脾失健运，上下阴阳不能顺接；胃气壅滞，郁而化热。

治疗方法：辛开苦降，和胃降逆。

代表方药：半夏泻心汤（《伤寒论》）加减。半夏15g，黄连6g，黄芩12g，干姜5g，茯苓15g。

随症加减：腹泻便溏者，加山药、炒薏苡仁健脾渗湿止泻；不寐者，加合欢皮、夜交藤养血安神；胸痛重者，加川楝子、延胡索行气止痛。

3. 其他疗法

（1）中成药

①气滞胃痛颗粒

药物组成：柴胡、枳壳、香附、白芍、延胡索（炙）、炙甘草。

功能主治：疏肝理气止痛。用于肝气犯胃证者。

用法用量：一次5g，一日3次，开水冲服。

②越鞠丸

药物组成：香附（醋制）、苍术（炒）、川芎、栀子（炒）、六神曲（炒）。

功能主治：疏肝解郁，理气宽中，消痞。用于气郁痰阻证者。

用法用量：一次6~9g，一日2次，口服。

③荆花胃康胶丸

药物组成：土荆芥、水团花。

功能主治：理气散寒，清热化瘀。用于寒热错杂证者。

用法用量：一次2粒，一日3次，饭前口服。

④达立通颗粒

药物组成：柴胡、枳实、木香、蒲公英、山楂（炒焦）、陈皮、清半夏、焦槟榔。

功能主治：清热解郁，和胃降逆，通利消滞。用于肝胃郁热证者。

用法用量：一次6g，一日3次，饭前冲服。

⑤左金丸类

药物组成：黄连、吴茱萸。

功能主治：泻火，疏肝，和胃，止痛。用于肝胃郁热证者。

用法用量：一次3~6g，一日2次，口服。

⑥乌贝散

药物组成：海螵蛸850g，浙贝母150g，陈皮油1.5g。

功能主治：制酸止痛。用于肝胃不和证者。

用法用量：饭前口服，一次3g，一日3次。

⑦荜铃胃痛颗粒

药物组成：荜澄茄、川楝子、醋延胡索、酒大黄、黄连、吴茱萸、醋香附、香橼、佛手、海螵蛸、煅瓦楞子。辅料为糊精、甜菊素、低取代羟丙纤维素。

功能主治：理气活血，和胃降逆。用于气滞血瘀证者。

用法用量：一次5g，一日3次，开水冲服。

（2）验方

①六炭汤：香附炭12g，陈皮炭12g，枳实炭12g，苏子炭10g，神曲炭15g，鸡内金炭15g。每天1剂，早晚分服。功能行滞温中，化食消痞。

②自拟方：枇杷叶（包煎）10g、桔梗10g、白术15g。每天1剂，早晚分服。功能平调气机。

（3）推拿

选穴上腹部、神阙穴及周围、背部夹脊穴。患者取仰卧位，两手自然放在身体两侧。医者立于患者左侧，用揉法或摩法，按顺时针方向在上腹部神阙穴及周围反复操作20～30次，手法要求深透有力，以患者自感腹部出现灼热为度。或患者取坐位，医者站于患者背后，双手捏、拿、提脊柱两侧的夹脊穴，从下至上反复操作20～30次，以皮肤潮红为度。

（4）针刺疗法

①体针：常选双侧足三里、上巨虚、下巨虚、阳陵泉、委中、委阳等穴位。常用手法为迎随补泻法。

②耳针：取食管、贲门、胃、内分泌、神门、交感、脾、肝穴，逐一放置干燥、坚硬、直径约2mm的王不留行一粒，分别用0.5cm×0.5cm大小的橡皮膏粘贴固定。嘱患者每日挤捏王不留行，每穴挤捏时间3～5分钟，强度以患者感到压子部位痛如针刺或耳郭发热为度。每2日换1次，左右耳交替进行。

③穴位注射：半夏泻心汤加味口服，同时给予维生素B_6注射液每穴50mg，双足三里穴位注射，隔日1次，连续治疗4周。

二、西医治疗

1. 治疗原则

首先应向患者解释病情，建议患者调整生活方式。在此基础上，根据患者自身状态对其进行心理疏导及药物治疗。

2. 一般治疗

生活饮食调整，建议患者规律作息，避免熬夜；健康合理饮食，戒烟酒，避免油腻、辛辣等刺激性食物；适当运动，增强体质，调畅身心。

3. 对症治疗

（1）心理疏导：鼓励患者放松心情，缓解压力，保持良好心态和乐观情绪，对合并明显精神心理障碍、生活质量明显下降的患者，应进行积极的心理治疗和抗焦虑、抗抑郁治疗。

（2）精神药物：主要指抗焦虑药和抗抑郁药。三环类抗抑郁药，如氟哌噻吨美利曲辛；选择性 5 - 羟色胺再摄取抑制剂（SSRI），如氟伏沙明、帕罗西汀、西酞普兰（或艾司西酞普兰）；5 - HT 受体拮抗/再摄取抑制剂（SARI），如曲唑酮；以及苯二氮䓬类镇静药等。需注意药物剂量应较神经科用量偏小。

【预防调护】

一、饮食注意

饮食宜高蛋白、高纤维素、低脂肪。忌浓茶、咖啡、酒、汽水、甜食、酸辣等刺激性饮食，不宜饱食及睡前进餐。

二、生活注意

避免受寒、餐后立即平卧、晚睡。肥胖者，应减轻体重。注意避免抑郁、焦躁等不良情绪。

【名医经验】

一、徐景藩

1. 学术观点

（1）病机认识：本病病位在食管，与肝、胃密切相关。病机以肝胃郁热，胃气上逆为主。肝胃之气郁滞有易化热的特点，并且此热属郁热而非肝经实热，为发病之始动因素，是病机之关键。

（2）治法心得：归结为降、和、消三法。胃为六腑之一，以通为用，以降为顺，"降"即和降胃气。"和"不单单局限于和解少阳，徐老已将"和"法发展为疏肝和胃、调和身心之法，并辅以清泻肝火以治疗嘈杂。而对于有形实邪，徐老将其分为食积、痰饮、瘀血三种，运用"消"法分而消之，如消食化积、消痰化气、活血消瘀。

2. 经典医案

刘某，女，53 岁。

首诊：2003 年 10 月 18 日。

主诉：上腹隐痛 1 年余，伴口苦。

现病史：患者 1 年多来常感上腹隐痛，痛无规律，胃脘痞胀，食后尤甚，口苦嘈杂，时有泛酸。初起未予诊治，嗣后症情渐剧，甚则终日不缓，于 2003 年 3 月查胃镜示：胆汁反流性胃炎、中度萎缩性胃炎，服雷尼替丁、胃苏冲剂等药未效。刻诊：胃脘隐痛痞胀，得嗳则舒，胃中嘈杂、泛酸，晨起吐苦水，口干口苦，纳呆不振，情绪不畅则诸症加重。诊查：形体偏瘦，面色萎黄，舌红、苔薄黄，脉细弦；腹软，中脘轻压痛，肝脾不肿大。

临证思路：肝胆、脾胃互为表里，肝主疏泄，脾主运化，胃主和降，胆随胃降。情志不畅，肝胆失舒，气机郁结，脾失健运，胃失和降，胆液逆胃，故见胃脘疼痛、嘈杂、纳呆食少、吐苦水等症；气机不畅，郁而化热，故见口干口苦、嘈杂不适。先拟疏肝利胆，和胃降逆治之。

选方用药：四逆散加减。柴胡10g，枳壳10g，青皮6g，法半夏10g，广郁金10g，黄芩6g，刀豆壳30g，柿蒂15g，代赭石（先煎）15g，石见穿15g，白芍15g，甘草3g。7剂，水煎服，每日1剂，早晚分服。

用药分析：方中以柴胡为君，轻清升散；伍枳壳、白芍、甘草，取四逆散之意，疏肝解郁；配郁金以增疏肝利胆之功。黄芩苦寒，善清少阳，与柴胡相配，一散一清，疏清肝胆，也寓小柴胡和解少阳之意；青皮、法半夏、刀豆壳、枳壳、柿蒂、代赭石理气和胃降逆；石见穿行瘀通利，防久病入络，血行不畅。

二诊：2003年10月25日。

胃痛稍减，脘中仍嘈，口苦咽干。胃痛虽缓，然口苦咽干未减，胆胃之热犹在，故在原方基础上继续清除胆胃热邪。原方加桑叶10g，牡丹皮10g，煅瓦楞子30g，继服14剂。

用药分析：在原方基础上加桑叶、牡丹皮以加强清泄胆胃之热，煅瓦楞子制酸行瘀。

三诊：2003年11月8日。

胃中嘈杂、口苦消失，但食欲不振，腹鸣矢气，大便易溏。胆热邪气已除，仅见脾虚之证，继续服药以补脾益气。

选方用药：太子参15g，炒白术10g，茯苓15g，山药15g，白芍15g，柴胡10g，枳壳10g，佛手10g，鸡内金10g，谷芽30g，麦芽30g，炙甘草3g。水煎服，共7剂。

用药分析：诸症消失，然见食欲不振、便溏等症，此时从培土泻木缓图其本，终收全功。

二、颜正华

1. 学术观点

（1）病机认识：主要是肝胃失和为主。肝胃一荣俱荣，一伤俱伤，生理上互相促进，病理上则互相影响。

（2）治法心得：治疗以疏肝和胃、通腑降胃、活血治胃为主。导致肝胃失和有三种原因：情志不遂致肝失疏泄；肝气横逆犯胃；饮食失节所致脾胃失健，肝失条达。治疗应注意肝胃同治，各有侧重。胃乃六腑之一，胃气上逆不仅与肝郁密切相关，而且与腑中浊气不降亦相关。疏畅肝气，通降腑气，肝胃协调，诸症得消。颜老提出本病疗效与气血运行通畅与否直接相关，只注重理气而失察脉络血行，则会延缓病情恢复，故治疗时理气勿忘活血。

2. 经典医案

某患者，女，67 岁。

首诊：2006 年 12 月 9 日。

主诉：痞满 1 年余。

现病史：腹胀满闷 1 年余，左脘部明显，不痛，饭后尤甚；嗳气，纳食少，大便干燥不畅，1～2 日一行，入睡难，多梦，晨起口干。舌黯，舌下青紫，苔薄微黄，脉沉弦。西医诊断为浅表性胃炎。

临证思路：患者满闷腹胀、嗳气、脉弦且舌下青紫，证属肝郁气滞兼血瘀之象，故治以疏肝和胃、消痞除胀。

选方用药：柴胡 10g，香附 10g，郁金 12g，枳壳 6g，青皮 8g，陈皮 8g，川芎 6g，赤芍 12g，白芍 12g，旋覆花 10g，牡蛎 30g，玄参 12g，全瓜蒌 30g，炒酸枣仁 30g，丹参 20g，佛手 6g，焦麦芽 15g，焦山楂 15g，焦神曲 15g，绿萼梅 6g，决明子 30g。7 剂，水煎服，每日 1 剂，早晚分服。

用药分析：本案以柴胡疏肝散加减。方中柴胡疏肝解郁为君药；香附疏肝理气，川芎、郁金行气活血而止痛，共为臣药；陈皮、青皮、枳壳、佛手、绿萼梅理气行滞，牡蛎、玄参消痞散结，丹参、焦三仙活血消滞，旋覆花和胃降气，全瓜蒌、决明子润肠通便。

二诊：2006 年 12 月 16 日。

患者腹胀明显减轻，大便较前畅快，仍纳少、嗳气、口干、失眠，现时常咳嗽、咳痰。患者症状较前缓解，但肝胃气滞之证仍在，新增肺气上逆之证，故继续疏肝和胃、理气降逆。上方去川芎、全瓜蒌、佛手、焦三仙、绿萼梅；加当归 12g，香橼皮 10g，乌药 10g，百合 15g，浙贝母 10g，继服 7 剂。

用药分析：患者腹胀见缓，故去川芎、全瓜蒌、佛手、焦三仙、绿萼梅。仍见纳少、嗳气等腑气不畅之症，故加香橼皮、乌药、当归活血行气；百合、浙贝母补肺滋阴，化痰止咳。

三诊：2006 年 12 月 23 日。

患者大便通畅，腹胀显著减轻，嗳气、纳少、失眠均好转，咳嗽、咳痰亦减轻。诸症见缓，继服前方疏肝和胃、理气化痰。上方去决明子，继服 10 剂。

用药分析：患者大便已通，故去决明子。

随访后诸症大消。

（唐艳萍 李怡）

参考文献

[1] 石碧坚，刘厚钰. 功能性烧心 [J]. 胃肠病学和肝病学杂志，2002 (4)：305 - 307.

[2] 郑建寅，谢宁，秦建明，等. 心理社会因素在功能性烧心发病过程中的作用探讨 [J]. 中国疗养医学，2001 (6)：24 - 25.

[3] Avidan B, Sonnenberg A, Giblovich H, et al. Reflux symptoms are associated with psychiatric disease. Aliment Pharmacol Ther, 2001, 15 (12)：1907 - 1912.

［4］Mulak A，Bonaz B. Irritable bowel syndrome：a model of the brain – gut interactions ［J］. Med Sci Monit, 2004, 10 (4)：RA55 – 62.

［5］朱锡群，易伟. 微生物群 – 脑 – 肠轴和中枢神经系统研究进展 ［J］. 疑难病杂志, 2018, 17 (7)：748 – 752.

［6］郭椿，贺平. 脑 – 肠轴及其研究进展 ［J］. 世界最新医学信息文摘, 2017, 17 (95)：89 – 91.

［7］Colpitts S L，Kasper L H. Influence of the gut microbiome on autoimmunity in the central nervous system ［J］. J Immunol, 2017, 198 (2)：596 – 604.

［8］Hawkins B T，Davis T P. The blood – brain barrier/neurovascular unit in health and disease ［J］. Pharmacol Rev, 2005, 57 (2)：173 – 185.

［9］Tscheik C，Blasig I E，Winkler L. Trends in drug delivery through tissue barriers containing tight junctions ［J］. Tissue Barriers, 2013, 1 (2)：e24565.

［10］易智慧，杨正兵，冯丽，等. 功能性烧心与功能性消化不良、肠易激综合征症状重叠研究 ［J］. 四川大学学报 (医学版), 2014, 45 (3)：489 – 492.

［11］李军祥，陈誩，李岩. 胃食管反流病中西医结合诊疗共识意见 (2017 年) ［J］. 中国中西医结合消化杂志, 2018, 26 (3)：221 – 226, 232.

［12］张声生，朱生樑，王宏伟，等. 胃食管反流病中医诊疗专家共识意见 (2017) ［J］. 中国中西医结合消化杂志, 2017, 25 (5)：321 – 326.

［13］韩松豹. 加味乌贝汤治疗吐酸 65 例临床观察 ［J］. 时珍国医国药, 2006, 17 (11)：2284 – 2285.

［14］陈燕. 名医验方六炭汤浅析 ［J］. 光明中医, 2014, 29 (1)：151 – 153.

［15］朱凌云，朱远熔，刘晏，等. 平调气机法治疗胃食管反流病的临床研究 ［J］. 辽宁中医杂志, 2010, 37 (4)：673 – 675.

［16］李娟. 电针推拿结合药物治疗非糜烂性胃食管反流病临床观察 ［J］. 山西医药杂志, 2013, 42 (3)：328 – 329.

［17］孙梦娟，孙晓伟，张峯. 迎随补泻法针刺下合穴治疗胃食管反流病疗效观察 ［J］. 上海针灸杂志, 2017, 36 (1)：60 – 63.

［18］周国赢. 电针加耳针治疗反流性食管炎 84 例 ［J］. 中国中医药信息杂志, 2004 (10)：907 – 909.

［19］张艳丽，方秀才，柯美云. 精神心理因素与功能性食管病 ［J］. 胃肠病学, 2008 (2)：68 – 71.

［20］金立慧. 老年人功能性烧心运用莫沙比利联合氟哌噻吨美利曲辛治疗对疗效及症状学积分的临床影响研究 ［J］. 临床医药文献电子杂志, 2018, 5 (38)：1, 8.

［21］岳胜利，陆为民. 徐景藩运用泄肝和胃方治疗反流性食管炎经验 ［J］. 辽宁中医杂志, 2016, 43 (3)：476 – 478.

［22］潘玥，陆为民，蔡佳卉. 徐景藩运用降、和、消三法治疗反流性食管炎 ［J］. 山东中医药大学学报, 2019, 43 (5)：486 – 489.

［23］陆为民，周晓波，周晓虹，等. 徐景藩治疗胆胃同病验案分析及辨治特色——徐景藩诊治脾胃病经验之三 ［J］. 江苏中医药, 2010, 42 (3)：1 – 3.

［24］张冰，孟庆雷，高承奇，等. 颜正华教授治疗反流性胃炎 – 食道炎经验介绍 ［J］. 新中医, 2004 (12)：7 – 8.

[25] 吴嘉瑞，张冰，杨冰，等.基于关联规则和复杂系统熵聚类的颜正华治疗痞满用药规律研究 [J].中国中医药信息杂志，2013，20（3）：31-33.

[26] 吴嘉瑞，张冰.颜正华辨治痞满经验探析 [J].中国中医药信息杂志，2012，19（10）：86-87.

第三节　癔球症

【概述】

癔球症是以咽喉部有梗阻感、局部发紧或有食团滞留感为主要临床表现的疾患，且咽喉、食管及其他有关器官检查均无器质性病变。普通人群中有 45.6% 一生中曾经历癔球症，男女患病率相似，一般多见于中年人。其特点有：症状间断发作，进食可缓解症状，与吞咽困难和吞咽疼痛无关。

根据症状表现，本病属于中医"梅核气"范畴。

【病因病机】

一、中医认识

1. 致病因素

（1）情志内伤：多由忧思恼怒而成。忧思则伤脾，脾伤则水湿失运，滋生痰浊；恼怒则伤肝，肝伤则气机郁滞，痰气交阻，上逆于咽喉，则成本病。或因他脏情志不调，致肝气郁结，肝经循行过咽喉，气机循经上逆，结于咽喉而成。

（2）饮食不节：多为喜食肥甘厚腻或寒凉生冷，导致脾胃虚弱，运化失职，水湿内停，痰湿内生，结于咽喉而发生本病。

（3）体虚劳倦：禀赋不足，素体虚弱，或久病或劳倦太过伤脾，脾虚运化不足则湿聚成痰，聚于咽喉而发病。

2. 病机

本病病位在咽喉，病变脏腑与肝、脾、肺、胃、肾相关。基本病机总属气、痰交结。初起多实，以肝气郁结、痰气交阻为主；病延日久或反复发作，则由实转虚或虚实夹杂之证。情志不遂，肝失条达，或肺之宣发肃降失常，则气机郁滞，上逆咽喉；肝郁气结、木郁乘土，或素体脾虚、运化失职，痰湿内生，痰气交阻聚于咽喉；或气郁化火，灼伤胃阴，或阳邪袭肺，则肺阴亏虚，虚火炼津成痰结于咽喉，日久可致肝肾阴虚；或肝气郁滞，气滞血瘀，痰瘀互结于咽喉。

二、西医认识

1. 胃食管反流/食管咽反流

目前认为，其发病机制可能是胃内容物反流入食管或咽喉部位引起组织直接损伤，也可能是末梢食管酸敏感性增强，未达咽喉部的反流物通过刺激迷走神经，反射性引起上食管括约肌压力增高等。很多研究表明，胃食管反流可能是癔球症的主要原因。

2. 精神心理因素

随着生物－心理－社会医学模式的发展，精神心理因素在功能性胃肠病和功能性食管病中的作用逐渐引起人们的重视。其发病机制可能包括：①脑－肠轴机制：精神心理因素可通过中枢神经系统与肠神经系统的神经反射、脑－肠肽等交互作用引起患者的消化道症状。②身心疾病中，心理因素的主导作用：很多学者对癔球症患者的精神心理状态进行研究，发现癔球症患者存在精神心理异常。

3. 食管运动功能紊乱

癔球症主要表现为咽部异物感。很多研究认为，位于咽和食管连接部位的环咽肌功能异常与癔球症的产生有关，但根据罗马 IV 标准，如果患者有严重的食管运动紊乱，就不能诊断为癔球症。

4. 食管胃黏膜异位

有研究显示，癔球感与食管胃黏膜异位相关，可能机制包括异位胃黏膜的酸分泌、潜在的幽门螺杆菌感染和敏感位置提高等。有研究证明，对异位胃黏膜行消融治疗可改善癔球感症状。

5. 内脏高敏感

癔球症患者对局部刺激的敏感性增加。如一项研究采用了食管球囊扩张模拟食管扩张，发现癔球症患者与正常对照者都会出现类似的食管上括约肌增压，但球囊扩张能引起更多的癔球症患者产生癔球感症状，且需要的扩张容积也更低。

6. 其他

引起咽部、喉部发炎的情况，如咽炎、甲状腺肿大或结节。长期咽炎，可以出现咽喉部异物感；甲状腺位于咽喉两侧，甲状腺肿大或较大的甲状腺结节可以压迫咽喉气管而出现癔球症。

【诊断与鉴别】

一、中医诊断

1. 辨证要点

（1）辨虚实：本病当辨标本虚实。标实多有气滞、痰阻、血瘀之不同，初起以肝气郁结、痰气交阻为主，日久必生血瘀。本虚多责之气虚或阴虚，气虚或因素体脾虚、阴虚多是日久因实转肺阴亏虚或肝肾阴虚，临证则以虚实夹杂多见。

（2）辨气血：病之初期多在气，以肝气郁结、痰气交阻为主，少数为脾虚气滞。病久必瘀，涉及血分。

2. 病机辨识

本病的基本病机总属气、痰交结。原本肝旺或肝气郁结致气机上逆、气滞血瘀者为实证；素体脾虚或肝气乘脾，致脾失健运，痰湿内生而为虚实夹杂证；肝郁化火或阳邪袭肺，耗伤阴津，致肺胃肝肾阴虚者为虚实夹杂证。

二、西医诊断

1. 诊断

（1）临床表现：本病全身症状轻，以咽喉部不适为主要表现。多表现为咽喉异物感或梗阻感，少数表现为咽喉刺痛、烧灼感甚至压榨感，不影响进食或吞咽，常发生在两餐之间，甚至有患者试图通过吞咽或咳嗽而改善症状。情绪应激时，可加重症状，而哭泣可减轻症状。本病属于功能性疾病，通常无特殊阳性体征。

（2）辅助检查：

①内镜检查：应行咽喉镜检查，排除咽喉部器质性疾患如慢性咽炎、咽部肿瘤；行胃镜检查，排除食管器质性病变，如食管炎、胃食管黏膜异位、食管憩室等；经鼻食管镜检查，可在内窥镜进入食管前对鼻咽部、下咽部和喉部进行观察，并且该检查安全，患者耐受性较好，是目前癔球症的首选检查。

②实验室检查：血液分析、肝肾功能无明显异常，应完善甲状腺功能检查以排除甲状腺疾患。

③B超检查：常规腹部超声检查以排除肝、胆、脾、胰、肾等器质性病变，行甲状腺超声检查以排除甲状腺器质性病变，但颈部超声检查在诊断癔球症的有效性上还有待研究。

④CT检查：主要是排除颈部及喉咽部器质性病变，比如甲状腺肿大、甲状腺结节、颈部恶性肿瘤等。

⑤其他检查：24小时食管pH监测，以明确有无过度酸反流；食管测压显示一过性的食管下括约肌松弛，有助于评价食管体部的功能。此外，可使用24小时多通道腔内阻抗（MII）检测，以检测所有反流事件，明确是液体、气体，还是混合反流。

（3）诊断标准：

①喉部持续或间断的无痛性梗阻感或异物感，体格检查、喉镜或内镜检查未发现结构性改变，且具有以下特点：感觉出现在两餐之间；没有吞咽困难或吞咽痛；食管近端无胃黏膜异位。

②无胃食管反流或嗜酸性粒细胞性食管炎导致该症状的证据。无主要的食管动力障碍性疾病（如贲门失弛缓症/食管胃连接部流出道梗阻、弥漫性食管痉挛、jackhammer食管、蠕动缺失）。

③诊断前症状出现至少6个月，近3个月满足以上诊断标准，且症状出现频率至少为每周1日。

以上全部满足者，即可诊断。

（4）并发症：本病为良性病变，较少发生并发症。

2. 鉴别

（1）胃食管反流病：少数胃食管反流病患者有癔球症感觉，但其典型症状为烧心、反流，其中反流性食管炎还有以下特征：①内镜检查可发现食管黏膜糜烂和溃疡，结合黏膜活检可确诊。②24 小时食管 pH 阻抗监测可确诊。

（2）食管动力障碍性疾病：

①贲门失弛缓症：这是一种因食管下括约肌松弛不全和远端食管缺乏蠕动所致的疾病，临床表现为吞咽困难、反胃、呕吐、胸痛等，食管 X 线钡餐检查、食管测压、内镜检查等有助于鉴别。

②硬皮病：硬皮病的食管表现，主要是胸骨后疼痛和吞咽困难。X 线钡餐检查可显示食管下段扩张，蠕动消失，黏膜皱襞消失；内镜活检可发现黏膜下纤维组织浸润，食管测压呈食管下段和食管下括约肌低压，食管下括约肌对吞咽无反应。

（3）其他食管疾病：食管癌、食管蹼、Zenker 憩室等食管疾病，亦可导致癔球感。X 线钡餐、内镜检查、吞钡 X 线录像检查有助于鉴别。

（4）邻近器官器质性疾病：

①慢性咽炎、慢性扁桃体炎、扁桃体肥大：均可伴有癔球症感觉。但慢性咽炎还可有咽干、咽痒、干咳、刺激感，临床检查可见咽部发红、淋巴滤泡增生；扁桃体炎或扁桃体肥大有时伴有咽痛，临床检查可见扁桃体发红、肿大等表现。而癔球症则咽部及扁桃体检查无异常，进食后癔球症感觉可缓解，无咽痛、咳嗽等。

②咽喉部肿瘤：可有异物感、声音嘶哑、咽部堵塞感或吞咽困难等症状，肿瘤越大，上述症状越明显，且呈持续性、进行性加重；喉镜检查可发现肿块或新生物。而癔球症呈间断性，进食可缓解症状，无吞咽困难。

③鼻窦炎：因鼻窦分泌物积于咽部，可能会发生癔球症，且与鼻窦炎症轻重有关，但其主要症状是鼻塞、流脓涕或头痛。通过鼻窦 X 线摄片或鼻窦穿刺，可发现窦内积液，鼻窦透光度减低，窦周骨质硬化增白等，而癔球症则鼻咽部无异常发现。

④甲状腺疾病：甲状腺结节、肿大时，可有癔球症，与结节大小、肿大的程度有关，可伴有持续性吞咽困难。甲状腺 B 超、同位素扫描可见结节、肿大征象，血清 T_3、T_4 异常。而癔球症呈间断性，进食可缓解症状，无吞咽困难。

⑤颈椎病变：是否能造成癔球症尚有争论，颈椎 X 线片、CT 有助于鉴别。

【治疗】

一、中医治疗

1. 治疗原则

本病的治疗原则为理气解郁，除痰散结。根据实证、虚证的不同，予以健脾益气、滋阴降火、和胃利咽、活血化瘀。

2. 辨证论治

（1）痰气互结证

症状表现：咽中异物感，咽之不下，吐之不出；时作嗳气、呃逆、恶心、泛泛欲吐，两胁或胸脘胀满。舌苔白腻，脉弦滑。

病机分析：肝脾（或胃）失调，胃失和降多由情志内伤或饮食不节所致。恼怒伤肝，气机郁滞，胃失和降而出现嗳气；胁为肝的分野，故两胁胀满。忧思或饮食不节则伤脾，或肝气乘脾，致脾失健运，痰湿内生，则出现呃逆、恶心、泛泛欲吐、胸脘胀满、苔白腻、脉弦滑；痰随气阻，停于咽喉则出现咽中异物感。

治疗方法：行气散结，降逆化痰。

代表方药：半夏厚朴汤（《金匮要略》）。半夏9g，厚朴9g，紫苏6g，茯苓12g，生姜15g。

随症加减：若气机郁滞、烦躁不安，可加香附、佛手片疏肝解郁；若呕吐痰涎、大便溏，可加苍术、瓜蒌燥湿祛痰；若见烦躁、舌红苔黄者，加竹茹、瓜蒌、黄芩清热化痰；若神疲乏力、食少便溏，加党参、炒白术益气健脾。

（2）肝郁气滞证

症状表现：咽中梗阻感，嗳气频频；或作呃逆，胁下胀闷，嗳气后稍舒。舌苔薄白，脉弦。

病机分析：情志不调，肝气郁结，胃失和降则嗳气频频、呃逆、胁下胀闷、嗳气后稍舒、脉弦；气机循肝经上逆至咽喉，则现咽中梗阻感。

治疗方法：疏肝理气，解郁利咽。

代表方药：逍遥散（《太平惠民和剂局方》）。柴胡15g，当归15g，白芍15g，白术15g，茯苓15g，生姜15g，薄荷6g，炙甘草6g。

随症加减：若胸胁胀痛、腹胀、便溏者，可加半夏、陈皮以燥湿除胀；若胃脘胀满、呃逆嗳气者，可加郁金、绿萼梅、木香疏肝和胃。

（3）气滞血瘀证

症状表现：咽部异物感，固定不移；若为妇人，经期可有痛经、血块，伴有小腹刺痛拒按。舌红有瘀点，苔薄，脉弦或涩。

病机分析：肝郁气滞，痰凝气结，日久必瘀。气行则血行，恼怒伤肝或肝郁气滞或痰凝经脉，则咽部异物感固定不移，女性有痛经、血块、小腹刺痛拒按，以及舌红有瘀点。

治疗方法：理气活血，化痰散结。

代表方药：会厌逐瘀汤（《医林改错》）或桃红四物汤（《医垒元戎》）加味。当归6g，生地黄12g，桃仁15g，红花15g，川芎9g，枳壳6g，赤芍6g，贝母9g，桔梗9g，云苓15g，猪苓9g，泽泻9g，玄参3g，甘草9g。

随症加减：若烦躁不安，性情急躁，可加郁金、香附疏肝解郁；若伴恶心泛呕，便溏，可加半夏、陈皮燥湿祛痰。

（4）湿热互结证

症状表现：咽部异物感，咳嗽，咳出少量黄痰；胸闷，呃逆，便秘。舌红苔黄腻，脉濡。

病机分析：喜食肥甘厚腻，蕴湿生热，或寒凉生冷伤脾，或素体脾虚，致脾失健运，痰湿内生，湿聚为痰，上贮于肺，肺气壅塞，上逆蕴阻则咳嗽、咳痰；痰湿停滞胃肠，则胸闷、呃逆；痰湿郁久化热，则咳黄痰、便秘、舌红苔黄腻。

治疗方法：清热化湿，行气化痰。

代表方药：猪苓汤（《奇效良方》）。猪苓 9g，茯苓 9g，泽泻 9g，阿胶 9g，滑石 9g。

随症加减：若黄痰明显，可加黄连、黄柏清热化痰；若伴有胸闷、嗳气、腹胀，可加陈皮、半夏、苍术行气燥湿。

（5）痰湿蕴结证

症状表现：咽中有异物感，或咳嗽，咳声重浊；伴胸闷，脘痞，呕恶，大便时溏。舌苔白腻，脉濡滑。

病机分析：恣食生冷，寒气伤中；或素体脾虚，脾失健运，水湿蕴结，湿聚为痰，上贮于肺，肺气壅塞则咳嗽、咳声重浊；湿阻中焦则胸闷、脘痞、呕恶、大便时溏、苔白腻、脉滑。

治疗方法：健脾行气，燥湿化痰。

代表方药：二陈汤（《太平惠民和剂局方》）合三仁汤（《温病条辨》）加味。半夏 15g，陈皮 10g，茯苓 15g，炙甘草 10g，杏仁 15g，滑石 18g，薏苡仁 18g，白通草 6g，白蔻仁 6g，桔梗 10g，厚朴 6g。

随症加减：若便溏明显，可加炒白术、苍术燥湿；若呕恶明显，可加竹茹、降香化痰止呕。

（6）肝肾阴虚证

症状表现：咽中异物感时有发作，日久不愈；口干，头晕，耳鸣健忘，颧红盗汗，腰膝酸软。舌质红，少苔或无苔，脉沉细或数。

病机分析：肝郁化火，痰湿郁久化热，痰火相搏多由情志不遂所致。或肝气郁结化热或恼怒伤肝致肝阴不足，则口干、头晕、耳鸣；肝肾同源，日久不愈，耗伤肾阴，则颧红盗汗、腰膝酸软，舌红、少苔或无苔为阴虚之象。

治疗方法：疏肝滋阴，降火除痰。

代表方药：一贯煎（《柳洲医话》）。北沙参 9g，麦冬 9g，当归身 9g，生地黄 18g，枸杞子 9g，川楝子 6g。

随症加减：若腰膝酸软明显，可加杜仲、续断补肝肾，强筋骨。

（7）肺胃阴虚证

症状表现：咽部干痒，咽干，口渴喜冷饮，咽中有堵塞感；手足心热，面色潮红，头晕，耳鸣，口苦，小便黄。舌质红，无苔或少苔，脉细弱或细数。

病机分析：情志不遂，气郁化火；或嗜食肥甘辛辣，痰湿内生，郁久化热，痰热蕴结，痰凝热结，灼伤胃阴则口渴喜冷饮、口苦；上灼肺阴，致咽部失润则干痒、咽干；阴虚则阳亢、内热，出现头晕、耳鸣、手足心热、面色潮红、小便黄；舌红，无苔或少苔，脉细数为阴虚之象。

治疗方法：滋阴降火，理气利咽。

代表方药：沙参麦冬汤（《温病条辨》）加味。北沙参 15g，玉竹 12g，麦冬 12g，天花粉 10g，扁豆 10g，桑叶 10g，生甘草 3g。

随症加减：若干咳燥热明显，可加重桑叶用量，清肺热润燥；若耳鸣、腰膝酸软明显，可加女贞子、墨旱莲、枸杞子滋阴养血；若嗳气、呕恶、脘闷不舒，加厚朴、紫苏、半夏燥湿消痰。

3. 其他疗法

（1）中成药

①橘红化痰丸

药物组成：化橘红、锦灯笼、炒苦杏仁、川贝母、罂粟壳、五味子、白矾、甘草。

功能主治：滋阴清热，敛肺止咳，化痰平喘。用于肺肾阴虚，痰气互结，咳嗽，气促喘急，咽干舌红，胸膈满闷者。

用法用量：口服，一次 1 丸，一日 2 次。

②沉香疏郁丸

药物组成：木香、沉香、陈皮、姜厚朴、豆蔻、砂仁、麸炒枳壳、醋青皮、醋香附、延胡索、柴胡、姜黄、甘草，辅料为蜂蜜。

功能主治：用于痰气互结，胸腹胀满，胃部疼痛，呕吐酸水，消化不良，食欲不振，郁闷不舒者。

用法用量：口服，一次 1 丸，一日 2 次。

③越鞠丸

药物组成：醋香附、川芎、炒栀子、炒苍术、炒六神曲。

功能主治：理气解郁，宽中除满。用于肝郁气滞，胸脘痞闷，腹中胀满，饮食停滞，嗳气吞酸者。

用法用量：口服，一次 6~9g，一日 2 次。

④舒肝丸

药物组成：川楝子、醋延胡索、炒白芍、片姜黄、木香、沉香、豆蔻仁、砂仁、姜厚朴、陈皮、炒枳壳、茯苓、朱砂。

功能主治：疏肝和胃，理气止痛。用于肝郁气滞，胸胁胀满，胃脘疼痛，嘈杂呕吐，嗳气泛酸者。

用法用量：口服，一次 1 丸，一日 2~3 次。

⑤越鞠保和丸

药物组成：姜栀子、炒六神曲、醋香附、川芎、苍术、木香、槟榔。

功能主治：疏肝解郁，开胃消食。用于肝郁气滞，胸腹胀痛，消化不良者。

用法用量：口服，一次 6g，一日 1~2 次。

⑥血府逐瘀胶囊

药物组成：当归、生地黄、桃仁、红花、枳壳、赤芍、柴胡、甘草、桔梗、川芎、牛膝。

功能主治：活血化瘀，行气止痛。用于气滞血瘀所致的头痛、梅核气、痛经者。

用法用量：口服，一次6粒，一日2次。

⑦利咽灵片

药物组成：制穿山甲、土鳖虫、僵蚕、煅牡蛎、玄参。

功能主治：活血通络，益阴散结，利咽止痛。用于气滞血瘀，咽喉干痛，异物感，发痒灼热等症者。慢性咽喉炎，尤以干燥型疗效较好。

用法用量：口服，一次3~4片，一日3次。

⑧礞石滚痰丸

药物组成：煅金礞石、沉香、黄芩、熟大黄。

功能主治：降火逐痰。用于湿热互结，顽痰难消者。

用法用量：口服，一次6~12g，一日1次。

⑨参苓白术颗粒（或丸）

药物组成：人参、茯苓、炒白术、山药、炒白扁豆、莲子、炒薏苡仁、砂仁、桔梗、甘草。

功能主治：补脾胃，益肺气。用于脾胃虚弱，食少便溏，气短咳嗽，肢倦乏力者。

用法用量：口服。颗粒：一次3g，一日3次；丸剂：一次6g，一日3次。

⑩养胃舒颗粒

药物组成：党参、陈皮、蒸黄精、山药、玄参、乌梅、山楂、北沙参、干姜、菟丝子、炒白术。

功能主治：滋阴养胃。用于肺胃阴虚伴有胃脘灼热，隐隐作痛者。

用法用量：开水冲服，一次10~20g，一日2次。

⑪百合固金丸（或片或颗粒）

药物组成：白芍、百合、川贝母、当归、地黄、甘草、桔梗、麦冬、熟地黄、玄参。

功能主治：养阴润肺，化痰止咳。用于肺肾阴虚，燥咳少痰，咽干喉痛者。

用法用量：口服。水蜜丸一次6g，大蜜丸一次1丸，一日2次。片剂一次5片，颗粒剂一次1袋，一日3次。

⑫养阴清肺膏

药物组成：地黄、麦冬、玄参、川贝母、白芍、牡丹皮、薄荷、甘草。

功能主治：养阴润燥，清肺利咽。用于阴虚肺燥，咽喉干痛，干咳少痰者。

用法用量：口服。一次10~20mL，一日2~3次。

⑬玄麦甘桔颗粒

药物组成：玄参、麦冬、甘草、桔梗。

功能主治：清热滋阴，祛痰利咽。用于阴虚火旺，虚火上浮，口鼻干燥，咽喉肿痛者。

用法用量：开水冲服。一次10g，一日3~4次。

（2）验方

柴平汤：柴胡、黄芩、党参、半夏、甘草、陈皮、苍术、厚朴、生姜、大枣。一日1剂。功能疏肝理气，健脾燥湿。用于情志不遂，少阳失和，肝郁气滞，横逆攻犯，脾胃遭伐，痰湿内停之证者。

（3）外治疗法

①推拿

患者取仰卧位。术者左手中指置于天突穴，右手中指按于巨阙穴；左手向下按揉天突，则右手随之抬起，使气下行；右手向上振按巨阙穴，则左手向上抬起，使气上行。两手协调，反复操作，调顺胸中之气。

②足疗

足底部反射区：头部（大脑）、脑垂体、小脑及脑干、肝、胆囊、肾上腺、肾、输尿管、膀胱、胃、胰、十二指肠。采用拇指指端点法、食指指间关节点法、拇指关节刮法、食指关节刮法、拇指推法、擦法等手法。

足背部反射区：肋骨、胸（乳房）、胸部淋巴腺（胸腺）、喉与气管、膈。采用拇指指端点法、食指指间关节点法、拇指推法、食指推法、分法等手法。

（4）针刺疗法

①体针：取穴内关、神门、太冲、水沟。痰气郁结者，加丰隆、阴陵泉、天突；肝郁气滞者，加膻中、期门；气郁化火者，加行间、侠溪、外关；兼血瘀者，加内关、期门、膈俞；心脾两虚者，加心俞、脾俞、足三里、三阴交；肺胃阴虚者，加肺俞、尺泽、太溪、中脘、三阴交、廉泉、梅核气穴。内关、太冲用泻法，水沟可用雀啄泻法，神门用平补平泻法，配穴按虚补实泻法操作，留针15~20分钟。

②耳针：选穴咽喉、食管、神门、枕、心、胃、脾、交感、肝、脑。每次取3~4穴，放置王不留行，3~5天换1次。每日稍加力按摩3次，每次10分钟。每3次轮换穴位1次，双耳交替使用。

③穴位注射：选穴足三里。心脾两虚证，采用当归注射液每穴0.3~0.5mL，黄芪注射液每穴0.5~1mL；肺胃阴虚证，采用生脉注射液，每穴1~2mL。足三里穴局部皮肤常规消毒后，用无痛快速进针法，将针刺入皮下组织，然后缓慢推进或上下提插，探得酸胀等"得气"感应后，回抽一下，如无回血，即可将药物推入。以上操作皆隔日1次，3次为1个疗程，实施1~2个疗程。用于梅核气虚证者。

（5）药膳疗法

①金针雪耳黄豆煲瘦肉汤：先将金针菜25g，雪耳25g浸水约2小时。将金针菜头尾剪去，猪瘦肉洗净；再将黄豆200g，红枣4枚放入煲内，清水适量，大火煲滚，改为小火煲一个半小时即可饮用。此汤可经常食用。用于情绪低落，精神抑郁，夜寐不安者。

②合欢花滚鸡肝瘦肉汤：洗净猪肉100g切片，用调味料搅匀。合欢花放入锅内加清水600mL，慢火煮沸10分钟；放入鸡肝1个及瘦肉片再滚片刻，调味即可，随量饮用。用于神经衰弱属肝气郁结，胸胁胀闷作痛，郁郁不乐，情绪低落，失眠，叹息者。

二、西医治疗

1. 治疗原则

以心理疏导为主。癔球症症状会长期持续存在，尚无有效药物治疗。主要通过解释病情，消除患者思想负担为主。即使不经治疗，50%的患者也能获得症状减轻或缓解。

2. 一般治疗

建议患者避免一些可能会加重癔球症症状的行为，例如干吞硬咽、清嗓等。饮食上忌辛辣刺激及过多饮用浓茶和咖啡，戒烟、戒酒等。

3. 对症治疗

（1）抗焦虑抑郁治疗：癔球症也被认为是躯体疾病的一种，是焦虑、抑郁的躯体化表达形式，常伴随一些医学无法解释的症状，如躯体疼痛及一些胃肠道症状，严重时则影响患者工作生活，导致患者对疾病的担忧。认知疗法的目的是使患者身心放松，包括患者自己进行的放松措施，以及在医生指导下的松弛训练。该方法用于治疗各种躯体疾病及一些医学无法解释的症状，且已经取得了很好的疗效。对于焦虑、抑郁的心理障碍患者，可使用抗抑郁药如丙咪嗪，可改善患者心理状况。

（2）抗反流：癔球症是功能性食管病的食管外症状，可使用 H_2 受体阻滞剂或质子泵抑制剂（PPI）抗酸治疗。效果不佳时，可加用胃肠动力剂。

4. 其他疗法

（1）音乐疗法：采用感受式治疗为主，参与式治疗为辅，隔日 1 次，每次 2 小时，10 次为 1 个疗程。感受式治疗是指患者佩戴可调式立体声耳机聆听乐曲，根据患者证型选择相应的乐曲；参与式治疗，包括跳舞、做操、太极拳、唱歌等。

（2）情志疗法：嘱患者调整情绪，保持心情舒畅。若患者自行调节效果不佳，可在治疗期间请心理科专业人员进行指导，心理科医师每周定期与患者进行 2 次沟通交流，探讨相关问题，使医生逐步掌握患者的情绪，并及时找到调节的方法和建立有效的应对策略。

【预防调护】

一、饮食注意

饮食宜清淡，忌肥甘厚腻、辛辣温热之品，戒除烟酒等不良嗜好，少饮咖啡、浓茶等。

二、生活注意

起居有常，劳逸结合。情志调摄，保持心情舒畅，避免一切诱发因素，学会自我调节情绪，保持情绪稳定，多进行户外活动和社交活动，以分散注意力，减少忧思；注意修身养性，陶冶情操，培养乐观主义精神。

【名医经验】

一、李振华

1. 学术观点

（1）病机认识：李老认为，梅核气临床多表现为虚实夹杂之证，痰凝气滞为病之标，脾虚肝郁为病之本。肝脾失调，痰凝气滞为本病发病之病机关键。

（2）治法心得：强调治疗应针对其病机，从调理肝、脾、胃入手，标本兼顾，以健脾、和胃、疏肝、理气、豁痰为法，在半夏厚朴汤基础上，加减变化创立"理气消梅汤"。药用白术10g，茯苓15g，陈皮10g，半夏9g，香附10g，厚朴10g，紫苏10g，牛蒡子10g，桔梗10g，山豆根10g，射干10g，木香6g，麦冬12g，甘草3g。

2. 经典医案

首诊：2003年11月30日。

主诉：咽中似有异物梗阻1个月。

现病史：1个月前因情志不遂，出现咽中似有异物梗阻，吐之不出，咽之不下。曾服冬凌草片、山豆根片、草珊瑚含片等药物治疗，症状无明显变化，每因情志不遂、饮食不当时症状加重。经当地医院检查，诊断为慢性咽炎，前来请李老诊治。现症：咽中似有异物梗阻，吐之不出，咽之不下；口干不欲饮，胸闷气短，腹胀纳差，身倦乏力，面色萎黄，形体消瘦。舌质淡红，体胖大，边见齿痕，苔白稍腻，脉弦细。

临证思路：证属脾虚肝郁，痰凝气滞。治宜健脾疏肝，理气化痰。理气消梅汤加减。

选方用药：半夏9g，厚朴10g，白术10g，茯苓15g，橘红10g，香附10g，紫苏6g，砂仁8g，枳壳10g，郁金10g，牛蒡子10g，桔梗10g，山豆根10g，射干10g，甘草3g。水煎服，共7剂。

用药分析：方中白术、茯苓、橘红、半夏、砂仁健脾和胃，燥湿豁痰；香附、厚朴、紫苏、枳壳、郁金疏肝解郁，理气宽中；牛蒡子、桔梗、甘草、射干、山豆根清利咽喉，养阴生津。诸药合用，共奏健脾疏肝、理气化痰、清利咽喉之功效。

二诊：2003年12月6日。

上方服7剂，咽中异物感消失。仍感食欲欠佳，食后腹胀，身倦乏力。舌质淡红，体胖大，苔薄白，脉沉细。治疗有效，在上方基础上去紫苏、牛蒡子、射干、山豆根；加党参10g，乌药10g，焦三仙各12g。水煎服，共12剂。

用药分析：咽喉异物感消失，故去牛蒡子、射干；纳差，体倦乏力，为脾胃气虚之证，故加党参健脾益气、乌药行气及焦三仙健脾和胃，消食化积。

三诊：2003年12月18日。

上方又服24剂，精神、饮食好，诸症消失，病获痊愈。

二、路志正

1. 学术观点

（1）病机认识：主要因情志不畅，导致肝郁乘脾，痰浊内生，痰气交阻于咽而成。且与肺气相关，肺之宣降失常，则痰涎结于咽。

（2）治法心得：临证时注意除应重视"痰气交阻"外，亦不能忽视"湿邪"和"肺失宣降"。若忽略"湿邪"，则痰虽去，湿可复聚成痰，湿邪阻于三焦，焉能得愈；若肺气失宣降，则痰结消散不利。

2. 经典医案

首诊：1991 年 5 月 31 日。

主诉：咽喉不适 1 年，加重 2 个月。

现病史：患者性情抑郁，去年夏日大渴饮冷后即出现咽喉不适，常有白黏痰阻之，饮水稍多即恶心欲呕。曾服用中西化痰消炎药物，黏痰渐消，但他症如旧。近 2 个月来诸症加重，咽部不适，如有物阻，吐之不出，咽之不下，腹胀，纳呆，恶心，口干不欲饮，乏力，小便黄赤，大便不爽，舌黯红，苔黄浊腻，脉细滑。曾服用半夏厚朴汤加行气导滞药 20 余剂无效。遂找路老诊治。

临证思路：本证乃肝气不舒，又饮冷伤湿，蕴久化热，气郁则湿热交阻，三焦不利而表现为以咽部不适为主的一系列证候，治湿热与气郁并举。

选方用药：藿香梗 9g，蔻仁 10g，绵茵陈 12g，云苓 15g，姜半夏 9g，川厚朴 10g，苏梗 12g，佛手 9g，荷叶 9g，荷叶梗 9g，杏仁 10g。水煎服，共 6 剂。

用药分析：藿香梗、荷叶梗性苦、平，入肝、脾、胃经，能解暑清热、理气化湿；杏仁、蔻仁芳香化湿，茯苓利水渗湿，茵陈清热利湿，半夏、厚朴燥湿，苏梗、佛手理气宽中。

二诊：1991 年 6 月 6 日。

药后诸症均减，咽部轻度堵闷，口干而思饮，腹胀，纳呆，尿黄，大便正常。舌红，苔薄黄微腻，脉细滑。患者咽部症状减轻，然仍有脾虚失运，故腹胀、纳呆，应加强健脾益气之药。

选方用药：藿香梗 10g，薏苡仁 9g，太子参 12g，麦冬 12g，姜半夏 9g，川厚朴 9g，白扁豆 15g，麦芽 15g，佛手 9g，杏仁 9g，荷叶梗 10g，谷芽 15g。水煎服，共 7 剂。

用药分析：藿香梗、荷叶梗解暑清热，理气化湿，杏仁芳香化湿，麦冬养阴生津润喉，半夏、厚朴燥湿，佛手疏肝理气，薏苡仁、白扁豆健脾化湿，谷芽、麦芽健脾和胃以助运化，太子参益气健脾。

（胡运莲　文娜）

参考文献

[1] Drossman D A, Li Z, Andruzzi E, et al. U. S. householder survey of functional gastrointestinal disorders. Prevalence, sociodemography, and health impact [J]. Dig Dis Sci, 1993 (38)：1569 – 1580.

[2] Buth M, Mansson I, Sandberg N. The prevalence of symptoms suggestive of esophageal disorders [J]. Scand J Gastroenterol, 1991 (26)：73 – 81.

[3] Tang B, Wang X, Chen C, et al. The differences in epidemiological and psychological features of globus symptoms between urban and rural Guangzhou, China：A cross – sectional study [J]. Medicine (Baltimore), 2018, 97 (43)：e12986.

[4] Oridate N, Nishizawa N, Fukuda S. The diagnosis and management of globus：a perspective form Japan [J]. Curr Opin Otolaryngol Head Neck Surg, 2008, 16 (6)：498 – 502.

[5] Julia M C, Edgar B, Philippe M. Globus sensation and gastroesophageal refluxt [J]. Eur Arch

Otorhinolaryngol, 2003, 260 (5): 273 - 276.

[6] Kazutoshi H, Yongmin K, Jun S, et al. Non - erosive reflux disease rather than cervical inlet patch involves globust [J]. J Gastroenterol, 2010, 45 (11): 1138 - 1145.

[7] Aziz Q, Fass R, Gyawali C P, et al. Functional esophageal disorders [J]. Gastroenterology, 2016 (150): 1368 - 1379.

[8] Wilson J A, Heading R C, Maran A G, et al. Globus ssensation is not due to gastrooesophageal reflux [J]. Clin Otolaryngol Allied Sci, 1987 (12): 271 - 275.

[9] Rahden B H, Stein H J, Becker K, et al. Heterotopic gastric mucosa of the esophagus: literature - review and proposal of a clinicopathologic classification [J]. Am J Gastroenterol, 2004 (99): 543 - 551.

[10] Lee B E, Kim G H. Globus pharyngeus: a review of its etiology, diagnosis and treatment [J]. Word J Gastroenterol, 2012 (18): 2462 - 2471.

[11] Bajbouj M, Becker V, Eckel F, et al. Argon plasma coagulation of cervical heterotopic gastric mucosa as an alternative treatment for globus sensations [J]. Gastroenterology, 2009, 137 (2): 440 - 444.

[12] Klare P, Meining A, Delius S, et al. Argon plasma coagulation of gastric inlet patches for the treatment of globus sensations: it is an effective therapy in the longterm [J]. Digestion, 2013 (88): 165 - 171.

[13] Cook I J, Shaker R, Dodd J, et al. Role of mechanical and chemical stimulation of the esophagus in globus sensation [J]. Gastroenterology, 1989 (96): A99.

[14] Chen C L, Szczesniak M M, Cook I J. Evidence for oesophageal visceral hypersen - sitivity aberrant symptom referral in patients with globus [J]. Neurogastroenterol Motil, 2009, 21 (11): 1142 - 1196.

[15] 石碧坚, 刘厚钰. 癔球症 [J]. 临床消化病杂志, 2002, 14 (5): 231 - 233.

[16] Postma G N, Cohen J T, Belafsky P C, et al. Transnasal esophagoscopy: revisited (over 700 consecutive cases) [J]. Laryngoscope, 2005, 115 (2): 321 - 323.

[17] Amin M R, Postma G N, Setzen M, et al. Transnasal esophagoscopy: a position statement from the American Bronchoesophagological Association (ABEA) [J]. Otolaryngol Head Neck Surg, 2008, 138 (4): 411 - 414.

[18] Zerbib F, Roman S, Ropert A, et al. Esophageal pH - impedance monitoring and symptom analysis in GERD: a study in patients off and on therapy [J]. Am J Gastroenterol, 2006, 101 (9): 1956 - 1963.

[19] Sifrim D, Silny J, Holloway R H, et al. Patterns of gas and liquid reflux during transient lower oesophageal sphincter relaxation: a study using intraluminal electrical impedance [J]. Gut, 1999, 44 (1): 47 - 54.

[20] 吴成光. 旋覆代赭汤加味治疗癔球症体会 [J]. 时珍国医国药, 2004, 15 (11): 775.

[21] 刘琳, 许文婧, 彭莉莉. 柴平汤临证新用验案 3 则 [J]. 江西中医药, 2017, 48 (414): 50 - 51.

[22] 吴淑卿. 忧郁是百病之源 [J]. 东方食疗与保健, 2004 (10): 24 - 25.

[23] Khalil H S, Reddy V M, Bos - Clark M, et al. Speech therapy in the treatment of globus pharyngeus: how we do it [J]. Clinical otolaryngology, 2011, 36 (4): 388 - 392.

[24] Harris M B, Deary I J, Wilson J A. Life events and difficulties in relation to the onset of globus

pharyngis [J] . Journal of psychosomatic research, 1996, 40 (6): 603 – 615.

[25] Brown S R, Schwartz J M, Summergrad P, et al. Globus hystericus syndrome responsive to antidepressants [J] . Am J Psychiatry, 1986, 143 (7): 917 – 918.

[26] Cybulska E M. Globus hystericus—a somatic symptom of depression? The role of electroconvulsive therapy and antidepressants [J] . Psychosom Med, 59 (1): 67 – 69.

[27] Gale C R, Wilson J A, Deary I J. Globus sensation and psychopathology in men: the Vietnam experience study [J] . Psychosom Med, 2009, 71 (9): 1026 – 1031.

[28] Othmer E, Desouza C. A screening test for somatization disorder (hysteria) [J] . Am J Psychiatry, 1985, 142 (10): 1146 – 1149.

[29] Kroenke K. Efficacy of treatment for somatoform disorders: a review of randomized controlled trials [J] . Psychosom Med, 2007, 69 (9): 881 – 888.

[30] Vaezi M F, Richter J E, Stasney C R, et al. Treatment of chronic posterior laryngitis with esomeprazole [J] . Laryngoscope, 2006, 116 (9): 254 – 260.

[31] Koufman J A. The otolaryngologic manifestations of gastroesophageal reflux disease (GRED): a clinical investigation of 225 patients using ambulatory 24 – hour pH monitoring and an experimental investigation of the role of acid and pepsin in the development of laryngeal injury [J] . Laryngoscope, 1991 (101): 1 – 78.

[32] 李郑生. 李振华教授治疗梅核气经验 [J] . 中医研究, 2006, 19 (1): 46 – 47.

[33] 刘兴山, 徐庆会. 路志正治疗梅核气验案四则 [J] . 北京中医杂志, 1992 (5): 3 – 4.

[34] 方秀才, 侯晓华. 罗马 IV 功能性胃肠病脑肠互动异常 [M] . 北京: 科学出版社, 2016.

[35] 魏伟. 名老中医脾胃病辨治枢要 [M] . 北京: 北京科学技术出版社, 2016.

[36] 魏伟, 唐艳萍. 消化系统西医难治病种中西医结合诊疗方略 [M] . 北京: 人民卫生出版社, 2012.

第四节　功能性吞咽困难

【概述】

功能性吞咽困难是一种无器质性病变的吞咽困难, 具体描述为食物 (固体和/或液体) 黏附于食管或通过食管时有滞留感或异物感。这种吞咽困难是食管源性的, 以食物通过食管的异常感觉为特征, 排除食管结构或黏膜损害、胃食管反流病和食管动力疾病的病理学异常。

功能性吞咽困难的实际患病率仍不清楚, 但在功能性食管疾病中, 其患病率可能是最低的。罗马 IV 功能性胃肠病篇中显示: 在对 600 名 50 ~ 79 岁的人群进行问卷调查发现, 未经检查的单纯性吞咽困难患病率为 3%。对普通人群功能性疾病的调查发现, 7% ~ 8% 的受访者报告存在吞咽困难, 其症状难以用排除标准中的疾病来解释, 其中不足一半的患者因此就诊。

功能性吞咽困难属于中医 "噎膈" 范畴。噎是吞咽不顺, 食物梗噎而下; 膈是胸膈阻塞, 食物下咽即吐。

【病因病机】

一、中医认识

1. 致病因素

（1）情志内伤：多由忧思恼怒而成。忧思则伤脾，脾伤则气结，水湿失运，滋生痰浊，痰凝气阻；恼怒伤肝或肝郁气滞，血运受阻，津液输布受碍，食管滞涩不畅；气郁气结经久不解，则肝脾受伤，气不顺，脾不运，则湿聚生痰，气与痰结，阻于食管，均可影响食物下行。

（2）饮食不节：多为饮酒或食用过热食物，或过食燥热之品，致使脾胃受伤，胃肠积热，津液受损，食管失于濡润而干枯涩滞，正如《景岳全书·杂证·噎膈》云："酒色过度则伤阴，阴伤则精血枯涸，气不行则噎膈病于上。"或嗜食肥甘厚味而生痰浊，正如《临证指南医案·噎膈反胃》云："酒湿厚味，酿痰阻气。"

（3）素体虚弱或久病年老：素体阴虚或久病伤阴耗津，食管失于濡润而干枯涩滞，食物行进不畅；素体脾虚或年老体弱，命门火衰，精血亏损，脾胃失于温煦，运化无力，气阴渐伤，津气失布，痰气瘀阻而成。

2. 病机

功能性吞咽困难病位在食管，为胃气所主，与肝、脾、肾密切有关。基本病机为气、痰、瘀交结，阻隔于食管、胃脘而致。忧思伤脾，痰浊内生，以痰阻为主；恼怒或肝郁，以气滞为主，久之出现血瘀之证；气郁气结经久不解，则乘脾生痰，以痰气互结为主；胃肠积热，则津伤血耗或酿痰阻气为主；素体脾虚或久病耗气伤阳或年老肾阴渐虚，阴损及阳，以本虚为主。因此，病之初起以气结、痰阻、血瘀等标实为主，病之晚期以津亏、血耗、阴阳虚损等本虚为主。

二、西医认识

1. 食管动力异常

Meshkinpour等对37例内镜和食管测压未发现解剖或动力异常的固态食物吞咽困难的患者再次进行食管测压研究，结果发现，89%的患者在吞咽黏性食物后出现吞咽困难的症状，并同时诱发多种非特异性的食管动力异常，如蠕动反应缺失、脱落及自发性收缩和同步收缩，而在吞水后仅9%的患者出现症状。另有研究对此类患者进行食管腔内气囊扩张试验时，部分患者可被诱发同步收缩波，并出现吞咽困难的症状。这些可诱发的食管动力障碍可能是功能性吞咽困难患者症状间断发生的重要机制。

使用物理或者化学刺激诱发吞咽困难的研究很少。与食管腔内球囊扩张相关的蠕动障碍可视为对扩张刺激的敏感性增加的标志，特别是蠕动障碍可在高敏感状态下由化学性（酸性）刺激诱发。在这些研究中，诱发的吞咽困难与蠕动障碍间一致性高，但并不完全契合（79%~87%），因为蠕动障碍可能仅是一种附带现象。

2. 食管腔内感觉异常

食管腔内感觉异常可能是吞咽困难产生的另外一个生理因素。一些正常受试者中行食管远端腔内球囊扩张，也可诱发"食物黏附"感和疼痛。同样，部分反流性食管炎患者的食管远端酸化也会出现吞咽困难；食管酸化可以引发高敏感食管的强力收缩。各种腔内刺激均可能诱发吞咽困难，因此，与无论是否合并胃食管反流病的功能性胸痛一样，功能性吞咽困难患者存在内脏感知调控的偏差。外周神经敏化可以导致食管感觉的增强，包括吞咽困难，而其敏化可与反流事件导致细胞间隙增宽并使上皮下神经致敏有关，或与其他独立于食管炎的机制相关。

其他研究数据表明，功能性食管病患者的吞咽困难与异常的球囊扩张疼痛敏感性明显相关。总之，在食管动力异常和内脏感觉异常的共同作用下导致了功能性吞咽困难患者的症状。

3. 心理因素

几乎全部患者（98%）有明显的社会－心理因素，其中以恐癌心理为首，占47%，其他依次还有工作压力大或不顺利、吵架等。功能性吞咽困难可能与心理忧虑高度相关，特别是焦虑症。相对于其他原因所致的吞咽困难患者，焦虑、抑郁和躯体化症状在有吞咽困难和非特异性动力障碍的患者中更为常见。从症状上来看，此类患者还伴有食欲减退、进食减少、失眠、精神情绪心理失常。由此也可以推断：功能性吞咽困难并不是一个真正意义上的独立疾病，它可能只是全身功能失调的一个食管表现而已，这也提示在治疗上不能只是一味地使用促动力药。

【诊断与鉴别】

一、中医诊断

1. 辨证要点

（1）辨脏腑、气血：初起多在肝脾，在气为主；或肝郁气滞，气结生痰；或忧思伤脾，痰浊内生，致痰气互结。日久化瘀化热，伤及阴血，出现肾阴亏虚，终至阴阳两虚。

（2）辨轻重、缓急：功能性吞咽困难证属本虚标实，在不同的阶段，其标本缓急不同。本病初起，以痰气交阻于食管和胃为主，正虚未甚，病情较轻，则当以标实为急；后期，瘀血内结，痰、气、瘀三者交结，进而化火伤阴，或痰瘀生热耗阴，则病情由轻转重，甚则阴损及阳，当以本虚为急。

（3）辨虚实：功能性吞咽困难证情复杂，既有气滞、痰阻、血瘀等标实的一面，又有阴津、阳气亏损等本虚的一面，且虚实夹杂，互为因果，临床须根据病程和主症表现进行辨证。如新病多实，或实多虚少；久病多虚，或虚中夹实。因忧思恼怒、饮食所伤、寒温失宜而导致的气滞、痰阻者为实；因热邪伤津、过多思虑、年老体弱、肾气虚衰而致的阴虚津亏气虚者属虚。吞咽困难，梗塞不顺，胸膈痞满者多实；食管干涩，吞咽艰涩者多虚。呃逆恶心，呕吐痰涎者多实；后期津液干涸，耳鸣心烦者多虚。

2. 病机辨识

功能性吞咽困难的病机总以本虚标实为主。初期，以标实为主，痰气交阻于食道和胃，故吞咽时梗噎不顺、格拒难下；继而瘀血阻滞，痰、气、瘀三者相互搏结，胃之通降功能失常，上下不通，则饮食难下、食而复出。病久则郁而化火，或久瘀生热，耗伤阴液，由实转虚；阴津亏耗，胃失濡养，阴损及阳，脾胃阳衰，不能化生津液，气郁痰阻，血瘀更甚，多成虚实夹杂之候。

二、西医诊断

1. 诊断

（1）临床表现：常见吞咽食物梗噎不顺，食物通过食管时有梗塞、停滞或异常感觉，一般无疼痛，但极少数前胸可有刺痛。患者有程度不等的咽下困难，重者喝口水也有困难。堵塞部位位于咽喉以下，食管中段以上，但部位可以不固定，有时可以移至心窝部。反食少见，基本上无营养障碍。可有抑郁、焦虑、沉闷寡言等精神方面的表现，无明显阳性体征。

（2）辅助检查：

①内镜检查：内镜下食管黏膜光滑，可排除食管器质性病变所致吞咽困难。必要时行病理活检，有助于排除嗜酸性粒细胞性食管炎。

②24 小时食管 pH 监测：排除病理反流存在或虽无病理性反流，但可确定吞咽困难与酸反流之间的关系，有助于确认一些潜在的对抗反流治疗有效的患者。

③24 小时食管压力测定：排除食管动力障碍性疾病，如弥漫性食管痉挛、胡桃夹食管。现今高分辨食管压力地形图技术已经成为评估食管蠕动功能的首选方法，其诊断食管下段括约肌松弛异常的敏感性高达97%。在食管测压过程中使用激发试验，包括多次快速吞咽、自由饮水和食物吞咽，可以提高食团传输异常的诊断率，确定吞咽困难的病因，尤其是联合使用高分辨率测压和固态阻抗检测进行动力评估时。

（3）诊断标准：

①固体和（或）液体食物通过食管时有黏附、滞留或通过异常的感觉。

②无食管黏膜或结构异常导致该症状的证据。

③无胃食管反流或嗜酸性粒细胞性食管炎导致该症状的证据。

④无主要的食管动力障碍性疾病。

⑤诊断前症状出现至少6个月，近3个月符合以上诊断标准，且症状出现频度为至少每周1日。

满足以上全部项，即可诊断。

（4）并发症：本病为良性病变，较少发生并发症。

2. 鉴别

（1）癔球症：这也为功能性疾病，属于食管前性吞咽困难，是咽部的异物感，两餐间多发，实无吞咽困难。

（2）食管癌：多见于 40 岁以上的男性患者，其典型症状是进行性吞咽困难。多数患者可明确指出梗阻部位在胸骨后，可伴有吞咽疼痛；晚期患者可有食管反流，常为黏液血性或混杂隔餐或隔天食物。食物不能通过贲门部时，呕吐物不呈酸性。X 线吞钡可见食管局部黏膜增粗或中断，呈不规则狭窄，有时见小龛影。食管脱落细胞学检查对早期诊断有重要意义。食管镜或胃镜结合活组织检查，可确定食管癌的诊断。

（3）食管动力障碍性疾病：

①贲门失弛缓症：该病是由食管神经肌肉功能障碍所致的疾病，其主要特征是食管缺乏蠕动，在吞咽时下食管括约肌松弛障碍。咽下困难、食物反流和胸骨后疼痛为本病的典型临床表现。本病为一种少见病。X 线钡餐检查有特征改变：钡剂常难以通过贲门部而潴留于食管下端，并显示为 1～3cm 长、对称、黏膜纹正常的漏斗形狭窄，其上段食管呈现不同程度的扩张与弯曲，无蠕动波。

②弥漫性食管痉挛：多继发于反流性食管炎、腐蚀性食管炎等疾病，常易与心绞痛相混淆。而原发性弥漫性食管痉挛的病因不明，可见于任何年龄而无食管炎基础。主要症状是吞咽困难与吞咽疼痛，多由情绪激动等精神因素而诱发。吞咽疼痛可位于前胸，甚至放射至前臂，舌下含服硝酸甘油有助于缓解疼痛。食管测压的典型特征是食管中下段非推进性和反复发作的高振幅、长时间收缩波形，但临床上仅60% 患者有典型表现。食管钡餐造影检查的典型表现为食管呈节段性收缩，一般应做多轴照片观察，左侧位片中可见到食管壁增厚的征象。CT 可发现有食管壁增厚、光滑，收缩环多位于食管远端 1/3 处，为食管壁全周径，食管周围脂肪层正常。酸灌注试验阳性（对患者进行食管标准酸灌注，患者出现胸痛发作或食管压力异常）。

③胡桃夹食管：也称"高压性食管蠕动"，是一种以食管动力异常–症状性高动力性食管蠕动为主要特点的独立性疾病，为原发性食管运动障碍性疾病之一。主要症状有胸痛、吞咽困难、上腹部烧灼感。其吞咽困难多和胸痛有关；其胸痛类似心绞痛；其上腹部烧灼感发生机制可能与食管黏膜敏感性增加和食管反流有关。食管压力测定特点为高幅蠕动收缩并伴有收缩时限的延长。腾喜龙（Tensilon）（依酚氯铵）激惹试验阳性（即给患者静脉注射腾喜龙后，诱发胸痛和食管压力异常），酸灌注试验阳性。

（4）胃食管反流病：主要表现为烧心、反流，可伴吞咽困难（但不一定都有），24 小时 pH 阻抗监测对酸、弱酸、碱及混合反流的诊断有帮助。其中反流性食管炎胃镜检查时，可见黏膜糜烂或溃疡表现。

（5）食管良性狭窄：狭窄多由腐蚀性因素、食管手术后、损伤、反流性食管炎引起。瘢痕狭窄所致的吞咽困难，病程较长，可进行性加重，常伴有反食。X 线吞钡检查可见管腔狭窄，但边缘整齐，无钡影残缺征象，胃镜检查可确诊。

（6）食管蹼和食管环：多为胚胎期发育不全所致。食管蹼是由食管腔内仅由黏膜和黏膜下层构成的薄（2~3mm）而脆的蹼状隔膜，可见于食管的任何部位。食管环常指由食管黏膜层和肌层所组成的一层厚而韧的狭窄环。患者进流食饮食一般无症状，多数是在吃硬食时出现，主要表现为间歇性吞咽困难、有食物滞留上胸部感，或匆忙进食时有食团堵塞食管而不能咽下、试图通过将食物吐出或饮水吞下的表现。食管蹼在 X 线钡餐检查时，可发现偏心性、不足 2mm 宽的蹼（钡剂充盈缺损），在蹼的上下方食管呈同等程度扩张，但下食管蹼的近端（头端）呈食管对称性膨大，远端（食管前庭区）呈现双凹面；内镜检查的蹼像是一光滑有色的、有偏心开口的隔膜状孔，位于环咽肌水平以下，薄膜状蹼有的薄得未能被检查者所发现。食管环 X 线钡餐检查，患者采取侧卧位做 Valsalva 动作时摄片，可见在环的近端呈双凹面，远端与胃相邻；内镜检查时，应先充气，将食管下段完全膨胀起来，食管环才清晰可见。

（7）其他：食管旁性膈裂孔疝、纵隔肿瘤、食管周围淋巴结肿大、左心房明显增大、主动脉瘤等压迫了食管，均会导致吞咽困难。但根据症状、体征、X 线、CT、MRI 等辅助检查可分别做出诊断。这些病变在食管吞钡检查时，均可见到食管腔受压的改变。此外，还有咽喉部炎症、中枢神经病变、肌肉病变和咽喉部肿瘤等属于食管前性吞咽困难。

【治疗】

一、中医治疗

1. 治疗原则

理气开郁、化痰散结、养阴润燥为其总的治疗原则。初期重在治标，治当开郁启膈、和胃降逆，以理气、化痰、降火为主；后期重在治本，宜滋阴润燥、益气养阴。功能性吞咽困难是长期积累而成，即使病处初期，阴津未必不损，故治疗也应兼顾津液，辛散香燥之药不可多用，后期津液枯槁，阴血亏损，法当滋血补血，但滋腻之品亦不可过用，当顾护胃气。

2. 辨证论治

（1）痰气交阻证

症状表现：咽下阻碍不顺畅，有梗塞感，得嗳或叹气则舒，时轻时重；恶心，纳食较差，口黏有痰，胸膈痞满，心烦易怒，大便不畅，口干不欲饮。舌淡红，苔薄白根腻，或舌红苔腻，脉细弦或滑。

病机分析：郁怒则气滞，忧思则气结，使津液不得输布，食管失其润养而涩滞；脾不健运，湿聚为痰，或气郁化火，炼液为痰，痰气互结阻于食管，故咽下不畅；痰阻于膈，故胸膈痞满；痰气阻滞肠腑，则大便不畅；清气不升，浊气不降，可有嗳气、恶心、吐痰涎；津液化为痰涎，故口干；因有痰湿故不欲饮。舌、苔、脉均符合痰气交阻之证。

治疗方法：行气化痰，宽胸散结。

代表方药：柴胡疏肝散（《景岳全书》）合启膈散（《医学心悟》）加减。柴胡

6g，枳壳 6g，芍药 9g，川芎 6g，香附 6g，陈皮 6g，沙参 9g，丹参 9g，茯苓 6g，川贝母 6g，郁金 6g，砂仁壳 6g，甘草（炙）3g。

亦可选用六郁汤（《古今医鉴》）、导痰汤（《济生方》）、旋覆代赭汤（《伤寒论》）等方。

随症加减：便秘、口干甚者，加瓜蒌、竹茹化痰润肠；纳少明显者，加白术、枳壳、莱菔子健脾消食；胸膈痞满甚至恶呕者，可加枇杷叶、苏子宽胸利膈；心烦难寐者，可加合欢花、郁金解郁除烦；气郁化热者，加牡丹皮、栀子清热除烦；若患者思虑过多，夜寐欠安者，加酸枣仁、远志、夜交藤、龙齿安神定志。

（2）气滞血瘀证

症状表现：吞咽梗阻，胸闷不舒，或有刺痛；嗳气频作，胃脘痞胀。舌质紫黯，苔白，或有瘀斑，脉细弦涩。

病机分析：恼怒伤肝或肝郁气滞，血运受阻，津液输布受碍，食管滞涩不畅，出现吞咽梗阻、胸闷不舒或有刺痛；气郁气结经久不解，则侮脾伤胃，出现嗳气频作、胃脘痞胀。舌、苔、脉均符合气滞血瘀之证。

治疗方法：活血化瘀，理气宽胸。

代表方药：血府逐瘀汤（《医林改错》）合逍遥散（《太平惠民和剂局方》）加减。桃仁 12g，红花 9g，当归 9g，生地黄 9g，牛膝 9g，川芎 4.5g，桔梗 4.5g，赤芍 6g，枳壳 6g，甘草 6g，柴胡 3g。

随症加减：胸闷不舒甚者，加枇杷叶、苏子降逆宽胸；嗳气频作、胃脘痞胀甚者，加柴胡、半夏、厚朴、降香疏肝和胃。

（3）阴虚津亏证

症状表现：咽下不顺，涩滞不畅；口干咽燥，耳鸣心烦，少寐多梦，五心烦热，形体消瘦，大便秘结，小便短少。舌红少苔，脉细弦。

病机分析：素体阴虚或久病伤阴，阴津虚少，食管失其润养而枯涩，故食物下行不畅；津少不能上承，故口干咽燥；阴虚则阳亢、内热，故耳鸣心烦、少寐多梦；津少故尿少，肠燥则便秘。舌、苔、脉均为阴虚之象。

治疗方法：养阴生津，润燥利膈。

代表方药：沙参麦冬汤（《温病条辨》）加减。北沙参 10g，玉竹 10g，麦冬 10g，天花粉 15g，扁豆 10g，桑叶 6g，生甘草 3g。

亦可选用五汁安中饮（《新增汤头歌诀》）、益胃汤（《温病条辨》）等方加减。

随症加减：可加枇杷叶降气利膈；大便干甚者，可加生地黄、当归养血通便。

（4）脾肾阳虚证

症状表现：吞咽不畅或有梗塞感，受凉加重；伴神疲纳差，腰酸肢冷，大便稀溏，小便清长。舌淡或胖，有齿痕，苔薄白或白腻，脉细弱。

病机分析：素体脾虚或久病耗气伤阳，或年老肾阴渐虚，阴损及阳，清阳不升，运化失司或运行无力，致吞咽不畅或有梗塞感、受凉加重；伴神疲纳差、腰酸肢冷、大便稀溏、小便清长等脾阳久虚，不能充养肾阳之象。

治疗方法：温补脾肾，行气宽胸。

代表方药：附子理中汤（《三因极一病证方论》）合启膈散（《医学心悟》）加减。附子9g，炒白术9g，党参9g，干姜6g，沙参9g，丹参9g，茯苓6g，川贝母6g，郁金6g，砂仁壳6g，甘草6g。

随症加减：梗塞感重者，加苏梗、降香宽胸行气；神疲纳差者，加黄芪、炒麦芽健脾益气。

3. 其他疗法

（1）中成药

①逍遥丸

药物组成：柴胡、当归、白芍、炒白术、茯苓、炙甘草、薄荷、生姜。

功能主治：疏肝健脾。用于痰气交阻证者。

用法用量：口服，一次9g，一日2次。

②木香顺气丸

药物组成：木香、砂仁、醋制香附、槟榔、甘草、陈皮、制厚朴、炒枳壳、炒苍术、炒青皮。

功能主治：行气化湿，健脾和胃。用于痰气交阻证者。

用法用量：口服，一次6~9g，一日2~3次。

③香砂枳术丸

药物组成：木香、麸炒枳实、砂仁、麸炒白术。

功能主治：健脾开胃，行气消痞。用于痰气交阻证者。

用法用量：口服，一次10g，一日2次。

④越鞠二陈丸

药物组成：醋制香附、炒苍术、川芎、制半夏、炒麦芽、炒六神曲、炒栀子、陈皮、茯苓、甘草。

功能主治：理气解郁，化痰和中。用于痰气交阻证者。

用法用量：口服，一次6~9g，一日2次。

⑤滋阴甘露丸

药物组成：生地黄、熟地黄、天冬、枇杷叶、石斛、茵陈、酒炒黄芩、麦冬、炒枳壳、甘草、玄参。

功能主治：养阴润燥，清热利咽。用于阴虚津亏证者。

用法用量：口服，一次9g，一日2次。

⑥噎膈丸

药物组成：白果仁、核桃仁、炒黑芝麻、柿饼（去蒂去核）、大枣（去核）、小茴香、甘草、麻油。

功能主治：补益肺肾，润燥生津，通咽利膈。用于阴虚津亏，噎膈，咽炎，吞咽不利，咽哽干燥者；亦可用于食管黏膜上皮不典型增生及食管癌的辅助治疗。

用法用量：口服，一次1丸，一日3次，细嚼后徐徐咽下。

⑦血府逐瘀胶囊

药物组成：当归、生地黄、桃仁、红花、枳壳、赤芍、柴胡、甘草、桔梗、川芎、牛膝。

功能主治：活血化瘀，行气止痛。用于气滞血瘀所致的头痛、梅核气、痛经者。

用法用量：口服，一次6粒，一日2次。

⑧肾气丸（金匮肾气丸）

药物组成：地黄、山药、酒炙山茱萸、茯苓、牡丹皮、泽泻、桂枝、炮附子、牛膝、车前子。

功能主治：温补肾阳，化气行水。用于肾虚水肿，腰膝酸软，小便不利，畏寒肢冷者。

用法用量：口服，水蜜丸，一次4~5g（20~25粒），大蜜丸一次1丸，一日2次。

⑨右归丸

药物组成：熟地黄、炮附片、肉桂、山药、酒炙山茱萸、菟丝子、鹿角胶、枸杞子、当归、盐炒杜仲。

功能主治：温补肾阳，填精止遗。用于肾阳不足，命门火衰，腰膝酸冷，精神不振，怯寒畏冷，阳痿遗精，大便溏薄，尿频而清者。

用法用量：口服，一次1丸，一日3次。

⑩附子理中丸

药物组成：炮附子、党参、炒白术、干姜、甘草。

功能主治：温中健脾。用于脾胃虚寒，脘腹冷痛，呕吐泄泻，手足不温者。

用法用量：口服，大蜜丸，一次1丸，一日2~3次。

（2）验方

噎膈膏

药物组成：人参、牛乳、人乳、蔗汁、梨汁、芦根汁、桂圆肉汁、姜汁。

功能主治：用于噎膈津亏者。

用法用量：口服，每次1勺，一日2次，温开水化服。

（3）外治疗法

①推拿

锁扣开盆法：双臂分别自患者腋下过胸胁于胸前锁扣，并趁患者深吸气时突然松脱锁扣，如此反复操作3次，患者即感呼吸通畅、痛止。此法主要用于胸胁部。

呼吸迎随法：双手交叉重叠于患者胸前或腹部，随呼吸施以不同手法以达到补泻。此法用于胸腹部、腰背部，作用广泛，主要治疗气滞及神经系统的病证。

②膏敷

方一：将金仙膏加温软化，贴于患者的肚脐上（每2~3天换1次）。另将莱菔子、枳实、麸皮、食盐适量混合，共研成粗末，在锅内炒热，用布包裹，趁热熨。

注：金仙膏又名开郁消积膏，出自清代吴师机所著《理瀹骈文》（原名《外治医

说》)。

方二：将金仙膏加温软化，贴于患者的肚脐上（每 2 ~ 3 天换 1 次）。另将三棱、莪术、大黄、槟榔、苍术、香附、厚朴、半夏、陈皮、枳壳、山楂、麦芽、神曲、莱菔子、紫苏、生姜、食盐适量，混合共研成粗末，在锅内炒热，用布包裹。趁热熨于患者的腹部，冷则再炒再熨，持续 40 分钟，每日热熨 2 ~ 3 次。

方三：将金仙膏加温软化，贴于患者的肚脐上（每 2 ~ 3 天换 1 次）。另将木香、丁香、砂仁、草果、莱菔子、枳实、麸皮、食盐各适量，混合共碾成粗末，在锅内炒热，用布包裹，熨于患者的腹部，冷则再炒再熨，持续 40 ~ 60 分钟，每日热熨 2 ~ 3 次。

（4）针刺疗法

①体针：针刺膈俞、巨阙、内关、胃俞、足三里。气郁不舒证者，配期门、太冲；痰气交阻证者，配丰隆、阴陵泉；阴虚津少证者，配太溪、行间；气虚阳微证者，配关元、气海。

②耳针：常用穴有食管、贲门、胃、交感、神门等。每次选 2 ~ 3 穴，中、强刺激，留针 20 ~ 30 分钟。两耳交替，每日 1 次。

③穴位注射：常用穴位有天突、增音等，注射药可选维生素 B_{12} 注射液、利多卡因注射液，2 ~ 3 日 1 次。

（5）药膳疗法

①三花茶：谷芽、麦芽、生山楂、陈皮、佛手花、玫瑰花、绿萼梅各 2 ~ 4g，泡茶饮。用于气郁不舒者。

②萝卜鸡粥：白萝卜 30 ~ 50g，佛手片 10g，鸡内金 15g，大米 100g 煮粥。用于气郁不舒者。

③枸杞木耳粥：枸杞子 20g，黑木耳 30g，粳米 100g 煮粥，加冰糖或蜂蜜调服。用于阴虚者。

④桑椹膏：新鲜桑椹加蜂蜜熬成膏，冲服。用于阴虚者。

⑤兔肉豆腐汤：兔肉 250g，豆腐 100g，木耳 30g，加盐炖汤，麻油调服。用于阴虚者。

二、西医治疗

1. 治疗原则

在解释病情、心理治疗的基础上，根据情况对症治疗。

2. 一般治疗

包括宽慰、避免诱发因素、坐位饮食、仔细咀嚼食物、尽量进食液态食物或碳酸饮料等。心理治疗在本病的治疗中具有重要作用，首先要对患者进行解释病情、心理安慰，避免一些加重本病的刺激因素，消除顾虑，进行必要的心理疏导。

3. 药物治疗

（1）抗抑郁药：尤其是三环类抗抑郁药，调节内脏高敏感性和其他功能性食管症状有效。若症状严重，可考虑加用此类药，宜从小剂量开始试用。

（2）平滑肌松弛药：如果非特异痉挛性动力障碍（包括食管下括约肌松弛障碍）影响食管的传输功能时，平滑肌松弛药有可能改善症状。药物包括钙离子拮抗药（硝苯地平等）、硝酸酯类（硝酸甘油、单硝酸异山梨酯等）。

【预防调护】

一、饮食注意

饮食要清淡，多吃营养丰富又容易消化的食物，避免暴饮暴食，勿恣食生冷、肥甘及刺激性强之食物。细嚼慢咽，7~8成饱，《金匮要略》明确指出："所食之味，有与病相宜，有与身为害。若得宜则益体，害则成疾。"

二、生活注意

外避六淫邪气，保全体内正气。劳逸结合，做适当体力劳动和锻炼，以增强体质。可以选择如太极拳、八段锦、五禽戏、广播操、散步、跑步等方式。戒酒远色，陶冶情操，保持心情开朗、舒畅，避免精神刺激。情绪放松能够提高人体的免疫力，增强自身体质。

【名医经验】

一、俞尚德

1. 学术观点

（1）病机认识：噎膈初期，在气为主，治以降为顺，主要选用厚朴、清半夏、陈皮、苏梗、香附、全瓜蒌、竹茹、枳壳、丁香、佛手等。"久病入络""噎膈之证，必有死血"，日久化燥伤津，瘀血阻络。

（2）治法心得：治宜在降气化痰基础上，加以滋阴清热、活血化瘀。常用药物有瓜蒌、竹茹、海浮石、黄芩、山栀、芦根、橘皮、清半夏、枳壳等。

2. 经典医案

徐某，女，40岁。

首诊：1997年11月12日。

主诉：吞咽困难、胸膈闷塞反复发作3年余。

现病史：3年来吞咽障碍，感食物不易顺利下行，食粥，食后自胸骨上窝至上腹部窒塞难忍，频频嗳气、矢气。食后3小时有嘈杂感，无泛酸、烧心和胸骨后疼痛。大便干结如丸，未能日行。苔薄白，脉细滑。胃镜活检病理：慢性轻度萎缩性胃炎。幽门螺杆菌检测（＋）。食管测压检查提示：食管运动不协调。服兰索拉唑、西沙必利无效。

临证思路：此例吞咽困难、下咽不利，已确认为非器质性食管疾病，属于中医"噎膈"。伴胸膈痞塞难忍，故频频嗳气、矢气、嘈杂、便结。结合舌脉象，提示痰气交阻，有化热之势，故而行气化痰、宽胸散结，兼以活血消胀。食管运动功能不协调最常见的异常是上食管括约肌运动障碍，导致食管运动功能紊乱，可出现下咽困难，即口咽性吞咽困难；也可出现通过困难，即食管性吞咽困难。本例应属于后者的表现。此外，食管运动功能紊乱还要区分原发性和继发性。本例应属于原发性，因其没有可致食管运动功能紊乱的其他疾病，如系统性硬化症、强直性肌萎缩或糖尿病等，也没有服用可抑制食管运动的药物。原发性食管运动功能障碍的原因尚不明，食管运动功能紊乱比较少见。典型的食管运动功能紊乱，表现为固体和液体食物通过都较困难；而食管器质性梗阻时，通常液体食物较固体食物更容易通过，这点在临床鉴别时有一定意义。

选方用药：厚朴 10g，炒枳壳 10g，苍术 10g，蜜甘草 10g，炒白芍 10g，佛手 10g，徐长卿 10g，苏木 10g，干姜 5g，沉香曲 20g，梅花 5g，薄荷 3g。水煎服，共 7 剂。

用药分析："久病入络""噎膈之证，必有死血"，故用苏木活血行瘀，枳壳宽中下气，薄荷、梅花疏气消胀。"湿聚为痰"，除行气以外，还用苍术燥湿以化痰。据临床观察，甘草配芍药，伍以苏木配枳壳，有很好调节消化道功能的作用。其后呼气试验幽门螺杆菌转为阴性，说明中医复方的药效是十分复杂的。

二诊：1997 年 11 月 19 日。

诉嗳气、矢气减少，已无嘈杂感，余症如前。患者临床症状明显缓解，但仍有嗳气、矢气，故在原方基础上加减。

选方用药：苍术 6g，生甘草 10g，赤芍 10g，干姜 5g，沉香曲 20g，佛手 10g，苏木 10g，炒枳壳 10g，薄荷 3g，旋覆花 10g，代赭石 15g，黄连 3g，肉苁蓉 10g，白芍 10g。水煎服，共 7 剂。

用药分析：患者临床症状明显缓解，但仍有嗳气、矢气，故而加旋覆花、代赭石行气降逆，便结加肉苁蓉以润肠通便。

三诊：1997 年 11 月 26 日。

仍食粥，纳入量较增，吞咽渐顺利，食管部位堵塞感及上腹部之痞满均明显减轻，嗳气不多，已无矢气，无嘈杂感。大便日行一次，微溏。苔薄，脉细滑。堵塞感及上腹部之痞示"心下痞"，尚有痰湿水饮，故加强温化之力。前方减去旋覆花、代赭石，加桂枝 10g，薤白 10g，生姜 3 片，7 剂。

用药分析：病机"痰气交阻"中的"气"已降，尚留有痰湿水饮，《金匮要略·痰饮咳嗽病脉证并治第十二》提出："病痰饮者，当以温药和之。"故而选用桂枝、薤白、生姜温阳化痰。

四诊：1997 年 12 月 3 日。

服药后可食干饭，上述其他症状已缓解，唯大便溏转甚，日行 2~3 次。询知在发病之前，长期便溏，服抗生素治疗。大便镜检见不消化食物。大便细菌及真菌培养均为阴性。粪质便溏，属于"泄泻"范畴。长期便溏之意有二：一则《景岳全书·泄泻》曰"泄泻之本无不由于脾胃"，说明患者素有脾胃虚弱；二则抗生素属于中医之"药食"范畴，又有药食伤脾胃，故此时应在原行气化痰、活血散结基础上兼健脾燥湿、温阳止泻。

选方用药：苍术 10g，生甘草 10g，赤芍 10g，干姜 6g，苏木 10g，炒枳壳 10g，桂枝 10g，吴茱萸 4g，升麻 10g，葛根 15g，煨诃子 10g，白芍 10g。水煎服，共 7 剂。

用药分析：原方中的苍术、生甘草、赤芍、干姜、苏木、炒枳壳、桂枝行气化痰，活血散结；生甘草还有调和诸药之用；吴茱萸、升麻、葛根、煨诃子均在加强温阳止泻之用。

以后诸症向安，再服药 2 周，巩固疗效。未能再做食管测压检查。

（胡运莲　刘斌斌）

参考文献

[1] 杨晋翔. 董氏通降法在噎膈治疗中的应用 [J]. 中医杂志, 1996, 37 (11): 661 - 662.

[2] Douglas A, Drossman M D. 罗马Ⅳ功能性胃肠病肠 - 脑互动异常（第二卷）[M]. 方秀才, 侯晓华译. 北京：科学出版社, 2016.

[3] 张红星. 实用功能性胃肠病针灸治疗学 [M]. 武汉：湖北科学技术出版社, 2016.

[4] 秦光利, 马汴梁, 牛月花. 功能性胃肠病诊治与调理 [M]. 北京：人民军医出版社, 2008.

[5] 祝德军, 祝宏. 功能性胃肠病辨证论治 [M]. 北京：人民卫生出版社, 2009.

[6] 蔡淦, 马贵同. 实用中医脾胃病学 [M]. 上海：上海中医药大学出版社, 1996.

[7] 魏伟. 名老中医脾胃病辨治枢要 [M]. 北京：北京科学技术出版社, 2016.

[8] 魏伟, 唐艳萍. 消化系统西医难治病种中西医结合诊疗方略 [M]. 北京：人民卫生出版社, 2012.

第五节　功能性消化不良

【概述】

功能性消化不良（functional dyspepsia，FD）是指具有上腹痛、上腹胀、早饱、嗳气、食欲不振、恶心、呕吐等不适症状，经检查排除可以引起以上症状的器质性疾病的一组临床综合征。2016 年公布的 Rome Ⅳ 标准中将 FD 分为 2 个亚型，即上腹痛综合征（epigastric pain syndrome，EPS）和餐后饱胀综合征（postprandial distress syndrome，PDS）2 种亚型。FD 是消化科最常见的疾病之一，FD 全球患病率为 11% ~29.2%。

有关本病的历史考证，1984 年 Thompson 提出"非溃疡性消化不良"，1988 年芝加哥会议沿用这一命名，1991 年 10 月荷兰会议首次提出了"功能性消化不良"，1994 年杨森科学委员会组织的胃肠动力学学术研讨会亦采用了"功能性消化不良"的命名。国内学者于 1987 年提出：功能性消化不良应作为一种临床综合征引起国内医学界关注，并成为消化疾病领域研究热点之一。

功能性消化不良的发病机制仍不完全明确，西医没有特效药物，病情反复发作，严重影响患者的生活质量，浪费大量的医疗资源。本病根据临床表现不同，可将 EPS

归属于中医的"胃脘痛"范畴，PDS 归属于中医的"胃痞"范畴。

【病因病机】

一、中医认识

1. 致病因素

（1）外感邪气：表邪入里，或误下伤中，邪气乘虚内陷，内扰胃脘，而致中焦气机不利，升降失司，则痞满或疼痛。

（2）饮食不节：贪食饮冷，恣食肥甘，损伤脾胃，纳运无力，痰浊中阻，气机阻滞，故见痞满或疼痛。

（3）情志不畅：忧思恼怒，思则气结，怒则气逆，伤肝损脾，肝失疏泄，横逆犯胃，脾失健运，脾胃升降失和，则发痞满或疼痛。

（4）劳倦伤脾：脾胃失和，中焦气机不畅，则或痞或痛。

（5）禀赋不足：素体脾胃虚弱，运化失职，气机不畅；或中焦虚寒，失其温养；或胃阴亏虚，胃失濡润，则可导致胃痛或痞满。

2. 病机

FD 的病位在胃，与肝、脾关系密切。基本病机是脾虚气滞，胃失和降。病理表现多为本虚标实，虚实夹杂，以脾虚为本，气滞、血瘀、食积、痰湿等邪实为标。本病初起以寒凝、食积、气滞、痰湿等为主，尚属实证；邪气久羁，耗伤正气，则由实转虚，或虚实并见；病情日久郁而化热，亦可表现为寒热互见；久病入络则变生瘀阻。

二、西医认识

1. 胃排空异常

胃排空异常是 FD 发病机制中较为公认的病理机制之一。研究认为，近端胃和远端胃动力功能的障碍可以进一步引起 FD 的胃排空延迟和胃内食物分布异常。研究发现，FD 人群中的 23% 存在胃内固体排空延迟，35% 存在胃内液体排空延迟。此外，胃内固体排空延迟常与餐后饱胀和呕吐症状相关，而液体排空则与餐后饱胀和早饱症状存在关联。目前认为，胃排空异常主要是由于胃的电 – 机械活动不能协同工作或胃窦与十二指肠运动不能协调进行。

2. 胃顺应性下降

正常人进食后近端胃会出现适应性舒张，故胃内容量增加的同时，胃内压力上升并不明显，从而表现出胃对食物的容受性。有 40% 以上的 FD 患者存在胃容受性的下降，且 PDS 患者出现胃容受性下降的概率与 EPS 相比明显增加。FD 患者的近端胃容受性障碍，与早饱症状有关，可能是由于进食过程中和进食过程后近端的胃的适应性舒张不足，使胃壁机械感受器激活而导致症状发生。

3. 内脏敏感性增高

内脏敏感性增高是指脏器在受到机械、化学刺激时，其感受阈值降低，造成其疼痛或不适的程度增加。这主要与神经系统敏感性增加有关，包括中枢神经系统和胃肠神经系统。关于内脏敏感性增高与 FD 发病关系的研究也相对较早，结果显示：一部分 FD 患者存在内脏敏感性的增高，且与餐后腹痛、嗳气及体重减轻等症状相关；亦有研究发现，FD 患者餐后会出现腹胀阈值的降低，直接影响 FD 患者与进食相关症状的严重程度。另外，十二指肠的敏感性增高也与 FD 的发病相关。有研究提出，FD 患者十二指肠对酸的高敏感状态可以进而造成胃对机械扩张的敏感性增高，加重消化不良症状。

4. 脑－肠轴功能异常

最新的罗马Ⅳ标准中强调了"生理－心理－社会"模式在功能性消化不良发病中的重要角色，也进一步明确了肠－脑互动异常在 FGIDs 中的关键性作用。脑－肠轴本身结构复杂，通过双向的交流，两个器官系统之间的相互信号得以交换并协调功能，同时可以影响神经、新陈代谢、内分泌和免疫系统，甚至包括肠道微生物的组成（微生物－脑－肠轴）。研究发现，功能性胃肠病患者中的部分人群首先出现胃肠道症状，随后才开始出现情绪障碍，提示消化道功能异常可能是消化道及消化道外表现相关机制的驱动因素。此外，多种脑－肠肽作为脑－肠互动中的重要介质，直接或间接参与影响胃肠功能，如促肾上腺皮质激素释放因子（CRF）可以通过调节脑－肠轴、肥大细胞、细胞因子水平而造成 FD 患者胃肠道的低度炎症状态，出现感觉异常。

5. 十二指肠结构功能异常

传统观念认为 FD 病位在胃，而随着研究的不断进行，逐步发现了十二指肠在 FD 发病中的重要作用。十二指肠结构功能异常主要包括十二指肠微炎症和十二指肠屏障功能损伤两个方面。

研究证据表明，十二指肠内容物，包括十二指肠内微生物群、病原体及其他致敏因素可能导致 FD 的发生。同时，机体对于循环淋巴细胞增加、促炎因子水平升高、十二指肠轻微炎症的全身反应，会导致 FD 患者症状加重或持续。此外，嗜酸性粒细胞和肥大细胞在十二指肠炎症状态中共同或单独发挥着关键作用，尤其是嗜酸性粒细胞增多被认为是 FD 的新的潜在发病因素。而 FD 患者的微炎症状态会引起胃肠神经轴运动感觉的异常，从而加重 FD 相关症状。

十二指肠黏膜屏障的完整性对十二指肠正常功能的维持具有重要的意义。黏膜的屏障功能主要通过上皮跨膜电阻及黏膜通透性反映出来，而上皮细胞间的紧密连接及上皮杯状细胞分泌的黏液是维持黏膜屏障功能的主要因素。多项临床研究表明，FD 患者存在十二指肠黏膜通透性的增加，空肠也可能存在着黏膜完整性的受损，提示 FD 患者具有十二指肠黏膜屏障损伤的特点。

6. 感染因素

有学者认为，急性胃肠感染可能潜在引起了黏膜的损伤和肠神经功能紊乱，从而导致 FD 的发生，即感染后功能性消化不良（post - infectious functional dyspepsia, PI - FD）。一项系统性回顾研究发现，急性细菌感染也可能会导致功能性消化不良的发生，相比普通人群，患有急性胃肠炎的人群发生 FD 的概率会增加 2.54 倍；而沙门氏菌、大肠杆菌、空肠弯曲杆菌、蓝氏贾第鞭毛虫和诺如病毒等感染均可能与 FD 发病相关。目前关于微生物与 FD 发病关系的研究仍较少，主要集中在幽门螺杆菌感染，但其与 FD 的关系仍存在争议。

【诊断与鉴别】

一、中医诊断

1. 辨证要点

（1）辨虚实：该病见痞痛食后尤甚，饥时可缓，便秘，舌苔厚腻，脉实有力者为实证；多由外邪所犯、暴饮暴食，食滞内停，痰湿中生，湿热内蕴，情志失调等所致。食积者，伴有嗳腐吞酸、大便不调、味臭如败卵；痰湿者，伴有身重困倦、口淡不渴；脘腹嘈杂不舒，口苦，舌苔黄腻者为湿热之邪所致；心烦易怒，善太息，脉弦者为情志不遂，肝郁气结所致。

若见痞痛能食，饥饱均满，食少纳呆，虚无力者属虚证；多由脾胃气虚，无力运化，或胃阴不足，失于濡养所致。脾胃虚弱者，痞痛时轻时重，纳呆，神疲乏力，脉细弱；胃阴不足者，饥不欲食，口燥咽干，舌红少苔，脉细数。

（2）辨寒热：痞痛绵绵，得热则减，口淡不渴，或渴不欲饮，舌淡苔白，脉沉迟或沉涩者属寒。而痞痛势急，口渴喜冷，舌红苔黄，脉数者为热。

2. 病机辨识

本病多因感受外邪、饮食不节、情志失调、劳倦过度、禀赋不足，导致中焦气机阻滞，脾胃升降失调，运化功能失健。其病理表现多为本虚标实、虚实夹杂；本虚多为脾虚，标实多为气滞、湿阻等。

二、西医诊断

1. 诊断

（1）临床表现：FD 表现为慢性消化不良，症状多起病缓慢，病程持续或反复。

①PDS 主要症状：餐后饱胀不适，餐后食物较长时间存留于胃中，出现胃胀而不适的感觉；早饱感，进食较平素量少的食物后即感觉胃饱胀不适，以致不能完成正常进餐。

②EPS 主要症状：上腹痛，上腹部主观疼痛和不适的感觉，部位于上腹中央剑突下 1~2cm 至脐上方的范围；上腹烧灼感，上腹部灼热不适的主观感觉，伴上腹胀气、过度嗳气、恶心等症。

FD 症状繁杂，可与胃食管反流病（gastroesophageal reflux disease，GERD）或肠易激综合征（irritable bowel syndrome，IBS）等其他功能性胃肠病出现症状重叠现象。该病一般无明显体征。

（2）辅助检查：

①实验室检查：完善血常规、肝肾功能、粪便隐血等检查无异常而排除器质性

病变。

②胃镜检查：可表现为浅表性胃炎或未见异常，无其他器质性病变。

③B超检查、CT和MRI检查：无器质性病变。

④Hp检测：对经验性治疗无效的消化不良者可行Hp检测，检测方法包括侵入性和非侵入性两类。侵入性方法主要通过胃镜活检，包括快速尿素酶试验、胃黏膜组织切片染色镜检等。非侵入性检测包括^{13}C和^{14}C呼气试验等。

⑤胃感觉运动功能检测：胃感觉运动功能检测包括胃排空或胃容受性检测。尽管胃排空延迟和胃容受性下降与消化不良症状之间的相关性存在争议，但是消化不良发病机制的研究证实部分患者存在胃感觉运动功能异常。胃排空检测方法，主要包括核素胃排空和钡条法、B超排空等。胃容受性检测方法主要包括B超联合水负荷法或电子恒压器测定法等。

（3）诊断标准：

①诊断条件：FD诊断标准应具有以下1项或多项症状：餐后饱胀不适；早饱感；上腹痛；上腹烧灼感。且无可解释症状的器质性疾病（包括胃镜检查）证据。诊断前症状出现至少6个月，近3个月符合以上标准。FD分为PDS、EPS两个亚型，且可以重叠出现。

②临床分型：

PDS：必须具有以下1或2项症状：餐后饱胀不适（影响日常生活）；早饱（不能完成进食餐量）。常规检查（包括影像、生化及内镜）未发现器质性、系统性或代谢性疾病，诊断前至少6个月病程，近3个月存在症状，每周至少3日。

支持诊断的条件：a. 可伴有上腹痛或上腹烧灼感；b. 上腹胀气、过度嗳气、恶心；c. 呕吐考虑其他疾病；d. 烧心不是消化不良症状，但可共存；e. 排气或排便后缓解，通常不考虑为消化不良；f. GERD和IBS等也可引起消化不良症状，其可能和PDS是共存关系。

EPS：必须具有以下1或2项症状：上腹痛（影响日常生活）；上腹烧灼感（影响日常生活）。常规检查（包括影像、生化及内镜）未发现器质性、系统性或代谢性疾病，诊断前至少6个月病程，近3个月存在症状，每周至少1日。

支持诊断的条件：a. 疼痛可因进餐诱发或缓解，或者可发生在空腹时；b. 也可存在餐后中上腹胀气、嗳气和恶心；c. 持续呕吐提示可能为其他病证；d. 烧心不是消化不良的症状，但常与本病并存；e. 疼痛不符合胆囊或Oddi括约肌功能障碍的诊断标准；f. 如症状在排便或排气后减轻，通常不应将其考虑为消化不良的症状；g. 其他消化症状（如GERD和IBS症状）可与EPS并存。

2. 鉴别

（1）胃食管反流病：指胃内容物反流入食管引起的反流相关症状和（或）并发症的一种疾病。GERD以烧心、反酸为其典型症状，不典型症状包括上腹痛、嗳气、恶心等消化道症状需要与FD鉴别。经内镜检查，RE、BE与FD不难鉴别；部分FD患者可伴有GERD症状重叠，需依据消化内镜、食管pH阻抗检测等检查，并结合患者症状进行分辨。

（2）消化性溃疡：以中上腹的长期性、周期性、节律性疼痛为主要表现，与 EPS 症状相似，行 X 线钡餐、电子胃镜等检查可鉴别。

（3）慢性胃炎：慢性胃炎的症状、体征很难与 FD 鉴别，两者均可出现消化不良症状。慢性胃炎是指各种原因引起的胃黏膜慢性炎性病变，致病因素包括 Hp 感染、胆汁反流、自身免疫反应等，病变为累及胃黏膜的炎症，病理组织学涉及以淋巴细胞和（或）中性粒细胞为主的炎性细胞浸润、胃黏膜腺体的萎缩、胃黏膜腺体肠上皮化生及腺体的异型增生。FD 以症状作为诊断标准，发病机制主要为多种因素导致的与脑－肠互动异常相关，与慢性胃炎重要的不同在于患者具有不同程度的心理调节障碍，临床上患者除表现为消化道症状外，经常伴有抑郁和（或）焦虑状态。

（4）慢性胆囊炎：多与胆结石并存，也可出现上腹饱胀、恶心、嗳气等消化不良症状，腹部 B 超、胆囊造影、CT 等影像学检查多能发现胆囊结石和胆囊炎征象，故可与 FD 鉴别。

（5）胃癌：部分胃癌患者可以上腹部疼痛或饱胀感为主要症状，通过胃镜检查、肿瘤标志物及组织病理活检不难鉴别。

（6）胰腺疾病：慢性胰腺炎和胰腺癌亦可引起消化不良类似症状。但本病患者常表现为腹部持续性剧痛，向背部放射，通过腹部核磁、肿瘤标志物、胰酶等理化检查不难鉴别。

（7）药物性消化不良：可能引起上腹部症状的药物包括补钾剂、洋地黄、茶碱、口服抗生素（特别是红霉素和氨苄西林）等，减量或停药后一般可以自行缓解，故可鉴别。

（8）其他：FD 还需与其他一些继发胃运动功能障碍疾病相鉴别，如糖尿病胃轻瘫、胃肠神经肌肉病变。通过原发疾病的特征性临床表现与体征，一般可鉴别。

【治疗】

一、中医治疗

1. 治疗原则

FD 多以脾胃虚弱为本，故以健脾理气和胃为基本治疗原则。在此基础上，根据病机证候的不同，审证求因，辨证论治。本病病位在脾胃，治疗上需以通为补。属实者，以祛湿、泄热、理气等法；属虚者，以补气、健脾、温中等法；寒热错杂者，清温并用，虚实兼顾。此外，治疗中可适当配以芳香理气之剂，使补而不滞。

2. 辨证论治

（1）脾虚气滞证

症状表现：胃脘痞闷或胀痛；伴纳呆，嗳气，疲乏，便溏。舌淡，苔薄白，脉细弦。

病机分析：素体脾胃虚弱，中气不足；或饥饱不匀，饮食不节；或久病损及脾胃，纳运失职，升降失调，胃气壅塞，故胃脘痞闷、纳呆。情志失调，肝气郁滞，横犯脾胃，致胃气阻滞，故见胃脘胀痛；胃气上逆，故见嗳气；脾胃虚弱，运化不行，故见便溏；脾虚气血生化乏源，故见舌淡苔薄白；兼气机不舒，脉气滞涩，故脉细弦。

治疗方法：健脾和胃，理气消胀。

代表方药：香砂六君子汤（《古今名医方论》）。人参6g，白术15g，茯苓15g，制半夏9g，陈皮9g，木香9g，砂仁6g，炙甘草6g。

随症加减：饱胀不适明显者，加枳壳、大腹皮、厚朴行气止痛。

（2）肝胃不和证

症状表现：胃脘胀满或疼痛，伴两胁胀满，每因情志不畅而发作或加重；心烦，嗳气频作，善叹息。舌淡红，苔薄白，脉弦。

病机分析：忧思恼怒，情志不舒，致使肝气郁滞，两胁为肝经分野，故见胸胁胀痛；肝气横逆犯胃而致胃脘胀痛，且每因情志变化而增减；胃失和降，上逆而见嗳气、叹息；舌淡红，苔薄白，脉弦为肝胃不和之象。

治疗方法：理气解郁，和胃降逆。

代表方药：柴胡疏肝散（《医学统旨》）。陈皮12g，柴胡12g，川芎9g，香附9g，枳壳9g，芍药9g，甘草6g。

随症加减：嗳气频作者，加制半夏、旋覆花、沉香降气止嗳。

（3）脾胃湿热证

症状表现：脘腹痞满或疼痛，口干或口苦而不欲饮，纳呆，恶心或呕吐，小便短黄。舌红，苔黄厚腻，脉滑。

病机分析：脾胃失健，水湿不化，停于中焦渐生湿热，湿热交阻于胃脘，则升降失司，胃气壅塞，故见脘腹痞满、疼痛、纳呆；苦为火之味，湿热熏蒸，胆汁上逆，耗灼津液，故见口干或口苦；胃气上逆，故恶心呕吐；湿热下注，膀胱气化不利，故小便短黄；湿热上蒸于舌，故见舌红苔黄厚腻；阴邪内盛，气实血涌，鼓动脉气故脉滑。

治疗方法：清热化湿，理气和中。

代表方药：连朴饮（《霍乱论》）加味。制厚朴9g，黄连6g，石菖蒲9g，制半夏9g，香豉6g，焦栀子9g，芦根15g。

随症加减：上腹烧灼感明显者，加乌贼骨、凤凰衣、煅瓦楞子制酸止痛；大便不畅者，加瓜蒌、枳实破滞润肠通便。

（4）脾胃虚寒（弱）证

症状表现：胃脘隐痛或痞满，喜温喜按；伴泛吐清水，食少纳呆，疲乏，手足不温，便溏。舌淡，苔白，脉细弱。

病机分析：素体脾胃虚弱，或饮食、劳倦、药物等损伤脾胃，中焦虚寒，纳运不健，故见胃脘隐痛、痞满、喜温喜按、泛吐清水、食少纳呆；气血生化不足，故疲乏、舌淡、脉细弱；中焦虚寒较盛，可见泛吐清水、手足不温。

治疗方法：健脾和胃，温中散寒。

代表方药：理中丸（《伤寒论》）。人参6g，干姜6g，白术6g，甘草6g。

随症加减：上腹痛明显者，加延胡索、荜茇、蒲黄活血行气，温中止痛；纳呆明显者，加焦三仙、莱菔子消积化滞。

（5）寒热错杂证

症状表现：胃脘痞满或疼痛，遇冷加重；伴口干或口苦，纳呆，嘈杂，恶心或呕吐，肠鸣便溏。舌淡，苔黄，脉弦细滑。

病机分析：饮食不节，寒温失调；或久病不愈，脾胃内伤，寒热互结于中焦，致使寒热错杂，脾胃气机升降失调，可见脘腹痞满、疼痛。气机上逆，则恶心呕吐；运化失司则纳呆、肠鸣便溏；中焦热甚，则胃脘嘈杂、口干或苦；舌淡，苔黄，脉弦细滑乃寒热错杂之象。

治疗方法：辛开苦降，和胃开痞。

代表方药：半夏泻心汤（《伤寒论》）。制半夏9g，黄芩9g，干姜6g，人参6g，炙甘草6g，黄连6g，大枣6g。

随症加减：口舌生疮者，加连翘、栀子清热解毒；腹泻便溏者，加附子、肉桂温补脾肾。

3. 其他疗法

（1）中成药

①枳术宽中胶囊（丸）

药物组成：白术（炒）、枳实、柴胡、山楂。

功能主治：健脾和胃，理气消痞。用于脾虚气滞胃痞，呕吐，反胃，纳呆，反酸等；以及功能性消化不良见以上症状者。

用法用量：口服，一次3粒，一日3次。

②香砂六君子丸（浓缩丸）

药物组成：木香、砂仁、陈皮、制半夏、党参、白术、茯苓、炙甘草。

功能主治：益气健脾和胃。用于脾虚气滞，消化不良，嗳气食少，脘腹胀满，大便溏泄者。

用法用量：口服，一次6~9g，一日3次。

③健胃消食口服液

药物组成：太子参、陈皮、山药、麦芽（炒）、山楂。

功能主治：健胃消食。用于脾胃虚弱所致食积，不思饮食，嗳腐酸臭，脘腹胀满；以及消化不良见上症者。

用法用量：口服，一次1支，一日2次。

④香砂平胃颗粒

药物组成：苍术（炒）、厚朴（姜炙）、陈皮、砂仁、香附（醋炙）、甘草。

功能主治：健脾燥湿。用于脾虚气滞，消化不良，嗳气食少，脘腹胀满，大便溏泄者。

用法用量：口服，一次1袋，一日2次。

⑤气滞胃痛颗粒

药物组成：柴胡、醋延胡索、枳壳、醋香附、炙甘草。

功能主治：疏肝理气，和胃止痛。用于肝郁气滞，胸痞胀满，胃脘疼痛者。

用法用量：口服，一次1袋，一日3次。

⑥达立通颗粒

药物组成：柴胡、枳实、木香、陈皮、清半夏、蒲公英、焦山楂、焦槟榔、鸡屎藤、党参、延胡索、六神曲（炒）。

功能主治：清热解郁，和胃降逆，通利消滞。用于肝胃郁热所致胃脘胀满，嗳气，纳差，胃中灼热，嘈杂泛酸，脘腹疼痛，口干口苦；以及动力障碍型功能性消化不良见上述症状者。

用法用量：温开水冲服，一次1袋，一日3次。于饭前服用。

⑦胃苏颗粒

药物组成：陈皮、佛手、香附、香橼、枳壳、紫苏梗、槟榔、鸡内金。

功能主治：理气消胀，和胃止痛。用于气滞型胃脘胀痛，窜及两胁，得嗳气或矢气则舒，情绪郁怒则加重，胸闷食少，排便不畅；以及慢性胃炎见上述证候者。

用法用量：用适量开水冲服。一次1袋，一日3次。

⑧舒肝顺气丸

药物组成：厚朴、川芎、香附（醋制）、白芍、柴胡、枳实（炒）、郁金、佛手、木香、陈皮、甘草、延胡索（醋炙）、马兰草、蜂蜜（炼）。

功能主治：疏肝，理气，止痛。用于肝郁气滞所致的两胁胀满，胃脘疼痛，呕逆嘈杂，嗳气泛酸者。

用法用量：口服，一次1丸，一日2~3次。

⑨四磨汤口服液

药物组成：木香、枳壳、乌药、槟榔。

功能主治：顺气降逆，消积止痛。用于气滞、食积所致脘腹胀满，腹痛，便秘者。

用法用量：口服。成人一次20mL，一日3次；新生儿一次3~5mL，一日3次；幼儿一次10mL，一日3次。

⑩荜铃胃痛颗粒

药物组成：荜澄茄、延胡索、黄连等。

功能主治：行气活血，和胃止痛。用于气滞血瘀引起的胃脘痛，以及慢性浅表性胃炎见上述症状者。

用法用量：开水冲服。一次5g，一日3次。

⑪猴头健胃灵片

药物组成：猴头菌培养物、海螵蛸、延胡索（醋炙）、白芍（酒炙）、香附（醋炙）、甘草。

功能主治：疏肝和胃，理气止痛。用于肝胃不和，胃脘胁肋胀痛，呕吐吞酸；以及慢性胃炎、胃及十二指肠溃疡见上述证候者。

用法用量：口服。一次4粒，一日3次，或遵医嘱。

⑫三九胃泰颗粒

药物组成：三叉苦、九里香、两面针、木香、黄芩、茯苓、地黄、白芍。

功能主治：清热燥湿，行气活血，柔肝止痛。用于脾胃湿热内蕴、气滞血瘀所致的脘腹隐痛，饱胀反酸，恶心呕吐，嘈杂纳减；以及浅表性胃炎、糜烂性胃炎、萎缩性胃炎见上述证候者。

用法用量：开水冲服，一次1袋，一日2次。

⑬枫蓼肠胃康颗粒

药物组成：牛耳枫、辣蓼。

功能主治：清热除湿化滞。用于脾胃湿热，腹痛腹满，泄泻臭秽，恶心呕腐或有发热恶寒，苔黄，脉数等；亦可用于食滞胃痛而症见胃脘痛、拒按，恶食欲吐，嗳腐吐酸，舌苔厚腻或黄腻，脉滑数者。

用法用量：开水冲服，一次8g（一袋），一日3次。

⑭胃肠安丸

药物组成：木香、沉香、枳壳（麸炒）、檀香、大黄、厚朴（姜制）、麝香、巴豆霜、大枣（去核）、川芎等。

功能主治：芳香化浊，理气止痛，健胃导滞。用于湿浊中阻，食滞不化所致的腹泻、纳差、恶心、呕吐、腹胀、腹痛；以及消化不良、肠炎、痢疾见上述证候者。

用法用量：口服。成人一次4丸，一日3次；小儿一岁内一次1丸，一日2~3次；一至三岁一次1~2丸，一日3次；三岁以上酌加。

⑮金胃泰胶囊

药物组成：大红袍、鸡屎藤、管仲、金荞麦、黄连、砂仁、延胡索、木香。

功能主治：行气活血，和胃止痛。用于肝胃气滞，湿热瘀阻所致的急慢性胃肠炎，胃及十二指肠溃疡，慢性结肠炎者。

用法用量：口服，一次3粒，一日3次。

⑯理中丸

药物组成：党参、土白术、炙甘草、炮姜。

功能主治：温中散寒，健胃。用于脾胃虚寒，呕吐泄泻，胸满腹痛，消化不良者。

用法用量：口服，一次1丸，一日2次。小儿酌减。

⑰温胃舒胶囊

药物组成：党参、附片（黑顺片）、炙黄芪、肉桂等。

功能主治：温中养胃，行气止痛。用于中焦虚寒所致的胃脘冷痛，腹胀嗳气，纳差食少，畏寒无力；以及慢性萎缩性胃炎、浅表性胃炎见上述证候者。

用法用量：口服，一次 3 粒，一日 2 次。

⑱虚寒胃痛颗粒

药物组成：炙黄芪、党参、桂枝、白芍、高良姜、干姜、炙甘草、大枣。

功能主治：益气健脾，温胃止痛。用于脾虚胃弱所致的胃脘隐痛，喜温喜按，遇冷或空腹加重；以及十二指肠球部溃疡、慢性萎缩性胃炎见上述证候者。

用法用量：开水冲服，一次 1 袋，一日 3 次。

⑲荆花胃康胶丸

药物组成：土荆芥、水团花。

功能主治：理气散寒，清热化瘀。用于寒热错杂，气滞血瘀所致的胃脘胀闷疼痛、嗳气、反酸、嘈杂、口苦；以及十二指肠溃疡见上述证候者。

用法用量：饭前服，一次 2 粒，一日 3 次。

（2）单方验方

①单方

单方一：白萝卜适量，用法不限，蒸煮均可，生食做汤亦可。功能健胃消食，宽中下气。

单方二：山楂适量，生、熟均可，炒焦效佳。功能消食化积，尤善消肉食油腻引起的食积。用于消化不良者。

单方三：山药适量，蒸炒均可。功能健脾益气养阴。用于脾胃虚弱型消化不良者。

单方四：陈皮适量泡水喝，或磨粉入面食用。功能理气运脾，调中和胃。用于脾胃气虚而消化不良者。

单方五：神曲适量泡水喝，或做饼佐餐。功能消食和胃。用于食积不化引起的消化不良者，尤善消米面食。

②验方

加味和肝汤：当归 9g，白芍 9g，党参 9g，白术 9g，茯苓 9g，柴胡 9g，薄荷（后下）3g，苏梗 9g，香附 9g，生姜 9g，大枣 4 枚，炙甘草 6g，陈皮 10g，焦神曲 6g，砂仁 6g。水煎服，一日 1 剂。功能疏肝解郁，健脾和营，扶正祛邪，培补疏利。用于功能性消化不良肝胃不和证者。

自拟香砂温中汤：白术 10g，茯苓 12g，陈皮 10g，制半夏 10g，香附 10g，砂仁 8g，桂枝 5g，白芍 12g，小茴香 10g，乌药 10g，木香 6g，郁金 10g，甘草 3g。水煎服，一日 1 剂。功能健脾理气，疏肝和胃。用于功能性消化不良脾虚气滞证者。

健脾理气方：党参 15g，白术 10g，茯苓 10g，甘草 3g，厚朴 10g，木香 10g，砂仁 6g，延胡索 15g，制半夏 9g。功能健脾和胃化湿，疏肝理气止痛。用于功能性消化不良脾虚气滞证。

（3）外治疗法

①推拿：顺时针摩腹，揉腹，点按中脘、天枢、章门、足三里；搓摩胁肋，推揉胃脘，点按气海、关元，振腹。每次共 25 分钟，隔日 1 次，一周 3 次，连续 4 周。

②外敷：以食盐、吴茱萸、麦麸、莱菔子等炒热后装入布袋中，热熨痛处。

（4）针灸疗法

①体针：

实证：选穴以足厥阴肝经、足阳明胃经穴位为主，常取足三里、天枢、中脘、内关、期门、阳陵泉等；以毫针刺，采用泻法。

虚证：选穴以背俞穴、任脉、足太阴脾经、足阳明胃经穴为主，常取脾俞、胃俞、中脘、内关、足三里、气海等；以毫针刺，采用补法。

②灸法：取中脘、神阙。患者仰卧位，在两穴中各切厚 2 分许的生姜 1 片，在中心处用针穿刺数孔，上置艾炷并点燃，直到局部皮肤潮红为止。一日 1 次，10 天为 1 个疗程。

③耳穴：取脾、胃、肝、交感、大肠、小肠，按压 10 分钟，一日 2 次，7 天为 1 个疗程。

（5）药膳疗法

①山药萝卜芫荽汤：山药 50g 洗净、去皮，与洗净的萝卜 100g 一起切成块状，芫荽一把切成小段。将山药、萝卜加清水适量，煮沸后用文火煮 20 分钟，再加入芫荽，煮片刻后加适量食盐即成。每天 2～3 次饮服，连服 2 周。用于食积胃脘饱胀者。

②山楂麦芽汤：将山楂 30g，麦芽 30g 加清水适量，煮沸后用文火煮 20 分钟，再加红糖即成。每天 2～3 次饮服，连服 2～4 周。用于过食肉食引起的消化不良者。反酸烧心者不适用。

③健脾粳米粥：党参 15g，炒白术 10g，茯苓 10g，黄精 10g，白扁豆 15g，炙黄芪 15g，薏苡仁 30g，砂仁 5g，炙甘草 5g，粳米 100g。将药物加水 800mL 煮至 400mL，滤去药渣，以药液加入粳米 100g，煮成稀粥 300mL 即成。每日 4 次，每次 60～80mL 温服，连服 2～4 周。用于脾胃虚弱型消化不良者。

二、西医治疗

1. 治疗原则

帮助患者认识、理解病情，指导其改善生活方式、调整饮食结构和习惯，去除可能与症状发生有关的发病因素，提高患者应对症状的能力。缓解患者临床症状，提高生活质量。

2. 一般治疗

建立良好的生活习惯，避免烟、酒及服用非甾体抗炎药。无特殊食谱，避免个人生活经历中会诱发症状的食物。根据患者不同特点进行心理治疗。失眠、焦虑者，可适当予以镇静药。

3. 药物治疗

适用于年龄＜40 岁、无警报征象、无明显精神心理障碍的患者。与进餐相关的消化不良（如 PDS），可首选促动力剂或合用抑酸剂；与进餐非相关的消化不良/酸相关性消化不良（如 EPS）者，可选用抑酸剂或合用促动力剂。经验治疗时间一般为 2~4 周，无效者应行进一步检查，明确诊断后再进行针对性治疗。

（1）抗酸剂：抗酸剂如氢氧化铝、铝碳酸镁等可减轻症状，但疗效不如抑酸剂。铝碳酸镁除具有抗酸作用外，还具有吸附胆汁的功能，伴有胆汁反流者可选用。

（2）抑酸剂：质子泵抑制剂（proton pump inhibitor，PPI）或 H_2 受体拮抗剂（histamine2 receptor antagonist，H_2RA）可作为 FD 的经验性治疗药物。Meta 分析显示，PPI 能提高功能性消化不良的综合疗效和整体症状完全缓解率，且 FD 患者中多有与 GERD 症状重叠，使用 PPI 治疗可缓解其症状。我国 2015 年中国功能性消化不良专家共识意见推荐，PPI 或 H_2RA 作为 FD 尤其是 EPS 患者首选的经验性治疗药物，剂量为标准剂量，疗程为 4~8 周。临床中常用的 PPI 主要包括：奥美拉唑、兰索拉唑、泮托拉唑、雷贝拉唑、艾司奥美拉唑等；H_2RA 主要包括法莫替丁、雷尼替丁、西咪替丁等。

（3）促胃动力药：促胃动力药可作为 FD 特别是 PDS 的首选经验性治疗。理论上促动力药具有促进胃排空的功效，因而可改善功能性消化不良人群的胃排空延迟，改善餐后不适、早饱、恶心、呕吐等症状。我国的一项 Meta 分析显示，伊托必利与莫沙必利均能在一定程度上缓解 FD 患者症状，且两者疗效相当。

①多巴胺受体拮抗剂：甲氧氯普胺具有较强的中枢镇吐作用，能增强胃动力，但因其能导致锥体外系反应而不宜长期、大剂量使用；多潘立酮为选择性外周多巴胺 D_2 受体拮抗剂，不透过血脑屏障，因此无锥体外系不良反应，该药能增加胃窦和十二指肠动力，促进胃排空，明显改善消化不良患者上腹不适、早饱、腹胀等症状，但个别患者长期服用可出现乳房胀痛或溢乳现象；依托必利通过拮抗多巴胺 D_2 受体和抑制乙酰胆碱酯酶活性起作用，可增强并协调胃肠运动，改善患者的临床症状。

②5-HT4 受体激动剂：莫沙必利在我国和亚洲的临床资料显示，可显著改善 FD 患者早饱、腹胀、嗳气等症状，目前未见心脏严重不良反应报道，但仍应重视 5-HT4 受体激动剂的心血管不良反应。

③红霉素：具有胃动素样作用，静脉给药可促进胃排空，主要用于胃轻瘫的治疗，不推荐作为治疗 FD 的首选药物。

（4）消化酶制剂：消化酶制剂目前多作为 FD 的辅助治疗药物。但针对消化酶治疗 FD 的相关高质量文献较少，其疗效仍需证实。临床常用的消化酶药物主要包括复方消化酶胶囊、复发阿嗪米特肠溶片、酵母片等。

（5）根除 Hp 治疗：可使部分 FD 患者的症状得到长期改善，对合并 Hp 感染的 FD 患者，如应用抑酸剂、促动力剂治疗无效，建议向患者充分解释根除治疗的利弊，在征得患者同意后，给予根除 Hp 治疗。2017 年发布的《第五次全国幽门螺杆菌感染处理共识报告》仍推荐铋剂四联疗法作为主要的经验治疗，即标准剂量（铋剂＋PPI）＋2 种抗菌药物（餐后口服），并提出了 7 种抗菌药物推荐方案，具体为：①阿莫西林＋克拉霉素；②阿莫西林＋左氧氟沙星；③阿莫西林＋呋喃唑酮；④四环素＋甲硝唑；

⑤四环素 + 呋喃唑酮；⑥阿莫西林 + 甲硝唑；⑦阿莫西林 + 四环素。除含左氧氟沙星的方案不推荐作为初次治疗方案外，根除方案不分一线、二线。

（6）中枢作用药物：针对伴有焦虑、抑郁状态的 FD 患者使用中枢作用药物，可以在一定程度上改善 FD 症状。一项随机、双盲、安慰剂研究显示，阿米替林和依他普仑可减轻 FD 症状，且能够提高患者生活质量。中枢作用药物宜从小剂量开始，并注意药物的不良反应，建议在专科医师指导下服用。目前针对 FD 伴有焦虑抑郁的治疗，常用药物包括：①选择性 5 - HT 再摄取抑制剂，包括帕罗西汀、舍曲林、艾司西酞普兰等。②NE 及 5 - HT 再摄取抑制剂，包括文拉法辛和度洛西汀。③NE 和特异性 5 - HT 能抗抑郁药，如米氮平。④三环类抗抑郁药，如地昔帕明。⑤苯二氮䓬类抗焦虑药，包括阿普唑仑、劳拉西泮等。

4. 其他疗法

心理治疗对 FD 的治疗有一定帮助。心理治疗是一个人际关系之间的过程，患者可从专业人员处得到帮助，调整引起疾病的感觉、认知、态度和行为。主要的心理治疗，包括认知行为心理治疗、心理动力治疗、催眠治疗等。

【预防调护】

一、饮食注意

超过 30% 功能性消化不良的发生与下列食品有关：碳酸饮料、油炸食品、咖啡、牛奶、奶酪、甜食、豆类、面包及辛辣食物，提示饮食调护对于预防及治疗消化不良具有重要意义。

1. 少吃难以消化的食物

高脂肪、高蛋白的食物需要较长时间的消化，令胃部蠕动缓慢，增加胃的负担。避免进食刺激性食物，如辛辣及油腻食物。

2. 应避免吃容易产气的食物

易产气的食物有萝卜、洋葱、卷心菜、豆类、白薯、蜂蜜、韭菜、生葱、生蒜、芹菜、生芜蓝等。吃萝卜胀气是因为萝卜含辛辣的硫化物，在肠道酵解后产生的硫化氢和硫醇，抑制二氧化碳吸收。白薯含气化酶和植物纤维，所以肠里产生气体，植物纤维不容易被消化，易被细菌酵解为二氧化碳及氢气。大豆类食品胀气是因为大豆含水苏糖与棉仔糖等聚糖，这些糖不能被消化，故很容易被微生物发酵产气；但大豆制成豆腐时，这些糖类已被溶在水中而流失，故较少引起腹胀。

二、生活注意

1. 起居调护

起居有时，尽可能保持生活规律；按时就餐，尤其不能忽视早餐，避免饥饱无度或暴饮暴食或睡前进食过量，避免进食油腻、刺激性食物，注意饮食卫生；戒烟，戒酒，加强体育锻炼，养成良好的生活习惯。

2. 调畅情志

随着现代生活节奏的加快，各种社会和家庭压力增大，紧张的工作及人际关系会导致精神过度紧张，从而出现消化不良的症状。建议除常见的旅游休假、按时休息外，社会支持对于改善 FD 患者的心理状况同样非常重要，注意保持愉快的心情和良好的心境。

3. 增强体质

避免过度劳累导致体质虚弱，而适当的运动锻炼可以强身健体，愉悦心神，增强体质，对功能性消化不良有很好的预防作用。

【名医经验】

一、周仲瑛

1. 学术观点

（1）病机认识：功能性消化不良属中医"胃痞""胃痛"等范畴。痞多因外邪入里、情志内伤、劳倦过度而致寒、热、食、湿、痰、瘀内蕴。脾之升运不健，胃之纳降失司，清浊升降失常，胃气郁滞、窒塞不通而为痞。病证虽有虚实之分，如气滞、热郁、湿阻、寒凝、中虚或夹痰、夹食，但其基本病机属胃气壅滞为病。

（2）治法心得：治疗总以理气通降为原则。虚者重在补胃气或兼滋胃阴，补之使通；实痞则应辨证采用温中、清热、祛湿、化痰、消食等法，泻之使通。临证当针对虚实夹杂、寒热互结情况，通补兼施、温清并用，或温清消补合法。

2. 经典医案

医案一　马某，男，47 岁。

首诊：具体时间不详。

主诉：有胃病史 5 年余。

现病史：胃部痞闷、满胀、隐痛，食后明显，纳谷减少；胃脘部怕冷，反酸不多，大便欠实。舌质红，苔薄黄腻，脉细弦。胃镜诊断为"胃窦部浅表性胃炎"。

临证思路：证属脾寒胃热，湿阻气滞证。拟法苦辛通降，清热化湿，理气和胃。

选方用药：党参 10g，黄连 3g，炒黄芩 6g，制半夏 9g，干姜 3g，炒枳壳 10g，厚朴 5g，橘皮 6g，竹茹 6g，苏梗 10g。水煎服，共 7 剂。

用药分析：半夏泻心汤是张仲景治疗伤寒五六日，呕而发热，柴胡汤证具，而以他药下之，导致邪结心下，变为痞证的处方。此患者胃部痞闷、满胀、隐痛，食后明显，根据舌脉证属脾寒胃热，湿阻气滞证。方中以黄芩、黄连苦降泄热，用半夏、干姜辛开通痞，伍党参益气。厚朴、枳壳合用行气散满，破气消痞；橘皮、竹茹合用行气清热和胃；苏梗理气宽中。诸药并用，共奏苦辛通降、清热化湿、理气和胃之效。

二诊：服 7 剂后痞胀减半，隐痛消除，嗳气少作。但口干、口黏，大便转实而排解欠爽。证兼热郁津伤，腑气不畅。予清热益气生津。原方去党参；加太子参 10g，芦根 15g，全瓜蒌 10g，7 剂。

用药分析：党参甘温有伤津之弊，改用太子参益气健脾、生津润肺。加芦根清热生津，加全瓜蒌清热润燥滑肠。

三诊：药后痞胀消失，食纳改善，大便通调，唯诉口干。舌淡见花剥，苔黄腻，脉细弦。证仍兼热郁津伤，腑气不畅。上方去干姜，加川石斛 10g，继服 7 剂巩固。随访 3 个月，恙平未发。

用药分析：干姜辛、热伤津，改用石斛益胃生津、滋阴清热。

医案二 李某，男，38 岁。

首诊：具体时间不详。

主诉：心下痞满 2 个月。

现病史：2 个月前觉心下痞满，胃中有灼热感，嗳气频而不畅，嘈杂持续不解，口苦。舌质红，苔黄微腻，脉弦滑。

临证思路：辨证为气滞热郁化火，胃失通降证。从清中泄热，行气散郁法治疗。

选方用药：黄连 3g，黑山栀 10g，蒲公英 10g，香附 10g，川楝子 10g，苏梗 10g，法半夏 9g，橘皮 6g。水煎服，共 7 剂。

用药分析：清中蠲痛饮治疗胃脘痛久，脉数有火者。患者胃中有灼热，心下痞满，结合舌脉，辨证为气滞热郁化火、胃失通降。方中黄连、栀子清胃热除烦；蒲公英清热解毒，消痈散结，尤善清胃火；香附、川楝子、苏梗行气止痛；半夏、橘皮涤痰降气。共奏清中泄热，行气散郁，降胃消痞之效。

二诊：服 7 剂药后，痞、热感大减，唯仍嘈杂、口苦。证兼肝火上炎，肝胃不和。前方去香附；加吴茱萸 1g，玫瑰花 5g。诸症消失。

用药分析：佐少许吴茱萸散寒温中，防黄连、栀子过寒伤胃。加善于行散的玫瑰花以疏肝理气。

医案三 于某，女，51 岁。

首诊：具体时间不详。

主诉：胃痞 10 年余。

现病史：患者面色萎黄，形体瘦弱，胃脘痞满，食后为甚，有下坠感；触诊胃脘如囊裹水、有振水音，按压不适；无包块，纳少；大便干结，1～2 日一行。舌苔薄白，舌质淡，脉细。

临证思路：此乃脾胃虚弱，寒饮内停证。治以温运中焦，理气化饮。

选方用药：党参 10g，焦白术 10g，炒枳壳 10g，茯苓 10g，炙甘草 10g，干姜 10g，花椒 3g，砂仁（后下）3g，制香附 10g，高良姜 6g，桂枝 6g。水煎服，共 7 剂。

用药分析：理中汤、良附丸治疗腹中虚寒，苓桂术甘汤治疗寒饮内停。患者面色萎黄，形体瘦弱，胃脘痞满，胃脘如囊裹水、有振水音，结合脉证，辨证为脾胃虚弱，寒饮内停，胃气郁滞，和降失司。三方共用以温运中焦，理气化饮。

二诊：药进 7 剂，痞症改善，振水音减少，大便通调，然食后坠感未变，触诊胃脘轻度不适，脉、舌如前。辨证同前。原方再予 7 剂。

三诊：诉痞满、振水音进一步减轻，食后下坠感亦有转机，胃部触无不适。痞满减轻，气虚明显。原方加生黄芪 12g。

用药分析：温中化饮，加黄芪以补气建中，调治巩固。

二、董建华

1. 学术观点

（1）病机认识：本病的发生与情志郁结，外邪内积，脾胃虚弱有关。病因病机不离肝、脾、胃三脏。脾虚是发病的基础，肝郁是致病的条件，胃气不降是引发症状的原因。就脾虚而论，由于脾气虚弱，运化失司，则水反为湿，谷反为滞，气滞、湿阻、痰结、火郁、食积相因为患；就肝而言，厥阴肝经之脉，夹胃属肝，本又相通，脾胃属土，必赖肝气条达。土得木而达之，这是生理。木壅则土滞，此是病理。若情志不遂，肝气郁结，脾胃无有不受其戕；就胃而言，胃气以降为顺，胃满则肠虚，肠满则胃虚，更虚更满，故气不得上下。胃气不降则变生诸症，如反胃、嗳气、痞满、恶心、呕吐等消化不良症状。

（2）治法心得：健脾、疏肝、理气是治疗功能性消化不良的基本法则，可谓提纲挈领。对于脾虚气滞的功能性消化不良，擅用《伤寒论》的旋覆代赭汤。董老认为，此方配伍严谨，是治疗"心下痞硬嗳气不除"的第一方，与功能性消化不良何其相似。在使用上，党参不可不用，不用则不能补其虚，但亦不可多用，否则容易壅补，用量以 5~10g 为宜。代赭石则重用，一般用量在 10~20g，屡用屡效。若兼热，可加黄连；兼便秘，则加酒大黄；腹胀明显，加佛手、香橼；便溏，加茯苓、白术、扁豆。对于肝郁脾虚、肝胃不和、肝郁胃热、肝郁阴虚，在治疗上醒胃必先制肝，疏肝即以安胃。

在疏肝诸方中，巧用四逆散。辨证的关键是情志不舒、胃脘痞满、胀连两胁。若肝胃不和，加佛手、香橼、青皮、焦三仙；肝脾不和，加苏梗、佛手、白术、山药、扁豆、陈皮；肝郁化火，加黄连、黄芩；灼伤胃阴，加沙参、麦冬；肝气上逆，恶心、呕吐，加制半夏、生姜、竹茹；反酸，加煅瓦楞子、吴茱萸、黄连。功能性消化不良，气机不调是共同的，不论虚实，理气都是不可缺少的手段。

在理气的方剂中，最常用的方剂就是香苏饮。该方不寒不热，不腻不燥，用药轻灵，虚实寒热均可应用。气滞在中，痞满饱闷，加厚朴、香橼、佛手、砂仁；气逆在上，恶心、呕吐，加制半夏、竹茹、旋覆花；气滞在下，大便不畅，加酒大黄、瓜蒌；胃阴不足，加石斛、麦冬；气郁化热，加黄连、黄芩；气滞血瘀，加蒲黄、五灵脂、川楝子、延胡索；脾虚便溏，加党参、白术。

2. 经典医案

医案一 唐某，女，46 岁。

首诊：1977 年 7 月 9 日。

主诉：胃脘痛 1 年。

现病史：患者 1 年前因饮食失节而致胃脘痛。经钡餐检查，诊断为慢性胃炎。屡经中西药治疗，一直未能控制。就诊时胃痛较剧，闷胀不舒，拒按；时有嗳气，四肢倦怠，口舌干苦，食欲不振，大便干结，时有矢气，带下多而色黄，小便色黄灼热。舌质红，苔腻、中心稍黑，脉象细滑而数。

临证思路：湿热壅滞脾胃证。治以清热化湿，理气导滞。

选方用药：苏梗 10g，香附 10g，陈皮 10g，黄连 2.5g，黄芩 10g，大黄 6g，砂仁 5g，枳壳 10g，大腹皮 10g，桑枝 15g，神曲 10g。水煎服，共 6 剂。

用药分析：本病属湿热积滞中阻，胃失和降为主，从而胃脘胀年余不止，且时有嗳气，这是矛盾的主要方面。疏通胃肠气机以香苏饮最佳，该方不温不燥，不寒不凉，无芳香太过之弊，且具流畅气机之功，气贵流通耳。又因兼湿热积滞，故合大黄黄连泻心汤，胃以通为补，故重用大黄，加枳壳、大腹皮、砂仁和神曲，目的还在于调达肝气。药证相符，故而起效。

二诊：1977 年 7 月 16 日。

服上方 6 剂，胃痛大减，嗳气亦除，腹气畅通，大便转溏，略思饮食，黑苔化尽，黄带明显减少。湿热壅滞脾胃较前减轻，守上方，去大黄再进。

用药分析：虽仍有湿热壅滞，但腹气畅通，大便转溏，故去泄热通肠之大黄。

三诊：1977 年 7 月 25 日。

胃脘痛基本控制，善饥思食，纳谷较佳，继用五味异功散加鸡内金以善后，随访一年，痛未发作。证属脾胃虚弱。

选方用药：党参 10g，茯苓 10g，白术 10g，炙甘草 6g，陈皮 10g，生姜 5g，大枣 5g，鸡内金 10g。

用药分析：脾胃虚弱则脾不能升，胃不能降，故用五味异功散合鸡内金以健脾理气，防病复发。

医案二 张某，女，42 岁。

首诊：1982 年 6 月 4 日。

主诉：胃脘胀痛 3 年。

现病史：胃脘痛，1 个月前受寒后发作，以胀为主，连及胁腹，喜暖怕凉，肠鸣辘辘；伴经期提前，经来量少。舌淡，苔薄白，脉沉细而弦。

临证思路：肝郁气结，胃失和降证。治以理气和胃止痛。

选方用药：柴胡 10g，香附 10g，香橼皮 10g，佛手 5g，川楝子 10g，延胡索 5g，合欢皮 10g，白芍 10g，甘草 3g，荜澄茄 10g。水煎服，共 6 剂。

用药分析：叶天士曾指出："犯胃莫如肝，泄肝正救胃。"肝胃之间有着不可分割的生理和病理联系，胃主受纳，肝主疏泄，脾胃功能协调，必赖肝气条达；反之，肝不能正常疏泄，则脾胃升降失司，气机壅阻于中。所以胃脘胀痛，连及胁腹者，应从调理肝脏气机入手，以四逆散加味疏理肝脏气机，使肝气疏畅宣达，脾胃气机自和而顺。

二诊：1982 年 6 月 10 日。

服上方后，胃脘痛减，但觉右胁部不舒，胸闷，大便干，舌红，苔灰黄，脉细弦。肝郁气结，胃失和降证。原方去佛手、合欢皮；加枳壳 10g，郁金 10g，大腹皮 10g，焦三仙各 10g。

用药分析：此诊仍存在肝气郁结，加疏肝理气之郁金。大便干、胸闷，加理气宽中，行滞消胀之枳壳及下气宽中之大腹皮，并加用焦三仙消积化滞。

三、李振华

1. 学术观点

（1）病机认识：脾的运化功能全赖脾的阳气作用，而饮食劳倦损伤脾气脾阳，使脾的运化功能失常，则可造成脾虚证；脾胃病日久或他病日久损伤脾气甚至脾阳，亦可形成脾虚证，故脾本虚证无实证。

若饮食不节，暴饮暴食，或过食生冷寒凉，或嗜食辛辣太过，或恣食肥甘厚味，饮食停滞于胃，或寒凉、积热蕴积于胃；或感受外邪，寒入于胃，热蕴于胃，秽浊之气犯胃，或脾虚不能为胃行其津液；他如情志伤肝，肝气不舒，横逆犯胃等，皆可使胃之受纳、和降失职，胃气不降，浊气壅塞，形成胃之实证，故胃多实证。脾虚胃实是脾胃病的基本病理特征。李老指出：有人认为水湿阻滞，或湿热蕴结为脾之实证。殊不知脾虚失其健运，才能生湿；湿为有形之邪，湿停则易阻滞气机，气郁化热，才产生湿热蕴结。故湿热蕴结，其本在脾虚，湿热为标实。故水湿停留，湿热蕴结之证，乃本虚标实，实由虚致，虚中之实证，非脾实证。慢性胃病发作时，有偏气滞、湿阻、化热、食滞、血瘀等不同实证，但其病理常为虚实夹杂、虚中之实、实由虚致。

（2）治法心得：在用药上总以甘、平、温、轻灵之药为主，常以甘温淡渗之方药作基础，随症加减。除脾胃虚寒或湿热过盛，对大辛、大热之姜、附，苦寒泻下之硝、黄以及滋阴腻补之品宜慎用，或勿过用，以免损伤气阴。对脾胃虚证，亦当注意运用行补、通补的原则，不可大剂峻补、壅补。在补药之中，酌加理气醒脾和胃之品，以调畅气机，使补而不壅，补不滞邪，通不伤正。在用药的剂量上，亦当轻灵为宜，治中宁可再剂，不可重剂。脾胃虚弱，每致气滞、食积、瘀血停留，若大剂壅补，则碍祛邪，故当补中寓行，轻剂收功，使中气渐强，运化得力，则正气渐复，脾病得愈。临床善于灵活运用香砂六君子汤为基础加减变化，组成李氏香砂温中汤，药如白术、茯苓、陈皮、制半夏、香附或木香、砂仁、桂枝、白芍、郁金、小茴香、乌药、枳壳、焦三仙、甘草。脘腹不胀满时，加入党参等。并将历代治疗脾胃病的各方化裁运用，如四君子汤、五味异功散、六君子汤、二陈汤、平胃散、温胆汤、五苓散、理中汤、四逆汤、大小建中汤、左金丸、金铃子散、丁香柿蒂汤、橘皮竹茹汤、补中益气汤、归脾汤等。在具体用药上，脾胃阳虚，中焦寒湿者，加吴茱萸、干姜，甚至附子；如胃寒胃疼较甚者，加高良姜；呕吐清水，加藿香。如胃痰湿较盛，口干不欲饮，舌苔厚腻，脉滑者，加白蔻仁、佛手、佩兰；中满湿滞，恶心呕吐者，加藿香、厚朴、佩兰；如湿阻气机化热，舌苔厚腻稍黄者，去党参、砂仁加白蔻仁、佩兰、知母、黄芩；干呕，舌苔微黄者，加竹茹、知母。肝郁化热，木郁作酸，烧心，甚至呕吐酸水，加吴茱萸、黄连。如肝胃偏热者，黄连用量大于吴茱萸；胃偏寒者，吴茱萸用量大于黄连；胃酸甚者，另加瓦楞子。口干口渴，舌苔缺津者，加知母、天花粉。如胃满上攻，嗳气频作，加丁香、柿蒂，重者加吴茱萸、大黄炭；嗳气肝胃化热者，加刀豆子、柿蒂、知母。如口中有黏液，舌苔厚腻色白者，加苍术、白蔻仁、佛手，重者加桂枝、干姜，甚者附子；便溏泄者，加炒薏苡仁。如胃脘刺痛，空腹及夜间疼痛明显，进食缓解，烧心吐酸水，加乌贼骨、白及、延胡索、刘寄奴、吴茱萸、瓦楞子；大便潜血者，加黑地榆、白及、三七。脾虚中气下陷者，加黄芪、升麻、柴胡。对胃阴虚的多种胃病，以叶天士的养胃汤为基础加以化裁，组成李氏沙参养胃汤，药如沙参、石斛、麦冬、知母、天花粉、白芍、郁金、乌药、莱菔子、焦三仙、陈皮、鸡内金、甘草等。疼痛者加延胡索，重用白芍；如阴虚火盛，有五心烦热者，可酌加牡丹皮、玄参、地骨皮、鳖甲等。李老用此来治疗慢性脾胃疾病，取得了佳效。

2. 经典医案

医案一 某患者，女，30岁，干部。

首诊：1986年10月18日。

主诉：胃脘胀痛5年余。

现病史：胃脘胀痛，经服中药行气疏利之品效不显，于是加强行气之力，胀痛更甚。初病时食后加重，现不食亦胀。1985年5月，胃镜诊断为"浅表性胃炎"。现症：胃脘胀痛，胀甚于痛，以午后傍晚为甚；口淡黏腻，纳差食少，食后不化，形体消瘦，倦怠乏力，面色萎黄。舌质胖淡有齿痕，苔厚腻，脉濡缓稍弦。

临证思路：脾气虚弱，水湿停滞，痞塞中脘证。治以健脾补中，行气化湿。以香砂六君子汤加味。

选方用药：党参15g，白术10g，茯苓15g，半夏10g，陈皮12g，木香10g，砂仁10g，枳壳10g，神曲12g，佩兰10g，厚朴10g，炙甘草3g。水煎服，共7剂。

用药分析：本病患者胃脘胀痛，观其脉证，不难看出，此病乃本虚标实之证，脾胃气虚是其本，气滞湿阻为其标。前医辨证失之精心，误以气滞为其根，只知一味服用行气疏利之药以治其滞，效不显，复倍用行气之品以攻其疾。其结果事与愿违，病未向愈，却中气消残，使之越治越重。脉证合参，审证求因，此乃脾胃气虚，气滞湿阻，胃气不和之证。治宜健脾补中，行气化湿，和胃降逆，开结除痞。由于脾气虚弱，胃气不和是其根本，治病必求于本，故首选香砂六君子汤以补气健脾，理气行滞，和胃降逆。方中党参、白术、茯苓、甘草乃益气补中，健脾养胃名方四君子汤，可强健中州，补益脾胃。加入陈皮、半夏乃治疗脾胃虚弱兼痰湿名方六君子汤，陈皮味辛苦，性温，归经脾、肺，气香质燥，入脾胃气分，能和中消胀，健脾开胃，消食导滞，燥湿化痰，温胃止呕；半夏味辛，性温，归经脾、胃、肺，辛散温燥，开泻滑利，既可运脾燥湿、祛痰除垢，又可温中散寒、和胃止呕。加入木香、砂仁乃香砂六君子汤，方中木香味辛苦，性温，归经脾、胃、大肠，芳香浓烈，善开壅导滞，升降诸气，能醒脾开胃、疏肝理气、消积导滞、散寒止痛，为行气止痛之要药；砂仁味辛，性温，归经脾、胃，气味俱厚，辛散温通，能醒脾和胃、快气和中，且辛香馥郁，温而不燥，利而不破，善能利气快膈，通达三焦，一可温脾和胃，二可行气化湿。由此可见，李老用香砂六君子汤首当其冲，既可补气健脾以治本，又可和胃降逆、行气化湿、消胀除满以治标。如此标本同治，脾胃同调，使中气健、气机畅、胃气和而诸症自消。

脾气虚弱是其本；气虚气滞，气机不畅，健运失职，水湿停滞，痞塞中脘是其标。治宜行气化湿，消胀除痞。故李老在方中又配用了枳壳、厚朴这两味药物。枳壳味苦辛、微寒，归经脾、胃，气香味厚，走而不守，善泻胃实以开坚结，行瘀滞而调气机，能破气滞以行痰湿，消积滞以通痞塞。厚朴味苦辛、性温，归经脾、胃、肺、大肠，芬芳馥郁，性温而燥，可行脾胃气分之滞，化中焦郁滞之湿，善破脘腹内留之滞，除胃肠停滞之积。金元四大家李东垣曰："厚朴，苦能下气，故泄实满；温能益气，故能散湿满。"二药相伍，既可行气化湿，又可消胀除满，气机畅则湿邪去，痞塞开则胀满除，诸症自解。

本证虽为本虚标实，但侧重标实，而标实又以湿滞积重为主，故李老在方中又配伍了佩兰、神曲两味药物。佩兰味辛、性平，归经脾、胃，其芳香为皮之所喜，其气辛散而伐肝木，轻清上浮而宣肺系，尤以醒脾化气，疏肝行滞，利水除湿见长。神曲味甘辛、性温，归经脾、胃，辛而不烈，甘而不壅，温而不燥，能化宿食、降胃气、理中焦、暖脾胃，为消面积之佳品。二者相伍，可使湿除积消，胃气调和，脾气畅悦，诸症自愈。

二诊：1986 年 10 月 25 日。

服药一周后，满闷胀痛略减，稍思饮食。辨证同前，守上方再进。

用药分析：李老调治此证，辨证精心，立法严谨，组方有度，善用成方而不拘泥，善守常法更善变通。全方健脾、醒脾并进，化湿、消积兼顾，补气、行气同施，和胃、降胃同举，补中寓行，散中有补，知常达变，发于机先。此验案用药看似平淡，然理法方药，丝丝入扣，一线贯穿，用药肯綮，如静水流深，故奏功独胜。

服上药 2 个月后，胀痛基本消失，饮食正常，即使稍多饮食亦不作胀。形体渐感有力，复查胃镜提示"胃黏膜正常"。

医案二 唐某，男，50 岁。

首诊：2010 年 8 月 20 日。

主诉：胃脘胀满疼痛 10 余年。

现病史：患者胃脘部不时疼痛胀满间断发作 10 余年。平时胃脘部有烧灼感、嗳气，每因饮食不节，过食生冷、油腻，或饮酒而发病。曾到广州、上海等地用西药治疗，虽可见一时之效，但易复发，10 余年来病情逐渐加重，故慕名而来就诊。现症见腹部胀满，慢性疼痛，痛连两胁，食欲不振，胃部自感有气体上冲，嗳气多，胃有烧灼感，甚则呕吐酸水、嘈杂；晨起口干口苦，大便时溏时干。胃镜多次检查提示：慢性胃窦炎。患者形体偏瘦，面色萎黄，心烦急躁，神疲乏力，记忆力减退，舌苔偏白而腻，舌边红，脉沉弦细。

临证思路：肝胃失和，肝火犯胃证。治以健脾疏肝，降逆和胃。

选方用药：炒白术 10g，茯苓 15g，陈皮 10g，制半夏 9g，炒香附 10g，砂仁 10g，厚朴 10g，乌药 10g，知母 10g，吴茱萸 5g，黄连 7g，瓦楞子 15g，丁香 6g，柿蒂 10g，刘寄奴 15g，延胡索 10g，小茴香 10g，木香 8g，甘草 3g。水煎服，20 剂。

用药分析：本案属中医之胃痛，西医为慢性胃窦炎。病虽在胃，但与肝密切相关。肝胃不和，肝郁化火，横逆犯胃，胃失和降，故嘈杂、吐酸、灼热、时而口干口苦。正如《素问·至真要大论》说："诸逆冲上，皆属于火……诸呕吐酸，暴注下迫，皆属于热。"火热当清，气逆当降，久病胃弱，故治以健脾和胃、疏肝理气降逆之法。方用香砂和中汤与左金丸加减。方中白术、茯苓、陈皮、制半夏、砂仁、厚朴健脾和胃降逆；吴茱萸、黄连降逆清热，黄连重于吴茱萸，偏于清肝胃之火；丁香、柿蒂降逆，香附、小茴香、乌药等疏肝理气，肝气疏泄条达，脾胃得健，气机通畅，气机不郁则肝胃之火自清，自不横逆犯胃；本病气郁日久，胃部疼痛，系气滞血瘀，加刘寄奴、延胡索以理气活血化瘀而痛自解。诸药合用，共收健脾疏肝、理气活血清热之功，不治酸而酸自止，尤其配以左金丸，辛开苦降，肝胃同治，泻火而不致凉遏，降逆而不碍火郁，相反相成，肝气条达，肝胃火清，胃气得降，升降正常，故诸症自愈。

二诊：2010 年 9 月 9 日。

服上药后，诸症明显减轻，大便稍干，精神好，舌苔舌质正常，脉象沉弦。肝气已疏泄条达，脾胃升降已复，气机基本通畅。

选方用药：太子参 15g，炒白术 10g，茯苓 12g，陈皮 10g，制半夏 10g，炒香附 10g，砂仁 8g，厚朴 10g，乌药 10g，吴茱萸 5g，黄连 5g，瓦楞子 12g，炒栀子 8g，木香 8g，青皮 10g，甘草 3g。水煎服，共 30 剂。

用药分析：原方去丁香、柿蒂、小茴香、刘寄奴、延胡索、瓦楞子等，仍用辛开苦降，和胃降逆，以资巩固而防复发。

（张声生　赵鲁卿）

参考文献

[1] Tack J, Talley N J, Camilleri M, et al. Functional gastroduodenal disorders [J]. Gastroenterology, 2006, 130 (5): 1466 - 1479.

[2] Mahadeva S, Goh K L. Epidemiology of functional dyspepsia: a global perspective [J]. World J Gastroenterol, 2006, 12 (17): 2661 - 2666.

[3] Wai C T, Yeoh K G, Ho K Y, et al. Diagnostic yield of upper endoscopy in Asian patients presenting with dyspepsia [J]. Gastrointest Endosc, 2002, 56 (4): 548 - 551.

[4] 张声生，赵鲁卿. 功能性消化不良中医诊疗专家共识意见 (2017) [J]. 中华中医药杂志, 2017, 32 (6): 2595 - 2598.

[5] Sarnelli G, Caenepeel P, Geypens B, et al. Symptoms associated with impaired gastric emptying of solids and liquids in functional dyspepsia [J]. Am J Gastroenterol, 2003, 98 (4): 783 - 788.

[6] Tack J, Talley N J. Functional dyspepsia——symptoms, definitions and validity of the Rome III

criteria [J] . Nat Rev Gastroenterol Hepatol, 2013, 10 (3): 134 – 141.

[7] Tack J, Caenepeel P, Fischler B, et al. Symptoms Associated With Hypersensitivity to Gastric Distention in Functional Dyspepsia [J] . Gastroenterology, 2001, 121 (3): 526 – 535.

[8] Farre R, Vanheel H, Vanuytsel T, et al. In functional dyspepsia, hypersensitivity to postprandial distention correlates with meal – related symptom severity [J] . Gastroenterology, 2013, 145 (3): 566 – 573.

[9] Lee K J, Kim J H, Cho S W. Dyspeptic symptoms associated with hypersensitivity to gastric distension induced by duodenal acidification [J] . J Gastroenterol Hepatol, 2006, 21 (3): 515 – 520.

[10] Powell N, Walker M M, Talley N J. The mucosal immune system: master regulator of bidirectional gut – brain communications [J] . Nat Rev Gastroenterol Hepatol, 2017, 14 (3): 143 – 159.

[11] Koloski N A, Jones M, Talley N J. Evidence that independent gut – to – brain and brain – to – gut pathways operate in the irritable bowel syndrome and functional dyspepsia: a 1 – year population – based prospective study [J] . Aliment Pharmacol Ther, 2016, 44 (6): 592 – 600.

[12] Aro P, Talley N J, Johansson S E, et al. Anxiety Is Linked to New – Onset Dyspepsia in the Swedish Population: A 10 – Year Follow – up Study [J] . Gastroenterology, 2015, 148 (5): 928 – 937.

[13] Hagiwara S I, Kaushal E, Paruthiyil S, et al. Gastric corticotropin – releasing factor influences mast cell infiltration in a rat model of functional dyspepsia [J] . PLoS One, 2018, 13 (9): e203704.

[14] Walker M M, Talley N J. The Role of Duodenal Inflammation in Functional Dyspepsia [J] . J Clin Gastroenterol, 2017, 51 (1): 12 – 18.

[15] Potter M D E, Wood N K, Walker M M, et al. Proton pump inhibitors and suppression of duodenal eosinophilia in functional dyspepsia [J] . Gut, 2019, 68 (7): 1339.

[16] Fan K, Talley N J. Functional dyspepsia and duodenal eosinophilia: A new model [J] . J Dig Dis, 2017, 18 (12): 667 – 677.

[17] Vanheel H, Vicario M, Vanuytsel T, et al. Impaired duodenal mucosal integrity and low – grade inflammation in functional dyspepsia [J] . Gut, 2014, 63 (2): 262 – 271.

[18] Ishigami H, Matsumura T, Kasamatsu S, et al. Endoscopy – Guided Evaluation of Duodenal Mucosal Permeability in Functional Dyspepsia [J] . Clin Transl Gastroenterol, 2017, 8 (4): e83.

[19] Pribadi R R, Syam A F, Krisnuhoni E. Functional Dyspepsia with Helicobacter pylori Infection [J] . Acta Med Indones, 2017, 49 (2): 173 – 174.

[20] Sugano K, Tack J, Kuipers E J, et al. Kyoto global consensus report on Helicobacter pylori gastritis [J] . Gut, 2015, 64 (9): 1353 – 1367.

[21] Futagami S, Itoh T, Sakamoto C. Systematic review with meta – analysis: post – infectious functional dyspepsia [J] . Aliment Pharmacol Ther, 2015, 41 (2): 177 – 188.

[22] Drossman D A. Functional Gastrointestinal Disorders: History, Pathophysiology, Clinical Features and Rome IV [J] . Gastroenterology, 2016, 150 (6): 1262 – 1279.

[23] 高剑虹, 权红. 加味和肝汤治疗功能性消化不良 40 例 [J] . 中国中医药现代远程教育, 2013, 11 (12): 27 – 29.

[24] 梅应兵. 甘爱萍脾胃病学术思想及诊治功能性消化不良临床经验研究 [D] . 武汉: 湖北中医药大学, 2015.

[25] 赵鲁卿, 张声生, 沈洪, 等. 健脾疏肝法治疗功能性消化不良脾虚气滞证: 基于患者评价的随机、对照试验 [J] . 世界中医药, 2015, 10 (5): 690 – 694.

[26] 朱梅儿，王文文，杨群政，等．温中健脾汤治疗功能性消化不良150例观察 [J]．实用中医药杂志，2013，29（2）：82-83.

[27] 李建平，蔡翠珠，刘德喜．健脾调中消痞方治疗脾虚气滞型功能性消化不良临床疗效观察 [J]．广州中医药大学学报，2015，32（5）：817-820.

[28] 解平芬，游金华，李金生．菖郁四逆散治疗功能性消化不良疗效观察 [J]．实用中西医结合临床，2010，10（5）：54.

[29] 张声生，沈洪，王垂杰，等．中华脾胃病学 [M]．北京：人民卫生出版社，2016.

[30] 张声生，赵鲁卿．功能性消化不良中医诊疗专家共识意见（2017）[J]．中华中医药杂志，2017，32（6）：2595-2598.

[31] 章振宇．灸法治疗功能性消化不良60例报告 [J]．中医药临床杂志，2006，18（1）：61.

[32] 张党升，薛卫国，李建辉．腹部推拿治疗功能性消化不良的临床观察 [J]．北京中医药，2010，29（8）：619-621.

[33] 沈超群，陈慧，施家芳，等．健脾粳米粥治疗功能性消化不良脾胃虚弱证50例 [J]．福建中医药，2016，47（4）：66-67.

[34] 魏玉娜，卢光，孙丹丹，等．质子泵抑制剂治疗功能性消化不良的Meta-分析 [J]．药物评价研究，2018，41（7）：1330-1337.

[35] Ghoshal U C，Singh R，Chang F Y，et al. Epidemiology of uninvestigated and functional dyspepsia in Asia：facts and fiction [J]．J Neurogastroenterol Motil，2011，17（3）：235-244.

[36] 中华医学会消化病学分会胃肠动力学组，中华医学会消化病学分会胃肠功能性疾病协作组．中国功能性消化不良专家共识意见（2015年，上海）[J]．中华消化杂志，2016，36（4）：217-229.

[37] 吴宗英，王一平，曾超，等．伊托必利与莫沙必利比较治疗功能性消化不良的系统评价 [J]．中国循证医学杂志，2012，12（7）：804-809.

[38] 刘文忠，谢勇，陆红，等．第五次全国幽门螺杆菌感染处理共识报告 [J]．胃肠病学，2017，22（6）：346-360.

[39] Talley N J，Locke G R，Saito Y A，et al. Effect of Amitriptyline and Escitalopram on Functional Dyspepsia：A Multicenter，Randomized Controlled Study [J]．Gastroenterology，2015，149（2）：340-349.

[40] 卢眺眺，朱翔贞，高静芳．功能性消化不良伴焦虑抑郁情绪的研究进展 [J]．长春中医药大学学报，2016，32（2）：437-440.

[41] Carvalho R V，Lorena S L，Almeida J R，et al. Food intolerance，diet composition，and eating patterns in functional dyspepsia patients [J]．Dig Dis Sci，2010，55（1）：60-65.

[42] 李七一，唐蜀华，周仲瑛．周仲瑛论寒清通补治胃痞 [J]．江苏中医，1993（11）：3-5.

[43] 王长洪．著名中医学家董建华教授学术经验系列之功能性消化不良的论治经验 [J]．辽宁中医杂志，1999（7）：3-4.

[44] 董建华，董乾乾，饶芸．董建华临证治验录 [M]．北京：中国中医药出版社，2018.

[45] 高尚社．国医大师李振华教授治疗慢性胃炎验案赏析 [J]．中国中医药现代远程教育，2013，11（17）：6-8.

[46] 李郑生，张正杰．国医大师李振华临证精要 [M]．北京：人民卫生出版社，2018.

第六节　肠易激综合征

【概述】

肠易激综合征（irritable bowel syndrome，IBS）是一种功能性肠病，表现为反复发作的腹痛，与排便相关或伴随排便习惯改变。典型的排便习惯异常可表现为便秘、腹泻，或便秘与腹泻交替，同时可有腹胀或腹部膨胀的症状。遗传易感性、内脏感觉过敏、胃肠运动异常、心理–社会压力、脑–肠轴相互作用、炎症、饮食和肠道菌群改变等多种因素被认为在 IBS 的发生、发展中发挥着重要作用。根据罗马Ⅳ分型标准，可将其分为腹泻型、便秘型、混合型和不定型。IBS 在欧美发病率为 8.0% ～ 8.3%，在亚洲国家的发病率为 5% ～ 10%。Meta 分析显示，中国人群 IBS 总体患病率为 6.5%，女性高于男性，30 ～ 59 岁之间的人群患病率较高。在我国，腹泻型发病率最高，其他亚型如便秘型、混合型及不定型较少。

按其症状可归属于中医"腹痛""泄泻""便秘"等范畴。

【病因病机】

一、中医认识

1. 致病因素

（1）感受外邪：卫表不固，外邪侵袭，内伤脏腑，以致脾胃功能受损，脾失健运，胃失和降，从而使中焦气机阻滞，肠腑传导失职，发为本病。脾喜燥而恶湿，若外来湿邪或六淫夹湿而来，最易困阻脾土，以致运化失常，清浊不分，水谷杂下，则发为泄泻；若外感寒邪，或过食生冷，可导致阴寒内盛，凝滞胃肠，进而导致胃肠传导失常，糟粕不行，则发为便秘；若风寒之邪直中经脉，则寒凝气滞，经脉受阻，不通则痛；或寒邪郁而化热，或伤于暑热，或湿热壅滞，均可致气机阻滞，腑气不通，发为腹痛。

（2）饮食所伤：饮食不节，宿食停聚；或过食肥甘生冷，或辛辣之物；或饮食不洁，损伤脾胃，致脾胃虚弱，中焦气机受阻，腑失通降，亦可产生本病。若误食腐馊不洁，食伤脾胃；或饮食过量，停滞肠胃；或恣食肥甘辛辣，湿热内生；或过食生冷，寒邪伤中，均可化生寒、湿、热、食滞之邪，从而使脾胃运化失职，升降失调，清浊不分，则发为泄泻。正如《景岳全书·泄泻》所说："若饮食失节，起居不时，以致脾胃受伤，则水反为湿，谷反为滞，精华之气不能输化，乃致合污下降而泻痢作矣。"若过食醇酒厚味，或过食辛辣，或过服热药，均可致肠胃积热，耗伤津液，肠道干涩失润，粪质干燥，难于排出，则发为便秘。此外，亦可损伤脾胃，使腑气通降不利，气机阻滞，而发为腹痛。如《素问·痹论》曰："饮食自倍，肠胃乃伤。"

（3）情志失调：情志抑郁，或忧思恼怒，皆可致肝气郁结，失于疏泄，横逆犯脾，脾气不运，土虚木乘，发为本病。若脾失健运，致水谷精微不化，分清泌浊功能失常，清浊相混而下，发为泄泻。《景岳全书·泄泻》曰："凡遇怒气便作泄泻者，必先以怒时夹食，致伤脾胃，故但有所犯，即随触而发，此肝脾二脏之病也。盖以肝木克土，脾气受伤而然。"若忧愁思虑，脾伤气结；或抑郁恼怒，肝郁气滞，均可导致腑气郁滞，通降失常，传导失职，糟粕内停，不得下行，发为便秘。此外，若情志不遂，肝失条达，气机郁滞而发为腹痛，正如《证治汇补·腹痛》所说："暴触怒气，则两胁先痛而后入腹。"

（4）素体虚弱：先天禀赋不足，或素体脾虚，运化无权，水湿内蕴，阻滞中焦，最终致肠腑传导失司，发为本病。若脾胃运化失职，水谷不化，积水为湿，积谷为滞，湿滞内生；或肾阳不足，命门火衰，致脾失温煦，运化失职，水谷不化，升降失调，清浊不分，则发为泄泻。若气虚则大肠传送无力，血虚则津枯肠道失润，甚则阴阳俱虚，阴亏则肠道失荣，导致大便干结、便下困难；阳虚则肠道失于温煦，阴寒内结，导致便下无力、大便艰涩，发为便秘。若素体脾阳不足，或过服寒凉，损伤脾阳，内寒自生，渐至脾阳虚衰，气血不足；或肾阳素虚，或久病伤及肾阳，而致肾阳虚衰，均可致脏腑经络失养，阴寒内生，寒阻气滞，则生腹痛。正如《诸病源候论·久腹痛候》所说："久腹痛者，脏腑虚而有寒，客于腹内，连滞不歇，发作有时。发则肠鸣而腹绞痛，谓之寒中。"

2. 病机

IBS 发病基础是脾胃虚弱，其病位在肠，与肝、脾、肾相关。基本病机为肝郁脾虚。病理性质为寒热错杂、正虚邪实，且有夹湿热、夹痰、夹瘀之分，以脾虚为主者，又可兼夹肾阳虚。因禀赋不足，或感受毒邪，或饮食失调，或忧思恼怒，或劳倦久病，皆引起脾胃虚弱，脾虚失运，升降失司，水湿不化，清浊不分，夹杂而下，发为泄泻；或糟粕内停不下，发为便秘。脾虚日久，情志失调，焦虑抑郁，精神紧张，以致肝气郁结，横逆乘脾，引起肠道气机不利，肠道传导失司而导致腹痛与腹泻、便秘诸症共生。

二、西医认识

1. 胃肠道动力异常

胃肠道动力异常是 IBS 发病机制的重要方面，主要表现在结肠。研究发现，IBS 患者结肠运动异常，与健康对照者比较，IBS 患者进餐后结肠运动增加，乙状结肠收缩幅度增加，推进性蠕动频率增加，非推进性蠕动频率变化较小。另有研究发现，乙状结肠球囊扩张可增加 IBS 患者结肠运动和收缩幅度。

2. 内脏高敏感

IBS 患者常表现有腹痛或腹部不适感，这些症状无法单纯以肠道动力异常解释。大多数研究认为，IBS 患者存在内脏高敏感状态，即内脏组织对于刺激的感受性增强，包括痛觉过敏和痛觉异常，主要表现为腹痛或腹部不适。IBS 患者内脏高敏感主要表现在对胃肠道扩张或肠肌收缩等生理现象极为敏感，痛阈降低，对结肠镜检查的腹痛感觉高于健康人等。除了机械刺激外，IBS 患者对于化学与电刺激等也存在内脏高敏感状态。

3. 中枢神经系统对肠道刺激的感知异常

中枢神经系统可对脊髓后角神经元上传的肠道信号产生调节作用。近年来，多项研究证实 IBS 患者存在中枢感觉异常。长期反复出现内脏疼痛的 IBS 患者有大脑微观结构的变化，特别是在与融合感觉信息和皮质丘脑调节有关的区域。IBS 患者无法迅速适应环境改变和激活他们的右背外前额叶皮层。这些均提供了 IBS 患者存在中枢感知异常及脑–肠轴功能异常的直接证据。脑–肠轴是将胃肠道与中枢神经系统联系起来的神经–内分泌网络，对胃肠道各种功能进行调控。神经内分泌介质在 IBS 患者脑–肠轴中起到了搭建桥梁和调控功能的作用，研究较多的为 5–羟色胺和促肾上腺皮质激素释放激素（CRH）。大脑可以根据人体的不同状态调节并优化肠道功能，肠道上传到大脑的信息也同样能影响机体的反射调节与情绪调整等。

4. 肠道微生态失衡

大量研究资料证实，IBS 患者存在肠道微生态失衡。肠道微生态失衡在 IBS 发展中的作用机制包括改变微生物的组成比例与微生物的代谢活性，激活黏膜免疫和炎性反应，增加肠黏膜通透性和破坏黏膜屏障功能，扰乱脑–肠–菌群轴，引起肠道感觉运动功能障碍。

5. 肠道感染与炎症反应

流行病学研究显示，肠道急性细菌感染后部分患者发展为 IBS，约 1/4 的 IBS 患者症状起自胃肠炎、痢疾或其他直接影响胃肠功能的感染性疾病，称为感染后 IBS。研究证实，各种细菌、病毒感染因素促使肠黏膜肥大细胞或者其他免疫炎性细胞释放炎性细胞因子，引起肠道功能紊乱而发生 IBS。作为功能性肠道疾病，长期以来被认为不存在形态学的改变，而 IBS 患者肠道的低度炎性反应改变了这一说法，但并非所有 IBS 患者都存在炎性反应，且这种肠道低度炎性改变存在的原因尚不明确，有待于进一步研究。

6. 精神心理异常

相当比例的 IBS 患者伴有不同程度的精神心理障碍，包括焦虑、紧张、抑郁、失眠和神经过敏等。心理情绪精神障碍可以放大中枢对内脏信息的感知，导致肠道功能改变，从而产生并加重 IBS 患者的临床症状。IBS 患者腹痛、腹胀和排便异常等肠道功能的变化又可以反过来强化传入到中枢的神经信号，从而加重 IBS 患者的心理情绪障碍。

【诊断与鉴别】

一、中医诊断

1. 辨证要点

（1）辨寒热：泄泻大便色黄褐而臭，泻下急迫，肛门灼热者，多属热证；大便清稀或完谷不化者，多属寒证。便秘，大便艰涩，腹痛拘急，手足不温者，多为寒证；

大便干结，腹胀腹痛，口干口臭，身热，小便短赤者，多为热证。腹痛拘急，疼痛暴作，痛无间断，坚满急痛，遇冷痛剧，得热痛减者，为寒痛；痛在脐下，痛处有热感，时轻时重，或伴有便秘，得凉痛减者，为热痛。

（2）辨虚实：急性暴泻，泻下腹痛，痛势急迫拒按，泻后痛减，多属实证；慢性久泻，病程较长，反复发作，腹痛不甚，喜温喜按，神疲肢冷，多属虚证。年高体弱，或久病新产，粪质不干，欲便不出，便下无力，心悸气短，腰膝酸软，四肢不温，舌淡苔白；或大便干结，潮热盗汗，舌红无苔，脉细数，多属虚证。年轻气盛，腹胀腹痛，嗳气频作，面赤口臭，舌苔厚，多属实证。腹痛痛势绵绵，喜揉喜按，时缓时急，痛而无形，饥则痛增，得食痛减者，为虚痛；痛势急剧，痛时拒按，痛而有形，疼痛持续不减，得食则甚者，为实痛。

（3）辨脏腑：稍有饮食不慎或劳倦过度则泄泻即作或复发，食后脘闷不舒，面色萎黄，倦怠乏力者，多属病在脾；泄泻反复不愈，每因情志因素使泄泻发作或加重，腹痛肠鸣即泻，泻后痛减，矢气频作，胸胁胀闷者，多属病在肝；五更泄泻，完谷不化，小腹冷痛，腰酸肢冷者，多属病在肾。大腹疼痛，多为脾胃、大小肠受病；胁腹、少腹疼痛，多为厥阴肝经及大肠受病；小腹疼痛，多为肾、膀胱病变；绕脐疼痛，多属虫病。

（4）辨气血：便秘见粪质不干不硬，有便意但临厕排便困难，需努挣方出，挣则汗出短气、便后乏力者，多属气秘；大便干结，排出困难，面色无华，心悸气短，健忘、口唇色淡者，多属血秘。

2. 病机辨识

IBS 不同亚型的常见病机亦有所不同。IBS 腹泻型以肝郁脾虚证、脾虚湿盛证、脾肾阳虚证和大肠湿热证为主；IBS 便秘型以肝郁气滞证、肺脾气虚证、大肠燥热证和胃肠积热证为主；IBS 混合型以寒热夹杂证为主。

二、西医诊断

1. 诊断

（1）临床表现：IBS 的典型症状，根据其类型的不同主要包括腹痛、腹泻、便秘等。可以合并上消化道症状如烧心、早饱、恶心、呕吐等，也可有其他系统症状如疲乏、背痛、心悸、呼吸不畅、尿频、尿急、性功能障碍等。部分患者伴有明显的焦虑、抑郁倾向。常无特异性临床体征。

（2）辅助检查：

①实验室检查：

粪便检查：这是 IBS 重要的检查之一，有助于鉴别感染性和非感染性腹泻，包括大便常规、潜血、细菌培养、粪寄生虫查找等，以便针对性治疗。

血液检查：血常规、生化、C 反应蛋白、糖化血红蛋白、血清 IgE、血清肿瘤标志物、血淀粉酶和脂肪酶、食物不耐受等检查，可排除有无嗜酸粒细胞性胃肠炎、急慢性胰腺炎、糖尿病、胃肠恶性肿瘤及食物不耐受等。

②电子结肠镜检查：当体重下降明显时，应行结肠镜检查，查看肠道黏膜情况，以排除炎症性肠病、感染性肠病、缺血性肠病、结直肠恶性肿瘤等。

③钡餐灌肠 X 线：排除肠道肿瘤、腺瘤、息肉、炎症性肠病、溃疡、结核等肠道器质性病变。

④B 超检查：排除肝脏、胆囊、胰腺及腹腔病变。

⑤腹部 CT：排除急慢性胰腺炎、小肠病变、结直肠恶性肿瘤等。

⑥其他：对诊断可疑和症状顽固、治疗无效者，应有选择地做进一步检查，如血钙测定、甲状腺功能检查、乳糖氢呼气试验、72 小时粪便脂肪定量、胃肠通过时间测定、肛门直肠压力测定等，对其动力和感知功能进行评估，指导调整治疗方案。

（3）诊断标准：目前选用的是罗马Ⅳ标准，即反复发作的腹痛，近 3 个月内平均发作至少每周 1 日，伴有以下 2 项或 2 项以上：与排便相关；伴有排便频率的改变；伴有粪便性状（外观）改变。诊断前症状出现至少 6 个月，近 3 个月符合以上诊断标准。

（4）临床分型：临床根据 Bristol 粪便性状量表（表 3-6-1）分型。

①IBS 便秘型（IBS-C）：>1/4（25%）的排便为 Bristol 粪便性状 1 型或 2 型，且 <1/4（25%）的排便为 Bristol 粪便性状 6 型或 7 型。

②IBS 腹泻型（IBS-D）：>1/4（25%）的排便为 Bristol 粪便性状 6 型或 7 型，且 <1/4（25%）的排便为 Bristol 粪便性状 1 型或 2 型。

③IBS 混合型（IBS-M）：>1/4（25%）的排便为 Bristol 粪便性状 1 型或 2 型，且 >1/4（25%）的排便为 Bristol 粪便性状 6 型或 7 型。

④IBS 不定型（IBS-U）：患者符合 IBS 的诊断标准，但其排便习惯无法准确归入以上 3 型中的任何一型，故称之为不定型。

表 3-6-1 Bristol 粪便性状量表

Bristol 粪便性状分型	各型粪便性状
1 型	分散的干球粪，如坚果，很难排出
2 型	腊肠状，多块的
3 型	腊肠样，表面有裂缝
4 型	腊肠样或蛇状，光滑而柔软
5 型	柔软团块，边缘清楚（容易排出）
6 型	软片状，边缘毛糙，或糊状
7 型	水样，无固形成分

（5）报警征象：包括年龄 >40 岁新发病患者、便血、粪便隐血试验阳性、贫血、腹部包块、腹水、发热、体重减轻、结直肠癌家族史。对有报警征象的患者，需引起足够重视，并针对性地选择进一步检查以排除器质性疾病。

2. 鉴别

（1）炎症性肠病：两者均具有反复发作的腹痛、腹泻、黏液便等症状。肠易激综合征虽反复发作，但一般不会影响全身情况；而炎症性肠病往往伴有不同程度的消瘦、贫血、发热、虚弱等全身症状。结肠镜检查可明确诊断。

（2）感染性腹泻：反复发作的感染性腹泻有时与腹泻型 IBS 难以鉴别，感染性腹泻一般有感染史，起病急，多伴有呕吐、发热等症状，大便病原体培养或检测一般可明确诊断。

（3）结直肠癌：腹痛或腹泻是结直肠癌的主要症状，特别是直肠癌除腹痛腹泻外，常伴有里急后重或排便不畅等症，这些症状与肠易激综合征相似。结直肠癌常伴有便血，其恶性消耗症状明显，多见于中年以后，结肠镜和 X 线钡剂灌肠检查对鉴别诊断有价值，活检可确诊。

（4）功能性便秘：便秘型 IBS 与功能性便秘均以便秘为主要表现，主要鉴别点在于是否存在腹部不适或腹痛，且腹痛或腹部不适与排便是否直接相关。

（5）功能性腹泻：腹泻型 IBS 与功能性腹泻均以腹泻为主要表现，主要鉴别点在于是否存在腹部不适或腹痛，且腹痛或腹部不适与排便是否直接相关。

【治疗】

一、中医治疗

1. 治疗原则

IBS 的治疗以调和肝脾为主，但应根据 IBS 分型的不同特点，确立相应的治法。在治法上以调和肝脾为主，兼以健脾祛湿、温补脾肾或清热利湿、润肠通便，标本兼治，扶正以祛邪。

2. 辨证论治

（1）IBS 腹泻型

①肝气乘脾证

症状表现：腹痛即泻，泻后痛缓，发作与情绪变动有关，肠鸣矢气；胸胁胀满窜痛，腹胀不适。舌淡红或淡黯，苔薄白；脉弦细。

病机分析：七情所伤，肝失条达，横逆侮脾，脾失健运，故每因抑郁恼怒或情绪紧张之时，发生腹痛腹泻。胸胁胀满窜痛、肠鸣矢气，乃肝郁乘脾之象。舌淡红，脉弦，为肝旺脾虚之象。

治疗方法：疏肝健脾，行气止泻。

代表方药：痛泻要方（《丹溪心法》）。白术 15g，白芍 15g，防风 9g，陈皮 15g。

随症加减：气短、乏力者，加生黄芪、党参健脾益气；腹胀明显者，加厚朴、莱菔子、木香行气除胀；腹痛甚者，加延胡索、香附行气止痛；嗳气频繁者，加柿蒂、豆蔻温中降逆；腹泻甚者，加党参、乌梅、木瓜健脾止泻；烦躁易怒者，加牡丹皮、栀子清肝泄热。

②脾虚湿盛证

症状表现：餐后大便溏泄，畏生冷饮食，腹胀肠鸣；易汗出，食少纳差，乏力懒言。舌质淡或有齿痕，苔白，脉细弱。

病机分析：脾胃虚弱，运化无权，故餐后大便溏泄且不喜进食生冷；脾虚湿阻，气机不畅，故腹胀肠鸣；脾气虚弱，腠理不固，可见汗出；寒湿困脾，脾阳被遏，健运失司，则食少纳差；脾胃虚弱，气血化生不足，故乏力懒言；舌质淡或有齿痕，苔白，脉细弱，乃脾虚之象。

治疗方法：健脾益气，化湿止泻。

代表方药：参苓白术散（《太平惠民和剂局方》）。党参15g，白术15g，茯苓15g，莲子肉9g，薏苡仁15g，砂仁6g，桔梗3g，白扁豆15g，山药15g，炙甘草6g。

随症加减：腹部畏寒者，加干姜、肉豆蔻温中散寒；表虚易汗者，加炙黄芪、防风、浮小麦固表止汗；胸闷痞满者，加厚朴、藿香祛湿化浊；泻下稀便者，加苍术、泽泻祛湿止泻；夜寐差者，加炒酸枣仁、夜交藤养心安神。

③脾肾阳虚证

症状表现：黎明即泻，腹部冷痛，得温痛减；腰膝酸软，大便或有不消化食物，形寒肢冷。舌质淡胖，边有齿痕，苔白滑，脉沉细。

病机分析：泄泻日久，肾阳虚衰，不能温养脾胃，运化失常，黎明之前阳气未复阴寒较盛，故泄泻多在黎明之前、腹部作痛、肠鸣即泻；阳气不足，不能温煦脏腑肢体，故可见形寒肢冷；脾胃虚弱，运化无权，故可见水谷不化；舌淡苔白，脉沉细，为脾肾阳气不足之象。

治疗方法：温补脾肾，助阳止泻。

代表方药：附子理中汤（《太平惠民和剂局方》）合四神丸（《内科摘要》）。附子9g，党参15g，炒白术15g，干姜9g，五味子9g，补骨脂9g，肉豆蔻9g，吴茱萸6g，炙甘草6g。

随症加减：脾虚失运，食滞不化，加炒莱菔子、焦槟榔、焦神曲消食导滞；忧郁寡欢者，加合欢花、玫瑰花理气解郁；腹痛喜按、怯寒便溏者，可适当增加干姜用量，或加肉桂温中散寒。

④大肠湿热证

症状表现：腹痛即泻，泻下急迫或不爽，脘腹不舒；渴不欲饮，口干口黏，肛门灼热，粪色黄褐而恶臭，小便短赤。舌红，苔黄腻，脉濡数或脉滑数。

病机分析：湿热之邪，或夏季暑湿伤及肠胃，传化失常，气机不利，而发生泄泻腹痛。"暴注下迫，皆属于热"，湿热下迫大肠，故泻下急迫；湿热互结，则泻而不爽。湿热下注，故肛门灼热。粪色黄褐而恶臭，烦热口渴，小便短赤，舌质红，舌苔黄腻，脉濡数或滑数，均为湿热内盛之象。

治疗方法：清热解毒，利湿止泻。

代表方药：葛根芩连汤（《伤寒论》）。葛根15g，黄芩9g，黄连9g，炙甘草6g。

随症加减：口苦者，加龙胆草、栀子清热泻火；口干口渴者，加天花粉、生牡蛎、乌梅生津止渴；苔厚者，加石菖蒲、藿香、豆蔻祛湿化浊；口甜、苔厚腻者，加佩兰化湿行气；腹胀者，加厚朴、陈皮下气除胀；脘腹痛者，加枳壳、大腹皮行气止痛。

（2）IBS便秘型

①肝郁气滞证

症状表现：腹痛伴排便，大便干结难解，每于情志不畅时便秘加重；胸胁不舒，腹痛腹胀，嗳气频作，心情不畅时明显。舌质淡或黯淡，苔薄白，脉弦。

病机分析：七情所伤，肝失条达，横逆犯脾，脾失健运，故症状每于情志不畅时加重；糟粕内阻，腑气不通，故可见胸胁胀满、腹中作痛；浊气不降，胃气上逆，故嗳气频作；质淡或黯淡，苔薄白，脉弦为肝郁气滞之象。

治疗方法：调肝理脾，行气导滞。

代表方药：六磨汤（《证治准绳》）。沉香6g，木香12g，槟榔15g，乌药9g，枳实12g，生大黄6g。

随症加减：口苦或咽干者，加黄芩、菊花、夏枯草清热泻火；大便硬结者，加麻仁、杏仁、桃仁润肠通便。

②大肠燥热证

症状表现：腹痛伴排便，大便秘结，大便干硬；腹部胀痛，按之明显，口干口臭。舌质红，苔黄少津，脉细或细数。

病机分析：阴液虚耗，大肠燥热，以致水涸舟停，故可见大便干硬且秘结难行；大便不通，留滞肠腑，不通则痛，故腹部胀痛、按之明显；阴津亏于下，虚火炎于上，故见口干口臭；舌质红，苔黄少津，脉细或细数，均为阴虚燥热之象。

治疗方法：泄热导滞，润肠通便。

代表方药：麻子仁丸（《伤寒论》）。麻子仁15g，白芍18g，枳实15g，生大黄6g，厚朴15g，杏仁6g，白蜜适量。

随症加减：大便干结明显者，加用芒硝软坚散结通便；便秘重者，加玄参、生地黄、麦冬滋阴润燥；烦热或口干或舌红少津者，加知母、玄参生津止渴；头晕脑涨者，加枳壳、当归行气活血；心悸失眠者，加柏子仁、龙眼肉安神定悸；食少纳差者，加神曲、山药健脾和胃；腹痛明显者，原方白芍重用，或加延胡索行气缓急止痛。

（3）IBS混合型

寒热夹杂证

症状表现：腹痛伴排便，腹泻便秘交作，腹胀肠鸣；口苦，肛门下坠，排便不爽。舌黯红，苔白腻，脉弦细或弦滑。

病机分析：寒气客胃与热气相搏，寒热错杂，停积中焦，气血逆乱，气机阻滞，故见腹痛伴排便；寒热往来，故腹泻便秘交作；火炎于上则见口苦；湿热下注则见肛门下坠、排便不爽；舌黯红，苔白腻，脉弦细或弦滑为寒热错杂之象。

治疗方法：平调寒热，清上温下。

代表方药：乌梅丸（《伤寒论》）。乌梅6g，细辛3g，干姜6g，黄连6g，当归9g，附子（先煎）6g，蜀椒6g，桂枝6g，党参15g，黄柏6g。

随症加减：口苦者，加龙胆草、栀子清热泻火；腹胀肠鸣者，加用厚朴、生姜行气和胃；少腹冷痛者，去黄连，加小茴香、荔枝核温中散寒；胃脘灼热者，去花椒、干姜、附子，加栀子、吴茱萸清火泄热；大便黏腻不爽、里急后重者，加槟榔、厚朴、山楂炭化湿和胃。

3. 其他疗法

（1）中成药

①痛泻宁颗粒

药物组成：白芍、青皮、薤白、白术。

功能主治：柔肝缓急，疏肝行气，理脾运湿。用于肝气犯脾所致的腹痛、腹泻、腹胀、腹部不适等症；以及肠易激综合征（腹泻型）等见上述证候者。

用法用量：口服，一次5g，一日3次。

②参苓白术颗粒

药物组成：人参、茯苓、白术、山药、白扁豆、莲子、薏苡仁、砂仁、桔梗、甘草。

功能主治：健脾益气。用于脾虚湿盛，体倦乏力，食少便溏者。

用法用量：开水冲服，一次6g，一日3次。

③人参健脾丸

药物组成：人参、白术、茯苓、山药、陈皮、木香、砂仁、黄芪、当归、酸枣仁、远志。

功能主治：健脾益气，和胃止泻。用于脾胃虚弱所致的饮食不化、脘闷嘈杂、恶心呕吐、腹痛便溏、不思饮食、体弱倦怠者。

用法用量：口服，水蜜丸一次8g，大蜜丸一次2丸，一日2次。

④补脾益肠丸

药物组成：黄芪、党参、砂仁、白芍、当归、白术、肉桂、延胡索、荔枝核、干姜、甘草、防风、木香、补骨脂、赤石脂。

功能主治：益气养血，温阳行气，涩肠止泻。用于脾虚气滞所致的腹胀疼痛、肠鸣泄泻者。

用法用量：口服，一次6g，一日3次。

⑤四神丸

药物组成：肉豆蔻、补骨脂、五味子、吴茱萸、大枣。

功能主治：温肾散寒，涩肠止泻。用于肾阳不足所致的肠鸣腹胀、五更溏泄、食少不化、久泻不止、面黄肢冷者。

用法用量：口服，一次9g，一日1~2次。

⑥固本益肠片

药物组成：党参、白术、补骨脂、山药、黄芪、炮姜、当归、白芍、延胡索、木香、地榆炭、赤石脂、儿茶、甘草。

功能主治：健脾温肾，涩肠止泻。用于脾肾阳虚所致的腹痛绵绵，大便清稀或有黏液，食少腹胀，腰酸乏力，形寒肢冷，舌淡苔白，脉虚；以及慢性肠炎见上述证候者。

用法用量：口服，一次4片，一日3次。

⑦葛根芩连丸

药物组成：葛根、黄连、黄芩、炙甘草。

功能主治：解肌透表，清热解毒，利湿止泻。用于湿热蕴结所致的泄泻腹痛，便黄而黏，肛门灼热者。

用法用量：口服，一次3g，一日3次。

⑧香连丸

药物组成：木香、黄连（吴茱萸制）。

功能主治：清热燥湿，行气止痛。用于大肠湿热所致泄泻腹痛，便黄而黏者。

用法用量：口服，一次3~6g，一日2~3次。

⑨克痢痧胶囊

药物组成：白芷、苍术、石菖蒲、细辛、荜茇、鹅不食草、猪牙皂、丁香、硝石、白矾、雄黄、冰片。

功能主治：解毒辟秽，理气止泻。用于大肠湿热所致泄泻和痧气（中暑）者。

用法用量：口服，一次2粒，一日3~4次。

⑩胃肠安丸

药物组成：木香、沉香、枳壳（麸炒）、檀香、大黄、厚朴（姜炙）、人工麝香、巴豆霜、大枣（去核）、川芎。

功能主治：芳香化浊，理气止痛，健胃导滞。用于湿浊中阻，食滞不化所致的腹泻、纳差、恶心、呕吐、腹胀、腹痛；以及消化不良、肠炎、痢疾见上述证候者。

用法用量：口服，成人一次4丸，一日3次。

⑪四磨汤口服液

药物组成：木香、枳壳、槟榔、乌药。

功能主治：顺气降逆，消积止痛。用于中老年肝郁气滞食积证。症见脘腹胀满、腹痛、便秘者。

用法用量：口服，一次20mL，一日3次。

⑫补中益气颗粒

药物组成：炙黄芪、党参、炙甘草、当归、白术（炒）、升麻、柴胡、陈皮、生姜、大枣。

功能主治：健脾和胃，升阳举陷。用于脾胃虚弱，中气下陷所致体倦乏力、食少腹胀，久泻者。

用法用量：口服。一次3g，一日2~3次。

⑬滋阴润肠口服液

药物组成：当归、太子参、桑椹子、生首乌、桃仁、枸杞、肉苁蓉、草决明、牛膝。

功能主治：用于阴虚内热所致的大便干结，排便不畅，口干咽燥的辅助治疗。

用法用量：口服，一次10~20mL，一日2次。

⑭麻仁润肠丸

药物组成：火麻仁、苦杏仁、大黄、木香、陈皮、白芍。

功能主治：润肠通便。用于肠胃积热，胸腹胀满，大便秘结者。

用法用量：口服，一次1~2丸，一日2次。

⑮六味能消胶囊

药物组成：大黄、诃子、干姜、藏木香、碱花、寒水石。

功能主治：宽中理气，润肠通便，调节血脂。用于阴虚肠燥所致胃脘胀痛、厌食、纳差及大便秘结者。

用法用量：口服，一次2粒，一日3次。

⑯乌梅丸

药物组成：乌梅肉、花椒、细辛、黄连、黄柏、干姜、附子、桂枝、当归、人参。

功能主治：温脏安蛔，用于寒热夹杂证。治疗蛔厥，久痢，厥阴头痛，或脾虚引起的胃脘痛、肢体瘦弱者。

用法用量：口服，一次2丸，一日3次。

（2）单方验方

①单方

山药：取适量，煮汤服用。性平和，滋阴又利湿，滑润又收涩，补肺、肾及脾胃。用于泄泻日久伤及阴分，阴虚久泻者。

生白术：取适量，日一剂，水煎服。现代药理研究认为，白术对肠管活动有双向调节作用。当肠管兴奋时，呈抑制作用；当肠管抑制时，则呈兴奋作用。

②验方

理肝健脾汤：白术、茯苓、白芍、当归、炙甘草等。水煎服，一日2次。功能疏肝健脾。用于IBS腹泻型肝郁脾虚证。

葛连藿苏汤：葛根、黄连、苏叶、炙甘草、藿香等。水煎服，一日2次。功能清热祛湿，疏肝醒脾。用于IBS脾虚湿热证。

（3）外治疗法

①推拿：IBS便秘型患者可取穴中脘、天枢、大横、关元、肝俞、脾俞、胃俞、肾俞、大肠俞、长强等。操作时以轻快的一指禅推法在中脘、天枢、大横、关元等穴治疗，配合指按揉中脘、天枢、大横穴，并用掌摩横结肠、乙状结肠。

IBS腹泻型患者，可采用腹部按摩法，以全腹有波动感为好。

②热敷：取薏苡仁、白术、香附、厚朴、茯苓各30g，青皮、橘皮、麸皮、白芍各15g，研成细末。放入锅内炒热后装入布袋内，敷贴在小腹部，一次20分钟。

③熏洗：

方法一：将炮姜、附子、益智仁、丁香各20g，放入锅内加水煎煮，取汁擦洗全身。用于晨起则腹痛欲泻，伴腰膝酸冷，四肢不温者。

方法二：将白扁豆 100g，葛根 20g，车前草 15g 共同煎煮 20 分钟，取药汁备用。取药液熏洗、浸泡双脚 30 分钟，药液温度保持在 30℃ 左右，冷则加热。适用于大便溏泄，水谷不化，每食生冷油腻或难消化食物则腹泻加重，腹部隐痛，喜暖喜按，食欲不振者。

④足疗：选取足部小肠、升结肠、横结肠、降结肠、乙状结肠、直肠及肛门、下腹部、腰椎及尾骶骨反射区。以中度手法刺激以上反射区各 3～5 分钟，一日 1 次，一次 20～30 分钟。用于脾胃虚弱者。

（4）针灸疗法

①体针：主要以健脾化湿为主，针对不同病证辨证论治。或调理肝脾，舒畅气机；或清利湿热，调理肠道；或健脾补肾，温中散寒。处方选穴以任脉、足阳明胃经及相表里的足太阴脾经为主，辅以背俞穴及胃肠下合穴。腹泻型常用穴位有中脘、足三里（双）、肾俞（双）、命门、天枢、梁门（双）、上巨虚（双）、三阴交等。便秘型常用取穴有天枢、大横、气海、腹结、大肠俞。偏气虚者，加肺俞、脾俞、足三里、长强，用补法；偏阳虚者，加肾俞、命门、关元，用温针灸。同时可加刺督脉相关穴位，如百会、四神聪、神庭等达到"通督调神"的作用。

②耳针：取穴直肠下段、大肠、便秘点、交感、脾、胃。每次取 2～3 穴，强刺激，留针 20～30 分钟，每日或隔日 1 次。

③穴位埋线：主穴取大肠俞、天枢、上巨虚。配穴：脾虚气弱者加足三里，津枯血少者加血海，脾肾阳虚者加肾俞，肠道实热者加下巨虚，肠道气滞者加肝俞。

（5）药膳疗法

①酥蜜粥：将大米 100g 淘净，煮粥，待熟时调入蜂蜜、酥油各 30g，再煮一二沸即成，每日 1 剂，连续 35 天。用于气血亏虚，肠燥便秘，大便干结难解者。

②黄芪芝麻糊：黄芪 5g 水煎取汁，黑芝麻 60g 炒香研末，蜂蜜 60g，共同调匀，饮服，每日 1 剂，连续 35 天。用于气虚便秘，排便无力，便后疲乏，汗出气短者。

③蔗汁蜂蜜粥：将大米 50g 煮粥，待熟后调入蜂蜜 50mL，甘蔗汁 100mL，再煮一二沸即成，每日 1 剂，连续 35 天。用于热病后津液不足，肺燥咳嗽，大便干结者。

④八宝清补凉羹：薏苡仁、怀山药、莲子、大枣各 40g，百合、沙参、芡实、玉竹各 20g，共煮汤，加糖，连汤带渣服食。用于肺虚咳嗽，津亏虚热腹泻者。

⑤黄芪粥：生黄芪 30～60g，浓煎后去渣取汁，粳米 100g 同煮粥，煮熟后加入适量红糖、陈皮，再煮沸食用。功能补中益气，健脾养胃，消肿利水。用于中气不足，内伤劳倦，体虚自汗；以及慢性腹泻，慢性肾炎，慢性肝炎，疮疡溃烂久不收口，年老或体弱浮肿等一切气血不足之病证。阴虚火旺，舌红，脉数者忌食。

⑥桃杞乌鸡汤：将乌鸡内外用适量黄酒、酱油抹匀，炒锅置旺火上，放茶油 1000g，烧八成熟，将鸡放入，炸成金黄色捞出，投入沸水中煮 5 分钟，去掉浮油。将精盐、酱油、核桃 150g，枸杞 100g 放入鸡腹内，用线缝好，盛入瓦罐里，加入清水，用茶油适量，将葱段炸成金黄色入瓦罐，置旺火上烧开，改用小火炖软烂；加入

葡萄酒、味精适量，即可食用，每周2剂。用于老年人伴有习惯性便秘者。

⑦鲫鱼羹：大鲫鱼1000g，鱼腹内装入陈皮、缩砂仁、荜茇、胡椒各10g，大蒜2头，泡辣椒10g，食盐、葱、酱油适量。将鲫鱼入油锅内煎熟，加入适量水，用小火炖煮成羹即成，空腹食用。用于脾胃虚寒之慢性腹泻，慢性痢疾者。

二、西医治疗

1. 治疗原则

在建立良好医患关系基础上，消除患者顾虑，改善症状，提高生活质量，根据症状严重程度进行分级治疗，根据症状类型进行对症治疗。注意治疗措施的个体化和综合运用。建议采用综合治疗，应包括精神心理行为干预治疗、饮食调整及药物治疗。

2. 一般治疗

详细询问病史以求发现诱发因素，并设法予以去除。告知患者IBS的诊断并详细解释疾病的性质，以解除患者的顾虑和提高患者对治疗的信心。教育患者建立良好的生活习惯，饮食上避免诱发症状的食物。高纤维食物有助于改善便秘。对伴有失眠、焦虑者，可适当给予镇静药。

3. 药物治疗

（1）解痉药：抗胆碱药物可作为缓解腹痛的短期对症治疗。匹维溴铵为选择性作用于胃肠道平滑肌的钙通道阻滞剂，对腹痛亦有一定疗效，且不良反应少。

（2）止泻药：洛哌丁胺或地芬诺酯的止泻效果好，用于腹泻症状较重者，但不宜长期使用。轻症患者，宜使用吸附止泻药如蒙脱石、药用炭等。

（3）促动力药：适用于腹胀较明显及便秘型IBS，如莫沙必利、伊托必利等。

（4）通便药：对便秘型患者酌情使用泻药，宜使用作用温和的轻泻剂以减少不良反应和药物依赖性。常用的有渗透性轻泻剂如聚乙二醇、乳果糖或山梨醇，容积性泻药如甲基纤维素等也可以选用。

（5）抗抑郁药：如小剂量阿米替林、西酞普兰、氟西汀等对于腹痛症状重，上述治疗无效且精神症状明显者可试用。

（6）肠道微生态制剂：如双歧杆菌、乳酸杆菌、酪酸菌等制剂，可纠正肠道菌群失调，对腹泻、腹胀有一定疗效。

（7）抗生素：利福昔明可改善非便秘型IBS总体症状以及腹胀、腹泻症状。

4. 其他疗法

症状严重且顽固，经一般治疗和药物治疗无效者，应予心理和行为治疗，包括心理治疗、认知疗法、催眠疗法和生物反馈疗法等。

【预防调护】

一、饮食注意

饮食有节，宜清淡、富营养、易消化食物为主，避免进食肥甘厚味或生冷、煎炸食物，并减少产气食物如大豆、洋葱、奶制品等的摄入。

二、生活注意

避免精神刺激，解除紧张情绪，保持乐观态度，是预防本病的关键。适当的运动锻炼，增强体质，有利于预防本病的发生。本病精神护理很重要，医护人员须与患者及家属相互配合，解除患者的思想顾虑，详细告知其本病的起因、性质及预后，以解除其紧张的情绪，树立对治疗的信心。

【名医经验】

一、徐景藩

1. 学术观点

（1）病机认识：

①脾虚湿盛为发病之本。若脾失健运则水反为湿，谷反为滞，清浊相混，水走肠间而为泄泻；病程较长，反复发作，久病脾虚，运化失健，而致水湿内生，湿邪困遏中土，两者互相影响，互为因果，以致脾胃日益虚弱，病久迁延难愈。

②病久不愈可殃及肝肾。若情志忧郁，肝失条达，气机郁滞，横逆犯脾，则可使脾运失健，导致泄泻；或久泻脾虚，土虚木贼，肝木乘土，而成脾虚肝郁之证。若年迈体弱，或久病之后，损伤肾阳，肾阳虚衰，命火不足，不能温煦脾土，脾运失健而致水湿停聚，下注大肠而致泄泻。脾、肝、肾三脏互相影响，最终导致三脏同病。

③湿热血瘀是发病之标。由于脾胃虚弱，不能运化水谷，因而水湿内生，湿邪久蕴肠腑，每易郁而化热，临床常表现大便带有黏液、口苦、舌红、苔黄腻的肠腑湿热症状。本病也可因脾气亏虚，推动无力，肝失疏泄，气滞血瘀，肾阳虚不能温煦而致肠络瘀阻，部分患者兼有腹痛如刺如绞、舌黯、舌下瘀紫等血瘀征象，所以湿热血瘀是本病主要兼证。

（2）治法心得：

①健脾。健脾需分气虚、阴虚、阳虚。临床当需细辨，方能药证相符，丝丝入扣。脾气虚证，治疗当健脾化湿，用香砂六君子汤加减；脾阳不足证，治拟温中健脾，方选附子理中汤加减；脾阴不足证，治当健脾养胃，可选参苓白术散或慎柔养真汤加减，在选养阴药时需注意避免使用可加重腹泻的药物，常用药物有山药、白扁豆、薏苡仁、白芍、白术、莲子、黄精、乌梅等；如久泻脾虚气陷，肛门下坠，可升阳举陷，用补中益气汤加减，常用的补气升提之品有荷叶、葛根、升麻、桔梗、防风、羌活等。

②调理肝脾有偏虚偏实之异。肝脾失调证有土虚木侮和木横克土两个证型，前者偏于虚证，后者偏于实证；土虚木侮是在脾虚基础上，肝木乘土，治疗要以健脾为主，佐以疏肝，常用参苓白术丸或香砂六君子汤加佛手片、香橼皮等疏肝理气之品；木横克土证，治疗当以疏肝为主，佐以健脾，可选用痛泻要方或柴胡疏肝散加健脾药

物组方。

③温阳补肾常用于病久高龄患者。肾虚泄泻多在黎明之前，阴寒极盛，阳气未复之时，每日必泻，连年累月，久久不止。肾阳虚衰则脾得不到命火温煦，水湿不化而下趋，肾虚开阖失司，故久泻不愈。治当温补肾阳，用四神丸加附子、肉桂或附子理中汤加淫羊藿、仙茅；对于高龄老人，脾肾阳虚，大便滑脱失禁，完谷不化，或便秘者，可用半硫丸治疗，常用药物有熟地黄（砂仁拌炒）、制附子、肉豆蔻、五味子、吴茱萸、补骨脂、党参、白术、茯苓，并用伏龙肝60g煎汤代水。需要指出的是，五更泄泻不全是肾虚，亦有肝郁引起，临床不可不知。

④收涩止泻可与化湿药物同用。阳虚泄泻，滑脱不禁者，可用真人养脏汤、赤石脂禹余粮汤、桃花汤等固涩止脱。临床常见久泻患者，滑脱不禁，而舌苔又腻。一般认为，苔腻为兼夹湿邪，用收涩药有闭门留寇之弊，湿邪难去。然而此时正气已虚，泄泻不止，更伤正气，病体难复，故可配合化湿同用，常收到很好效果。

⑤保留灌肠适用于病位在左半结肠。肠易激综合征病位在肠者，药液灌肠可直达病所，对于肠道炎症有较好疗效，尤其对于一些病位在左半结肠、病情缠绵难愈的患者，可采用内服结合中药点滴保留灌肠的方法。患者取左侧卧位，臀部垫高20cm，药液温度以40℃左右为宜，灌肠前需排空大小便，一般可保留8~12小时，灌肠药用量为口服药的2~5倍。常用方：地榆30g，白及10g，石菖蒲20g。如有黏液便，加黄柏20g，败酱草30g。

2. 经典医案

医案一 李某，女，40岁，公交职工。

首诊：1994年4月7日。

主诉：大便溏泄、排白色黏冻3年，加重3个月。

现病史：患者3年前夏季患腹痛下利，某医院诊为急性菌痢，经治疗基本痊愈。但2个月后大便溏泄，一日2~3次，带有白色黏冻，无腹痛、里急后重之症。又经诊治，服抗菌药物数月，大便每日1~2次，仍不时便中有白黏液。3个月来因工作劳累，大便每日2~4次不等，排白色黏冻较多。检查大便多次，均谓"黏液"，未见红、白细胞；培养3次，均未见细菌生长。进荤食则白冻尤多，故常以素食为主。精神差，易疲劳，胃中略有痞胀，食欲稍减退。服中、西药物多种，症状依然。起病以来，无咳嗽、咳痰、寒热等症。现症：大便溏软，有大量白色黏液，如稠涕状。镜检未见红、白细胞及脓细胞。面色略呈萎黄，舌质淡红，舌苔薄白，中根白腻，脉细。

临证思路：本例以大便溏泄、带有白色黏冻为主症，诊断为"痰泻"比较确切。一则在形态上似痰，二则从病理因素认识为痰，治法从化痰化湿入手。徐老参阅患者以往病历记录，治法以清热解毒为主，中、西药物均有颇多苦寒之品，如中药黄连、黄芩、白头翁等，西药诺氟沙星、小檗碱等，治效不著而影响食欲。可见前医临床思考方法多从"火""热""毒"着想，此亦时下治疗类似疾患的误区之一。

选方用药：炒苍术10g，焦白术10g，制川厚朴10g，炒陈皮10g，法半夏10g，炒薏苡仁30g，冬瓜子30g，桔梗10g，荷叶15g，炒防风10g，云茯苓15g，炙甘草5g，焦山楂15g，焦神曲15g。水煎服，共10剂。

用药分析：本例初起系急性痢疾，多以肠腑湿热内蕴，损及脂膜，气血不和所致，经及时治疗而症状基本向愈。当时症状、苔脉不详，唯从所述用药，纯服西药以抗菌为主，当属苦寒之列。以后大便出现白色黏液，便溏次多，现在舌苔中根白腻，结合便溏白黏，皆由脾运失职，升降失常，脾虚生湿酿痰，治宜运脾健中、温化痰湿，故以平胃二陈汤加减。苍术与白术同用，运脾与健脾相伍。陈皮、半夏、薏苡仁、冬瓜子、桔梗、茯苓均为化痰常用之品。加防风祛风以胜湿，荷叶升其清阳，山楂、神曲以助脾胃运化。甘草和中。药均平淡无奇，其中桔梗用10g，一则宗其"升举"之意，二则宗其"化痰排脓"之功，消除大便黏液，故用量略大。

二诊：上方连服10剂，大便逐渐成形，便中黏液逐渐减少，每日排便1~2次，舌苔根部白腻渐化，食欲基本正常。原方去制川厚朴，改苍术为6g；加炒党参10g，炒山药15g，隔日1剂。服10剂，精神、饮食正常，大便日行1次，成形，未见黏液。逐渐进食荤菜（低脂）亦能适应。随访7个月，症状稳定未发。

用药分析：通过治痰方药而取得效果，初步能证明此诊断的可行性，亦说明理、法、方、药的一贯性和辨证施治的重要性。此时加入党参、山药健脾益气之品，有助于患者正气的恢复。

医案二 沈某，男，47岁，干部。

首诊：1995年4月6日。

主诉：泄泻时作，伴腹痛肠鸣2年，加重1个月。

现病史：患者于2年前因饮食不当，进食冷菜而致泄泻。初起时大便每日4~5次，经治疗2日后，便泻控制。一周后又发作，大便每日2~3次，均伴有腹痛肠鸣，痛位于脐下少腹，便后得减或消失，以后每月发作3~4次，每次发作1~2日，至今已有两载。曾多次诊查，提示结肠无明显器质性病变，大便常规及培养多次亦阴性，诊为肠易激综合征。服多种中、西药物，效果不著。近1个月来发作较重，大便每日3~4次，量少而溏，甚则有时如水样，仍有脐下隐痛，肠鸣辘辘，早、中餐进食片刻即有便意，且觉精神疲乏，影响工作与生活。起病以来，无发热、恶寒，大便无脓血及黏液。不嗜酒辛。无结核病、肝炎、胰胆疾患等病史。面色欠华，舌苔、舌质正常，脉象稍弦且数，心率86次/分，律齐。脐下轻度压痛，肠鸣音稍亢进。大便黄、软，常规检查未见异常。钡灌肠X线检查未见异常（肠镜已查过2次，无明显器质性病变，不愿再查）。

临证思路：本例诊断为泄泻（久泻）。伴有腹痛，少腹为肝经所络，故属肝脾不调之证。泄泻病位在脾，久泻脾必虚，脾虚必生湿，湿胜则濡泄。肝郁与脾虚并存，治当抑肝健脾利湿。然病历记载中参苓白术散、痛泻要方、五苓诸剂已屡服，虽当时见效，然常发常服，效却不著。嘱患者回忆诱发因素，除饮食不当以外，与情志（紧张、郁怒等）因素亦有一定关系。参考此项问诊，结合脉象稍弦而数，考虑应从肝调治作为主法，抑制肝木之恣横，敛摄肝阴，疏调肝气，使肝气条畅，不致侮土，则可缓解症状，减少复发，以利康复。

选方用药：炒白芍 20g，乌梅炭 15g，炒木瓜 15g，合欢花 10g，合欢皮 10g，炒麦芽 30g，蝉蜕 3g，原蚕沙（包）15g，乌药 10g，炒防风 10g，焦白术 10g，茯苓 15g，炒陈皮 6g，炙甘草 3g，红枣 7 枚，焦建曲 15g。水浓煎，共 14 剂，日 3 次口服。

用药分析：本例久泻属肝脾不调（或肝脾不和），亦是常见之病证。以往所用方药，均合乎病机，当时亦能奏效，然而屡屡发作，不得巩固，且发作尤重。故治肝与治脾之主次轻重，应认真权衡。以往偏于治脾，现在以治肝为主，敛疏相合，不使太过、不及，药合病情，经治好转，初步证实此法比较恰当，说明医者构思之要。处方中白芍、白术、陈皮、防风乃痛泻要方，加入敛摄之乌梅、木瓜，开郁疏达之合欢、乌药，复加甘麦大枣之意，甘药以缓肝之苦急。至于蝉蜕、原蚕沙二味，与防风、白芍相配，对结肠过敏有效。实践证明，蝉蜕、原蚕沙对过敏性皮肤疾患有效。"内外相应"，过敏引起的腹痛、肠管功能失调，同样也可用此二药。其药效机理，尚须进一步研究阐明。

二诊：服上方 14 剂后，大便未泻，每日 1 次。嘱患者继续服 35 剂。

三诊：来诊时，大便保持每日 1 次，偶有 2 次，但微溏而不若以往之下利状。以后每周服 3 剂，历 3 个月，能维持疗效，大便逐渐成形，饮食如常，精神亦恢复，一直正常工作。治疗期间，多次劝慰，注意情志调摄，保持饮食有节，生活规律，以助药物之作用，患者能遵医嘱，配合治疗。

二、周仲瑛

1. 学术观点

（1）病机认识：病变主脏属脾，病理因素主要为湿。因脾胃运化功能不调，小肠受盛和大肠传导失常所致。但暴泻为湿食等邪气壅滞中焦，脾不能运，肠胃失和，不能分别水谷清浊，病属实证；久泻为脾虚生湿，健运无权；或因肝强脾弱，肝气乘脾；或因肾阳虚弱，不能助脾腐熟运化水谷，病属虚证。由于久泻往往为暴泻转归形成，既有从实转虚的主要方面，也有虚中夹实的情况，每在脾胃虚弱的基础上，因感受外邪——寒湿或湿热，饮食不节，而致病情加重或引起急性发作，表现脾虚夹湿和夹食的证候。为此，既要掌握久泻的特点，也要注意与暴泻联系互参。因为久泻的病理变化，主要为脾胃虚弱，运化不健，湿从内生，所以治疗原则应以健脾化湿为主，并掌握脏器之间的整体关系，肝脾或脾肾同病，注意虚中夹实的证候，根据具体情况，采取各种治疗方法。

（2）治法心得：

①补气健脾法：用于脾气虚弱，运化不健，腹泻时轻时重，大便或溏或稀，或夹有不消化食物，食少，脘闷腹胀，精神倦怠，面色萎黄，甚至面浮足肿，舌苔淡白，脉象缓弱等症。处方可用参苓白术散加减。如脾虚气滞，腹胀隐痛，可配木香。若夹湿者，一般仍从脾虚生湿着眼，通过补益脾气以化湿邪，但补虚不可纯用甘味，甘味太过易生湿邪，当佐以辛香醒脾助运之品。湿盛而见脘闷腹满苔腻者，白术可易为苍术，再加川厚朴。脾运不健，食滞不化，而致腹泻发作加重者，可酌加六曲、山楂、

鸡内金、谷芽、麦芽等以消食助运。湿食积滞明显时，当酌减补脾之品，暂以治标为主。脾气虚弱的腹泻，反复不愈者，每易从气虚而发展至脾阳虚弱，治当配合温中运脾之法。

②温中运脾法：用于脾虚内寒，阳气不振，大便经常稀薄或有完谷不化，腹中冷痛，肠鸣，喜温喜按，畏寒肢冷，面色无华，舌苔淡白而润，脉细。处方可用理中汤加味。阳虚明显，畏寒，手足不温，可加附子、肉桂；腹胀冷痛，可配川椒或荜澄茄。如脾胃虚寒而肠有湿热，泻下物有黏液，腹痛较显，腹泻发作加重，苔白或黄者，可加黄连、茯苓，采取温清并施之法。如寒积在肠，腹泻时发时止，胀痛拒按，泻下不爽，混有黏冻，服温补药不效者，可暂伍温通法，配合肉桂、大黄。如脾虚病久而致阳气下陷者，当配合益气升阳法。

③益气升阳法：用于脾虚中气不振，清阳下陷，久泻不愈，大便溏薄，肛门下坠或脱出，食后即欲腹泻，或大便虽然次数增多，但仅软而不成形，腹胀或微痛，神疲气短，舌苔淡白，脉细弱。处方可用补中益气汤加减。腹胀痛者去白术，加苍术、木香，并可酌配葛根、羌活之类，鼓舞脾胃清气，且取"风能胜湿"之意。

④温肾暖脾法：用于脾虚及肾，命门火衰，不能助脾腐熟水谷，久泻不愈，每在黎明五更时肠鸣腹痛，泻下淡黄稀水，夹有完谷，泻后疼痛得缓，大便日三四行，腹部觉冷，下肢畏寒，舌苔淡白润滑，舌体胖嫩，脉沉细无力。处方可用四神丸加味。偏于肾阳虚，怕冷明显者，加附子、肉桂、鹿角霜、钟乳石。偏于脾虚者，配人参、白术、山药、扁豆、炮姜。如有滑脱者，应与固涩法同用。若脾阳虚寒证，用温中运脾法而疗效不著者，亦可取温肾补火之法，以助脾阳的来复。

⑤涩肠止泻法：亦称"固涩"法。用于脾肾阳虚，不能固摄，久泻谷道滑利，肛门脱出不收，大便滑泄不禁者。处方可用赤石脂禹余粮丸加诃子、石榴皮、肉豆蔻、龙骨、罂粟壳等，亦可吞服震灵丹。此法需与温补脾肾之法配合，方能取得协同的效果。若肠道有湿滞者禁用。

⑥抑肝扶脾法：用于肝旺脾弱，肝气犯脾，每因精神因素而致腹痛腹泻发作或加重，腹痛作胀，痛则欲泻，泻下溏薄，肠鸣攻痛，得矢气则痛减，平时常有胸胁胀满，脘痞，嗳气，食少，舌苔薄白，脉弦。处方可用痛泻要方加香附、玫瑰花、佛手、青木香。如兼湿热内蕴，合戊己丸清热燥湿，泻肝和脾；肝郁而胸闷胁胀痛者，再加柴胡、枳壳；脾虚食少神疲者，再加太子参、山药、扁豆、谷芽。如肝脾不和，寒热错杂，可取苦辛酸合法，予乌梅丸。

⑦酸甘敛补法：用于脾气虚弱，久泻伤阴，表现为气阴两虚。既有虚浮，神倦，气短，腹胀；又见口干思饮，虚烦颧红，舌光剥无苔，或起糜点等阴伤证候。或因肝气犯脾，气郁日久，化火伤阴；症见泻下如酱，黏滞不畅，口干，口苦，胸膈烦闷，舌质红，苔黄，脉细弦数者；治用酸味收敛之品，与甘缓补益脾胃药配伍，使酸与甘合而化阴，药如乌梅、木瓜、白芍、甘草、麦冬、石斛等。脾气虚者，当配合甘淡补脾之品，与参苓白术散合用，不宜甘寒柔润，以免碍脾；肝经有热者，可伍用黄连、黄芩以苦泄之。

2. 经典医案

医案一　张某，女，66岁。

首诊：1992年10月31日。

现病史：慢性腹泻5年，大便少则每日3~4次，多则7~8次，进食生冷油腻易于诱发或加重，经肠镜等检查未见明显异常，多方治疗，效果不显。刻诊：腹泻便溏，无脓血，每日4~5次，腹胀肠鸣；兼见下肢浮肿，口干欲饮，饮不解渴，偶有鼻衄，舌紫红有裂纹，苔中部黄腐腻，脉细弦。

临证思路：本例腹泻，症见口干欲饮、饮不解渴，偶有鼻衄，结合舌脉，四诊合参，辨证属久泻脾虚阴伤，肝气乘侮。

选方用药：山药12g，苍耳草12g，炒白芍12g，炙甘草3g，炙鸡内金6g，乌梅6g，石斛6g，木瓜6g，玫瑰花5g，太子参10g，南沙参10g，白扁豆10g。水煎服，共15剂。

用药分析：治宜补脾阴，健脾运，尤应慎用香燥温热之品。常用药如太子参、山药、白扁豆、石斛、炒白芍、炙鸡内金、生麦芽等，酸甘之品既可化阴，又能抑肝，可适当加入；肝气乘侮，可加炒延胡索；兼夹肠腑湿热者，加败酱草、生薏苡仁等。方中苍耳草一味，系经验用药，对于过敏因素有关之泄泻，每多用之。

二诊：服上药半月，大便基本转为正常，日1次。但腹中仍有鸣响，腹胀、口干减轻，苔中腐腻已化，舌质干红好转，脉仍细弦。原方加生麦芽10g，继服14剂。

用药分析：肝强脾弱，仍当酸甘养阴、调和肝脾。原方加生麦芽10g疏肝理气。

医案二　柳某，女，59岁。

首诊：1994年6月14日。

现病史：腹泻数年余，反复发作，每因进食生冷而诱发，大便溏薄，每日2~3次，便前腹痛、肠鸣、矢气较多，食欲不振，腹部畏寒，舌苔薄黄腻，脉弦。

临证思路：本例腹泻，症见便前腹痛、肠鸣、矢气较多，食欲不振，腹部畏寒。此乃脾虚不健，肠腑湿热，肝木乘克。

选方用药：党参10g，炒白芍10g，焦山楂10g，焦神曲10g，炒延胡索10g，焦白术10g，炮姜炭3g，黄连3g，炙甘草3g，吴茱萸1.5g，败酱草12g，诃子5g，玫瑰花5g。水煎服，共14剂。

二诊：服药14剂，大便逐渐成形，每日1次。但近日因气候炎热进食生冷，致使大便又溏，每日2次；腹痛肠鸣不著，腹部怕冷。舌红，苔右半黄腻，脉弦滑。此属脾寒肠热，肝邪乘侮。治拟理中清肠，抑木扶土。予原方去炒延胡索、诃子、玫瑰花；加炒黄芩5g，肉桂（后下）2g，石榴皮10g。水煎服，共7剂。

用药分析：该患者脾虚木乘与肠腑湿热并存，寒热虚实错杂。治以理中清肠，寒热并投。药证相合，故取良效。周老针对该型患者寒热并见之特点，常用寒热药物相配的药对，如黄芩与炮姜炭、黄连与吴茱萸等，取芩、连以清热燥湿，炮姜、吴茱萸以温中散寒，正合寒热错杂之病机，故寒热并行而不悖。

三诊：继服7剂，大便转常，诸症消失，随访至今未复发。

医案三 吴某，女，41 岁。

首诊：1986 年 7 月 22 日。

现病史：慢性腹泻病史多年，每因情志因素或饮食不当而诱发或加重，此次发作持续已近 4 个月，经数家医院检查未能明确诊断。刻下肠鸣便溏，腹痛即泻，泻下物呈不消化状，腹部怕冷，矢气较多，寐差失眠，口干苦，舌质偏黯，苔薄白腻，脉细弦。

临证思路：本例腹泻证属肝脾不和，拟抑肝扶脾法。

选方用药：焦白术 10g，炒白芍 12g，甘草 3g，黄连 3g，花椒壳 3g，玫瑰花 3g，陈皮 5g，防风 5g，炒枳壳 5g，肉桂（后下）5g，吴茱萸 1.5g，乌梅 6g，苍耳根 15g。水煎服，共 20 剂。并嘱其调畅情志，切忌恼怒。

用药分析：本例证属肝脾不调，投痛泻要方加味。方中白芍、乌梅与甘草相配，酸甘合用，酸以制肝，甘以健脾。黄连配肉桂，意取交泰而安神；黄连又配吴茱萸，则苦辛寒热同用，调和肠胃。复加花椒壳、炒枳壳以理气，苍耳根止泻，玫瑰花开郁。全方泻木安土，调中止泻，配合情志调适，遂收良效。

二诊：服上方 20 剂后，腹泻基本控制，大便每日 1～2 次，尚能成形，腹胀、肠鸣趋向缓解，腹痛不著，夜寐略有改善，腹部仍有冷感，舌脉如前。原方去苍耳根，加山药 10g，改肉桂 3g。续服 14 剂。

用药分析：效不更方，久利后恐脾阴耗伤，故加山药；继服 14 剂，大便转常，余症基本消失。

（温艳东 马唯）

参考文献

[1] Lacy B E, Mearin F, Chang L, et al. Bowel disorders [J]. Gastroenterology, 2016, 150 (5)：1393 – 1407.

[2] 中华医学会消化病学分会胃肠功能性疾病协作组，中华医学会消化病学分会胃肠动力学组. 中国肠易激综合征专家共识意见 [J]. 中华消化杂志，2016，36 (5)：299 – 312.

[3] Sperber A D, Dumitrascu D, Fukudo S, et al. The global prevalence of IBS in adults remains elusive due to the heterogeneity of studies：a Rome Foundation working team literature review [J]. Gut, 2017, 66 (6)：1075 – 1082.

[4] 熊理守，陈旻湖，陈惠新，等. 广东省社区人群肠易激综合征的流行病学研究 [J]. 中华医学杂志，2004，84 (4)：278 – 281.

[5] 张璐，段丽萍，刘懿萱，等. 中国人群肠易激综合征患病率和相关危险因素的 Meta 分析 [J]. 中华内科杂志，2014，53 (12)：969 – 975.

[6] 卢友琪，赵智强. 略论肠易激综合征的中医认识 [J]. 中国中医急症，2016，25 (3)：440 – 442.

[7] 左秀丽. 肠易激综合征病因及发病机制 [J]. 中华消化杂志，2015，35 (7)：434 – 438.

[8] 张声生，魏玮，杨俭勤. 肠易激综合征中医诊疗专家共识意见（2017）[J]. 中医杂志，2017，58 (18)：1614 – 1620.

[9] 李军祥，陈誩，唐旭东，等. 肠易激综合征中西医结合诊疗共识意见（2017 年）[J]. 中国中西医结合消化杂志，2018，26 (3)：227 – 232.

[10] 于效力.理肝健脾汤联合常规西医干预措施治疗腹泻型肠易激综合征肝郁脾虚证48例 [J].中医研究,2018,31(8):33-36.

[11] 池美华,王忠建,姚懔,等.葛连藿苏汤治疗腹泻型肠易激综合征35例[J].浙江中西医结合杂志,2012,22(6):483-484.

[12] 毛娜,郭凯,陈艳霞,等.加味葛根芩连汤贴敷治疗小儿湿热泻的疗效观察[J].中国中西医结合儿科学,2015,7(4):376-377.

[13] 祁勇.中药联合脐疗治疗腹泻型肠易激综合征128例[J].光明中医,2015,30(3):548-550.

[14] 路漫漫,鞠宝兆.中医外治法在泄泻治疗中应用探讨[J].辽宁中医药大学学报,2017,19(1):95-97.

[15] 李东方.抗抑郁剂在肠易激综合征治疗中的疗效观察[J].北方药学,2018,15(12):134-135.

[16] 叶柏,陈静.国医大师徐景藩教授治疗肠易激综合征临床经验[J].中华中医药杂志,2013,28(6):1746-1748.

[17] 徐丹华.徐景藩治泄泻疑难证验案二则[J].江苏中医,1999,20(11):32-33.

[18] 吴皓萌,徐志伟,敖海清.21位国医大师治疗慢性泄泻的经验撷菁[J].中华中医药杂志,2013,28(10):2866-2869.

[19] 李振彬.周仲瑛教授治疗肠易激综合征的经验[J].新中医,1997(8):6-7.

[20] 顾勤.跟周仲瑛抄方[M].北京:中国中医药出版社,2008.

第七节　功能性便秘

【概述】

功能性便秘（functional constipation,FC）是一种功能性肠病,根据罗马Ⅳ诊断标准主要表现为排便困难、排便次数减少或有排便不尽感,属于中医"大便难""后不利""脾约""便秘"等范畴。以排便次数减少、粪便量减少、粪便干结、排便费力为主要临床表现的慢性功能性或器质性疾病,病程超过6个月,就称之为慢性便秘（chronic constipation,CC）。如果常规治疗的疗效欠佳,或长期依赖泻药久治不愈者,就属于难治性便秘（intractable constipation,IC）的范畴。根据引起便秘的肠道动力和肛门直肠功能改变的特点,将功能性便秘分为3型:慢性传输型便秘（slow transit constipation,STC）、出口梗阻型便秘（outlet obstructive constipation,OOC）和混合型便秘（mixed constipation,MIX）。

功能性便秘是临床常见病、多发病,几乎所有人一生中都患过此病。对北京地区18~70岁人群进行的随机、分层调查表明,慢性便秘患病率为6.07%,60岁以上人群慢性便秘患病率为7.3%~20.39%,随着年龄的增长患病率明显增加,老龄化已成为本病的高危因素。女性患病率明显高于男性,农村患病率高于城市。随着我国经济和社会的发展,本病的发病率呈逐年上升的趋势。在慢性便秘中,功能性便秘占57.1%,难治性便秘约占41%。国外文献报道,顽固性便秘中结肠慢运输型约占慢性便秘的13%，盆底功能紊乱型约占25%，混合型约占3%。通过非手术治疗，绝大多数便秘患者可以痊愈。

【病因病机】

一、中医认识

1. 致病因素

（1）饮食不节：饮酒过多，过食辛辣肥甘厚味，导致肠胃积热，大便干结；或恣食生冷，致阴寒凝滞，胃肠传导失司，造成便秘。

（2）情志因素：情志失调或忧愁思虑过度，或久坐少动，每致气机郁滞，通降失常，大肠传导失司，糟粕内停，不得下行而致大便秘结。

（3）禀赋不足：年老体虚或素体虚弱，或病后、产后体虚之人，气血两亏，气虚则大肠传送无力，血虚则津枯肠道失润，导致大便干结，便下困难，如《医宗必读·大便不通》说："更有老年津液干枯，妇人产后亡血，及发汗利小便，病后血气未复，皆能秘结。"阳亏则肠道失于温煦，阴寒内结，导致便下无力，大便艰涩，如《景岳全书·秘结》曰："凡下焦阳虚，则阳气不行，阳气不行则不能传送，而阴凝于下，此阳虚而阴结也。"

（4）感受外邪：外感寒邪则导致阴寒内盛，凝滞胃肠，失于传导，糟粕不行而成冷秘。热病之后，余热留恋，肠胃燥热，耗伤津液，大肠失润而致大便干燥、排便困难。

2. 病机

便秘的病位主要在大肠，同时与肺、脾、胃、肝、肾的功能失调有关，基本病机为大肠传导失常。如胃热过盛，津伤液耗，肠失濡润；脾肺气虚，大肠传送无力；肝气郁结，气机壅滞，或气郁化火伤津，腑失通利；肾阴不足，肠道失润；或肾阳不足，阴寒凝滞，津液不通，皆可影响大肠的传导，发为本病。

便秘的病性可概括为虚、实两方面。热秘、气秘、冷秘属实，燥热内结于肠胃者为热秘，气机郁滞者为气秘，阴寒积滞者为冷秘；气血阴阳亏虚所致者属虚。而虚实之间常又相互兼夹或转化。如热秘久延不愈，津液渐耗，损及肾阴，致阴津亏虚，肠失濡润，病情由实转虚。气血不足者，多易受饮食所伤或情志刺激，而虚实相兼。此外，实秘、虚秘各证型之间，也可兼夹出现或相互转化。如气秘日久，久而化火，则可转化为热秘。阳虚秘者，如温燥太过，津液被耗，或病久阳损及阴，则可见阴阳俱虚之证。

二、西医认识

FC的发病机制尚未完全阐明，目前考虑与结肠和肛门直肠功能障碍、精神心理异常等因素有关。

1. 结肠运动功能障碍

肠道神经元、递质和胶质细胞病变，Cajal间质细胞（ICC）网络异常，Cl⁻通道功能障碍，平滑肌病变或衰老等因素可引起结肠传输时间延长，收缩力减弱。胃肠道有大量的神经组织，其质和量的变化都会引起肠道功能障碍，ICC 的密度明显降低也会导致 FC。胃肠道可产生多种胃肠激素，其浓度变化和平衡失调也会引发 FC。

2. 肛门直肠功能障碍

肛门直肠功能障碍，多存在膈肌、腹肌、直肠、肛门括约肌和盆底肌力量不协调，排便压降低，直肠肛门部感觉异常，随意松弛障碍等而致出口梗阻型 FC，尤其老年女性发病率会更高。

3. 精神心理异常

随着社会经济快速发展，生活节奏加快、生存压力加大，FC 的发病率也在不断攀升，并趋向年轻化。

【诊断与鉴别】

一、中医诊断

1. 辨证要点

依据患者的排便周期、粪便性状、伴随症状、舌脉等分清寒热虚实。大便干燥坚硬，肛门灼热，舌苔黄厚，多属肠胃积热；素体阳虚，排便艰难，舌体胖而苔白滑者，多为阴寒内结；大便不干结，排便不畅，或欲便不出，舌质淡而苔少者，多为气虚；若粪便干燥，排出艰难，舌质红而少津无苔者，多属血虚津亏。

2. 病机辨识

基本病机为大肠通降不利，传导失司。阳明燥热伤津、寒邪凝滞肠腑、气滞腑失通降、气虚推动无力、血虚肠道失荣、阴虚肠失濡润、阳虚肠失温煦。除上述基本病机外，亦有湿、瘀所致的湿秘和瘀血秘。瘀血秘是多种因素共同作用，终致瘀血入络的结果，而湿秘则如张景岳所云："再若湿秘之说，湿则岂能秘，但湿之不化，由气之不行耳，气之不行，即虚秘也，亦阴结也。"

二、西医诊断

1. 诊断

（1）临床表现：主要表现为便次太少或排便不畅、困难，粪便干结且量少。许多患者排便每周少于 3 次，严重者长达 2~4 周才排便 1 次；有的每日排便可多次，但排便困难，排便时间每次可达 30 分钟以上，粪便硬如羊粪，且数量极少。

（2）辅助检查：

①实验室检查：血常规、粪常规及隐血试验为便秘患者的常规检查，可排查结肠、直肠、肛门器质性病变。必要时进行有关生化和代谢方面的检查，如生化功能、甲状腺功能检查。

②肛门直肠指检：可确定是否有粪便嵌塞、肛门狭窄、痔病、直肠脱垂、直肠肿

块等病变，并可了解肛门括约肌的肌力状况。

肛门视诊：排除痔病、瘘管、肛裂、肛周炎性疾病，以及肛内外肿物脱出或会阴下降（可见盆底以肛门为中心明显向外凸出，臀沟变浅）。若再嘱受检者收缩提肛，盆底神经明显受损者，可发现提肛收缩力减弱或消失。

肛管直肠指诊：常称"指诊眼"，操作宜轻柔润滑、深浅详察。正常肛肠可容一指顺利通过，有中等紧张度，当嘱受检者做排便努挣势时，可感觉内外括约肌有明显放松感。反之，肛管不能通过一指，或排便努挣时肛管紧张度反而增高，则提示肛管有器质性狭窄或出口梗阻性病灶存在。

③内镜检查：当指诊扪及异常包块，如硬结、息肉，或触痛或血污染指等情况时，应继以肛门镜或直肠镜检查以明确病变性质，一般可鉴别肛管直肠内的痔核、肥大肛乳头、直肠内各种形态的息肉或肿瘤、黏膜色泽、充血水肿或糜烂程度是否与直肠内套叠相关。如直肠中有不明来源的陈旧血迹由上而来，应警觉更深肠段有异常病灶存在。

④胃肠传输试验（gastrointestinal transittest，GIT）：包括 X 线法和核素法，有助于评估便秘为 STC 或 OOC。核素法检测可很好地区分结肠便秘和直肠便秘，并可以确定分段结肠功能的变化，该方法目前临床应用较少。

⑤肛门直肠测压（anorectal manometry，ARM）：常用灌注式测压（同食管测压法），分别检测肛门括约肌静息压、肛门外括约肌收缩压及用力排便时的松弛压、直肠内注气后有无肛门直肠抑制反射、直肠感知功能和直肠壁顺应性等，有助于评估肛门括约肌和直肠有无动力感觉障碍。如在用力排便时，肛门外括约肌出现矛盾性收缩，提示有出口梗阻性便秘；向直肠气囊内注气后，如肛门直肠抑制反射缺如，则提示有 Hirschsprung's 病；直肠壁黏膜对气囊内注气后引起的便意感、最大耐受限度的容量等，能反映直肠壁的排便阈值是否正常。

⑥结肠压力监测：将传感器放置于结肠内，在相对生理的情况下连续 24～48 小时监测结肠压力变化，确定有无结肠无力。

⑦肛管直肠感觉检测：用电流刺激法检测肛门感觉，正常值为 2.0～7.3mA。亦可采用气囊扩张法检测直肠敏感性。

⑧气囊逼出试验（balloon expulsion test，BET）：在直肠内放置气囊，充气或充水，令受试者将其排出，判断有无排出障碍。

⑨排粪造影（barium defecography，BD）：有助于诊断直肠、肛管解剖及功能障碍异常。必要时，排粪造影可与盆底腹膜造影术同步进行，有助于盆底疝及直肠内套叠的诊断。

⑩肛门括约肌肌电图：将针状电极或柱状电极插入肛门外括约肌皮下记录肌电活动。便秘患者常见的肌电图改变为耻骨直肠矛盾收缩。

（3）诊断标准：参照功能性胃肠病罗马委员会发布的罗马Ⅳ标准。

①必须包括以下 2 项或 2 项以上：1/4（25%）以上的排便感到费力；1/4（25%）以上的排便为干球粪或硬粪（Bristol 粪便性状量表 1～2 型）；1/4（25%）以

上的排便有不尽感；1/4（25%）以上的排便有肛门直肠梗阻感/堵塞感；1/4（25%）以上的排便需要手法辅助（如用手指协助排便，盆底支持）；每周自发排便次数（spontaneous bowel movement，SBM）少于3次。

②在不用泻剂时，很少出现稀粪。

③不符合IBS的诊断标准。

诊断前症状出现至少6个月，近3个月符合以上诊断标准。根据便秘的临床症状，可分为慢性传输型便秘、出口梗阻型便秘和混合型便秘。其分型诊断标准如下：A. 排便困难、费力；B. 排出粪便干燥；C. 便不尽感；D. 肛门直肠阻塞感；E. 手法辅助排便；F. 每周少于3次；G. 无便意。

慢性传输型便秘：排便次数减少，少便意，粪质坚硬，因而排便困难。肛直肠指检时无粪便或触及坚硬粪便，而肛管外括约肌的缩肛和用力排便功能正常；全胃肠或结肠传输时间延长；缺乏出口梗阻型便秘的证据，如排粪造影和（或）肛门直肠测压正常。符合分型依据的症状B、F、G项中之1项或以上，而无C、D、E项。

出口梗阻型便秘：粪便排出障碍，可表现为排便费力、不尽感或下坠感，排便量少，有便意或缺乏便意。肛门直肠指检时，直肠内存有粪便。用力排便时肛门外括约肌、耻骨直肠肌可能呈矛盾性收缩或阵挛性收缩；全胃肠或结肠传输时间正常，多数标志物可潴留在直肠内；排粪造影可呈现异常；肛门直肠测压显示，用力排便时，肛门外括约肌呈矛盾性收缩或直肠壁的感觉阈值异常等。符合分型依据的症状A、C、D、E项中之1项或以上，而无B、F、G项。

混合型便秘：具备慢性传输型便秘和出口梗阻型便秘的特点；分型依据的症状可全部或交替出现。肠易激综合征的便秘型是一类和腹痛或腹胀有关的便秘，同时也可能有以上各类型的特点。

（4）并发症：便秘常引起人们情绪的改变，心烦意乱，注意力涣散，影响日常生活与工作，并与下述很多疾病的发生发展有关。

①肠道相关并发症：长期的便秘可使肠道细菌发酵而产生的致癌物质刺激肠黏膜上皮细胞，导致异形增生，易诱发癌变。便秘引起肛周疾病如直肠炎、肛裂、痔等。因便秘、排便困难、粪便干燥，可直接引起或加重肛门直肠疾患。较硬的粪块阻塞肠腔使肠腔狭窄及压迫盆腔周围结构，阻碍了结肠蠕动，使直肠或结肠受压而造成血液循环障碍，还可形成粪性溃疡，严重者可引起肠穿孔。也可发生结肠憩室、肠梗阻、胃肠神经功能紊乱（如食欲不振、腹部胀满、嗳气、口苦、肛门排气多等）等便秘并发症。便秘反复发作，不少患者盲目滥用泻药，很多药物都含有刺激性泻剂的成分，长期使用会形成药物依赖，甚至出现结肠黑变病而加重便秘。

②肠道外的并发症：如脑卒中、大脑功能低下（记忆力下降，注意力分散，思维迟钝）、性生活障碍等。在肝性脑病、乳腺疾病、阿尔茨海默病等疾病的发生中也有重要的作用。临床上关于因便秘而用力增加腹压、屏气使劲排便造成的心血管疾病发作有逐年增多趋势，如诱发心绞痛、心肌梗死发作等。

2. 鉴别

（1）习惯性便秘：病史中一般有偏食，不吃蔬菜或饮食过于精细的习惯，或自幼未养成按时排便的习惯，厕所不方便或工作环境对排便不便，情绪紧张对习惯性便秘也有影响。体格检查、X线造影或肠镜检查未发现器质性病变，可诊断为习惯性便秘。

（2）肠易激综合征便秘型：①慢性腹痛伴便秘，乙状结肠区常有间歇性腹绞痛，在排气或排便后缓解。②X线钡剂造影或肠镜检查无阳性发现或仅有乙状结肠痉挛，除外其他原因引起的便秘。③在左下腹扪及肿块应与结肠癌相鉴别，采用灌肠或其他方法令患者排便，排便后肿块消失，其肿块为干结的粪便。

（3）泻药性肠病：指由于便秘或直肠肛门病变造成排便困难，患者开始应用泻药，但长期应用造成排便对泻药的依赖性。

诊断要点：①患者有因便秘或排便困难长期频繁应用泻药史；②除外内分泌直肠肛门等器质性便秘，可考虑为泻药性肠病。如没有服药史，不能诊断为泻药性肠病。

（4）大肠癌：大肠癌包括结肠癌和直肠癌。有资料表明，大肠癌 1/3 以上在直肠，2/3 的癌肿在直肠和乙状结肠。临床特点：大肠癌的早期症状不明显，主要是排便习惯的改变，便秘或腹泻或两者交替，可能是大肠癌的早期表现；便血尤其是排便后出血是大肠癌常见的症状；可有腹部持续性的隐痛，便秘与里急后重常同时存在；浸润型大肠癌易发生肠梗阻；腹部检查和肛门指检有时可触及肿物。

诊断要点：①40 岁以上的患者有以上的临床表现；②大便潜血持续阳性而无胃病证据；③腹部检查沿结肠或直肠已确认检查，发现肿块；④癌胚抗原可升高，但无特异性；⑤钡剂造影及肠镜检查是诊断结肠癌的重要手段。

（5）巨结肠（megacolon）：指结肠显著扩张，伴有严重便秘或顽固性便秘，可发生于任何年龄。可为先天性或后天获得性的中毒性巨结肠，是暴发型溃疡性结肠炎的一个严重并发症。常见的有以下几种类型：

①先天性巨结肠：这是一种肠道的先天性发育异常，是由于神经节缺如造成，故又称"神经节缺如性巨结肠"，见于婴儿，男性多于女性，有家族性发病特点。临床具有以下特征：显著的鼓肠，无结肠运动；可造成慢性肠梗阻而引起营养不良；轻者症状不明显，直至青春期才被诊断；肛门指检见肛门括约肌正常，直肠壶腹部无积粪。

诊断要点：有上述临床表现；肛门指检，直肠壶腹部无积粪；X线腹平片可见扩张的结肠，钡剂灌肠在直肠乙状结肠区域有狭窄段，其上端结肠显著扩张、积粪；确诊依赖在病段的结肠活检，组织化学染色显示无神经节细胞。

②慢性特发型巨结肠：常在年长儿童起病或发生于 60 岁以上的老年人，病因不明。

临床特点：患者常由于习惯性便秘出现性格改变及便失禁（所谓的矛盾性腹泻）。

诊断要点：年长儿童或 60 岁以上的老年人出现"矛盾性腹泻"。肛门指检，在直肠壶腹部可触及粪便。老年患者 X 线腹平片示整个结肠扩张，右半结肠有气体和粪便相混；儿童患者钡灌肠示整个结肠扩张、充满粪便、无狭窄段。活检神经节正常。

③身心性或心理性巨结肠：本病常与身心异常、神经官能症或精神病有关，有些患者幻想自己有便秘，或有强迫观念和行为便意，迫切感受到一定要服泻药或灌肠才感觉排便通畅，否则就感到全身不适、坐立不安。长期服用蒽醌类结肠刺激剂，使人

肌间神经丛变性而产生结肠扩张、精神分裂症或抑郁症。临床特点：患者常有排便迫切感受抑制的现象和自主神经间的不平衡，常用安定可直接或间接通过中枢神经抑制结肠运动引起便秘。

诊断要点：具有重要意义的病史，临床上有便秘及腹胀；X 线检查有结肠扩张；能除外肠道的器质性疾病。

④继发性巨结肠：中南美洲的 Chagas 病可破坏结肠神经节引起巨结肠，严重的神经系统疾病（如大脑萎缩、脊髓损伤或帕金森病）可引起巨结肠，甲状腺功能减退症和浸润性疾病（如淀粉样变性、系统性硬化症）均可减少结肠运动引起巨结肠。诊断主要是找出原发病。

⑤中毒性巨结肠：为暴发型溃疡性结肠炎的严重并发症，容易合并肠穿孔。临床特点：发病急，有高热及严重的中毒症状；有鼓肠及腹部压痛；白细胞计数增高，可有低蛋白血症和电解质紊乱。

诊断要点：上述病史及临床表现；X 线腹平片显示结肠增宽胀气。

⑥结肠梗阻型便秘：除便秘外，患者常有腹胀、腹痛、恶心与呕吐等症状。结肠肿瘤、肠粘连等慢性肠梗阻者，起病较缓慢，便秘逐渐加重，少数左半结肠癌患者大便还可变细；如系急性肠梗阻者，则起病多急骤，病情较重，腹痛、恶心、呕吐等症状较便秘更为严重；急性肠系膜血管梗死或血栓形成等缺血性肠病患者也以剧烈腹痛为首发症状，可伴有恶心、呕吐及便秘等表现，且患者常有血便。腹部平片如发现阶梯状液平，则对肠梗阻的诊断有重要帮助。X 线钡剂灌肠或结肠镜检查可发现息肉、癌肿等病变。

⑦张力减退型便秘：多见于老年人，有内脏下垂或长期营养不良者。便秘系因肠蠕动功能减弱所致，其中不少患者有长期使用泻药史。口服钡剂检查时，见钡剂通过小肠、结肠的时间明显延长。结肠传输时间测定，通常采用 Bouchoucha 方法，测定不透 X 线的标记物在结肠的传输时间（DTT），当标记物在 72 小时后仍未排出体外时，可考虑为慢传输型便秘。结肠镜检查常无器质性病变。

⑧直肠型便秘：多因有肛裂、瘘管、痔核等肛周病变，患者大便时有疼痛感，故而惧怕大便，久而久之缺乏便意，排便反射迟钝而发生便秘，使大便积聚在直肠内，每次大便较粗大且坚便，有时大便外面带有鲜血。少数患者大便干结如栗子状，同时有左下腹隐痛，多系乙状结肠痉挛所致。肛诊时可发现肛周痔核、肛裂及肛瘘等病变。钡剂灌肠时，可见到痉挛的结肠呈狭窄状，但肠壁光滑无缺损。直肠、肛门内压力测定及直肠内肌电图测定，当压力或肌电图出现异常，则有利于出口梗阻型便秘的诊断。结肠镜检查除见到肛周病变外，直肠及上端结肠均无器质性病变。

⑨直肠前突：患者大多数为女性，尤以中老年居多。排便时，粪块在压力作用下进入直肠前突内而不能从肛门排出，停止用力后粪块又"弹回"直肠内。由于排便不全感迫使患者做更大力量的排便动作，致使前突逐渐加深，形成恶性循环，排便障碍持续加重。临床特点：中老年女性多见，亦可发生于青年女性，主要症状为排粪困难、费力，肛门阻塞感，因不能排净大便而有排空不全感，少数患者有便血或肛门直

肠疼痛，部分患者需在肛门周围加压才能排出大便或将手指伸入阴道以阻挡直肠前壁突出，甚至用手指伸入直肠内抠出大便。

诊断要点：直肠指诊可确诊，在做屏便动作时，可使肛管上方的直肠下段前壁触及凹陷的薄弱区向前方突出更明显；排粪造影能显示直肠前突的深度及密度。直肠前突分度：正常 <0.5cm，轻度 0.6~1.5cm，中度 1.6~3cm，重度 >3cm，水囊逼出试验 >5 分钟。

⑩直肠内套叠：对于直肠黏膜脱垂，多发生于直肠远端，部分患者可累及直肠中段，由于直肠指诊、乙状结肠镜检及钡灌肠时套叠多已复位，故临床诊断困难，只能通过排粪造影检查才能明确诊断。临床特点：本病多见于青年、中老年人，尤以女性多见。主要症状：直肠排空困难，排粪不尽及肛门阻塞感，但用力越大阻塞感越重。患者常将手指或栓剂插入肛门协助排便，排便时有下腹部或骶部疼痛。部分患者伴有抑郁或焦虑等精神症状。

诊断要点：排粪造影是有价值的检查方法，可明确本病诊断（典型发现是直肠侧位片可见黏膜脱垂呈漏斗状，部分患者有骶骨直肠分离现象）。直肠指诊（特别在屏便时）可发现直肠下段黏膜松弛。乙状结肠镜检查虽不能发现内套叠，但在内套叠处常可见溃疡、糜烂、黏膜红斑或水肿。

⑪耻骨直肠肌综合征：病史较长，以进行性排粪困难为主要特征，排便过度用力，粪条细小，便次频繁。排便时间明显延长，甚至可达 1~2 小时。排便时肛门或骶部疼痛，精神较紧张。

诊断要点：直肠指诊见肛管紧张度增高，肛管明显延长，耻骨直肠肌明显肥大，有疼痛。肛管直肠测压：静息压及最大收缩压均增高，括约肌长度增加，可达 5~6cm。水囊逼出试验：水囊排出时间延长或不能排出。盆底肌电图检查：耻骨直肠肌有不同程度的异常肌电活动。结肠运输功能测定：部分患者有明显的直肠滞留现象。排粪造影：各测量均正常，但静止屏便及排粪相均存在"搁架征"。

⑫其他：急性便秘，多见于肠梗阻腹部手术后的肠粘连、中毒性巨结肠、急性腹膜炎和肠套叠等。便秘伴有剧烈的腹痛，多见于肠梗阻、铅中毒、血卟啉病等。

【治疗】

一、中医治疗

1. 治疗原则

以恢复肠腑通降功能为要。针对病情的寒热虚实，采取相应的治疗方法。分而言之，积热者泻之使通，气滞者行之使通，寒凝者热之使通，气虚者补之使通，血虚者润之使通，阴虚者滋之使通，阳虚者温之使通。

2. 辨证论治

（1）热积秘证

症状表现：大便干结，腹中胀满，口干口臭；面红身热，心烦不安，多汗，时欲饮冷，小便短赤。舌质红干，苔黄燥或焦黄起芒刺，脉滑数或弦数。

病机分析：若肠胃积热，或热病余邪未清，热盛伤津，津液枯燥，故大便干结、腹中胀满；积热蒸于上，故口干口臭；热盛于内，故面红身热、不安、汗出、时欲饮冷；热移于膀胱，故小便短赤。舌质红，苔黄燥，或焦黄起芒刺均已伤津化燥，脉滑数为里实之象。

治疗方法：泄热导滞，润肠通便。

代表方药：麻子仁丸（《伤寒论》）。火麻仁20g，芍药9g，杏仁10g，大黄12g，厚朴9g，枳实9g。

随症加减：大便干结难下者，加芒硝、番泻叶通腑泄热；热积伤阴者，加生地黄、玄参、麦冬以滋阴润肠。

（2）寒积秘证

症状表现：大便艰涩，腹中拘急冷痛，得温痛减；口淡不渴，四肢不温。舌质淡黯，苔白腻，脉弦紧。

病机分析：若寒邪犯胃，或食生冷，寒积于中，阻滞于肠道，故便秘。阳气被寒邪所遏而不得温通，故腹中拘急冷痛、畏寒喜暖、喜热饮。热之气血得畅，故腹痛得温痛减。寒凝气机，阳气难以温养四末，故四肢不温。脉弦主痛，紧属寒。口淡不渴，苔白腻均为寒邪之象。

治疗方法：祛寒导滞，温阳通便。

代表方药：温脾汤（《备急千金要方》）加减。大黄12g，人参6g，附子9g，干姜6g，甘草6g。

随症加减：腹痛如刺，舌质紫黯者，加桃仁、红花活血止痛；腹部胀满者，加厚朴、枳实以行气除满。

（3）气滞秘证

症状表现：大便干结，欲便不出，腹中胀满；胸胁满闷，嗳气呃逆，食欲不振，肠鸣矢气，便后不畅。舌苔薄白或薄黄或薄腻，脉弦或弦缓或弦数或弦紧。

病机分析：情志失和，肝气郁结，导致传导失常，故大便干结、欲便不出、腹中胀满；腑气不通，则气不下行而上逆，故胸胁满闷、嗳气呃逆；糟粕内停，脾气不运，故肠鸣矢气、食欲不振。由于气滞夹寒夹热夹湿之异，故舌苔有薄白、薄黄、薄腻的不同，脉有弦、弦缓、弦数、弦紧之异。

治疗方法：顺气导滞，降逆通便。

代表方药：六磨汤（《世医得效方》）。槟榔6g，沉香6g，木香6g，乌药6g，枳壳6g，大黄6g。

随症加减：忧郁寡言者，加郁金、合欢皮（花）以疏肝解郁；急躁易怒者，加当归、芦荟以清热除烦。

（4）气虚秘证

症状表现：虽有便意，临厕努挣乏力，难以排出；便后乏力，汗出气短，面白神疲，肢倦懒言。舌象淡胖或舌边有齿痕，苔薄白，脉细弱。

病机分析：肺脾气虚，运化失职，大肠传导无力，故虽有便意，但临厕努挣乏力、难以排出；肺气虚，故便后乏力、汗出气短；脾气虚，化源不足，故面白神疲、肢倦懒言。舌淡胖，或边有齿痕，脉细弱均为气虚之象。

治疗方法：补气健脾，润肠通便。

代表方药：黄芪汤（《金匮翼》）。炙黄芪 30g，麻子仁 15g，陈皮 9g，白蜜 15g。

随症加减：乏力汗出者，加党参、白术以健脾益气；气虚下陷脱肛者，加升麻、柴胡以升阳举陷；纳呆食积者，可加莱菔子以消食化积。

（5）血虚秘证

症状表现：大便干结，努挣难下；面色苍白，头晕目眩，心悸气短，失眠健忘；或口干心烦，潮热盗汗，耳鸣，腰膝酸软。舌质淡、苔白，或舌质红、少苔，脉细或细数。

病机分析：血虚津少，不能下润大肠，肠道干涩，故大便干结、努挣难下；血虚不能上荣，故面色苍白、头晕目眩；心血不足，故心悸气短、失眠健忘。若因血少致阴虚内热，虚热内扰，故口干心烦、潮热盗汗；肾阴亏耗则出现耳鸣、腰膝酸软。舌质淡、苔白，或舌质红、少苔，脉细或细数，均为阴血不足之象。

治疗方法：养血润燥，滋阴通便。

代表方药：润肠丸（《丹溪心法》）。当归 30g，生地黄 30g，火麻仁 30g，桃仁 30g，枳壳 15g。

随症加减：头晕者，加熟地黄、桑椹子、天麻以平肝息风；气血两虚者，加黄芪、白术以气血双补。

（6）阴虚秘证

症状表现：大便干结如羊屎，口干欲饮；手足心热，形体消瘦，心烦少眠。舌红少津或有裂纹，苔少或无，脉细或数。

病机分析：本证多因感受燥热之邪，或肝郁化火，或多食辛热，或胃痛久病不已，以致阴液耗伤，肠道失去濡养而成。肠道干涩，故大便干结。阴虚而热，故手足心热。虚热内扰神明，故心烦少眠。胃气未伤故知饥，胃阴不足失于柔润，则饥不欲食。舌红少津或有裂纹，苔少或无，脉细或数，乃阴虚之象。

治疗方法：滋阴润燥。

代表方药：增液汤（《温病条辨》）。玄参 30g，麦冬 24g，生地黄 24g。

随症加减：大便干结者，加火麻仁、杏仁、瓜蒌仁以润肠通便；口干者，加玉竹、石斛以生津止渴；烦热少眠者，加女贞子、墨旱莲、柏子仁以滋阴安神。

（7）阳虚秘证

症状表现：大便艰涩，排出困难；面色㿠白，四肢不温，喜热怕冷，小便清长；或腹中冷痛，拘急拒按，或腰膝酸冷。舌质淡，苔白或薄腻，脉沉迟或沉弦。

病机分析：阳气虚衰，寒自内生，肠道传送无力，故大便艰涩、排出困难；阳虚内寒，温煦无权，则面色㿠白，四肢不温，喜热怕冷，小便清长；阴寒内盛，寒主凝敛收引，故腹中冷痛，拘急拒按；肾阳亏虚，故腰膝酸冷。舌质淡，苔白，或薄腻，均为阳虚或兼寒湿之象；脉沉迟，或沉弦，亦为阳虚内寒之象。

治疗方法：补肾益精，温阳通便。

代表方药：济川煎（《景岳全书》）。当归 9g，牛膝 6g，肉苁蓉 6g，泽泻 4g，升麻 2g，枳壳 3g。

随症加减：腹中冷痛者，加肉桂、小茴香以温阳止痛；腰膝酸冷者，加锁阳、核桃仁以补肾壮阳。

3. 其他疗法

（1）中成药

①麻仁润肠丸

药物组成：火麻仁、苦杏仁、大黄、木香、陈皮、白芍。

功能主治：润肠通便。适用于肠道实热证。

用法用量：一次 1~2 丸，一日 2 次。

②黄连上清丸

药物组成：黄连、栀子、连翘、蔓荆子、防风、荆芥穗、白芷、黄芩、菊花、薄荷、酒大黄、黄柏、桔梗、川芎、石膏、旋覆花、甘草。

功能主治：清热通便。适用于肠道实热证。

用法用量：水丸或水蜜丸一次 3~6g，大蜜丸一次 1~2 丸，一日 2 次。

③枳实导滞丸

药物组成：大黄、神曲、枳实、黄芩、黄连、白术、茯苓、泽泻。

功能主治：消滞利湿，泄热通便。适用于肠道气滞证。

用法用量：一次 6~9g，一日 2 次。

④四磨汤

药物组成：木香、枳壳、乌药、槟榔。

功能主治：顺气降逆，消积止痛。适用于肠道气滞证。

用法用量：一次 20mL，一日 3 次。

⑤四君子颗粒

药物组成：党参、白术（炒）、茯苓、炙甘草。

功能主治：健脾益气。适用于肺脾气虚证。

用法用量：一次 15g，一日 3 次。

⑥五仁润肠丸

药物组成：地黄、桃仁、火麻仁、大黄、肉苁蓉、陈皮、当归、柏子仁、郁李仁、松子仁。

功能主治：润肠通便。适用于津亏血少证。

用法用量：一次 1 丸，一日 2 次。

⑦桂附地黄丸

药物组成：肉桂、附子（制）、熟地黄、山茱萸（制）、牡丹皮、山药、茯苓、泽泻。

功能主治：温补肾阳。适用于脾肾阳虚证。

用法用量：大蜜丸一次 1 丸，一日 2 次。

（2）单方验方

①单方

荷叶：干荷叶研末，代茶饮，一次 6g，一日 3 次。用于热积秘证者。

莱菔子：研末，代茶饮，一次 3g，一日 3 次。用于气滞秘证者。

决明子：代茶饮，一次 5g，一日 3 次。用于热积秘证者。

②验方

验方一：麻仁 30g，杏仁 15g，瓜蒌 15g，白蜜 10mL。水煎服，日服 3 次，日 1 剂。功能清热润肠。用于热结所致的便秘者。

验方二：人参 9g，白术 12g，茯苓 12g，黄芪 15g，黄精 10g，当归 10g，柏子仁（冲服）10g，松子仁（冲服）10g，甘草 7g。水煎服，日服 3 次，日 1 剂。功能益气润肠。用于气虚便秘者。

验方三：女贞子 9g，旱莲草 6g，柏子仁 9g，火麻仁 12g，决明子（炒香）6g，黑芝麻 9g。水煎服，一日 3 次，一日 1 剂。功能滋阴益肾，润肠通便。用于阴虚便秘者。

（3）外治疗法

①电极法：穴位取支沟、天枢、上巨虚、下巨虚。选用直流脉冲电波、频率为 1 ~ 2Hz，负极置于支沟、天枢；正极置于上巨虚、下巨虚；电刺激量为中等强度，通电时间为 30 分钟，隔日治疗 1 次，10 日为 1 个疗程。用于各种便秘者。

②灌肠疗法：常用番泻叶 30g，水煎成 150 ~ 200mL；或大黄 10g，加沸水 150 ~ 200mL，浸泡 10 分钟后。加玄明粉搅拌至完全溶解，去渣，药液温度控制在 40℃，灌肠。患者取左侧卧位，暴露臀部，将肛管插入 10 ~ 15cm 后徐徐注入药液，保留 20 分钟，排出大便。如无效，间隔 3 ~ 4 小时重复灌肠。用于腹痛、腹胀等便秘急症，有硬便嵌塞肠道，数日不下者。

③药栓法：

处方一：葱白、蜂蜜。将葱白（小指粗）一根洗净，蘸上蜂蜜，徐徐插入肛门内 5 ~ 6cm，再来回插 2 ~ 3 次，约 20 分钟，即欲大便。如仍不排便，再插入葱白抽插 2 ~ 3 次。用于各种便秘者。

处方二：朴硝、皂角末、香油。用竹管一头插入谷道中，一头以猪尿泡，将三味药放在竹管内，用手着力捻。用于各种便秘者。

处方三：蜂蜜、皂角末少许。用铜器微火熬，频搅，勿焦，候凝如饴，捻作梃子，头锐如指，掺皂角末少许，乘热纳谷道中，用手握住，与大便时去之。用于实秘者。

处方四：将独头大蒜煨熟去皮，棉裹塞肛门内。用于各种便秘者。

处方五：火麻仁、大黄、郁李仁共研细末，文火炼蜜调和诸药，待冷却后搓成条状如筷子粗细，长约 3cm。使用时将一粒塞入肛门内，每日 2 次。用于老年型便秘者。

④熨疗法：

处方一：葱白、白酒。葱白切碎，用白酒喷炒后装入布袋，以熨斗熨脐周围及小腹部，反复熨，直至药力透入。用于各种便秘者。

处方二：苦丁香、附子、川乌、白芷、牙皂、胡椒、细辛。上药共为细末，再取独头大蒜拍碎，用锅炒热，装入药袋，置于脐部，以熨斗或热水袋熨之，每日 1~2 次，每次 30 分钟。用于冷秘、虚秘者。

处方三：葱、苎麻、麝香。葱一大握，用苎麻从中缠束二三许，两头切齐，先以麝香少许填脐中，上填食盐，然后将切齐葱盖上，即以锡器盛热水一壶，频频熨之。用于寒秘者。

处方四：蚯蚓、韭菜、酒。蚯蚓泥、韭菜等份。上药杵烂，用酒炒热后敷脐，以熨斗熨之。用于瘀秘者。

⑤贴敷法：

处方一：将等量的甘遂粉、芒硝拌匀，用新斯的明调成糊状，填满脐部，然后用敷料覆盖，胶布固定，每 3~4 天换 1 次。用于各种便秘者。

处方二：皮硝 9g，皂角 1.5g。皮硝加水溶解，与皂角末调和，敷脐，每日换药 1 次。用于热性便秘者。

处方三：附子 15g，丁香 9g，制川乌 6g，白芷 6g，胡椒 3g，大蒜 10g。上药共捣如泥，敷脐部 8 小时，每日 1 次。用于寒秘者。

处方四：葱头（连须）、生姜、食盐、淡豆豉。共捣如泥成饼，烘热敷脐，变冷再烘，每次 5~10 分钟，每日 2~3 次。用于虚秘者。

处方五：葱头（连须）、生姜、萝卜、食盐。将药炒热，外敷贴脐中。用于实秘者。

处方六：附子、苦丁香、炙川乌、白芷、皂角、胡椒、麝香、大枣。药物打粉与适量大蒜共捣为膏敷脐。用于冷秘者。

处方七：皂角刺研碎后，放入布包蒸热，热敷脐部，待冷更换，连续 7 次。用于瘀血便秘者。

处方八：藿香、丁香、独活、艾叶、香附、当归、肉桂、川芎、防风、白蔻仁、黄柏、制马钱子、小茴香研粉。取适量药粉，以纱布包成鸡蛋大，放在脐上，外用绷带固定，15 天为 1 个疗程。用于各种便秘者。

⑥握药法：

处方一：肉苁蓉、硫黄。共捣烂，取一半握手心，一半敷脐。用于各种便秘者。

处方二：巴豆霜、干姜、良姜、白芥子、甘遂、槟榔等量。共研粉末，以饭合丸。清晨用花椒热水洗手，在掌心上涂上香油，各握一丸药。用于多种便秘者。

⑦排便协助法：

双手托下巴法：大便时（无论坐姿或蹲姿），双手捧下巴向上托，不久肛门就有要大便的反应，此时用力，大便随即排出。

大腿互压法：在坐桶上排便，将左大腿压在右大腿上（隔一会儿交换），排便省力又顺利。这样将双腿相互交换着放，治便秘效果好。

咳嗽法：排便时，一边用力一边尽力咳嗽，连咳数声，稍停，大便易于排出。

捶背法：排便前，单手握拳用力捶背数下，坐（蹲）下大便时，再轻轻捶背 10 余下，大便就容易排出了。如能经常坚持捶背和多饮水，治疗效果更好。

抖上身法：在坐桶上抖动上身，肚子一松一缩，用不了多久，大便就会顺利排下。

扭腰运动法：早晚坚持各做一次，反复扭动腰部，每次做 5～10 分钟，即可促使肠道蠕动加快，起到促进排便的作用。

⑧生物反馈疗法：在模拟排便的情况下，将气囊塞入直肠并充气，再试图将其排出。同时观察肛门内外括约肌的压力和肌电活动，让患者了解哪些指标不正常，然后通过增加腹压，用力排便，协调肛门内外括约肌运动等训练，观察上述指标的变化，并不断调整、训练，学会有意识地控制收缩的障碍、肛门矛盾收缩或肛门不恰当松弛，从而达到调整机体、防治疾病的目的。用于出口梗阻型便秘者。

⑨推拿按摩法

按法：患者睡在床上，双腿弯起来，腹肌放松。医者将一手掌放在肚脐正上方，用拇指以外的四指指腹，从右到左沿结肠走向按摩。当按摩至左下腹时，应适当加强指的压力，以不感疼痛为度，按压时呼气，放松时吸气，每次 10 分钟左右。

捏脊法：沿脊柱两侧用双手指捏起表皮，微痛为度，从骶部一直捏至颈下，共 3 次。

指压法：大便未出时，两手重叠在神阙穴（即肚脐）周围，按顺、逆时针各按摩 15 次，然后轻拍肚子 15 次。大便将出不出时，用右手食指压迫会阴穴（二阴之间中点）。

此外，坐在马桶上，静神，深呼吸，引意念于肠，做提肛运动 15 次，也可以起到很好的排便效果。

（4）针灸疗法

①针法

体针法：针刺犊鼻、承山。虚秘，配天枢（双）、足三里（双）、上巨虚（双）、气海、关元，并加艾灸；实秘，可配支沟、天枢、阳陵泉、百会。

电针法：腹腔丛点，腰神经线上、下 1/2，肋间神经前侧支线，腹段 9、10，腓肠神经线上 1/3，胫神经线中、下 1/3。用感应电针天枢、外陵、大肠俞、肾俞、足三里、公孙、内关穴。每日或隔日治疗 1 次，每次 30 分钟。

耳针法：主穴为便秘区，交感。配穴：燥热配耳尖放血；气滞加肝；阴寒加肾、脾；气血虚加肺、心。常规消毒耳部，用 28 号火针由后向前平刺便秘区，其他诸穴依部位不同给予斜次或直刺，留针 40 分钟，每分钟捻转行针 1 次，隔日针 1 次，连续 3 次。用于各种便秘者。

埋线法：主穴为下合穴上巨虚、俞穴大肠俞、募穴天枢穴。配穴为足三里、三阴交。通过9号腰椎穿刺针将0号2cm羊肠线垂直置入上述诸穴中，每隔15～30天可重复埋线1次。用于各种便秘者。

耳压法：主穴为直肠下段、大肠交感。配穴为三焦、肺、小肠。自行按压，每日5～6次，每次3～5分钟，隔天换另一侧。在治疗中，定时排便。排便时，配合压耳穴，晨起空腹喝一杯盐开水，6次为1个疗程。用于各种便秘者。

②灸法

艾灸法：主穴为支沟、天枢、大横、气海。配穴：气满加中脘、行间；气血虚加脾俞、肾俞；寒秘加神阙、气海。每日灸5～10分钟，每日1次，10次为1个疗程。用于各种便秘者。

隔姜灸法：将普通食盐置于神阙穴中，然后在食盐上放置0.3cm×0.6cm大小的姜片，姜片厚度3～4mm，上置艾炷烧灸，连续灸30分钟，至皮肤发红为度，每日或隔日灸1次。用于冷秘者。

（5）药膳疗法

①黑芝麻蜜：黑芝麻、胡桃肉、松子仁和蜂蜜。先将黑芝麻、胡桃肉、松子仁混合并研成细末，再加适量蜂蜜冲服。每天服1次。用于各种类型便秘者，尤其对面色无华、头晕目眩、心悸、唇色淡等症状的阴血不足型便秘者疗效更好。

②松仁糯米汤：将松子仁30g捣成泥状，加入糯米50g煮粥，煮至粥熟即可，候温，然后调入蜂蜜，分早晚2次空腹服食，每日1剂，连服3～5剂。本药膳滋阴补肾，润肠通便。用于阴液不足、不能滋润大肠而出现大便干结、形体消瘦、眩晕耳鸣、腰膝酸软者。

③肉苁蓉羊肾羹：肉苁蓉、羊肾、葱、姜、盐、香油、味精和淀粉各适量。羊肾去筋膜，洗净切丁，用淀粉拌匀；肉苁蓉煎汤取汁，与羊肾同煮至熟，再加入葱、姜、盐、香油、味精调味。每天服1次。适用于大便艰涩、排出困难、小便清长、四肢不温、腹中冷痛或腰脊酸冷等阳虚型便秘者。

二、西医治疗

1. 治疗原则

治疗的目的是缓解症状，恢复正常肠动力和排便生理功能。因此，总的原则是个体化的综合治疗，包括调整患者的精神心理状态，推荐合理的膳食结构，建立正确的排便习惯。对有明确病因者，进行病因治疗；需长期应用通便药维持治疗者，应避免滥用泻剂。

2. 一般治疗

建议患者定时排便，可在晨起或餐后2小时内尝试排便。排便时集中注意力，减少外界因素的干扰，只有建立良好的排便习惯，才能真正完全解决便秘问题。

3. 对症治疗

（1）通便药：选用通便药时，应考虑药效、安全性、药物依赖性以及价效比。避免长期使用刺激性泻剂。对粪便嵌塞者，可用清洁灌肠或用液体石蜡等直肠给药，软化粪便。便秘合并痔者，可用复方角菜酸酯制剂。

①容积类轻泻剂（膨松剂）：通过增加粪便中的水含量和固形物而起到通便作用，如欧车前。

②渗透性泻剂：包括不被吸收的糖类、盐类泻剂和聚乙二醇。不被吸收的糖类可增加肠腔内粪便的容积，刺激肠道蠕动，可用于轻度、中度便秘的治疗，如乳果糖。盐类制剂（如硫酸镁）在肠道不完全吸收，使水分渗入肠腔，应注意过量使用可引起电解质紊乱，对老年人和肾功能减退者应慎用。聚乙二醇口服后不被肠道吸收和代谢，能有效治疗便秘，不良反应少。

③刺激性泻剂：包括酚酞、蒽醌类药物、蓖麻油等，能刺激肠蠕动，增加肠动力，减少吸收。此类泻剂易出现药物依赖、电解质紊乱等不良反应，长期应用可引起结肠黑变病，并增加大肠癌的危险性。

（2）促动力剂：促动力剂作用于肠神经末梢，释放运动性神经递质，拮抗抑制性神经递质或直接作用于平滑肌，增加肠道动力，因而对STC有较好的效果，但某些作用于5-羟色胺受体的药物有潜在增加心血管疾病的危险。

（3）灌肠药和栓剂：通过肛内给药，润滑并刺激肠壁，软化粪便，使其易于排出，适用于粪便干结、粪便嵌塞的临时使用。便秘合并痔者，可用复方角菜酸酯制剂。

（4）精神心理治疗：可给予合并精神心理障碍、睡眠障碍的慢性便秘患者心理指导和认知疗法等，使患者充分认识到良好的心理状态和睡眠对缓解便秘症状的重要性；可予合并明显心理障碍患者抗抑郁焦虑药物治疗；存在严重精神心理异常的患者，应转至精神心理科接受专科治疗。注意避免选择多靶点作用的抗抑郁焦虑药物，注意个体敏感性和耐受性的差异。

4. 手术治疗

真正需要外科手术治疗的难治性便秘患者尚属少数，当患者症状严重影响工作和生活，经过严格的非手术治疗无效，并经特殊检查显示有明显异常时，可考虑手术治疗。

5. 其他疗法

益生菌、中药（包括中成药制剂和汤剂）能有效缓解慢性便秘的症状，但其疗效的评估尚需更多循证医学证据。针灸能改善STC患者的症状和抑郁焦虑状态。按摩、推拿可促进胃肠道蠕动，有助于改善便秘症状。有报道采用骶神经刺激可治疗经内科综合治疗无效、无肛门括约肌解剖改变的顽固性便秘患者。

【预防调护】

一、饮食注意

应定时定量进餐，勿过食辛辣厚味或饮酒无度，避免食物过于精细，应增加纤维素含量较多的蔬菜和水果，如豆芽、韭菜、芹菜、油菜、荠菜、蘑菇、茭白、香蕉、苹果、苦瓜、草莓、梅子、梨、无花果等；适当食用粗糙多渣的杂粮，如糙米、薯类、玉米、燕麦片；富含油脂类的坚果和植物种子，如松子仁、芝麻、核桃仁、腰果仁、花生仁以及蜂蜜均有利于便秘的预防和治疗。使肠道保持足够的水分，有利于粪便排出。每天清晨空腹时，饮用150mL左右淡盐温开水或100mL蜂蜜水，每日可饮水3000～5000mL。

二、生活注意

1. 建立良好的排便习惯

每日主动排便，控制排便时间，建议在晨起或早餐后两小时内尝试排便，逐步建立直肠排便反射。排便时集中注意力，每次排便时间不能太长，摒弃临厕时读书看报的习惯。

2. 适当运动锻炼

适当加强身体锻炼，特别是腹肌的锻炼。老年人的锻炼方式以轻量、适度为宜，可选择散步、太极、做操等。

3. 保持心情舒畅

避免不良情绪的刺激，必要时可给予心理治疗。合并精神心理障碍、睡眠障碍者，应给予心理指导和认知疗法。合并明显心理障碍者，可予抗抑郁、抗焦虑药物治疗。存在严重精神心理异常者，应转至精神心理科接受专科治疗。

【名医经验】

一、李玉奇

1. 学术观点

（1）病机认识：《脾胃论》曰："若饥饱失节，劳逸过度，损伤胃气，及食辛热厚味之物，而助火邪，伏于血中，耗散其阴，津液亏少，故大便结燥。"便秘病位虽在大肠，但涉及脾、胃、肺三脏。由于脾与胃相表里，共居中州。脾主运化，胃主受纳；脾主升，胃主降。升者，其水谷精微通过肺的宣发敷布周身；降者，其水谷糟粕通过肺的肃降由大肠排出体外。现中气亏虚，胃津受损，脾不得为胃行其津液，久则母病及子，致使肺津干涸，肠中燥结，病发此证。

（2）治法心得：便秘者，大便难矣。临床可见两证：或粪便干结如羊屎状；或大便重滞，便而不爽，里急后重，虽能食而不得便，痛苦非常。仲景谓："趺阳脉浮而涩……大便则坚，其脾为约，麻子仁丸主之。"由此而立脾约证，此仍为后世医家之向导，以补中升阳益气之法治之，疗效尤胜麻子仁丸。久秘之人，往往有久服泻药、滥用泻药之病史，虽得一时之畅，然峻泻的药物均为伤津耗液之品，愈服愈燥，使排便更加困难，不仅患者自己痛苦，也给治疗增加了难度。燥结伤阴，泻药耗气，久则造成气阴两伤之结局，故补中益气、润燥生津方为本病之根本治则。对于湿热蕴结、肠道传导失常之黏滞型便秘，应称之为大肠郁滞证。大肠郁滞之便秘，既有湿困，又有脾虚气化失司之表现。故治当健脾化湿，行气化滞，通里攻下，急则治标，缓则图本。三承气法临床应审慎应用，用之有时有度，切忌一见便秘即是通下，临床掌握适时而用药，方为上工之治。

2. 经典医案

医案一 张某，女，26岁。

首诊：2006年4月10日。

主诉：便秘4年，加重半月。

现病史：患者于4年前即反复出现便秘症状，自服芦荟胶囊，症状可缓解。近半月症状加重，为求系统治疗遂来诊。现症：大便秘结，黏腻不爽，腹胀痛，食欲尚可，但食少嗳气，夜眠尚可。面色萎黄无华，形体瘦削。舌淡红，苔白，脉沉细。查体：全腹软，左下腹有轻度压痛，无反跳痛及肌紧张。结肠镜：全结肠黏膜未见异常。

临证思路：患者由幼时饮食不节，食伤脾胃而至脾胃失调，运化失司，肾气亦相对不足，精血津液虚少，肠道失润，腑气不通所致便秘、腹胀、腹痛。此时当以调养脾胃缓其燥结为主，而不宜峻下，因峻下恐更伤脾胃，使疾病更加难治而不愈。大肠郁滞亦有因虚因实所致，实则急攻，缓则润下，切莫急功近利，妄投峻下之品，虽得便通，亦有伤正之弊，临床当审慎之。治以补肾健脾、润肠通便之法以行瘀滞。

选方用药：苦参10g，黑芝麻15g，桑椹子15g，草决明15g，白扁豆15g，当归20g，桃仁15g，沉香5g，火麻仁15g，郁李仁15g，莱菔子15g，苏子15g。水煎服，共7剂。

用药分析：方以麻子仁丸为底方加减。加黑芝麻、桑椹子、草决明以助润肠，苦参清无名虚火；白扁豆健脾化湿；当归、桃仁活血除瘀；沉香、莱菔子、苏子行气通腑。诸药力主通下而不燥，势缓而解急。

二诊：2006年4月25日。

患者服药后自觉大便较前通畅，但觉腹胀。面色萎黄，精神状态较好。舌淡红，苔白，脉沉细。患者脾气渐苏，肠道得润，故便秘缓解。然郁滞未除，故仍见腹胀。治疗当通腑行气，按原方加减。患者服药一月余，大便基本恢复正常，仍时觉腹胀，余皆正常。上方加槟榔片20g。水煎服，共7剂。

用药分析：上方加槟榔片通腑行气，利水消肿以解郁。

医案二 李某，女，73岁。

首诊：2008年8月12日。

主诉：不能自行排便4年，加重1个月。

现病史：患者已有4年不能自行排便，每次均靠口服或外用药物以助排便，于沈阳市肛肠医院做排粪造影检查，报告为直肠前突Ⅲ度、直肠黏膜脱垂。曾多方治疗未见好转，经人介绍遂来诊。见排便困难，腹胀，无腹痛，自觉乏力，食欲及夜眠尚可，无呕吐、发热等症状。舌淡绛，苔白腻，脉弦细。形体消瘦，面色萎黄少华。

临证思路：患者年老脾肾两虚，阴亏血燥，脾不能为胃行其津液，肠失濡润，故排便困难；腑气不通，清气不升，浊气不降，故见腹胀、乏力。舌脉均示脾肾两虚，阴血不足之象。治以滋肾养血，润肠通便。

选方用药：柴胡15g，当归25g，陈皮15g，桑椹子20g，厚朴15g，槟榔20g，莱菔子15g，草决明20g，沉香5g，火麻仁15g，郁李仁10g。水煎服，共7剂。

用药分析：方以麻子仁丸为底方加减。加柴胡、陈皮、莱菔子、沉香行气通腑，槟榔通腑利水，当归、桑椹子、郁李仁以助润肠，草决明清热。诸药力主通下而不燥，润肠通便。

二诊：2008年8月19日。

患者服药后，3日排便1次，排便略感困难，便质先干后稀，腹微胀。舌淡绛，苔薄白，脉弦细。

临证思路：患者排便有所缓解，但仍觉腹胀、排便困难、便下先干后稀。此为津亏血燥，气虚失于濡润推动，且脾虚失于运化，感寒而食滞不化，停蓄胃肠所致。便难须缓泻之，而不可急于峻下，以使津液愈亏耗伤正气，而病愈发难治。治以行气润肠之法。

选方用药：槐花10g，槟榔20g，厚朴15g，莱菔子15g，当归25g，火麻仁15g，橘核20g，荔枝核20g，防风15g，细辛5g，桃仁15g，酒大黄5g。水煎服，共7剂。

用药分析：上方加桃仁、酒大黄活血通腑，橘核、荔枝核、厚朴行气，防风、细辛宣提肺气。诸药合用，加强通腑之力以行气润肠。

三诊：2008年9月25日。

服药一月余，患者基本保持1~2天排便1次，腹胀症减，时有便不尽之感，遂又投以升阳健脾、养血润燥之补中益气汤加减。3个月后电话随访，患者诸症俱消，排便如常。

临证思路：老年患者肝肾阴血不足，血燥而阴亏，肠失濡润，传导失常，故见便秘、腹胀等症。患者不能自主排便，大便干结，此证与排便时间延长，排黏滞稀便，便后不爽之便秘当鉴别。此为阴虚血燥，气机推动无力所致；而后者为湿热蕴脾，结于肠间，影响运化传导所致。证不同，治疗亦有所区别。后者当清热利湿，通腑泻浊；而本证当以滋肾养肝，润肠通便为主。后者治疗可清可下，而本证治疗当润当缓。方以麻子仁丸为底方加减，行气润肠。又辅以滋肾养肝之桑椹子、草决明、当归三味药，润肝肾之燥兼具通便之功。至三诊，患者便已通，但略感排便不畅，血亏得补，然气虚易乏，故此时恰为调整治疗方案之时机，治以升阳健脾、养血润燥之法，换用补中益气汤加减。因此时便结虽通，然仍有余邪留滞肠间，而正气虚耗，便难不解，故采用益气升提之法，使清气升而浊气降，清气走五脏，浊气归六腑，使正气得以扶，邪气得以除，故而脏腑安和，各得其所。

选方用药：黄芪10g，太子参20g，白术15g，升麻15g，当归25g，火麻仁15g，橘核20g，柴胡20g，防风15g，陈皮5g，桃仁15g，酒大黄5g。水煎服，共6剂。

用药分析：黄芪、太子参、白术益气健脾，当归、火麻仁养血润肠，桃仁、酒大黄活血通腑，橘核、陈皮行气，升麻、柴胡升提阳气，防风宣肺。诸药合用，升阳健脾，养血润燥。

二、路志正

1. 学术观点

（1）病机认识：便秘之证，其原因虽有多种，但总由肠道传导失常所致。肠道的功能正常与否，关键取决于脾胃的升降。临床上，或外感湿邪，或情志所伤，或房劳过度，饮食失节，或恣饮酒浆，过食辛辣，或气血之亏、津液之耗令脾胃升降失司，可导致传导失常，渐成结燥之证。便秘虽出自肠道，但根在脾胃，治疗应以运、降、润、通为主，调脾为先，不可图一时之快而妄用攻下。朱丹溪云："如妄用峻利药逐之，则津液走，气血耗，虽暂通而即秘矣。"临床运用运、降、润、通之法，不是单一的，常相互结合，即运中有降、降中有通、通中有润。

（2）治法心得：运中有降、通中有润，即对于脾虚失运，大肠传导无力而致便秘者，治以健脾助肠、通降腑气，以复肠道下行之机。常用生白术 30g，黄芪 30g，炒枳实 15g 以及苏梗、荷梗等。其中生白术一味，《本草备要》谓"生白术补脾健运、利腰脐间血"，脾宜升则健，胃宜降则和，胃失和降，腑气不通，大便不行。降胃气则浊气下行，大便自通。路老常用姜半夏、刀豆、旋覆花、槟榔、厚朴花、广木香等和胃降逆、导浊下行。论治便秘，以调理脾胃升降为主，着眼于运、润、降、通，并且灵活掌握，交互使用，运中有降、降中有通、通中有润。临床辨治，立足脾胃，以和胃祛湿、益气养血、温中健脾、芳香化湿、疏肝调气为常用治法。

2. 经典医案

医案一 彭某，女，60 岁。

首诊：2007 年 3 月 27 日。

主诉：便秘两年。

现病史：两年前出现便秘，一般 2～3 日一行，黏滞不爽，常喝芦荟茶，保持排便每日 1 次，不喝则便秘加重。下午可见腹胀，头昏沉，睡眠尚可，口黏，舌体胖，质黯，边有齿痕，苔薄白腻，脉沉弦小滑。既往有胆囊炎病史 3 年。

临证思路：证属脾虚湿浊内停，气机阻滞。治以健脾祛湿，理气消胀。

选方用药：生白术 30g，炒苍术 12g，西洋参（单煎）10g，生黄芪 12g，炒薏苡仁 20g，厚朴花 12g，黄连 6g，焦山楂 12g，焦神曲 12g，焦麦芽 12g，茯苓 30g，木香（后下）10g，素馨花 12g，车前草 15g，砂仁（后下）6g，六一散（包煎）15g。水煎服，共 7 剂。

用药分析：苍术、白术、黄芪、西洋参、薏苡仁健脾益气，厚朴花、木香、素馨花、砂仁芳香化湿，黄连清热利湿，焦三仙和胃消食，茯苓、车前草、六一散利水祛湿。诸药合用，健脾祛湿，理气消胀。

二诊：2007 年 4 月 3 日。

药后大便较前通畅，每日 1 次，腹胀亦明显好转，偶有右胁下疼痛，舌质黯红，苔薄，脉沉弦。此虽脾气渐复，湿邪渐去，但仍有肝胆疏泄不利。治以疏肝理气止痛，调畅气机。上方去苍术、车前草、六一散；加醋延胡索 15g，川楝子 12g，炒枳壳

15g，丹参 15g。水煎服，共 7 剂。

用药分析：去苍术、车前草、六一散，加疏肝理气之醋延胡索、川楝子、炒枳壳，活血止痛之丹参。

医案二 佟某，女，40 岁，职员，汉族，已婚。

首诊：2006 年 6 月 13 日。

主诉：大便秘结 5 年。

现病史：患者平素月经量过多，身体虚弱，靠服用蜂蜜及番泻叶，多吃蔬菜，大便尚通畅，近日工作忙碌，便秘复加重，使用番泻叶即腹泻，停药即秘结，4～5 日无大便，排便无力，腹胀，纳差，急躁易怒，精力不集中，形体消瘦，面色萎黄，舌质淡红，苔薄黄微腻，脉细弦。

临证思路：患者月经过多，加之平素脾胃虚弱，运化无力，气血生化不足，久用泻下药物，复伤气阴，致脾气虚，津亏血少舟停。治以健脾益气，养血润燥。

选方用药：五爪龙 15g，西洋参（单煎）10g，生白术 15g，炒山药 15g，厚朴花 12g，半夏 10g，生谷芽 18g，生麦芽 18g，当归 12g，炒白芍 12g，紫菀 12g，桃仁 10g，炒杏仁 10g，大腹皮 10g，炒莱菔子 12g，火麻仁 12g，炒枳实 15g，肉苁蓉 10g。水煎服，共 7 剂。

上方进退共调理近两个月，大便恢复正常。

用药分析：方中以白芍、当归、桃仁、火麻仁养血润燥；西洋参、生白术、炒山药健脾益气以助运；半夏、厚朴、大腹皮、枳实和胃理气除滞，增强肠道传输之力；生谷芽、生麦芽、莱菔子健脾消食；炒杏仁、紫菀取其降肺气以通肠道之意；肾主二便，故以肉苁蓉温阳补肾、润肠通便。诸药合用，健脾养血润燥，助运化，消食滞，兼调肺肾。

医案三 方某，女，15 岁，汉族，学生。

首诊：2006 年 1 月 25 日。

主诉：便秘 3 年。

现病史：3 年来大便干燥，未予治疗。近来大便干燥加重，数日一行，服用麻仁润肠胶囊不效，面部可见雀斑，双腿有硬币大小皮疹，瘙痒。平素喜食生冷，近来纳食不香，睡眠正常，小便黄；月经周期正常，量稍多，白带量多。舌淡，苔白稍黄，脉沉弦。

临证思路：素嗜冷食，伤及脾胃，致脾失健运，湿浊内生，肠道不利而便秘。证属湿浊中阻。治以健脾和中，芳香化浊。

选方用药：藿香梗（后下）10g，荷梗（后下）10g，炒苍术 12g，生白术 20g，厚朴花 12g，薏苡仁 20g，桃仁 10g，炒杏仁 10g，茯苓 20g，车前子（包煎）12g，椿根皮 15g，鸡冠花 12g，皂角 8g，蚕沙（包煎）12g，甘草 8g。水煎服，共 7 剂。

药后便秘改善，每日一行，大便干硬减轻，双下肢皮疹消失，白带稍减，乃药后脾胃和，气结之症渐除的表现，但仍湿浊尚盛，继以疏肝健脾、祛湿固带为法。以上方稍事增减，续进 14 剂而收功。

用药分析：方中藿香梗、荷梗芳香化浊；苍术、白术燥湿健脾；炒杏仁、厚朴肃降肺胃之气；茯苓、车前子、薏苡仁渗湿，利湿；椿根皮、鸡冠花、蚕沙清热利湿止带；桃仁活血润肠；皂角辛润以通便。全方标本兼治，使湿浊去，肠胃通，便秘得除。

三、颜正华

1. 学术观点

（1）病机认识：大肠是机体排出代谢浊物的重要器官。排便不仅是腑气通畅与否的直接反映，而且是五脏功能状态、脏腑阴阳升降的体现。脏腑功能和谐，才能保证糟粕顺利排出体外。此亦"魄门亦为五脏使"之旨。论治便秘一病，多从热结、气滞、冷积、正虚等方面辨证；常用润肠通便、通补健运与泻下攻积3种方法治疗，收效甚佳。

（2）治法心得：润肠通便法是常用之法。用药须平和轻灵，临证治便秘不能唯以伐为用，应以调节脏腑功能，调动机体内在因素为要，故喜用药力平和之品。常选用决明子、何首乌、瓜蒌仁、黑芝麻、火麻仁、肉苁蓉、当归等，每收良效。对其他疾病兼见大便不通者，亦常以本法辅助。其中黑芝麻、肉苁蓉、当归均为补益精血之品，温润多汁，用之通中有补，攻邪不伤正，适用于津血不足者；若兼有热象者，首选决明子、瓜蒌仁、何首乌等寒凉之品；气滞明显者，常配伍枳壳、枳实、槟榔等行气之品，增强通腑之效。其中气滞轻者用枳壳，甚者用枳实，再甚则用槟榔。润肠药虽药力和缓，但只要辨证准确，配伍合理，可收桴鼓之效，且安全性好，剂量易掌握，调理慢性习惯性便秘尤为稳妥。

中气不足，肠道推动无力，或年老体弱，气血虚衰而大便难下者，可重用一味生白术，以补益中州、健脾运肠。此类患者大便不甚干硬，唯排便困难，虚坐努责，用一般通便药难以奏效，必须以补为通，使脾胃得健，升降复常，肠腑乃通。常用魏龙骧白术通便方（白术、生地黄、升麻）加减，每获良效。伴燥结者，合用大黄、芒硝；阳气虚衰者，去生地黄，加肉苁蓉、当归、黄芪等；阴液不足者，重用生地黄，并配伍瓜蒌仁、麦冬；年老体弱者，加肉苁蓉、当归等补益精血。白术用量一般从15g开始，也可视病情用30~60g，以大便通畅不溏为度；若大便偏稀者，易生白术为炒白术，以增强健脾化湿之功。

对大便秘结时间较长、湿热证明显者，或泻下轻剂难取效，而患者又无虚象者，常选用泻下攻积法治疗。用药当平和轻灵，每用大黄时，必从小量开始，如效果不显，再加大剂量。首方中大黄一般用3~6g，不效则增量，再根据大便通畅与否调整用量，使大便通而不溏。同时，处方中大黄应单包，根据患者大便情况调节用量，以大便每天4~5次为限，超过则减量，不足1次则加量。用芒硝时，常选用通下力较缓和之玄明粉替代，使下而不伤正。临证运用芒硝、大黄，常配伍枳实、槟榔、厚朴等行气之品，增强通腑之力。

便秘为临床常见病，常虚实夹杂，寒热相交，以上三法可单独应用，也常根据病情，两法或三法合用。一般习惯性便秘，热结不甚，虚象不明显，润下法即可奏效；热结明显或湿热壅滞者，常以攻下法为主；虚象明显者，则首选健运法。临床应根据具体症情，明辨病机，灵活运用。

2. 经典医案

医案一 某患者，女，79 岁。

首诊：2006 年 11 月 5 日。

主诉：便秘 3 天。

现病史：大便 3 天未行，且 3 天未进食；胃脘痛，口苦，纳呆，口不渴，不喜饮水。舌黯，苔薄微黄，脉弦细。平素有慢性胃炎、胃下垂。

临证思路：证属脾胃不健，热积肠腑，腑气不通。治以通腑泄热，健运脾胃。

选方用药：枳实 10g，厚朴 10g，大黄（后下）10g，玄明粉（冲服）10g，白术 30g，瓜蒌仁 30g，决明子 30g，冬瓜仁 30g，焦山楂 12g，焦神曲 12g，焦麦芽 12g，鸡内金 12g，谷芽 15g。水煎服，共 7 剂。

用药分析：方中大承气汤通腑泄热，白术健脾益气，瓜蒌仁润肠，决明子、冬瓜仁清热，焦三仙、鸡内金、谷芽消食和胃。诸药合用，通腑泄热，健运脾胃。

二诊：2006 年 11 月 12 日。

大便已通、质稀，每天 1 次；口苦消失，胃脘痛减，仍纳呆。大便通，便质偏稀，恐过下伤正，故停用大黄、玄明粉；加佩兰 10g，炒枳壳 10g，陈皮 10g，砂仁（后下）3g，龙胆草 1.5g。水煎服，共 7 剂。

用药分析：大便通，便质偏稀，恐过下伤正，故停用大黄、玄明粉，以补脾润肠为主。加佩兰、砂仁以芳香醒脾；加炒枳壳、陈皮以理气除滞；加龙胆草以清利残留湿热。

三诊：2006 年 11 月 19 日。

胃脘舒畅，唯纳食不佳，大便偏干，数天 1 次。守方酌加滋润之品，补脾润肠和胃。

临证思路：患者平素脾胃虚弱，中气不足，致肠道推动无力，糟粕积滞肠腑，蕴湿生热，出现便秘、口苦、苔黄，为肠腑热结。方用大承气汤为主，佐以润肠开胃之品，并重用生白术大补中州，健脾运肠，与攻下剂合用，标本兼顾。患者便秘日久，加之脾胃虚弱，虚实夹杂，病程缠绵反复，故三诊时加大润下之力，以补脾润肠和胃之剂为主方，缓图之。

选方用药：郁李仁 15g，鸡内金 15g，瓜蒌仁 15g，火麻仁 15g，生何首乌 30g，蜂蜜（冲服）30g，黑芝麻 30g，生白术 30g，决明子 30g，冬瓜仁 30g，陈皮 10g，炒枳壳 10g，焦山楂 12g，焦神曲 12g，焦麦芽 12g，砂仁（后下）3g。水煎服，共 7 剂。

用药分析：郁李仁、瓜蒌仁、何首乌、蜂蜜、黑芝麻养血滋阴，润肠通便；鸡内金、焦三仙消食和胃；白术健脾益气；决明子、冬瓜仁清热；陈皮、枳壳、砂仁行气和胃。诸药合用，润肠通便，补脾和胃。

医案二 某患者，女，42 岁。

首诊：2007 年 1 月 6 日。

主诉：便秘 7 年。

现病史：患者患尿毒症 7 年余，每周血液透析两次。大便干燥、两天 1 次，两胁胀满，后背热，失眠，入睡困难，纳可，无小便，面色晦黯，乏力倦怠，舌黯，苔白，脉细。

临证思路：证属湿毒久蕴，气机不扬。治以行气通腑，疏肝消胀，利湿排毒，兼以安神。

选方用药：柴胡 10g，香附 10g，车前子（包煎）15g，赤芍 15g，怀牛膝 12g，郁金 12g，青皮 8g，陈皮 8g，枳壳 6g，枳实 6g，生大黄（后下）6g，炒酸枣仁 30g，夜交藤 30g。水煎服，共 6 剂。嘱若大便每天超过 4 次则停用大黄。

用药分析：大黄、枳壳、枳实行气通腑，柴胡、香附、郁金、青皮、陈皮疏肝理气，怀牛膝、赤芍活血，车前子利水，酸枣仁、夜交藤养阴安神。诸药合用，行气通腑，疏肝消胀。方中大黄通腑力专，患者久病正虚，故若大便每天超过 4 次则停用 1 天，以防攻下太过，损伤正气。药后湿毒得下，气机畅通，面色转佳，失眠、倦怠等症亦随之减轻。

二诊：2007 年 1 月 12 日。

大便每天 1 次，胁胀减轻，失眠好转，面色转佳，仍觉后背热。患者湿毒内蕴日久，故面色晦黯、大便燥结；气机不畅，则两胁胀满难忍。治以疏肝行气为主，气行则湿行，而奏通腑泄热功效。上方去赤芍；加生龙骨（先煎）30g，生牡蛎（先煎）30g，炒栀子 10g，黄柏 6g。水煎服，共 6 剂。

药后大便每天 1 次，面色较前好转，余症亦减。

用药分析：仍以原方加减调理，酌加黄柏、栀子，使湿毒从小便分消；加龙骨、牡蛎加强炒酸枣仁、夜交藤的安神作用。

医案三 某患者，女，32 岁。

首诊：2007 年 3 月 5 日。

主诉：便秘数月，曾屡服通便药无效。

现病史：大便干燥，3 天一次，排便困难，经前 1 周便秘明显，常 4~5 天一解；纳呆，睡眠差，倦怠乏力，月经正常。舌红，苔黄，脉细弦。

临证思路：证属阴血不足，肝气不舒，肠道津枯。治以养血疏肝，润肠通便。

选方用药：柴胡 10g，枳实 10g，当归 10g，香附 10g，赤芍 12g，火麻仁 15g，郁李仁 15g，何首乌 30g，瓜蒌仁 30g，黑芝麻 30g，蜂蜜（冲服）30g，决明子 30g。水煎服，共 7 剂。

选方用药：柴胡、枳实、香附疏肝理气，当归、赤芍、何首乌、黑芝麻、蜂蜜养血润肠，火麻仁、郁李仁、瓜蒌仁润肠通便，决明子清热除湿。诸药合用，养血疏肝，润肠通便。

二诊：2007 年 3 月 12 日。

服药后大便 2 天一次，便质软，排便通畅；纳食转佳，睡眠尚可。苔黄，脉弦细。大便已通畅，可减行气药。原方去枳实，改用枳壳 10g。水煎服，共 12 剂。

用药分析：原方以枳壳易枳实，行气除滞，避免破气伤胃。

三诊：2007 年 3 月 24 日。

每天大便 1~2 次，便质正常，排便通畅；疲乏无力，偶头晕，小便不畅，睡眠、饮食均佳，平素身体虚弱易感冒。胃为后天之本，脾胃不健，则气血津液生化乏源，以补益脾胃为主，兼顾他症，缓图治其本。治以益气健脾，养血润肠，佐以通利小便。

选方用药：太子参 15g，滑石 15g，生白术 15g，枳壳 10g，生何首乌 30g，决明子 30g，黑芝麻 30g，瓜蒌仁 30g，蜂蜜（冲服）30g，鱼腥草 30g，当归 6g，通草 6g，泽泻 12g。水煎服，共 12 剂。

用药分析：太子参、白术健脾益气，当归、何首乌、黑芝麻、瓜蒌仁、蜂蜜养血润燥，滑石、通草、泽泻利水，决明子、鱼腥草清热。诸药合用，益气健脾，养血润肠，兼以通利。

四、朱良春

1. 学术观点

（1）病机认识：便秘一证，其病位在大肠，与肺、脾、肾三脏关系密切相关。肺主宣肃，与大肠相为表里，肺气虚则大肠津液不布；脾气虚则运化无力，水津不布，肠道失濡。肾为胃之关，开窍于二阴而司二便，肾之精血亏损，肠道燥热，津液不足，肠道失濡而便干；或肾之阳气虚衰，温运无力，均可使糟粕涩留肠道，不能及时排出体外而致便秘。

（2）治法心得：温补中气，塞因塞用是因脾为后天之本，气血生化之源，脾不足则气血乏源，阴津亏虚，中气不足。气虚则肠道传送无力，血虚则津枯，大肠失于濡润，如是均可使糟粕停滞大肠而便秘。肺主气，与大肠相表里，土虚金亏，肺气不能肃降，津液不能下达，大肠失润，干枯不行，便秘由是而作，则出现肠道艰涩不通，大便难下。加之久服泻下之剂，中气大伤，肠中津液匮乏。"前车之覆，后车之鉴"，再用攻下之剂徒伤其里，故以塞因塞用立法，用温中醒脾、益胃生津执法而治。

重用白术司脾胃运化。若脾不得为胃行其津液，久而母病及子，致使肺津干涸，肠中燥结。对于此类慢性便秘，朱老善用理中汤治疗。该方中党参、干姜、白术三药配伍补、温、燥相辅相成，再用炙甘草为使，共奏温中祛寒、补气健脾之功。朱老运用理中汤治疗便秘时，重用生白术 50g，主要是取其补益中州，健脾运肠，脾气健既可使大肠传导有力，又可使水湿得运，濡润肠道。从临床上看，此类患者大便不甚干硬，唯排便困难，虚坐努责，用一般通便药很难奏效，必须以补为通，使脾胃得健，升降复常，肠腑乃通。

善用葛根、枳实，升降相因。因肺主治节，又主一身之气，与大肠相表里。当脾胃肠的关系不和谐时，就会出现腹胀、便秘等。治疗便秘时，朱老常常配用葛根、枳实这两味药物。两味相伍，一升一降，"开天气以通地道"，使清阳得升，浊阴得降，则便秘自解。

2. 经典医案

医案一 黄某，女，40岁。

首诊：2005年4月5日。

主诉：便秘8年。

现病史：便秘8年，平素依赖西药果导、双醋芬汀或牛黄解毒片，或中成药上清丸、麻仁丸等维持，若不用药，五七日不排大便，腹部胀满，苦不欲言。因久用泻下攻伐之剂，脾胃大伤，纳食不馨，面色萎黄，神疲乏力，舌淡苔薄白，脉沉细。

临证思路：证属脾胃虚寒，升降失常，运传无力。又久服泻下之剂，中气大伤，肠中津液匮乏。治当温中醒脾，益胃生津，方用理中丸加味。

选方用药：党参15g，生白术50g，干姜10g，炒枳实10g，葛根10g，炙甘草6g。水煎服，共7剂。

用药分析：重用白术益胃生津，党参健脾益气，干姜温中散寒，葛根、枳实一升一降、调和气机，甘草调和诸药。

二诊：2005年4月12日。

服药5剂，胀满好转，大便3日一次，纳食增加。服药有效，减白术量为30g，水煎服，共7剂。

服药后，腹胀消失，大便两日一行。理中丸乃仲景平调脾胃之方，盖阴阳错乱失衡，中气败坏，无以理之，当用人参益胃，以干姜之辛温鼓舞参术之健运，行甘草之迂缓，奠定中土，恢复功能，益胃醒脾而又鼓舞中气。阳之动，始于温，气得温而谷精运，谷气升而中气充，故名曰理中。此方药简效宏，剂量的灵活变通，寓于其中。此乃补中求通，塞因塞用之一也。

医案二 万某，男，48岁。

首诊：2006年5月10日。

主诉：脘腹时有隐痛，便秘腹胀两年。

现病史：多方求治效微，中医亦用过温阳理气、建中止痛、清泻外导、补中益气等法，痛胀便秘如旧。常一周不大便，精神疲乏，纳呆，面色不华，舌淡白，薄苔，脉弦紧。

临证思路：证属寒邪闭阻。乃因脾肾阳虚，肠道失于温煦，津液不能正常敷布，冷气横行，凝结肠道，运传失常所致。此阴燥非阳不能融释，寒闭非温无由通解。局方半硫丸除积冷、温脾肾，治心腹一切疢癖冷气及风秘、冷秘，既温且降，既涩又宣。《黄帝内经》半夏秫米汤，降其气，即所以敛其阳。本方半夏和硫黄同用，纳其阳即所以补其气。硫黄直入命门，以培脾胃气血生化之根；半夏降纳为肾，助理中汤平调脾胃，降浊升清，降中寓通，温中温下，可以开闭结，可以止泄泻，可以治实证，可以疗虚证，此塞因塞用之二，亦是双向调治之中医中药特色也。

选方用药：党参15g，炒白术30g，干姜10g，炙甘草6g，片姜黄12g。水煎服，共 5 剂。

生硫黄、姜半夏各 100g, 生乳香 30g, 共粉蜜蜡为丸。一次 6～10g, 一日 2～3 次服。

服药 5 剂, 腹痛胀顿除, 大便已两日一次, 嘱续服 10 剂, 诸症全除, 大便日行一次, 追访 2 年无复发。

用药分析: 党参、白术健脾益气生津, 干姜温中散寒, 姜黄疏肝活血止痛, 甘草调和诸药。半夏、硫黄温肾壮阳, 乳香活血化瘀止痛。

(魏玮 国嵩)

参考文献

[1] 郭晓峰, 柯美云, 潘国宗, 等. 北京地区成人慢性便秘整群、分层、随机流行病学调查及其相关因素分析 [J]. 中华消化杂志, 2002, 22 (10): 637-638.

[2] 中华医学会外科学分会结直肠肛门外科学组. 便秘外科诊治指南 (草案) [J]. 中华胃肠外科杂志, 2008, 11 (4): 391-393.

[3] 罗金燕. 慢性便秘的病因学、病理生理机制和诊断 [J]. 胃肠病学, 2004, 9 (5): 297-300.

[4] 邹多武, 许国铭. 便秘的病因与发病机制 [J]. 中华消化杂志, 2004, 24 (1): 42-43.

[5] Ferrara A, Pemberton J H, Grotz R L, et al. Prolonged ambulatory recording of anorectal motility in patients with slow-transit constipation [J]. Am J Surg, 1994 (167): 73-79.

[6] Bassotti G, Chiarioni G, Vantini I, et al. Anorectal manomeetric abnormalides and colonic propulsive impairment in patients with severe chronic idiopathic constipation [J]. Dig Dis Sci, 1994 (39): 1558-1564.

[7] Kamm M A, Lennard-Jones J E. Rectal mucosal electro-sensory testing——evidence for a rectal sensory neuropathy in idiopathic constipation [J]. Dis Colon Rectum, 1990 (33): 419-423.

[8] 辛学知, 尹玉锦. 便秘中西医诊治 [M]. 北京: 科学技术文献出版社, 2008.

[9] 刘绍能, 张秋云. 便秘的中医防治 [M]. 北京: 金盾出版社, 2007.

[10] 陈士奎. 便秘防治 170 问 [M]. 北京: 金盾出版社, 2008.

[11] 喻德洪. 现代肛肠外科学 [M]. 北京: 人民军医出版社, 1997.

[12] 中华中医药学会脾胃病分会. 便秘中医诊疗专家共识意见 (2017) [J]. 中医杂志, 2017, 58 (15): 1345-1350.

[13] 魏玮, 唐艳萍. 消化系统西医难治病种中西医结合诊疗方略 [M]. 北京: 人民卫生出版社, 2015.

[14] 汤立东, 王学良, 王垂杰, 等. 李玉奇教授治疗便秘经验 [J]. 世界中医药, 2017, 58 (15): 932-934.

[15] 高尚社. 国医大师李玉奇教授治疗便秘验案赏析 [J]. 中国中医药现代远程教育, 2013, 11 (1): 3-5.

[16] 苏凤哲, 李福海. 路志正教授从脾胃论治便秘临床经验 [J]. 世界中西医结合杂志, 2009, 4 (11): 761-764.

[17] 吴嘉瑞, 张冰. 国医大师颜正华教授诊疗便秘临证经验探析 [J]. 中华中医药杂志, 2012, 27 (7): 1835-1837.

[18] 高新颜, 张冰, 杨红莲. 颜正华教授应用通腑三法经验介绍 [J]. 新中医, 2008, 40 (5): 19-20.

[19] 高尚社. 国医大师朱良春教授治疗便秘验案赏析 [J]. 中国中医药现代远程教育, 2011, 9 (16): 4-6.

[20] 邱志济, 朱建平, 马璇卿. 朱良春治疗顽固便秘的廉验特色选析——著名老中医学家朱良春教授临床经验 (47) [J]. 辽宁中医杂志, 2003, 30 (11): 867-868.

[21] 张仲起, 任喜洁, 韦倩. 理论有新见证治创新法——师从任继学教授诊治老年便秘体会 [J]. 吉林中医药, 2008, 28 (7): 482-483.

[22] 刘艳华, 任喜洁, 宫晓燕, 等. 任继学教授治疗疑难杂症医案 [J]. 中医药信息, 2008, 25 (1): 51-52.

第八节 功能性腹泻

【概述】

功能性腹泻 (functional diarrhea, FDr) 是以反复泻糊状粪或者水样粪为表现的一种功能性肠病。尽管 FDr 患者可有腹痛和 (或) 腹胀, 但不是其主要症状, 且不符合肠易激综合征的诊断标准。近年来, 随着人们生活压力的增大及饮食结构的改变, 本病的发病率在不断增长, 严重影响着患者的生活质量。有关 FDr 发病率和患病率的研究很少, 部分原因是其很难与腹泻型肠易激综合征区别。根据既往报道, FDr 患病率为 1.5%~17%。该病属于中医"泄泻"范畴。

【病因病机】

一、中医认识

1. 致病因素

(1) 感受外邪: 外感寒湿暑热之邪均可引起腹泻, 其中以湿邪最为多见。湿邪易困脾土, 寒邪和暑热之邪, 既可侵袭皮毛肺卫, 从表入里, 亦能夹湿邪为患, 直接损伤脾胃, 导致运化失常, 清浊不分, 引起腹泻。如《杂病源流犀烛·泄泻源流》说: "是泄虽有风寒热虚之不同, 要未有不源于湿者也。"

(2) 饮食所伤: 误食馊腐不洁之物, 使脾胃受伤; 或饮食过量, 停滞不化; 或恣食肥甘辛辣, 致湿热内蕴; 或恣啖生冷, 寒气伤中, 均能化生寒、湿、热、食滞之邪, 使脾运失职, 升降失调, 清浊不分, 发生腹泻。

(3) 情志失调: 忧郁恼怒, 精神紧张, 易致肝气郁结, 木郁不达, 横逆犯脾; 忧思伤脾, 土虚木乘, 均可使脾失健运, 气机升降失常, 遂致腹泻。正如《景岳全书·泄泻》曰: "凡遇怒气便作泄泻者, 必先以怒时夹食, 致伤脾胃。"

(4) 病后体虚: 久病失治, 脾胃受损, 日久伤肾, 脾失温煦, 运化失职, 水谷不化, 积谷为滞, 湿滞内生, 遂成腹泻。

(5) 禀赋不足: 由于先天不足, 禀赋虚弱; 或素体脾胃虚弱, 不能受纳运化某些食物, 易致腹泻。

2. 病机

泄泻的病位在脾胃与大小肠，病理因素主要是湿。基本病机为脾虚湿盛。急性暴泻以湿盛为主，多因湿盛伤脾，或食滞生湿，壅滞中焦，脾不能运，脾胃不和，水谷清浊不分所致，病属实证。慢性久泻多由脾虚健运无权，水谷不化精微，湿浊内生，混杂而下，发生泄泻。他如肝气乘脾或肾阳虚衰所引起的泄泻，也多在脾虚的基础上产生，病属虚证或虚实夹杂证。

二、西医认识

FDr 是一种临床常见功能性肠病，没有单一的病理生理学异常能解释其病因，其发病是多因素作用的结果。

1. 胃肠动力改变和内脏感觉异常

胃肠动力和内脏感觉功能异常与功能性腹泻的发生密切相关，主要表现在胃肠道反射亢进，传递时间增快而形成的高反应性以及患者内脏高敏感性出现的胃肠道功能异常。功能性腹泻患者与正常人相比，结肠收缩频率高，收缩幅度强。同时，胃肠道黏膜传入神经末梢阈值相对降低，系统兴奋性相对增高，对应激的反应非常强烈，正常生理刺激即可产生腹泻症状。功能性腹泻患者进食后结肠的分节性收缩减少，而推进性收缩增加，动力形式的改变使结肠内容物在结肠内进行了快速的传导，分节性收缩的减少直接导致肠道水分吸收时间减少，大便含水量增加；推进性收缩增加，使得结肠内容物迅速转运至直肠，加快排便过程，因此功能性腹泻患者结肠分节性收缩的减少和推进性收缩的增加导致稀便次数的增多。

2. 脑 - 肠轴异常

脑 - 肠轴是脑肠互动中发挥联系作用的神经 - 内分泌网络，机体通过脑 - 肠轴的双向信息通路进行胃肠功能调控。脑 - 肠轴信号传导的物质基础为脑肠肽，脑肠肽是双重分布在胃肠道及中枢神经系统中的神经肽类激素，作用于胃肠道神经及平滑肌细胞相应受体，调节胃肠运动及分泌功能。功能性腹泻脑肠肽相关性是目前研究的热点问题，国内外学者较为关注的脑肠肽有胃动素（motilin，MTL）、胃促生长素（ghre-lin）、胃泌素（gastrin，GAS）、血管活性肠肽（vasoactive intestinal peptide，VIP）、瘦素（leptin，LP）、胆囊收缩素（cholecystokinin，CCK）、P 物质（substance P，SP）、5 - 羟色胺（5 - hydroxy tryptamine，5 - HT）、降钙素基因相关肽（calcitonin gene related protein，CGRP）等。肠神经系统、中枢神经系统、脑 - 肠轴与脑肠肽构成的脑肠互动在功能性腹泻的发病中发挥着重要的作用，有可能是发病的核心环节。

3. 遗传和饮食因素

功能性腹泻可能与相关遗传因素有关，呈现家族遗传现象。具有功能性胃肠病的父母，其行为方式及对待疾病的态度等对下一代的疾病认知和就医行为均可能产生一定的影响。膳食纤维包括纤维素、果酸等，对胃肠运动有良性作用，饮食结构不合理，肠道功能将会受到影响。常规饮食中缺少富含膳食纤维的蔬菜水果的摄入，偏嗜肉食，会造成纤维素等促消化物质的缺乏，或者长期食用难以消化的食物，肠道无法得到很好的运动，对胃肠道动力造成影响。高 FODMAP 食物中的碳水化合物增加肠道渗透性，使得小肠液分泌增加，改变肠道动力，使肠道蠕动增快，引起腹泻。食物不耐受，对某些特定食物如奶、植物蛋白、咖啡、药物、酒精等过敏，过敏性食物的摄入均可导致胃肠道平滑肌痉挛，分泌物增加，从而导致腹泻发生。

4. 社会心理因素

随着西医学的不断发展，功能性腹泻研究已经进入生物－心理－社会医学模式，国内外许多学者认为精神心理异常与功能性腹泻发病关系密切。中枢神经系统对胃肠道的运动及分泌功能具有一定的调节作用，强烈的负面情绪及各种应激性生活事件的经历能够对精神心理造成影响，引起中枢神经系统释放的某些特定神经递质的改变，相应产生胃肠功能及感觉的改变，产生运动紊乱、分泌异常等症状，也说明精神异常与应激可能通过脑－肠轴传导，影响胃肠蠕动及内分泌功能。

5. 肠道菌群失调

国内外相关研究已经证实，肠道菌群失调与功能性腹泻的发病具有一定的相关性。肠道菌群平衡是个动态过程，肠黏膜细胞能够与以革兰阳性杆菌为主的某些肠菌结合形成一层生物学屏障，阻止致病菌的侵害，有益菌群减少会导致致病菌的过量繁殖，增加内毒素，刺激肠道黏膜，使其通透性增加。在肠道菌群失调的情况下，SIgA 含量降低，致病菌透过肠道黏膜激活肥大细胞，释放类胰蛋白酶、5－HT 等多种活性物质，以增强平滑肌收缩，促进肠道蠕动，引发腹泻。由于功能性腹泻的反复发作、病程较长，导致肠道代谢紊乱，菌群失调，又加重腹泻的发生发展。研究发现，肠道菌群结构有可能随着年龄增长而发生变化，主要表现为保护性菌群显著减少，如类杆菌、双歧杆菌等，这也是腹泻发生的原因。

【诊断与鉴别】

一、中医诊断

1. 辨证要点

（1）辨虚实：急性暴泻，泻下腹痛，痛势急迫拒按，泻后痛减，多属实证；慢性久泻，病程较长，反复发作，腹痛不甚，喜温喜按，神疲肢冷，多属虚证。

（2）辨寒热：大便清稀，或完谷不化，多属寒证；大便色黄褐而臭，泻下急迫，肛门灼热者，多属热证。

（3）辨证候特征：外感泄泻，多夹表证，当进一步辨其属于寒湿、湿热与暑湿。寒湿泄泻，舌苔白腻，脉象濡缓，泻多鹜溏；湿热泄泻，舌苔黄腻而脉象濡数，泻多如酱黄色；暑湿泄泻，多发于夏暑炎热之时，除泄泻外，尚有胸脘痞闷、舌苔厚腻。食滞肠胃之泄泻，以腹痛肠鸣、粪便臭如败卵、泻后痛减为特点；肝气乘脾之泄泻，以胸胁胀闷、嗳气食少，每因情志郁怒而增剧为特点；脾胃虚弱之泄泻，以大便时溏时泻、夹有不化水谷、稍进油腻之物则大便次数增多、面黄肢倦为特点；肾阳虚衰之泄泻，多发于黎明之前，以腹痛肠鸣、泻后则安、形寒肢冷、腰膝酸软为特点。

2. 病机辨识

泄泻的主要病变在脾胃与大小肠。其致病原因有感受外邪、饮食所伤、情志失调及脏腑虚弱等,但关键在于脾胃运化功能失调。六淫之邪伤人,肠胃功能失调,皆能使人发生泄泻,但其中以湿为主,常夹寒、热、暑等邪气。脾脏恶湿而喜燥,外来之湿邪最易困遏脾阳,影响脾的运化,水谷相杂而下,引起泄泻。脾胃为仓廪之官,胃为水谷之海,故饮食不当常可导致泄泻。凡饱食过量,宿滞内停;或过食肥甘,呆胃滞脾,湿热内蕴;或恣啖生冷,寒食交阻;或误食馊腐不洁之物,伤及肠胃,均可致脾胃运化失健,传导失职,升降失调,水谷停为湿滞而发生泄泻。郁怒伤肝,肝失疏泄,木横乘土,脾胃受制,运化失常;或忧思气结,脾运涩滞,均可致水谷不归正化,下趋肠道而为泻。若素体脾虚湿盛,运化无力,复因情志刺激、精神紧张或于怒时进食,均可致土虚木贼,肝脾失调,更易形成泄泻。脾主运化,胃主受纳,若因长期饮食失调,劳倦内伤,久病缠绵,均可导致脾胃虚弱,中阳不健,运化无权,不能受纳水谷和运化精微,清气下陷,水谷精粕混杂而下,遂成泄泻。久病之后,肾阳损伤,年老体衰,阳气不足,命门火衰,不能助脾腐熟水谷,水谷不化而为泄泻。

二、西医诊断

1. 诊断

(1)临床表现:持续地或反复地出现排稀便(糊状便)或水样便,不伴有腹痛或腹部不适。至少75%的排便为不伴腹痛的松软(糊状)或水样便,诊断前症状出现至少6个月,近3个月症状符合以上标准。

功能性腹泻患者无明显体征。临床医生应检查是否有贫血体征,如杵状指、腹部压痛。应行肛门直肠检查,评估肛门括约肌紧张度(在大便失禁患者中尤其重要);当患者有便血史时,也应行肛门直肠检查,可评估是否有痔疮和肛裂。

(2)辅助检查:

①实验室检查

粪便检查:粪便性状呈糊状、稀便或水样,量多或恶臭,粪便中不含黏液、脓血或仅含脂肪时,常提示为小肠性腹泻或肝、胆、胰腺功能低下性腹泻。如粪便量少,含黏液、脓血时则多提示为结肠性腹泻。粪便中发现原虫、寄生虫或虫卵,又能排除其他原因时,可提示为原虫、寄生虫性腹泻;粪便培养可分离出多种致病菌,对诊断有重要价值,但应强调粪便取材要新鲜,送检应及时,否则会影响诊断。此外,如一次培养阴性时,不能轻易否定感染性腹泻,还应多次(至少3次)送粪便培养,有时会获得阳性结果。

胰腺外分泌功能试验:如怀疑腹泻是胰腺疾病所致时,应进行胰腺外分泌功能试验,如试餐试验(Lundh 试验)、苯甲酰-酪氨酸-对氨基苯甲酸试验(PABA 试验)及促胰泌素试验等。

小肠吸收功能试验:粪便中脂肪球、氮含量、肌纤维和糜蛋白酶含量测定:显微镜高倍视野下，脂肪球高达 100 个以上时（苏丹Ⅲ染色法），可考虑脂肪吸收不良；粪便中含氮量增加时，考虑系糖类吸收不良，粪便中肌纤维增多，糜蛋白酶含量降低时，都提示小肠吸收不良。

右旋木糖试验：小肠吸收功能不良者，尿中 D－木糖排出量常减少。

放射性核素标记维生素 B_{12} 吸收试验（Schilling 试验）：小肠吸收功能障碍者，尿内放射性核素含量显著低于正常。

呼气试验：多为 ^{14}C－三酰甘油呼气试验。脂肪吸收不良者，口服 ^{14}C 标记的三酰甘油后，由肺内呼出的 ^{14}C 标记的 CO_2 减少，而粪中 ^{14}C 标记的 CO_2 排出量增多。近年来，开展较多的 ^{13}C 呼气试验可观察糖类的吸收情况，对乳糖吸收不良亦有重要的诊断价值。此外，还有 ^{14}C 甘氨酸呼气试验等方法。

②影像学检查

X 线检查：钡餐或钡剂灌肠检查可了解胃肠道的功能状态、蠕动情况等，对小肠吸收不良、肠结核、克罗恩病、溃疡性结肠炎、淋巴瘤、结肠癌等有重要诊断价值。

B 超、CT 或 MRI 检查：可观察肝脏、胆道及胰腺等脏器有无与腹泻有关的病变，对肠道肿瘤性病变也可提供依据。因此，B 超、CT 及 MRI 检查对消化吸收不良性腹泻及肿瘤性腹泻等均有辅助诊断价值。

③内窥镜检查

结肠镜检查：结肠镜检查对回肠末端病变，如肠结核、克罗恩病；其他溃疡性病变；以及大肠病变，如溃疡性结肠炎、结肠直肠息肉及癌肿、慢性血吸虫肠病等均有重要诊断价值。

逆行胰胆管造影检查：对胆道及胰腺的病变有重要诊断价值。

小肠镜检查：小肠镜检查对小肠吸收不良及 Whipple 病等有较重要诊断意义。小肠镜直视下可观察小肠黏膜的情况，活组织病理检查可判断微绒毛及腺体的变化等。

（3）诊断标准：

①25% 以上排便为松散粪或水样粪，且不伴有明显的腹痛或腹部不适。

②患者需在诊断前至少 6 个月出现症状，近 3 个月符合以上诊断标准。

③应排除符合腹泻型肠易激综合征（IBS－D）诊断标准的患者。

以上条件全部满足，即符合诊断。

（4）并发症：

①营养不良及维生素缺乏症：腹泻病程较长，如禁食时间过久或长期热量不足，常可引起营养不良和各种维生素缺乏症。消化不良与营养不良可互为因果，往往造成恶性循环，导致不良后果。维生素 A 缺乏可引起干眼症及角膜软化症；维生素 D 缺乏可引起手足抽搐症。

②感染：常见有中耳炎、口角炎、上呼吸道感染、支气管炎、肺炎、疖肿、败血症、泌尿道感染及静脉炎等。各种感染可能成为腹泻的病因，但也有在腹泻之后，由于全身抵抗力降低而继发感染。迁延性腹泻或原有营养不良患儿，容易并发真菌感染，如鹅口疮、真菌性肠炎，甚至引起全身性真菌病。

③中毒性肝炎：重型腹泻可能出现黄疸，常见于营养不良及重症败血症患儿，预后不良，故中毒性肝炎是腹泻的严重并发症之一。

④急性病毒性心肌炎：腹泻会引发急性病毒性心肌炎，在医学上又把它简称为病毒性心肌炎，这是腹泻引起的并发症中最严重的疾病之一。最常引起心肌炎的病毒是一种肠道病毒，它对人肠道的侵蚀性是很大的，它可直接进入心肌细胞造成损害导致心肌变性，最危险的情况下甚至会危及生命安全。

⑤心脑血管意外：腹泻同时也会引发心脑血管意外，但通常都是由于急性腹泻引起的，老年人是高发人群。腹泻时大量水分的丧失使得人体处于缺水状态，而水分对于维持人体神经传导功能和心跳节律具有举足轻重的作用，缺水可造成严重心律失常和猝死。

⑥胃病：本身有胃病的人在腹泻时很容易引起胃病复发，而本身没有胃病的人，在腹泻时则增加了患胃病的概率。通常腹泻后人体的消化功能会有所下降，肠道抗病能力也减弱，胃肠功能的负担加重，这些常会导致胃病的复发或者引发胃病。

2. 鉴别

（1）腹泻型肠易激综合征：功能性腹泻是指持续地或反复地出现排稀粪（糊状粪）或水样粪，不伴有腹痛或腹部不适症状的综合征。肠易激综合征亦是一种功能性肠病，其腹痛或腹部不适伴随排便或排便习惯的改变，具有排便异常的特征。排便不规律且间断出现便秘，伴随腹痛和（或）腹胀症状，高度提示肠易激综合征。

（2）乳糖不耐受症：对持续的、不明原因的腹泻，当患者牛奶摄入量超过240mL/d时，有胆汁酸吸收不良，尤其是腹泻出现在晚上或腹泻量较大时，可能需要进行乳糖不耐受试验。我国汉族人常有小肠乳糖酶缺乏症，喝牛奶后引起腹胀甚至腹泻，是因为乳糖酶缺乏，乳糖在小肠中不能完全被分解吸收，进入大肠后，细菌将其发酵，成为小分子的有机酸，并产生一些气体等，这些产物大部分可被结肠重吸收，而未被吸收或仍未被分解的乳糖可引起肠鸣、腹胀、腹痛、排气、腹泻等症状，有的人还会发生嗳气、恶心等。这些症状被称为乳糖不耐受症，停用牛奶时症状消失，可证实这一诊断。

（3）乳糜泻：这是患者对麸质（麦胶）不耐受引起以小肠黏膜病变为特征的一种原发性吸收不良综合征，又称麦胶性肠病（glutenous enteropathy）、非热带口炎性乳糜泻（nontropical sprue）、特发性脂肪泻（idiopathic sprue）。本病在西方人群中的发病率约0.03%，我国则少见。在西方国家，吸收不良的表现（营养不良，体重减轻，非失血性贫血，电解质紊乱）提示乳糜泻，应当进行相应的抗体检测和（或）十二指肠活检。

（4）显微镜下结肠炎：这是以慢性或间歇性水泻为主要症状，钡剂灌肠和内镜检查无异常发现，但结肠黏膜活检有非特异性炎症的临床病理综合征。若无吸收不良的证据，需行结肠及回肠末段内镜检查，以排除显微镜下结肠炎。

（5）结直肠癌：多见于中年以上人群，应注意患者是否有报警症状，如体重下降、近期便血史、结直肠肿瘤家族史以及体格检查有异常发现，可进行肠镜检查排除。

（6）其他：应注意胃肠或全身器质性疾病引起的腹泻，如炎症性肠病、贫血、甲状腺疾病等。应行血常规、粪常规＋隐血和寄生虫检查。持续性腹泻需行检测吸收不良的试验以及监测电解质平衡等。疑有小肠器质性病变时，应行小肠镜检查，小肠钡剂造影在诊断中作用不大。在有些地区要排除贾第鞭毛虫病和热带口炎性腹泻。

【治疗】

一、中医治疗

1. 治疗原则

功能性腹泻的治疗原则是运脾化湿。以脾虚为主者，当健脾；因肝气乘脾者，宜抑肝扶脾；因肾阳虚衰者，宜温肾健脾；中气下陷者，宜升提；久泻不止者，宜固涩。

2. 辨证论治

（1）寒湿困脾证

症状表现：大便清稀或如水样，腹痛肠鸣，食欲不振，脘腹闷胀，舌苔薄白或白腻，脉濡缓。

病机分析：脾喜燥而恶湿，寒湿困脾，致脾失健运，脾阳不振，升降失调，水谷不化，清浊不分，混杂而下，形成腹痛、腹胀和泄泻。

治疗方法：芳香化湿，解表散寒。

代表方药：藿香正气散（《太平惠民和剂局方》）加减。藿香18g，茯苓15g，半夏8g，陈皮6g，厚朴6g，大腹皮12g，紫苏12g，白芷12g，桔梗6g，炙甘草9g，白术12g，生姜6g，大枣7g。

随症加减：恶寒重者，加荆芥、防风以祛风解表；发热，头痛者，加金银花、连翘、薄荷以疏散风热，清利头目。

（2）肠道湿热证

症状表现：腹痛即泻，泻下急迫，粪色黄褐臭秽；肛门灼热，腹痛，烦热口渴，小便短黄。舌苔黄腻，脉濡数或滑数。

病机分析：感受湿热之邪，肠腑传化失常而发生泄泻。肠中有热，热邪类火，火性急迫，故泻下急迫。湿热互结，腑气不畅，则泻而不爽。湿热下注，故肛门灼热、粪色黄褐臭秽、小便短黄。烦热口渴，舌苔黄腻，脉濡数或滑数，均为湿热内盛之象。

治疗方法：清热燥湿，分利止泻。

代表方药：葛根芩连汤（《伤寒论》）加减。葛根24g，黄芩9g，黄连9g，甘草6g。

随症加减：肛门灼热重者，加金银花、地榆、槐花以清热解毒，凉血止血；嗳腐吞酸，大便酸臭者，加神曲、山楂、麦芽以消食导滞。

（3）食滞胃肠证

症状表现：泻下大便臭如败卵，或伴不消化食物，腹胀疼痛，泻后痛减；脘腹痞满，嗳腐吞酸，纳呆。舌苔厚腻，脉滑。

病机分析：饮食不节，宿食内停，阻滞肠胃，传化失常，故腹痛肠鸣、脘腹痞满。宿食不化，则浊气上逆，故嗳腐吞酸。宿食下注，则泻下大便臭如败卵。舌苔厚腻，脉滑是宿食内停之象。

治疗方法：消食导滞，和中止泻。

代表方药：保和丸（《丹溪心法》）加减。神曲12g，山楂12g，莱菔子12g，半夏8g，陈皮12g，茯苓9g，连翘12g。

随症加减：脘腹胀满重，便不爽，加大黄泻下攻积，枳实破气消积；兼呕吐者，加砂仁、紫苏叶以行气宽中止呕。

（4）脾气亏虚证

症状表现：大便时溏时泻，稍进油腻则便次增多；食后腹胀，纳呆，神疲乏力。舌质淡，苔薄白，脉细弱。

病机分析：脾胃虚弱，运化无权，水谷不化，清浊不分，故大便溏泄。脾阳不振，运化失常，则饮食减少、脘腹胀满不舒、稍进油腻则便次增多。久泻不止，脾胃虚弱，气血生化乏源，故神疲乏力。舌质淡，苔薄白，脉细弱，乃脾胃虚弱之象。

治疗方法：健脾益气，化湿止泻。

代表方药：参苓白术散（《太平惠民和剂局方》）加减。人参6g，茯苓12g，炒白术12g，山药12g，炒白扁豆15g，莲子9g，炒薏苡仁12g，砂仁9g，桔梗6g，甘草18g。

随症加减：泻势严重者，加赤石脂、诃子、陈皮炭、石榴皮炭以涩肠止泻；肛门下坠者，加黄芪、党参补气健脾，升阳举陷；畏寒重者，加炮姜温中散寒。

（5）肾阳亏虚证

症状表现：晨起泄泻，大便清稀，或完谷不化；脐腹冷痛，喜暖喜按，形寒肢冷，腰膝酸软。舌淡胖，苔白，脉沉细。

病机分析：泄泻日久，肾阳不足，釜底无薪，不能温养脾胃，运化失常，水谷下趋肠道而泻。阳虚不能腐熟水谷，故泻下完谷不化。肾阳虚衰，失于温煦，故形寒肢冷。腰为肾之府，肾阳衰惫，故腰膝酸软。舌淡胖，苔白，脉沉细，为脾肾阳虚之象。

治疗方法：温肾健脾，固涩止泻。

代表方药：四神丸（《内科摘要》）加减。补骨脂12g，吴茱萸12g，肉豆蔻30g，五味子60g，大枣9g，生姜9g。

随症加减：中气下陷，久泻不止者，加黄芪、党参以健脾益气，升阳举陷，诃子、赤石脂以涩肠止泻；小腹痛者，加炮附片、肉桂温里散寒；面色黧黑，舌质瘀斑者，加蒲黄、五灵脂活血化瘀。

（6）肝气乘脾证

症状表现：泄泻伴肠鸣，腹痛，泻后痛缓，每因情志不畅而发；胸胁胀闷，食欲不振，神疲乏力。苔薄白，脉弦。

病机分析：忧思恼怒或情绪紧张之时，气机不利，肝失条达，横逆侮脾，气滞于中则腹痛。脾运无权，水谷下趋则泄泻。肝失疏泄，脾失健运，故胸胁胀满、嗳气食少。苔薄白，脉弦，为肝旺脾虚之象。

治疗方法：疏肝解郁，抑木扶土。

代表方药：痛泻要方（《丹溪心法》）加减。白芍 9g，白术 12g，陈皮 15g，防风 12g。

随症加减：情志抑郁者，加合欢花、郁金、玫瑰花以解郁安神；性情急躁者，加牡丹皮、炒栀子、黄芩以清热泻火；伴失眠者，加酸枣仁、远志、煅龙骨、珍珠母以养心安神。

3. 其他疗法

（1）中成药

①补脾益肠丸

药物组成：黄芪、党参、砂仁、白芍、炒白术、肉桂、制延胡索、炮姜、防风、木香、补骨脂、煅赤石脂。

功能主治：健脾散寒，温阳行气，涩肠止泻。用于脾虚气滞所致的泄泻。

用法用量：口服，一次 6g，一日 3 次。

②葛根芩连丸

药物组成：葛根、黄芩、黄连、炙甘草。

功能主治：解肌透表，清热解毒，利湿止泻。用于湿热蕴结所致的泄泻腹痛，便黄而黏，肛门灼热。

用法用量：口服，一次 3g，一日 3 次；儿童一次 1g；或遵医嘱。

③保和丸

药物组成：山楂、六神曲、法半夏、茯苓、陈皮、连翘、莱菔子、麦芽。

功能主治：食积停滞，脘腹胀满，嗳腐吞酸，不欲饮食。

用法用量：口服。每次 1~2 丸，一日 2 次；小儿酌减。

④参苓白术颗粒（丸）

药物组成：白扁豆、白术、茯苓、甘草、桔梗、莲子、人参、砂仁、山药、薏苡仁。

功能主治：补脾胃，益肺气。用于脾胃虚弱，食少便溏，气短咳嗽，肢倦乏力。

用法用量：口服，一次 6~9g，一日 2~3 次。

⑤复方谷氨酰胺肠溶胶囊

药物组成：L-谷氨酰胺、人参、甘草（蜜炙）、白术、茯苓。

功能主治：健脾益气。用于脾胃虚弱型腹泻。

用法用量：饭前口服，一日 3 次，一次 2~3 粒。

⑥四神丸

药物组成：肉豆蔻、补骨脂、五味子、吴茱萸、大枣。

功能主治：温肾散寒，涩肠止泻。用于肾阳不足所致的泄泻。症见肠鸣腹胀，五更溏泄，食少不化，久泻不止，面黄肢冷。

用法用量：口服，一次 9g，一日 1~2 次。

⑦四逆散

药物组成：柴胡、芍药、枳实、甘草。

功能主治：透邪解郁，疏肝理脾。用于肝气犯脾所致的腹痛，腹泻，腹胀，腹部不适等症。

用法用量：口服。一次 1 袋，一日 2 次。

（2）单方验方

①单方

无花果叶：将无花果叶 3~4 片放入盆内，加清水约半盆，置火上烧开 10 分钟即成。先用热气熏蒸两脚心，待药温适宜时浸泡双脚。用于寒泻者。

马齿苋汁：马齿苋 750g，红糖适量。将马齿苋洗净，干蒸 5 分钟，捣烂取汁或置榨汁机内取汁；于残渣中加适量冷开水，再捣取汁，或第二次煎汤取汁。合并两次药汁，加糖调味后，代茶频饮，每日 1 剂。用于湿泻者。

枣树皮煎剂：将多年生长的枣树皮 100~150g 洗净，加适量水煎 30 分钟，得煎液 200mL，一次服下，连服 2~3 次。用于慢性腹泻者。

车前子：将车前子 30g，用纱布包煎后服用，每次 100mL。用于脾虚腹泻初起者。

②验方

验方一：炒柴胡 12g，黄芩 10g，潞党参 12g，半夏曲 15g，枳实 10g，厚朴 10g，苍术 12g，陈皮 10g，神曲 15g，焦山楂 15g，香附 10g，炙甘草 6g，酒炒大黄（另包）3g，两剂。水煎服，大黄研末，以药汤送服，一日 3 次，一次 1g。用于肝脾失调，湿热积滞之腹泻者。

验方二：绿豆 15g，六一散（成药）15g，扁豆 10g，车前草 15g。水煎服，一日 1 剂，一日 3 次。用于暑湿互结之腹泻者。

验方三：陈皮 10g，苍术 12g，防风 10g，杭芍 15g，酒大黄炭（后下）2g，枳实 10g，延胡索 10g。水煎服，一日 1 剂，一日 3 次。用于肝泻夹瘀热，为肝气犯脾之腹泻者。

验方四：焦楂炭，山药，补骨脂，醋炒五倍子各等份研末。每服 6g，米汤加红糖适量送服，一日 2 次，10 天为 1 个疗程。用于脾肾阳虚，运化失常之腹泻。

（3）外治疗法

①穴位贴敷：取穴天枢、大肠俞、上巨虚、三阴交、关元、中脘、足三里。中药膏的制作：取白芥子、肉桂、延胡索、炮附片各 1 份，甘遂、细辛各 0.5 份，共研细末，用鲜姜汁调成稠膏状，做成 1cm×1cm 的小丸，放在直径约 5cm 的胶布上，固定于上述穴位。每隔 10 日贴敷 1 次，每次敷贴 4~6 小时，连续贴敷 3 次。此疗法用于脾胃虚弱型泄泻的治疗。

②脐疗：这是中医外治法的一种，是以脐（神阙穴）处为用药或刺激部位，将中

药的不同剂型（如丸、散、膏等）通过贴脐、敷脐、涂脐、蒸脐等方法，激发元气，开通经络，促进气血流通，调节人体阴阳与脏腑功能，从而防治疾病的一种方法。常用药物为丁香、艾叶、木鳖子、肉桂、麝香、大蒜、吴茱萸、胡椒等。

（4）针灸疗法

①针刺：多选手足阳明经、足太阴经腧穴，配以足太阳经腧穴。主穴用天枢、大肠俞、足三里、气海、关元、中脘。配穴：寒湿困脾，加神阙、三阴交、阴陵泉；肠道湿热，加合谷、下巨虚；食滞胃肠，加中脘；肝郁，加期门、太冲；脾气亏虚，加脾俞；肾阳亏虚，加命门、关元。

②灸法：多选腹部的任脉腧穴，最常用的是神阙、气海、关元、天枢。辨证施灸：如脐中疼痛不舒，灸神阙；脾虚乏力，声低懒言，灸气海；五更泻，灸关元；寒湿泄泻，灸水分。灵活运用隔物灸，如泄泻腹胀隔葱灸；寒湿困脾，泻下冷冻如痰，隔附子灸等。

（5）药膳疗法

①车前子粥：车前子30g，加水500mL，煮开后小火煮20分钟，去渣取汁，加茯苓粉15g，粳米30g煮粥，加少许白糖调味温服。用于脾虚腹泻初起，以水样泻为主者。

②荷叶粥：将荷叶一张（老、嫩皆可），加粳米50g煮粥，温服。用于大便稀薄者。

③马齿苋粥：鲜马齿苋50~100g与粳米50g煮成粥，加少许白糖调味食用。用于大便稀薄湿泻者。

④八宝饭：薏苡仁50g，白扁豆50g，莲子肉50g，红枣20个，胡桃仁50g，龙眼肉50g，糖青梅25g，糯米500g，白糖100g。将前三味泡发煮熟，红枣泡发，胡桃仁炒熟，糯米蒸熟备用。在大碗内涂抹一层猪油，放入青梅、龙眼肉、枣、核桃面、莲子、白扁豆、薏苡仁，最后放熟糯米饭，再上蒸锅蒸10分钟，把八宝饭扣在大圆盘中，再用白糖加水熬汁，浇在饭上即可。用于脾胃虚弱，肾气不足所致纳呆便溏者。

⑤补骨脂蛋：鸡蛋3枚，补骨脂30g，肉豆蔻15g。先将鸡蛋用清水煮一沸，捞出打破外皮，与补骨脂、肉豆蔻同煮15分钟即可。用于脾肾阳虚，不能固涩肠道之久泻者。

⑥鲫鱼羹：荜茇10g，缩砂仁10g，陈皮10g，大鲫鱼1000g，大蒜2头，胡椒10g，葱、食盐、酱油、泡辣椒、菜油各适量。将鲫鱼去鳞、鳃和内脏，洗净，在鲫鱼腹内装入陈皮、缩砂仁、荜茇、大蒜、胡椒、泡辣椒、葱、食盐、酱油备用。在锅内放入菜油烧开，将鲫鱼放入锅内煎熟，再加入水适量，炖煮成羹即成。空腹食之。用于脾胃虚寒之慢性腹泻、慢性痢疾等症。

⑦扁豆山药羹：炒扁豆、怀山药各60g。洗净，加水适量，煮成羹状，加适量糖服食。每日1剂，连食数日，直至病愈。用于暑天脾胃虚弱，食欲不振，时时腹泻者；也可用于急性肠道感染恢复期，纳少乏力，时有便溏者。

⑧藿香粥：干藿香 15g，粳米 30g。藿香研细末。粳米淘净，加水烧至米粒开花时调入藿香末，文火煮成稀粥。每日 1 剂，调味分次服食，连食 3 天。用于轻度急性肠炎腹痛、腹泻及中度肠炎腹泻已减轻者。

二、西医治疗

1. 治疗原则

由于本病确切病因及发病机制尚未阐明，因此治疗多为对症处理，症状明显时可使用止泻药。治疗主要包括一般治疗、饮食治疗和药物治疗。

2. 一般治疗

对患者进行病情解释和健康宣教。向患者讲解正常胃肠道的生理功能，解释饮食因素、应激和（或）轻度炎症可能会使结肠传输加快，向患者解释其目前的症状发展成为其他疾病的概率较低，均对患者有积极作用。

尽管 FDr 的病因和发病机制尚不十分明确，改变饮食习惯在某种程度上可以改善患者的症状。有些医生建议避免食用含有咖啡因类物质（咖啡、茶等）或者人造甜味剂（果糖、甘露醇、山梨醇等）。饮食治疗尚未得到严格的评价，有些医生提倡少渣饮食，如麦麸、蔬菜和水果的纤维具有导泻作用。FDr 患者对果糖和山梨醇吸收不良的比例是否高于正常人，仍存在争议。此外，应避免服用可能加重腹泻的药物。

3. 药物治疗

（1）阿片类药物：这是主要的治疗药物，洛哌丁胺的耐受性最好，它可以控制腹泻。洛哌丁胺起始剂量为每次 2mg，每天两次，必要时调整剂量，该药控制排便急迫感的机制是它对肛门张力和肠道传输功能的作用。特殊情况下可预防性用药，如外出或公务活动前。部分患者使用此类药物可引起便秘，只适宜短期使用，或在医生的严密监督下使用。

（2）5－HT$_3$ 受体拮抗剂：阿洛司琼可减慢健康志愿者的胃肠传输和胃结肠反射，可能对功能性腹泻患者有帮助，但目前尚无正式发表的、随机对照的临床试验研究资料。由于具有潜在的导致缺血性结肠炎和严重便秘的危险，其应用受到限制。

（3）抗抑郁药：三环类抗抑郁药有抗胆碱能作用，能减慢小肠的传输时间，可能对 FDr 有效。此类药物主要通过小剂量使用，缓解患者的紧张焦虑情绪，降低肠道兴奋性，从而达到止泻作用，如黛力新等药物。

（4）微生态制剂：这是人体胃肠道的有益微生物，通过增加肠道中有利菌群的数量，相对抑制了致病菌群的生长，从而维持肠道内环境的稳态。临床上多采用含有乳酸杆菌、双歧杆菌等的单联或多联的治疗方案来调整微生态失调，恢复肠道微生态平衡。

（5）生长抑素类似物：有报道显示，此类药物对本病的治疗具有一定的临床疗效。临床较为多见的为醋酸奥曲肽注射液，能够调节肠道电解质及水分的重吸收与转运。此外，还可以阻断血管肠肽引起的肠腺分泌及减慢胃肠运转时间。

【预防调护】

一、饮食注意

平时要养成良好的饮食卫生习惯，不饮生水，不食生冷瓜果；腹泻发作时，饮食以流质或半流质为宜，避免牛奶、乳制品、生冷油腻和粗纤维之品。

二、生活注意

居处冷暖适宜，在季节变换时要注意保暖。生活要有规律，有固定的作息时间，保证充足的睡眠。注意精神调养和体育锻炼，使患者保持愉悦的精神状态，防止腹泻复发。

【名医经验】

一、任继学

1. 学术观点

（1）病机认识：从气化学说入手，以气机升降为纲，辛开苦降，寒温并用，补泻兼施。任老认为，本病病机为肝郁脾虚，胃气失和，肺失宣降，肠失传导。

（2）治法心得：任老按八纲辨证，新病多实，久病多虚；按脏腑辨证，本病在肝、脾、肺、胃、大肠。病变在肠、胃，与肝、脾、肺密切相关。其病机关键为肝郁脾虚，胃气失和，肺失宣降，肠失传导，则病发此证。治宜疏肝理脾，宣肺和胃。

2. 经典医案

医案一　李某，男，58岁。

首诊：1998年7月6日。

主诉：慢性泄泻10余年。

现病史：脘腹不舒，胸胁闷痛而胀，纳呆乏力，大便溏薄，日4～5次，小便色白，颜面苍黄，毛发不荣，体瘦，舌淡红体胖有齿痕，苔白腻而厚，脉沉濡有力。

临证思路：本症系由久泻伤脾，脾气呆滞，升降阻滞，肺失宣发，治节失职，肝无疏泄之性，则大肠乏其传导之力而久泻不止。采用宣肺疏肝，理脾和胃之法。

选方用药：前胡5g，桔梗10g，川芎10g，木香3g，青皮15g，柴胡20g，当归4g，茯苓30g，莲肉50g，荜茇5g。水煎服，共10剂。

用药分析：方中首先选用了前胡和桔梗这两味药物。桔梗味苦辛，性平，归经入肺，辛开苦泄，宣降开提，能宣肺散邪，利气宽胸，行滞气，顺肠腑。柴胡味微苦，性微寒，归经肝、胆、脾、胃，轻清升散，能疏解肝胆之抑遏而升举少阳之清气，可使清气之陷于阴分者重返其宅，令清阳敷布，中气自振。茯苓味甘淡，性平，归心、肺、脾经，其性平和，能补中气、健脾胃、渗水湿、调气机、促气化、益中州、泻膀胱，为补中益气之上品，淡渗利湿之要药。莲肉味甘涩，性平，归经心、脾、肾，禀清芳之气，得稼穑之味，既可养心除烦、固肾涩精、强筋骨、补虚损、固下焦，又可补脾气、厚肠胃、除寒湿、镇虚逆、进饮食、涩大肠。当归味甘辛微苦，性温，归经肝、心、脾，气轻味浓，能走能守，入心、肝能生阴化阳、养血活血，走脾经能行滞气散精微、化生补血。

医案二 李某，女，50岁。

首诊：2004年5月15日。

现病史：大便时溏时泻，迁延反复已6年余，同时伴有腹痛腹胀甚，气短，善太息，两胁不舒，腹痛即泻，泻后得缓，腹中雷鸣，里急后重，纳呆，嗳气，颜面青黄，舌质紫黯有瘀斑，两目肉轮青黯，苔厚色黄白相兼，脉弦滑。经结肠镜检查，确诊为结肠炎。

临证思路：证属气滞瘀结证。治以通滞散瘀，理气和中为主。

选方用药：桃仁15g，牡丹皮15g，赤芍15g，乌药15g，延胡索15g，当归15g，川芎15g，五灵脂10g，红花15g，枳壳15g，香附15g。水煎服，共4剂。

用药分析：经络受阻，浊毒久伏，正气受伤，不能束邪，毒邪必逆于大肠肉理，外损脂膜。在病理上呈现痰瘀水毒互结不散，化热为腐，甚则水肿、瘀滞、浊毒内蕴而生腹痛腹泻、里急后重之症，故先投以膈下逐瘀汤以通滞散瘀为主，佐以疏肝宣肺、理脾温肾之法。方中桃仁、赤芍、红花、牡丹皮活血化瘀，乌药、延胡索、川芎、五灵脂活血行气止痛，当归补血活血，香附、枳壳疏肝理气。

二诊：2004年5月20日。

自诉服药后腹痛减轻，大便次数增多，但无里急后重之感，纳食改善，舌质隐青，苔白，脉沉弦。治以通滞散瘀，健脾止泻为主。

选方用药：骨碎补15g，车前子15g，山楂15g，九香虫15g，牡丹皮15g，白术15g，莲肉40g，前胡15g，青皮15g，川芎15g，茯苓50g，诃子肉20g。水煎服，共4剂。

用药分析：腹痛减轻，大便次数增多，纳食改善，无里急后重感，症状已有所缓解，此时宜顾护胃气、疏肝健脾。故用骨碎补、山楂、白术、莲肉、茯苓等健脾益气，青皮、川芎之属疏肝解郁。

三诊：2004年5月25日。

患者腹痛腹泻已明显减轻，但自觉神倦乏力，时有小腹下坠感，舌质红，苔白，脉沉弱无力。治以补中益气，健脾和胃为主。

选方用药：黄芪25g，当归15g，升麻5g，柴胡5g，陈皮15g，白术15g，党参20g，骨碎补15g，茯苓30g，莲肉40g，诃子肉40g，补骨脂15g。水煎服，共8剂。

用药分析：针对现症，黄芪、白术、党参、骨碎补、茯苓、莲肉健脾益气；升麻、柴胡、陈皮等升阳举陷，疏肝理气；补骨脂、诃子肉温肾健脾，涩肠止泻。

二、董建华

1. 学术观点

（1）病机认识：通降乃治胃之大法，通降论学术思想有三大特点：一是胃病认识的三要素，即以降为顺、因滞而病、以通祛疾；二是胃病治则的二点论，既"脾胃分治"，又"脾胃合治"；三是胃病治法的一轴线，即治胃必调气血。疏肝气，调畅脾胃之气机；忌壅补，用药以轻灵流畅见长。肝、脾、肾三脏功能失调，寒热错杂，脾胃升降功能失常。

（2）治法心得：治疗以健脾为主，辅以抑肝、温阳之品；温清并用；疏理消导；升降并调；燥湿相济。

2. 经典医案

医案一 某患者，男，38 岁。

首诊：2006 年 4 月 12 日。

主诉：慢性泄泻 5 年。

现病史：慢性泄泻 5 年，症状时轻时重。曾在某医院行乙状结肠镜检查，诊断为慢性结肠炎；多次大便检查有黏液及少量红、白细胞。近 2 个月来，每遇寒凉则痛泻加重，大便稀薄夹黏液，每日 3～4 次；形体消瘦，纳少腹胀，食入不化。舌质淡，苔薄白，脉弦细。

临证思路：寒湿困脾证。治以健脾益气，温中止泻。

选方用药：党参 10g，白术 10g，茯苓 10g，莲子肉 10g，白芍 10g，炒陈皮 10g，焦山楂 10g，焦神曲 10g，焦麦芽 10g，砂仁 2g，肉桂 3g，炮姜 5g，扁豆 15g。水煎服，共 6 剂。

用药分析：慢性泄泻由脾、肝、肾三脏功能失调所致，尤以脾、胃功能失调为主。故治疗慢性泄泻，总以健脾为主，辅以抑肝、温阳之品，其基本方为白术、扁豆、茯苓、白芍、陈皮、炮姜、肉桂。方中白术、扁豆、茯苓健脾化湿；配白芍以抑肝，炮姜、肉桂以温运脾肾阳气。全方轻灵而不腻滞，随症加减，疗效可靠。

二诊：2006 年 4 月 19 日。

药后腹痛减轻，大便转稠，每日 2～3 次，唯黏液仍多。

选方用药：党参 10g，白术 10g，茯苓 10g，莲子肉 10g，白芍 10g，炒陈皮 10g，马尾连 6g，砂仁 2g，肉桂 3g，炮姜 5g，扁豆 15g。水煎服，共 18 剂。

用药分析：前方加入马尾连，取其苦寒之性，治湿热泻痢。如食少纳差，脾虚明显者，加党参、莲子肉、砂仁；肠鸣腹痛，肝气乘脾明显者，加防风、木香；形寒肢冷，五更泄泻明显者，加补骨脂、肉豆蔻。

医案二 某患者，男，60 岁。

首诊：2008 年 9 月 5 日。

主诉：间断性腹泻 2 年，加重 2 个月。

现病史：间断性腹泻 2 年，加重 2 个月，每日腹泻 3～4 次，多为稀便或水样便。

腹痛隐隐，口干，舌红少津有裂纹，苔剥脱，脉细弦。

临证思路：证属久泻阴阳俱伤。治以健脾渗湿，滋养脾阴。

选方用药：白术 5g，山药 15g，扁豆 5g，薏苡仁 20g，莲子肉 10g，陈皮 10g，沙参 10g，石斛 10g，麦冬 10g，茯苓 10g，甘草 3g。水煎服，共 6 剂。

用药分析：白术、山药、扁豆、茯苓健脾化湿；配沙参、石斛、麦冬以滋阴。

二诊：2008 年 9 月 12 日。

口干已减，大便较软，每日 3 次。继续健脾渗湿，滋养脾阴。

选方用药：白术 5g，山药 15g，扁豆 5g，薏苡仁 20g，莲子肉 10g，陈皮 10g，沙参 10g，石斛 10g，麦冬 10g，茯苓 10g，甘草 3g，白芍 10g，炮姜 5g，肉桂 3g。水煎服，共 24 剂。

用药分析：方中白术、山药、扁豆、茯苓健脾化湿；配白芍以抑肝，炮姜、肉桂以温运脾肾阳气。全方轻灵而不腻滞，随症加减，疗效可靠。

医案三 某患者，男，30 岁。

首诊：1996 年 4 月 10 日。

主诉：腹泻 3 年。

现病史：腹泻 3 年，大便混有黏液及不消化物，有坠重感，腹胀，嗳气，口臭，形瘦纳少。舌淡，苔薄黄根腻。大便常规检查：脂肪球（++）。

临证思路：证属脾虚泄泻，升降失调。治以升清降浊。

选方用药：柴胡 10g，升麻 5g，党参 10g，白术 5g，焦山楂 12g，焦神曲 12g，焦麦芽 12g，木香 5g，陈皮 10g，荷叶 10g，桔梗 5g，大腹皮 10g，酒大黄 2g。水煎服，共 6 剂。

用药分析：久泻而致脾胃升降功能失调，则清浊相干，往往出现大便稀薄，或如鸭粪，或见完谷不化，脘腹痞满，纳差，苔腻等症。泄泻与脘痛并见是辨证要点。因此，方中党参、白术健脾益气；陈皮、桔梗、柴胡、升麻、木香、大腹皮升降相因，调理气机；焦三仙消食导滞；酒大黄具有泄热通肠，凉血解毒之用；荷叶是常用之品，取其升发清阳、开胃消食、利湿止泻之功。

二诊：1996 年 4 月 18 日。

药后腹胀显减，大便畅而转稠。腹胀明显改善，大便成形，继则顾护脾胃。上方去大黄，加山药 12g。水煎服，共 6 剂。

三、颜德馨

1. 学术观点

（1）病机认识：泄泻的病机有肝郁脾虚、气血不和、脾虚湿盛、肝脾不和、脾肾阳虚、瘀血内阻。由于湿热黏着，阻遏肠道气机，氤氲不化，可致血滞；瘀血阻络，气化不行，传导失常，则泄泻不止。从瘀入手，另辟蹊径；成方活用，独具匠心。本病在临床上常病因夹杂，病机错综，故治疗务求抓住病因，精心辨证，才能有的放矢，取效佳良。

（2）治法心得：泄泻大多据"无湿不成泻""湿胜则濡泄"而以健脾祛湿入手；或宗"六腑以通为用""腑病以通为补"而用消积导滞之品以荡涤肠胃，推陈致新；或按久病气阴耗散而用益气敛阴之剂以涩肠固脱。而颜老细观其诊疗经过，见患者屡服清利湿热、疏肝健脾、补脾化湿之药却效果不显，说明辨证不明，方证不符。复见患者面色苍黑、巩膜瘀斑显露、泻前腹痛拒按等均为瘀血内阻之征，故断然投以理气活血的膈下逐瘀汤治之，使血活气和，气机调畅，湿热化而脾胃健，不止泻而泻止。在临床组方用药时，常据证用活血化瘀之剂收功。

2. 经典医案

张某，男，54 岁。

首诊：1977 年 6 月 18 日。

主诉：泄泻伴腹痛 4 年余。

现病史：泄泻伴腹痛 4 年余，每于进食油腻后加剧，多次大便镜检均为食物残渣及脂肪球。经钡剂灌肠检查，诊断为"慢性结肠炎"。刻下大便日行三四次，腹痛拒按，不畅，粪便溏薄，夹有黏液；伴有心烦易怒，口干不欲饮，胸胁胀痛等。用清利湿热、疏肝健脾、补脾化湿诸法，效果不显。患者面色苍黑，巩膜浑浊，瘀丝累累，舌边尖红，苔腻根黄，脉弦细。

临证思路：久泻脾胃受损，湿热内蕴肠道，气机乏于斡旋，郁久致瘀。治宜理气活血，选王氏膈下逐瘀汤。

选方用药：赤芍 12g，川芎 6g，当归 6g，桃仁 6g，乌药 6g，枳壳 6g，甘草 6g，红花 9g，五灵脂 9g，香附 9g，延胡索 9g。水煎服，共 8 剂。

用药分析：白芍能养血敛阴，柔肝止痛，平抑肝阳；桃仁、红花活血祛瘀；川芎、香附、延胡索等理气和胃止痛；当归、五灵脂行瘀活血止痛；枳壳行气宽中；炙甘草调和诸药，与芍药配伍缓急止痛。去掉牡丹皮这味苦寒易伤脾胃之药，而又以赤芍易白芍，如此化裁，使王清任这首性凉偏攻的活血化瘀名方变成了一首性偏温和，既能活血化瘀，又能益肝补土的方子。从而使本方不仅能行血分瘀滞，又能解气分之郁结，活血而不耗血，祛瘀又能生新。合而用之，使瘀去气行，共奏"调气则后重自除，行血则便脓自愈"之功。

二诊：1977 年 6 月 28 日。

腹痛渐和，便溏成条，日行 1～2 次。以益气健脾调理，参苓白术丸常服。

四、徐景藩

1. 学术观点

（1）病机认识：久泻病位在脾、胃，涉及肝、肾，往往虚实兼夹，依照脾胃气虚阳衰，宜健运脾阳；肝与脾同治，治肝调中兼顾；肠胃湿热内蕴，视其偏盛分别清化；脾胃阴液亏虚，宜甘凉甘酸佐以气药等治则。脾运失职，升降失常，脾虚生湿酿痰，治宜运脾温中、化湿化痰。

（2）治法心得：泄泻多由肝、脾、肾三脏功能失调所致，故治疗以健脾为主，辅以抑肝、温肾之品。泄泻尤其是久泻，病久脾虚易生湿，故应加用化湿药。而风药多燥，燥能胜湿，取类比象而喻之为"风能胜湿"，故徐老临证之时常喜加祛风药治疗久泻，疗效甚佳。常用于治疗久泻的风药有羌活、防风、白芷、独活、升麻、柴胡、葛根等，结合临床辨证，与健脾、温肾、抑肝等药物参合用之。徐老强调，风药多燥，既能胜湿，亦可伤阴，对于脾阴不足或肝肾阴虚者，不可过用或久用，若用之或可在风药中佐以白芍、乌梅、木瓜等敛阴之品，以防伤阴太过。

2. 经典医案

医案一 李某，女，40岁，公交职工。

首诊：1994年4月7日。

主诉：大便溏泄，排白色黏冻3年，加重3个月。

现病史：3年前夏季患腹痛下利，某医院诊为急性菌痢，经治疗基本痊愈。但2个月后大便溏泄，一日2～3次，带有白色黏冻，无腹痛、里急后重之症。又经诊治，服抗菌药物数月，大便每日1～2次，仍不时便中有白黏冻。3个月来，因工作劳累，大便每日2～4次不等，排白色黏冻较多。检查大便多次，均谓"黏液"，未见红、白细胞。培养3次，均未见细菌生长。啖荤食则白冻尤多，故常以素食为主。精神差，易疲劳，胃中略有痞胀，食欲稍减退。服中西药物多种，症状依然。起病以来，无咳嗽、咳痰、寒热等症。以往健康，月经正常。诊查：面色略呈萎黄，舌质淡红，舌苔薄白、中根白腻，脉细。心肺正常，腹无压痛，肝脾不大。大便肉眼可见溏软，有多量白色黏液如稠涕状；镜检未查到红、白细胞及脓细胞。

临证思路：此例起于痢疾之后，大便溏泄，次多而带多量白色黏冻，无腹痛、里急后重，诊断应属泄泻，而称以痰泻似更为确切。初起系急性痢疾，多以肠府湿热内蕴、损及脂膜、气血不和所致，经及时治疗而症状基本向愈。当时症状、苔脉不详，唯从所述用药，西药以抗菌为主，当属苦寒之列。以后大便出现白色黏液、便溏次多，现在舌苔中根白腻，结合便溏白黏，由脾运失职，升降失常，脾虚生湿所致，治宜运脾温中、化湿化痰。

选方用药：苍术10g，焦白术10g，制川厚朴10g，炒陈皮10g，法半夏10g，炒薏苡仁30g，冬瓜子30g，桔梗10g，荷叶15g，炒防风10g，云茯苓15g，炙甘草5g，焦山楂15g，焦神曲15g。水煎服，共10剂。

用药分析：苍术、白术燥湿止泻，川厚朴、陈皮、桔梗理气健脾，焦山楂、焦神曲消食导滞，半夏、荷叶清热燥湿、化痰止泻。诸药合用，燥湿运脾，理气化痰，利水渗湿，健脾消食。

二诊：1994年4月18日。

大便逐渐成形，便中黏液逐渐减少，每日排便1～2次，舌苔根部白腻渐化，食欲基本正常。在原方基础上，加强健脾益气。上方去川厚朴，加炒党参10g，炒山药10g。水煎服，共10剂。

用药分析：治法以消炎清热为主，中、西药物均颇多苦寒之品。中药如黄连、黄芩、白头翁等，西药如诺氟沙星、小檗碱等，治效不著而影响食欲。可见前医治疗多从炎、火、热入手，此亦时下治疗类似疾患的误区之一。

医案二 林某，女，45 岁。

首诊：2007 年 7 月 19 日。

主诉：腹泻 7 年余。

现病史：患者 7 年间饮食生冷或进食油腻食物后则腹痛腹泻，2007 年 7 月至医院查肠镜示：未见明显异常。现患者腹泻时作，每日行 7～8 次，无脓血；伴腹痛，肛门重坠，大便有不尽感，夜寐多梦，神疲乏力。舌淡苔白，脉细弱。

临证思路：本例患者泄泻日久，脾胃虚弱，气虚下陷，治拟益气健脾，佐以升提。方选参苓白术散以补虚、除湿、行气、导滞。

选方用药：党参 15g，炒白术 10g，炒山药 15g，炒薏苡仁 15g，石榴皮 10g，补骨脂 10g，炒山楂 12g，炒神曲 12g，合欢皮 10g，荷叶 10g。

灌肠方：石菖蒲 10g，木香 10g，白及 15g，生地榆 30g，煎汤保留灌肠，每日 1 次。

用药分析：方中白术、山药、薏苡仁、山楂、神曲皆炒用，炒能助其入脾也。诸药合用，升阳清化，标本兼顾，轻灵之方直达病所，故获佳效。灌肠方中石菖蒲、白及、生地榆三药，为徐老治顽固泻痢之有效经验方。

（魏玮 毛心勇）

参考文献

[1] Drossman D A. 罗马Ⅳ：功能性胃肠病：肠－脑互动异常 [M]. 柯美云，方秀才译. 北京：科学出版社，2016.

[2] 魏玮，唐艳萍. 消化系统西医难治病种中西医结合诊疗方略 [M]. 北京：人民卫生出版社，2012.

[3] 罗祥忠. 功能性腹泻的中医药辨证论治效果与分析 [J]. 中国卫生产业，2011 (31)：88.

[4] Kernytsky A, Wang F, Hansen E, et al. IDH2 mutation－induced histone and DNA hypermethylation is progressively reversed by small－molecule inhibition [J]. Blood, 2015, 125 (2)：296－303.

[5] Kohanbash G, Carrera D A, Shrivastav S, et al. Isocitrate dehydrogenase mutations suppress STAT1 and CD8[+] T cell accumulation in gliomas [J]. J Clin Invest, 2017, 127 (4)：1425－1437.

[6] 柴金珍，黄远英，袁根良，等. 无花果的药理作用研究进展 [J]. 中成药，2016, 38 (8)：1805－1810.

[7] 刘霞. 马齿苋对肠运动影响试验研究 [J]. 中国医药导报，2007 (9)：106.

[8] 赖庆远. 补脾益肠丸合枣树皮治疗小儿脱肛 17 例 [J]. 广西中医药，1992 (4)：12.

[9] 王大勇. 单味车前子治疗慢性腹泻 2 例 [J]. 中国社区医师（医学专业），2012, 14 (8)：275.

[10] 何媛，林洁. 王霞芳运用荷叶治疗小儿泄泻的临床经验 [J]. 现代中西医结合杂志，2017, 26 (33)：3743－3744.

[11] 王志梅，陈林兴. 民间验方治疗泄泻举隅 [J]. 中国民族民间医药杂志，2002 (56)：153－154.

[12] 徐江雁，沈娟，杨建宇. 国医大师验案良方·脾胃卷 [M]. 北京：学苑出版社，2010.

[13] 高尚社. 国医大师任继学教授治疗泄泻验案赏析 [J]. 中国中医药现代远程教育，2012,

10（22）：6-8.

[14] 石贵军，张树茂，柏栋. 任继学教授验案举隅 [J]. 吉林中医药，2006，26（2）：38-39.

[15] 王长洪. 董建华的脾胃学术思想 [J]. 中国中西医结合消化杂志，2018，26（4）：315-318.

[16] 陈锐. 董建华慢性腹泻治验 [J]. 中国社区医师，2012，11（18）：18.

[17] 高尚社. 国医大师颜德馨教授治疗泄泻验案赏析 [J]. 中国中医药现代远程教育，2011，9（15）：11-12.

[18] 崔筱莉. 方和谦教授以培中升清法治疗疑难杂症举隅 [J]. 北京中医，1999（5）：3-4.

[19] 徐丹华. 徐景藩治泄泻疑难证验案二则 [J]. 江苏中医，1999，20（11）：32-33.

[20] 陈敏. 徐景藩教授从肝脾肾论治久泻经验 [J]. 中医学报，2016，31（212）：47-49，53.

[21] 田帝，王垂杰. 中西医治疗功能性腹泻研究进展 [J]. 辽宁中医药大学学报，2019，21（11）：222-224.

[22] 李元. 基于脑肠肽探讨功能性腹泻脾虚证"脾失健运"生物学机制及中药疗效机制 [D]. 北京：北京中医药大学，2018.

第九节　功能性腹胀

【概述】

功能性腹胀是指反复发作的腹部胀满感、压迫感或者气体堵胀感和（或）可观测到（客观的）腹围增大。该病主要症状是腹胀，常伴有肠鸣、排气增多、频繁嗳气等症状。尽管本病可能与其他功能性肠病共存，但较少发生排便习惯异常（便秘或腹泻），偶有轻度的腹痛，这些症状在频率和程度上均较主要症状为轻。本病是消化系统临床常见疾病，轻者影响患者的生活质量，重者成为其他疾病的诱发因素。目前尚未发现大宗的前瞻性研究来评估功能性腹胀的患病率，但有关腹胀患病率的研究已有较多资料。在美国对成人进行的电话调查（2510 例）资料显示，15.9%受访者在受调查前 1 个月内有腹胀或腹部膨胀症状，女性患者比男性更多（女性 19.2%，男性 10.5%），自认为严重腹胀的女性受访者约为男性的 2 倍（女性 23.8%，男性 13.9%），老年人（年龄 >60 岁）报告有腹胀和腹部膨胀的比例低于年轻人。国内研究显示：功能性腹胀患病率约 22.25%，且女性多见，其发病率有逐年上升的趋势，受到人们的重视。

根据其临床表现，本病属中医"腹胀"范畴。

【病因病机】

一、中医认识

1. 致病因素

（1）感受外邪：外感寒邪或湿热之邪，均可致使脾胃损伤，纳化失司，气机升降失常，中焦气机不利，发为腹胀。

（2）饮食不节：暴饮暴食，脾胃受损，纳化失常，气机受阻，可发为腹胀；或五味过极，辛辣无度，或恣食肥甘厚味，或饮酒如浆，则伤脾碍胃，蕴湿生热，阻滞气机，以致中焦气机阻滞，导致腹胀。故《素问·痹论》曰："饮食自倍，肠胃乃伤。"

（3）七情内伤：肝主疏泄，调畅气机，有促进脾胃气机升降的作用，正如《素问·宝命全形论》言"土得木而达"。忧思恼怒，情志不遂，肝失疏泄，肝郁气滞，木郁乘土，以致中焦气机阻滞，即可发为腹胀。

（4）脾胃虚损：若素体不足，或劳倦过度，或饮食所伤，或过服寒凉药物，或久病脾胃受损，均可引起脾气甚至脾阳受损；若气郁日久，化火伤阴，则可导致脾胃之阴受损。脾胃气虚，运化失司，食阻湿滞，气机不通；中焦虚寒，脏腑失于温养而发生腹胀。若是热病伤阴，或内热火郁，灼伤阴津，或久服温燥理气之品，脾胃之阴受损，肠腑失于濡养，肠燥津亏，腑气不畅，亦可引起腹胀。

2. 病机

功能性腹胀的病机有虚实之分。实，即实邪内阻，包括湿热、食积、气郁等导致气机壅滞；虚，即脾胃虚损导致升降失司，气机壅塞。实邪之所以内阻，多与中虚不运，升降无力有关；反之，中焦转运无力，最易招致实邪的侵扰，两者常常互为因果。此外，各种病邪之间，各种病机之间，亦可互相影响，互相转化，形成虚实互见、寒热错杂的病理变化。所以临床上，虚实互兼、寒热错杂之证亦是常见，且时轻时重，反复发作。

总之，功能性腹胀的病位在脾、胃及大小肠，与肝密切相关。基本病机为脾胃功能失调，升降失司，气机壅滞。

二、西医认识

1. 肠道气体生成量增多

一般肠道内气体主要来源于咽下的气体及消化道内产生的气体（特别是细菌发酵产气），肠道内液体的来源有唾液、胃液、胆汁、胰液、小肠液等，健康人的这些液体和气体经过正常消化过程均能重吸收或部分排出。腹胀感可能与食物发酵和肠内气体产生量有关。

2. 胃肠运动功能异常

功能性腹胀可能存在多种形式的胃肠运动功能紊乱，其胃、食管和胆囊、小肠和结肠均出现动力障碍。这些异常可能会影响肠道气体的转运和机体对气体负荷的耐受性，从而产生腹胀等相关的临床症状。

3. 内脏敏感性改变

约50%的功能性胃肠病患者存在内脏躯体感觉异常放大，这种内脏高敏感性可存在于外周到中枢的各个层面上。目前，研究证实降钙素基因相关肽（calcitonin gene related peptide，CGRP）、P物质、缓激肽、一氧化氮、谷氨酸等作为中枢和外周的神经递质在感觉调控方面起着重要的作用，可引起内脏敏感性增高，从而导致腹胀。

4. 其他

功能性腹胀的发病还可能与精神心理因素异常、肠道菌群改变等方面有关。

【诊断与鉴别】

一、中医诊断

1. 辨证要点

（1）辨虚实：虚者多表现为胀势绵绵，喜揉喜按，时缓时急，胀而无形，饥饿、劳累后加重等症；实者多表现为病势紧迫，胀满剧烈，胀而有形，腹胀持续不减，得食则甚，大便不爽或秘结等症。临床以虚证及虚实夹杂之证为多见。

（2）辨寒热：热证者，脘腹胀闷，得凉则舒，进食辛辣炙煿加重，口苦口臭，口干，大便黏腻不爽；寒证者，腹胀遇冷加重，喜热饮，喜热敷，得热则舒，四肢不温，小便清长，大便溏烂。寒与热之间常可相互影响，相互转化。如因寒出现脾胃运化失司，水湿不化，日久郁而化热，可转变为热证，或寒热错杂证；而热证失治误治，迁延日久耗气伤阳，可转变为寒证，或亦表现为寒热错杂证。

2. 病机辨识

本病基本病机分为虚实两端，病因繁杂，病机也相对复杂。虚者多为气虚、阳虚致脏腑失养，气机升降失常，或阴津亏虚，致肠道失润，腑气不通；实者多为肝气郁结、脾胃湿热或饮食停滞，致气机壅滞。

功能性腹胀的病性有虚实之分。初期，多为实证。如湿热之邪、食积等导致脾胃纳运失职，痰湿内生，气机阻滞，升降失司，出现腹胀；又如情志失调，肝郁气滞，横犯脾胃，可致气机郁滞而成腹胀。实胀日久，可致虚胀。如湿热、饮食、气郁所伤，日久失治，使正气渐耗，脾胃虚损，尤其是素体虚弱、禀赋不足者，则脾胃虚损更甚。脾胃虚损，运化无力，气机升降失调而成气虚、虚寒之腹胀；气郁日久化热或湿热郁久均可伤阴耗液，导致阴津亏虚，肠道失润，腑气不通，而成阴津亏虚之胀。因实邪之所以内阻，多与中虚不运，升降无力有关；反之，中焦转运无力，最易招致实邪的侵扰，两者常常互为因果。所以临床上，虚实互兼、寒热错杂之证亦常见。

二、西医诊断

1. 诊断

（1）临床表现：主要症状是腹胀，常伴有肠鸣、排气增多、频繁嗳气等症状。一般无明显体征，有时发作时可见腹部膨隆表现，测量腹围可见增加。

（2）辅助检查：

①实验室检查：

血液检查：肝肾功能、电解质、红细胞沉降率、甲状腺功能和血糖检查，了解有无其他脏器疾病及全身系统性疾病引起的腹胀。

大便常规和潜血试验：功能性腹胀患者大便常规和潜血检查均正常。大便常规及潜血对于肠道器质性改变，如肿瘤、溃疡和炎症具有一定的提示意义。

②内窥镜检查：电子结肠镜及电子胃镜检查，可直接观察结肠、直肠及胃黏膜情况，有助于排除消化道器质性病变。对于年龄超过45岁，近期出现腹胀，同时伴有消瘦、贫血、黑便、吞咽困难、腹部包块等报警临床症状和体征患者，应作为常规检查项目。此外，如临床高度怀疑乳糜泻，应该进行胃镜和十二指肠黏膜活检。

③影像学检查：腹部X线平片，能显示肠腔扩张积气、粪便存留。消化道钡餐可显示钡剂在胃肠内运行的情况，以了解其运动功能状态。腹部超声及CT可以了解腹腔脏器有无感染性疾病导致的影像学改变，如渗出、水肿、脓肿等；有没有占位性病变，如良、恶性肿瘤及转移性肿瘤等；有没有畸形、结石、梗阻、狭窄、穿孔、积液等。

④肠道动力的检测：结肠传输试验、肌电图检查等有助于科学评估肠道运动功能。

⑤心理状态评测：功能性腹胀患者有可能伴有焦虑、抑郁，需要进行相应评估。

（3）诊断标准：功能性腹胀必须同时包括下列2项：

①反复出现的腹胀和（或）腹部膨胀，平均至少每周1日；腹胀和（或）腹部膨胀较其他症状突出。

②不符合肠易激综合征、功能性便秘、功能性腹泻或餐后不适综合征的诊断标准。诊断前症状出现至少6个月，近3个月符合诊断标准。

腹胀可伴有轻度腹痛以及轻微排便异常。

（4）并发症：功能性腹胀若症状严重，病情迁延反复，会导致各脏器储备功能下降，免疫力降低，肠黏膜屏障防御功能减弱，特别对于部分老年患者或免疫力低下患者而言，可能会诱发较为严重的心、肺疾患或感染性病变。

2. 鉴别

（1）肠道器质性病变：对近期内出现腹胀或伴随症状发生变化的患者，鉴别诊断尤为重要。对年龄＞40岁、有报警征象者，应进行必要的实验室、影像学和结肠镜检查，以明确腹胀是否为器质性疾病所致，是否伴有消化道形态学改变。报警征象包括便血、粪隐血试验阳性、贫血、消瘦、明显腹痛、腹部包块、有结直肠息肉史和结直肠肿瘤家族史。当患者伴有腹泻、体重下降及营养缺乏时，需尽快进行相应检查，以除外肠道疾病。

（2）其他功能性胃肠病：在诊断时应该注意功能性腹胀与其他功能性胃肠病的鉴别，如功能性便秘、肠易激综合征、功能性消化不良等。

①功能性便秘：两者均可出现肠鸣、排气增多等症状。功能性便秘主要表现为持续排便困难、便次减少，或排便不尽感；功能性腹胀一般无此类症状。

②肠易激综合征：该病亦可出现腹胀，但往往表现为白天明显、夜间睡眠后减轻，一般腹围不增大，其主要特征为慢性或复发性腹痛、腹泻、排便习惯和大便性状异常。

③功能性消化不良餐后不适综合征：两者均可出现腹胀症状。功能性消化不良餐后不适综合征主要表现为餐后出现的上腹部饱胀不适，不伴中下腹胀满和腹部膨胀，而功能性腹胀可出现腹部膨胀。

【治疗】

一、中医治疗

1. 治疗原则

本病的治疗以理气消胀为主，需审症求因，辨证论治。首分虚实，虚证应辨别气虚或阳虚或津亏；实证应辨别实热或气滞或饮食停滞。根据实则泻之，虚则补之的原则进行治疗。对于虚实夹杂、寒热错杂者，应根据具体临床情况，分清标本缓急、寒热轻重，确定相应的治法。

腑以通为用，以降为和。在功能性腹胀的治疗中，可以遵循这一原则，以通降和畅脏腑之气机为治疗总则。但不宜单独运用，多将此法渗透到疏肝解郁、清热祛湿、消食导滞、补益脾胃、养阴生津等治法中，起到消除腹胀的作用。

2. 辨证论治

（1）肝郁气滞证

症状表现：腹胁胀满，胀满攻窜，部位不定；嗳气频作，善太息，每于情志不畅时加重。舌淡红，苔薄白，脉弦。

病机分析：情志不遂，或受精神刺激，或因病邪侵扰，阻遏肝脉，肝气失于疏泄、条达，导致气机郁滞而发生腹胀。肝经分布于两胁及少腹，肝经气滞，气机不畅，故胁腹胀满；气能走窜，故胀满部位不定。气机不得条达舒畅，其滞在胁腹，故频频嗳气、太息以舒缓气机；情志不畅时，肝气郁结更甚，故症状加重。舌淡红，苔薄白，脉弦均为肝郁气滞之象。

治疗方法：疏肝解郁，行气导滞。

代表方药：木香顺气散（《景岳全书》）。木香（后下）10g，香附10g，槟榔10g，青皮5g，陈皮5g，枳壳10g，砂仁（后下）10g，厚朴10g，苍术10g，炙甘草5g。

随症加减：胁肋胀痛者，酌加郁金、延胡索、当归、乌药等以行气活血疏肝；两胁或少腹胀满伴窜痛、急躁易怒、头晕胀疼、面红目赤、口苦、咽干、不寐者，可酌加山栀、黄芩、知母清热泻火；腹胀较重者，枳壳易为枳实行气消胀；腹胀且痛，胀痛处固定，舌质黯者，可加三七粉、川芎行气活血。

（2）脾胃湿热证

症状表现：脘腹胀闷，口苦口臭，大便黏腻不爽，口干，肢体困重，渴不欲多饮，舌质红，苔黄腻，脉滑或数。

病机分析：因脾胃素虚，运化失职，湿从内生，或外湿侵入，内湿与外湿互结郁久而化热，或暴食膏粱厚味，引致湿热内蕴于脾胃，导致脾胃运化、升降功能失调，气机不畅而发生腹胀。湿热阻滞中焦，脾胃运化失调，气机升降失司，导致气机壅滞，故脘腹胀闷；湿热熏蒸于上，故口苦口臭；湿热阻滞于下，故大便黏腻不爽；湿热内阻，郁结不化，脾气不升，津液不布，故口干；然内湿较甚，故不欲多饮；湿邪阻滞肢体经络，故肢体困重。舌质红，苔黄腻，脉滑或数均为脾胃湿热之象。

治疗方法：清热祛湿，理气消滞。

代表方药：三黄泻心汤（《金匮要略》）合枳实导滞丸（《内外伤辨惑论》）。大黄（后下）10g，黄连10g，黄芩10g，厚朴10g，枳实10g，六神曲10g，白术10g，茯苓10g，泽泻10g。

随症加减：兼有呕吐不消化食物，吐后胀减，厌食欲呕，嗳腐酸臭，不思饮食，大便臭秽不爽者，加麦芽、焦山楂消食和胃；大便不爽者，加白芍、当归、木香、槟榔调和气血。

（3）饮食停滞证

症状表现：脘腹胀满，或呕吐不消化食物，吐后胀减；厌食欲呕，嗳腐酸臭，口苦不喜饮，不思饮食，大便臭秽不爽，得矢气及便后稍舒。舌淡红，苔厚腻，脉滑。

病机分析：饮食不节，内伤脾胃，或久病体虚，脾胃运化不及，导致饮食停滞，生痰聚湿，升降失常，气机阻滞而发生腹胀。食滞胃腑而不化，物盛满而上溢，故呕吐不消化食物、吐后胀减；食滞胃腑，受纳失司，通降失调，气逆于上，故厌食欲呕、嗳腐酸臭、不思饮食；食滞胃腑，酿生湿热，热与湿同熏蒸于上，故口苦而不喜饮；中焦壅滞，湿浊下注，故大便臭秽不爽、得矢气及便后稍舒。舌淡红，苔厚腻，脉滑均为饮食停滞之象。

治疗方法：消食和胃，理气化滞。

代表方药：保和丸（《丹溪心法》）。山楂10g，法半夏10g，茯苓10g，神曲10g，陈皮10g，连翘10g，莱菔子10g，麦芽30g。

随症加减：胀满明显者，加厚朴、枳实、大黄行气消积；口臭、口干不欲饮、大便黏腻不爽、身重者，加黄芩、黄连清热祛湿；腹胀时轻时重，走窜不定，腹胀常随太息、嗳气、肠鸣、矢气而减者，加香附、木香行气消胀；痰湿者，加藿香、佩兰芳香化湿。

（4）寒热错杂证

症状表现：腹胀，肠鸣，脘腹痞闷，心烦，口苦，恶心，便溏，舌质淡红，苔黄腻，脉弱或沉。

病机分析：脾胃损伤而致斡旋升降失调，气机紊乱，中焦痞塞不通，阴阳之气不相顺接，壅滞于内而发生腹胀。上下气机不交通，郁滞脘腹，故腹胀、痞闷不适。实热在上，扰乱心神，故心烦。苦为火之味，热炎于上，故口苦；中焦气机不通，反逆于上，故恶心；虚寒在下，运化失司，水湿内生，故肠鸣、便溏。舌质淡红，苔黄腻，脉弱或沉均是寒热错杂之象。

治疗方法：平调寒热，消胀散痞。

代表方药：半夏泻心汤（《伤寒论》）。法半夏9g，黄芩10g，黄连10g，党参

10g，干姜 10g，炙甘草 5g，大枣 5g。

随症加减：腹胀甚者，加厚朴、枳实行气消胀；大便溏泄，疲倦身重者，加炒白术、茯苓健脾祛湿。

（5）脾虚湿阻证

症状表现：脘腹胀满，食少纳呆，大便溏而黏滞不爽，肢体困倦，舌淡苔白腻，脉弱。

病机分析：脾胃虚弱，则运化失职，湿自内生，阻碍气机，致气机不畅，发生脘腹胀满。脾失健运，故食少纳呆；脾虚失运，痰湿内生，湿滞下焦，故大便溏而黏滞不爽；脾失升清，肢体失于充养，故困倦乏力。舌淡苔白腻，脉弱均是脾虚湿阻之象。

治疗方法：健脾和中，化湿理气。

代表方药：香砂六君子汤（《古今名医方论》）。党参 15g，木香（后下）10g，砂仁（后下）5g，陈皮 10g，法半夏 9g，炒白术 15g，茯苓 15g，炙甘草 5g。

随症加减：腹胀明显者，加厚朴、枳壳行气消胀；肠鸣泄泻者，加怀山药、煨葛根健脾止泻；大便溏泄者，加怀山药、薏苡仁、白扁豆健脾渗湿；腹痛喜温、畏寒肢冷者，加干姜、桂枝温中散寒；腹部坠胀较甚，或伴便意频频，或伴脱肛者，加黄芪、升麻、柴胡升阳举陷。

（6）中焦虚寒证

症状表现：腹部胀满，遇冷加重，喜热饮，喜热敷，得热则舒；四肢不温，纳食少，神疲乏力，畏寒肢冷，小便清长，大便溏烂。舌体淡胖有齿痕，脉沉。

病机分析：脾阳不足，脏腑失于温养，阴寒内生，阻滞中焦气机，发生腹胀。中焦虚寒，温煦不力，故畏寒肢冷；寒得热散，故腹胀得温则减，且喜热饮。脾阳不足，运化水谷精微及水湿作用减弱，水湿不化，清浊不分，故小便清长、大便稀溏。脾阳不足，胃阳亦虚，故纳食减少。气与阳同类，阳气不足，则倦怠神疲。舌体淡胖有齿痕，脉沉均是中焦虚寒之象。

治疗方法：温补脾阳，行气消胀。

代表方药：理中汤（《伤寒论》）合平胃散（《太平惠民和剂局方》）。党参 15g，干姜 10g，炒白术 15g，苍术 10g，厚朴 10g，陈皮 10g，炙甘草 5g。

随症加减：腹痛者，加木香行气止痛；腹胀明显者，加枳实行气宽中；身体沉重，疲倦畏寒者，加附子温阳散寒；恶心者，去白术，加丁香、姜半夏降逆；出虚汗者，加黄芪益气固表。

（7）肠燥津亏证

症状表现：腹部胀闷为主症，无腹部疼痛；时伴有大便干燥，口干或口臭，喜饮，头晕。舌红少苔或黄燥，脉细或数。

病机分析：素体阴亏，或年老而阴血不足，或吐泻、久病、温热病后期等耗伤阴液，或因失血过多，以致阴血津液亏虚，大肠失于濡润，燥屎内结，致使腑气不畅而发生腹胀。津液亏虚，肠腑失于濡润，故大便干燥；津液亏少，不足以外润腠理孔窍，故口干喜饮；津液亏虚，不足以上溉清窍，故头晕；燥屎内结，浊气上攻，故口臭。舌红少苔或黄燥，脉细或数均为肠燥津亏之象。

治疗方法：增液养津，清热润燥。

代表方药：麻子仁丸（《伤寒论》）。火麻仁（麻子仁）30g，白芍15g，大黄（后下）10g，枳实15g，厚朴15g，杏仁10g。

随症加减：大便干结明显、口燥咽干者，加玄参、生地黄、麦冬增液通便；大便干燥难解、矢气频作者，加芒硝通腑泄热。

3. 其他疗法

（1）中成药

①木香顺气丸（颗粒）

药物组成：木香、砂仁、醋香附、槟榔、甘草、陈皮、厚朴、炒枳壳、炒苍术、炒青皮、生姜。

功能主治：具有疏肝和胃，行气化湿的作用。用于肝郁气滞所致的腹胀、痞满。

用法用量：用适量开水冲服，搅拌至全溶。若放置时间长有少量沉淀，摇匀即可。一次1袋，一日2~3次。

②柴胡舒肝丸

药物组成：柴胡、青皮、陈皮、防风、木香、枳壳、乌药、香附、姜半夏、茯苓、桔梗、厚朴、紫苏梗、豆蔻、甘草、山楂、当归、黄芩、薄荷、槟榔、六神曲、大黄、白芍、三棱、莪术。

功能主治：具有疏肝理气，消胀止痛的作用。用于肝郁气滞所致的腹胀、痞满。

用法用量：口服，一次1丸，一日2次。

③气滞胃痛颗粒

药物组成：柴胡、炙延胡索、枳壳、炙香附、白芍、炙甘草。

功能主治：具有疏肝和胃的作用。用于气滞所致的腹胀、胃脘胀痛。

用法用量：用开水冲服，一次5g，一日3次。

④枳实导滞丸

药物组成：炒枳实、大黄、姜黄连、黄芩、炒六神曲、炒白术、茯苓、泽泻。

功能主治：具有消积导滞，清利湿热的作用。用于脾胃湿热所致的腹胀、大便不爽。

用法用量：口服，一次6~9g，一日2次。

⑤麻仁丸

药物组成：火麻仁、苦杏仁、大黄、炒枳实、姜厚朴、炒白芍。辅料为蜂蜜。

功能主治：润肠通便。用于肠热津亏所致大便干结难下、腹部胀满不舒。

用法用量：口服，平时一次1~2粒，一日1次；急用时，一次2粒，一日3次。

⑥保和丸

药物组成：焦山楂、炒六神曲、制半夏、茯苓、陈皮、连翘、炒莱菔子、炒麦芽。

功能主治：具有消食，导滞，和胃的作用。用于饮食停滞所致的脘腹胀满，嗳腐吞酸，不欲饮食。

用法用量：口服，一次 1~2 丸，一日 2 次。

⑦枳实消痞丸

药物组成：枳实、黄连、干姜、麦芽曲、白茯苓、白术、半夏曲、人参、厚朴、甘草。

功能主治：具有清热消痞，健脾行气的作用。用于寒热错杂所致的脘腹胀满，不欲饮食，倦怠乏力，大便不畅。

用法用量：口服，一次 6g，一日 3 次。

⑧香砂六君子丸

药物组成：木香、砂仁、党参、炒白术、茯苓、炙甘草、陈皮、制半夏、生姜、大枣。

功能主治：具有健脾祛湿，理气和胃的作用。用于脾虚湿阻所致的脘腹胀满，嗳气食少，大便溏泄。

用法用量：口服，一次 12 粒，一日 3 次。

⑨枳术宽中胶囊

药物组成：炒白术、枳实、柴胡、山楂。

功能主治：具有健脾和胃，理气消痞的作用。用于脾虚湿阻所致的脘腹胀，反胃，纳呆。

用法用量：口服，一次 3 粒，一日 3 次。

⑩理中丸

药物组成：人参、干姜、炙甘草、白术。

功能主治：具有温中散寒，健脾和胃的作用。用于中焦虚寒所致的腹部胀满，自利不渴，呕吐腹痛，不欲饮食。

用法用量：口服，一次 8 粒，一日 3 次。

⑪麻仁滋脾丸

药物组成：制大黄、火麻仁、当归、姜厚朴、炒苦杏仁、麦麸枳实、郁李仁、白芍。

功能主治：具有养阴润肠，行气通便的作用。用于肠燥津亏所致的胸腹胀满，大便秘结，饮食无味，烦躁不宁。

用法用量：口服，一次 1 丸，一日 2 次。

（2）单方验方

①单方

生大黄茶：生大黄一次 10g，开水泡服代茶饮。功能通腑泄热。用于脾胃湿热型腹胀者。

肉豆蔻散：口服，一次 2~3g，一日 1 次。功能温中健脾，燥湿理气。用于中焦虚寒型腹胀者。

陈皮茶：一次 6~10g，开水泡服代茶饮。功能健脾燥湿，理气消胀。用于脾虚湿滞型腹胀者。

②验方

芍药甘草散：芍药、甘草等份研细末。口服，一次 2~3g，一日 1 次。功能和阴柔肝。用于肝脾不和，气机郁滞，郁而化热之腹胀者。

消积胀散：鸡内金、香橼皮各 10g，共研细末。口服，一次 0.5~1g，一日 1~2 次。用于食积胃脘胀痛者。

温中补虚散：肉豆蔻、砂仁、陈皮各 6g，广木香 3g。将上述药共研细末即成。口服，一次 2g（加入红糖 6g），一日 2 次（早晚饭前服）。用于中焦脾胃虚寒之腹胀者。

（3）外治疗法

①推拿：患者取俯卧位，用轻柔的手法推按膀胱经，并点按脾俞、胃俞、大肠俞、三焦俞，治疗 5 分钟；一指禅推八髎穴，治疗 3 分钟；柔和手法掌推腰骶部，治疗 3 分钟；继而顺胃肠蠕动方向摩揉腹部 2 分钟；接着按揉足三里 2 分钟。用于脾虚气滞型、中焦虚寒型腹胀者。

②中药熨敷：莱菔子烫熨腹部，将中药莱菔子（或川厚朴）500g 装入碗中，放入微波炉中，加热至 70℃后，放置于 15cm×15cm 自制小布袋，袋口扎紧。然后把布袋放置患者的中脘处，先顺时针沿脐周旋转反复熨烫致腹部皮肤潮红，再逆时针方向沿脐周旋转反复熨烫致腹部皮肤潮红；接着把布袋放于上脘部，从上至下达气海穴，再从下至上反复熨烫；最后将布袋放于升结肠处，沿横结肠、降结肠、乙状结肠、直肠方向，从上至下反复熨烫。如果袋内的药物温度下降变凉，则需再次加热后，继续熨烫使患者出现肛门排气、感觉腹胀减轻后方可停止。用于所有证型患者。

（4）针刺疗法

①体针：多选用大肠俞、天枢、足三里为主穴。偏上腹胀者，配内关、中脘；偏下腹胀者，配上巨虚、下巨虚。实证用泻法，虚证用补法。有实热者，可加针刺合谷、曲池；肝郁气滞，可加刺公孙、中脘、天枢、气海；脾气虚弱，加针脾俞、胃俞、中脘。

②耳针：取穴胃、脾、大肠、肝、交感、神门、皮质下。一次选用 3~5 穴，留针 30 分钟，或用电针、埋针。

（5）药膳疗法

①三花茶饮：素馨花、合欢花、玫瑰花各 10g，泡水代茶饮。用于肝郁气滞腹胀者。

②生薏苡仁饮：生薏苡仁 30g，水煎，取汁顿服，一天 1 次。用于脾胃湿热腹胀者。

③消食饮：生山楂 10g，谷芽 30g，麦芽 30g，陈皮 10g。水煎，取汁顿服，一天 1 次。用于饮食停滞腹胀者。

④和中饮：党参 10g，黄连 5g，枳实 10g。水煎，取汁顿服，一天 1 次。用于寒热错杂腹胀者。

⑤健脾祛湿饮：党参 15g，陈皮 10g。文火慢炖 1 小时，取汁顿服，可嚼服药渣，一天 1 次。用于脾虚湿阻腹胀者。

⑥温中健脾饮：红参 10g，陈皮 5g，生姜 5g。文火慢炖 1 小时，取汁顿服，可嚼服药渣，一天 1 次。用于中焦虚寒腹胀者。

⑦增液饮：玄参 15g，麦冬 15g，生地黄 15g，枳实 15g，大黄（后下）10g。水煎，取汁顿服，一天 1 次。用于肠燥津亏腹胀者。

二、西医治疗

1. 治疗原则

功能性腹胀的治疗原则是培养良好的饮食、生活习惯，去除诱发因素。必要时可根据功能性腹胀的不同发病机制，应用药物治疗和/或心理治疗的方法，以缓解腹胀等症状，减少复发。

2. 一般治疗

对患者进行健康宣传教育，提醒患者注意规律运动、减轻体重等。避免摄入产气的食物，如高糖食物、豆类或牛奶等。

3. 药物治疗

（1）作用于外周的药物：包括缓泻剂，如复方聚乙二醇电解质溶液等；促分泌剂，如鲁比前列酮、利那洛肽等；以及减少气体的药物，如二甲硅油、α－半乳糖苷酶等。

（2）作用于全身的药物：包括解痉剂，如薄荷油等；抗抑郁药物，如地昔帕明、西酞普兰等；促动力药物，如新斯的明、溴吡斯的明等。

4. 其他疗法

微生态制剂及免疫调节剂，包括益生菌如双歧杆菌、嗜酸乳杆菌等；抗生素，如利福昔明等。

【预防调护】

一、饮食注意

改变不良饮食习惯，饮食均衡。洋葱、生姜、生蒜、薯类、甜食、豆类、面食含有可大量产生氢、二氧化碳和硫化氢等气体的成分，应减少摄入。适当增加膳食纤维的摄入；戒烟忌酒。

二、生活注意

注意改变生活方式，多运动；养成规律的排便习惯，避免长期不大便，导致肠道产气增多。养成良好的心态，确立积极健康的生活态度，进行有针对性的心理疏导。生活中尽可能减少使用导致腹胀的药物。发现报警症状，应及时就医，明确病因。

【名医经验】

张琪

1. 学术观点

（1）病机认识：饮食不节，或劳累过度，或思虑过多，或年老体衰，或久病耗伤，或疾病失治误治，致脾胃之气受损，脾阳被遏，脾失健运，运化无权，痰湿内生，气机郁滞，壅而作满，腹胀始生。

（2）治法心得：善用经方，既尊重原方用法用量，又不固守原方；健脾胃，温脾阳不宜用量过猛，宜从小剂量开始，如此徐徐收功多能治愈；健脾补虚，亦当顾及先天之本、脾的纳运水谷功能，必须借助肾气的温煦，后天与先天，相互资生，方能运化健旺。可酌加补肾药物以益火补土；同时注意以辛温为主，少量佐以苦寒药，使泄中有开，通而能降。明乎此，宗其义，效其法，临床用药时，细心辨证，则可得心应手地扩大经方的应用之法。

2. 经典医案

某患者，女，52 岁。

首诊：2015 年 8 月 21 日。

主诉：腹胀反复发作 2 年余。

现病史：患者腹部胀满难忍，饥饱均胀，食后更剧，上午轻，下午重，傍晚后更甚。自觉有气壅滞在腹部，上下不通，胀满发作时不喜温按，四肢困重，双下肢酸软，下腹坠胀，脐部发凉；大便一日 3～4 次，便质黏稠，便意急。辅助检查示：胃镜、腹部 B 超均未见明显异常。前医给予枸橼酸莫沙必利分散片、双歧杆菌四联活菌片后均无效，患者苦满不解，遂前来就医。舌质略紫，舌体胖大，苔白，脉沉。查体：体形偏胖，面部虚浮微肿，腹软，无压痛及反跳痛，肝脾肋下未及，肠鸣音正常。

临证思路：本案证属脾虚气滞之功能性腹胀，治疗当健脾温运、宽中除满，治以厚朴生姜半夏甘草人参汤加减。《伤寒论》有云："发汗后，腹胀满者，厚朴生姜半夏甘草人参汤主之。"原文之病机为太阳病发汗后，损伤脾胃之气，脾失健运，运化无权，痰湿内生，使气机郁滞，胀满始生。但临证中用本方治太阳病发汗后所致的腹胀满之脾虚气滞证较为少见，故临床实践中不必拘泥于发汗后，所谓有是证则用是方。凡遇病机为脾虚气滞所致之腹胀满者，皆可随症加减用之。只要细心辨证，加减得宜，往往能收到满意的效果。

选方用药：川厚朴 15g，干姜 15g，太子参 15g，半夏 15g，甘草 15g，茯苓 20g，白术 20g，大腹皮 15g，紫苏 15g，木香 10g，公丁香 15g，姜黄 15g，薏苡仁 20g，苍术 15g，丹参 20g，桃仁 20g，山药 20g，桑螵蛸 15g，益智仁 20g。一日 1 剂，分 2 次煎服，7 剂。

用药分析：腹胀满多表现为上午轻，下午重，以傍晚尤重，但胀满发作时不喜温按，属虚中有实。方中厚朴味苦性温，善于通泄脾胃之气分，行气消胀、燥湿温脾；而以干姜易生姜，加强温阳化湿、宣散胃中气滞之功；半夏辛温，化湿和胃，辛开散结，化痰降逆；太子参补益脾气，滋养胃阴；佐以甘草益气和中；大腹皮、木香增强其行气消胀之功；酌加公丁香温寒化湿；茯苓、白术、山药、薏苡仁渗利湿气而健脾；苍术性燥苦温，运脾除湿。久胀不愈，必有经脉瘀阻，在辨证论治基础上加用丹参、桃仁、姜黄等活血化瘀药物，使其祛瘀生新，血运气行。并以少量益智仁、桑螵蛸温补肾阳，意在微微生火以生肾气。脾的纳运水谷功能，必须借助肾气的温煦，后天与先天，相互资生，方能运化健旺。

二诊：2015 年 8 月 28 日。

服上方后，前述症状有所减轻，上午无腹胀，仍觉下午腹胀。下肢轻度浮肿，尿量略少；大便日 3～4 次，便意仍急。舌质略紫，舌体胖大，苔白，脉沉。湿浊为阴邪，湿浊阻滞，气机不畅，则下午腹胀；湿性趋下，气化受遏，则下肢浮肿、尿量少，故须利水消肿、化湿行气宽中。上方去丹参、桃仁；加泽泻 20g，猪苓 20g，草果仁 15g，陈皮 15g。一日 1 剂，分 2 次煎服，15 剂。

用药分析：下肢轻度浮肿，尿量略少，酌加泽泻、猪苓以利尿渗湿；患者仍觉腹胀，酌加草果仁、陈皮以加强行气化湿宽中之效。

三诊：2015 年 9 月 13 日。

患者午后腹胀症状减轻，无下肢浮肿，脐部发凉减轻，仍觉小腹下坠感，舌脉同前。湿为阴邪，湿性趋下，故而小腹坠胀，当加强行气宽中、导滞消积之力。上方去太子参、泽泻、猪苓；加槟榔 15g，沉香 10g，白豆蔻 15g。一日 1 剂，分 2 次煎服，20 剂。

用药分析：方中继加槟榔、沉香、白豆蔻以增强行气宽中，导滞除胀之效，使得湿浊得除，气机得畅。

四诊：2015 年 10 月 3 日。

服上方后，腹部胀满较前明显缓解，脐部发凉亦减轻，大便日 2 次、便质黏稠，口略干。舌质黯红，白厚苔，少津，脉沉。患者有湿浊化热之迹象，为预防湿热伤阴，方药须适当佐以清热坚阴之品。在上方基础上加黄连 10g，黄柏 10g。一日 1 剂，分 2 次煎服，15 剂。

用药分析：方药中少佐黄连、黄柏，意寓辛热之剂中少佐苦寒药，乃温中有凉，防止辛热过剂伤阴。

五诊：2015 年 10 月 18 日。

服药后症状消失。脾与肺乃母子关系，肺气的强弱与脾的运化精微有关，故脾气旺则肺气充。脾喜燥恶湿，而肺为娇脏，喜润恶燥，长期化湿、燥湿、利湿，唯恐肺脏阴液受损，故当母子兼顾调治。上方继加天花粉 15g。一日 1 剂，分 2 次煎服，7 剂。

用药分析：继加天花粉以滋阴护肺，治一经保护另一经。诸药配合，寒温并用、消补兼施，使补而不壅，消而不损，三焦气机得和，脾气健运，则胀满可除。

（黄穗平　叶振昊）

参考文献

［1］Levitt M D，Furne J，Aeolus M R，et al. Evaluation of an extremely flatulent patient：case report and proposed diagnostic and therapeutic approach［J］，1998，93（11）：2276 – 2281.

［2］Sandler R S，Stewart W F，Liberman J N，et al. Abdominal pain，bloating，and diarrhea in the United States：Prevalence and impact［J］. Digestive Diseases & Sciences，2000，45（6）：1166 – 1171.

［3］杨云生，彭丽华. 功能性胃肠病罗马诊断标准与研究现状［J］. 解放军医学院学报，2013，34（6）：541 – 543.

［4］Siegel D，Yan C，Ross D. NAD（P）H：quinone oxidoreductase 1（NQO1）in the sensitivity and resistance to antitumor quinones［J］. Biochemical Pharmacology，2012，83（8）：1033 – 1040.

［5］Lamb J. The connectivity map：a new tool for biomedical research［J］. Nat Rev Cancer，2007，7（1）：54 – 60.

［6］Drossman D A. 罗马Ⅳ：功能性胃肠病肠 – 脑互动异常（中文翻译版）［M］. 方秀才，侯晓华主译. 北京：科学出版社，2016.

［7］George F，Longstreth W，Grant T，et al. Functional bowel disorder［J］. Gastroenterology，2006，130（5）：1480 – 1491.

［8］姚毓洲，翁钦杰，林友光，等. 黛力新联合吗丁啉治疗功能性腹胀的疗效和安全性［J］. 中国临床研究，2013，26（6）：546 – 547.

［9］朱奇，孙涛，夏菁，等. 长时间远洋航海人员功能性腹胀的流行病学调查与干预措施［J］. 中国医药导报，2016，13（27）：71 – 74.

［10］刘新光. 解读功能性肠病罗马Ⅲ诊断标准［J］. 中国实用内科杂志，2006，26（21）：1691 – 1693.

［11］林晓明，朱秀华. 功能性腹胀中药内服及敷脐治疗体会［J］. 实用中西医结合临床，2010，10（3）：69 – 70.

［12］祁涛，赵菁，钱正宇，等. 中西医结合治疗粘连性不全性肠梗阻60例疗效观察［J］. 四川中医，2008，26（6）：61 – 62.

［13］沈天成，沈乙惠，游春木. 枳实导滞汤加减治疗肠道湿热证便秘型肠易激综合征的临床观察［J］. 实用中西医结合临床，2017，17（8）：124 – 125.

［14］危北海，张万岱，陈治水. 中西医结合消化病学［M］. 北京：人民卫生出版社，2003.

［15］尹天雷，李鹤白，陈芳锐，等. 保和丸超微配方制剂与传统汤剂对照治疗功能性消化不良的临床研究［J］. 世界中医药，2009，4（3）：135 – 137.

［16］张艳东. 半夏泻心汤加味治疗功能性腹胀37例［J］. 中国民族民间医药，2010，19（11）：237.

［17］王静，黄穗平，赵小青，等. 脾胃虚弱型功能性消化不良患者胃感觉过敏及胃黏膜P物质、5 – 羟色胺的变化［J］. 新中医，2012，44（1）：42 – 44.

［18］詹原泉，王学川. 理中汤合平胃散加减治疗中焦虚寒夹湿型功能性腹胀疗效观察［J］. 山西中医，2015，31（6）：42 – 43.

［19］宋素青. 麻子仁丸加减治疗习惯性便秘32例［J］. 新中医，2003，35（7）：56.

［20］旷秋和. 针灸推拿治疗功能性腹胀30例疗效观察［J］. 中医临床研究，2016，8（13）：

41 - 42.

[21] 罗雪梅. 莱菔子烫熨腹部治疗腹胀 36 例疗效观察 [J]. 长春中医药大学学报, 2009, 25 (3): 377.

[22] 孔丽丽, 陈二辉, 李志尚. 吴茱萸、肉桂粉敷神阙穴治疗 ICU 病人腹胀效果观察 [J]. 护理研究, 2014, 28 (10B): 3670 - 3671.

[23] 马素娟. 木香散敷脐治疗腹胀 80 例 [J]. 中国民间疗法, 2004, 12 (5): 32.

[24] 吕冬霞. 针药合施治疗功能性腹胀 30 例临床观察 [J]. 浙江中医杂志, 2013, 48 (6): 445.

[25] 周美馨, 张琪. 国医大师张琪治疗顽固性腹胀验案 1 则 [J]. 中医药导报, 2017, 23 (23): 127 - 128.

第十节　大便失禁

【概述】

大便失禁是指机体对直肠内液体、固体以及气体的蓄控能力减弱或丧失, 导致大便次数增多的一种疾病。本病为肛肠科的常见病和难治病, 患者经常在无意识状态下溢出粪便, 且症状呈进行性加重, 令患者有羞辱感。如长期治疗不愈, 易引发皮肤瘙痒、肿痛溃烂等多种并发症, 严重影响患者的生活质量。本病的中位发生率为 7.7%, 且随着年龄的增长发病率呈上升趋势, 给患者和社会带来沉重的负担。

古医籍中尚无专文论述, 中医学将排便不能自控、滑脱不禁, 甚则便出而自不知者称为大便失禁, 根据这些临床表现, 属中医"泄泻""大便滑脱""遗矢""滑泻"等范畴。

【病因病机】

一、中医认识

1. 致病因素

(1) 七情失调: 平素脾胃虚弱, 复因情志影响, 致肝气郁结, 横逆犯脾, 脾失健运, 升降失常, 水谷不分, 秽浊注下而成大便失禁。

(2) 禀赋不足: 肾主水液, 司二阴开阖, 若先天不足, 禀赋虚弱, 或素体脾胃虚弱, 肾气不足, 不能固摄, 易致大便失禁。

(3) 病后亏损:《妇人大全良方·众疾门》载:"如久痢不瘥, 肠滑不禁, 溏泄不止……"《伤寒明理论·自利》指出"五脏气绝于内者, 利下不禁"。若久病重病, 缠绵不愈, 气血衰退, 脾气虚弱, 中气下陷, 或肾阳虚衰, 不能温煦脾阳, 致脾肾阳虚, 导致大便失禁; 大便失禁日久, 还可导致下焦滑脱, 失禁更甚。

2. 病机

本病多为久利泄泻, 体虚脱肛, 中气下陷; 或病后亏损, 脾肾亏虚而致大便控制无权。此外, 与肝气乘脾也相关。本病病位在肛门、大肠, 与脾、肾、肝相关, 基本病机是大肠滑脱。主要是气血亏虚，年老体弱，中气不足，气虚下陷，固摄失司所致，与人体的阴阳、脏腑、气血、情志调节密切相关。

二、西医认识

1. 肛门括约肌薄弱

由创伤性或非创伤性因素引起。非创伤性原因包括神经源性，如糖尿病、侵袭性疾病（如系统性硬化症）等。肛门括约肌压力下降也可以由于创伤引起，创伤的原因多由于产伤或肛门手术（如痔、瘘和肛裂手术）、阴道分娩等引起，肛门括约肌撕裂或阴部神经损伤也会引起大便失禁，分娩后可立即发生，也可以在很多年以后发生。引起产伤性大便失禁的危险因素，还包括使用产钳、高体重婴儿、产程长和胚胎枕后位。自发性大便失禁也是中老年妇女最常见的，原因不明，可能是分娩产程延长或长期排便费力引起支配盆底肌的会阴神经和骶神经损伤引起的，也与肛门括约肌、耻骨直肠肌功能障碍和直肠储粪、感觉功能障碍有关。

2. 直肠感觉减退

很多疾病会导致大便失禁，包括糖尿病、阿尔茨海默病、脊膜脊髓膨出、多发性硬化症和脊柱损伤。直肠顺应性降低会导致便次增多和急便感，主要是直肠储粪功能减退，即使肛门括约肌功能正常，也会发生肛门失禁，引起直肠顺应性减退的相关疾病包括溃疡性直肠炎、放射性直肠炎和直肠切除术后。

3. 大便潴留和粪便嵌塞

主要是内括约肌松弛引起液体粪便的泄漏所致，成人大便嵌塞的因素包括精神障碍、行动障碍、直肠的低敏感性、液体和膳食纤维摄入不足等。

【诊断与鉴别】

一、中医诊断

1. 辨证要点

首辨脏腑，其次辨寒热。凡大便失禁，每因情志不遂而加重，为肝气乘脾；大便失禁，伴肛门及脏器脱垂者，为中气下陷；大便失禁，伴面色㿠白、两足浮肿者，为肾阳虚衰；大便失禁，下利清谷，伴腰膝或下腹冷痛，为脾肾阳虚。粪质稀薄清冷，腹中冷痛，畏寒喜温，多属寒证；粪便臭味较重，泻下急迫，肛门灼热，多属热证。

2. 病机辨识

本病多起病缓慢、病程长、迁延难愈。久病内伤主要责之脾肾阳虚和中气下陷，脾肾阳虚多见于久泻久利患者，或五更泄泻日久，损伤脾肾。脾阳不振，中宫虚寒，健运无权；肾阳亏虚，命门火衰，不能腐熟水谷而化精微，致久泻不止、滑脱不禁、下利清谷、四肢逆冷、腰酸乏力等脾肾阳虚症状明显；中气下陷，常见于年老体弱，久病不愈者，脾气日衰，气虚下陷，不能固摄，致大便失禁、便出而不自知，伴见神疲纳呆、少气懒言、面色㿠白等症状。

二、西医诊断

1. 诊断

（1）临床表现：大便次数增多是大便失禁的主要症状。肛门直肠指诊表现为肛门松弛，静息压降低，嘱患者做收缩动作时，肛门括约肌压力下降，持续时间变短。严重时，患者在放松情况下，肛门口处于自然开放状态，甚至"洞状"肛门，肠内容物无意识溢出。检查提示会阴部可有瘘管、皮炎、瘢痕、皮肤抓痕、痔、肛裂等。

（2）辅助检查：

①结肠镜检查：大便失禁或近期有排便习惯、粪便性状改变的患者，应行电子结肠镜检查，以排除器质性疾病。

②肛门直肠测压：肛门直肠测压对大便失禁患者诊断具有决定性意义。主要检测指标包括：A. 肛管静息压，可反映肛门内括约肌功能，是静息状态下肛门自制的主要因素，尤其是对气体和液体的自制，大便失禁时常伴肛管静息压下降。B. 肛管最大缩榨压和肛管自主收缩持续时间可反映肛门外括约肌功能和括约肌抗疲劳能力；大便失禁时，可伴最大缩榨压下降，收缩持续时间缩短。C. 括约肌应激反应：可反映盆底肌应激时的自制能力。当腹压突然增高时，盆底肌和肛门外括约肌可反射性收缩，致肛管内压力升高超过直肠压，以保持其节制功能；大便失禁患者多存在该反射的延迟或损伤。D. 直肠感觉功能：包括初始排便感觉阈值、排便窘迫阈值和最大耐受容量，主要反映患者对直肠扩张的感觉。当粪便嵌塞或充溢时，直肠感觉阈值明显升高。E. 直肠肛门抑制反射：直肠扩张时，肛管内括约肌可反射性松弛，致肛管静息压下降。若直肠远端手术后该反射消失，常预示发生大便失禁的可能性较大。F. 直肠顺应性：大便失禁患者直肠顺应性明显下降，可能与直肠缺血致固有肌萎缩、纤维化有关。

③腔内超声检查：这是一种可以直观判断肛门括约肌的完整程度的无创性检查手段，是检查大便失禁患者肛门括约肌结构缺损时是否需要外科干预的有效方法。能客观地测量括约肌的厚度、括约肌的缺损位置及缺损部分所占整个括约肌的比例或角度，从而指导医生进行术前评估、术式选择以及括约肌修补的范围计算。

④排粪造影：借助放射技术动态观察盆底结构在不同状态下的变化，通过肛直角和直肠黏膜像的变化判断是否因直肠脱垂、耻骨直肠肌功能紊乱或盆底结构变化引起大便失禁。

⑤其他检查：盆底磁共振成像可实时显示括约肌解剖结构和盆底运动情况，且无放射性损伤。

（3）诊断标准：

①诊断条件：无排便意识，在不恰当的时间或不合适的场合不由自主地排便；直肠指检肛门括约肌松弛；肛管静息压下降，肛管最大缩榨压下降，收缩持续时间缩

短，括约肌应激反射延迟或损伤等；结合患者的性别、年龄，详细询问有无合并尿失禁、脊髓疾病或损伤、肛门直肠手术史、盆腔放射、糖尿病和神经源性疾病、多次孕产（尤其是三度或四度产伤者）或老年认知障碍等病史。

满足前三项条件中的任意一项，即可诊断。

②临床分型：

A. 根据临床表现分型：被动型：患者无意识的粪便外漏；急迫型：患者有意识但主观无法控制粪便外漏；漏粪型：紧随 1 次正常排便之后的粪便漏出。

B. 根据失禁程度分型：固体失禁：气体、液体和固体大便均不能控制；液体失禁：气体和液体大便不能控制；气体失禁：仅气体不能控制。

2. 鉴别

（1）克罗恩病：大便次数增多为克罗恩病的常见症状，其粪便性状为黏液血便或水样便，伴有低热、腹痛等表现，查体肛门会阴部偶见潮湿、湿疹样改变，电子结肠镜提示肠黏膜呈鹅卵石样改变。

（2）直肠脱垂：指直肠壁黏膜层或肠壁全层向下移位的疾病，常反复发作。若直肠脱垂反复发作，可导致肛门括约肌慢性损伤，引起大便失禁、大便伴有黏液。查体肛门会阴部可见潮湿、湿疹样改变，肠黏膜可见放射状皱襞。

（3）结直肠癌术后：大便失禁多系手术不当，切断了肛门括约肌和提肛肌所致；少数患者伴有黏液便，肛门会阴部偶尔见潮湿、湿疹样改变，肠黏膜局部皱襞，呈慢性病变过程。

【治疗】

一、中医治疗

1. 治疗原则

治疗宜涩肠固脱，具体应审症求因，辨证论治。若由肝气乘脾，肝脾失和导致滑脱者，宜健脾泻肝、涩肠固脱；若由禀赋不足或病后虚损，导致气虚下陷或脾肾阳虚，治以扶正为主，或补中益气、涩肠固脱，或温补脾肾、涩肠固脱。

2. 辨证论治

（1）肝气乘脾证

症状表现：大便失禁，情绪抑郁恼怒时加重；伴有腹痛、肠鸣矢气，胁肋胀满窜痛，嗳气，善太息。舌质淡红，苔薄白，脉弦。

病机分析：平素情绪紧张，抑郁恼怒，致肝失条达，横逆犯脾，脾失健运，固摄失职，故大便失禁。肝失疏泄，故每遇情绪抑郁恼怒时加重，胁肋胀满，嗳气，太息。舌质淡红，苔薄白，脉弦，为肝旺脾弱，肝气乘脾之象。

治疗方法：疏肝健脾，涩肠固脱。

代表方药：痛泻要方（《丹溪心法》）加味。白术 12g，白芍 9g，陈皮 6g，防风 6g，薏苡仁 12g，砂仁（后下）6g，甘草 6g。

随症加减：胁肋胀痛，加柴胡、川芎、郁金、川楝子行气止痛；嗳气甚者，加代赭石、旋覆花重镇降逆。

（2）中气下陷证

症状表现：大便失禁，久泻不止；伴肛门及脘腹重坠，甚或脱肛、子宫下垂，声低懒言，头晕目眩，舌淡苔白，脉弱。

病机分析：中气下陷，升举无力，故可见大便失禁、久泻不止。脾主升清，若中气下陷，内脏得不到脾气的升发，故脱肛、子宫下垂等，头部得不到脾气的升发，故头晕目眩。声低懒言，舌淡苔白，脉弱均为脾气虚弱，中气下陷之象。

治疗方法：补中益气，升阳固脱。

代表方药：补中益气汤（《内外伤辨惑论》）。黄芪15g，人参9g，升麻6g，柴胡6g，橘皮6g，当归6g，白术6g，甘草6g。

随症加减：脘腹痞胀者，加枳壳、木香、砂仁行气消痞；久泻不愈者，加莲子肉、诃子、肉豆蔻涩肠止泻。

（3）肾阳虚衰证

症状表现：大便失禁，久泻不止，完谷不化，五更泄泻；腰膝酸软而痛，畏寒肢冷，精神萎靡不振。舌淡胖，苔白，脉弱。

病机分析：肾阳虚衰，不能温脾阳，脾失运化之职，故大便失禁、久泻不止。黎明之前阳气未振，阴寒较甚，故五更泄泻、完谷不化。畏寒肢冷，精神萎靡不振，舌淡胖，苔白，脉弱均为肾阳不足之象。

治疗方法：温补肾阳，涩肠固脱。

代表方药：右归丸（《景岳全书》）合真人养脏汤（《太平惠民和剂局方》）加减。熟地黄15g，杜仲9g，山茱萸6g，肉桂9g，诃子12g，肉豆蔻6g，白术9g，白芍15g，甘草6g。

随症加减：腰膝冷痛，加仙茅、淫羊藿补肾助阳；精神萎靡不振，加人参、黄芪、怀山药健脾益气。

（4）脾肾阳虚证

症状表现：大便失禁，排出粪便溏薄，无恶臭气味，病程多较长久；兼有形体瘦弱，面色㿠白或黧黑，四肢不温，两足浮肿，小便清多或遗尿。舌淡嫩，脉沉细无力。

病机分析：脾肾阳气虚弱，脾胃运化失职，故大便失禁。脾虚及肾，命门火衰，不能温煦脾阳，脾阳更弱，故病程长。阳气虚弱不达四末，故四肢不温。阳虚无以温化水湿，故两足浮肿，面色㿠白或黧黑、小便清多或遗尿。舌淡嫩，脉沉细无力，均为脾肾阳虚之象。

治疗方法：温补脾肾，收涩止滑。

代表方药：四神丸（《证治准绳》）合参苓白术散（《太平惠民和剂局方》）加减。补骨脂12g，吴茱萸6g，肉豆蔻9g，五味子9g，党参15g，茯苓15g，白术15g，薏苡仁9g，砂仁（后下）9g。

随症加减：脱肛者，加黄芪、升麻、柴胡升阳举陷；洞泄无度，畏寒肢冷，加制附子、肉桂补火助阳。

（5）下焦滑脱证

症状表现：大便滑脱不禁，日夜无度，大便溏薄清稀；腹中冷痛，喜热喜按，全身乏力，倦怠，面色㿠白。舌淡嫩，苔白，脉沉细无力。

病机分析：脾肾阳虚日久，下焦虚寒，滑脱不禁，故大便失禁、日夜无度。下焦虚寒，故腹中冷痛、喜热喜按。全身乏力，倦怠，面色㿠白均为脾肾阳虚的表现。舌淡嫩，苔白，脉沉细无力为脾肾阳虚，下焦滑脱之象。

治疗方法：温中散寒，固涩止泻。

代表方药：桃花汤（《伤寒论》）加减。赤石脂 15g，炮姜 6g，诃子肉 6g，木香 6g，白术 12g，茯苓 12g。

随症加减：腹中冷痛者，加制附子、肉桂补火助阳；泻下无度，口干口渴者，加葛根、生地黄、玄参、麦冬滋阴生津止渴。

3. 其他疗法

（1）中成药

①痛泻宁颗粒

药物组成：白芍、青皮、薤白、白术。

功能主治：柔肝缓急，疏肝行气，理脾运湿。用于肝气犯脾所致的腹痛、腹泻、腹胀等症者。

用法用量：一次 5~10g，一日 3 次。

②补中益气丸

药物组成：白术、柴胡、陈皮、当归、党参、甘草、黄芪、升麻。

功能主治：补中益气，升阳举陷。用于脾胃虚弱、中气下陷所致的泄泻，症见体倦乏力、食少腹胀、便溏久泻、肛门下坠者。

用法用量：一次 9g，一日 2~3 次。

③补脾益肠丸

药物组成：黄芪、党参、砂仁、白芍、白术、肉桂、延胡索、干姜、防风、木香、盐补骨脂、赤石脂等。

功能主治：补中益气，涩肠止泻。用于脾虚气陷的腹泻腹痛、腹胀、肠鸣者。

用法用量：一次 6g，一日 3 次。

④四神丸

药物组成：肉豆蔻、补骨脂、五味子、吴茱萸、大枣。

功能主治：温肾散寒，涩肠止泻。用于肾阳不足所致的泄泻，肠鸣腹胀，五更溏泄，久泻不止，面黄肢冷者。

用法用量：一次 9g，一日 1~2 次。

⑤固本益肠片

药物组成：党参、白术、补骨脂、山药、黄芪、炮姜、当归、白芍等。

功能主治：健脾温肾，涩肠止泻。用于脾肾阳虚所致的泄泻者。

用法用量：一次2片，一日3次。

⑥参倍固肠胶囊

药物组成：五倍子、肉豆蔻、诃子肉、乌梅、木香、苍术、茯苓、鹿角霜、红参。

功能主治：固肠止泻，健脾温肾。用于脾肾阳虚所致的泄泻者。

用法用量：一次1.8g，一日3次。

（2）验方

六柱饮：人参30g，茯苓15g，制附子6g，木香15g，诃子10g，肉豆蔻10g。水煎服，一日1剂，分2次温服。用于滑脱不止，泻痢完谷者。

验方：甘草6g，赤石脂6g，糯米15g。水煎服，一日1剂，分2次温服。用于腹痛下利者。

（3）外治疗法

①推拿：儿童大便失禁，多采用推拿手法。具体处方：推三关500次，揉二马300下，补脾土50次，补大肠30次，捏脊5遍，揉鱼尾200下。摩下腹以热为度，一日1次。

②膏药：补骨脂、五倍子、肉豆蔻、五味子各10g，吴茱萸5g（均为中药颗粒剂，也可用普通中药研成细粉）。用食用醋调成糊状，敷于脐部，并以小纱布（6cm×6cm）覆盖固定，保留24小时，一日1次。

（4）针灸疗法

①针刺：一项前瞻性随机对照试验结果表明，针刺次髎、长强、天枢、气海可改善功能性大便失禁。

②灸法：麦粒灸足三里、气海、关元、肾俞、命门、太溪，可改善功能性大便失禁症状。具体方法如下：涂凡士林，安放麦粒大的艾炷，线香点火，待患者觉局部温热感明显时，用镊子取下未燃尽的艾炷，置于垃圾缸中。灼痛时，可在穴位周围轻轻拍打以减轻疼痛，以患者能耐受为度，灸后不用膏药贴敷。每穴灸5~7壮，交替进行，一日1次，一周治疗5次。

（5）药膳疗法

①槐米薏仁茶：熟薏苡仁50g，赤小豆30g，芡实20g，马齿苋15g，槐米15g，绿茶3g。将以上药材一起煮成槐米薏仁茶，去渣取汁饮用。用于内湿所致的大便失禁者。

②白术大枣饼：把白术500g烘干研成末，大枣500g煮熟去核，捣成枣泥，加入白术粉、白糖适量，拌匀制成小饼，烘干。一日2次，一次5枚。用于中气下陷所致的大便失禁者。

③炒米粉：将糯米1500g水浸一夜后沥干，小火炒黄，研成细粉；另将怀山药100g研成细粉，合并和匀即成。每晨取糯米山药粉半汤碗，加白砂糖、胡椒粉适量，开水冲服。用于脾肾阳虚所致的大便失禁者。

二、西医治疗

1. 治疗原则

大便失禁的治疗具有一定的困难，需要针对病因选择恰当的治疗方法，对于神经功能障碍性大便失禁，可选择药物治疗、生物反馈等非手术治疗，因肌肉损伤或严重功能障碍者，可采用适当的手术治疗。

2. 一般治疗

多吃含纤维素高的及富有营养的食物，避免刺激性食物；建立规律的排便习惯，可以根据以前的排便时间，在同一时间使用栓剂或开塞露，建立反射性排便；视情况进行心理干预。

3. 对症治疗

（1）阿片受体激动剂：可结合肠壁阿片受体，阻止乙酰胆碱和前列腺素的释放，延长肠内容物停留时间，缓解腹泻。常用药物包括洛哌丁胺、地芬诺酯和磷酸可待因。

（2）吸附剂：如蒙脱石散剂，可吸附肠内液体。此外，雌激素替代疗法能改善经产妇的大便失禁症状。

4. 手术治疗

对内科治疗无效或有明确适应证的患者，可行外科手术治疗。常用手术方式包括肛门括约肌折叠术、股薄肌移植括约肌重建术、臀大肌移植括约肌重建术、人工肛门括约肌植入术、阑尾造瘘顺行结肠灌洗、结肠造口术等。

5. 其他疗法

（1）支持治疗：首先，调整生活方式，恢复正常的排便习惯和排便规律，指导患者定时、规律排便，及时排空肠道。强调及时如厕的重要性，加强排便规律性。其次，调整饮食结构，增加膳食纤维的日常摄入量，保证膳食中食物纤维的含量在 6～8g，以增加粪便体积；避免进食刺激性食物，控制油腻及产气食物的摄入。再者，部分患者反复大便失禁后出现心理障碍，必要时进行心理干预，消除心理负担。最后，进行肛管括约肌训练，例如早晚各做两次提肛运动，可以改进外括约肌、耻骨直肠肌随意收缩能力，增加肛门功能。

（2）生物反馈治疗：对于支持治疗和药物治疗无效的患者，尤其是括约肌松弛和（或）直肠感觉受损者，首选生物反馈治疗。其目的是增强肛门括约肌收缩力，提高直肠感觉阈值，纠正排便时肛门括约肌和盆底肌的不协调运动。生物反馈可分为三期：第一期，在专门的生物反馈训练室进行，并有专业人员指导训练，掌握了要领后，即可携带便携式生物反馈训练仪回家训练，1 个月后复查。第二期，训练患者肛门自主收缩时，括约肌与直肠的协调性。第三期，以引起直肠扩张感的容量阈值开始扩张直肠，但不让患者看到监视器上的各种反馈信号，而凭直肠扩张感觉收缩肛门外括约肌，一次应持续 30～60 分钟，一周 2～3 次，6～10 周为 1 个疗程。

【预防调护】

一、饮食注意

饮食原则为清淡易吸收、少渣半流质，如粥、面条等，少量多餐，忌油腻肥厚食物。随着病情的稳定和好转，逐步过渡到正常饮食，宜进高蛋白、高热量、易消化、含纤维素多的食物，以利于排便通畅。增加膳食中食物纤维的含量，平均一日供应6~8g。食物纤维不会被机体吸收，但可增加粪便的体积，刺激肠蠕动，有助于恢复肠道功能，加强排便的规律性，有效地改善肛门失禁状况。

二、生活注意

保持室内空气新鲜，经常通风。肛门失禁人的床应垫塑料布及布单，再用旧布等将患者臀部兜住，或用硬纸壳做成簸箕式样，里边垫上废纸放在臀下，使用后取出倒掉，以节省布类和清洗的麻烦。最好掌握老人排便规律，按时接便盆排便。保持肛门周围皮肤清洁，一旦发现有粪便污染，用柔软卫生纸擦净后，再用温水清洗局部皮肤，用毛巾擦干，并涂油膏于肛门周围皮肤，防止发生皮疹或压疮。

便后用温水肥皂洗净会阴及肛门周围，发现臀部有发红现象时，可涂凡士林油、四环素药膏或氧化锌软膏等，夏天可扑些爽身粉。在可能情况下，与医生协商每日定时为老人使用导泻剂或灌肠，以帮助建立排便反射。

【名医经验】

一、李振华

1. 学术观点

（1）病机认识：久泻的病机主要在于脾虚湿盛。多由急性泄泻失治，或用药过于寒凉，或情志失调，或因其他疾病导致脾胃素虚，复因饮食不节引起。发病之本在于脾胃虚弱，病机在于湿，伤食常为其发病诱因。对于脾胃过虚之人，即使不伤于饮食，仍可泄泻不止。泄泻日久不愈，损及肾阳，即成五更泄泻。

（2）治法心得：该病分为脾胃气虚、脾肾阳虚二型，对于肝气乘脾所致泄泻则作脾胃气虚兼证处理。

①脾胃气虚证，治宜温中健脾、理气和胃，方用自拟健脾止泻汤。药物组成：党参12g，白术10g，茯苓20g，泽泻12g，桂枝6g，厚朴10g，砂仁8g，薏苡仁30g，煨肉豆蔻10g，诃子肉12g，炙甘草6g，生姜3片，大枣5枚。

②脾肾阳虚证，治宜温补脾肾、收涩止泻，方用五苓散合四神丸加减。药物组成：党参15g，白术10g，茯苓15g，泽泻12g，桂枝6g，炒白芍12g，砂仁8g，补骨脂10g，五味子10g，煨肉豆蔻10g，吴茱萸6g，诃子肉12g，炙甘草6g，生姜3片，大枣5枚。

2. 经典医案

医案一 某患者，男，81 岁。

首诊：2009 年 3 月 16 日。

主诉：大便时溏时泻 10 余年。

现病史：患者 10 余年前夏，因饮冷水导致大便溏泄，伴腹痛、腹胀、不思饮食，曾服用多种抗生素，虽病情好转，但每遇受凉、劳累或进食油腻、寒凉、不易消化的食物即腹泻，反复不愈，逐渐加重。曾于当地某医院行肠镜检查，提示为慢性结肠炎。现症：大便溏泄，一日 2 ~ 4 次，有时夹有未消化食物；腹部隐痛，腹胀纳差，神疲乏力，面色萎黄，形体消瘦。舌质淡、体胖大、边见齿痕，苔薄白，脉濡缓。

临证思路：本例大便失禁，症见神疲乏力，为脾胃虚弱。结合舌脉，四诊合参，证属脾胃气虚，健运失职。治以温中健脾，理气和胃，化湿止泻。

选方用药：党参 12g，白术 10g，茯苓 20g，泽泻 10g，薏苡仁 30g，桂枝 5g，煨肉豆蔻 10g，诃子肉 10g，枳壳 10g，甘草 3g，生姜 3 片。水煎服，共 15 剂。

用药分析：方中党参、白术、茯苓、泽泻、薏苡仁、甘草健脾益气，利湿止泻；桂枝、生姜振奋脾胃阳气，温中补虚；煨肉豆蔻、诃子肉涩肠止泻，收敛固涩；枳壳调中行气，温脾止泻。

二诊：2009 年 3 月 31 日。

患者大便次数减少，一日 1 ~ 3 次；腹部隐痛明显减轻，仍腹胀纳差。舌质淡、体胖大、边见齿痕，苔薄白，脉濡缓。上方去煨肉豆蔻、枳壳；加陈皮 10g，焦山楂 12g，神曲 12g。水煎服，15 剂。

用药分析：患者便次减少，故可于上方去煨肉豆蔻以减轻温中涩肠之效；仍腹胀，故将枳壳改为陈皮；因纳差，故加焦山楂、神曲以消食和胃，增加食欲。

三诊：2009 年 4 月 15 日。

患者大便已能成形，质软，一日 1 ~ 2 次；腹痛消失，纳食增加，进食较多或进食不易消化食物后略有腹胀，但较治疗前明显减轻；精神好转，仍乏力。舌质淡、体胖大，苔薄白，脉濡缓。上方加黄芪 30g，水煎服，30 剂。

用药分析：患者诸症好转，但仍觉食后腹胀，故于前方加黄芪，一则补中健脾，二则可升阳举陷，以巩固疗效。

四诊：2009 年 5 月 15 日。

诸症消失，患者精神、饮食、大便均正常，面色转红润，故停药。

医案二 某患者，男，57 岁。

首诊：2011 年 11 月 20 日。

主诉：大便时溏时泻 15 余年，加重 1 年。

现病史：患者 15 余年前因饮食不节导致泄泻，长期服用多种抗生素，但病情时轻时重且反复发作，每因受凉、饮酒、饮食不慎、劳累症状加重，曾服用中药及行灌肠治疗，然泄泻终未痊愈；1 年前秋因饮食生冷导致病情加重，迁延不愈，当地某医院行肠镜检查，提示肠黏膜充血水肿明显、有散在糜烂，诊断为慢性结肠炎。现症：

黎明之时肠鸣腹痛，痛则腹泻，大便一日3~5次，甚时泻下完谷不化；食少腹胀、畏寒肢冷，肛门有下坠感，体倦乏力，不耐劳作。舌质淡、体胖大、边有齿痕，苔薄白，脉沉细无力。体征：面色萎黄，呈慢性病容，形体消瘦，腹部柔软，左下腹压痛明显，肠鸣音亢进，下肢轻度浮肿，大便潜血阳性。

临证思路：本例泄泻，症见食少腹胀、完谷不化、肛门下坠，为脾肾阳虚。结合舌脉，四诊合参，证属脾肾阳虚、中气下陷。治以温补脾肾，益气升阳。

选方用药：党参12g，白术10g，茯苓20g，桂枝5g，炒白芍10g，黄芪15g，柴胡6g，升麻6g，薏苡仁30g，诃子肉12g，砂仁（后下）8g，陈皮10g，泽泻10g，煨姜5g，制附子9g，炙甘草6g，生姜3片。水煎服，共15剂。

用药分析：党参、白术、茯苓、薏苡仁、泽泻、黄芪益气健脾，利湿止泻；桂枝、白芍、生姜、煨姜温中补虚，协调肝脾；附子善补命门火，温养肾阳；诃子肉收敛固涩；砂仁、陈皮调中行气，使补而不滞；柴胡、升麻升阳举陷。炙甘草调和诸药。

二诊：2011年12月5日。

患者下肢浮肿消失，腹胀、畏寒肢冷均减轻，进食有所增加，体力较治疗前好转。黎明之时大便，大便次数减少，一日2~3次，仍溏薄；肠鸣腹痛、肛门下坠感均减轻，左下腹胀痛。舌质淡、体胖大、边有齿痕，苔薄白，脉沉细。上方加赤石脂；水煎服，15剂。

用药分析：患者仍有大便溏薄、肠鸣腹痛，故于上方加赤石脂以固下涩肠。

三诊：2011年12月20日。

患者大便有时成形、质软，有时溏薄，一日1次，多于黎明时排便，便中未见未消化食物，肛门已无下坠感；饮食增加，腹胀大减，仍时感左下腹疼痛。舌质淡、体胖大，苔薄白，脉沉细。上方去柴胡、升麻、赤石脂；加煨肉豆蔻10g，五味子10g，吴茱萸5g。水煎服，共30剂。

用药分析：患者大便成形，故于上方去柴胡、升麻以减轻升阳举陷之效；去赤石脂之涩肠，同时加煨肉豆蔻、五味子、补骨脂、吴茱萸以增温补脾肾之效，实乃治本。

四诊：2012年1月20日。

诸症消失，患者精神、饮食均好，大便正常，面色红润。服中成药香砂六君子丸、四神丸1个月以巩固疗效。

二、王自立

1. 学术观点

（1）病机认识：慢性泄泻应从"虚"与"湿"两方面立论。其多由脾胃虚弱，中焦运化失调，无力运化水谷精微，脾胃升降失调，水湿内停兼夹糟粕，下注肠道成为泄泻。加之患者平素饮食不慎、劳倦过度、情志不调而成慢性泄泻。

（2）治法心得：辨证分为肠道湿热证、脾肾阳虚证、脾虚湿盛证、脾胃虚弱证4型；治疗要因人因体质用药；缓图取效，慎用收涩。

①脾胃虚弱证以运脾为法，运用自拟方运脾汤治疗。方药组成：党参 30g，白术 30g，茯苓 15g，佛手 15g，枳壳 15g，石菖蒲 10g，炒麦芽 15g，仙鹤草 30g，甘草 10g。

②脾虚湿盛证以健脾利湿为法，运用加减六神汤治疗。方药组成：怀山药 30g，薏苡仁 30g，茯苓 10g，白扁豆 10g，陈皮 10g，炙甘草 10g。

③脾肾阳虚证以温补脾肾为法，以四神丸合附子理中汤加减。若疗效不佳者，则加用小茴香 30g。

④肠道湿热证以清热燥湿为法，常以芍药汤为基础方治疗。

2. 经典医案

李某，女，54 岁。

首诊：2014 年 7 月 31 日。

主诉：间断性腹痛、腹泻 10 年。

现病史：患者自诉 10 年前无明显诱因出现腹泻症状，曾到多家医院就诊，均诊断为慢性结肠炎，并给予中、西药物口服治疗，效果不佳。此后腹泻症状反复发作，久治不愈，遂来就诊。现症见腹泻，后半夜频次较多，泻后腹部疼痛不适，大便每天 3~4 次，下肢冰凉，疲乏，舌质淡，舌体胖，舌苔白腻，脉沉细。

临证思路：患者中医诊断为慢性泄泻，患者反复腹泻达 10 年之久，脾病及肾，肾阳不足，故辨证为脾肾阳虚证。初期以健脾利湿温肾为主。

选方用药：怀山药 30g，薏苡仁 30g，茯苓 30g，附子 9g，干姜 10g，小茴香 30g，黄芪 30g，桂枝 20g，白芍 10g，炙甘草 10g。水煎服，7 剂。

用药分析：方中怀山药健脾补肾；薏苡仁、黄芪健脾止泻；茯苓健脾利湿；附子、干姜补肾助阳；小茴香散寒止痛；桂枝温通经脉；白芍配合甘草柔肝止痛。

二诊：2014 年 8 月 7 日。

患者诉大便次数较前明显减少，舌苔薄白腻，但大便后肛门坠胀明显。去薏苡仁、白芍，怀山药加至 50g；加木香 10g，细辛 10g，白扁豆 15g，五味子 10g。水煎服，7 剂。

用药分析：患者大便次数减少，故于原方去薏苡仁，加扁豆并将怀山药加量以健脾化湿；腹痛减轻故去白芍；患者仍觉肛门坠胀，故加木香以行气则后重自除，同时加细辛、五味子一散一敛，避免留邪。

三诊：2014 年 8 月 14 日。

患者大便基本成形，一日 1 次，肛门坠胀感不明显。因患者大便基本成形，肛门坠胀感不明显，故改为运脾汤。

选方用药：黄芪 30g，党参 30g，白术 15g，茯苓 10g，石菖蒲 15g，麦芽 10g，佛手 10g，枳壳 10g，仙鹤草 15g。水煎服，14 剂。

用药分析：方中黄芪、党参、白术、茯苓益气健脾以助运；仙鹤草补脾益气；石菖蒲芳香醒脾，化湿和胃；麦芽健脾化湿和中；佛手配合枳壳以行气消胀。

四诊：2014 年 8 月 28 日。

大便调，一日 1 次，肛门坠胀感消失。

三、刘沈林

1. 学术观点

（1）病机认识：慢性泄泻病程较长，病理基础在于脾虚湿滞，在此基础上可兼有肝郁、肾虚等兼杂证。

（2）治法心得：养胃健脾是治疗慢性泄泻的根本。治疗时以温阳健脾为主，或脾肾双补，或肝脾同调。治本的同时配合治标，酌加风药、分利药、收涩药。

2. 经典医案

王某，男，60 岁。

主诉：慢性泄泻数十年。

现病史：患者慢性泄泻数十年未愈，来诊时日泻 5～6 次，便溏或夹完谷不化，不能食油腻，食则发，脘腹畏寒肢冷，倦怠乏力，形体消瘦，苔薄白，脉细。

临证思路：该患者久泻迁延不愈，稍有饮食不当或劳倦过度即复发，以脾虚为主，中阳不运，久延及肾。治拟温运中阳，涩肠止泻。

选方用药：制附片 9g，炒党参 10g，炒白术 10g，炒白芍 10g，炒防风 10g，炮姜 5g，煨木香 3g，厚朴 3g，吴茱萸 3g，肉豆蔻 5g，茯苓 15g，焦山楂 15g，焦神曲 15g，煨葛根 15g，乌药 10g，炒诃子 10g。水煎服，14 剂。

用药分析：方中制附片温肾补阳；炒党参、炒白术益气健脾；茯苓健脾渗湿；炒白术、炒白芍、炒防风合为痛泻要方，健脾缓痛止泻；炮姜、煨木香、厚朴温中行气；焦山楂、焦神曲消食健胃；吴茱萸、肉豆蔻、炒诃子、乌药以温肾暖脾，涩肠止泻；煨葛根升阳止泻。

二诊：患者诸症改善，大便渐次成形，次数减少，食欲增进。遂予益气健脾之品调理脾胃。

选方用药：太子参 15g，炒白术 10g，怀山药 15g，茯苓 15g，炒扁豆 15g，生薏苡仁 15g，炒木瓜 15g，乌梅 6g，黄连 3g，煨木香 6g，石榴皮 15g。水煎服，30 剂。

用药分析：方中太子参、炒白术、怀山药、茯苓、炒扁豆、生薏苡仁均益气健脾助运；木瓜化湿和胃；乌梅、石榴皮收敛止泻；黄连除肠道湿滞；煨木香行气导滞以解后重。

三诊：大便成形，一日 1～2 次，食欲好转，体重明显增加。

（杨倩　杜朋丽）

参考文献

[1] 孙桂东，邵万金. 成人大便失禁的诊断和治疗 [J]. 临床外科杂志，2018，26（4）：313-316.

[2] 宋玉磊，林征，林琳. 大便失禁的诊治进展 [J]. 胃肠病学，2012，17（2）：79-82.

[3] 董青军，梁宏涛，王琛. 大便失禁的诊治策略 [J]. 中国医药导报，2018，15（24）：26-29.

[4] 金黑鹰，章蓓. 实用肛肠病学 [M]. 上海：上海科学技术出版社，2014.

［5］何永恒. 实用肛肠外科手册［M］. 长沙：湖南科学技术出版社，2014.

［6］席作武. 肛肠病临床诊疗实训大全［M］. 西安：西安交通大学出版社，2015.

［7］王庆林. 推拿治愈儿童大便失禁［J］. 山东中医杂志，1989，8（1）：46.

［8］赵雨，罗云婷，闫江华. 针灸治疗功能性大便失禁：随机对照研究［J］. 中国针灸，2015，35（7）：665－669.

［9］李敏，丁曙晴. 生物反馈配合麦粒灸疗法治疗功能性大便失禁15例临床观察［J］. 辽宁中医药大学学报，2011，13（12）：186－188.

［10］李郑生. 国医大师李振华教授治疗久泻经验［J］. 中医研究，2012，25（11）：50－52.

［11］梁金磊，王煜. 王自立教授治疗慢性泄泻经验［J］. 浙江中西医结合杂志，2017，27（10）：831－832.

［12］安祯祥. 刘沈林从脾论治慢性泄泻经验［J］. 辽宁中医杂志，2006，33（7）：783－784.

第十一节　功能性肛门直肠痛

【概述】

功能性肛门直肠痛（functional anorectal pain，FAP）是发生在肛门和/或直肠的非器质性疾病引起的疼痛。根据罗马Ⅳ诊断标准将FAP分为痉挛性肛门直肠痛（proctalgia fugax，PF）、肛提肌综合征（levator ani syndrome，LAS）和非特异性功能性肛门直肠痛（unspecified functional anorectal pain，UFAP）。三者主要的区别在于疼痛发作的持续时间以及是否存在肛门直肠触痛。目前，临床还尚未完全明确该疾病的发病机制，认为该病的发生多和久坐、排便、情绪紧张等因素有关。国内对功能性肛门直肠痛的研究较少。自1993年以来，国外多位学者对FAP进行了大样本的流行病学研究，结果显示：PF患病率为11.6%，LAS患病率为6.6%，但因缺乏直肠指诊，UFAP患病率不详；FAP男女患病率的差异尚无证据。中医无功能性肛门直肠痛病名，根据其症状特点可归属于"谷道痛""郁证"范畴。

【病因病机】

一、中医认识

1. 致病因素

（1）情志所伤：情志因素是疾病发生的重要原因。《石室秘录》云："诸痛者，皆属于肝。"若情志失常，肝失疏泄，则肝郁气滞，甚则气滞血瘀，肛门直肠气血运行不畅，不通则痛；若肝藏血不足，则脏腑经筋失养，肛门直肠气血荣养不足，不荣则痛。因忧思伤脾，脾运化功能失职，气血生成不足，中气下陷，肛门直肠经脉不利，亦见疼痛。

（2）饮食所伤：饮食不节，脾失运化，脾气不升，湿自内生，湿性重浊，常与热结，困阻脾胃，下注大肠肛门，壅滞经络，气血不畅则肛门疼痛不适。或嗜食膏粱厚味，酿生湿热，湿热郁而化火酿毒，致热（火）毒炽盛，燔灼营血，热毒壅滞肛门直肠经络，不通则痛；蕴结肌肤，则表现为局部肿胀疼痛。

（3）体虚久病：久病耗伤营血，气血亏虚；或平素体虚，脾胃虚弱，失于健运，气血无以化源，血虚气弱，心血不足，心神不宁，多思多虑；气机郁滞，阴血不足兼以气郁，肛门直肠失于濡养且局部经脉不利则可出现疼痛。

（4）外邪侵袭：机体脏腑功能失调，风、湿、燥、热四气相合乘虚而入，下移肛门直肠，引起经络阻塞，气机不畅，气滞血瘀，不通则痛。

2. 病机

功能性肛门直肠痛的病位在肛管、直肠，与肝、心、脾、肺、肾五脏及大肠密切相关，基本病机为"不通则痛、不荣则痛"。病机总属本虚标实。本病的发生多由于情志不遂、饮食所伤、体虚久病或外邪侵袭导致五脏功能失调，病及魄门致使肛门出现种种不适。或以气阴不足、心脾两虚为本，肝郁气滞、湿热内蕴为标，表现为虚实夹杂。或肝肾阴虚导致气机不畅，气滞血瘀；或因忧思伤脾，脾气不升，湿中下焦，气不升则降而引起。初期气滞夹痰湿、食积、燥热，多属实证，实则不通，不通则痛；久病耗伤营血，气血亏虚或阴虚火旺，转为虚证，虚则不荣，不荣则痛。

二、西医认识

1. 盆底肌肉运动异常

盆底肌过度活动收缩、高张力是引起 FAP 的主要原因。盆底肌过度活动导致盆神经（会阴神经）、血管受压，局部缺血缺氧引起疼痛；另外，盆底肌过度活动，兴奋冲动通过骶髓、脑桥传导至大脑皮层，与此对应的中枢神经系统传出信号就会增强，使疼痛阈值下降导致疼痛，其中肛提肌过度痉挛性收缩可能是其主要因素。有研究显示，LAS 的发生与肛管静息压升高有关；而 PF 的发生则可能与平滑肌的异常收缩和肛门内括约肌的肥厚相关。

2. 内脏感觉功能异常

内脏感觉功能异常影响了中枢神经系统，增加了骶髓、脑桥到大脑皮层的传入信息，中枢神经系统作为反应，增加或改变了肛门直肠区域的传出信号，导致肛门坠胀、疼痛的发生，特别是内脏感觉高敏机制为主的脑-肠轴异常在其中发挥着重要作用。

3. 精神心理因素

FAP 患者常常伴有多疑、焦虑、抑郁等不良心理状态。有研究发现，FAP 的发生与心理因素密切相关，常由应激性生活事件或情绪焦虑、心理障碍促发。精神心理因素导致患者躯体化症状包括疼痛，也可通过脑-肠轴引起胃肠生理学改变，内脏高敏感引起肛门直肠疼痛。

4. 神经性因素

阴部神经嵌压在阴部神经管，引起阴部神经痛，且疼痛可放射至阴部神经支配的区域（会阴、肛门、女性阴唇等），长期过度体力劳动及久坐则更加明显。

5. 遗传性因素

有 FAP 家族史者的患病概率更大。

【诊断与鉴别】

一、中医诊断

1. 辨证要点

功能性肛门直肠痛的病变部位在肛管直肠，但与五脏六腑都有密切关系，应在整体观指导下，注重整体与局部辨证，抓住引起疾病的主要矛盾。在临床治疗时，应进行详细辨证。

首分虚实。凡肛门疼痛由湿热或湿毒所致者，病程短，疼痛剧烈呈持续性，属实证；脾虚津枯或阴虚肠燥者，病程较长，其痛往往反复发作，时轻时重，以虚证为多；而病程日久往往多虚实相杂或虚实转换。

再辨寒热。疼痛有灼热感而喜凉者，多属热证；疼痛有冷感而喜暖者，多属寒证。

最后辨气血。疼痛部位游走不定，或走窜作痛，胀痛或坠痛者，多属气滞；痛如针刺，痛处固定不移、拒按，夜间痛甚者，多属血瘀。

2. 病机辨识

情志不遂，肝气郁滞；饮食内伤，酿生湿热；因瘀血、痰湿、热毒等有形实邪，阻滞经络，经脉不通，气血不和，运行不畅导致"不通则痛"；体弱年高，脾胃虚弱，中气不足，气血生化乏源，脏腑精血不足，气血亏虚，不能濡养脏腑经脉，故"不荣则痛"。

二、西医诊断

1. 诊断

（1）临床表现

①LAS：患者常有长期不良坐姿史，疼痛常常被描述成模糊的钝痛或直肠内的压迫感，症状在坐位时比立位或卧位时更重，发作常持续30分钟或更长时间。典型的疼痛还表现出周期性：夜间消失，早上轻微，下午最严重。肛门直肠指检可发现有肛提肌过度收缩，触诊盆底或阴道有触痛。触痛部位常不对称，多见于左侧。

②PF：发作前一般无特殊的触发因素，直肠区域突发剧烈疼痛，疼痛性质可为绞痛、啮咬痛、持续性疼痛或刺痛，持续数秒至数分钟，在短时间内能够自行缓解，不会遗留其他不适症状。有研究表明，疼痛持续时间平均为15分钟。疼痛会无规律地出现在任何时间段，发作时不得不中断正常活动，不少患者在夜间发作频繁，常常会被痛醒，影响睡眠。

③UFAP：国内外研究甚少，一般认为有类似LAS的症状，但缺乏阳性检查（牵拉耻骨直肠肌触痛）。

（2）辅助检查

①肛管直肠测压：利用压力测定装置置入直肠内，令肛门收缩与放松，检查内外

括约肌、盆底、直肠功能与协调情况。部分 FAP 患者可见肛管静息压（IASP）增高、肛门外括约肌（EAS）压力升高。

②盆底肌电图：盆底肌电图检查是用针电极、柱状膜电极或丝状电极分别描记耻骨直肠肌、外括约肌的肌电活动，用于了解盆底肌肉的功能状态及神经支配情况。FAP 患者盆底表面肌电图主要表现为：静息基线无差异，收缩波幅降低，收缩变异系数升高。

③直肠感知阈值测定：FAP 患者可能出现直肠感知阈值增加。

④其他：FAP 的诊断主要基于特殊的临床症状，缺乏特异性检查。合适的临床检查（乙状结肠镜、排粪造影、超声、盆底 CT 或 MRI）可以帮助排除引起疼痛的其他原因，如缺血、炎性肠病、隐窝炎、肌间脓肿、肛裂、痔疮、前列腺炎、尾骨痛及明显的盆腔结构性改变；或识别相关症状，如排便障碍等。

（3）诊断标准

①LAS 的诊断标准：必须包括以下所有条件：慢性或复发性直肠疼痛或隐痛；发作持续 30 分钟或更长时间；向后牵拉耻骨直肠肌时有触痛；排除其他原因导致的直肠疼痛，如缺血、炎症性肠病、肌间脓肿、肛裂、血栓性痔、前列腺炎、尾骨痛和明显的盆底结构性改变；诊断前症状出现至少 6 个月，近 3 个月符合以上诊断标准。

②UFAP 的诊断标准：符合 LAS 的症状诊断标准，向后牵拉耻骨直肠肌时无触痛；诊断前症状出现至少 6 个月，近 3 个月符合以上诊断标准。

③PF 的诊断标准：必须包括以下所有条件：反复发生的位于直肠部位的疼痛，与排便无关；发作持续数秒至数分钟，最长时间 30 分钟；发作间歇期无肛门直肠疼痛；排除其他原因导致的直肠疼痛，如缺血、炎症性肠病、肌间脓肿、肛裂、血栓性痔、前列腺炎、尾骨痛和明显的盆底结构性改变；诊断前症状至少出现 6 个月，近 3 个月符合以上诊断标准。

2. 鉴别

（1）肛裂：肛管皮肤全层纵行裂开，疼痛剧烈，有特殊的疼痛周期和疼痛间歇期，大便干燥时加重，可伴有少量鲜血便；肛管局部可见纵行梭形裂口或椭圆形溃疡。

（2）肛窦炎：肛门部不适、潮湿、痛痒甚至有分泌物、疼痛，时有灼热、刺痛，排便时加重。病变肛隐窝处有明显压痛、硬结或凹陷，可触及肿大、有压痛的肛乳头。肛门镜检查可见病变肛隐窝充血水肿，或有分泌物及肉芽组织增生。

（3）肛周脓肿：根据脓肿发生的部位深浅不同，临床表现有所差异，主要症状有肛门周围红肿疼痛，持续胀痛或跳痛，肛门坠胀，可伴有发热、乏力、排便不畅、排尿困难、直肠重坠、骶尾部酸痛等症状。指诊可触及波动感，局部穿刺可抽出脓液。

（4）子宫内膜异位症：伴随月经周期的肛门直肠疼痛，伴有便血、腰痛、月经不调等全身症状，直肠阴道隔处可触及结节，大小随月经周期变化。

（5）盆腔炎：小腹坠胀疼痛，可伴有肛门不适，妇科检查可有阳性体征，部分患者超声检查可见盆腔积液。抗感染治疗后，症状可缓解。

（6）前列腺炎：可有小腹坠胀疼痛、肛门坠胀、小便灼热、小便频数等症状。前列腺检查可有阳性体征。

【治疗】

一、中医治疗

1. 治疗原则

FAP 的病机主要为"不通则痛"及"不荣则痛"两个方面。中医对疼痛主要治疗大法为"通则不痛",清代高士宗说:"通之之法,各有不同,调气以和血,调血以和气,通也;上逆者使之下行,中结者使之旁达,亦通也;虚者助之使通,寒者温之使通……"故治疗不能局限于狭义的通法,应审证求因,辨证施治。实者泻而通之,虚者补而通之。气滞者,理气即所谓通;血瘀者,化瘀即所谓通;湿(痰)阻者,化湿(痰)即所谓通;热郁者,泄热即所谓通;气血亏虚者,益气养血即所谓通;阴虚者,养阴生津即所谓通;阳虚者,温运助阳即所谓通。叶天士有云:"通字需究气血阴阳。"只有根据不同病机而采取相应治法,才能把握"通"法的运用意义。因肛门直肠痛疼痛部位处于人体下焦,"魄门之病,多兼夹湿热下注者",故在治疗时要注意利湿清热。

2. 辨证论治

(1)实证

①肝气郁结证

症状表现:肛门坠痛,郁郁寡欢,胁肋胀满,纳差,善太息,心烦失眠,头晕,大便略干,舌红苔薄白,脉弦。

病机分析:情志失常,肝失疏泄则肝郁气滞,气滞血瘀,不通则痛;木郁乘土,可致脾失运化。

治疗方法:疏肝理气,重镇安神。

代表方药:柴胡加龙骨牡蛎汤(《伤寒论》)加减。柴胡 12g,黄芩 10g,香附 10g,枳壳 10g,川芎 10g,煅龙骨 20g,煅牡蛎 20g,大黄 9g,茯苓 15g。

随症加减:大便失调,肠鸣泄泻,脉弦细者,可加白芍、当归、升麻、白术、陈皮调和肝脾;胸胁胀满,口干口苦,烦躁易怒者,可加当归、白芍养血柔肝,牡丹皮、栀子清热除烦;心胸胁肋脘腹疼痛,口苦者,可加川楝子、延胡索疏肝泄热、活血止痛。

②气滞血瘀证

症状表现:肛门坠胀疼痛,持续不解或痛如针刺,夜间为甚;可伴有胸胁胀闷,月经失调,夹有血块。舌黯红或有瘀斑,苔薄白,脉弦紧或涩。

病机分析:情志所伤,肝失疏泄,气机郁滞,血行不畅,日久成瘀,脉络失和,气血阻滞于肛门则肛门坠胀疼痛,或如针刺,夜间气血运行缓滞,故夜间为甚。胁肋部为肝经循行之处,肝失疏泄,经气不利故见胁肋部胀闷,肝失疏泄亦影响经血之正常疏泄,故见月经失调,色暗或夹有血块。

治疗方法:疏肝理气,活血止痛。

代表方药：柴胡疏肝散（《医学统旨》）合活血散瘀汤（《外科正宗》）加减。柴胡 12g，香附 10g，川芎 10g，陈皮 12g，枳壳 10g，白芍 15g，甘草 9g，桃仁 12g，赤芍 15g，当归尾 9g，苏木 9g。

随症加减：兼有心烦、月经量多色红者，加牡丹皮、丹参、郁金、茜草凉血化瘀；伴腹部胀痛者，可加乌药、木香、厚朴、槟榔行气止痛；兼遇寒加重，得温痛减者，加炮姜、桂枝、小茴香温经散寒。

③湿热下注证

症状表现：肛门灼痛或潮湿瘙痒，伴有排便困难，大便黏滞，便时肛门疼痛；或腹胀纳呆，口干口臭。舌红，苔黄腻，脉滑数或濡数。

病机分析：因饮食不节，脾失运化；或忧思伤脾，脾气不升，湿自内生。湿性重浊，常与热结，困阻脾胃，下注大肠肛门，经络不利，气血壅阻则肛门疼痛不适。

治疗方法：清热渗湿，凉血活血。

代表方药：萆薢渗湿汤（《疡科心得集》）加味。萆薢 30g，薏苡仁 30g，土茯苓 15g，滑石 30g，牡丹皮 15g，泽泻 15g，通草 6g，黄柏 15g。

随症加减：兼见胸胁胀闷疼痛者，加桃仁、当归、川芎、延胡索疏肝理气，活血止痛；便秘者，可加大黄、厚朴、芒硝泻下通腑；湿热较盛，头痛目赤，阴肿阴痒者，可加龙胆草、栀子清泻肝胆；肛门瘙痒者，加用浮萍、白蒺藜祛风止痒。

④热（火）毒炽盛证

症状表现：突然肿痛，持续加剧，肛周红肿触痛，表面灼热；或症见肛门肿痛数日，痛如鸡啄，夜卧不安。伴有发热，口干，大便秘结，小溲困难，舌红，苔薄，脉数。

病机分析：外感热（火）毒之邪，饮食不节，恣食膏粱厚味；或皮肤受损染毒，致热（火）毒炽盛，燔灼营血；或导致气滞血瘀，阻隔经络。蕴结肌肤，则表现为局部肿胀疼痛；热毒内结，耗伤津液，故见口渴、便秘、溲赤。

治疗方法：清热解毒，活血消肿。

代表方药：仙方活命饮（《校注妇人良方》）加味。白芷 9g，贝母 12g，防风 12g，赤芍 20g，当归尾 15g，甘草节 9g，皂角刺 12g，穿山甲 12g，天花粉 12g，乳香 12g，没药 12g，金银花 12g，陈皮 10g。

随症加减：肛周红肿热甚者，可加蒲公英、紫花地丁清热解毒；脓甚胀痛者，可加桔梗、薏苡仁、冬瓜仁排脓消肿。

（2）虚证

①心脾两虚证

症状表现：肛门隐痛，绵绵不休；伴有肛门坠胀，多思善虑，心悸胆怯，少寐健忘，神疲，面色不华，大便溏，纳少。舌质淡，苔薄白，脉细。

病机分析：忧思伤脾或平素饮食不节，均可导致脾胃受损，运化失健，日久致气血生化乏源，或久病耗伤气血亦可导致气血亏虚，络脉失充，肛门失养，故见肛门隐痛绵绵，气虚无以升提故见肛门坠胀；血不养心故见多思善虑，心悸胆怯，少寐健忘，气血不能上荣头面故见面色无华；脾气虚则神疲乏力、便溏纳少。

治疗方法：健脾养心，益气补血。

代表方药：归脾汤（《正体类要》）加味。人参 12g，白术 12g，黄芪 20g，当归 12g，龙眼肉 12g，茯苓 15g，远志 12g，酸枣仁 12g，木香 9g，生姜 9g，大枣 9g，甘草 9g。

随症加减：肛门坠胀，体倦乏力，伴有盆腔器官松弛，中气下陷者，加用升麻、黄芪补气升陷；虚烦失眠，手足心热者，加用生地黄、天冬、麦冬、柏子仁滋阴清热，养血安神；大便干燥难解，脾虚津枯者，加用白芍、桃仁、麻仁、杏仁健脾生津，润肠止痛。

②心神失养证

症状表现：肛门坠胀隐痛，精神恍惚，心神不宁，悲忧善哭，疑虑重重，夜寐不安，甚至言行失常，舌质淡，苔薄白，脉弦细。

病机分析：病久心血不足，心神不宁，心身互为因果，久成怪病；或因长期忧郁不解，心气耗伤，营血暗亏，不能奉养心神，心失血养，神不守舍而成。

治疗方法：养心安神，和中缓急。

代表方药：甘麦大枣汤（《金匮要略》）。甘草 9g，小麦 15g，大枣 9g。

随症加减：心火上炎，口舌生疮者，加用黄连、栀子、灯心草清心泻火；失眠多梦者，加茯神、珍珠母、酸枣仁、百合养心安神；兼肝郁者，加合欢花、玫瑰花、当归、白芍疏肝解郁。

③阴虚火旺证

症状表现：肛门灼热疼痛，甚至牵及少腹；心烦失眠，盗汗，烦躁易怒；或腰酸遗精，妇女则月经不调。舌质红，苔薄白，脉弦细数。

病机分析：脏阴不足，营血暗耗，津亏血少，则虚阳上浮，阴虚阳亢则虚热虚火内生。一般来说，阴虚内热多见全身性的虚热征象。

治疗方法：补益肝肾，滋阴清热。

代表方药：知柏地黄丸（《医方考》）。熟地黄 15g，山茱萸 12g，山药 12g，泽泻 9g，牡丹皮 9g，茯苓 9g，知母 9g，黄柏 9g。

随症加减：大便干燥，欲解难下，口干心烦者，可加用生地黄、玄参、麦冬滋阴增液；若午后潮热，五心烦躁者，加用地骨皮、银柴胡清退虚热；盗汗严重者，加煅牡蛎敛汗固精；小便淋沥涩痛，或带下黄臭，身热口渴，下焦湿热者，可加车前子、蒲黄、苍术清利湿热。

3. 其他疗法

（1）中成药

①解郁丸

药物组成：白芍、柴胡、当归、郁金、茯苓、百合、合欢皮、甘草、小麦、大枣。

功能主治：疏肝解郁，养心安神。用于肝郁气滞、心神不安所致胸胁胀满，郁闷不舒，心烦心悸，易怒，失眠多梦者。

用法用量：口服，一次4g，一日3次。

②血府逐瘀口服液

药物组成：柴胡、当归、地黄、赤芍、红花、桃仁、麸炒枳壳、甘草、川芎、牛膝、桔梗。

功能主治：活血化瘀，行气止痛。用于瘀血内阻，头痛或胸痛，内热憋闷，失眠多梦，心悸怔忡，急躁善怒者。

用法用量：空腹服，一次2支，一日2次。

③香连片

药物组成：萸黄连、木香。

功能主治：清热燥湿，行气止痛。用于泄泻腹痛，便黄而黏者。

用法用量：口服，一次5片，一日3次。

④人参归脾丸

药物组成：人参、麸炒白术、茯苓、蜜炙甘草、蜜炙黄芪、当归、木香、远志（去心、甘草炙）、龙眼肉、炒酸枣仁。辅料为赋形剂蜂蜜。

功能主治：益气补血，健脾养心。用于气血不足，心悸失眠，食少乏力，面色萎黄，月经量少色淡者。

用法用量：口服，一次1丸，一日2次。

⑤安神补心丸

药物组成：丹参、五味子、石菖蒲、安神膏。

功能主治：养心安神。用于心血不足，虚火内扰所致的心悸失眠、头晕耳鸣者。

用法用量：口服，一次15丸，一日3次。

⑥养血安神丸

药物组成：首乌藤、鸡血藤、熟地黄、生地黄、合欢皮、墨旱莲、仙鹤草。包衣辅料为生赭石粉。

功能主治：养血安神。用于失眠多梦，心悸头晕者。

用法用量：口服，一次6g，一日3次。脾胃虚弱者，宜饭后服用。

⑦知柏地黄丸

药物组成：知母、黄柏、熟地黄、山药、山茱萸、牡丹皮、茯苓、泽泻。辅料为蜂蜜。

功能主治：滋阴清热。用于肾阴虚，阴虚火旺者。症见潮热盗汗，口干咽痛，耳鸣遗精，小便短赤。

用法用量：口服，水蜜丸一次6g（30粒），一日2次。

（2）外治疗法

①熏洗法

消肿止痛洗剂：苍术10g，黄柏10g，赤芍10g，大黄10g，野菊花10g，川草乌6g。药物浸泡30分钟，煎煮至1000mL或按常规方法煎煮后将药液加温开水稀释至1000mL，药液温度在38～40℃坐浴，将肛门连同臀部完全浸入药液熏洗，每次15分钟，每日 2 次，晨起排便后及晚上睡觉前熏洗，14 天为 1 个疗程。

②中药灌肠

止痛如神汤：秦艽 12g，桃仁 10g，皂角子 10g，苍术 10g，防风 10g，黄柏 10g，当归 10g，泽泻 10g，槟榔 10g，熟大黄 10g。药物浸泡 30 分钟，煎煮至 250mL，每次取药液 50mL 加热至 38℃左右，取屈膝侧卧体位，将药液注入一次性灌肠袋，将肛门导管探入齿线上 5～10cm 后注入药液，保留灌肠。

（3）针灸疗法

①温针灸：常用穴位有长强、大肠俞、八髎、脊中、至阳、命门、腰阳关、百会、太冲、阳陵泉、内关、神门、三阴交、足三里、阿是穴。每日 1 次，每次艾灸 2 炷。

②电针：常用穴位有长强、大肠俞、上巨虚、承山、太冲、百会。每次选用 2 对穴，运用电针仪，予疏密波，强度以患者感觉舒适为度。每日 1 次，每次治疗 30 分钟，10 次为 1 个疗程，间隔 2 日进行第 2 个疗程，治疗 2 个疗程后评定疗效。

③穴位埋线法：长强穴埋入羊肠线，通过穴位的持续刺激可缓解肛门直肠疼痛，有一定疗效。

二、西医治疗

1. 治疗原则

FAP 患者肛门直肠疼痛严重时会影响正常工作，降低生活质量，治疗时以缓解症状为治疗原则，而 PF 患者疼痛发作短暂且不频繁，通常处理只是解释和消除患者焦虑。

2. 一般治疗

目前尚无特效药物，以对症治疗为主，同时注意休息，清淡饮食，养成良好的生活习惯，加强锻炼，保持心情舒畅。

3. 药物治疗

（1）骨骼肌松弛剂：

①地西泮（diazepam）：地西泮为苯二氮䓬类药，由于具有抑制性神经递质或阻断兴奋性突触传递而抑制多突触和单突触反射。苯二氮䓬类也可能直接抑制运动神经和肌肉功能。用法用量：一次 2.5～10mg，一日 2～4 次。

②美索巴莫（methocarbamol）：本品为中枢性肌肉松弛剂，对中枢神经系统有选择作用，对脊髓中神经元作用明显，可抑制与骨骼肌痉挛有关的神经突触反射，有抗士的宁和电刺激所致惊厥的作用，并有解痛、镇痛、抗炎作用。用法用量：一次 2.5mg，一日 3～4 次，饭后服用。

③环苯扎林（cyclobenzaprine）：环苯扎林为骨骼肌松弛药，在结构上与三环类抗抑郁药相似，主要作用于中枢神经系统的大脑脑干而非脊髓水平，不作用于神经接头，也不直接作用于骨骼肌，主要作用机制是通过影响 γ 和 α 运动系统，从而降低强直躯体的运动能力。环苯扎林能够减轻局部骨骼肌痉挛，而不影响肌肉功能，对中枢

神经系统疾病引起的肌肉痉挛无效。用法用量：一次 10mg，一日 3 次，每日剂量不超过 60mg，连续服药不超过 3 周。

（2）钙离子拮抗剂：可使内括约肌舒张，肛内压力降低，对本病的发作密度和强度有改善作用，是临床上应用较为广泛的一类药物。如地尔硫草口服 30mg，一日 3 次。硝苯地平可以有效地降低肛门内括约肌压力，主要用于由遗传性内括约肌肌病引起的 PF 患者。

（3）抗抑郁药：如氟西汀等可使患者提高情绪，对疼痛的缓解也有作用。

（4）吸入药：曾有报道吸入沙丁胺醇是缓解 PF 患者剧烈疼痛的一种有效方法，特别对那些疼痛持续时间 >20 分钟的患者效果更加明显。

（5）外用药：可外用 0.3% 硝酸甘油软膏治疗 PF，缓解疼痛。

（6）肉毒杆菌毒素局部注射：近年来，国外有学者将肉毒杆菌毒素用生理盐水稀释后分 4 个点注射到肌肉中，观察后发现患者没有造成肛门失禁，而疼痛均有改善。其机制为肉毒杆菌毒素 A 能够阻断支配肛门括约肌的一种神经递质——乙酰胆碱的释放，进而阻止了括约肌阵发性的运动过度，从而使疼痛得以缓解。此方法目前仅有少数文献报道，亦有实验结果显示肉毒杆菌毒素并不优于安慰剂，尚需进一步研究证实。

（7）神经阻滞：类固醇类药物可用于骶尾部神经阻滞，对于部分患者有一定疗效。

（8）其他：舌下含服硝酸甘油或硫酸奎宁也有效果。

4. 手术治疗

对于 FAP 患者来说，手术治疗可以改善部分症状，如切断部分耻骨直肠肌可使疼痛缓解，但可能出现大便失禁的并发症；部分阴部神经切断，或进行阴部神经阻滞治疗也有一定疗效，但均有较大风险，需谨慎选择。

5. 其他疗法

（1）物理治疗：

①按摩疗法：手指按摩肛提肌并适当扩肛，可使肛门括约肌松弛，疼痛减轻。

②温水坐浴：40℃温水坐浴，一日 1 次，每次 15 分钟，7 天为 1 个疗程，连续治疗 2 个疗程。可以有效地降低肛管静息压，减轻疼痛。

③肌肉电刺激疗法：低频率的振荡电流能够诱发肌肉的自主收缩，使痉挛的肌肉疲劳，从而缓解疼痛。

④腰腹臀部及肛门的功能性锻炼：通过锻炼，可以加强脊椎的稳定性，缓解疼痛。

⑤超激光疼痛治疗：通过治疗，可以松弛肛提肌，舒张血管，增加血流量，缓解疼痛。

（2）生物反馈训练：这是在行为疗法的基础上发展起来的一种新的心理治疗技术，近年来广泛应用于功能性肛门直肠疾病。生物反馈治疗主要有两种形式：肌电图介导的生物反馈和压力介导的生物反馈，前者包括肛内肌电图介导的生物反馈和肛周肌电图介导的生物反馈，也可几种方法联合运用。此方法治疗功能性肛门直肠痛的疗效与患者是否愿意并能坚持完成疗程有很大关系。

（3）硬膜外药物注射封闭治疗：对患者进行硬膜外药物注射封闭治疗，术前予禁食6小时，患者取右侧卧位于手术台上，麻醉师定位L4/L5间隙。麻醉成功后，硬膜外行药物注射，药物组合：维生素B_{12}注射液1mg，醋酸曲安奈德注射液40mg，盐酸利多卡因注射液5mL。注射术后，卧床休息2天。每4周1次，连续治疗3个疗程，共治疗3个月时间。

（4）骶神经刺激（SNS）：这是利用介入技术将一种短脉冲刺激电流连续施加于特定的骶神经，人为激活兴奋性或抑制性神经通路，干扰异常的骶神经反射弧，进而影响与调节膀胱、尿道括约肌及盆底等骶神经支配的效应器官的行为。21世纪以来，一些学者开始进行SNS治疗慢性特发性肛门痛的研究，研究结果表明，骶神经刺激是一种安全、有效的方法，能显著改善患者症状、提高生活质量，远期疗效明显，并建议对于经药物和生物反馈治疗无效的患者应考虑骶神经刺激治疗。

（5）心理疗法：FAP患者常伴随不同程度的心理问题，治疗应多学科合作，耐心倾听患者的倾诉，言语开导患者。伴有抑郁等症状时，可予以抗抑郁药物治疗。治疗期间，可以配合暗示疗法，增强患者对社会和家庭的适应能力及自我调节能力，解除患者的顾虑，提高其治愈疾病的信心。

【预防调护】

一、饮食注意

指导患者清淡饮食，避免进食高脂、高蛋白食物，禁食辛辣刺激性及生冷油腻食物，禁烟酒；规律进食。饮食停滞不易消化者，需控制饮食，可适当食用金橘、萝卜等宽中理气之品；肛门刺痛，气滞血瘀者，可推荐山楂、茴香、山药、荔枝等活血健脾食物；肛门灼热瘙痒，大便黏滞者，避免进食过饱，减少肥肉、鸡蛋、冷饮摄入，多食丝瓜、百合、香菇、雪梨等益气健脾食物；平素体虚恶寒者，可多食用莲子、南瓜、大枣、桂圆、山药、鸡蛋等益气温胃的食物。

二、生活注意

在生活中，叮嘱患者要顺应自然，在饮食与运动上达到阴阳平衡；养成良好的起居习惯，保持肛门局部清洁，养成良好的卫生习惯；规律排便，减少如厕时间；增加活动量，加快肠道蠕动速度；根据自身兴趣爱好，养成一项运动习惯；保持心情舒畅，调整情绪，减少悲观和焦虑的情绪。

【名医经验】

丁泽民

1. 学术观点

（1）病机认识：该病发生常与风、寒、湿、燥、热、气、郁痰七种因素有关，而郁痰为重要病机。患者病程长，常会发生心理障碍，情志不舒又会加重病情，致肝失疏泄，肝气郁结，木不疏土，则脾失运化，水液泛溢，痰湿内生，出现郁与痰互结，表现为情志抑郁、悲伤欲哭、喉中梗阻、胸闷呕恶、腹胀纳差、神疲乏力等症状。患者症状可随情绪波动而变化，意识转移或暗示治疗，可使病情减轻。

（2）治法心得：由热毒引起的肛门直肠痛，善于因势利导，利用中医外科消、托、补的治疗大法。对于由湿热引起的肛门直肠坠胀，根据湿和热的不同程度，经常灵活加用杏仁、薏苡仁健脾化湿，降肺气；藿香、半夏、厚朴燥湿；车前子、泽泻、滑石通利小便；黄芩、山栀子清热燥湿，泻火解毒。本病多为"痰"作祟，治疗上当采取疏肝解郁、健脾化痰，急祛其"郁""痰"之标，待标实证缓解后，再增治本之品，即可取得满意疗效。故丁老临证遣方用药，每多投以郁金、玫瑰花疏肝解郁，菖蒲、半夏、佩兰、茯苓豁痰化湿。由于本病常与情志因素有关，往往需要精神心理医生的参与，给予心理疏导或短期抗忧郁焦虑药物干预，往往郁证一除，痛证即愈。中医对疼痛主要治疗大法为"通则不痛"，然而"通"法寓意广泛，实者泻而通之，虚者补而通之。气滞血瘀所致的疼痛，既要注重调气，又要注意调血。对于因痉挛缺血或术后血虚的痛证，应重用滋阴、补血、柔肝之品。如脾弱津枯型，临床表现为肛门隐痛经常发作、大便干燥难解，伴纳谷不佳、神疲乏力、舌淡、脉濡，自拟润肠合剂以健脾生津、润肠止痛；阴虚肠燥型，临床表现为肛门疼痛、痛如针刺、大便干燥如栗、欲解难下、口干心烦、舌红少苔、脉细数，以知柏地黄丸合增液汤滋阴润肠。

2. 经典医案

医案一 戴某，女，26岁。

首诊：2005年7月21日。

主诉：肛门疼痛半年。

现病史：患者半年前出现肛门疼痛不适，以便时为甚，无便血及肛门肿物脱出，大便正常，日行1次，时有轻度肛门坠胀，时有两侧下腹隐痛不适。肛门局部望诊无异常。指诊：肛门左右两侧肛窦处触痛明显。舌淡红，苔黄腻，脉弦滑。诊断为肛门疼痛。

临证思路：湿热为本病主要病理因素，临床应辨清湿热轻重。本案患者青年女性，正气充足，平素喜食辛辣之品，"肥甘过剩，乃生痰液"，湿热内蕴脾胃，下注魄门，阻碍气机，气机运行不畅而致血脉瘀阻，是为"不通则痛"，故见肛门疼痛不适以便时为甚；湿性黏滞，易阻气机，下焦气机运行失调，故见时有轻度肛门坠胀，时有两侧下腹隐痛不适。结合舌苔脉象，舌淡红，苔黄腻，脉弦滑为湿热实证，且以热为主。治疗当以清热化湿为主，辅以活血止痛，当宗仙方活命饮方义，酌加少量活血定痛之品。

选方用药：黄柏10g，赤芍12g，防风10g，皂角刺10g，桃仁10g，当归10g，延胡索10g，牛膝10g，徐长卿10g，炙甘草5g，制乳香5g，制没药5g。7剂，水煎服，每天1剂。

中药保留灌肠方：连翘12g，赤芍12g，防风10g，细辛3g，黄柏10g，制乳香6g，制没药6g。每晚1剂，保留灌肠。

用药分析：本方以"治疮痛不可忍者"（《用药心法》）之黄柏为君药，大苦大寒，专清下焦湿热。然单用清热解毒则气滞血瘀难消，疼痛难解，非通络走窜之品不可为也。配伍赤芍作用有二，一者清血分热，二者活血止痛；桃仁、当归活血养血兼有润肠之效；乳香、没药行气活血通络，消肿止痛；徐长卿利水消肿，活血解毒；延胡索活血行气止痛，兼能安神。上述诸药共为臣药。肿痛初起，其邪多羁留于肌肤腠理之间，更用辛散的防风相配，通滞而散其结，使热毒从外透解；皂角刺通行经络，透脓溃坚，可使脓成即溃，与防风共为佐药。甘草清热解毒，并调和诸药。诸药合用，共奏清热解毒、活血止痛之功。用药 7 剂，配合中药灌肠，加强清热活血止痛之功。

二诊：2005 年 7 月 28 日。

用药 7 剂后，肛门疼痛明显缓解，无肛门坠胀，舌淡红，苔薄黄腻，脉弦。药证相符，治守原法。原方再进 7 剂，并同时保留灌肠。

用药分析：患者肛门疼痛明显缓解，结合舌脉，仍有余邪未尽，原方再进 7 剂，以善其后。

医案二 王某，女，55 岁。

首诊：2006 年 2 月 9 日。

主诉：肛门坠胀疼痛半年，加重 2 个月。

现病史：患者半年前开始出现肛门坠胀疼痛，大便不能一次排空，伴有腹痛。曾自行服用各种保健品无明显效果。2 个月前开始症状加重，纳可，舌淡红，苔薄白微腻，脉细弦。排粪造影示直肠前突。诊断为肛门坠胀（盆底功能障碍）。

临证思路：本例结合患者病史、辅检结果，肛门坠胀诊断明确。坠胀之为病，多责之湿热下注或中气下陷。本案患者年过五旬，正气渐弱，虚多实少，中气不足，升提乏力，固摄无权，故见肛门坠胀疼痛。大便的通畅有赖于肾阴的滋润与肾阳的温煦。《素问·阴阳应象大论》曰："年四十而阴气自半也，起居衰矣。"况患者年过五旬，坎水渐亏，不能濡养大肠，故见大便不能一次排空、脉细弦等。结合舌淡红，苔薄白微腻，脉细弦，证属中气下陷。考虑患者年至更年期，肾阴多不足，故佐以养阴补肾。

选方用药：炙黄芪 25g，太子参 10g，炒白术 10g，枳实 12g，白芍 12g，柴胡 5g，薏苡仁 12g，陈皮 5g，佛手 10g，女贞子 10g，锁阳 10g，生地黄 12g，炙升麻 10g，炙甘草 5g。7 剂，水煎服，每天 1 剂。

用药分析：方中以补气升阳，功补三焦之黄芪为君药；益气养阴、补益脾肺之太子参，健脾燥湿、益卫固表之白术为臣药，与君药合用，健脾益气之力大增。柴胡、升麻功专升阳举陷，使沉陷之中气有升举之机，阳升则万物生，清升则阴浊降；全方补益升提之品甚多，加陈皮、枳实行中焦气机，补而不滞；白芍柔肝养血，敛阴止痛；生地黄、女贞子滋阴补肾，滋水涵木；锁阳温龙火，"阴得阳升而泉源不竭"，兼以润肠；患者阴精素虚，肝阳偏亢，故见脉象细弦，配以佛手疏肝行气；患者苔微腻，加之投以滋腻之生地黄，恐生内湿，故以甘淡渗利之薏苡仁作为佐制。上述诸药共为佐药。甘草益气和中，调和诸药，是为使药。诸药相合，共奏补气升阳、滋阴补肾之功。

二诊：2006 年 2 月 16 日。

服药 7 剂后，肛门坠胀症状减轻，但大便仍不能一次排空。舌淡红，苔薄白，脉细弦。药证相合，治守原法。原方加首乌 10g，水煎服，每天 1 剂，再进 7 剂。

用药分析：7 剂药后，肛门坠胀减轻，唯排便难以一次排空，说明药已对症，遂取原方加"主治五痔……益精髓"之首乌 10g，滋阴养血，兼以润肠，终获全功。

（叶松　黄鹤）

参考文献

[1] 薛雅红. 针刺治疗功能性肛门直肠痛随机对照试验的文献评价及临床研究 [D]. 南京：南京中医药大学，2017.

[2] 刘艳妮. 基于脑－肠轴探讨功能性肛门直肠痛的神经机理及中药干预的临床研究 [D]. 南京：南京中医药大学，2019.

[3] 耿琦，蒋健. 郁证发微（三十三）——郁证肛病论 [J]. 上海中医药杂志，2018，52（4）：8 – 11.

[4] 赵雄碧，徐俊涛. 中西医结合治疗功能性肛门直肠痛39 例临床观察 [J]. 浙江中医杂志，2015，50（8）：597.

[5] 丁义江，丁曙晴，陆铤. 丁泽民治疗肛门直肠痛临证经验探析 [J]. 江苏中医药，2015，47（10）：1 – 3.

[6] 张娇娇，丁义江，丁曙晴，等. 功能性肛门直肠痛中医证型研究 [J]. 辽宁中医药大学学报，2018，20（6）：107 – 109.

[7] 康雨龙，何伟，严进. 止痛如神汤治疗功能性肛门直肠痛 [J]. 中国中西医结合外科杂志，2018，24（3）：319.

[8] 徐伟祥，曹永清. 实用中医肛肠病学 [M]. 上海：上海科学技术出版社，2014.

[9] 熊书华. 当归芍药散治疗功能性肛门直肠疼痛临床研究 [J]. 河南中医，2015，35（8）：1753 – 1754.

[10] 蔡丽群，黄河，池伟，等. 电针治疗功能性肛门直肠痛35 例 [J]. 中国针灸，2016，36（1）：41 – 42.

[11] 周芳平，王业黄. 功能性肛门直肠疼痛的中医药治疗 [J]. 河南中医，2014，34（7）：1427 – 1428.

[12] 王亚波，吴晓莉，范宇锋. 针灸联合西药与坐浴治疗功能性肛门直肠痛42 例 [J]. 浙江中医杂志，2017，52（3）：200.

[13] 吴天福，耿学斯. 功能性肛门直肠痛的治疗研究进展 [J]. 甘肃中医学院学报，2015，32（2）：80 – 82.

[14] 王云，魏志军，吴喜华，等. 腰骶神经硬膜外药物注射封闭治疗功能性肛门直肠痛的临床效果观察 [J]. 中国医药科学，2018，8（6）：155 – 157.

第十二节　功能性排便障碍

【概述】

功能性排便障碍（functional defecation disorders，FDD）是慢性便秘的一种类型，

具有出口功能障碍的特点，如排便时盆底肌肉不协调性收缩或不能充分松弛和（或）排便推进力不足。通常有排便费力、排便不尽感，排便时肛门直肠堵塞，排便时用不上力，部分患者还存在肛门直肠感觉功能障碍，甚至需手指辅助排便等症状。然而，仅根据这些症状不能很好地区分患者是否有功能性排便障碍。因此，功能性排便障碍的诊断需同时依赖便秘的症状和生理学检查。

普通人群功能性排便障碍的发病率尚不清楚，因为该病的确诊需要生理学检查。在不同的三级转诊中心，慢性便秘患者中不协调性排便的比例差异较大，从20%到81%不等。由于一些研究中假阳性率较高，不协调排便的比例可能被过高估计了。在一家三级医疗中心，女性不协调性排便的患病率是男性的3倍，但年轻人和老年人的患病率相似。

根据其临床表现，本病属中医"便秘"范畴。

【病因病机】

一、中医认识

1. 致病因素

（1）饮食不节：过食辛辣肥甘厚味或饮酒过多，均可导致肠胃积热，大便干结；恣食生冷，致阴寒凝滞，胃肠传导失司，造成便秘。

（2）情志失调：忧愁思虑过度，每致气机郁滞，不能宣达，气机升降失常，脾胃传导失职，糟粕内停，不得下行而致大便秘结。

（3）年老体虚：素体虚弱，或病后、产后及年老体虚之人，气血两亏，气虚则大肠传导失司，阴亏血虚则津枯肠道失润，甚则致阴阳俱虚，阴亏则肠道失荣，导致大便干结、便下困难；阳虚则肠道失于温煦，阴寒内结，导致便下无力、大便艰涩。

（4）感受外邪：外感寒邪可导致阴寒内盛，凝滞胃肠，失于传导，糟粕不行而成冷秘。若热病之后，肠胃燥热，耗伤津液，大肠失润，亦可致大便干燥、排便困难。

2. 病机

本病病位在大肠，与肺、脾、胃、肝、肾密切相关，基本病机为大肠传导失常。若饮食不节、情志失调、产后体虚，皆可导致脏腑功能失调；胃热、津伤、肾阴不足或产后气血亏虚，均可导致肠道失润；气机不畅，影响腑气通降；肺、脾、肾虚，使肠道传输无力而出现便秘。

二、西医认识

1. 肛门痉挛及盆底肌痉挛

肛门痉挛是出口梗阻的常见原因，由于盆底横纹肌（主要是耻骨直肠肌和肛门括约肌）不能松弛。有时在排便时，耻骨直肠肌反而收缩，可表现为排便困难、排便不尽感等。慢性特发性便秘患者的肛门内括约肌舒张功能失调、舒张压力下降不明显甚至无下降，提示慢性特发性便秘患者肛门内括约肌松弛不良。此外，还有盆底肌痉挛，是由于精神因素引起的神经肌肉反应，以及超负荷收缩所致的痉挛。

2. 肛门直肠感觉障碍

由于长期排便费力、衰老或分娩时，支配肛门外括约肌、尿道括约肌及耻骨直肠肌的会阴神经的损伤而引起排便困难。

3. 盆底松弛

长期的慢性腹压增高（如分娩、经常排便过度用力等），可导致肛提肌张力下降，致使原包被于肛提肌隧道内的肛管大部分暴露在高腹压下，排便时盆底下降程度超过正常范围，腹压压闭肛管而造成排便困难。

4. 腹部、肛门直肠以及盆底肌肉之间运动的不协调

包括直肠收缩减弱，肛门反常收缩或肛门放松不足。指在排便过程中存在腹部、肛门直肠以及盆底肌肉之间的不协调运动，是不协调性排便的主要原因。

【诊断与鉴别】

一、中医诊断

1. 辨证要点

功能性排便障碍的辨证当分清虚实，实者包括热秘、气秘和冷秘，虚者当辨气虚、血虚、阴虚和阳虚的不同。粪质干结，排出艰难，舌淡苔白滑，多属寒；粪质干燥坚硬，便下困难，肛门灼热，苔黄燥或垢腻，则属热。年高体弱，久病新产，粪质不干，欲便不出，便下无力，心悸气短，腰膝酸软，四肢不温，舌淡苔白，或大便干结，潮热盗汗，舌红无苔，脉细数，多属虚；年轻气盛，腹胀腹痛，嗳气频作，面赤口臭，苔厚腻，多属实。

2. 病机辨识

本病的主要病位在大肠，由大肠传导功能失司所致，同时与肺、脾、胃、肝、肾的功能失调有关。胃主通降，大肠传导功能亦属胃降功能的一部分，如胃热亢盛，津伤液耗，则肠失濡润；肺与大肠相表里，肺主肃降，主津液，通调水道，如果肺的肃降和通调水道功能失常，则大肠传导不足，大肠津液吸收失常而形成便秘；脾气虚，则大肠传导无力；肝气郁结，气机壅滞，或气郁化火伤津，则腑失通利；肾阴不足，则肠道失润；肾阳不足，则阴寒凝滞，津液不通，皆可影响大肠的传导而发为本病。粪质坚硬，便下困难，肛门灼热者，属燥热内结；粪质干结，排出艰难，手足不温者，属寒邪凝滞；粪质不甚干结，排出断续不畅，胸胁痞满者，多为气滞；粪质不干，欲便不出，便下无力者，多为气虚。

二、西医诊断

1. 诊断

（1）临床表现：排便费时或费力、排便不尽感、手法辅助排便等。部分患者左下腹可触及条索状物。

（2）辅助检查：

①球囊逼出试验：通过观察球囊排出情况，了解肛门直肠排空功能，以鉴别是出口处梗阻，还是排便失禁，对判断盆底肌、外括约肌反常收缩及直肠感觉功能下降有重要的参考意义。球囊逼出试验阳性者，应高度怀疑为功能性排便障碍中的不协调性排便或会阴下降综合征。

②压力测定和肌电图评估：肛门直肠测压是通过测压的方法，了解、量化评估肛门管、直肠的排便以及维持排便节制的运动功能，为某些肛管、直肠疾病和排便异常提供病理生理基础，是诊断肛肠疾病，特别是功能性肛肠疾病，如功能性出口梗阻型便秘不可缺少的重要客观指标。另外，肛门测压结合超声内镜检查能显示肛门括约肌有无生物力学的缺陷和解剖异常，可为手术定位提供线索。应用会阴神经潜伏期或肌电图检查，能分辨便秘是肌源性或是神经源性。

③排粪造影：通过电视动态监测排粪过程中不同时相的变化，进而检查出一般形态学检查不能发现的功能性解剖异常。患者在检测人员指导下进行收缩肛门，用力排便等动作，可以直观地发现直肠前突、直肠黏膜脱垂、直肠内套叠等。用力排便时，钡剂呈点滴状自肛门排出，直肠内钡剂排空困难，或出现一个以上液平面，或出现压迹并有"搁架征"，均表明患者存在以出口梗阻为特征的排便障碍。因此，排粪造影是一种动静结合的检查，在显示肛管直肠及盆底器质性或（和）功能性疾病时尤为独特。

（3）诊断标准：

①符合条件

A. 患者必须符合功能性便秘和（或）便秘型肠易激综合征的诊断标准。

B. 在反复用力排便过程中，至少存在以下 2 项证实有特征性排出功能下降：a. 球囊逼出试验异常；b. 压力测定或肛周体表肌电图检查显示肛门直肠排便模式异常；c. 影像学检查显示直肠排空能力下降。

C. 诊断前症状出现至少 6 个月，近 3 个月符合以上诊断标准。

满足以上全部条件者，即可符合诊断。

②临床亚型

排便推进力不足：压力测定显示直肠推进力不足，伴或不伴肛门括约肌和（或）盆底肌不协调性收缩。

不协调性排便：肛周体表肌电图或压力测定显示在试图排便过程中，盆底不协调性收缩，但有足够的推进力。

检查标准采用年龄和性别相应的正常值。

（4）并发症：

①肠梗阻：粪块长时间堵塞肠腔，可导致机械性肠梗阻，或低位不全性肠梗阻，常伴有腹痛、腹胀不适。

②尿失禁或尿潴留：可因排便时腹腔压力升高或盆底肌和尿道括约肌不协调而引起，可伴随尿频、尿急、尿痛。

2. 鉴别

（1）肠道肿瘤：特别是直肠肿瘤也可出现排便困难，但多伴有便血、贫血、消瘦、腹部包块等，可行结肠镜或影像学检查鉴别。

（2）内分泌疾病：糖尿病、甲状腺功能减退、甲状旁腺功能亢进、低钾血症等也可出现便秘症状，应行必要的检查加以鉴别。

应进行必要的实验室检查和结肠镜、影像学检查等，以明确诊断或排除器质性疾病引起的便秘，并与精神、麻醉药物等原因引起的排便障碍进行鉴别。

【治疗】

一、中医治疗

1. 治疗原则

便秘的治疗应以通下为主，但绝不可单纯用泻下药，应针对不同的病因采取相应的治法。实秘为邪滞胃肠、壅塞不通所致，故以祛邪为主，给予清热、温散、通导之法，使邪去便通；虚秘为肠失濡养、推动无力所致，故以扶正为先，给予益气温阳、滋阴养血之法。

2. 辨证论治

（1）实秘证

①热秘证

症状表现：大便干结，腹胀腹痛，口干口臭，面红心烦，或有身热，小便短赤，脉滑数。

病机分析：热结肠腑，阻滞气机，大肠传导失司，故大便干结、腹胀腹痛；邪热内结，耗伤津液，故口干口臭、小便短赤；热邪内炽，向上、向外熏灼，故面红、身热。

治疗方法：泄热导滞，润肠通便。

代表方药：麻子仁丸（《伤寒论》）。麻子仁18g，芍药9g，枳实9g，大黄12g，厚朴9g，杏仁9g。

随症加减：若口渴明显、小便少，燥热伤津较甚者，可加生地黄、玄参、麦冬滋阴生津；若肺热气逆，咳喘便秘者，可加全瓜蒌清肺通便；若兼易怒目赤者，加服更衣丸清肝通便；若燥热不甚，或药后大便不爽者，可用青麟丸通腑缓下；若兼痔疮、便血，可加槐花、地榆清肠止血。

②气秘证

症状表现：大便干结，或不甚干结，欲便不得出；或便而不爽，肠鸣矢气，腹中胀痛，嗳气频作，纳食减少，胸胁痞满，脉弦。

病机分析：腑失通降，胃气上逆，表现为嗳气频作。气滞粪结，轻则胸胁痞满，重则胀痛。舌苔薄腻，脉弦，属气机郁滞表现。

治疗方法：顺气导滞，降逆通便。

代表方药：六磨汤（《世医得效方》）。乌药9g，木香9g，沉香3g，枳实9g，槟榔9g，制大黄9g。

随症加减：若腹部胀痛甚，可加厚朴、柴胡、莱菔子助理气；若便秘腹痛，舌红苔黄，气郁化火，可加黄芩、栀子、龙胆草清肝泻火；若气逆呕吐者，可加半夏、陈皮、代赭石理气降逆；若七情郁结，忧郁寡言者，加白芍、柴胡、合欢皮疏肝解郁；若跌仆损伤，腹部术后，便秘不通者，可加红花、赤芍、桃仁活血化瘀。

③冷秘证

症状表现：大便艰涩，腹痛拘急，胀满拒按，胁下偏痛，手足不温，呃逆呕吐，脉弦紧。

病机分析：阴寒内盛，腑气不通，表现为大便艰涩、腹痛拘急、胀满拒按、胁下偏痛。寒气内凝，胃肠不通，故手足不温、呃逆呕吐。病机概要：阴寒内盛，凝滞胃肠。

治疗方法：温里散寒，通便止痛。

代表方药：温脾汤（《备急千金要方》）加味。大黄15g，当归9g，干姜9g，附子6g，人参6g，芒硝6g，甘草6g，肉桂末（冲服）3g，硫黄末（冲服）3g。

随症加减：若便秘腹痛，可加枳实、厚朴、木香助泻下之力；若腹部冷痛，手足不温，加高良姜、小茴香增散寒之功。

（2）虚秘证

①气虚秘证

症状表现：大便并不干硬，虽有便意，但排便困难，用力努挣则汗出短气，便后乏力，面白神疲，肢倦懒言，脉弱。

病机分析：患者素有气虚，劳则加剧，故表现为排便困难，用力努挣则汗出短气、便后乏力。面白神疲，肢倦懒言，舌淡苔白，脉弱为肺脾气虚之象。病机概要：脾肺气虚，传送无力。

治疗方法：补益脾肺，润肠通便。

代表方药：黄芪汤（《金匮翼》）加味。黄芪18g，白术15g，陈皮9g，火麻仁15g，当归10g，蜂蜜2勺。

随症加减：若乏力汗出者，可加党参补中益气；若排便困难，腹部坠胀者，可合用升麻、柴胡升提阳气；若气息低微，懒言少动者，可加用人参、麦冬、五味子补肺益气；若肢倦腰酸者，可加党参、山茱萸、枸杞子、熟地黄滋补肾气；若脘腹痞满，舌苔白腻者，可加白扁豆、生薏苡仁健脾祛湿；若脘胀纳少者，可加炒麦芽、砂仁以和胃消导。

②血虚秘证

症状表现：大便干结，面色无华，头晕目眩，心悸气短，健忘，口唇色淡，脉细。

病机分析：阴血亏虚，肠道失润则大便干结。血虚失荣则面色无华，头晕目眩，心悸气短，健忘，口唇色淡，舌淡苔白，脉细。病机概要：血液亏虚，肠道失荣。

治疗方法：养血滋阴，润燥通便。

代表方药：润肠丸（《脾胃论》）。大黄15g，当归15g，羌活15g，桃仁30g，麻子仁30g。

随症加减：若面白，眩晕甚，加玄参、熟地黄、枸杞子养血润肠；若手足心热，午后潮热者，可加知母、胡黄连清虚热；若阴血已复，便仍干燥，可用杏仁、柏子仁、郁李仁、松子仁润滑肠道。

③阴虚秘证

症状表现：大便干结如羊屎状，形体消瘦，头晕耳鸣，两颧红赤，心烦少眠，潮热盗汗，腰膝酸软，脉细数。

病机分析：阴津亏虚，肠道失润，故表现为大便干结如羊屎状。肾阴亏虚，髓海、腰膝失养，则头晕耳鸣、腰膝酸软。形体消瘦，两颧红赤，心烦少眠，潮热盗汗，舌红少苔，脉细数则为阴虚内热之象。病机概要：阴津不足，肠失濡润。

治疗方法：滋阴增液，润肠通便。

代表方药：增液汤（《温病条辨》）。玄参15g，麦冬15g，细生地黄15g。

随症加减：若口干面红，心烦盗汗者，可加芍药、玉竹以助养阴之力；便秘干结如羊屎状，加火麻仁、柏子仁、瓜蒌仁以增润肠之效；若口干口渴者，加北沙参、玉竹润肺生津；若腰膝酸软者，可加山药、熟地黄、山茱萸补肾填精。

④阳虚秘证

症状表现：大便干或不干，排出困难，小便清长，面色㿠白，四肢不温，腹中冷痛，或腰膝酸冷，脉沉迟。

病机分析：阳气虚衰，腑气不通，故大便干或不干、排出困难。小便清长，面色㿠白，四肢不温，腹中冷痛，或腰膝酸冷，舌淡苔白，脉沉迟均为阴寒内凝之象。病机概要：阳气虚衰，阴寒凝结。

治疗方法：补肾温阳，润肠通便。

代表方药：济川煎（《景岳全书》）。当归15g，牛膝6g，肉苁蓉9g，泽泻6g，升麻6g，枳壳9g。

随症加减：若寒凝气滞、腹痛较甚，加肉桂、木香温中行气止痛；胃气不和，恶心呕吐，可加半夏、砂仁和胃降逆。

3. 其他疗法

（1）中成药

①苁蓉通便口服液

药物组成：肉苁蓉、何首乌、枳实（麸炒）、蜂蜜。

功能主治：补肾养血、润肠通便。用于老人、虚人、病后、产后、血虚、津液不足、肾虚便秘者。

用法用量：口服，一次1~2支（10~20mL），一日1次，睡前或清晨服用。

②当归龙荟丸

药物组成：当归（酒炒）、龙胆（酒炒）、芦荟、青黛、栀子、黄连（酒炒）、黄芩（酒炒）、黄柏（盐炒）、大黄（酒炒）、木香、麝香。

功能主治：泻火通便。用于肝胆火旺，心烦不宁，头晕目眩，耳鸣耳聋，胁肋疼痛，脘腹胀痛，大便秘结者。

用法用量：口服，一次6g，一日2次。

③五仁丸

药物组成：炒苦杏仁、柏子仁、海松仁、桃仁、陈皮、炒郁李仁。

功能主治：润肠通便。用于年老和产后血虚便秘，舌燥少津，脉细涩者。

用法用量：口服，一次9g，一日1~2次。

④麻仁丸

药物组成：火麻仁、苦杏仁、大黄、枳实（炒）、厚朴（姜制）、白芍（炒）。

功能主治：润肠通便。用于肠燥便秘证。

用法用量：口服，大蜜丸一次1丸，水蜜丸一次9g，一日1~2次。

⑤六味安消胶囊

药物组成：土木香、大黄、山柰、寒水石（煅）、诃子、碱花。

功能主治：具有和胃健脾，导滞消积，活血止痛之功效。用于食积气滞，胃痛胀满，消化不良，便秘者。

用法用量：口服，一次3~6粒，一日2~3次。

（2）单方验方

①单方

番泻叶茶：番泻叶3~5g，沸水250mL，冲泡代茶饮。功能清热泻下通便。用于热结肠燥之大便秘结者。

生白术饮：生白术30~120g，水煎服。功能益气通便。专治气虚便秘，用于气虚无力大便者。

决明子茶：炒决明子10~15g，蜂蜜20~30g。将决明子打碎，水煎10分钟，冲入蜂蜜中搅拌。功能软坚润燥通便。用于津枯肠燥之大便秘结者。

枳实饮：枳实6~10g，水煎服。功能行气通便。用于痰湿困脾，食滞伤中之便秘者。

②验方

白芍饮：白芍20~40g，生甘草10~15g，水煎服。功能滋阴通便。用于阴虚便秘者。

当归苁蓉茶：当归、肉苁蓉各20g，开水浸泡代茶饮。功能养血润肠通便。用于血虚便秘者。

（3）外治疗法

①推拿

腹部推拿：患者取仰卧位，两腿屈曲。术者双手重叠置于患者右腹部，沿小肠—升结肠—横结肠—降结肠走向推按5分钟；然后术者双手重叠，用指腹分别点按脐周八卦5分钟；再以一指禅推法从中脘穴开始沿脐周移至天枢、气海、关元，时间约5

分钟；术者双手再平放于腹中线上分腹阴阳 5 分钟；最后叩击患者腹部，以微红为度，时间约 2 分钟；每次操作共 20 分钟，每天 1 次。

独穴揉按法：排便时用双手的食指或中指指腹揉按下压两侧之迎香穴，以感觉酸胀为度，集中思想 3～5 分钟即有便感。

②外敷

方法一：大黄粉 500g，加温水调成膏状。患者仰卧，将药膏敷于神阙穴（脐内），每次 15～20g，外加胶布固定，每日 1 次，连敷 1 周。功能活血通里，理气行滞。

方法二：肉苁蓉 150g，硫黄 6g，共捣泥，一半敷脐上，一半握在手心。用于老年人阳虚便秘，肢体发冷，尿清腰酸者。

方法三：商陆根 10g，研为细末，水调为糊状，贴鸠尾穴（肛门后上方），可通利二便。

方法四：枳实、麦麸、青盐各等份，炒至发烫，装入布袋置神阙穴，上加热水袋，以保持温度，每日 1～2 次，一次 30 分钟，可润肠通便。

方法五：葱白 250g，捣烂成饼，敷于神阙穴（肚脐），上盖厚布块，用茶壶盛满开水热熨，每日 1～2 次，每次 30 分钟或以壶冷却为度，适用老年体虚便秘。

③熏洗

方法一：决明子 30g，莱菔子 30g。加水 2L 煎汤，煮沸后取药汁，待水温到 38～48℃时，放入醋 10mL，泡脚，每日 2 次。功能润肠通便。

方法二：大黄、芒硝、甘遂、牵牛子各 20g，加水 2L 煎汤，煮沸后取药汁，待水温到 38～48℃时泡脚。每日睡前泡一次，每次 15～30 分钟，日换一剂药，便通即止。用于燥热所致的便秘者。

方法三：肉苁蓉 20g，黄芩 12g，生甘草 6g，加水 2L 煎汤，煮沸后取药汁，待水温到 38～48℃时泡脚。每日睡前泡 1 次，每次 15～30 分钟，日换一剂药，便通即止。用于实热体虚所致的便秘者。

方法四：槐米、地榆、黄芩、火麻仁、桃仁各 10g，枳壳 9g，生甘草 6g，加水 2L 煎汤，煮沸后取药汁，待水温到 38～48℃时泡脚。每日睡前泡 1 次，每次 15～30 分钟，每日换一剂药，便通即止。用于实热型便秘者。

④灌肠

方法一：将食蜜 140mL 煎成饴糖状，做成 2 寸、大如指的条状栓剂放入肛门内，并保留一时，直至欲解大便。功能外润魄门，导大肠之气下行。

方法二：大猪胆 1 枚，取其汁，和少许醋，做灌肠用。功能清热润肠，导下通便。用于热结于下，肠满胃虚证者。

方法三：熟地黄 30g，当归 15g，白芍 15g，桃仁 30g，木香 15g。水煎，取药液 300mL 左右，保留灌肠 30 分钟，每天 1 次。用于肝肾阴虚而致大便秘结不通、便下艰涩，伴有潮热盗汗、眩晕心悸者。

方法四：金钱草 30g，木香 9g，枳壳 9g，黄芩 9g，川楝子 9g，大黄 9g。上药以水 1000mL，武火煎煮 20 分钟，取药液保留灌肠。用于气郁不畅而致便秘、胆囊炎、胆结石者。

（4）针刺疗法

①电针深刺双侧天枢，缓慢直刺至突破腹膜即止（20~65mm），治疗4周。

②取天枢、上巨虚、大肠俞、支沟、腰奇、二白、足三里。据虚实分别施捻转补泻法、平补平泻法，留针30分钟。一日1次，10次为1个疗程。

③取天枢、足三里、合谷、上巨虚、支沟、照海为主穴。辨证配穴，得气后接通电针仪，电流强度以患者耐受为度，留针30分钟。一日1次，10次为1个疗程。

④取双侧大肠俞、天枢、支沟、上巨虚。辨证配穴，实证用泻法，虚证用补法，留针30分钟。一日1次，10次为1个疗程。

⑤取穴以天枢、足三里、上巨虚、大肠俞、四神聪为主穴。肠道实热则配合谷、曲池，肠道气滞则配中脘、阳陵泉、行间，脾肾阳虚则配照海、关元，脾虚气弱则配脾俞、气海，阴虚肠燥则配三阴交、太溪。留针30分钟，一日1次，10次为1个疗程。

（5）药膳疗法

①甘薯叶：甘薯叶500g，花生油15g。将甘薯叶炒熟当菜吃，可加盐适量，每日2次。用于老年胃肠蠕动减弱或缺乏膳食纤维的便秘者。

②芝麻胡桃松仁粉：黑芝麻、胡桃肉、松子仁等份，研细，稍加白蜜冲服。用于阴血不足之便秘者。

③郁李仁粥：郁李仁10g，捣烂，水研后取汁，加入粳米100g，煮粥食用，食时加蜂蜜10g。用于津枯肠燥，食积气滞，腹胀便秘者。

二、西医治疗

1. 治疗原则

功能性排便障碍的治疗应以改善生活方式为主，增加膳食纤维摄取及饮水量，养成良好的排便习惯；增加运动；并调整心理状态，有助于建立正常的排便反射。尽可能避免药物因素，减少药物引起的便秘。应针对导致便秘的病理生理选择药物治疗，避免滥用泻剂。可考虑生物反馈治疗，纠正不当无效排便动作。

2. 药物治疗

（1）容积性泻剂：主要为含纤维素和欧车前的各种制剂、麦麸皮、玉米麸皮、魔芋粉、琼脂、甲基纤维素、车前子制剂等。容积性泻剂抵达结肠后被肠道内细菌酵解，增加肠内渗透压和阻止肠内水分被吸收，增强导泻的作用。果胶、车前草、燕麦麸等可溶性纤维素有助于保持粪便水分；植物纤维、木质素等不溶性纤维素可增加大便量。

①麦质纤维：为麦粒外壳无味粉剂（含80%纤维），最接近于正常膳食纤维。可与膳食混合进用，每次1袋（每袋3.5g），一日3次，口服，可使整个纤维素摄入量增加1倍。

②卵叶车前子：系由一种亚洲植物种子外壳制成，具有极强的水结合能力，摄食

后可在结肠内发酵而增加细菌细胞质量。商品名为 Metamucil，用 3～4g 可达到与甲基纤维素增加大便容积一样的能力，一般剂量为每天 1～4g。口服时可能引起变态反应，如面部浮肿、荨麻疹、咽喉收紧感以及咳嗽等。

③甲基纤维素：片剂（每片 500mg），每天 1.5～5g，口服，最大剂量 3g，每天 2 次。液体剂型，每天 20mL。纤维素制剂的优点在于其经济、安全、无全身作用、可长期使用。用于低纤维膳食、妊娠期或撤退刺激性泻剂引起的轻症排便障碍。服用时注意多饮水；肠道狭窄者应慎用。摄入过多纤维素制剂会发生胃肠胀气，结肠乏力者应慎用。以含卵叶车前子的泡腾粉剂最为可口与方便。

（2）渗透性泻剂：主要有盐类和糖类渗透性泻药。盐类渗透性泻药已如前述。糖类渗透性泻药有乳果糖、聚乙二醇 4000 等。

①乳果糖：人工合成的双糖，在胃和小肠内不被分解和吸收，到达结肠后，通过渗透作用使水和电解质保留在肠腔内，并被肠道正常菌群分解为乳酸和乙酸，进一步提高肠腔内渗透压，产生导泻作用；阻断氨吸收；其酸性代谢产物能刺激肠壁黏膜，增加肠蠕动，促进排便。由于乳果糖在体内分解产气，可有胃肠胀气表现。用量过大，可引起恶心、腹泻等。剂量：成人每天 15～45mL，一日 2 次；儿童 7～14 岁，每天 15mL；1～6 岁，每天 5～10mL；婴儿每天 5mL；服用后 2～10 小时内起效，摄入果汁可加速见效。适用于功能性排便障碍，包括老年人、儿童、婴儿和孕妇各个年龄组，安全性高。对肝性脑病患者更为适宜。

②聚乙二醇 4000：这是一种高渗性导泻剂。其作用机制为物理作用，增加肠内渗透压，使肠内液体量增多，软化粪便，促进肠管推动。摄入较小剂量，即可产生有效的导泻作用。其特点为不影响结肠运转时间，不在肠道内降解，不产生有机酸和气体，不改变粪便的酸碱性，不影响肠道的 pH 值，也不改变肠道正常菌群。剂量 10g，每天 2 次，服后 24～48 小时即可起效，并在治疗 1 周后可保持每天大便 1 次。该药不含盐，不增加心血管负担，适用于高血压、心脏病、肾功能不全合并排便障碍，也可用于糖尿病患者；对老年患者，不会引起肠胀气，对心、肝、肾功能无不良影响。对痔疮术后、肛裂、肛周脓肿、长期卧床以及产后排便规律的恢复同样适用。近年来，我国的多项多中心随机平行对照试验结果表明：聚乙二醇 4000 对治疗慢性排便障碍显疗效。治疗 4 周结束时，仍能保持疗效，其显效率高于乳果糖组，较少引起腹胀。一项 2 周随机平行观察认为，其疗效优于欧车前。

（3）润滑性泻剂：能润滑肠壁，软化大便，使粪便易于排出，包括甘油、蜂蜜、液体石蜡和多库酯钠等。

①液体石蜡：系一种矿物质油，能软化大便，其乳剂在临床广泛应用。适用于避免排便用力的患者，例如年老体弱，伴有高血压、心力衰竭、动脉瘤，以及痔、疝、肛瘘等的患者。缺点是可能在食管吞咽停顿时误吸引起类脂性肺炎，肛门渗溢以及肛门直肠黏膜破损时引起异物反应。长期使用会导致脂溶性维生素缺乏，影响胡萝卜素、钙、磷吸收。成人每次 15～30mL，睡前服，6～8 小时生效。

②开塞露：含甘油、硫酸镁、丙二醇，润滑并刺激肠壁，软化大便。成人每次

20mL，主要适用于大便硬结患者临时使用，尤其是老年患者。

③多库酯钠胶囊（辛丁酸磺酸钠）：这是阴离子表面活性剂，该药本身不吸收，与其他药物合用时，可增加后者在胃肠道的吸收，因而可增强药效，但也会增强不良反应，宜短期（1~2周）用于排便无力如肛门直肠疾患或该部位术后的患者。每次 50~200mg，一日 1 次，口服。一项 170 例慢性功能性排便障碍双盲多中心平行研究表明，多库酯钠 100mg，一日 2 次，增加的便次和粪便含水量均低于欧车前。在临床试验中，多库酯钠是开塞露常被用于试验组或对照组治疗无效时，临时加用的药物。

（4）促动力药：通过促进胃肠运动治疗慢传输型排便障碍，包括拟副交感药（氯贝胆碱、新斯的明）与 5 - HT_4 受体有关的制剂、胃动素激动剂红霉素、CCK 受体阻滞剂氯谷胺、动力/促分泌剂米索前列醇、神经营养因子 - 3（NT - 3）等。这些药物从不同的环节促进肠动力，用于治疗排便障碍。

①拟胆碱药：氯贝胆碱对三环类抗抑郁药引起的排便障碍有效。

②胆碱酯酶抑制剂：新斯的明对减轻急性假性肠梗阻的肠道压力有效，而在慢性排便障碍应用中尚未有评价。

③5 - HT_4 受体相关的药物：常有西沙必利、莫沙必利、普卡必利等，可缩短胃肠通过时间。西沙必利对治疗某些慢传输型排便障碍有效，但在少数患者中有潜在的心血管不良反应，尤其是老年患者，已经少用。常用剂量为 10mg，1 日 3 次，口服。

（5）微生态制剂：常有丽珠肠乐、金双歧、整肠生、双歧三联活菌、米雅等，含双歧杆菌、乳酸杆菌、肠球菌等肠道正常有益菌群，是一种良好的肠道微生态调节剂，直接补充正常生理性菌群，改善肠道微生态环境。应注意避免与抗生素同时使用。

3. 手术治疗

（1）手术指征

①有严重功能性排便障碍病史。

②经持续保守治疗至少半年以上无效，并经肛肠科正规系统治疗无效。

③患者本人有手术治疗的强烈要求。

（2）疾病种类

①直肠内脱垂：手术的目的是纠正造成梗阻的形态学异常，去除病因，阻断其与便秘间的恶性循环，直肠内脱垂的手术方法有经肛门手术和经腹手术两类。经肛门的术式有：直肠黏膜下和直肠周围硬化剂治疗法；直肠黏膜结扎法；PPH 术；Delorme 术。经腹的术式主要有：Ripsteim 直肠固定术；乙状结肠腹部切除、直肠固定盆底抬高术。

②直肠前突：手术适应证：病史中有长期手助史，排粪造影检查直肠前突在Ⅲ°以上，并伴有黏膜下钡剂潴留，目前手术入路有经直肠和经阴道修补两种方法。

经直肠行直肠前突修补术：术式包括闭式修补术（Block 术）和纵切横缝术；经直肠入路手术主要适用于中低位直肠前突Ⅲ°伴直肠黏膜脱垂者。闭式修补术简便易行，但其修补的范围较小。当伴有直肠黏膜内套叠时，可同时在其他位置缝叠直肠黏膜而消除套叠。切开修补范围较充分，但需解剖层次清晰，否则易造成副损伤。

经阴道直肠前突修补术：主要目的是会阴体重建及直肠阴道隔的加强。适合于重度中高位直肠前突伴阴道后壁松弛或脱垂者，因重度中高位直肠前突常合并直肠内脱垂、盆底疝、张力性尿失禁、阴道前壁膨出、子宫或膀胱脱垂。因此，该术式的优势在于术野显露好，可合并完成阴道子宫切除术、下尿道悬吊术、后穹隆成形术等。

③盆底失弛缓综合征：对中医中药治疗、生物反馈疗法无效的患者，可采用肉毒杆菌毒素 A 注射法治疗。肉毒杆菌毒素 A 是一种神经毒素，具有暂时阻断乙酰胆碱释放，松弛骨骼肌和平滑肌的作用。可在肌电图或腔内超声引导下注射该药物于耻骨直肠肌或肛门外括约肌，分别注射 30 单位。注射后肛管静息压下降，肛直角增大，肌电图也证实了异常收缩的减少，改善了患者的症状，且不受患者心理因素的影响。由于毒素作用持续约 3 个月，有的需要重复注射以维持疗效，过量亦有暂时肛门失禁的危险。这一疗法因无永久性括约肌损伤，改变松弛平滑肌，允许正常直肠排空的优点，有临床应用前途。

对于上述治疗的患者，可采用手术治疗，包括骶尾入路耻骨直肠肌部分切除术和切开挂线术。手术治疗的目的是缩短肛管功能长度，改善肛直角，减少排便阻力，缓解症状，并非主动纠正盆底失弛缓的过程。在设计合理、操作细致的前提下，可作为本病后期的症状缓解方法。盆底失弛缓综合征合并直肠前突、直肠内脱垂、会阴下降等所致便秘患者要慎重选用该术式。

4. 其他疗法

（1）生物反馈治疗：对诊断明确的功能性排便障碍的患者，可考虑生物反馈行为治疗。生物反馈治疗可以借助肛门直肠测压或肌电图记录图形反馈训练患者括约肌活动和（或）直肠感觉功能，也可用人工粪便替代物刺激训练患者排便，生物反馈治疗同时可对患者进行心理指导和认知疗法。还可以选择在药物治疗的同时配合行为指导，根据患者的临床特点，提供详尽的排便行为指导尤为重要。

（2）心理治疗：心理障碍一直被认为是功能性排便障碍的部分原因。心理治疗包括认知行为疗法、个体化心理疗法、催眠疗法和缓解紧张活动等，使患者养成良好的生活习惯，劳逸适度，保持心情开朗，解除焦虑、紧张情绪。

（3）建立适当正确的排便观：传统的观点，总是嘱咐患者要晨起排便，结果多数人并无便意却去等便，有的人甚至蹲在厕所里读书看报，其严重结果是造成腹压增高，盆底肌群过分牵张，盆腔充血等。长期如此，必然导致盆底肌群松弛、会阴下降，直肠黏膜脱垂或内套叠，加重内痔、外痔、脱肛等。这些病理改变，又加重了排便障碍。因此，正确的排便习惯应该是有便意感即随时排便，顺其自然，因势利导，不拘时刻，不等不忍。

【预防调护】

一、饮食注意

合理膳食，以清淡为主，多吃粗纤维的食物及香蕉、西瓜等水果，勿过食辛辣厚味或饮酒无度。

二、生活注意

保持心情舒畅，建立正确的排便观，加强身体锻炼，特别是腹肌的锻炼，有利于胃肠功能的改善。

【名医经验】

一、颜正华

1. 学术观点

（1）病机认识：治疗便秘多从热结、气滞、冷积、气虚、血虚、阴虚、阳虚等方面辨证。热结型：以大便干结，腹胀腹痛，口干口臭，面红心烦或有身热，小便短赤，舌红苔黄燥，脉滑数为主症。气滞型：以大便干结，或不甚干结，欲便不得出，或便而不爽，肠鸣矢气，腹中胀痛，嗳气频作，纳食减少，胸胁痞满，舌苔薄腻，脉弦为主症。冷积型：以大便艰涩，腹痛拘急，胀满拒按，胁痛，手足不温，呃逆呕吐，舌苔白腻，脉弦紧为主症。气虚型：以大便并不干硬，虽有便意，但排便困难，用力努挣则汗出短气，便后乏力，面白神疲，肢倦懒言，舌淡苔白，脉弱为主症。血虚型：以大便干结，面色无华，头晕目眩，心悸气短，健忘，口唇色淡，舌淡苔白，脉细为主症。血虚型：以大便干结，面色无华，头晕目眩，心悸气短，健忘，口唇色淡，舌淡苔白，脉细为主症。

（2）治法心得：在以上辨证论治的基础上，常用润肠通便、健中运脾与泻下攻积三法治疗便秘。以上三法可单独应用，也常根据病情，两法或三法合用。一般习惯性便秘，热结不甚，虚象不明显，润下法即可奏效；热结明显或湿热壅滞者，常以攻下法为主；虚象明显者，则首选健运法。临床应根据具体症情，明辨病机，灵活运用。

①润肠通便法：本法为颜教授常用之法。他认为，临证治便秘不能唯以克伐为用，应以调节脏腑功能，调动机体内在因素为要，故喜用药力平和之品。常选用决明子、何首乌、瓜蒌仁、黑芝麻、火麻仁、肉苁蓉、当归等，每收良效，对其他疾病兼见大便不通者，亦常以本法辅助。其中黑芝麻、肉苁蓉、当归均为补益精血之品，温润多汁，用之通中有补，攻邪不伤正，适用于津血不足者；若兼有热象者，首选决明子、瓜蒌仁、何首乌等寒凉之品；气滞明显者，常配伍枳壳、枳实、槟榔等行气之品，增强通腑之效，其中气滞轻者用枳壳，甚者用枳实，再甚则用槟榔。润肠药虽药力和缓，但只要辨证准确，配伍合理，可收桴鼓之效，且安全性好，剂量易掌握，调理慢性习惯性便秘尤为稳妥。

②健中运脾法：中气不足肠道推动无力，或年老体弱，气血虚衰而大便难下者，颜教授常重用一味生白术，以补益中州，健脾运肠。此类患者大便不甚干硬，唯排便困难，虚坐努责，用一般通便药难以奏效，必须以补为通，使脾胃得健，升降复常，

肠腑乃通。白术通便首见于《金匮要略》及《伤寒论》桂枝附子去桂加白术汤,原文载:"若其人大便硬,小便自利者,去桂加白术汤主之。"喻嘉言认为,白术能"滋大便之干",汪芩友认为"白术为脾家主药""燥湿以之,滋液亦以之"。颜教授临证常用魏龙骧白术通便方(白术、生地黄、升麻)加减,每获良效。伴燥结者合用大黄、芒硝;阳气虚衰者去生地黄,加肉苁蓉、当归、黄芪等;阴液不足者重用生地黄,并配伍瓜蒌仁、麦冬;年老体弱者加肉苁蓉、当归等补益精血。白术用量一般从15g 开始,也可视病情用30~60g,以大便通畅不溏为度;若大便偏稀者,易生白术为炒白术,以增强健脾化湿之功。

③泻下攻积法:颜教授对大便秘结时间较长,湿热证明显者,或泻下轻剂难取效,而患者又无虚象者,常选用泻下攻积法治疗。颜教授用药以平和轻灵著称,每用大黄时,必从小量开始,如效果不显,再加大剂量。首方中大黄一般用3~6g,不效则增量,再根据大便通畅与否调整用量,使大便通而不溏。同时,颜教授每嘱处方中大黄单包,根据患者大便情况调节用量,以大便每天4~5次为限,超过则减量,不足1次则加量。用芒硝时常选用通下力较缓和之玄明粉替代,使下而不伤正。颜教授临证运用芒硝、大黄,常配伍枳实、槟榔、厚朴等行气之品,增强通腑之力。

2. 经典医案

医案一 某患者,女,74岁。

首诊:2009年6月20日。

主诉:便秘2年余。

现病史:便秘难解,解不净,2~3日一行。多梦,偶有心慌,纳可,余正常。舌下青紫,舌黯苔黄腻,脉沉弦。

临证思路:本案患者年过七旬,精血亏虚,肠腑失润,故便秘难解、大便不净;舌苔黄腻属湿热蕴结;湿热蕴结肠腑则气机阻滞,故脉弦;舌下青紫,舌黯提示夹有瘀血。治宜补益肝肾,清热化湿;佐以行气化瘀,润肠通便。

选方用药:全瓜蒌30g,薤白12g,丹参20g,陈皮10g,生何首乌15g,火麻仁15g,郁李仁15g,当归12g,决明子30g,生黑芝麻30g,蜂蜜(冲服)30g,白蔻仁5g,枳实10g。水煎服,共14剂。一日1剂。嘱平时多食新鲜瓜菜和适当运动。

用药分析:方中选用全瓜蒌、生何首乌、火麻仁、郁李仁、当归、决明子、生黑芝麻、蜂蜜以润肠通便,其中当归、生黑芝麻、蜂蜜又具补养精血、益气之功;薤白、陈皮、白蔻仁、枳实理气以行大肠气滞,促进胃肠蠕动;全瓜蒌、白蔻仁、决明子兼有化痰湿,清热之效。针对舌下青紫,颜教授喜用丹参凉血活血,以促血行,其清心安神又可兼顾多梦。

二诊:2009年7月4日。

大便仍难解,日1次,打嗝,偶反酸。晨起口苦,小便有异味。舌黯苔黄腻,脉沉弦。患者大便次数已较前增加,继予前方加减,巩固疗效。上方去蜂蜜,枳实改为枳壳,加佩兰10g。水煎服,14剂。一日1剂。

用药分析:二诊出现打嗝、反酸,加用佩兰增强化湿之力;患者便次已增加,故去枳实，易枳壳，增加行气。患者药后大便易解，日1次，余无不适，收效显著。同时，颜教授还认为，适宜的饮食和锻炼，是治愈便秘的重要措施。

病案二 某患者，女，20岁。

首诊：2009年9月12日。

主诉：便秘2年，腹胀半月。

现病史：便秘2年，4~5日一行。腹胀半月，打嗝，恶心，口腔异味，纳眠可，小便正常。末次月经2009年9月5日，平时经期提前推后不准，经量正常。舌红苔黄腻，脉弦细。

临证思路：患者便秘伴腹胀、打嗝，恶心，口腔异味，辨证属脾虚气滞。经期不准，舌红脉弦细，属阴血亏虚，肠腑失润。治以健脾行气，养血润肠。

选方用药：生白术30g，炒枳壳10g，全瓜蒌30g，当归12g，决明子30g，生何首乌30g，郁李仁15g，白芍15g，火麻仁15g，益母草30g，甘草5g。水煎服，7剂，一日1剂。

用药分析：方中全瓜蒌、决明子、生何首乌、郁李仁、火麻仁均为润肠通便之品；用生白术补气健脾，合当归、白芍滋阴养血；配炒枳壳下气宽肠，补虚行滞，以促排便。益母草活血调经，针对月经不调而设；甘草调和药性。

二诊：2009年9月19日。

服药后大便基本正常，二日一行，腹胀，舌下青紫，边有齿痕，舌红苔黄腻，脉弦细。属脾虚气滞夹有湿热瘀血，宜加强行气活血润肠。上方加入赤芍15g，丹参15g，香附10g，生地黄15g。水煎服，7剂。一日1剂。经过上药调理半月，诸症尽释。

用药分析：患者服药后腑气得通，浊气自降，大便恢复正常。但仍有腹胀，舌下青紫，边有齿痕，舌红黄腻等症，故在健脾理气、润肠通便的基础上，加入赤芍、丹参、香附、生地黄行气活血，清热养阴以调经。服药半月，终使症除病安。每遇便秘，颜教授均仔细审证，若属气虚推动无力，或阴血亏虚，肠燥便秘，喜用补虚润肠通便之药，缓收其功。切忌一见便秘，妄投芒硝、大黄之品，虽起一时之快，但久则加重便秘。

病案三 某患者，男，68岁。

首诊：2009年11月25日。

主诉：便秘1年。

现病史：便秘1年，大便干燥，2~3天1次，服润肠药可下。腹胀，纳呆，口干，小便、眠可。舌黯，苔灰白腻而干，脉弦。

临证思路：患者年近古稀，脾胃虚弱，气血不足，推动无力，肠道失于濡润，故见便秘。患者大便干燥、便秘，属肠燥津亏；腹胀、纳呆属脾胃虚弱，气血不足。治宜补气养血，润肠通便。

选方用药：生白术20g，当归15g，生何首乌15g，决明子30g，枳实10g，柏子仁15g，郁李仁15g，槟榔12g，全瓜蒌30g，陈皮10g，桃仁10g，丹参15g，藿香10g。

水煎服，7 剂。一日 1 剂。

用药分析：颜教授治疗便秘，少用苦寒攻伐之品，恐伤正气，喜用平和润肠之药。方中生白术补气健脾润肠，当归养血润肠通便，合生何首乌、决明子、柏子仁、郁李仁、全瓜蒌、桃仁润肠通便；配槟榔、陈皮、枳实行气消积导滞，促进排便。舌黯、苔灰白腻，说明有瘀、有湿，用丹参凉血活血，藿香芳香化湿。

二诊：2009 年 12 月 2 日。

患者诉大便干减轻，现已软，1～2 天 1 次，偶有腹胀。纳眠可，小便调。舌黯红，苔薄白腻，脉弦。患者大便变软，食欲增加，补气润肠已见成效，应继续巩固疗效，仍有腹胀，脉弦，需加理气之品。上方去槟榔、桃仁、丹参，枳实改为枳壳，生白术剂量增至 30g，加砂仁 3g。水煎服，7 剂，一日 1 剂。

用药分析：二诊便秘减轻，偶有腹胀，故去行气消积力强之槟榔、枳实，改用力缓之枳壳，并去活血之桃仁、丹参。针对腹胀，加行气化湿之砂仁。诸药合用，病证痊愈。

二、李玉奇

1. 学术观点

（1）病机认识：便秘患者往往有久服泻药病史，服泻下药虽可暂得一时通畅，停药后复又出现便秘，况久服泻药过早将食物推向大肠，往往可导致吸收不良而出现消瘦。便秘之成因，是由于饮食之火起于脾胃，淫欲之火起于命门，以致阴虚血耗，燥盛水亏，津液不生，故传化失常，渐成燥结，实为本虚而标实，不宜峻下，下之无益而反增燥结，徒伤胃气，易损阴津。应予补中益气润燥生津治其本，增水行舟而燥结必通。其次大便燥结还每每可见食管肿瘤、胃癌及肠道肿瘤，大便燥结与稀便交替出现，急需除外结肠癌和直肠癌，故须详查以免误诊。

（2）治法心得：三承气法最适宜阳明腑实之证，多为急性热结便秘之适应证，所以急下以存阴，免于燥热伤阴以留后患。而对于慢性久秘之人，长期应用大黄之类泻下之品，久用不仅可引起黑变病，而且可使津液更伤，肠管愈燥，传导愈发艰涩。对于气虚之人，气伤则阴亏，李老善以补中益气之法升提中焦脾胃之气，上补肺以通调水道，中补脾以运化升清，下补肾以滋阴养液，益津亏之本，润肠之艰涩，升清降浊，通腑利肠。方以黑芝麻、炒杏仁、火麻仁、桃仁等柔润之品通幽，意在润燥而不伤气，均为和缓之剂，尤宜体弱而不胜攻伐之人。而对于湿热内蕴所致大肠郁滞证，李老善以清热燥湿，行气健脾之法处之。见此证者，患者往往见有便条变细、肛门有灼热感，此表现预示肠管内水肿，湿热下注之征。故用药以苦参燥湿清热；茯苓、苍术健脾化湿；厚朴、槟榔、沉香行气通腑，利水消肿。大肠郁滞证乃李老之独创，从症状上看，便秘及泄泻均无法概括本证，倒是大肠郁滞更能描绘出该病之特性，从行气健脾入手，继以清热燥湿之法即可清除肠道之郁热，通腑泻浊，使肠道气机调顺，郁滞得解。

2. 经典医案

医案一　某患者，女，26 岁。

首诊：2006 年 4 月 10 日。

主诉：便秘 4 年，加重半月。

现病史：患者于 4 年前即反复出现便秘症状，自服芦荟胶囊，症状可缓解。近半月上症加重，为求系统治疗遂来诊。现症：大便秘结，黏腻不爽，腹胀痛，食欲尚可，但食少嗳气，夜眠尚可。查：面色萎黄无华，形体瘦削。舌淡红，苔白，脉沉细。查体：全腹软，左下腹有轻度压痛，无反跳痛及肌紧张。结肠镜：全结肠黏膜未见异常。

临证思路：患者由于年幼时饮食不节，食伤脾胃，脾胃运化失司，湿浊蕴蓄肠道，阻滞气机所致便秘。舌淡，脉沉细为脾肾气虚之征象。故治以补肾健脾，润肠通便之法以行瘀滞。西医诊断：功能性便秘。中医诊断：便秘。证型：大肠郁滞证。治疗原则：补肾健脾，润肠通便。

选方用药：麻子仁丸加减。苦参 10g，黑芝麻 15g，桑椹子 15g，草决明 15g，白扁豆 15g，当归 20g，桃仁 15g，沉香 5g，火麻仁 15g，郁李仁 15g，莱菔子 15g，苏子 15g。水煎服，6 剂，一日 1 剂。嘱调情志，节饮食，忌冷饮及过饱。

用药分析：患者由于幼时饮食不节，食伤脾胃而至脾胃失调，运化失司，肾气亦相对不足，精血津液虚少，肠道失润，腑气不通所致便秘、腹胀、腹痛。此时当以调养脾胃，缓其燥结为主，不宜峻下。因峻下恐更伤脾胃，使疾病更加难治而不愈。方以麻子仁丸为底方加减。加黑芝麻、桑椹子、草决明以助润肠，苦参清无名虚火，白扁豆健脾化湿，当归、桃仁活血除瘀，沉香、莱菔子、苏子行气通腑。诸药力主通下而不燥，势缓而解急。

二诊：2006 年 4 月 17 日。

患者服药后自觉大便较前通畅，但觉腹胀。查：面色萎黄，精神状态较好。舌淡红，苔白，脉沉细。患者脾气渐苏，肠道得润故便秘缓解，然郁滞未除故仍见腹胀。治疗继续通腑行气。上方加槟榔 20g，继服 1 个月。

用药分析：患者服药后，症状大为好转，稍有腹胀，故加入槟榔通腑行气，利水消肿以解郁。李老特别指出，大肠郁滞亦有因虚因实所致，实则急攻，缓则润下，切莫急功近利妄投峻下之品，虽得便通，亦有伤正之弊，临床当审慎之。

医案二 某患者，女，73 岁。

首诊：2008 年 8 月 12 日。

主诉：不能自行排便 4 年，加重 1 个月。

现病史：患者已有 4 年不能自行排便，每次均靠口服或外用药物以助排便，于沈阳市肛肠医院做排粪造影检查报告：直肠前突Ⅲ°，直肠黏膜脱垂。曾多方治疗未见好转，经人介绍遂来诊。症见：排便困难，腹胀，无腹痛，自觉乏力，食欲及夜眠尚可，无呕吐、发热等症状。舌淡绛，苔白腻，脉弦细。查：形体消瘦，面色萎黄少华。

临证思路：患者年老，脾肾两虚，阴亏血燥，脾不能为胃行其津液，肠失濡润，故排便困难；腑气不通，清气不升，浊气不降，故见腹胀、乏力。舌脉均示脾肾两虚，阴血不足之象。西医诊断：功能性便秘，直肠黏膜脱垂。中医诊断：脾约便秘。治疗原则：滋肾养血，润肠通便。

选方用药：麻子仁丸加减。柴胡 15g，当归 25g，陈皮 15g，桑椹子 20g，厚朴 15g，槟榔 20g，莱菔子 15g，草决明 20g，沉香 5g，火麻仁 15g，郁李仁（单包）10g。水煎服，6 剂，一日 1 剂。嘱吃易消化食物，注意饭后运动。

用药分析：老年患者，肝肾阴血不足，血燥而阴亏，肠失濡润，传导失常，故见便秘、腹胀等症。患者不能自主排便、大便干结，应与排便时间延长、排黏滞稀便、便后不爽之便秘鉴别。此为阴虚血燥，气机推动无力所致；而后者为湿热蕴脾，结于肠间，影响运化传导所致。证不同，治疗亦有所区别。后者当清热利湿，通腑泻浊；而本证当以滋肾养肝，润肠通便为主。后者治疗可清可下，而本证治疗当润当缓。方以麻子仁丸加减行气润肠，又辅以滋肾养肝之桑椹子、草决明、当归三味药，润肝肾之燥兼具通便之功。

二诊：2008 年 8 月 19 日。

服药后，3 天排便 1 次，排便略感困难，便质先干后稀，腹微胀。舌淡绛，苔薄白，脉弦细。便难须缓泻之，不可急于峻下，以使津液愈亏，耗伤正气而病难治。宜加强通腑之力，以行气润肠。治以行气润肠之法。上方去柴胡、桑椹子、陈皮、草决明、沉香、郁李仁；加槐花 10g，橘核 20g，荔枝核 20g，防风 15g，细辛 5g，桃仁 15g，酒大黄 5g。水煎服，6 剂，一日 1 剂。

用药分析：患者便秘有所缓解，但仍觉腹胀、排便困难、便下先干后稀。此为津亏血燥，气虚失于推动，脾虚失于运化，感寒而食滞不化，停蓄胃肠所致。前法已见效，继予麻子仁丸加减润肠通便，加入酒大黄、桃仁加强通腑，槐花可清肠腑积滞，橘核、荔枝核、细辛理气温阳。

三诊：2008 年 8 月 26 日。

服药 1 个多月，患者基本保持 1~2 天排便 1 次，腹胀减轻，时有便不尽之感，遂又投以升阳健脾、养血润燥之补中益气汤加减。

选方用药：黄芪 10g，太子参 20g，白术 15g，升麻 15g，当归 25g，火麻仁 15g，橘核 20g，柴胡 20g，防风 15g，陈皮 5g，桃仁 15g，酒大黄 5g。水煎服，6 剂，一日 1 剂。

用药分析：因此时便结虽通，然而正气虚耗，便难不解，故采用益气升提之法，使清气升而浊气降，脏腑安和，各得其所。方中黄芪、太子参、白术、升麻、当归健脾补气，橘核、柴胡、陈皮、桃仁、酒大黄理气通腑。3 个月后电话随访，患者诸症俱消，排便如常。

三、路志正

1. 学术观点

（1）病机认识：便秘之证，其原因虽有多种，总由肠道传导失常所致。肠道的功能正常与否，关键取决于脾胃的升降。路老认为，脾主升清，胃主降浊，脾胃运化功能失常，影响肠道的传输，糟粕内停，可形成便秘。临床上，或外感湿邪，或情志所伤，或"房劳过度，饮食失节，或恣饮酒浆，过食辛辣"（《医学正传》），或因"气血之亏，津液之耗"（《景岳全书》），令脾胃升降失司，可导致"传导失常，渐成结燥之证"（《医学正传》）。

（2）治法心得：便秘虽出自肠道，但根在脾胃。治疗应以"运""降""润""通"为主，调脾为先，不可图一时之快而妄用攻下。朱丹溪云："如妄用峻利药逐之，则津液走，气血耗，虽暂通而即秘矣。"临床运用"运""降""润""通"之法，不是单一的，常相互结合，即"运中有降，降中有通，通中有润"。

"运中有降、通中有润"即对于脾虚失运，大肠传导无力而致便秘者，治以健脾助肠运，降腑气"以复肠道下行之机"。路老常用生白术30g，黄芪30g，炒枳实15g，以及苏梗、荷梗等。其中生白术一味，《本草备要》谓"生白术补脾健运、利腰脐间血"，对于脾虚肠道津亏者，则与当归、火麻仁、郁李仁、黑芝麻、桃仁、松子仁等润肠之品同用，以健脾助运通便；脾肾阳虚者，与肉苁蓉、巴戟天、川牛膝等温肾润肠之品同用，或佐半硫丸，以温肾助运；脾虚食滞者，与莱菔子、炒谷芽、炒麦芽同用，以消食导滞；肝郁脾虚者，与娑罗子、佛手、八月札同用，以疏肝解郁，健脾宽中。

"降中有通、通中寓法"，脾宜升则健，胃宜降则和，胃失和降，腑气不通，大便不行。降胃气则浊气下行，大便自通。路老常用姜半夏、刀豆、旋覆花、槟榔、厚朴花、广木香等和胃降逆，导浊下行。胃寒气滞者，配伍乌药、干姜、九香虫、沉香、枳实等温胃散寒，行气导滞；胃中积热者，与大黄、黄连、黄芩同用，以泄积热。此外，肺与大肠相表里，大肠的传导有赖于肺气的肃降，故治疗便秘常加宣肺、肃肺、清肺、润肺之品，表里同治，则相得益彰。药用杏仁、瓜蒌、紫菀、百部、炒莱菔子等降肺气，则秘自通。通降之法非只用硝黄之类攻下，如《证治汇补》所云："如少阴不得大便以辛润之，太阴不得大便以苦泄之，阳结者清之，阴结者温之，气滞者疏导之，津少者滋润之。"针对不同的病因病机，或以补为通，或以润为通，或以疏导为通，或以祛湿导浊为通，或以活血化瘀为通。临证应参酌病机，灵活运用。如气血不足者，予西洋参、生黄芪、生白术、当归、白芍以补为通；阴津不足者，以何首乌、生地黄、女贞子、麻仁、玄参、沙参、玉竹等滋阴润通；阳虚者，以肉苁蓉、补骨脂、升麻、胡桃肉补阳温通；气滞者，予香附、青皮、沉香、佛手等理气通滞；血瘀者，以桃仁、泽兰、姜黄、水红花子等活血祛瘀；湿热者，以虎杖、土大黄、土茯苓、茵陈、晚蚕沙、萆薢、六一散等清利湿热；湿浊者，以藿香、藿梗、荷叶、荷梗、苏梗、苍术、佩兰、炙酥皂角子、晚蚕沙等芳化湿浊。

2. 经典医案

医案一 胡某，女，58岁。

首诊：2006年9月12日。

主诉：便秘25年。

现病史：脘胀便秘，大便量少，胃满纳差，疲乏无力，不喜饮水，水入则烧心、呕吐，失眠，喜甜食及冰激凌，面色晦滞，舌淡，苔薄白，脉虚弦。既往有高血压，高血脂，结肠息肉，胃下垂病史。西医诊断：结肠功能性不蠕动。中医诊断：便秘。

临证思路：患者便秘脘胀、纳差、呕吐为脾胃虚弱，斡旋失司，脾失健运，胃失和降而致。乏力，喜甜食，舌苔薄，脉虚弦均是脾虚之象。治以健脾益气，和胃畅中。

选方用药：太子参20g，生白术30g，炒山药15g，生谷芽20g，生麦芽20g，焦山楂12g，炒神曲12g，厚朴12g，当归12g，桃仁9g，炒杏仁9g，佛手10g，炒莱菔子12g，炒枳实12g，紫菀12g，桔梗10g，八月札12g，白芍12g。水煎服，14剂。

用药分析：本案便秘系脾胃升降失和所致，故重用生白术、炒山药健脾以调中，炒枳实、厚朴、谷芽、麦芽、山楂、神曲理气消导以和胃。但脾胃升降关乎肺与肝，故于方中佐入宣降肺气之紫菀、桔梗，疏肝解郁之佛手、八月札。共奏调理升降，助运传导之功。

二诊：2006年9月27日。

药后大便秘结较前好转，原大便4~5日1次，现1~2日1次，胃脘胀满减轻，纳食尚可，仍寐不实，小便量少，不喜饮水，舌质淡，边有齿痕，苔薄白，脉沉滑。虽见初效，但仍有脾虚失运之象。继续健脾助运，理气通便。上方去太子参、桃仁、杏仁、八月札，炒莱菔子、炒枳实均改为15g；加入西洋参10g，生何首乌12g。水煎服，14剂。

用药分析：患者大便已好转，故减去太子参、桃仁、杏仁、八月札；加入西洋参（先煎）10g，生首乌12g生津润肠通便；炒莱菔子改为15g，炒枳实改为15g加强助运。再进14剂。药后便秘基本消除，胃脘胀满明显好转。便秘顽疾，经月余治疗而收功。

医案二 陈某，女，57岁。

首诊：2006年11月11日。

现病史：10年前因阑尾手术后逐渐出现大便不畅，后因"肠粘连、肠梗阻"再次手术。术后大便秘结好转，但近5年大便秘结加重，排出困难，大便量少，需服用通便药，否则3~4日大便1次；伴口干，口臭，脱发，急躁易怒，食欲差，睡眠多梦，面部烘热，舌质红，边尖赤，苔薄白，脉弦细。

临证思路：患者急躁易怒、口臭、多梦、面部烘热、脉弦属肝郁化热，便秘、食欲差、苔薄白、脉细属脾虚，故辨证属肝郁脾虚，治以疏肝健脾。

选方用药：五爪龙20g，西洋参（先煎）10g，炒山药15g，生薏苡仁20g，焦三仙12g，醋莪术10g，素馨花12g，娑罗子10g，八月札12g，白芍12g，炒酸枣仁15g，姜半夏10g，木香（后下）10g，制酥皂角子9g，甘草6g。水煎服，14剂。

用药分析：本案患者便秘伴急躁，纳寐差，脉弦细。证属肝郁气滞，横犯脾胃。方中五爪龙清热解毒，除骨蒸劳热；素馨花、娑罗子、醋莪术、八月札、木香疏肝理气活血；西洋参、炒山药、焦三仙、生薏苡仁健脾以和胃；酸枣仁、半夏、甘草和中缓急、养心安神；白芍养血以润肠；制酥皂角子辛温通窍，助大肠传导，《本草经疏》

谓"皂角利九窍，疏导肠胃壅滞"，以其通窍之功开肠道之滞，是为妙用。

二诊：2006年11月25日。

药后大便1~2日一行，口干、急躁、睡眠等均有改善。既见机效，守法不变。继以健脾助运，滋养脾阴。上方去八月札、姜半夏；加当归12g，生白术20g，乌梅炭10g。水煎服，14剂。

用药分析：初诊收效明显，患者药后肝气疏泄正常，脾胃升降有序，肠道传导功能恢复。加入生白术、当归加强健脾通便，并撤去八月札、姜半夏，加入乌梅炭以防疏泄太过，继进14剂后诸症悉除。

医案三 方某，女，15岁。

首诊：2006年1月25日。

现病史：3年来大便干燥，未予治疗。近来大便干燥加重，数日一行，服用麻仁润肠胶囊不效，面部可见雀斑，双腿有硬币大小皮疹、瘙痒。平素喜食生冷，近来纳食不香，睡眠正常，小便黄；月经周期正常，量稍多，白带量多。舌淡，苔白稍黄，脉沉弦。

临证思路：患者素喜生冷，损伤脾胃，寒湿中阻，故出现纳差、便秘、皮疹瘙痒，证属湿浊中阻。治以健脾和中，芳香化浊法。

选方用药：藿梗（后下）10g，荷梗（后下）10g，炒苍术12g，生白术20g，厚朴花12g，薏苡仁20g，桃仁10g，炒杏仁10g，茯苓20g，车前子（包煎）12g，椿根皮15g，鸡冠花12g，皂角子8g，晚蚕沙（包煎）12g，甘草8g。水煎服，14剂。

用药分析：方中藿梗、荷梗芳香化浊；苍术、白术燥湿健脾；炒杏仁、厚朴花肃降肺胃之气；茯苓、车前子、薏苡仁渗湿，利湿；椿根皮、鸡冠花、晚蚕沙清热利湿止带；桃仁活血润肠；皂角子辛润以通便；甘草健脾和中，调和诸药。

二诊：2006年1月30日。

药后便秘改善，每日一行，大便干硬减轻，双下肢皮疹消失，白带稍减。药后脾胃和，气结之症渐除，但仍湿浊尚盛，继以疏肝健脾、祛湿固带为治。原方续进14剂。

用药分析：本案患者素嗜冷食，伤及脾胃，致脾失健运，湿浊内生，肠道不利而便秘。全方标本兼治，使湿浊去，肠胃通，便秘得除。

（叶柏　缪志伟）

参考文献

［1］（美）Drossman D A. 罗马Ⅳ：功能性胃肠病［M］. 方秀才译. 北京：科学出版社，2016.

［2］周仲瑛. 中医内科学［M］. 北京：中国中医药出版社，2003.

［3］吴嘉瑞，张冰. 国医大师颜正华教授诊疗便秘临证经验探析［J］. 中华中医药杂志，2012，27（7）：1835－1837.

［4］汤立东，王学良，王垂杰，等. 李玉奇教授治疗便秘经验［J］. 世界中医药，2013，8（8）：932－934.

［5］苏凤哲，李福海. 路志正教授从脾胃论治便秘临床经验［J］. 世界中西医结合杂志，2009，4（11）：761－764.

第四章 口腔与食管疾病

口腔为人体的上窍之一，因火性炎上，故口腔疾病热证多于寒证。疾病早期多属实热，因饮食、情志、外邪等因素诱发，《黄帝内经》记载："口唇者，脾之官也；舌者，心之官也。"故火热之邪主要源自脾与心，可见脾胃湿热、心火上炎等症；疾病晚期多属虚热，因年老久病、身体虚弱、禀赋不足等因素诱发，多因肾中真阴真阳不足，致阴虚阳亢，虚火上炎所致，可见阴虚火旺、阳虚浮火等症。诊断时应注重局部辨证，根据口腔检查判断疾病是源自口腔内或口腔外。若为口疮、口糜等病，对创面的望诊有助于对寒热、虚实等病性进行辨证，治疗时应注重脾胃与口腔的关系，调理脾胃为治疗的关键，恢复中焦气机及脾胃升降功能的正常运行为治疗的原则，口疮、口糜等病采用内治外治相结合的方法，可以达到标本同治，事半功倍的效果。

食管为水谷之道，其病因多与饮食相关。水谷流经食管，本应"传化物而不藏"，若因气滞、湿阻、痰凝等实邪阻碍，或气虚无力推动水谷传化，引起水谷堆积，甚至食不下咽，向上反流，则会累及食管发生病变。此外，情志、年老久病、素体虚弱等因素亦会对食管生理功能造成影响。食管和胃关系密切，食管是胃腑受纳饮食之关，胃腑是食管吞咽食糜存留之所，两者共同完成受纳和气机升降的功能，因此食管疾病与胃关系密切。脾与胃互为表里，脾升胃降，脾司运化，胃司受纳，共同参与水谷的吸收，脾运失常同样会导致水谷堆积不下，因此，食管疾病也常与脾相关联。此外，肝、肾等内脏的关联和经络循行所过，故脏腑的偏胜也能引起咽喉疾患。在辨证论治时，应首辨虚实：实者责之湿、痰、食等邪气阻滞谷道；虚者则为脾胃虚弱，运化失常，浊气内生，因虚而致实。其次应辨气血：病初多在气分，气郁迁延，由气滞而血瘀，气虚而致瘀，或气郁久而化热，耗伤阴血，津枯血燥而致瘀，气病及血，如叶天士所言"初病在经，久病入络，以经主气，络主血，可知其治气治血之然也，凡气既久阻，血亦应病"。辨证论治时，应从"脏腑、虚实、气血、寒热"多角度入手，以恢复胃"以降为顺、以通为用"的生理特点为原则。胃腑通畅则水谷传化复常，食管的生理功能也即恢复，此为治病求本之法。治疗时，若见咽喉不适明显，也可加入清利咽喉之药以治其标。

本章所列疾病，包括口腔异味、复发性口腔溃疡、贲门失弛缓症及胃食管反流病。其他系统疾病累及口腔及食管者，亦可参考论治。

第一节 口腔异味

【概述】

口腔异味是指呼吸时出现的令人不愉快的气体，为自己或他人所觉，不仅导致社交和心理障碍，同时还预示着口腔疾病和全身疾病的发生。口腔异味的病因主要包括口腔内因素、口腔外因素和精神性因素。其中，口腔内因素是主要致病因素。流行病学调查发现，男性的口腔异味发病率明显高于女性，这可能与女性比较，女性更注重口腔清洁卫生有关。据不完全统计，全球有10%～65%的人曾为口腔异味困扰。

口腔异味属于中医"口臭"范畴，又名"出气臭""口气秽恶""臭息""腥臭"。

【病因病机】

一、中医认识

1. 致病因素

（1）饮食失节：因过食肥甘厚味辛热之品，或过用温补，导致胃热炽盛，水谷腐熟太过，糟粕下行不及，浊气结聚胸膈不散，夹热而上逆于口则发生口腔异味。《医宗金鉴·口舌证治》曰："口出气臭，则为胃热。"嗜食肥甘，饮酒如浆，伤脾碍胃，蕴湿生热，腐热之气上行出于口，而致口气秽臭。暴饮暴食，损伤脾胃，运化失常，食滞于中，日久化腐，腐臭之气上蒸发为口腔异味。

（2）情志因素：脾主思虑，思则气结，郁而结热化火，上扰神明，致心脾积热，热移于胃，影响脾胃升降功能，浊气不降，上泛于口而致口腔异味。《古今医统大全》云："思虑烦恼气郁于胸膈……亦令人口臭也。"阐述了情志引起口腔异味的病因病机。情志不遂，肝失疏泄，肝气横克脾胃，影响脾胃升降功能，气机不畅，浊气上泛，也可发为口腔异味。

（3）外邪侵犯：湿热蕴结脾胃，妨碍脾胃运化，酿生湿热；或邪热袭胃，致胃热壅盛；或寒湿内犯，内阻中焦，气机升降失常，浊气不降反升而致口气秽臭。若外邪犯肺，久郁化热，或素体痰盛，复受热邪，痰热壅盛，热蕴肺络，久蕴成脓，腐臭之气上冲于口而致口腔异味。《杂病源流犀烛·口齿唇舌病源流》曰："或肺为火烁亦为口臭，宜消风散，加减泻白散。"

（4）久病体虚：久病耗伤脾气，或素体脾虚，致脾胃健运失司，水湿内停，渐生湿浊，浊气上泛，上出于口，而发口臭。《罗氏会约医镜·杂症》指出："凡口臭，有胃火；亦有脾弱不能化食，而作馊腐之气者……"《寿世保元·己集六卷》有云："一男子口臭，牙龈赤烂，腿膝痿软，或用黄柏等药益甚，时或口咸，此肾经虚热，以六味丸悉愈。"说明口腔异味亦可因多种病因引起的脾肾亏虚所致。若年老体弱，或久病及肾，肾阴亏虚，阴虚火旺，虚火久熏，化肉成腐，腐臭之气从口腔内发出；肾阳亏虚，脾土失于温煦，脾胃腐熟运化失常，水谷不化，久积成浊，上至口腔，出现口腔异味。

2. 病机

口腔异味病位在脾胃，与心、肝、肺、肾密切相关。基本病机是脾胃运化失职，升降失调，浊气上泛而致口腔异味。病理因素多为热邪、食滞、湿阻、气郁。

口腔异味早期多为实证，多由饮食、外邪、情志等因素引起，诚如《太平圣惠方·

治口臭方》所言："夫口臭者，由五脏六腑不调，壅滞之气上攻胸膈，然脏腑之燥腐不同，蕴积胸膈之间而生热，冲发于口，故令臭也。"如过食辛辣，或过用温补，或邪热犯胃，或忧思气结，郁而化热，热而化火，胃热炽盛，腐熟水谷太过，糟粕下行不及，浊气蕴积胸膈之间而致口腔异味；如湿热之邪犯脾，或痰湿蕴久化热，气机升降受阻，浊气不降，而致口腔异味；如情志不畅，肝气郁结，肝气横逆，克伐脾胃，影响脾胃升降，气机阻滞，浊气上泛，发为口腔异味。病久可由实转虚，但往往虚实夹杂，如郁热日久耗伤胃阴，阴虚内热，虚火上蒸，而致口腔异味；或郁怒伤肝，气机阻滞，日久血行不畅，经脉不通，脏腑组织失养，日久化腐，腐臭之气由口而出，《杂病源流犀烛》指出："虚火郁热，蕴于胸胃之间则口臭；或劳心味厚之人亦口臭；或肺为火灼口臭。"如饮食、外邪、情志等多因素所伤，久病失治，耗伤脾气，致脾胃运化失常，水湿内停，浊气上升，出于口而发口腔异味；若年老体弱，或久病及肾，肾阴亏虚，虚火久熏，化肉成腐，腐臭之气内生；肾阳亏虚，脾土失于温煦，运化水谷失司，久聚成浊，上泛口腔，发为口腔异味。

二、西医认识

1. 口腔源性口腔异味

据统计，70% ~ 90% 的口腔异味是来源于口腔，如牙周病、龋病、食物嵌塞残根、不良修复体、牙龈炎、口腔干燥症及口腔黏膜病等都可以引起口腔异味。此外，口腔内微生物对滞留于口腔局部的物质分解代谢，产生挥发性硫化物。临床试验证明，挥发性硫化物水平与恶臭程度密切相关。

2. 非口腔源性口腔异味

（1）系统性疾病：有报道认为，口腔异味 5% ~ 8% 是由耳鼻喉等系统性疾病造成的，如鼻窦炎、扁桃体炎、咽喉炎等。消化道系统疾病，如食管反流病、食管癌、食管裂孔疝、胃溃疡等，因其所致的食管闭合能力受抑或减弱，从而使胃肠管气味通过口腔排出，引起口腔异味。现代有研究发现，体外培养的幽门螺杆菌可产生硫化氢和甲硫醇，这两种气体是口腔异味气体最主要的成分，因此提出胃内幽门螺杆菌的感染也是引起口腔异味的因素之一。此外，呼吸系统疾病，如肺脓肿、结核、肺癌等因产生脓液，而造成腐败性恶臭。其他肝肾疾病、恶性肿瘤、血液病及服用某些药物也可能引起口腔异味。最后，不良的生活习惯，例如抽烟、饮酒等也会导致口腔异味。

（2）精神性口腔异味：精神性口腔异味，又称幻想性口腔异味或妄想性口腔异味，是指某些患者觉得自己呼吸有味，但别人未能发现，临床检查也不能发现任何能引起口腔异味的原因。此类患者治疗满意程度较差。

【诊断与鉴别】

一、中医诊断

1. 辨证要点

（1）辨虚实：体壮气实，出气秽浊恶臭，流涎臭；伴消谷善饥，大便干结，脉实有力，病程短者，多为实证。形体瘦弱，臭味轻微，或略带腥臭味；伴纳呆食少，或饥不欲食，疲倦乏力，大便溏薄，脉虚无力，病程长者，多为虚证。

（2）辨寒热：口气热臭，伴口干口苦，喜冷饮，便秘，小便黄赤，舌红苔黄，脉数者，多为热证。口气馊腐或腥臭，伴胃脘冷痛，畏寒喜温，得温痛减，或形寒肢冷，舌淡苔白者，多为寒证。

2. 病机辨识

（1）实证：嗜食辛辣，或过用温补，或邪热犯胃，导致胃热炽盛，腐熟水谷太过，糟粕下行不及，浊气蕴积胸膈之间，夹热而冲发于口，则见胃热壅盛证，诚如《笔花医镜》曰："胃之热，唇舌红口臭，脉右关必洪数。"若湿热之邪犯脾胃，或过食肥甘，脾胃受损，运化水湿失常，致湿浊中阻，郁而化热，腐热之气上行出于口，而致口气秽臭、口中黏腻，则见胃热壅盛证；饮食不节，损伤脾胃，运化失常，食滞于中，阻滞下行通道，日久化腐，腐臭之气上蒸，则见饮食积滞证；积滞日久可化热化寒，若素体热盛，食滞化热，则见肠胃积热证；若外邪袭肺，郁久化热，或素体痰盛，复受热邪，痰热壅肺，湿热蕴结成痈，热腐成脓，腐臭之气上冲于口，则会引发口中秽气，则见痰热阻肺证；若情志不畅，忧思气结，气郁化火，心脾积热，熏发于口，则见心脾积热证。若气郁伤肝，肝气横克脾胃，影响脾胃升降，气机阻滞，浊气上泛，发为口腔异味，则见肝胃不和证；若久居寒湿之地，或过食生冷，或素体脾虚，寒湿之邪犯脾，致寒湿内阻于中焦，气机升降受阻，浊气不降而出现口中腥臭，则见寒湿困脾证。

（2）虚证：若饮食不节，嗜食辛辣，耗伤胃阴，胃阴受损则津液不足，虚火上蒸而发口腔异味，则见胃阴亏耗证；若所愿不遂，思虑过度伤脾，或劳逸过度，耗伤脾气，致脾运化失常，水湿内停，渐生湿浊，浊气上升，上出于口，则见劳郁脾伤证；因年老体弱，或久病及肾，肾阴亏虚，阴虚火旺，虚火熏蒸，化肉为腐，臭气口出，则见肾阴不足证；肾阳虚损，脾土失于温煦，致脾胃阳气亏虚，腐熟运化水谷功能失司，久积成浊，上泛口腔，则见肾阳亏虚证。

二、西医诊断

1. 诊断

（1）临床表现：口腔异味主要表现为呼吸或言语时出现臭味。根据其基础疾病不一，其症状和体征各有差异。口源性口臭可有牙痛，牙垢多，舌苔厚，龋齿，口腔干燥，口腔溃疡等表现；消化道疾病如慢性胃炎、消化性溃疡多表现为酸臭，可伴随胃痛、胃胀、反酸、烧心、嗳气等症状；而幽门梗阻、晚期胃癌多表现为臭鸭蛋味；肝衰竭可有肝臭味；耳鼻喉系统疾病可有鼻塞、流脓涕、扁桃体结石等表现；呼吸系统疾病引起的口臭多为腐败性恶臭；肾衰竭多为氨臭味；酮症酸中毒则为烂苹果味；有机磷中毒为大蒜臭味。精神性口腔异味的患者常觉得自己呼吸有臭味，但别人未能发现，常以年轻男性单身多见，有孤独性格、不善交际、频繁刷牙、嚼口香糖、与人说话保持一定距离或扭头等特点。

（2）辅助检查：

①口腔检查：包括一般口腔检查、牙周检查以及舌苔检查。一般口腔检查即检查口腔卫生状况，使用 CPI 探针在牙体表面探诊，查看有无阻生智齿、龋齿等；牙周检查，即检查菌斑指数、牙龈指数、牙周袋探诊深度；舌苔检查即检查舌背中后 2/3 处舌苔。

②实验室检查：口气测定：利用硫化物监测器检测挥发性硫化物水平；用气相色谱仪检测受试者呼出气体；高效液相色谱分析仪进行尸胺检测。

③其他检查：根据各种引起口腔异味的疾病进行针对性检查，如消化道疾病引起的口腔异味可行消化内镜检查及幽门螺杆菌测定；耳鼻喉系统疾病可通过鼻咽镜、头部 CT 等辅助诊断；呼吸道疾病患者胸片、胸部 CT、支气管镜检查；肾衰竭患者，可行尿素氮、血肌酐检测；酮症酸中毒患者，可行血酮体检测；有机磷中毒患者，可行血清胆碱酯酶活性检测等。

（3）诊断标准：口腔异味的诊断比较简单，通过患者自诉，医生闻诊，一般可以确诊。临床研究中，为了增强诊断的客观性，建议采用以下方法：

①感官感受分析法：该分析方法选择以下 6 个参数：全口呼吸气味；言语气味，又称 20 记数试验；舌背前区气味，又称舔腕试验；舌背后区气味，又称塑料勺试验；鼻腔气味；牙间隙气味。

以上臭味评价以 0~5 半整数积分计算。

②化学分析法：采用便携式硫化物监测器（Halimeter 口气测试仪）检测挥发性硫化物（volatile sulfur compounds，VSC）水平。测试前闭口 1 分钟，重复检测 2 次，取其平均值记录，记 VSC 值 $\geqslant$ 110mg/L 为口臭；便携式气相色谱仪（Oral ChromaTM）测定口气中硫化氢（H_2S）、甲基硫醇（CH_3SH）、二甲基硫 [（CH_3）$_2S$] 的质量浓度，单位为 ng/10mL；以高效液相色谱分析，检测唾液中尸胺等产生腐臭的化合物水平。

（4）并发症：

①口腔系统疾病：口腔异味的并发症与其基础疾病相关，如牙菌斑、牙结石、食物嵌塞不仅引起口腔源性异味，还可以导致龋齿、牙龈炎、牙周炎、牙龈脓肿等口腔疾病。

②其他系统疾病：口腔异味经久不治者，其胃炎、胃溃疡、肠炎等病情往往会明显加重，同时长期罹患口腔异味患者更容易产生便秘、痔疮等疾病。

2. 鉴别

（1）口源性口腔异味：口气腐臭，多有早晚不刷牙，饭后不漱口的习惯，可有牙痛、牙垢多、舌苔厚、龋齿、口腔干燥、口腔溃疡等表现。一般通过口腔专科检查，即可发现病灶。

（2）非口源性口腔异味：

①消化道疾病：消化道疾病，如慢性胃炎、消化性溃疡多表现为酸臭，可伴随胃痛、胃胀、反酸、烧心、嗳气等症状；而幽门梗阻、晚期胃癌多表现为臭鸭蛋味，内镜下可见消化道黏膜充血糜烂、消化道溃疡、幽门梗阻、肿瘤等；肝衰竭的患者口气多为肝臭味，血常规、肝功能、凝血功能等有助于诊断。

②耳鼻喉系统：口腔异味的同时，可有鼻塞、流脓涕、扁桃体结石等表现，鼻咽

镜、头部 CT 等可辅助诊断。

③呼吸系统疾病：多为腐败性恶臭，伴咳嗽咳脓血痰，胸片、胸部 CT、支气管镜可发现脓肿、结核或癌性病灶。

④其他系统疾病：肾衰竭多为氨臭味，肾功能、肾小球滤过率可辅助鉴别；酮症酸中毒患者为烂苹果味，血酮体升高；有机磷中毒患者为大蒜臭味，血清胆碱酯酶活性降低。

【治疗】

一、中医治疗

1. 治疗原则

治疗关键是调理脾胃，促其升降如常。口腔异味的病位更侧重于胃，且多实少虚，胃以通为用，以降为顺，故治疗以祛邪为主，辅以通降。根据不同的证候，采取相应的治法：如实证者，应区别热邪、食滞、湿阻、气郁，分别治以清热、消食、化湿、行气治法。虚证则应辨别虚寒和阴虚，分别治以温阳健脾和滋阴清热之法。在此基础上，可适当加入芳香醒脾、化浊辟秽之品，其善入脾胃经，气香悦脾，克于腐气，且可防过用苦寒，降下太过，碍脾气升发而使浊气难降。

总之，治疗口腔异味，应以清热泻火、芳香化湿、健脾化运为宗旨，佐以疏肝理气、消食导滞、行气宽中、清热化痰、补肾助阳等治法。

2. 辨证论治

（1）胃热壅盛证

症状表现：口气热臭难闻，口苦，口干喜冷饮，牙龈肿痛或糜烂或出血，大便秘结，小便黄赤，舌红苔黄，脉数有力。

病机分析：过食肥甘厚味辛热之品，或过用温补，或邪热犯胃，导致胃热壅盛，腐熟水谷太过，糟粕下行不及，浊气结聚胸膈不散，夹热而上蒸于口，故口气热臭难闻、口渴饮冷；火热上行，灼伤脉络，故口舌生疮糜烂、牙龈赤烂肿痛。舌红苔黄，脉数均为胃热壅盛之象。

治疗方法：清泻胃火，养阴生津。

代表方药：清胃散（《脾胃论》）加味。黄连 9g，升麻 12g，当归 6g，生地黄 6g，牡丹皮 9g，芍药 10g，甘草 6g。

随症加减：若口渴饮冷，加石膏、沙参、麦冬、天花粉清热生津；若肠燥便秘，加大黄、番泻叶导热下行。

（2）湿热蕴结证

症状表现：口气臭秽，口中黏腻，口渴不欲饮，脘腹痞满，纳食不佳，大便黏滞不爽，小便色黄，舌红，苔黄腻，脉滑数。

病机分析：湿热之邪蕴结脾胃，或过食肥甘厚腻，脾胃受损，中焦运化水湿失常，致湿浊中阻，郁而化热，腐热之气上行出于口，故口气臭秽、口中黏腻；湿热下注肠道,故大便黏滞不爽;舌红苔黄腻,脉滑数均为湿热蕴结之象。

治疗方法:祛湿清热,健脾和胃。

代表方药:芩连温胆汤(《医宗金鉴》)加减。黄芩20g,黄连6g,陈皮10g,法半夏6g,茯苓30g,枳实6g,竹茹6g,南沙参10g,藿香10g,佩兰10g,甘草3g。

随症加减:若头身困重,加石菖蒲芳香化湿;纳呆少食者,加神曲、谷芽、麦芽消食导滞。

(3)肠胃积热证

症状表现:口气热臭,口干口苦,流涎臭,喜冷饮,脘腹满闷,大便干结难解,甚或便血,小便黄赤,舌红苔黄厚,脉滑数。

病机分析:肠胃积热,气机壅滞,糟粕不降,浊气积热上冲于口,故口气热臭、口干口苦、流涎臭、喜冷饮;热结肠道,津液亏损,灼伤肠络,故脘腹满闷、大便干结难解,甚或便血;舌红苔黄厚,脉滑数均为肠胃积热之象。

治疗方法:泄热通便,养阴生津。

代表方药:脾约丸(《伤寒论》)加味。麻子仁20g,制何首乌20g,杏仁10g,大黄12g,枳实9g,厚朴9g,白芍9g。

随症加减:若痔疮便秘,可加桃仁、当归养血活血,润肠通便;若口渴便干,加生地黄、玄参、麦冬、石斛清热生津;若便血、色鲜红,加地榆、槐花凉血止血。

(4)心脾积热证

症状表现:口气热臭,口渴心烦,面红唇赤,失眠,脘腹痞闷而胀,大便干燥,小便黄,舌红,苔黄,脉数。

病机分析:思则气结,脾气凝滞,气郁化火,心脾感热蕴积于胃,浊气熏蒸上发于口,故口臭;热扰心神,故心烦失眠;气机不畅,不通则痛,故脘腹痞闷而胀;火热伤津,故便干尿黄;舌红,脉数均为心脾积热之象。

治疗方法:清泻心脾,芳香辟秽。

代表方药:泻黄散(《小儿药证直诀》)合五香丸(《备急千金要方》)加减。藿香叶10g,山栀仁9g,石膏15g,防风9g,豆蔻10g,丁香10g,零陵香10g,木香5g,甘草5g。

随症加减:若口干便结,加生地黄、天花粉、玄参、麦冬养阴生津;若胃脘疼痛,加延胡索、蒲公英清胃止痛。

(5)饮食积滞证

症状表现:口气酸腐馊臭,嗳气频作,脘腹胀满拒按,恶心,不思饮食,大便不爽臭如败卵,舌苔厚腻,脉滑。

病机分析:饮食失于节制,积滞中焦,伤脾碍胃,蕴湿生热,腐热之气上行出于口,故口气酸腐馊臭;脾胃运化失司,中焦气滞湿阻,故恶心、脘腹胀满拒按、不思饮食;舌苔厚腻,脉滑均为饮食积滞之象。

治疗方法:消食导滞,行气化积。

代表方药:枳实导滞丸(《内外伤辨惑论》)加减。大黄9g,枳实15g,神曲15g,

茯苓9g，黄连9g，黄芩9g，白术9g，泽泻6g，木香6g，砂仁6g。

随症加减：伴口黏不爽者，加藿香、佩兰芳香醒脾；大便不通者，加芒硝泻下通便；嗜酒者，加葛花、白茅根以解酒毒。

（6）痰热阻肺证

症状表现：口气腥臭，鼻塞流脓涕，或咳吐脓痰，咳喘，面赤身热，口渴咽痛，大便干，尿赤，舌红苔黄腻，脉滑数。

病机分析：外邪袭肺，久郁化热，或素体痰盛，痰热壅肺，热蕴肺络，久蕴成脓，腐臭之气上冲于口，故口气臭秽；痰热壅肺，肺宣降失司，故鼻塞咽痛、流脓涕、咳吐脓痰、咳喘；舌红苔黄腻，脉滑数均为痰热阻肺之象。

治疗方法：清热肃肺，化痰降逆。

代表方药：千金苇茎汤（《备急千金要方》）或加减泻白散（《卫生宝鉴》）。

千金苇茎汤：芦根30g，桃仁10g，冬瓜仁15g，薏苡仁30g。

加减泻白散：桑白皮15g，地骨皮10g，桔梗10g，知母6g，麦冬6g，黄芩6g，五味子10g。

随症加减：若咳喘咳痰者，加麻黄、杏仁止咳平喘；若鼻渊者，加白芷、薄荷、苍耳子、辛夷宣肺通窍。

（7）肝胃不和证

症状表现：口气臭秽，嗳气吞酸，胃脘胀满或疼痛，连及两胁，遇烦恼则痛作或痛甚，善长叹息，舌淡红，苔薄白，脉弦。

病机分析：平素心情郁闷，气郁伤肝，肝气横逆脾胃，脾胃升降失司，浊气上泛，故口气臭秽；肝气郁结，失于疏泄，故平素心情郁闷、善长叹息；胃失升降，故嗳气吞酸；肝气横克犯胃，气机阻滞，不通则痛，故胃脘胀满或疼痛、连及两胁；舌淡苔白，脉弦均为肝胃不和之象。

治疗方法：疏肝理气，和胃降逆。

代表方药：柴胡疏肝散（《医学统旨》）加味。柴胡9g，香附6g，枳壳6g，陈皮9g，川芎6g，白芍6g，旋覆花9g，代赭石3g。

随症加减：泛酸者，加瓦楞子、乌贼骨制酸和胃；嗳气甚者，加竹茹、沉香和胃降气。

（8）寒湿困脾证

症状表现：口气秽臭，口淡不渴或口干喜热饮，纳呆，脘闷欲呕，便溏溲清，身重困倦，四肢不温，舌淡苔白腻，脉濡缓。

病机分析：寒湿内阻于中焦，气机升降受阻，浊气不降反升，故口气秽臭、口淡不渴或口干喜热饮；湿邪蒙困清窍，故身重困倦；脾胃失于运化，故纳呆、脘闷欲呕；湿阻肠道，故便溏不爽；舌淡苔腻，脉濡缓均为寒湿困脾之象。

治疗方法：散寒祛湿，理气调中。

代表方药：平胃散（《简要济众方》）合指迷茯苓丸（《证治准绳》）加减。茯苓12g，苍术12g，桂枝10g，白术15g，枳壳20g，厚朴9g，陈皮6g，甘草6g，生姜6g。

随症加减：若胃脘胀满不舒，加白蔻仁、砂仁、苏梗行气宽中。

（9）胃阴亏耗证

症状表现：口气臭秽，胃脘隐隐灼痛或嘈杂，饥不欲食，咽干口燥，口渴思饮，形体消瘦乏力，大便干，舌红少津，苔少或无，脉细数。

病机分析：嗜食辛辣，胃阴受损，虚火内生，上蒸于口，故口气臭秽、咽干口燥；胃阴亏损，胃失濡养，受纳失职，故胃脘隐隐灼痛或嘈杂、饥不欲食、形体消瘦乏力。舌红少津，脉细数均为胃阴亏耗之象。

治疗方法：养阴益胃，止渴生津。

代表方药：麦门冬汤（《金匮要略》）加味。麦冬20g，人参9g，半夏6g，白芍10g，甘草6g，粳米3g，大枣4枚。

随症加减：若胃脘灼痛，嘈杂吞酸，加海螵蛸、瓦楞子、乌贼骨制酸止痛。若津伤甚者，加沙参、玉竹养阴生津。

（10）肾阴不足证

症状表现：口气臭秽，口干咽燥，夜间尤甚，或牙松齿痛甚或牙龇，腰膝酸软，眩晕耳鸣，盗汗，多梦遗精，舌红少苔，脉细数。

病机分析：病久及肾或年老体弱，肾阴亏损，阴虚火旺，虚火久熏，化肉为腐，腐臭之气内生，故口气臭秽；骨骼失去肾阴濡养，故牙松齿痛甚或牙龇、腰膝酸软；肾为封藏之本，阴虚封藏失司，故盗汗遗精；舌红少苔，脉细数为阴虚之象。

治疗方法：滋阴补肾，益髓填精。

代表方药：左归丸（《景岳全书》）加减。熟地黄20g，山药15g，枸杞10g，山茱萸10g，牛膝6g，鹿角胶10g，龟板胶10g，地骨皮10g。

随症加减：若潮热盗汗者，加知母、黄柏滋阴降火；若大便燥结，加玄参、麦冬、生地黄、火麻仁滋阴通便。

（11）劳郁脾伤证

症状表现：口气臭秽，平素劳倦忧思，食少纳差，倦怠乏力，大便溏薄，舌淡苔薄白，脉弱。

病机分析：劳倦过度，或所愿不遂，思虑过度，耗伤脾气，运化失健，湿浊内生，浊气上升，上出于口，故口气臭秽；脾气失于运化，故纳差食少、大便溏薄；舌淡苔薄白，脉弱均为脾虚之象。

治疗方法：温中健脾，行气化湿。

代表方药：附子理中汤（《太平惠民和剂局方》）加减。炮附子9g，党参20g，干姜9g，白术20g，茯苓20g，甘草6g。

随症加减：若纳呆厌食，加焦三仙、鸡内金消食化积；若下利甚者，加白扁豆、莲子肉、薏苡仁健脾止泻；若腹中冷痛者，加高良姜、香附温中止痛。

（12）肾阳亏虚证

症状表现：口气腐臭，纳呆，形寒肢冷，腰膝冷痛，五更泻，小便清长，夜尿频多，舌淡，苔白，脉沉细。

病机分析：久病及肾，或年老体弱，肾阳失于温煦脾土，导致脾胃腐熟运化水谷功能减退，水谷不化，久积成浊，上泛口腔，故口气腐臭、纳呆、五更泻；阳虚失于温养机体，故形寒肢冷、腰膝冷痛；肾阳亏虚，失于蒸化水液，故夜尿频多、小便清长；苔白，脉沉细均为肾阳虚之象。

治疗方法：温肾健脾，补火助阳。

代表方药：右归丸（《景岳全书》）加减。熟地黄20g，山药15g，山茱萸10g，枸杞10g，鹿角胶10g，杜仲10g，当归10g，肉桂6g，干姜6g。

随症加减：若五更泻者，加补骨脂、肉豆蔻、五味子温肾止泻；腰膝酸软甚者，加胡桃肉补肾助阳。

3. 其他疗法

（1）中成药

①保和丸

药物组成：焦山楂、六神曲、半夏、茯苓、陈皮、连翘、莱菔子、麦芽。

功能主治：消食，导滞，和胃。用于饮食积滞证者。

用法用量：口服，一次3g，一日2次。

②枳实导滞丸

药物组成：枳实、大黄、黄连、黄芩、六神曲、白术、茯苓、泽泻。

功能主治：消积导滞，清利湿热。用于饮食积滞证者。

用法用量：口服，一次6~9g，一日2次。

③柴胡舒肝丸

药物组成：茯苓、枳壳、白芍、甘草、豆蔻、香附、陈皮、桔梗、厚朴、山楂、防风、神曲、柴胡、黄芩、薄荷、紫苏梗、木香、槟榔、三棱、大黄、青皮、当归、半夏、乌药、莪术。

功能主治：疏肝理气，消胀止痛。用于肝胃不和证者。

用法用量：口服，一次1丸，一日2次。

④清气化痰丸

药物组成：黄芩、瓜蒌仁、半夏、陈皮、胆南星、生姜、苦杏仁、枳实、茯苓。

功能主治：清肺化痰。用于痰热阻肺证者。

用法用量：口服，一次6丸，一日3次。

⑤六味地黄丸

药物组成：熟地黄、山茱萸、牡丹皮、山药、茯苓、泽泻。

功能主治：滋阴补肾。用于肾阴不足证者。

用法用量：口服，一次8丸，一日3次。

（2）单方验方

①单方

佩兰：取30g，洗净置锅内煎水500mL，待冷漱口，每日3次。功能化湿，辟秽。用于湿热蕴结型口腔异味者。

石膏：取 10g 研磨成粉，冲入 250mL 开水，搅匀静置，纱布过滤，取清液服用，一日 1 次，3 日为宜。功能清热泻火。用于胃热壅盛型口腔异味者。

②验方

紫苏生石膏汤：紫苏 12g，生石膏 24g，白芷 12g，甘草 9g。水煎服，一日 1 剂。功能化浊清火，辟秽除臭。用于胃热壅盛型口腔异味者。

复方二香散：沉香 5g，丁香 5g，升麻 5g，细辛 5g，藁本 5g。水煎取汁，每日饭后漱口，连用 5~7 日。功能散寒化湿行气。用于寒湿困脾型口腔异味者。

（3）针灸疗法

①体针：取穴劳宫，配以大陵、内庭。饮食停滞者，加中脘、足三里、天枢；湿热蕴结者，加厉兑；痰热阻肺者，加曲池、合谷。脾胃虚弱者，取中脘、气海、合谷、足三里加艾灸；肾阴亏虚者，取穴太溪、三阴交。伴便秘者，加天枢；口渴甚者，加金津、玉液。其中劳宫、内庭、大陵、厉兑、曲池、合谷行捻转泻法，留针 30 分钟，每隔 10 分钟捻 1 次，病情严重者配合劳宫穴点刺出血。中脘、气海、足三里运用针刺补法，留针 30 分钟，留针期间可使用电针治疗仪刺激双侧足三里穴，电针频率 15Hz，疏密波，强度以患者感觉舒适为佳，隔日治疗 1 次，10 次为 1 个疗程。

②耳针：常用穴位有胃、脾、内分泌、交感、神门、三焦、肝、肾上腺等穴。每次取 2~3 穴，强刺激，留针 20~30 分钟，每日或隔日 1 次，一般 7~10 日为 1 个疗程。

（4）药膳疗法

①石膏小米绿豆粥：先用水煎煮石膏粉 30g，去渣取清液，加小米 100g，绿豆 100g 熬成粥，分 2 次服用。用于胃热壅盛型口腔异味者。

②石斛瘦肉粥：石斛 15g，瘦肉 100g。各自洗净切块备用，放入瓦锅内，加适量清水，先武火煮沸，后文火煎 2 小时成粥，加适量食盐，每日服用。用于胃阴亏虚型口腔异味者。

二、西医治疗

1. 治疗原则

针对口腔异味的来源，采取不同的治疗措施。对于不同病因，采取个体化治疗原则。治疗的目的是祛除病因，改善症状。

2. 一般治疗

对非口腔内因素可针对不同的病因进行处理，积极治疗全身疾病或配合精神疗法。对口腔内因素导致的口腔异味，如有未治疗的龋齿、残根、残冠、不良修复体、牙龈炎、牙周炎及口腔黏膜病等，针对病因进行相应的口腔专科治疗。对于不存在口腔疾患的患者，口腔异味的主要来源是口腔卫生不良。保持良好的口腔卫生，减少细菌的数量是防治口腔异味的主要措施。

3. 药物治疗

（1）含漱剂：

①氯己定：又名洗必泰，为广谱抗菌剂。对厌氧菌，革兰阳性和革兰阴性细菌都

有较强的抗菌作用，是目前已知效果最确切的抗菌斑药物。但长期使用，可使牙齿和黏膜着色，含漱后有一过性味觉改变等副作用。

②西吡氯烷：又称西吡氯铵，是一种阳离子季铵化合物，可与细菌细胞壁上带负电荷的基团作用而杀灭细菌。

③三氯羟苯醚：这是一种非离子性的广谱抗菌剂，近年来作为含漱剂或加入牙膏中，具有抑制菌斑形成及抗炎的双重作用。

（2）杀菌治疗：对幽门螺杆菌阳性的患者，目前推荐标准铋剂四联（PPI＋铋剂＋2种抗菌药物）作为主要根除Hp方案，疗程为10日或14日，作为一线治疗，可有效缓解口腔异味。

4. 其他治疗

（1）刷牙：正确有效地刷牙不仅可以防治口腔异味，而且也是保持良好的口腔卫生必不可少的措施。研究表明，晚上刷牙，挥发性硫化物水平降低明显。

（2）刷舌：清理舌背对控制口腔异味是积极有效的。

（3）清洁牙间隙：牙齿邻间隙对挥发性硫化物也有影响，特别是经常食物嵌塞的部位，残存于邻间隙的食物残渣易被细菌分解代谢产生挥发性硫化物。所以使用牙线、牙间刷、牙签等辅助工具也有助于改善口腔异味。

【预防调护】

一、饮食注意

养成良好的饮食习惯，多食蔬菜水果等绿色食物，保持肠道通畅，对食积生热引起的口腔异味有良好的改善作用。忌食辛辣燥热食物，避免胃火上扰所引起的口腔异味。

二、生活注意

养成良好的生活习性，饭后刷牙，若没有条件至少要饭后漱口。掌握正确的刷牙方法，一般时间为2分钟，早晚各1次，牙刷及时更换，牙膏变换使用，培养每日清洁舌苔的好习惯。同时作息规律，保持心情愉悦，减少口腔异味带来的人际交往时产生的心理压力。

【名医经验】

单兆伟

1. 学术观点

（1）病机认识：口腔异味之病机较多，多因外感时邪、情志失调、劳倦过度、久病脾虚或素体虚弱所致的中焦脾胃失司，与脾胃的升降功能失调尤为相关，升清不得，浊气不降，化而为腐臭，上泛于口而致口腔异味。病理因素主要与湿阻、热邪、食滞、气郁、痰饮等相关。

（2）治法心得：治疗本病世医多认为脾胃积热所致，临床上多采用清泻胃火、消食化积之法来治疗口腔异味，正如《血证论·口舌》所言："口臭是食积之火，平胃散加山楂、神曲、麦芽、黄芩、石膏治之。"然本病非全由热所致，也可见思虑过度，中阳不振，升清失常，浊气不降，化为腐臭，正如《景岳全书·口舌》谓："口臭虽由胃火，而亦有非火之异……若无火脉，火证，而臭如馊腐，或如酸蚀，及胃口吞酸、饮食积滞等证，亦犹阴湿留垢之臭，自与热臭者不同，是必思虑不遂及脾弱不能化食者多有之。"若单用清泄、消导之法，其疗效欠佳，因此应圆机活法、辨其病因病机，虚实各得其法，标本兼顾。实证一般多见于胃热壅盛、湿热蕴结、痰湿内阻、食积内停等，其在治疗上多采用清胃散、芩连温胆汤、加减泻白散、枳实导滞丸等加减；而虚证则多见于脾胃虚弱、脾肾不足等，其在治疗上多选用麦门冬汤、六味地黄丸、右归丸等加减。脾气健、清阳升则浊气自降，口腔异味自除矣。

2. 经典医案

王某，男，42 岁。

首诊：2004 年 6 月 19 日。

主诉：口气臭秽 5 年余。

现病史：5 年前因嗜食辛辣后腹泻 1 周，经治腹泻已止，然出现口中异味，医者认为伤食，即予吗丁啉、四磨汤等助消化药物治疗，证未减，渐成口中臭秽，社交时常致尴尬，甚是苦恼。曾多方医治，多以脾胃积热、食滞不运等论治，皆取效甚微。查血常规、血生化等无异常。胃镜：慢性浅表性胃炎，幽门螺杆菌检查阴性。现患者口中臭秽，无热腥味，无口干，时嗳气，腹部痞满，纳谷欠馨，面黄乏华，大便溏薄，形体瘦削，夜寐不实，舌苔薄白微腻，舌质淡红，脉细弱。

临证思路：本案患者因饮食所伤，经久治疗不得其法，致中焦阳虚，阳气不振，清阳不升，浊阴不降之故，标为口臭秽，本为脾虚，故标本兼顾，乃用健脾益气、升清降浊、化滞和胃之法，方选异功散加味。

选方用药：太子参 10g，麸炒白术 10g，仙鹤草 15g，炒薏苡仁 15g，炒扁豆 10g，炒枳壳 10g，首乌藤 15g，茯苓 12g，茯神 12g，陈皮 5g，法半夏 6g，炒防风 5g，炒谷芽 15g，炒麦芽 15g，炙鸡内金 6g，生甘草 5g。7 剂，一日 1 剂，水煎分服。同时予佩兰叶、丁香少许泡水，频频含漱。

用药分析：方中太子参、茯苓、白术、薏苡仁、扁豆、仙鹤草、甘草健脾；陈皮、枳壳和中理气；谷芽、麦芽、鸡内金化滞；茯神、首乌藤养心安神；炒防风升清，清气升则浊气自降；少用法半夏以降浊。复取少许佩兰叶、丁香泡茶，口中含漱以辟秽；佩兰芳香化浊，丁香治口气能走窍除秽浊，用二药芳香化浊之性除口中臭秽。诸药合用，治本为主，故药后患者病证豁然而解。

二诊：2004 年 6 月 27 日。

口气臭秽减轻不明显，然夜寐好转，纳谷稍增。其法初见效果，然口气臭秽减轻不明显，应加强脾胃升降之力，清气升则浊气自降。上方加煨葛根 10g，荷叶 10g。7 剂，一日 1 剂，水煎分服。同时予佩兰叶、丁香少许泡水，频频含漱。

用药分析：在原方基础上，加煨葛根、荷叶，加强升清之力，取中焦脾胃升清降浊之功。

再诊时，患者告之用药后病证豁然而解，疗效甚好。

（冯培民　杨春荣）

参考文献

[1] 李为民，何华. 李鲤教授治疗口中异味经验 [J]. 中医学报，2013，28（2）：199－201.

[2] Ratcliff P A, Johnson P W. The relationship between oral malodor, gingivitis and preiodontitis [J]. Periodontol, 1999, 70（5）：485－489.

[3] Nakano Y, Yoshimura M, Koga T. Correlation between oral malodor and periodontal bacteria [J]. Microbes Infect, 2002, 4（6）：679－683.

[4] Cicek Y, Orbak R, Tezel A, et al. Effect of tongue brushing on oral malodor in adolescent [J]. Pediatr Int, 2003, 45（6）：719－723.

[5] 闫伟，曹建德，高革，等. 胃幽门螺杆菌感染与口腔异味感关系的相关性研究 [J]. 胃肠病学和肝病学杂志，2010，19（4）：4348－4350.

[6] 汪涵暾. 笔花医镜 [M]. 上海：上海科学技术出版社，1995.

[7] 吴明峰，罗峰，赵汉华，等. 746例口腔异味患者病因分析 [J]. 医学研究通讯，2001，30（9）：65.

[8] 周燕，付云. 口臭的病因与治疗 [J]. 中山大学研究生学刊（自然科学、医学版），2006，27（3）：68－73.

[9] 温志欣，吴世卿. 口臭的相关病因与治疗研究 [J]. 临床口腔医学杂志，2010，26（4）：241－243.

[10] 高山. 口臭的病因、诊断及治疗 [J]. 国外医学·口腔医学分册，2001，28（2）：113－115.

[11] 雷蕊，陈晶晶，孙红艳. 基于数据挖掘研究口秽的中医证治相应关系 [J]. 现代中西医结合杂志，2015，24（6）：596－598，608.

[12] 朱博文，郭太品. 基于文献计量学的中医治疗口臭病因、中医证型、证素分布规律研究 [J]. 中医临床研究，2017，9（32）：24－26.

[13] 孙红艳. 口臭中医证治相应关系的研究 [J]. 世界中西医结合杂志，2014，9（2）：126－129.

[14] 陈潮祖. 中医治法与方剂 [M]. 北京：人民卫生出版社，2009.

[15] 吴勉华，王新月. 中医内科学 [M]. 北京：中国中医药出版社，2012.

[16] 张廷模. 临床中药学 [M]. 上海：上海科学技术出版社，2012.

[17] 崔传耀. 茵栀黄口服液治疗口臭82例临床观察 [J]. 中医临床研究，2015，7（28）：114－115.

[18] 冯军安. 清肝利胆口服液治疗口臭的临床疗效观察 [J]. 中医临床研究，2014，6（11）：94－95.

[19] 李远征. 石膏治疗口臭 [J]. 中国民间疗法，2014，22（3）：48.

[20] 王臻. 芦根冰糖煎剂治口臭 [J]. 中国民间疗法，2011，19（2）：24.

[21] 刘彬彬. 治疗口臭验方 [J]. 中国民间疗法，2019，27（1）：10.

[22] 吴文姿，马永梅. 治疗口臭验方 [J]. 中国民间疗法，2012，20（9）：80.

［23］庄淑萍.清除口臭的中药验方［J］.中国民间疗法，2011，19（6）：39.

［24］李震.针刺劳宫穴治疗口臭22例［J］.针灸临床杂志，2009，25（3）：23.

［25］秦静.针刺治疗口臭15例［J］.中国针灸，2004，24（9）：9.

［26］李唯溱，李孟汉，冀健民.针刺治疗口臭32例［J］.上海针灸杂志，2014，33（7）：686.

［27］董延芬，李秋艳，李红雁，等.健脾泻肝法治疗口臭30例［J］.针灸临床杂志，2012，28（8）：13－14.

［28］时乐，李孝次，张梅勇，等.单兆伟治口臭验案1则［J］.中国民间疗法，2019，27（9）：102.

第二节　贲门失弛缓症

【概述】

贲门失弛缓症以吞咽困难、食物反流、胸骨后疼痛、体重减轻、夜间咳嗽和烧心为主要表现，是一种罕见的原发性食管动力障碍性疾病，由于食管下段括约肌持续痉挛/松弛功能受损，导致吞咽后食管体部无蠕动、贲门括约肌弛缓不良、食管蠕动波减少/消失、食管同步收缩。在我国其每年发病率为1/20万～1/10万。目前，本病发病机制尚不明确，通过上消化道造影、电子胃镜检查、食道压力测定等可明确诊断。目前以内镜下气囊扩张术和内镜下环形肌切开术治疗为主，以药物治疗为辅，具有术后并发症较多、术后易复发、经济费用高等特点，因此最有效的治疗方式仍存在争议。

根据临床表现，中医将其归属于"呕吐""吐酸""反胃""噎膈"等病范畴，中西医病名对照将其命名为"食管痹"，指以间歇性进食梗塞、呕吐、吐出乃止为主要表现的内脏痹病类疾病，又名"食痹"。

【病因病机】

一、中医认识

1. 致病因素

（1）饮食不节：饮食过量，暴饮暴食，多食生冷，嗜酒辛辣，过食甘肥及不洁之物，或食物粗糙，导致食积内停而生痰生湿，脾胃运化失常，痰湿壅盛，阻滞气机，则气郁痰阻。

（2）情志失调：恼怒伤肝，肝失条达，气机郁滞，血液运行不畅，瘀血阻滞，横逆犯胃，则肝胃不和，胃气上逆；忧思伤脾，脾伤则气结，水湿失运，滋生痰浊，食停难化，胃失和降。

（3）外邪犯胃：感受风、寒、暑、湿、燥、火六淫邪气；或秽浊之气，侵犯胃腑，胃失和降，气逆上壅；或因食管损伤，瘢痕形成，瘀血阻滞，气机不畅，可见气滞血瘀或痰瘀互阻。

（4）素体虚弱：脾胃素虚或病后体虚，劳倦过度，耗伤中气，脾虚不能盛受水谷，脾虚不能化生精微，食滞上逆；或久病致瘀，胃络瘀阻，又因饮食或情志诱发，形成气滞血瘀、痰瘀互结之证；或年老体衰，精血亏损，气阴渐伤，津气失布，痰气瘀阻中焦，胃失和降。

2. 病机

本病病位在胃和食管，与肝、脾关系密切。基本病机为脏腑失和，气机郁滞。其发病机制为饮食不节，情志不调，忧思易怒，肝郁气结，痰气交阻所致；或因其他因素导致食管损伤等。

二、西医认识

贲门失弛缓症是由于食管肌间神经丛内抑制性神经元缺失引起的，神经元变性的逐步进展，促使该病从高动力型发展为经典型贲门失弛缓症。虽然一些研究试图探索引起该病的触发因素，但肌间神经丛神经节细胞变性这一确切病因仍然难以明确。目前国内外也一直在研究发生上诉病理生理变化的原因，主要集中在 3 个方面：感染、自身免疫、遗传因素。

1. 感染

许多研究表明，病毒因素在贲门失弛缓症的发病机制中呈现出相互矛盾的结果。Boeckxstaens 报道了麻疹病毒和水痘 - 带状疱疹病毒感染与贲门失弛缓症患者之间的关系。Brun 等的报告显示了单纯疱疹病毒 - 1 型感染与贲门失弛缓症患者之间的关系。但是 Villanacci 等对贲门失弛缓症患者肌间神经丛的免疫组织化学研究结果显示不存在 HSV 和人乳头瘤病毒感染。

2. 自身免疫

贲门失弛缓症存在神经炎症，而缺乏感染的确凿证据，因此又被认为是一种自身免疫性疾病。流行病学调查显示，患有贲门失弛缓症的人群中自身免疫性疾病如 1 型糖尿病、甲状腺功能减退、干燥综合征及葡萄膜炎的发病率显著高于一般人群。贲门失弛缓症患者血清中存在自身抗体及该病与主要组织相容性复合物 II 类抗原的联系进一步支持上述假设。另外，Im S K 等对贲门失弛缓症患者血清的蛋白质组学分析支持自身免疫作用。

3. 遗传因素

通过对候选基因的研究，人们发现在贲门失弛缓症发病和一氧化氮合酶、血管活性肠肽受体 1、白介素 -23 受体基因和蛋白酪氨酸磷酸酶非受体型 22 基因的多态性之间存在相关性。

【诊断与鉴别】

一、中医诊断

1. 辨证要点

首辨病性虚实。病之初期，多以实证为主，有情志不调和饮食不节之区别。久病多为正虚邪实，虚中夹实。

其次辨病邪的轻重。脘腹痞闷，恶心呕吐，为食积；由忧思恼怒等引起的，出现吞咽之时梗噎不顺，胸胁胀痛，情志抑郁时加重，属气郁；如吞咽受阻，胸膈痞满，呕吐痰涎，属痰湿，以上为病邪之轻症。若饮食梗阻难下，胸膈疼痛，固定不移，面色晦黯，肌肤甲错等，属血瘀；食入格拒，水饮难进，燥屎内结，皮肤干枯，为热毒伤阴；若水饮不下，面浮足肿，面色㿠白，形寒气短，为脾肾阳虚，以上为病邪重症，甚则病危者。

2. 病机辨识

根据不同的病因，贲门失弛缓症的病机有所不同，如饮食内停、肝胃不和、痰湿结聚、热邪伤阴、寒邪伤中、脾胃虚弱等；根据不同的病程阶段，又可见痰湿中阻、痰瘀阻膈、瘀血内结等不同病机；同时，又可出现不同病因合并夹杂的情况，如痰气阻膈、脾胃虚寒等。

二、西医诊断

1. 诊断

（1）临床表现：无痛性吞咽困难是本病最常见、最早出现的症状，占80%以上。起病多较缓慢，但亦可较急，初起可轻微，仅在餐后有饱胀感。咽下困难多呈间歇性发作，常因情绪波动、激惹、忧虑、惊骇和进食过冷或辛辣等刺激性食物而诱发。病初咽下困难时有时无，时轻时重，后期则转为持续性，出现营养障碍的体征，如消瘦等。

（2）辅助检查：

①食管钡餐 X 线造影：吞钡检查见食管扩张，食管蠕动减弱，食管末端狭窄呈鸟嘴状，狭窄部黏膜光滑是贲门失弛缓症患者的典型表现。Henderson 等将食管扩张分为三级：Ⅰ级（轻度），食管直径小于4cm；Ⅱ级（中度），直径4~6cm；Ⅲ级（重度），直径大于6cm，甚至弯曲呈 S 形。

②食管动力学检测：食管下端括约肌高压区的压力常为正常人的两倍以上，吞咽时下段食管和括约肌压力不下降，中上段食管腔压力亦高于正常。食管蠕动波无规律，振幅小。

③胃镜检查：胃镜检查可排除器质性狭窄或肿瘤。在内镜下贲门失弛缓症表现特点有：大部分患者食管内见残留有中到大量的积食，多呈半流质状态覆盖管壁，且黏膜水肿增厚致使失去正常食管黏膜色泽；食管体部见扩张，并有不同程度扭曲变形；管壁可呈节段性收缩环，似憩室膨出；贲门狭窄程度不等，直至完全闭锁不能通过。应注意的是，有时检查镜身通过贲门感知阻力不甚明显时，易忽视该病。

（3）诊断标准：

①临床症状：间歇性食物停滞、受阻感，非进行性吞咽困难。部分患者进液体食物比固体食物困难，有反食，为刚咽下的食物。可有胸部钝痛及夜间食物反流所致呼吸道症状。

②辅助检查：钡餐检查、食管内窥镜检查、食管压力测定等检查结果均为阳性。满足① + ②或者①和②中的前两项检查，即可诊断。

（4）并发症：

①吸入性呼吸道感染：食管反流物被呼入气管时可引起支气管和肺部感染，尤其在熟睡时更易发生。约1/3患者可出现夜间阵发性呛咳或反复呼吸道感染。

②食管本身的并发症：本病可继发食管炎，食管黏膜糜烂、溃疡和出血，压出型憩室，食管 - 气管瘘，自发性食管破裂和食管癌等。

③并发食管癌或贲门癌：发生率为 0.3% ～15% 。原因可能为食管黏膜长期受到潴留物刺激，发生溃疡、黏膜上皮增生恶变等。

2. 鉴别

（1）心绞痛：多由劳累诱发，而本病则为吞咽所诱发，并有咽下困难，此点可资鉴别。

（2）食管神经官能症（如癔球症）：大多表现为咽至食管部位有异物阻塞感，但进食并无梗噎症状。食管良性狭窄和由胃、胆囊病变所致的反射性食管痉挛，食管仅有轻度扩张。

（3）食管癌和贲门癌：癌性食管狭窄的 X 线特征为局部黏膜破坏和紊乱；狭窄处呈中度扩张，而本病则常致极度扩张。食管癌和贲门癌造成的狭窄是由于癌组织浸润管壁所致，黏膜有破坏，可形成溃疡、肿块等改变；病变多以管壁的一侧为主，狭窄处被动扩张性差，内镜通过阻力较大；狭窄严重者，常无法通过，强力插镜易造成穿孔。

（4）纵隔肿瘤：这是临床胸部常见疾病，包括原发性肿瘤和转移性肿瘤。原发性纵隔肿瘤包括位于纵隔内各种组织结构所产生的肿瘤和囊肿，但不包括从食管、气管、支气管和心脏所产生的良、恶性肿瘤。转移性肿瘤较常见，多数为淋巴结的转移，纵隔淋巴结转移病变多见于原发性肺部恶性肿瘤，如支气管癌。肺部以外者，则原发于食管、乳房和腹部的恶性肿瘤最为常见。X 线、CT 等影像学检查有助于诊断。

（5）原发性与继发性的贲门失弛缓症：贲门失弛缓症有原发和继发之分，后者也被称为假性贲门失弛缓症，指胃癌、食管癌、肺癌、肝癌、胰腺癌、淋巴瘤等恶性肿瘤及美洲锥虫病、淀粉样变、结节病、神经纤维瘤病、嗜酸细胞性胃肠炎、慢性特发性假性肠梗阻等所引起的类似原发性贲门失弛缓症的食管运动异常。假性贲门失弛缓症患者有吞咽困难症状，X 线检查食管体部有扩张，远端括约肌不能松弛，测压和 X 线检查均无蠕动波。这种情况发生在食管接合部的黏膜下层及肠肌丛有浸润性病变存在。最常见的原因是胃癌浸润，其他少见疾病如淋巴瘤、淀粉样变及肝癌亦可发现相似的征象。内镜检查中未经预先扩张，不能将器械从该段通过，因为浸润病变部位僵硬。大多数情况下活检可确诊，有时须探查才能确定诊断。

（6）无蠕动性异常：硬皮病可造成食管下括约肌一段无蠕动，因食管受累常先于皮肤表现，经常造成诊断困难。食管测压发现食管近端基本无受累，而食管体部蠕动波极少，远端括约肌常呈无力，但松弛度正常。无蠕动性功能异常亦可在伴有周围神经病变的疾病中见到，如糖尿病及多发性硬化的患者。

（7）迷走神经切断后的吞咽困难：经胸或腹途径切断迷走神经后，能发生吞咽困难。高选择性迷走神经切断术后，约75%的患者可发生暂时性吞咽困难。大多数情况下，术后6周症状可以逐渐消失。X线及测压检查中，可见到食管远端括约肌不能松弛及无蠕动，但很少需要扩张及外科治疗，根据病史可以鉴别。

（8）老年食管：老年人食管运动功能紊乱是器官退行性病变在食管上的表现。大多数老年人在测压检查中发现食管运动功能不良，原发性及继发性蠕动均有障碍，吞咽后或经常自发无蠕动性收缩。食管下端括约肌松弛次数减少或消失，但食管内静止压不增加。

（9）查加斯病：可以有巨食管，为南美局部流行的克鲁斯锥虫寄生引起的，病史中应有在流行区，或从流行区来的患者，并同时累及全身器官。其临床表现与失弛缓症不易区别。继发于寄生虫感染的病理有肠肌丛退化，在生理学、药物学及治疗反应上与原发性失弛缓症相似。查加斯病除食管病变外，尚有其他内脏的改变。诊断前，必须确定患者曾在南美居住过，用荧光免疫及补体结合试验可确定锥虫病的感染史。

【治疗】

一、中医治疗

1. 治疗原则

针对本病初期，多以实证为主。治法上以行气消痞，调畅气机为基本治疗原则。如饮食内停则加消食导滞之品，痰湿中阻则予除湿化痰之品，肝气犯胃则予疏肝和胃之品。如《杂病源流犀烛·胃病源流》言："惟肝气相乘为尤甚……痛必上支两胁，里急，饮食不下，膈咽不通……宜肝气犯胃方。"徐灵胎在评注《临证指南医案·噎膈反胃》时提到"噎膈之证，必有瘀血、顽痰、逆气阻胃气……其未成者，用消瘀去痰降气之药，或可望其通利。"

针对本病虚证或疾病后期，治法上则根据不同病因补其不足。因其病位在食管，属胃所主。若胃之津亏血伤，失于濡养，则致食管干涩、饮食难下。对于"胃有燥火"，或病后伤及肺胃津液等胃阴不足的证候，叶天士倡导甘平和甘凉滋润为主的濡养胃阴之法。胃阳虚则易感寒而酿生痰湿，血亦凝泣难行，痰浊瘀血结于食管胃脘，便可形成噎膈。叶天士对于"胃阳虚而为噎膈者"，以"通补胃腑，辛热开浊"为主要治法。

2. 辨证论治

（1）饮食内停证

症状表现：脘腹痞闷，吞咽困难，进食尤甚，恶心呕吐；或大便不调，矢气频作。舌苔厚腻，脉滑。

病机分析：饮食不当，食滞胃脘，胃气阻塞，气机不畅，脘腹痞满，吞咽困难，进食尤甚，甚则恶心呕吐；脾胃失和，运化失常，大便不调，矢气频作。

治疗方法：消食和胃，行气消痞。

代表方药：保和丸（《丹溪心法》）加减。山楂10g，清半夏9g，茯苓15g，神曲10g，陈皮12g，连翘10g，莱菔子10g。

随症加减：食积较重，加鸡内金、谷芽、麦芽消食导滞；脘腹胀满，加枳实、厚朴、槟榔行气除满；大便秘结者，加大黄、枳实泻下通便。

（2）肝胃不和证

症状表现：吞咽困难和（或）呕吐间歇发作，胸骨后梗塞、疼痛，急躁易怒，情绪激动时症状加重；或并见胸骨后灼痛，胃脘灼痛，脘腹胀满，嗳气反食，口干口苦。舌红，苔薄黄，脉弦。

病机分析：情志失调，肝气不舒，横逆犯胃，胃失和降，则见吞咽困难和（或）呕吐间歇发作、脘腹胀满、嗳气反食、口苦；肝失条达，气机郁滞，则胸骨后梗塞、疼痛，或并见灼痛。

治疗方法：疏肝和胃，行气止痛。

代表方药：柴胡疏肝散（《景岳全书》）。柴胡12g，陈皮12g，川芎10g，香附12g，炒枳壳15g，白芍15g，炙甘草10g。

随症加减：心烦易怒、舌红苔黄腻者，加龙胆草、黄芩、栀子清热泻火；反酸烧心者，加吴茱萸、黄连抑酸和胃；呕吐频作者，可加紫苏叶、黄连、生姜理气和胃。

（3）痰气阻膈证

症状表现：吞咽梗阻，胸膈痞满，甚则疼痛，进食迟缓；甚则餐后呕吐，胸膈闷痛，嗳气吐涎，声音嘶哑，半夜呛咳。舌苔白腻，脉弦滑。

病机分析：情志不舒，肝失条达，气机郁滞，则吞咽梗阻、胸膈痞满，甚则疼痛；胃气失和，运化失职，痰浊中阻，则嗳气吐涎、半夜呛咳。

治疗方法：祛痰开郁，行气宽膈。

代表方药：四七汤（《太平惠民和剂局方》）加味。半夏10g，茯苓15g，紫苏叶10g，厚朴10g，生姜10g。

随症加减：呃逆频作者，加旋覆花、代赭石降逆止呕；失眠多梦者，加石菖蒲、远志、茯神安神定志；便秘者，加槟榔、莱菔子行气通便；胸膈闷痛，加小陷胸汤宽胸散结；泛吐痰涎甚多者，加陈皮行气消痰；心烦口干、气郁化火者，加山豆根、栀子、金果榄清热泻火。

（4）痰湿中阻证

症状表现：胸脘痞塞，胸膈满闷，头晕目眩，身重困倦，呕恶纳呆，口淡不渴，小便不利，舌苔白厚腻，脉沉滑。

病机分析：湿邪困脾，酿生痰浊，停阻中焦，为胸脘痞塞、满闷不适；升降失常，枢机不利，则头晕目眩、身重困倦、呕恶纳呆。

治疗方法：除湿化痰，理气和中。

代表方药：二陈平胃汤（《观聚方要补》）。陈皮12g，半夏10g，茯苓15g，甘草

10g，苍术 10g，厚朴 10g。

随症加减：痰湿盛而胀满甚者，加枳实、紫苏梗、桔梗行气消痞；气逆不降，嗳气不止者，加旋覆花、代赭石、沉香降逆和胃。

（5）痰瘀阻膈证

症状表现：吞咽梗阻，胸膈刺痛，呕吐痰涎，后背疼痛，胃脘刺痛；烧心反酸，嗳气或反食，面色黧黑。舌质黯红或带青紫，苔薄白腻，脉细涩。

病机分析：痰浊中阻，气机失调，吞咽梗阻，呕吐痰涎，嗳气反食；邪留日久，脉道不通，瘀阻中焦，可见胸膈刺痛、胃脘刺痛、面色黧黑。

治疗方法：行气祛痰，化瘀宽膈。

代表方药：丹参饮（《时方歌括》）合贝母瓜蒌散（《医学心悟》）加减。丹参 20g，檀香 10g，砂仁 10g，浙贝母 10g，瓜蒌 10g，天花粉 10g，茯苓 15g，陈皮 15g，桔梗 10g。

随症加减：胸闷刺痛者，加三七、延胡索行气活血。

（6）瘀血内结证

症状表现：饮食难下，或虽下而复吐出，甚或呕吐物如赤豆汁；胸膈疼痛，固定不移，肌肤枯燥，形体消瘦。舌质紫黯，脉细涩。

病机分析：久病络瘀，瘀血内阻，食管闭塞，则饮食难下、胸膈疼痛、固定不移；通降失司，肌肤失养，形体消瘦。

治疗方法：滋阴养血，破血行瘀。

代表方药：通幽汤（《脾胃论》）。桃仁 10g，红花 10g，生地黄 15g，熟地黄 15g，当归 10g，升麻 10g，炙甘草 10g。

随症加减：胸膈刺痛，肌肤枯燥，加三棱、莪术、急性子活血化瘀；呕吐较甚，痰涎较多，加海蛤粉、法半夏、瓜蒌降气化痰；呕吐物如赤豆汁，加三七粉散瘀止血；服药难下而复吐出，可加山慈菇、石菖蒲辟秽化浊。

（7）津亏热结证

症状表现：食入格拒不下，入而复出，甚则水饮难进；心烦口干，胃脘灼热，大便干结如羊屎，形体消瘦，皮肤干枯，小便短赤。舌质光红，干裂少津，脉细数。

病机分析：热毒伤阴，胃阴亏耗，则胃脘灼热；虚火上逆，则食入格拒、心烦口干；胃失润降，则大便干结、小便短赤；津液不荣，则皮肤干枯。

治疗方法：滋阴养血，润燥生津。

代表方药：沙参麦冬汤（《温病条辨》）。沙参 15g，玉竹 10g，甘草 10g，桑叶 10g，麦冬 15g，扁豆 10g，天花粉 10g。

随症加减：胃火偏盛，加山栀子、黄连清热泻火；肠腑失润，大便干结，坚如羊屎，加火麻仁、全瓜蒌润肠通便；烦渴咽燥，咽食难下，或食入即吐，吐物酸热，加竹叶、石膏、大黄清热坚阴。

（8）脾胃气虚证

症状表现：吞咽困难，胸膈痞满，呕吐食物或痰涎，胃脘隐痛，胃脘胀满；纳少便溏，神疲乏力，少气懒言，形体消瘦。舌淡，苔薄白，脉细弱或沉缓。

病机分析：素体脾胃虚弱，运化失职，则吞咽困难；气虚失运，胃腑气滞则胃脘胀满、胃痞隐痛；中气不足，气血化生乏源，机体失养，则神疲乏力、少气懒言；脾虚不化，传导失司则便溏。

治疗方法：健脾和胃，行气消痞。

代表方药：四君子汤（《寿世保元》）加味。党参15g，炒白术10g，茯苓15g，清半夏9g，陈皮12g，苍术10g，厚朴10g，砂仁6g，乌梅10g，干姜6g，甘草10g。

随症加减：胃脘隐痛，遇寒加重者，加黄芪、桂枝、生姜温中散寒；中气不足，内脏下垂，身体消瘦者，加升麻、黄芪、柴胡升阳举陷；形体消瘦，纳食不消，怠惰嗜卧，肢节痛，加柴胡、黄芪升清阳，消痰湿。

（9）脾胃虚寒证

症状表现：食后脘腹胀满，朝食暮吐，暮食朝吐，宿谷不化，吐后则舒；神疲乏力，面色少华，手足不温，大便溏泄。舌淡，苔白滑，脉细缓无力。

病机分析：脾胃阳虚，胃腑失于温煦，运化无力，则脘腹胀满、朝食暮吐、暮食朝吐、宿谷不化；气血生化乏源，则神疲乏力、面色少华；脾胃阳虚，温煦失职，则手足不温、大便溏泄。

治疗方法：温中健脾，降气和胃。

代表方药：丁香透膈汤（《医学入门》）加味。丁香10g，木香10g，麦芽10g，青皮10g，肉豆蔻6g，白蔻仁6g，沉香10g，藿香10g，陈皮12g，厚朴10g，甘草10g，草果10g，神曲10g，半夏10g，人参10g，茯苓15g，砂仁6g，香附10g，白术20g。

随症加减：胃虚气逆，呕吐甚者，加旋覆花、代赭石降逆和胃；四肢不温，腰膝酸软，加附子、肉桂温阳散寒；呕吐较甚，神疲乏力，面色少华，去丁香、砂仁、白蔻仁，加沙参、麦冬益气滋阴。

3. 其他疗法

（1）外治疗法

推拿拔罐

①三法一罐："三法"指以中指指端着力于穴位，点按天突、膻中、中脘、气海，用拇指指端点按内关、足三里、公孙；以拇指直推任脉和分推左右胁肋部；拇指自上而下逐一点按两侧华佗夹脊穴及膈俞、脾俞、胃俞。"一罐"指仰卧鸠尾、中脘、气海拔罐，再俯卧膈俞、脾俞、胃俞拔罐。

②推法：操作由膻中至鸠尾，按揉上脘、中脘、下脘，加辨证选穴点揉，每穴按揉2分钟，以感到轻微的酸胀为度。

（2）针灸疗法

①体针：针刺双足三里、双内关、膻中、中脘。肝胃不和证，加太冲、期门；痰气阻膈证，加丰隆、内庭、巨阙；痰瘀阻膈证，加气海、公孙、丰隆、膈俞、三阴交、太溪；脾胃气虚证，加下脘、天枢、三阴交；脾胃虚寒证，可行艾条灸或温针灸。

②耳穴：可选用交感、神门、肝、胃、皮质下，每次取2~3穴，强刺激，留针

20~30分钟，每日或隔日1次。

③穴位注射：常用穴位为膈俞和肝俞，注射药物可选用2%利多卡因注射液2mL，维生素B_1注射液100mg，维生素B_{12}注射液500μg，联合电针治疗，隔日1次。

二、西医治疗

1. 治疗原则

因本病的病因及发病机制尚不明确，因此目前的治疗方式以缓解症状为主，通过松弛食管下括约肌以改善食管下段功能性梗阻。

2. 药物治疗

治疗贲门失弛缓症的药物主要作用在于促使下食管括约肌松弛，以硝酸盐类药物和钙通道阻滞剂为常用的药物。

（1）硝酸盐类：硝酸盐类药物的作用，是通过提升平滑肌细胞GMP浓度，使一氧化氮浓度升高，降低食管下段括约肌压力，暂时缓解吞咽困难症状。

（2）钙通道阻滞剂类：钙通道阻滞剂选择性地抑制钙离子通道，降低胞质内的钙离子浓度，降低食管下段括约肌压力，暂时缓解吞咽困难症状。

3. 手术治疗

（1）腹腔镜食管括约肌切开术：尤其适用于重度患者或其他治疗方法无效的患者，常与部分胃底折叠术相结合，以防止胃酸反流。并发症主要是黏膜穿孔，平均发生率为6.9%，大多数术中缝合后好转，仅约0.7%的患者出现临床症状，需转行开放手术。

（2）食管切除术：对于症状严重且其他治疗方式均无效的患者，可能需要切除食管。有超过80%的食管切除术患者症状有所改善，并发症常见为术后吞咽困难，多达50%的患者需要扩张，而手术死亡率则高达5.4%。

4. 其他治疗

（1）内镜下治疗：

①注射肉毒杆菌毒素术：肉毒杆菌毒素是肉毒梭状芽孢杆菌产生的一种神经毒素，能有效地阻止神经末梢释放乙酰胆碱，从而抵消胆碱能神经介导的无抵抗的食管下括约肌收缩。

②气囊扩张术：内镜下球囊扩张治疗的机制是食管下括约肌的部分肌纤维被扩张的球囊撑断，无法再提供收缩力，食管下括约肌压力随之下降。此法不仅短期疗效比较确切，尚具有较高的安全性、较小的创伤性、较简便的操作性以及较低的胃食管反流发生率等优点。

③支架置入术：通过放置到食管贲门狭窄段的特制的金属支架逐渐打开释放出均匀压力，使食管末端括约肌慢性撕裂，食管下括约肌压力下降，从而使吞咽顺畅。由于是缓慢释放压力，相比气囊扩张，患者的耐受性更好。

④食管括约肌切开术：切断食管下括约肌的环形肌，切开的长度远远大于通过测压测得的括约肌长度，经常为5~7cm，最大化降低食管下括约肌的压力，同时保留

相应的防反流机制，是切开食管下括约肌中的重中之重。

（2）硬化剂：油酸乙醇胺是一种能引起炎症反应和纤维化的硬化剂，可引起兴奋性神经元损伤和降低食管下段括约肌压力。少数病例经腹腔注射油酸乙醇胺与肉毒杆菌毒素注射液比较，表现出良好的初步症状反应。

【预防调护】

一、饮食注意

患者应饮食有节，勿暴饮暴食，勿食无定时。饮食宜清淡，忌浓茶、咖啡、巧克力、油炸品、肥甘厚味、辛辣醇酒以及生冷之品。

二、生活注意

注意精神调摄，保持心情愉快，避免忧思恼怒及情绪紧张；注意劳逸结合，适当增加锻炼，避免过度劳累。

【名医经验】

周平安

1. 学术观点

（1）病机认识：贲门失弛缓症Ⅰ型、Ⅱ型是食管下端括约肌过于紧张，类比于中风后的肌肉强直，与风的特征"痉"类似。而Ⅲ型为食管下端括约肌痉挛，与风的特征"动"类似。内风是由脏腑气血阴阳失调引起的，就本病而言，脾胃为气血生化之源，肝为藏血之脏，肝生理功能的发挥依赖脾胃所化生气血的滋养。素体脾胃虚弱或者忧愁思虑、暴饮暴食等损伤脾胃，运化失职，水谷精微不得化生气血，气血亏虚，则肝体不足，肝用失常，而肝主筋，肝阴不足，筋脉失润，土虚木乘，滋生内风，导致筋脉肌肉强直或者痉挛，发为本病。

贲门失弛缓症的病位在脾胃，与肝密切相关，内风是其发病的重要因素。就本病而言，以虚证为多，也可因虚致实、虚实夹杂。阴血不足、肝阳相对偏亢是内风产生的关键；肝体不足，肝用失常，疏泄失职，则气机升降失常，痰浊内生，痰气交阻；风痰日久阻络，血行不畅，瘀血内生。

（2）治法心得：息风解痉为主要治法，且应贯穿治疗始终。对于肝阴不足，虚风内动，风木无制，横乘脾土，筋系挛急者，应治以柔肝益脾、养阴息风、解痉止痛，常用芍药甘草汤加味；肝阳偏亢化风者，治以平肝潜阳息风，常用天麻钩藤饮加减；血虚生风者，治以益气养血、培土息风，常用归脾汤加减。另外，因虚致实而出现风痰阻络者，治以息风化痰通络，可用地龙、全蝎、僵蚕、蜈蚣等搜风通络之品。出现痰气交阻者，可予以旋覆花、代赭石等降逆化痰。

2. 经典医案

某患者，男，15岁。

首诊：2016 年 2 月 3 日。

主诉：进食梗塞感 1 年余。

现病史：当地医院行胃镜检查后诊断为贲门失弛缓症、贲门息肉、慢性胃炎、反流性食管炎。西医常规治疗效果不佳，建议行手术治疗，患者及家属拒绝手术。症见：进食稠厚硬质食物时不易下，需用力下咽，咽之不顺则易呕吐，半流食尚可，形体瘦削，食欲欠佳，二便调，脉沉细，舌红苔白。

临证思路：患者年少体瘦，食欲欠佳，脉沉细，考虑为素体脾胃虚弱，土虚木乘，滋生内风，夹痰阻络，责于贲门，则发为本病。脾虚则不能运化水谷精微，难以敷布四肢则见肌肉瘦削。根据此病机，治以息风化痰降逆之法，以旋覆代赭汤加天麻、钩藤为基本方。

选方用药：赤芍 30g，白芍 30g，甘草 10g，天麻 20g，钩藤 15g，旋覆花 10g，代赭石 30g，姜半夏 10g，党参 10g，竹茹 10g，丁香 5g，麦芽 15g，鸡内金 10g，砂仁 6g，厚朴 6g。14 剂，一日 1 剂，水煎分 3 次温服。

用药分析：天麻、钩藤息风止痉。赤芍、白芍、甘草，即芍药甘草汤可缓急止痉。旋覆花味苦性温，功善降散；代赭石质重而沉降，镇逆气、降痰涎、止呕吐。两者相合，降逆止噎，下气消痰。半夏降胃安冲，与厚朴相合，和胃降逆止呕之力增；竹茹、砂仁行气和胃，降逆止呕；丁香温中散寒，降逆胃气，又可防代赭石寒凉伤胃；党参益气健脾；麦芽、鸡内金健脾消食；赤芍活血化瘀。

二诊：2016 年 3 月 2 日。

药后噎症稍减，反流及反酸，吞咽不畅。脉弦细，舌红苔白。考虑为胃热所致，宜去除性温之丁香，加黄连 6g，焦槟榔 15g，蒲公英 30g。14 剂，一日 1 剂，水煎分 3 次温服。

用药分析：原方基础上去性温之丁香。加黄连、蒲公英以清胃泄热；焦槟榔苦而下气、辛而散滞，与厚朴合用下气散滞，则郁滞自除。

三诊：2016 年 3 月 16 日。

药后吞咽困难仍存在，脉弦细，舌红苔白。患者患病日久，风痰阻络，故吞咽困难症状难消，宜予以大量息风解痉、化痰通络之药。

选方用药：天麻 30g，白芍 30g，甘草 15g，地龙 10g，葛根 20g，僵蚕 10g，蜈蚣（研粉冲服）1 条。14 剂，一日 1 剂，水煎分 3 次温服。

用药分析：天麻增加至 30g，增强息风止痉之力。白芍、甘草，即芍药甘草汤，具有柔肝缓急止痉之功。现代药理研究表明，芍药甘草汤具有松弛痉挛、缓解疼痛的作用。蜈蚣辛温走窜，与地龙、僵蚕配伍加强息风镇痉之效，又可散结通络。现代药理研究表明，此类药物有解除肌肉痉挛、抗凝的作用。葛根升清降浊，斡旋气机，解痉通脉，有"脾升促胃降"之意。

四诊：2016 年 4 月 6 日。

吞咽困难明显减轻，时有呕吐，纳差，脉弦细，舌红苔白。患者服前药吞咽困难症状好转，故减少息风解痉用药，去地龙、僵蚕、蜈蚣，加以散瘀理气通络。治疗上仍以息风解痉、散瘀通络为主。

选方用药：天麻30g，白芍30g，甘草15g，葛根20g，枳实20g，莪术10g，莱菔子15g，姜半夏10g。14剂，一日1剂，水煎分3次温服。

用药分析：以莪术行气散瘀通络，枳实以行气化痰，莱菔子、半夏理气通降。

回顾治疗全程，息风解痉贯穿始终，辨证使用化痰降气与行气化瘀通络之法坚持治疗，疗效显著。

（刘华一 杨阔）

参考文献

[1] 李单青. 贲门失弛缓症临床路径释义 [J]. 中国研究型医院，2018，5（3）：64–68.

[2] 周强，朱春洋，张声生. 贲门失弛缓症的中医认识及治疗 [J]. 中华中医药杂志，2018，33（10）：4451–4453.

[3] 李淑香，曲波，李惠. 贲门失弛缓症发病机制的研究进展 [J]. 世界华人消化杂志，2015，23（8）：1252–1257.

[4] 吴勉华，王新月. 中医内科学 [M]. 北京：中国中医药出版社，2012.

[5] 曹占国，赵宏志. 贲门失弛缓症的治疗现状及进展 [J]. 中国中西医结合外科杂志，2016，22（5）：514–517.

[6] 黄福斌. 食痹与贲门失弛缓症 [J]. 南京中医学院学报，1989（1）：10.

[7] 赵明，方威锋. 三法一罐治疗贲门失弛缓症31例 [J]. 中国针灸，2013，33（4）：315–316.

[8] 王永泉. 推拿针刺治疗食管贲门失弛缓症32例 [J]. 中国中医药信息杂志，2001，8（9）：83.

[9] 陈秀秉. 贲门失弛缓症的诊断和治疗进展 [J]. 广西医科大学学报，2019，36（3）：479–483.

[10] 李国栋，牛洁，曹芳，等. 周平安从内风论治贲门失弛缓症经验 [J]. 中医杂志，2019，60（6）：466–468.

第三节 食管裂孔疝

【概述】

食管裂孔疝是指腹腔内脏器通过膈肌食管裂孔进入胸腔所致的疾病，是膈疝中最常见者。根据流行病学调查，其发病率随年龄的增加而上升，40岁以下人群的发病率低于9%，50岁以上人群的发病率升至38%，老年人高发可能与其裂孔周围组织萎缩和弹性减退有关。西方国家食管裂孔疝的发病率明显高于亚洲国家，而女性的发病率高于男性，男女之比为（1~2）∶3，同时其发病率与肥胖呈正相关。本病可归属于中医"胃脘痛""胃痞""嘈杂""噎证""呕吐"等范畴。

【病因病机】

一、中医认识

1. 致病因素

（1）禀赋不足：生而体弱，禀赋不足，脏腑精气不足以濡养膈肌，膈肌失养而松弛，致使腹腔内脏器突入胸腔而发病。

（2）情志不遂：恼怒伤肝，肝失条达，气机不利，横逆犯胃，逆气动膈；或肝气郁结，气郁化火，灼津成痰，痰火蕴胃；或忧思伤脾，脾失健运，滋生痰浊；或素有痰饮内停，复因恼怒气逆，逆气夹痰浊上逆动膈。

（3）饮食失节：暴饮暴食，或恣食生冷，或过食肥甘厚味，或饮酒无度，而致脾失健运，纳运无力，食滞内停，痰湿中阻，胃失濡养，气机升降失司，腹腔压力增高，久而成疝。

（4）劳倦过度：长期劳倦致使脏腑虚弱，尤以脾胃内伤为甚。脾气受损，运化无力，胃腑失和，胃食管气机升降失衡，肌肉筋膜失养。脾失健运而痰湿内生，阻于中焦，食痰交滞，胃失和降而成疝。

2. 病机

本病病位在食管，属胃气所主，与肝、脾、胃有密切关系。基本病机为肝失疏泄，脾失健运，胃失和降，胃气上逆而犯食管。食管为饮食入脾胃之必经门户，而脾主运化，胃主收纳腐熟水谷，两者互为表里，共主升降。肝主疏泄而调畅脾胃气机，故胃失和降，可累及肝脾；肝脾不和，亦牵涉胃。在病机转变方面可以虚实夹杂，互为转化。如饮食不节，损伤脾胃，脾阳亏虚，健运失职，水湿内停，聚生痰湿，痰湿交阻，则病因虚致实；或肝气郁滞，气郁化火，日久而耗气伤津，则病由实转虚；或患者素食肥甘厚味，脾胃虚弱，又外感寒湿之邪，而成虚实夹杂之证。

二、西医认识

1. 食管裂孔部位结构异常

裂孔周围组织和膈、食管膜弹性组织萎缩，如年龄增长之退行性变所致、慢性疾病所致和先天性横膈角发育不良等导致食管裂孔增宽及周围韧带松弛，无法正常固定食管及贲门而发病。

2. 腹腔内压力升高

腹内压力升高和胃内压力升高，如肥胖、妊娠后期、剧烈呕吐、腹水、腹部巨大肿瘤、剧烈咳嗽、暴饮暴食和频繁呃逆等，使胃的上部易被推入食管裂孔而发病。

3. 其他

各种原因导致的食道瘢痕收缩及食管缩短，如食管溃疡、食管下段肿瘤等，引起食管裂孔疝。另外，如胸腹部严重创伤、手术等，造成食管裂孔松弛而发病。

【诊断与鉴别】

一、中医诊断

1. 辨证要点

本病辨证，当首辨虚实。虚证多属脾胃虚弱，运化失司，不能濡养；实证则为气滞、痰凝、瘀血交结阻滞，胃失和降。症见胸骨下疼痛，刺痛，痛处不移，胸胁胀闷，呕吐痰涎者多实；症见形体消瘦，四肢乏力，神疲纳呆，少气懒言者多虚。病之初期，多以实证为主，久病则以虚证为主，或虚实并重，虚中夹实。

再辨寒热。寒证多为胃痛隐隐，喜温喜按，肢冷倦卧，小便清长，大便溏薄，舌淡苔薄；热证多见胃脘嘈杂，胃痛拒按，口苦口干，小便短黄，大便秘结，舌红苔黄。

2. 病机辨识

本病的基本病机为肝失疏泄，脾失健运，胃失和降，胃气上逆而犯食管。而胸胁胀满、情志抑郁时加重的病机为肝失疏泄，乘脾犯胃，胃失和降。或胃脘嘈杂、口苦口干、食少纳呆、身重困倦的病机为脾虚湿蕴，郁久化热；或外感湿热之邪交阻中焦，中焦气机不畅。或呕吐痰涎、嗳气呃逆、情志不舒后加重的病机为肝气郁结，气郁生痰，痰气交阻，胃失和降，胃气上逆。或形体消瘦、神疲纳呆、形寒肢冷的病机为脾失健运，脾阳不足，胃失温养，寒邪内生。或疼痛拒按、状如针刺、呕血、黑便、神疲纳呆、少气懒言的病机为久病气虚，脾气受损，运血无力，血行瘀阻。

二、西医诊断

1. 诊断

（1）临床表现：约 1/3 患者伴有胃食管反流而引起典型的反流性食管炎，表现为胸骨后、剑突下烧灼感或疼痛。疼痛的轻重程度与疝囊的大小有关，疝囊小者往往疼痛较重，而疝囊大者则很少剧痛。疼痛可因呃逆、嗳气、平卧、弯腰、蹲下、咳嗽、饱食后用力屏气而诱发或加重，站立、半卧位、散步后症状可减轻。还有常见症状如反胃等，有时还可以呕吐出未完全消化的食物。如伴食管糜烂、溃疡和食管旁疝者，还会有吞咽困难，常于进食后有食物阻滞感，部分人可感觉到明显的吞咽疼痛，当进食过快或进食过热、过冷、粗糙食物时更易发作。此外，还可有腹痛、腹胀、反复嗳气、胃食管反流引起的吸入性肺炎，或巨大裂孔疝压迫心肺引起的气急、心悸、咳嗽、发绀等症状。叩诊巨大食管裂孔疝患者的胸部，可出现不规则鼓音区和浊音区。饮水后或被振动时，其胸部可听到肠鸣音和振水音。

（2）辅助检查：

① X 线及上消化道钡餐检查：这是诊断食管裂孔疝的重要手段。不同类型的裂孔疝，其主要 X 线征象也不同。

滑动型裂孔疝：胸透时，在膈上、心脏左后方可见一圆形束状影，直径约 ≥5cm，内可见充盈气体，称为膈上疝囊征。若囊内不含气体，则可见左侧心膈角消失或模糊；吞钡时，可见胃黏膜征象，同时囊内有钡剂充盈；食管下括约肌环表现为疝囊上方一宽约 10cm 的环状收缩。出现裂孔疝时，A 环可呈收缩征象，其构成疝囊的上端，而在正常情况时不显示；膈上疝囊内可见胃黏膜皱襞征象，并经增宽的膈食管裂孔延续至膈下胃底部；食管胃环是滑动型裂孔疝的特征性征象，其形成是食管与胃连接部暂时性收缩而成，表现为疝囊壁上出现深浅不一的对称性切迹。此环的出现，表示食管与胃的连接部移至膈上。正常人，此环位于膈下，钡餐检查时不易显示。此外，还有间接征象如食管胃角变钝、膈食管裂孔增宽2cm、胃食管前庭部呈尖幕状、钡剂反流至膈上。

食管旁疝：食管旁疝发生时，贲门仍然位于膈下，而胃泡影像则一部分进入膈上，位于食管的左前方，在下端形成较大压迹。

混合型裂孔疝：混合型裂孔疝可见以上两种征象。

为了提高检出阳性率，对于临床上高度可疑、但一次检查阴性者，应重复检查，并在胃充盈下连续服用钡剂。应采取特殊体位（如仰卧头低足高位，并增加腹压；俯卧位，上腹部垫高；胃充满后，采取弯腰姿势）等。

②上消化道内镜：胃镜检查可作为常规的诊断方法，但并不能直接观察到裂孔疝。镜下主要表现有：贲门口松弛或扩大；his角变钝；食管腔内有潴留液；食管下段齿状线上移；胃底变浅；膈食管裂孔压迹被充血、潮红或糜烂、溃疡的黏膜覆盖；伴反流性食管炎所见。

③上腹部CT：CT简便可靠，可明确疝的位置及疝入胸腔的器官，故当高度怀疑患者为食管裂孔疝发生器官扭转时，首选CT检查。目前，临床上应用的多层螺旋CT可以直观反映疝囊的形态、大小以及与周围组织的关系，大大提高了食管裂孔疝诊断的敏感性。在CT影像上，食管裂孔疝的直接征象是食管下端后纵隔内发现疝囊，其表现为膈肌脚间距增宽，食管裂孔增大（直径>2cm）和形态异常。此外，还有特异性表现，如胸腔胃黏膜征、束腰征、阳性血管征和电缆线征。而当采用CT增强扫描时，可见胃壁与疝囊囊壁成像均匀一致。

④高分辨率食管测压：食管压力测定，可发现压力双峰，食管下段括约肌上移，测压管经疝囊时压力升高，胃食管连接处压力随疝的滑动而波动。此外，通过食管测压还可排除贲门失弛缓症、食管弥漫性痉挛和硬皮病等。

（3）诊断标准：

①反酸、烧心、与进食有关的胸骨后疼痛等临床表现。

②食管X线及上消化道钡餐检查显示裂孔疝的直接和间接征象。

③内镜检查存在裂孔疝表现。

④CT检查显示疝的位置。

⑤高分辨率食道测压检查。

具备①，并具备②、③、④、⑤中的任意一条，即可确定本病诊断。

（4）并发症：

①反流性食管炎：约1/3的裂孔疝患者，可并发食管炎；50%的食管炎患者，可伴有食管溃疡；已有短食管者，食管炎发生率高达80%；病程长者，可有食管缩短、狭窄。

②上消化道出血：约30%的裂孔疝患者可出现上消化道出血，食管旁疝患者出血的概率更高。出血多由反流性食管炎、食管溃疡或食管癌引起，以及较大疝囊本身的出血。单纯食管炎大多仅为少量出血，极少大出血。

③嵌顿及绞窄：食管旁疝比滑动型裂孔疝更容易发生嵌顿或绞窄，可因其裂孔口压迫胃底或胃扭转等原因引起胃血供障碍，形成嵌顿、绞窄或坏死；严重时，引起胃穿孔和大出血。

④食管癌：较少见，只有 0.5% ~1% 的裂孔疝患者可并发食管癌，其发生可能与 Barrett 食管有关，癌灶常位于鳞状 - 柱状上皮交界处。

⑤贫血：约 15% 的裂孔疝患者，可伴有缺铁性贫血。相较而言，食管旁疝患者的贫血及消化道出血的发生率比滑动型裂孔疝更高。部分患者的贫血与上消化道出血有关。除食管炎易引起出血外，较大疝囊本身也可出血。

⑥其他：裂孔疝与胆囊疾病、十二指肠溃疡并存时，为 Casten 三联征；与胆石症、结肠憩室并存时，为 Saint 三联征。尚不明确上述两种三联征的因果关系，在鉴别诊断时应予以考虑。

2. 鉴别

（1）心绞痛：心电图是鉴别两者的首选检查手段。症状上，伴有反流性食管炎患者的胸痛可放射至左肩和右臂，而含服硝酸甘油亦可缓解。有时两者可同时存在，因为从疝囊发出的迷走神经冲动可反射性地减少冠脉血流，诱发心绞痛，所以在临床分析时应考虑上述可能性。

（2）慢性胃炎：可有上腹不适、腹胀、反酸、胃灼热等症状，鉴别时可依靠内镜及消化道钡餐检查。

（3）消化性溃疡：上腹不适、反酸、胃灼热等症状通常于空腹时发生，与体位变化无关。对于抑酸治疗的效果明显，与裂孔疝治疗后的反应相似，但内镜下可明确诊断。

（4）下食管及贲门癌：多发生于老年人。癌组织浸润食管下段，可破坏食管下段括约肌而引起胃食管反流和吞咽困难，应警惕此病。

（5）胆道疾病：疼痛部位常见于右上腹，还伴有发热、血白细胞增高等炎症表现。伴胆管炎的患者多有黄疸，肝转氨酶增高。体格检查时，右上腹可有局限性压痛；超声及 CT 扫描有助于诊断。

【治疗】

一、中医治疗

1. 治疗原则

食管裂孔疝病位在食管，属胃气所主，与肝、脾、胃有密切关系。病机是肝胃不和，气虚不固。以疏肝和胃或益气固脱、健脾利湿为治疗原则，但脾胃湿热、气郁痰阻、气虚血瘀之证也不少见，且气虚、气滞、血瘀、湿热相互夹杂，寒热虚实并见。依据其临床症状，可分别治以健脾、行气、活血化瘀及清利湿热等。

2. 辨证论治

（1）肝胃不和证

症状表现：烧心，胸骨后或心窝部疼痛，两胁疼痛，胃脘胀满，嗳气反食，嘈杂易饥，情志不适后症状常加重，舌红，苔薄白或腻，脉弦。

病机分析：肝失疏泄，乘脾犯胃，脾失健运，胃失和降。

治疗方法：疏肝理气，和胃降逆。

代表方药：柴胡疏肝散（《医学统旨》）加减。柴胡12g，茯苓9g，川芎9g，乌药9g，枳壳9g，醋香附9g，白芍15g，郁金9g。

随症加减：反酸重者，加煅瓦楞、浙贝母抑酸止痛；嗳气频繁者，加沉香、法半夏理气降逆；胸骨后或剑突下灼痛者，加黄连、延胡索清胃热止痛。

（2）脾胃湿热证

症状表现：烧心反酸，胸骨后或心窝部疼痛，胸胁胀闷，胃脘嘈杂，口苦口干，食少纳呆，身重困倦，小便短黄，舌红苔黄腻，脉滑或数。

病机分析：饮食不节，湿气内生，蕴于脾胃，郁久化热；或外感湿热之邪交阻中焦，中焦气机不畅，脾失健运，胃失和降。

治疗方法：健脾和胃，清利湿热。

代表方药：黄连温胆汤（《六因条辨》）。黄连6g，竹茹12g，法半夏6g，橘红6g，茯苓15g，姜厚朴6g，黄芩6g，枳实6g，炙甘草3g。

随症加减：纳呆少食严重者，加山楂、焦麦芽开胃导滞；嘈杂不舒者，可合用肉桂清肝和胃；便溏者，加藿香、白扁豆化湿和胃；烦呕明显者，加旋覆花清热除烦止呕。

（3）气郁痰阻证

症状表现：烧心反酸，胸骨后或心窝部疼痛，吞咽困难，胸胁胀满，呕吐痰涎，嗳气呃逆，情志不舒后加重，舌红苔白腻，脉弦滑。

病机分析：肝气郁结，气郁生痰，痰气交阻，肝失条达，胃失和降，胃气上逆，故可见呕吐痰涎。

治疗方法：行气化痰，开郁散结。

代表方药：半夏厚朴汤（《金匮要略》）加味。法半夏6g，姜厚朴10g，生姜15g，苏叶6g，茯苓12g，醋香附6g，陈皮6g，佛手6g，旋覆花（包煎）9g，炙甘草3g。

随症加减：嗳气呃逆明显者，加代赭石降逆和胃；若心烦口干者，气郁化火，加天花粉、黄芩清热除烦。

（4）脾胃虚寒证

症状表现：烧心反酸，胃痛隐隐，喜温喜按，四肢乏力，形体消瘦，神疲纳呆，大便溏薄，舌淡苔薄，脉细弱。

病机分析：脾失健运，脾阳不足，胃失温养，寒邪内生。

治疗方法：温中散寒，健脾益胃。

代表方药：黄芪建中汤（《伤寒论》）加味。生黄芪12g，桂枝6g，白芍9g，茯苓15g，麸炒白术12g，太子参12g，醋香附9g，法半夏9g。

随症加减：形寒肢冷者，加干姜、附子温阳散寒；纳呆便溏者，加佩兰、砂仁健脾化浊；便血者，加白及、三七收敛止血。

（5）气虚血瘀证

症状表现：反酸、烧心，胸骨后或心窝部疼痛，状如针刺，痛有定处而拒按，干呕频频，呕血或黑便，神疲纳呆，少气懒言，舌质紫黯或有瘀斑，脉涩。

病机分析：久病气虚，脾气受损，运血无力，血行瘀阻。

治疗方法：益气活血，化瘀止痛。

代表方药：补阳还五汤（《医林改错》）。生黄芪30g，当归6g，赤芍12g，地龙6g，川芎9g，红花9g，桃仁6g。

随症加减：倦怠乏力明显者，加大黄芪用量以健脾益气；疼痛剧烈者，加延胡索、五灵脂活血止痛；呕吐痰涎者，加法半夏、海浮石理气化痰。

3. 其他疗法

（1）中成药

①气滞胃痛冲剂

药物组成：柴胡、延胡索、枳壳、醋香附、白芍、炙甘草。

功能主治：疏肝理气，和胃止痛。用于肝胃不和证。肝郁气滞，胸痞胀满，胃脘疼痛。

用法用量：开水冲服，一日3次，一次1袋。

②胃苏颗粒

药物组成：紫苏梗、醋香附、陈皮、香橼、佛手、枳壳、槟榔、鸡内金。辅料为糊精、蔗糖。

功能主治：理气消胀满，和胃止痛。用于气滞型胃脘痛。症见胃脘胀痛，窜及两胁，得嗳气或矢气则舒，情绪郁怒则加重，胸闷食少，排便不畅。

用法用量：开水冲服，搅拌至全溶。一日3次，一次1袋。15天为1个疗程。

③香砂平胃颗粒

药物组成：麸炒苍术、陈皮、炙甘草、姜厚朴、醋香附、砂仁。辅料为蔗糖。

功能主治：健脾、燥湿。用于胃脘胀痛。

用法用量：开水冲服，一日2次，一次1袋。

④藿香清胃胶囊

药物组成：广藿香、栀子、防风、南山楂、六神曲、炙甘草、石膏。

功能主治：清热化湿，醒脾消滞。用于脾胃伏火引起的消化不良、脘腹胀满、不思饮食、口臭口苦等症。

用法用量：口服，一日3次，一次3粒。

⑤附子理中丸

药物组成：麸炒白术、党参、制附片、干姜、炙甘草。

功能主治：温中健脾。用于脾胃虚寒，脘腹冷痛，呕吐泄泻，手足不温。

用法用量：口服，一日2次，一次1丸。

⑥沉香舒郁片

药物组成：炙甘草、陈皮、柴胡、沉香、砂仁、豆蔻、木香、姜厚朴、枳壳、延胡索、姜黄、醋香附、青皮。

功能主治：舒气开胃，化郁止痛。用于胸腹胀满，胃部疼痛，呕吐酸水，消化不良，食欲不振，郁闷不舒。

用法用量：口服，一日2次，一次4片。

⑦越鞠丸

药物组成：醋香附、川芎、栀子、麸炒苍术、麸炒六神曲。

功能主治：理气解郁，宽中除满。用于脘腹痞闷，腹中胀满，饮食停滞，嗳气吞酸。

用法用量：口服，一日2次，一次1袋。

⑧荜铃胃痛颗粒

药物组成：荜澄茄、醋延胡索、黄连等。

功能主治：行气活血，和胃止痛。用于气滞血瘀所致的胃脘痛。

用法用量：开水冲服，一日3次，一次5g。

（2）单方验方

①单方

白及散：白及15g，制成散剂内服。功能收敛止血，消肿生肌。

炒莱菔子：炒莱菔子3g，泡水后代茶饮。功能宽中下气，健脾消食。

②验方

厚朴温中汤：姜厚朴12g，茯苓12g，陈皮6g，草豆蔻6g，干姜6g，木香6g，炙甘草3g。水煎服，一日2次。功能温中散寒，行气止痛。

升陷汤：生黄芪18g，知母9g，柴胡4.5g，桔梗4.5g，升麻3g。水煎服，一日2次。功能益气升陷。

（3）外治疗法

①推拿：选取膈俞、肝俞、脾俞、胃俞、肾俞、三焦俞、关元俞等穴位，可采用揉法，每穴按揉3分钟，以感到轻微的酸胀为度。也可配合按摩法，拇指指腹推按胸部淋巴腺、上身淋巴腺，揉膈肌。具有健脾和胃，益气降逆作用。

②膏药：取公丁香3g，肉桂1.5g研为细末，用纱布包扎，外敷中脘穴或痛处皮肤，一次2小时。具有温里止痛，降逆和胃作用。

③熏洗：将花椒、干姜、茴香、木香、吴茱萸、肉桂各20g放入电煎药锅中煎20分钟，然后用热药汤行双足中药熏洗，一次30分钟，一日2次，用于脾胃虚寒胃脘痛者。

④足疗：选取足部胃、食管、膈（横膈膜）等反射区，以中度手法刺激各3~5分钟，一日1次，一次30~40分钟，用于反酸烧心者。

（4）针灸疗法

①体针：针刺上脘、关元、中脘、足三里、膈俞、胃俞。肝胃郁热证，加行间、太冲、侠溪、阳陵泉；脾胃湿热证，加阳陵泉、合谷、丰隆、水分；脾胃虚寒证，加神阙、鸠尾，用灸法；气郁痰阻证，加太冲、外关、丰隆、阴陵泉；气虚血瘀证，加

血海、关元、气海、膻中，用灸法。

②耳针：常用穴位有胃区、食管、神门、膈、皮质下等。每次取 2~3 穴，强刺激，留针 15~30 分钟，隔日 1 次。

③穴位注射：常用穴位有胃俞、脾俞、膈俞、梁丘、足三里、中脘等。注射药物可选用维生素 B_6 注射液、盐酸普鲁卡因注射液，隔日 1 次。用于食管裂孔疝所致的胸骨后疼痛者。

（5）药膳疗法

①橄榄煲萝卜：橄榄 250g，萝卜 500g。橄榄及萝卜切小片后一起放入锅内，加清水后煲汤。去渣后喝汤，连用 5~7 日。用于裂孔疝伴反流症状者。

②山药茯苓粳米粥：山药 230g，粳米 100g，茯苓 10g。粳米洗净，将山药、茯苓切小块，加清水 1000mL 熬煮成粥，即可饮服。用于脾胃虚弱证的食管裂孔疝者。

③参芪猪肚汤：猪肚 1 只，黄芪 100g，党参 100g。猪肚洗净，将参芪以纱布包好放入猪肚中，麻绳扎紧，以文火炖煮，熟后去掉药包及猪肚，留汤汁饮用。用于食管炎症者，可恢复食管的生理功能。

二、西医治疗

1. 治疗原则

目的在于减少和防止胃食管反流症状，尽量避免疝囊突入胸腔。对于伴有胃食管反流症状的食管裂孔疝，内科药物治疗旨在控制症状，改善胃肠动力，治愈食管炎。临床上，滑动型食管裂孔疝以内科保守治疗为主，严重者可选择手术治疗。食管旁疝在尚不影响患者生活质量，仅伴有轻度嗳气、反酸等症状时，可采取密切观察的手段；对于严重食管旁疝，考虑极易出现嵌顿、绞窄、窒息等严重并发症的风险时，临床上建议手术治疗。手术方法则是通过加强食管裂孔压力，将胃等疝内容物限制在腹腔内，并恢复食管正常解剖结构和功能以达到治愈的目的。

2. 一般治疗

患者应该少食多餐，控制速度，以高蛋白、低脂饮食为主。避免辛冷、过热及甜酸辛辣等刺激性食物及较难消化的食物等，避免餐后平卧，避免主动及被动吸烟、不饮酒，避免弯腰、呕吐、剧烈活动等增加腹内压的因素；睡眠时头颈部处于高位，卧位时抬高床头；肥胖者应设法减轻体重，有慢性咳嗽、长期便秘者应设法治疗。

3. 药物治疗

食管裂孔疝的对症治疗是控制胃食管反流症状，服用抑酸药减少胃酸的分泌，以减轻因胃液反流导致的食管炎症、糜烂，预防食管溃疡、Barrett 食管及食管癌等相关并发症的发生。

（1）抑酸剂：可以缓解症状，治疗食管炎和溃疡。质子泵抑制剂有奥美拉唑、兰索拉唑、雷贝拉唑等。H_2 受体拮抗剂，如雷尼替丁或法莫替丁等亦可用于食管裂孔疝治疗，但其抑酸效果较弱。

（2）黏膜保护剂：可以保护食管黏膜，常用药物有硫糖铝、氢氧化铝凝胶、枸橼酸铋钾等。

（3）促动力药：症状严重的食管裂孔疝，应合用促胃肠动力药物，增加食管下段括约肌压力，提高食管动力，改善食管蠕动功能，促进胃排空以减少胃内容物反流对食管的刺激。主要作用在于减少胃食管反流，促进胃排空。常用药物有 5 - 羟色胺受体调节剂，如莫沙必利。临床上，促动力药与 H_2 受体拮抗剂或质子泵抑制剂共用时，可取得更好的效果。

4. 手术治疗

经内科保守治疗无效、合并严重并发症、巨大疝引起呼吸循环障碍和考虑恶变的患者，均应考虑手术治疗。手术方式及原则包括胃还纳复位、多余疝囊的切除、胃固定术和胃底折叠术、食管裂孔的有效闭合、提高食管下段括约肌压力术。传统手术方式包括经胸手术和经腹手术两种。

（1）经胸手术：Belsey Mark Ⅳ 胃底折叠术是经胸抗反流的经典手术，该术对短食管型、巨大疝和混合疝的治疗可获得理想效果。其优点是术野的暴露优于经腹切口，并能充分游离食管，将胃食管结合固定在膈肌以下，保持足够长的腹段食管并增加食管下段括约肌压力。缺点是手术创伤大，对患者心肺功能影响大，术后肺栓塞概率增大。其他经胸手术，还包括 CollisNissen 术和 Sweet 术。

（2）经腹手术：典型手术包括 Nissen 手术、短松式 Nissen 手术、Hill 手术、Dor 手术和 Toupet 手术。该术疗效可靠，如短松式 Nissen 术能全胃底包绕食管，人为形成 His 角，增加食管下段括约肌静息压力，有效控制反流等症状，而折叠缝合不超过 2cm，在传统手术中应用较广。因其入路不通过胸腔，对心肺功能影响小，所以术后胸部的并发症少，并可同时处理腹部其他病变。缺点是操作空间小、暴露困难等。

（3）腹腔镜手术：具有创伤小、术后恢复快、并发症少、患者易接受等优势，在修补食管裂孔疝的应用上越来越广，逐渐成为治疗食管裂孔疝的首选术式。手术包括食管裂孔的解剖、疝囊的切除和腹段食管正常生理长度的恢复。所有患者均需进行部分或者完全的胃底成形术，以防治术后的胃食管反流，结合多数病例具有解剖位置及形态不固定的特点，操作较为复杂。研究表明，食管裂孔疝腹腔镜修补术与开放性手术在抗反流效果上并无明显差异，甚至腹腔镜术后并发症、复发率更低。以 70 岁年龄分组对比研究发现，高龄组较低龄组，并未出现更高的复发率和死亡率，可见腹腔镜疝修补术对高龄患者一样有很好的疗效。临床上，腹腔镜食管裂孔疝修补术是减轻食管裂孔疝症状、降低其复发率的安全有效可靠的手术方式。

（4）疝补片的应用：临床上并不常见，因食管裂孔疝应用人工补片修补不同于腹壁疝，食管周围的膈肌处于反复运动状态，补片与食管和胃壁长期作用引起炎症反应、瘢痕形成，甚至消化道的腐蚀，存在较大顾虑。有研究对巨大食管裂孔疝行腹腔镜补片修补术的患者进行长期随访，发现补片应用的并发症发生率极低。而通过对复合补片和生物补片治疗食管裂孔疝的疗效进行对比研究，发现术后两种补片疗效满意，复发率低，相关严重并发症发生率之间无统计学差异。食管裂孔疝的术后复发与修补方式相关，对张力较大或裂孔缺损直径 >5cm 的患者，目前多主张行无张力疝修补。修补食管裂孔疝的补片，主要有复合补片和生物补片两类。前者由非降解材料制成，修补稳固，但补片易造成食管侵蚀；后者在植入 6 个月后，可由重塑的机体胶原组织代替，缺点是易导致术后复发。

【预防调护】

一、饮食注意

饮食上应规律饮食，最好能少食多餐，忌辛冷、过热及甜酸辛辣等刺激性食物，选择细软易消化食物，多吃绿色蔬菜，补充足够的维生素。对于肥胖患者，要控制饮食，平衡营养，尽快减轻体重。

二、生活注意

生活上应注意情志的舒畅，遇事应沉着，切勿过分焦躁。平时要保持大便通畅，减轻腹压，饭后不宜立刻平卧。尤其要注意的是，吸烟会引起食管括约肌的松弛，所以要戒烟，也要避免被动吸烟。

【名医经验】

一、徐景藩

1. 学术观点

（1）病机认识：食管自咽至胃，其具有柔空的生理特点。食管疾患，往往为气机升降失调而引起内邪，抑或是外邪作祟。

（2）治法心得：治疗食管疾患，往往需要调节情志，当以理气调升降为主。在此基础上参以化痰散结，清热或活血化瘀的方药。

2. 经典医案

谈某，男，40 岁。

首诊：1997 年 8 月 4 日。

主诉：上腹心窝部痞胀半年。

现病史：起病半年，常因情志不舒诱发。上腹痞胀，空腹与食后均胀，饮食不减，嗳气频作，恶心欲呕，大便不调，时干时溏。1997 年 4 月 25 日在江苏省人民医院查上消化道钡餐，提示为食道裂孔疝、慢性胃炎。现症：形态偏瘦，苔薄白腻，舌质淡红，脉细弦。腹部平软，上脘轻压痛，肝脾肋下未及。

临证思路：患者以上腹痞胀为主症，疼痛不著，当属"胃痞"范畴。因胃中气滞，和降失司所致。情志不畅，易致肝气郁结，横逆犯胃，胃气不和，故病情可因情志不畅而诱发、加重。治法为疏肝理气，和胃降逆。

选方用药：苏梗 10g，枳壳 10g，陈皮 6g，法半夏 6g，麸炒白术 10g，醋香附

10g, 五灵脂 6g, 黑丑 6g, 炙鸡内金 10g, 石见穿 10g, 佛手 10g, 木蝴蝶 6g, 怀牛膝 10g。共 7 剂, 一日 1 剂, 分 2 次煎服。

用药分析: 方中苏梗、陈皮、半夏、枳壳、佛手疏和胃气。其中苏梗 "梗能主中", 其性平和, 宽胸膈, 和胃气; 配枳壳、陈皮、半夏等增强降逆行气之功。五灵脂、黑丑、香附理气行瘀泻浊, 以防气滞血瘀; 鸡内金、石见穿消食清热散结, 以防食滞热郁; 更配木蝴蝶、牛膝, 一升一降, 升降相须, 鼓舞脾胃气机, 调其升降枢纽。

二诊: 1997 年 9 月 4 日。

胃脘痞胀减轻, 偶有隐痛, 情志不畅则症状加重, 饮食尚可, 嗳气不多, 苔薄白净。1997 年 9 月 1 日于本院复查上消化道钡餐提示胃窦炎, 未见裂孔疝。继以理气和胃定痛法巩固。

选方用药: 白芍 20g, 炙甘草 3g, 延胡索 10g, 徐长卿 10g, 陈香橼 10g, 茯苓 15g, 荜茇 6g。共 14 剂, 一日 1 剂, 分 2 次煎服。

用药分析: 方中以白芍柔肝止痛为君药; 延胡索、徐长卿理气温中止痛为臣药; 香橼和中化痰, 茯苓健脾化湿, 两者共为佐药; 甘草调和诸药为使药。

随访两年未复发, 胃痞胀痛均释。

二、孙光荣

1. 学术观点

(1) 病机认识:《黄帝内经》言 "升降出入, 无器不有", 升降是指气机的升降, 而出入则是气机的散布、纳新。气机的运行以中焦脾胃为枢, 脾主升清, 胃主降浊。升降是对生命活动的调控, 是体内物质生长衰亡的具体运动形式和转化条件, 无时无刻不在进行。升降与出入相互影响, 相互制约, 而气机升降失司, 脾胃运化失常, 为本病病机的根本。

(2) 治法心得: 重视阴阳的对立统一、调和平衡的思想, 重视 "调和阴阳" 在治疗中的作用。他重视五脏相生理论, 善于调和气机升降, 以中焦脾胃为枢, 善以升降法来祛邪扶正以治疗疾病。

2. 经典医案

梁某, 男, 42 岁。

主诉: 吞咽时食管疼痛。

现病史: 吞咽时食管疼痛, 消瘦。内镜下诊为食管溃疡、食管裂孔疝, 已排除肿瘤。舌淡, 苔白, 脉细。

临证思路: 瘀血停胃, 胃失和降。治以化瘀通络, 健脾和胃。

选方用药: 太子参 15g, 生北芪 10g, 紫丹参 7g, 乌贼骨 12g, 西砂仁 (后下) 4g, 鸡内金 6g, 降真香 10g, 广橘络 6g, 延胡索 10g, 三七 6g, 白蔻仁 6g。7 剂, 水煎服。日 1 剂, 早晚分服。

用药分析: 此方以太子参、生北芪、紫丹参益气活血为君药, 乌贼骨、西砂仁 (后下)、鸡内金健脾和胃为臣药, 降真香、广橘络、延胡索行气止痛为佐药, 三七、白蔻仁补引纠和为使药。

经治后，患者疼痛消失，诸症皆释。

（唐艳萍　丁壮壮）

参考文献

［1］林果为，王吉耀，葛均波．实用内科学［M］．北京：人民卫生出版社，2017.

［2］曹柏龙，杨建宇．医道中和：国医大师孙光荣临证心法要诀［M］．北京：中国中医药出版社，2017.

［3］徐景藩．徐景藩脾胃病临证经验集萃［M］．北京：科学出版社，2010.

［4］王世鑫．食管裂孔疝的诊断标准与治疗原则［J］．中国临床医生杂志，1999（7）：23.

［5］于广杰．食管裂孔疝患者的内科治疗［J］．中外健康文摘，2012，9（27）：263－264.

［6］殷士蒙，沈岚，梁君瑶，等．老年人食管裂孔疝的影像学诊断［J］．肿瘤影像学，2004，13（3）：212－213.

［7］程红杰，邱珍国，杨大庆．五磨饮加味治疗滑脱型食管裂孔疝108例临床观察［J］．北京中医药，2009，28（7）：536－538.

［8］肖妙娥．升陷汤加味治疗食管裂孔疝并食管炎治验［J］．云南中医中药杂志，2000（2）：20.

［9］程红杰，高岩．四磨汤口服液加雷尼替丁治疗滑脱型食管裂孔疝的临床观察［J］．中国民康医学，2006，18（24）：969－970.

［10］辛维栋，魏煜程，陈立才．腹腔镜手术治疗食管裂孔疝28例临床疗效分析［J］．中华疝和腹壁外科杂志（电子版），2015，9（5）：17－18.

［11］Dean C，Etienne D，Carpentier B，et al．Hiatal hernias［J］．Surg Radiol Anat，2012，34（4）：291－299.

［12］王春赛尔，谢鹏雁．食管裂孔疝的发病机制及诊断方法［J］．中国医刊，2015，50（1）：26－31.

［13］刘杰民，崔乾清，葛文松，等．中西医结合治疗滑动性食管裂孔疝21例［J］．实用中医内科杂志，2003，17（5）：397－398.

［14］张声生，朱生樑，王宏伟，等．胃食管反流病中医诊疗专家共识意见（2017）［J］．中国中西医结合消化杂志，2017，25（5）：321－326.

［15］李军祥，陈誩，李岩．胃食管反流病中西医结合诊疗共识意见（2017年）［J］．中国中西医结合消化杂志，2018，26（3）：221－226，232.

第四节　胃食管反流病

【概述】

胃食管反流病（gastroesophageal reflux disease，GERD）是指胃、十二指肠内容物反流入食管、口腔和（或）呼吸道，引起不适症状和（或）并发症的一种疾病。本病包括反流性食管炎（reflux esophagitis，RE）、非糜烂性反流病（non－erosive reflux disease，NERD）和Barrett食管（Barrett's esophagus，BE）三种类型。GERD临床症状多样，烧心和反流是其常见的典型症状，其他不典型症状有上腹痛、胃胀、嗳气、恶心等消化不良症状，食管外症状有慢性咳嗽、支气管哮喘、慢性咽炎等，可并发食管狭窄、食管溃疡、上消化道出血，严重影响患者的生活质量。

GERD 由 Winklestein 于 1935 年首次提出，是一种全球性疾病，总体发病率为 8%～33%。其发病率存在地域性差异，欧美国家发病率高，可达 10%～30%。GERD 在亚洲国家的发病率虽远低于欧美国家，但其发病率呈上升趋势。一项 1997 年的流行病学调查显示，GERD 在我国北京和上海的患病率分别为 5.77% 和 1.92%。而近年一项全国性流行病学研究显示，RE 在我国的患病率高达 17.8%。GERD 临床表现多样，具有反复发作的特点，且 GERD 患者常伴有睡眠障碍及焦虑、抑郁等精神心理障碍，严重影响生活质量，并给患者个人和国家造成沉重的经济负担。仅在美国，每年因 GERD 产生相关开销可达 90 亿～100 亿美元。

胃食管反流病尚无固定的中医病名，根据其临床表现归属于"吐酸""吞酸""嘈杂""食管瘅"等范畴。2017 年，在中华中医药学会脾胃病分会发布的《胃食管反流病中医诊疗专家共识意见》中，以"吐酸""食管瘅"共同作为胃食管反流病的中医病名。

【病因病机】

一、中医认识

1. 致病因素

（1）感受外邪：暴受风寒，寒邪犯胃，胃阳被遏，痰湿内生，郁而为酸；或过食生冷，中阳受伤，寒客于脾胃，郁而化酸，上泛口中。

（2）饮食不节：饮食不洁，或过食肥甘厚味醇酒煎炸食物，损伤脾胃，脾失健运，湿热内生，酸水上泛口中，发为吐酸；或进食腐败变质食品，食不消化，积滞于胃中，致胸膈痞塞，胃气不和而上逆。

（3）久病体弱：脾胃为后天之本，素体禀赋不足或劳倦内伤，脾胃受损，中焦失运，谷不消化，酿而为酸，泛溢口中。

2. 病机

胃失和降，胃气上逆，酸水泛溢是本病的基本病机。食管是胃腑受纳饮食之关，胃腑是食管吞咽食糜存留之所。两者相互连接，彼此影响，不可分割，共同完成受纳和气机升降的功能。脾主升，司运化，胃主降，司受纳，脾气宜升，胃气宜降，此为生理之常；脾失健运，胃失和降，则为病理之变。脾胃虚弱，气机运行无力，郁结中焦而失于通降；或土虚木乘，肝气犯胃，以致胃失和降而上逆；或脾失健运，湿热内蕴，酿而为酸。此外，肝主疏泄，调畅气机，有助于脾胃运化，若肝气郁滞，克脾犯胃，则脾胃气机升降失常。情怀不畅，忧思郁怒，郁伤肝胆，肝胆失于疏泄，横逆犯胃，以致胃气上逆；或肝郁化火，火灼胃阴，胃火上炎以致胃失润降。久病则痰浊瘀血互结，阻滞脉络，而致气机紊乱。

二、西医认识

1. 抗反流屏障功能下降

抗反流屏障是指食管和胃交接的解剖结构，包括食管下括约肌（lower esophageal sphincter，LES）、膈肌脚、膈食管韧带、食管与胃底间的锐角（His 角）等。其各部分结构和功能上的缺陷均可造成胃食管反流，其中最主要的是 LES 的功能状态。抗反流屏障的损伤是 GERD 病理生理学上重要的方面。食管裂孔疝大小、食管下端括约肌（LES）压力、食管酸暴露，以及反流发作持续 >5 分钟的次数，均与食管炎的严重程度显著相关。

2. 食管廓清能力降低

正常情况下，食管廓清能力是依靠食管的推动性蠕动、唾液的中和作用、食团的重力和食管黏膜下分泌的碳酸氢盐等多种因素以发挥其对反流物的清除作用，缩短反流物和食管黏膜的接触时间。其中推进性蠕动最为重要，当食管蠕动振幅减弱或消失或出现病理性蠕动时，食管通过蠕动清除反流物的能力下降，同时也延长了反流的有害物质在食管内的停留时间，增加了对黏膜的损伤。

3. 食管黏膜的屏障功能破坏

食管黏膜防御屏障包括：①上皮前因素：黏液层、黏膜表面的 HCO_3^- 浓度。②上皮因素：上皮细胞间连接结构和上皮运输、细胞内缓冲系统、细胞代谢功能等。③上皮后因素：组织的基础酸状态和血液的供应情况。食管黏膜屏障作用下降，在反流性食管炎发病中起着重要作用。反流物中的某些物质使食管黏膜的屏障功能受损，黏膜抵抗力减弱，引起食管黏膜炎症。

4. 食管感觉功能异常

反流物可刺激食管黏膜内的感觉神经，提高其兴奋性，进而引起初级传入神经纤维和脊髓背根神经元兴奋性增强，使食管处于高敏状态。研究发现，GERD 患者存在食管感觉过敏，特别是 NERD 患者食管对球囊扩张感知阈和痛阈降低、酸敏感增加，抗酸治疗后食管对酸的敏感性恢复。

5. 反流物的攻击作用

在食管抗反流防御机制下降的基础上，反流物对食管黏膜的损伤程度与反流物的质和量有关，也与反流物与黏膜接触的时间、部位有关。胃酸和胃蛋白酶是反流物中损害食管黏膜的主要成分。近年对胃食管反流病监测证明存在胆汁反流，其中的非结合胆汁酸和胰酶是主要的攻击因子。

6. 胃、十二指肠功能失常

胃排空功能低下，使胃内容物和压力增加，当胃内容物增高超过食管下括约肌压力时，可诱发 LES 开放。胃容量增加又导致胃扩张，致使贲门食管段缩短，使抗反流屏障功能减低。缓慢的近端胃排空与反流发病次数增加和餐后酸暴露之间显著相关。十二指肠病变时，十二指肠胃反流可增加胃容量，贲门括约肌关闭不全导致十二指肠胃食管反流。

【诊断与鉴别】

一、中医诊断

1. 辨证要点

（1）辨虚实：本病病理因素有虚实两端：属实的病理因素，包括痰、热、湿、郁、气、瘀；属虚者，以脾气亏虚为主。一般而言，本病初起以实为主，湿、痰、食、热互结导致气机升降失调，胃气夹酸上逆；久病火热之邪，耗津伤阴，虚火上逆，因实而致虚。亦有因禀赋不足，素体亏虚，久病迁延，耗伤正气，导致脾胃虚弱，运化失常，浊气内生，气逆、食滞、火郁、痰凝、湿阻、血瘀相兼为病，因虚而致实者。

（2）辨气血：本病初起病在气分，脾胃气郁失其升降，肝郁失其条达，肺郁失其宣肃，大肠气郁失其通导；气郁迁延，由气滞而血瘀，气虚而致瘀；或气郁久而化热，耗伤阴血，津枯血燥而致瘀，气病及血，如叶天士所言"初病在经，久病入络，以经主气，络主血，可知其治气治血之然也。凡气既久阻，血亦应病"。

2. 病机辨识

本病病位在食管和胃，与肝、胆、脾、肺脏腑关系密切。胃失和降，胃气上逆为胃食管反流病的基本病机。肝失疏泄、脾失健运、胃失和降、肺失宣肃，导致胃气上逆，上犯食管，从而形成本病的一系列临床症状。禀赋不足、脾胃虚弱为本病的发病基础。土虚木乘或木郁土壅致木气恣横无制，肝木乘克脾土，胆木逆克胃土，导致肝胃、肝脾或胆胃不和；气郁日久，化火生酸，肝胆邪热犯及脾胃，脾气当升不升，胃气当降不降，肝不随脾升，胆不随胃降，以致胃气夹火热上逆；肝火上炎侮肺，克伐肺金，消灼津液，肺失肃降而咳逆上气，气机不利，痰气郁阻胸膈；病程日久，气病及血，则因虚致瘀或气滞血瘀。因此，首先应辨明发病原因和病机，审因论治。

二、西医诊断

1. 诊断

（1）临床表现：其表现多样，烧心和反流是其典型症状，其他相关症状包括上腹痛、胸痛、嗳气、腹胀、上腹不适、咽部异物感、吞咽痛、吞咽困难等，亦可伴有食管外症状如慢性咳嗽、支气管哮喘、慢性喉炎等。

（2）辅助检查：

①上消化道内镜检查：我国是食管癌的高发国家，且胃镜检查已广泛开展，检查成本低，拟诊患者先行内镜检查。胃镜检查可证实有无 RE 或 BE 的存在。

RE 的分级参照 1994 年美国洛杉矶世界胃肠病大会制订的 LA 分类法。

A 级：食管黏膜有一个或几个黏膜破损，直径小于 5mm。

B 级：一个或几个黏膜破损，直径大于 5mm，但破损间无融合现象。

C 级：超过 2 个皱襞以上的黏膜融合性损伤，但小于 75% 的食管周径。

D 级：黏膜破损相互融合范围累积至少 75% 的食管周径。

BE 的诊断主要根据内镜检查和食管黏膜活检，当内镜检查发现食管远端存在橘红色的柱状上皮化生并得到病理学检查证实时，即可诊断为 BE。

②质子泵抑制剂诊断性试验：对于拟诊患者或怀疑反流相关的食管外症状患者，尤其是内镜检查阴性时，可采用诊断性治疗。采用标准剂量质子泵抑制剂（proton pump inhibitors，PPIs），一日 2 次，疗程 1~2 周。若服药后症状明显改善，则支持为酸相关的 GERD。该方法简便易行，可作为具有典型症状 GERD 的初步诊断方法。

③24 小时食管 pH 及阻抗监测：可明确反流类型，在未使用 PPI 的患者中，可行单纯 pH 监测以明确 GERD 的诊断并指导治疗；对于正在使用 PPI 的患者，则需行食管 pH 阻抗监测以评估症状难以控制的原因。

④食管测压：可反映食管抗反流屏障功能，主要用于食管动力学改变的评估，尤其对于存在吞咽困难症状或食管梗阻的患者。但由于下食管括约肌压力低下以及食管蠕动障碍等动力学异常并非 GERD 的特异性表现，且食管测压尚缺乏标准化评价标准，故食管测压目前主要用于术前评估，而不作为 GERD 的常规诊断手段。

⑤食管钡剂造影：食管钡餐检查可将胃食管影像学和动力学结合起来，以显示有无黏膜病变、狭窄、食管裂孔疝等，并可显示有无钡剂从胃反流至食管，对诊断有互补作用，但因其敏感性较低，对于不存在吞咽困难的患者不推荐常规行食管钡剂造影检查。

⑥胆汁反流监测：监测食管内胆汁含量可得到十二指肠胃食管反流的频率和量。现有的 24 小时胆汁监测仪可得到胆汁反流次数、长时间反流次数、最长反流时间和吸收值 ≥0.14 的总时间及其百分比，从而有助于对 GERD 做出正确的评价。

⑦其他检查：心电图、心肌核素灌注显像等检查，有助于除外心源性疾病引起的胃食管反流样症状。CT 检查有助于除外食管裂孔疝、消化道梗阻等引起的反流症状。

（3）并发症：

①上消化道出血：RE 患者可出现轻度出血及间歇性大便潜血阳性，临床表现可有呕血、黑便以及不同程度的失血性贫血，可通过内镜检查确诊。

②食管狭窄：食管炎反复发作致使纤维组织增生，最终导致瘢痕狭窄。早期吞咽困难为间歇性发作，晚期吞咽困难进行性加重，若进食稍快，可引起反食，甚至进流质也困难，可通过内镜检查确诊。

2. 鉴别

（1）心源性胸痛：由于胃食管反流可引起类似于缺血性胸痛的表现，主要从以下几个方面进行鉴别：

①典型心绞痛位于中下段胸骨后及心前区，而食管源性胸痛为中下段胸骨后及剑突下。

②前者多为压榨样痛、闷痛，后者多为灼痛。

③去除诱因、休息、含服硝酸甘油后，心绞痛可迅速缓解；食管源性胸痛则休息无效，含服硝酸甘油后的缓解时间长（常在 15 分钟以上），服用碱性药物、PPI 药物或站立时疼痛可缓解，弯腰时易诱发。

④心电图有无与胸痛发作同步出现的 S－T 段及 T 波缺血性改变，或行心肌核素灌注显像、运动试验检查，有利于心绞痛的鉴别。心肌酶谱检测及冠状动脉造影，有利于心肌梗死的排除。

⑤强有力的质子泵抑制剂，如奥美拉唑、雷贝拉唑等试验治疗 1～2 周后，若胸痛消失，则为食管源性胸痛。

（2）功能性食管病：罗马Ⅳ将反流高敏感和功能性烧心归属于功能性食管病范畴，两者均有反流相关症状；内镜下无食管黏膜破损或糜烂，但对 PPIs 治疗敏感性不高，单从症状和内镜表现难以与 NERD 区分。24 小时食管 pH 阻抗监测是鉴别 NERD、反流高敏感、功能性烧心的主要方法，NERD 经 24 小时食管 pH 阻抗监测存在病理性反流，反流高敏感和功能性烧心不存在病理性反流。其中症状与反流相关性呈阳性，可诊断为反流高敏感；阴性则诊断为功能性烧心。

（3）食管癌：两者均可出现吞咽困难。GERD 可出现一过性吞咽困难。食管癌常表现为由固体—软食—液体渐进性吞咽困难，进展速度较快；常伴明显体重下降；食管 X 线钡剂造影示食管不规则狭窄及管壁僵硬感，可结合内镜检查及组织病理学检查以明确诊断。

（4）其他病因引起的食管炎症：其他病因引起的食管炎主要包括感染性食管炎、药物性食管炎及嗜酸粒细胞性食管炎等。RE 主要累及远段食管；感染性食管炎常在食管中、近段，病变弥漫，确诊需病原学证据；药物性食管炎常在近段食管尤其在主动脉弓水平有单个溃疡，患者常有服用四环素、氯化钾或奎尼丁病史；嗜酸粒细胞性食管炎是以食管壁全层嗜酸粒细胞浸润为特征的慢性免疫性炎性疾病，以吞咽困难、食物梗阻和烧心为主要临床表现。组织病理学检查为其诊断的金标准：1 个高倍视野下（×400 倍），食管黏膜上皮内嗜酸粒细胞数超过 20 个即可诊断。

（5）食管动力障碍性疾病：食管动力障碍，如贲门失弛缓症亦可引起吞咽困难、胸痛等症状，需与 GERD 相鉴别。贲门失弛缓症为慢性病程，间歇发作，并趋于频繁，情绪紧张时加重，固体及液体食物通过皆困难，频繁反食，食管 X 线钡剂造影显示食管体变宽，缺乏正常食管蠕动及食管下括约肌特征性狭窄（鼠尾征或鸟嘴征），食管测压显示 LES 基础压增高，以上有别于 GERD。

【治疗】

一、中医治疗

1. 治疗原则

胃失和降，胃气上逆为胃食管反流病的基本病机。胃腑"生理上以降为顺，病理上因滞为病"，故恢复胃"以降为顺、以通为用"的生理特点是本病重要治疗原则。

"通降"不等于一味降气、破气或过度泻下，其临床应用具有多个层次，清代高士宗《医学正传》云："通之之法，各有不同。调气以和血，调血以和气，通也；上逆者使之下行，中结者使之旁达，亦通也；虚者助之使通，寒者温之使通，无非通之之法。"脾胃病辨证"新八纲"是落实通降之法的具体抓手，从"脏腑、虚实、气血、寒热"多角度、全方位对脾胃病的病机特点和治疗进行综合考量。首先明辨病位层次，根据脏腑定位不同，分别采用单纯治胃法、脾胃合治法和从他脏他腑调治脾胃法，根据虚实之偏颇确立疏肝理气和胃降逆、化湿清热和胃降逆、消食化滞和胃降逆、理气化痰和胃降逆、益气养阴和胃降逆等法，同时灵活运用平调寒热和调气活血法，以复食管之能。

2. 辨证论治

（1）肝胃郁热证

症状表现：烧心，反酸，胸骨后灼痛，胃脘灼痛，脘腹胀满，嗳气或反食，易怒，易饥，舌红，苔黄，脉弦数。

病机分析：肝郁化火，横逆犯胃，胃失和降，浊气上泛，故见反酸反食、烧心、嗳气；肝胃气滞，故脘腹胀满；肝火上炎则易怒；胃火炽盛则胃脘灼痛、易饥；舌红苔黄，脉象弦数乃肝胃郁热之象。

治疗方法：疏肝泄热，和胃降逆。

代表方药：柴胡疏肝散（《医学统旨》）合左金丸（《丹溪心法》）加减。柴胡9g，香附6g，枳壳9g，芍药12g，黄连6g，吴茱萸1g，甘草6g。

随症加减：泛酸多者，加煅瓦楞、乌贼骨、浙贝母和胃制酸；烧心重者，加珍珠母、玉竹清热和中。

（2）胆热犯胃证

症状表现：烧心，口苦咽干，胁肋胀痛，胸背痛，反酸，嗳气或反食，心烦失眠，易饥，舌红，苔黄腻，脉弦滑。

病机分析：胆火炽盛，胆邪犯胃，胃失和降，故反酸、反食、嗳气；胃有郁热，故烧心、易饥；肝脉布两胁，胆郁化热，邪热内扰，故胁肋胀痛、口苦咽干、心烦失眠；舌红，苔黄腻，脉弦滑均为胆热犯胃之象。

治疗方法：清化胆热，降气和胃。

代表方药：小柴胡汤（《伤寒论》）合温胆汤（《三因极一病证方论》）加减。柴胡9g，黄芩9g，党参10g，半夏9g，竹茹9g，枳实6g，陈皮9g，茯苓12g。

随症加减：口苦呕恶重者，加焦山栀、香附、龙胆草清热和胃；津伤口干甚者，加沙参、麦冬、石斛养阴生津。

（3）气郁痰阻证

症状表现：咽喉不适如有痰梗，胸膺不适，嗳气或反流，吞咽困难，声音嘶哑，半夜呛咳，舌苔白腻，脉弦滑。

病机分析：肝气郁滞，疏泄失司，气机不畅，化生痰浊，痰气交结，胃气上逆，故反流、嗳气；痰气循经上逆，郁结于咽部，故咽喉不适、吞咽困难、声音嘶哑；肝火上炎侮肺，肺失肃降，故半夜呛咳；痰气郁阻胸膈，故胸膺不适；舌苔白腻，脉弦滑均为气郁痰阻之象。

治疗方法：开郁化痰，降气和胃。

代表方药：半夏厚朴汤（《金匮要略》）加减。半夏9g，厚朴9g，茯苓12g，生姜6g，苏叶9g。

随症加减：咽喉不适明显者，加苏梗、玉蝴蝶、连翘、浙贝母化痰疏郁；痰气交阻明显，酌加苏子、白芥子、莱菔子降气化痰。

（4）瘀血阻络证

症状表现：胸骨后灼痛或刺痛，后背痛，呕血或黑便，烧心，反酸，嗳气或反食，胃脘刺痛，舌质紫黯或有瘀斑，脉涩。

病机分析：气病日久及血，瘀血阻滞脉络，气机升降紊乱，不通则痛，故胸骨后灼痛或刺痛、后背痛、胃脘刺痛；胃气上逆，故反酸反食；血络受损，故呕血或黑便；舌质紫黯或有瘀斑，脉涩均为瘀血阻络之象。

治疗方法：活血化瘀，行气止痛。

代表方药：血府逐瘀汤（《医林改错》）加减。桃仁9g，当归12g，生地黄12g，川芎9g，赤芍9g，柴胡9g，枳壳9g，甘草6g。

随症加减：胸痛明显者，加制没药、三七粉、全瓜蒌活血宽胸；五心烦热者，加牡丹皮、郁金清热除烦。

（5）中虚气逆证

症状表现：反酸或泛吐清水，嗳气或反流，胃脘隐痛，胃痞胀满，食欲不振，神疲乏力，大便溏薄，舌淡，苔薄，脉细弱。

病机分析：素体虚弱或久病损伤脾胃，脾胃虚弱，胃失和降而上逆，故反酸或泛吐清水、嗳气；气机阻滞，不通则痛，故胃脘隐痛、胃痞胀满；脾胃气虚，运化失常，故食欲不振、大便溏薄；气血生化乏源，机体失养，故神疲乏力；舌淡，苔薄，脉细弱均为中虚气逆之象。

治疗方法：疏肝理气，健脾和胃。

代表方药：旋覆代赭汤（《伤寒论》）合六君子汤（《医学正传》）加减。旋覆花9g，代赭石15g，党参15g，半夏9g，陈皮9g，白术12g，茯苓12g，甘草6g。

随症加减：嗳气频者，加砂仁、豆蔻理气化痰；大便溏薄甚者，加薏苡仁、山药健脾止泻。

（6）脾虚湿热证

症状表现：餐后反酸，饱胀，胃脘灼痛，胸闷不舒，不欲饮食，身倦乏力，大便溏泄，舌淡或红，苔薄黄腻，脉细滑数。

病机分析：饮食、劳倦伤脾，或肝郁犯脾，致脾失健运，化生痰湿，郁而化热，酸水上泛，故反酸；脾胃气虚，运化失常，故不欲饮食、身倦乏力、大便溏泄；胃中郁热，故胃脘灼痛；舌淡或红，苔薄黄腻，脉细滑数均为脾虚湿热之象。

治疗方法：清化湿热，健脾和胃。

代表方药：黄连汤（《圣济总录》）加味。黄连 3g，干姜 6g，桂枝 6g，党参 15g，半夏 9g，乌梅 9g，甘草 6g，艾叶 6g。

随症加减：大便溏泄严重者，加木香、黄芩清热理气；胃脘灼痛甚者，加吴茱萸、煅瓦楞、乌贼骨清胃制酸。

3. 其他疗法

（1）中成药

①胃苏颗粒

药物组成：紫苏梗、香附、陈皮、香橼、佛手、枳壳、槟榔、鸡内金（制）。

功能主治：理气消胀，和胃止痛。主治肝胃气滞引起的泛吐酸水，胃脘胀痛，窜及两胁，情绪郁怒则加重。

用法用量：一次 1 袋，一日 3 次。

②舒肝和胃丸

药物组成：香附、白芍、佛手、木香、郁金、白术（炒）、陈皮、柴胡、藿香、甘草、莱菔子、槟榔、乌药等。

功能主治：疏肝解郁，和胃止痛。用于肝胃不和引起的胃脘胀痛，胸胁满闷，呕吐吞酸，腹胀便秘。

用法用量：口服，一次 9g，一日 2 次。

③健胃愈疡片

药物组成：柴胡、党参、白芍、延胡索、白及、珍珠层粉、青黛、甘草。

功能主治：疏肝健脾，生肌止痛。用于肝胃不和所致的脘腹胀痛，嗳气吞酸，烦躁不适。

用法用量：口服，一次 4~5 片，一日 4 次。

④加味左金丸

药物组成：姜黄连、制吴茱萸、黄芩、柴胡、木香、醋香附、郁金、白芍、醋青皮、麸炒枳壳、陈皮、醋延胡索、当归、甘草。

功能主治：平肝降逆，疏郁止痛。用于肝郁化火，肝胃不和引起的胸脘痞闷、急躁易怒、嗳气吞酸、胃痛少食。

用法用量：一次 6g，一日 2 次。

⑤胃逆康胶囊

药物组成：柴胡（醋）、白芍、枳实、黄连、川楝子、半夏（制）、陈皮、吴茱萸、莪术、瓦楞子（煅）、蒲公英、甘草。

功能主治：疏肝泄热，和胃降逆，制酸止痛。用于肝胃郁热证引起的胸脘胁痛，嗳气呃逆，吐酸嘈杂，脘胀纳呆，口干口苦。

用法用量：饭前口服，一次 1.6g，一日 3 次。

⑥胆胃康胶囊

药物组成：青叶胆、滇黄芩、枳壳、滇柴胡、白芍、泽泻、茯苓、茵陈、淡竹叶、灯心草。

功能主治：疏肝利胆，清利湿热。用于肝胆湿热所致的胁痛、黄疸以及胆汁反流性胃炎、胆囊炎见上述症状者。

用法用量：一次1~2粒，一日3次。

⑦越鞠丸

药物组成：苍术、香附、川芎、神曲、栀子等。

功能主治：理气解郁，宽中除满。用于胸脘痞闷，腹中胀满，饮食停滞，嗳气吞酸。

用法用量：口服，一次6~9g，一日2次。

⑧木香顺气丸

药物组成：木香、砂仁、醋香附、槟榔、甘草、陈皮、厚朴、枳壳（炒）、苍术（炒）、青皮（炒）、生姜。

功能主治：行气化湿，健脾和胃。用于湿浊中阻，脾胃不和所致的胸膈痞闷、脘腹胀痛、呕吐恶心、嗳气纳呆。

用法用量：一次6~9g，一日2~3次。

⑨胃康胶囊

药物组成：白及、海螵蛸、黄芪、三七、白芍、香附、乳香、没药、鸡内金、百草霜、鸡蛋壳（炒焦）。

功能主治：行气健胃，化瘀止血，制酸止痛。用于气滞血瘀所致的胃脘疼痛、痛处固定、吞酸嘈杂以及胃及十二指肠溃疡、慢性胃炎见上述症状者。

用法用量：一次2~4粒，一日3次。

⑩胃力康颗粒

药物组成：柴胡、赤芍、枳壳、木香、丹参、延胡索、莪术、黄连、吴茱萸、大黄、党参、甘草。

功能主治：行气活血，泄热和胃。用于气滞血瘀兼肝胃郁热证。症见胃脘疼痛，胀闷，灼热，嗳气，泛酸，烦躁易怒，口干口苦。

用法用量：一次10g，一日3次。

⑪枳术丸

药物组成：枳实、白术。

功能主治：健脾消食，行气化湿。用于中虚气逆证。

用法用量：口服，一次6g，一日2次。

⑫甘海胃康胶囊

药物组成：白术、甘草、海螵蛸、绞股蓝总苷、黄柏、枳实、延胡索、沙棘。

功能主治：健脾和胃，收敛止痛。用于脾虚气滞所致的胃及十二指肠溃疡、慢性胃炎、反流性食管炎。

用法用量：一次6粒，一日3次。

（2）单方验方

①单方

珍珠粉：一日6g，分4次口服。用于反流性食管炎反酸烧心者。

②验方

验方一：锡类散 0.3g，生肌散 1.5g，早晚各 1 次。用于反流性食管炎食管黏膜糜烂者。

验方二：海螵蛸 85g，浙贝母 15g，煅瓦楞子 85g，甘草 50g。共研细末，一次 3 ~ 6g，一日 3 次，餐前服用。用于胃食管反流病反酸烧心较著者。

（3）外治疗法

①推拿：

方法一：常用穴位有脾俞、胃俞、三焦俞、气海、关元、中脘，手法采用推、揉、振、点、按等。具有增强胃蠕动，促进胃排空的作用。

方法二：选取足部胃、膈（横膈膜）、十二指肠、腹腔神经丛、肾、输尿管、膀胱等反射区，以中度手法刺激以上反射区各 3 ~ 5 分钟，每日按摩 1 次，每次 20 ~ 30 分钟，用于胃酸过多者。

②膏药：将丁香、柿蒂、川黄连、吴茱萸、延胡索、姜半夏、枳实按 1：1：1：1.5：2：2：2 比例配制，加入醋、氮酮促渗剂调和成糊状，制成直径为 1cm，厚度为 0.2 ~ 0.5cm 大小药饼，敷贴于脾俞、胃俞、肝俞、胆俞、足三里、中脘、内关、神阙等穴位，每次敷贴时间 4 ~ 6 小时，每日 1 次。

③熏洗：止酸足浴方。取高良姜、制香附、瓦楞子、乌贼骨、广木香各 15g，加清水 1000mL，煎数沸后，将药液倒入盆内，待温浸泡双足 30 分钟，一日 1 ~ 2 次，用于胃酸过多者。

（4）针灸疗法

①体针：针灸治疗或针药联合治疗，是胃食管反流病的重要治疗手段。常用穴位有内关、足三里、上脘、中脘、膻中。肝胃不和者，加太冲、行间；肝胃郁热者，加太冲、侠溪；气郁痰阻者，加丰隆、期门；寒热错杂者，加气海、关元；气滞血瘀者，加梁丘、血海；胃阴亏虚者，加三阴交、太溪。虚证用补法，实证用泻法，寒者加灸。现代研究表明，针刺可促进消化道黏膜血流量，加快黏膜的修复，同时可调节幽门括约肌功能，防止十二指肠内容物的反流。

②耳针：主穴取食管、贲门、皮质下、交感；配穴取神门、枕、肝、胃。每次取 2 ~ 3 穴，强刺激，留针 20 ~ 30 分钟，每日或隔日 1 次。

③穴位注射：作为胃食管反流病的一种辅助疗法，一方面可发挥药物本身对疾病的治疗作用，另一方面通过针刺和药液对穴位的刺激作用以调整胃肠功能。常用穴位有内关、足三里、合谷，注射药物可选用甲氧氯普胺、维生素 B_6 及维生素 B_{12} 注射液等，隔日 1 次。

（5）药膳疗法

代代花萝卜汤：将白萝卜 300g 洗净切片，鲜代代花 5g 取花瓣洗净，木耳 20g 洗净。锅置火上，加少许植物油，放入白萝卜煸炒，加入鲜汤、木耳，大火煮沸，改中火煨 20 分钟，使萝卜片酥烂，加入葱花、盐、味精、代代花瓣，搅拌均匀，稍煮片刻即成。用于胃食管反流病属肝郁气滞者，对呕吐、胸闷者尤为适宜。

二、西医治疗

1. 治疗原则

胃食管反流病的治疗目标定位于缓解临床症状，内镜下食管黏膜组织的修复，减少复发和并发症的发生，提高生活质量。

2. 一般治疗

生活方式的改变应作为 GERD 的基本治疗措施。抬高床头可在睡眠时利用重力作用加强酸清除能力，减少卧位和夜间反流。一般可将床头抬高 15～20cm，以患者感觉舒适为度。可与生活调摄进行合并，尽量减少应用降低 LES 压力及影响胃排空的药物，如抗胆碱能药、三环类抗抑郁药、硝酸甘油制剂、钙通道阻滞剂、茶碱、β_2-肾上腺素能受体激动剂等。

3. 药物治疗

（1）质子泵抑制：PPI 是控制症状和治疗食管炎最有效的药物，可通过非竞争性不可逆的对抗作用，抑制壁细胞表面的 H^+-K^+-ATP 酶以抑制胃酸分泌，对食管炎愈合率、愈合速度和反流症状的缓解率均优于 H_2 受体拮抗剂，是治疗 GERD 的首选药物，其治疗 RE 4 周和 8 周时的内镜下黏膜愈合率分别为 80%～90%。我国胃食管反流病共识意见推荐 PPI 采用标准剂量，疗程 8 周。单剂量 PPI 治疗无效，可改用双倍剂量或尝试换用另一种 PPI。使用双倍剂量时，应分两次并分别在早餐前和晚餐前服用。对于严重的食管炎（LA-C、LA-D 级）患者，目前主张 PPI 长期维持治疗。虽然仅有 60% NERD 患者经 8 周治疗后可获得症状完全缓解，但在改善症状方面的疗效仍优于 H_2 受体拮抗剂和促动力药。NERD 初始治疗的疗程尚未确定，但研究表明，其疗程应大于 4 周。NERD 和轻度食管炎（LA-A、LA-B 级）患者可采用按需治疗和间歇治疗，PPI 为首选药物。GERD 的食管外症状，如反流性咽喉炎等，应用 PPI 治疗对大部分患者也有一定疗效。目前临床上常用的 PPI 有奥美拉唑、艾司奥美拉唑、雷贝拉唑、兰索拉唑和泮托拉唑等。

（2）H_2 受体阻滞剂（H_2 receptor antagonist，H_2 RA）：H_2 RA 是目前临床治疗 GERD 的常用药物，可与组胺竞争胃壁细胞上 H_2 受体并与之结合，抑制组胺刺激壁细胞的泌酸作用，减少胃酸分泌，从而减低反流物对食管黏膜的损害，可缓解症状并促进食管黏膜的愈合。我国胃食管反流病共识意见指出，H_2 RA 仅适用于轻至中度 GERD 的治疗，其治疗 RE 的黏膜愈合率为 50%～60%，烧心症状缓解率为 50%。临床试验提示，H_2 RA 缓解轻至中度 GERD 症状的疗效优于安慰剂，但症状缓解时间较短；且 4～6 周后，大部分患者出现药物耐受，长期疗效不佳。临床上常用的 H_2 RA 有西咪替丁、雷尼替丁、法莫替丁等。

（3）促动力药：我国胃食管反流病共识意见认为，促动力药可作为抑酸药物治疗的辅助用药。GERD 是一种动力障碍性疾病，常存在食管、胃运动功能异常，H_2 RA 及 PPI 治疗无效时，可应用促动力药。促动力药治疗 GERD 的疗效与 H_2 RA 相似，但对于伴随腹胀、嗳气等动力障碍症状者，效果明显优于抑酸剂。常用的促动力药有多潘立酮、莫沙必利、伊托必利等。

（4）黏膜保护药：黏膜保护药作为一种局部作用制剂，能通过黏附于食管表面，提供物理屏障抵御反流的胃内容物，对胃酸有温和的缓冲作用，但不影响胃酸或胃蛋白酶的分泌。硫糖铝每次 1g，每日 4 次服用，对 GERD 症状的控制和食管炎的愈合与标准剂量的 H_2RA 疗效相似。铝碳酸镁能结合反流的胆酸，减少其对黏膜的损伤，并能作为物理屏障黏附于黏膜表面。

4. 手术治疗

（1）手术指征：严格内科治疗无效；虽经内科治疗有效，但患者不能忍受长期服药；经扩张治疗后，仍反复发作的食管狭窄，特别是年轻人；确诊由反流引起的严重呼吸道疾病。

（2）手术方式：

①腹腔镜手术治疗：外科抗反流手术，可加强食管－胃交界抗反流屏障。腹腔镜下胃底折叠术是一种可选的较为成熟的治疗方法，可治愈胃食管动力学紊乱，有创伤小、恢复快、并发症少、美容效果好的特点，包括 360° 全胃底折叠术的 Nissen 术和胃底 270° 折叠的 Toupet 术，一般首选 Nissen 术。但该手术的并发症，如吞咽困难、腹泻和腹胀等发生率尚未控制在理想范围内。

②内镜治疗：目前常用的内镜治疗方法，有内镜缝合治疗、射频治疗、内镜下注射或植入治疗，以及新近发明的内镜下全层折叠系统。其中内镜缝合治疗和射频治疗是唯一经美国 FDA 批准用于治疗 GERD 的内镜治疗术，但仍需大规模、随机、双盲试验来评价。

【预防调护】

一、饮食注意

戒烟限酒，减少或避免可能增加胃食管反流的食物，如高脂饮食、巧克力、咖啡、浓茶及患者个人经历中认为与反流症状加重有关的食物，避免过饱、餐后仰卧和睡前进食。

二、生活注意

养成良好的生活习惯，保持心情舒畅，减轻精神压力，不穿紧身衣，肥胖者注意减肥，对于夜间症状明显或有咽喉症状者可抬高床头。

【名医经验】

李乾构

1. 学术观点

（1）病机认识：脾胃功能失调为疾病发生的重要原因之一，脾胃失健、元气虚弱是内伤外感疾病的主要成因。胃食管反流病的病机为脾升胃降、肝升肺降的功能失调，胃气上逆，酸水泛溢而发病。

（2）治法心得：临证时以"补脾胃、调气血"为中心。在疾病发病原因中，强调审证必求因，当在气血寻；辨证过程中，强调先辨病后辨证，抓主症与主证，重视体质辨证，重视舌诊；治疗过程中立足脾胃，调畅中焦气机，以健脾理气法贯穿脾胃病治疗始终，时时顾护中气，慎用寒凉药物。在胃食管反流病的治疗上，以健脾疏肝、降逆制酸为基本治法，一是恢复脾胃本身的纳运升降功能，二是避免使肝气再犯胃，胃气不逆而和降。善用健脾降逆汤作为基础方进行加减，基本组成药物有柴胡、白芍、枳实、甘草、乌贼骨、陈皮、半夏、木香、旋覆花、代赭石、降香等。

2. 经典医案

耿某，女，77岁。

首诊：2010年1月19日。

主诉：反酸烧心2年余。

现病史：患者2年前无明显诱因出现反酸烧心，曾行胃镜检查诊断为"反流性食管炎"，经抑酸治疗，症状缓解不明显。现症见反酸烧心，时有胸骨后不适，口吐黏液，饭后症状减轻，平时性情急躁，二便调，纳眠可。舌红，苔薄白，脉弦细。

临证思路：患者平时情绪急躁，肝气郁结，横逆犯胃，肝胃不和，胃失和降，故见反酸烧心、胃胀；肝气郁结，不通则痛，故见胸骨后疼痛。舌质淡红，苔薄白，脉弦，为肝郁之象。本病病机为肝胃不和，胃气上逆。治疗大法以和胃降逆、调和气机升降为主。

选方用药：党参10g，炒白术10g，茯苓15g，生甘草10g，陈皮10g，清半夏9g，海螵蛸15g，瓦楞子30g，柴胡10g，郁金10g，酒炒白芍20g，枳实10g，吴茱萸3g，黄连3g，干姜5g，降香10g。水煎服，共14剂。

用药分析：本病案以四君子汤健脾益气；以柴胡、郁金、枳实等疏肝理气；黄连、吴茱萸为左金丸，清肝和胃，收敛制酸。诸药合用，共奏健脾益气、和胃降逆、抑酸止痛之功。

二诊：2010年2月3日。

反酸烧心较前减轻，口中黏腻减轻，偶有烧心，便调，眠可。舌红，苔薄黄，脉弦略滑。前方有效，继以健脾益气、疏肝和胃为法。上方去吴茱萸、黄连、干姜、降香。水煎服，共14剂。

用药分析：患者反酸烧心症状已减轻，故前方去黄连、吴茱萸、干姜、降香，以六君子汤及疏肝和胃之品为基础巩固疗效。

三诊：2010年2月23日。

无明显反酸烧心，略感口中黏腻，纳眠可，便调。舌苔薄黄，脉弦细。上方去瓦楞子；加茵陈10g，木香10g，旋覆花10g，煅代赭石10g，降香10g。水煎服，共14剂。

用药分析：患者诸症皆减轻，唯余口中黏腻感，患者平素性情急躁，肝郁克脾，痰浊内生，湿热交阻，仍以六君子汤及柴胡、郁金等疏肝和胃药物为基础，于上方加木香、旋覆花、代赭石、降香降气和胃，以加强行气力量；加茵陈清热化浊，共化湿热邪浊。

（王凤云　谢璟仪）

参考文献

［1］El－Serag H B，Sweet S，Winchester C C，et al. Update on the epidemiology of gastrooesophageal reflux disease：a systematic review ［J］. Gut，2014（63）：871－880.

［2］Dent J，El Serag H，Wallender M，et al. Epidemiology of gastroesophageal reflux disease：a systematic review ［J］. Gut，2005（54）：710－717.

［3］Bai Y，Du Y，Zou D，et al. Gastroesophageal Reflux Disease Questionnaire（GORDQ）in real－world practice：a national multicenter survey on 8065 patients ［J］. J Gastroenterol Hepatol，2013（28）：626－631.

［4］Shaheen N J，Hansen R A，Morgan D R，et al. The burden of gastrointestinal and liver diseases ［J］. Am J Gastroenterol，2006（101）：2128－2138.

［5］Vakil N，van Zanten S V，Kahrilas P，et al. The Montreal definition and classification of gastroesophageal reflux disease：a global evidence－based consensus ［J］. American Journal of Gastroenterology，2006，101（8）：1125－1140.

［6］Gyawali C P，Kahrilas P J，Savarino E，et al. Modern diagnosis of GERD：the Lyon Consensus ［J］. Gut，2018，67（7）：314722.

［7］潘国宗，许国铭，郭慧平，等. 北京上海胃食管反流病症状的流行病学观察 ［J］. 中华消化杂志，1999，19（4）：223－226.

［8］张弓羽，张振玉. 胃食管反流病的流行病学 ［J］. 世界华人消化杂志，2010（24）：2552－2557.

［9］周仲瑛. 中医内科学 ［M］. 北京：中国中医药出版社，2003.

［10］周丽雅，陈旻湖. 胃食管反流病 ［M］. 北京：北京大学医学出版社，2007.

［11］史燕妹，赵公芳，黄华. 胃食管反流病的发病机制及其诊治的进展 ［J］. 世界华人消化杂志，2012（36）：3713－3718.

［12］林三仁，许国铭，胡品津，等. 中国胃食管反流病共识意见 ［J］. 胃肠病学，2007，12（4）：233－239.

［13］陈旻湖，侯晓华，肖英莲，等. 2014年中国胃食管反流病专家共识意见 ［J］. 胃肠病学，2015（3）：155－168.

［14］张声生，朱生樑，王宏伟，等. 胃食管反流病中医诊疗专家共识意见（2017）［J］. 中国中西医结合消化杂志，2017（5）：6－11.

［15］袁耀宗，邹多武，汤玉茗，等. 胃食管反流病的蒙特利尔（Montreal）定义和分类——基于循证医学的全球共识 ［J］. 中华消化杂志，2006，26（10）：686－689.

［16］唐旭东，马祥雪. 传承董建华"通降论"学术思想，创建脾胃病辨证新八纲 ［J］. 中国中西医结合消化杂志，2018，26（11）：893－896.

［17］陈胜良. 亚太地区胃食管反流病的特点 ［J］. 胃肠病学，2009，14（12）：713－715.

［18］邹多武. 胃食管反流病的诊断及药物治疗进展 ［J］. 现代消化及介入诊疗，2008（1）：33－36.

　　[19] 王超，章静，叶蔚，等．和胃降逆方穴位贴敷联合 PPI 治疗肝胃不和型胃食管反流病疗效观察 [J] . 浙江中西医结合杂志，2017（10）：29－31.

　　[20] 杨成宁，廖婷，祁树浩．胃食管反流病中医外治法研究进展 [J] . 广西中医药大学学报，2014，17（4）：89－92.

　　[21] 程爵棠，程功文．足底疗法治百病 [M] . 2 版．北京：人民军医出版社，2007.

　　[22] 张学勋，杜琳．足部疗法治百病 [M] . 北京：人民卫生出版社，2012.

　　[23] 杨景锋．脾胃病大国医经典医案诠解病症篇 [M] . 北京：中国医药科技出版社，2016.

第五章 胃部疾病

　　发生于胃部的器质性或功能性疾病，统称为胃部疾病，包括急性胃炎、慢性胃炎、消化性溃疡等，是临床中常见的消化系统疾病。按照临床表现，可归属于中医"呕吐、恶心""胃脘痛""胃痞病""纳呆""吐血""便血"等疾病范畴。近年来，随着人们饮食结构和生活方式的改变，胃部疾病的发病率呈明显上升趋势。

　　中医学认为，胃为六腑之一，是腹腔中容纳食物的器官，位于膈下，左上腹部。其外形屈曲，上接食管，下通小肠，是人体消化道最为宽大的部分，呈凸面向左的囊袋状，上经贲门与食管相连，下经幽门与十二指肠相通。胃是受纳和腐熟饮食的主要场所，《素问·刺法论》曰："胃为仓廪之官，五味出焉。"胃部疾病的病位在胃，与脾、肝、胆、肾、肺密切相关。致病因素主要有饮食不节、劳逸失度、六淫邪气、情志失调及个体体质、禀赋等。胃部疾病的发生多与胃的受纳和腐熟功能失常相关。脾胃通过足太阴脾经和足阳明胃经互为属络，构成表里关系，进而同司受纳运化。胃主受纳水谷，既是脾运化水谷的前提条件，又是为脾的运化做准备；脾主运化精微，"为胃行其津液"，则是为胃继续受纳与腐熟提供能源。如果胃不能腐熟，必将影响脾的运化。脾不能正常健运，也要影响胃的受纳。故胃部疾病的诊治，当充分考虑脾胃的相互作用关系。

　　西医学按照解剖位置，将胃分为胃底、胃体和胃窦三部分。幽门部和胃小弯是溃疡的好发部位。胃黏膜上皮向内凹陷可形成胃腺，胃腺主要分为幽门腺、胃底腺和贲门腺三类，这些腺体具有分泌黏液、激素、胃酸、胃蛋白酶及内因子的功能。胃的运动和内分泌功能受交感神经和副交感神经的支配。胃部疾病的发病原因复杂，与理化刺激、感染、遗传与发育因素、精神因素、免疫因素、药物与毒物作用、年龄因素和手术影响等相关。胃的分泌、运动和黏膜屏障功能常在上述因素作用下出现异常而影响机体的消化吸收过程，进而出现上腹部不适、疼痛、厌食、恶心、呕吐、嗳气、反酸、呕血、便血等临床表现。

　　临床上，中医在整体辨证论治的基础上，更重视恢复胃腑通降的生理功能，同时强调脾胃合治及脾胃分治的治疗思路。而西医在明确诊断的基础上，着重于通过调节胃肠运动、抑制胃腺分泌、根治幽门螺杆菌等手段而达到改善症状的目的。目前，胃部疾病已成为临床上最为多见的消化系统疾病，在发挥中医特色的前提下，中西医结合诊疗已成为重要趋势。

第一节　急性胃炎

【概述】

急性胃炎（acute gastritis）系由各种原因所致的急性胃黏膜炎症病变。急性胃炎包括四种类型，即单纯性、出血糜烂性、腐蚀性和化脓性，在日常生活中经常遇到的是急性单纯性胃炎，而由于抗生素的广泛应用，急性化脓性胃炎已罕见。也有人将急性胃炎分为急性外因性和急性内因性两类。凡致病因子经口进入胃内引起的胃炎称外因性胃炎，包括细菌性胃炎、中毒性胃炎、腐蚀性胃炎、药物性胃炎等；凡有害因子通过血循环到达胃黏膜而引起的胃炎，称内因性胃炎，包括急性传染病合并胃炎、全身性疾病（如尿毒症、肝硬化、肺心病、呼吸衰竭等）合并胃炎、化脓性胃炎、过敏性胃炎和应激性病变。近年来由于内镜的广泛应用，发现应激性病变很常见，为急性上消化道出血的常见病因之一。随着人们生活节奏的改变，不良的饮食习惯及不健康的生活方式致使急性胃炎的患病率居高不下。中医根据急性胃炎的临床表现，将其归属于中医"胃瘅""胃脘痛""呕吐"等范畴。

【病因病机】

一、中医认识

1. 致病因素

（1）外邪侵袭：因起居不节，外感风寒；或冒雨涉水，或久居湿地，湿邪困脾；或外感暑热，夹湿内犯，皆致脾胃受困，胃失和降，脾失健运，气血失和，或因热贪凉，寒客胃中，耗损中阳，气机不利。《素问·举痛论》云："寒气客于胃肠之间，膜原之下，血不得散，小络引急，故痛。"

（2）情志所伤：肝属乙木，肝主疏泄而喜条达，以升发为顺，若情志不舒，则肝气郁结不得疏泄，肝郁疏泄不及，气机失调，影响脾胃的纳、化、升、降，以致胃失和降，中焦气机阻滞。或肝郁化火，气滞不通，而见胃脘部灼痛、胁下痞满、嘈杂、口干、口苦等症。

（3）饮食失调：饮食不节，暴饮暴食，宿食停滞；或偏啖生冷，寒湿内生；或偏食辛辣，湿热中阻，损伤脾胃；或饮食不洁之物，病邪从口而入，致使胃失和降。饮食不洁，则湿热毒邪阻滞，气血不和而痛。

（4）素体脾虚：因饮食不节，饥饱无度；或久病迁延，伤及后天，均可致胃失和降，脾失健运，而见呕吐清水、胃脘隐痛，或脘腹痞闷、纳谷不振、神疲乏力、大便稀溏等症。若因饮食伤脾，寒湿内侵等，致脾虚失运，损伤阳气，阻遏气机，脾阳不振，运化无权，升降失常，有胃脘疼痛、恶心呕吐、腹泻、发热、嗳气、纳呆等症状。

（5）瘀血阻滞：饮食内停，阻于中焦，脾胃气机升降失常；或情志不舒，肝气郁结，致气机阻滞，瘀血内停，而见胃脘疼痛如针刺、似刀割，以及痛有定处、按之痛甚、痛时持久、食后加剧或入夜加剧，或见吐血、黑便等症。

2. 病机

本病病位在胃，与肝、脾两脏密切相关。基本病机为中焦气机不利，脾胃升降失常。诸邪阻滞于胃部，失于通降，以致气滞血瘀，不通则痛；胃气上逆则恶心、呕吐、反酸；失于受纳腐熟水谷，则纳差厌食、脘腹饱胀。急性胃炎的主要病机以实证为主，邪气盛则实。或因情志不遂，肝失疏泄，气机失调；或饮食伤脾，脾虚失运，气机不利；或饮食不洁，浊毒犯胃，胃失和降；或外感湿邪困于脾胃，中焦气机升降失常；或瘀血内停，气机阻滞；或因脾胃虚弱，外邪困于脾胃。尤其与中焦气机失调关系密切。

二、西医认识

1. 理化因素

过冷过热的食物或饮料、浓茶、咖啡、烈酒、刺激性调味品、过于粗糙的食物、药物（特别是非甾体消炎药如阿司匹林、吲哚美辛等），均可刺激胃黏膜，破坏黏膜屏障。

2. 生物因素

生物因素主要指细菌及其毒素。常见致病菌为沙门菌、嗜盐菌、致病性大肠杆菌等，常见毒素为金黄色葡萄球菌或肉毒杆菌毒素，尤其是前者较为常见。进食污染细菌或毒素的食物数小时后，即可发生胃炎或同时合并肠炎，此即急性胃肠炎，葡萄球菌及其毒素摄入后发病更快。因病毒感染而引起本病者占少数。

3. 其他

胃内异物或胃石、胃区放射治疗，均可作为外源性刺激导致本病。情绪波动、应激状态及体内各种因素引起的变态反应，可作为内源性刺激而致病。

【诊断与鉴别】

一、中医诊断

1. 辨证要点

既应辨虚实寒热、在气在血，还应辨兼夹证。各证往往不是单独出现或一成不变的，而是互相转化和兼杂，如寒热错杂、虚实夹杂、气血同病等。

（1）辨虚实：急性胃炎以实证为主，或虚实夹杂证。实者，痛多剧，拒按，固定不移，脉盛；虚者，痛势多徐缓，喜按，可见痛处不定，脉虚。

（2）辨寒热：胃痛遇寒则痛甚，得温则痛减，为寒证；胃脘灼痛，遇热则痛甚，得寒则痛减，为热证。

（3）辨气血：一般初病在气，久病在血。在气者，有气滞、气虚之分。其中气滞者，多见胀痛，或涉及两胁，嗳气频频，疼痛与情志因素显著相关；气虚者，除胃脘疼痛外，多见饮食减少、食后腹胀、大便溏薄、面色少华、舌淡脉弱等。在血者，疼痛部位固定不移，痛如针刺，舌质紫黯或有瘀斑，脉涩，或兼见呕血、便血。

2. 病机辨识

起居不当、饮食不节、情志不舒等易致胃瘅的发生。或情志不舒，肝气郁结不得疏泄，气机失调，胃失和降，中焦气机阻滞；或因热贪凉，寒客胃中，耗损中阳，气机不利；或饮食伤脾、寒湿困脾，脾虚失运，寒湿内侵，损伤阳气，阻遏气机；或饮食不节，损伤脾胃；或饮食不洁之物从口而入，致使胃失和降；或饮食内停，阻于中焦，脾胃气机升降失常；或气机阻滞，瘀血内停发为胃瘅。病位在胃，与肝、脾紧密相关。导致胃瘅的主要机制为中焦气机不利，脾胃升降失常。

二、西医诊断

1. 诊断

（1）临床表现：一般起病较急，在进食污染食物后数小时至 24 小时发病，症状轻重不一，表现为中上腹不适、疼痛，以至剧烈的腹部绞痛、厌食、恶心、呕吐；因常伴有肠炎而有腹泻，大便呈水样，严重者可有发热、呕血和（或）黑便、脱水、休克和酸中毒等症状。因饮酒、刺激性食物和药物引起的急性单纯性胃炎，多表现为上腹部胀满不适或疼痛、食欲减退、恶心、呕吐等症状轻重不一。伴肠炎者，可出现发热、中下腹绞痛、腹泻等症状。

①急性腐蚀性胃炎：表现为口腔内损伤，胸骨后、上腹部剧痛，发热，严重者呕吐物呈血性、休克。后期有瘢痕狭窄或穿孔瘘管时，出现吞咽困难、咳嗽、呼吸困难、纵隔炎、腹膜炎。

②急性化脓性胃炎：临床主要表现为急起的寒战、高热、上腹部剧痛、恶心、呕吐脓性胃内容物。

（2）辅助检查：

①内窥镜检查：发病 24 ~ 48 小时内行急诊胃镜，对于明确疾病的性质、治疗及预后均极为重要。不同类型的急性胃炎，胃镜下可表现为不同征象。多数可以出现胃黏膜的充血、水肿和糜烂及炎性渗出物，较重的可有弥漫分布的多发性糜烂、出血灶和浅表溃疡。

②实验室检查：多数患者白细胞在正常范围内，感染因素引起者的末梢血白细胞计数一般轻度增高、中性粒细胞比例增高。呕吐物或可疑食物培养可能发现致病菌，血培养阴性。如致病的毒性食物明确或食者集体发病，当高度怀疑食物中毒。

③B超检查：超声可见胃窦部胃壁黏膜呈对称增厚 5 ~ 15mm，平均厚度约为 10mm，超声反馈胃壁回声中等偏强，层次清楚，光点增粗，胃蠕动基本正常或稍慢。

（3）诊断标准：

①由理化、生物及其他外源性刺激引起，急性起病，常于 24 小时内发病。

②多表现为中上腹不适、疼痛，以至绞痛，厌食、恶心、呕吐。

③胃镜检查见黏膜充血、水肿、糜烂、渗出，较重的可有弥漫分布的多发性糜

烂、出血灶和浅表溃疡。

全部满足以上条件者，即符合诊断。

（4）并发症：

①脱水：急性单纯性胃炎，一般无并发症。严重者，由于剧烈呕吐、禁食、发热等致体液大量丢失，有效循环血容量下降，出现面色苍白、血压下降甚至休克。

②电解质紊乱及酸碱平衡失调：剧烈呕吐、禁食，亦可导致电解质紊乱及由于胃液丢失过多而引起的酸碱平衡失调。

③出血及穿孔：急性糜烂性胃炎、急性腐蚀性胃炎及急性化脓性胃炎，可并发上消化道出血，表现为呕血和（或）黑便，应该按照上消化道出血的方案来治疗。严重时，可出现穿孔，应尽早外科干预。

2. 鉴别

（1）消化性溃疡：疼痛为上腹部慢性、节律性、周期性疼痛，症状上不难和急性单纯性胃炎鉴别，胃镜检查能够明确诊断。

（2）急性胰腺炎：急性胃炎时，上腹部疼痛伴恶心、呕吐，与急性胰腺炎相似。但急性胰腺炎上腹部疼痛剧烈且常向腰背部放射，可伴恶心、呕吐，但呕吐后腹痛不缓解。而急性胃炎呕吐后腹痛常缓解，腹痛程度也轻。检查血和尿淀粉酶、血脂肪酶及腹部 CT 可鉴别。

（3）急性胆囊炎：右上腹痛，墨菲征阳性，可伴黄疸。腹部 B 超可鉴别。

【治疗】

一、中医治疗

1. 治疗原则

治疗以理气和胃止痛为主。饮食伤胃者，当消食导滞；风寒袭胃者，当疏风散邪；暑湿伤胃者，当清暑化湿；浊毒犯胃者，当化浊解毒；湿浊中阻者，当化湿泻浊；脾胃虚弱者，当健脾养胃。

2. 辨证论治

（1）饮食伤胃证

症状表现：胃脘疼痛，呕吐酸腐，脘腹胀满，恶心，厌食，嗳气，大便不爽，舌质红或黯红，苔厚腻，脉滑。

病机分析：饮食不节，暴饮暴食，饮食偏嗜，损伤脾胃，致使胃失和降，而见呕吐酸腐、胃脘疼痛、脘腹胀满、嗳气；宿食停滞，见恶心、厌食；胃失和降，脾胃虚弱，气机不利，而见大便不爽。

治疗方法：消食导滞，降逆止呕。

代表方药：保和丸（《丹溪心法》）。山楂 15g，神曲 15g，莱菔子 15g，陈皮 9g，半夏 12g，茯苓 12g，枳壳 12g，连翘 12g。

随症加减：食积化热便秘者，加大黄、枳实通便导滞；呕吐甚者，加藿香、苏梗和中止呕；腹泻便溏者，加黄连、葛根、芍药止泻；泛酸者，加瓦楞子、浙贝母制酸。

（2）风寒袭胃证

症状表现：胃脘剧痛，突然呕吐，吐出物清稀而无酸腐，头身疼痛，恶寒发热，口淡不渴，大便不调，或伴有肠鸣泄泻，舌质淡红或舌尖红，苔白或白腻，脉弦。

病机分析：风寒侵袭，中阻胃脘，胃失和降，脾失健运，气血失和所致。外感风寒，则见头身疼痛、恶寒发热；风寒之邪困于脾胃，胃失和降，则见呕吐、吐出物清稀而无酸腐；不通而痛；脾失健运，则见大便不调，或伴有肠鸣泄泻。

治疗方法：疏风散邪，温中止呕。

代表方药：香苏散（《太平惠民和剂局方》）。香附12g，苏叶12g，陈皮6g，半夏12g，生姜9g。

随症加减：头痛者，加川芎、白芷、细辛、荆芥穗疏风止痛；泄泻者，加木香、藿香化湿止泻；恶寒发热重者，加荆芥、防风、薄荷祛风解表。

（3）暑湿伤胃证

症状表现：胸脘满闷疼痛，恶心呕吐，头身重痛，发热汗出，口渴或口中黏腻，小便短赤，大便不爽，舌质红，苔白腻或黄腻，脉濡。

病机分析：外感暑湿，困于脾胃，胃失和降，则见胸脘满闷疼痛、恶心呕吐；湿性重浊黏腻，则见头身重痛、大便不爽；暑性升散，可致腠理开泄而发热多汗；伤津耗气，见口渴或口中黏腻。

治疗方法：清暑化湿，益胃止呕。

代表方药：藿香正气散（《太平惠民和剂局方》）。藿香12g，佩兰12g，苏叶9g，荷叶12g，白芷6g，陈皮9g，半夏12g，厚朴12g，茯苓12g，白术12g，甘草6g，生姜9g。

随症加减：胃脘疼痛明显者，加延胡索、川楝子理气止痛；气滞脘腹者，加木香、延胡索行气导滞。

（4）湿浊中阻证

症状表现：恶心呕吐，脘痞不食，头身困重，胸膈满闷；或心悸头眩，身热不扬，大便黏腻不爽。舌淡红或黯红，苔白腻，脉滑。

病机分析：感受外邪或脾虚生湿，湿浊中阻，气滞不畅，则见恶心呕吐；脾失健运，则见脘痞不食；湿性重浊黏腻，则见头身困重、胸膈满闷、大便黏腻不爽；湿邪阻遏而致热不能宣散透发，则见身热不扬。

治疗方法：化湿泻浊，理气止呕。

代表方药：三仁汤（《温病条辨》）加减。杏仁9g，薏苡仁15g，白蔻仁3g，半夏9g，厚朴12g，竹叶9g，滑石9g。

随症加减：若胃脘痛甚者，加延胡索、枳壳理气止痛；湿热均盛者，加茵陈、黄芩、蒲公英清热化湿；口黏纳呆者，加藿香、佩兰、焦山楂化湿开胃。

（5）气滞胃脘证

症状表现：胃脘及两胁胀满、疼痛，与情志有关，嗳气得舒，易怒，喜叹息；或有胸闷食少，泛吐清水。舌苔薄白，脉弦。

病机分析：饮食不节，或辛辣无度，或恣食肥甘厚味，则损伤脾胃，阻滞气机，致使胃气失和，胃中气机阻滞，不通则痛。中焦气机的升降，有赖于肝之疏泄。若肝失疏泄，气机不畅，以致胃气阻滞，不通则痛。

治疗方法：疏肝理气，和胃止痛。

代表方药：柴胡疏肝散（《医学统旨》）。柴胡12g，白芍12g，香附9g，川芎9g，陈皮6g，枳壳12g，甘草6g。

随症加减：如脘胁胀满较重者，加木香、大腹皮行气消胀；如脘胁疼痛较重者，加川楝子、延胡索理气止痛；如嗳气频作、呃逆者，加旋覆花降逆止呃；如泛酸较重者，加乌贼骨、浙贝母制酸。

（6）瘀血停胃证

症状表现：胃脘痛如针刺，痛处不移，可痛彻胸背；可伴肢冷、汗出，或见吐血、黑便等症。舌质紫黯或有瘀点、瘀斑，脉涩。

病机分析：饮食内停，阻于中焦，脾胃气机升降失常；或情志不舒，肝气郁结，气机阻滞，致瘀血内停，而见胃脘疼痛如针刺、痛有定处、痛彻胸背，或见吐血、黑便等症。

治疗方法：活血化瘀，理气和胃。

代表方药：丹参饮（《时方歌括》）合失笑散（《太平惠民和剂局方》）。丹参12g，檀香6g，砂仁3g，五灵脂6g，蒲黄6g。

随症加减：若疼痛较剧，血瘀甚者，可加当归、赤芍、川芎、乳香、没药化瘀止痛；兼气滞者，可加木香、大腹皮行气。

（7）脾胃虚弱证

症状表现：胃脘隐痛，呕吐清水，或脘腹痞闷，纳谷不振，神疲乏力，大便稀溏，舌淡红，苔薄白，脉细弱。

病机分析：因饮食不节、久病迁延等，均可伤及后天，致胃失和降，脾失健运，而见呕吐清水、不通而痛；脾虚失运，则见脘腹痞闷、纳谷不振、大便稀溏；脾阳不振，则见神疲乏力。

治疗方法：健脾养胃，调中止呕。

代表方药：香砂六君子汤（《古今名医方论》）加减。木香6g，砂仁3g，党参12g，白术12g，茯苓12g，陈皮9g，半夏12g，生姜9g。

随症加减：胃脘隐痛甚者，加白芍养阴止痛；恶心呕吐明显者，加姜竹茹止呕；脘腹痞闷者，加枳壳、郁金行气除痞。

3. 其他疗法

（1）中成药

①加味保和丸

药物组成：麸炒白术、茯苓、陈皮、姜炙厚朴、枳实、麸炒枳壳、醋炙香附、炒山楂、麸炒神曲、炒麦芽、法半夏。

功能主治：健胃消食。用于饮食积滞，消化不良。

用法用量：口服。一次6g，一日2次。

②香苏散

药物组成：陈皮、葱白、生姜、香附、炙甘草、紫苏叶。

功能主治：理气解表。用于外感风寒，内有气滞，形寒身热，头痛无汗，胸脘痞闷，不思饮食，舌苔薄白。

用法用量：每次服9g，用水150mL，煎100mL，去滓热服，不拘时候，日三服。若作细末，只服6g，入盐点服。

③藿香正气滴丸

药物组成：苍术、陈皮、厚朴（姜制）、白芷、茯苓、大腹皮、生半夏、甘草浸膏、广藿香油、紫苏叶油。

功能主治：解表化湿，理气和中。用于外感风寒，内伤湿滞，头痛昏重，脘腹胀痛，呕吐泄泻，胃肠型感冒。

用法用量：口服，一次1~2袋，一日2次。

④藿香正气软胶囊

药物组成：苍术、陈皮、姜炙厚朴、白芷、茯苓、大腹皮、生半夏、甘草浸膏、广藿香油、紫苏叶油。

功能主治：解表化湿，理气和中。用于外感风寒，内伤湿滞或夏伤暑湿所致的感冒。症见头痛昏重、胸膈痞闷、脘腹胀痛、呕吐泄泻；以及胃肠型感冒见上述证候者。

用法用量：口服。一次2~4粒，一日2次。

⑤胃肠安丸

药物组成：木香、沉香、麸炒枳壳、檀香、大黄、姜炙厚朴、人工麝香、巴豆霜、大枣、川芎。

功能主治：化湿和中，理气消食。用于湿浊中阻，食滞不化所致的腹泻、纳差、恶心、呕吐、腹胀、腹痛；以及消化不良、肠炎、痢疾见上述证候者。

用法用量：口服，小丸一次20丸，一日3次。小儿一岁内，一次4~6丸，一日2~3次；一至三岁，一次6~12丸，一日3次；三岁以上酌加。大丸，成人一次4丸，一日3次。小儿一岁内，一次1丸，一日2~3次；一至三岁，一次1~2丸，一日3次；三岁以上酌加。

⑥胃苏颗粒

药物组成：紫苏梗、香附、陈皮、香橼、佛手、枳壳、槟榔、炙鸡内金。

功能主治：理气消胀，和胃止痛。用于气滞型胃脘胀痛，窜及两胁，得嗳气或矢气则舒，情绪郁怒则加重，胸闷食少，排便不畅，以及慢性胃炎见上述证候者。

用法用量：用适量开水冲服，搅拌至全溶。若放置时间长，有少量沉淀，摇匀即可。一次1袋，一日3次。15天为1个疗程。

⑦气滞胃痛颗粒

药物组成：柴胡、炙延胡索、枳壳、炙香附、白芍、炙甘草。

功能主治：疏肝理气，和胃止痛。用于肝郁气滞，胸痞胀满，胃脘疼痛。

用法用量：开水冲服，一次 5g，一日 3 次。

⑧丹桂香颗粒

药物组成：炙黄芪、桂枝、吴茱萸、肉桂、细辛、桃仁、红花、当归、川芎、赤芍、丹参、牡丹皮、延胡索、片姜黄、三棱、莪术、水蛭、木香、枳壳、乌药、黄连、生地黄、炙甘草。

功能主治：益气温胃，散寒行气，活血止痛。用于瘀血停胃，胃脘疼痛如针刺、似刀割，痛有定处，按之痛甚，痛时持久，食后加剧，入夜加剧，或见吐血、黑便等症。

用法用量：口服。一次 1 袋，一日 3 次，饭前半小时服用，8 周为 1 个疗程，或遵医嘱。

⑨香砂养胃丸

药物组成：木香、砂仁、白术、陈皮、茯苓、炙半夏、醋香附，炒枳实、豆蔻、姜厚朴、广藿香、甘草。

功能主治：温中散寒，化湿行气。胃阳不足，湿阻气滞所致的胃痛、痞满。症见胃痛隐隐、脘闷不舒、呕吐酸水、嘈杂不适、不思饮食、四肢倦怠。

用法用量：口服。一次 9g，一日 2 次。

（2）单方

扁豆叶汤：水煎服，一次 100～150g，1 日 2 次。功能消暑利湿止呕。

蒲公英：水煎服，一次 15～30g，1 日 2 次。功能清热解毒，消肿散结，清泻胃火。

绿萼梅：一次 3～6g，代茶饮。功能平肝和胃，调畅气机。

（3）外治疗法

敷贴：对湿浊中阻所致呕吐者，常用清半夏粉敷于中脘、双侧内关；对浊毒犯胃所致呕吐者，可选用大黄、丁香敷于脾俞、胃俞、中脘、天枢、气海；对饮食停滞所致呕吐者，常用姜汁炒黄连、苏叶、白蔻仁、神曲敷于中脘、双侧内关；对风寒袭胃所致呕吐、胃痛者，可选用荜茇、川椒敷于中脘、双侧内关。各药研末以生姜汁调成糊状，敷于穴位，12 小时后去除，每日 1 次。

（4）针灸疗法

①体针：主穴取足三里、中脘、内关。外邪犯胃者，加公孙、合谷；饮食停滞者，加公孙、天枢、下脘；肝气犯胃者，加阳陵泉、太冲；浊毒壅盛者，加阳陵泉、丰隆、支沟、天枢；素体虚弱者，加脾俞、胃俞、章门、三阴交。

②穴位注射：常用穴位为足三里。注射药物可选用维生素 B_6 注射液，每日 1～2 次。用于急性胃炎见呕吐、嗳气者。

二、西医治疗

1. 治疗原则

目前临床上以对症治疗为主，主要为祛除病因、卧床休息、对症治疗及注意纠正水、电解质紊乱等。应常规给予抑制胃酸分泌的 H_2 受体拮抗剂或质子泵抑制剂及胃黏膜保护剂。饮食方面,可酌情短期禁食,或进流质饮食。一般病情轻者不使用抗生素,细菌感染者可用抗生素。

2. 一般治疗

祛除病因,卧床休息,给予清淡易消化之流食,呕吐严重者禁食。

3. 药物治疗

(1) 保护胃黏膜:口服或静滴质子泵抑制剂,如泮托拉唑钠、兰索拉唑、雷贝拉唑等,以减少胃酸分泌,减轻黏膜炎症;也可应用抗酸药,如铝碳酸镁等;以及黏膜保护药,如硫糖铝、胶体果胶铋等。

(2) 纠正水电解质紊乱:轻者可给予口服补液,重者应予静脉补液,并注意补钾;对于有酸中毒者,可用5%碳酸氢钠注射液予以纠正。一般口服1000mL平衡盐液或5%葡萄糖盐水。呕吐严重或脱水者,应给予静脉补液。可根据患者精神状态、皮肤弹性、尿量等方面以评估患者脱水程度,予静滴平衡盐溶液或等渗盐水,输注液体均应是含钠的等渗液,避免低钠血症发生。

(3) 缓解症状:腹痛明显者,可口服胃肠道解痉剂缓解疼痛,如颠茄片、山莨菪碱、阿托品、匹维溴铵片等。呕吐者,可口服胃肠道促动力剂,如莫沙必利、多潘立酮等;或镇吐药,如甲氧氯普胺等。轻度腹泻者无须止泻治疗,严重腹泻或伴水电解质紊乱者,可予蒙脱石散、药用炭片等。

(4) 抗菌治疗:一般不需要抗感染治疗,但由细菌引起尤其伴腹泻者,可选用小檗碱、呋喃唑酮、磺胺类制剂、喹诺酮制剂、庆大霉素等抗菌药物。

【预防调护】

一、饮食注意

均衡饮食,以新鲜易消化食物为主,食物软硬适中,少食多餐,细嚼慢咽,避免摄入过咸、过甜、过冷、过热、高脂、辛辣刺激、生冷不易消化及污染等食物。避免饮用烈酒、浓茶、浓咖啡等损伤胃黏膜的饮品。多摄入含植物蛋白、维生素多的食物,如大米粥、马铃薯、南瓜、胡萝卜及花椰菜等。饮食规律,定时定量,避免过多、过饱及睡前进食。

二、生活注意

戒除烟酒等不良嗜好,规律作息,保证充足的睡眠时间,劳逸结合,调畅情志,放松心情,适当锻炼,以增强人体免疫力。

【名医经验】

一、刘尚义

1. 学术观点

(1) 病机认识:胃病病位在胃,与肝有关。故在治疗与"胃"有关的疾病方面,常配伍疏肝药物，以体现肝与胃的关系。肝经与胃经在胸部相交，肝与胃乃木与土的关系，木克土，肝的功能将影响胃的功能，体现中医整体观念。

（2）治法心得：在治疗胃部疾病时，常常使用对药。如黄连、吴茱萸配对，源于朱丹溪的经方"左金丸"，旨在疏肝理气和胃，用于治疗胃脘疼痛、口干口臭、便秘、口苦。佛手、郁金配对，旨在疏肝理气、和胃止痛，用于肝气犯胃之胃痛、呃逆、口苦口干等。用厚朴、苍术药对，旨在行气和胃、健脾燥湿，治疗胃痛、胃溃疡、慢性胃炎等。瓜蒌壳、法半夏化痰消积，用治痰浊内阻之证。高良姜与醋香附温中行气、和胃止痛，用于胃寒所致胃痛等。木香与槟榔配，源于《儒门事亲》"木香槟榔丸"，旨在行气止痛，治疗食积气滞、泻痢后重。半夏与黄芩清胃热、降气和胃，用于治疗胃热恶心、呕吐、口干口臭等。

2. 经典医案

商某，女，68岁。

首诊：2015年6月15日。

主诉：胃区不适，烧灼感3天。

现病史：患者长期嗜食辛辣灼热之品，近来感胃区不适，有灼热感，饮食辛辣之品则加重。症见：自诉胃痛、灼痛，得热加重，胃部烧灼感，口干口苦，盗汗，易饥饿，反酸、嗳气、恶心欲呕、齿龈出血，大便干结、小便可，眠可，舌红、苔少，脉细数。

临证思路：本病属胃热阴虚之证。因患者长期嗜食辛辣灼热之品，灼伤胃阴，胃阴亏虚则见口干、盗汗、胃部灼热、齿衄、脉细数等症；大肠津液亏虚，则传导功能失职，而出现口臭、便秘之症；胃失和降，气机失调，则见呃逆、嗳气。病位在胃，病机为饮食不节。予养阴清热和胃之法。

选方用药：玉竹20g，石斛20g，金银花20g，当归10g，酒黄芩10g，酒黄连6g，吴茱萸2g，白及10g。水煎服，共10剂。每日1剂，一日3次。

用药分析：方选玉竹、石斛益气养阴生津之品，加以酒黄连、吴茱萸疏肝清热、和胃降逆，旨在疏肝和胃，肝气疏泄功能正常则无以犯胃，胃的功能正常则饮食、舌苔等正常。酒黄芩、金银花、当归清热解毒，止血；而白及旨在保护胃黏膜，敛疮生肌，此为"肤膜同治"理论的临床运用。

二诊：2015年6月25日。

方用约两周后，患者上述症状明显缓解，但舌苔厚腻，腹痛，大便秘结难下。患者阴虚之证缓解，但痰湿仍然较重。

选方用药：瓜蒌皮20g，法半夏10g，酒黄连6g，木香10g，槟榔10g，蜜紫菀20g，蜜款冬花20g，酒黄芩10g，麸炒枳壳10g。水煎服，共15剂。每日1剂，一日3次。

用药分析：患者阴虚之证缓解，苔厚黄腻乃痰湿较重，故加清热除湿化痰之品。患者又复出现大便秘结之症，故用木香、槟榔行气通便。

三诊：2015年7月10日。

患者诉症状较一诊时缓解，舌苔厚腻减轻，小便稍黄，大便正常。患者已无特殊不适，舌苔厚腻稍微缓解，不外清热养阴，后期以化痰行气。

选方用药：法半夏10g，瓜蒌皮20g，酒黄连6g，萆薢20g，六月雪20g，吴茱萸2g，酒黄芩10g，徐长卿10g，败酱草20g。水煎服，共15剂。每日1剂，一日3次。

用药分析：患者已无特殊不适，舌苔厚腻稍微缓解，后期不外以化痰行气。用半夏、瓜蒌、萆薢、六月雪、酒黄芩化痰行气，清热利湿。而徐长卿、败酱草均可归肝胃二经，亦可清热解毒，兼有化痰湿、止痛之效。酒黄连、吴茱萸疏肝清热，使肝气无以犯胃，共奏和胃之功。

四诊：2015年7月25日。

患者胃部不适已痊愈，二便正常，舌苔薄白，脉细。

二、李佃贵

1. 学术观点

（1）病机认识：胃有喜润恶燥之生理特点，肝气犯胃，肝郁气滞，湿热之邪阻滞是其常见病理。湿热宜清，气滞宜降宜通，血瘀宜化，腑实宜通，嘈杂宜和，津枯宜生。

（2）治法心得：针对"浊毒学说""在治疗浊毒时从脾胃入手，调理脾胃功能与祛除浊毒邪气相结合，培养脾胃以祛除浊毒，祛除浊毒以顾护脾胃"配伍相应药物。

2. 经典医案

袁某，女，31岁。

首诊：2010年7月12日。

主诉：上腹部疼痛不适1周。

现病史：平素身体健康，4周前因咳嗽、发热在当地卫生院诊断为肺炎，给予注射头孢曲松钠、盐酸左氧氟沙星氯化钠注射液治疗，1周后症状消失出院。出院后自觉上腹部疼痛不适，嘈杂灼热，腹胀，食欲减退，恶心，口干口苦，身重畏寒，小便黄，大便软而排便不爽。自行服用多潘立酮片、奥美拉唑肠溶胶囊1周未见好转，遂求中医诊治。刻诊：面色少泽，时时泛恶，倦怠懒言，舌苔黄腻，脉滑数。胃镜检查可见胃窦黏膜充血水肿较明显，可见散在出血点。

临证思路：目前抗生素的广泛应用，表现出越来越多的毒副作用。抗生素所治疾病是针对病原微生物感染所致的感染性疾病，这类患者多伴有发热症状，类似于中医中的热病范畴。治疗结果往往热退后，造成脾胃阳受伤，中焦枢机不利，清阳不升，浊阴不降。《素问·阴阳应象大论》指出"阳化气，阴成形""寒气生浊，热气生清。清气在下，则生飧泄；浊气在上，则生䐜胀"。王纶指出"人之一身，脾胃为主。胃阳主气，脾阴主血，胃司受纳，脾司运化，一纳一运，化生精气，津液上升，糟粕下降。斯无病矣"。

选方用药：制半夏15g，黄芩10g，干姜10g，人参10g，炙甘草10g，黄连4g，藿香20g，佩兰10g，蒲公英15g，葛根15g，延胡索10g，大枣12枚。水煎服，共7

剂。每日 1 剂，分早晚 2 次餐前温服。

用药分析：以半夏泻心汤为主方，结合"浊毒学说"，配伍相应药物。如浊犯肝胃，胃脘胀痛，脘痛连胁，善太息，舌红苔黄，脉弦滑，加柴胡、香附各 10g；浊毒内蕴，胃脘疼痛，嘈杂灼热，口干口苦，舌苔黄腻，脉滑数，加蒲公英、茵陈、黄柏各 10g；肝气郁结，胸膈胀闷，心下痞满，加乌药、木香、橘核、川楝子各 10g；浊毒瘀阻，脘腹胀满，夜间加重，舌质紫黯有瘀点、瘀斑，加当归、川芎各 10g；浊毒中阻，脘腹堵闷，按之满甚，心中烦热，咽干口燥，小便短赤，大便干结，舌红、苔黄腻，脉滑数，加砂仁、半枝莲、半边莲各 10g。

二诊：2010 年 7 月 19 日。

服 7 剂后症状明显减轻。用药得当，方药同前，每日 1 剂，共 28 剂，煎服法同前。

三诊：2010 年 8 月 16 日。

继服上方治疗 4 周后，症状、体征消失。复查胃镜，黏膜正常。

（周秉舵 王慧超）

参考文献

[1] 赵芳，于强.和胃降逆法治疗急性胃炎肝胃不和证的临床研究 [J].四川中医，2013，31 (11)：80 - 81.

[2] 廖冬梅，钟红卫，蒙巍.小柴胡汤加减治疗肝胃郁热型慢性浅表性胃炎 62 例 [J].世界最新医学信息文摘，2018，18 (88)：178 - 179.

[3] 陈妍杰，朱荣强.生姜红枣白糖汤治疗急性胃炎 63 例 [J].光明中医，2011，21 (11)：2241.

[4] 陈灏珠.实用内科学 [M].北京：人民卫生出版社，2009.

[5] 杨强，王东旭，刘启泉，等.藿香正气滴丸治疗急性胃炎外邪犯胃型多中心临床观察 [J].天津中医药，2012，29 (1)：13 - 16.

[6] 宋惠婷，苏帆.关于中医对疼痛的理解与治疗 [J].世界最新医学信息文摘，2018，18 (18)：178 - 179.

[7] 杨新平.急性胃炎的中医辨证诊疗临床分析 [J].数理医药学杂志，2019，32 (12)：1800 - 1801.

[8] 刘长云，吕小红.急性胃炎临床诊断及中医药治疗研究进展 [J].人民军医，2019，62 (8)：774 - 777.

[9] 吴萌，万生芳，王凤仪，等.中医药治疗急性胃炎研究进展 [J].中医临床研究，2015，7 (4)：140 - 141.

[10] 刘芬，王晓艳，余希.急性胃炎的临床特点 [J].今日科苑，2015 (2)：62.

[11] 唐旭东，王凤云，李慧臻，等.痞满中医临床实践指南 (2018) [J].中医杂志，2019，60 (17)：1520 - 1530.

[12] 孟飞，吴琴.急性胃炎临床超声的诊断与鉴别诊断探究 [J].现代消化及介入诊疗，2015，20 (4)：376 - 377.

[13] 于学忠，郭树彬，周荣斌，等.中国急性胃黏膜病变急诊专家共识 [J].中国急救医学，2015 (9)：769 - 775.

[14] 李娟，杨柱，陈杰，等. 浅析国医大师刘尚义治疗胃病用药经验 [J]. 贵阳中医学院学报，2018，40（1）：8-10.

[15] 赵军艳. 李佃贵教授治胃7法 [J]. 河南中医，2003（2）：14.

[16] 李彩荣，樊世英，王继合，等. 李佃贵"浊毒学说"辨证治疗抗生素致药物性胃炎30例 [J]. 河北中医，2011，33（1）：31-32.

第二节　慢性胃炎

【概述】

慢性胃炎（chronic gastritis）是由各种病因引起的胃黏膜慢性炎症。慢性胃炎无特异性临床表现，可表现为上腹痛、腹胀、餐后饱胀和早饱感，与消化不良症状谱相似。目前多基于新悉尼系统（updated Sydney system）进行慢性胃炎分类，即根据内镜和病理诊断结果，将其分为萎缩性和非萎缩性两大类。慢性胃炎是临床上常见疾病，因其缺乏特异性症状，故难以获得确切的患病率。目前我国基于内镜诊断的慢性胃炎患病率约为90%。慢性胃炎的中医诊断主要是基于症状表现，以胃脘部疼痛为主症者诊为"胃脘痛"，以胃脘部胀满为主症者诊为"痞满"。此外，"纳呆""吞酸""嘈杂"等病证亦与本病有关。

【病因病机】

一、中医认识

1. 致病因素

（1）感受外邪：外感寒、热、湿诸邪，内客于胃，皆可致胃脘气机阻滞，血气壅塞不通，发为痞满或胃痛。其中，尤以外感寒邪为多。可因寒邪直中，内客于胃；或寒食伤中，凝滞收引，不通则痛。正如《素问·举痛论》所言："寒气客于肠胃之间，膜原之下，血不能散，小络急引，故痛。"此外，若外邪侵袭肌表，表邪入里，治疗不得其法，滥施攻里泻下，脾胃受损，外邪乘虚内陷入里，结于胃脘，阻塞中焦气机，亦可发为痞满。

（2）饮食伤胃：《素问·痹论》中指出："饮食自倍，肠胃乃伤。"胃为水谷之海，饮食不节，五味过极，恣食肥甘厚味，饮酒如浆，皆可损伤脾胃，生湿化痰。脾胃失健，则水湿不得运化，痰浊无所去，痰气交阻于胃脘，阻滞气机，失于和降，则可导致痞满、胃痛。诚如《医学正传·胃脘痛》所谓："初致病之由，多因纵恣口腹，喜好辛酸，恣饮热酒煎爆，复餐寒凉生冷，朝伤暮损，日积月深……故胃脘疼痛。"

（3）情志不畅：肝主疏泄，调畅一身之气机，脾胃的受纳运化，中焦气机的升降，皆有赖于肝之疏泄，即"土得木而达"（《素问·宝命全形论》）。忧思恼怒，情志不遂，则肝郁气滞，横逆犯胃，从而导致胃失和降，引发痞满、胃痛。正如《景岳全书·痞满》所云："怒气暴伤，肝气未平而痞。"此外，肝气郁滞，气不行血，可形成瘀血，兼见血瘀胃痛；肝郁日久，可化火生热，导致邪热犯胃。

（4）脾胃虚弱：先天素体脾胃虚弱，中气不足；或后天劳倦过度、饮食所伤、忧思气积；或受累于他病等均可引起脾胃虚弱，中焦不足，胃失温养，升降失调，胃气壅塞，而生痞满、胃痛。正如《兰室秘藏·中满腹胀》所论："或多食寒凉，及脾胃久虚之人，胃中寒则胀满，或脏寒生满病。"此外，肾为阴阳之根，脾胃之阳，全赖肾阳之温煦；脾胃之阴，全赖肾阴之滋养。若肾阳不足，火不暖土，可致脾阳虚，胃失温养而胃痛；若肾阴亏虚，肾水不能上济胃阴，可致胃阴虚，胃失濡养而胃痛。

2. 病机

慢性胃炎的病机总以本虚标实、虚实夹杂为主，病位在胃，与肝、脾两脏密切相关。早期以实证为主，病久则变为虚证或虚实夹杂证。实即实邪内阻，包括寒邪客胃、饮食停滞、痰湿阻滞、肝郁气滞、瘀血内停、肝胃郁热等；虚即中虚不运，包括脾气（阳）虚和胃阴虚。中虚不运，易生实邪，实邪内阻，又易困阻脾胃，终致虚实夹杂之证。如胃热兼有阴虚，脾胃阳虚兼见内寒，以及兼夹瘀、食、气滞、痰饮等。早期多在气分，病久则兼涉血分，正如《临证指南医案·胃脘痛》所言："胃痛久而屡发，必有凝痰聚瘀。"

二、西医认识

1. 幽门螺杆菌感染（helicobacter pylori，Hp）

Hp 感染是慢性胃炎主要的病因。研究表明，70%～90% 的慢性胃炎患者有 Hp 感染。Hp 依靠其鞭毛穿过黏液层与胃窦黏膜上皮细胞表面，凭借其产生的氨和空泡毒素导致细胞损伤，促进炎性介质释放。Hp 感染的持续存在，促进非萎缩性胃炎向萎缩性胃炎、肠化生、异型增生和腺癌的方向发展。

2. 胆汁和其他碱性肠液反流

幽门括约肌功能不全时，所含胆汁和胰液的十二指肠液反流入胃，可减弱胃黏膜屏障功能，使胃液中的氢离子反弥散进入胃黏膜，使炎症不易消散。长期慢性炎症，又加重屏障功能的减退，产生炎性反应、糜烂、出血和肠上皮化生等病变，致使慢性胃炎持久不愈。

3. 药物

长期服用非甾体消炎药，如阿司匹林、吲哚美辛等可抑制胃黏膜前列腺素的合成，破坏胃黏膜屏障。

4. 自身免疫

胃体腺壁细胞除分泌盐酸外，还分泌一种黏蛋白，称为"内因子"。它能与食物中的维生素 B_{12}（外因子）结合，形成复合物，使之不被酶消化。当体内出现针对壁细胞或内因子的自身抗体时，自身免疫性的炎症反应导致壁细胞总数减少、泌酸腺萎缩、胃酸分泌降低，使内因子分泌减少，继而导致维生素 B_{12} 吸收不良，出现巨幼细胞贫血。

5. 其他因素

长期吸烟、饮烈性酒、食用腌制品及过烫食物等刺激性物质，可反复损伤胃黏膜，破坏胃黏膜屏障而发生胃炎。此外，衰老、遗传、环境等因素与慢性胃炎的发病亦相关。

【诊断与鉴别】

一、中医诊断

1. 辨证要点

（1）辨虚实：慢性胃炎初期多见实证，中后期多为虚实夹杂证。实证多见于新病体壮者，虚证多见于久病体虚者。以胃痛为例，《景岳全书·杂证谟·心腹痛》中指出："痛有虚实……辨之之法，但当察其可按者为虚，拒按者为实；久痛者为虚，暴痛者为实；得食稍可者为虚，胀满畏食者为实；痛徐而缓、莫得其处者为虚，痛剧而坚、一定不移者为实……脉与证参，虚实自辨。"

（2）辨寒热：脾为太阴，其气易虚，虚则生寒；胃为阳明，其性易实，实则生热。寒证多见胃脘冷痛或痞满绵绵，因饮冷受寒而发作或加重，得热则舒，遇寒则剧；热证多见胃脘灼热疼痛或痞满势急，进食辛辣燥热食物易于诱发或加重，喜冷恶热，胃脘得凉则舒。寒与热之间常相互影响，相互转化，如脾胃运化不及，水湿不化，日久湿蕴生热，或进食辛辣厚重之味使湿热内生，而热证失治误治，迁延日久耗气，可转变为寒证；同样，寒证迁延不愈，气机不畅，郁而化热，可表现为寒热错杂证。

（3）辨气血：胃为多气多血之腑，以气血调畅为贵。慢性胃炎病初在气，久病入血。以胃痛为例，初起多病在气，具体表现为胃痛且胀，以胀为主，痛无定处，窜走胸胁，时作时止，聚散无形。久病入血，临床多表现为胃痛持久而夜甚，胃痛如刺如刀割，痛有定处，固定不移，舌质紫黯，甚则呕血黑便。气血之间往往相互影响，气滞可致血瘀，而血瘀内阻，有形之邪阻滞气机，又可造成气滞，临床多见气机阻滞、血络失和。

2. 病机辨识

慢性胃炎的病机主要可分为本虚和标实两个方面。本虚为脾胃虚弱，主要有脾气（阳）虚和胃阴虚。脾气虚者，以胃脘胀满或胃痛隐隐、餐后加重、疲倦乏力、舌淡、脉弱为主；胃阴虚者，以胃脘灼热疼痛、胃中嘈杂、舌红少津或有裂纹、苔少或无、脉细或数为主。标实为实邪内阻，主要为气滞、湿热和血瘀。气滞者，以胃脘胀满、脉弦为主；湿热者，以胃脘灼热胀痛、舌红苔黄腻、脉濡数或滑数为主；血瘀者，多见胃脘痛有定处、舌质紫黯或有紫点或有紫斑、脉细涩或沉涩。

慢性非萎缩性胃炎以脾胃虚弱，肝胃不和证为主；慢性萎缩性胃炎以脾胃虚弱，气滞血瘀证为主；慢性胃炎伴胆汁反流，以肝胃不和证为主；伴幽门螺杆菌感染，以脾胃湿热证为主；伴癌前病变者，以气阴两虚、气滞血瘀、湿热内阻证为主。

二、西医诊断

1. 诊断

（1）临床表现：慢性胃炎缺乏特异性的临床表现，多数表现为上腹部不适、饱胀、疼痛、食欲不振、嗳气、反酸等非特异性消化不良症状，部分还伴有健忘、焦虑、抑郁等症状。消化不良症状的有无及其严重程度与慢性胃炎的组织学所见和内镜分级无明显相关性。体征多不明显，部分患者可有上腹部压痛。

（2）辅助检查：

①胃镜检查：慢性非萎缩性胃炎内镜下可见黏膜红斑、黏膜出血点或斑块、黏膜粗糙，伴或不伴水肿、充血渗出等基本表现。慢性萎缩性胃炎内镜下可见黏膜红白相兼，以白相为主；皱襞变平甚至消失，部分黏膜血管显露，可伴有黏膜颗粒或结节状等表现。

②病理检查：慢性胃炎应根据病变情况和需要进行活检。根据新悉尼系统的要求，应取 5 块标本，即在胃窦和胃体各取 2 块、胃角 1 块，可疑病灶处另取活检。有条件时，活检可在色素或电子染色放大内镜和共聚焦激光显微内镜引导下进行。内镜医师应向病理科提供取材的部位、内镜检查结果和简要病史。病理医师应报告每一块活检标本的组织学变化，临床医师可结合病理结果和内镜所见，做出病变范围与程度的判断。内镜检查报告中，应包含部位分布特征和组织学变化程度，包括对幽门螺杆菌感染、慢性炎性反应、活动性、萎缩、肠上皮化生和异型增生（上皮内瘤变）的组织学变化分级。

③Hp 检测：Hp 是引起慢性胃炎的重要原因，建议常规检测。检测方法包括侵入性和非侵入性两类。侵入性方法主要通过胃镜活检，包括快速尿素酶试验、胃黏膜组织切片染色镜检等；非侵入性检测，包括 ^{13}C 和 ^{14}C 呼气试验等。Hp 检测阳性者，可行 Hp 根除治疗。

④实验室检查：

胃酸分泌功能测定：非萎缩性胃炎常表现为胃酸分泌正常，有时可以增高。萎缩性胃炎的病变局限于胃窦时，胃酸可正常或低酸，低酸是由于泌酸细胞数量减少和 H^+ 向胃酸反弥散所致。测定基础胃液分泌量（BAO）及注射组胺或无肽胃泌素后测定最大泌酸量（MAO）和高峰泌酸量（PAO）以判断胃泌酸功能，有助于萎缩性胃炎的诊断。此项检查除了科研中应用外，在日常临床实践中已不再应用。

血清胃泌素测定：胃泌素由胃窦部及十二指肠近端黏膜中 G 细胞分泌。血清胃泌素 – 17 水平可反映 G 细胞数量和功能状态，有助于判断胃窦病变的轻重和胃酸分泌情况。胃体萎缩者，血清胃泌素 – 17 水平升高；胃窦萎缩者，血清胃泌素 – 17 水平降低。

胃蛋白酶原测定：胃蛋白酶原（pepsinogen，PG）由泌酸腺的主细胞合成，可反映胃黏膜的功能状态，有助于判断萎缩的范围。根据其生化性质和免疫原性的不同，可分为 PG Ⅰ 和 PG Ⅱ 亚群。通常将 PG Ⅰ ≤70g/L 且 PG Ⅰ／Ⅱ 比值≤3.0 作为萎缩性胃炎的诊断临界值。

自身抗体：血清抗胃壁细胞抗体（parietal cell antibody，PCA）和抗胃内因子抗体（anti–intragastric factor antibody，IFA）阳性，有助于自身免疫性胃炎的诊断。

血清维生素 B_{12} 浓度和维生素 B_{12} 吸收试验：慢性萎缩性胃炎胃体萎缩时，维生素

B_{12}缺乏，常低于200ng/L。

⑤X线钡剂检查：通过胃黏膜相的气钡双重造影诊断。慢性萎缩性胃炎常可见胃黏膜皱襞相对平坦和减少，但不如胃镜检查结果明确。

（3）诊断标准：

①慢性非萎缩性胃炎

A. 内镜下见黏膜红斑、黏膜出血点或斑块、黏膜粗糙，伴或不伴水肿、充血渗出等基本表现。

B. 病理活检未见固有腺体的萎缩。

满足A和B两项，或者B一项即可诊断。

②慢性萎缩性胃炎

A. 内镜下可见黏膜红白相兼，以白相为主；皱襞变平甚至消失，部分黏膜血管显露，可伴有黏膜颗粒或结节状等表现。

B. 病理活检显示固有腺体的萎缩（包括化生性萎缩和非化生性萎缩），不必考虑活检标本的萎缩块数与程度。

满足A和B两项，或者B一项即可诊断。

如伴有胆汁反流、糜烂、黏膜内出血等，描述为萎缩性胃炎或非萎缩性胃炎伴胆汁反流、糜烂、黏膜内出血等。

（4）并发症：

①贫血：胃体重度萎缩时，导致胃酸分泌下降，影响维生素B_{12}及内因子的吸收，可出现贫血。

②胃癌：慢性萎缩性胃炎的进展和演变受多种因素影响，伴有异型增生（上皮内瘤变）者，其发生胃癌的危险性增加。

2. 鉴别

（1）功能性消化不良：这是一种以餐后不适、早饱、上腹痛为主要临床表现的功能性胃肠病，其症状表现同样可见于慢性胃炎患者。鉴别要点在于慢性胃炎属于器质性病变，内镜下胃黏膜有糜烂或萎缩等病变；病理活检表现为活动性炎症，以中性粒细胞浸润和腺上皮损害为标志。功能性消化不良内镜虽也可诊断为慢性浅表性胃炎，但胃黏膜并无明显糜烂或萎缩病变；病理活检可出现淋巴细胞浸润，但并无活动性炎症和腺上皮病变等特征。

（2）早期胃癌：慢性胃炎与早期胃癌可具有相似的临床表现，胃镜检查及病理活检可予以鉴别。对于胃镜下可疑部位当进行多点活检，以免漏诊。

（3）消化性溃疡：以慢性、周期性、节律性上腹痛为主要症状，部分患者可无症状。胃镜检查见溃疡面，可予以鉴别。

（4）慢性胆囊炎：临床表现为无症状、右上腹不适或隐痛，可出现急性发作。腹部超声是鉴别诊断慢性胆囊炎和胆囊结石常用的检查方法。腹部超声可见胆囊壁增厚、毛糙，合并胆囊结石可表现为胆囊内强回声及后方声影。

（5）慢性胰腺炎：临床可表现为反复发作的上腹部疼痛，CT是鉴别慢性胰腺炎常用的检查方法。CT 检查的典型表现为胰腺钙化、胰管扩张、胰腺萎缩。

【治疗】

一、中医治疗

1. 治疗原则

治法上以开其郁滞，调其升降为基本原则。胃以降为顺，因滞而病，以通祛疾，临证当"谨守病机，各司其属"，详察脏腑、气血、虚实之病位与病性，辨证运用通法。正如《医学正传·心腹痛》中所言："但通之之法，各有不同。调气以和血，调血以和气，通也；下逆者使之上行，中结者使之旁达，亦通也；虚者助之使通，寒者温之使通，无非通之之法也。若必以下泄为通，则妄矣。"

2. 辨证论治

（1）寒邪客胃证

症状表现：胃痛暴作，甚则拘急作痛，得热痛减，遇寒痛增，口淡不渴，或喜热饮，苔薄白，脉弦紧。

病机分析：寒邪犯胃，或食生冷，寒积于中，中阳被遏而不得舒展，脉络痹阻，故生疼痛、畏寒喜暖。

治疗方法：温胃散寒，理气止痛。

代表方药：香苏散（《太平惠民和剂局方》）合良附丸（《良方集腋》）加减。香附 12g，陈皮 12g，苏梗 12g，高良姜 6g。

随症加减：胃脘突然拘急掣痛拒按者，可加吴茱萸、干姜、丁香、桂枝散寒止痛；胀满明显者，可加木香行气和胃；畏寒明显者，可加紫苏、生姜疏散表寒；胸脘痞闷不食、嗳气呕吐者，可加枳壳、神曲、鸡内金、半夏消食导滞。

（2）饮食停滞证

症状表现：暴饮暴食后，胃脘疼痛，胀满不消，疼痛拒按，得食更甚，嗳腐吞酸；或呕吐不消化食物，其味腐臭，吐后痛减，不思饮食或厌食，大便不爽，得矢气及便后稍舒。舌苔厚腻，脉滑有力。

病机分析：饮食不当，食滞胃脘，胃气阻塞，则见胃脘疼痛、胀满拒按；纳运失司，积而化腐则嗳腐吞酸或呕吐不消化食物、其味腐臭、吐后痛减；脾胃失和，运化失常，则大便不爽。

治疗方法：消食导滞，和胃止痛。

代表方药：保和丸（《丹溪心法》）。焦山楂 15g，炒六神曲 15g，制半夏 9g，茯苓 15g，陈皮 12g，连翘 9g，炒莱菔子 12g，炒麦芽 20g。

随症加减：脘腹胀甚者，可加枳实、厚朴、槟榔行气消滞；食积化热、舌苔黄腻者，可加黄芩、黄连清热泻火；胃痛急剧而拒按、大便秘结、苔黄燥者，可合用大承气汤（大黄、枳实、厚朴、芒硝）通腑泄热；食积、大便溏薄者，可加白术、黄芪健脾益气。

（3）肝胃气滞证

症状表现：胃脘胀满，攻撑作痛，脘痛连胁，胸闷嗳气，喜长叹息，大便不畅，得嗳气、矢气则舒，遇烦恼郁怒则痛作或痛甚，苔薄白，脉弦。

病机分析：肝气不舒，横逆犯胃，胃失和降，而见胃脘胀满、攻撑作痛。肝脉循行于两胁，故疼痛攻撑连胁；胃气不降反升，故胸闷嗳气、喜长叹息；肝失疏泄，肠道传导失司，故见大便不畅；忧郁、恼怒则肝气郁结加重，所以胃脘痛作或加重。

治疗方法：疏肝理气，和胃止痛。

代表方药：柴胡疏肝散（《景岳全书》）。柴胡9g，白芍15g，枳壳12g，陈皮12g，川芎12g，香附12g，炙甘草6g。

随症加减：若胀重者，可加青皮、郁金、木香理气解郁；若痛甚者，可加川楝子、延胡索理气止痛；嗳气频作者，可加半夏、旋覆花降气；痞满明显者，可加越鞠丸（香附、川芎、苍术、神曲、栀子）行气解郁。

（4）肝胃郁热证

症状表现：胃脘灼痛，两胁胀闷或疼痛，痛势急迫，喜冷恶热，得凉则舒；心烦易怒，泛酸嘈杂，口干、口苦，大便干燥。舌质红，苔黄，脉弦或弦数。

病机分析：肝气郁结，日久化火，郁热犯胃，则胃脘灼痛、痛势急迫、泛酸嘈杂；肝郁化热，胃失和降，则泛酸嘈杂；肝失疏泄，气机不利，则见两胁胀闷或疼痛；肝胆火热上乘，则见口干口苦、舌质红、苔黄。

治疗方法：疏肝理气，泄热和中。

代表方药：化肝煎（《景岳全书》）合左金丸（《丹溪心法》）。青皮12g，陈皮12g，芍药15g，牡丹皮12g，炒栀子12g，泽泻10g，浙贝母6g，黄连6g，吴茱萸1g。

随症加减：舌红少津者，可加麦冬、石斛；火热内盛，灼伤胃络而见吐血者，可用泻心汤（大黄、黄连、黄芩）清火泄热；反酸明显者，可加乌贼骨、瓦楞子制酸和胃；胸闷胁胀者，可加柴胡、郁金疏肝理气。

（5）痰湿内阻证

症状表现：脘腹痞满，闷塞不舒，胸膈满闷，头重如裹，身重肢倦，恶心呕吐，不思饮食，口淡不渴，小便不利，舌体胖大，边有齿痕，苔白厚腻，脉沉滑。

病机分析：痰湿内阻，气滞不畅，则见脘腹痞满、闷塞不舒；湿邪困脾，清阳不升，则见头重如裹、身重肢倦；脾失健运，饮食水谷失于运化，则见不思饮食、口淡不渴、小便不利。

治疗方法：燥湿化痰，理气宽中。

代表方药：二陈汤（《太平惠民和剂局方》）合平胃散（《简要济众方》）。法半夏9g，苍术12g，陈皮15g，厚朴12g，茯苓9g，炙甘草6g。

随症加减：气逆不降，噫气不除者，可加旋覆花、代赭石化痰降逆；胸膈满闷较甚者，可加薤白、菖蒲、枳实、瓜蒌理气宽中；咳痰黄稠、心烦口干者，可加黄芩、栀子清热化痰。

（6）脾胃湿热证

症状表现：脘腹痞满或疼痛，嘈杂泛酸，口干口苦，渴不欲饮，口甜黏浊，食甜食则冒酸水；纳呆恶心，身重肢倦，小便色黄，大便黏滞或溏。舌质红，苔黄腻，脉滑或数。

病机分析：湿热蕴结中焦，脾胃纳运失职，升降失常，则见脘腹痞闷胀满、嘈杂泛酸；湿热之邪上泛于口，故口黏而苦；湿热内蕴，气机不利，水液失于运化，则见渴不欲饮、口甜黏浊；湿热互结，交迫于下，故大便黏滞或溏、小便色黄。

治疗方法：清热化湿，理气和中。

代表方药：黄连温胆汤（《六因条辨》）。半夏9g，陈皮12g，茯苓15g，枳实12g，竹茹10g，黄连6g，炙甘草6g。

随症加减：气滞腹胀者，加厚朴、槟榔、大腹皮行气消痞；嗳食酸腐者，可加莱菔子、神曲、山楂消食和胃；嘈杂不适者，可加左金丸（黄连、吴茱萸）以疏肝泄热。

（7）脾胃气虚证

症状表现：胃脘胀满或胃痛隐隐，餐后加重；疲倦乏力，纳呆，四肢不温，大便溏薄。舌淡或有齿痕，苔薄白，脉虚弱。

病机分析：气虚失运，胃腑气滞，则见胃脘胀满、时有隐痛；脾胃气虚，纳运失职，水谷不化，故纳呆食少；中气不足，气血化生乏源，机体失养，故疲倦乏力；脾虚不化，水湿流注大肠，故大便溏薄。

治疗方法：益气健脾，理气和胃。

代表方药：香砂六君子汤（《古今名医方论》）。党参15g，炒白术15g，茯苓15g，陈皮12g，法半夏9g，木香6g，砂仁6g。

随症加减：痞满者，可加佛手、香橼行气和胃；气短、汗出者，可加炙黄芪益气健脾；四肢不温者，可加桂枝温通经脉；湿浊内盛，苔厚纳呆者，可加薏苡仁淡渗利湿；泛吐清水痰涎者，可加生姜温胃化饮。

（8）脾胃虚寒证

症状表现：胃痛隐隐，绵绵不休，喜温喜按，空腹痛甚，得食则缓，劳累或受凉后发作或加重；泛吐清水，食少，神疲乏力，手足不温，四肢倦怠，大便溏薄或伴不消化食物。舌淡胖、边有齿痕，苔白滑，脉沉弱。

病机分析：脾胃阳虚，胃腑失于温煦，故胃脘隐痛、绵绵不休；温能散寒，按则助阳，故其痛喜暖喜按；胃阳虚弱，受纳腐熟功能减退，故食少；胃失和降而气逆，则口泛清水；脾胃阳虚，温煦失职，故四肢不温；脾虚失运，则大便溏薄。

治疗方法：温中健脾，和胃止痛。

代表方药：黄芪建中汤（《金匮要略》）合理中汤（《伤寒论》）。炙黄芪30g，党参15g，桂枝9g，白芍15g，炒白术15g，干姜6g，大枣6枚，炙甘草6g。

随症加减：泛吐清水较重者，可加茱萸、半夏、茯苓温胃化饮；脾虚湿盛者，可合二陈汤（半夏、陈皮、茯苓、炙甘草）健脾燥湿；腰膝酸软、头晕目眩、形寒肢冷者，可加附子、肉桂、巴戟天、仙茅温脾和胃；便溏者，可加炮姜炭、炒薏苡仁健脾化湿。

（9）胃阴不足证

症状表现：胃脘隐隐灼痛，胃中嘈杂，知饥而不欲食；口燥咽干，口渴思饮，消瘦乏力，大便干结。舌红少津或有裂纹，苔少或无，脉细或数。

病机分析：胃阴不足，脘腹失于濡养，故脘腹隐约作痛；阴虚而热，故感灼热；胃气未伤故知饥；胃阴不足失于柔润则饥不欲食；胃阴亏虚，津不上承，故口燥咽干、口渴思饮；脉细或数，乃阴虚有热之象。

治疗方法：养阴益胃，和中止痛。

代表方药：益胃汤（《温病条辨》）合芍药甘草汤（《伤寒论》）加减。沙参15g，麦冬15g，细生地黄15g，玉竹10g，白芍15g，炙甘草6g。

随症加减：饮食停滞，嗳腐吞酸者，可加神曲、山楂消食和胃；痛甚者，可加香橼、佛手行气止痛；脘腹灼痛、嘈杂反酸者，可加左金丸（黄连、吴茱萸）泄热和胃；胃热偏盛，口干明显者，可加生石膏、知母、芦根清胃泄热；日久肝肾阴虚者，五心烦热，可加山茱萸、玄参滋补肝肾；日久胃阴虚难复，舌红少津者，可加乌梅、山楂肉、木瓜酸甘化阴；便秘不畅者，可加瓜蒌、火麻仁润肠通便。

（10）胃络瘀阻证

症状表现：胃脘疼痛，痛有定处，痛如针刺，按之痛甚，食后加剧，入夜尤甚；或见吐血、黑便，胃痛日久不愈。舌质黯红或有瘀点、瘀斑，脉弦涩。

病机分析：瘀血有形，阻滞胃脘，故痛如针刺甚如刀割、痛处固定不移、按之痛甚；瘀阻胃络，失于和降，中焦气机受阻，故食后加剧；瘀血阻滞使血不循经而溢出脉外，则见吐血、黑便。

治疗方法：活血化瘀，理气止痛。

代表方药：失笑散（《太平惠民和剂局方》）合丹参饮（《时方歌括》）。五灵脂6g，蒲黄6g，丹参20g，檀香6g，砂仁6g。

随症加减：痛甚者，可加延胡索、郁金行气止痛；气短、乏力者，可加黄芪、党参健脾益气。

3. 其他疗法

（1）中成药

①健胃消食口服液

药物组成：太子参、陈皮、山药、麦芽（炒）、山楂。

功能主治：健胃消食。用于脾胃虚弱所致的食积，症见不思饮食、嗳腐吞酸、脘腹胀满；以及消化不良见上述证候者。

用法用量：口服，一次10mL，一日2次，在餐间或饭后服用，2周为1个疗程。

②气滞胃痛颗粒

药物组成：柴胡、延胡索（炙）、枳壳、香附（炙）、白芍、炙甘草。

功能主治：疏肝理气，和胃止痛。用于肝郁气滞，胸痞胀满，胃脘疼痛。

用法用量：开水冲服，一次5g，一日3次。

③胃苏颗粒

药物组成：紫苏梗、香附、陈皮、香橼、佛手、枳壳、槟榔、鸡内金（制）。

功能主治：理气消胀，和胃止痛。用于气滞型胃脘痛，症见胃脘胀痛、窜及两胁、得嗳气或矢气则舒、情绪郁怒则加重、胸闷食少、排便不畅；以及慢性胃炎见上述证候者。

用法用量：用适量开水冲服，搅拌至全溶。若放置时间长后有少量沉淀，摇匀即可。一次1袋，一日3次。15天为1个疗程。

④达立通颗粒

药物组成：柴胡、枳实、木香、陈皮、清半夏、蒲公英、山楂（炒焦）、焦槟榔、鸡屎藤、党参、延胡索、六神曲（炒）。

功能主治：清热解郁，和胃降逆，通利消滞。用于肝胃郁热所致胃脘胀满、嗳气、纳差、胃中灼热、嘈杂泛酸、脘腹疼痛、口干口苦；以及动力障碍型功能性消化不良见上述证候者。

用法用量：温开水冲服，一次1袋，一日3次，于饭前服用。

⑤金胃泰胶囊

药物组成：大红袍、鸡屎藤、贯众、金荞麦、黄连、砂仁、延胡索、木香。

功能主治：行气活血，和胃止痛。用于肝胃气滞，湿热瘀阻所致的急慢性胃肠炎、胃及十二指肠溃疡等。

用法用量：口服，一次3粒，一日3次。

⑥三九胃泰颗粒

药物组成：三叉苦、黄芩、九里香、两面针、木香、茯苓、白芍、地黄。

功能主治：清热燥湿，行气活血，柔肝止痛。用于湿热内蕴，气滞血瘀所致的胃痛，症见脘腹隐痛、饱胀反酸、恶心呕吐、嘈杂纳减；以及浅表性胃炎、糜烂性胃炎、萎缩性胃炎见上述证候者。

用法用量：用开水冲服，一次1袋，一日2次。

⑦东方胃药胶囊

药物组成：柴胡、黄连、香附、白芍、法落海、枳实、大黄、延胡索、川芎、地黄、牡丹皮、吴茱萸、薤白、木香。

功能主治：疏肝和胃，理气活血，清热止痛。用于肝胃不和，瘀热阻络所致的胃脘疼痛、嗳气、吞酸、嘈杂、饮食不振、躁烦易怒等；以及胃溃疡、慢性浅表性胃炎见上述证候者。

用法用量：口服，一日3次，一次4粒，或遵医嘱。

⑧胆胃康胶囊

药物组成：青叶胆、西南黄芩、枳壳、竹叶柴胡、白芍、泽泻、茯苓、茵陈、淡竹叶、灯心草。

功能主治：疏肝利胆，清利湿热。用于肝胆湿热所致的胁痛、黄疸，以及胆汁反流性胃炎、胆囊炎见上述症状者。

用法用量：口服，一次4粒，一日3次。饭前温开水送服或遵医嘱。

⑨香砂平胃颗粒

药物组成：苍术（炒）、陈皮、甘草、厚朴（姜炙）、香附（醋炙）、砂仁。

功能主治：健脾，燥湿。用于胃脘胀痛。

用法用量：开水冲服，一次1袋（10g），一日2次。

⑩延参健胃胶囊

药物组成：人参（去芦）、半夏（制）、黄连、干姜、黄芩（炒）、延胡索、甘草（炙）。

功能主治：健脾和胃，平调寒热，除痞止痛。用于治疗本虚标实，寒热错杂之慢性萎缩性胃炎，症见胃脘痞满、疼痛、纳差、嗳气、嘈杂、体倦乏力等。

用法用量：口服，一次4粒，一日3次。

⑪香砂和胃丸

药物组成：木香、砂仁、陈皮、厚朴（姜炙）、香附（醋炙）、枳壳（麸炒）、广藿香、山楂、六神曲（麸炒）、麦芽（炒）、莱菔子（炒）、苍术、白术（麸炒）、茯苓、半夏曲（麸炒）、甘草、党参。

功能主治：健脾开胃，行气化滞。用于脾胃虚弱，消化不良引起的食欲不振、脘腹胀痛、吞酸嘈杂、大便不调。

用法用量：口服。一次6g，一日2次。

⑫温胃舒胶囊

药物组成：党参、附片（黑顺片）、炙黄芪、肉桂、山药、肉苁蓉（酒蒸）、白术（清炒）、南山楂（炒）、乌梅、砂仁、陈皮、补骨脂。

功能主治：温中养胃，行气止痛。用于中焦虚寒所致的胃脘冷痛、腹胀嗳气、纳差食少、畏寒无力；以及慢性萎缩性胃炎、浅表性胃炎见上述证候者。

用法用量：口服。一次3粒，一日2次。

⑬虚寒胃痛颗粒

药物组成：炙黄芪、炙甘草、桂枝、党参、白芍、高良姜、大枣、干姜。

功能主治：益气健脾，温胃止痛。用于脾虚胃弱所致的胃脘隐痛、喜温喜按、遇冷或空腹加重；以及十二指肠球部溃疡、慢性萎缩性胃炎见上述证候者。

用法用量：开水冲服。一次1袋，一日3次。

⑭养胃舒胶囊

药物组成：党参、陈皮、黄精（蒸）、山药、玄参、乌梅、山楂、北沙参、干姜、菟丝子、白术（炒）。辅料为二氧化硅、淀粉、滑石粉。

功能主治：扶正固体，滋阴养胃，调理中焦，行气消导。用于慢性胃炎所引起的胃脘灼热胀痛、手足心热、口干、口苦、纳差、消瘦等症。

用法用量：口服，一次3粒，一日2次。

⑮荜铃胃痛颗粒

药物组成：荜澄茄、川楝子、延胡索（醋制）、大黄（酒制）、黄连、吴茱萸、香附（醋制）、香橼、佛手、海螵蛸、瓦楞子（煅）。

功能主治：行气活血，和胃止痛。用于气滞血瘀引起的胃脘胀痛、刺痛；以及慢性胃炎见有上述证候者。

用法用量：开水冲服。一次 5g，一日 3 次。

⑯摩罗丹（浓缩丸）

药物组成：百合、麦冬、石斛、茯苓、白术、三七、延胡索、乌药、鸡内金、玄参、当归。

功能主治：和胃降逆，健脾消胀，通络定痛。用于慢性萎缩性胃炎见胃疼、胀满、痞闷、纳呆、嗳气等症。

用法用量：口服，一次 8 丸，一日 3 次。

⑰胃康胶囊

药物组成：白及、海螵蛸、香附、黄芪、白芍、三七、鸡内金、鸡蛋壳（炒焦）、乳香、没药、百草霜。

功能主治：行气健胃，化瘀止血，制酸止痛。用于气滞血瘀所致的胃脘疼痛、痛处固定、吞酸嘈杂；以及胃及十二指肠溃疡、慢性胃炎见上述症状者。

用法用量：口服。一次 2~4 粒，一日 3 次。

⑱胃复春片

药物组成：红参、香茶菜、麸炒枳壳。

功能主治：健脾益气，活血解毒。用于治疗慢性萎缩性胃炎胃癌前期病变、胃癌手术后辅助治疗、慢性浅表性胃炎属脾胃虚弱证者。

用法用量：口服。一次 4 片，一日 3 次。

⑲荆花胃康胶丸

药物组成：土荆芥、水团花。

功能主治：理气散寒，清热化瘀。用于寒热错杂，气滞血瘀所致的胃脘胀闷疼痛、嗳气、反酸、嘈杂、口苦；以及十二指肠溃疡见上述证候者。

用法用量：饭前服，一次 2 粒，一日 3 次。

（2）单方验方

①单方

三七粉：冲服，一次 3g，一日 3 次。用于慢性胃炎伴胃黏膜充血、糜烂者，但建议在辨证的基础上使用。

白萝卜汤：适量煮汤服。功能顺气化痰，消除痞满。

槟榔：烧灰存性，为末。口服，一次 5g，温开水送下，一日 1~2 次。用于脘腹痞满有积滞者。

②验方

加味香苏饮：香附 10g，橘皮 10g，枳壳 10g，炒鸡内金 5g，香橼皮 10g，佛手

5g，大腹皮 10g，砂仁 5g，焦三仙各 10g，木香 6g。水煎服，一日 1 剂。功能调气和胃，疏肝止痛。用于胃胀多气，时伴隐痛，反复发作，食后脘胀尤甚，不思饮食者。

疏肝和胃方：炙鸡内金、炙柴胡各 5 ~ 10g，炒白芍 10 ~ 20g，紫苏梗、炒枳壳、佛手片、广郁金各 10g，甘草 3 ~ 5g。水煎服，一日 1 剂。功能疏肝和胃。用于胃脘部隐痛、胀痛，痛及胁下，嗳气胸闷不畅，善郁者。

萎缩性胃炎方：太子参 30g，茯苓 12g，怀山药 12g，石斛 12g，小环钗 12g，麦芽 30g，丹参 12g，鳖甲（先煎）30g，甘草 5g，三七末（冲服）3g。水煎服，一日 1 剂。功能健脾益胃，益阴活络。用于萎缩性胃炎、慢性浅表性胃炎者。

慢性萎缩性胃炎方：炒延胡索 10g，煨草果 5g，制没药 12g，莪术 10g，炒黄芩 10g，厚朴 10g，九香虫 5g，法半夏 10g，橘皮 6g，带皮槟榔 10g，失笑散（包煎）10g。水煎服，一日 1 剂。功能清热化湿，理气和胃，活血止痛。用于慢性萎缩性胃炎、糜烂性胃炎者。

（3）外治疗法

①推拿：以理气和胃止痛为基本治法。取穴可选取中脘、气海、天枢、足三里、肝俞、脾俞、胃俞、三焦俞、肩井、手三里、内关、合谷等为主要穴位，并可根据证候不同加减。手法可选择一指禅推法、摩法、按法、拿法、搓法等。

②膏药：

暖胃膏：将生姜 500g 捣取自然汁，煮沸，纳入黄明胶 15g 溶化，而后纳入乳香、没药各 15g 调匀，摊膏即成。一次 1 张，贴胃脘痛处，并时时热熨。用于因寒所致胃脘痛者。

大明金附膏：将大黄、玄明粉、香附、郁金各 30g，石菖蒲 60g，甘草、黄芩各 15g 择净，研细备用。每次适量，姜汁调匀，外敷中脘胃痛处，包扎固定，一日 1 换，用于食积胃痛者。

③熏洗：

姜附汤擦洗胃脘部：将鲜姜 30g，香附 15g 加水 1500mL，煎沸 5 分钟后，用毛巾浸药汁擦洗胃脘部。一次 20 分钟，一日 2 次，7 日为 1 个疗程。用于胃脘隐痛、灼热不适的胃炎者。

艾叶汤熏洗胃部：艾叶一把加水 300mL，煮沸 10 分钟，用药液熏洗胃部，直至痛缓为止。用于寒凝引起的胃痛、呕吐清水者。

④足疗：选取腹腔神经丛、肾上腺、胃、十二指肠、胰腺、肝胆、胸部淋巴腺、上身淋巴腺等反射区，用单示指扣拳点揉以上反射区各 2 分钟，用拇指指腹推按胸部淋巴腺、上身淋巴腺各 3 分钟，揉小肠 3 分钟。

（4）针灸疗法

①体针：以理气和胃为主，常用穴有内关、足三里。肝胃气滞，配中脘、胃俞、太冲；脾胃虚寒，灸脾俞、胃俞、关元；痰湿停留，配巨阙、丰隆、阴陵泉；瘀血凝滞，配膈俞、三阴交、公孙；胃热气郁，配陷谷、内庭；食积内停，配建里以宽中和胃。

②耳针：常用穴有胃区、交威、皮质下、十二指肠。每次选 2 ~ 3 穴，留针 15 ~

30 分钟。

③穴位注射：常用穴有足三里、L8~L12 夹脊、中脘、脾俞等，注射药物可选用普鲁卡因、维生素 B₁，一日 1 次。

（5）药膳疗法

①猪肚姜桂汤：将猪肚 15g 洗净，放于碗内或陶瓷器皿内，加生姜、肉桂各 15g；放少许盐及水，隔水炖，肚熟后，分 2 次饮汤食肚。用于治疗脾胃虚寒的胃脘痛、吐清水等症者。

②胡萝卜怀山药内金汤：将胡萝卜 250g 洗净，切块，与怀山药 20~30g，鸡内金 10~15g 同煮，30 分钟后加入少许红糖，服汤。用于治疗脾胃虚弱所致的纳少、消化不良等症者。

③洋参灵芝香菇散：西洋参 30g，灵芝 30g，香菇 30g，石斛 30g，白木耳 30g，怀山药 30g，焙干，共研细末。每服 2~3g，一天 2 次，温开水送服。用于胃阴虚所致胃脘痛、食欲不振者。

④童参石斛滋胃汤：童参 15~20g，石斛 12~15g，玉竹 12g，怀山药 12g，乌梅 3 枚，大枣 6 枚，共水煎，分 2 次服之。用于胃阴不足所致的胃脘疼痛者。

⑤糯米百合莲子粥：糯米 100g，百合 25~30g，莲子 20~25g 共煮粥食用，一天 1 次，连服 7~15 天。用于脾胃俱虚的胃脘痛者。

⑥党参粟米粥：将党参 20~30g 压碎，小米 100g 炒熟。两味共加水 1000mL 煮，煎剩一半时，可代茶饮之。用于脾胃虚弱、食欲不振的胃痛者；亦可用于萎缩性胃炎、胃及十二指肠溃疡脾气虚证的辅助治疗。

⑦蜜饯萝卜：取鲜白萝卜 500g，洗净，切成丁，放沸水内煮熟后捞出，将水控干，晾晒半日；再放锅内加蜂蜜 150g，以小火煮沸，调匀即可。用于食后饱胀、胃脘疼痛、反胃和呕吐等症者。

二、西医治疗

1. 治疗原则

慢性胃炎的治疗应针对病因，遵循个体化原则。治疗的目的是去除病因、缓解症状和改善胃黏膜炎性反应。

2. 一般治疗

慢性萎缩性胃炎患者，不论其病因如何，均应戒烟、忌酒。避免使用损害胃黏膜的药物，如非甾体消炎药等。

3. 药物治疗

（1）根除 Hp：根除 Hp 可减缓炎性反应向萎缩、肠化生甚至异型增生的进程，降低胃癌发生率，但最佳的干预时间为胃癌前病变（包括萎缩、肠化生和异型增生）发生前。证实 Hp 阳性的慢性胃炎，无论有无症状和并发症，均应行 Hp 根除治疗，除非有抗衡因素存在（包括患者伴存某些疾病、社区再感染率高、卫生资源优先安排等）。Hp 的根除，推荐铋剂四联 Hp 根除方案，即质子泵抑制剂（PPI）+铋剂+两种抗菌药物，疗程为 10 天或 14 天。Hp 根除治疗完成不少于 4 周后，所有患者均应常规行 Hp 复查，评估根除治疗的效果。最佳的非侵入性评估方法是尿素呼气试验($^{13}C/^{14}C$)。

（2）促动力药：以上腹饱胀、恶心或呕吐等为主要症状及伴胆汁反流的慢性胃炎者，可选用促动力药。上腹饱胀或恶心、呕吐的发生可能与胃排空迟缓相关，胃动力异常是慢性胃炎不可忽视的因素，促动力药可改善上述症状。对于伴胆汁反流的慢性胃炎患者，促动力药如盐酸伊托必利、莫沙必利和多潘立酮等可防止或减少胆汁反流。

（3）抑酸剂：服用引起胃黏膜损伤的药物，如抗血小板药物、NSAIDs（包括阿司匹林）后出现慢性胃炎症状者，建议加强抑酸和胃黏膜保护治疗；根据原发病进行充分评估，必要时停用损伤胃黏膜的药物。对于需长期服用上述药物者，应筛查 Hp 并进行根除，根据病情或症状严重程度选用 PPI、H_2 受体拮抗剂（H_2RA）或胃黏膜保护剂。

（4）胃黏膜保护剂：以胃黏膜糜烂和（或）以上腹痛、上腹烧灼感等症状为主者，可根据病情或症状严重程度选用胃黏膜保护剂。胃黏膜保护剂，如吉法酯、替普瑞酮、铝碳酸镁制剂、瑞巴派特、硫糖铝、依卡倍特、聚普瑞锌等可改善胃黏膜屏障，促进胃黏膜糜烂愈合。伴胆汁反流的慢性胃炎患者，可选用有结合胆酸作用的胃黏膜保护剂。铝碳酸镁制剂可增强胃黏膜屏障，并可结合胆酸，从而减轻或消除胆汁反流所致的胃黏膜损伤。

（5）消化酶制剂：具有明显进食相关的中上腹饱胀、纳差等消化不良症状者，可考虑应用消化酶制剂。推荐患者餐中服用，效果优于餐前和餐后服用，目的在于在进食的同时提供充足消化酶，以帮助营养物质的消化，缓解相应症状。消化酶制剂种类较多，我国常用的消化酶制剂包括米曲菌胰酶片、复方阿嗪米特肠溶片、胰酶肠溶胶囊、复方消化酶胶囊等。

（6）抗焦虑抑郁药：有消化不良症状且伴明显精神心理因素的慢性胃炎患者，可用抗抑郁药或抗焦虑药。抗抑郁药物或抗焦虑药物可作为伴有明显精神心理因素者，以及常规治疗无效和疗效差者的补救治疗，包括三环类抗抑郁药（TCAs）或选择性 5 - 羟色胺再摄取抑制剂（SSRIs）等。

4. 手术治疗

胃镜活检病理中出现重度异型增生的，可结合患者临床情况选择手术治疗。建议：活检有中 - 重度萎缩并伴有肠化生的慢性萎缩性胃炎患者，应 1 年左右随访 1 次；不伴有肠化生或异型增生的慢性萎缩性胃炎的患者，可酌情行内镜和病理随访；伴有轻、中度异型增生并证明此标本并非来于癌旁者，应根据内镜和临床情况缩短至每 3 个月左右随访 1 次；而重度异型增生需立即确认，证实后行内镜下治疗或手术治疗。

【预防调护】

一、饮食注意

慢性胃炎者应避免对胃黏膜有刺激性的食物和饮品，如过于酸、甜、咸、辛辣，或过热、过冷食物，以及浓茶、咖啡等。饮食宜规律，少吃油炸、烟熏、腌制食物，不食腐烂变质的食物，避免过多摄入食盐及饮酒，增加新鲜蔬菜水果的摄入，保证足够的蛋白质、维生素及铁质摄入。

二、生活注意

慢性胃炎患者应保持精神愉快，避免忧思恼怒及情绪紧张；注意劳逸结合，适当增加锻炼，避免长期过度劳累；病情较重时，需适当休息。

【名医经验】

一、董建华

1. 学术观点

（1）病机认识：

①通降论：胃病突出的特点就是失去了胃肠"更虚更实"的正常生理状态，从而导致通降异常和脾升异常。胃气不降，则糟粕不得往下传递，其在上者则为噎膈，其在中者则见脘腹胀痛，其在下者则致便秘；不降反升则发生呕吐、嗳气、呃逆、反胃等症。此外，胃气郁滞日久必致脾升异常，脾气不升则不能运化精微和化生气血，从而出现脘闷、食后思睡、腹胀腹泻、疲弱无力、精神倦怠等症；不升反降则出现中气下陷而发生内脏下垂、脱肛、大便滑脱不禁及崩漏等症。胃气郁滞日久，还可因水反为湿，谷反为滞，气病及血而导致"湿阻""食积""痰结""血瘀"等病理产物的产生，从而加重病情，使病机复杂化。

②胃热论：在慢性胃炎患者中，多恣食肥甘厚腻，过度饮酒，胃气壅滞，郁而生热。脾胃是湿热病变的中心，故在慢性胃炎的论治中，多从热证或寒热错杂论治。其产生的机理主要有饮食不节、寒郁化热、气郁化火等。

（2）治法心得：

①通降和胃：临床治疗胃病应以通降为主，只有通降方能使气滞、湿阻、食滞、胃火等通畅下降，使上下畅通无阻，血络流畅，从而恢复正常的脾胃功能。通降之法有不同侧重：病位单纯在胃，则重点治胃，复其通降；若胃病及脾，升降反作，则降胃理脾；病情属实，则通降为主，专祛其邪，不可误补；虚实夹杂，则通补并用，补虚行滞，标本兼顾。董老将临床治疗胃病的通降方法概括为十法：理气通降、化瘀通络、通腑泄热、降胃导滞、滋阴通降、辛甘通阳、升清降浊、辛开苦降、平肝降逆、散寒通阳。

②清法调胃：清法调胃，主要包括通腑泄热、清热生津、清热泻火、清热祛湿、温清并用等法。湿热胃痛，治宜清化湿热、调中和胃，方用董氏连朴苓草汤加减：黄连、厚朴、藿香、佩兰、茯苓、通草、陈皮等。本方辛开湿滞，苦泻热壅。临证根据湿热之偏重，有苦温燥湿和清胃泄热之偏重，把握清与化之分寸，方能湿去热孤，热除湿化，病得速愈。

③治胃必调气血：胃为多气多血之腑，故调理气血、行畅气机、疏通血络是对应大法。一般气滞在先，血瘀在后；气滞病浅而较轻，未及络脉；血瘀病深而较重，病在络脉。调气血主要包括调气以和血、调血以和气两种，以调理气血贯穿于各种治法中。

2. 经典医案

医案一 刘某，男，42岁。

首诊：1977年9月6日。

主诉：胃脘疼痛3年，加剧1个多月。

现病史：胃脘疼痛已有3年，近1个月来疼痛加剧，痛呈阵发，时呕酸液苦水，胀闷不舒，用止痛制酸药稍能缓解，但劳累后容易复发，自觉心中烦热，神疲肢软，睡眠不实，纳差，二便调。舌苔黄腻，脉象弦细。

临证思路：本例胃脘痛，症见呕苦吞酸，为肝郁化火。结合舌脉，四诊合参，证属肝郁化火、胃失和降。治以泻肝和胃，理气化浊。

选方用药：黄连2.5g，吴茱萸1.5g，乌贼骨10g，苏梗10g，陈皮5g，竹茹5g，清半夏10g，枳壳10g，川楝子10g，大腹皮10g，黄芩10g。水煎服，6剂。

用药分析：肝胃不和、湿浊阻滞为本病主要病机，故治疗时在调肝之中佐以和胃通降化浊之品，使木郁达之，胃气通顺，湿浊自化。方以黄连、吴茱萸、川楝子以调肝解郁；黄芩泄热；苏梗、陈皮、半夏、竹茹和胃降逆，化浊止吐；大腹皮、枳壳通降胃气；乌贼骨制酸止痛。

二诊：1977年9月12日。

药后胃脘痛缓，吐酸亦少。唯觉胃部不舒，仍有胀感，按之仍痛。胃气渐降，脾运尚差。治以醒胃助运，调理气血。

选方用药：苏梗5g，香附10g，陈皮5g，砂仁2.5g，枳壳10g，乌贼骨10g，谷芽12g，麦芽12g，合欢皮10g，佛手5g，煅瓦楞子10g，丹参10g。水煎服，共6剂。

用药分析：二诊脘痛已缓，但脾气未复，气血失和，故见胃脘胀。当醒胃助运，调理气血，以恢复中焦脾升胃降之本。在原方基础上去黄连、吴茱萸等泄热和胃之品，加香苏散以行气和胃，谷芽、麦芽消食助运，砂仁、枳壳、合欢皮、佛手、丹参调理气血。乌贼骨与煅瓦楞子相伍既能制酸，又可化瘀止痛，从而获得速效。

医案二 袁某，男，31岁。

首诊：1984年11月26日。

主诉：胃脘胀痛。

现病史：胃脘发胀，隐隐作痛，胀重于痛；泛酸，口腔溃疡时发，呃逆。舌尖红，苔薄黄，脉细弦。

临证思路：疏肝理气，佐以清火化瘀。

选方用药：苏梗10g，香附10g，陈皮6g，马尾连6g，吴茱萸1.5g，枳壳10g，大腹皮10g，煅瓦楞子10g，良姜6g，莱菔子10g，鸡内金6g。水煎服，共6剂。

用药分析：本案胃脘胀痛，气滞而为郁火。辨证属肝郁化火、气滞血瘀，以气滞为主。方选香苏饮合左金丸加减。方中苏梗、香附、陈皮行气和胃，马尾连、吴茱萸、良姜清热温胃，枳壳、大腹皮行气消胀，煅瓦楞子制酸和胃，莱菔子、鸡内金消导助运。

二诊：1984 年 12 月 27 日。

药后诸症皆愈将近月余。近日饮食不慎又致腹胀，纳差。舌红，苔薄黄，脉细弦。饮食不慎，食阻胃脘，气机阻滞而腹胀又作。

选方用药：马尾连 6g，黄芩 6g，苏梗 6g，香橼皮 10g，佛手 6g，莱菔子 10g，茯苓 10g，通草 6g，枳壳 10g，大腹皮 10g，焦三仙各 10g。水煎服，6 剂。

用药分析：胃脘痛除药物治疗外，饮食调养至为重要。本案胃脘胀痛，气滞而为郁火，初诊用香苏饮合左金丸加减治愈，后因饮食不慎，食阻胃脘，气机阻滞而腹胀又作。药用黄芩、马尾连清郁火；苏梗、香橼皮、佛手调理气机；枳壳、大腹皮、莱菔子宽中消胀；再以焦三仙消其积，茯苓、通草祛其湿。虽用药物可愈，究以调养巩固为上。

医案三 陈某，女，29 岁。

首诊：1985 年 1 月 7 日。

主诉：胃脘疼痛 1 年余。

现病史：胃脘疼痛 1 年余，且伴泛酸，恶心欲吐，纳谷不香，偶有便红，素觉少腹发凉。舌淡红，苔薄黄，脉弦细。

临证思路：本例辨证属肝郁化热，胃失和降，气滞导致血瘀。治以疏肝清热，和胃降逆，理气活血为法。

选方用药：马尾连 6g，吴茱萸 1.5g，瓦楞子 10g，乌贼骨 10g，荜澄茄 10g，香附 10g，延胡索（冲服）5g，川楝子 10g，炙刺猬皮 6g，炒九香虫 6g，枳壳 10g。水煎服，6 剂。

用药分析：初诊以调和肝胃，理气通降，化瘀止痛为主。药用左金丸配乌贼骨、瓦楞子清泻肝经瘀热；再入香附、枳壳、荜澄茄调理气机。

二诊：药后胃脘痛已止，不再泛酸，呕恶已除，纳谷正常，再未便血，大便偏干，经来腹痛。调中理脾，化瘀止痛。

选方用药：太子参 10g，白术 6g，砂仁（后下）3g，木香 5g，陈皮 6g，茯苓 10g，清半夏 10g，川楝子 10g，延胡索粉（冲服）5g，香橼皮 10g，佛手 6g，枳壳 10g。水煎服，共 6 剂。

用药分析：复诊时因痛定酸止而以调中理脾为主，佐以金铃子散化瘀理气，使气血通畅而不再复发。药用太子参、白术、茯苓补脾；木香、砂仁调中；陈皮、半夏降逆；香橼皮、佛手、枳壳宽中降气。诸药配合而收调理脾胃之功。

三诊：胃脘疼痛再未复发，诸症悉除。唯偶感腹中不舒，舌苔微腻。调中理脾以善其后。上方去川楝子、延胡索、陈皮，白术炒制；加扁豆 10g，功劳叶 10g，鸡内金 5g。水煎服，6 剂。

用药分析：末诊则因诸症悉除，唯觉腹中不舒，专以调中理脾，故在原方基础上去金铃子散、陈皮，加扁豆、功劳叶、鸡内金调中理脾。

二、周仲瑛

1. 学术观点

（1）病机认识：

①胃气壅滞为病：慢性胃炎的发病机理多因外邪入里、饮食不当、情志内伤、劳倦过度而致寒、热、食、湿、痰、瘀内蕴，脾之升运不健，胃之纳降失司，清浊升降失常，胃气郁滞，窒塞不通而为病。病机虽有虚实之分，气滞、热郁、湿阻、寒凝、中虚多端，或夹痰、夹食，但其基本病机总属胃气壅滞为病，每多虚实相兼，寒热错杂。治疗总以理气通降为原则。

②胃阴耗伤，胃气失和：久患胃病者，多胃阴被耗，津液虚少，不能濡润胃腑，消化水谷，而致胃的受纳、腐熟失常，胃气通降不利，表现出胃阴虚的一系列症状。若予辛香醒脾健胃之剂，不但胃纳少有苏醒之机，且因药性燥热，反而愈益耗伤阴液。若采用酸甘化阴之法，每可获得满意的效果。

（2）治法心得：

①温清通补：虚者重在补胃气，或兼滋胃阴，补之使通；实者则应辨证采用温中、清热、祛湿、化痰、消食等法，泻之使通。临证则当针对虚实夹杂、寒热互结情况，通补兼施、虚实合治、寒热并用、温清互济，或温清通补合法。根据虚实、寒热的主次及其变化，随机调配药味和用量以助提高疗效。如有夹食、夹湿、夹痰、夹饮、夹郁、夹瘀等兼证者，又当兼治并顾，随症配药。

②酸甘化阴：阴虚胃痛，病涉肝胃两经，当选用入脾胃和肝经的酸甘类药，以补养肝胃之阴。酸能敛阴生津，甘能益胃滋阴，酸甘配伍，一敛一滋，则可两济其阴，合用更能促进脾胃生化阴液的功能，即酸得甘助而生阴。因酸味药入肝而能补肝、敛肝。凡肝虚而致厥气横逆，予疏肝理气药不效者，则当用酸味补肝之品敛其横逆之势，补中寓泻，补肝体而制肝用。另外，酸味能开胃气，少用之每能健胃开食。甘味药入脾而能补益脾胃，有甘缓养胃之功，如中虚肝气盛而乘胃者，尤当用甘味补脾养胃之品，培中以缓肝。甘味药能缓肝急。一般用于治疗胃病的酸味药有乌梅、山楂肉、木瓜、白芍等。甘味药则须根据病情，分别配伍甘寒、甘平及甘温等类药物。同时必须注意胃阴不足，胃失濡润而致胃气失于和降的病理变化，适当佐入理气而不辛燥的玫瑰花、佛手（花）、川楝子、橘皮、竹茹、谷芽等和胃调肝，并借以助胃运药，且能防止单纯阴柔呆滞之弊。如久病入络，营虚血滞，脘部有锥刺痛，按之亦痛，舌质衬紫者，尚需配合养营和血之当归、丹参等。酸甘化阴法在临床中的具体应用，有酸甘凉润法、酸甘柔润法和酸甘温润法。

2. 经典医案

医案一 彭某，男，29岁。

主诉：胃脘疼痛3周。

现病史：有胃痛病史，近来胃脘疼痛持续3周不愈，阵剧阵缓，痛势隐约如刺，甚则剧痛如锥，痛涉胸胁；脘腹胀结不舒，食少，喜食酸甜，每餐均需佐食腐乳一块，或饮酸醋，肠鸣，大便不实，色黯，时夹不消化食物（大便隐血试验，一度为强阳性），舌苔薄白，脉细弦。

临证思路：肝气横逆犯胃，不通则痛。

选方用药：乌梅肉 6g，山楂肉 10g，炒白芍 12g，炙甘草 5g，大枣 3 枚，川楝子 10g，青皮 5g。水煎服，共 6 剂。

用药分析：本例患者痛涉胸胁，是属肝气犯胃，久痛入络，胃弱肝少滋荣，肝虚厥气横逆，宗"治肝安胃"之意。迭投疏肝和胃，苦辛通降，理气化瘀之剂。方中乌梅肉、山楂肉、炒白芍、炙甘草、大枣以酸甘合化；再辅以青皮、川楝子理气和营，缓急止痛。

二诊：脘痛得止，食纳亦振，大便转黄。唯头昏、神疲、脉细。上方加炒党参 10g，炒白术 10g，再服 6 剂。

用药分析：患者胃痛病史已久，虽脘痛得止，但中气已虚，故见头昏、神疲、脉细等中气亏虚之象，当培中以缓肝。久延中虚，故在原方基础上加党参、炒白术以补气建中。

服药后病情稳定，疼痛不再反复。

医案二 汪某，女，40 岁。

主诉：胃痛多年。

现病史：胃痛多年，脘部疼痛痞胀，嗳气，泛恶，食少，纳后脘阻运迟，喜食酸味，大便常溏，面白不华，形瘦，神疲，气短，头昏，腿软，口唇干，苔少，舌质淡红欠润，脉细。经胃液分析：胃酸缺乏，诊断为萎缩性胃炎。

临证思路：中虚胃弱，气阴两伤，治以益气养阴和胃。

选方用药：乌梅肉 6g，白芍 10g，炙甘草 3g，川石斛 10g，炒麦冬 10g，太子参 12g，黄芪 10g，炒谷芽 12g，陈皮 5g，竹茹 10g。水煎服，共 5 剂。

用药分析：此证胃痛已久，久病耗伤气阴，纳运失常，则见纳后脘阻运迟、大便溏；中焦升降失司，胃气失和，则见脘部疼痛痞胀、嗳气、泛恶。故当从中虚胃弱，气阴两伤，运降失司论治。取酸甘温润，益气养阴和胃法。方中乌梅、白芍、炙甘草相伍，酸甘化阴；石斛、麦冬与太子参、黄芪相伍益气养阴；陈皮行气和胃，竹茹清热和胃，炒谷芽健脾开胃。全方共奏益气养阴和胃之功。

二诊：脘部痞胀及疼痛减轻，嗳气亦少，食纳好转，消化得健。守原法出入，继续服药，调治一个阶段，效不更方。

随访观察，胃痛少作，体力亦有改善。既往终年嗳暖泛出胃液无酸味，经治后得有酸意。药后疼痛已止。

（唐旭东　许琳）

参考文献

[1] 中华医学会消化病学分会. 中国慢性胃炎共识意见（2017 年，上海）[J]. 胃肠病学，2017，22（11）：670 - 687.

[2] Dixon M F, Genta R M, Yardley J H, et al. Classification and grading of gastritis. The updated Sydney System. International Workshop on the Histopathology of Gastritis, Houston 1994 [J]. Am J Surg Pathol, 1996, 20 (10): 1161-1181.

[3] Sonnenberg A, Lash R H, Genta R M. A national study of Helicobactor pylori infection in gastric biopsy specimens [J]. Gastroenterology, 2010, 139 (6): 1894-1901.

[4] Correa P, Haenszel W, Cuello C, et al. A model for gastric cancer epidemiology [J]. Lancet, 1975, 2 (7924): 58-60.

[5] 张声生, 唐旭东, 黄穗平, 等. 慢性胃炎中医诊疗专家共识意见 (2017) [J]. 中华中医药杂志, 2017, 32 (7): 3060-3064.

[6] 张声生, 周强. 胃脘痛中医诊疗专家共识意见 (2017) [J]. 中医杂志, 2017, 58 (13): 1166-1170.

[7] Tytgat G N. The Sydney System: endoscopic division. Endoscopic appearances in gastritis/duodenitis [J]. J Gastroenterol Hepatol, 1991, 6 (3): 223-234.

[8] Neumann H, Kiesslich R, Wallace M B, et al. Confocal laser endomicroscopy: technical advances and clinical applications [J]. Gastroenterology, 2010, 139 (2): 388-392.

[9] 朱薇, 张亚历. 从病理学角度谈慢性胃炎与功能性消化不良的诊断与治疗 [J]. 胃肠病学和肝病学杂志, 2013, 22 (2): 154-157.

[10] 任继学. 中国名老中医经验集萃 [M]. 北京: 北京科学技术出版社, 1993.

[11] 卢祥之. 国医大师周仲瑛经验良方赏析 [M]. 北京: 人民军医出版社, 2012.

[12] 罗才贵. 推拿学 [M]. 上海: 上海科学技术出版社, 2008.

[13] 胡献国, 李春日. 中国膏药配方配制全书 [M]. 沈阳: 辽宁科学技术出版社, 2014.

[14] 安在峰. 常见病熏洗疗法 [M]. 北京: 人民体育出版社, 2000.

[15] 齐凤军. 中医足疗学 [M]. 武汉: 湖北科学技术出版社, 2011.

[16] 上海中医学院. 针灸学 [M]. 北京: 人民卫生出版社, 1974.

[17] 李玉梅, 齐敏. 慢性胃炎的食疗药膳 [J]. 中药材, 1997 (2): 108.

[18] 唐旭东. 董建华 "通降论" 学术思想整理 [J]. 北京中医药大学学报, 1995 (2): 45-48.

[19] 董建华. 临证治验 [M]. 北京: 中国友谊出版公司, 1986.

[20] 周仲瑛. 周仲瑛临床经验辑要 [M]. 北京: 中国医药科技出版社, 1998.

第三节　消化性溃疡

【概述】

消化性溃疡 (peptic ulcer, PU) 是指在各种致病因子的作用下, 黏膜发生炎性反应与坏死、脱落形成溃疡。溃疡的黏膜坏死缺损穿透黏膜肌层, 严重者可达固有肌层或更深。病变可发生于食管、胃或十二指肠, 也可发生于胃-空肠吻合口附近或含有胃黏膜的麦克尔憩室内, 其中以胃、十二指肠最常见。临床表现为慢性、周期性、节律性的上腹痛, 伴反酸、嗳气、上腹部局限性压痛等, 亦可有神经功能综合征。消化性溃疡是一种全球常见病、多发病, 患病率为 1.7%~4.7%, 年发病率为 1.1%~3.3%, 人群中约有 10% 的人一生中患过本病。近年来, 消化性溃疡的发病率虽有所下降，但仍是消化系统的一种多发性疾病。根据临床表现，属中医"胃脘痛""嘈杂""胃疡"等范畴。

【病因病机】

一、中医认识

1. 致病因素

（1）外邪入侵：因胃与外界相通，外感寒、热、湿等邪气内客于胃，皆可致胃脘气机阻滞，不通则痛。尤其以寒邪为多，寒为阴邪，其性凝滞收引，致使胃气阻滞，不通则痛，发为本病。正如《素问·举痛论》云："寒气客于肠胃之间，膜原之下，血不得散，小络急引，故痛。"

（2）饮食伤胃：若饮食不节，暴饮暴食，损伤脾胃，饮食停滞，致使胃气失和，胃中气机阻滞，不通则痛；或五味过极，辛辣无度，或恣食肥甘厚味，或饮酒如浆，则伤脾碍胃，蕴湿生热，阻滞气机，以致胃气阻滞，不通则痛，发为本病。如《素问·痹论》曰："饮食自倍，肠胃乃伤。"《医学正传·胃脘痛》曰："初致病之由，多因纵恣口腹，喜好辛酸，恣饮热酒煎爆，复餐寒凉生冷，朝伤暮损，日积月深……故胃脘疼痛。"

（3）情志失调：脾胃的受纳运化，中焦气机的升降，有赖于肝之疏泄。若忧思恼怒，情志不遂，而致肝失疏泄，肝郁气滞，横逆犯胃，以致胃气失和，胃气阻滞，可发为本病。如《杂病源流犀烛·胃病源流》谓："胃痛，邪干胃脘病也……唯肝气相乘为尤甚，以木性暴，且正克也。"若气滞日久，血行瘀滞，以致瘀血内停，胃络阻滞不通，亦可引起胃痛。如《临证指南医案·胃脘痛》云："胃痛久而屡发，必有凝痰聚瘀。"

（4）脾胃虚弱：脾与胃相表里，同居中焦，共奏受纳运化水谷之功。脾气主升，胃气主降，胃之受纳腐熟，赖脾之运化升清。若禀赋不足，或劳倦过度，或饥饱失常，或过服寒凉药物损伤中阳，或久病脾胃受损，均可引起脾胃虚弱，中焦虚寒，致使胃失温养，发生胃痛。

2. 病机

消化性溃疡的病位在胃，与肝、脾密切相关。基本病机为胃之气机阻滞或脉络失养，致胃失和降，不通则痛，失荣亦痛。病理性质有虚实寒热之异，病理因素包括虚实两方面，属实的病理因素主要有气滞、寒凝、食积、湿热、血瘀，属虚的病理因素主要有气（阳）虚、阴虚。

二、西医认识

1. 幽门螺杆菌（helicobacter pylori，Hp）

大量临床研究已证实，消化性溃疡患者的 Hp 检出率显著高于普通人群，而根除 Hp 后的溃疡复发率明显下降，由此认为 Hp 感染是导致消化性溃疡的主要病因之一。不同部位的 Hp 感染引起溃疡的机制有所不同。在以胃窦部感染为主的患者中，Hp 通过抑制 D 细胞活性，导致高促胃泌素血症，引起胃酸分泌增加。同时，Hp 也可直接作用于肠嗜铬样细胞（ECL 细胞），后者释放组胺引起壁细胞泌酸增加。这种胃窦部的高酸分泌状态易诱发十二指肠溃疡。在以胃体部感染为主的患者中，Hp 直接作用于壁细胞并引起炎性反应、萎缩，导致胃酸分泌减少，以及胃黏膜防御能力下降，从而造成溃疡。Hp 感染者中仅 15% 发生消化性溃疡，说明除了细菌毒力，遗传易感性也有一定作用。研究发现，一些细胞因子的遗传多态性与 Hp 感染引发的消化性溃疡密切相关。

2. 非甾体消炎药（nonsteroidal antiinflammatory drugs，NSAID）

NSAID 类药物如阿司匹林等的应用日趋广泛，常被用于抗炎镇痛、风湿性疾病、骨关节炎、心脑血管疾病等，然而其具有多种不良反应。流行病学调查显示，在服用 NSAID 类药物的人群中，15%～30% 会患消化性溃疡。NSAID 类药物使溃疡出血、穿孔等并发症发生的危险性增加 4～6 倍，而老年人中消化性溃疡及其并发症发生率和病死率约 25%，与 NSAID 类药物有关。NSAID 类药物对胃肠道黏膜损伤的机制包括局部和系统两方面作用。局部作用为 NSAID 类药物能透过胃肠道黏膜上皮细胞膜进入胞体，电离出大量氢离子，从而造成线粒体损伤，对胃肠道黏膜产生毒性，使黏膜细胞间连接的完整性被破坏，上皮细胞膜通透性增加，从而激活中性粒细胞介导的炎性反应，促使上皮糜烂、溃疡形成；系统作用主要是 NSAID 类药物抑制环氧合酶 1，减少对胃黏膜具有保护作用的前列腺素的合成，进而引起胃黏膜血供减少，上皮细胞屏障功能减弱，氢离子反向弥散增多，进一步损伤黏膜上皮，导致糜烂、溃疡形成。

3. 胃酸分泌异常

"无酸，无溃疡"的观点得到普遍认同。胃酸对消化道黏膜的损伤作用一般只有在正常黏膜防御和修复功能遭受破坏时才发生。许多十二指肠溃疡患者都存在基础酸排量（basal acid output，BAO）、夜间酸分泌、最大酸排量（maximal acid output，MAO）、十二指肠酸负荷等增高的情况。胃溃疡患者除了幽门前区溃疡外，其胃酸分泌量大多正常，甚至低于正常。一些神经内分泌肿瘤，如胃泌素瘤大量分泌促胃泌素，导致高胃酸分泌状态，过多的胃酸成为溃疡形成的起始因素。

4. 其他药物

如糖皮质激素、部分抗肿瘤药物和抗凝药的广泛使用也可诱发消化性溃疡，亦是上消化道出血不可忽视的原因之一。尤其应重视目前已广泛使用的抗血小板药物，亦能增加消化道出血的风险，如噻吩吡啶类药物氯吡格雷等。

此外，吸烟、饮食因素、遗传、应激与心理因素、胃及十二指肠运动异常等在消化性溃疡的发生发展中也起一定作用。

【诊断与鉴别】

一、中医诊断

1. 辨证要点

首辨寒热：胃痛遇寒痛甚，得温痛减者，为寒证；胃脘灼痛，痛势急迫，遇热痛甚，得寒痛减者为热证。

其次辨虚实：胃痛固定不移，拒按，痛剧而坚者，多为实证；胃痛痛处不定，喜按，痛势徐缓者，多为虚证。

最后辨气血：一般初病在气，久病在血。在气者，有气滞、气虚之分。其中气滞者，多见既胀且痛，以胀为主，痛无定处，时作时止，聚散无形，此乃无形之气痛；气虚者，除见胃脘疼痛或空腹痛以外，兼见纳呆食少、大便溏泄、面色少华、舌淡脉弱等。在血者，多见持续刺痛，痛有定处，舌质紫黯，此乃有形之血痛。

2. 病机辨识

消化性溃疡病机可分为虚证和实证两大类。其中虚证包括脾胃虚寒、胃阴不足；实证主要包括肝胃不和、肝胃郁热、脾胃湿热、胃络瘀血。消化性溃疡伴 Hp 感染，以脾胃湿热证多见；伴出血病变者，以脾胃虚寒、气阴两虚、气血两虚多见。

二、西医诊断

1. 诊断

（1）临床表现：典型的 PU 具有慢性、周期性、节律性上腹痛的特点。胃溃疡（GU）在上腹偏左，十二指肠溃疡（DU）在上腹偏右，多呈隐痛、灼痛或胀痛。胃溃疡疼痛，一般在饭后 30 分钟，至下次餐前缓解。十二指肠溃疡有空腹痛、半夜痛，进食可以缓解。常伴反酸、烧心、嗳气等症状，可伴心理症候群。上腹部有局限性压痛。胃溃疡压痛位于上腹部正中或偏左，十二指肠溃疡位于上腹部偏右。

（2）辅助检查：

①实验室检查：血常规、粪常规检查多无异常。若溃疡合并出血时，可见不同程度的贫血及大便隐血阳性。

②内窥镜检查：电子胃镜是 PU 确诊的首选方法。在胃镜直视下，溃疡通常呈圆形、椭圆形或线形，边缘锐利，基本光滑，为灰白色或灰黄色苔膜所覆盖，周围黏膜充血、水肿，略隆起。根据溃疡发展过程及胃镜下表现，按照日本畸田隆夫的分期法，将溃疡分为活动期（A 期）、愈合期（H 期）和瘢痕期（S 期），而每期又分为 2 个阶段，分别为 A1 期、A2 期、H1 期、H2 期、S1 期、S2 期。A1 期：溃疡呈圆形或椭圆形，中心覆盖厚白苔，可伴有渗血或血痂，周围潮红，充血水肿明显；A2 期：溃疡覆盖黄色或白色苔，无出血，周围充血水肿减轻。H1 期：溃疡处于愈合中，其周围充血、水肿消失，溃疡苔变薄、消退，伴有新生毛细血管；H2 期：溃疡继续变浅、变小，周围黏膜皱襞向溃疡集中。S1 期：溃疡白苔消失，呈现红色新生黏膜，称红色瘢痕期；S2 期：溃疡的新生黏膜由红色转为白色，称白色瘢痕期。

③钡餐检查：溃疡的主要 X 线下影像是壁龛或龛影，是钡悬液填充溃疡的凹陷部分所造成。在正面观，龛影呈圆形或椭圆形，边缘整齐。因溃疡周围的炎性水肿而形成环形透亮区。胃溃疡的龛影多见于胃小弯，且常在溃疡对侧见到痉挛性胃切迹。十

二指肠溃疡的龛影常见于球部，通常比胃的龛影小。

④Hp 的检测：对消化性溃疡应常规做尿素酶试验、组织学检测，或核素标记^{13}C 或^{14}C 呼气试验等，以明确是否存在 Hp 感染。细菌培养可用于药物敏感试验和细菌学研究。血清抗体检测只适用于人群普查，因其不能分辨是否为现症感染，故亦不能用于判断 Hp 根除治疗是否有效。国际共识认为，粪便抗原检测方法的准确性与呼气试验相似。应用抗菌药物、铋剂和某些有抗菌作用的中药者，应在停药至少 4 周后进行检测；应用抑酸剂者，应在停药至少 2 周后进行检测。消化性溃疡活动性出血、严重萎缩性胃炎、胃恶性肿瘤可能会导致尿素酶依赖的试验呈假阴性。不同时间、采用多种方法或采用非尿素酶依赖试验的方法检测可取得更可靠的结果。胃黏膜肠化生组织中 Hp 检出率低，病理提示存在活动性炎性反应时，高度提示有 Hp 感染；活动性消化性溃疡患者排除 NSAID 溃疡后，Hp 感染的可能性 >95%。因此，在上述情况下，如 Hp 检测阴性，要高度怀疑假阴性。

（3）诊断标准：

①初步诊断：慢性、周期性、节律性上腹痛伴反酸者。

②基本诊断：伴有上消化道出血、穿孔史或现症者。

③确定诊断：胃镜发现溃疡病灶。

（4）并发症：

①上消化道出血：作为消化性溃疡尤其是 NSAID 类药物所致的溃疡为常见的并发症，发生率为 20% ~ 30%，DU 大于 GU，部分患者常以出血为消化性溃疡的首见症状。

②穿孔：消化性溃疡并发穿孔多见于老年患者，考虑可能与老年患者临床症状较隐匿，以及 NSAID 类药物应用率较高等因素有关。

③幽门梗阻：幽门梗阻的发生目前已较少见，这可能与临床上早发现、早治疗、早期根除 Hp 和 PPI 的广泛应用有关。

④癌变：大多数资料报道，胃溃疡癌变发生率为 1% ~ 3%，十二指肠球部溃疡不会引起癌变。对中年以上有长期胃溃疡病史、经久不愈、近来疼痛节律性消失、食欲减退、体重明显减轻和粪便隐血试验持续阳性的患者，更应及时做内镜检查，并多取可疑部位的组织活检，排除病变。

2. 鉴别

（1）胃癌：怀疑恶性溃疡者，应做内镜下多处活检。阴性者，短期内复查内镜并再次活检。

（2）功能性消化不良：常表现为上腹部疼痛、反酸、嗳气、胃灼热、上腹饱胀、恶心、呕吐、食欲减退等，部分患者症状可酷似消化性溃疡，内镜检查可以明确。

（3）胃泌素瘤：这是一种神经内分泌肿瘤，肿瘤往往较小，生长慢，能够分泌大量胃泌素，引起多发性、不典型性难治性溃疡，常并发出血、穿孔。血清胃泌素检测，有助于胃泌素瘤定性诊断。

（4）其他：还需与克罗恩病、结核、病毒感染等所造成的上消化道溃疡相鉴别。

【治疗】

一、中医治疗

1. 治疗原则

针对消化性溃疡的中医基本病机，治疗以理气和胃止痛为主要原则。本病初起活动期，以实证为主要表现者，主要采用理气导滞、清热化瘀等法；溃疡日久反复发作不愈者，多为本虚标实之候，临床宜标本兼顾，健脾与理气并用，和胃与化瘀同施。对有 Hp 感染的巨大溃疡或有上消化道出血等并发症者，宜采用中西医结合方法进行综合治疗。

2. 辨证论治

（1）肝胃不和证

症状表现：胃脘胀满或疼痛，两胁胀满，每因情志不畅而发作或加重；或见心烦，嗳气频作，善叹息。舌淡红，苔薄白，脉弦。

病机分析：若情志不遂、忧思恼怒，而致肝郁气滞，不得疏泄，则横逆犯胃，肝胃不和，故胃脘部胀满疼痛；气病多走窜，胁为肝之分野，故痛可连及两胁；气郁不舒，胃失和降，则嗳气、善叹息。舌淡红，苔薄白，脉弦，均为肝胃不和的征象。

治疗方法：疏肝理气，和胃止痛。

代表方药：柴胡疏肝散（《景岳全书》）加味。柴胡 6g，香附 9g，川芎 6g，陈皮 6g，枳壳 9g，白芍 12g，炙甘草 3g，川楝子 9g，郁金 12g。

随症加减：心烦易怒者，加佛手、青皮疏肝清热；口干者，加石斛、沙参养阴生津；畏寒者，加高良姜、肉桂散寒止痛；反酸者，加浙贝母、瓦楞子制酸止痛。

（2）脾胃虚弱（寒）证

症状表现：胃脘隐痛，喜温喜按，得食痛减；四肢倦怠，畏寒肢冷，口淡流涎，或见便溏，纳少。舌淡或舌边齿痕，舌苔薄白，脉虚弱或迟缓。

病机分析：若禀赋不足，或劳倦过度，或饥饱失常，或过服寒凉药物损伤中阳，纳运不健，胃失温煦，中寒内生，故可见胃脘隐痛、喜温喜按、得食痛减；脾主四肢，阳气虚衰不能达于四肢，可见四肢倦怠、畏寒肢冷；脾在志为涎，脾气亏虚，可见口淡流涎；脾运失司，可见纳少、便溏。舌淡或舌边齿痕，舌苔薄白，脉虚弱或迟缓，均为中焦虚寒、阳气不足的征象。

治疗方法：温中健脾，和胃止痛。

代表方药：黄芪建中汤（《金匮要略》）加味。黄芪 12g，白芍 18g，桂枝 6g，炙甘草 6g，生姜 6g，大枣 6 枚，党参 9g，炒白术 15g。

随症加减：胃寒重、胃痛明显者，加吴茱萸、川椒目、制附片散寒止痛；吐酸、口苦者，加乌贼骨、煅瓦楞、黄连制酸和胃；肠鸣腹泻者，加泽泻、猪苓温阳化饮；睡眠不佳者，加生龙骨、生牡蛎重镇安神。

（3）脾胃湿热证

症状表现：脘腹痞满或疼痛，口干或口苦，口干不欲饮，纳呆，恶心或呕吐，小便短黄，舌红，苔黄厚腻，脉滑。

病机分析：若饮食不节，暴饮暴食，或五味过极，或恣食肥甘厚味，则伤脾碍胃，蕴湿生热，湿热中阻，可见脘腹痞满或疼痛、口苦、口干不欲饮；湿热蕴胃，胃失和降，可见纳呆、恶心或呕吐；湿热下注膀胱，可见小便短黄。舌红，苔黄厚腻，脉滑，均为湿热中阻的征象。

治疗方法：清利湿热，和胃止痛。

代表方药：连朴饮（《霍乱论》）加味。黄连 3g，厚朴 6g，石菖蒲 6g，半夏 6g，淡豆豉 9g，栀子 9g，芦根 30g，苍术 9g，车前子 9g，泽泻 9g。

随症加减：舌红苔黄腻者，加蒲公英、黄芩清热利湿；头身困重者，加白扁豆、苍术、藿香健脾化湿。恶心偏重者，加橘皮、竹茹降逆止呕；反酸者，加瓦楞子、海螵蛸制酸止痛。

（4）肝胃郁热证

症状表现：胃脘灼热疼痛，口干口苦，胸胁胀满，泛酸，烦躁易怒，大便秘结，舌红，苔黄，脉弦数。

病机分析：肝气郁结日久，气有余便是火，肝火邪热犯胃，可见胃脘灼热疼痛；肝胃郁热，则见泛酸；肝胆互为表里，肝热夹胆火循经上乘，迫灼津液，故见口干口苦；热易伤津，大便热燥津亏，可见大便秘结。舌红，苔黄，脉弦数，均为肝胃郁热的征象。

治疗方法：清胃泄热，疏肝理气。

代表方药：化肝煎（《医学集成》）合左金丸（《丹溪心法》）加味。陈皮 6g，青皮 6g，牡丹皮 5g，栀子 6g，白芍 9g，浙贝母 9g，泽泻 15g，黄连 6g，吴茱萸 3g，柴胡 9g，枳壳 9g。

随症加减：口干明显者，加北沙参、麦冬养阴生津；恶心者，加姜半夏、竹茹降逆止呕；舌苔厚腻者，加苍术健脾燥湿；便秘者，加枳实破气消积。

（5）胃阴不足证

症状表现：胃脘痛隐隐，饥而不欲食，口干渴，消瘦，五心烦热，舌红少津或舌裂纹无苔，脉细。

病机分析：胃痛日久，或因寒邪化热，或气郁化火，或胃热素盛，或治疗上长期使用温燥之药，或因肝阴虚，肝阳亢，迫灼胃阴，下汲肾水，而致胃液亏虚，胃失濡养，故见胃脘痛隐隐、口干渴；消瘦，五心烦热，舌红少津或舌裂纹无苔，脉细，均为阴虚内热的征象。

治疗方法：养阴清热，益胃生津。

代表方药：益胃汤（《温病条辨》）加味。沙参 9g，麦冬 15g，冰糖 6g，生地黄 15g，玉竹 9g，石斛 9g，百合 30g，白芍 9g。

随症加减：若情志不畅者，加柴胡、合欢皮、佛手疏肝理气；嗳腐吞酸、纳呆者，加麦芽、鸡内金消食和胃；大便臭秽不尽者，加黄芩、黄连清热利湿；胃刺痛、入夜加重者，加丹参、红花、降香活血化瘀；恶心呕吐者，加陈皮、半夏、苍术降逆和胃。

（6）胃络瘀阻证

症状表现：胃脘胀痛或刺痛，痛处不移，夜间痛甚；口干不欲饮，或见呕血或黑便。舌质紫黯或有瘀点、瘀斑，脉涩。

病机分析：胃痛反复发作，气滞血瘀，瘀血阻络，故胃脘胀痛或刺痛、痛处不移、夜间痛甚；瘀滞日久，损伤络脉，血不循经，或上溢胃呕血，或下溢胃黑便；舌质紫黯或有瘀点、瘀斑，脉涩，均为血瘀之征象。

治疗方法：活血化瘀，行气止痛。

代表方药：失笑散（《苏沈良方》）合丹参饮（《时方歌括》）加味。炒蒲黄（包煎）9g，五灵脂（包煎）9g，丹参15g，檀香（后下）3g，砂仁6g，血余炭3g，棕榈炭9g。

随症加减：呕血、黑便者，加三七、白及、仙鹤草收敛止血；畏寒重者，加炮姜、桂枝温经通络；乏力者，加黄芪、党参、白术、茯苓、甘草健脾益气。

3. 其他疗法

（1）中成药

①荜铃胃痛颗粒

药物组成：荜澄茄、川楝子、延胡索、黄连、吴茱萸、香橼、佛手、香附、酒大黄、海螵蛸、瓦楞子。

功能主治：行气和胃止痛。用于肝郁气滞型消化性溃疡者。

用法用量：一次5g，一日3次。

②胃苏颗粒

药物组成：陈皮、佛手、香附、香橼、枳壳、紫苏梗、槟榔、鸡内金。

功能主治：理气消胀，和胃止痛。用于肝胃气滞型消化性溃疡者。

用法用量：一次15g，一日3次。

③复方田七胃痛胶囊

药物组成：白及、白芍、川楝子、甘草、枯矾、三七、瓦楞子、吴茱萸、香附、延胡索、颠茄流浸膏、碳酸氢钠、氧化镁。

功能主治：制酸止痛，理气化瘀。用于肝气犯胃型消化性溃疡者。

用法用量：一次3~4粒，一日3次。

④乌贝散

药物组成：海螵蛸、浙贝母、陈皮油。

功能主治：制酸止痛，收敛止血。用于肝胃不和型消化性溃疡者。

用法用量：一次3g，一日3次。

⑤小建中胶囊

药物组成：白芍、大枣、桂枝、甘草、生姜。

功能主治：温中补虚，缓急止痛。用于脾胃虚寒型消化性溃疡者。

用法用量：一次 0.8g，一日 3 次。

⑥珍珠胃安丸

药物组成：珍珠层粉、甘草、豆豉姜、陈皮、徐长卿。

功能主治：健胃和中，制酸止痛，收敛生肌。用于脾胃虚寒型消化性溃疡者。

用法用量：一次 1.5g，一日 4 次。

⑦安胃疡

药物组成：甘草黄酮类化合物。

功能主治：补中益气，解毒生肌。用于脾胃虚弱型消化性溃疡者。

用法用量：一次 0.4g，一日 4 次。

⑧溃疡宁胶囊

药物组成：珍珠、珍珠层粉、象牙屑、青黛、人指甲（滑石烫）、蚕茧（炭）、牛黄、冰片。

功能主治：清热解毒，生肌止痛。用于脾胃湿热型消化性溃疡者。

用法用量：一次 0.9g，一日 1 次，睡前服。

⑨三九胃泰颗粒

药物组成：三叉苦、九里香、两面针、木香、黄芩、茯苓、地黄、白芍。

功能主治：清热燥湿，行气活血，柔肝止痛。用于湿热内蕴，气滞血瘀型消化性溃疡者。

用法用量：一次 10~20g，一日 2 次。

⑩益胃膏

药物组成：白芍、红藤、蒲公英、陈皮、乌药、甘草、木香。

功能主治：清热和胃，理气止痛。用于郁热型消化性溃疡者。

用法用量：一次 15g，一日 2 次。

⑪健胃疡片

药物组成：柴胡、党参、白芍、延胡索、白及、珍珠层粉、青黛、甘草。

功效主治：疏肝清热，健脾和胃，行气止痛，收敛生肌。用于气滞型、郁热型消化性溃疡者。

用法用量：一次 4~6 片，一日 4 次。

⑫阴虚胃痛冲剂

药物组成：北沙参、石斛、白芍、麦冬、川楝子、甘草等。

功能主治：生津养胃，行气止痛。用于阴虚型消化性溃疡者。

用法用量：一次 1~2 袋，一日 2~3 次。

⑬九气拈痛丸

药物组成：香附（醋制）、木香、高良姜、陈皮、郁金、莪术（醋制）、延胡索（醋制）、槟榔、灵脂（醋炒）、姜黄、当归、青皮、甘草。

功能主治：理气和胃，活血止痛。用于气滞型或血瘀型消化性溃疡者。

用法用量：一次 6~9g，一日 2 次。

⑭云南白药

药物组成：略。

功能主治：活血化瘀，止血愈伤，消肿止痛。用于治疗胃、十二指肠溃疡合并出血者。

用法用量：一次 0.25~0.5g，一日 4 次。

⑮康复新液

药物组成：美洲大蠊干燥虫体的乙醇提取物。

功能主治：通利血脉，养阴生肌。用于瘀血阻络型消化性溃疡者。

用法用量：一次 10mL，一日 3 次。

（2）单方验方

①单方

乌贼骨粉：每次 15~30g，研细粉适量温水调下。功能制酸止痛。用于各种类型消化性溃疡者。

蒲公英：每次 20g，开水浸泡 30 分钟代茶饮。功能清热和胃。用于胃热型消化性溃疡者。

甘草：每次 10~15g，加水一碗，煎存半碗，早晚分服。功能健脾益气。用于脾胃气虚型消化性溃疡者。

新鲜蜂蜜：每次 100g，早中晚食前服。功能缓急止痛。用于各种类型消化性溃疡者。

地龙糖液：取鲜地龙 1000g，置净水中约 2 小时，待其将腹中泥粪排净，取出洗净，放于盆中。用白糖 500g 撒入拌匀，其体液迅速渗出，经 1~2 小时后，以纱布滤取其液。至滤不出时，再加少许清水冲滤，以得到 700~1000mL 为度。最后以高压消毒，置冰箱内贮藏使用。一次 30~40mL，一日 3~4 次。功能养阴生肌。用于阴虚内热，或溃疡病活动期合并出血者。

②验方

验方一：乌贼骨 60g，贝母 30g，白及 60g，生甘草 30g，延胡索 30g，蛋黄粉 100g。诸药为细末，服时以等量白糖加入服下，一次 3g，一日 3 次。功能制酸止痛，活血生肌。用于各种类型消化性溃疡者。

验方二：党参 20g，黄芪 30g，茯苓 10g，白术 10g，当归 20g，三七（研粉吞服）6g，赤芍 15g，枳壳 10g，广木香 10g，乌贼骨 10g，浙贝母 10g，甘草 10g。水煎服，一次 150mL，一日 2 次。功能健脾益气，和胃止痛。用于脾胃气虚型消化性溃疡者。

验方三：柴胡 10g，枳壳 10g，木香 10g，乌贼骨 10g，瓦楞子 10g，白芍 15g，蒲公英 15g，白及 15g，黄连 5g，三七 3g。水煎服，一次 150mL，一日 2 次。功能疏肝理气，清热和胃。用于气郁化热型消化性溃疡者。

验方四：党参 15g，白术 10g，茯苓 15g，桂枝 6g，白芍 12g，木香 6g，厚朴 10g，甘松 10g，刘寄奴 15g，延胡索 10g，乌贼骨 10g，炙甘草 6g，生姜 3 片，大枣 3 枚。水煎服，一次 150mL，一日 2 次。功能健脾和胃，温中散寒。用于脾胃虚寒型消化性溃疡者。

验方五：沙参 20g，麦冬 15g，石斛 15g，白芍 15g，青皮 10g，陈皮 10g，甘松 10g，刘寄奴 12g，吴茱萸 5g，黄连 6g，白及 10g，甘草 3g。水煎服，一次 150mL，一日 2 次。功能益胃养阴，行气止痛。用于阴虚内热，气滞血瘀型消化性溃疡者。

（3）外治疗法

①膏药：

膏药一：乌头 10g，白芷 12g，白及 12g。研为细末，加面粉适量和成药饼，贴胃脘部。用于寒证胃痛者。

膏药二：川椒 15g，干姜 10g，附片 10g，檀香 10g，苍术 10g，姜汁适量。诸药混合粉碎为末，过筛，以姜汁调和如膏状，分贴于中脘、脾俞、胃俞，盖以纱布，胶布固定，每日一换。用于虚寒性胃痛者。

膏药三：青黛 30g，雄黄 30g，密陀僧 30g，铅粉 15g。共研细末，用鸭蛋清 2 个调匀，外敷胃部热痛处。用于胃痛属胃热壅盛者。

膏药四：栀子 20g，延胡索 10g，桃仁 10g，白酒适量。将上述药物研成细末，用白酒调成糊状，取适量涂于胃痛处。用于胃痛属肝气犯胃者。

膏药五：当归 30g，丹参 20g，乳香 15g，没药 15g，生姜适量。将上述药物研成细末，生姜榨汁，调成糊状，取适量涂于中脘穴上，每日换药 3～5 次，连续 1～3 天。用于胃痛属气滞血瘀者。

②熏洗：艾叶 20g，干姜 15g，肉桂 15g，香附 15g，白芍 15g，川楝子 15g。熏洗双下肢（和/或）腹部 30 分钟，一日 1 次。功能温胃散寒。用于脾胃虚寒，气滞血瘀型消化性溃疡者。

③足疗：

足底部反射区：甲状旁腺、腹腔神经丛、脾、肝、胆囊、肾上腺、肾、输尿管、膀胱、胃、胰、十二指肠、盲肠、回盲瓣、升结肠、横结肠、降结肠、乙状结肠与直肠、小肠、肛门。采用拇指指端点法、食指指间关节点法、拇指关节刮法、食指关节刮法、双指关节刮法、拳刮法、拇指推法、擦法、拍法等。多用于治疗虚寒、气滞血瘀型消化性溃疡。

（4）针灸疗法

①体针：主穴取中脘、足三里。

根据不同证型配穴：脾胃虚寒证，多配伍胃俞、脾俞、内关穴；气滞血瘀证，主要配伍胃俞、脾俞、内关、膈俞穴；肝郁气滞证，配伍胃俞、脾俞、期门穴；肝气犯胃证，配伍内关、太冲穴；脾胃虚弱证，配伍胃俞、脾俞；胃寒证，配伍胃俞、脾俞、内关、公孙穴；胃阴不足证，多配伍胃俞、脾俞、内关、三阴交穴；痰湿壅滞证，多配伍胃俞、脾俞、内关、阴陵泉、肝俞穴。

根据不同症状配穴：泛酸，多配伍胃俞、脾俞、内关、太冲；腹胀，多配伍胃俞、内关、天枢、公孙；胃痛难忍，多配伍胃俞、内关、梁丘、公孙；乏力，多配伍胃俞、脾俞、内关、气海、公孙。

一天 1 次，10 天为 1 个疗程。

②耳针：常用穴为胃、交感、神门（胃溃疡），或十二指肠、交感、神门等。一日 1 次，每次捻转 1 ~ 2 分钟，留针 20 ~ 30 分钟。

③穴位注射：常用穴为胃俞、脾俞、相应夹脊、中脘、内关、足三里等。选用当归注射液、红花注射液、阿托品 0.5mg 或 1% 普鲁卡因注射液注射于上述穴位，每穴 1 ~ 2mL，一日 1 次。

（5）药膳疗法

①姜枣汤：大枣 500g，生姜 50g 同煮，每天 3 次，每次 50g，配原汤服，饭前饭后均可。用于脾胃虚寒证者。

②沙参麦冬粥：北沙参 15g，麦冬 15g，粳米 100g，冰糖 10g。将北沙参、麦冬与粳米同煮成粥，粥熟后加入冰糖使之溶化。每日服 1 剂，分 2 次食用。用于胃阴不足证者。

③金橘根炖猪肚：金橘根 30g，猪肚 100 ~ 150g。猪肚洗净切小块，与金橘根一起加水 2000mL 煲至 500mL，加盐少许即可。饮汤食猪肚。用于肝胃不和证者。

④健脾养胃粥：白扁豆 30 ~ 40g（去皮捣碎），蚕豆 30 ~ 40g（去皮捣碎），葡萄干 10g（洗净备用），莲子（去心）、怀山药各 50g。以上同放入锅内，加适量水煮成粥即可。每日早晚 2 次分食。用于脾胃虚弱证者。

⑤党参小米粥：党参 20g，小米 150g，红糖 15g。将党参、小米同放入锅内，加水适量，同煮成粥即可。隔日 1 次。用于脾胃虚弱证者。

⑥山药炖羊肚：山药 200g，羊肚 300g，葱结、精盐、黄酒一起放入砂锅，加适量水；将砂锅置旺火上烧沸后，改用小火炖之。待羊肚熟透，捞出葱结、生姜片，加入味精、胡椒粉调味即成。用于脾胃虚弱证者。

二、西医治疗

1. 治疗原则

PU 的治疗目的在于缓解症状，促进溃疡愈合，防止并发症，预防复发。治疗的重点在于削弱各种损害因素对胃及十二指肠黏膜的损害，提高防御因子以增强对黏膜的保护。具体方法包括消除病因、降低胃酸、保护胃黏膜、根除 Hp 等。通常十二指肠溃疡治疗 4 ~ 6 周，胃溃疡治疗 6 ~ 8 周，特殊类型溃疡的治疗时间要适当延长。

2. 一般治疗

在针对消化性溃疡可能的病因治疗的同时，还要注意戒烟、戒酒，注意饮食、休息等一般治疗。在消化性溃疡活动期，患者要注意休息，避免剧烈运动，避免刺激性饮食，同时建议其戒烟、戒酒。

3. 药物治疗

（1）降低胃内酸度：降低胃内酸度是缓解疼痛、促进溃疡愈合的主要措施，常用降低胃酸药物有抑酸剂、制酸剂。抑酸剂首选 PPI，常用的药物有奥美拉唑、兰索拉唑、泮托拉唑、埃索美拉唑、雷贝拉唑、艾普拉唑等，一般标准剂量一天 1~2 次，早餐前半小时或睡前服药；抑酸治疗也可选用 H_2 受体拮抗剂，常用药物有西咪替丁、雷尼替丁、法莫替丁、罗沙替丁等，一般标准剂量一天 2~3 次。制酸剂如氢氧化铝、铝碳酸镁等，作为临时给药，以缓解症状。

（2）黏膜保护剂：黏膜保护剂是促进黏膜修复，提高溃疡愈合质量的基本手段，联合应用胃黏膜保护剂，可提高 PU 的愈合质量，有助于减少溃疡的复发。对老年人 PU、难治性溃疡、巨大溃疡、复发性溃疡，建议在抗酸、抗 Hp 治疗同时，配合应用胃黏膜保护剂。常用胃黏膜保护剂有铋剂（枸橼酸铋钾、胶体果胶铋等）、硫糖铝、米索前列醇（喜克溃）、复方谷氨酰胺、吉法酯、膜固思达、施维舒（替普瑞酮）等，标准剂量一天 3 次，口服；胆汁结合剂适用于伴胆汁反流者，有消胆胺（考来烯胺）、甘羟铝、铝碳酸镁等，后者兼有抗酸、黏膜保护作用，常用剂量是一次 1g，一天 3 次，口服。

（3）根除 Hp 治疗：对 Hp 阳性的 PU，无论初发或复发，也无论有无并发症，均应根除 Hp，这是促进溃疡愈合和防止复发的基本措施。目前推荐铋剂四联（PPI + 铋剂 + 2 种抗菌药物）作为主要的经验性治疗的根除 Hp 方案。某些中药或中成药具有抗 Hp 的作用，但确切疗效和如何组合根除方案，尚待更多研究验证。

4. 手术治疗

手术治疗不是 PU 的首选方法，如有上消化道大出血、幽门梗阻、难治性溃疡、球部或球后明显狭窄等经内科治疗无效者；如有急性穿孔或巨型溃疡、重度异型增生甚至恶变倾向者，应考虑外科手术治疗。

5. 其他疗法

PU 并发急性出血时，24 小时内的胃镜干预能够改善高危患者的预后。合并活动性出血的首选治疗方法是胃镜下止血，对于无条件行胃镜治疗或胃镜治疗失败时，也可以考虑放射介入治疗。

【预防调护】

一、饮食注意

PU 的进食原则是易消化、富营养、少刺激。应避免刺激性食物、烟酒、咖啡、浓茶和 NSAIDs。

二、生活注意

神经精神和心理因素与 PU 的关系十分密切，故调节神经功能、避免精神刺激、调整心态十分重要。应保持心情舒畅、乐观、平和，树立战胜疾病的信心，针对患者实际情况，进行心理疏导，可酌情给予镇静剂或抗抑郁药。

【名医经验】

一、董建华

1. 学术观点

（1）病机认识：胃为水谷之腑，"六腑者传化物而不藏"，以通为用，以降为顺，降则和，不降则滞，反升则逆，故通降是胃的生理特点的集中表现，正如叶天士认为"脾宜升则健，胃以降为和"。只有深刻认识胃的生理特点，才能进一步了解它的病理病机所在。邪气犯胃，胃失和降，脾亦不运。一旦气机阻滞，则水反为湿，谷反为滞，就会形成气滞、血瘀、食积、痰结、火郁等各种胃痛。此乃邪正交击，气道闭塞，郁于中焦所致实滞。若脾胃虚弱，运化失司，升降失调，清浊相干，郁滞自从中生，则属虚而夹滞。所以胃脘痛不论寒热虚实，内有郁滞是共同的特征。

（2）治法心得：胃病的治疗着眼一个"通"字。临床运用通降法治疗胃病时，常常分为以下 10 种：理气通降、化瘀通络、通腑泄热、降胃导滞、滋阴通降、辛甘通阳、升清降浊、辛开苦降、平肝降逆、散寒通阳。可见胃病之治法，着重于"通"，补法亦需寓通。即使有可补之征，还要看其是否受补，要补中兼通，反对漫补、呆补或壅补。

2. 经典医案

医案一 居某，男，42 岁。

首诊：1977 年 9 月 8 日。

主诉：胃脘部疼痛间作 3 年，加重 20 余天。

现病史：患者 3 年来胃脘疼痛时作，最近 20 多天疼痛加剧，呈阵发性，痛甚反射后背；呕吐酸苦水，空腹痛甚，口渴干苦，纳差，大便干，小便黄。经中西医治疗 2 周，疼痛未见缓解。经某医院钡餐透视，诊断为十二指肠球部溃疡。舌质紫，苔黄腻，脉弦。

临证思路：患者平素情志抑郁，肝郁气滞，横逆犯胃，日久化热，气滞日久则血瘀。中医辨证为肝胃不和，气血瘀阻。治以疏肝理气，化瘀止痛。

选方用药：川楝子 9g，延胡索 5g，乌贼骨 10g，黄连 2.5g，吴茱萸 1.5g，炒五灵脂 10g，香附 10g，煅瓦楞 12g，枳壳 10g，青皮 5g，陈皮 5g，佛手片 6g。水煎服，共 6 剂。

用药分析：方中以左金丸清泻肝火，降逆止呕；川楝子散以疏肝理气，五灵脂、香附、青皮、陈皮、枳壳、佛手片行气活血，乌贼骨、瓦楞子制酸止痛。

二诊：1977 年 9 月 14 日。

药后胃痛略有减轻，但痛甚时仍反射至后背，泛吐酸水已少。舌质紫，苔黄腻，脉弦。药已对症，原方加重化瘀止痛之品再进。

选方用药：川楝子 9g，黄连 3g，吴茱萸 1.5g，炙刺猬皮 5g，九香虫 30g，炒五灵脂10g，香附10g，乌贼骨10g，陈皮5g，三七粉（冲服）3g。水煎服，共6剂。

用药分析：此次在前方基础上，去延胡索、枳壳、青皮、佛手；加三七活血化瘀，刺猬皮、九香虫行瘀止痛。

1977年10月16日随访：前方连服18剂，胃痛消失，饮食正常，症状缓解。

医案二 明某，男，40岁。

首诊：1978年5月30日。

主诉：上腹部疼痛10余年。

现病史：患者上腹部疼痛反复发作10余年，近来疼痛再次发作，以饭后三四小时为明显，痛而且胀，喜按，大便溏。舌质黯，苔薄白，脉沉细。经钡餐检查，诊断为十二指肠球部溃疡并有变形。

临证思路：患者平素中阳不足，寒从中生，寒凝气滞，不通则痛；治以温中补虚，缓急止痛。

选方用药：生黄芪30g，桂枝5g，白芍12g，炙甘草6g，高良姜6g，红枣5枚，川楝子9g，延胡索5g，香橼皮10g，乌贼骨10g，饴糖（冲服）30g。水煎服，共3剂。

用药分析：方中予黄芪建中汤温中补气；加用高良姜温中散寒，香橼皮以理气，川楝子散以行气和血、化瘀止痛，乌贼骨制酸止痛。

二诊：1978年6月5日。

服药后，痛减轻，舌质黯，苔薄白，脉沉细。

临证思路：患者服药后疼痛减轻，但未完全缓解，病久入络，原方去行气之品，加入活血通络之药。上方去川楝子、延胡索；加佛手5g，炙刺猬皮10g。水煎服，共3剂。

用药分析：再诊时痛已减，故去金铃子散。加入佛手理气运脾；再用炙刺猬皮与乌贼骨相配合，既能祛瘀活血，又能制酸解痉。

三诊：1978年6月19日。

药后胃痛已止，大便正常，舌质黯，苔薄白，脉沉细。基本恢复正常，予服丸药以善其后。

选方用药：黄芪90g，桂枝30g，炙甘草45g，高良姜45g，红枣20枚，香橼皮60g，乌贼骨90g，佛手45g，炙刺猬皮45g，延胡索24g。上药共研细末，饴糖90g兑入，炼蜜为丸，每次服10g，一日3次。

医案三 邢某，男，72岁。

首诊：1981年1月15日。

主诉：胃痛5年余。

现病史：患者胃痛5年余，腹胀，饥时及食后均觉不适，大便干结，五六日一行，状如羊屎，偶觉泛酸，舌黯苔黄，脉沉细而弦。胃镜诊断幽门管溃疡。

临证思路：年逾古稀，气血失和，胃气不和，腑失通降。治以理气活血，和胃通腑。

选方用药：丹参 20g，川楝子 9g，延胡索 5g，瓦楞子 12g，乌贼骨 10g，麻仁 10g，酒大黄 5g，枳壳 10g，苏梗 5g，香附 10g，荜澄茄 10g。水煎服，共 6 剂。

用药分析：方中药用苏梗、枳壳、香附、荜澄茄、川楝子行中焦之气，药性平和，理气而不伤正；丹参、延胡索活血止痛；乌贼骨、瓦楞子化瘀、制酸；酒大黄、麻仁润肠通腑。

二诊：1981 年 1 月 22 日。

胃痛减轻，大便已通，腹胀亦轻，舌苔黄厚腻质干，脉弦细。

临证思路：药后腑气已通，胃气渐和，但湿热内生。拟方清热化湿。

选方用药：藿香 10g，佩兰 10g，厚朴 6g，半夏 10g，陈皮 5g，炒黑丑 3g，炒白丑 3g，麻仁 10g，枳壳 10g，槟榔 10g，川楝子 9g，延胡索 5g。水煎服，共 6 剂。

用药分析：方中藿香、佩兰、厚朴、半夏、陈皮化湿行气，黑丑、白丑、麻仁、枳壳、槟榔通腑泄热；川楝子、延胡索调气活血。

三诊：1981 年 1 月 29 日。

患者腹胀减轻，大便通畅质软，纳食尚少。舌苔黄腻质干，脉弦细。湿热渐清，当防过燥伤阴，需加强健脾助运，扶正祛邪。

选方用药：槟榔 10g，枳实 10g，炒黑丑 5g，炒白丑 5g，焦三仙各 10g，陈皮 5g，半夏 10g，莱菔子 10g，砂仁 3g，鸡内金 5g，香橼皮 10g，佛手片 5g。水煎服，共 6 剂。

用药分析：患者药后湿热征象较前好转，去藿香、佩兰芳香温燥之品，加香橼皮、佛手、砂仁理气和胃；纳食尚少，加用鸡内金消食除胀。

二、李振华

1. 学术观点

（1）病机认识：脾统四脏，脏腑相关，脾居中土，与其他脏腑的关系最为密切。脾胃运化失其常度，必然影响营养物质的运化吸收而导致其他脏腑功能失调，虚实寒热丛生。脾胃健，则利他脏；脾胃败，则害他脏。根据脏腑相关理论，提出肝脾胃之常，承制为体用；脾胃之病起，肝脾胃常兼病，脾胃之病机，气虚为要，虚实夹杂；病常虚实夹杂，气血阴阳为本，气火郁胃腑，湿热滞中焦。

（2）治法心得：胃痛的治则治法：肝脾胃脏腑合治，疏健和诸法并施。用药规律：补以酸甘，权衡寒温；泻以苦辛，详审机宜；升降纳化，择其所宜；润燥相合，各得所宜；温清并举，主次有别；消补兼顾，掌握分寸；药味精专，严守法度。

2. 经典医案

医案一 王某，男，33 岁。

首诊：2003 年 3 月 6 日。

主诉：胃脘部疼痛 6 年余。

现病史：患者自诉间断胃脘部疼痛 6 年，交替服用复方贝那替秦、西咪替丁、乐得胃、雷尼替丁、奥美拉唑、复方铝酸铋等西药，病情时轻时重。每因情志不畅，饮食不节，尤其是饮酒或过食辛辣则病情加重。多次经胃镜、钡剂检查，均提示胃溃疡。现胃脘灼热疼痛，痛处拒按，时连及两胁，嗳气，口干口苦，心烦易怒，嘈杂反酸，便干色黑。舌质黯红，苔薄黄，脉弦细。

临证思路：患者平素肝郁气滞，气郁化热，横逆犯胃，胃气上逆，热邪耗伤胃阴，瘀血内停。治以疏肝和胃，养阴清热，佐以化瘀通络。

选方用药：沙参15g，麦冬12g，石斛10g，白芍15g，延胡索10g，香附10g，知母10g，竹茹10g，甘松10g，刘寄奴12g，黄连5g，吴茱萸3g，白及10g，甘草3g。水煎服，共12剂。

用药分析：方中沙参、麦冬、石斛、黄连滋阴清热；白芍、甘松、吴茱萸疏肝解郁，理气止痛；刘寄奴通经活血，消瘀止痛；白及消肿止痛，收敛生肌；同时黄连、吴茱萸并用，即"左金丸"，清泻肝火，降逆止呕。诸药共奏养阴清热、疏肝活血、收敛生肌之功。

二诊：2003年3月19日。

药后患者胃脘灼痛、口干口苦、嗳气、心烦易怒等症状大减，嘈杂泛酸，便干色黑症状消失，感食欲不振。胃热减轻，但脾运失健，需减苦寒之品，加健脾和胃之品。上方去麦冬、黄连、吴茱萸；加山药20g，茯苓12g，陈皮10g。水煎服，共15剂。

用药分析：患者药后嘈杂泛酸消失，胃火渐清故去左金丸。但患者出现食欲不振，考虑寒凉药物损伤胃气，故酌加健脾而不燥之山药、茯苓、陈皮等，促使脾胃功能恢复。

三诊：2003年4月7日。

药后患者诸症消失，精神、饮食均好，二便正常。效不更方，守方继服，以巩固疗效。上方续用，共15剂。

医案二 张某，男，30岁。

首诊：2000年11月2日。

主诉：胃脘部隐痛3年余。

现病史：患者间断胃脘部隐痛3年余，每于秋冬季节病情加重。现患者胃脘部隐痛，饥饿时痛甚，得食痛减，痛处喜温喜按，腹胀嗳气，身倦乏力，手足欠温，面色萎黄，形体消瘦，大便呈柏油状，每日2~4次。舌质淡紫，舌苔胖大，边见齿痕，苔薄白，脉沉细。胃镜检查提示十二指肠球部溃疡。

临证思路：患者平素脾胃虚弱，中气不足，寒从中生，故胃痛每于秋冬季加重；气不摄血，故大便色黑；脾主四肢，脾气不足，故身倦乏力；脾主运化，脾虚不能化生气血，故面色萎黄；舌淡，苔薄，脉细皆为脾虚之证。治以温中健脾，补气摄血。

选方用药：党参12g，白术10g，茯苓15g，陈皮10g，半夏10g，木香6g，砂仁8g，厚朴10g，桂枝10g，白芍12g，延胡索10g，甘松10g，刘寄奴12g，炙甘草3g，三七粉（2次冲服）3g。水煎服，共10剂。

用药分析：方中党参、白术、茯苓、炙甘草益气健脾；桂枝、白芍温中补虚，缓急止痛；砂仁、木香、厚朴、甘松、刘寄奴、延胡索疏肝和胃，理气活血；三七粉活血止血。全方合用，共奏温中健脾、益气止血、生肌愈疡之效。

二诊：2000 年 11 月 18 日。

服药后，胃痛、胃胀明显减轻，柏油便消失，但大便仍溏泄，日行 2～3 次。舌质淡，舌体胖大，边见齿痕，苔薄白，脉沉细。药已对症，但仍有溏泄，乃脾虚未复，故予温中健脾、理气活血剂。水煎服，共 15 剂。

用药分析：患者药后黑便消失，说明血已止，故原方去三七粉；大便仍有溏泄，故加薏苡仁增强健脾止泻之功。

三诊：2000 年 12 月 7 日。

胃痛、胃胀、嗳气等症状消失，大便正常。鉴于患者平素脾胃虚弱，故拟健脾温中剂善后，继服巩固疗效。上方去薏苡仁，加乌贼骨 15g。水煎服，共 15 剂。

用药分析：患者目前大便由溏泄转为正常，故可去薏苡仁，加用乌贼骨制酸。继用前方以健脾温中，理气止痛。

三、徐景藩

1. 学术观点

（1）病机认识：胃为阳腑，多气多血，纳食消谷。因饮食不当，寒温失常，情志所伤，可使胃气不和，气滞不畅，胃脘疼痛。因胃气以和降为顺，气不和则滞，滞则为痛，故胃脘痛发作之时，几乎无不具有气滞。但在脘痛之际，绝大多数属于脾胃气虚而气滞，亦即"中虚气滞"。而气滞久则血瘀，故胃脘痛的主要病机是气滞，而气滞与血瘀乃是互为因果，互相助长的病理因素。

（2）治法心得：胃病主张从三型（脾胃气虚气滞证简称中虚证、肝胃不和证及阴虚气滞证）论治，参用护膜法。临床对护膜法的体会如下：①白及富有黏性，苦、平而入肺经，传统用以补肺生血，现在已普遍用于治疗十二指肠出血、胃炎。用白及加水（1∶8）调成糊状内服，不仅能止血，且能改善胃脘胀、痛、嘈杂等症状及炎症、溃疡等病理变化，是当前胃病护膜的首选良药。②黄芪、山药、饴糖、大枣等药，辨证配用，均有护膜之功。③胃寒致痛，辛温燥烈之品，如姜（良姜或干姜）、桂（桂枝或肉桂）、川椒等药，不宜多用久用。理气药物同样也要注意勿过辛燥，以免耗伤胃阴，损伤胃膜。④胃病中虚患者，配食薯蓣粥、红枣粥，阴虚胃热者配食藕粉、蜂蜜、牛乳，既有营养价值，又有护膜的作用。

2. 经典医案

医案一 张某，男，44 岁。

首诊：1985 年 9 月 12 日。

主诉：上腹部疼痛反复发作半月余。

现病史：患者上腹部疼痛反复发作半月余，空腹时疼痛加重，进食后则疼痛缓解，反酸，口苦，嗳气，大便尚可，夜尿多，舌淡，苔薄白，脉沉细，胃镜示：十二指肠后壁溃疡，Hp（＋）。

临证思路：患者素体脾胃虚弱，中气不足，胃失和降。辨证属中虚气滞，治以理气健脾。

选方用药：黄芪 15g，山药 20g，茯苓 15g，炙甘草 5g，佛手花 10g，炙鸡内金 10g，木香 6g，陈皮 10g，浙贝母 10g，白及 10g，仙鹤草 15g，木蝴蝶 15g，阿胶珠 20g。水煎服，共 15 剂。

用药分析：方中黄芪、山药补中益气，鼓舞脾胃；木香、陈皮理肠胃之气，使补而不滞。酌加佛手花疏肝胃之气，木蝴蝶和胃止痛，合浙贝母防伤阴，白及、阿胶生肌护膜。加用仙鹤草则在补益的同时不忘祛邪。总则治虚之时需防滞气，理气须防伤阴，选药时不宜过温过燥，避免过于壅气滋腻，虚实兼顾。此方中亦显徐老之益胃护膜之法，白及护膜宁络，为胃病护膜之首选。

医案二 童某，男，32 岁。

首诊：1986 年 12 月 8 日。

主诉：胃脘部疼痛 10 余年。

现病史：患者病起多年，胃脘隐痛或胀痛，甚则剧痛，嗳气频作，疼痛发于空腹，大便偏干，有时带血，色紫黯或黯红。胃镜提示胃溃疡。舌苔薄白，脉弦滑右细，鸠尾至上脘穴压痛。

临证思路：患者胃病日久，损伤脾胃，而致脾胃气虚，平素又有情志抑郁，而致中虚气滞。治以调中理气。

选方用药：①太子参 12g，炒山药 15g，炙黄芪 15g，茯苓 15g，炙甘草 5g，杭白芍 12g，延胡索 10g，石见穿 15g，炙鸡内金 6g，橘皮络 5g，广木香 6g，红枣 7 枚。②白及粉 20g，甘草粉 6g。装大号胶囊，100 丸，每次 3 丸，日 2 次服。③250g 牛奶加 2 匙糯米粉调匀煮沸，每晚睡时服用。

用药分析：方中以太子参、山药、黄芪、茯苓健脾益气，白芍可缓中止痛，延胡索行气止痛，橘皮络、广木香行气而不滞，石见穿活血镇痛，鸡内金消食和胃，红枣补脾胃，调和诸药。全方合用，共奏健脾益气、行气止痛之功。白及、甘草粉装胶囊服之，白及性黏，属中性，既能补、止血，亦可护膜宁络，使胃肠不会被破坏，故为胃病护膜的首选药。甘草甘缓养阴，兼清胃热，可消除胃黏膜的无菌性炎症。此外，用牛奶加糯米粉，既有营养，又能护膜，对溃疡病患者，每晚临睡前服用，效果极佳。

二诊：1987 年 1 月 8 日。

经以上中药调治 30 余剂，临床症状全部消失。复查胃镜，溃疡面亦全部愈合。

四、颜德馨

1. 学术观点

（1）病机认识：胃属腑，以通为用，以降为和。胃之通降，赖腑阳之温运，亦须有津液之濡润。若有太过不及之变，则通降失司，痛胀等症作矣；根据《黄帝内经》"谨守病机，各司其属，有者求之，无者求之"的理论，分析病机要注重脏腑之间的相互影响，胃病与其他脏腑之间联系密切。颜师宗"初病在气，久病入络"之说，认为胃痛者虽有属虚属实之异，或寒或热之别，在起病之初总属气机阻滞，久之气病及血，血因气瘀，于是络道不利，气血俱病。故十分注意病在气分血分之瘀。

（2）治法心得：治疗胃痛衡以"气为百病之长，血为百病之胎"为纲，辨治各种病症，或从气治，或从血治，或气血双治，处方用药多从"痛"字着眼，以调畅气血而安脏腑为治疗原则。若病邪阻遏气血属实证者，则用疏通法；若因脏腑虚弱致气血不通者，则用通补法。通过调畅气血，以达到"疏其血气，令其条达而致平和"的治疗目的。

2. 经典医案

医案一　王某，男，49 岁。

首诊：1977 年 3 月 20 日。

主诉：间断胃脘部疼痛十余年。

现病史：患者素有慢性肝病、脑震荡后遗症等病史，右胁、胃脘疼痛已十多年，并有头晕、神萎、乏力、形寒、纳差、消瘦等症状，曾多次住院治疗。1977 年 2 月 22 日，经钡餐检查，诊断为胃小弯、胃角多发性复合性溃疡。同年 3 月 15 日，经胃镜胃黏膜活检，报告黏膜慢性炎，伴局限性上皮轻度间变。外科建议手术，但因肝功能不正常而用中药治疗。刻下：形瘦神疲，眩晕乏力，胸胁疼痛，按之尤甚，胃纳不馨，食之痛剧，大便时时发黑，颈后皮肤有蜘蛛痣，舌红，苔薄腻，脉细弦。

临证思路：患者久痛蓄瘀，瘀滞经络，肝胃不和。治以活血化瘀，疏肝和胃。

选方用药：紫丹参 30g，百合 12g，桃仁 12g，乌药 4.5g，生白芍 12g，九香虫 3g，白螺蛳壳 12g，砂仁 2.4g，川楝子 9g，延胡索 9g，姜山栀 9g，失笑散（包煎）12g。水煎服，共 14 剂。

用药分析：方中予丹参饮以治血痛，佐以金铃子散疏肝清热，百合饮养胃缓中。又以久病入络，加失笑散、桃仁以强化瘀之力。久治而痛不止则加九香虫搜剔瘀积，善于镇痛；白螺蛳壳制酸止痛。

二诊：1977 年 4 月 5 日。

药后初显其效，疼痛减轻，食欲较佳，大便色转黄，脉舌同。前方既效，再宗原方观察之，酌加健脾和胃之品。上方加生白术 9g。水煎服，共 15 剂。

用药分析：效不更方，原方加一味生白术益气健脾。

三诊：1977 年 4 月 21 日。

胃脘疼痛等症状相继消失，面色好转，体重增加，胃纳正常，肝功能亦正常，已恢复工作。

医案二　李某，男，71 岁。

首诊：1978 年 9 月 1 日。

主诉：便血半月余。

现病史：患者有胃溃疡病史多年，反复发作，近日因饮食不慎，再度导致胃出血，大便为柏油样，经治好转而前来就诊。便血半月，近日加剧，下血紫黯，脘腹饱胀，伴形寒神疲，舌质淡，苔薄，脉细软。

临证思路：年逾古稀，脾胃虚弱，寒从中生，脾虚中寒，阳失斡旋，统摄无权，血不安于内守。治以温养健脾，养血止血。

选方用药：灶心土30g，淡附片9g，黄芩炭9g，阿胶珠（烊化）9g，白术9g，熟地黄12g，甘草3g。水煎服，共3剂。

用药分析：方中以灶心土温燥入脾，合白术、附子以复健运之气。阿胶、熟地黄既能养血生血，又可制辛温疠气。刚柔相济，温脾不伤阴，滋阴不损阳。

二诊：1978年9月5日。

3剂后便血止。仍感神疲乏力，头晕形寒，大便溏薄，日行五六次，脉细缓，舌淡苔薄。高年气血已衰，命门或衰，脾阳失统。

选方用药：淡附片9g，炙甘草2.4g，熟地黄12g，白术15g，檀香2.4g，桂枝9g，煨肉果9g，补骨脂9g。水煎服，共3剂。

用药分析：患者药后血已止，故去灶心土。脾肾阳虚明显，故仍予附子、桂枝、补骨脂、煨肉果温肾助阳止泻；白术健脾益气止泻；熟地黄性味甘、温可滋阴补血，益精填髓，可防止辛温太过耗伤阴液；檀香理气和胃。

医案三 孙某，女，84岁。

首诊：1983年10月2日。

主诉：胃脘部隐痛30余年。

现病史：胃痛病史30余年，每遇天气变化即感胃脘部隐痛，泛酸嗳气，与饮食无明显关系。1982年，因劳累曾致上消化道出血，经治好转，胃肠镜检查示十二指肠球部溃疡。月初因天气转冷，起居不慎，胃病复作，现黑便伴头晕心悸，神疲乏力，经治血止。刻下：不思饮食，胃脘胀满隐痛，口干苦，不多饮，眩晕神萎，四肢乏力，舌红绛苔净，脉细小数。

临证思路：患者年高久病，胃阴耗伤，胃失柔润，运化无权。治以滋阴养胃。

选方用药：北沙参12g，芦根30g，麦冬9g，天花粉9g，生地黄12g，玉竹9g，生麦芽12g，檀香1.5g，砂仁3g，乌梅6g。水煎服，共6剂。

用药分析：方中北沙参、麦冬、生地黄、玉竹、芦根、天花粉滋养胃阴；单纯滋阴反助其壅，取醒中流动之品，麦芽、檀香、砂仁，寓"阳中求阴"。加入一味乌梅，不仅增水，且寓柔肝、疏肝之意，以免中土克伐。《神农本草经》云："主下气。"与生麦芽之升，两者相伍，亦成一升一降之妙。胃阴来复，升降复常，纳故当馨，生化复矣。

（叶柏　杨芳）

参考文献

[1] 中华中医药学会脾胃病分会. 消化性溃疡中医诊疗专家共识意见（2017）[J]. 中华中医药杂志，2017，32（9）：4089-4093.

[2] 中国中西医结合学会消化系统疾病专业委员会. 消化性溃疡中西医结合诊疗共识意见（2018）[J]. 中国中西医结合杂志，2018，26（2）：112-120.

[3] 中华消化杂志编委会. 消化性溃疡诊断与治疗规范（2016西安）[J]. 中华消化杂志，

2016，36（8）：508－513.

［4］王永炎，严世芸. 实用中医内科学［M］. 上海：上海科学技术出版社，2009.

［5］张伯礼，吴勉华. 中医内科学［M］. 北京：中国中医药出版社，2017.

［6］董建华，董乾乾，饶芸. 董建华临证治验录［M］. 北京：中国中医药出版社，2018.

［7］李振华，李郑生. 中医脾胃病学［M］. 北京：科学出版社，2012.

［8］王建国，刘建和，唐雪勇. 国医大师医论医案医方［M］. 北京：人民军医出版社，2013.

［9］单书健. 重订古今名医金鉴［M］. 北京：中国医药科技出版社，2017.

［10］颜乾麟. 国医大师颜德馨［M］. 北京：中国医药科技出版社，2011.

第四节　幽门螺杆菌感染

【概述】

幽门螺杆菌（helicobacter pylori，Hp）是一种定植于胃黏膜上皮表面的革兰阴性菌。Hp 感染是人类最常见的慢性感染之一，中国第五次全国幽门螺杆菌感染处理共识报告中显示，其感染率约 50%。Hp 感染者几乎均会发生慢性活动性胃炎，该菌已被证实为慢性胃炎和消化性溃疡的主要致病因子，WHO（世界卫生组织）将 Hp 列为"一级致癌因子"，与胃癌、胃黏膜相关性淋巴样组织恶性淋巴瘤的发生进展密切相关。此外，Hp 感染与不明原因缺铁性贫血、特发性血小板减少性紫癜等胃肠外疾病的发病密切相关。根除 Hp 对其感染相关疾病的治疗和预防起重要作用。

中医学对 Hp 并无认识，也没有"Hp 相关性胃病"的病名记载，Hp 作为一种致病微生物，根据其感染的临床症状，属中医"邪毒""邪气""湿热"等范畴。

【病因病机】

一、中医认识

1. 致病因素

（1）脾胃虚弱：中医学认为 Hp 归属于"邪气"范畴，《素问·刺法论》曰："正气存内，邪不可干。""正"即"正气"，如精、气、血、津液及人体对外环境适应的能力，"存内"就是正气具有"抗病、祛邪、调节、修复及对外环境适应等能力"的概括。正气充盛时，即使邪气来犯亦不发病，只有在邪气的毒力和致病力非常强，超过人体正气防御能力和调节范围时，Hp 侵袭人体才会发病。《黄帝内经》及后世医家都明确指出正气不足，抗邪无力，外邪乘虚而入发生疾病，所谓"正虚感邪而发病"，《黄帝内经》亦云"邪之所凑，其气必虚""邪气胜者，精气衰也"。李东垣又曰"百病皆由脾胃衰而生"，脾胃为后天之本，气血生化之源，人体康健，脾胃功能旺盛，运化有常，气血充盛，胃有所养，邪不得入，故不易发生 Hp 感染；反之，素体脾虚，运纳失常，气血生化乏源，胃络失养，邪因而入，因而发生 Hp 感染，出现如胃脘痞满、口黏口臭、纳食减少等症状。

（2）脾胃湿热：脾胃虚弱，脾失运化，胃降不及，水湿内停，郁久化热，湿热内生。陈无择在《三因极一病证方论》言："内外所感，皆有脏气虚弱而湿邪乘而袭之。"脾胃虚弱作为 Hp 感染的病理基础，脾胃湿热是 Hp 定植的致病条件。脾虚失运，湿浊中阻，气机阻滞，郁久化热，形成湿热内蕴，湿热胶着蕴结于胃腑，再加之湿邪重浊黏腻，易滋生"虫邪"，正如《医述》所言："湿热生虫，譬之沟渠污浊积久不流，则诸虫生于其中。"因此，脾胃湿热证患者更易感染 Hp，且湿热的环境有利于 Hp 的生存与繁殖，久之 Hp 感染又加重脾胃湿热，两者互为因果，恶性循环。

（3）气滞血瘀：Hp 感染多病程迁延日久，反复不愈。中医学认为，久病则由气入血，即久病入络，最终导致气滞血瘀。瘀血阻络是 Hp 感染后难以速愈的原因。《临证指南医案》指出："初病气结在经，久病则血伤入络……初病在经，久痛入络，以经主气，络主血，则可知其治气治血之当然。"《素问·痹论》所言："病久入深，营卫之行涩。"脾虚湿阻，湿郁化热，湿热氤氲，羁留不去，气机阻滞，气滞血瘀，而变生他症。

2. 病机

病变的部位在胃，与脾、肝密切相关，基本病机为脾胃虚弱，外邪入侵，湿热内蕴，日久虚实夹杂，终致气滞血瘀。脾胃虚弱是 Hp 感染的病理基础，而在其基础上形成湿热、气滞、痰浊、血瘀等病理变化，从而形成本虚标实的基本病机。这一"邪气"多具有"热""毒"的性质，因此"湿热"不仅是 Hp 感染的易感因素，也为 Hp 附着、繁殖、致病提供了客观条件，其中湿热为主要的致病因素。以脾胃湿热证、脾胃虚弱证、肝胃郁热证、寒热错杂证、瘀阻胃络证等证候为主，其中尤以脾胃湿热证多见。

二、西医认识

宿主感染 Hp 后通过多种机制导致胃黏膜损伤，包括 Hp 定植、释放的毒素、宿主的免疫应答介导引起的胃黏膜侵害、胃泌素和生长抑素调节失衡导致的胃酸分泌异常等，涉及炎症、免疫、氧化等多方面，有毒力因子、细胞因子、自由基毒力基因等多种 Hp 致病因子参与。定植因子是促使 Hp 感染的首要条件，然而最终是否致病与 Hp 菌株的不同、宿主的差异及环境因素的影响有关。

1. Hp 的黏附与定植

Hp 在体内呈螺旋体，其两端较顿，其中一端有 4～6 根鞭毛，螺旋体为 Hp 的运动提供了基础，鞭毛的摆动为 Hp 的运动提供足够的动力。当 Hp 通过传播途径进入胃内，菌体鞭毛通过运动产生的动力穿过黏液层到达胃上皮表面，并依靠自身分泌的黏附素与胃黏膜上皮细胞、胃黏膜深层牢牢地结合在一起，定植部位多以胃窦为主。由此可见，鞭毛所产生的强大的动力性是 Hp 致病的重要因素。此外，Hp 能够在酸性环境中生存是其定植的关键，其中 Hp 产生的尿素酶、某些蛋白及触酶（过氧化氢酶）还能抵抗胃酸和中性粒细胞的杀伤作用。

2. 损害胃黏膜屏障

Hp 的毒素和有毒性作用的酶以及 Hp 诱导的黏膜炎症反应均可造成胃黏膜屏障的

损伤和溃疡。研究发现，不同的毒力因子在幽门螺杆菌的致病过程中所起的作用不同，导致的疾病结局也不同。毒力基因相关的幽门螺杆菌，如 vacA、cagA、iceA 和 babA2 已经被鉴定为增强幽门螺杆菌的致病性标志物。vacA 对细胞信号转导通路有干扰作用，对上皮细胞的正常细胞骨架进行毁坏，对胃黏膜造成直接伤害和延缓胃上皮的修复。幽门螺杆菌可以通过 p38MAPK 途径，利用 cag－PAI Ⅳ型分泌系统和肽聚糖（PG）上调 B7－H1 在胃上皮细胞中的表达水平，促进单核细胞凋亡。与 iceA1 阴性的菌株比较，还发现 iceA1 阳性的菌株中 cagA 基因表达率更高。目前已确认了 3 个 bab 等位基因（babA1、babA2 和 babB），但只有 babA2 基因产物在功能上是活跃的，由 babA2 基因编码的 78kda 外膜蛋白（Bab A）的血型抗原结合蛋白（Bab A）与胃上皮细胞表达的 ABO 抗原和相应的 Lewis b 抗原结合，babA2 阳性基因型的表达与消化性溃疡相关。此外，Hp 还能产生一种溶解黏液的酶，胃黏液的降解会促进 H^+ 的反向弥散，造成黏膜的损伤，黏膜的稠度降低有利于 Hp 的运动，使 Hp 易于定植。

3. 炎症与免疫反应

Hp 感染后，能使胃、十二指肠产生炎症，激发自身免疫反应。Hp 感染诱导产生 IL－6、IL－8、IL－12、INF－γ 等多种细胞因子，通过旁分泌及内分泌途径作用于淋巴细胞、单核巨噬细胞，使其在胃黏膜局部增生分化激活，产生特异性及非特异性免疫反应，损伤局部组织。炎症细胞还可以产生反应性氧代谢物（ROS）、反应性氮代谢物（RNS），损害胃黏膜，而 Hp 的触酶和过氧化物歧化酶可保护其不受 ROS 的杀伤，Hp 尿素酶分解尿素产生 CO_2 可防止其受到 RNS 的杀伤，这也很好地解释了即使 Hp 引起炎症和免疫反应，其宿主自身也难以清除 Hp。Hp 诱导胃黏膜上皮细胞增殖和凋亡，影响一些胃肠激素的合成、分泌和释放，破坏损伤因子和防御因子间的平衡。Hp 介导的免疫损伤，使得胃黏膜更易受到胃酸及胃蛋白酶的侵害。

【诊断与鉴别】

一、中医诊断

1. 辨证要点

（1）辨虚实：脾胃虚弱是 Hp 感染的病理基础，脾胃受损，纳运失司，升降失常，燥湿不济，终致气滞、湿阻、血瘀等病理变化。症见上腹隐痛，痞满不适，喜揉喜按，食少不化，体倦乏力，大便溏薄，久病体虚者，多属虚；症见上腹胀痛或刺痛，痞满势急，持续不减，按之满甚或硬，能食便秘，新病邪滞者，多属实。

（2）辨湿热与寒湿：湿热致病阻遏气机、重浊黏滞，热邪伤津耗气，因体质因素不同，从寒化则为寒湿，从热化则为湿热。临床上见上腹胀满或疼痛，嘈杂泛酸，恶心呕吐，口苦口干，口黏，口渴不欲饮，纳呆食少，小便短数，大便干结或黏腻不爽，舌红苔黄腻，脉滑数等为湿热之象；素体脾虚，中阳不足，水湿运化无力，在体内蕴结成痰饮，上腹疼痛或痞满不舒，得热则舒，遇寒则甚，口淡不渴，口吐清水，舌淡苔白，脉沉多为寒湿之象。

（3）辨新病与久病：外感六淫疫疠之邪，由"新"至"久"，乘虚从肌表皮肤侵入，或兼有内生之邪相合，均可袭及络脉气血，反映的是病变由浅入深、由皮部络脉至经脏络脉、由局部累及整体的过程与机转。新病多见于急性、发作性病变；"久病入络"多见于慢性、迁延性病变。

（4）辨气滞与血瘀：长期情志不畅，肝郁气滞，横逆犯胃；或饮食不节、烟酒过度，脾胃升降失常；或素体脾胃虚弱，复外感毒邪（Hp），邪壅经络等均可致气机升降失调，气血运行不畅，胃络瘀阻而发病。症见上腹胀痛，或痛连胁肋，胀满不舒，攻窜不定，急躁易怒，得嗳气矢气则胀减，苔薄白，脉弦者为气滞；症见上腹刺痛，痛无休止，痛处不移，痛处拒按，入夜尤甚者，舌黯有瘀点，脉涩者为血瘀。

2. 病机辨识

外感 Hp 之邪或兼有先天禀赋不足、饮食不节、劳逸过度、情志失调等诸多致病因素作用于脾胃，使脾胃失健，运化失常；后期久病形成湿、热、瘀互结，虚实夹杂致病情缠绵难愈。素体脾胃虚弱，中气不足，或饮食不节，或久病损及脾胃，复感外邪，脾运失常，胃纳失职，升降失调，遂成脾胃虚弱之证；久之邪气深入，正气损伤，脾虚运化失职，湿邪中阻，郁久化热，湿热蕴结，遂成脾胃湿热证；或长期忧思恼怒，情志不遂，肝失疏泄，气机阻滞，横逆犯胃，肝胃不和，胃中郁热，为肝胃郁热证。素体脾虚，一方面中阳不足，水湿运化无力，蕴结成痰；另一方面邪气乘虚入里化热，形成寒热错杂之证。久病留瘀，气滞、湿热、瘀血、津伤诸多因素交阻胃络，使脉络不通，气滞血瘀，导致"胃络瘀阻"的病理转归，遂成瘀阻胃络证。

二、西医诊断

1. 诊断

（1）临床表现：Hp 感染缺乏特异性临床症状及体征，大多数临床不典型。有症状者，表现为上腹痛或不适、上腹胀、早饱、嗳气、恶心、口臭等消化不良症状。

（2）辅助检查：Hp 感染检测有许多方法，如尿素呼气试验、快速尿素酶试验（RUT）、细菌培养、组织病理学检查、单克隆粪便抗原试验、血清学试验等。尿素呼气试验是目前国际上公认的幽门螺杆菌检查的"金标准"，被称为"胃病检验史上的里程碑"。

①尿素呼气试验：尿素呼气试验是非侵入性的检测方法，一般采用 ^{13}C–尿素呼气试验（^{13}C–UBT）和 ^{14}C–尿素呼气试验（^{14}C–UBT），适用于各个年龄段的检测。但呼气试验中 ^{14}C 无 ^{13}C 稳定，有少量放射性，孕妇和儿童还应慎用。^{13}C–UBT 没有放射性，由于是稳定性核素，对人体无损害。其工作原理是利用幽门螺杆菌感染后促进尿素酶的分解及代谢，产生 CO_2 和 NH_3 等物质，带有标记的 CO_2 物质经呼吸道排出等原理，以明确是否为幽门螺杆菌感染。具体方法：^{13}C–UBT 检测在早上空腹时或禁饮食 2 小时后进行，检测前漱口，受试者维持正常呼气，先采集基线的呼气，然后服尿

素胶囊，服药后保持坐位为 30 分钟之后采集呼气，将两个集气袋进行检测，阳性判断值≥4.0，可判定受检查者为 Hp 阳性。呼气试验是一种快速灵敏、特异并无痛苦的检测方式，为临床检测 Hp 感染的金标准。

②快速尿素酶试验（rapid urease test，RUT）：这是一种快速、简便、费用低的 Hp 感染检测方法，是临床诊断 Hp 感染常用的方法。取病变处黏膜胃窦黏膜组织 1 块，利用快速尿素酶诊断试剂盒进行检测。将黏膜组织加入含有酚红的尿素酶试剂之中，于 10~30℃下静置 5 分钟后观察最终结果。最终颜色为黄色，提示 Hp 感染阴性，玫瑰色或者浅红色则为阳性。缺点是检测结果受观察时间、胃内 pH 值、取材部位、取材大小、细菌数量、试剂质量等因素影响，建议取材时在胃窦及胃体同时取材来提高检出率。

③细菌培养：将活检标本取材后送检验室制匀浆，然后使用固体或液体培养基划线培养。培养基中加入 1%~10% 动物血清及选择抗生素（万古霉素或多黏菌素等），在微需氧（5% O_2）37℃ 条件下培养 3~5 天，需要时可延长至 1~2 周。制片形态为革兰染色阴性、S 状弯曲或短杆菌，暗视野或相差显微镜下有典型钻探样运动。Hp 系微需氧菌，对气体的温度、环境以及培养液的种类等因素均极为敏感，不易培养，周期长，价格高，一般只用于科研工作。

④组织病理学染色：将胃黏膜标本涂在载玻片上，固定后用特殊染色，可以在镜下观察 Hp 的形态，一般呈"S"形或"C"形，对于 Hp 治疗后发生的球形变可进行抗 Hp 抗体的免疫组化染色进行确定，适用于行胃镜检查患者。缺点是检测结果受取材部位、取材大小、细菌数量等因素影响，同时也受组织的病理改变及染色方法影响，而且敏感度依赖于观察者的经验与技术，细菌数量少时易漏诊，造成假阴性结果。

⑤单克隆粪便抗原检测：这是有效检测幽门螺杆菌感染的非侵入性方法，可用于监测治疗效果，是反映根除情况最好的检测方式。其操作简便，易于自动化，可短时间进行大量检测，适用于批量检测，但对已经进行治疗的患者则得不到满意的效果。

⑥血清学试验：最常用 ELISA（酶联免疫吸附试验）法检测血清抗 Hp - IgG 抗体，优点是快速、简便、可重复性好，缺点是不能用于诊断现症感染，血清抗体仍然可以存在 6 个月以上，故不能用于评估根治疗法的疗效。限于一些特定情况的使用，如消化性溃疡出血、胃 MALT 淋巴瘤和严重胃黏膜萎缩。

临床一般推荐意见：①常规推荐胃黏膜组织 RUT 或 [13]C - UBT 或 [14]C - UBT 检测临床诊断 Hp 感染；采用非侵入性尿素呼气试验判断 Hp 根除疗效。②胃黏膜组织取材部位多从胃窦取材，胃窦小弯侧邻近胃角处或胃窦大弯侧正对胃角处，取材 1~2 块。

特别注意：除血清学和分子生物学检测外，Hp 检测前必须停用 PPI 至少 2 周。停用抗菌药物、铋剂和某些具有抗菌作用的中药至少 4 周。如为补救治疗，建议间隔 2~3 个月。

（3）诊断标准：符合下述 3 项之一者，可诊断 Hp 现症感染：[13]C - UBT 或 [14]C -

UBT 阳性；胃黏膜组织 RUT、组织病理学或细菌培养三项中任一项阳性；单抗法检测粪便 Hp 抗原阳性。

血清 Hp 抗体检测（经临床验证、准确性高的试剂）阳性，提示曾经感染，从未治疗者可视为现症感染。

（4）Hp 相关性疾病：

①Hp 与消化性溃疡：Hp 感染是消化性溃疡的重要病因，自 1982 年 Warren 和 Marshall 成功地从人胃黏膜活检标本中分离培养出 Hp 后，有研究表明 Hp 在胃溃疡患者中的阳性率为 70% ~90%，在十二指肠溃疡患者中的阳性率为 95% ~100%，提出了"无 Hp，无溃疡"的论点，认为 Hp 是消化性溃疡发病及反复发作的重要因素。Hp 导致胃溃疡发生主要是其多种致病因子参与了胃黏膜屏障损伤的机制，从而破坏胃黏膜屏障有关；十二指肠溃疡致病机制可能是由于 Hp 定值于十二指肠内的胃化生上皮后，其释放的毒素、破坏性酶类以及激发的免疫反应导致十二指肠炎症的产生，进而导致溃疡的发生。此外，Hp 阳性的十二指肠溃疡患者的胃泌素及胃酸水平明显高于阴性健康人，Hp 通过多种机制改变胃泌素及胃酸的分泌功能，导致溃疡的发生。消化性溃疡临床以上腹部慢性、周期性、节律性疼痛为主要临床表现，根除 Hp 可以促进溃疡的愈合和减少溃疡的复发。

②Hp 与慢性萎缩性胃炎及胃癌：慢性萎缩性胃炎被称为胃癌前状态，人肠型胃癌发生模式为：正常胃黏膜—浅表性胃炎—萎缩性胃炎—肠上皮化生/异型增生—胃癌，Hp 感染与胃黏膜肠上皮化生及不典型增生相关，根除 Hp 对轻、中度肠上皮化生者有较大收益。《中国慢性胃炎共识意见（2017，上海）》指出萎缩性胃炎患者，根除 Hp 可逆转萎缩程度，但对伴肠化生者难以逆转，可延缓癌前病变的进展，并对胃癌有一定预防作用。Hp 感染与胃癌的关系已被世界学者认同，世界卫生组织国际癌研究所协会将 Hp 定为 I 级致癌因子，多数学者认为 Hp 感染主要作用于癌变的起始阶段，既在活动性胃炎、萎缩性胃炎和肠化生的发展中起主要作用，又启动了胃癌的发生过程。Hp 感染一般均会引起患者发生胃黏膜损伤，反复的黏膜损伤，使腺体消失，引起黏膜萎缩，导致黏膜层变薄，并随着腺体的消失，出现黏膜糜烂和形成溃疡；随着 Hp 感染时间的延长，萎缩的发生率及严重程度均有所增加。慢性萎缩性胃炎是胃癌发生的背景病变，胃癌发展的过程中有多种炎症因子参与，构成了一个复杂的炎性免疫调节网络，上皮细胞在这一炎症过程中受到损伤，持续损伤和修复过程中容易出现结构和功能的变化，DNA 的破坏及突变，引起细胞增生与凋亡平衡失调。慢性萎缩性胃炎患者表现为上腹部胀满，偶有隐痛，时嗳气，食欲不振等；一旦出现消瘦，食欲减退，大便呈黑色，应及时行胃肠镜检查，以排除胃癌的发生。对于慢性萎缩性胃炎伴肠化不典型增生的患者，应接受 Hp 根除治疗，特别是有胃癌家族史的一级亲属也应进行 Hp 根除治疗。

③Hp 与 MALT 淋巴瘤：MALT 淋巴瘤是来自边缘区 B 细胞的非霍奇金淋巴瘤，占胃恶性肿瘤的 2% ~8%，胃肠道是 MALT 淋巴瘤的常见部位，占全部 MALT 淋巴瘤的 50%，而胃 MALT 淋巴瘤又占高达 85% 的比例，好发于 50 岁以上的中老年人。MALT

淋巴瘤患者中 Hp 感染率 >90%，胃 MALT 淋巴瘤大多数起源于感染 Hp 后获得的黏膜淋巴组织，这种获得性的胃黏膜淋巴组织瘤变风险较高。其可能机制是：Hp 感染—慢性胃炎—黏膜下淋巴组织增生—淋巴滤泡形成—MALT 增生—MALT 淋巴瘤形成，这一模型被许多学者认可，Hp 作为抗原在这一演变进程中起到始动作用。Hp 感染导致胃局部免疫系统持续刺激，使 B 细胞增生，并将抗原呈递给对 Hp 有特定反应的 T 细胞，后者通过免疫应答诱导特异性 B 细胞，形成单克隆异常增殖，最终发展为胃 MALT 淋巴瘤。胃 MALT 淋巴瘤的临床表现无特异性，如上腹部不适、疼痛、早饱、恶心、呕吐和体重下降等。一般认为，局限性胃 MALT 病变，特别是 I 期患者仅采用抗 Hp 治疗即可，I 期的低度恶性胃 MALT 淋巴瘤患者经抗 Hp 治疗后，总体缓解率可达50% ~93%，而且多数患者有良好的远期预后。

④Hp 与缺铁性贫血：缺铁性贫血是临床常见疾病，近年研究发现，Hp 感染与缺铁性贫血有关。对于铁剂治疗无效的难治性缺铁性贫血患者，在根除 Hp 治疗后，可明显改善补铁的效果，使缺铁性贫血的治疗效果显著。进一步研究发现，缺铁性贫血患者 Hp 发病率较普通患者高。根除 Hp 治疗后，有64% ~75%的缺铁性贫血患者可治愈。其可能机制包括：A. 感染 Hp 后，患者胃黏膜出现糜烂、溃疡等病理性改变，发生慢性失血或消化道出血，造成铁的流失；B. Hp 与机体竞争铁离子，Hp 含有类似铁蛋白的乳铁蛋白，能与红细胞亚铁血红蛋白中的铁离子结合，Hp 感染后，机体其他部位的铁可能被转运至胃黏膜，参与 Hp 生长繁殖，从而影响机体造血功能；C. 感染 Hp 后，降低胃液中抗坏血酸的含量，高价铁的吸收受到影响。抗 Hp 治疗对缺铁性贫血有较好效果，而根除 Hp 联合铁剂治疗能显著提高疗效，为缺铁性贫血治疗提供了新方法。

2. 鉴别

（1）急性胃肠炎：多种原因引起的胃肠黏膜的急性炎症，其发生多因饮食不洁、食入生冷腐馊、刺激性食物而诱发，夏秋季多见，常因粪 - 口途径传播。临床表现，主要为恶心、呕吐、腹痛、腹泻、发热等；严重者，可出现发热、脱水、电解质和酸碱平衡紊乱，甚至威胁生命。根据病因，分为感染性与非感染性急性胃肠炎，以感染性胃肠炎多见。根据病原菌的不同，又可分为病毒性、细菌性、寄生虫性等。若进食生冷刺激食物，可引起非感染性急性胃肠炎。

（2）慢性胆囊炎：根据胆囊内是否存在结石，分为结石性胆囊炎与非结石性胆囊炎。临床可见持续性右上腹钝痛或不适感；有恶心、嗳气、反酸、腹胀和胃部灼热等消化不良症状，可放射至肩背部，可反复发作；进食高脂或油腻食物后，症状加重；病程长，病情经过有急性发作和缓解相交替的特点，急性发作时与急性胆囊炎症状相同，缓解期有时可无任何症状，不典型者需借助 B 超、内镜或 ERCP 检查而有助于鉴别。

【治疗】

一、中医治疗

1. 治疗原则

Hp 感染归属于"邪气"范畴，其基本病机是脾胃虚弱为本，湿热、气滞、血瘀为标，其中尤以湿热为主。因此，治疗原则以健脾益气、清热化湿为主，实者分别施以泄热、理气、化瘀，虚者则重在益气健脾。对于虚实并见之候，治疗宜攻补兼施。

2. 辨证论治

（1）脾胃湿热证

症状表现：上腹痞满或疼痛，口干或口苦，口干不欲饮水，纳呆不欲食，恶心或呕吐，小便短黄，大便黏滞，舌红，苔黄厚腻，脉滑数。

病机分析：湿热内蕴，阻滞中焦气机，腑气不通，不通则痛，故上腹疼痛或痞满；湿邪困阻中焦，升降失常，胃气上逆，见恶心或呕吐；湿浊中阻，津不上承，故口干；湿热伤阴不重，虽口渴而不欲饮水；湿热蕴蒸，热郁于内，故口苦；湿重，故见大便黏腻不畅；小便短黄，舌红，苔黄厚腻，脉滑数为脾胃湿热之象。

治疗方法：清热化湿，理气和中。

代表方药：连朴饮（《霍乱论》）加减。厚朴12g，黄连6g，石菖蒲12g，清半夏9g，芦根15g，淡豆豉12g，焦栀子12g。

随症加减：若恶心呕吐明显，加竹茹、生姜、旋覆花止呕；纳呆不食者，加鸡内金、谷芽、麦芽开胃导滞；痰湿郁久化热而口苦、舌苔黄腻，加竹茹、黄芩、枳实理气化湿，清热和胃。

（2）脾胃虚弱证

症状表现：上腹隐痛或痞满，喜温喜按，口吐清水，纳呆便溏，体倦疲乏，四肢不温，舌淡边有齿痕，苔白，脉沉细弱。

病机分析：素体阳虚或寒湿停滞，损伤脾阳，内失温养，气血运行不畅，故上腹隐痛或痞满、喜温喜按；饥饿及劳累后中虚更甚，故病情加重；得食及休息后阳气暂复，故稍减；脾阳不振，运化无权，故见纳呆便溏；化源不足，气血亏少，肢体失养，则神疲乏力、面色不华；中阳不足，卫外不固，则形寒肢冷；舌淡边有齿痕，苔白，脉沉细弱亦为脾胃虚弱之象。

治疗方法：健脾益气，和胃安中。

代表方药：香砂六君子汤（《古今名医方论》）加减。党参15g，炒白术12g，茯苓12g，炙甘草6g，陈皮6g，法半夏9g，木香6g，砂仁（后下）6g。

随症加减：若痞满不适明显者，可加枳壳、厚朴理气运脾；四肢不温，阳虚明显者，加制附子、干姜温胃助阳，或合理中丸温胃健脾；纳呆者，可加神曲、麦芽消食开胃。

（3）肝胃郁热证

症状表现：上腹胀痛，或痛连胁肋，痞满不舒，常因情志不畅而诱发或加重，急躁易怒，得嗳气、矢气则胀痛减轻，口苦口干，泛酸嘈杂，舌淡红，苔薄白或黄，脉弦数。

病机分析：若肝郁不舒，相火不能输布则动火，邪热犯胃，导致肝胃郁热而出现胃脘胀痛、痞满不舒，常因情志不畅而诱发或加重，急躁易怒，得嗳气、矢气则胀痛减轻；肝经循行于两胁，肝气郁滞，脉络郁阻不畅，故痛连胁肋；肝胆互为表里，肝胆火热上乘，伴口苦口干；舌淡红，苔薄白或黄，脉弦数为肝胃郁热之象。

治疗方法：疏肝解郁，泄热和胃。

代表方药：化肝煎（《景岳全书》）加减。青皮 6g，陈皮 6g，牡丹皮 9g，栀子 15g，白芍 20g，土贝母 9g，泽泻 9g，白花蛇舌草 15g。

随症加减：胃部烧灼感或是口干、口苦、口臭者，加蒲公英、黄芩清胃泄热；泛酸者，加乌贼骨、煅瓦楞子中和胃酸；嗳气频繁者，加沉香、旋覆花、紫苏梗等以顺气降逆。

（4）寒热错杂证

症状表现：上腹痞满或疼痛，遇冷加重，口干或口苦，食欲减退，恶心或呕吐，肠鸣溏泄，舌淡，苔黄，脉濡或滑。

病机分析：误治、失治使中焦脾胃升降失常，气机痞塞，寒热错杂于中，故见上腹痞满或疼痛；寒热互结，脾胃失和，胃气不降则见恶心，甚或呕吐；脾气不升则大便溏泄；脾胃运化失司，则见食欲减退；舌淡，苔黄为寒热错杂之象。

治疗方法：辛开苦降，和胃消痞。

代表方药：半夏泻心汤（《伤寒论》）加减。法半夏 9g，黄芩 9g，黄连 6g，干姜 9g，甘草 6g，党参 15g，蒲公英 15g。

随症加减：湿热蕴结中焦，呕甚而痞，中气不足，或舌苔厚腻，可去党参、甘草、干姜，加枳实、生姜消痞止呕。

（5）瘀阻胃络证

症状表现：上腹刺痛，痛无休止，痛处不移，痛处拒按，入夜尤甚，舌黯有瘀点，脉涩。

病机分析：瘀血内停，脉络阻滞，血行不畅，不通则痛，故见上腹刺痛、痛无休止；血属有形，痛处不移，痛处拒按，入夜尤甚；舌黯有瘀点，脉涩，皆为瘀停胃络，脉络瘀滞之象。

治疗方法：活血化瘀，理气止痛。

代表方药：失笑散（《太平惠民和剂局方》）合丹参饮（《时方歌括》）加减。蒲黄 12g，五灵脂 12g，丹参 30g，砂仁（后下）6g，檀香 12g，蒲公英 15g，黄芩 9g，黄连 6g。

随症加减：胃痛甚者，可加延胡索、木香、郁金、枳壳活血行气止痛；若四肢不温，舌淡脉弱，加党参、黄芪益气活血；若口干咽燥，舌光无苔，脉细，可加生地黄、麦冬滋阴润燥。

3. 其他疗法

（1）中成药

①双黄连口服液

药物组成：金银花、黄芩、连翘；辅料为蔗糖、香精。

功能主治：清热解毒。用于胃热证所致的胃痛、纳呆、泛酸等。

用法用量：口服，一次 10mL（1 支），一日 3 次。小儿酌减或遵医嘱。

②黄连解毒丸

药物组成：酒浸黄连、酒炒黄柏、酒蒸黄芩、酒炒大黄、炒栀子、滑石、川木通。

功能主治：泻火，解毒，通便。用于三焦积热所致的口舌生疮，目赤头痛，便秘溲赤，心胸烦热，咽痛，疮疖者。

用法用量：口服，一次3g，一日1～3次。

③温胃舒颗粒

药物组成：党参、制附子、炙黄芪、肉桂、山药、制肉苁蓉、炒白术、炒山楂、乌梅、砂仁、陈皮、补骨脂。

功能主治：温胃止痛。用于慢性胃炎，胃脘受凉，生冷受寒痛甚者。

用法用量：口服，一次3粒，一日2次。

④荆花胃康胶囊

药物组成：土荆芥、水团花。

功能主治：理气散寒，清热化瘀。用于寒热错杂、气滞血瘀所致的胃脘胀闷、疼痛、嗳气、反酸、嘈杂、口苦；以及十二指肠溃疡见上述证候者。

用法用量：饭前服，一次2粒，一日3次。

⑤左金丸

药物组成：黄连、吴茱萸。

功能主治：泻火，疏肝，和胃，止痛。用于肝火犯胃，脘胁疼痛，口苦嘈杂，呕吐酸水，不喜热饮者。

用法用量：口服，一次3～6g，一日2次。

⑥三九胃泰颗粒

药物组成：三叉苦、九里香、两面针、木香、黄芩、茯苓、地黄、白芍，辅料为乳糖。

功能主治：清热燥湿，行气活血，柔肝止痛。用于湿热内蕴，气滞血瘀所致的胃痛，症见脘腹隐痛、饱胀反酸、恶心呕吐、嘈杂纳减；以及浅表性胃炎见上述证候者。

用法用量：开水冲服，一次1袋，一日2次。

（2）验方

三黄泻心汤：黄连6g，黄芩10g，大黄6g，加入500mL沸水保温浸渍15分钟，过滤去渣后服用。一日1剂，分早晚两次服用，4周为1个疗程。功能清胃泻火，凉血化瘀。

夏连抑幽胶囊：半夏、黄芩、黄连、党参、干姜、大枣、厚朴、甘草。1次4粒，一日3次，30天为1个疗程。功能辛开苦降，和胃消痞。

（3）外治疗法

敷贴：代针膏（丁香、干姜、白芷、吴茱萸、麝香等组成），主穴取中脘、足三里、胃俞。配穴：虚寒证加脾俞；气滞证加肝俞。将代针膏贴敷上述穴位，每穴

0.2mL，用纱布固定。一日 1 次，每次贴敷 6 小时后取下，10 次为 1 个疗程，共治疗 3 个疗程。

（4）针灸疗法

①体针：取双侧背俞穴、中脘、下脘、中枢、大横、曲池、合谷、内关、足三里、阴陵泉、丰隆、三阴交、太冲等穴。留针 30 分钟，一周 1 次，30 天为 1 个疗程。

②温针灸：取穴百会、四神聪、胃区（额旁 2 线）、中脘、大横、关元、气海、内关、足三里、三阴交、公孙、内庭，留针 30 分钟，7 天为 1 个疗程，持续治疗 8 周。

（5）药膳疗法

①苍术清幽饮：将苍术 10g，白花蛇舌草 30g 放入锅中，加适量水，大火煮沸后，改中火煨 20 分钟，去渣留汁。待温后，兑入蜂蜜 5g 即成。用于湿热郁积，胃脘嘈杂灼热的慢性胃病伴幽门螺杆菌感染者。

②苦瓜马齿苋豆腐汤：将苦瓜 100g 去皮，剖开去瓤，洗净切片。豆腐 300g 在滚水中焯一下，除去腥味，切成小方块备用。马齿苋 100g 去根须败叶，洗净，切成碎段。锅上火，放少许油烧热，放入苦瓜翻炒片刻，加入适量清水，放入豆腐块、马齿苋、精盐、料酒。煮沸后，调入味精，淋上麻油即成。用于湿热内蕴，脾胃不和的慢性胃病伴幽门螺杆菌感染者。

二、西医治疗

1. 治疗原则

根据既往我国 Hp 共识意见，采取证据等级分级处理方案，具体方案见表 5 - 4 - 1。

表 5 - 4 - 1　幽门螺杆菌根除指征

幽门螺杆菌阳性伴以下因素	强烈推荐	推荐
消化性溃疡（不论是否活动和有无并发症史）	√	
胃黏膜相关淋巴组织淋巴瘤	√	
慢性胃炎伴消化不良症状		√
慢性胃炎伴胃黏膜萎缩、糜烂		√
早期胃肿瘤已行内镜下切除或胃次全切除手术		√
长期服用质子泵抑制剂		√
胃癌家族史		√
计划长期服用非甾体消炎药（包括低剂量阿司匹林）		√
不明原因的缺铁性贫血		√
特发性血小板减少性紫癜		√
其他幽门螺杆菌相关性疾病（如淋巴细胞性胃炎、增生性胃息肉）		√
证实有幽门螺杆菌感染		√

2. 一般治疗

目前推荐铋剂四联（PPI + 铋剂 + 2 种抗菌药物）作为主要的经验性治疗，以根除 Hp 方案（推荐 7 种方案），疗程为 10 天或 14 天，作为一线治疗（表 5 - 4 - 2）。

表 5 - 4 - 2 根除 Hp 方案

方案	抗菌药物 1	抗菌药物 2
1	阿莫西林 1000mg，一日 2 次	克拉霉素 500mg，一日 2 次
2	阿莫西林 1000mg，一日 2 次	左氧氟沙星 500mg，一日 1 次或 200mg，一日 2 次
3	阿莫西林 1000mg，一日 2 次	呋喃唑酮 100mg，一日 2 次
4	四环素 500mg，一日 3 次或 4 次	甲硝唑 400mg，一日 3 次或 4 次
5	四环素 500mg，一日 3 次或 4 次	呋喃唑酮 100mg，一日 2 次
6	阿莫西林 1000mg，一日 2 次	甲硝唑 400mg，一日 3 次或 4 次
7	阿莫西林 1000mg，一日 2 次	四环素 500mg，一日 3 次或 4 次

注：标准剂量的质子泵抑制剂和铋剂（一日 2 次，餐前半小时口服）＋2 种抗菌药物（餐后口服）；标准剂量质子泵抑制剂为艾司奥美拉唑 20mg，雷贝拉唑 10mg（或 20mg）；奥美拉唑 20mg，兰索拉唑 30mg；泮托拉唑 40mg，艾普拉唑 5mg（以上选一）；标准剂量铋剂为枸橼酸铋钾 220mg（果胶铋标准剂量待确定）。

3. 药物治疗

（1）序贯疗法：标准序贯疗法的疗程为 10 天，前 5 天应用质子泵抑制剂（PPI）＋阿莫西林，后 5 天应用 PPI + 克拉霉素 + 甲硝唑/替硝唑。也有学者将两种不同的三联疗法分别应用 5 ~ 7 天组成的疗法称为序贯疗法。序贯疗法主要被推荐用于对患者的补救治疗，也可作为一线治疗。

（2）伴同疗法：PPI 联合三种抗生素的疗法，目前主要用于 Hp 对抗生素耐药严重地区者的补救治疗。治疗方案中，各种抗生素的药物剂量可以适当减小，以减少药物不良反应。比如克拉霉素 250mg，一日 2 次；阿莫西林 500mg，一日 3 次。主要用于 Hp 对抗生素耐药严重地区患者的补救治疗。

难治性幽门螺杆菌感染：①在 3 年内连续按"共识"中的"铋剂四联疗法"治疗失败≥3 次；②每次疗程 10 ~ 14 天（其中 14 天疗程≥1 次）；③每次治疗都按共识要求完成全疗程；④符合治疗适应证。根据幽门螺杆菌共识，初次治疗一般选用根除率高、安全性好、符合多数人的方案；第 2 次治疗为补救治疗，更换抗生素，疗程增至 14 天；第 3 次治疗强调个体化处理。

个体化治疗原则：①首先选择不易产生耐药性或耐药率低的敏感抗生素，如阿莫西林、呋喃唑酮、四环素，敏感抗生素的选择因人因地而异。②但对曾经同时使用上述 3 种抗生素，或其中任 2 种仍然失败者，建议于治疗之前做药敏试验来选择敏感抗生素。③反复失败的患者，需要继续治疗时，必须首先对该患者进行"个体化整体评估"。

"个体化整体评估"内容：①是否存在慢性萎缩性胃炎、肠化生、不典型增生等明显的胃黏膜病变。②根除幽门螺杆菌治疗失败原因，如耐药、患者依从性差、对常用抗生素过敏、不良生活习惯等。③是否存在抗衡因素，如高龄、有严重躯体疾病等。④是否存在由于反复治疗而导致的胃肠菌群失衡。⑤是否存在青霉素过敏。⑥是否存在明显消化道症状而影响依从性等。⑦既往治疗方案、治疗时机是否恰当。⑧是否存在幽门螺杆菌生物学行为的改变（幽门螺杆菌定植在胃体时引起胃体黏膜萎缩，酸分泌减少，细菌球形变，因而其生物学行为发生改变而不容易被根除）。⑨其他因素，如宿主 CYP2C19 基因多态性对质子泵抑制剂代谢的影响、幽门螺杆菌菌株类型及毒力的影响、药物相互作用、不良生活习惯等。

4. 根除 Hp 药物的耐药性

（1）Hp 对克拉霉素、甲硝唑和左氧氟沙星的耐药率（包括多重耐药率）呈上升趋势，并有一定的地区差异。

（2）目前 Hp 对阿莫西林、四环素和呋喃唑酮的耐药率仍很低。

（3）Hp 对克拉霉素和甲硝唑双重耐药率 >15% 的地区，经验治疗不推荐含克拉霉素和甲硝唑的非铋剂四联疗法。

（4）含左氧氟沙星的方案不推荐用于初次治疗，可作为补救治疗的备选方案，补救治疗原则上遵守不重复原方案。

（5）青霉素过敏者推荐的铋剂四联方案中抗菌药物组合为：①四环素 + 甲硝唑；②四环素 + 呋喃唑酮；③四环素 + 左氧氟沙星；④克拉霉素 + 呋喃唑酮；⑤克拉霉素 + 甲硝唑；⑥克拉霉素 + 左氧氟沙星。

5. 特殊人群 Hp 感染

（1）不推荐对 14 岁以下儿童行常规检测 Hp。推荐对消化性溃疡儿童行 Hp 检测和治疗，因消化不良行内镜检查的儿童建议行 Hp 检测与治疗。

（2）老年人根除 Hp 治疗，其药物不良反应风险增加。因此，对老年人根除 Hp 治疗，应该进行获益 - 风险综合评估，行个体化处理。

【预防调护】

一、饮食注意

养成饭前便后勤洗手，不喝生水、不吃生食，少吃烧、腌制品的习惯；吸烟、酗酒者，应戒烟戒酒，远离烟酒危害。

二、生活注意

加强健康教育，使人们养成良好的生活习惯。例如改变不良的饮食习惯，使用公筷，餐具严格消毒，切断口 - 口传播等；口腔疾患需要及时治疗，注意保持口腔卫生，定期更换牙刷，个人生活用品单独使用，避免与已查出 Hp 的患者聚餐和密切接触；家人 Hp 阳性者，同时采取根治治疗。提高患者对 Hp 治疗及预防的认识，使患者自觉养成健康的生活方式，提高 Hp 阳性患者治疗依从性，从而提高 Hp 根除率。

【名医经验】

一、单兆伟

1. 学术观点

（1）病机认识：

①脾胃气虚为发病基础：Hp 当属中医"邪气"范畴，所谓"邪之所凑，其气必虚"。脾胃为后天之本，主受纳及运化水谷，《脾胃论》记载："若饮食无节，寒温不适，脾胃乃伤。"生活中饮食不节、情志失调、寒温不适、禀赋不足、劳逸过度，均易出现脾胃气虚，临床多见乏力倦怠、大便稀溏、舌淡、舌体胖大等。李东垣言"内伤脾胃，百病始生"，故幽门螺杆菌侵犯人体与内在正气不足相关。

②湿热阻络为主要机理：Hp 相关性胃病所出现的一系列症状，主要是湿热阻络、气机不畅、升降失常的结果。现代生活中，世人多饮酒无节、嗜食肥腻、偏食辛辣，易损伤胃体、耗伤脾气，影响脾之运化功能而生内湿；亦可外湿兼病内湿，遇胃热内盛或素体阳旺者，湿邪可从热化而见湿热内蕴。湿性重浊、黏滞，易阻滞气机而发胃痛，升降失常而发痞满，临床伴见口干口苦口黏、舌苔黄腻等。此外，脾喜燥恶湿，湿困脾胃，运化失职，生化不足且热者，耗气伤津，因此，湿热阻络可加重脾胃气虚。

③气血同病为后期演变：Hp 相关性胃病后期多气血同病。人体各脏腑皆禀气于胃，《灵枢·玉版》言："胃者，水谷气血之海也。"生理上，胃腑多气多血；病理状态下，气病、血病同样亦多。胃以和降为顺，胃气不和则滞，不降则易逆；气滞日久则血运不畅，可致血络瘀滞，瘀血不去而新血不生，生化乏源而气虚血亏，气血之间多能相互影响。胀甚于痛，以胀为主，痛无定处，时作时止，聚散无形，病在气分；久病入络，痛重于胀，持续刺痛，舌质紫黯，此乃有形之血阻，病在血分。

（2）治法心得：

①益气健脾，顾护后天：脾胃气虚为 Hp 相关性胃病的发病基础。若脾胃功能旺盛，正气存内，则 Hp 不易侵犯人体。因此，治疗当以益气健脾、顾护后天。正如《冯氏锦囊秘录》云："脾胃虚则百病生，调理中州，其首务也。"单老常用药有太子参、炒白术、茯苓等。太子参补益脾胃，补而不燥，兼有养阴作用。白术为益气健脾要药，单师多喜炒用，以加强健脾之功。脾贵在运，投以茯苓运脾化湿，脾运得健，气血亦可生化无穷。现代研究中，太子参、白术、茯苓等药共用，可增强机体的细胞免疫与体液免疫作用。

②清热利湿，活血通降：脾胃同居中焦，以通为用，以降为顺。单老尤重脾胃之"通降"，认为 Hp 感染影响中焦气机，气机不畅而升降失司，食滞内阻，痰湿难化，化热伤阴，久则瘀血阻络，故投以通降之法。辨证中当辨寒热、气血，其中单老重视清热利湿活血。湿热中阻者，清利湿热即为通降，药用黄芩、仙鹤草及茯苓、薏苡仁，现代药理研究亦证明黄芩对 Hp 有抑制作用；瘀血内阻者，活血化瘀以通降，药

用丹参、三七。此外，气滞不畅者，理气和胃即为通降，药用枳实、白术、苏梗；食滞者，消食以通降，药用山楂、炒谷芽、炒麦芽、鸡内金等；阴液不足而致胃失通者，药用麦冬、石斛等。正如《临证指南医案》记载："所谓胃宜降则和者……不过甘平，或甘凉濡润，以养胃阴……使之通降而已矣。"

③病证结合，加强疗效：临床中 Hp 相关性胃病多涉及消化性溃疡、慢性萎缩性胃炎、功能性消化不良、胃部肿瘤等。单老在辨证论治的基础上结合辨病，以提高疗效。消化道溃疡急性活动期者，投以芪芩乌贝汤加减，方中黄芩清胃泄热，乌贼骨、浙贝母、木蝴蝶抑酸护膜，三七、白及生肌止血等；若空腹疼痛较著者，临床多见虚寒之证，常投黄芪建中汤温中补虚。慢性萎缩性胃炎者，气虚热郁血瘀为其病机关键，常投以二参三草汤加减。方中太子参、黄芪益气健脾，扶正固体；丹参养血活血通络；白术、薏苡仁运脾燥湿；仙鹤草健胃补虚清热；白花蛇舌草清热解毒；甘草缓中，调和诸药。功能性消化不良者，常投以理气和胃方疏肝理气、和胃止痛。胃部肿瘤术后者，常嘱扶正祛邪兼顾投以芪竹方加减。方中玉竹、麦冬养阴益胃，莪术行气破血，白花蛇舌草、半枝莲清热解毒等。

④用药轻灵，处方简约：吴鞠通有言"治中焦如衡，非平不安"，用药轻灵，不喜蛮剂，处方简约，以求其平。其处方用药多至数十味，不过用苦寒之品，以免败胃。单老常用苦寒药为黄芩 10g，黄连 3g，但两者很少共用。此外，单老更喜用仙鹤草清热补虚；而香燥理气之品不可过用，以免伤胃阴，理气药常用佛手、玫瑰花、合欢花等。脾胃病用药宜轻不宜重，否则徒伤胃气，此乃患者常谓服单老方口感适宜、胃舒之道也。

2. 经典医案

李某，女，53 岁。

首诊：2017 年 3 月。

主诉：胃脘部胀闷不适间作 5 年余。

现病史：2016 年 12 月 10 日查胃镜：慢性胃炎；病理：中度慢性非萎缩性胃炎，Hp（++）。2017 年 1 月 3 日就诊，予四联杀菌后，症状较前减轻。2017 年 3 月 1 日复查 Hp 仍为阳性（+），后至单老门诊就诊。刻下：胃脘部胀闷不适时作，食后明显，腹鸣，矢气多，乏力，无腹痛腹泻，纳寐可，大便稀溏，舌红偏黯，舌底静脉稍迂曲，苔薄黄腻，脉细滑。

临证思路：患者胃脘胀闷不适 5 年余，久病脾胃受损，运化不利，脾胃气虚而见乏力；脾虚气滞，而见胀闷、腹鸣、便溏；湿热内蕴，气滞阻络，日久夹瘀而见舌红偏黯、舌底静脉稍迂曲、苔薄黄腻。故辨证属脾胃虚弱，运化无力；湿热内蕴，气滞不畅，日久夹瘀。治以益气健脾，理气和胃，清热活血之法。

选方用药：太子参 10g，炒白术 10g，法半夏 6g，黄芩 10g，仙鹤草 15g，薏苡仁 15g，枳壳 10g，苏梗 10g，丹参 10g，葛根 10g。水煎服，14 剂，一日 1 剂。另予清幽养胃胶囊（院内制剂），一次 4 粒，一日 3 次。

用药分析：方中太子参、炒白术益气健脾，扶正固本；苏梗、枳壳、法半夏理气和胃；黄芩、仙鹤草清热利湿；薏苡仁平淡渗湿健脾；葛根升阳止泻以疗便溏；辅以清幽养胃胶囊益气活血，清幽养胃。

二诊：患者胃脘胀闷较前减轻，大便已成形。前方减葛根 10g，清幽养胃胶囊同前，续服 2 周。

三诊：患者胃脘胀闷症状基本缓解，予清幽养胃胶囊续服 2 个月。

停药后复查^{14}C – UBT，提示 Hp（−）。

二、李乾构

1. 学术观点

（1）病机认识：脾虚湿热是幽门螺杆菌相关性胃炎的中医病理基础，李老依据"四季脾旺不受邪""邪之所凑，其气必虚"等中医基础理论，强调脾虚湿热在 Hp 感染性胃炎发生发展过程中的重要意义。李老认为，患者素体脾胃虚弱，加之 Hp 作为外邪入侵感染，附着定植于胃黏膜，运化失职，水湿内停，郁而化热，导致湿热内结，出现西医学所说的炎症反应，而见胃部炎症，甚至溃疡、长久腺体萎缩坏死的发生。

（2）治法心得：治疗从健脾清化立论，中药通过补正、祛邪两方面治疗。以四君子汤为基本方，补益脾气，恢复脾胃运化功能；加入蒲公英、黄连等清热祛湿要药，配合丹参活血化瘀，祛邪外出，从中医"气虚、湿热、瘀阻"这些病理环节进行干预。"正气存内，邪不可干"，脾胃强盛，则气机升降正常，气血生化有源，任何邪气皆不可干，可以起到较好的杀菌效果。

2. 经典医案

李某，女，33 岁，产妇。

首诊：2013 年 5 月。

主诉：上腹部胀满 2 个多月。

现病史：2 个多月前开始出现上腹部胀满，伴食欲减退，服用大量助消化中西药物无缓解。刻下症见：上腹部胀满，偶有胃痛；食欲下降，呃逆嗳气，泛酸嘈杂，口黏口苦，倦怠乏力，大便溏泄，小便黄。舌体胖，苔黄腻，脉滑数。既往史：否认其他系统慢性病史及肝炎、结核等传染病史。查体：上腹部轻压痛，余未见异常。舌质淡，苔黄腻及脉滑数。电子胃镜示：慢性浅表性胃炎、Hp 感染。

临证思路：此例患者产后气血两虚，脾气不足；加之饮食不节，脾失运化，水湿不化，日久湿蕴化热，致湿热内蕴，阻滞中焦。湿热困阻中焦，气机不畅，运化失调，中焦阻滞不通而致胃脘胀满、食欲下降、大便不爽之症；湿浊上逆，故呃逆嗳气、泛酸嘈杂、口黏口苦；湿热交蒸，故倦怠乏力；舌质淡胖为脾虚；湿热为患，因而苔黄而腻，脉象滑而数。西医诊断：慢性浅表性胃炎，Hp 感染。中医诊断：痞满，脾虚湿热证。辨证：脾虚失运，湿热中阻。治则：补气健脾，清化湿热。

选方用药：党参 20g，茯苓 15g，炒白术 15g，甘草 6g，黄连 5g，大黄 5g，蒲公英 20g，丹参 20g。水煎服，共 7 剂。

　　用药分析：健脾清化汤是由香砂六君子汤加减化裁而来。其中党参有补气健脾功效，有抗疲劳、增强抗病力及强壮作用；炒白术健脾燥湿，益气生血，有增进巨噬细胞吞噬作用，能增强机体抗感染能力；茯苓健脾利湿；甘草补气健脾，解毒，调和诸药，具有保护胃黏膜屏障、抗消化性溃疡、解除胃肠平滑肌痉挛的作用；丹参、大黄活血，有改善胃黏膜血运、促进胃壁创伤修复、增强黏膜屏障功能；蒲公英、黄连清热解毒，有抑杀 Hp 的作用。诸药合用，具有健脾益气、扶正祛邪之功。

　　二诊：服上方 7 剂，胃胀减轻，口苦口黏减少，苔薄黄，脉滑。照前方 14 剂。

　　三诊：胃胀满、口苦口黏等症状消失，苔薄白，脉细滑。

　　停药，嘱患者注意饮食，饮食有节，少量多餐，忌辛辣、油腻、难消化食物，半年后随访未复发。

（周正华　庞连晶）

参考文献

　　[1] 刘文忠, 谢勇, 陆红, 等. 第五次全国幽门螺杆菌感染处理共识报告 [J]. 胃肠病学, 2017, 22 (6)：321 – 324.

　　[2] 胡玲, 陈昫, 陈万群, 等. 基于"邪毒致变"探讨 Hp 相关胃病演变过程证候与基因多态性的关联 [J]. 中国中医基础医学杂志, 2017, 23 (6)：816 – 818.

　　[3] 张凤芹, 白光. 幽门螺杆菌相关性胃病从"毒、郁"论治 [J]. 辽宁中医杂志, 2015, 42 (7)：1244 – 1245.

　　[4] 史彬, 刘楠洋, 毕红岩, 等. 中医药治疗幽门螺杆菌感染研究进展 [J]. 中国中西医结合杂志, 2017, 37 (4)：507 – 511.

　　[5] 马继征, 冯硕, 刘绍能, 等. 中医药抗幽门螺杆菌作用的机制研究进展 [J]. 中国中西医结合杂志, 2018, 38 (7)：888 – 892.

　　[6] 李瀚旻, 严永祥, 程思思. 幽门螺杆菌的中医治疗与进展 [J]. 中华中医药学刊, 2014, 32 (9)：2055 – 2057.

　　[7] 赵艳利, 郭淑云. 幽门螺杆菌的中医药治疗概况 [J]. 中医临床研究, 2014, 6 (16)：146 – 148.

　　[8] 金迪, 刘惠武. 中医药治疗幽门螺杆菌研究进展 [J]. 光明中医, 2016, 31 (18)：2756 – 2758.

　　[9] 王伟, 张倩, 曹志群, 等. 幽门螺杆菌致病机制的中西医研究进展 [J]. 湖南中医杂志, 2019, 35 (1)：152 – 154.

　　[10] Lina T T, Alzahrani S, House J, et al. Helicobacter pylori cag pathogenicity island´s role in B7 – H1 induction and immune evasion [J]. PloS one, 2015, 10 (3)：e0121841.

　　[11] Yang Z M, Chen W W, Wang Y F. Gene expression profiling in gastric mucosa from Helicobacter pylori – infected and uninfected patients undergoing chronic superficial gastritis [J]. PloS one, 2012, 7 (3)：e33030.

　　[12] Pride D T, Meinersmann R J, Blaser M J. Allelic variation within Helicobacter pylori babA and babB [J]. Infection and immunity, 2001, 69 (2)：1160 – 1171.

　　[13] El – Omar E M, Oien K, El – Nujumi A, et al. Helicobacter pylori infection and chronic gastric acid hyposecretion [J]. Gastroenterology, 1997, 113 (1)：15 – 24.

[14] 王文蔚，贾成祥，王用书. 论"新病入络"与"久病入络"［J］. 中华中医药杂志，2018，33（3）：1030－1033.

[15] 周仲瑛. 中医内科学［M］. 北京：中国中医药出版社，2007.

[16] 周仲瑛，蔡淦. 中医内科学［M］. 2 版. 北京：人民卫生出版社，2008.

[17] 王再谟. 中医内科学［M］. 成都：四川科学技术出版社，2007.

[18] 王永炎，鲁兆麟. 中医内科学［M］. 北京：人民卫生出版社，1999.

[19] 文婷婷，陈亚芳，戴娜，等. 幽门螺杆菌感染临床检测方法及应用进展［J］. 陕西医学杂志，2018，47（12）：1670－1672.

[20] 张磊，许建明. 幽门螺杆菌感染处理共识解读及实施意见［J］. 安徽医学，2016，37（11）：1319－1323.

[21] Malfertheiner P, Megraud F, O′morain C A, et al. Management of Helicobacter pylori infection——the Maastricht V/Florence consensus report［J］. Gut, 2017, 66（1）：6－30.

[22] Graham D Y, Shiotani A. New concepts of resistance in the treatment of Helicobacter pylori infections［J］. Nature Reviews Gastroenterology and Hepatology, 2008, 5（6）：321－331.

[23] 胡伏莲，张声生. 全国中西医整合治疗幽门螺杆菌相关"病－证"共识［J］. 胃肠病学和肝病学杂志，2018，27（9）：1008－1016.

[24] Citterio B, Casaroli A, Pierfelici L, et al. Morphological changes and outer membrane protein patterns in Helicobacter pylori during conversion from bacillary to coccoid form［J］. The new microbiologica, 2004, 27（4）：353－360.

[25] 杨超，孙丽霞. 单兆伟教授治疗 Hp 相关性胃病经验撷菁［J］. 现代中医临床，2018，25（2）：35－37.

[26] 刘军楼，刘亚军，沈天华，等. 清幽养胃胶囊联合三联方案治疗幽门螺杆菌［J］. 临床与病理杂志，2015，35（12）：2151－2155.

[27] 汤佳崧，单兆伟. 单兆伟教授对幽门螺杆菌感染相关胃病治疗经验研究［J］. 河北中医药学报，2018，33（1）：19.

第六章 胆道疾病

胆道疾病是指发生于胆道系统的疾病，囊括了西医学的胆囊炎、胆结石病、胆囊术后综合征、胆道肿瘤、胆囊息肉、胆道蛔虫等，是临床中常见的一组消化系统疾病。中医学中虽无以上病名，但可根据临床症状归属为"胁痛""腹痛""胆胀""黄疸""虫症"等范畴。

胆为六腑之一，又属奇恒之腑，位于右胁腹腔内，与肝紧密相连，附于肝之短叶间。胆为中空的囊状器官，内盛胆汁。因胆汁清净，称为"精汁"，故《灵枢·本输》称胆为"中精之腑"，亦有医家将其称为"中清之腑"。胆的生理功能主要有贮藏和排泄胆汁、主决断这两个方面，胆道疾病多与胆汁疏泄不畅有关。胆附于肝，通过足厥阴经与足少阳经的互为属络构成表里关系，进而同司疏泄，共主勇怯，故胆道疾病与肝也有密不可分的联系。

中医学认为，胆道疾病病位在胆，与肝、脾、胃、肾密切相关。致病因素主要有情志因素、饮食因素、感受外邪、虫石阻滞、素体虚弱、劳欲久病等。肝与胆在生理上密切联系，在病理上也必然相互影响。胆汁的储藏与排泄，有赖于肝的疏泄功能。肝气疏泄条达，则胆汁排泄通畅，脾胃才能运化健旺。若胆囊炎变成胆结石梗阻，蛔虫壅塞胆道，胆汁排泄不畅，则可导致肝气郁滞或湿热阻遏，影响脾胃的运化，出现胁痛、食欲不振、腹胀、大便不调；湿热熏蒸，胆气上逆则口苦，甚至呕吐苦水；胆汁外溢肌肤，则出现黄疸、身痒等症。

西医学认为胆道疾病主要与胆汁淤积、胆道感染、胆道异物、代谢紊乱、胆囊动力学异常、胆囊缺血等因素有关。胆道疾病患者可无症状，发作时主要表现为消化道症状和胆道相关症状，如右上腹痛、可向右侧肩胛区和背部放射。胆囊炎可伴畏寒发热，白细胞计数增多；急性胆囊炎会出现查科三联征或雷诺五联征；胆道阻塞可出现梗阻性黄疸；胆道出血可出现周期性上消化道出血等表现。

临床上，中医诊治遵从八纲辨证、气血辨证、脏腑经络辨证原则。辨证主要有肝郁气滞证、肝胆湿热证、热毒内蕴证、瘀血阻滞证、胆火内郁证、饮食积滞证。慢性胆囊炎发展到后期，还会出现肝胃阴虚证、胆热脾寒证等。胆属六腑，以通为顺，以降为和，故在治疗上应当注意通腑之法的运用。而胆与肝关系密切，故治疗时应兼顾肝脏，治以疏肝解郁、理气止痛等法，同时需顾护脾胃之气。

西医诊断胆道疾病，除依据临床症状和体征外，还运用实验室检查、超声检查、CT检查、磁共振成像（MRI）、胆道镜检查、经皮经肝胆管造影（PTC）等。其中超声检查是胆道疾病首选初筛检查方法，对胆囊结石的诊断准确率达90%以上。在治疗上，主要分为手术和非手术治疗。

第一节 胆石症

【概述】

胆石症（cholelithiasis）是指胆道系统，包括胆囊和胆管内发生结石的疾病。其成分由胆固醇、胆红素、钙盐及混合型结石等组成，可发生于胆囊、肝内胆管和胆总管，易受多种因素的影响。胆石症的临床症状主要表现为腹痛、恶心、呕吐、寒战高热、黄疸等，其表现取决于胆结石的部位、是否造成胆道梗阻和感染等因素。近年来，随着我国人民生活水平的提高和饮食习惯的改变，胆结石的发病率正在逐年攀升，经济发达、生活水平较高地区尤为明显。本病在成年人中的发病率为 10% ~ 15%，女性明显多于男性，男女比例约为 1：2.5，好发于 40 ~ 60 岁人群，属于消化系统的常见病、多发病。

胆石症可归属中医"胁痛""腹痛""胆胀""黄疸"等范畴。

【病因病机】

一、中医认识

1. 致病因素

（1）情志因素：悲忧过度，或谋虑不遂，终日忧闷，精神抑郁，以致木失条达之性，肝失疏泄之职，肝气郁滞，肝胆疏泄失职，胆汁郁积，排泄受阻，煎熬成石，胆腑气机不通，不通则痛，发为胁痛或胆胀。

（2）饮食因素：若饮食不节，过食肥甘厚味、醇酒煎炸食物，损伤脾胃，饮食不化，湿热内生，内蕴中焦，肝胆疏泄失职，腑气不通；或热毒炽盛，蕴结胆腑，使血败肉腐、蕴而成脓，日久成石，加之脾胃虚弱，运化排泄不利，滞于胆管。

（3）感受外邪：热邪外袭，或外感湿邪，湿邪化热，湿热内侵，蕴结胆腑，气机不畅，胆汁通降失常，加之湿热煎熬，积聚成石，胆石阻滞胆道，不通则痛，则右胁疼痛。

（4）虫石阻滞：蛔虫上扰，枢机不利，胆腑通降失常，发为胆胀，所致胆汁浓浊或胆汁排泄不利，久酿成石，发为胆石症。

（5）素体虚弱：若患者脾肺素虚，脾虚无以运化水液致痰浊内生，肺虚不能布散水津而痰湿内聚，痰湿阻滞胆道，日久酿石。肾主水，若肾阳亏虚，无以蒸腾气化，则寒水内停，久病体虚，劳欲过度，使得阴血亏虚，胆络失养，胆失通降，日久成石。

2. 病机

胆石症病位在肝、胆，与脾、肾密切相关，基本病机为胆失通降，胆液不畅，久聚成石，病理因素涉及气、痰、湿、热、瘀滞，各因素常相兼出现，互为因果。

二、西医认识

1. 胆汁淤积

胆汁的正常排出受饮食体液等因素和神经内分泌等系统的调节，当胆道系统形成形态结构上的异常（如扭曲、狭窄等）时，造成胆汁在胆道内滞留的时间延长，并且使胆汁等成分容易瘀滞沉淀，为胆结石的形成提供动能，是胆道结石形成的必要条件。按照胆石的成分划分，可以分为以下两种。

（1）胆固醇类结石：以胆固醇为主要成分，质硬，主要与胆固醇代谢障碍有关，还与肝肠循环使胆酸池缩小、饮食因素、胆囊黏膜上皮脱落等有关，胆固醇浓度相对增高，从胆汁中析出可形成此类结石。

（2）胆色素类结石：以胆色素为主，质软，分为胆红素钙结石（棕色结石）和黑色结石两种。胆色素类结石主要因为胆汁中不溶于水的非结合性胆红素含量增高，并与钙离子结合产生胆红素钙颗粒沉淀，在黏液物质的凝聚下形成的结石。其中棕色结石主要与胆道感染相关，黑色结石主要与代谢因素和胆汁淤积有关。

2. 胆道感染

细菌、真菌、病毒等感染一方面可改变胆汁成分，有利于胆色素类结石的形成；另一方面可造成胆道组织的损害，形成狭窄而继发胆汁淤积。从而形成了感染与胆道梗阻互为因果的恶性循环，有利于胆石的形成和生长。

3. 胆道异物

胆道寄生虫是常见的胆道异物，外科缝合的线结、食物残渣等也可作为胆道异物，这些异物通过异相成核，改变了胆汁的成分，从而促进了胆红素钙沉淀和胆固醇结晶等的形成。

4. 代谢紊乱

因先天性代谢缺陷（如某些限速酶的缺陷）或后天体内脏器疾病导致的胆汁酸、胆固醇、胆红素等代谢紊乱，是形成胆固醇类和胆色素类结石的重要基础，饮食习惯、药物干预、手术并发症等也可通过改变体内代谢而致胆汁代谢紊乱，造成胆石的形成。

【诊断与鉴别】

一、中医诊断

1. 辨证要点

（1）辨气血：临证当首辨在气在血，胆石症若出现胁肋部疼痛时，气郁多见胀痛，痛处不定，症状波动与情绪有关；若血瘀多见刺痛，痛处不移，疼痛持续不已，局部拒按，入夜痛甚。

（2）辨虚实：实证始于肝气郁滞，亦能聚湿生痰，还可致瘀、化火伤阴、克犯中土等；虚证多为气虚、阴虚、阳气不足。实者平素多忧愁思虑或喜怒无常、急躁易怒；虚者根据其气血阴阳虚损之不同，其伴随症状各异，两者可通过舌脉辅助判断。实证以气滞、血瘀、湿热为主，多病程短，来势急，疼痛重而拒按，脉滑实有力，多出现在胆石症的发作期；虚证多为阴血不足，其痛隐隐，绵绵不休，病程长，来势缓，伴肝阴亏耗之证，多为胆石症的缓解期。

2. 病机辨识

胆石症的病位在肝、胆，涉及脾、肾。基本病机为肝郁胆滞，胆液不畅，久聚成石。病理因素与气、痰、湿、瘀、热密切相关，各因素相兼杂存，各种病机相互影响。《金匮翼》中记载"肝郁胁痛者，悲、哀、恼、怒，郁伤肝气"，说明痰浊、血瘀、虫积等阻塞于胆道，肝胆疏泄失常可致使胆汁排泄不畅，瘀而化热，湿热熏蒸，炼液成石。虽然不同阶段证候主次不同，但病因主要为情志失调、寒温不适、饮食不节或虫积等因素，从而导致胆失疏泄，胆之中清不降，湿郁化热，湿热久蕴，胆液久瘀不畅，煎熬胆汁，聚而为石。

临证要注意胆石症发生发展过程中的病机转化，表现在邪实积聚与正气耗损两方面。肝胆湿热、肝胆实火或肝郁化火，火热灼伤阴液，及肝血瘀阻，瘀血不去，新血不生，均可致阴血亏虚；火热灼津耗气，或肝郁乘脾，日久可致脾气虚弱，肝阴亏耗，久竭肾精，致肝肾阴虚；又气阴两伤，或阴损及阳，则可成脾肾阳虚之证。

二、西医诊断

1. 诊断

（1）临床表现：取决于结石的大小和部位，以及有无造成梗阻和炎症等。从胆囊结石来看，部分患者终身无症状，即所谓隐性结石，较大结石可引起中上腹或右上腹闷胀不适，嗳气和厌食油腻食物等消化不良症状，较小结石每于饱餐、进食油腻食物后，或夜间平卧后，结石阻塞胆囊管而引起右上腹绞痛、发热、呕吐等症状；从胆管结石来看，除典型的胆绞痛外，常伴有黄疸、寒战、高热等主要症状。胆石在无感染时，一般无特殊体征或仅有右上腹的轻度压痛。但当有急性感染时，可出现中上腹及右上腹压痛、肌紧张，有时还可扪及肿大而压痛明显的胆囊。

（2）辅助检查：

①实验室检查：胆石症的发作间歇期，可无血液学等实验室方面的改变。若发作期伴有胆道感染时，血常规可见白细胞计数及中性粒细胞计数显著增高，也可见 C 反应蛋白、血沉、肌钙蛋白等指标的升高；若发作期伴有胆道梗阻时，可见总胆红素增高且以直接胆红素增高为主，尿胆红素阳性，肝功能中见转氨酶和碱性磷酸酶等指标的增高；进一步发展，可见凝血功能的异常。

②超声检查：一般作为胆石症的首选检查方法，可发现胆石相关光团和声影，进一步判断结石的大小、数量和位置，以及胆管扩张程度等情况。

③CT 检查：可发现胆囊内的高密度阴影，且结石含钙量越高，结石影越清晰，还可进一步明确有无胆道梗阻，以及梗阻的范围、部位。

④MRI 检查：胆囊结石在 MRI 中显示为低密度。磁共振胰胆管成像可发现腹部超声和 CT 不易检出的胆囊和胆总管小结石，常作为诊断胆总管结石的金标准。

⑤其他检查：经十二指肠镜逆行胰胆管造影（endoscopic retrograde cholangio pancreatography，ERCP），可显示胆囊、胆管和胰管内部病变的影像，如结石影、胆管扩张或狭窄的范围、部位；经皮肤肝穿刺胆道造影（percutaneous transhepatic cholangiography，PTC）是梗阻性黄疸的重要检查方法，除了观察胆管梗阻的部位、性质及结石的数目、大小等，还可以为引流（percutaneous transhepatic cholangio drainage，PTCD）做术前准备。

（3）诊断标准：

①症状：急性发作期可出现右上腹疼痛、呕吐、黄疸、高热、寒战等表现；发作间歇期，可有轻微腹痛或不适、嗳气、厌食油腻等消化不良的症状。

②体征：可有右上腹压痛、墨菲征阳性、肌紧张，有时还可触及肿大的胆囊。

③辅助检查：超声、CT、MRI、ERCP、PTC 等检查，可显示不同位置的胆结石。满足辅助检查结果阳性者，即可符合诊断。

（4）并发症：

①急性胆囊炎：这是胆囊结石常见的并发症，包括坏疽性、气肿性胆囊炎及胆囊周围脓肿和穿孔等。临床见发热，右上腹疼痛，或右胁肋胀痛放射至肩背部，伴恶心呕吐；兼见黄疸、墨菲征阳性、外周白细胞计数增高等表现。

②慢性胆囊炎：这也是胆囊结石较为常见的并发症，呈慢性起病。临床表现为反复右上腹胀痛或不适、腹胀、嗳气、厌油腻，右上腹部有轻度压痛及叩击痛等体征。

③胆管炎：为胆总管结石的常见并发症，该病可与胆囊炎同时发生。表现为中上腹不适、胀痛，或呈绞痛发作，进食油腻食物后可加重上腹疼痛。若胆总管结石造成胆管完全梗阻，可表现弛张性高热、肝细胞损害和胆汁瘀滞等一系列中毒表现，即为急性梗阻性化脓性胆管炎（acute obstructive suppurative cholangitis，AOSC）。

④胆源性胰腺炎：这是胆石症诱发胆囊炎、胆管炎后的常见并发症。合并胆源性胰腺炎时，可出现急性胰腺炎相应的腹痛、恶心呕吐、发热和血尿淀粉酶增高等症状和表现。

⑤Mirizzi 综合征：指由于胆囊颈部或胆囊管结石嵌顿和其他良性疾病压迫或炎症引起肝总管或胆总管梗阻，导致以胆管炎、梗阻性黄疸为特征的一系列症候群。其表现与胆总管结石类似，直径 5～15mm 的较大结石可能是引起 Mirizzi 综合征的主要因素。

⑥胆石性肠梗阻：在胆囊与肠道间形成瘘管，因结石通过瘘管进入肠道所致。多见于回盲部发生肠梗阻，以腹痛、排便不畅、呕吐等肠梗阻表现为主。

2. 鉴别

（1）消化道穿孔：由于溃疡或肿瘤侵犯不断加深，穿透肌层、浆膜层，最后穿透胃或十二指肠壁而发生穿孔。如穿孔前溃疡底部已与胰肝等邻近脏器发生粘连，形成穿透性溃疡，此为慢性穿孔，少数病例溃疡底部与横结肠粘连，穿孔后形成胃 - 结肠瘘。穿孔初期，患者常有一定程度休克症状，病情发展至细菌性腹膜炎或／和肠麻痹，患者可再次出现中毒性休克等相关症状现象，并见腹壁压痛、反跳痛、肝浊音区缩小或消失、肌紧张等腹膜炎的体征，经血常规、腹部平片等可鉴别。

（2）急性阑尾炎：居各种急腹症发病率的首位。急性阑尾炎的病情变化多端，其临床表现为转移性右下腹痛或持续伴阵发性加剧的右下腹痛、恶心、呕吐，多数患者白细胞和嗜中性粒细胞计数增高等。右下腹阑尾区（麦氏点）压痛，则是该病重要体征，经查血常规、腹部彩超甚至腹腔镜探查可鉴别诊断。

（3）急性胰腺炎：这是多种病因导致胰酶在胰腺内被激活后引起胰腺组织自身消化、水肿、出血甚至坏死的炎症反应，临床常把急性胰腺炎分为水肿型和出血坏死型两种，以急性上腹痛、恶心、呕吐、发热和血胰酶增高等为特点。少数重者的胰腺出血坏死，常继发感染、腹膜炎和休克等，病死率高，称为重症急性胰腺炎，经血常规、血尿淀粉酶、血清脂肪酶、腹部 CT 等检查可鉴别。

（4）肠梗阻：任何原因引起的肠内容物通过障碍，统称肠梗阻，也是常见的外科急腹症之一。按病因分类，分为机械性肠梗阻、动力性肠梗阻、血运性肠梗阻；按肠壁血循环分类，分为单纯性肠梗阻和绞窄性肠梗阻；按肠梗阻程度分类，分为完全性和不完全性或部分性肠梗阻；按梗阻部位分类，分为高位小肠梗阻、低位小肠梗阻和结肠梗阻。经血常规、腹部立位平片、腹部 CT、肠镜等检查可鉴别。

（5）胆道寄生虫病：可出现剑突下剧烈钻顶样疼痛，但腹部体征一般较轻，患者可有吐出或大便排出寄生虫的病史，发作时辗转不安、大汗淋漓、四肢厥冷，而缓解又如常人。

【治疗】

一、中医治疗

1. 治疗原则

中医治疗胆石症应着眼于肝胆，分虚实而治，治法以疏肝解郁、理气止痛、利胆排石为主，同时需顾护脾胃之气；临床常用处方中，以柴胡、黄芩、金钱草、海金沙、郁金、鸡内金、赤芍、青皮、延胡索为主要药物。实证宜理气、活血通络、清热祛湿；虚证宜滋阴养血柔肝。其治疗仍离不开"虚则补之，实则泻之"的原则。实证在肝胆，或兼热、夹痰、夹瘀，治以疏肝利胆为主，再随证佐入清热、降火、化瘀、祛瘀之品。虚证主要责之于脾、肾两脏。脾虚多为气虚，治以补中益气为主；肺肾两虚多为阴虚，治以滋肾养肺为主；肾阴偏虚，又宜滋补肾阴；阴虚生内热，宜滋阴降火。在各证中，适当配伍疏肝理气，利胆通络之品。

本病发病位于肝、胆，胆汁浓缩并储藏于胆腑，"六腑以通为用，以通为补，通则不痛"，治疗应当注意通腑之法的运用，使湿热从下而解。对于通腑之法，叶天士云："夫痛则不通，通字须究气血阴阳。"临床治疗胆石症运用"通"法时，不能局限于狭义的角度，需全面理解"通"法之含义。若辨证属气滞者，理气即为通；属湿热者，清热化湿即为通；属瘀血内阻者，活血化瘀即为通；属阴虚热郁者，滋阴清热即为通；属热毒炽盛者，清热解毒，凉营开窍即为通；属脾肾两虚者，则健脾滋肾亦为通。

2. 辨证论治

（1）肝郁气滞证

症状表现：右胁胀痛，可牵扯至肩背部疼痛不适，食欲不振，遇怒加重，胸闷嗳气或伴恶心，口苦咽干，大便不爽，舌淡红，苔薄白，脉弦。

病机分析：情绪不宁，肝气郁滞，肝胆疏泄失职，胆汁郁积，排泄受阻，日久煎熬成石；不通则痛，所见右胁胀痛；脾升胃降失和，则见嗳气、呕吐；木旺土虚，则见食少纳差、厌油腻等症。舌淡红，苔薄白，脉弦为肝郁气滞之征。

治疗方法：疏肝理气，利胆排石。

代表方药：柴胡疏肝散（《景岳全书》）加味。柴胡 9g，白芍 15g，枳壳 12g，香附 9g，川芎 12g，陈皮 12g，金钱草 30g，海金沙 30g，郁金 12g，鸡内金 15g，甘草 9g。

随症加减：伴胸胁苦满疼痛，善叹息者，可加川楝子疏肝行气；伴有口干苦，失眠，苔黄，脉弦数，加牡丹皮、栀子、黄连清肝泻火。

（2）肝胆湿热证

症状表现：右胁或上腹部疼痛拒按，多向右肩部放射，小便黄赤，便溏或便秘，恶寒发热，或身目发黄，口苦口黏或口干，腹胀纳差，全身困重乏力，恶心呕吐，舌红苔黄腻，脉弦滑数。

病机分析：过食肥厚，损伤脾胃，饮食不化，湿热内生，内蕴中焦，肝胆疏泄失职，腑气不通，蕴结胆腑，不通则痛，日久化石；肝气横逆，犯脾碍胃，脾失健运则腹部胀满；胃失和降则恶心、纳差；胆气上溢则口苦；舌红苔黄腻，脉弦滑数为湿热内蕴肝胆之征。

治疗方法：清热祛湿，利胆排石。

代表方药：大柴胡汤（《伤寒论》）加味。柴胡 9g，黄芩 9g，厚朴 9g，枳实 9g，金钱草 30g，茯苓 15g，茵陈 30g，郁金 15g，海金沙 30g，鸡内金 15g，大黄 9g，甘草 9g。

随症加减：热毒炽盛，黄疸鲜明者，加龙胆草、栀子清热解毒；腹胀甚，大便秘结，大黄加用至 20～30g，酌情加芒硝、莱菔子清热通便；小便赤涩不利者，加淡竹叶、白茅根清热通淋。

（3）瘀血阻滞证

症状表现：右胁部刺痛，痛有定处、拒按，入夜痛甚；伴口苦口干，胸闷纳呆，大便干结，面色晦黯。舌质紫黯，或舌边有瘀斑、瘀点，脉弦涩或沉细。

病机分析：悲忧过度，精神抑郁，以致木失条达之性，肝失疏泄之职，肝气郁滞，或蛔虫上扰，枢机不利，胆腑通降失常，气滞中焦，日久化瘀，胆汁排泄不利，久酿成石；瘀血停滞，病入血分，则痛处固定、拒按、夜间痛甚；舌紫黯或有瘀斑，脉沉涩为瘀血内阻之征。

治疗方法：疏肝利胆，活血化瘀。

代表方药：膈下逐瘀汤（《医林改错》）加味。五灵脂9g，当归12g，川芎15g，桃仁12g，牡丹皮15g，赤芍15g，乌药9g，延胡索12g，香附12g，红花15g，枳壳12g，金钱草30g，海金沙30g，郁金12g，鸡内金15g，甘草9g。

随症加减：舌有瘀斑、瘀血较重者，可加三棱、莪术、虻虫、水蛭活血破瘀；疼痛明显者，加乳香、没药、丹参活血止痛。

（4）热毒内蕴证

症状表现：寒战高热，右胁及脘腹疼痛拒按，身目黄染，尿短赤，大便秘结；或见神昏谵语，呼吸急促，或声音低微，表情淡漠，四肢厥冷。舌质绛红或紫，舌质干，苔腻或灰黑无苔，脉洪数或弦数。

病机分析：肝胆湿热留恋不去，热毒炽盛，蕴结胆腑，血败肉腐，蕴而成脓，脓久化石；胆腑郁滞，胆道不通，不通则痛，胆液不循常道，浸淫肌肤，发为黄疸；湿热阻于肝胆，肝郁而化热，加之热毒壅滞，可见高热不退；热毒碍脾，运化不利，大肠传导失司，则见大便秘结；舌质红绛，苔腻或灰黑无苔，脉弦数为热毒炽盛之征。

治疗方法：清热解毒，泻火通腑。

代表方药：大承气汤（《伤寒论》）合茵陈蒿汤（《伤寒论》）加味。大黄9g，芒硝6g，厚朴12g，枳实12g，茵陈30g，栀子9g，蒲公英30g，金钱草30g，虎杖12g，郁金15g，青皮12g，海金沙30g，鸡内金15g。

随症加减：皮肤黄染明显者，加虎杖，倍用茵陈、金钱草至30~60g解毒排石；神昏谵语者，倍用大黄至10g，加水牛角、牛黄、朱砂清热安神；高热不退者，加败酱草、红藤、马齿苋。

（5）肝阴亏虚证

症状表现：右胁隐痛或略有灼热感，午后低热，或五心烦热，双目干涩，口燥咽干，少寐多梦，急躁易怒，或头晕目眩，舌红或有裂纹或见光剥苔，脉细数或沉细数。

病机分析：患者素体阴虚或久病劳伤，肝失柔养；或胆石症发作期邪从热化，热从燥化，燥热伤阴，疏泄失职。此证常出现在本病的缓解期。肝阴亏损，肝经不荣，见胁肋部隐隐作痛、遇劳加重；阴虚生内热，则口干口苦、五心烦热；肝血亏虚，不荣清窍，则目涩头晕；舌红少苔，脉细数为肝阴亏虚之象。

治疗方法：滋阴清热，利胆排石。

代表方药：一贯煎（《续名医类案》）加味。生地黄9g，沙参12g，麦冬12g，阿胶9g，赤芍15g，白芍15g，枸杞子15g，川楝子9g，鸡内金15g，丹参15g，枳壳12g。

随症加减：五心烦热较重者，加知母、黄柏滋阴清热；咽干、口燥、舌红少津者，加天花粉、玄参滋阴利咽；低热者，加青蒿、银柴胡、地骨皮退热除蒸。

3. 其他疗法

（1）中成药

①利胆石颗粒

药物组成：茵陈、郁金、枳壳、山楂、麦芽、川楝子、莱菔子、香附、紫苏梗、法半夏、青皮、陈皮、神曲、皂荚、稻芽等。

功能主治：疏肝利胆，和胃健脾。用于胆囊结石、胆道感染、胆道术后综合征属于肝郁气滞证者。

用法用量：口服，一日2次，1袋/次，温开水送服。

②胆宁片

药物组成：大黄、虎杖、青皮、白茅根、陈皮、郁金、山楂。

功能主治：疏肝利胆，清热通下。用于胆石症属肝郁气滞，湿热未清所致的右上腹隐隐作痛、食入作胀、胃纳不香、嗳气、便秘者。

用法用量：口服，一次5片，一日3次，饭后服用。

③胆舒胶囊

药物组成：薄荷素油。

功能主治：疏肝理气，利胆。用于慢性结石性胆囊炎、慢性胆囊炎及胆结石属肝胆郁结，湿热胃滞证者。

用法用量：口服，一次1~2粒，一日3次；或遵医嘱。

④利胆排石片

药物组成：金钱草、茵陈、黄芩、木香、郁金、大黄、槟榔、枳实、芒硝、厚朴。

功能主治：清热利湿，利胆排石。用于湿热壅毒、腑气不通所致的胁痛、胆胀，症见胁肋胀痛、发热、尿黄、大便不通等；以及胆石症、胆囊炎见以上症状者。

用法用量：口服，一日2次，6~10片/次，温开水送服。

⑤胆炎康胶囊

药物组成：连钱草、土大黄、虎耳草、黄芩、小花青风藤、凤尾草、黄柏、穿心莲。

功能主治：清热利湿，排石止痛。用于急慢性胆囊炎、胆管炎、胆石症以及胆囊手术后综合征属肝胆湿热蕴结证者。

用法用量：口服，一次2~4粒，一日3次。

⑥舒胆片

药物组成：木香、厚朴、枳壳、郁金、栀子、茵陈、大黄、虎杖、芒硝。

功能主治：清热化湿，利胆排石，行气止痛。用于胆石症、胆囊炎、胆道感染之肝胆湿热证者。

用法用量：口服。一次5~6片，一日3次，小儿酌减，或遵医嘱。

⑦胆石利通片

药物组成：硝石、白矾、郁金、三棱、猪胆膏、金钱草、陈皮、乳香、没药、大黄、甘草。

功能主治：理气解郁，化瘀散结，利胆排石。用于瘀血阻滞证或肝郁气滞证。症见右上腹胀满疼痛，痛引肩背，胃脘痞满，厌食油腻者。

用法用量：口服，一次6片，一日3次，温开水送服。

⑧金胆片

药物组成：龙胆、金钱草、虎杖、猪胆膏。

功能主治：利胆消炎。用于急慢性胆囊炎、胆石症以及胆道感染属热毒内蕴证者。

用法用量：口服，一次5片，一日2~3次。

⑨胆康胶囊

药物组成：茵陈、蒲公英、柴胡、郁金、人工牛黄、栀子、大黄、薄荷素油。

功能主治：疏肝利胆，清热解毒，消炎止痛。用于急慢性胆囊炎、胆道结石等胆道疾患属热毒内蕴证者。

用法用量：口服，一次4粒，一日3次，30日为1个疗程。

（2）单方验方

①单方

金钱草茶：金钱草120g，水煎后，代茶饮，少量频服。用于胆石症属肝胆湿热证者，见右胁部胀满疼痛、自觉身热、口苦、大便秘结等症。实验证明，本方有促进胆石排出的功能。

②验方

胆道排石汤一号方：柴胡12g，郁金12g，金钱草30g，木香18g，枳壳12g，大黄30g。水煎400mL，早晚空腹温服，服药期间，禁食辛辣。功能疏肝理气，利胆排石。用于气滞型胆石症者。

胆石症协定方：柴胡30g，茵陈40g，青皮30g，郁金30g，槟榔30g，大黄（后下）9g，延胡索15g，香附15g，川楝子9g，枳实20g，鸡内金20g，金钱草30g，赤芍20g。水煎400mL，1个月为1个疗程。第一个疗程：每日1剂，每剂煎2次，煎1次服1次，早晚空腹温服；第二个疗程：每日1剂，每剂煎2次，头煎二煎药液相混，早、中、晚饭后温服。功能疏肝利气，利胆通腑。用于分布在胆囊、胆管中直径不超过1cm，且不伴有粘连、嵌顿等情况的胆结石。

（3）外治疗法

①推拿：若胆石症合并胆绞痛，可采用指压法。取穴胆俞、肝俞，医者用拇指或食指指腹紧贴在所取穴位上，徐徐向下用力施压，每穴按揉30秒后放松，交替按压至患者产生温热与酸麻胀感。也可配合按摩法，取穴膈俞、肝俞、胆俞、督俞、巨阙、胆囊、建里，每分钟80~100次，每次15~20分钟，每日2次，5天为1个疗程。

②膏药：取大黄、侧柏叶、黄柏、泽兰、薄荷，研为细末，用纱布包扎，药末以蜜调和，敷贴胆囊区。每次7小时，每日2次，7日为1个疗程。用于胆石症属肝胆

湿热证者。

③足疗：选取足部反射区：肾、输尿管、膀胱、肝、胆、胃、腹腔淋巴结、盆腔淋巴结、十二指肠、腹腔神经丛，以中度力度依次点按肾、输尿管、膀胱、肝、胆、胃、十二指肠反射区各 100 次，再按腹腔淋巴结、盆腔淋巴结、腹腔神经丛反射区各 100 次。按摩时，速度要均匀、力度要适中，以患者局部有酸胀麻痛感为度，每日 1 次，15 天为 1 个疗程。

（4）针灸疗法

①体针：常选阳陵泉、丘墟、支沟、胆囊穴、日月、期门、胆俞、足三里等穴位，并根据兼症的不同而适当选取配穴。肝郁气滞者，配行间、太冲，用泻法；瘀血阻滞者，配膈俞、血海、地机、阿是穴，用泻法；肝胆湿热者，配中脘、三阴交，用泻法；肝阴不足者，配肝俞、肾俞，用补法。

②耳针：各证型均可应用。取穴以胆、胰、肝、小三焦、脾、十二指肠、胃、肾、交感、神门、肠、耳迷根等为主，可用耳针针刺，亦可以王不留行贴压耳穴。

③穴位埋线疗法：常用阳陵泉、膈俞、中脘、胆俞、日月、足三里、肝俞、期门、胆囊等穴，一般 1 周埋线 1 次，6 周为 1 个疗程。

④穴位注射法：选右上腹压痛点、日月、期门、胆囊、阳陵泉，用山莨菪碱注射液，每次 1~2 穴，每穴 5mg。各证型均可应用。

（5）药膳疗法

①利胆茶：鲜玉米须 30g，玫瑰花 20g，茵陈 10g，柿叶 10g，加水 1000mL，煎成 500mL，适量频服，代茶饮。用于单纯性急性胆囊炎、胆石症患者。若伴有高热、口苦，加鲜鸡苦胆一枚，以助清热利胆、杀菌消炎之功。

②芦菔煨猪蹄：将白萝卜 100g 洗净切成 1 寸长，3 分厚的条备用。将猪蹄 2 个洗净，去毛、爪后，先清水煮沸 3 分钟，去掉汤液，再加开水，用武火烧开后转为文火慢炖至烂熟，入盐、酱油、萝卜同炖至熟，离火后放味精、麻酱，即可食服。用于单纯胆囊炎、胆石症，尤其是伴有纳差、乏力、腹胀等脾胃虚弱者。

二、西医治疗

1. 治疗原则

缓解症状，减少复发，消除炎性反应；消除结石，避免并发症的发生。主要包括急性期治疗和排石治疗。

2. 一般治疗

胆石症的急性发作期应该禁食脂肪类食物、选用高碳水化合物流质饮食、少食用动物内脏、蛋黄等富含胆固醇的食物，发作间歇期建议规律、低脂、低热量膳食，采取定量、定时的规律饮食方式。因植物油有利胆作用，故提倡选用植物油。

3. 药物治疗

（1）溶石治疗：主要包括口服药物和灌注溶石两类。无症状的胆石症患者可不实施治疗；而有症状的患者如不宜手术，且腹部超声检查评估为胆囊功能正常、X 线检查阴性的胆固醇结石，可考虑溶石治疗。目前公认的口服溶石药物，包括鹅去氧胆酸和熊去氧胆酸等药物，可改变胆汁的成分比例，增强胆汁对胆固醇的溶解能力；灌注溶石是针对术中未能取净的胆石，通过 T 管等途径灌注肝素生理盐水、胆酸钠等溶石剂，但因溶石剂有较强毒性，临床未广泛开展。

（2）缓解疼痛：对于胆绞痛急性发作患者，建议在早期阶段开始使用止痛剂，可用阿托品、山莨菪碱、间苯三酚等解痉止痛，同时考虑使用异丙嗪、哌替啶肌注以增强镇痛效果。非甾体消炎药（NSAID）对于预防胆绞痛是有效的，但阿片类镇痛药（如盐酸吗啡）会导致 Oddi 括约肌收缩，这可能会提高胆管压力，因此必须谨慎使用。

（3）预防感染：并发慢性胆囊炎时，通常不需要使用抗生素。如急性发作，可经验性使用广谱抗生素，尤其对革兰阴性杆菌敏感的抗菌药物治疗，如可选用哌拉西林/他唑巴坦、头孢哌酮/舒巴坦治疗、左氧氟沙星；并同时针对厌氧菌而使用甲硝唑类，具有较好效果。

（4）改善消化不良：对有胆源性消化不良症状患者，通过补充促进胆汁合成和分泌的消化酶类药物进行对症治疗，如口服复方阿嗪米特肠溶片；也可应用米曲菌胰酶片等其他消化酶类药物治疗，同时结合茴三硫等利胆药物以促进胆汁分泌。

4. 手术治疗

在充分评估胆石的大小、位置、胆囊壁厚度等前提下，对无症状胆石症患者随访观察，不推荐行预防性胆囊切除术。若出现疼痛无缓解或反复发作，胆囊壁局部增厚或不规则，疑似胆囊癌者；胆囊结石逐年增多和增大或胆囊颈部结石嵌顿者，可考虑外科手术治疗。手术方式可根据患者病情、耐受性及术中情况等，选择腹腔镜下或开腹胆囊切除术。ERCP 是胆总管结石理想和首选治疗方法，一般合并运用十二指肠镜乳头切开取石术（EST），但不适合治疗肝内胆管结石或行胃大部切除术后，内镜下不能到达十二指肠乳头者，可以考虑十二指肠镜乳头切开取石术（EST）、腹腔镜胆总管切开取石术（LCBDE）、腹腔镜胆囊切除术＋胆管切开取石术＋T 管引流术等方法。

5. 其他疗法

无症状胆石症患者，推荐每年随访 1 次。随访内容，包括体格检查、肝功能实验室检查和腹部超声检查。一旦急性发作期由局部炎症演化为全身性其他脏器功能损害时，应考虑使用保肝治疗、胸腔穿刺引流、机械呼吸支持、床旁透析等维持肝、心、肺、肾等器官功能的综合治疗。

【预防调护】

一、饮食注意

限制脂肪类食物的摄入，如肥肉、动物内脏、蛋黄等；禁酒及酒精类饮料；饮食规律，注意三餐定时定量，重视早餐，避免过饱的饮食，防止急性发作；多吃一些如菠菜、青笋、南瓜、莲藕等利胆和富含维生素 A 的食物。

二、生活注意

加强身体锻炼，增强体质；保持乐观主义，思想开朗，精神愉快，心情舒畅。在治疗期间，不应过汗、过吐、过泻及房劳过度。

【名医经验】

李佃贵

1. 学术观点

（1）病机认识：由于感受外邪、七情内郁、恣食煎腻厚味食物导致肝胆疏泄失常，气血郁滞，胆汁瘀积而成。故胆结石之中医辨证，以肝郁气滞为多见，其形成与情绪有关。患者由肝郁而气滞，气滞而血瘀，进而导致脉络不通；再者肝郁克脾，脾虚生湿，湿聚而浊生，日久凝为结石。其标在胆，其本在肝。

（2）治法心得：治疗应以疏肝理气为先，常用柴胡疏肝散、二陈汤及大、小承气汤等化裁。明确结石部位、形状、大小，综合患者全面因素，分析病情，分别运用通腑排石法、活血溶石法、消痰化石法治疗胆石症。

2. 经典医案

张某，男，60 岁。

首诊：2001 年 7 月 25 日。

主诉：右胁刺痛 1 年余。

现病史：患者素有右胁刺痛，食欲不振，近期加重。右胁刺痛，食欲不振，口干口苦，时有嗳气泛酸，食后感觉上腹胀满，遇情志不遂时有两胁胀痛。大便干，1 天 1 次。舌质紫黯，苔黄厚腻，脉弦细滑。B 超显示：胆囊炎，两枚胆结石，分别为 0.5cm×0.4cm、0.3cm×0.1cm。既往有冠心病病史。

临证思路：综合患者情况，认为本病属气滞血瘀。因患者年老体弱，且素有冠心病病史，不宜用排石汤通腑排石，方选溶石散。

选方用药：金钱草 20g，茵陈 20g，丹参 15g，当归 15g，赤芍 15g，牡蛎 15g，海藻 12g，昆布 12g，海浮石 30g。7 剂，水煎服，1 天 1 剂。

用药分析：血瘀证这类患者多由于病情迁延较久，由气滞而血瘀，结石逐渐凝聚而大，病常表现为本实标虚。李老认为，溶石是一个缓慢的过程，溶石散以活血化瘀、软坚散结为治疗原则。方中金钱草、茵陈清肝利胆，丹参、当归、赤芍活血化瘀，牡蛎、海藻、昆布、海浮石软坚散结。诸药组合，可使结石逐渐溶解，以至消散。

二诊：2001 年 8 月 2 日。

患者服药后，胁肋刺痛减轻，舌质紫黯好转，舌苔渐薄，脉弦细。继以上方随症加减，共服 50 余剂。

随访患者，症状基本消失。腹部 B 超结果：肝胆未见异常。

（任顺平　李宝乐）

参考文献

[1] 危北海，张万岱，陈治水. 中西医结合消化病学 [M]. 北京：人民卫生出版社，2003.

[2] 杨真真，刘大毛，肖卫东，等. 胆囊结石患病率的性别差异分析 [J]. 现代中西医结合杂志，2014，23 (18)：1981–1983.

[3] 中国中西医结合学会消化系统疾病专业委员会. 胆石症中西医结合诊疗共识意见（2017年）[J]. 中国中西医结合消化杂志，2018，26 (2)：132–138.

[4] 世界中医药学会联合会消化病专业委员会. 胁痛中医临床实践指南 [J]. 中医杂志，2020，61 (4)：1–8.

[5] 中华消化杂志编辑委员会，中华医学会消化病学分会肝胆疾病协作组. 中国慢性胆囊炎、胆囊结石内科诊疗共识意见（2018年）[J]. 临床肝胆病杂志，2019，35 (6)：1231–1236.

[6] 罗云坚，余绍源. 消化科专病中医临床诊治 [M]. 北京：人民卫生出版社，2000.

[7] 宋民宪，郭维佳. 新编国家中成药 [M]. 北京：人民卫生出版社，2002.

[8] 薛盟举. 周信有治疗胆囊炎、胆结石的临床经验 [J]. 环球中医药，2010，3 (5)：376–377.

[9] 华学平. 名医吴咸中治疗胆石症的两则经验方 [J]. 求医问药，2012，1 (1)：35–36.

[10] 王若东. 指压穴位法治疗胆绞痛45例 [J]. 中医杂志，1994，35 (3)：147.

[11] 王百林，翟淑萍，刘增军，等. 双柏散外敷治疗急性胆囊炎外治技术探讨 [J]. 辽宁中医杂志，2014，41 (9)：1806–1810.

[12] 乔之龙，陈筱云. 足疗 [M]. 北京：科学出版社，2014.

[13] 宋宏杰，宋洪涛. 穴位埋线治疗慢性胆囊炎疗效观察 [J]. 中国针灸，2000，20 (9)：533–534.

[14] 周群，王毅兴，刘平，等. 胆石症的中医药治疗研究进展 [J]. 临床肝胆病杂志，2018，34 (11)：2458–2463.

[15] 张青珍，陈国女，王彩娥，等. 胆石患者的药膳食饵疗法 [J]. 北京中医杂志，1991 (4)：34–35.

[16] 李佃贵. 胆结石中医治疗三法 [J]. 临床肝胆病杂志，2003，24 (7)：661–662.

第二节　急性胆囊炎

【概述】

急性胆囊炎（acute cholecystitis）是由胆囊管梗阻、化学性刺激和细菌感染等引起的胆囊急性炎症性病变，临床见发热、右上腹疼痛，或右胁肋胀痛放射至肩背部；伴恶心呕吐。可兼见黄疸、墨菲征阳性、外周白细胞计数增高等表现。急性胆囊炎是临床常见病与多发病，随着人们饮食结构的改变，发病率不断增加，在部分地区甚至超过阑尾炎而成为最常见的外科急腹症。95%以上的急性胆囊炎患者伴有胆囊结石，称结石性胆囊炎；5%的患者不伴有结石，称非结石性胆囊炎。其中急性结石性胆囊炎以女性多见，50 岁前为男性的 3 倍，50 岁后为 1.5 倍；急性非结石性胆囊炎多见于男性及老年患者。

根据临床表现，中医将胆囊炎归属于"胆胀""胁痛""呕吐""腹痛""黄疸"等范畴，一般来说，急性胆囊炎多归于"胁痛"范畴。

【病因病机】

一、中医认识

1. 致病因素

（1）情志不遂：暴怒伤肝，抑郁不舒，情志所伤致肝气郁结，胆失通降，胆液郁滞，发为胆胀，不通则痛，所致胁痛。

（2）饮食失节：嗜食肥甘厚味，湿热内蕴，肝胆疏泄失职，胆汁郁积，排泄受阻，煎熬成石，胆腑气机不通，不通则痛，发为胁痛；或嗜酒无度，损伤脾胃致中焦运化失职，升降失常，土壅木郁，肝胆疏泄不畅，胆腑不通，发为胆胀。

（3）感受外邪：外感湿热毒邪，湿热由表入里，内蕴中焦，肝胆疏泄失职，腑气不通；或热毒炽盛，蕴结胆腑，使血败肉腐，蕴而成脓；或因外感寒邪，邪入少阳，寒邪凝滞，肝胆疏泄失职，胆腑郁滞，不通则痛，发为胁痛。

（4）虫石阻滞：蛔虫上扰，枢机不利，胆腑通降失常，发为胆胀；胆石阻滞胆道，气机不畅，胆汁疏泄不通，不通则痛，发为胁痛。

（5）劳伤过度：久病体虚，劳欲过度，使得阴血亏虚，胆络失养，胆失通降，不荣则痛，发为胆胀或胁痛。

2. 病机

急性胆囊炎病位在胆腑，与肝失疏泄、脾失健运、胃失和降密切相关。基本病机是胆失通降，不通则痛。肝主疏泄，调畅气机，令胆汁畅通，若肝失疏泄，可导致胆汁排泄不利，胆汁瘀滞，肝胆气机不利，导致肝胆同病，发为胁痛或胆胀。脾主运化，胃主通降，脾主升清，运化水谷，胃气以降为顺，因此胆汁的排泄依赖于脾之升清，胃之和降，故脾失健运、胃失和降均可致胆腑不通，病理因素主要有湿、热、毒。

二、西医认识

1. 胆道结石因素

急性胆囊炎 95% 以上的患者伴有胆囊结石，称急性结石性胆囊炎，以女性多见，50 岁前为男性的 3 倍。慢性胆囊炎由于结缔组织增生和组织水肿使胆囊壁增厚，全层间有淋巴细胞浸润，胆囊内含黏液性物，亦可见沉淀物、胆沙或结石。胆囊或胆道结石阻塞胆囊管，造成胆囊内胆汁滞留，继发细菌感染而引起急性或慢性炎症，导致胆囊炎的发生。

2. 代谢紊乱因素

由于胆固醇代谢的紊乱，致胆固醇酯沉积于胆囊黏膜而引起轻度炎症，其中约有半数可有胆固醇结石形成。胆囊外观多无明显异常，囊壁可稍增厚，色泽稍显苍白，胆囊黏膜明显充血肥厚，黏膜上有无数黄白色的胆固醇酯沉淀，形如草莓，故本病亦称"草莓胆囊"。

3. 感染因素

细菌可来自肠道和胆道，上行至胆囊。若在败血症时，细菌可经血液或淋巴途径到达胆囊。约1/3患者的胆汁培养有细菌生长，亦可由于病毒感染引起，约15%的患者既往有肝炎史。真菌、病毒等感染也可导致急性胆囊炎。

4. 血管因素

由于胆囊壁血管病变可导致胆囊黏膜损害，胆囊浓缩功能减低或丧失，终致胆囊壁纤维化。急性胆囊炎中有5%的患者不伴有结石，通常在严重创伤、烧伤以及腹部非胆道手术后、脓毒症等危重患者中发生，此类患者的致病因素主要是胆汁瘀滞和缺血，致细菌的繁殖合并供血减少，更容易出现胆囊坏疽、穿孔等并发症的出现。

5. 胆道寄生虫因素

在卫生条件较差的地区，胆道蛔虫症发病率较高，此类患者的致病菌随着蛔虫进入胆道，除了胆道寄生虫本身可致的胆道梗阻外，也会合并严重的胆道感染，从而引起急性胆囊炎。

6. 其他

在疼痛、恐惧、焦虑等精神因素的影响下，或迷走神经阻断术后，可致胆囊排空障碍，导致胆汁淤积，胆囊壁受到化学性刺激而引起急性胆囊炎。

【诊断与鉴别】

一、中医诊断

1. 辨证要点

（1）辨气血：急性胆囊炎出现胁肋部疼痛时，若气郁多见胀痛，痛处不定，症状波动与情绪有关；若血瘀多见刺痛，痛处不移，疼痛持续不已，局部拒按，入夜痛甚。

（2）辨病邪主次：急性胆囊炎以气滞、血瘀、湿热、热毒为主，病程短，来势急，疼痛较重而拒按，脉实有力。临床上应分清主要的病理因素，判断病势。初期以气滞、湿热为主；病情加重，多入血分，热毒壅滞，积久化脓。

2. 病机辨识

急性胆囊炎疼痛多以右胁胀痛为主，也可兼有刺痛、灼热痛，情志不遂、饮食失节、感受外邪、虫石阻滞，致胆腑不通，发病多为实证。情志不遂，肝气郁结，横逆犯脾，脾伤则湿聚酿热，所致胁肋部胀痛、灼痛；劳累过度，损伤脾气，或过食膏粱厚味，壅滞中焦；或是蛔厥犯逆，邪浊留滞，最后导致胆腑通降下行失常，胆汁瘀滞不畅，又影响中焦脾胃升降之功能，而出现嗳气、恶心、甚至呕吐。急性胆囊炎出现黄疸，以湿为关键。湿邪易壅遏脾胃，阻塞肝胆，致使肝失疏泄，胆汁外溢而发生黄疸。但仅仅以"湿"为急性胆囊炎黄疸病机尚存片面，往往是湿、毒、瘀相互影响，不断演变的复杂过程。

二、西医诊断

1. 诊断

（1）临床表现

①症状：典型表现是右上腹持续性痉挛性疼痛。当结石或寄生虫嵌顿梗阻胆囊颈部时，以右上腹剧痛或绞痛为主，疼痛常突然发作且剧烈，或呈现绞痛样，多发生在进食高脂食物后，多发生在夜间，还可伴有顽固或频繁恶心、呕吐；胆囊管非梗阻性急性胆囊炎则见右上腹一般性疼痛，疼痛一般不剧烈，多为持续性胀痛，随着胆囊炎症的进展，疼痛亦可加重，疼痛呈现放射性，最常见的放射部位是右肩部和右肩胛骨下角等处，系胆囊炎症刺激右膈神经末梢和腹壁周围神经所致。重型病例，可有寒战和高热，体温可达39℃以上，并可出现谵语、谵妄等精神症状。严重病例，可出现周围循环衰竭征象，血压常偏低，甚至可发生感染性休克，尤见于化脓坏疽型重症病例。

②体征：右上腹部及上腹中部可见腹肌紧张、压痛、反跳痛、Murphy征阳性。伴胆囊积脓或胆囊周围脓肿者，于右上腹可扪及有压痛的包块或明显肿大的胆囊。当腹部压痛及腹肌紧张扩展到腹部其他区域或全腹时，则提示胆囊穿孔，或有急性腹膜炎。有15%~20%的患者，因胆囊管周围性水肿、胆石压迫及胆囊周围炎造成肝脏损害，或炎症累及胆总管，造成Oddi括约肌痉挛和水肿，导致胆汁排出障碍，可出现轻度黄疸。如黄疸明显加深，则表示胆总管伴结石梗阻或并发胆总管炎的可能。

（2）辅助检查

①实验室检查：血常规可见血白细胞计数及中性粒细胞计数显著增高，也可见C反应蛋白、血沉、肌钙蛋白等指标的升高；胆道感染可导致肝功能损害，见转氨酶、胆红素、碱性磷酸酶等指标增高；胆道梗阻时，总胆红素增高且以直接胆红素增高为主；合并胰腺炎时，见血、尿淀粉酶，血清脂肪酶等指标增高。必要时，行外周血细菌学培养。在能获得胆汁的情况下，所有急性胆囊炎患者，尤其是重度感染患者，应进行细菌学培养。

②超声检查：胆囊壁体积增大（胆囊横径≥4cm），胆囊壁水肿，胆囊壁增厚（≥3mm）或毛糙，或可见随体位移动的胆囊结石，并判断结石的大小、数量和位置。

③CT检查：若合并胆囊结石，CT可发现胆囊内的高密度阴影，且结石含钙量越高，结石影越清晰。CT可明确有无胆道梗阻，以及梗阻的范围、部位。当胆道梗阻时，扩张的肝外胆管表现为扩张的环形低密度影；当梗阻部位位于胆囊管汇入胆总管水平以下时，还可同时见到明显增大的胆囊。

④MRI检查：急性胆囊炎可见胆囊增大，胆囊壁增厚、水肿，胆囊内充满脓液等征象。胆囊结石在MRI中显示为低密度，当胆管扩张时，呈现低密度分支线条状结

构。磁共振胰胆管成像（MRCP），可发现腹部超声和 CT 检查不易被检出的胆囊和胆总管小结石。

⑤其他检查：经皮肤肝穿刺胆道造影（PTC）可观察胆管的扩张程度，梗阻的部位、性质，结石的数目、大小等；经十二指肠镜逆行胰胆管造影（ERCP），可获得胆囊、胆管和胰管的清晰影像，用于区别肝内外梗阻的范围、部位和性质；ERCP 可与PTC 联合应用，但有并发胆道感染和胰腺炎的可能。

（3）诊断标准

①局部表现：墨菲征；右上腹疼痛、压痛或包块。

②全身表现：发热；C 反应蛋白（CRP）升高；白细胞计数升高。

③辅助检查：影像学发现急性胆囊炎证据。

满足①中任意一项及②中任意一项证据时，考虑为疑似病例。

满足①中任意一项及②中任意一项和③时，可确诊为急性胆囊炎。

（4）并发症

①胆源性胰腺炎：这是胆囊炎最常见的并发症之一。合并胆源性胰腺炎时，可出现急性胰腺炎相应的腹痛、恶心呕吐、发热和血尿淀粉酶增高等症状和表现。

②胆囊积脓、穿孔：胆囊炎伴胆囊管持续阻塞时，可发生胆囊积脓。此时症状加重，表现为高热和剧烈右上腹痛，极易发生穿孔。

③脓毒血症：可因胆道感染控制不良所致，除胆道感染本身的症状及体征外，常见有发热、心动过速、呼吸急促和外周血白细胞增加等表现，进展后可能出现休克及进行性多器官功能不全的表现。

④Mirizzi 综合征：指由于胆囊颈部或胆囊管结石嵌顿和（或）其他良性疾病压迫或炎症引起肝总管或胆总管梗阻，导致以胆管炎、梗阻性黄疸为特征的一系列症候群。其表现与胆总管结石类似，直径 5～15mm 的较大结石可能是引起 Mirizzi 综合征的主要因素。

⑤胆石性肠梗阻：这是在胆囊与肠道间形成瘘管，因结石通过瘘管进入肠道所致，多见于回盲部发生肠梗阻，以腹痛、排便不畅、呕吐等肠梗阻表现为主。

⑥胆囊癌：早期一般无明显临床表现，晚期可出现黄疸、右上腹或上腹部包块，侵犯十二指肠可引起肠梗阻等临床表现。

2. 鉴别

①胆管炎：该病与胆囊炎常同时发生，多是在胆汁淤积的基础上继发细菌感染，细菌可经淋巴道或血道到达胆道，也可从肠道经十二指肠乳头逆行进入胆道，表现为中上腹不适、胀痛，或呈绞痛发作，进食油腻食物后可加重上腹疼痛，腹部体征可不明显，经腹部彩超、胰胆管水成像（MRCP）、经内窥镜逆行胰胆管造影（ERCP）等可鉴别。

②急性阑尾炎：居各种急腹症的首位。急性阑尾炎的病情变化多端，其临床表现为转移性右下腹痛或持续伴阵发性加剧的右下腹痛、恶心、呕吐，多数患者白细胞和嗜中性粒细胞计数增高等。右下腹阑尾区（麦氏点）压痛则是该病重要体征，经查血

常规、腹部彩超，甚至腹腔镜探查可鉴别诊断。

③急性胰腺炎：这是多种病因导致胰酶在胰腺内被激活后引起胰腺组织自身消化、水肿、出血甚至坏死的炎症反应，临床常把急性胰腺炎分为水肿型和出血坏死型两种，以急性上腹痛、恶心、呕吐、发热和血胰酶增高等为特点。少数重者的胰腺出血坏死，常继发感染、腹膜炎和休克等，病死率高，称为重症急性胰腺炎，经血常规、血尿淀粉酶、血清脂肪酶、腹部 CT 等可鉴别。

④消化道穿孔：由于溃疡或肿瘤侵犯不断加深，穿透肌层、浆膜层，最后穿透胃或十二指肠壁而发生穿孔。如穿孔前溃疡底已与胰肝等邻近脏器发生粘连，形成穿透性溃疡，此为慢性穿孔；少数病例溃疡底与横结肠粘连，穿孔后形成胃结肠瘘。穿孔初期，患者常有一定程度休克症状，病情发展至细菌性腹膜炎和肠麻痹，患者可再次出现中毒性休克现象，可出现腹壁压痛、反跳痛、肝浊音区缩小或消失、肌紧张等腹膜炎体征，经血常规、腹部平片等可鉴别。

⑤肠梗阻：任何原因引起的肠内容物通过障碍，统称肠梗阻，也是常见的外科急腹症之一。按病因分类，分为机械性肠梗阻、动力性肠梗阻、血运性肠梗阻；按肠壁血循环分类，分为单纯性肠梗阻和绞窄性肠梗阻；按肠梗阻程度分类，分为完全性和不完全性或部分性肠梗阻；按梗阻部位分类，分为高位小肠梗阻、低位小肠梗阻和结肠梗阻。经血常规、腹部立位平片、腹部 CT、肠镜等检查可鉴别。

【治疗】

一、中医治疗

1. 治疗原则

中医治疗急性胆囊炎应着眼于肝胆，以实证为主，重视不同病理因素的主次，选择疏肝理气、活血通络、清热祛湿、清热解毒、通腑泻火等治法。肝胆疏泄不利为其基本病机，在各证中适当配伍疏肝理气、利胆通络之品。

2. 辨证论治

（1）肝郁气滞证

症状表现：疼痛以胀痛为主，右上腹局限性压痛，每因情志变化而发作；或伴有低热，反复发作，胸闷，食少纳差，恶心呕吐，厌油腻，口苦，时有嗳气，多无巩膜或皮肤黄染。舌质红，苔薄白，脉弦。

病机分析：情志不遂或饮食不节，所致肝气郁结，失于条达，阻滞胁络，不通则痛，则见胁部胀痛，每因情志变化而急性发作；脾升胃降失和，则见嗳气、呕吐；木旺土虚，则见食少纳差、厌油腻等症。舌红，苔薄黄，脉弦为肝郁气滞之征。

治疗方法：疏肝利胆，行气开郁。

代表方药：柴胡疏肝散（《医学统旨》）加减。柴胡 9g，陈皮 12g，香附 12g，白芍 15g，川芎 15g，枳壳 12g，甘草 6g。

随症加减：便秘者，加生白术、酒大黄通腑导滞；痛甚者，加延胡索、川楝子理气止痛；心烦易怒者，加龙胆草、栀子清心泻火；伴有胆结石者，加郁金、金钱草、海金沙消石利胆。

（2）胆腑郁热证

症状表现：上腹持续灼痛或绞痛，胁痛阵发性加剧，甚则痛引肩背；时有恶心，饭后呕吐，或晨起口苦，或身目黄染，持续低热，寒热往来，小便短赤，大便秘结。舌质红，苔黄或厚腻，脉滑数。

病机分析：嗜食肥甘或饮酒过度，湿热内蕴，肝胆疏泄失职，胆汁郁积，胆腑气机不通，不通则痛，发为上腹持续灼痛或绞痛；湿热蕴结，阻遏阳气，则有低热、寒热往来；胆气上溢则口苦；气机阻滞中焦，脾不运化，胃失和降，则见恶心、呕吐；湿热阻塞胆道，致肝失疏泄，胆汁外溢而发生身目黄染；若致下焦湿热，膀胱气化失司，见小便短赤；湿热碍脾，运化不利，大肠传导失司，则见大便秘结；舌红，苔薄黄，脉滑数为胆腑郁热之征。

治疗方法：清热利湿，利胆通腑。

代表方药：大柴胡汤（《伤寒论》）加减。柴胡9g，黄芩12g，大黄6g，炒枳实12g，半夏9g，白芍15g，郁金12g，生姜9g，大枣9g。

随症加减：身目黄染者，加茵陈、栀子利胆退黄；恶心呕吐者，加竹茹、半夏降逆止呕；小便短赤者，加滑石、车前草清热通淋；大便干结者，加火麻仁、芒硝清肠通便。

（3）热毒炽盛证

症状表现：右胁疼痛剧烈、拒按，持续高热，身目发黄，黄色鲜明，大便秘结，小便短赤，烦躁不安，舌质红绛，舌苔黄燥，脉弦数。

病机分析：饮食不节或感受外邪，湿热久滞，蕴积肝胆，热久生毒，阻滞胆道，不通则痛，见右胁部剧烈疼痛；湿热阻于肝胆，肝郁而化热，加之热毒壅滞，可见高热不退；热毒恋积于肝胆，致肝失疏泄，胆汁外溢而发生身目黄染；热毒碍脾，运化不利，大肠传导失司，则见大便秘结；舌质红绛，苔黄燥，脉弦数为热毒炽盛之征。

治疗方法：清热解毒，通腑泻火。

代表方药：茵陈蒿汤（《伤寒论》）合黄连解毒汤（《外台秘要》）。茵陈30g，栀子9g，大黄9g，黄连9g，黄柏12g，黄芩12g，生甘草9g。

随症加减：烦躁不寐者，加合欢皮、远志清心安神；身目黄染重者，加金钱草、虎杖清热利胆退黄；高热不退者，可加石膏、蒲公英清热降火。

（4）瘀血内阻证

症状表现：疼痛以刺痛或绞痛为主，右上腹常呈持续性绞痛或闷痛，阵发性加剧，痛处固定，拒按，夜间痛甚；胁下或有包块，可有不同程度的巩膜、皮肤黄染。舌紫黯或有瘀斑，脉沉涩。

病机分析：此型多由肝郁日久，以至瘀血停着，阻于脉络而成，则刺痛或绞痛为主；瘀血停滞，病入血分，则痛处固定、拒按、夜间痛甚；肝郁血瘀，阻滞肝经，则胁下有包块；舌紫黯或有瘀斑，脉沉涩为瘀血内阻之征。

治疗方法：疏肝利胆，活血化瘀。

代表方药：膈下逐瘀汤（《医林改错》）加减。桃仁 9g，红花 12g，枳壳 12g，五灵脂 9g，牡丹皮 12g，赤芍 12g，乌药 12g，当归 12g，川芎 12g，香附 9g，生甘草 9g。

随症加减：便秘者，加槟榔、大黄以通便导滞。瘀血阻滞较重者，加三棱、莪术、蒲黄破血消积。

3. 其他疗法

（1）中成药

①胆宁片

药物组成：大黄、虎杖、青皮、白茅根、陈皮、郁金、山楂。

功能主治：疏肝利胆，清热通下。用于急性胆囊炎因肝郁气滞、湿热未清所致的右上腹隐隐作痛、食入作胀、胃纳不香、嗳气、便秘者。

用法用量：口服，一次 5 片，一日 3 次，饭后服用。

②胆舒胶囊

药物组成：薄荷素油。

功能主治：疏肝理气，利胆。用于急慢性结石性胆囊炎属肝胆郁结，湿热胃滞证者。

用法用量：口服，一次 1~2 粒，一日 3 次；或遵医嘱。

③消炎利胆片

药物组成：穿心莲、溪黄草、苦木。

功能主治：清热，祛湿，利胆。用于急性胆囊炎、胆管炎属肝胆湿热证所致的胁痛、口苦者。

用法用量：口服，一次 6 片（小片）或 3 片（大片），一日 3 次。

④胆炎康胶囊

药物组成：连钱草、土大黄、虎耳草、黄芩、小花青风藤、凤尾草、黄柏、穿心莲。

功能主治：清热利湿，排石止痛。用于急慢性胆囊炎、胆管炎、胆石症以及胆囊手术后综合征属肝胆湿热蕴结证者。

用法用量：口服，一次 2~4 粒，一日 3 次。

⑤金胆片

药物组成：龙胆、金钱草、虎杖、猪胆膏。

功能主治：利胆消炎。用于急慢性胆囊炎、胆石症以及胆道感染属热毒炽盛证者。

用法用量：口服，一次 5 片，一日 2~3 次。

⑥胆康胶囊

药物组成：茵陈、蒲公英、柴胡、郁金、人工牛黄、栀子、大黄、薄荷素油。

功能主治：疏肝利胆，清热解毒，消炎止痛。用于急慢性胆囊炎、胆道结石等胆道疾患属热毒炽盛证者。

用法用量：口服，一次4粒，一日3次，30日为1个疗程。

⑦鸡骨草胶囊

药物组成：三七、人工牛黄、猪胆汁、牛至、鸡骨草、白芍、大枣、栀子、茵陈、枸杞子。

功能主治：疏肝利胆，清热解毒。用于急慢性胆囊炎属肝胆湿热证者。

用法用量：口服，一次4粒，一日3次。

⑧胆石利通片

药物组成：硝石（制）、白矾、郁金、三棱、猪胆膏、金钱草、陈皮、乳香（制）、没药（制）、大黄、甘草。

功能主治：理气解郁，化瘀散结，利胆排石。用于胆石症属气滞型，症见右上腹胀满疼痛、痛引肩背、胃脘痞满、厌食油腻者。

用法用量：口服。一次6片，一日3次，或遵医嘱。

（2）单方验方

①单方

茵陈茶：120g，水煎后，代茶饮，少量频服。用于急性胆囊炎属肝胆湿热证，见右胁部疼痛、口苦、烦热者。

蒲公英茶：每次50g，凉水浸泡之后煎5分钟，饭后当茶饮。每日3次，两天换1次药。用于急慢性胆囊炎属肝胆湿热证者。

②验方

青蒿茵陈汤：青蒿30g，茵陈30g，黄芩10g，陈皮10g，旋覆花10g，生甘草6g。有黄疸者，倍用茵陈量为50g，且要先煎30分钟。水煎服，一日1剂。功能利胆清热，宣畅气机。用于慢性胆囊炎急性发作或胆道感染属湿热中阻，三焦不利，或湿热内蕴者。症见右胁胀痛，阵发性加剧，畏寒发热，体温升高，恶心纳呆，厌油腻，呕吐黄水和食物，口苦咽干，小便溲黄，大便不爽，舌红，苔薄黄腻，脉弦滑数。

利胆汤：金钱草60g，柴胡3g，枳壳9g，赤芍、白芍各9g，平地木30g，板蓝根30g，生大黄（后下）3g，生甘草3g。另硝矾丸（分吞）4.5g。水煎服，一日1剂。功能清热利湿，理气止痛，利胆排石。用于急慢性胆囊炎、胆石症属于肝胆湿热证者。症见右胁疼痛，引及肩部，口苦纳呆，或有发热寒战，目黄溲赤；或右胁疼痛拒按，恶心呕吐。舌苔白腻或黄腻，脉弦滑或滑数。

金钱开郁汤：金钱草30g，柴胡9g，枳实9g，白芍9g，郁金9g，乌贼骨9g，浙贝母9g。水煎服，一日1剂。功能疏肝利胆，解郁镇痛，清热化石。用于急慢性胆囊炎、胆囊结石属肝郁气滞证者。

（3）外治疗法

①推拿：胆俞、肝俞等穴位可采用指压法，每穴按揉30秒后放松，交替按压至患者产生温热与酸麻胀感。也可配合按摩法，取穴膈俞、肝俞、胆俞、督俞、巨阙、胆囊、建里，以拇指指腹及大、小鱼际，或掌根部在取穴处按揉，以腕关节转动回旋

来带动前臂进行操作。每分钟 80～100 次，每次 15～20 分钟，每日 2 次，5 天为 1 个疗程。

②膏药：取栀子 10g，大黄 10g，冰片 1g，乳香 6g，芒硝 10g，研为细末，用纱布包扎，外敷胆囊区（右上腹压痛点），每天更换 1 次，3 天为 1 个疗程。

③熏洗：将金钱草、龙胆草、青皮、陈皮、赤芍、牡丹皮、川芎各 15g，小茴香 30g，用开水浸泡 30 分钟，加水至 2000mL。待水温后，将双足浸入药液中，一次 30 分钟，每晚 1 次，10 天为 1 个疗程。用于湿热瘀阻证胆囊炎。

④足疗：选取足部腹腔神经丛、肾、输尿管、膀胱、肝、胆囊、脾、上（下）淋巴结、胸部淋巴结等反射区，以中等力度推按腹腔神经丛、肾、输尿管、膀胱反射区各 3 分钟；再用中重等力度点按肝、胆囊、脾、上（下）淋巴结、胸部淋巴结反射区各 3～5 分钟，以患者局部有酸胀麻痛感为度。每日 1 次，10 天为 1 个疗程。用于慢性胆囊炎者。

（4）针灸疗法

①体针：针刺阳陵泉、胆囊穴、肩井、日月、丘墟、太冲，采用捻转强刺激手法，每隔 3～5 分钟行针 1 次，每次留针时间为 20～30 分钟。肝郁气滞者，配太冲疏肝理气；瘀血阻络者，配膈俞化瘀止痛；肝胆湿热者，配行间疏泄肝胆；肝阴不足者，配肝俞、肾俞补益肝肾。

②耳针：常用穴位有胰、胆、十二指肠、耳背肝区、耳迷根、内分泌、皮质下、交感、神门穴等，一般采用针刺或用王不留行固定于耳穴上，每日按 4～6 遍，每次每穴按压 1 分钟，每次贴压单侧耳穴，两侧交替使用，换贴 10 次为 1 个疗程，一般治疗 3～5 个疗程。

③穴位埋线疗法：常用鸠尾、中脘、胆囊穴、胆俞、胃俞、足三里、阳陵泉等穴，一般 1 个月埋线 1 次，病情重者 20 天 1 次，5 次为 1 个疗程。

（5）药膳疗法

①田螺汤：田螺 100g，去泥、洗净，加清水，武火烧开后，文火炖 15 分钟，服用汤汁。用于慢性胆囊炎急性发作气滞火郁者。

②绿豆蛋花汤：绿豆 150g，洗净，武火烧开，文火煮烂，后入蛋清 1 只，入调味少许，服用汤汁，每日 1 次。用于急性胆囊炎属热毒炽盛证者。

③鸡内金散：鸡内金 5 枚，拭净，新瓦上焙脆，研极细末，用脱脂奶（制法：牛奶烧沸，稍凉去上浮衣）送服，每日 1 次，饭后用。用于饮食停滞所致慢性胆囊炎急性发作伴有胆道结石者。

二、西医治疗

1. 治疗原则

胆囊切除术是急性结石性胆囊炎的根本治疗手段；急性非结石性胆囊炎的治疗原则，是尽早行胆囊引流治疗。

2. 一般治疗

早期治疗包括禁食、稳定内环境等支持治疗，必要时监测生命体征。当临床症状和体征进一步加重，出现其他脏器功能不全或衰竭时，应给予适当的器官支持治疗、呼吸和循环管理，同时积极准备急诊胆囊切除术或经皮胆囊穿刺引流。

3. 药物治疗

药物治疗包括抗感染以及镇痛对症处理等治疗。对于不同程度的患者，且需要考虑防止胆囊局部积脓穿孔或引起脓毒血症等全身炎性损害，来选择合适的抗生素种类和疗程，还应进行致病微生物和药敏检测，根据结果调整抗生素使用方案，常用的抗生素有二代或三代头孢类抗生素、碳青霉烯类、氟喹诺酮类等，并联用抗厌氧菌感染的甲硝唑等药物。建议早期使用阿托品、山莨菪碱、间苯三酚等解痉止痛，且非甾体消炎药在早期预防急性胆囊炎疼痛是有效的。

4. 手术治疗

无论病程长短，一旦确诊，建议应尽早手术处理，手术最佳时机为症状出现 7 天内，尽可能在 72 小时以内。手术方式主要有腹腔镜下胆囊切除术和开放性胆囊切除术，由于腹腔镜带来的痛苦和创伤小，以及住院和恢复时间短，故推荐腹腔镜下胆囊切除术。但需结合患者病情程度、耐受性及术中情况等，酌情考虑改用开腹或次全胆囊切除术，或胆囊造瘘术。若考虑合并胆囊积脓、穿孔等并发症时，需立即急诊手术。

5. 其他疗法

若由局部炎症演化为全身性其他脏器功能损害，应依据病情的进展情况，早期液体复苏以稳定血流动力学，并适时使用保肝治疗、胸腔穿刺引流、机械呼吸支持、床旁透析等维持肝、心、肺、肾等器官功能的综合治疗。

【预防调护】

一、饮食注意

急性胆囊炎发作期患者，应予禁食，病情好转后逐步增加流质、半流质及清淡食物；急性胆囊炎缓解期患者，饮食要清淡，严格限制动物脂肪摄入。多食新鲜蔬菜、水果、香菇、木耳，以吸附肠道内的胆汁酸，抑制肠内胆固醇的吸收，使炎症减轻。每日需保证 1500mL 的饮水量，以防止结石的形成。禁食辛辣、油煎食品，肥胖者应节食，降低体重。

二、生活注意

注意劳逸结合，改变不良饮食习惯，防止急性发作。保持乐观主义，思想开朗，精神愉快，心情舒畅，在治疗期间，应注意不应过汗、过吐、过泻及房劳过度。

【名医经验】

一、徐景藩

1. 学术观点

（1）病机认识：该病主要因肝胆疏泄失常所致，以湿热蕴结为主，亦有湿从寒化者。肝胆湿热，在急性胆囊炎中最常见，但亦有肝郁气滞、肝郁脾虚、胆胃不和、寒热错杂、胆心同病者。

（2）治法心得：随证运用清利通导、疏肝理气、疏肝健脾、降胆和胃、寒温并用、利胆通心六法。临证用药：胁痛显著、大便欠畅者，加大黄、芒硝；黄疸者，加茵陈、炙鸡内金、海金沙；恶心呕吐者，加陈皮、生姜、黄连；热盛者，加金银花、青蒿、虎杖、蒲公英等；脘痞、苔腻，加苍术、厚朴、茯苓；痛久不已，状如针刺，舌质淡黯者，加红花、莪术。

2. 经典医案

何某，男，45 岁。

首诊：2009 年 6 月 2 日。

现病史：患者右上腹隐痛不适 3 个月，舌苔薄白，常饮酒三两，2009 年 6 月 1 日查腹部 B 超检查示：肝内钙化灶，慢性胆囊炎急性发作，胆囊结石（2.0cm × 1.0cm）。腹脂厚，目不黄，右上腹轻压痛，肝触及，叩击痛（+）。

临证思路：患者证属肝郁气滞证，这是急性胆囊炎、胆石症常见的一个证型，徐老统计约占 28.8%。徐老认为，肝之余气泄于胆而为胆汁，胆附于肝，有经脉互相络属而为表里，肝之疏泄功能直接控制和调节着胆汁的排泄。肝失疏泄，导致胆汁排泄不利，胆汁郁结，肝胆气机不利，还可影响脾胃气机，出现右胁上腹疼痛；患者常饮酒、饮食不节可致湿浊内生，湿郁日久可以化热，湿热内蕴不仅可引起肝胆失疏，更能导致胆结石形成，所以湿热是重要病理因素。治拟疏和清利为主，选柴胡疏肝散加减。

选方用药：柴胡 6g，枳壳 10g，白芍 15g，甘草 5g，陈皮 6g，郁金 10g，海金沙 15g，金钱草 15g，通草 3g，炙鸡内金 10g，青皮 6g，焦山楂 15g，焦神曲 15g。日 1 剂，水煎温服，共 14 剂。

用药分析：柴胡疏肝散源自《医学统旨》，乃遵"木郁达之"之旨，治宜疏肝理气止痛。方中以柴胡功善疏肝解郁，用以为君；香附理气疏肝而止痛，川芎活血行气以止痛，二药相合，助柴胡以解肝经之郁滞，并增行气活血止痛之效，共为臣药。该患者并无血瘀之象，故去香附、川芎。方中陈皮、枳壳理气行滞；芍药、甘草养血柔肝，缓急止痛。均为佐药，并加青皮更助行气之效。再拟甘草调和诸药，为使药。诸药相合，共奏疏肝行气、活血止痛之功。患者明确有胆结石，故加郁金、海金沙、金钱草、通草、炙鸡内金，有消石利胆之意，配焦山楂、焦神曲以消食导滞。

二诊：2009 年 6 月 28 日。

舌苔薄白，脉濡，胃脘略有痞胀，右胁时有隐痛，饮食尚可，下肢乏力。患者目前仍有肝胆失疏、湿热内留表现，治参原法调整用药。上方去陈皮、青皮、焦山楂、焦神曲，增加柴胡剂量至 10g；加佛手 10g，莱菔子 15g，建曲 15g，茯苓 15g。日 1 剂，水煎温服，共 3 剂。

用药分析：患者二诊出现胃脘部胀满，是因肝胆气滞，木横克土，脾胃失和，表现为胆胃和降失常，肝失疏泄，肝郁脾虚所致，故酌加柴胡剂量，以疏肝解郁，使方药入肝胆经而恢复胆气通降之性，加佛手、莱菔子拟以增理气通腑之效，至于脾气虚方面，往往影响气机升降，建曲又名范志曲，是由六神曲加厚朴、木香、白术、枳实、青皮、紫苏、荆芥、羌活等 40 多种中药而曲制而成，二诊加建曲，加大健脾促运之效，又有和降胆气之意，加茯苓增加健脾化湿之力，促进脾胃功能恢复。

三诊：2009 年 7 月 1 日。

进食香蕉后腹鸣脘痛，痞胀口苦，夜寐不佳，舌苔薄白，脉小弦。再予和胃健脾利胆之法，调整用药。

临证思路：结合患者仍有胀满疼痛症状，属于胆胃同病。

选方用药：枳壳 10g，白术 10g，白芍 15g，炙甘草 5g，炙鸡内金 15g，通草 3g，良姜 5g，建曲 15g，海金沙 15g，夜交藤 15g，川黄连 2g，香附 10g，仙鹤草 15g。日 1 剂，水煎温服，共 14 剂。

用药分析：本例患者为首诊肝郁气滞证，药证合拍，药后胁痛减轻。但在治疗过程中，患者由于进食香蕉，胃脘部胀满显现，乃胆胃同病。徐老认为胆胃同病的病因有饮食不节或情志失调之别：饮食不节既伤胃又伤胆，往往两者同时受损；而情志因素则是肝胆先病，继及于胃。本次进食香蕉，寒凉伤中，气滞胃痛，加良附丸从温中和胃，清利肝胆，寒温并用；考虑患者夜寐不佳，遂加夜交藤以安神定志，川黄连与香附配伍使用，增强疏肝解郁，清肝泻火之意，既符合肝胆湿热之基本病机，又针对肝郁化火，郁火扰心之心烦不寐、胸胁胀满的表现；仙鹤草本是止血止利之品，徐老常用之苦涩药性，且入肝经，有解毒之意，治疗胆囊炎湿热日久，毒邪内蕴。

四诊：2009 年 7 月 15 日。

上腹疼痛缓解，略有痞胀，知饥能食，腑行通畅，舌苔薄净。继续予上方再进以降胆和胃。

二、俞慎初

1. 学术观点

（1）病机认识：肝胆以气机郁滞、湿热内蕴致病为多见。胆为中清之腑，与肝互为表里，肝胆以疏泄通降为顺。若肝胆气郁，疏泄通降失常，易导致湿热蕴滞，胆道不利，出现胸闷口苦、脘胁胀痛如灼，尤以右侧胁肋部疼痛为甚。常伴有嗳气泛恶，溲赤便结，或兼见黄疸，或热灼胆汁成石。

（2）治法心得：肝胆湿热蕴结是本证的病变重点，故治疗应从清肝利胆、化结排石入手，尤其应以利胆为先。肝胆以疏泄通降为顺，气机郁滞、湿热蕴结是引发肝胆结石、急性胆囊炎的病机所在。治疗应从清肝利胆、化结排石入手，尤以利胆为先；加味五金汤是俞老临床经验方，其中重用金钱草以清热利胆排石，而鸡内金则是化结消石必用之品。

2. 经典医案

林某，男，60 岁。

首诊：1984 年 8 月 10 日。

现病史：患者侨居印度尼西亚 40 余年，4 年来患胆囊炎、胆结石，经常右胁部胀痛，多在清晨四五点发作。小便经常色黄如茶，大便秘结，2~3 日一行。因年老不愿手术，特返国求治。此次回国观光，路途劳累，近 3 日来右上腹部又发作疼痛，且口干口苦，小便色黄如茶，大便秘结，已 2~3 日未解。脉弦数，舌质红，苔厚微黄。

临证思路：患者证属肝胆湿热久滞、蕴结成石。治以清肝利胆，泄热通下，化结排石。俞氏鉴于以往多服西药，患者不愿手术，目前症状为胁痛、小便黄，乃处以经验方"加味五金汤"治之。全方具有清肝利胆、行气止痛、化结排石之功，是治疗肝胆湿热蕴结而引起的肝胆结石、急性胆囊炎的有效方剂，嘱其连服 30 剂。

选方用药：金钱草 30g，海金沙 15g，鸡内金 10g，川楝子 10g，川郁金 10g，丹参 12g，绵茵陈 15g，山栀子 6g，川黄柏 6g，大黄 10g（便通停用）。1 日 1 剂，水煎分 3 次温服，共 30 剂。

用药分析：加味五金汤重用清热利胆排石的金钱草为主药，并配以海金沙。二药合用，清肝胆湿热、利水退黄排石的作用较强，旨在使胆道畅通，消除瘀滞，以利于胆石的排出。方用鸡内金，是取其消石化结作用。俞老甚为赏识清代张锡纯善用鸡内金治瘀积的经验，张氏有"无论脏腑何处有积，鸡内金皆能消之"之说。俞老临床治胆囊炎及胆石症，鸡内金是必用之药。方中川楝子、川郁金能疏肝泄热，行气解郁止痛。又据报道，郁金有加速胆汁分泌、促进异物排出的功效。全方合用，清肝利胆、行气止痛、化结排石的作用显著，因肝胆湿热蕴结成石，胆道失畅，致右上腹疼痛历经数年，近日又伴大便秘结，腑实不通，使病情加剧。俞老遵《黄帝内经》"六腑以通为用"之意，又加入大黄泄热攻积，通腑导滞，使腑实得通，痛随利减；配以山栀子、黄柏、茵陈等，增强原方清热利湿作用。

二诊：1984 年 9 月 11 日。

服用 30 剂药物后，右上腹疼痛已愈，两便通调。又经 B 超复查，胆囊未见结石。继予代茶饮，每日 1 剂。

临证思路：加味五金汤的药物组成，紧扣急性胆囊炎、胆石症急性发病阶段的湿热蕴结病机。胆系疾患病情较为复杂，兼症也较多，且常有寒热错杂、虚实并见之候，故根据病情，综合辨析，随症灵活加减。

选方用药：金钱草 20g，玉米须 20g。煎汤代茶饮，每日 1 剂。

用药分析：继续予金钱草、玉米须煎汤代茶饮，两药取清热化湿散结之效。

（任顺平 李宝乐）

参考文献

[1] 中华中医药学会脾胃病分会. 胆囊炎中医诊疗专家共识意见（2017）[J]. 中国中西医结合消化杂志，2017，25（4）：241-246.

[2] 危北海，张万岱，陈治水. 中西医结合消化病学 [M]. 北京：人民卫生出版社，2003.

[3] 中国中西医结合学会消化系统疾病专业委员会. 急性胆囊炎中西医结合诊疗共识意见（2017 年）[J]. 中国中西医结合消化杂志，2018，26（10）：805-811.

[4] 刘礼杉. 急腹症鉴别诊断处理分析 [J]. 临床医药文献杂志，2018，5（63）：121-122.

［5］世界中医药学会联合会消化病专业委员会．胁痛中医临床实践指南［J］．中医杂志，2020，61（4）：1-9．

［6］宋民宪，郭维佳．新编国家中成药［M］．北京：人民卫生出版社，2002．

［7］方邦江，周爽．国医大家朱良春治疗疑难危急重症经验集［M］．北京：中国中医药出版社，2013．

［8］张龑梅，张天等．江南名医医案精选：张龑梅医案［M］．上海：上海科学技术出版社，2014．

［9］隋殿军，王迪．国家级名医秘验方［M］．长春：吉林科学技术出版社，2008．

［10］乔之龙，陈筱云．足疗［M］．北京：科学出版社，2014．

［11］Yokoe M，Hata J，Takada T，et al. Tokyo Guidelines 2018 diagnostic criteria and severity grading of acute cholecystitis［J］. J Hepatobiliary Pancreat Sci，2017，25（1）：41-54．

［12］中华消化杂志编辑委员会，中华医学会消化病学分会肝胆疾病协作组．中国慢性胆囊炎、胆囊结石内科诊疗共识意见（2018年）［J］．临床肝胆病杂志，2019，35（6）：1231-1236．

［13］叶柏，陈静．徐景藩治疗胆囊炎、胆石症六法［J］．江苏中医药，2014，46（8）：11-13．

［14］董建华．中国现代名中医医案精粹（第1集）［M］．北京：人民卫生出版社，2010．

第三节　慢性胆囊炎

【概述】

慢性胆囊炎是一种因长期存在的结石或急性胆囊炎反复发作等因素所致的胆囊慢性炎症性病变。其临床表现缺乏特异性，常见症状以反复右上腹疼痛或不适为主；可伴胃脘灼热，恶心、呕吐，嗳气、反酸，口苦，厌食油腻等症状。常因饮酒、进食油腻、劳累等诱发或加重。

本病多由胆囊结石、慢性感染、化学刺激或者急性胆囊炎反复发作等因素，导致胆囊壁纤维组织增生、肥厚，囊腔萎缩变小等病理改变而形成。我国成人慢性胆囊炎患病率为0.78%~3.91%，胆囊结石患病率为2.3%~6.5%，且随年龄增长而上升，女性患病率高于男性。随着生活水平提高，生活压力增大，本病的发病率呈逐年增高趋势，且具有病程长、反复发作、迁延不愈的特点，不及时治疗会严重影响患者正常生活和工作，降低生活质量。

根据临床表现，本病属中医"胆胀""胁痛"等范畴。

【病因病机】

一、中医认识

1. 致病因素

（1）饮食失节：嗜食辛辣、肥甘厚腻，或暴饮暴食、好酒无度，脏腑不耐受，引起脾胃失和，运化不利，食糜蓄积，蒸蕴酿腐，土壅木郁，湿热内蕴，熏灼肝胆以致肝失疏泄，胆腑郁热，精汁排泄失常，出现胁痛、黄疸、口苦、厌食油腻等症。

（2）情志内伤：《济生方·胁痛评治》曰："夫胁痛之病……多因疲极嗔怒，悲哀烦恼，谋虑惊忧，致伤肝脏。肝脏既伤，积气攻注，攻于左，则左胁痛；攻于右，则右胁痛。"情志不遂，疏泄失调，胆汁不畅，郁而化火，则胁痛、口苦。肝体阴用阳，忧思愤郁，气火郁滞，久则劫伤阴血，肝失濡润，络脉失和而痛。肝胆为病，易传脾胃，故情志伤者可见较多嗳气、恶呕、食欲不振、厌食油腻等脾胃功能损伤症状。

（3）外邪侵袭：脾胃居于中土，为阴阳气机升降之枢纽，如中焦虚弱，复感寒湿燥热外邪，由表入里，内蕴中焦，常致寒热错杂，痞塞不通，胆腑气血运行不畅而为病。或热毒炽盛，蕴结胆腑，过伤正气，迁延不愈，发为本病。或外邪直趋中道，潜入募原，少阳受戕，脏腑娇嫩，不耐攻伐，枢机不利而病。《灵枢·经脉》云："胆，足少阳也。是动则口苦，善太息，心胁痛，不能转侧。"故少阳为病，可见胸胁苦满、寒热往来、口苦、心烦喜呕、默默不欲食等症。

（4）虫石阻滞：素有虫体阻于胆道，逢其上扰，枢机不利，胆腑通降受阻；或因湿、热、瘀内蕴，肝胆疏泄失职，胆汁郁积，排泄受阻，煎熬成石，随感引触，气郁血阻，不通而痛。

（5）劳欲久病：久病耗伤或劳欲过度，导致精血亏虚，肝肾不足，血不濡养，脉络失和，拘急而痛。

2. 病机

慢性胆囊炎的病机总以本虚标实为主，病位在胆，与肝、脾、胃密切相关。发病早期常以情志、饮食导致的实证为先。肝气郁滞，疏泄失常，导致胆汁淤积，继则胆腑郁热，久而引起气滞血瘀，甚至瘀热搏结之象。饮食不节，食糜内积，早期形成以饮食积滞为主的实证，后渐进损伤脾胃运化功能，湿浊内生，导致脾虚湿盛之象，湿蕴化热，也会熏灼肝胆为患。肝失条达，横乘脾土或脾失健运，湿壅木郁以湿和郁为核心，相互为患，导致疾病进展。热盛壅结，酝酿成毒，则易成热毒重症。而当机体正气不足，外感寒湿燥热、内伤饮食情志，病邪更易乘虚而入，使病久不去或去而复返，终致虚实夹杂之证。疾病后期因瘀、热久稽，易耗损阴液，出现阴血亏虚之证。或因久病耗气伤阳或苦寒过治折阳，还可出现阳气虚损之象。

二、西医认识

根据有无结石，慢性胆囊炎可分为慢性结石性胆囊炎和慢性非结石性胆囊炎两大类。其相应病因病机如下：

1. 慢性结石性胆囊炎的病因和发病机制

（1）胆囊结石：超过90%的慢性胆囊炎患者存在胆囊结石。结石导致反复的胆囊管梗阻，并造成胆囊黏膜损伤，出现反复的胆囊壁炎性反应、瘢痕形成和胆囊功能障碍。

（2）细菌感染：当胆囊或胆管出现结石嵌顿、梗阻，则可能导致肠源性细菌逆行感染。非胆囊手术者、急性和慢性胆囊炎患者的胆汁培养阳性率分别为16%、72%和44%，而胆总管结石合并梗阻性黄疸患者的胆汁细菌检出率高达90%，说明不完全性胆管梗阻是细菌感染的重要危险因素。慢性胆囊炎的病原菌主要来源于肠道,致病菌的种类与肠道细菌基本一致,以革兰阴性菌为主,主要包括大肠埃希菌、不动杆菌、奇异变形杆菌等。近年来发现,幽门螺杆菌感染可能与慢性胆囊炎的发生也有关。

(3) 其他:低纤维、高能量饮食可增加胆汁胆固醇饱和度,利于结石形成;某些药物可导致胆囊结石形成,如头孢曲松、避孕药等;如因不合理的减肥方法而致体重骤减,也可能导致胆囊结石形成。

2. 慢性非结石性胆囊炎的病因和发病机制

(1) 感染:肠道细菌可经胆管、血液或淋巴途径到达胆囊。寄生虫、病毒感染是少数慢性胆囊炎的病因之一,如蛔虫、梨形鞭毛虫和人类免疫缺陷病毒等。

(2) 胆囊动力学异常:胰液反流和胆汁淤积是慢性非结石性胆囊炎的重要病因。胆道运动和(或)十二指肠乳头括约肌功能障碍,可逐渐演变为器质性病变,导致胆汁淤积和胰液反流。又如迷走神经切断术后,胆囊张力和动力变异,排空时间延长,胆囊增大,渐渐出现胆囊壁纤维化、增厚,伴慢性炎细胞浸润。在无结石存在的患者中,如果发现胆囊收缩素刺激闪烁显像(cholecystokinin – stimulated scintigraphy,CCK – HIDA)的胆囊喷射指数降低(<35%),则高度提示慢性非结石性胆囊炎。该检查方法在国内开展甚少。急性胆囊炎反复迁延发作,也会使胆囊壁纤维组织增生和增厚、囊腔萎缩变小,并逐渐丧失正常功能。

(3) 胆囊缺血:常见原因是重症疾病,如败血症、休克、严重创伤、烧伤,使用缩血管升压药,以及大型非胆道手术等都可能造成胆囊黏膜缺血和局部炎性反应、坏死,胆囊浓缩功能减弱或丧失,终致胆囊壁纤维化。

(4) 代谢紊乱:由于胆固醇代谢紊乱,导致胆固醇酯沉积于胆囊黏膜而引起轻度炎症,其中约半数或可有胆固醇结石的形成。胆囊外观多无明显异常,囊壁可稍增厚,色泽稍显苍白;胆囊黏膜明显充血肥厚,黏膜上有许多黄白色胆固醇酯沉淀,形如草莓,故称"草莓胆囊"。

(5) 其他:饮食因素也参与慢性非结石性胆囊炎的发生,如长期饥饿、暴饮暴食、营养过剩等。精神、心理、社会因素也会导致神经 – 内分泌 – 免疫系统的病理改变,造成胆汁分泌、胆囊收缩功能紊乱,促使胆囊发生炎症。

【诊断与鉴别】

一、中医诊断

1. 辨证要点

(1) 辨在经络与脏腑:急性发作期病在其经,多为突然发病,症见寒热往来、口苦咽干、右上腹胀痛拒按,伴有恶心呕吐,甚则呕胆汁为主;缓解期病在其腑,症见腹胀、右上腹及胁内绵痛不止,或时作时止,多牵及右肩胛下酸楚,也有波及腰酸者,可伴胃中灼热、嗳气、矢气、大便时干时溏等症。

（2）辨在气在血：一般初病在气，久病在血。气滞以右胁胀痛为主且游走不定，痛无定处，时轻时重，症状的轻重每与情绪变化有关，常兼见嗳气频转、恶心呕吐；血瘀以刺痛为主且痛处固定不移，疼痛持续不已，局部拒按，入夜尤甚，舌紫黯或有瘀斑，脉涩，甚者可见肌肤甲错。

（3）辨虚实寒热：实证中以气滞、血瘀、湿热、胆石为主，症见疼痛较重而拒按、脉实有力；虚证多见其痛隐隐，绵绵不休而喜按，病程长，来势缓，脉虚。遇寒则痛甚，得温痛减，多为寒证；胁腹灼热，痛势急迫，遇热痛增，得寒痛减，多为热证。

2. 病机辨识

慢性胆囊炎之病机，总属"不通""不荣"的虚实两端。不通为实，多因气滞、火郁、血瘀、痰湿、虫石阻滞，胆失通降而痛；不荣乃虚，精血亏虚、中阳不足，不濡不温，脏腑失养而痛。

气机失调，气郁气滞，肝失条达，则胸闷胁痛；胆汁失于疏泄，不循常道，随处泛滥则口苦。脾胃受损，失于健运，气不运水化谷，留中生湿，湿聚痰凝，则食少、脘痞；脾不升清，胃不降浊，升降失常，故便溏、嗳气。气郁水停，湿阻气滞，两者常常相兼为患。肝胆郁而化热，湿郁蕴热或湿与热合，湿热熏蒸，是疾病进展的关键。湿热内蕴，不得泄越，熏灼肝胆脾胃，致使肝络失于通达，胆腑失于通利，胃腑失其和降，气机失畅，火逆携胆汁、胃酸上泛，出现吞酸吐苦、嗳气、黄疸。《临证指南医案·胁痛》曰："久病在络，气血皆窒。"气郁日久，血行不畅，缓滞成瘀，导致气滞血瘀或湿热瘀结，胶结酿毒或凝聚胆汁，并与虫卵、败脂结为胆石，进一步阻塞气机，使湿热之邪缠绵难去，亦加重胁痛脘痞、呕恶、食欲减退。

少阳胆经少气少血，久病瘀热互结，化火伤阴，必致精血耗损，脏腑脉络失养，胆囊萎缩。病久不去，气阳两虚，脾胃更损，中焦虚弱，纳运无力，谷气不化，营卫乏源，防御低下，则虚邪贼风，更易乘虚而入，使病久难愈或去而复返。或因阴性湿邪缠绵不去伤阳，久病阴损及阳，导致阳气不足，气不行、水不化，寒凝湿停，出现中焦虚寒，浊阴逆犯，清浊相干，与久稽之热共成寒热错杂、虚实夹杂之象，绵延反复，难以根治。

二、西医诊断

1. 诊断

（1）临床表现：多数慢性胆囊炎患者无明显症状。胁腹痛是慢性胆囊炎常见的症状，以发作性胆绞痛或右上腹钝痛或饱胀不适为主，可放射至右肩胛区，常与进食高脂油腻、高蛋白饮食有关。可伴腹胀、餐后饱胀、嗳气、恶心、口苦、食欲不振等胃肠道症状。

部分患者可检出右上腹压痛，但大多数患者可无任何阳性体征，Murphy 征或呈阳性。偶可扪及肿大的胆囊，亦可在第 8~10 胸椎右侧有压痛。随着腹部超声检查的广泛应用，患者多在常规健康体格检查时发现胆囊结石，此时既无明显症状，又无阳性体征，但部分患者未来可能会出现症状。

（2）辅助检查：

①B超检查：胆囊壁增厚（≥3mm）、毛糙，囊腔萎缩或变形；如合并胆囊结石，则出现胆囊内强回声及后方声影；胆囊内出现层状分布的点状低回声，后方无声影，常是胆囊内胆汁淤积物的影像。腹部超声检查时，还需与胆囊息肉相鉴别。若表现为胆囊内不随体位移动的与胆囊壁相连的固定强回声团，且后方不伴声影时，多诊断为胆囊息肉。腹部超声是诊断慢性胆囊炎常用、有价值的检查，对胆囊结石的诊断准确率可达95%以上。

②CT检查：CT能较好地显示胆囊壁增厚及可能的结石，并能评估胆囊的营养不良性钙化，但不能显示X线检查阴性的结石。CT检查对慢性胆囊炎的诊断价值与腹部超声相似，但对胆囊结石的诊断不具优势。口服胆囊造影CT通过口服碘番酸等对比剂，可增加胆汁和病变的密度差别，有助于诊断胆囊阴性结石和息肉样病变，但在国内开展较少。多能谱CT是一种新型CT，可提供以多种定量分析方法与多参数成像为基础的综合诊断模式，脂/水基物质图和单能量图能很好地显示X线阴性结石，并可分析其结石成分，明显优于传统CT。此外，CT还有助于排除其他需要鉴别的疾病。

③磁共振成像（MRI）：MRI在评估胆囊壁纤维化、胆囊壁缺血、胆囊周围组织水肿、胆囊周围脂肪堆积等方面均优于CT，主要用于鉴别急性和慢性胆囊炎。在腹部超声检查显示胆囊病变不清晰时，可选用MRI检查。此外，磁共振胰胆管造影（MRCP）可发现腹部超声和传统CT不易检出的胆囊和胆总管的小结石。

④腹部X线平片：普通腹部X线平片，可发现部分含钙较多的结石影。口服碘番酸等对比剂后，行胆囊造影对胆囊结石诊断率仅为50%左右，但有助于了解胆囊的大小和收缩功能，目前已基本不再应用。

⑤肝胆管CCK-HIDA：该检查是评估胆囊排空的首选影像学检查，可鉴别是否存在胆囊排空障碍。对怀疑慢性非结石性胆囊炎者，可用CCK-HIDA评估胆囊动力学改变，阳性表现为胆汁充盈缓慢、喷射指数降低（普通人群喷射指数为70%，<35%即为低喷射指数），且对注射胆囊收缩素低反应（胆囊收缩幅度小于50%），并出现胆绞痛。但国内尚未开展CCK-HIDA，缺乏相关研究结果。

⑥胆囊造影：可经十二指肠镜逆行胰胆管造影术（ERCP）。在内窥镜下经导管注射造影剂，使胆总管、胆囊管及胆囊显影。发现胆结石、胆囊缩小或变形、胆囊浓缩及收缩功能不良、胆囊显影淡薄等征象，均提示本病。当胆囊不显影时，如能排除系肝功能损害或肝脏色素代谢功能异常所致，也可诊断本病。

⑦十二指肠引流：引流采集的胆汁中，可能发现胆固醇结晶、胆红素钙沉积、黏液增多、白细胞成堆；细菌培养或寄生虫检查阳性，对慢性细菌性胆囊炎颇有帮助。引流若不能获得胆囊胆汁，提示胆囊收缩功能不良或胆囊管梗阻。目前十二指肠引流已不作为常规的检查方法，因其较烦琐，且患者有一定痛苦。

（3）诊断标准：

①反复发作性的右上腹痛或不适，可向右肩胛下区放射。腹痛发生常与高脂油腻

饮食和高蛋白饮食有关。

②可伴胃肠道症状，体格检查可有或无右上腹压痛。

③腹部超声、CT 等影像学检查发现胆囊结石和（或）CCK – HIDA 评估为胆囊低喷射指数（<35%）。

④病程在 3 个月以上，反复发作。

满足①和/或②、③＋④，即符合诊断。

（4）并发症：

①胆源性胰腺炎：脐上、剑突下可及广泛压痛；同时血、尿淀粉酶，血清脂肪酶升高；黄疸可有可无。腹部超声及 CT 或 MRCP 可见胆囊结石、胆总管扩张，还可见胰腺肿胀、胰周渗液等征象；但胆总管内不一定见到结石。

②慢性梗阻性黄疸：胆总管被继发性胆管结石阻塞，但未继发感染，也未引起胆绞痛，因出现黄疸而就诊。

③胆囊积水和白胆汁：慢性胆囊炎时，胆囊黏膜上皮分泌黏液过多。当胆石阻塞于胆囊管时，不断增加的黏液使胆囊缓慢地、无痛地逐渐扩张（迅速扩张会引起疼痛）。若无急性炎症发生，则胆汁是无菌的。此时右上腹可扪及一无痛性肿大的胆囊，但不伴有黄疸，应注意与胆总管缓慢阻塞引起的胆囊扩张相鉴别。当胆囊积水持续存在，胆囊管口长期阻塞后，胆汁中的胆色素被分解、吸收，剩下无色透明的液体，称为"白胆汁"。

④石灰乳胆汁：糊状或乳状、胶状石灰石沉积于胆囊内，称为石灰乳胆汁，1.3% ~3.4% 的胆石症手术患者可见，男女比例为 1∶2.7。

⑤Mirizzi 综合征：其解剖成因是胆囊管与肝总管伴行过长或胆囊管与肝总管汇合位置过低，邻近胆囊壶腹（Hartmann 袋）的结石压迫肝总管或胆总管，炎症反应反复发作可导致胆囊肝总管瘘管，胆囊管消失，结石部分或全部堵塞肝总管，导致胆管炎、梗阻性黄疸、肝功能损伤的一系列症候群。

⑥结石性肠梗阻：结石性肠梗阻约占所有肠梗阻的1%，是在胆囊与肠道间形成瘘管（以胆囊十二指肠瘘最为常见，占68%），因结石通过瘘管进入肠道所致，多发生于回盲部。

⑦胆囊癌：胆囊癌是慢性胆囊炎最为严重的并发症。除了临床表现（如右季肋区疼痛、包块、黄疸等）和实验室检查以外，胆囊癌诊断主要依赖影像学检查，包括腹部超声、CT、MRI 和内镜超声等。

⑧瓷器样胆囊：胆囊壁钙化似瓷器样硬而易碎，见于 0.06% ~0.8% 的胆囊切除标本。女性患病率高于男性，50~60 岁常见，癌变率大于25%。

2. 鉴别

（1）急性发作期与其他常见急腹症鉴别：如消化性溃疡穿孔，"板状腹"和 X 线检查膈下游离气体是典型表现，溃疡病史辅助鉴别。急性胰腺炎常见于饮酒或暴食后，左上腹多持续剧烈疼痛，时伴恶心呕吐、吐不解痛，血清和尿淀粉酶、血清脂肪酶明显升高，增强 CT 胰腺征象可资鉴别。肝脓肿患者全身中毒症状明显，有寒战、高热、肝区持续钝痛和肝大，腹部超声和 X 线检查可明确诊断。胆囊癌合并坏死感染也需鉴别，胆囊癌影像检查血供丰富，CA19-9 升高，超声导引细针穿刺活检对诊断有一定帮助。

（2）心绞痛：部分胆囊炎表现为胸骨后疼痛，可有左肩胛骨下区放射痛，需与心绞痛鉴别。尤其是中老年患者，疼痛部位和性质不典型，应高度重视。完善心电图、腹部超声、肌钙蛋白、心肌酶谱等可协助诊断。

（3）胃食管反流病：主要症状是胸骨后烧灼感或疼痛，部分患者同时伴上腹部隐痛或不适，易与慢性胆囊炎相混淆。胃镜检查及 24 小时食管内 pH 值动态监测对鉴别诊断有重要价值。如系碱性反流，则测定食管内胆汁酸含量有帮助。

（4）功能性消化不良：可与慢性胆囊炎共有上腹不适、嗳气、食欲减退等消化不良症状。但功能性消化不良的腹部超声和电子胃镜等辅助检查结果均阴性，无器质性病变。

（5）消化性溃疡：有溃疡病史，常于春秋季节发作，上腹痛与饮食规律相关；而慢性胆囊炎往往在进食后疼痛加重，特别是高脂肪食物，夜间发作较常见。电子胃镜和消化道钡餐检查是重要的鉴别诊断方法。

（6）慢性肝炎：胁腹疼痛或不适、恶心、黄疸症状常与慢性胆囊炎相类似。慢性肝炎多有相关肝炎病史，后期可有乏力明显、低蛋白血症、腹水等情况，血常规、肝功能等实验室检查，以及腹部超声、CT 可辅助鉴别。

（7）慢性胰腺炎：常有相关发作病史，腹痛是主要的临床症状，多位于中上腹；也可偏重于右上腹或左上腹，放射至背部。常在饮酒或饱餐后诱发。血、尿淀粉酶，腹部超声、CT 或 ERCP 可辅助诊断。需注意胆囊炎有时可合并胰腺炎为病，常在饱餐后出现腹痛。

（8）胆囊癌：早期症状酷似慢性胆囊炎，腹部超声或 CT 检查有助于鉴别。如出现梗阻性黄疸及右上腹肿块，多为晚期表现。

（9）食管裂孔疝：典型表现为胸骨后疼痛，常见症状是上腹或两季肋部不适，多在饱餐后发生，饭后平卧加重，站立或半卧位时减轻。而慢性胆囊炎腹痛多在右上腹部，饭后可加重，但与体位无关。消化道钡餐可资鉴别。

（10）其他：有时还需与肩周炎、右侧结肠病变、胃部新生物等鉴别，腹部超声、胃肠镜等可协助诊断。

【治疗】

一、中医治疗

1. 治疗原则

胆属六腑，以通为顺，以降为和。胆囊炎发病又以实证居多，因此治疗上强调"通""降"为要，以疏肝利胆、理气止痛为大法。根据疾病的缓急、寒热、虚实，施以不同治法。急性发作期，常用清热化湿、泻火解毒、通利胆腑等法治疗；缓期，常用疏肝利胆、解郁健脾、清热利胆、理气活血、泄热逐瘀、养血柔肝、平调寒热等法治疗。

发病早期邪实，以郁热为主，主清热攻邪；热象消减后，根据病机变化，施以健脾、疏肝、利湿、活血、养阴等法。因病以气为先，气滞湿停相兼为患，迁延反复，虚实夹杂，故当注重顾护脾胃、调畅气机，并予调补，加强生活饮食调摄以固其本。治疗以控制症状，消除炎症；缩短病程，减少复发；降低并发症的发生率为目标。

2. 辨证论治

（1）急性发作期

①饮食积滞证

症状表现：胁肋胀痛，腹满时痛，嗳腐吞酸，纳呆恶食，或呕吐，吐后症轻，大便不爽，泻下酸臭，有伤食病史，舌淡，苔厚腻或黄，脉滑。

病机分析：饮食不当，食积内停，脾胃受损，气机不畅，则腹满时痛；脾胃为气机升降之枢纽，病及肝胆升降，则胁肋胀痛；浊阴不降，则嗳腐吞酸、恶食呕吐、吐后症减；清气不升，则大便泻下酸臭；食积易于阻气、生湿、化热，故苔厚腻或黄、脉滑。

治疗方法：消食导滞，理气和中。

代表方药：保和丸（《丹溪心法》）。山楂 30g，神曲 12g，莱菔子 12g，炒麦芽 15g，半夏 9g，陈皮 9g，茯苓 15g，连翘 9g。

随症加减：恶寒发热，加柴胡、黄芩透邪解热；矢气频多，加厚朴、大腹皮、槟榔理气调中；大便秘结，小便短赤，加大黄、黄连、枳实清热泻火，通利二便。

②胆火内郁证

症状表现：胸胁满闷不舒，腹胀，口苦咽干，胃中灼热，嗳气反酸，心烦恶呕，默默不思饮食，或有目眩，往来寒热，舌边尖红，苔薄，脉弦。

病机分析：少阳胆经循胸布胁，位太阳、阳明表里之间。邪犯少阳，病在半表半里，正邪相争，正胜欲拒邪出于表，邪胜欲入里并于阴，故见往来寒热；邪在少阳，经气不利，郁而化热，胆火上炎，故胸胁满闷不舒、口苦心烦、咽干目眩；胆热犯胃，胃失和降，气逆于上，故胃中灼热、恶心泛呕、嗳气反酸、默默不欲饮食；舌边尖红、脉弦均为胆火内郁之象。

治疗方法：清解少阳，和胃降逆。

代表方药：小柴胡汤（《伤寒论》）加味。柴胡 9g，白芍 12g，黄芩 9g，人参 9g，炙甘草 6g，半夏 9g，生姜 9g，川芎 9g，大枣 12g，炒麦芽 15g。

随症加减：恶寒发热者，重柴胡透邪退热；胃脘嘈杂吞酸明显，加煅瓦楞子、海螵蛸制酸和胃；若烦而无恶心呕吐，去半夏、人参，加瓜蒌实下气开郁；便溏者，加炒白术、茯苓健脾和中。

③胆腑湿热证

症状表现：持续右胁部剧烈灼痛或绞痛，胁痛阵发性加剧，甚则痛引肩背；发热恶寒，恶心呕吐，口苦口黏，身目发黄，食欲不振，腹满肠鼓，小便短赤，大便秘结，常有胆结石病史。舌质红，苔黄或黄腻，脉弦滑数。

病机分析：湿热或砂石阻滞，肝胆失疏，通降失和，胆汁不循常道，故胁腹剧痛而身发黄疸；胆经郁热，正邪相抗，故发热恶寒、口苦；胆胃不和，则恶心呕吐、食欲不振；少阳为病，易循经传入阳明，二经合病，常有胃家实的热结之势，腑气不通，故腹满肠鼓、小便短赤、大便秘结；舌质红、苔黄或黄腻、脉弦滑数均为湿热浸渍，腑气郁滞之象。

治疗方法：清热利湿，通腑泻实。

代表方药：大柴胡汤（《金匮要略》）加味。柴胡9g，黄芩9g，大黄（后下）6g，枳实9g，白芍9g，甘草9g，半夏9g，生姜15g，大枣9g，厚朴9g。

随症加减：胁下灼热疼痛明显，坐卧不安，加川楝子、延胡索清肝散热，行气止痛；黄疸明显，加茵陈、虎杖、栀子、金钱草利胆退黄；有胆结石，加海金沙、鸡内金、金钱草、郁金利湿通淋排石；身重体倦，口干而不欲饮，加滑石、通草、白豆蔻清化湿热，宣畅气机。

④热毒炽盛证

症状表现：持续高热，右胁疼痛剧烈，胁痛拒按，恶心口苦，身目发黄、色黄如金，口燥咽干，大便秘结，小便短赤，烦躁不安，甚则吐衄发斑，舌质红绛，苔黄燥，脉弦数。

病机分析：肝胆郁热炽盛，蕴而成毒，内外皆热，上扰神明，故身热烦躁；热毒深入营血，与正气胶着不退，故高热难下；肝胆受灼火毒，故胁肋剧痛拒按；邪热与脾湿相合，壅滞中焦，胆汁妄行，浸渍肌肤，则恶心口苦、身目发黄；血为热迫，随火上逆，则为吐衄；热伤络脉，血溢肌肤，则为发斑；热盛津伤，故口燥咽干、大便秘结、小便短赤；舌红绛、苔黄燥、脉弦数均为热毒壅盛之象。

治疗方法：清热凉血，泻火解毒。

代表方药：茵陈蒿汤（《伤寒论》）合黄连解毒汤（《外台秘要》）加减。茵陈18g，栀子12g，大黄（后下）6g，黄连9g，黄芩6g，延胡索9g，金钱草15g，蒲公英30g，牡丹皮9g，赤芍15g。

随症加减：吐血衄血，发斑，加玄参、紫草、生地黄凉血解毒；大便秘结数日至一周不行，脘腹坚痞，加枳实、厚朴、大腹皮、芒硝泻下除痞；口疮，烦饮，小便短赤明显，加石膏、知母、芦根、淡竹叶清热除烦，生津止渴；急躁易怒，头昏目胀，用夏枯草、菊花、钩藤、白蒺藜平肝潜阳。

（2）缓解期

①肝胃气滞证

症状表现：右胁部胀痛，连及胃脘，攻窜不定，随情志变化而轻重；胸闷不舒，善太息，脘腹满闷，嗳气恶呕，纳谷减少，嗳气不舒，矢气不爽，甚或矢、嗳不得；女子痛经不定，乳房胀痛，月经不调。舌质淡红，苔薄白或腻，脉略弦或弦滑。

病机分析：肝气郁结，不得疏泄，气郁导致血滞，故见胁肋疼痛、胸闷太息诸症；女子以肝为用，肝失条达，血脉不畅，气血不和，故见痛经、乳胀、月经不调之症；肝郁不舒，影响胃气降纳，胃失和降，则恶呕纳减、脘腹满闷，或矢气、嗳气不爽；舌脉均为气滞之证。

治疗方法：疏肝利胆，宽胸和中。

代表方药：柴胡疏肝散（《景岳全书》）加减。柴胡 15g，香附 10g，川芎 9g，枳壳 9g，木香 9g，白芍 12g，甘草 6g。

随症加减：胀满痛甚，加青皮、郁金、延胡索行气止痛；嗳气频作，加佛手、旋覆花、代赭石和胃降逆；兼口苦心烦易怒，加黄芩、栀子、夏枯草、牡丹皮清热除烦；头胀目眩，加菊花、蔓荆子清利头目。

②肝郁犯脾证

症状表现：右胁胀闷，情志不舒，善太息，食少纳呆，脘腹胀满，食后尤甚，厌食油腻，大便溏稀，腹痛欲泻，神倦乏力，嗜卧，面色少华，舌质淡，苔白，脉弦或弦细。

病机分析：足厥阴经布胁肋，连目系，会入颠顶，病在肝胆，故胁肋作痛；肝主藏血，体阴而用阳，其性喜条达而恶抑郁，情志不舒，木失条达，肝体失于柔和，则肝郁血虚，见太息、神倦乏力、面色少华之症；木旺乘土，脾胃虚弱，运化无力，则食少纳呆、脘腹胀满食后甚、厌食油腻；脾为气血生化之源，运化失职，气血亏虚，则神疲乏力、面色少华、嗜卧眩晕诸症更甚；脾土受制不升，水津不行，则大便溏稀不调、时腹痛欲泻；脉弦而细为肝郁脾虚之象。

治疗方法：疏肝理脾，柔肝利胆。

代表方药：逍遥散（《太平惠民和剂局方》）合四逆散（《伤寒论》）加减。当归 15g，白芍 9g，柴胡 10g，党参 15g，茯苓 15g，炒白术 15g，炙甘草 6g，木香 9g，生姜 6g，陈皮 9g。

随症加减：头晕目眩，心悸，加酸枣仁、黄芪益气养血；大便溏稀，加白扁豆、砂仁、薏苡仁运脾渗湿；纳差，加鸡内金、炒麦芽、焦山楂健脾开胃；烦热，加郁金、牡丹皮、栀子清心除烦。

③脾虚湿阻证

症状表现：面色萎黄，神倦乏力，脘腹胀满，恶心呕吐，纳少便溏，头身困重，口干不欲饮，厌油，女子带下量多，舌淡胖苔白腻，舌边齿痕，脉缓而弱。

病机分析：脾胃虚弱，纳运乏力，水谷难化，故纳少便溏；气血生化无权，肢体肌肤失于濡养，故面色萎黄、神疲乏力；气滞湿阻，清阳不升，水湿留注，故头身困重、口干不欲饮、带下量多；中焦气机不和，湿邪内蕴，故脘腹胀满、恶心呕吐、厌油腻；舌脉皆为脾虚湿阻之象。

治疗方法：健脾和胃，理气除湿。

代表方药：参苓白术散（《太平惠民和剂局方》）合胃苓汤（《世医得效方》）加减。党参 15g，炒白术 15g，苍术 9g，茯苓 15g，白扁豆 15g，怀山药 15g，炒薏苡仁 30g，陈皮 9g，莲子 9g，厚朴 9g，桂枝 9g，砂仁（后下）6g，桔梗 9g，炙甘草 6g。

随症加减：口苦口黏，目赤肿痛，去党参、陈皮，加黄芩、郁金、川楝子清泻肝胆；身目小便俱黄，加黄柏、茵陈、虎杖、金钱草利湿退黄；胁痛腹胀明显，加延胡索、槟榔、大腹皮理气止痛。

④肝胆湿热证

症状表现：胁肋疼痛，胀痛或钝痛，口苦咽干，头痛目赤；或见耳红耳肿，脘腹微满，一身面目俱黄，无汗；或但头汗出，身重困倦，小便短黄，大便不爽或秘结。舌质红，苔黄或厚腻，脉滑数。

病机分析：肝经布胁肋，连目系，入会颠顶；胆经起于目锐眦，从耳前后入耳中，其一支也布胁肋。肝胆湿热阻滞，气机不畅，则胸胁疼痛；胆火上炎则口苦；湿热熏蒸，循经上冲则头耳作痛、耳目发赤；携胆汁外溢则肌肤目睛发黄；湿盛气机不展，则脘腹满、身重困倦；湿性黏滞，火热伤津，则小便短黄、大便不爽或秘结；湿郁闭阻，火性炎上，迫津外出，则头汗出；舌红、苔黄或厚腻、脉滑数均为湿热壅盛之象。

治疗方法：清热利湿，调畅气机。

代表方药：龙胆泻肝汤（《医方集解》）加减。龙胆草 6g，黄芩 9g，栀子 9g，泽泻 12g，车前子 9g，大黄（后下）6g，金钱草 15g，柴胡 9g，生地黄 15g，甘草 6g。

随症加减：胁痛明显，加延胡索、枳壳、川楝子行气止痛；口黏纳呆，可加草果、白豆蔻、鸡屎藤、山楂祛湿化浊；恶心呕吐，加姜竹茹、黄连、陈皮、紫苏梗清热化湿，理气和胃；小便短黄明显，加芦根、猪苓清热利尿；口苦痰多，吐咽难消，加瓜蒌皮、黄连、半夏、胆南星清热化痰。

⑤胆热脾寒证

症状表现：右胁胀痛或紧痛，胸满微结，恶寒发热，口苦口渴，微烦不呕，但头汗出，腹胀，小便不利，大便溏泄，喜温喜热，肢冷疼痛，遇寒加剧，舌质淡红，苔薄白或腻，或中见黄苔，脉弦滑。

病机分析：此证乃少阳为病，影响太阴。火之味苦，然他经之火甚少口苦，唯肝胆之火，故口苦反映少阳邪热。胸胁满而微结、但头汗出、口渴心烦诸症均为病在少阳，枢机不利，胆热上郁所致；正邪相争，故见寒热往来；小便不利之因，一因少阳枢机不利而影响气化，二因脾阳不足使津液转输不及所致；腹胀为气化不利，气滞湿停所致；而不呕则是少阳之邪转入太阴，未影响胃腑之故。阳明主阖，其大便秘结为实证；太阴主开，其大便作泻而为虚证。此证涉太阴，胆热脾寒，"阴证机转"，便溏在所难免，或为腹泻如水，或为溏泄，或大便不成形。

治疗方法：温阳散寒，疏利肝胆。

代表方药：柴胡桂枝干姜汤（《伤寒论》）加味。柴胡 12g，桂枝 9g，干姜 9g，栝楼根 12g，黄芩 9g，煅牡蛎 15g，炒白术 15g，郁金 9g，炙甘草 6g。

随症加减：胸闷胸痛，加薤白、枳壳、葱白通阳散结，行气止痛；恶心欲吐，口苦纳差，加生姜、半夏、黄连、大枣降逆和胃；身热烦躁，急躁易怒，加龙胆草、栀子、牡丹皮泻火除烦；完谷不化，五更即泻，腰膝酸软冷痛，加肉豆蔻、淫羊藿、五味子、吴茱萸温肾暖脾，散寒止泻。

⑥气滞血瘀证

症状表现：右胁作痛，胀痛或状如针刺而有定处，拒按，或见癥块，胸闷不舒，头痛日久不愈，或顽固性呃逆不止，心悸怔忡，失眠多梦，急躁易怒，大便不爽或干结，唇黯舌紫，或有瘀点瘀斑，脉弦或涩。

病机分析：胸胁乃气之所宗，血之所聚，肝胆经络循行之分野。气滞血瘀，清阳郁遏难升，则胸胁疼痛、头痛日久不愈，痛如针刺且有定处；此气血壅滞之实证，故痛而拒按；气机阻滞，胆胃气机壅滞上逆，故呃逆日久难止；瘀血阻遏，津血不足，心神失养，则心悸怔忡、失眠多梦；气滞不畅，腑气不通，则便下不爽或干结；唇、舌、脉所见，均为血瘀之象。

治疗方法：理气活血，利胆止痛。

代表方药：血府逐瘀汤（《医林改错》）加减。桃仁12g，红花9g，赤芍6g，川芎9g，牛膝9g，当归9g，生地黄9g，枳壳6g，桔梗6g，柴胡6g，郁金6g，甘草6g。

随症加减：胸胁胀闷明显，重枳壳、川芎，加香附、乌药、青皮疏肝理气；癥块坚痞实硬，疼痛不已，加苏木、牡蛎、五灵脂、乳香、没药行气活血，消痞散结止痛；跌打损伤，加穿山甲、栝楼根、大黄、三七活血化瘀；胸胁灼热，甚则烦躁谵语，形体消瘦，加大黄、芒硝、赤芍清热化瘀。

⑦肝胃阴虚证

症状表现：右胁肋隐痛不适，持续不断，脘腹或四肢挛急，双目干涩，头晕目眩，咽干口苦，泛吐酸水或涎沫，虚烦，消瘦乏力，纳食减少，大便干结，舌质红，苔少，脉细数。

病机分析：土不涵木，精血不足，肝胆失养，胁肋不荣则痛；肝体阴而用阳，在体为筋，开窍于目，若阴血不足，脏腑筋节、官目清窍失于濡润，则脘腹或四肢挛急、双目干涩、头晕目眩；肝阳上亢，胆汁上逆，则口苦、虚烦不宁；虚火灼津，脾津不能上归而聚生浊唾涎沫、咽干舌燥，不能下输膀胱大肠则尿黄便干；肝胆失疏，胆汁分泌排泄减少，且胃阴亏损而不受纳腐熟，故纳食减少；阴亏日久，气血更虚，则消瘦乏力；舌红苔少、脉细数均为阴血不足，虚热内生之象。

治疗方法：滋阴养血，柔肝止痛。

代表方药：一贯煎（《续名医类案》）合芍药甘草汤（《伤寒论》）加味。生地黄15g，北沙参9g，麦冬9g，枸杞子15g，白芍12g，当归9g，大枣15g，川楝子6g，甘草12g。

随症加减：不寐多梦，加酸枣仁、百合、远志、夜交藤养心安神；眩晕，目珠晦涩，加熟地黄、女贞子滋阴明目；腰膝酸软，疲软无力，用菟丝子、覆盆子、牛膝填精壮髓；胃脘嘈杂吞酸，加乌梅、海螵蛸、煅瓦楞子制酸和胃；烦热口渴明显，加石斛、玉竹、知母、太子参清热除烦，养阴生津；潮热，盗汗，加黄柏、地骨皮、鳖甲清透虚热；大便秘结难下，加玄参、瓜蒌仁、火麻仁增液行舟，润肠通便。

3. 其他疗法

（1）中成药

①胆宁片

药物组成：大黄、虎杖、青皮、白茅根、陈皮、郁金、山楂。

功能主治：疏肝利胆，清热通下。用于缓解期肝郁气滞，湿热未清所致右上腹隐隐作痛、食人作胀、胃纳不香、嗳气、便秘者。

用法用量：口服，一次5片，一日3次。

②胆舒胶囊

药物组成：薄荷素油。

功能主治：疏肝解郁，利胆溶石。用于慢性结石性胆囊炎、慢性胆囊炎及胆结石属肝胆郁结，湿热滞胃证者。

用法用量：口服，一次1～2粒，一日3次。

③消炎利胆片

药物组成：穿心莲、溪黄草、苦木。

功能主治：清热，祛湿，利胆。用于急性发作期肝胆湿热引起的口苦、胁痛者。

用法用量：口服，一次6片，一日3次。

④金胆片

药物组成：龙胆、金钱草、虎杖、猪胆膏。

功能主治：利胆消炎。用于胆石症、胆道感染属肝胆湿热证者，急性发作期、缓解期均可。

用法用量：口服，一次5片，一日2～3次。

⑤益胆片

药物组成：郁金、白矾、硝石、玄参、金银花、滑石粉、甘草。

功能主治：行气散结，清热通淋。用于胆结石见湿热蕴结证者。

用法用量：口服，一次3片，一日2次。

⑥鸡骨草胶囊

药物组成：三七、人工牛黄、猪胆汁、牛至、鸡骨草、白芍、大枣、栀子、茵陈、枸杞子。

功能主治：疏肝利胆，清热解毒。用于急性发作期热毒炽盛者。

用法用量：口服，一次4粒，一日3次。

⑦胆石利通片

药物组成：制硝石、白矾、郁金、三棱、猪胆膏、金钱草、陈皮、制乳香、制没药、大黄、甘草。

功能主治：理气解郁，化瘀散结，利胆排石。用于胆石症气滞血瘀证者。

用法用量：口服，一次6片，一日3次。

（2）单方验方

①单方

大黄：急性发作期，一次30～50g，煎服（也可煎剂灌肠通便）。缓解期，1～10g泡水代茶饮。根据大便、腹痛情况及腹部体征，适当取用。用于辨证属湿热实证者，大便秘结时可选用。

山楂：10～15g泡茶代饮。功能化瘀利胆，降脂化浊。用于伴结石、高脂血症、食积、瘀血者。

茵陈：一日30g，煎汤代茶饮。功能清热化湿。用于湿热阻滞者。

蒲公英：30～50g煮水代茶饮。功能清热解毒，利湿消炎。用于湿热者。

威灵仙：一日30g，水煎，分2次服，10日为1个疗程。结石性胆囊炎患者，一日100g，煎水代茶饮。功能消痰散癖。用于慢性胆囊炎右上腹疼痛，恶心，食欲下降，厌油腻等症状反复发作者。

熊胆：一日1g，一次0.5g，早晚各服1次。功能清热退黄。用于急性发作期恶寒发热，腹胀纳差者。

灵芝：一日10g，冲泡代茶饮。功能利肝消炎，补虚安胃。用于缓解期肝气犯胃胁痛、纳差者。

②验方

姜梅汤：片姜黄9g，乌梅9g。一日1剂，水煎服。功能利胆和胃，行气止痛。用于胆胃郁滞，胁痛、胃痛者。

金铃子散：延胡索10g，川楝子9g。一日1剂，水煎服。功能疏肝泄热，行气止痛。用于持续胁痛者，或剧烈疼痛、反复发作者尤宜。

利胆解郁汤：柴胡15g，茵陈50g，马齿苋15g，金银花15g，川楝子9g，延胡索15g。一日1剂，水煎服。功能疏利肝胆，清热化湿。用于黄疸明显者。

金栀汤：金钱草30g，栀子10g，鱼腥草50g，川楝子8g，郁金10g，大黄10g。一日1剂，水煎服。功能疏肝利胆，清热利湿，理气止痛。

茵柴利胆汤：茵陈30g，柴胡10g，白芍15g，枳实10g，山楂10g，甘草5g。一日1剂，水煎服。功能柔肝利胆，行气止痛。

（3）外治疗法

①推拿：以疏利肝胆，调和脾胃为主。右胁疼痛者，取右侧肝俞、右侧胆俞、双侧太冲、侠溪等穴；右胁胀满不适者，取胆囊、天枢等穴；嗳气、恶心、呕吐者，取合谷、中脘、胆囊等穴；纳呆者，取脾俞、胃俞、中脘、阳陵泉等穴。手法用一指禅推法或揉法。

②膏药：

复方大黄散：大黄、凡士林。外敷日月、外丘，一日1次，7日为1个疗程。

消炎化瘀膏：黄柏、桃仁、延胡索、冰片、凡士林共为细末调膏。外敷胆囊区，一日1次，7日为1个疗程。

③点穴法：取双侧胆俞穴治疗胆绞痛。指压以患者耐受为度，一次10～15分钟，

疼痛明显可酌情增加时长。再用大鱼际循本穴上下推揉 30 次。

④气功疗法：

推胁"嘘"气功：站位或坐位，自然呼吸，排除杂念，全身放松。先叩齿 36 次，搅津而咽，送入两胁，再引归丹田，两手手掌放于两胁下。然后慢慢吸气，令满口；呼气时口念"嘘"字音，两手同时自上向下轻轻搓摩两胁部 7 次，共做 8 息。

推胸导气功：若右侧胁部疼痛，以左掌放于右胸上，从胸中线向右推，边推边移 7 次，然后揉膻中、期门。

疏肝导气功：松静站立，两手自然下垂，掌心向下，五指微翘，微用力下按，并意想气达手心，直至指尖。两手顺势提至胸前，掌心向前推至肩、肘、腕，意存两掌。两手左右平伸，如鸟舒翼，十指上翘，以掌左右平推，行气至掌心。两掌顺势收至胸前，指尖相对，掌心向上，再翻掌向下推至耻骨联合处，引气行于丹田，然后两手放在身体两侧收功。

（4）针刺疗法

①体针：常用胆俞、肝俞、日月、期门、胆囊穴、阳陵泉、足三里等穴。配穴：肝郁气滞者加太冲；瘀血阻络者加膈俞；肝胆湿热者加行间、曲池、阴陵泉；肝肾不足者加肝俞、肾俞；伴有结石者加足临泣、胆俞；绞痛者加合谷；发热者加曲池；胃失和降，呕吐者，加中脘、天枢、内关。根据虚实辨证，采用补泻行针手法，每隔 3~5 分钟行针 1 次，一次留针时间为 20~30 分钟。也可留针电刺激，采用疏密波，加远红外线照射，一次 30 分钟。

②耳针：常用肝、胆、脾、胃、交感、神门、内分泌、皮质下、三焦、十二指肠等穴。一般常规消毒后，采用耳针或用胶布将王不留行固定于耳穴上，一次取 2~3 穴，每穴按 15~20 次。3 日治疗 1 次，10 次为 1 个疗程，两耳交替使用，一般治疗 3~5 个疗程。

③穴位埋线：主穴：肝俞、胆俞、期门、日月。配穴：胁痛重，加支沟、阳陵泉；腹胀、恶心，加中脘、天枢。1 个月 1 次，3 次为 1 个疗程。

④穴位注射：柴胡或丹参注射液 2mL，两侧胆囊穴或胆俞穴各注射 1mL，一周 2 次。或取胆俞、足三里、中脘穴中 1~2 穴位，每穴注射当归或红花液 2mL，或 10% 葡萄糖 5mL，进针有针感后快速推注，一日 1~2 次。

（5）药膳疗法

①山楂山药饼：山楂去核，同怀山药共蒸熟，冷后加白糖搅拌，压为薄饼服食，一日 1 剂。用于饮食停滞，胁痛脘胀，嗳气者。

②干姜胡椒砂仁肚：将干姜、胡椒、砂仁各 6g，肉桂、陈皮各 3g 放在布包内，加水同煮至猪肚熟烂后，去渣取汁饮服，猪肚取出切片，调味服食，二日 1 剂。用于脾胃虚寒，饮食不化，或恶心欲呕，大便不爽，苔厚腻，脉滑者。

③陈皮槟榔煎：陈皮 20g，槟榔 200g，丁香、白豆蔻、砂仁各 10g，加清水适量，武火煮沸后文火慢煮，至药液干后，停火候冷，将槟榔取出，剁为黄豆大小碎块备用。每日饭后含服少许。用于肝气犯胃见胁痛脘满，攻撑作痛，嗳气频繁等症者。有

热者，忌服。

④牛蒡炒肉丝：猪瘦肉 150g，切丝爆炒，后下胡萝卜丝 100g，再放入牛蒡子 10g 水煎汁，加淀粉等调味，炒熟即成。用于阴虚内热，大便秘结者。

⑤金币竹叶粥：将金钱草 30g，竹叶 10g，择净入锅，加清水浸泡 5~10 分钟。水煎取汁，加大米 50g 煮粥，熟后调入冰糖，再煮两沸即成。一日 1 剂。用于肝胃郁热，胁痛，脘腹灼热，烦躁反酸，口干口苦者。

⑥山楂三七粥：将山楂 10g，大米 50g 共煮粥，沸时调入三七粉 3g 和蜂蜜，熟后服食。一日 1 剂，早餐服用。用于瘀血停滞，胁痛拒按，唇舌紫黯，脉涩者。

⑦桃仁墨鱼汤：将桃仁 6g，当归 10g 布包，与墨鱼 1 条，加水同煮，沸后去浮沫。文火煮至墨鱼熟透，去药包，调味服食。用于血虚血瘀者。脾胃虚寒，大便溏泄者忌。

二、西医治疗

1. 治疗原则

根据是否有症状、病情严重程度及是否有并发症，进行个体化治疗。治疗目标为祛除病因、缓解症状、预防复发、防治并发症。对于无症状患者，治疗原则是饮食调整，有症状患者以控制症状、消除炎性反应、改善预后为主。有症状时，可对症治疗，继续观察等；对某些高风险患者，可采取预防性胆囊切除。

2. 一般治疗

慢性胆囊炎的发病与饮食及肥胖有关。建议规律、低脂、低热量膳食，并提倡定量、定时的规律饮食方式，控制体重。

3. 药物治疗

（1）口服药物溶石治疗：腹部超声检查评估为胆囊功能正常、X 线检查阴性的胆固醇结石，可考虑口服溶石治疗。常用药物有熊去氧胆酸，这是一种亲水的二羟胆汁酸，能抑制胆固醇的合成、分泌以及肠道内重吸收，显著降低胆汁中胆固醇酯和胆固醇的饱和度，有利于溶解结石中的胆固醇。对于胆固醇胆石症患者，使用熊去氧胆酸有较好溶石效果，有助于降低胆源性疼痛的发生风险，避免急性胆囊炎的发生，改善胆囊平滑肌收缩性和炎性浸润。推荐剂量 ≥10mg/（kg·d），应连续服用 6 个月以上。若服用 12 个月后，腹部超声检查或胆囊造影无改善者，应停药。

（2）解痉止痛：胆绞痛急性发作期间，应予禁食及有效的止痛治疗。国外循证医学推荐治疗药物，首选非甾体消炎药（NSAID，如双氯芬酸和吲哚美辛）或镇痛剂（如哌替啶），认为此类药物有更高的疼痛完全缓解率，并可降低胆绞痛患者发生急性胆囊炎的风险。国内临床上以解痉药更常用，包括阿托品、山莨菪碱（654-2）和间苯三酚等。钙离子通道拮抗剂，也可用于缓解疼痛症状。如匹维溴铵为临床常用的消化道钙离子通道拮抗剂，可治疗与胆道功能紊乱有关的疼痛，其直接作用于 Oddi 括约肌表面的钙离子通道，从而缓解 Oddi 括约肌痉挛，改善胆道系统的压力梯度。需要注意的是,上述药物并不改变疾病转归,且可能掩盖病情,因此需密切观察病情变化,一旦无效或疼痛复发,应及时停药。因吗啡可能导致 Oddi 括约肌痉挛,增加胆管内压力,故一般禁用。

(3)缓解胆源性消化不良症状:慢性胆囊炎中普遍存在炎性刺激和胆囊壁慢性纤维化等改变,容易出现消化不良症状。因此,可以在症状出现早期,补充促进胆汁合成和分泌的消化酶类药物。如复方阿嗪米特肠溶片,其含有利胆成分的阿嗪米特,可高效促进胆汁合成和分泌,同时增强胰酶的活性,促进吸收碳水化合物、脂肪和蛋白质;还含有 3 种胰酶及二甲硅油,能有效促进消化,快速消除腹胀。亦可应用米曲菌胰酶片等其他消化酶类药物治疗,同时可结合茴三硫等利胆药物,具有促进胆汁分泌和轻度的促胆道动力作用。但需注意,胆囊炎急性发作期和有胆道阻塞时,禁用利胆、促消化治疗,具体参考相关药物说明书。

(4)抗感染治疗:根据慢性胆囊炎患者胆汁培养结果、药物敏感试验结果、患者感染严重程度、抗生素耐药性和抗菌谱,以及患者的基础疾病,特别是肝肾功能有损害等情况,合理选用抗生素。急性发作者,建议可先采用经验性抗菌治疗,如使用哌拉西林/他唑巴坦、头孢哌酮/舒巴坦治疗。同时针对厌氧菌使用甲硝唑类药,也具有较好效果。在明确致病菌后,可根据药物敏感试验结果,选择相应的抗菌药物进行目标治疗,具体可参见《急性胆道系统感染的诊断和治疗指南(2011 版)》。缓解期患者通常无须使用抗生素。

4. 手术治疗

(1)需要手术治疗的情况:

①疼痛无缓解或反复发作,严重影响生活和工作者。

②胆囊壁逐渐增厚达 4mm 及以上,或胆囊壁局部增厚或不规则疑似胆囊癌者。

③胆囊结石逐年增多和增大,或胆囊颈部结石嵌顿者;合并胆囊功能减退或障碍(胆囊造影不显影或超声发现胆囊无功能)者。

④有胆囊息肉,且直径≥1cm,伴或不伴胆囊结石。

⑤瓷器样胆囊和器官移植后免疫抑制的患者,可预防性切除胆囊。对无症状的胆囊结石患者,建议随访观察,不推荐预防性胆囊切除。

(2)常见并发症的处理:慢性胆囊炎急性发作,或并发急性胆源性胰腺炎、Mirizzi 综合征、结石性肠梗阻、瓷器样胆囊,甚至出现胆囊癌时,应根据患者情况,遵循外科治疗原则。

【预防调护】

一、饮食注意

忌过量食用辛辣、煎炸、烧烤以及肥甘厚腻之品,禁烟限酒。宜食清淡、低脂易消化、营养丰富的高纤维食品,如香菇、木耳、菠菜、芹菜、胡萝卜、海带、莲藕、鲜笋、青椒、瘦肉、无花果等。食勿过饱,寒温适中;适当多饮水。

二、生活注意

调养心神，保持心情舒畅，避免恼怒、忧思、抑郁及过度紧张，使情绪安定，血气和调，则"恬惔虚无，真气从之，精神内守"，疏泄有常。起居有常，劳逸结合，适当锻炼，增强体质，注意休息，避免熬夜，以图正气内存。

【名医经验】

一、颜德馨

1. 学术观点

（1）病机认识：本病主要责之于肝胆。胆为中清之腑，宜清利；肝为阴血之脏，宜条达。肝胆郁滞，湿热内蕴，熬炼胆汁，砂石郁阻不通，不通则痛，引发本病。

（2）治法心得：治疗宜宗腑"以通为用"的原则，以化瘀通腑、清热利胆为正治之法。

2. 经典医案

杨某，男，62岁。

主诉：胆囊炎反复发作10年。

现病史：此次无明显诱因再发上腹胀痛，放射至腰背部；伴恶心呕吐，大便干结，发热畏寒，体温37.8℃。用抗生素治疗后，疼痛无缓解。实验室检查：白细胞16.5×10^9/L，中性粒细胞百分比89%。舌红，苔黄腻，脉弦滑数。

临证思路：本案病机关键是肝胆湿热，郁滞不通，故其治一应疏肝利胆、畅通腑气，以应肝喜条达之性、顺胆腑通降之机。肝胆湿热，枢机不利，壅滞胃肠，气机痞塞，致胆气横逆，燥实内结，则见高热、恶心呕吐、脘腹胀满、大便干结，故其治二宜清泻胃肠以泄阳明腑实之热，釜底抽薪。火热灼津为痰，使痰气交阻，壅滞胆腑；痰阻脉络，使血凝成瘀，痰瘀互结，脉络不通。两者均可导致不通而痛，故其治三宜活血化瘀、通经利胆、化痰开郁。肝胆湿热壅滞中焦，热在湿中，如油入面，极难清解，故其治四当辛开苦降、和胃降逆。综上治宜通因通用，如疏肝利胆、清热攻下、活血化瘀、和胃降逆。

选方用药：柴胡6g，黄芩9g，大黄9g，金钱草30g，郁金9g，枳壳9g，赤芍9g，牡丹皮12g，黄连6g，半夏6g，陈皮9g，生麦芽（后下）15g。共5剂，日1剂，水煎服。

用药分析：方中柴胡疏肝郁，行滞气，散结滞，利胸胁；枳壳善泻胃实以开坚结，行瘀滞并调气机；陈皮和中消胀，健胃开食，疏土达木以助肝胆条达通利。三药升降相宜、行散并举、胆胃同调，使肝气得舒、胆腑得利、胃气安和。并以苦寒之大黄直降下行，走而不守，泻结热而通积滞；伍泄热导滞之牡丹皮清泻胃肠、釜底抽薪，如此则肠胃通、热结除，肝胆利而腑气畅。金钱草利肝胆，除湿热，消壅滞，散瘀结；郁金可上至颠顶，下通九地，故行气疏郁、降逆泻滞；赤芍既可泻火凉血解烦，又可散恶血、通血脉。三药相合，湿热清则肝胆利，痰瘀除则脉络通。半夏辛散温燥，开泻滑利，能燥湿化痰、降逆止呕；黄连、黄芩清热燥湿，清上泻下。三药辛开苦降，上可泻心胃肝胆实火，下能燥胃肠积滞之湿热。生麦芽气味俱薄，味甘性温，善发生气以助胃气上升，运脾气以资健运，故能消食除胀、宽中下气、醒脾开胃、益气补虚，为补中有利、利中有补之良品，又防诸药损伤胃气。如此配伍，升降相宜，温凉并用，清中有补，邪正兼顾。肝火清则胃气和，胆气降则胃腑通。

二诊：上方服 5 剂后，诸症随平。复查：白细胞计数 $5.2 \times 10^9/L$，中性粒细胞百分比 67%，肝肾功能正常。上方收效，症平便畅，调整药物剂量以巩固疗效。原方大黄减量后，续服 27 剂。

用药分析：患者胃腑已通，大便得畅，乃减大黄至 3g，以小量作降胆和胃，通畅三焦之用即可。

患者服药治疗后，疾病痊愈。

二、何任

1. 学术观点

（1）病机认识：凡饮食失当，情绪失调，或受外邪，湿热蕴结，肝气郁滞，升降失司，胆汁阻滞，可见身热、胁痛、黄疸等症。肝胆之气失和又常致脾胃受病而厌食、呕吐等。何老认为胆囊炎之病机，总包括在肝气郁结或瘀血停着、肝阴不足、外邪侵及诸端。而此四端又可互相影响，互相兼见，可据症而辨治。

（2）治法心得：其处方如小柴胡汤、柴胡疏肝散、旋覆花汤、逍遥散、黄连汤等为常用。

2. 经典医案

陈某，男，38 岁。

首诊：1981 年 4 月。

主诉：反复右胁疼痛数年。

现病史：右胁及脘部疼痛，时发时止。现胸部闷滞，略有灼热感，泛泛欲吐，饮食减少，大便溏烂，苔腻，脉弦。B 超提示胆囊大，诊断为慢性胆囊炎。

临证思路：素按胆囊炎见症多为寒热错杂，阴阳失其升降。以六经分证，当在少阳范畴。在急性发作时，有寒热、胁腹痛、呕恶等。此例为慢性缓解期，其证"虽无寒热往来于外，而有寒热相传于中"（柯韵伯语）。见症胸膈闷滞，腹痛并有热灼感，泛泛欲吐，虽亦可用小柴胡汤和解少阳，而小柴胡汤和表里之功，不如用黄连汤以和上下、升降阴阳更为恰当。遇慢性胆囊炎或伴有胆石症，证见"胸中有热，胃中有邪气"，胁腹痛而欲呕者，即可以黄连汤为首选方，寒热并投，升降阴阳，上下兼治，散寒消热，和胃降逆。

选方用药：黄连 5g，党参 9g，炙甘草 6g，桂枝 6g，干姜 6g，姜半夏 9g，红枣 12 枚。共 7 剂，日 1 剂，水煎服。

用药分析：方中用黄连泄胸热，苦寒降阳；臣以干姜温中散寒，佐以桂枝通阳而安外，辛温除寒。复以半夏宽中而开结，佐黄连泛恶可止。然上征下夺，宜再从中论治，故以党参代人参之用，助正祛邪；佐干姜可除腹痛；并合炙甘草、红枣创建中气，以甘止痛。故上下寒热交战之邪，各随所主之药而分解，此泻心之变方，而又与泻心之取义不同。

二诊：服药 2 剂后，胁脘疼痛减轻，大便较前成形。7 剂服尽，饮食有增。上方有效，治法同前，再续原方 14 剂。

以后未闻复发。

三、朱良春

1. 学术观点

（1）病机认识：慢性胆囊炎往往久治不愈，胆胀胁痛，迁延多变，临床辨治有寒热错杂、胆气郁滞、胆热胃寒，或气血不和、痰瘀阻络，而致气机升降失利，胆失通降，胃失温煦等。

（2）治法心得：临证分别用平调寒热、通降气机、调和气血、化瘀通络、疏通胁络、分化痰瘀、祛湿泄热、宣畅气机等法，选用简方效药。

2. 经典医案

医案一　张某，女，56 岁。

主诉：右胁下反复胀痛 5 年。

现病史：右胁下胀痛不适，伴疼痛向右后肩背放射，恶心纳呆，厌食油腻，常因情志抑郁或食油腻之品，使病情加重或复发。曾多次住院，均诊为胆囊炎并胆道感染，遍用各种利胆抗炎止痛西药，皆初用有效，继用乏效。此次复发，胁下痛胀，阵发加剧，大便偏溏，呕恶时作，往来寒热，四肢厥冷，周身皮肤已有黄染，舌淡苔白腻，脉沉弦。

临证思路：胆为六腑之一，以通、降、和为顺，胆内藏相火，又称少火，五行火能生土，故少火能温煦胃阳，助胃腐熟，运化水谷，脾胃的运化传导功能有赖于胆中少火的动力。慢性胆囊炎因致病因素种种而使胆中相火通降受阻，倘胃失少火温煦，即致脾胃虚寒，势必影响脾胃运化传导功能，故此证纳呆食少、大便不实、呕恶时作等均为腐熟运化不力的表现，亦是胆热胃寒的必然病机，故取仲圣"柴胡桂枝干姜汤"之意，拟"柴胡桂姜胆草汤"，熔清胆热、温胃寒于一炉，拟平调寒热、通降气机之法以顺应胆腑喜通降和顺的生理特点，使寒热平调，升降复位，脾复运化，胃得温煦，此乃仲圣组方用药的阴阳配伍法则。

选方用药：柴胡 10g，桂枝 10g，干姜 10g，瓜蒌 18g，生牡蛎 30g，龙胆草 6g，生甘草 6g。共 2 剂，日 1 剂，水煎服。嘱痛时嚼服生吴茱萸 20 粒，一日 3～5 次。

用药分析：方中柴胡、牡蛎一升一降、一散一收，柴胡善治往来寒热，牡蛎能除骨节营卫之留热，故两药相伍，外感内伤之热皆可用之。两药合用，更有疏肝利胆，化痰祛瘀，理脾消积，退肿止痛之功。既宣阳气之不达，又展阴气之不舒，潜浮阳，镇真阴，疏肝郁，软坚癥，且有双向调节之妙。干姜、桂枝同用，既可振奋胃阳、宣化停饮，又可解少阳往来之寒。妙用瓜蒌易栝楼根之意，乃因瓜蒌疏肝郁、润肝燥、平肝逆、缓肝急之功能擅也，《太平圣惠方》《普济方》中均有单用瓜蒌治内黄、身体面目皆黄和小儿黄疸的记载。更妙在反佐龙胆草泻肝，且除下焦湿热，龙胆草得柴胡清扬之力，合牡蛎潜行之性，可令湿热浊邪外透内泄，上下分消。植物之胆草，虽不及动物之胆汁，但苦味汁浓厚，可涤荡燥火，涵濡阴液，培育生气。但必须适量少用，因多用败胃，少用强胃，不可不知。嚼服生吴茱萸止痛，能直入病所。

二诊：痛胀除，诸症均平，唯黄疸如前。此乃湿热留恋。原方加茵陈、金钱草各30g，续服7剂。

用药分析：本案胃寒胆热。药后诸症皆平，但余黄疸，乃正虚湿热留恋。故增加苦泄降下之茵陈清化湿热，以退黄疸；金钱草清热利湿通淋，助茵陈引湿热从小便而去，使湿热尽除。

三诊：黄疸消失。

临证思路：肝胆之疾多生于郁，多由情志不畅，饮食不节，肝胆失疏，气病及血，久病入络，痰瘀积于胆腑；或肝气横逆犯土，痰火湿食互阻；或寒湿困脾，土壅木郁，脾失运化，胃失和降。故治疗当着眼气滞、郁火、痰湿、瘀血诸因。此例拟通、降、和之法，平调寒热治标之后，应继续乘胜追击，故妙用丹栀逍遥散加减疏肝利胆，调和气血，少量久服，收到根治慢性胆囊炎的疗效。

选方用药：当归30g，柴胡15g，茯苓60g，生白芍60g，白术60g，薄荷10g，郁金30g，制香附30g，吴茱萸15g，炒栀子15g，生甘草15g。共打粉，1个月量。一日量11g，分2次饭前服，嘱守服6个月。

用药分析：方中当归、白芍养血柔肝，理气解郁而不燥，顺应肝之条达之性；柴胡疏肝理气，调畅少阳枢机；香附气血双调，合柴胡以增强疏肝解郁之能；茯苓、白术健脾化湿，盈补中焦虚弱；佐薄荷辛散疏肝，轻轻透达木郁；性凉又伍栀子、郁金可清肝胆郁热；吴茱萸温胃暖脾，散寒止痛，与方中凉药共平寒热之性。此正合本病肝郁脾虚，胆热胃寒之病机。

服药6个月后，B超复查未见异常，追访5年无复发。

医案二 周某，女，42岁。

主诉：上腹部及右胁胀痛不适3年。

现病史：曾多次住院治疗，均诊为慢性胆囊炎急性发作，自感西医抗炎止痛效果愈下。胀痛时好时发，近因工作劳累加饮食不节而发作。来诊前急发右胁胀痛，阵发加剧，畏寒发热，体温39℃，恶心纳呆，厌油腻，呕吐黄水和食物，口苦咽干，小便浊黄，大便不爽，舌红，苔薄黄腻，脉弦滑数。

临证思路：本案乃胆囊炎急性发作。证属湿热内蕴，胆气不通，三焦不利。法宜清胆透热，祛湿泄热，宣畅气机。遂投"青蒿茵陈汤"口服，另嘱先用"速效止痛散"（生川楝子、生吴茱萸）醋调外敷于右胁下止痛。

选方用药：青蒿30g，茵陈（先煎）30g，黄芩10g，陈皮10g，生甘草6g，旋覆花（包煎）10g。共4剂，日1剂，水煎服。

  用药分析：此方取张仲景"茵陈蒿汤"、俞根初"蒿芩清胆汤"及吴鞠通"香附旋覆花汤"三方合意，妙在重用青蒿并茵陈。青蒿专解湿热，其气芳香，故为湿温、疫疠要药，又能清肝胆血分之伏热。青蒿集宣气、化湿、透邪、清热于一身，其擅搜络、透郁热之特性，乃羌、防、柴、葛所不具。青蒿合黄芩为清胆、祛湿、泄热之法，适用于伏暑寒热如疟、寒轻热重、口苦胸闷、胸胁胀痛等症。此型湿热内蕴，胆气不通，三焦不利。青蒿有化湿之力，黄芩有燥湿之功，尚透达少阳邪热，和解枢机，俾气机通畅，湿去热解，炎消症除。且青蒿虽寒而不碍湿，故清代吴仪洛说："凡苦寒药，多与胃家不利，惟青蒿芬芳入脾，不犯冲和之气。"茵陈性味近似青蒿，重用茵陈似有苦寒伤正之嫌，但有陈皮辛苦温降护胃，且能通三焦而理气，二者合用辛开苦降，祛湿泄热，通畅气机。陈皮合甘草利胆和胃，同致调和之力。朱老指出，有黄疸者，可倍茵陈量为50g，且要先煎30分钟。茵陈利胆退黄的成分不在挥发油内，治疗黄疸时必须先煎久煎，尤其是大剂量使用，久煎可祛除茵陈毒副作用，而取其味厚功擅专降，不达表专入里之力，以增祛湿泄热之功。故仲景茵陈先煎本意不可改。方中用旋覆花之意，取其善于疏通胁络，调和气机，助青蒿搜胁肋之郁热，使气和则郁自解，郁解则热自除。诸药合用，颇合慢性胆囊炎大法——通、降、和之旨。

  二诊：诉内服加外治，一日即痛胀诸症大减，体温降至37.5℃。3剂后，体温正常，诸症均除。药后虽诸标症消失，但善后治本尚需调护。当继续以调畅三焦，通降胆胃为法。续投大黄甘草汤，大黄剂量少则1～2g，多则6～10g，以服后脾胃舒适为度，灵活调整大黄用量。每日小剂量滚开水冲泡代茶。

  用药分析：大黄微用有健脾调中、和胃降逆、通畅三焦之功，灵活调整用量，以保持胆胃通降之性。大黄合甘草，苦则消炎，甘则缓中，甘苦化阴，健胃之力大。滚开水冲泡之意，乃轻取其味，重取其气，微微导利，缓缓斡旋，俾三焦畅通，胆胃通降和顺，则炎消痛失，痼疾根治。

  守上法服药3个月。B超复查，胆囊未见异常。追访5年无复发。

（纪云西）

参考文献

[1] 中华中医药学会脾胃病分会. 胆囊炎中医诊疗规范专家共识意见［J］. 北京中医药，2012，31（12）：944-948.

[2] 中华消化杂志编辑委员会. 中国慢性胆囊炎、胆囊结石内科诊疗共识意见（2014年，上海）［J］. 临床肝胆病杂志，2015，31（1）：7-11.

[3] 何相宜，施健. 中国慢性胆囊炎、胆囊结石内科诊疗共识意见（2018年）［J］. 临床肝胆病杂志，2019，35（6）：1231-1236.

[4] 张伯礼，薛博瑜. 中医内科学［M］. 北京：人民卫生出版社，2012.

[5] 陈灏珠，林果为. 实用内科学［M］. 北京：人民卫生出版社，2009.

[6] 陈孝平，汪建平. 外科学［M］. 北京：人民卫生出版社，2013.

[7] 任继学. 胆胀病辨治［J］. 新中医，1986，2（8）：4-5，16.

[8] 谷万里，祝德军. 慢性胆囊炎的中医、中西医结合10年研究进展［J］. 中国中医药信息

杂志，1997，4（3）：17-19.

[9] 李莉莉. 中医治疗慢性胆囊炎研究进展 [J]. 实用中医内科杂志，2010，24（2）：35-36.

[10] 王超，孙建光. 中医治疗慢性胆囊炎的研究进展 [J]. 中西医结合肝病杂志，2015，25（6）：382-383.

[11] 杨晋翔. 董建华教授从通降论治胆胀 [J]. 山西中医，1989，5（5）：6-7.

[12] 赵志付. 论胆胀病 [J]. 中国医药学报，1990，5（3）：3-7.

[13] 李妍. 针灸治疗慢性胆囊炎研究进展 [J]. 天津中医药大学学报，2006，25（1）：49-50.

[14] 石玮. 经方治疗胆囊炎进展 [J]. 河北中医，2006，28（3）：234-235.

[15] 赵绍琴. 胆囊炎证治：专题笔谈 [J]. 中医杂志，1986，1（5）：4-8.

[16] 李寿山，李小贤，白长川. 疗胆胀以通为法 [J]. 辽宁中医杂志，1992，19（4）：18-19.

[17] 邱志济，朱建平，马璇卿. 朱良春治疗慢性胆囊炎的廉验特色选析——著名老中医学家朱良春教授临床经验（44）[J]. 辽宁中医杂志，2003，30（8）：606-607.

[18] 陈革. 大黄胶囊治疗慢性胆囊炎45例 [J]. 中成药，1998，20（10）：25.

[19] 任应秋. 任应秋临证心验 [M]. 任廷革，汤尔群整理. 北京：人民卫生出版社，2013.

[20] 董建华. 董建华临证治验录 [M]. 董乾乾，饶芸整理. 北京：中国中医药出版社，2018.

[21] 尹国有. 中医名家肝胆病辨治实录 [M]. 北京：学苑出版社，2014.

[22] 蔡向红. 肝胆病传承老药方 [M]. 北京：中国科学技术出版社，2017.

[23] 黄国健，程革，丁仁祥. 中医单方应用大全 [M]. 北京：中国医药科技出版社，1997.

[24] 韩彦方，李绍峰. 胆囊炎与胆石症 [M]. 北京：中国医药科技出版社，2014.

[25] 高尚社. 国医大师颜德馨教授辨治慢性胆囊炎验案赏析 [J]. 中国中医药现代远程教育，2012，10（5）：7-8.

[26] 何若苹. 何任治疗杂病验案2则 [J]. 江西中医药，2001，32（2）：17.

[27] 任继学. 利胆解郁汤 [J]. 中医杂志，1989，30（2）：106.

第七章　胰腺疾病

胰腺是人体十分重要的脏器之一，是人体的第二大消化腺。它具有外分泌部和内分泌部，胰腺的外分泌部（腺细胞）能分泌胰液，内含多种消化酶（如蛋白酶、脂肪酶及淀粉酶等），参与蛋白质、脂肪、糖类等物质的分解和消化。其内分泌部所分泌的胰岛素、胰高血糖素等进入血流参与糖代谢。因此，任何原因导致胰腺外分泌和内分泌功能的失常都会对人体产生重要影响，甚则危及生命。

近年来随着环境和生活方式的改变，胰腺疾病的发病率呈明显上升趋势，胰腺疾病已成为消化系统的常见病。胰腺疾病病因多种多样，病情相对复杂，治疗相对较难，病死率较高，尤其是重症急性胰腺炎、胰腺癌等。在所有胰腺相关疾病中，胰腺炎性疾病占有重要比重。胰腺炎一般指各种原因引起的胰腺酶的异常激活，导致胰腺自我消化所造成的胰腺炎性疾病，主要包括急性胰腺炎、慢性胰腺炎、自身免疫性胰腺炎等。

在 20 世纪，学者们对胰腺炎的研究不断深入。100 多年前，德国学者 Opie 提出胰酶对胰腺的"自身消化"是导致胰腺炎发生乃至发展的核心，该理论历经 100 多年的考验后仍占据主导地位。近年来随着科技的不断进步，病理生理学不断完善，人们对胰腺炎的发病机制和治疗有了更深的认识，除"胰酶的自身消化"外，还有学者提出"白细胞过度激活""炎性因子的级联瀑布效应""胰腺微循环障碍""肠道细菌异位""内毒素血症及感染第二次打击""胰腺细胞凋亡"等学说，这些学说理论表明人们已从局部认识胰腺疾病转变到从整体认识胰腺疾病上来，这对于指导胰腺炎的治疗起着极大的作用。

中医学虽无"胰腺"之称，但多数学者认为"胰腺"可归属于中医"脾"的功能范畴，而胰腺炎可归属中医"结胸""腹痛""胁痛""膈痛""脾心痛"等范畴，也有学者称"胰胀"。中医方剂如大柴胡汤、大承气汤、清胰汤加减联合常规西医治疗胰腺炎在临床中得到广泛应用，疗效确切而显著，且具备治疗费用低、患者耐受性好、并发症少等优点，已然成为胰腺炎治疗中的一大优势。在今后的治疗中，随着中西医结合治疗胰腺炎的不断深入和规范化，中西医结合必将能够更好地促进胰腺炎患者恢复健康。

第一节　急性胰腺炎

【概述】

胰腺炎是指多种病因引起的胰酶激活，继以胰腺局部炎症反应为主要特征的疾病，根据其发病过程的不同，可分为急性胰腺炎（acute pancreatibis AP）和慢性胰腺炎（chronic pancreatitis，CP）。急性胰腺炎是胰腺的急性炎症过程，在不同程度上波及邻近组织和其他脏器系统。急性胰腺炎的发病年龄在不同性别中具有不同特点，男性 35～44 岁为发病高峰期，而女性随年龄增加，其发病率逐步上升。

古代医籍无此病名，根据其病因、发病部位及临床特点，应属中医"腹痛""脾心痛""胃心痛""胰瘅""脾实""结胸"等范畴。

【病因病机】

一、中医认识

1. 致病因素

中医学认为急性胰腺炎的病因可分为主要病因和次要病因，主要病因包括胆石、虫积、素体肥胖、饮食不节（主要包括暴饮暴食、饮酒、嗜食肥甘厚腻），次要病因主要有创伤（包括跌打损伤及手术外伤）、情志失调、素体亏虚（先天性胰腺疾病）及外感六淫之邪（如感染）等。

（1）饮食不节：暴饮暴食、饮酒、嗜食肥甘厚腻，导致肝胆疏泄失调，胃肠传导失司，实热内积，湿热邪毒壅积，腑气不通。

（2）虫石内积：蛔虫上扰或肝胆湿热、胆汁郁结煎熬成胆石，阻塞胆腑气机，肝胆失于疏泄，通降受阻，不通则痛。

（3）跌仆损伤：外部创伤（如 ERCP 等操作）致胰脏受损，腑气不通，血瘀气滞。

（4）情志不舒：情志不畅，或暴怒伤肝，或忧思多虑，致肝气郁结或脾胃升降失常，不通则痛。

（5）感受外邪：外感六淫之邪，传里化热，热郁中焦成积滞，因热致瘀，热毒血瘀互结。

2. 病机

本病的病位在脾，与肝、胆、胃密切相关，并涉及心、肺、肾、脑、肠。基本病机为腑气不通，瘀毒内蕴则是本病复杂多变、危重难治的关键病机。本病初起多因气滞食积或肝胆脾胃郁热，病久则生湿蕴热，进而演变为瘀、毒之邪内阻或互结，瘀毒兼夹热邪，或热伤血络，或上迫于肺，或内陷心包，从而导致病情复杂化。因此，本病的病机演变多因湿、热、瘀、毒蕴结中焦而致脾胃升降传导失司，肝胆疏泄失常，脏腑气机阻滞为主，病机转变的关键则在于瘀毒内蕴。

二、西医认识

1. 发病因素

（1）胆道因素：胆源性胰腺炎发病风险随年龄增长而增大，且女性大于男性；胆石症、胆道感染、胆道蛔虫等均可引起 AP，胆石症仍是我国急性胰腺炎的主要病因。当结石嵌顿在壶腹部、胆管内炎症、胆石移行时损伤 Oddi 括约肌等，引起局部充血、水肿、痉挛、功能紊乱甚至逆向收缩，形成暂时性或功能性梗阻而导致反流，胆汁通过共同通道反流入胰管，激活胰酶原，从而引起胰腺炎。胆道感染是指胆道内有细菌感染，可单独存在，但多与胆石症并存，互为因果，感染的胆道易于形成结石；胆道感染或伴发结石时，细菌毒素、炎症介质通过胆胰间淋巴管交通支扩散到胰腺。胆道被蛔虫阻塞引起 Oddi 括约肌炎性狭窄，使得胆汁无法进行正常流动，不能进入十二指肠，而反流至胰管内，这种不正常的胆汁流动给胰管造成过大压力，必然会引起胰管内压升高，在胰管内压升高至无法承受的水平时，胰腺腺泡破裂，释放胰酶，会造成其自身的消化，从而导致胰腺炎。

（2）酒精性因素：西方国家酗酒是急、慢性胰腺炎的主要病因之一，而我国此病因占次要地位，由于人们的生活环境及生活水平等发生改变、酒精的生产及消费量增加，由酒精引起的 AP 发病率也会增加。酒精可以增加胰腺对缩胆囊素的敏感性，使得胰液分泌旺盛而胰管引流不畅，造成胰液在胰胆管系统的压力增高，高浓度的蛋白酶排泄障碍，最后导致胰腺泡破裂而发病。此外，过度饮酒还可使大量胰酶在腺泡细胞内提前活化，或当其在胰腺内氧化过程中产生大量活性氧，继而激活炎症介质，引发急性胰腺炎。

（3）高脂血症因素：随着人民生活水平的提高和饮食结构的改变，高三酰甘油血症性胰腺炎日渐增多，且呈年轻化、重症化态势，有超越酒精性急性胰腺炎成为第二大病因的趋势。高脂血症诱发急性胰腺炎的机制仍存在争议，尚无明确结论。目前研究较多的包括微循环障碍学说、钙超载学说、游离脂肪酸毒性理论等，其机制可能与三酰甘油分解的游离脂肪酸对胰腺的直接毒性作用及其引起的胰腺微循环障碍有关。

（4）其他病因：暴饮暴食、壶腹乳头括约肌功能不良、药物和毒物、外伤性、高钙血症、血管炎、肿瘤、感染、先天性因素、自身免疫以及其他十二指肠降段疾病和血管病变等任何可以引起十二指肠乳头异常、Oddi 括约肌痉挛、刺激胰液和胆汁大量分泌的因素都可能成为急性胰腺炎的发病因素。值得一提的是，近年来内镜逆行胰胆管造影（ERCP）术后、腹部手术后等医源性因素诱发的急性胰腺炎发病率也呈上升趋势。

总体来讲，急性胰腺炎病因多样，其发病的性别和年龄分布也具有很强的地区差异性，男性尤其在西方国家多为酒精性胰腺炎，女性主要以胆源性、ERCP 术后和自身免疫性胰腺炎为主。

2. 临床分型

（1）轻度急性胰腺炎（mild acute pancreatitis，MAP）：具备急性胰腺炎的临床表现和生物化学改变，无器官衰竭，无局部或全身的并发症。

（2）中度急性胰腺炎（moderately severe acute pancreatitis，MSAP）：具备急性胰腺炎的临床表现和生物化学改变，伴有一过性器官功能衰竭（≤48 小时）和/或局部或全身的并发症，但没有持续的器官衰竭。

（3）重度急性胰腺炎（severe acute pancreatitis，SAP）：具备急性胰腺炎的临床表现和生物化学改变，须伴有持续器官衰竭 >48 小时。

（4）间质水肿型胰腺炎：多数急性胰腺炎患者由于炎性水肿引起弥漫性或局限性

胰腺肿大；CT 表现为胰腺实质均匀强化，但胰周脂肪间隙模糊，可伴有胰周积液。

（5）坏死型胰腺炎：部分急性胰腺炎患者伴有胰腺实质和（或）胰周组织坏死。胰腺灌注损伤和胰周坏死的演变需要数天，早期增强 CT 有可能低估胰腺及胰周坏死的程度，起病 1 周后的增强 CT 更有价值。

（6）急性胰腺炎的器官衰竭：采用改良的 Marshall 评分（表 7 - 1 - 1）动态评估呼吸、心血管和肾脏 3 个系统，这 3 个系统中任一得分≥2 分即可诊断器官功能衰竭。器官功能衰竭在 48 小时内痊愈，称为短暂性器官功能衰竭；如果持续时间 >48 小时，则称为持续性器官功能衰竭；如果 2 个或以上的器官出现功能衰竭，则称为多器官功能衰竭（multiple organ failure，MOF）。

表 7 - 1 - 1　改良的 Marshall 评分系统

器官系统	0 分	1 分	2 分	3 分	4 分
呼吸（PaO_2/FiO_2）	>400	301 ~ 400	201 ~ 300	101 ~ 200	≤101
肾脏（血肌酐，μmol/L）	≤134	134 ~ 169	170 ~ 310	311 ~ 439	>439
心血管（收缩压，mmHg）	>90	<90 输液有反应	<90 输液无反应	<90 pH <7.3	<90 pH <7.2

非机械通气的患者，FiO_2 可按以下估算	
吸氧（L/min）	FiO_2（%）
室内空气	21
2	25
4	30
6 ~ 8	40
9 ~ 10	50

注：①既往有慢性肾衰竭患者的评分，依据基线肾功能进一步恶化的程度而定，对于基线血肌酐 134μmol/L 或 1.4mg/dL 者尚无正式的修订方案；②未使用正性肌力药物，1mmHg = 0.133kPa。

【诊断与鉴别】

一、中医诊断

1. 辨证要点

根据腹痛的性质和部位、程度、诱发和缓解因素，结合其他伴随症状和舌脉象进行辨证。急性胰腺炎可分为初期、进展期、恢复期，其中初期和进展期可作为急性胰腺炎的急性期。初期：多为食积、气滞，正盛邪轻；进展期：为湿、热、瘀、毒兼夹，正盛邪实，或痰热，或瘀热，或热毒之邪内陷、上迫于肺、热伤血络，成气血逆乱之危症；恢复期：正虚邪恋，耗阴伤阳，气血不足，阴阳失调，虚实夹杂。急性期分为 5 个证型，恢复期分为 2 个证型。

2. 病机辨识

急性胰腺炎的病理性质为本虚标实，但以里、实、热证为主。病理因素包括虚实两端：属实的病理因素，主要有食积、酒毒、气滞、血瘀、湿热、痰浊、热毒；属虚的病理因素，主要有气虚、阴虚。急性胰腺炎的基本病机为腑气不通，各种致病因素均可引起气机不畅，脾胃运化失司，痰湿内蕴，郁久化热，久则血瘀、浊毒渐生，有形邪实阻滞中焦，从而导致"腑气不通，不通则痛"。

（1）急性期：若见脘腹胀痛，或向左季肋部、左背部窜痛，腹胀、矢气则舒，可无发热，情志抑郁、急躁易怒、善太息，恶心或呕吐，则属于肝郁气滞证；若见脘腹胀痛，胸闷不舒，发热，烦渴引饮，身目发黄、黄色鲜明，则属于肝胆湿热证；若见腹痛剧烈、腹满硬痛拒按，胸脘痞塞，恶心呕吐，日晡潮热，口臭，大便干结不通，小便短赤，则属腑实热结证；若见腹部刺痛拒按、痛处不移，或可扪及包块，皮肤青紫有瘀斑，发热夜甚，躁扰不宁，口干不渴，大便燥结不通、小便短涩，则属瘀热（毒）互结证；若见意识模糊不清，呼吸喘促，肢冷抽搐，大汗出，大便不通，小便量少甚或无尿，脉微欲绝，则属内闭外脱证。

（2）恢复期：若见上腹部或胁部胀满、进食后明显，善太息，便溏，纳呆，恶心，则属肝郁脾虚证；若见少气懒言，神疲，胃脘嘈杂，饥而不欲食，口燥咽干，大便干结，则属气阴两虚证。

二、西医诊断

1. 诊断

（1）临床表现：急性胰腺炎的主要症状多为急性发作的持续性上腹部剧烈疼痛，常向背部放射，伴有腹胀或恶心呕吐。临床体征轻者仅表现为轻压痛，重者可出现腹膜刺激征、腹水，偶见腰胁部皮下瘀斑征（Grey‑Turner 征）和脐周皮下瘀斑征（Cullen 征）。腹部因液体积聚或假性囊肿形成可触及肿块。

（2）辅助检查：

①实验室检查：

血清酶学：血清淀粉酶和（或）脂肪酶升高 3 倍以上时，要考虑急性胰腺炎。与淀粉酶相比，脂肪酶升高出现更早并且持续更久。血清淀粉酶一般在急性胰腺炎发作后 6 ~ 12 小时内升高，3 ~ 5 天恢复正常；血清脂肪酶一般在急性胰腺炎发作后 4 ~ 8 小时内升高，24 小时达峰值，8 ~ 14 天恢复正常。因此，对于发病 12 小时后至 3 天内就诊的患者，淀粉酶的敏感性更高，而对于早期或者后期就诊的患者，脂肪酶的敏感性可能更高，但两者的活性高低与病情严重程度无相关性。

血清标志物：血清 CRP 是反映全身炎症反应综合征（systemic inflammatory response syndrome，SIRS）或感染的重要指标，发病 72 小时后的血清 CRP ≥ 150mg/L 提示急性胰腺炎病情较重。持续升高的 BUN > 7.5mmol/L、升高的红细胞比容（Hct）> 44%、肌酐进行性上升也是病情重症化的指标。血钙降低通常提示胰腺坏死严重。降钙素原（PCT）水平的升高也是作为有无继发局部或全身感染的参考指标。

②影像学诊断：胰腺 CT 平扫有助于急性胰腺炎起病初期明确诊断，胰腺增强 CT

可精确判断胰腺坏死和渗出的范围，并判断胰腺外并发症是否存在，通常建议起病5~7天后进行。改良的 CT 严重指数评分（modified CT severity index，MCTSI）有助于评估急性胰腺炎的严重程度。在 MSAP/SAP 的病程中，建议每 1~2 周随访 CT 检查。MRI 检测胰腺水肿比增强 CT 敏感，也能判断局部并发症，MRCP 检查有助于判断胆总管有无结石存在。在部分特发性胰腺炎患者，超声内镜（endoscopic ultrasound，EUS）有助于明确有无胰腺微小肿瘤、胆道微结石及慢性胰腺炎。

（3）诊断标准：临床上符合以下 3 项中的 2 项，即可诊断为急性胰腺炎。

①与急性胰腺炎相符合的腹痛。

②血清淀粉酶和（或）脂肪酶活性至少高于正常上限值 3 倍。

③腹部影像学检查符合急性胰腺炎影像学改变。

（4）并发症：

①全身并发症

全身 SIRS：急性胰腺炎会诱发炎症因子浸润肺组织，从而导致肺毛细血管内皮通透性增加，形成弥漫性肺间质水肿及肺泡水肿，导致急性低氧性呼吸功能不全或衰竭。表现为通气降低、通气与血流平衡遭到破坏、补体介导的中性粒细胞在肺泡血管聚集、淤滞诱发急性呼吸窘迫综合征。

脓毒症：急性胰腺炎发生时，在炎性介质和细胞因子的作用下，会引起肠黏膜屏障功能障碍，肠壁通透性增高，肠道菌群易位，造成肠外器官的感染和损伤，导致坏死胰腺和胰周组织反复感染，继发脓毒症。

多器官功能障碍综合征（multiple organ dysfunction syndrome，MODS），多器官功能衰竭（MOF）：在急性胰腺炎中，MODS 的发生与否取决于患者的年龄、是否有合并症、是否肥胖、甘油三酯水平、胰腺损伤程度及遗传因素等，MODS 在很大程度上决定了急性胰腺炎的预后和死亡率。急性胰腺炎并发 MODS 多见肺、心血管、肾脏、肝脏、胃肠道等多脏器表现。

腹腔间隔室综合征（abdominal compartment syndrome，ACS）：指重症急性胰腺炎伴见腹腔高压，合并器官功能障碍或衰竭。多由大量炎症介质释放，血管通透性增加、毛细血管静水压升高、肠道菌群的易位等导致，是急性胰腺炎疾病进展中多种因素的综合体现。临床可表现腹腔压力增高，腹胀、腹肌紧张，胸膜腔内压增高，气道压力升高，肺顺应性下降，继而出现低碳酸血症、低血压、少尿或无尿及肾前氮质血症。ACS 在腹腔压力大于 20mmHg 时，可出现酸中毒、凝血功能障碍、低体温的"三联征"。

②局部并发症

急性胰周积液（acute peripancreatic fluid collection，APFC）：发生于病程早期，表现为胰周或胰腺远隔间隙液体积聚，并缺乏完整包膜，可以单发或多发。多为胰周密度均一的液体聚集，不伴胰周坏死，多数可自行吸收。

胰腺假性囊肿（pancreatic pseudocyst）：多在起病 4 周后假性囊肿包膜会逐渐形成，具有完整的非上皮性包膜包裹的液体积聚。假性囊肿小于 5cm 时，约半数患者会在 6 周内自行吸收，囊肿大时，可明显有腹胀或上、中消化道梗阻症状。

急性坏死物积聚（acute necrotic collection，ANC）：发生于病程早期，表现为混合有液体和坏死组织的积聚，坏死物包括胰腺实质或胰周组织的坏死。

包裹性胰腺坏死（walled－off necrosis，WON）：多发生于急性胰腺炎起病 4 周后，是一种包含胰腺和（或）胰周坏死组织且多具有界限清晰炎性包膜的囊实性结构。

2. 鉴别

（1）消化性溃疡急性穿孔：患者也可有腹痛、背部痛、淀粉酶轻度或中度增高。但本病多有消化性溃疡病史，起病突然，腹痛剧烈，呈持续性，腹肌有板样强直；肝浊音界缩小或消失，血清淀粉酶不超过 500U，腹部透视或 X 线平片显示膈下游离气体，CT 及核磁共振有利于诊断及评估病情。

（2）胆石症和急性胆囊炎：患者也可有腹痛、背部痛、发热、黄疸、高淀粉酶血症，但本病多有波动性黄疸和胆绞痛发作史，疼痛多局限在右上腹并常向右肩放射，呕吐后腹痛可减轻，有胆道感染时腹痛可呈持续性，发热可伴有寒战，Murphy 征阳性，可有右上腹紧张与反跳痛，血清淀粉酶可以升高，但一般不超过 500U，镇痛、解痉药治疗有效；B 超、X 线检查有助于诊断；本病与胰腺炎在病因上密切相关，故有时两者同时存在。

（3）肠梗阻：患者也可有腹痛、恶心、呕吐和血清淀粉酶轻度增高，但本病腹痛为阵发性绞痛，以脐周为主，可伴呕吐、腹胀，无排便、排气，绞窄后可出现腹膜刺激征，在麻痹性肠梗阻发生之前有肠鸣音亢进，可有缓解间歇期，有时可见失水、休克。腹部 X 线平片可见阶梯状气液平面，CT 检查也有助于诊断。

（4）肠系膜血管栓塞：患者也可有急性起病、腹痛、腹胀及休克、腹膜刺激征，类似于出血坏死型胰腺炎。但本病多见于老年人或心脏病患者，可有肠坏死、便血、血性腹水和中毒症状，血清和腹水内淀粉酶可轻度增高，腹腔动脉造影检查可显示血管阻塞征象。

（5）心绞痛或心肌梗死：患者也可有上腹部和背部痛，但本病患者年龄相对较大，有冠心病病史，常突然发病，心前区有压迫感或疼痛，偶尔疼痛位于上腹部，能为血管扩张剂缓解。血、尿淀粉酶正常，心电图显示心肌缺血或心肌梗死图形，血清酶如 CK、AST、LDH 等在心肌梗死时升高，而血清淀粉酶和血清脂肪酶无明显升高。

（6）宫外孕破裂：患者也可有腹痛、恶心、呕吐和高淀粉酶血症，但本病以下腹部疼痛较著，呈持续性，明显贫血，有停经史，可出现出血性休克，直肠子宫窝穿刺有不凝血液。

（7）糖尿病酮症酸中毒：患者也可有腹痛、恶心、呕吐、高淀粉酶血症和淀粉酶清除率与肌酐清除率（Cam/Ccr）比值异常，但本病有糖尿病病史，腹痛呈持续性，有高糖血症、尿糖阳性和代谢性酸中毒表现，意识模糊，化验检查血糖、尿酮体增高，pH 值下降，特别是血清脂肪酶不升高。

（8）腹主动脉瘤破裂/主动脉夹层：SAP 和腹主动脉瘤破裂/主动脉夹层皆可表现为急性发生的腹痛、腰背部疼痛，甚至血压下降等，但是 SAP 多有暴饮暴食史、频繁恶心呕吐、血尿淀粉酶增高，而对于伴有高血压、冠心病或下肢动脉硬化性闭塞症等的老年人，或发病前有情绪激动、腹压增高等诱因者，需考虑腹主动脉瘤破裂/主动脉夹层可能，根据典型的突然剧烈腹痛、腰背痛、腹部搏动性肿块"三联征"可做出诊断，且腹主动脉瘤破裂/主动脉夹层腹部疼痛虽剧烈，但无压痛、反跳痛、肌紧张等，辅助检查彩超、CTA、MRA 或 DSA 可确诊。

【治疗】

一、中医治疗

1. 治疗原则

本病治疗首分疾病的分期及病性的虚实，实证应辨别湿、热、瘀、毒、食积、气滞、痰浊的不同；虚证应辨别气血阴阳之不足。根据实则泻之，虚则补之的原则进行治疗。对于虚实夹杂、寒热错杂者，应根据具体临床情况，分清标本缓急、寒热轻重，确定相应的治法。腑气不通是本病的基本病机，通里攻下应贯穿本病治疗的始终。以通为治疗大法，根据情况选用通腑、解毒、清热、理气、活血、化湿等治疗法则。脱证当回阳救逆，急性胰腺炎恢复期当扶助正气兼清余邪。可分为内治法及外治法，内服汤剂 7～14 天为 1 个疗程，需随病情变化辨证施治，调整用药；禁饮食者，可置空肠营养管，推注相关药物。

2. 辨证论治

（1）急性期

①肝郁气滞证

症状表现：脘腹胀痛，或向左季肋部、左背部窜痛，腹胀，矢气则舒，可无发热，情志抑郁，急躁易怒，善太息，恶心或呕吐，嗳气呃逆，大便不畅，舌质黯，苔薄白，脉弦。

病机分析：多见于发病初期，正盛邪轻，表现为气滞邪壅的病理状态；也见于由忧思抑郁，肝失疏泄引起者，病机总以气滞为主而热象不明显。肝主疏泄失职，全身气滞不畅；或饮食不当脾胃受损，运化失司，食积阻滞气机，土壅木郁；或胆管疾病导致肝胆疏泄失常，均可形成肝郁气滞证。气滞不通，故见腹胀，矢气则舒；不通则痛，故见脘腹胀痛，或向左季肋部、左背部窜痛；肝胆为气机之总司，而脾胃则为人体脏腑气机升降的枢纽，气机不畅，脾胃升降受阻，见恶心或呕吐、嗳气呃逆、大便不畅。

治疗方法：疏肝解郁，理气通腑。

代表方药：柴胡疏肝散（《景岳全书》）或合清胰汤（《四川中医》）加减。柴胡 12g，香附 9g，炒枳壳 12g，白芍 12g，陈皮 9g，川芎 9g，生大黄（后下）6g，法半夏 6g，黄芩 9g，延胡索 12g，郁金 9g，丹参 15g，檀香 6g，砂仁（后下）6g，甘草 3g。

随症加减：湿热重有黄疸者，加茵陈、金钱草、龙胆草利胆退黄；疼痛甚者，加川楝子、枳实理气止痛；兼痰湿郁阻见胸膈痞满、苔白腻/黄腻者，加苍术、半夏、浙贝母清化痰湿；兼血瘀者，加桃仁、红花活血化瘀；气郁化热者，加栀子、金银花、连翘清解郁热；因胆道蛔虫病引起者，加乌梅、苦楝皮祛除蛔虫。

②肝胆湿热证

症状表现：脘腹胀痛，胸闷不舒，发热，烦渴引饮，身目发黄，黄色鲜明，大便黏滞不通，小便短黄，舌质红，苔黄腻或薄黄，脉弦数。

病机分析：感受湿热之邪或喜食肥甘厚腻，或脾虚湿邪内生，郁久化热，阻遏肝胆，形成肝胆湿热证。脾主运化，喜燥恶湿，脾气不运，易被湿困，加重脾脏的负担，从而痰湿之邪内生。湿热蕴结，气机壅滞，则见脘腹胀痛、胸闷不舒；热邪灼伤津液，故发热、口渴；湿热熏蒸于脾胃，累及肝胆，以致肝失疏泄，胆液不循常道，随血泛溢，外溢肌肤，上注眼目，下流膀胱，使身目小便俱黄而成黄疸。

治疗方法：清热化湿，利胆通腑。

代表方药：茵陈蒿汤（《伤寒论》）合龙胆泻肝汤（《医方集解》）或清胰汤（《四川中医》）加减。茵陈 15g，栀子 9g，大黄（后下）6g，龙胆草 3g，柴胡 12g，枳实 12g，木香（后下）9g，黄连 6g，延胡索 15g，黄芩 9g，车前子（包煎）9g，通草 3g，生地黄 9g，当归 12g。

随症加减：黄疸明显，加虎杖、金钱草、穿破石利胆退黄；热重者，加蒲公英、败酱草、金银花清热解毒；食积者，加焦三仙、莱菔子消食化积；便秘者，加芒硝润肠通便；血瘀刺痛或痛甚者，加失笑散活血散瘀止痛；恶心呕吐明显，加竹茹、陈皮、枇杷叶清热止呕；有结石者，加金钱草、海金沙、鸡内金利胆排石。

③腑实热结证

症状表现：腹痛剧烈，腹满硬痛拒按，胸脘痞塞，恶心呕吐，日晡潮热，口臭，大便干结不通，小便短赤，舌质红，苔黄厚腻或燥，脉洪大或滑数。

病机分析：腑以通为用，实热积滞停聚肠腑；或肝胆气滞，湿热壅阻，以致腑气闭结，浊气不泄。饮食不当损伤脾胃，阻滞气机，致脾不化湿，气化不行，郁而化热，大肠为传导之官，主传化糟粕，湿热久郁，热传肠腑；加之饮食停滞，热邪与积滞蕴结肠道，易形成腑实热结证，见腹痛剧烈、腹满硬痛拒按、胸脘痞塞、恶心呕吐、口臭、大便干结不通。病机以实热为主，热象明显，小便短赤，胃肠燥热内结，日晡潮热。

治疗方法：清热通腑，内泻热结。

代表方药：大柴胡汤（《伤寒论》）合大承气汤（《伤寒论》）加减。柴胡 12g，枳实 12g，半夏 6g，黄芩 10g，生大黄（后下）9g，芒硝（冲服）12g，白芍 12g，栀子 9g，连翘 9g，桃仁 6g，红花 6g，厚朴 9g，黄连 6g。

随症加减：表现为结胸里实证，心下按之痛硬者，加甘遂、芒硝峻下热结；口渴明显者，可加生地黄、玄参滋阴清热；腹痛剧烈，加蒲黄、五灵脂、延胡索通络止痛；呕吐重者，加紫苏梗、竹茹和胃止呕；若高热不退，可合用金银花、野菊花、蒲公英、紫花地丁、紫背天葵清热解毒。

④瘀热（毒）互结证

症状表现：腹部刺痛拒按，痛处不移，或可扪及包块，皮肤青紫有瘀斑；发热夜甚，躁扰不宁，口干不渴，大便燥结不通，小便短涩。舌质红或有瘀斑，脉弦数或涩。

病机分析：当急性胰腺炎失治误治，以至病情进一步发展，毒邪入血，气分热毒浸淫及血，热邪灼伤血络，血液受热煎熬而黏滞，血行不畅而瘀血内生，热毒与瘀血互结而成。瘀血内生，腹部刺痛拒按、痛处不移，皮肤青紫有瘀斑；瘀热互结，积滞内阻，大便燥结不通，小便短涩。

治疗方法：清热泻火，祛瘀通腑。

代表方药：泻心汤（《伤寒论》）或大黄牡丹汤（《金匮要略》）合膈下逐瘀汤（《医林改错》）加减。大黄9g，黄连6g，黄芩9g，当归12g，川芎9g，桃仁6g，红花6g，赤芍15g，延胡索15g，生地黄9g，丹参15g，厚朴12g，炒五灵脂6g，牡丹皮9g，水牛角（先煎）15g，芒硝（冲服）9g。

随症加减：刺痛或痛甚，固定不移，肌肤甲错为瘀重者，加三棱、莪术破血祛瘀；便血或呕血者，加三七粉、茜草根化瘀止血；毒热重者酌情加用栀子、黄柏、蒲公英、柴胡、安宫牛黄丸清热解毒。

⑤内闭外脱证

症状表现：意识模糊不清，呼吸喘促，肢冷抽搐，大汗出，大便不通，小便量少甚或无尿，舌质干绛，苔灰黑而燥，脉微欲绝。

病机分析：湿热、热毒或瘀毒等邪气内陷，上迫于肺，热伤血络，成气血逆乱之危症。腑闭不通，热毒入营入血，侵扰心神，致热闭心包，脏气衰竭，三阴三阳、五脏六腑皆受病，正不胜邪，元气衰微，阴竭阳亡，损及心、肺、脑、肾等诸多脏腑，见呼吸喘促、意识模糊不清、大便不通、小便量少甚或无尿；属于危重证候，是重症急性胰腺炎的证候类型。

治疗方法：通腑逐瘀，回阳救逆。

代表方药：小承气汤（《伤寒论》）合四逆汤（《伤寒论》）加减。生大黄（后下）6g，厚朴9g，枳实9g，熟附子3g，干姜6g，甘草3g，葛根9g，赤芍9g，红花6g，生晒参（另炖）9g，代赭石（先煎）12g，生牡蛎（先煎）15g。

随症加减：便血或呕血者，加三七粉、茜草根凉血化瘀止血；大便不通者，加芒硝润肠通便；汗多亡阳者，加煅龙骨、煅牡蛎收敛浮阳。

（2）恢复期

①肝郁脾虚证

症状表现：上腹部或胁部胀满，进食后明显，善太息；便溏，纳呆，恶心。舌苔薄白或白腻，脉弦缓。

病机分析：恢复期，正气已伤，以正虚邪恋为主要特点。脾胃亏虚，中焦气机升降失常，上腹部或胁部胀满、进食后明显、便溏、纳呆、恶心；肝脾不调，肝气郁结，善太息。

治疗方法：疏肝健脾，和胃化湿。

代表方药：柴芍六君子汤（《医宗金鉴》）加味。人参6g，炒白术9g，茯苓12g，陈皮6g，姜半夏6g，炙甘草6g，柴胡9g，白芍9g，钩藤9g。

随症加减：食积者，加焦三仙、莱菔子消食行气；腹胀明显者，加莱菔子、木香行气通腑；痛甚者，加乳香、没药活血定痛；兼痰湿郁阻，胸闷或肢体困重者，加苍术、浙贝母清化痰湿；兼血瘀，刺痛明显，夜间痛甚者，加桃仁、红花活血化瘀；气郁化热，心烦口苦者，加栀子、金银花、连翘清解郁热。

②气阴两虚证

症状表现：少气懒言，神疲，胃脘嘈杂，饥而不欲食，津液耗伤，口燥咽干，大便干结。

病机分析：急性期后，气阴耗伤，伤气则少气懒言、神疲，耗阴则口燥咽干、大便干结。每致胃阴耗损，受纳失司，故饥而不欲食、胃中嘈杂。

治疗方法：益气生津，养阴和胃。

代表方药：生脉散（《医学启源》）或益胃汤（《温病条辨》）加味。人参9g，麦冬12g，五味子6g，沙参9g，生地黄9g，玉竹9g。

随症加减：口渴明显者，加玄参、天花粉养阴生津；余热未清，加知母、黄柏清退虚热；食后脘胀者，加陈皮、神曲以理气消食；痛甚夹瘀，舌黯脉涩者，加丹参、三七、桃仁活血化瘀。

3. 其他疗法

（1）中成药

①急性期

A. 柴胡舒肝丸

药物组成：茯苓、枳壳、豆蔻、酒炒白芍、甘草、醋制香附、陈皮、桔梗、姜炙厚朴、炒山楂、防风、炒六神曲、柴胡、黄芩、薄荷、紫苏梗、木香、炒槟榔、醋炙三棱、酒炒大黄、炒青皮、当归、姜炙半夏、乌药、制莪术。

功能主治：疏肝理气，消胀止痛。用于肝气不舒，胸胁痞闷，食滞不清，呕吐酸水，急性胰腺炎急性期见上述证候者。

用法用量：口服。大蜜丸，一次1丸（10g），一日2次。与西药联合使用，可视情况直接口服或溶解后胃管中注入。

B. 舒肝止痛丸

药物组成：柴胡、当归、白芍、赤芍、炒白术、醋制香附、郁金、醋制延胡索、川楝子、木香、制半夏、黄芩、川芎、炒莱菔子。

功能主治：疏肝理气，和胃止痛。用于肝胃不和，肝气郁结，胸胁胀满，呕吐酸水，脘腹疼痛，食欲不振，呃逆呕吐，大便失调；以及急性胰腺炎急性期见上述证候者。

用法用量：口服。一次 4～4.5g（4.5 克/袋），一日 2 次；大蜜丸：一次 2 丸，一日 2 次。与西药联合使用，可视情况直接口服或溶解后胃管中注入。

C. 清胰利胆颗粒

药物组成：牡蛎、姜黄、金银花、柴胡、大黄、醋制延胡索、牡丹皮、赤芍。

功能主治：行气解郁，活血止痛，疏肝利胆，解毒通便。用于肝胆湿热、气滞血瘀所致的胁肋疼痛，脘腹胀满，口苦呕恶，大便不畅；以及急性胰腺炎急性期见上述证候者。

用法用量：口服，一次 1 袋（10g），一日 2～3 次。与西药联合使用，可视情况直接口服或溶解后胃管中注入。

D. 茵栀黄注射液

药物组成：茵陈提取物、栀子提取物、黄芩苷、金银花提取物（以绿原酸计）。

功能主治：清热，解毒，利湿，退黄。用于急性胰腺炎急性期症见胸胁胀痛，恶心呕吐，小便黄赤，或面目悉黄者。

用法用量：静脉滴注，一次 10～20mL，用 10% 葡萄糖注射液 250～500mL 稀释后滴注；症状缓解后可改用肌内注射，一日 2～4mL。

E. 消炎利胆片（胶囊、颗粒）

药物组成：溪黄草、穿心莲、苦木。

功能主治：清热、祛湿、利胆。用于肝胆湿热所致的胁痛、口苦；以及急性胰腺炎急性期见上述证候者。

用法用量：口服。片剂：一次 6 片，一日 3 次；胶囊：一次 4 粒，一日 3 次；颗粒：一次 1 袋（2.5g），一日 3 次。与西药联合使用，可视情况直接口服或溶解后胃管中注入。

F. 龙胆泻肝丸（片、胶囊、颗粒）

药物组成：龙胆、柴胡、黄芩、炒栀子、泽泻、木通、盐炒车前子、酒炒当归、地黄、炙甘草。

功能主治：清肝胆，利湿热。用于肝胆湿热，头晕目赤，耳鸣耳聋，胁痛口苦，尿赤，湿热带下；以及急性胰腺炎急性期见上述证候者。

用法用量：口服。丸剂：一次 3～6g，一日 2 次；大蜜丸：一次 1～2 丸，一日 2 次；片剂：一次 4～6 片，一日 2～3 次；胶囊：一次 2 粒，一日 3 次；软胶囊：一次 4 粒，一日 3 次；颗粒：一次 1 袋（10g），一日 2 次。与西药联合使用，可视情况直接口服或溶解后胃管中注入。本药长期服用可导致肝肾损伤，需在医生指导下使用。

G. 胰胆炎合剂

药物组成：柴胡、蒲公英、败酱草、黄芩、赤芍、枳实、厚朴、法半夏、大黄、甘草。

功能主治：清泻肝胆湿热。用于肝胆湿热所致胁肋胀痛，心烦口苦，胸闷纳呆，恶心呕吐，目赤或黄疸，尿黄，苔黄腻；以及急性胰腺炎急性期见上述证候者。

用法用量：口服。一次药液 20mL，冲服药粉 1g，一日 2 次。与西药联合使用，可视情况直接口服或溶解后胃管中注入。急性期药量加倍，症状缓解后，根据大便情况酌减量。

H. 木香槟榔丸

药物组成：木香、槟榔、炒枳壳、陈皮、醋炒青皮、醋制香附、醋炙三棱、醋炙莪术、黄连、酒炒黄柏、大黄、炒牵牛子、芒硝。

功能主治：行气导滞，泄热通便。用于湿热内停，赤白痢疾，里急后重，胃肠积滞，脘腹胀痛，大便不通；以及急性胰腺炎急性期见上述证候者。

用法用量：口服。一次半袋~1袋（3~6g），一日2~3次。与西药联合使用，可视情况直接口服或溶解后胃管中注入。

I. 番泻叶颗粒

药物组成：番泻叶。

功能主治：泄热行滞，通便。用于急性胰腺炎急性期腑实热结证之便秘者。

用法用量：口服。一次1袋（10g），一日2次，与西药联合使用，可视情况直接口服或溶解后胃管中注入。

J. 血必净注射液

药物组成：红花、赤芍、川芎、丹参、当归。

功能主治：消瘀散结，溃散毒邪。用于急性胰腺炎急性期症见发热、喘促、心悸、烦躁、发热夜甚、口干不渴、小便短赤、大便燥结、舌质红或有瘀斑等瘀毒互结证者。

用法用量：一次50~100mL加0.9%生理盐水100mL静脉点滴，一日2次，病情重者一日可3~4次。

K. 丹参注射液

药物组成：丹参。

功能主治：活血化瘀，通脉疏络。用于急性胰腺炎急性期见腹部刺痛拒按、痛处不移，或可扪及包块，或见出血、皮肤青紫有瘀斑、舌有瘀斑等血瘀内停证者。

用法用量：一次20mL加5%葡萄糖注射液100~500mL静脉点滴，一日1次。

L. 参附注射液

药物组成：红参、附片。

功能主治：回阳救逆，益气固脱。用于急性胰腺炎感染性休克、失液性休克等所致阳气暴脱的厥脱证者。症见呼吸喘促，面色苍白，肢冷抽搐，或神志不清等。

用法用量：一次10~20mL加入5%或10%葡萄糖注射液250~500mL静滴，一日1次。

M. 生脉注射液

药物组成：红参、麦冬、五味子。

功能主治：益气养阴，复脉固脱。用于急性胰腺炎急性期气阴两亏，脉虚欲脱的心悸、气短、四肢厥冷、汗出、脉微欲绝及急性胰腺炎或出现休克具有上述证候者。

用法用量：静脉滴注，一次20~60mL，用5%葡萄糖注射液250~500mL稀释后使用，一日1次。

N. 安宫牛黄丸

药物组成：牛黄、水牛角粉、麝香、珍珠、朱砂、雄黄、黄连、黄芩、栀子、郁金、冰片。

功能主治：清热解毒，镇惊开窍。用于邪热内陷心包见高热烦躁、神昏谵语、口干舌燥、痰涎壅盛、舌红或舌绛、脉数；以及急性胰腺炎见上述证候者。

用法用量：口服，一次1丸，一日1次。小儿3岁以内一次1/4丸，4~6岁一次1/2丸，一日1次。

②恢复期

A. 逍遥丸（颗粒）

药物组成：柴胡、当归、白芍、炒白术、茯苓、炙甘草、薄荷、生姜。

功能主治：疏肝健脾养血。用于肝气不舒所致，胸胁胀痛，头晕目眩，食欲减退；以及急性胰腺炎恢复期见上述证候者。

用法用量：口服。丸剂，一次8丸，一日3次；颗粒，一次1袋，一日2次。

B. 黄芪注射液

药物组成：黄芪。

功能主治：益气养元，扶正祛邪，健脾利湿。用于气虚所致气短、神疲、乏力，或脾虚湿困；以及急性胰腺炎恢复期见上述证候者。

用法用量：静脉滴注，一次10~20mL加0.9%生理盐水250mL，一日1次。或黄芪注射液2mL，双侧足三里交替注射，一日1~2次。

C. 养阴口香合剂

药物组成：鲜石斛、朱砂根、茵陈、龙胆、黄芩、蓝布正、麦冬、天冬、枇杷叶、黄精、生地黄、枳壳。

功能主治：清胃泻火，滋阴生津，行气消积。用于胃热津亏，阴虚郁热所致口臭、口舌生疮、牙龈肿痛、咽干口苦、胃灼热痛、肠燥便秘；以及急性胰腺炎恢复期见上述证候者。

用法用量：空腹口服，一次30mL，一日2次。

（2）单方验方

①单方

大黄：生大黄30g，浓煎50~200mL，过滤去渣冷却至38~40℃，经胃管或鼻空肠管注入，一日1~2次。功能攻积导滞、泻下通便。用于急性胰腺炎较重之胃肠实热积滞，大便秘结者。

番泻叶：番泻叶250g研成细末，装入胶囊，每粒含生药0.25g。每次服4粒，一日2或4次，温开水送服。功能通腑泻火。用于急性胰腺炎症状较轻之胃肠实热积滞，大便秘结者。

②验方

验方一：大黄9~15g，玄明粉15~30g。上药研成细末，冲入开水200mL，6小时内分两次服；若6小时内大便仍未通，则再用上述药量冲泡200mL，其中100mL口服，100mL保留灌肠，以泻为度。功能泄热通里攻下。用于急性胰腺炎症见上腹部剧痛，痛如刀割，拒按，呕吐频作，大便秘结，舌质红，苔黄腻或厚腻，脉弦数或细数者。

验方二：生大黄12~20g，生栀子12g。水煎服，一日1剂，分3次温服。功能清热解毒，消炎止痛。用于急性胰腺炎见脘腹疼痛，发热，烦渴引饮，大便不通，小便短黄，舌质红，苔黄腻或薄黄，脉弦数者。

验方三：炒白芍10~30g，炙甘草10g，延胡索15g，川楝子10g，柴胡15g，木香10g。水煎服，一日1剂，分3次温服。功能缓急止痛。用于急性胰腺炎见脘腹疼痛为主症，或向左季肋部、左背部窜痛，腹胀，矢气则舒，可无发热，舌淡红，苔薄白或薄黄，脉弦者。

（3）外治疗法

①中药灌胃及灌肠：生大黄30g，浓煎50~200mL，过滤去渣冷却至38~40℃，直肠滴注保留灌肠1~2小时，一日1~2次。

大承气汤或柴芩承气汤加减：生大黄（后下）12g，芒硝（冲）9g，枳实12g，厚朴15g；或生大黄（后下）20g，芒硝（冲）15g，枳实15g，厚朴15g，柴胡15g，黄芩15g。上述药物煎成300mL，取50mL经胃管注入，注入前先抽空胃液，夹闭胃管，每1~2小时重复1次；取200mL高位保留灌肠，肛管深度距肛门至少15cm，保留时间至少15分钟（时间尽量长），每天1~5次（根据大便及肠蠕动情况调整灌肠频次），待肠蠕动恢复，大便通畅后停用。

②中药外敷：

芒硝：将芒硝500~1000g研磨成粉末状，放入专门的外敷袋中；随后将外敷袋平铺均匀放在患者的中上腹部上。当芒硝出现结晶变硬后更换，每日更换2~4次。芒硝性味辛苦微咸寒，功能泄热导滞、润燥软坚。用于急性胰腺炎见腹痛、腹胀、便秘、腹部包块等症者。

六合丹：生大黄、黄柏、白及、乌梅、薄荷、白芷、木炭粉、陈小粉（陈小麦粉，可用淀粉炒焦存性代用）、乌金散，打碎再配以蜂蜜调和外敷左上腹。发病后2天左右开始，8~10小时更换1次，持续到症状消失。功能软坚散结，清热解毒，消肿止痛。用于急性胰腺炎见腹痛、腹胀、腹部包块等症者。

双柏散：大黄、黄柏、侧柏叶、蒲公英、泽兰等药物打细粉，金银花水或水蜜调和。根据疼痛面积，用50~150g外敷左上腹或局部炎性包块处，每天1~2次。功能活血祛瘀，清热凉血，行气止痛。用于急性胰腺炎见腹痛者。

（4）针灸疗法

体针：针刺足三里、内关、中脘、胰腺穴、阳陵泉、胃脘下俞。肝郁气滞，配太冲、膻中、气海、期门；肝胆湿热，配足临泣、公孙、胆俞、阴陵泉、地机；腑实热结，配下巨虚、梁门、章门、内庭、合谷；瘀热（毒）互结，配天枢、血海、膈俞；恢复期肝郁脾虚，配太冲、脾俞、胃俞，灸神阙；气阴两虚，配气海、三阴交、太溪。

（5）药膳疗法

急性胰腺炎急性发作期应禁食，恢复期可自行药膳调理。

①山楂橘皮山药粥：怀山药 60g，山楂 10g，橘皮 5g。将粳米 100g 洗净之后和上三味一起熬成粥，然后加入砂仁粉末再稍微煮一会儿即可温服。用于肝郁脾虚证之急性胰腺炎恢复期者。症见：上腹部胀满，进食后明显，素叹息，食欲不佳，轻微恶心，大便溏烂。

②太子参百合粥：太子参 20g，百合 30g，与粳米 100g 同煮，温服。用于急性胰腺炎恢复期之气阴两虚证者。症见精神疲倦，上腹不适，少气懒言，饥不欲食，口干，大便干。

二、西医治疗

1. 治疗原则

急性胰腺炎治疗的首要目标是维持内环境稳定、改善胃肠动力、抑制炎症损伤以维护重要器官功能，减少器官衰竭的发生以降低早期病死率；后期以恢复器官功能、减少感染和局部并发症为主要目标，降低手术率及中转 ICU 比率，缩短住院时间并降低病死率。其治疗方案主要有禁食和胃肠减压、支持治疗、蛋白酶抑制剂和胰酶分泌抑制治疗、控制感染、解痉止痛、治疗原发病、清除坏死组织以及防治并发症等。注意液体复苏、重症监护治疗、器官功能的维护及营养支持。

2. 一般治疗

加强监护监测，液体复苏分为快速扩容和调整体内液体分布两个阶段，补液量包括基础需要量和流入组织间隙的液体量。输液种类包括胶体物质、0.9% NaCl 溶液和平衡液。扩容时，应注意晶体与胶体的比例，并及时补充微量元素和维生素。

营养支持：鼓励早期肠内营养，尽量避免肠外营养。轻中度患者症状改善后，或出现饥饿感，即可经口进食，不再要求腹部症状体征缓解和胰腺酶学水平恢复正常，必要时经内镜引导或 X 线引导下放置鼻空肠管给予肠内营养。进行肠内营养时，应注意患者的腹痛、肠麻痹、腹部压痛等胰腺炎症状和体征是否加重，并定期复查电解质、血脂、血糖、TBil、血清 Alb 水平、血常规及肾功能等，以评价机体代谢状况，调整肠内营养的剂量。

3. 药物治疗

（1）抑制胰腺外分泌和胰酶抑制剂应用：生长抑素及其类似物（奥曲肽）可以通过直接抑制胰腺外分泌而发挥作用，对于预防 ERCP 术后胰腺炎也有积极作用。H_2 受体拮抗剂或质子泵抑制剂，可通过抑制胃酸分泌而间接抑制胰腺分泌，还可以预防应激性溃疡的发生。蛋白酶抑制剂（乌司他丁、加贝酯）除能广泛抑制与急性胰腺炎发展有关的胰蛋白酶、弹性蛋白酶等的释放和活性外，还可改善胰腺微循环，减少急性胰腺炎并发症，主张早期足量应用。

（2）抗感染：对于急性胆源性胰腺炎应常规使用抗生素，合并胰外感染（如肺炎、导管相关性感染等）或者经 7~10 天治疗后，病情恶化或无改善者，应当使用抗生素治疗。推荐方案：碳青霉烯类；青霉素 + β - 内酰胺酶抑制剂；第三代头孢菌素 + 抗厌氧菌；喹诺酮 + 抗厌氧菌。

4. 手术治疗

胆源性胰腺炎的内镜治疗：对于怀疑或已经证实的胆源性急性胰腺炎患者，如果符合重症指标和（或）有胆管炎、黄疸、胆总管扩张，或最初判断是 MAP 但在治疗中病情恶化者，应在有条件的医院行鼻胆管引流或内镜下十二指肠乳头括约肌切开术（endoscopic sphincterotomy，EST）。胆源性 SAP 发病的 48～72 小时内为行 ERCP 最佳时机，而胆源性 MAP 于住院期间均可行 ERCP 治疗。在胆源性急性胰腺炎恢复后，应该尽早行胆囊切除术，以防再次发生急性胰腺炎。

在急性胰腺炎早期阶段，除因严重的腹腔间隔室综合征外，均不建议外科手术治疗。在急性胰腺炎后期阶段，若合并胰腺脓肿和（或）感染，应考虑手术治疗。

5. 其他疗法

主要包括血糖的控制，急性炎症期首选胰岛素治疗，遵循"先基础再餐时"管理步骤，积极调整剂量，安全达标，强化后续"4 退 1"策略，警惕低血糖的发生。在严密观察病情下，镇静镇痛药物的使用可注射盐酸哌替啶（杜冷丁），不推荐应用吗啡或胆碱能受体拮抗剂，如阿托品、消旋山莨菪碱（654 - 2）等。控制病因，防止复发，积极治疗胆囊疾病、戒烟戒酒，注意肥胖、妊娠、药物对急性胰腺炎的影响。

【预防调护】

一、饮食注意

1. 适宜进食食物

宜进食无脂、低蛋白流质，如藕粉、米汤、西红柿汤、蛋汤、去渣绿豆汤、菜汁、稀面汤等；宜新鲜蔬菜水果，如西瓜、梨、马蹄、菜汁等；宜清淡、无刺激饮食。

2. 避免进食食物

忌油腻性食物，如肥肉、海鲜、花生、肉汤、核桃、芝麻、油炸食品、羊肉、鹅肉、奶油等；忌食辛辣食物，如葱、蒜、姜、花椒、辣椒等；忌刺激性食物，如茶、咖啡、可可；忌食含有草酸多的食物，如菠菜、竹笋、苋菜；忌饮食过饱，切忌暴饮暴食，控制糖、蛋白质的摄入；忌饮酒；忌生冷食物，如冰激凌、雪糕等。

3. 禁食不禁中药

急性胰腺炎急性期严格执行禁食不禁中药，对于急性胰腺炎患者何时可以开放饮食并没有严格的时间规定，待腹部疼痛消失，发热消退，无恶心、呕吐等症状后，则可进食，但恢复饮食要遵循一定的顺序，逐渐过渡；根据患者进食后的反应随时调整，最终恢复到常规饮食。恢复正常饮食后，最初可先进食少量温开水，如无腹痛、恶心、呕吐等症状，可逐渐过渡到少量流质无脂饮食。先给予无脂高碳水化合物流质，如果汁、米汤、藕粉、面汤、蜜水、番茄汁、西瓜汁、绿豆汤等；随后饮食量逐渐增加，改为低脂肪半流质饮食，如大米粥、面条、土豆泥等易消化的食物；恢复期少食多餐，5~6 餐/天，每餐给予 1~2 种食物，注意选用软而易消化食物。

二、生活注意

1. 积极治疗原发病

积极治疗胆囊炎及胆囊结石；主要针对诱发胰腺炎的危险因素进行预防及调摄，加强健康教育，如积极治疗原发疾病可预防胆源性胰腺炎的发生，尽可能避免引起胰腺炎发生的诱发因素。因此，戒掉不良习惯是做好急性胰腺炎一级预防的重要措施。

2. 规律作息

养成早睡早起的好习惯，保证充足睡眠。调情志，避寒暑，慎起居，适劳逸。

3. 加强锻炼

太极拳、八段锦是我国传统的健身运动。其优点是简单易学，动作缓慢，呼吸匀称，不受时间、地点的限制。具有增进血液循环、提高抗病能力、调节内脏器官功能等良好作用，适合胰腺炎康复期患者锻炼。

【名医经验】

一、杨春波

1. 学术观点

（1）病机认识：脾胃病湿热多，涉及多系统疾病，金指标为黄腻苔。饮食等内伤或脾胃素弱可使脾胃功能失调而湿热蕴生。病理含阴阳两性，可呈湿热并重，或湿偏重，或热偏重；湿邪常滞气机，久可伤络。因人体阳气旺而偏热重，阴气盛而偏湿重，还可热化、寒化，甚至耗气、伤阳、损阴、亏血。湿热盘踞中焦，可上蒸扰窍、蒙神、熏肺，旁达肝胆、筋节、肌肤，下流膀胱、前后阴、女子胞等。

（2）治法心得：全面了解，审明主次，形成总观，决定从治。病位在脾胃，是治疗的重点。要调理好脾胃烂谷与运化、升清与降浊之能，勿忘脾胃与其他脏腑的关系。辨明实与虚，方能立补泻。湿热证当然属实证，应该用泻法，但也有兼见气虚、血弱、阳衰、阴亏，还有因脾虚失运导致湿阻热生等，应分清主次缓急而立先泻、先补，或补泻间用、补泻兼施。清热祛湿是治疗脾胃湿热证的总则，但临床有湿热并重、湿偏重、热偏重的不同，应细辨而施治。

2. 经典医案

王某，女，62 岁。

首诊：2005 年 1 月 5 日。

主诉：胃脘闷痛近 20 日。

现病史：患者于 2004 年 12 月因腹痛就诊于北京某医院，经查确诊为急性胰腺炎，治疗周余，症状改善，血淀粉酶仍在 200L 左右。回乡后住进福建某省级三甲西医院，治疗半月后，腹部隐痛尚在。查：白细胞 4.3×10^9/L，中性粒细胞 47.6%；生化正常；B 超示胰腺回声稍增强，胆、肝、脾（－）；胃镜示慢性浅表性胃炎，Hp（－）；胃黏膜病理报告示间质少许淋巴细胞浸润；血淀粉酶 150/L（正常值 125/L）。出院来门诊：胃脘闷痛、入夜较甚、得食则舒，口干苦，知饥纳可，畏冷疲乏，小便淡黄，大便时软，每日 2 次；舌淡红，苔黄根稍腻，脉沉细弦。

临证思路：本病经西药治疗近 20 日未效，中医属异病同治之治。以脾胃湿热，气滞络瘀为主。胃脘痛为主要表现，诊为胃脘痛，系急性胰腺炎恢复期与慢性浅表性胃炎合病。证属脾胃湿热，气滞络瘀。

选方用药：茵陈 10g，白扁豆 12g，苍术 6g，黄连 3g，佩兰 9g，厚朴花 6g，白豆蔻 4.5g，仙鹤草 15g，薏苡仁 15g，海螵蛸 15g，赤芍 12g，丹参 10g。共 7 剂，一日 1 剂；配胃乐宁餐前服 1 片，一日 3 次，7 日。

用药分析：治以清热祛湿，理气疏络。方予杨氏清化饮清热祛湿，理气疏络，并加入苍术、厚朴花温中除湿，海螵蛸、仙鹤草健胃制酸止痛，赤芍、丹参散瘀通络，瘀散则气畅。其中配胃乐宁为健脾养胃。

二诊：2005 年 1 月 12 日。

胃脘部仅夜时稍痛，口稍干苦，大便偏软，一日 1~2 次，苔转薄黄微腻，脉细缓。患者症状改善，说明药物对症。守上法，方加地榆炭 9g。10 日。

用药分析：上方加入地榆炭，在清热祛湿、理气疏络的基础上，以实大便。

三诊：2005 年 1 月 22 日。

脘痛除，口稍苦，吞酸，知饥欲食，头晕肢乏，小便淡黄，大便日 1 次偏软，舌脉如前。血淀粉酶 141/L。湿热见退，脾气虚显，改健脾清化散瘀为治。

选方用药：党参 15g，生扁豆 12g，黄连 3g，佩兰 6g，砂仁 4.5g，赤芍 10g，丹参 10g，仙鹤草 15g，海螵蛸 15g，地榆炭 10g，炙甘草 3g。共 14 剂，一日 1 剂；配服荆花胃康胶丸 2 片，一日 3 次，14 日。

用药分析：本方以健脾清化散瘀为法，故减少苦寒之品以防伤正，并加党参、砂仁、炙甘草健运脾胃，益气扶正。

四诊：2005 年 2 月 5 日。

因感冒咳嗽，痰少白黏，入夜咳剧。此乃风痰犯肺，当以急则治其标为原则，先治感冒咳嗽。处以宣肺化痰之剂 7 日。

五诊：2005 年 2 月 12 日。

咳嗽已解，因伤凉食，胃脘稍闷，口稍苦，二便正常，舌淡红黯，苔薄黄稍腻，脉细稍弦；血淀粉酶 111/L，B 超：胰腺（－）。遵原理脾清化，调气散瘀为治。

选方用药：茵陈 10g，生扁豆 12g，黄连 3g，败酱草 12g，厚朴花 6g，佩兰叶 9g，赤芍 10g，牡丹皮 9g，薏苡仁 15g，白豆蔻 4.5g。共 10 剂，一日 1 剂；配服胃乐宁，10 日，以固基础。

用药分析：本案病后调护以理脾清化、调气散瘀为法，故续予杨氏清化饮加减。加败酱草清热解毒，改以厚朴花、赤芍、牡丹皮调气散瘀通络。

二、张琪

1. 学术观点

（1）病机认识：诊病问疾，首调脾胃；精于辨证，善调脾胃；遣方用药，顾护脾胃；病后防复，培补脾胃。六腑的生理特点是气机运行，泻而不藏，满而不实，动而不静，以通为顺，也以通为用，故"不通则痛"为急腹症主要病机。所谓"不通"，一是气血瘀滞，经络阻塞；二是胃肠被有形实邪所阻滞。两者相互影响，故其主要病理特点为实热壅滞、气血瘀滞、胃肠阻塞。

（2）治法心得：治疗急腹症，用药攻下力宜猛，药量宜足，这样才能达到通里攻下的目的。大黄、芒硝为治疗急腹症的要药，大黄曾经用到40g，收效良好。如邪热积聚较久，大便坚实，难以攻下，则必须借芒硝软坚散结润下之功。两者相互协同，荡涤胃肠实热，效果甚佳。

2. 经典医案

某患者，男，42 岁。

首诊：2004 年 8 月 19 日。

主诉：上腹部疼痛 1 个多月。

现病史：患者素有嗜酒史，1 个多月前突然上腹部剧痛，夜间睡梦中痛醒。入某医院检查，经 B 超、CT 等检查，确诊为急性胰腺炎。给予抗生素及阿托品、止痛药，经 1 周治疗，痛稍缓解，但仍时有上腹部剧痛，经家属要求为之会诊。诊时患者消瘦，上腹痛，两胁痛彻后背，恶心，干呕，不欲食，大便秘，测体温38.5℃，舌苔白燥，脉象弦数。经抗生素等治疗 1 周，效不明显，患者要求中药治疗。

临证思路：脉证分析，主症是大便秘、发热、舌苔燥、脉弦数。辨证为肝热气郁，胃腑实热内结。

选方用药：柴胡25g，黄芩15g，大黄10g，枳实15g，半夏15g，赤芍15g，牡丹皮15g，桃仁15g，金银花30g，连翘20g，甘草15g，生姜15g，大枣 3 枚。水煎服，共 3 剂，一日 1 剂。

用药分析：辨证属肝胆气郁，胃腑实热内结，上焦气滞不通，大柴胡汤疏利肝胆、泄热和胃，药证相符，取得了满意的疗效。

二诊：2004 年 8 月 22 日。

服药 3 剂，患者家属来询问，谓现大便已泻，所泻之便污秽稠黏，上腹痛大轻，测体温35.4℃，患者现思食物，可否继续服用此方。患者大便已解，便所下稠黏污秽乃热邪下行之兆，但未转溏，邪热仍未尽，故宜继续服用上方。

用药分析：大柴胡汤疏利肝胆，泄热和胃，药证相符，继续治疗。

三诊：2004 年 8 月 25 日。

再服用 3 剂后，患者在家属陪同下自行来门诊，谓大便不仅未再下泻，日仅一行，转为正常便。上腹、胁肋、后背痛均除，能进饮食，舌苔转润，脉弦滑。原方去大黄；加陈皮10g，砂仁10g。

用药分析：症状明显减轻，舌苔转润乃实热已去之象。恐苦寒伤胃，故去大黄，加陈皮、砂仁。后继续调理而愈。

（刘凤斌 文艺）

参考文献

[1] 张声生，李慧臻. 急性胰腺炎中医诊疗专家共识意见（2017）[J]. 临床肝胆病杂志，2017，33（11）：4085-4088.

[2] 董改英，黄晓静. 血必净注射液治疗急性胰腺炎的 Meta 分析 [J]. 天津药学，2011，23（4）：30-33.

[3] 任杰，李倩，刘国恩. 血必净注射液治疗重症急性胰腺炎的 Meta 分析 [J]. 中国药物经济学，2014，9（9）：9-13.

[4] 李方，王强. 大黄灌胃灌肠联合芒硝外敷对重症急性胰腺炎临床疗效的 Meta 分析 [J]. 临床消化病杂志，2015，27（2）：69-75.

[5] 梁杏仪，郭广彬，周定耕. 经鼻空肠管注入生大黄治疗急性胰腺炎 [J]. 长春中医药大学学报，2015，31（2）：367-369.

[6] 余秀文，杨润芝. 大黄对重症急性胰腺炎患者血清 IL-15、IL-18 影响的研究 [J]. 安徽医学，2013，34（3）：285-287.

[7] 程爵棠，程功文. 单方验方治百病 [M]. 北京：人民军医出版社，2015.

[8] 马海燕. 中医临床效验之脾胃篇 [M]. 长春：吉林科学技术出版社，2017.

[9] 包小英，刘翠清. 急性重症胰腺炎中医护理干预疗效分析 [J]. 西部中医药，2016，29（2）：136-138.

[10] 刘兵，谢芳芳. 大承气汤治疗急性胰腺炎 48 例 [J]. 福建中医药，2014，45（3）：39-40.

[11] 管文东，陈光远，薛平，等. 柴芩承气汤治疗重症急性胰腺炎并发麻痹性肠梗阻的临床观察 [J]. 华西医学，2010，25（1）：24-26.

[12] 陈燕，黄宗文，郭佳，等. 早期应用柴芩承气汤治疗重症急性胰腺炎伴多器官功能障碍综合征临床研究 [J]. 华西医学，2009，24（4）：909-911.

[13] 陈斌，杨晓军，熊文生，等. 中西医结合治疗轻型急性胰腺炎腹痛疗效观察 [J]. 实用中医药杂志，2011，27（4）：251.

[14] 郑晓华，冷凯，曾鹏飞. 清胰承气汤内服结合双柏散结散外敷治疗重症急性胰腺炎 40 例 [J]. 中国实验方剂学杂志，2013，19（20）：281-284.

[15] 刘洪，叶倩云，陈新林，等. 针刺辅助治疗改善急性胰腺炎患者胃肠功能的 Meta 分析 [J]. 广州中医药大学学报，2017，34（3）：347-352.

[16] 黄恒青，柯晓，杨永昇，等. 杨春波论医案 [M]. 北京：科学出版社，2014.

[17] 尹国有. 国医大师内科验案精选 240 例 [M]. 北京：人民军医出版社，2013.

第二节　慢性胰腺炎

【概述】

慢性胰腺炎（chronic pancreatitis，CP）是由于各种因素造成的胰腺局部、节段性或弥漫性的慢性、进展性炎症，胰腺出现不同程度的腺泡萎缩、胰管变形，纤维化及钙化和（或）出现不同程度的胰腺外分泌和内分泌功能障碍。临床主要表现为腹痛、腹泻或脂肪泻、消瘦及营养不良等胰腺功能不全的症状。在全球范围内，CP 的发病率为 9.62/10 万，死亡率为 0.09/10 万；我国 2003 年 CP 患病率约为 13/10 万，呈逐年增长的趋势。CP 的致病因素多样，由遗传、环境和（或）其他致病因素共同引起，一般认为与大量饮酒、胆道系统疾病、胰腺外伤、胰腺外科手术后、高甘油三酯血症、免疫遗传因素等相关。

慢性胰腺炎以腹痛为主要症状，可归属"腹痛""胃痛"范畴；因胰腺外分泌功能障碍，出现上腹胀等症，可归属"痞满"范畴；因吸收不良出现脂肪泻，可归属"泄泻"范畴；如病程较久，出现营养不良、身体消瘦，可归属"虚劳病"范畴；若并发胰腺假性囊肿，可归属"积聚"范畴。

【病因病机】

一、中医认识

1. 致病因素

（1）饮食不节：长期酗酒、暴饮暴食、恣食肥甘厚味，肝胆脾胃功能失调，肝胆失疏，脾胃失和，导致湿热郁结中焦，气机郁滞，血运不畅。

（2）情志失调：情志不舒，肝胆气机失调；或肝郁克脾土，肝脾不和，中焦气机不畅。

（3）虫石阻滞、金刃所伤：腹部外伤，血络受损，气血瘀滞；或因虫积、沙石阻滞，肝胆疏泄失司，湿热蕴结，气滞血瘀而腹痛。

2. 病机

慢性胰腺炎的病位在中焦，涉及脾、胃、肝、胆。发作期以邪实为主，主要为肝胆湿热，脾胃升降失司，气滞血瘀，湿浊内蕴。缓解期为脾胃虚弱，运化失调，气血亏虚，甚或虚及阴阳。

慢性胰腺炎的基本病机是本虚标实，虚实夹杂，以脾虚为本，气机郁滞、湿浊内蕴为标。腹痛、胃脘痛的病机特点，主要为肝脾不和、湿热内蕴、气滞血瘀。痞满的病机特点是中焦气机不畅，脾胃不足。泄泻的病机特点为脾胃运化失健，重可累及脾肾阳虚。虚劳的病机特点，表现为气虚、血虚、阴虚、阳虚，或相兼而虚。积聚的病机特点是气血瘀滞，痰湿瘀阻。

二、西医认识

1. 过量饮酒

酗酒是 CP 主要的致病因素之一，在西方国家及日本占 50%～60%，我国约占 20%。

2. 胆道系统疾病

引起 CP 的胆道系统疾病，最常见的是胆石症、慢性胆囊炎、胆道蛔虫、Oddi 括约肌功能障碍等。

3. 遗传因素

目前发现的常见易感基因，包括 PRSS1、SPINK1、CTPC 和 CFTR 等。这些突变基因通过增加胰蛋白酶原激活，减少胰蛋白酶原降解或阻碍胰蛋白酶原抑制而提高胰腺内酶活性。在中国人群中，依然有将近半数的 CP 患者无法找到相关致病突变基因。因此，除了探索新基因外，需要对已知基因的内含子区域开展进一步的研究。致病基因的突变对 CP 发病年龄、临床表现、临床转归的潜在影响，以及它们与危险因素的潜在相互作用还有待于进一步研究。

4. 其他

包括高钙血症、高脂血症、上腹部手术等。

【诊断与鉴别】

一、中医诊断

1. 辨证要点

首辨虚实。虚证常表现为腹痛隐隐而喜按，面色无华，神疲乏力，大便溏烂，形体消瘦；实证常表现为腹痛剧烈而拒按，腹胀嗳气，恶心纳差，腹部积块。

其次辨寒热。寒证常表现为腹痛喜温，得温痛减，形寒肢冷，脘腹畏寒，泛吐清水，大便稀溏；热证常表现为腹痛喜凉，大便秘结，口苦口渴。

最后辨气血。气滞腹痛，时轻时重，走窜不定，牵及两胁，得矢气痛减，腹胀嗳气；血瘀腹痛，痛有定处，固定不移，痛时拒按，或如针刺，入夜遇寒疼痛加重，伴唇色紫黯，腹中或有包块。

2. 病机辨识

中医学中虽无"胰"的论述，但功能与脾相关。CP 多表现为中焦瘀积，升降失司，夹湿生痰。因其病程较长，多易反复发作，久病多虚，久病入络，故本病的病理基础为本虚标实。虚乃脾气虚弱，运化失司，久之气血乏源，致气血亏虚为其本；实为气、湿、痰、瘀互结，困厄中焦气机，郁久生热，则成湿热、食滞、痰浊、血瘀为其标。

二、西医诊断

1. 诊断

（1）临床表现：病程常数年或十数年，表现为无症状期与症状轻重不等发作期的交替出现。腹痛是 CP 的主要临床症状。A 型为间歇性腹痛，包括慢性胰腺炎急性发作、间断发作的疼痛，疼痛发作间歇期无不适症状，可持续数月至数年；B 型为持续性腹痛，表现为长期连续的疼痛和（或）频繁的疼痛加重。胰腺外分泌功能不全的表现有消化吸收不良、脂肪泻、体重减轻等症状。CP 腹部可有轻度压痛；当并发巨大假性囊肿时，可扪及包块。当胰头显著纤维化或假性囊肿压迫胆总管下段时，可出现黄疸。由于消化吸收功能障碍导致消瘦，亦可出现并发症有关的体征。

（2）辅助检查：

①实验室检查：

胰腺外分泌功能检测：包括直接和间接试验。直接试验是评估胰腺外分泌功能最敏感、最特异的方法，但因成本高，属侵入性检查，临床应用受限。间接试验包括 Lundh 试餐试验、血尿苯甲酰－酪氨酰－对氨基苯甲酸试验、胰月桂酸试验、粪便试验及核素胰腺外分泌功能试验等，其敏感性和特异性相对不足。

胰腺内分泌功能检测：包括血清 CCK、血浆胰多肽、血浆胰岛素、血糖测定。

基因检测：有条件者，也可检测 PRSS1、SPINK1、CTPC 和 CFTR 等 CP 遗传易感性基因。

②腹部 X 线片：胰腺钙化是 CP 特征性的征象，对诊断有重要价值。

③腹部 B 超：根据胰腺形态与回声及胰管变化可作为 CP 的初筛检查，但诊断的敏感性不高。对于假性囊肿等并发症具有一定的诊断意义。

④内镜超声（EUS）：对 CP 的诊断优于腹部 B 超，诊断敏感性高。主要表现为胰腺实质异常及胰管异常，如胰管结石或胰腺钙化、胰管狭窄、胰管扩张等。

⑤CT 检查：CT 显示胰腺增大或缩小、轮廓不规则、胰腺钙化、胰管不规则扩张或胰周胰腺假性囊肿等改变。

⑥MRI 检查：MRI 对 CP 的诊断价值与 CT 相似，但对钙化和结石逊于 CT。

⑦胰胆管影像学检查：主要表现有主胰管边缘不规则、胰管扩张、粗细不均匀呈串珠样改变；部分有不规则狭窄或中断，胰管内结石。主要方法，包括内镜逆行胰胆管造影术（ERCP）和磁共振胰胆管成像术（MRCP）。

（3）诊断标准：

①主要诊断依据：影像学典型表现；病理学典型改变。

②次要诊断依据：反复发作性上腹痛；血淀粉酶异常；胰腺外分泌功能不全表现；胰腺内分泌功能不全表现；基因检测发现明确致病突变；大量饮酒史（达到 ACP 标准）。

主要诊断依据满足一项，即可确诊；影像学或者组织学呈现不典型表现，同时次要诊断依据至少满足 2 项，亦可确诊。

（4）并发症：

①胰腺假性囊肿：胰管梗阻、胰液排泄不畅引起胰腺假性囊肿。

②上消化道出血：脾静脉受压及血栓形成，引起脾大，导致胃底静脉区破裂出血。胰腺假性囊肿壁的大血管或动脉瘤受胰腺分泌的消化酶的侵蚀而破裂出血。胰腺分泌碳酸氢盐减少，并发消化性溃疡而出血。

③胰腺癌：约 4% 患者在 20 年内并发胰腺癌。

④其他：肿大的胰腺假性囊肿压迫胃、十二指肠、胆总管或门静脉时，可引起上消化道梗阻、阻塞性黄疸或门静脉高压等。少数患者伴有腹水和胸腔积液。

2. 鉴别

（1）胰腺癌：两者鉴别非常困难。可借助的方法有：①血清 CA19－9、CA125、

CA242 在胰腺癌中阳性率较高，但也有假阳性，有一定参考价值。②胰液检查：通过 ERCP 获取胰液，病理检查如发现癌细胞，则诊断成立。③实时超声和 EUS 引导下的细针穿刺，如发现癌细胞，可确诊。但阴性不能排除诊断。④EUS 和 PET 有助于鉴别。

（2）消化性溃疡：一般表现为节律性上腹部疼痛。内镜检查可发现有溃疡病灶，而血淀粉酶、脂肪酶一般无明显升高。CT 检查，胰腺大小、形态正常。

（3）原发性胰腺萎缩：一般无慢性胰腺炎相关症状，老年人多见。CT 检查，无胰腺肿大及胰周渗出等征象。

【治疗】

一、中医治疗

1. 治疗原则

中医治疗以疏肝理气、健脾益气为基本治则，可兼用活血化瘀、清利湿热、行气止痛、温中和胃等法。

2. 辨证论治

（1）湿热蕴结证

症状表现：腹痛，腹胀，口苦口干，大便秘结或黏滞不爽，恶心呕吐，小便黄赤，或黄疸，舌质红，舌苔黄腻，脉弦滑或滑数。

病机分析：湿热阻于中焦，气机不利，则腹痛腹胀、大便不畅；胃肠湿热壅盛，胃气上逆，则恶心呕吐；湿热蕴于肝胆，胆汁外溢，则黄疸；舌脉为湿热之象。

治疗方法：化湿清热，疏肝利胆。

代表方药：小柴胡汤（《伤寒论》）加减。柴胡 9g，半夏 9g，黄芩 9g，党参 12g，大枣 12g，枳壳 12g。

随症加减：口苦口干明显者，加龙胆草、栀子、泽泻、车前子泻肝胆湿热；大便不通者，加大黄、白芍清热通腑；舌苔厚腻者，加杏仁、白豆蔻、薏苡仁畅中化湿。

（2）气滞血瘀证

症状表现：腹痛，痛处固定，或有积块，面色晦黯，口唇紫黯斑，舌质黯或有瘀点或瘀斑，脉细或涩。

病机分析：气滞不行，血瘀阻滞，则腹痛、痛处固定、积块、面色晦黯；舌脉为瘀血之象。

治疗方法：行气祛瘀，散结止痛。

代表方药：血府逐瘀汤（《医林改错》）加减。柴胡 9g，枳壳 12g，当归 9g，赤芍 9g，川芎 12g，桃仁 9g，红花 9g，牛膝 12g，延胡索 18g，川楝子 9g，土鳖虫 6g。

随症加减：腹痛明显者，加延胡索、白芍、丹参、五灵脂、炒蒲黄活血止痛；腹部积块者，加皂角刺、三棱、莪术、牡蛎软坚散结。

（3）肝郁脾虚证

症状表现：上腹隐痛，牵及两胁，大便溏薄，嗳气，腹胀，食少，乏力，舌质淡红，舌苔薄白，脉弦细。

病机分析：肝郁不舒，气滞不行，则两胁隐痛；肝气横逆犯脾，则胃脘隐痛、腹胀；脾虚运化失司，升降不和，则嗳气、食少、大便溏薄；舌脉为肝郁脾虚之象。

治疗方法：疏肝理气，健脾和胃。

代表方药：逍遥散（《太平惠民和剂局方》）加味。柴胡 9g，当归 9g，白芍 12g，茯苓 9g，白术 9g，陈皮 9g，半夏 9g，砂仁（后下）3g，炒麦芽 15g，炒山楂 15g，木香 6g，炙甘草 6g。

随症加减：大便稀溏者，加炒山药、炒扁豆、炒薏苡仁健脾祛湿；腹胀嗳气者，加莱菔子、厚朴、青皮理气消胀。

（4）脾胃虚弱证

症状表现：腹痛喜按，大便稀溏或完谷不化，食少腹胀，面色萎黄，倦怠乏力，舌质淡红，苔薄白或白腻，脉沉细。

病机分析：脾主运化，胃主受纳，脾胃虚弱，则腹痛喜按、食少腹胀；气血生化乏源，则面色萎黄、倦怠乏力；水湿不能运化，下流肠道，则大便稀溏、完谷不化。

治疗方法：健脾益气，和胃化湿。

代表方药：香砂六君子汤（《古今名医方论》）加味。党参 12g，白术 12g，茯苓 12g，陈皮 6g，半夏 6g，木香 6g，砂仁（后下）3g，薏苡仁 24g，延胡索 24g，丹参 30g，炙甘草 9g。

随症加减：食少腹胀者，加枳实、莱菔子、鸡内金、炒麦芽、炒山楂理气消食；神疲乏力者，加黄芪、当归、升麻补益气血；脘腹畏寒者，加桂枝、黄芪、白芍、干姜温补脾阳。

（5）气血亏虚证

症状表现：形体消瘦，面色无华，食少纳呆，神疲乏力，失眠健忘，心悸气短，舌质淡，苔薄白细，脉沉。

病机分析：脾虚不能运化水谷，则食少纳呆、形体消瘦；气主推动、温煦，血主濡养，气血不足，则面色无华、神疲乏力；气血不能温养心神，则失眠健忘、心悸气短。舌脉为气血不足之象。

治疗方法：健脾益气，养血安神。

代表方药：归脾汤（《济生方》）加味。黄芪 30g，党参 12g，当归 9g，白芍 12g，白术 12g，茯苓 12g，陈皮 9g，木香 9g，酸枣仁 9g，鸡内金 12g，炙甘草 6g，大枣 6g。

随症加减：腰酸肢冷者，加巴戟天、淫羊藿、干姜、肉桂温补肾阳；口干便秘者，加生地黄、麦冬、石斛、玉竹滋阴润燥。

3. 其他疗法

（1）中成药

①清肝利胆口服液

药物组成：茵陈、山银花、栀子、厚朴、防己。

功能主治：清利肝胆湿热。用于湿热蕴结证者。

用法用量：口服，一次20mL，一日3次。

②大黄䗪虫丸

药物组成：熟大黄、炒土鳖虫、制水蛭、炒虻虫（去翅足）、炒蛴螬、煅干漆、桃仁、炒苦杏仁、黄芩、地黄、白芍、甘草。

功能主治：活血破瘀，通经消癥。用于气滞血瘀证者。

用法用量：口服，一次3g，一日2~3次。

③舒肝和胃丸

药物组成：醋制香附、白芍、佛手、木香、郁金、炒白术、陈皮、柴胡、广藿香、炙甘草、莱菔子、炒槟榔、乌药。

功能主治：疏肝解郁，和胃止痛。用于肝郁脾虚证者。

用法用量：口服，一次6g，一日3次。

④补脾益肠丸

药物组成：（外层）黄芪、米炒党参、砂仁、白芍、土炒当归、土炒白术、肉桂；（内层）醋延胡索、荔枝核、炮姜、炙甘草、防风、木香、盐补骨脂、煅赤石脂。

功能主治：补中益气，健脾和胃，涩肠止泻。用于脾胃虚弱证者。

用法用量：口服，一次6g，一日3次。

⑤补中益气丸

药物组成：蜜炙黄芪、党参、蜜炙甘草、炒白术、当归、升麻、柴胡、陈皮、生姜、大枣。

功能主治：补中益气。用于气血亏虚证者。

用法用量：口服，一次3g，一日3次。

（2）单方验方

①单方

青盐：500g，炒热用布包之，敷痛处。用于寒性疼痛者。

②验方

大蒜糊剂：大蒜60g，芒硝30g，大黄30g。将大蒜、芒硝捣泥调糊状，敷于腹痛处。2小时后去药，再将研成粉末状的大黄用醋调糊，敷6~8小时。功能温中理气，通腑止痛。用于脘腹冷痛、大便不通者。

（3）外治疗法

膏药：将红花、桃仁、延胡索、三棱、莪术、刘寄奴研末外敷。用于慢性胰腺炎并发胰腺假性囊肿者，或腹痛固定、顽固不愈者。

（4）针灸疗法

常取穴有：①热痛：天枢、承山、足三里，用泻法；②气滞血瘀痛：期门、血海、中脘、肝俞；③食积痛：中脘、足三里、脾俞、胃俞、大肠俞；④脾胃虚弱：足三里、脾俞、胃俞、气海。

（5）药膳疗法

①茴香炖黄羊：先将黄羊肉500g洗净，切成小块；生姜10g切片待用。将黄羊肉，小茴香10g，姜片，桂皮5g，盐、调料一起放入砂锅中，加水适量，炖煮50分钟，肉熟出锅。用于脾胃虚寒之脘腹隐痛、大便稀溏者。

②黄芪鳙鱼汤：将鳙鱼500g，去鳞及内脏；黄芪15g，党参15g，山药30g装入纱布袋内，扎紧口，共煮至肉烂熟，去药袋，经料酒、姜、盐适量调味即可。用于脾虚之气短乏力、食欲不振者。

二、西医治疗

1. 治疗原则

祛除病因、控制症状、改善胰腺内外分泌功能、治疗并发症和提高生活质量等。

2. 一般治疗

需戒酒、戒烟，避免过量高脂、高蛋白饮食，适当运动。戒酒能使半数以上酒精性胰腺炎患者疼痛缓解，并可停止或延缓胰实质破坏的进展。营养不良者给予足够的热量、高蛋白、低脂饮食。脂肪摄入量限制在总热量的20%～50%之间，一般每天不超过75g。严重脂肪泻患者，可静脉输入中长链三酰甘油。补充维生素A、D、K、B_{12}和叶酸等。

3. 对症治疗

（1）疼痛的治疗：戒酒、控制饮食，胰酶制剂替代治疗，生长抑素及其类似物，H_2受体拮抗剂或质子泵抑制剂，抗胆碱能药物。疼痛严重者，可用麻醉镇痛药。对于疼痛顽固剧烈，药物治疗无效者，可在CT、EUS诱导下做腹腔神经丛阻滞治疗；对并发有胰管狭窄、胰管结石者，可在内镜下做相应治疗。

（2）胰腺外分泌功能不全的治疗：外源性胰酶制剂替代治疗并辅助饮食疗法。患者应限制脂肪摄入，并提供高蛋白饮食。

（3）伴随糖尿病的治疗：CP引起的糖尿病，归类为特殊类型的糖尿病（type 3c diabetes，T3cDM），治疗方法分为营养控制和血糖治疗。根据患者体重和活动量决定每日碳水化合物和能量摄入量。由于CP的外分泌功能受损，限制能量摄入需采取谨慎的态度。外源性胰酶制剂替代治疗，可减少代谢的不稳定性。戒酒可增进胰腺内分泌功能。降血糖治疗，参考2型糖尿病的方案，但降糖药物的选择尚无统一共识和标准。有研究推荐二甲双胍可作为一线药物，而胰岛素是治疗的核心。GLP-1类似物或DPP-4抑制剂在T3cDM的应用尚待进一步研究。

4. 手术治疗

假性囊肿出现并发症，如感染、破裂及出血，可行急诊手术。择期手术适应证：

①顽固性疼痛经内科治疗无效者；②并发胰腺假性囊肿、胰瘘或胰管结石内镜治疗无效或不能实施内镜治疗者；③伴有可手术治疗的胆道疾病，如结石、胆管狭窄；④CP引起难以消退的阻塞性黄疸；⑤不能排除胰腺癌者。

5. 内镜治疗

CP 的内镜治疗主要用于胰管减压，缓解胰性疼痛，提高生活质量。有胰管结石者，可切开取石；并发胰腺假性囊肿者，可做内镜下引流术或胰管支架置入术。

【预防调护】

一、饮食注意

1. 饮酒和肥甘厚味是引起慢性胰腺炎急性发作或迁延难愈的重要原因之一，因此禁酒和清淡饮食具有重要意义。

2. 慢性胰腺炎易发生脂肪泻，加之长期难以根治，故患者易出现营养不良。饮食应富含营养，如鱼、瘦肉、蛋白、豆腐、米、面、新鲜蔬菜等，搭配合理，不可过饱，清淡为主，少吃煎炒，多吃蒸炖，以利吸收，低盐少渣，切忌辛酸，避免胰腺负担加重。

二、生活注意

慢性胰腺炎患者要心情开朗乐观，忌忧郁烦恼。家人应尽量营造欢乐气氛，为患者排郁解忧。

【名医经验】

一、何任

1. 学术观点

（1）病机认识：病机关键为肝气郁结，脾气壅滞，胃失和降。

（2）治法心得：重在调理肝、胆、脾、胃四脏腑，本着急则治其标的原则，治宜以通为主，标本同治。调理脏腑，以肝为主，以脾为辅，兼顾胆胃，顺通和降。

2. 经典医案

某患者，女，39 岁，工人。

首诊：1992 年 5 月 3 日。

主诉：患慢性胰腺炎 3 年余，近半年来 4 次急性发作，每发必住院急救。

现病史：1992 年 5 月 2 日晚，因饮食过量，旧病复发，服止痛药无效，至早晨上腹疼痛加剧，伴恶心、呕吐、手指发冷，8 时许由家人背扶求诊。疼痛，难忍，呻吟不已，面色发青，口有秽气，苔厚，脉弦。

临证思路：由于肝失疏泄，脾失健运，胃气不降，气机痞塞，不通则痛；肝郁脾虚，浊邪内滞，泛溢于胃。治宜蠲痛和胃。芍药甘草汤加味。

选方用药：白芍 20g，炙甘草 9g，川楝子 9g，柴胡 9g，莱菔子 9g，延胡索 12g，茵陈 3g。一日 1 剂,水煎服。3 剂。

用药分析:白芍苦酸阴柔:一可化阴补血、和营敛阴,补肝血而养经脉,敛阴精以和营卫;二可能补能泄,补肝血、敛肝阳、疏脾土,调肝血以缓挛急,柔肝止痛以和里急。甘草甘缓通行,能润燥养筋缓急。二药相伍,益肝补脾,和里缓急,柔肝止痛。川楝子味苦气寒,性主降泄,能疏肝郁、清肝火、止疼痛、降湿热;延胡索辛润走散,能畅血脉、消瘀血、散滞气、行壅结、通经络、止疼痛,既可行血中之气滞,亦可通气中之血滞,其性和缓,不甚猛峻。柴胡体质轻清,气味俱薄,香气馥郁,性主升散,能行滞气、散结气、疏肝郁、清肝火、利胸胁、调胃肠,尤善疏肝解郁。莱菔子既善下气消壅以除积滞,开郁化气而破胀满,能消鼓胀、功积滞、化食积、健脾胃;又可入肺,能开能降,通上行下,下气消谷而除痰痹,能行风气、祛热气、宽胸膈、化痰结、泻肠胃、利二便。茵陈气香主散,味苦性寒,外达皮毛散郁热,内泄湿热而荡浊致新,能清肝胆、泻脾胃、消壅滞、调气机、利水湿、祛瘀热,为除湿退黄之要药。

二诊:服药 1 剂痛缓,3 剂而安。病能缓解,继服上方 14 剂,巩固疗效。

二、张伯臾

1. 学术观点

(1)病机认识:临床辨证当与急性胰腺炎做鉴别。腹痛便结是两者共有主证。其不同点,急性胰腺炎发病机理大多类似阳明实热,治疗须从肠胃实热着手。

(2)治法心得:诊治胰腺疾患,必须审证求因,不拘泥于清热苦寒下夺,有实热当清通,有虚寒当温通,虚实兼夹当标本同治。

2. 经典医案

某患者,男,37 岁。

首诊日期:1979 年 9 月 27 日。

主诉:反复中上腹痛 5 个月。

现病史:5 个月前突感中上腹与左下腹剧痛,住南京某医院诊为"急性胃炎",经用消炎镇痛解痉等药,腹剧痛虽得减轻,但疼痛依旧存在。乃来沪某医院诊治,X 线钡剂灌肠(-);B 型超声波提示:胰腺尾部肿大,胰腺癌待排;消化道专科做胰胆管造影(-)。腹痛如绞,于 1979 年 8 月 8 日做剖腹探查,病理诊断:慢性胰腺炎;胰腺硬化。随即手术切除胰尾与脾脏。手术两周后,腹痛如故,痛甚则吐,口渴便艰,三四日才解燥屎一次。脉弦小数,舌红中剥,苔薄黄而干。

临证思路:积热余毒蕴郁胰头,瘀热互结,不通则痛;另外,热毒灼伤肠胃津液,与燥屎胶结肠中,无以下泄。热毒嚣张,肠胃津液灼伤,水涸燥屎停留。增液承气汤加味。

选方用药:鲜生地黄 30g,玄参 15g,北沙参 20g,大麦冬 20g,生川大黄(后下)9g,芒硝(冲服)9g,枳实 12g,桃仁泥 12g,赤芍 12g,白芍 12g,红藤 20g,败酱草 30g,生甘草 4.5g。一日 1 剂,水煎服。7 剂。

用药分析：单用攻下则阴液伤耗更甚，若单用滋液则热毒内留不易清彻。吴鞠通《温病条辨》云："津液枯燥，水不足以行舟，而结粪不下者，非增液不可。"张老仿其义，方用增液承气汤双管齐下，生津复液治其本，攻下燥屎治其标，更佐桃仁、红藤、败酱草化瘀解毒消肿。

二诊：上药略为加减，守方服 40 余剂，始得腑行痛解。

三、王绵之

1. 学术观点

（1）病机认识：慢性胰腺炎的病证属中医"脾病"范畴。慢性胰腺炎表现出的脘腹疼痛、脂肪泻、体重减轻等典型症状，与中医学关于脾主运化、主四肢肌肉、主升清（胃主降浊）、斡旋中焦气机等功能失调引起的病证相似。脾与肝关系极为密切，"土得木而达"（《素问·宝命全形论》），根据肝脾两脏在互相影响的病理状态下的治疗要诀，慢性胰腺炎的临床表现属中医学"土虚木郁"。

（2）治法心得：调治肝脾为治疗慢性胰腺炎的关键。

2. 经典医案

某患者，男，50 岁。

首诊日期：1991 年 9 月 2 日。

主诉：反复上腹痛 3 年。

现病史：3 年前曾因上腹部疼痛而住某医院，按十二指肠溃疡治疗，证情缓解后出院，但上腹部仍不时疼痛。1 年前又因上腹部疼痛加剧，伴有恶心呕吐而再度住院。B 超检查发现：胰头 4cm，胰体 2.6～2.8cm。继之出现梗阻性黄疸。行手术治疗，病理报告为慢性胰腺炎（胰腺纤维化）、原发性硬化性胆管炎。术后黄疸消失，但腹痛仍不时发作，且日渐消瘦。左胁牵涉脘腹时有疼痛，纳呆，腹胀便溏。舌嫩，苔白腻不厚但板结，舌尖部多裂纹，舌左侧有瘀斑。脉细弦涩，左尤细，关部紧。

临证思路：患者脾气大虚，则化源不充，气血俱虚，肝失所藏，则疏泄之令不行，致使肝郁不舒，气机不利，不通则痛。气虚则血滞，久而成血瘀。本案属肝脾两虚兼血瘀之证。四逆散合桃红四物汤加味。

选方用药：柴胡 3g，川楝子 9g，赤芍 12g，白芍 12g，当归 18g，炒枳壳 9g，清半夏 12g，炒白术 12g，桃仁 9g，红花 9g，茯苓 18g，木香 3g，泽泻 9g，苏梗 5g。一日 1 剂，水煎服，7 剂。

用药分析：四逆散合川楝子、木香疏肝理脾止痛，桃红四物汤养血活血祛瘀，白术、半夏、泽泻、苏梗健脾化痰祛湿。健脾益气，重用茯苓，补益心脾之气以治其本，更通过健脾、散精、归肺、通调水道而实现利湿治痰，而无伤阴之弊。茯苓与白术相伍，则功效更显。养血柔肝重用白芍，是因其养血敛阴而不涩滞，兼有破结之功效，故对于血虚肝郁又有血瘀之证最为合拍。赤芍、白芍同用，则养血敛阴、破结化瘀之力更著。

二诊：胁痛、胸闷证大减，腻苔已退，舌中青紫，脉弦细。处方以四君子汤加当归、白芍、川楝子、郁金、木香、炒枳壳、桃仁、红花。

用药分析：后续以四君子汤健脾为本，兼顾养血、理气、化痰、祛湿。

连进 14 剂，诸症悉减。

（康年松　钦丹萍）

参考文献

［1］HIROTA M, SHIMOSEGAWA T, MASAMUNE A, et al. The seventh nationwide epidemiological survey for chronic pancreatitis in Japan: Clinical significance of smoking habit in Japanese patients ［J］. Pancreatology, 2014, 14（6）: 490 – 496.

［2］YADAV D, TIMMONS L, BENSON J T, et al. Incidence, prevalence, and survival of chronic pancreatitis: A population – based study ［J］. Am J Gastroenterol, 2011, 106（12）: 2192 – 2199.

［3］HAO L, BI Y W, ZHANG D, et al. Risk factors and nomogram for common bile duct stricture in chronic pancreatitis: A cohort of 2153 patients ［J］. J Clin Gastroenterol, 2017, 53（3）: 1.

［4］WANG W, SUN X T, WENG X L, et al. Comprehensive screening for PRSS1, SPINK1, CFTR, CTRC and CLDN2 gene mutations in Chinese peadiatric patients with idiopathic chronic pancreatitis: A cohort study ［J］. BMJ Open, 2013, 3（9）: e003150.

［5］SUN C, LIAO Z, JIANG L, et al. The contribution of the SPINK1c. 194 + 2T > C mutation to the clinical course of idiopathic chronic pancreatitis in Chinese patients ［J］. Dig Liver Dis, 2013, 45（1）: 38 – 42.

［6］中国医师协会胰腺病专业委员会慢性胰腺炎专委会. 慢性胰腺炎诊治指南（2018，广州）［J］. 临床肝胆病杂志, 2019, 35（1）: 45 – 51.

［7］唐欣颖. 我国慢性胰腺炎主要致病基因的突变分布及其临床意义 ［D］. 上海: 上海军医大学, 2019.

［8］李乾构, 王自立. 中医胃肠病学 ［M］. 北京: 中国医药科技出版社, 1993.

［9］李磊. 消化病临床诊治 ［M］. 北京: 科学技术文献出版社, 2005.

［10］李永来. 中华食疗大全 ［M］. 哈尔滨: 黑龙江科学技术出版社, 2011.

［11］高尚社. 国医大师何任教授治疗胰腺炎验案赏析 ［J］. 中国中医药现代远程教育, 2012, 10（19）: 5 – 7.

［12］徐江雁, 沈娟, 杨建宇. 国医大师验案良方·脾胃卷 ［M］. 北京: 学苑出版社, 2010.

［13］张菊生. 张伯臾验案选录 ［J］. 中医杂志, 1983（4）: 18 – 20.

［14］刘淑清. 王绵之辨治慢性胰腺炎的体会 ［J］. 中国医药学报, 1993, 5（8）: 34 – 35.

［15］邓尚新, 王维, 汪泳, 等. 慢性胰腺炎并发糖尿病患者的循证治疗 ［J］. 循证医学, 2013, 5（13）: 281 – 284, 291.

［16］CUI Y, ANDERSEN D K. Pancreatogenic diabetes: special considerations for management ［J］. Pancreatology, 2011, 11（3）: 279 – 294.

［17］LIN Y K, JOHNSTON P C, ARCE K, et al. Chronic pancreatitis and diabetes mellitus ［J］. Current Treatment Options in Gastroenterology, 2015, 13（3）: 319 – 331.

［18］袁雪璐, 祝祥云, 李玲. 慢性胰腺炎与3c型糖尿病相关性的研究进展 ［J］. 中国全科医学, 2017, 25（20）: 3184 – 3186.

［19］XIAO A Y, TAN M L, WU L M, et al. Global incidence and mortality of pancreatic diseases:

A systematic review, meta - analysis, and meta - regression of population - based cohort studies [J]. Lancet Gastroenterol Hepatol, 2016, 1 (1): 45 - 55.

[20] WANG L W, LI Z S, LI S D, et al. Prevalence and clinical features of chronic pancreatitis in China: A retrospective multi - center analysis over 10 years [J]. Pancreas, 2009, 38 (3): 248 - 254.

第三节　自身免疫性胰腺炎

【概述】

自身免疫性胰腺炎（autoimmune pancreatitis, AIP）是由自身免疫介导，以胰腺和胰管结构改变（胰腺弥漫或局灶性肿大和胰管不规则狭窄）为特征，激素治疗有效的一种特殊类型的慢性胰腺炎。2009 年 12 月，Honolulu 共识会议根据 AIP 的组织病理学表现，将其分为 Ⅰ 型和 Ⅱ 型两个亚型。AIP - Ⅰ 型又称淋巴浆细胞硬化性胰腺炎（lymphoplasmacytic sclerosing pancreatitis, LPSP），其在组织学上表现为受累胰腺组织及胰腺外组织或器官伴有大量 IgG4 阳性淋巴浆细胞浸润，间质的席状纹纤维化。临床上伴有血清 IgG4 水平的明显升高，属于 IgG4 相关性系统性疾病（immunoglobulin G4 related disease, IgG4 - RD），可同时累及其他器官。AIP - Ⅱ 型称为特发性导管中心性胰腺炎（idiopathic duct centric pancreatitis, IDCP），其组织学特征是以胰腺导管为中心，大量粒细胞浸润引起局部导管上皮损伤。临床上缺乏敏感的血清学标志物，不伴有血清 IgG4 水平的升高，多数病例合并有炎症性肠病，但极少累及胰腺外组织及器官，属于胰腺特异性疾病。最新也有将自身免疫性胰腺炎分为 3 型，然而关于自身免疫性胰腺炎的发病机制目前仍未明确，诊断仍存在难点。激素治疗的复发率高，需维持治疗，是否可以找到更好的方法仍是急需解决的难题。Ⅰ 型 AIP 常发生于中老年男性，平均发病年龄为 66 岁，男女比例为 3.2∶1。AIP 患者除胰腺外分泌功能受损的相应表现外，亦常表现出胰腺内分泌功能减退，42% ~78% 的 AIP 患者合并糖尿病，其中 34% ~43% 的患者在诊断 AIP 同时发生糖尿病。临床上发现，糖尿病控制不佳是部分 AIP 患者首次就诊的原因。

根据临床表现，属"胁痛""脾心痛""胰瘅"等范畴。

【病因病机】

一、中医认识

1. 致病因素

（1）饮食不节：过食辛辣肥厚、暴饮暴食、饮酒过度，均可导致肝胆疏泄失司，胃肠腐熟传导失司。实热内积，湿热邪毒壅积，腑气不通，饮食积滞中焦，化湿生热，邪热与湿食互结，导致阳明腑实；或水热互结，形成实热结胸；酒醇辛热走窜，停于胃肠，腐肠烂胃，生痰助火，损胃伤阴；或饮酒辛辣过度，助热伤阴，胃肠燥热内结；或偏嗜生冷瓜果，贪凉饮冷，寒湿内生，损伤脾胃，运化失常，气机失和，均可引发本病。

（2）情志不舒：情志不畅，或暴怒伤肝，或忧思多虑，致肝气郁结或脾失健运，不通则痛；或横逆犯胃，胃失和降，热郁与气滞互结；或气滞血瘀，热入血分，发为本病。

（3）感受外邪：外感六淫，邪盛入里，内伤脾胃，使脾胃升降失常；气行则血行，气滞则血瘀，气血凝滞日久可见癥积肿块。

2. 病机

本病的病位在胰腺，与肝、胆、脾、肾关系密切。基本病机为脾胃升降传导失司，肝失疏泄。病理因素涉及湿、热、瘀。在饮食、外邪、情志等诱因的作用下，最初出现肝胆脾胃功能失调，肝失条达，疏泄不利，脾失健运，升降失和，而致气机不畅；继而气滞血瘀，生湿蕴热，邪热壅塞。表现为肝郁气滞，脾胃湿热蕴结为主的证候，出现疼痛、泄泻等症。如正不胜邪，可发生厥脱重证。

二、西医认识

1. 免疫机制

目前认为，AIP 是一种慢性胰腺炎，以自身免疫性炎性反应过程为特征。在 AIP 的发生发展中，细胞及体液免疫机制均起到了重要作用。

尽管明确的致病机制仍不清楚，但目前认为免疫反应的异常状态可能参与 I 型 AIP 的发展。在 IgG4 相关 AIP 患者中，可观察到单核细胞或嗜碱性粒细胞上 NOD - 2 和 Toll 样受体（TLR）配体的激活，通过 B 细胞激活因子和 IL - 13，增强了 IgG4 的应答。此外，在 I 型 AIP 患者的胰腺组织中观察到大量 TLR - 7 阳性 M2 巨噬细胞的浸润。在动物模型中，TLR3 或 TLR4 的激活可诱导与人 IgG4 - RD 类似的免疫介导的胆管炎、胰腺炎和唾液腺炎。最近已证实，通过 TLR 信号传导激活的嗜碱性粒细胞，也可能参与 I 型 AIP 的发生。

细胞免疫在 AIP 的发病过程中起着重要作用。Th1 细胞因子可诱发 AIP，Th2 细胞因子在疾病发展中起重要作用。在疾病早期，针对自身抗原（如乳铁蛋白、碳酸酐酶 - II、碳酸酐酶IV等）的异常免疫反应及分子拟态（例如幽门螺杆菌抗原）能诱导 Th1 细胞释放促炎细胞因子（如 INF - γ、IL - 1β、IL - 2、TNF - α）。

AIP 的发病机制和病理生理，主要是用免疫学方法并且主要聚焦 IgG4 相关的 I 型 AIP 进行研究，因为 II 型 AIP 的报道的异常免疫发生率很小。I 型 AIP 患者普遍有几种非特异性抗体，比如一种抗核抗体及增加的 IgG4 和 IgG。除了一系列的非特异性抗体（如碳酸酐酶 - II 及乳铁蛋白）和腺泡细胞产生的酶（如胰蛋白酶原和胰腺分泌胰蛋白酶的抑制剂）也在 AIP 患者身上发现。自身抗体是否在疾病的发病机制中发挥主要的作用，目前仍不清楚。偶尔其他器官的共同参与，提示可能在不同的靶器官内，如胰腺、唾液腺、胆管、肺、肾小管等存在共同的靶抗原。

2. 幽门螺杆菌（helicobacter pylori, Hp）感染

幽门螺杆菌感染后，可能通过分子模拟机制诱发自身免疫反应，诱发胰腺腺泡细胞凋亡，引起 AIP 并加速胰腺的损害。幽门螺杆菌通过宿主结构的分子模拟其成分，

而与一些自身免疫性疾病相关，包括原发性胆汁性胆管炎、原发性硬化性胆管炎、自身免疫性肝炎、自身免疫性唾液腺炎或丙型肝炎病毒相关性肝病。Guarneri 等证明了人类 CA－Ⅱ与胃内幽门螺杆菌的 α－碳酸酐酶之间的显著同源性，同源片段包括 DRB10405 的结合框架，它能增加 AIP 的风险。另外，幽门螺杆菌的纤溶酶原结合蛋白与胰腺腺泡细胞内的 VBR2（vbquitin－proteinligase E3 componet N－Recognin 2）也有同源性，可能通过分子模拟参与发病。但其是否为诱发 AIP 的因素以及是否存在其他的感染诱发因素仍有待进一步探讨。

3. 基因突变

AIP 可与其他自身免疫性疾病如系统性红斑狼疮、炎症性肠病等伴随发生，且诱发原因可能与基因突变有关。AIP 常合并其他自身免疫性疾病和结缔组织病，而上述疾病多由遗传因素所引起，但目前尚无确切证据。KAWA 等报道 HLA－DR B10405－DQ B10401 单倍体基因型与 AIP 有关。Kume 等报道丝氨酸蛋白酶抑制剂－1 基因突变与 AIP 的发生有关。

【诊断与鉴别】

一、中医诊断

1. 辨证要点

（1）辨在气在血：痛在气，以胀痛为主，且游走不定，痛无定处，时轻时重，症状随情绪变化而起；痛在血，以刺痛为主，且痛处固定不移，疼痛持续不已，局部拒按，入夜尤甚。

（2）辨虚实：实证之中以气滞、血瘀、湿热为主，多病程短，来势急，症见疼痛较重而拒按、脉实有力；虚证多属脾胃气虚，症见痛隐隐、绵绵不休、病程长、来势缓。

2. 病机辨识

病机演变以湿、热、瘀蕴结中焦而致脾胃升降传导失司，肝失疏泄为中心。基本病机为"不通则痛"。主要是湿、热、瘀蕴结中焦，病位在胰腺，与肝、胆、脾、胃关系密切。肝、胆、脾、胃功能失调，疏泄不利，升降失和，而致气机不畅。症见上腹胀痛，攻撑两胁，连及小腹、后背，嗳气频作，属气滞作痛，乃因肝气郁结，不得疏泄；若发热，脘腹满痛拒按，痞塞不通，大便燥结，乃热结于内，腑气不通；如痛有定处，刺痛不移，拒按，食后痛甚，属血瘀作痛；如大便时溏时泻，纳谷不化，稍进油腻，大便次数即明显增多，食欲不振，肢倦乏力，消瘦，乃属脾胃虚弱，运化无权。

二、西医诊断

1. 诊断

（1）临床表现：AIP 患者缺乏特异性临床表现。我国 AIP 患者常见的临床表现依次为梗阻性黄疸、腹部不适、体重减轻和血糖升高等，可有皮肤巩膜黄染，部分有上腹部轻压痛，也可无阳性体征。而无症状患者由影像学检查发现的则相对较少。

①AIP-Ⅰ型：常见临床表现为梗阻性黄疸、不同程度的腹痛、后背痛、乏力、体重下降等。约3/4患者出现梗阻性黄疸，多为轻中度，也可为重度，可呈进行性或间歇性；约1/3患者有体重减轻；约1/2患者可有糖尿病；约2/5患者有非特异性的轻度上腹痛或上腹不适，可向背部放射。这些临床表现与胰腺癌相似。还有部分患者（约15%）表现为腹痛甚至是急性胰腺炎，或因体检时发现胰腺肿大来就诊。40%～90% AIP患者有胰腺外器官受累，包括硬化性胆管炎（sclerosing cholangitis，SC）、硬化性泪腺及涎腺炎（mikulicz disease）、腹膜后纤维化、炎症性肠病、纵隔或肺门淋巴结肿大、间质性肺炎、间质性肾炎、甲状腺功能减低和慢性甲状腺炎等。AIP的胰腺外表现可与胰腺病变程度不平衡，可在胰腺表现之前、同时或之后出现，患者可出现相应体征。

②AIP-Ⅱ型：更多表现为急性胰腺炎，包括腹痛、血清胰酶高于正常上限的3倍。除20%合并炎症性肠病，尤其是溃疡性结肠炎外，少有其他胰腺外器官受累。

（2）辅助检查：

①实验室检查：

γ-球蛋白、IgG4：血清IgG4升高是AIP患者的特征性表现，不同研究报道IgG4敏感性为50%～90%；以IgG4高于正常值上限2倍作为AIP诊断依据，其准确性＞95%。但IgG4升高并非AIP特有，7%～10%胰腺癌患者和＞10%胆管癌患者血清IgG4水平也可升高；且由于AIP发病率远低于胰腺癌，血清IgG4对诊断AIP的阳性预测值很低，仅有血清IgG4水平升高不足以诊断AIP。

自身抗体：40%～50%的Ⅰ型AIP患者自身抗体阳性，主要为抗转铁蛋白抗体（ALF）、抗碳酸酐酶Ⅱ抗体（ACA-Ⅱ）。这两种抗体被认为具有一定的器官特异性，前者来源于胰腺腺泡细胞，两者诊断AIP的敏感性均超过50%，但目前尚未广泛应用于临床。

肝功能：肝功能异常，胰腺肿大压迫胆管或伴有IAC时，可出现以直接胆红素为主的血清总胆红素升高，伴不同程度的转氨酶升高。

血清胰腺酶学：有报道66%患者血清脂肪酶升高，多为轻度，18.7%患者血淀粉酶一过性升高。

胰腺内、外分泌功能异常：有报道18.6% AIP患者在发病前血糖升高，28.7%在发病时升高，72%患者胰功肽（苯替酪胺）试验（BT-TABA）降低。

其他：部分患者出现血沉增快或CRP、IgE、CA19-9等指标升高，CA19-9甚至可高于1000U/mL。激素治疗后，通常可下降。

②影像学：

B超、CT及MRI：典型表现为胰腺弥漫性肿大，呈"腊肠样"外观。因炎症及纤维化累及胰周脂肪组织，胰周可表现为"荚膜样"边框，但胰腺钙化及囊肿少见，动态CT或MRI扫描肿大的胰腺有延迟强化。部分患者表现为局部胰腺肿大，类似于胰腺癌改变。

逆行性胰胆管造影（ERCP）：主胰管不规则狭窄（直径小于3mm），多呈弥漫性。呈节段性者，其远端胰管扩张不明显，有别于胰腺癌患者。有时可见胆管狭窄，多累及胰腺段。

磁共振胰胆管成像（MRCP）：对显示主胰管狭窄不如ERCP，但可发现胆管狭窄及上段胆管扩张。对于难以诊断的胰腺局部包块，可行EUS引导下细针抽吸（FNA）细胞学检查。

③组织病理学：AIP的大体特征表现为胰腺肿胀增大，疾病后期胰腺实质广泛纤维化。根据胰腺病变范围，可分为弥漫性增大和局灶性肿块两种。弥漫性增大较常见，局灶性肿块多位于胰头部。AIP通常没有胰腺钙化、胰管扩张、假性囊肿或结石。两种亚型均有胰腺导管周围淋巴细胞、浆细胞浸润及纤维化，但又存在不同之处。

AIP - Ⅰ：A. 小叶内、小叶间及胰周脂肪组织弥漫性淋巴细胞、浆细胞浸润和纤维化，常合并有嗜酸性粒细胞浸润，但无中性粒细胞浸润；炎症细胞浸润于导管上皮周围，导管上皮未受浸润及损害。B. 大量（>10个细胞/HPF）IgG阳性浆细胞浸润。C. 席纹状纤维化。D. 闭塞性静脉炎。

AIP - Ⅱ：A. 中、小胰管的管腔及胰管上皮组织中有大量中性粒细胞浸润，即粒细胞性上皮损害，引起导管上皮毁损、管腔闭塞，有时见小叶内导管有微脓肿形成，腺泡内也可有粒细胞浸润。B. 免疫组化显示无或仅有少量IgG4阳性浆细胞（≤10个细胞/HPF）。

（3）诊断标准：

①影像学表现为胰腺弥漫性或局灶性肿大，主胰管节段性或弥漫性不规则狭窄。

②实验室检查血清IgG4升高，或自身抗体阳性。

③组织学检查见淋巴浆细胞浸润和胰腺组织纤维化。

④胰腺外器官受累。

⑤皮质激素治疗有效。

满足以上所有条件，则符合诊断。

（4）并发症：糖耐量异常。自身免疫性胰腺炎患者中有80%糖耐量异常，治疗前存在的糖尿病症状，在类固醇激素治疗时有糖耐量恶化的，也有糖耐量改善的；80%的外分泌功能低下，经类固醇激素治疗后有半数正常化。糖耐量异常的机制，认为是急剧的炎症细胞浸润及纤维化伴有的胰腺外分泌血流障碍，引起胰岛血流障碍。

2. 鉴别

弥漫性AIP的鉴别诊断，包括弥漫性胰腺癌和间质性胰腺炎。局灶性AIP的鉴别诊断，包括胰腺癌、淋巴瘤和转移瘤。

（1）胰腺癌：病变远端胰腺的萎缩、胰管的突然截断、胆管和胰管的扩张、血管及周围组织的受累及腹部淋巴结的转移，多见于胰腺癌患者。动态增强CT（dynamic contrast - enhanced computed tomography，DCE - CT）上胰腺癌呈乏血供，增强各期均呈相对低密度，但少数病例可呈不均匀延迟强化，而局灶性 AIP 在延迟期呈均匀延迟强化并呈相对等密度。磁共振 T2 加权成像（T2 magnetic resonance weighted imaging，MRT2WI）上，AIP 早期信号较胰腺癌略高（这与 AIP 炎性反应有关）。Choi 等研究显示，DWI 上表观扩散系数（ADC）值可作为鉴别局灶型 AIP 与胰腺癌的有效指标之一，ADC 的临界值为 $0.9407 \times 10^3 \, mm^2/s$。ADC 值 $< 0.9407 \times 10^3 \, mm^2/s$ 时，多提示为 AIP，这一研究结果是基于 AIP 患者病变内大量淋巴细胞和浆细胞浸润、水肿及炎性纤维化的进展。然而，有些 AIP 患者可能同时患有胰腺癌，上述检查方法的综合应用有助于鉴别诊断。肿瘤标志物 CA19 - 9 在鉴别胰腺癌与局灶性 AIP 时没有特异性，因为 9% 的 AIP 患者也伴有 CA19 - 9 的升高。但胰腺癌患者 CA19 - 9 升高较明显，有文献报道 CA19 - 9 升高（ > 100U/mL）者占所有胰腺癌患者的 71%。因此，CA19 - 9 高于 100 U/mL 可以作为鉴别诊断的一个参考指标。血清标志物基因检测，将可能成为鉴别胰腺癌和 AIP 的手段。

（2）急性间质性水肿性胰腺炎：明显腹痛症状，伴有血/尿淀粉酶升高，胰周渗出性改变较 AIP 明显，故容易与 AIP 鉴别。

（3）淋巴瘤：AIP 可伴有 IgG4 升高，DCE - CT 上呈"腊肠样"外观，早期轻度强化，延迟期呈均匀延迟强化，伴有胰腺外器官受累等征象，可与胰腺原发性淋巴瘤相鉴别。

（4）转移瘤：胰腺转移瘤 DCE - CT 上表现不典型，可表现为乏血供，亦可表现为富血供，这取决于原发肿瘤的血供特点。患者明确的原发恶性肿瘤病史，对胰腺转移瘤的诊断有很大帮助。

【治疗】

一、中医治疗

1. 治疗原则

根据中医"整体观念、辨证论治"的原则，虚证治本为主，实证治标为先。本病初期多为肝郁气滞或腑气不通，根据"六腑以通为用"的理论，以扶正祛邪为基本治则，以疏肝理气、清热利湿、通里攻下、活血化瘀解毒治法治疗。

2. 辨证论治

（1）肝郁气滞证

症状表现：中上腹阵痛或窜痛，或向左季肋部、左背部窜痛，腹胀、矢气则舒；可无发热，情志抑郁，急躁易怒，善太息，恶心或呕吐，嗳气呃逆。舌淡红，苔薄白或薄黄，脉弦紧或弦数。

病机分析：肝气不舒，横逆犯胃，胃失和降。情志不舒，肝气郁结，不得疏泄，横逆犯胃而作痛；气病多游走，胁为肝的分野，故疼痛攻撑连胁。气机不利，胃失和降，故腹胀；肠道气滞，因而腹胀、矢气则舒。忧郁、恼怒则肝气郁结加重，所以腹痛作或加重。舌苔薄白，脉弦为肝气犯胃之象。

治疗方法：疏肝解郁，理气通滞。

代表方药：柴胡疏肝散（《景岳全书》）合清胰汤（《四川中医》）加减。柴胡6g，白芍9g，枳壳6g，陈皮6g，川芎6g，香附6g，炙甘草3g，炒枳壳12g，生大黄3g，法半夏6g，黄芩9g，延胡索15g，郁金9g，丹参9g，檀香3g，砂仁3g。

随症加减：若胀重，可加青皮、木香理气解郁；若痛甚者，可加川楝子理气止痛；嗳气频作者，可加旋覆花降气解郁。

（2）肝胆湿热证

症状表现：上腹胀痛拒按或腹满胁痛，发热口渴，口干口苦，身目发黄，黄色鲜明，呃逆恶心，心中懊恼，大便秘结或呈灰白色，小便短黄，倦怠乏力，舌红，苔黄腻，脉弦数。

病机分析：邪热积滞互结，胃肠闭塞不通。情志不舒，肝气郁结，不得疏泄，横逆犯胃而作痛；湿热积滞，故见小便短黄、倦怠乏力；肠道气滞，因而大便秘结。舌红，苔黄腻，脉弦数为肝胆湿热之象。

治疗方法：清热利湿，疏肝利胆。

代表方药：茵陈蒿汤（《伤寒论》）合龙胆泻肝汤（《医方集解》）或清胰汤（《四川中医》）加减。茵陈15g，龙胆草6g，大黄6g，栀子9g，柴胡6g，枳实9g，木香6g，黄连3g，延胡索9g，黄芩9g，车前子15g，通草6g，生地黄9g，当归9g。

随症加减：湿热重，加金钱草、黄柏利湿清热；热毒重者，加金银花、野菊花、红藤清热解毒；呕吐甚者，加旋覆花、代赭石、竹茹降逆止呕；腹胀者，加大腹皮理气消胀；黄疸重者，加田基黄清热利湿退黄；尿短少赤涩不畅，加车前草、赤小豆通利小便。

（3）腑实热结证

症状表现：腹痛剧烈，甚至从心下至少腹痛满不可近；有痞满燥实坚征象，恶心呕吐，日晡潮热，口干口渴，小便短赤。舌质红，苔黄厚腻或燥，脉洪大或滑数。

病机分析：热结于肠道，灼伤津液，大肠失濡润，则大便干结；热结于肠道则见腹胀满、痞满燥实坚征象；肠中有干结的粪便则按之痛；热熏蒸于上则口干口渴；舌质红，苔黄厚腻或燥，脉洪大或滑数为腑实热结之象。

治疗方法：清热通腑，通下逐邪。

代表方药：大柴胡汤（《伤寒论》）合大承气汤（《伤寒论》）加减。柴胡6g，枳实9g，半夏6g，黄芩9g，生大黄9g，芒硝9g，白芍9g，栀子9g，连翘9g，桃仁9g，红花6g，厚朴9g，黄连3g。

随症加减：腰膝酸软，加菟丝子、肉苁蓉补肾益精；身冷不温，加巴戟天、淫羊藿补肾温阳；小便点滴而出，加莪术、王不留行利尿通淋；耳鸣脱发，加女贞子、旱莲草补益肝肾。

（4）瘀热互结证

症状表现：腹部刺痛拒按，痛处不移，或可扪及包块，或见出血，皮肤青紫有瘀斑，发热夜甚，口干不渴，小便短赤，大便燥结，舌质红或有瘀斑，脉弦数或涩。

病机分析：血液运行受阻，瘀积经脉，故见腹部刺痛拒按、痛处不移；热熏蒸于上，则口干、小便短赤、大便干燥；舌质红或有瘀斑，脉弦数或涩为瘀热互结之象。

治疗方法：清热泻火，祛瘀通腑。

代表方药：泻心汤（《金匮要略》）或大黄牡丹汤（《金匮要略》）合膈下逐瘀汤（《医林改错》）加减。大黄6g，黄连3g，当归12g，川芎9g，桃仁6g，红花6g，赤芍9g，延胡索12g，生地黄6g，丹参9g，厚朴9g，炒五灵脂6g，牡丹皮9g，水牛角6g，芒硝6g。

随症加减：若热毒壅盛而见发热、口苦、舌红苔黄腻、脉弦滑数者，加金银花、蒲公英、红藤、败酱草清热解毒；若肝脾气滞而见腹部胀痛者，可加柴胡、青皮、枳实、木香理气行滞。

（5）内闭外脱证

症状表现：脐周剧痛，呼吸喘促，面色苍白，肢冷抽搐，恶心呕吐，身热烦渴多汗，皮肤可见花斑，神志不清，大便不通，小便量少甚或无尿，舌质干绛，苔灰黑而燥，脉沉细而弱。

病机分析：邪热闭遏于内则身热；热灼津液为痰，痰热瘀闭阻包络，则神志不清；气阴两伤，正气欲脱，失于固摄，则汗多、气息短促、脉细微无力；舌质干绛，苔灰黑而燥，脉沉细而弱为内闭外脱之象。

治疗方法：通腑逐瘀，回阳救逆。

代表方药：小承气汤（《伤寒论》）合四逆汤（《伤寒论》）加减。生大黄6g，厚朴9g，枳实9g，熟附子3g，干姜6g，甘草3g，葛根9g，赤芍9g，红花6g，生晒参12g，代赭石15g，生牡蛎15g。

随症加减：黄疸重者，加茵陈清利湿热，利胆退黄；热重者，加蒲公英、败酱草、紫花地丁、金银花、栀子、连翘清热解毒；食积者，加焦三仙、莱菔子消食导滞；大便不通者，加芒硝通便；口渴明显者，加生地黄、玄参养阴生津；腹胀明显者，加莱菔子、瓜蒌理气通腑；痛甚，加延胡索理气止痛；瘀重者，加三棱、莪术活血化瘀；呕吐重者，加法半夏、紫苏梗、竹茹降逆止呕；便血或呕血者，加三七粉、茜草根止血；汗多亡阳者，加龙骨、牡蛎平肝潜阳；因胆道蛔虫病引起者，加乌梅、苦楝皮根、使君子杀虫消积。

（6）脾胃虚弱证

症状表现：食欲不振，倦怠乏力，大便溏泄，脘腹胀满，肠鸣，纳谷不化，稍进油腻大便次数即明显增加。面色萎黄，消瘦，或四肢沉重，颜面浮肿，舌苔白厚或白厚腻，脉缓或虚弱。

病机分析：脾失健运，中焦运化无力，则见食欲不振、倦怠乏力、面色萎黄、消瘦；脾虚不能升清，水谷精微失于输化，则大便溏泄、脘腹胀满、肠鸣、舌苔白厚或白厚腻；脉缓或虚弱为脾胃虚弱之象。

治疗方法：健脾益气，消食化湿。

代表方药：参苓白术散（《太平惠民和剂局方》）加减。党参 30g，茯苓 18g，炒白术 18g，炒扁豆 12g，陈皮 12g，炒山药 30g，莲子肉 12g，砂仁 6g，薏苡仁 30g，炙甘草 3g。

随症加减：疲乏无力，纳谷不化甚者，加干姜、附子、焦三仙温阳助运；恶寒甚者，加附子、干姜、肉桂温经散寒；面色淡白萎黄甚，心悸多梦者，加当归、黄芪补气养血；苔黄，脉数者，加黄芩、黄连清热。

3. 其他疗法

（1）中成药

①六味安消胶囊

药物组成：土木香、大黄、山柰、煅寒水石、诃子、碱花。

功能主治：和胃健脾，导滞消积，活血止痛。用于肝郁气滞证者。

用法用量：一次 3 粒，一日 3 次。

②安宫牛黄丸

药物组成：牛黄、水牛角浓缩粉、人工麝香、珍珠、朱砂、雄黄、黄连、黄芩、栀子、郁金、冰片。

功能主治：清热解毒，镇惊开窍。用于热病内闭外脱证。邪入心包，高热惊厥，神昏谵语；中风昏迷及脑炎、脑膜炎、中毒性脑病、脑出血、败血症见上述证候者。

用法用量：一次 1 丸，一日 1 次。

（2）单方验方

①单方

生大黄：30～45g，一日分 1～3 次煎汤代茶饮，连服 2～3 天。用于急性胰腺炎或慢性胰腺炎急性发作，腹胀、腹痛、大便干者。

番泻叶：10～30g，每日用开水浸泡代茶饮，连服 2～3 天。用于急慢性胰腺炎，腹胀、便秘、腹痛者。

②验方

清胰汤：柴胡 12g，黄芩 12g，黄连 10g，半夏 10g，木香 10g，枳实 12g，川楝子 12g，神曲 12g，厚朴 12g。上药水煎服，一日 1 剂，早晚分服。用于急慢性胰腺炎（水肿型）。

胰胆合剂：柴胡、枳实、大黄、赤芍、丹参、香附、郁金、蒲公英、黄芩、甘草。水煎服，一日 1 剂，早晚分服。用于急慢性胰腺炎腹胀者。

（3）外治疗法

外敷方：生大黄 10g，生山楂 10g，冰片 2g。将上方磨成细末，用蜂蜜调匀，外敷疼痛部位。

（4）针灸疗法

①体针：取胆囊穴、阳陵泉、足三里等穴。强刺激，得气后留针 30 分钟，必要时加电针。或中脘、天枢、气海、关元、足三里、阳陵泉，毫针刺，平补平泻，得气

后留针 30 分钟，可加艾灸。

②穴位注射：双侧足三里。穴位皮肤常规消毒，取丹参注射液 10mL，进针 1 ~ 2cm，左右两穴各注入药液 5mL。出针后，棉签压迫止血，二日 1 次，28 天为 1 个疗程。

（5）药膳疗法

①红葛薏米汤：先将薏苡仁 50g 洗净，入砂锅加水 800mL，煮成稀粥样；红藤 60g，葛花 15g 洗净，入薏苡仁粥中，再煮至薏苡仁软烂，捞出红藤、葛花，吃薏苡仁喝汤。用于长期饮酒者，可预防酒精性胰腺炎急性发作。

②柴胡冰糖茶：将柴胡 9g，栀子 9g 洗净，入砂锅加水 500mL，大火煮沸后，再小火煎 10 分钟；去药渣，药汁中加入冰糖适量，再加入柠檬汁 5mL，搅匀后代茶频饮，上下午各饮 1 剂。用于防止胆囊炎、胆石症诱发胰腺炎者。

③橘砂鱼：将活鲫鱼 100g 去内脏，橘皮 9g 切细与砂仁 6g 用纱布包好，填入鱼腹中；鱼放入砂锅，加料酒、生姜、清水适量，炖半小时，去药包，撒上葱花少许，吃鱼肉喝汤。禁加辣椒、花椒等刺激性调料。用于慢性胰腺炎胃纳不佳、腹部胀满者，佐餐食用。

④莱菔山楂粥：将生山楂片 15g 洗净，莱菔子 30g 淘洗净后炒香，一同入锅，加清水 800mL，煮成莱菔山楂汁 500mL；将粳米 50g 淘洗净后入锅，加入莱菔山楂汁，煮成粥。代早、晚餐主食食用。用于因吃油腻食物致慢性胰腺炎反复发作、经久不愈者。

⑤杞枣鸡蛋：将枸杞子 20g，大枣 30g，陈皮 10g 洗净，同入砂锅中，加水 500mL，煎至 300mL；将鲜鸡蛋 1 个打入杞枣汤中，煮至蛋熟即成，吃枣蛋饮汤。用于慢性胰腺炎恢复期者。

二、西医治疗

1. 治疗原则

治疗以口服激素为主，根据情况对症治疗为原则。首先需要考虑诊断是否正确。

AIP 的治疗以口服激素为主。如激素疗效不佳，若诊断正确，可换用或联用免疫调节剂乃至利妥昔单抗。对胰腺内、外分泌功能不全者，应给予相应治疗。已经确诊的 AIP 患者无须常规进行 ERCP，对诊断不明确或黄疸较重患者可考虑内镜介入治疗。

2. 药物治疗

大多数患者皮质激素治疗有效。用法尚未统一，常用泼尼松治疗，可选择 0.6 ~ 1mg/（kg·d）为起始剂量；2 ~ 4 周后，根据临床症状、影像学、实验室检查综合评价疗效，酌情减量，每 1 ~ 2 周减少 5mg 为宜，维持剂量为 2.5 ~ 5mg/d。维持治疗时间尚无共识，根据疾病活动程度及激素相关不良反应等情况，选择 1 ~ 3 年。小剂量激素维持治疗可减少复发，有报道在维持治疗或停药后复发率为 17% ~ 24%。

硫唑嘌呤（AZA）、6 - 硫基嘌呤（6 - MP）或吗替麦考酚酯（MMF）等免疫调节剂可用于糖皮质激素治疗无效的患者。初步研究表明，CD20 抗体利妥昔单抗（RTX）对激素和免疫调节剂抵抗的 AIP 患者效果良好。

3. 手术治疗

不建议手术治疗，但胰腺结石和难治性疼痛及合并假性囊肿时应进行手术治疗。此外，肿瘤形成性胰腺炎和胰腺癌不能鉴别时，也应手术探查。

4. 其他治疗

内镜介入治疗：年老体弱患者，若对糖皮质激素应用有顾虑或激素治疗风险较大，则可对梗阻性黄疸行内镜介入治疗。急性期由于胰腺炎症末端胆管变细，胆汁流出不畅，在内镜下进行内造瘘术和外造瘘术，改善肿大的胰腺。

【预防调护】

一、饮食注意

进食易消化的食物，避免暴饮暴食，忌食肥甘厚味、醇酒辛辣之物。

二、生活注意

调情志、避寒暑、慎起居、适劳逸、节（洁）饮食、戒烟酒。向患者及家属介绍疾病的主要诱发因素和疾病过程，嘱患者出院后劳逸适度，生活、饮食规律，勿过早进食或进油腻食物，保持良好的心理状态。

（王晓素　秦艺文）

参考文献

［1］Chaff S T, Kloeppel G, Zhang L, et al. Histopathologic and clinical subtypes of autoimmune pancreatitis: the Honolulu consensus document［J］. Pancreas, 2010, 39 (5): 549 –554.

［2］Okazaki K, Uchida K. Current concept of autoimmune pancreatitis and IgG4 – related disease［J］. Am J Gastroenterol, 2018, 113 (10): 1412 –1416.

［3］Rana S S, Gupta R, Nada R, et al. Clinical profile and treatment outcomes in autoimmune pancreatitis: a report from North India［J］. Ann Gastroenterol, 2018, 32 (4): 506 –512.

［4］Nagpal S S, Sharma A, Chari S T. Autoimmune pancreatitis［J］. Am J Gastroenterol, 2018, 113 (9): 1301.

［5］Suk Lee Y, Kim N H, Hyuk Son J, et al. Type 2 autoimmune pancreatitis with Crohn's disease［J］. Intern Med, 2018, 57 (20): 2957 –2962.

［6］Kountouras J, Zavos C, Gavalas E, et al. Chalenge in the pathogenesis of autoimmune pancreatitis: Potential role of helico – bacter pylori infection via molecular mimicr［J］. Gastroenterology, 2007 (133): 368 –369.

［7］Choi S Y, Kim S H, Kang T W, et al. Differentiating mass – forming au – toimmune pancreatitis from pancreatic ductal adenocarcinoma on the basis of contrast – enhanced MRI and DWI findings［J］. AJR, 2016 (206): 291 –300.

［8］Sureka B, Bansal K. Dual pathology Autoimmune pancreatitis and ductal adenocarcinoma［J］.

AJR, 2015 (205): W643.

[9] Hoffmanova I, Gurlich R, Janik V, et al. Dilemmas in autoimmune pancreatitis. Surgical resection or not [J]. Bratisl Lek Listy, 2016 (117): 463 - 467.

[10] 张海燕, 庄云英, 曾清芳. IgG4 相关疾病及自身免疫性胰腺炎的研究进展 [J]. 现代消化及介入诊疗, 2019, 24 (8): 936 - 939.

[11] Wang Y, Lanzoni G, Carpino G, et al. Biliary Tree Stem Cells, Precursors to Pancreatic Committed Progenitors: Evidence for Possible Life - Long Pancreatic Organogenesis [J]. Stem Cells, 2013, 31 (9): 1966 - 1979.

[12] Watanabe T, Yamashita K, Fujikawa S, et al. Involvement of activation of Toll - like receptors and nucleotide - binding oligomerization domain - like receptors in enhanced IgG4 responses in autoimmune pancreatitis [J]. Arthritis Rheum, 2012, 64 (3): 914 - 924.

[13] Kanno A, Masamune A, Okazaki K, et al. Nationwide epidemiological survey of autoimmune pancreatitis in japan in 2011 [J]. Pancreas, 2015, 44 (4): 535 - 539.

[14] Xin L, He Y X, Zhu X F, et al. Diagnosis and treatment of autoimmune pancreatitis: experience with 100 patients [J]. Hepatobiliary Pancreat Dis Int, 2014, 13 (6): 642 - 648.

[15] 潘涛, 付国川. 黄芪足三里穴位注射治疗急性胰腺炎并发肠麻痹的临床随机对照研究[J]. 成都医学院学报, 2015, 10 (2): 158 - 161.

[16] 王宪英. 胃俞穴和足三里穴穴位注射山莨菪碱治疗中度急性胰腺炎效果 [J]. 世界华人消化杂志, 2015, 23 (20): 3304 - 3307.

[17] 谭旭东, 张波, 张彬, 等. 足三里注射治疗重症急性胰腺炎的临床观察 [J]. 世界中西医结合杂志, 2015, 10 (12): 1703 - 1705.

[18] 林果为, 王吉耀, 葛均波. 实用内科学 [M]. 北京: 人民卫生出版社, 2017.

[19] 《中华胰腺病杂志》编委会. 我国自身免疫性胰腺炎共识意见（草案 2012, 上海）[J]. 中华胰腺病杂志, 2012, 12 (6): 410 - 418.

第八章　肝脏疾病

肝主升，主疏泄，使气机流畅，又主藏血，司血之贮藏，故有体阴用阳之谓。肝为气化之发始，握气血之枢机，乃升降之根本，肝兼阴阳之体用，肝合刚柔之德。肝在病理上具有郁结、上扰、下迫、横乘、流窜的特点，具有太过、不及、热化、寒化的病理变化，常常影响上下左右，欺强凌弱，涉及乘土、刑金、冲心、耗肾之变，因此多诱发其他脏腑发病，形成肝病为害的广泛性。中医治疗肝病，主要通过对肝的主疏泄、主藏血等生理功能状态的调治，涉及现代消化、内分泌、肠－肝轴等系统功能，结合现代相关生理、病理和病原学，形成了中医肝病治疗学。

临床常见的各型急慢性病毒性肝炎、药物性肝病、酒精性或非酒精性脂肪肝、自身免疫性肝病、肝硬化等，在不同阶段依据临床表现，可按胁痛、黄疸、急黄、积聚、鼓胀、癥积等辨证论治。古今医家相关论述，从不同角度阐述了肝病以湿、热、瘀、毒等多种致病因素相互搏击、复合为患的特征，这些病理因素可致胁痛、黄疸、癥积、鼓胀等。如《灵枢·五邪》中云："邪在肝，则两胁中痛，行善掣，节时脚肿，寒中，恶血在内。"《金匮要略》提出："脾色必黄，瘀热以行。"《诸病源候论·黄病诸候》提出："脾胃有热，谷气郁蒸，因为热毒所加，故猝然发黄。""夫劳黄者，由脾脏中风，风与瘀热相搏，故令身体发黄。"《医学心悟》谓："瘀血发黄，亦湿热所致。瘀血与积热熏蒸，故见黄色也。"《温热论》曰："发黄一证，胃实失下，表里壅闭，郁而为黄，热更不泄，搏血为瘀……所以发黄，当咎在经瘀热。"《临证指南医案》云："阳黄之作，湿从火化，瘀热在里，胆热液泄，身目俱黄。"

肝脏疾病的湿热瘀毒互结的病机，不仅影响肝脏，也常常累及其他脏腑，是一种全身性疾病。其致病因素多样，湿、热、瘀、毒等病理因素又相互影响，湿热酿瘀，瘀血生湿郁热，最终形成"湿热瘀毒互结"的病理特征。因此，临床治疗更要审证求因，辨证治疗，知常达变。

第一节　病毒性肝炎

【概述】

病毒性肝炎（viral heptitis）是由多种肝炎病毒引起的常见传染病，具有传染性强、传播途径复杂、流行面广泛、发病率较高等特点。引起肝炎的病毒有多种类型，包括甲型肝炎病毒（hepatitis A virus, HAV）、乙型肝炎病毒（hepatitis B virus, HBV）、丙型肝炎病毒（hepatitis C virus, HCV）、丁型肝炎病毒（hepatitis D virus,

HDV）、戊型肝炎病毒（hepatitis E virus，HEV）等，分别能够引起甲型、乙型、丙型、丁型、戊型 5 种肝炎。临床上主要表现为乏力、食欲减退，恶心、呕吐、肝大及肝功能损害，部分患者可有黄疸和发热。

病毒性肝炎各型之间无交叉免疫，可同时或先后感染，混合感染或重叠感染使症状加重。甲型病毒性肝炎（viral hepatitis A，HA）和戊型病毒性肝炎（viral hepatitis E，HE）以粪 - 口传播为主，常见发热、黄疸、呈急性经过，罕见迁延成慢性；乙型病毒性肝炎（viral hepatitis B，HB）和丙型病毒性肝炎（viral hepatitis C，HC）多经输血或血制品以及密切接触传播，易迁延发展成慢性，甚至肝硬化，已证实乙型肝炎病毒感染与肝癌有一定关系；丁型病毒性肝炎（viral hepatitis D，HD）需依赖于乙型肝炎病毒而存在并复制，常与乙型肝炎病毒呈混合感染或在乙型肝炎病毒阳性的慢性乙肝病程中重叠感染。

WHO 估计，全球急性甲肝病例数从 1990 年的 1.77 亿上升到 2005 年的 2.12 亿（全球甲肝死亡数从 1990 年的 30283 例增加到 2005 年的 35245 例）。增加的病例估计主要为 2~14 岁和 >30 岁年龄组人群。甲肝血清感染率呈现地理区域变化。在最低收入地区，包括非洲亚撒哈拉、南亚部分地区，人群抗甲肝抗体携带率在 10 岁年龄组人群中可超过 90%。在高收入地区（例如西欧、澳大利亚、新西兰、加拿大、美国、日本、韩国和新加坡）甲肝抗体感染率很低（在 30 岁年龄组人群中低于 50%）。HBV 感染呈世界性流行，但不同地区 HBV 感染的流行强度差异很大。据 WHO 报道，全球约有 2.57 亿慢性 HBV 感染者，非洲地区和西太平洋地区占 68%。全球每年约有88.7 万人死于 HBV 感染相关疾病，其中肝硬化占 30%，原发性肝细胞癌（hepatocellular carcinoma，HCC）占 45%。我国肝硬化和 HCC 患者中，由 HBV 所致者分别为77% 和 84%。东南亚和西太平洋地区一般人群的乙型肝炎表面抗原（hepatitis B surface antigen，HBsAg）流行率分别为 2%（3900 万例）和 6.2%（1.15 亿例）。亚洲HBV 地方性流行程度各不相同，多数亚洲地区为中至高流行区，少数为低流行区。2014 年，中国疾病预防控制中心（chinese centers for disease control prevention，CDC）对全国 1~29 岁人群乙型肝炎血清流行病学调查结果显示，1~4 岁、5~14 岁和 15~29 岁人群 HBsAg 流行率分别为 0.32%、0.94% 和 4.38%，与 1992 年比较，分别下降了 96.7%、91.2% 和 55.1%。据估计，目前我国一般人群 HBsAg 流行率为 5%~6%，慢性 HBV 感染者约 7000 万例，其中 CHB 患者为 2000 万~3000 万例。丙型肝炎呈全球性流行，不同性别、年龄、种族人群均对 HCV 易感。据世界卫生组织估计，2015年全球有 7100 万人有慢性 HCV 感染，39.9 万人死于 HCV 感染引起的肝硬化或 HCC。2006 年，我国结合全国乙型病毒性肝炎血清流行病学调查，对剩余的血清标本检测了抗 - HCV 抗体，结果显示：1~59 岁人群抗 - HCV 阳性率为 0.43%，在全球范围内属低流行地区。由此推算，我国一般人群 HCV 感染者约 560 万，如加上高危人群和高发地区的 HCV 感染者，共计约 1000 万例。最近研究发现，欧洲国家 HEV 感染的患者显著增加，每年至少有 200 万人在当地感染 HEV。2005 年全球约有 2000 万 HEV 感染者，其中 300 万人有症状，每年有约 7 万人死亡。

本病相当于中医"黄疸""胁痛""肝瘟""积聚"等范畴。

【病因病机】

一、中医认识

1. 致病因素

（1）疫毒内侵：近代中医对病毒性肝炎进行了较为系统的研究，目前多认同病因为感受湿热疫毒，正气亏虚，内伤不足。病毒性肝炎的病因有内外两方面，外因多由感受湿热疫毒，内因则与正气亏虚、内伤不足有关，而内外二因相互关联，正虚是发病的基础，湿热疫毒是致病的外因。两者相得，病乃滋生。

（2）饮食不洁：本病以正气亏虚为主因，又常以饮食不洁、劳倦过度或情志不遂为诱因，常相兼为患。这与 HA、HE 经由粪便/口路径传播的理论是一致的。

（3）胎毒：患者先天禀赋不足，胎儿时期由母体感染疫毒之邪，这与西医学研究提出的 HB、HC 可以通过母婴途径传播给胎儿是一致的。

2. 病机

病毒性肝炎病位在肝，与脾、肾、胆、胃、三焦密切相关。主要病机是正虚邪恋，邪正交争，湿热邪毒熏蒸肝胆，肝失疏泄。急性重症表现为热毒炽盛；慢性迁延者常兼夹气滞血瘀，肝阴亏损及脾虚湿困。病性属本虚标实，虚实夹杂。中医学认为病毒性肝炎由湿热疫毒之邪内侵，当人体正气不足无力抗邪时发病，常因外感、情志、饮食、劳倦而诱发。本病病机特点是湿热、毒、虚、瘀为主，正虚邪实，虚实夹杂。湿热疫毒隐伏血分，引发湿热蕴结证；湿阻气机，则肝失疏泄、肝郁伤脾或湿热伤脾，可导致肝郁脾虚证；湿热疫毒郁久伤阴，可导致肝肾阴虚证；久病"阴损及阳"或素体脾肾亏虚感受湿热疫毒，导致脾肾阳虚证；久病致瘀，久病入络，即可导致瘀血阻络证。由于本病的病因、病机、病位、病性复杂多变，病情交错难愈，故应辨明"湿、热、瘀、毒之邪实与肝、脾、肾之正虚"之间的关系。

二、西医认识

1. 甲肝的发病机制

甲型肝炎的发病机制至今尚未充分阐明，除了 HAV 直接杀伤肝细胞外，机体的免疫应答反应可能在甲型肝炎发病中起重要作用，有关机制如下：

（1）HAV 的直接杀伤：HAV 经口进入消化道黏膜后，先在肠道中增殖，然后在肝细胞和库普弗细胞内增殖，经胆管由肠道排出。HAV 在肝细胞内复制的过程，有可能导致肝细胞损伤。亦有研究发现，HAV 持续感染肝细胞时，并不产生细胞病变。

（2）免疫损伤：有报道认为，甲型肝炎的肝细胞损伤与肝细胞内病毒的消除与患者的细胞免疫反应有关。$CD8^+$ 细胞有特异性杀伤感染 HAV 肝细胞的功能。研究发现，甲型肝炎患者病毒特异性 $CD8^+$ 细胞亚群升高。而 $CD8^+$ 细胞的杀伤作用与主要组织相容性复合体（major histocompatibility complex，MHC）的表达有关。MHC 抗原表达增强，可促进这种杀伤作用。外周血淋巴细胞能产生并释放 γ - 干扰素，这种内源性的 γ - 干扰素能诱导感染肝细胞膜 1 类 MHC 抗原表达，因而能促进 CD8$^+$ 细胞对感染肝细胞的杀伤作用，甲型肝炎早期 HAV 在肝细胞内大量增殖，CD8$^+$ 细胞的特异性杀伤作用是早期肝细胞受损的原因之一。病程后期的免疫病理损害与肝组织中浸润的 MHC 抗原、CD8$^+$ 细胞的特异性杀伤作用有关。在肝细胞破坏的同时，HAV 被清除。针对 1 类 MHC 抗原的特异性抗体能阻抑 CD8$^+$ 细胞的这种杀伤作用。与细胞免疫反应有关的另一标志，是甲型肝炎急性期患者淋巴细胞膜表面白细胞介素 - 2 受体（membrane IL - 2R，MIL - 2R）表达显著增加。MIL - 2R 与 T 细胞的活化有关，且与肝细胞损伤标志谷丙转氨酶（alanine transaminase，ALT）呈正相关。甲型肝炎急性期及恢复期，血清中的抗 - HAV IgM 和 IgG 抗体均有中和 HAV 的作用。甲型肝炎的抗原抗体可形成免疫复合物，其与肝细胞损伤的关系尚不明确。此外，近年来许多报告指出，活性氧是引起多种脏器组织损伤的原因之一。有报道急性甲型肝炎患儿的血浆脂质过氧化物（lipid peroxide，LPO）显著升高，红细胞超氧化物歧化酶（superoxide dismutase，SOD）显著降低，LPO 产生增多，可使肝细胞生物膜损伤。另外，由于 HAV 感染，肝细胞炎症及网状内皮系统功能下降等因素，形成内毒素血症，导致肝微循环障碍，使肝有效循环量减少，组织缺血缺氧，也使 LPO 产生增多，进而加重了肝损伤。

2. 乙肝的发病机制

慢性乙型病毒性肝炎（chronic hepatitis B，CHB）的发病机制较为复杂，迄今尚未完全阐明。大量研究表明，HBV 不直接杀伤肝细胞，其引起的免疫应答是肝细胞损伤及炎症发生的主要机制。而炎症反复存在是 CHB 患者进展为肝硬化甚至 HCC 重要因素。固有免疫在 HBV 感染初期发挥作用，并诱导后续的特异性免疫应答。慢性 HBV 感染者的非特异免疫应答受到损伤。HBV 可通过自身 HBsAg 和乙型肝炎病毒 X 蛋白（hepatitis B virus pre - X protein，HBx）等多种蛋白成分，干扰 Toll - 样受体（toll - like receptors，TLRs）、维甲酸诱导基因（retinoic acid inducible gene - I，RIG - I）两种抗病毒信号转导途径，来抑制非特异免疫应答的强度。CHB 患者常表现为髓样树突状细胞（myeloidDC，mDc）、浆细胞样树突状细胞（plasmacytoid dendritic cells，pDc）在外周血中频数低，mDC 存在成熟障碍，pDc 产生 α - 干扰素（interferon α，IFN - α）的能力明显降低，机体直接清除病毒和诱导 HBV 特异性 T 细胞功能产生的能力下降，不利于病毒清除。HBV 特异性免疫应答在 HBV 清除中起主要作用。MHC I 类分子限制性的 CD8$^+$ 细胞毒性 T 淋巴细胞可诱导肝细胞凋亡，也可分泌 γ - 干扰素（interferon - γ，IFN - γ），以非细胞裂解机制抑制其他肝细胞内 HBV 基因表达和复制。慢性感染时，HBV 特异性 T 细胞易凋亡，分泌细胞因子功能和增殖能力显著降低，T 细胞功能耗竭，HBV 持续复制。

3. 丙肝的发病机制

丙型肝炎肝损害的主要原因是 HCV 感染后引起的免疫学反应，其中细胞毒性 T 淋巴细胞（cytotoxic T lymphocyte，CTL）起重要作用。CTL 通过其表面的 T 细胞受体识别靶细胞的 MHC Ⅰ类分子和病毒多肽复合物，杀伤病毒感染的靶细胞，引起肝脏病变。丙型肝炎慢性化机制还尚未阐明，考虑是宿主免疫、遗传易感性和病毒共同作用的结果。早期的固有免疫应答是机体抗病毒的第一道防线，后期 HCV 特异性 T 细胞免疫应答在决定感染结局方面有重要作用。丙型肝炎患者每天可产生 10^{12} 个病毒，在能检测到免疫应答几周之前，病毒载量就可达到最大值。HCV 可破坏固有免疫应答，其复制能力超过了 CD8$^+$ T 细胞的清除能力，容易发展为慢性感染。体液免疫在保护和清除 HCV 中作用微弱。HCV 包膜糖蛋白 E$_2$ 的高变异区域 1（hypervariable region1，HVR1）易导致抗原表位改变，产生变异株逃避体液免疫。慢性 HCV 感染者肝脏、骨髓、外周血中都可以看到 B 细胞克隆性扩增，这与混合性冷球蛋白血症、非霍奇金淋巴瘤有关。

4. 丁肝的发病机制

丁型肝炎病毒和乙型肝炎病毒重叠感染时，可使病情加重，并向慢性化进展，但其发生机制尚未阐明。丁肝引起肝细胞损伤的机制主要有以下观点：

（1）HDV 对肝细胞的直接损伤作用：以下证据支持 HDV 的直接损伤作用，在比较严重的丁肝感染、爆发性丁型肝炎、肝移植后复发性 HDV 感染患者的肝细胞内可见微泡脂肪变性，而胞质嗜酸性变和微泡脂肪性变常提示为病毒的直接损伤；高水平的丁型肝炎抗原（hepatitis D antigen，HDAg）可引起肝细胞凋亡。

（2）免疫机制：以下发现提示免疫机制参与 HDV 的致病机制：HDAg 阳性细胞数量与汇管区细胞浸润程度一致，慢性 HDV 感染者常可出现异常的针对胸腺细胞、细胞核纤层蛋白 C、肝肾微粒体膜的自身抗体，后者又称为肝肾微粒体抗体 3 型（anti-liver-kidney microsomal antibody-3，LKM-3），其不同于肝肾微粒体抗体 1 型（anti-liver-kidney microsomal antibody-1，LKM-1）和肝肾微粒体抗体 2 型（anti-liver-kidney microsomal antibody-2，LKM-2）；肝组织内有 CTLs 浸润。HDV 感染的病理变化与 HBV 感染基本相同。

5. 戊肝的发病机制

HEV 经口腔进入胃肠道，再经门脉循环进入肝脏。借助于非人灵长类动物 HEV 感染动物模型，发现在感染 HEV 后 7 日，在肝细胞内检测到戊型肝炎病毒抗原（hepatitis E antigen，HEAg）的表达，在 ALT 开始升高前数日，可在动物血清、胆汁、粪便中检测到 HEV RNA。在戊型肝炎患者，一般在起病前 1 周可从粪便中检测出 HEV，而血清中 HEV 的检出率还要早 1 周。肝细胞损伤机制尚未完全明确，目前认为是细胞免疫反应介导的肝细胞溶解所致。

【诊断与鉴别】

一、中医诊断

1. 辨证要点

（1）辨外感内伤：本病为外感湿热疫毒之邪，蕴积中焦，侵犯脾胃，熏蒸肝胆，使肝脏失于疏泄，胆汁不循常道，外溢肌肤，常表现为急性黄疸型肝炎。内伤常因饮食不洁、情志不舒、劳倦内伤，日久导致脾胃失和，肝失条达，可致肝郁气滞，木横乘土，可见肝郁脾虚、肝胃不和之证。

（2）辨虚实：气滞、血瘀、湿热、热毒炽盛，一般为实证；肝肾阴虚、脾肾阳虚，则为虚证。急性重症表现为热毒炽盛，慢性迁延者常兼夹气滞血瘀、肝阴亏损及脾虚湿困。虚实之间又可相互转化：湿阻气机则肝失疏泄、肝郁伤脾或湿热伤脾，可导致肝郁脾虚证；湿热疫毒郁久伤阴可导致肝肾阴虚证；久病阴损及阳或素体脾肾亏虚，感受湿热疫毒导致脾肾阳虚证；久病致瘀，久病入络即可导致瘀血阻络证。

2. 病机辨识

本病病机特点是湿热、毒、虚、瘀为主，正虚邪实、虚实夹杂为特点。现中医界普遍认为：HBV 属中医疫毒范畴，多为湿热之性，疫毒内客，化生湿热，壅阻中焦；湿热内阻，肝失条达，肝气郁滞，必先乘脾。故病毒性肝炎最多见湿热中阻与肝郁脾虚之证。其总病机为邪侵正虚，正虚邪恋，而以正气亏虚、劳倦过度、情志不遂为发病基础。其临床表现因脏腑阴阳的盛衰，邪气的消长及邪气的性质而异。病毒性肝炎病位在肝，与脾、肾、胆、胃、三焦密切相关。证诸临床，湿热蕴结，熏蒸肝胆，多见于"病毒性肝炎"的急性期，故以黄疸、发热及脾胃症状为常见；肝脾不和则是慢性期的主要病理，故以胁痛及脾胃见症为主。

二、西医诊断

1. 诊断

（1）临床表现

①甲型病毒性肝炎：急性甲肝的潜伏期通常为 14～28 天（可长达 50 天）。临床表现与年龄相关：幼儿通常为无症状感染，较大儿童和成人感染后可出现临床症状。急性病毒性肝炎的临床表现与其他病毒导致的肝炎难以区分。典型临床症状有发病前的不适虚弱感，疲劳，食欲缺乏，呕吐，腹部不适；较少的腹泻，发热，头痛，关节痛以及肌痛等。肝脏酶升高，出现黑尿，有时出现泥土样大便以及黄疸等，均为急性病毒性肝炎的特征性表现。虽然报告有 3%～20% 的临床病例可复发，但 99% 以上的甲肝病例可痊愈。与乙型病毒性肝炎（乙肝）和丙型病毒性肝炎不同，甲肝不会发生慢性肝病。

②乙型病毒性肝炎：临床症状呈多样性，轻者可无症状或症状轻，重者可出现食欲不振、恶心、呕吐、腹胀、全身乏力和黄疸等。乙型病毒性肝炎急性发作或出现重型肝炎，可表现为急性黄疸型肝炎，即巩膜及皮肤黏膜黄染、高度乏力、食欲不振、恶心、呕吐、腹胀等症状。甚至出现行为改变、胡言乱语、躁动、抽搐、昏迷等肝性脑病表现，常提示病情较重。

③丙型病毒性肝炎：

急性丙型肝炎：可有全身乏力、食欲减退、恶心和右季肋部疼痛等临床表现，少数伴低热、黄疸、轻度肝大，部分患者可出现脾肿大。多数患者无明显症状，表现为隐匿性感染。

慢性丙型肝炎：肝外临床表现或综合征可能是机体异常免疫应答所致，包括类风湿关节炎、眼口干燥综合征、扁平苔藓、肾小球肾炎、混合型冷球蛋白血症、B 细胞淋巴瘤和迟发性皮肤卟啉症等。

④丁型病毒性肝炎：

急性丁型肝炎：指 HDV/HBV 同时感染，潜伏期 4～20 周。临床表现及生化特征与单纯急性乙型肝炎相似，可有乏力、食欲不振、黄疸及肝脏肿痛等。部分患者有两个转氨酶高峰。由于急性乙肝 HBV 在血中持续时间很短，HDV 感染常随 HBV 的消失而终止，故肝内 HDAg 仅一过性阳性，血清抗 - HDIgM 呈低滴度短暂升高，而后继发的抗 - HDIgG 出现。HDV/HBV 同时感染，多数预后良好，发展为慢性肝炎的危险性不比单纯 HBV 感染更高，少数患者亦可发展为重型肝炎。

慢性丁型肝炎：指在原有慢性 HBV 感染的基础上又重叠 HDV 感染，其临床经过主要取决于 HDV 感染时 HBV 感染的状态及肝脏损害程度。

⑤戊型病毒性肝炎：急性 HEV 基因 3 型的感染，绝大多数无临床症状。只有少数人（可能 <5%）会出现急性肝炎症状如转氨酶升高和黄疸，或非特异性症状如疲劳、瘙痒和恶心。免疫功能正常的急性戊型肝炎患者可自发地清除这种感染，但也有一些病例有长期的病毒血症。HEV 基因 3 型感染患者进展为急性肝衰竭是罕见的。一些慢加急性肝衰竭患者，是由 HEV 感染所引起。在老年患者中，这是一个特殊的问题，因为急性肝炎可能导致更严重的结局。HEV 感染可能较少导致失代偿期肝硬化。

部分患者存在肝大和/或脾大。初诊时，仅在少数患者发现肝掌、蜘蛛痣。典型的肝掌、蜘蛛痣，常标志慢性化的程度或病变的进展。合并肝硬化腹腔积液患者，可出现移动性浊音阳性，部分可出现下肢水肿和全身浮肿。

（2）辅助检查

①实验室检查

A. 血常规：常规检查外周血白细胞总数正常或偏低，淋巴细胞增多，可出现 10% 以下的异型淋巴细胞。少数患者，如较重的慢性乙型肝炎、合并肝硬化者、重型肝炎患者可出现血小板减少及白细胞减少。

B. 尿常规：有黄疸者，可出现尿胆红素阳性，尿胆原增多。合并乙型肝炎相关性肾炎者，可出现蛋白尿、血尿。淤胆型肝炎时，尿胆红素强阳性，但尿胆原和尿胆素减少或消失。

C. 肝功能：

血清 ALT 和 AST 检测：肝脏损伤时，可以出现血清 ALT 和 AST 活性升高，但并无病因特异性。一般在急性肝炎时，ALT 升高较明显，可达 1000U/L 以上，且 ALT 活性高于 AST，ALT 与 AST 的比值大于 1。慢性肝炎时，ALT 和 AST 可以持续和反复升高，AST 活性可以高于 ALT，ALT 与 AST 比值≤1。在重型肝炎患者，血清胆红素明显升高，但 ALT 和 AST 反而下降，出现"胆酶分离"现象。

碱性磷酸酶（alkaline phosphatase，ALP）、谷氨酰转肽酶（glutamyl transpeptadase，GGT）测定：急性及慢性肝炎时的 GGT 和 ALP 升高，但在各种病因引起肝内及肝外梗阻性黄疸时升高较明显。血清胆碱酯酶活性的检测，在重型肝炎的诊断和预后判断方面具有重要的意义。重型肝炎时，血清胆碱酯酶活性常明显降低，并与预后相关。

血清胆红素测定：急性和慢性肝炎均可出现直接和间接胆红素同时升高。重型肝炎时，血清胆红素迅速升高，一般超过正常值上限的 10 倍，与预后直接相关。淤胆型肝炎时，血清胆红素也明显升高，以直接胆红素升高为主。

血清白蛋白：血清白蛋白只在肝脏产生。在慢性肝炎、肝硬化和重型肝炎时，可出现血清白蛋白（A）降低，同时伴球蛋白（G）升高，导致白球比值降低，甚至 $\leq$ 1。由于血清白蛋白半衰期较长（一般为 2~3 周），而血清前白蛋白半衰期很短，仅1.9 日，因此，测定血清前白蛋白水平，能较早反映肝脏损害及其严重程度。

D. 凝血酶原时间（prothrombin time，PT）和凝血酶原活动度（prothrombin activity，PTA）测定：肝脏合成多种凝血因子。当肝脏发生严重病变时，凝血因子合成障碍，出现 PT 延长、PTA 降低。由于 PT 和 PTA 可以反映一些半衰期较短的凝血因子水平，如凝血酶原Ⅶ、Ⅹ凝血因子。重型肝炎时，PT 可明显延长，较对照值延长 3 秒以上，活动度常低于 40%。PT 和 PTA 的测定可以迅速反映肝坏死程度及预后。

E. 血氨和血浆氨基酸谱的测定：在肝硬化、重型肝炎时，可以出现血氨升高，血浆氨基酸谱也发生变化，主要是血浆支链氨基酸水平下降而芳香族氨基酸水平升高，使支链氨基酸与芳香族氨基酸的比值（正常值 ≥ 3.0）降低。在肝性脑病时，其比值可 ≤ 1。

F. 甲胎蛋白（alpha fetoprotein，AFP）测定：再生的肝细胞和肝癌细胞均能产生AFP。在急性肝炎、慢性肝炎、肝硬化和重型肝炎时，血清 AFP 均可升高，但水平较低，持续时间较短，预示肝细胞再生活跃，预后良好。而肝细胞性肝癌时，血清 AFP水平升高明显，且呈持续性。

G. 血脂测定：重型肝炎患者的血清总胆固醇水平明显降低，而在淤胆型肝炎时，血清总胆固醇水平升高。

H. 肝纤维化标记物的检测：较常用的包括血清透明质酸（hyaluronic acid，HA）、Ⅲ型前胶原（Ⅲprocollagen，PⅢP）、Ⅳ型胶原（Ⅳprocollagen，ⅣC）、层粘连蛋白（laminin，LN）等。这些纤维化标记物仅能部分反映肝纤维的程度，而不能替代肝组织活检。

②血清病毒检测

A. 血清 HAV 标志物的检测

血清学检查：血清抗 HAV IgM 是甲型肝炎早期诊断最可靠的血清学标志，在病程的早期即可出现几乎 100% 的阳性率，假阳性极少，效价可维持 3~6 个月，25% 的患者可维持 1 年。最常用的检测方法为 ELISA 法和放免法。HAV IgG 出现稍晚，但可持续多年或终身，单份血清阳性表示受过 HAV 感染，不能区分现症感染或既往感染。

如果经双份血清检测，恢复期比急性期抗-HAV滴度有4倍以上增高，在临床上也可作为诊断甲型肝炎的依据。

HAV及HAV抗原的检测：由于发病后HAV从粪便的排泄迅速减少，并且一般实验室也难以开展这些项目，故HAV及HAV抗原的检测一般不用于甲型肝炎的临床诊断，仅限于科研目的。

HAV RNA检测：主要有逆转录聚合酶链反应和分子杂交等方法，用于研究粪便排毒、病毒血症、水源、食物及血制品的污染检测等。

B. 血清HBV标志物的检测

HBsAg和HBsAb的检测：血清HBsAg在疾病早期出现。一般在ALT升高前2~6周，在血清中即可检出HBsAb。HBsAg阳性是HBV感染的主要标志，但不能反映HBV复制情况及预后。血清HBsAb的出现，是HBV感染恢复的标志。注射过乙肝疫苗者，也可出现血清HBsAb阳性，提示已获得对HBV的特异性免疫。一般血清HBsAb水平≥10U/mL时，对HBV感染才有保护作用。

血清HBV-DNA的检测：血清HBV-DNA是HBV复制和传染性的直接标记，出现早。在慢性HBV感染者血清中，HBV-DNA可持续阳性。目前一般采用定量PCR法和支链DNA法。血清HBV-DNA的定量检测不仅用于HBV感染的诊断，还可作为疗效监测的指标。

HBV基因分型和耐药突变株检测：HBV基因分型检测可以预测疾病进展，并能指导抗病毒方案的选择。HBeAg阳性患者对干扰素α治疗的应答率，B基因型高于C基因型、A基因型高于D基因型；HBV耐药突变株检测可以指导抗病毒药物选择，并能在治疗过程中监测抗病毒药物治疗效果，利于及时调整治疗方案。

C. 血清HCV标志物检测

血清学检查：抗-HCV检测可用于HCV感染者的筛查。快速诊断测试（rapid diagnostic tests，RDTs）可以被用来初步筛查抗-HCV，如通过指血或唾液的快速检测试剂。对于抗-HCV阳性者，应进一步检测HCV RNA，以确定是否为现症感染。

HCV RNA定性检测：对抗-HCV阳性的HCV持续感染者，需要通过HCV RNA定性试验确认。HCV RNA定性检测的特异度在98%以上，只要一次病毒定性检测为阳性，即可确证HCV感染，但一次检测阴性并不能完全排除HCV感染，应重复检查。常采用逆转录套式PCR技术。

HCV RNA定量检测：HCV RNA定量检测适用于HCV现症感染的确认、抗病毒治疗前基线病毒载量分析，以及治疗结束后的应答评估。血清中HCV RNA水平，在一定程度上反映肝内病毒复制的程度。

HCV基因分型：采用基因型特异性DAAs方案治疗的感染者，需要先检测基因型。在DAAs时代，优先考虑可检测出多种基因型和基因亚型并同时可获得RASs结果的方法，如Sanger测序法。

D. HDV标志物检测

血清学检查：HDAg阳性者，一般均可检出HDV RNA。因此，HDAg是病毒复制的标志。HDV 感染后，HDAg 血症出现较早，可用免疫酶法或放射免疫法检测 HDAg，阳性率分别达 87% 和 100%，有助于早期诊断。慢性 HDV 感染时，由于血清内持续有高滴度的抗 HDV，HDAg 常以免疫复合物形式存在，故采用上述方法常不能检出 HD-Ag，但可采用免疫印迹进行检测。肝内 HDAg 可用免疫荧光法或免疫组化技术在肝组织切片上进行检测，该方法结果可靠，有确诊价值。

病毒学检查：主要采用分子生物学技术。以逆转录 – 聚合酶链反应（RT – PCR）检测 HDV RNA 最为常用，血清中检出 HDV RNA 是诊断 HDV 感染的直接证据。该方法较为方便，除可作为早期诊断手段外，对慢性 HDV 感染的诊断与预后判断也有很大价值。

组织学检查：单凭肝脏组织学改变，不能诊断丁型肝炎，但可用分子杂交技术检测肝组织内 HDV RNA。此外，用免疫组化技术可检出肝组织内 HDAg。以上也可作为 HDV 感染的直接证据。

E. HEV 标志物检测

血清学检查：HEV 临床发病后，通常生化标志物先升高，随后出现抗体，并且 IgM 抗体先出现，IgG 抗体后出现，而 IgM 抗体持续时间相对较短（通常不超过 3 ~ 4 个月）。此外，随着抗体亲和力的增加，IgG 的持续时间也延长。

病毒学检查：HEV 的潜伏期为 15 ~ 60 天。感染后 3 周，可在血液和粪便中检测到 HEV RNA，病毒血症持续的时间为 3 ~ 6 周，而在粪便中检出病毒的时间为 4 ~ 6 周。HEV 的分子生物学检测逆转录聚合酶链反应法（RT – PCR）可特异地检测血清、粪便、污染水源中 HEV RNA，但应尽量留取病程早期的标本。通过对 PCR 产物进行克隆、测序，可判断 HEV 的基因型，有助于追踪传染源，发现新的基因型。

组织学检查：其他可用免疫组织化学的方法检测肝组织中的 HEAg。因需要肝组织标本，故临床上很少采用。此法常用于动物实验研究。

③内窥镜检查

胃镜：对于慢性肝病患者，查胃镜可以了解有无食管 – 胃底静脉曲张及门脉高压性胃病，并可行胃镜下食管静脉套扎术以达到止血目的。

肠镜：对于消化道出血患者，查肠镜以了解出血原因。

④影像学检查

腹部超声（US）检查：US 检查操作简便、直观、无创性和价廉，已成为肝脏检查最常用的重要方法。该方法可以协助判断肝脏和脾脏的大小和形态、肝内重要血管情况及肝内有无占位性病变，但容易受到仪器设备、解剖部位、操作者的技术和经验等因素的限制。

CT 检查：目前是肝脏病变诊断和鉴别诊断的重要影像学检查方法，用于观察肝脏形态，了解有无肝硬化，及时发现占位性病变和鉴别其性质。动态增强多期扫描，对于 HCC 的诊断具有高度敏感性和特异性。

磁共振（MRI 或 MR）：无放射性辐射，组织分辨率高，可以多方位、多序列成像，对肝脏的组织结构变化，如出血坏死、脂肪变性及肝内结节的显示和分辨率优于

CT 和 US。动态增强多期扫描及特殊增强剂显像对鉴别良、恶性肝内占位病变优于 CT。

⑤肝组织学检查：组织学检查可以了解肝脏炎症和纤维化的程度，对抗病毒药物的选择、疗效考核、预后判断均具有重大意义，同时也有助于肝脏疾病的鉴别诊断。

⑥瞬时弹性成像（transient elastography，TE）：TE 作为一种较为成熟的无创检查，其优势为操作简便、可重复性好，能够比较准确地识别出轻度肝纤维化和进展性肝纤维化或早期肝硬化。但其测定成功率受肥胖、肋间隙大小以及操作者的经验等因素影响，其测定值受肝脏炎症坏死、胆汁淤积以及脂肪变等多种因素影响。鉴于胆红素异常对 TE 诊断效能的显著影响，应考虑胆红素正常情况下进行 TE 检查。TE 结果判读需结合患者 ALT 水平等指标，将 TE 与其他血清学指标联合使用，可以提高诊断的准确率。

肝硬度测定值（LSM）≥14.6kPa，可以诊断为肝硬化；LSM < 9.3kPa 时，可以排除肝硬化；LSM≥9.3kPa，可诊断为进展性肝纤维化；LSM < 7.3kPa，可排除进展性肝纤维化；LSM≥7.3kPa，可诊断为显著肝纤维化。

（3）诊断标准

①甲肝诊断标准：

流行病学资料：起病前进食未煮熟海产品如毛蚶等，有与甲型肝炎患者密切接触史等，皆有利于甲型肝炎的诊断。

临床表现：起病急，畏寒发热，有恶心、呕吐等消化道症状；血清 ALT 显著升高；有黄疸，血清总胆红素升高；既往无肝炎病史等。具有以上表现者，应首先考虑甲型肝炎的诊断。

血清学诊断：如果血清中抗 HAV IgM 抗体阳性，或急性期和恢复期双份血清 HAV IgG 抗体有 4 倍以上升高，或粪便中检测 HAV 抗原或发现 HAV 颗粒或 HAV RNA 阳性，结合流行病学和临床资料，均可确诊为甲型肝炎。

②乙肝诊断标准：根据 HBV 感染者的血清学、病毒学、生物化学试验及其他临床和辅助检查结果，可将慢性 HBV 感染分为以下几种。

慢性 HBV 携带者：多为年龄较轻的处于免疫耐受期的 HBsAg、HBeAg 和 HBV - DNA 阳性者，1 年内连续随访 3 次，每次至少间隔 3 个月，均显示血清 ALT 和 AST 在正常范围，HBV - DNA 通常处于高水平，肝组织学检查无病变或病变轻微。

HBeAg 阳性 CHB：CHB 血清 HBsAg 阳性，HBeAg 阳性，HBV - DNA 阳性，ALT 持续或反复异常，或肝组织学检查有肝炎病变。

HBeAg 阴性 CHB：CHB 血清 HBsAg 阳性，HBeAg 持续阴性，HBV - DNA 阳性，ALT 持续或反复异常，或肝组织学检查有肝炎病变。

非活动性 HBsAg 携带者：血清 HBsAg 阳性、HBeAg 阴性、抗 - HBe 阳性或阴性，HBV - DNA 低于检测下限，1 年内连续随访 3 次以上，每次至少间隔 3 个月，ALT 和 AST 均在正常值范围。肝组织学检查显示：组织学活动指数（histological activity index，HAI）评分＜4，或根据其他的半定量计分系统判定病变轻微。

隐匿性 CHB：血清 HBsAg 阴性，但血清和（或）肝组织中 HBV－DNA 阳性，并有 CHB 的临床表现。除 HBV－DNA 阳性外，患者可有血清抗－HBs、抗－HBe 和（或）抗－HBc 阳性，但约 20% 隐匿性 CHB 患者的血清学标志物均为阴性。诊断主要通过 HBV－DNA 检测，尤其对抗－HBc 持续阳性者。

乙型肝炎肝硬化：建立 HBV 相关肝硬化临床诊断的必备条件包括组织学或临床提示存在肝硬化的证据；病因学明确的 HBV 感染证据，主要通过病史或相应的检查予以明确或排除其他常见引起肝硬化的病因，如 HCV 感染、酒精和药物等。

③丙型肝炎诊断标准：

A. 急性丙型肝炎的诊断

流行病学史：有明确的就诊前 6 个月以内的流行病学史，如输血史、应用血液制品史，或明确的 HCV 暴露史。

临床表现：可有全身乏力、食欲减退、恶心和右季肋部疼痛等；少数伴低热，轻度肝大，部分患者可出现脾肿大。少数患者可出现黄疸；部分患者无明显症状，表现为隐匿性感染。

实验室检查：ALT 多呈轻度和中度升高，也可在正常范围之内，有明确的 6 个月以内抗－HCV 和/或 HCV RNA 阳性结果的检测史。HCV RNA 常在 ALT 恢复正常前转阴，但也有 ALT 恢复正常而 HCV RNA 持续阳性者。

有上述流行病学史＋临床表现＋实验室检查，或临床表现＋实验室检查者即可诊断。

B. 慢性丙型肝炎的诊断

诊断依据：HCV 感染超过 6 个月，或有 6 个月以前的流行病学史，或发病日期不明。抗－HCV 及 HCV－RNA 阳性，肝脏组织病理学检查符合慢性肝炎。或根据症状、体征、实验室及影像学检查结果综合分析，亦可诊断。

病变程度判定：肝活检病理诊断，可以判定肝脏炎症分级和纤维化分期。HCV 单独感染，极少引起重型肝炎；HCV 重叠 HIV、HBV 等病毒感染、过量饮酒或应用肝毒性药物时，可发展为重型肝炎。

肝外表现：肝外临床表现或综合征可能是机体异常免疫反应所致，包括类风湿关节炎、眼口干燥综合征、扁平苔藓、肾小球肾炎、混合型冷球蛋白血症、B 细胞淋巴瘤和迟发性皮肤卟啉症等。

④丁型肝炎诊断标准：

凡无症状慢性 HBsAg 携带者突然出现急性肝炎样症状、重型肝炎样表现，以及慢性乙型肝炎患者病情突然恶化者，均应考虑到 HDV 重叠感染的可能。对于血清 HBsAg 阳性，而同时具备血清 HDAg、抗－HDV 阳性及血清 HDV RNA 或肝活检免疫组化检出 HDAg 者，均可确诊。

⑤戊型肝炎诊断标准：

流行病学史：HEV 主要经粪－口途径传播，戊型肝炎患者多有饮用生水史、生食史、外出用餐史，或到戊型肝炎地方性流行地区出差及旅游史。

临床表现：仅从临床表现上，一般很难与其他肝炎区分，尤其是甲型肝炎。但从总体来说，急性黄疸型戊型肝炎的黄疸前期持续时间较长，黄疸期易出现胆汁淤积，病情较重，黄疸较深；孕妇重症肝炎发病率高，在中、轻度黄疸期即可出现肝昏迷，常发生流产和死胎，产后可导致大出血，出血后常使病情恶化，并出现多脏器功能衰竭而死亡；重型戊型肝炎以急性重型为主，亚急性重型病例较少。

实验室检查：血清学检查和 HEV RNA 检测结果，有助于和其他病毒性肝炎相鉴别。

（4）并发症

①肝硬化：在我国，肝硬化是乙型肝炎、丙型肝炎最常见的并发症。

②HCC：在我国，乙型肝炎、丙型肝炎是引起 HCC 最常见的病因。

③肝性脑病：这是严重肝病（如重型肝炎、肝硬化和肝癌）的常见并发症之一。

④出血：出血是重型肝炎和肝炎肝硬化常见的严重并发症，临床以上消化道出血最为常见。

⑤继发感染：重型肝炎、肝硬化、肝癌患者常有免疫功能减退，容易发生感染。常见感染有自发性腹膜炎、肺部感染、肠道感染、胆囊炎、胆管炎和败血症等，以细菌感染最为常见。近年来，真菌感染逐渐增多，主要是由于患者严重免疫功能低下，长期和大量应用各种广谱抗生素所致。严重感染，可进一步加重肝脏的炎症和坏死病变。

⑥肝肾综合征和急性肾衰竭：重型肝炎和失代偿性肝硬化患者可出现肝肾综合征或急性肾衰竭，后者常提示预后不良。

⑦电解质紊乱：重型肝炎和肝炎肝硬化患者常可发生严重电解质紊乱，表现为血清钠降低，也可出现低血钾或高血钾。

⑧HB 相关性肾炎：多见于慢性乙型肝炎和慢性 HBV 携带患者。临床表现为急性或慢性肾炎。可有浮肿、高血压、尿蛋白阳性，尿镜检有红细胞、白细胞及各种管型。晚期可出现尿毒症。肾组织检查，多为膜性或膜增殖性肾炎。肾组织免疫组化检查，在肾小球系膜和毛细血管基底膜上有 HBsAg、HBeAg、HBcAg 和补体复合物沉积。

2. 鉴别

（1）自身免疫性肝炎：多见于女性。常伴有肝外系统表现，血沉加快，血清球蛋白明显升高，自身抗体检查为阳性；有 30% 患者可检出狼疮细胞，肝炎病毒学检查常为阴性。肾上腺皮质激素和免疫抑制剂治疗有效。

（2）酒精性肝炎：患者有长期大量饮酒史，多伴有酒精性周围神经病性损害，生化学以谷草转氨酶及谷氨酰转肽酶升高为主，谷草转氨酶/谷丙转氨酶大于 2 倍，酒精戒断反应明显，戒酒后肝病好转。

（3）药物性肝损伤：一般都有 1 种或几种需要治疗的原发疾病，并有用药史，在用药后 5 天至 3 个月发病；肝损害的同时，常伴有皮疹、发热等其他药物过敏的临床表现；肝炎病毒学检查往往为阴性；用可疑的药物作抗原，做巨噬细胞或白细胞移动抑制试验阳性，说明患者对该药过敏；停药后，肝功能损害很快好转。

（4）脂肪肝：也可引起肝功能异常，彩超提示肝脏脂肪变。患者体形肥胖，体重指数偏高，血脂、血糖异常。如为同时并存肝炎病毒的感染，在肝功能持续异常时，也要注意到脂肪肝存在的可能。

（5）妊娠期急性脂肪肝：临床表现与急性重型肝炎相似，但多有不同程度的水肿、蛋白尿和高血压，起病时多有腹痛，常易出现严重的低血糖和低蛋白血症。并发急性胰腺炎、重度黄疸，但尿胆红素阴性。肝界缩小不明显，超声波可见典型的脂肪肝波型。病理检查肝细胞呈严重脂肪变性，而肝细胞坏死不明显。

（6）肝豆状核变性：患者铜蓝蛋白明显下降，尿铜排泄显著高于正常，肝脏病理学检查有明显的脂肪变性，裂隙灯检查角膜 K–F 环是该病的重要体征。

【治疗】

一、中医治疗

1. 治疗原则

中医学认为，病毒性肝炎由湿热疫毒之邪内侵。本病病机特点是以湿热、毒、虚、瘀为主，正虚邪实，虚实夹杂。由于本病的病因、病机、病位、病性复杂多变，病情交错难愈，故应辨明"湿、热、瘀、毒之邪实与肝、脾、肾之正虚"这两者之间的关系。辨证分虚实：湿热内蕴、寒湿中阻、肝气郁滞、瘀血阻络为实，治疗宜清热化湿、温化寒湿、疏肝理气、活血化瘀为治疗原则；肝肾阴虚、脾肾阳虚、脾胃气虚为虚，治疗以滋补肝肾、温补脾肾、健脾和胃为治疗原则。

2. 辨证论治

（1）急性肝炎

①湿热内蕴证

症状表现：纳呆，呕恶，厌油腻，右胁疼痛，口干口苦；肢体困重，脘腹痞满，乏力，大便溏或黏滞不爽，尿黄或赤，或身目发黄，或发热。舌红，苔黄腻，脉弦滑数。

病机分析：患者感染湿热疫毒之邪，湿热蕴蒸，胆汁外溢肌肤，因热为阳邪，故黄色鲜明。发热口苦、小便短黄赤是湿热之邪方盛，热耗津液，膀胱为邪热所扰，气化不利所致。阳明热盛，则大便秘结；气不通，则腹部胀满。湿热蕴结，肝胆热盛，故苔黄腻、脉弦数。心中懊恼、恶心欲吐、口干而苦均为湿热蕴蒸，胃浊和胆汁上逆所引起。

治疗方法：清热利湿，解毒退黄。

代表方药：茵陈蒿汤（《伤寒论》）加减。茵陈18g，栀子12g，大黄6g等。

随症加减：如恶心欲吐，可加橘皮、竹茹降逆止呕；如心中懊恼，可加黄连、龙胆草清心除烦。

②寒湿中阻证

症状表现：纳呆，呕恶，腹胀喜温，口淡不渴；神疲乏力，头身困重，大便溏薄，或身目发黄。舌淡或胖，苔白滑，脉濡缓。

病机分析：由于寒湿阻滞脾胃，阳气不宣，胆汁外泄，因寒湿为阴邪，故黄色晦黯，或如烟熏。纳少、脘闷、腹胀、大便不实、口淡不渴等症都是湿困中土，脾阳不振，运化功能失常的表现。畏寒神疲是阳气已虚，气血不足。舌质淡、苔腻、脉濡缓或沉迟，系阳虚湿浊不化，寒湿留于阴分之象。

治疗方法：健脾和胃，温化寒湿。

代表方药：茵陈术附汤（《医学心悟》）加味。茵陈18g，附子9g，白术30g，干姜9g，甘草12g。

随症加减：如脘腹作胀，胁肋隐痛，可加柴胡、白芍疏肝理气，柔肝止痛。如不思饮食，肢体困倦，可加白术、茯苓、陈皮健脾化湿。

（2）慢性肝炎

①湿热内结证

症状表现：纳差食少，口干口苦，困重乏力，小便黄赤，大便溏或黏滞不爽；或伴胁肋不适，恶心干呕，或伴身目发黄。舌红，苔黄腻，脉弦数或弦滑数。

病机分析：患者感染湿热疫毒之邪，病程日久，影响脾胃运化功能，则纳差食少，脾胃运化水湿功能下降，则大便溏或黏滞不爽，湿热蕴蒸肝胆，胆汁外溢肌肤，因热为阳邪，故黄色鲜明。湿热之邪，耗伤津液，故导致发热口苦，膀胱为邪热所扰，气化不利导致小便短黄。湿热蕴结，肝胆热盛，故苔黄腻，脉弦数。湿热蕴蒸，胃浊和胆汁上逆引起恶心干呕，口干而苦。

治疗方法：清热利湿，解毒退黄。

代表方药：茵陈蒿汤（《伤寒论》）或甘露消毒丹（《医效秘传》）加减。茵陈18g，栀子12g，大黄6g，滑石15g，黄芩30g，虎杖12g，连翘12g等。

随症加减：如胁痛较甚，可加柴胡、郁金、川楝子疏肝理气；如恶心欲吐，可加橘皮、竹茹和胃止呕；如心中懊恼，可加黄连、龙胆草清心除烦。

②肝郁脾虚证

症状表现：胁肋胀痛，情志抑郁，身倦乏力，纳呆食少，脘痞，腹胀，便溏，舌质淡有齿痕，苔白，脉弦细。

病机分析：患者情志不畅，肝气失于条达，阻于胁络，故胁肋胀痛。气属无形，时聚时散，聚散无常，疼痛走窜不定。情志变化与气之郁结关系密切，故疼痛随情志变化而有所增减。肝经气机不畅，故胸闷气短。肝气横逆，易犯脾胃，故食少嗳气、腹胀、便溏。脉弦为肝郁之象。

治疗方法：疏肝健脾，化湿和胃。

代表方药：逍遥散（《太平惠民和剂局方》）加减。北柴胡6g，当归9g，白芍12g，白术12g，茯苓12g，薄荷9g，甘草6g。

随症加减：若见胁肋掣痛，心急烦躁，口干口苦，溺频便秘，舌红苔黄，脉弦数，可加牡丹皮、栀子、黄连、川楝子、延胡索清肝理气；若见胁肋隐痛，遇劳加重，心烦头晕，睡眠欠佳，舌红苔薄少津，脉弦细，可加何首乌、枸杞、牡丹皮、菊花滋阴清热；若见胁痛肠鸣腹泻者，可加白术、泽泻、薏苡仁健脾止泻；若见恶心呕吐者，可加陈皮、半夏、藿香、砂仁、生姜和胃止呕。

③肝肾阴虚证

临床表现：胁肋隐痛，腰膝酸软，两目干涩，口干咽燥，失眠多梦；或头晕耳鸣，五心烦热。舌红少苔或无苔，脉细数。

病机分析：肝郁日久化热，耗伤肝阴，或久病体虚，精血亏损，不能濡养肝络，故胁肋隐痛、腰膝酸软、两目干涩。阴虚易生内热，故口干咽燥、五心烦热。精血亏虚，不能上荣，故头晕耳鸣。舌红少苔，脉细数，均为阴虚内热之象。

治疗方法：滋补肝肾，养阴生津。

代表方药：一贯煎（《柳洲医话》）加减。当归9g，北沙参9g，麦冬9g，生地黄18～30g，枸杞子9～18g，玄参9g，石斛12g，女贞子12g。

随症加减：心中烦热，可加炒栀子、酸枣仁清热安神；头晕目眩，可加黄精、女贞子、菊花益肾清肝。

④瘀血阻络证

临床表现：胁肋刺痛，痛不移，入夜痛甚；面色晦黯，口干但欲漱水不欲咽；或胁下痞块，赤缕红丝。舌质紫黯或有瘀斑瘀点，脉沉涩。

病机分析：肝郁日久，气滞血瘀，或跌仆损伤，致瘀血停着，痹阻胁络，故胁痛如刺、痛不移、入夜痛甚。瘀结停滞，积久不散，则渐成癥块。舌质紫黯，脉沉涩，均属瘀血内停之象。

治疗方法：活血通络，祛瘀止痛。

代表方药：膈下逐瘀汤（《医林改错》）加减。当归9g，桃仁9g，红花9g，川芎6g，赤芍6g，丹参30g，泽兰12g。

随症加减：若胁肋下有积块，而正气未衰者，可加三棱、莪术、土鳖虫破瘀消坚。

⑤脾肾阳虚证

症状表现：畏寒喜暖，面色无华，少腹、腰膝冷痛，食少脘痞，腹胀便溏，或伴下肢浮肿，舌质黯淡有齿痕，苔白滑，脉沉细无力。

病机分析：由于肝病日久，寒湿阻滞脾胃，阳气不宣，导致脾肾阳虚，脾虚运化水谷精微及水湿失职，则食少脘痞，腹胀便溏；肾阳虚则表现为畏寒喜暖，面色无华，少腹、腰膝冷痛，下肢浮肿；舌质黯淡有齿痕，苔白滑，脉沉细无力，系脾肾阳虚之象。

治疗方法：温补脾肾，利水消肿。

代表方药：附子理中汤（《三因极一病证方论》）和金匮肾气丸（《金匮要略》）加减。党参6g，白术12g，制附子6g，桂枝6g，干姜6g，菟丝子9g，肉苁蓉9g等。

随症加减：如出现下肢浮肿，腹胀，畏寒怕冷，可加猪苓、泽泻、大腹皮、椒目温阳利水。

（3）淤胆型肝炎

①湿热瘀滞证

症状表现：身目俱黄，色泽鲜明，皮肤瘙痒，胁肋胀痛，口干口苦；或大便灰白，尿黄。舌黯红，苔黄腻，脉弦数。

病机分析：患者感染湿热疫毒之邪，湿热蕴蒸肝胆，气滞血瘀，胆汁不寻常道，外溢肌肤，因热为阳邪，故黄色鲜明，皮肤瘙痒。湿热蕴结，肝胆热盛，故苔黄腻，脉象弦数。湿热熏蒸，胃浊和胆汁上逆引起口干而苦，舌黯红，苔黄腻，脉弦数是湿热瘀滞之象。

治疗方法：清热利湿，利胆退黄。

代表方药：茵陈蒿汤（《伤寒论》）或柴胡四金汤加减。茵陈 18g，栀子 12g，大黄 6g，金钱草 30g，鸡内金 30g，郁金 12g，海金沙 30g，柴胡 9g。

随症加减：如胁痛较甚，可加柴胡、川楝子疏肝理气；如恶心欲吐，可加橘皮、竹茹和胃止呕；如心中懊恼，可加黄连、龙胆草清心除烦。

②寒湿瘀滞证

临床表现：身目俱黄，色泽晦黯，皮肤瘙痒，胁肋刺痛，脘痞腹胀，尿黄，或大便灰白，舌黯淡，苔白腻，脉沉缓。

病机分析：由于寒湿阻滞脾胃，阳气不宣，胆汁外泄，因寒湿为阴邪，故黄色晦黯。寒湿蕴结肝胆，气滞血瘀，胆汁犯溢肌肤，表现为皮肤瘙痒，胁肋刺痛；脘痞腹胀，是湿困中土，脾阳不振，运化功能失常的表现。舌黯淡，苔白腻，脉沉缓，系寒湿留于阴分之象。

治疗方法：健脾和胃，温化寒湿。

代表方药：茵陈术附汤（《医学心悟》）加味。茵陈 18g，附子 9g，白术 30g，干姜 9g，甘草 12g。

随症加减：如胁肋刺痛，可加川芎、赤芍活血化瘀；如不思饮食，肢体困倦，可加茯苓、陈皮健脾化湿。

（4）重型肝炎（肝衰竭）

①急性、亚急性重型肝炎（急性、亚急性肝衰竭）：这是临床常见的重危证候，其病机复杂，病情演变快，病死率高。限于中医诊治缺少大样本研究和循证医学依据，故暂不制定相应的辨证标准。根据多年临床经验，建议将疾病发展中所出现的不同并发症，分别归属于中医的"急黄""瘟黄""鼓胀""血证"等范畴。根据不同的临床证候及相关检查，将其辨证为热毒瘀肝证、瘀血内阻证、阴虚血热证、脾肾阳虚证、痰闭心窍证和邪陷正脱证等；也可针对其主要并发症，从黄疸、腹水、出血、昏迷等进行辨病辨证论治。

②慢性重型肝炎（慢加急性、亚急性肝衰竭/慢性肝衰竭）

A. 湿热蕴毒证

症状表现：身目俱黄或迅速加深，极度乏力，脘腹胀满，纳呆呕恶，口干不欲饮，小便短赤，大便溏或黏滞不爽，舌红，苔黄腻，脉弦滑数。

病机分析：患者感染湿热疫毒之邪，疾病进展迅速，湿热蕴蒸，胆汁外溢肌肤，表现为急剧发黄，或迅速加深，小便短赤。湿热毒邪损失脾胃，导致脾胃运化水谷精微及水湿失职，表现为脘腹胀满，纳呆呕恶，大便溏或黏滞不爽，极度乏力；瘀血阻肝脏，表现为口干不欲饮。

治疗方法：清热利湿，解毒退黄。

代表方药：茵陈蒿汤（《伤寒论》）加减。茵陈18g，栀子12g，大黄6g等。

随症加减：如胁痛较甚，可加柴胡、郁金、川楝子疏肝理气；如恶心欲吐，可加橘皮、竹茹和胃止呕；如心中懊恼，可加黄连，龙胆草清心除烦。

B. 瘀热蕴毒证

临床表现：身目俱黄或迅速加深，极度乏力，纳呆呕恶，口干，尿黄赤，大便秘结；或鼻齿衄血，皮肤瘀斑，昏狂谵妄，胁下痞块。舌质绛红，瘀斑瘀点，舌下脉络增粗延长，脉弦数。

病机分析：湿热夹毒，郁而化火，热毒炽盛，故发病急骤、高热烦渴。热毒迫使胆汁外溢肌肤，则黄疸迅速加深，身面均黄，其色如金。热毒内盛，气机失调，故胁痛腹满。神昏谵语，为热毒内陷心营。如热毒迫血妄行，则见鼻齿衄血，皮肤瘀斑。舌质绛红，瘀斑瘀点，舌下脉络增粗延长，脉弦数均为肝胆热盛，瘀热蕴毒之象。

治疗方法：清热解毒，活血化瘀。

代表方药：犀角散（《奇效良方》）加味。水牛角3g，黄连6g，升麻9g，栀子6g，茵陈15g。

随症加减：如神昏谵语，可服安宫牛黄丸（或至宝丹）凉开透窍；如呕血、便血或肌肤瘀斑重者，可加地榆炭、柏叶炭凉血止血；如小便短少不利，或出现腹水者，可加木通、白茅根、车前草、大腹皮清热利尿。

C. 阴虚瘀毒证

临床表现：身目俱黄，色泽晦黯，腰膝酸软，神疲形衰，胁肋隐痛，失眠多梦，尿色深黄，舌质黯红，苔少或无苔，脉细涩。

病机分析：肝郁日久化热，耗伤肝阴，肝肾同源，导致肝肾阴虚；或久病体虚，精血亏损，不能濡养肝络，阴虚导致瘀血蕴结肝脏，胆汁犯溢肌肤，表现为身目俱黄，色泽晦黯，故胁肋隐痛。肾阴虚表现为腰膝酸软，神疲形衰，精血亏虚，不能上荣，故失眠多梦。舌质黯红，苔少或无苔，脉细涩，均为阴虚瘀毒之象。

治疗方法：滋补肝肾，化瘀解毒。

代表方药：六味地黄汤（《小儿药证直诀》）加减。生地黄24g，山药12g，山茱萸12g，泽泻9g，茯苓9g，牡丹皮9g。

随症加减：心中烦热，可加炒栀子、酸枣仁清热安神；头晕目眩，可加黄精、女贞子、菊花益肾清肝。

D. 阳虚瘀毒证

临床表现：身目俱黄，色泽晦黯，形寒肢冷，极度乏力，腹胀纳呆，便溏或完谷不化，但欲寐，或有胁下痞块，舌质淡胖有齿痕，苔白，脉沉迟。

病机分析：由于寒湿阻滞脾胃，阳气不宣，损失肝肾阳气，导致肝肾阳虚，胆汁外泄，因寒湿为阴邪，故黄色晦黯。腹胀纳呆，便溏或完谷不化等症，都是湿困中土，脾阳不振，运化功能失常的表现。形寒肢冷，是阳气已虚，气血不足。舌质淡胖有齿痕，苔白，脉沉迟，系阳虚湿浊不化，瘀血阻络之象。

治疗方法：温补脾肾，解毒化瘀。

代表方药：附子理中汤（《奇效良方》）和金匮肾气丸（《金匮要略》）加减。党参6g，白术12g，制附子6g，桂枝6g，干姜6g，菟丝子9g，肉苁蓉9g等。

随症加减：如胁下痞块，可加煅龙骨、煅牡蛎软坚散结。

3. 其他疗法

（1）中成药

①叶下珠胶囊

药物组成：叶下珠。

功能主治：清热解毒，祛湿利胆。可用于肝胆湿热所致的胁痛、腹胀、纳差、恶心、便溏等慢性肝炎者。

用法用量：口服，一次2~4粒，一日3次。

②苦参素胶囊

药物组成：苦参素，即氧化苦参碱。

功能主治：清热燥湿。用于肝胆湿热证慢性乙型肝炎者。临床研究表明，苦参素胶囊可改善慢性乙型肝炎患者肝功能和 HBV 血清学标志物指标，抑制 HBV 复制。

用法用量：口服，一次2~3粒，一日3次。

③乙型肝炎清热解毒冲剂（颗粒、胶囊）

药物组成：虎杖、白花蛇舌草、北豆根、玄参、茵陈、白茅根、茜草、淫羊藿、甘草、土茯苓、蚕沙、野菊花、橘红等。

功能主治：清肝利胆，解毒除瘟。用于肝胆湿热证急慢性乙型肝炎初期或活动期或 HBV 携带者。

用法用量：口服，一次2袋，一日3次。

④垂盆草冲剂

药物组成：垂盆草全草。

功能主治：清利湿热，有降低 ALT 作用。用于急性肝炎、慢性肝炎活动期者。临床研究表明，垂盆草冲剂能够改善慢性乙型肝炎患者恶心、纳呆、上腹饱胀、乏力等症状，同时能改善肝脏炎症，有利于降低 ALT 和 AST 水平且作用持久，复发率低，无毒副作用。

用法用量：口服，一次10g，一日2~3次。

⑤当飞利肝宁胶囊

药物组成：水飞蓟、当药。

功能主治：清利湿热，益肝退黄。可用于湿热郁蒸所致的黄疸（症见面黄或目黄，口苦尿黄，纳少乏力）、急慢性肝炎见上述证候者。临床研究表明，当飞利肝宁胶囊在改善慢性乙型肝炎患者临床症状、降低转氨酶、保护肝细胞功能方面有良好作用。在一定程度上，可能有抗病毒作用，提高抗病毒药物的抗病毒疗效，提高 HBeAg 阴转率且安全性好。

用法用量：口服，一次4粒，一日3次。

⑥肝炎灵注射液

药物组成：山豆根。

功能主治：降低转氨酶，提高机体免疫力。用于慢性乙型肝炎者。临床研究表明，肝炎灵注射液联合苦参碱能改善慢性乙型肝炎患者肝功能，降低转氨酶，有效抑制 HBV 复制，停药后短期内不易反跳且无毒副作用。

用法用量：肌内注射，一次2mL，一日1~2次，2~3个月为1个疗程。

⑦鸡骨草胶囊

药物组成：三七、人工牛黄、猪胆汁、鸡骨草、白芍、大枣、栀子、茵陈、枸杞子。

功能主治：疏肝利胆，清热解毒。用于急、慢性肝炎和胆囊炎属肝胆湿热证者。临床研究表明，鸡骨草胶囊联合恩替卡韦治疗慢性乙型肝炎患者，可使异常的肝功能快速复常；在抗 HBV 方面的疗效也明显优于单用恩替卡韦，具有更好的护肝、抗 HBV 等作用，具有较好的保肝降酶退黄作用。

用法用量：口服，一次4粒，一日3次。

⑧八宝丹

药物组成：牛黄、蛇胆、羚羊角、珍珠、三七、麝香等。

功能主治：清利湿热，活血解毒，祛黄止痛。用于湿热蕴结所致发热、黄疸、小便黄赤、恶心呕吐、纳呆、胁痛腹胀、舌苔黄腻或厚腻干白，或湿热下注所致尿道灼热刺痛、小腹胀痛；以及病毒性肝炎见有上述证候者。临床研究表明，八宝丹胶囊可以提高慢性乙型肝炎患者的临床疗效，改善肝功能、肝纤维化指标和凝血功能，起到保肝降酶、延缓肝纤维化发生的作用，而且用药安全，无副作用。

用法用量：口服。1~8岁，一次0.15~0.3g；8岁以上，一次0.6g，一日2~3次。

⑨双虎清肝冲剂

药物组成：金银花、虎杖、黄连、白花蛇舌草、蒲公英、丹参、野菊花、紫花地丁、法半夏、甘草、瓜蒌、枳实。

功能主治：清热利湿，化痰宽中，理气活血。用于湿热内蕴所致的胃脘痞闷、口干不欲饮、恶心厌油、食少纳差、胁肋隐痛、腹部胀满、大便黏滞不爽或臭秽，或身目发黄、舌质黯、边红、舌苔厚腻、脉弦滑或弦数者；以及慢性乙型肝炎见有上述证候者。临床研究表明，双虎清肝冲剂治疗慢性乙型肝炎，可有效改善患者胃脘痞闷、口渴口干、食少纳差、恶心厌油、大便黏滞不爽或臭秽、身目发黄、胁肋隐痛等湿热内蕴的症状，恢复肝功能。

用法用量：口服，一次 1~2 袋，一日 2 次。

⑩熊胆胶囊

药物组成：由熊胆粉组成。

功能主治：清热、平肝、明目。临床研究表明，熊胆胶囊治疗黄疸的慢性乙型肝炎患者，具有保肝利胆功效，减轻黄疸症状。

用法用量：口服，一次 1~2 粒，一日 2 次。

⑪肝苏颗粒

药物组成：扯根菜。

功能主治：降酶，保肝，退黄，健脾。用于慢性乙型肝炎活动期和急性病毒性肝炎者。临床研究表明，肝苏颗粒能改善慢性乙型肝炎患者的临床症状、体征，促进肝功能恢复及有效抑制 HBV – DNA 复制，升高 IL – 21 水平，提示肝苏颗粒在降酶、退黄、促进肝功能恢复、改善临床症状等方面具有疗效，能通过抗 HBV、保护肝功能和调节免疫的作用提高临床疗效；肝苏颗粒能改善慢性乙型肝炎患者肝功能，阻断、延缓及改善肝纤维化，但对 HBV – DNA 阴转无明显影响。

用法用量：口服，一次 9g，一日 3 次。

⑫九味肝泰胶囊

药物组成：三七、郁金、蜈蚣（不去头足）、大黄（酒制）、黄芩、山药、蒺藜、姜黄、五味子。

功能主治：化瘀通络，疏肝健脾。用于肝郁脾虚、气滞血瘀所致的胁肋胀痛或刺痛、抑郁烦闷、食欲不振、食后腹胀、大便不调、或胁下痞块者。临床研究表明，九味肝泰胶囊联合恩替卡韦治疗慢性乙型肝炎，可改善患者胸胁胀痛、肋下痞块、抑郁烦闷、倦怠乏力、舌质瘀斑瘀点等症状及体征，显著改善透明质酸（HA）和Ⅲ型前胶原肽（PⅢP）等肝纤维化指标。

用法用量：口服，一次 4 粒，一日 3 次。

⑬强肝胶囊

药物组成：白芍、板蓝根、丹参、当归、党参、地黄、甘草、黄精、黄芪、秦艽、山药、山楂、神曲、茵陈、郁金、泽泻。

功能主治：清热利湿、补脾养血、益气解郁。用于慢性肝炎、早期肝硬化、中毒性肝病、脂肪肝者。临床研究表明，强肝胶囊能加强抗病毒药物的疗效，有效地改善慢性乙型肝炎肝纤维化患者的肝纤维化血清学指标及病理指标，在逆转慢性乙型肝炎肝纤维化和减轻肝内炎症坏死方面有较好的疗效。

用法用量：口服，一次 5 粒，一日 2 次。

⑭逍遥丸

药物组成：柴胡、当归、白芍、炒白术、茯苓、炙甘草、薄荷、生姜。

功能主治：疏肝健脾，养血调经。用于肝郁脾虚所致的郁闷不舒、胸胁胀痛、头晕目眩、食欲减退、月经不调者。

用法用量：口服，一次 8 丸，一日 3 次。

⑮六味地黄丸

药物组成：熟地黄、山茱萸、牡丹皮、山药、茯苓、泽泻。

功能主治：滋阴补肾。用于肾阴亏损、头晕耳鸣、腰膝酸软、骨蒸潮热、盗汗遗精、消渴者。临床研究表明，六味地黄丸联合五苓散加减能改善慢性乙型肝炎肝硬化腹水患者 ALB 和 ALT 水平，有效改善临床症状，促进肝功能恢复。六味地黄丸联合干扰素 α 治疗 HBeAg 阴性的慢性乙型肝炎患者，能明显改善症状和肝功能，提高血清 HBsAg 下降幅度。

用法用量：口服，一次 8 丸，一日 3 次。

⑯杞菊地黄丸

药物组成：枸杞子、菊花、熟地黄、山茱萸、牡丹皮、山药、茯苓、泽泻。

功能主治：滋肾养肝。用于肝肾阴亏、眩晕耳鸣、羞明畏光、迎风流泪、视物昏花者。临床研究表明，杞菊地黄丸联合阿德福韦酯或恩替卡韦可明显降低肝肾阴虚型慢性乙型肝炎患者 HBV - DNA 和 ALT 水平，提高 HBeAg 阴转率、HBeAg／抗 - HBe 血清转换率，有利于抑制病毒复制，减轻肝脏炎症反应，同时能缩短抗病毒药物的疗程。

用法用量：口服，一次 9g，一日 2 次。

⑰复方鳖甲软肝片

药物组成：鳖甲、莪术、赤芍、当归、三七、党参、黄芪、紫河车、冬虫夏草、板蓝根、连翘。

功能主治：软坚散结，化瘀解毒，益气养血。用于慢性肝炎肝纤维化以及早期肝硬化属瘀血阻络、气血亏虚、兼热毒未尽证者。临床研究表明，复方鳖甲软肝片联合恩替卡韦，可明显改善慢性乙型肝炎、代偿期肝硬化的肝功能、肝纤维化，疗效优于单用恩替卡韦者。

用法用量：口服，一次 4 片，一日 3 次。

⑱扶正化瘀胶囊

药物组成：丹参、发酵虫草菌粉、桃仁、松花粉、绞股蓝、炙五味子。

功能主治：活血祛瘀、益精养肝。用于乙型肝炎肝纤维化属瘀血阻络，肝肾不足证者。临床研究表明，恩替卡韦联合扶正化瘀胶囊治疗慢性乙型肝炎肝纤维化具有较好的临床效果。

用法用量：口服，一次 5 粒，一日 3 次。

⑲鳖甲煎丸

药物组成：鳖甲胶、阿胶、炒蜂房、鼠妇虫、土鳖虫、蜣螂、硝石、柴胡、黄芩、半夏、丹参、干姜、厚朴、桂枝、炒白芍、射干、桃仁、牡丹皮、大黄、凌霄花、葶苈子、石韦、瞿麦。

功能主治：活血化瘀、软坚散结。用于胁下积块者。临床研究表明，鳖甲煎丸联合恩替卡韦治疗慢性乙型肝炎肝纤维化患者，能够促进肝功能恢复，提高机体细胞免疫功能，改善血清肝纤维化指标，肝脏组织病理学显示肝纤维化组织增生程度显著减轻，疗效显著优于单用恩替卡韦组。

用法用量：口服，一次3g，一日3次。

⑳大黄䗪虫丸

药物组成：熟大黄、炒土鳖虫、制水蛭、炒虻虫、炒蛴螬、煅干漆、桃仁、炒苦杏仁、黄芩、地黄、白芍、甘草。

功能主治：活血破瘀、通经消痞。用于瘀血内停、腹部肿块、肌肤甲错、目眶黯黑、潮热羸瘦、经闭不行等症者。临床研究表明，大黄䗪虫丸联合恩替卡韦或拉米夫定或阿德福韦酯治疗慢性乙型肝炎肝硬化，可以显著改善患者肝功能和肝纤维化指标，提高患者的生活质量，疗效优于单用组；大黄䗪虫丸联合聚乙二醇干扰素α-2a治疗慢性乙型肝炎肝纤维化，可显著改善患者的HA、层粘连蛋白（LN）、PIIIP、Ⅳ型胶原（CIV）等肝纤维化指标，提高抗肝纤维化的作用。

用法用量：口服，一次1~2丸，一日1~2次。

㉑安络化纤丸

药物组成：地黄、三七、水蛭、僵蚕、地龙、白术、郁金、牛黄、瓦楞子、牡丹皮、大黄、生麦芽、鸡内金、水牛角浓缩粉。

功能主治：健脾养肝，凉血活血，软坚散结。用于慢性乙型肝炎、乙型肝炎后早、中期肝硬化，表现为肝脾两虚、瘀热互结证候者。临床研究表明，安络化纤丸联合恩替卡韦治疗慢性乙型肝炎肝纤维化，可以显著改善患者肝组织汇管区和肝小叶内炎症及纤维化，降低患者HA、LN、CIV等肝纤维化指标，改善患者肝脏弹性测量值；安络化纤丸联合阿德福韦酯治疗慢性乙型肝炎肝纤维化，可显著改善患者肝组织纤维化积分，降低患者HA、LN、CIV等肝纤维化指标。

用法用量：口服，一次6g，一日2次。

㉒金匮肾气丸

药物组成：地黄、山药、山茱萸、茯苓、牡丹皮、泽泻、桂枝、附子、牛膝、车前子。

功能主治：温补肾阳，化气行水。用于肾虚水肿，腰膝酸软，小便不利，畏寒肢冷者。临床研究表明，金匮肾气丸联合阿德福韦酯治疗慢性乙型肝炎，能提高患者ALT/AST复常率和HBV-DNA阴转率。

用法用量：口服，一次4~5g，一日2次。

（2）单方验方

①单方

黄芩苷：片剂，每片含黄芩苷0.25g，口服，一次2片，一日3次；针剂，每支含黄芩苷60mg，每支2mL，肌注，每次2~4mL，每日1~2次；或用8~20mL加入10%葡萄糖液5000mL内静脉滴入，1个月为1个疗程。功能清热燥湿，泻火解毒。

②验方

柴胡解毒汤：柴胡 10g，黄芩 10g，茵陈 12g，土茯苓 12g，凤尾草 12g，草河车 6g。水煎服，每天 1 剂。功能疏肝清热，解毒利湿。用于急性肝炎或慢性肝炎活动期，表现为谷丙转氨酶显著升高，症见口苦、心烦、胁痛、厌油食少、身倦乏力、小便短赤、大便不爽、苔白腻、脉弦者。

柴胡三石解毒：柴胡 10g，黄芩 10g，茵陈 12g，土茯苓 12g，凤尾草 12g，草河车 6g，滑石 12g，寒水石 6g，生石膏 6g，竹叶 10g，金银花 6g。水煎服，一日 1 剂。功能清热利湿解毒。用于急、慢性肝炎证属湿毒凝结不开者。临床表现为口苦、口黏，胁胀痛，小便短赤，面色黑兼带有油垢，体重不减反增，臂背时发酸胀，舌苔白腻或黄腻而厚，脉弦缓。

加味柴胡汤：柴胡 12g，黄芩 6g，党参 9g，炙甘草 6g，半夏 9g，生姜 9g，鳖甲 15g，牡蛎 15g，红花 9g，茜草 9g。水煎服，一日 1 剂，以 10 剂为 1 个疗程；轻者 2 个疗程，重者 4 个疗程，即可明显收效。功能流通气血，软坚消癥。用于肝炎邪衰，气病及血，面色青黑不华，胁痛如针刺，尤以夜间为甚；或伴有腹胀，体乏无力，肝脾肿大，色黯有瘀点或瘀斑，苔白，脉弦而涩者。亦可用治早期肝硬化。

柴胡鳖甲汤：柴胡 6g，鳖甲 15g，牡蛎 15g，沙参 10g，麦冬 10g，生地黄 10g，牡丹皮 10g，白药 12g，红花 9g，茜草 9g，土鳖虫 6g。水煎服，一日 1 剂。头煎 5 分钟，二煎 15 分钟，三煎 50 分钟。这样可避免因久煎破坏柴胡的疏肝调气作用，又可避免因煎药时间短暂而熬不出补益中药的有效成分之缺陷。功能滋阴软坚，活血化瘀。用于慢性肝炎晚期，出现蛋白倒置；亚急性重型肝炎而见肝脾肿大疼痛，夜间加重，腹胀，口咽发干，面黑，或五心烦热，或低热不退，舌红少苔、边有瘀斑，脉弦而细者。

青碧散：青黛（包煎）10g，明矾 3g，草决明 15g，生山楂 15g，醋柴胡 10g，郁金 10g，丹参 12g，泽兰 12g，六一散（包煎）15g。水煎服，一日 1 剂，或共研细末，装一号胶囊，每次饭后服 1 粒，一日 2 ~ 3 次。功能祛湿化痰，疏肝利胆，活血化瘀。用于肝炎后肝脂肪性变者。临床以肝炎恢复期由于过度强调营养所致短期内体重迅速增加，食欲亢进，极度疲乏，不耐劳作，大便不调（次数多、不成形、不畅通），舌质黯，苔白，脉沉滑为特征。

健脾舒肝丸：党参 12g，山药 12g，炒薏苡仁 12g，陈皮 12g，草豆蔻 6g，当归 10g，白芍 12g，柴胡 10g，郁金 10g。水煎服，一日 1 剂。或倍其量，共研细末炼蜜为丸，每丸 10g，一次 1 ~ 2 丸，一日 2 次。功能疏肝理气，健脾开胃。用于肝炎恢复期，肝功能已恢复正常，但消化功能未完全恢复，胸胁胀满，纳食不香，身倦乏力者。

荣肝汤：党参 12g，炒白术 10g，炒苍术 10g，木香 10g，茵陈 15g，当归 12g，白芍 12g，香附 10g，佛手 10g，山楂 15g，泽兰 15g，生牡蛎 15g，王不留行 12g。水煎服，一日1剂。功能健脾疏肝，活血化瘀，清热利湿。用于慢性肝炎、早期肝硬化，证属肝郁脾虚、气滞血瘀，湿热未清者。

滋补肝肾丸：北沙参12g，麦冬12g，当归12g，五味子10g，何首乌15g，熟地黄10g，女贞子15g，川续断15g，陈皮10g，旱莲草15g，浮小麦15g。水煎服，一日1剂；或倍其量，共研细末，炼蜜为丸，每丸10g，一次1~2丸，一日2次；或作蜜膏，每服一匙（1g），一日3次。功能养血柔肝，滋阴补肾。用于肝炎恢复期，肝功能已恢复正常，见有体虚、消瘦，神经衰弱者。

温肝汤：黄芪30g，附片、白术、香附、杏仁、橘红各10g，党参、紫河车各12g，白芍、当归、茵陈各15g。一日1剂，水煎。分早晚两次服。功能温补肝肾，健脾益气，养血柔肝。用于面色萎黄，神疲乏力，口淡不渴，小便清白，大便稀溏，腹胀阴肿，腰酸背寒，胁下痞块，手脚发凉，舌淡苔水滑，脉沉弦弱；以及慢性肝炎、早期肝硬化见上述证候者。

软肝缩脾方：柴胡6g，黄芩10g，蝉蜕6g，白僵蚕10g，片姜黄6g，水红花子10g，炙鳖甲20g，生牡蛎20g，生大黄1g，焦三仙各10g。水煎服，一日1剂；或倍量研末蜜丸，重10g，一日2次，每次1丸。功能行气开郁，活血化瘀，软肝缩脾。用于肝炎晚期、早期肝硬化，表现为胁痛、腹胀、舌质有瘀斑、苔白、脉弦涩等，证属气滞血瘀者。

二、西医治疗

1. 治疗原则

最大限度地长期抑制病毒复制，减轻肝细胞坏死及纤维化，延缓和减少肝衰竭、肝硬化失代偿、HCC及其他并发症的发生，从而提高生活质量和延长生存时间。

2. 成人急性肝炎治疗

（1）成人急性肝炎一般为自限性疾病，90%以上患者经过充分休息、适当的营养和应用一般护肝药物即可痊愈。患者可进食清淡、易消化的食物，补充维生素和足够热量。不能进食者，可给予输注葡萄糖液。对有明显消化道症状和黄疸者，可静脉输注强力宁80~120mL/d，或甘利欣150mg/d，对改善肝功能和消除黄疸有较好的疗效。

（2）甲型肝炎的治疗：无特效药物，以卧床休息和对症治疗为主。对于较重的急性黄疸型肝炎（恶心、呕吐，黄疸上升较快者），可用强力宁80~100mL（或甘利欣150mg）加入10%葡萄糖液500mL中，静脉滴注，一日1次。同时补充足量维生素等。对于急性淤胆型肝炎，上述治疗疗效差或无效时，可酌情应用小剂量糖皮质激素，也可辅以中药治疗。

（3）乙型肝炎的治疗：

①抗病毒治疗的适应证：依据血清HBV-DNA、ALT水平和肝脏疾病严重程度，同时需结合年龄、家族史和伴随疾病等因素，综合评估患者疾病进展风险，决定是否需要启动抗病毒治疗；动态评估比单次检测更有临床意义（图8-1）。

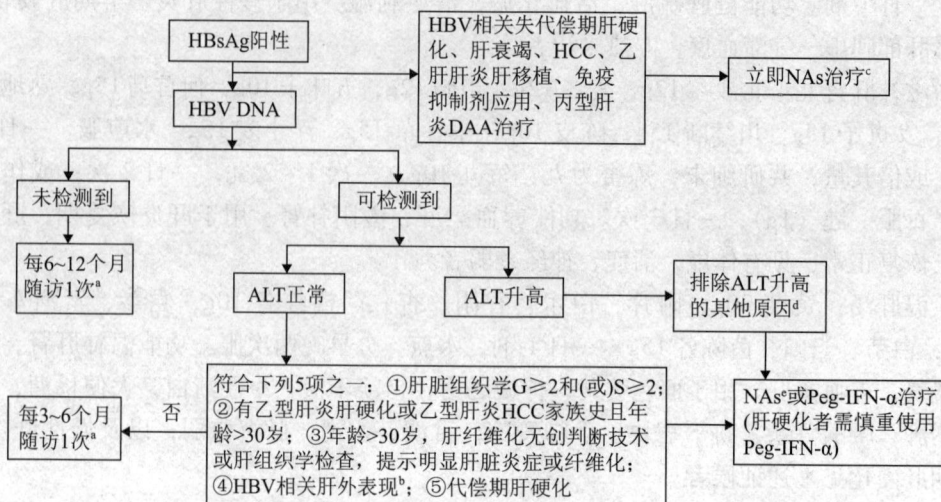

图 8 - 1 慢性 HBV 感染抗病毒治疗适应证的选择流程图

注：HBsAg 为乙型肝炎表面抗原；HBV 为乙型肝炎病毒；ALT 为谷丙转氨酶；HCC 为肝细胞癌；DAA 为直接抗病毒药物；NAs 为核苷（酸）类似物；Peg - IFN - α 为聚乙二醇干扰素 - α。a. 随访项目：病毒学检测、肝脏生物化学指标检测、甲胎蛋白、维生素 K 缺乏或拮抗剂诱导蛋白检测、腹部超声检查、肝脏硬度值检测。b. HBV 相关的肝外表现：肾小球肾炎、血管炎等。c. HBV 相关失代偿期肝硬化患者 NAs 治疗期间的随访标准：每 3 个月 1 次，复查血常规、肝脏生物化学指标和肾功能、血氨、病毒学、甲胎蛋白、维生素 K 缺乏或拮抗剂诱导蛋白，行腹部超声检查；必要时行增强电子计算机断层显像或磁共振成像检查。d. ALT 升高的其他原因：其他病原体感染、药物或毒物服用史、酒精服用史、脂肪代谢紊乱、自身免疫紊乱、肝脏淤血或血管性疾病、遗传代谢性肝损伤、全身性系统性疾病等。e. NAs：恩替卡韦、富马酸替诺福韦酯、富马酸丙酚替诺福韦。

血清 HBV - DNA 阳性的慢性 HBV 感染者，若其 ALT 持续异常（＞ULN）且排除其他原因导致的 ALT 升高，均应考虑开始抗病毒治疗。

存在肝硬化的客观依据，不论 ALT 和 HBeAg 状态如何，只要可检测到 HBV - DNA，均建议进行积极的抗病毒治疗。对于失代偿期肝硬化者，若 HBV - DNA 检测不到，但 HBsAg 阳性，也建议行抗病毒治疗。

②其他需要抗病毒治疗的情况：血清 HBV - DNA 阳性、ALT 正常患者，如有以下情形之一，则疾病进展风险较大，建议行抗病毒治疗：肝组织学存在明显的肝脏炎症（≥G 2）或纤维化（≥S 2）；ALT 持续正常（每 3 个月检查 1 次，持续 12 个月），但有肝硬化/肝癌家族史，且年龄＞30 岁；ALT 持续正常（每 3 个月检查 1 次，持续 12 个月），无肝硬化/肝癌家族史，但年龄＞30 岁，建议行肝纤维化无创诊断技术检查或肝组织学检查，发现存在明显肝脏炎症或纤维化；ALT 持续正常（每 3 个月检查 1 次，持续 12 个月），有 HBV 相关的肝外表现（肾小球肾炎、血管炎、结节性多动脉炎、周围神经病变等）。

③普通 IFN - α 和 PegIFN - α 治疗：

A. 普通 IFN - α 和 PegIFN - α 治疗的方案及疗效：普通 IFN - α 治疗 CHB 患者具有一定的疗效，PegIFN - α 相较于普通 IFN - α 能取得相对较高的 HBeAg 血清转换率、

HBV - DNA 抑制及生物化学应答率。多项国际多中心随机对照临床试验显示，HBeAg 阳性的 CHB 患者，采用 PegIFN - α - 2a 每周 180μg 治疗 48 周。停药随访 24 周时，HBeAg 血清学转换率为 32% ~ 36%，其中基线 ALT > 2 ~ 5 倍 ULN；患者停药 24 周 HBeAg 血清学转换率为 44.8%，ALT5 ~ 10 倍 ULN 患者为 61.1%；停药 24 周时，HBsAg 转换率为 2.3% ~ 3%。

B. IFN - α 抗病毒疗效的预测因素：具有以下因素的 HBeAg 阳性 CHB 患者接受 PegIFN - α 治疗后，HBeAg 血清学转换率更高：HBV - DNA $< 2 \times 10^8$ IU/mL；高 ALT 水平；基因型为 A 型或 B 型；基线低于 HBsAg 水平；肝组织炎症坏死 G2 以上。

HBeAg 阴性 CHB 患者尚无有效的能够预测病毒学应答的评价指标。在有抗病毒指征相对年轻的患者（包括青少年）、近年内有生育需求者、期望短期完成治疗的患者、初次接受抗病毒治疗的患者，可优先考虑 PegIFN - α 治疗。

C. IFN - α 的不良反应及其处理：

流感样症候群：表现为发热、头痛、肌痛和乏力等，可在睡前注射 IFN - α，或在注射的同时服用解热镇痛药。

一过性外周血细胞减少：如中性粒细胞绝对计数 $\leq 0.75 \times 10^9$/L 和（或）血小板 $< 50 \times 10^9$/L 时，应降低 IFN - α 剂量；1 ~ 2 周后复查，如恢复，则逐渐增加至原剂量。中性粒细胞绝对计数 $\leq 0.5 \times 10^9$/L 和（或）血小板 $< 25 \times 10^9$/L，则应暂停使用 IFN - α。对中性粒细胞明显降低者，可试用粒细胞集落刺激因子（G - CSF）或粒细胞巨噬细胞集落刺激因子（GM - CSF）治疗。

精神异常：可表现为抑郁、妄想和重度焦虑等精神症状。对症状严重者，应及时停用 IFN - α，必要时会同精神心理方面的专科医师进一步诊治。

自身免疫现象：一些患者可出现自身抗体，仅少部分患者出现甲状腺疾病、糖尿病、血小板减少、银屑病、白斑、类风湿关节炎和系统性红斑狼疮样综合征等，应请相关科室医师会诊，严重者应停药。其他少见的不良反应，包括肾脏损害、心血管并发症、视网膜病变、听力下降和间质性肺炎等，应停止 IFN - α 治疗。

D. IFN - α 治疗的禁忌证：

绝对禁忌证：妊娠或短期内有妊娠计划、精神病史（具有精神分裂症或严重抑郁症等病史）、未能控制的癫痫、失代偿性肝硬化、未控制的自身免疫性疾病、伴有严重感染、视网膜疾病、心力衰竭和慢性阻塞性肺病等基础疾病。

相对禁忌证：甲状腺疾病、既往抑郁症、未控制的糖尿病、高血压或心脏病。

④核苷酸类似物（nucleostide analogues，NAs）治疗和监测：

恩替卡韦（entecavir，ETV）：Ⅲ期临床试验 ETV 治疗 48 周时，HBeAg 阳性 CHB 患者中，HBV - DNA 低于检测下线（< 300IU/mL）比率为 67%、HBeAg 血清学转换率为 21%、ALT 复常率为 68%、肝组织学改善率为 72%。在 HBeAg 阴性 CHB 患者中，HBV - DNA 低于检测下线（< 300IU/mL）比率为 90%、ALT 复常率为 78%、肝组织学改善率为 70%。ETV 治疗 5 年的随访研究表明，HBeAg 阳性 CHB

患者HBV－DNA低于检测下线（＜300IU/mL）比率94%，ALT复常率为80%。在NAs初治CHB患者中（HBeAg阳性或阴性），ETV治疗5年的累积耐药发生率为1.2%，但在已发生LAM耐药的患者中，ETV治疗5年的累积基因型耐药发生率升高至51%。应用ETV治疗5年的肝脏组织学研究显示，88%（55/57）获得肝纤维化改善，40%（4/10）肝硬化逆转。严重肝病患者有发生乳酸中毒的报告，应引起关注。

替诺福韦酯（tenofovir disoproxil fumarate，TDF）：Ⅲ期临床试验TDF治疗48周时，在HBeAg阳性CHB患者中，HBV－DNA低于检测下线（＜400IU/mL）比率为76%、HBeAg血清学转换率为21%、ALT复常率为68%。在HBeAg阴性CHB患者中，HBV－DNA低于检测下线（＜400IU/mL）比率为93%、ALT复常率为76%。TDF治疗5年的组织学改善率为87%，纤维化逆转率为51%；在治疗前被诊断为肝硬化的患者中（Ishak评分为5或6），经5年治疗后，74%患者的Ishak评分下降至少1分。经过8年TDF治疗，HBeAg阳性患者的HBV－DNA低于检测下线（＜400IU/mL）比率为98%，HBeAg血清学转换率为31%，HBsAg消失率为13%。HBeAg阴性患者的HBV－DNA低于检测下线（＜400IU/mL）比率为99.6%。未检测到TDF相关耐药。在长期治疗过程中，2.2%的患者发生血肌酐升高≥0.5mg/dL，1%的患者发生肌酐清除率低于50 mL/min，长期用药的患者应警惕肾功能不全和低磷性骨病的发生。TDF治疗NAs患者48周至168周的研究显示，无论是LAM耐药、ADV耐药、ETV耐药，还是ADV应答不佳、LAM和ADV联合耐药等情况，TDF都表现出较高的病毒学应答，且耐受性良好。

替比夫定（telbivudine，LdT）：国内Ⅲ期临床试验的52周结果以及全球多中心研究104周结果均表明，LdT抗病毒活性优于LAM，且耐药发生率低于LAM，但总体耐药率仍然偏高。基线HBV－DNA＜10^9IU/mL及ALT≥2×ULN的HBeAg阳性患者，或HBV－DNA＜10^7IU/mL的HBeAg阴性患者，经LdT治疗24周后如达到HBV－DNA＜300IU/mL时，再治疗1～2年后，有更好的疗效和较低的耐药发生率。LdT的总体不良事件发生率和LAM相似，但治疗52周和104周时所发生3～4级肌酸激酶（creatine Kinase，CK）升高者，分别为7.5%和12.9%，而LAM组分别为3.1%和4.1%。有个案发生肌炎、横纹肌溶解和乳酸中毒等的报告，应引起关注。本品与IFN－α类合用时，可致末梢神经病，应列为禁忌。

阿德福韦酯（adefovir dipivoxil，ADV）：国内外随机双盲临床试验表明，HBeAg阳性CHB患者口服ADV可明显抑制HBV－DNA复制、促进ALT复常、改善肝组织炎症坏死和纤维化。对HBeAg阳性患者治疗1、2、3和5年时，HBV－DNA＜1000IU/mL者分别为28%、45%、56%和58%，HBeAg血清学转换率分别为12%、29%、43%和48%，耐药率分别为0%、1.6%、3.1%和20%。对HBeAg阴性患者治疗5年，HBV－DNA＜1000IU/mL者为67%、ALT复常率为69%；治疗5年时的累积耐药基因突变发生率为29%。ADV联合LAM，对于LAM耐药的CHB能有效抑制HBV－DNA，且联合用药者对ADV的耐药发生率更低。ADV长期治疗5年时，血清肌酐升高超 0.5mg/dL 者达 3%，但血清肌酐的升高为可逆性。长期用药的患者应警惕肾功能不全和低磷性骨病，特别是范可尼综合征的发生。

拉米夫定（lamivudine，LAM）：国内外随机对照临床试验结果表明，每天 1 次口服 LAM 100mg，可明显抑制 HBV－DNA 水平；HBeAg 血清学转换率随治疗时间延长而提高，治疗 1、2、3、4 和 5 年时分别为 16%、17%、23%、28% 和 35%。随机双盲临床试验表明，CHB 伴明显肝纤维化和代偿性肝硬化患者经 LAM 治疗 3 年，可延缓疾病进展、降低肝功能失代偿及 HCC 的发生率。失代偿性肝硬化患者经拉米夫定治疗后也能改善肝功能，延长生存期。随治疗时间延长，病毒耐药突变的发生率增高（第 1、2、3、4 年分别为 14%、38%、49% 和 66%）。

⑤NAs 治疗中预测疗效和优化治疗：应用 NAs 治疗 CHB，强调首选高基因耐药屏障的药物；如果应用低基因耐药屏障的药物，应该进行优化治疗以提高疗效和减少耐药性产生。一项前瞻性多中心临床试验 EFFORT 研究结果表明，对于 LdT 治疗早期应答良好的患者（24 周 HBV－DNA＜300IU/mL）继续单药治疗 2 年，88.6% 的患者实现 HBV－DNA＜300IU/mL，HBeAg 血清学转换率为 41.3%，耐药率为 5.5%；对于 LdT 治疗早期应答不佳的患者（24 周 HBV－DNA≥300IU/mL），加用 ADV 优化治疗 2 年，HBV－DNA＜300IU/mL 者为 71.1%，耐药率为 0.5%。应用优化方案治疗 2 年，整体试验人群 HBV－DNA＜300IU/mL 者为 76.7%，耐药率为 2.7%。从国内外研究数据来看，优化治疗可以提高疗效，减少耐药的产生，但总体耐药发生率仍高于 ETV 和 TDF（非头对头比较）。

⑥少见、罕见不良反应的预防和处理：NAs 总体安全性和耐受性良好，但在临床应用中确有少见、罕见严重不良反应的发生，如肾功能不全（主要见于 ADV 治疗）、低磷性骨病（主要见于 ADV 和 TDF 治疗）、肌炎（主要见于 LdT 治疗）、横纹肌溶解（主要见于 LdT 治疗）、乳酸中毒等（可见于 LAM、ETV 和 LdT 治疗），应引起关注。建议治疗前仔细询问相关病史，以减少风险。对治疗中出现血肌酐、CK 或乳酸脱氢酶明显升高，并伴相应临床表现者如全身情况变差、明显肌痛、肌无力等症的患者，应密切观察，一旦确诊为尿毒症、肌炎、横纹肌溶解或乳酸中毒等，应及时停药或改用其他药物，并给予积极的相应治疗干预。

⑦抗病毒治疗推荐意见：

药物的选择：对初治患者，优先推荐选用 ETV、TDF 或 PegIFN。对于已经开始服用 LAM、LdT 或 ADV 治疗的患者，如果治疗 24 周后病毒定量＞300IU/mL 时，改用 TDF 或加用 ADV 治疗。

治疗周期：NAs 的总疗程建议至少 4 年，在达到 HBV－DNA 低于检测下限、ALT 复常、HBeAg 血清学转换后，再巩固治疗至少 3 年（每隔 6 个月复查 1 次）。如果每半年复查仍保持不变者，可考虑停药，但延长疗程可减少复发。IFN－α 和 PegIFN－α 的推荐疗程为 1 年，若经过 24 周治疗 HBsAg 定量仍＞20000IU/mL 时，建议停止治疗。HBeAg 阴性患者抗病毒治疗具体疗程不明确，且停药后肝炎复发率高，建议治疗疗程延长。

代偿期和失代偿期乙型肝炎肝硬化：对于病情已经进展至肝硬化的患者，需要长期抗病毒治疗。对初治患者，优先推荐使用 ETV 或 TDF 治疗。IFN 有导致肝衰竭等并发症的可能，禁用于失代偿性肝硬化患者，对于代偿性肝硬化患者也应慎用。

（4）丙肝的治疗：

①抗病毒治疗的适应证：所有 HCV – RNA 阳性的患者，不论是否有肝硬化、合并慢性肾脏疾病或者肝外表现，均应接受抗病毒治疗。但在医疗资源有限的情况下，应在考虑患者意愿、患者病情及药物可及性的基础上，让这部分患者尽可能得到治疗。进展期肝纤维化或肝硬化，显著肝外表现（例如 HCV 相关混合冷球蛋白血症、血管炎、HCV 免疫复合物相关肾病、非霍奇金 B 细胞淋瘤等），肝移植后 HCV 复发，合并加速肝病进展的疾病（其他实质器官或干细胞移植术后、HBV/HCV 共感染、HIV/HCV 共感染、糖尿病等），传播 HCV 高风险的患者（静脉药瘾者、男男同性恋、有生育愿望的育龄期女性、血液透析患者、囚犯等）需立即进行治疗。育龄期女性在 DAAs 治疗前，先筛查是否妊娠。如已妊娠者，可在分娩哺乳期结束后给予抗病毒治疗；如果排除妊娠，则应告知患者避免在服用 DAAs 期间妊娠。

②泛基因型方案：

方案一：索磷布韦/维帕他韦：每片复合片剂含索磷布韦 400mg 及维帕他韦 100mg，1 片，1 次/日。治疗基因 1～6 型初治或者聚乙二醇干扰素 α 联合利巴韦林或联合索磷布韦（pegylated IFN – α，ribavirin and sofosbuvir，PRS）经治患者，无肝硬化或代偿期肝硬化疗程 12 周。针对基因 3 型代偿期肝硬化或者 3b 型患者，可以考虑增加利巴韦林（riboviron，RBV），失代偿期肝硬化患者联合 RBV，疗程 12 周。含 NS5A 抑制剂的 DAAs 经治患者，如果选择该方案，需联合 RBV，疗程 24 周。

方案二：格卡瑞韦/哌仑他韦：每片复合片剂含格卡瑞韦 100mg/哌仑他韦 40mg，3 片，1 次/日。治疗基因 1～6 型初治无肝硬化患者，以及非基因 3 型代偿期肝硬化患者，疗程 8 周；初治基因 3 型代偿期肝硬化患者 12 周。PRS 经治患者、非基因 3 型无肝硬化患者疗程 8 周，代偿期肝硬化患者 12 周。基因 3 型 PRS 经治患者疗程 16 周。不含 NS5A 抑制剂但是含蛋白酶抑制剂（proteinase inhibitor，PI）的 DAAs 经治基因 1 型患者，疗程 12 周；含 NS5A 抑制剂但不含 PI 的 DAAs 经治基因 1 型患者，疗程 16 周。既往 NS5A 抑制剂联合 PI 治疗失败的患者，以及 DAAs 治疗失败的基因 3 型患者，不建议使用该方案。该方案禁用于肝功能失代偿或既往曾有肝功能失代偿史的患者。

方案三：索磷布韦联合达拉他韦：索磷布韦 400mg（1 片）联合达拉他韦 100mg（1 片），1 次/日，疗程 12 周。肝硬化患者加用 RBV，但对于 RBV 禁忌的肝硬化患者，需将疗程延长至 24 周。国外一项 Ⅱb 期临床试验的数据显示，持续病毒学应答（sustained virological response，SVR）率为 95%～100%。

方案四：索磷布韦/维帕他韦/伏西瑞韦：每片复合片剂含索磷布韦 400mg/维帕他韦 100mg/伏西瑞韦 100mg，1 片，1 次/日。治疗基因 1～6 型，既往含 NS5A 抑制剂的 DAAs 治疗失败患者，疗程 12 周。针对基因 1a 型或基因 3 型患者，不含 NS5A 抑制剂的 DAAs 治疗失败患者，或者基因 3 型肝硬化患者，建议选择该方案治疗 12 周。此方案主要用于 DAAs 治疗失败患者，但基因 3 型初治或 PRS 经治肝硬化者也可以考虑选择此方案。

③基因型特异性方案：

A. 基因 1 型：

方案一：达拉他韦联合阿舒瑞韦：达拉他韦片 60mg（1 次/日）和阿舒瑞韦软胶囊 100mg（2 次/日）。治疗基因 1b 型无肝硬化或代偿期肝硬化患者，疗程 24 周。日本的一项开放该方案的Ⅲ期临床试验数据显示，基因 1b 型对干扰素不适合/不耐受患者的 SVR24 率为 87.4%，无应答或部分应答患者为 80.5%；肝硬化患者与非肝硬化患者 SVR 率相似，分别为 90.9% 和 84.0%。

方案二：奥比帕利 + 达塞布韦 ± RBV 方案：奥比他韦（12.5mg）/帕立瑞韦（75mg）/利托那韦（50mg）复合单片药（奥比帕利 2 片，1 次/日，与食物同服），以及达塞布韦（250mg，1 片，2 次/日）。治疗基因 1b 型无肝硬化或代偿期肝硬化患者，疗程 12 周；轻度至中度肝纤维化的初治基因 1b 型患者，可以考虑治疗 8 周。基因 1a 型无肝硬化患者，联合 RBV，疗程 12 周；基因 1a 型肝硬化患者，联合 RBV，疗程 24 周。

方案三：艾尔巴韦/格拉瑞韦：每片复合片剂含艾尔巴韦 50mg 和格拉瑞韦 100mg，1 片，1 次/日。治疗基因 1 型初治以及聚乙二醇干扰素 α 联合利巴韦林（pegylated IFN - α and ribavirin，PR）经治患者，疗程 12 周。但在既往抗病毒治疗过程中失败的基因 1a 型患者，需要联合 RBV，并且疗程延长至 16 周。中国基因 1a 型流行率仅为 1.4%。

方案四：来迪派韦/索磷布韦：每片复合片剂含索磷布韦 400mg 和来迪派韦 90mg，1 片，1 次/日。可用于成人以及大于 12 岁的青少年患者。无肝硬化患者，疗程 12 周；初治的无肝硬化患者也可以 8 周疗程。代偿期或失代偿期肝硬化患者，应联合 RBV，疗程 12 周。如有 RBV 禁忌或不耐受，则不使用 RBV，但疗程延长至 24 周。

B. 基因 2 型：索磷布韦（400mg，1 次/日）和 RBV（<75kg 者 1000mg，1 次/日；≥75kg 者 1200mg，1 次/日），疗程 12 周。肝硬化患者，特别是肝硬化经治患者，疗程应延长至 16~20 周。该方案的总 SVR12 率为 95%，无肝硬化患者可达 97%，而肝硬化患者为 83%。但如果其他可以治疗基因 2 型的泛基因型方案可及时，不建议仅用一种索磷布韦联合 RBV 治疗。索磷布韦 400mg/来迪派韦 90mg，1 次/日，疗程 12 周。一项在中国台湾开展的 3b 期临床试验中，43 例感染 HCV 基因 2 型、伴 HBV 感染者，接受索磷布韦/来迪派韦治疗 12 周，SVR12 率达 100%。

C. 基因 3 型：索磷布韦（400mg，1 次/日）和 RBV（<75kg 者 1000mg，1 次/日；≥75kg 者 1200mg，1 次/日），疗程 24 周。非肝硬化初治患者采用此方案，SVR 率为 94%，非肝硬化经治患者为 87%，而肝硬化经治患者 SVR 率仅为 60%，因此，肝硬化经治患者不建议选择此方案。如果泛基因型方案可及时，不建议选择此方案。

中国开展的Ⅲ期临床试验显示，索磷布韦联合 RBV，疗程 24 周，126 例基因 3 型患者中，95.2% 患者获得 SVR12。

D. 基因 4 型：中国患者此型流行率非常低，其可以选择的基因型特异性方案如下。

方案一：艾尔巴韦/格拉瑞韦：1 片，1 次/日。治疗基因 4 型初治以及 PR 经治患者，疗程 12 周。但在抗病毒治疗过程中失败的患者，需要联合 RBV，并且疗程延长至 16 周。

方案二：来迪派韦/索磷布韦：1 片，1 次/日。可用于成人以及大于 12 岁的青少年初治患者，无肝硬化或者代偿期肝硬化，疗程 12 周。经治患者不建议使用此方案。

方案三：奥比帕利联合 RBV 方案：奥比他韦（12.5mg）/帕立瑞韦（75mg）/利托那韦（50mg）复合单片药（奥比帕利，2 片，1 次/日，与食物同服）。联合 RBV，无肝硬化或代偿期肝硬化患者，疗程 12 周。

E. 基因 5/6 型：来迪派韦/索磷布韦 1 片，1 次/日。可用于成人以及大于 12 岁的青少年初治患者，无肝硬化或者代偿期肝硬化，疗程 12 周。经治患者不建议使用此方案。

④含聚乙二醇干扰素 α 的方案：

方案一：达诺瑞韦联合利托那韦及 PR：达诺瑞韦（danoprevir，DNV）100mg，1 片，2 次/日；加上利托那韦 100mg，1 片，2 次/日；联合聚乙二醇干扰素 α180μg，皮下注射，1 次/周；以及 RBV，每天总量 1000mg（体质量 <75kg）或者 1200mg（体质量≥75kg），分 2~3 次口服。治疗基因 1b 型非肝硬化患者，疗程 12 周。在中国大陆进行的Ⅱ期临床试验（MAKALU 研究）纳入的 70 例初治、非肝硬化、基因 1 型患者，给予达诺瑞韦联合利托那韦及 PR 治疗 12 周，SVR12 率可达 96%（66/69）。在之后的Ⅲ期临床试验（MANASA 研究）中纳入 141 例受试者，SVR12 率可达 97%（136/140）。

方案二：索磷布韦联合 PR：聚乙二醇干扰素 α（1 次/周）、RBV（< 75kg 者 1000mg，1 次/日；≥75kg 者 1200mg，1 次/日）和索磷布韦（400mg，1 次/日）三联治疗。治疗基因 1~6 型，疗程 12 周。但从药物费用以及药物不良反应考虑，不建议选择此方案。

⑤急性丙型肝炎患者的治疗和管理：急性 HCV 感染患者，推荐单用聚乙二醇干扰素 α 治疗。HIV 患者合并急性 HCV 感染时，可考虑予以聚乙二醇干扰素 α 联合利巴韦林治疗，疗程 24 周。

（4）丁型肝炎的治疗：目前唯一批准治疗丁型肝炎的药物是干扰素，但其疗效有限。干扰素 500 万单位，每周 3 次，治疗 6~12 个月，治疗期间 ALT 复发率可达 40%~70%，但停药后 60%~97% 会出现 ALT 反跳。如将剂量提高至 900 万单位，虽然效果可增加，但不少患者难以承受其副作用。拉米夫定对 HDV – RNA 水平无影响，对丁型肝炎患者需辅以护肝对症治疗。对终末期丁型肝炎患者，肝脏移植是一种有效的治疗措施，并且 HDV 和 HBV 重叠感染可使移植后复发性 HBV 感染的发生率显著降低。

如果同时采用联合预防方案（移植前和移植后给予拉米夫定联合 HBIG）治疗，其复发性 HBV 和 HDV 感染的发生率更低。

（5）急性戊型肝炎的治疗：急性 HEV 感染通常不需要抗病毒治疗。在几乎所有病例中，HEV 感染是自发清除的。然而，有些患者可能会进展为肝衰竭，因此提出了假设：是否可通过抗病毒治疗而减少肝衰竭的发生。另外，如在治疗由 HBV 和 HCV 引起的急性肝炎中所示，急性戊型肝炎的早期治疗可能会缩短病程并降低总发病率。目前有关利巴韦林治疗严重急性 HEV 感染的病例报告很少。利巴韦林治疗与肝功酶的快速恢复和 HEV 短期清除有关。目前已报道了利巴韦林用于治疗 HEV 基因 3 型和 1 型感染，且其中 1 例患者的肝功酶迅速得到了恢复。通过对现有皮质类固醇治疗急性肝衰竭病例报告的回顾性调查，发现导致急性肝衰竭的原因是 HEV 感染。因此，类固醇治疗可能改善这些患者的肝功能。然而，尚无足够的证据支持糖皮质激素可治疗 HEV 感染导致的急性肝衰竭。声明：急性 HEV 感染通常不需要抗病毒治疗。推荐意见：严重急性戊型肝炎或慢加急性肝衰竭患者，可考虑利巴韦林治疗。

3. 手术治疗

肝移植：由于重型肝炎的病死率极高，故目前治疗重型肝炎最有效的措施是肝移植治疗。以上治疗措施可为肝移植治疗赢得时间。

4. 其他疗法

人工肝支持系统的应用：可改善症状、降低血清胆红素水平、纠正肝昏迷和高血钾等。早期应用效果较好，可为肝移植创造条件。

【预防调护】

一、饮食注意

患者可进食清淡、易消化的食物，补充维生素和足够热量，避免辛辣刺激及干硬食物。不能进食者，可输注葡萄糖液。避免吸烟及饮酒，因为乙醇分解形成的乙醛可造成肝脏损伤，酒精可与肝炎病毒产生协同作用，长期大量饮酒可导致肝硬化、肝癌的发生。

二、生活注意

急性期充分休息；慢性患者调畅情志，避免劳累及熬夜，避免受凉，适当运动，劳逸结合，提高免疫力。病毒性肝炎患者的肝功能障碍时，患者经常感到乏力，下肢酸软沉重和精神萎靡不振等症状。患者常因此减少活动，引起腹胀和便秘等，故应根据病情安排患者的起居活动。在肝炎症状明显期，应以卧床休息为主，黄疸患者更应注意。卧床时间一般要持续到症状和黄疸明显消退。起初可在室内散步等，以后可随症状、肝功能的改善及体力的恢复，逐渐增加活动范围和时间。活动量的控制，一般认为以活动后不觉疲劳为度。卧床休息的目的，不仅是能减少体力和热量的消耗，还可以减轻因活动后糖原过多分解、蛋白质分解及乳酸形成而增加肝脏负担。同时，卧床时肝血流量明显增加，提高了对肝脏的供氧和营养，利于肝组织损伤的修复。然而，不能过分强调卧床休息。若活动太少，又营养过度，可使体重持续增加，则有形成脂肪肝的可能。

【名医经验】

一、周仲瑛

1. 学术观点

（1）病机认识：湿热邪毒内伏于肝是 CHB 发生发展的始动因素；湿热毒邪耗损正气，诱发肝病，扰乱脏腑功能，导致气血津液失调、肝气郁结、络阻血瘀，湿、热、瘀、毒、郁诸病理因素相互胶着，贯穿在整个病程的始终。

（2）治法心得：清化扶正为主要治则大法，即清化湿热瘀毒、扶正肝脾肾。在辨证结合辨病的同时，除了运用解毒、化瘀、扶正治法，还用升麻以透毒。

2. 经典医案

医案一 某患者，男，40 岁。

首诊：2008 年 6 月 11 日。

主诉：肝区隐痛 1 个月。

现病史：患者于 1990 年体检时发现乙型肝炎，当时检测肝功能正常。1 个月前因肝区隐痛住院，发现肝功能异常，具体数值不详，经治疗肝功能有所改善，查：丙氨酸氨基转移酶（AST）75 U/L，天冬氨酸氨基转移酶（ALT）85 U/L，总胆红素（TBil）22μmol/L，谷氨酰转肽酶（r－GT）40U/L。但甲胎蛋白（AFP）居高不下，为 930μg/L。B 超示：肝脏可疑占位，肝脏光点增粗，慢性胆囊炎，胆囊结石。上腹MRI 示：肝右叶异常信号影，考虑血管瘤可能，胆囊结石。既往有高血压病、糖尿病等病史，未用降糖药，血糖不稳定，血压用西药控制尚可。刻诊：患者形体肥胖，面部潮红，诉肝胆区时有隐疼，面部有烘热感，手足时麻，两下肢冷，大便量少，晨尿色黄。舌苔黄薄腻、质黯红，中有裂纹，脉濡滑。

临证思路：本案患者年纪尚轻，形体壮实，但基础疾病较多。初诊时即表现一派湿热之象，且从其舌苔中有裂纹、质黯红判断有轻度的伤阴。肝胆区时有隐疼，手足时麻，乃瘀热阻滞于胁肋，气血运行不畅所致。两下肢冷乃疾病迁延日久损伤肾阳所致，大便量少乃肝脾不调引起。病机属湿热瘀毒，营血伏热。治以清热凉血，利湿解毒，方用犀角地黄汤加减化裁。

选用用药：熟大黄 6g，茵陈 15g，栀子 10g，水牛角（先煎）15g，赤芍 12g，牡丹皮 10g，生地黄 15g，白花蛇舌草 20g，石见穿 20g，半枝莲 20g，紫草 10g，垂盆草 30g，蒲公英 20g。14 剂，每日 1 剂，水煎，分 2 次服。

用药分析：犀角地黄汤乃周老治疗瘀热证型营血伏热的首选方剂，该方含水牛角片、赤芍、牡丹皮、生地黄，主要清热凉血，另加熟大黄、紫草以加强清热凉血之功。茵陈、栀子、大黄又组成茵陈蒿汤，为清利中焦湿热的首选方剂，白花蛇舌草、石见穿、半枝莲、垂盆草、蒲公英均为清热利湿常用药，其中垂盆草、蒲公英经现代药理研究可以降转氨酶。

二诊：2008 年 9 月 10 日。

患者服药后，症状略有缓解，但由于出差久居外地，一直未来复诊，故长期服初诊药方。今诉胆区不舒，但无疼痛，面色晦黯，面部时有烘热感，心慌，疲劳乏力，腿软，寐差，大便不畅。舌苔薄黄腻、质黯紫，中有裂纹，脉濡滑。近查：AFP34.3μg/L，AST50U/L，碱性磷酸酶（ALP）132U/L。患者出现面色晦暗，面部时有烘热感，心慌，疲劳乏力，腿软，寐差，大便不畅。考虑清热药太多，继续在上方基础上去蒲公英，大便不畅，腑气不通，增加熟大黄剂量至 10g，减少赤芍剂量至 10g；瘀热明显，加地骨皮 15g，酢浆草 20g，老鹳草 20g，虎杖 15g，鸡血藤 15g 以利湿化瘀退黄。14 剂，每日 1 剂，水煎，分 2 次服。

本方加减续服近 4 个月，肝功能、AFP、血糖均恢复正常，肝区偶有隐痛，肢麻不显，余无明显不适，仍守方善后。2009 年 4 月 13 日查乙型肝炎病毒 DNA < 1.0E + 03copies/mL。继续服汤药，随访至 2013 年 2 月，病情稳定。

医案二 某患者，男，19 岁。

首诊：2001 年 6 月 18 日。

主诉：腹胀、乏力、纳差 16 日。

现病史：既往无肝炎病史。2001 年 6 月 2 日自觉腿酸乏力，腹胀，纳差，继见面目发黄，尿黄，去某医院就诊，拟诊为肝炎，予西药保肝、退黄等对症治疗，病情无明显好转，转请中医诊治。2001 年 6 月 17 日查肝功能提示：谷丙转氨酶（ALT）1358 U/L、谷草转氨酶（AST）2087U/L、总胆红素（TBil）96μmol/L、结合胆红素（DBil）71 μmol/L；乙型肝炎病毒血清学标志物检查（HBV-M）：乙型肝炎表面抗原（HBsAg）（+）、乙肝 e 抗体（HBeAb）（+）、乙肝核心抗体（HBcAb）（+）；抗-HAV-IgM（-）；抗-HCV（-）。诊断为：乙型病毒性肝炎，急性黄疸型。刻诊：面目、皮肤明显黄染，尿色深黄，肝区胀痛，身困乏力，口干，食纳欠馨，腹胀，大便稍溏，舌质黯红，舌苔薄白腻罩黄，脉濡滑；肝区叩痛（+），腹水征（-）。

临证思路：本案患者为急性乙型肝炎，疾病初起，邪毒壅盛，治当及时祛除病邪，使邪去正安。鉴于患者的临床表现，湿、热之象均较显著，在辨证基础上，选用茵陈汤、二妙散等加味，组方融淡渗、苦温、芳化、清热解毒等法为一体，径折其病势，先治其标。

选方用药：茵陈 15g，熟大黄 5g，黑山栀 10g，炒苍术 10g，黄柏 10g，炒黄芩 10g，厚朴 6g，苦参 10g，广郁金 10g，垂盆草 30g，田基黄 20g，鸡骨草 20g，车前草 15g，藿香 10g，橘皮 6g。7 剂，水煎服，日 1 剂。

二诊：2001 年 6 月 25 日。

病情减轻，黄疸消退近半，肝区疼痛减轻，纳增，下肢皮肤稍痒，仍有身困乏力、口干等症，舌脉同前。

用药分析：患者下肢皮肤稍痒，原方加白鲜皮 15g、酢浆草 15g 清热利湿止痒。

三诊：2001 年 7 月 9 日。

病情显著减轻，自觉症状不多，精神、食纳均好，肝区不痛，但偶有不适，大便正常，小便色黄转淡，面目稍有黄染，舌苔薄黄，舌质黯，脉濡滑稍数。上方加制香附 10g，14 剂。

用药分析：患者肝区不适，合并有肝气郁滞，治疗加香附以疏肝理气。

四诊：2001 年 7 月 23 日。

症状消失，无不适感。复查肝功能：ALT 48 U/L，AST 56 U/L，γ - GT 72 U/L，TBil 22.7μmol/L，DBil 17.4μmol/L；HBV - M：乙肝表面抗体（HBsAb）（+）。继服上方 14 剂。

医案三 某患者，女，14 岁。

首诊：2001 年 1 月 22 日。

现病史：慢性乙型肝炎，肝功能经常损害，平素易感冒。2001 年 1 月 2 日查 HBV - M：HBsAg（+）、HBeAg（+）、HBcAb（+）；肝功能：ALT 105U/L、AST 109U/L、谷氨酰转酞酶（GGT）95U/L。自觉疲乏，肝区有不适感，但无明显疼痛，腹稍胀，食纳欠馨，大便正常，尿黄；鼻炎发作，涕多，多嚏，鼻塞，嗅觉尚可，口微苦。舌苔薄，舌质红，脉细滑。

临证思路：慢性肝炎急性发作，邪实正虚，治予调养清化。

选方用药：太子参 10g，焦白术 10g，茯苓 10g，炙甘草 3g，北沙参 12g，大麦冬 10g，丹参 12g，虎杖 15g，矮地茶 20g，苦参 10g，炒黄芩 10g，藿香 10g，白鲜皮 15g，贯众 12g，垂盆草 30g，白花蛇舌草 20g，丝瓜络 10g。14 剂，每日 1 剂，水煎，分 2 次服。

用药分析：本例患者为慢性乙肝急性发作，既有疲乏、食纳欠馨、易于感冒等正气不足表现；亦有肝区不适、腹胀、尿黄、鼻炎发作、口苦等邪实症状。故治疗上，一方面予太子参、白术、茯苓、炙甘草、北沙参、大麦冬等调养肝脾，扶助正气，匡正以祛邪；另一方面予虎杖、矮地茶、苦参、炒黄芩、藿香、白鲜皮、贯众、垂盆草、白花蛇舌草、丹参等清化湿热瘀毒，祛邪以扶正，标本兼治，终于使肝功能恢复正常。

上方稍事加减，连续服用近 2 个月，至 2001 年 3 月 16 日复诊时已无明显自觉症状，眠、食俱佳；复查 HBV - M：HBsAb（+），余项（-）；肝功能全部正常。

二、邓铁涛

1. 学术观点

（1）病机认识：CHB 的病位不单在肝，更重要在脾，应从脏腑辨证而论。

（2）治法心得：本病肝脾同病，而以脾病为主之证，并以健脾补气、扶土抑木作为治疗 CHB 的总原则。

2. 经典医案

医案一 庞某,男,32岁。

首诊:1996年11月。

主诉:乏力、纳差3个月。

现病史:患者3年前因"胆石症"手术而输血300mL。查皮肤、巩膜无黄染,未见肝掌及蜘蛛痣;肝肋下未及,肝剑突下2cm,无压痛;脾未及。舌淡红、胖嫩有齿痕,苔薄白,脉弦细。化验:ALT102U/L,AST 86U/L,抗HCV(+),HCV-RNA(+),A/G比值1.02:1,诊断为慢性丙肝。

临证思路:证属脾虚肝郁。治以健脾疏肝,佐以活血解毒。

选方用药:太子参20g,茯苓15g,白术15g,甘草5g,萆薢12g,褚实子15g,黄芪20g,丹参30g,珍珠草25g,白芍20g。30剂,每日1剂,水煎,分2次服。

用药分析:本方取四君子汤补气健脾,褚实子疏肝解郁、行气化浊,萆薢祛除困郁脾土之湿浊。本方适用于单纯脾气虚型的慢性丙肝患者。症见面色淡白,少气自汗,倦怠乏力,身重,食欲不振,胁部不适感,腹胀便溏,舌淡嫩或胖有齿痕,苔白或兼浊,脉虚弱。

坚持服上方4个月后复查:ALT 26 U/L,AST 18U/L,抗HCV(+),HCV-RNA(+)。自诉纳食增加,精神好转,无明显不适。

医案二 王某,男,9岁。

首诊:1976年8月27日。

主诉:乏力、纳差2年。

现病史:因患慢性肝炎2年,转氨酶长期未降而于1976年8月27日来诊。面白疲乏,纳差,大便时溏,舌嫩尖红,苔薄白,脉弦细而弱。诊断:虚损证(慢性肝炎)。

临证思路:脾气虚兼肝阴虚,治以健脾养肝,方以四君子汤加减。

选方用药:党参15g,茯苓12g,白术10g,甘草4.5g,川萆薢10g,何首乌12g,旱莲草12g。21剂,每日1剂,水煎,分2次服。

用药分析:本方取四君子汤补气健脾,川萆薢祛困郁脾土之湿浊。本方适于单纯脾气虚型的慢性肝炎患者。临床主要表现为面色淡白,少气自汗,倦怠身重,食欲不振,胁部不适,腹胀便溏,舌淡嫩或有齿痕,苔白或带浊,脉虚弱。

二诊:1976年9月25日。

服上药21天后,转氨酶降至110U/L。因扁桃体切除术停药9天,术后并见咳嗽、痰多色白。上方去何首乌、旱莲草;加海浮石10g,胆南星10g。共14剂。

用药分析:患者出现咳嗽,痰多色白,加海浮石解毒消肿、补肺止咳;胆南星清热化痰。

药后转氨酶降至35U/L,症状消失而愈,嘱再服四君子汤加萆薢以资巩固。追踪3年未发。

医案三 卢某，男，20 岁。工人。

首诊：1979 年 12 月 13 日。

主诉：右胁隐痛、乏力 7 个月。

现病史：因患乙型肝炎 7 个月而于 1979 年 12 月 13 日就诊。患者于 1979 年 5 月初突发恶寒发热，高热达 39℃，并见头痛，全身不适，当地卫生院按"流感"治疗，3 日后热退。唯觉易疲劳，胃纳不佳，失眠多梦，右胁部时觉隐痛，一直未注意。至 9 月 13 日查体时发现肝大，胁下 1.5cm，即到广州某医院检查。因肝功能 GGT 217 单位（其余项目在正常值范围），HBsAg 阳性，超声波示较密集微小波而诊为乙型肝炎。诊时除上述症状加重外并见烦躁，右胁肋闷痛持续而明显，舌淡嫩，有齿痕，苔厚浊，脉强稍数、两寸稍弱。诊断：胁痛证（乙型肝炎）。

临证思路：证属脾虚肝郁，治以健脾疏肝。

选方用药：方一：太子参 18g，云茯苓 15g，白术 12g，川萆薢 10g，黄皮叶 12g，麦芽 30g，大枣 4 枚，甘草 5g；方二：柴胡 10g，枳壳 6g，白芍 15g，太子参 24g，云茯苓 15g，白术 15g，黄皮树寄生 30g，甘草 5g。

嘱两方交替服，每方连服 3 天后即转另方。治疗过程中曾根据病情需要，适当选加下列药物：怀山药、褚实子以健脾，郁金以疏肝；玄参、石斛、沙参、天花粉、旱莲草以养护肝阴。上述处方每日 1 剂。

用药分析：本方取四君子汤补气健脾；黄皮树叶疏肝解郁，行气化浊；川萆薢祛困郁脾土之湿浊。

二诊：1980 年 7 月 3 日。

一直服用中药后，上述症状基本消失，精神胃纳均佳，复查肝功能正常。

临证思路：至此病已基本痊愈。唯肝区时有不适，难入睡易醒等肝炎后综合征症状。嘱服健脾之剂。

三、李寿山

1. 学术观点

（1）病机认识：本病多属肝郁气滞，郁久化热，肝胆湿热，肝络失和，肝失疏泄之证。

（2）治法心得：疏肝理气，清热化湿，活血通络为治法。

2. 经典医案

医案一 曲某，女，32 岁。

首诊：1983 年 2 月 26 日。

主诉：右胁闷痛、脘腹胀满、纳差半年。

现病史：患乙型肝炎半年多，经治无效。经常右胁闷痛，脘腹胀满，不欲饮食，口苦口黏，头昏胀痛，手足心热，小便色黄，大便不调。肝大，右胁下 2.5cm，舌质黯赤，苔黄腻，脉弦滑。乙肝表面抗原阳性，肝功能检查：谷丙转氨酶 200U/L。

临证思路：胁痛，腹胀，黄腻苔，脉滑者多为湿热蕴滞、肝郁气结所致。伴见口苦口黏，纳呆身重，尿黄，大便不调等皆湿热为患。本案证系"湿郁胁痛"无疑。治以疏肝和脾，理气祛湿。

选方用药：柴胡 15g，赤芍 10g，白芍 10g，白术 20g，枳实 10g，党参 20g，当归 10g，丹参 15g，郁金 15g，香附 15g，鳖甲 20g，虎杖 15g，甘草 10g。7 剂，水煎服，日 1 剂。

用药分析：本案胁痛、腹胀由湿郁气滞，肝气不舒，横逆犯脾导致肝脾不和所致。治用疏肝和脾。方由《伤寒论》四逆散、《金匮要略》枳术丸化裁组成。方中柴胡、白芍、香附疏肝理气解郁；枳实、白术消补兼施，导滞和脾；党参、当归补益气血扶正；丹参、郁金、赤芍活血化瘀止痛，配鳖甲软肝消肿；伍虎杖、甘草清热解毒以除未尽之邪。肝脾和调，气机升降复常，不祛湿而湿邪自化，药证相符，切合病机，故收到满意效果。

二诊：1983 年 3 月 4 日。

进药 6 剂，胁痛痞满略缓，口苦口黏已止。已见初效，继续原方。原方加减。

治疗 2 个多月，诸症消失，肝大回缩右肋下 0.5cm，舌淡红无苔，脉弱而滑。乙肝表面抗原转阴，肝功能正常。病愈后已 8 年，一切良好。

医案二 张某，男，30 岁。

首诊：1958 年 8 月 17 日。

主诉：身目黄染、纳差 1 周。

现病史：1 个月前有肝炎患者接触史。1 周前突然发病，身热纳差，恶心呕吐。继则身目发黄，急剧加深，胁痛拒按，神识渐昏蒙不清，烦躁不安而急诊住院。察看患者，神志恍惚，答非所问，巩膜黄染明显，皮肤色深黄。胸背部皮下有散在出血点，肝浊音界缩小，脾未触及，腹部无移动性浊音，膝腱反射亢进，巴彬征阳性，体温 38.5℃，舌质绛红少津，脉弦细数。化验检查：总胆红素 15.8mg/dL，凝血时间 56 秒，血氨 115μmol/L。西医诊断：急性黄疸型肝炎，亚急性重型肝炎（住院后肝穿证实）。

临证思路：病由疫毒入营，湿热内蕴，湿从火化，热毒攻心。湿热蕴蒸而发黄；热动营血而肌衄；热入心包则神昏躁烦。病势重而急，证属急黄神昏。治以清热解毒，凉营开窍。方用清营解毒汤合服安宫牛黄丸。

选方用药：犀角（现水牛角代，先煎）5g，生地黄 30g，牡丹皮 15g，赤芍 15g，白芍 15g，茵陈 30g，酒大黄 3g，桃仁 15g，菖蒲 10g，郁金 10g，白茅根 20g。

先鼻饲安宫牛黄丸一次 1 丸，一日 2 次。继进汤剂。

用药分析：本案急黄神昏证，病情重而急，按温病热入营血、心包辨治，获良好疗效。方中犀、地、芍、丹，即犀角地黄汤，清营凉血解毒；赤芍、桃仁活血化瘀通络，以防热盛留瘀；茵陈清利湿热退黄；菖蒲、郁金辟秽解毒开窍；白茅根凉血而利湿；酒大黄导湿热下行，使邪有去路。合服安宫牛黄丸清热解毒以辟秽，开窍醒神而救闭。诸药合奏清热解毒，凉营止血，开窍醒神之功。

二诊：1958 年 8 月 19 日。

进药后次日开始神识清楚，已不烦躁，但反应迟钝。已见初效，继用前法。3日后完全清醒，身目黄染减轻。能进饮食，体温36.8℃，脉弦不数，黄腻苔尽退，舌质偏红少津。此湿浊之邪已减，窍开神清，热势仍盛，以清营凉血解毒为法。停安宫牛黄丸，继服汤剂，原方去菖蒲、郁金。

三诊：治疗约2周，黄疸尽退，诸症消失，黄疸指数已转正常，舌质淡红而润，无苔，脉象弱滑。唯肝功尚未恢复，遂停汤剂。服复肝散（红参须、紫河车、土鳖虫、山甲片、郁金、三七、鸡内金、姜黄），早、午、晚各1剂。

用药分析：复肝散补益肝肾，活血化瘀。

随访3年，一切正常。

医案三 刘某，男，48岁。

首诊：1986年4月12日。

主诉：身目黄染、纳差、乏力半年。

现病史：患者发黄半年多，经多方治疗无效。曾去北京某医院CT检查，排除胆、胰病变，诊为肝硬化，占位病变待排除。返大连后来院就诊。望其面色黧黑无泽，巩膜黄染明显，皮肤色黄呈青铜色，皮肤瘙痒，精神萎靡不振，纳呆食少，脘腹胀满，背寒怕冷，倦怠无力，小溲淡黄如浓茶样，大便溏薄色黄，舌淡苔白腻滑润，舌下络脉淡紫细短紧束，脉沉缓。肝大，右肋下0.5cm，剑突下3cm，质较硬有块，表面不光滑，触痛不明显，脾扪不及。化验：谷丙转氨酶360U/L，胎甲球定性试验阳性，血浆总蛋白5.6g（A/G：2.7/2.9）。西医诊断为肝硬化，占位性病变待排除。

临证思路：发黄半年多，面色黧黑不华，皮肤色黄而青，是阴黄证。然阴黄亦由湿热为病者。本案发黄半年不退，背寒怕冷，苔白滑腻，舌下络脉淡紫，脉沉而缓，证系阴黄寒湿夹瘀之证，属寒湿所致之阴黄证。治疗以温化寒湿，化瘀除黄。

选方用药：炮附子20g，苍术15g，白术15g，泽兰叶30g，茵陈30g，茯苓20g，金钱草30g。6剂，水煎服，日1剂。

用药分析：发黄证应首辨证之阴阳，邪之寒热。辨证要点在于了解病程长短、色之明暗，苔之厚薄、燥润，脉之太过不及。本案之脉、舌、证及病程系阴黄证无疑。然阴黄证亦由因湿热而病者，须查其真伪。关键了解病之久暂，苔之燥与润，不难辨别。本案发黄半年多，久病多虚多瘀，多夹瘀湿为患，查其舌、脉，证确属阳虚寒湿夹瘀之证。据此，遵仲师治阴黄"于寒湿中求之"的法则，拟茵陈术附汤加泽兰叶、茯苓、金钱草温化寒湿，祛瘀退黄。药证相符，故收到满意效果。

二诊：1986年4月19日。

进药6剂，纳增胀减，但发黄无变化。此病重药轻，难以速效。面色黧黑不华，皮肤色黄而青，是阴黄证。治疗以温化寒湿，化瘀除黄。继服原方治疗。

三诊：守方治疗20余日，身黄由青黯转浅，巩膜黄染渐退，小溲浅黄，大便成形，精神、饮食均如正常。患者症状减轻，续以原方减量服用，继服20余日。

黄疸尽退，诸症消失，舌淡苔白薄，脉弱而滑。复查肝功、转氨酶、胎甲球均正常，肝大回缩至剑突下2cm，质略硬无压痛，表面不光滑。至此近8个多月之发黄已痊愈。随访 4 年，多次复查肝功，一切正常。

四、朱良春

1. 学术观点

（1）病机认识：肝其体为阴，其用为阳，性喜条达，郁则为病，故其病机主要为肝失条达、气滞血瘀。慢性肝病肝郁脾虚型患者，肝失疏泄，气血痹阻，脾运不健，生化乏源。其症可见纳减，腹胀便溏，四肢倦乏，面浮色晦，入暮足肿，肝脾肿大。舌质黯红，舌体胖，边有齿痕，脉象虚弦。

（2）治法心得：治疗本病，贵在行气活血、通络定痛。治疗大法首在扶正祛邪：扶正即调肝、健脾、养肾，因为该病晚期主要表现为肝、脾、肾三脏之气血、阴阳虚衰，功能严重损害。祛邪，包括行气（柴胡疏肝散或四逆散）、活血（桃红四物汤加味）、逐水（至虚有盛候，宜缓攻，忌峻下，要保护胃气，胃气一败，其人必死）。其次要疏肝与养肝相结合，根据病情各有侧重。疏肝为主用四逆散：疏泄厥阴；方中柴胡疏肝理气，枳实宣通结滞，白芍柔肝敛阴，甘草缓急和中。柔养肝体为主，用一贯煎：沙参、麦冬、生地黄、枸杞滋阴养血，当归活血，川楝子疏肝；治用疏肝益脾，活血消癥；治以复肝丸配合柴胡疏肝散、异功散、当归补血汤加减；常用药物如柴胡、当归、白芍、党参、黄芪、白术、丹参、郁金、陈皮、茯苓等。仲景早有训言："见肝之病，知肝传脾，当先实脾。"白术具有健脾益气、除湿利水、活血化瘀之功，实是治肝要药。《本草正义》载白术"富有膏脂，故苦温能燥，亦能滋润津液，万无伤阴之虞。"王好古说："利腰脐间血，通调水道。"《药性论》曰："主心腹胀满，破消宿食，开胃，治水肿胀满。"《唐本草》更强调其"利小便"之效。

2. 经典医案

医案一 黄某，男，42 岁。医生。

首诊：1985 年 9 月 20 日。

主诉：右胁疼痛 1 个月。

现病史：病毒性肝炎后，肝功能正常，但肝区疼痛，右胁痛轻微，游走不定，剑突下痛重，固定不移，压痛明显，舌淡红，苔薄白，脉弦。虽常服中西药物，但多年不愈。

临证思路：肝炎后胁痛属于气滞血瘀，"不通则痛"者。治宜行气活血，通络定痛。

选方用药：宁痛丸。九香虫 30g，参三七 40g，全蝎 20g，研细泛丸。每次 2g，日 2 次。服药数天，胁痛始减，不到 1 个月，肝区舒适如常，触痛亦除，病乃告愈。

用药分析：治胸胁胀痛，可用九香虫、炙全蝎。九香虫以疏肝理气，健脾宽中，使肝气达而脾气舒，气机畅而脉和，诸症自解。三七以活血化瘀，全蝎以通络止痛。

医案二 胡某，男，64 岁。

首诊：1986 年 5 月。

主诉：间断身目黄染 6 年。

现病史：患者于 6 年前曾患急性黄疸型肝炎，肝功能长期异常，血清 A/G 倒置，确诊为慢性肝炎肝硬化早期，后经治疗，效不显著。遂来中医求治。刻诊：面色晦黯，胁痛纳差，脘腹撑胀，肢乏便溏。颈部见蜘蛛痣 1 枚，肝掌明显，苔腻，舌质紫，脉细弦。触诊肝肋下 1.0cm，剑突下 3cm，质地Ⅱ度，脾大肋下 1cm，质软，表面光滑。肝功能检查：ALT60U/L，总胆红素 28μmol/L，ALP90U/L，白蛋白 28g/L，球蛋白 30g/L。

临证思路：患者证属邪毒久羁，肝郁脾虚，气血瘀阻，瘀结为癥癖。

选方用药：拟用复肝丸（红参须、紫河车、土鳖虫、山甲片、郁金、三七、鸡内金、姜黄），每服 3g，每日 2 次。煎剂：生黄芪、当归、党参、炒白术、柴胡、炒白芍、炙甘草、生鸡内金、麸炒枳壳、生麦芽、石见穿、糯稻根。每天 1 剂。

用药分析：现代药理研究证明白术能升高白蛋白，纠正 A/G 倒置，并有抗凝血和明显的利尿作用，能调整电解质，促进钠的排泄，所以慢性肝病及肝硬化自始至终均可应用，但须注意两点：一是剂量需重，少则无效，一般用 30～45g，重则在 60～90g。二是苔腻质淡，湿盛者宜用炒白术或焦白术；舌红苔少，真阴亏损者宜用生白术，因生用可以柔养生津。是化湿不伤阴，生津不碍湿之妙品。

二诊：服药半月后，诸恙减轻，精神较振。效不更方。仍予原法出入为方。

三诊：调治 3 个月后，复查肝功能已在正常范围：血清蛋白总数 72g/L，白蛋白 42g/L，球蛋白 30g/L。患者证属邪毒久羁，肝郁脾虚，气血瘀阻。续服复肝丸益气活血，化瘀消癥。停煎剂，继服复肝丸半年。

半年后自觉症状消失，面色转荣。随访 4 年，未见复发。

医案三　潘某，男，42 岁。

首诊：1983 年 2 月。

主诉：间断右胁隐痛、眠差 3 年。

现病史：慢性肝炎已 3 载，肝功能不正常，经常彻夜难眠。

临证思路：瘀血阻络，脾虚湿盛。

选方用药：半夏 12g，夏枯草 12g，珍珠母（先煎）30g，丹参 12g，琥珀末（吞）2.5g，百合 20g，柏子仁 12g。水煎服，共 5 剂。

用药分析：半夏健脾化湿，夏枯草平肝散结，丹参活血化瘀，珍珠母、琥珀重镇安神，百合、柏子仁养心安神。全方共奏活血化瘀，健脾化湿，养心安神之功。适合脾虚湿盛，瘀血阻络所致的失眠、肝区不适病证。

二诊：连进 5 剂，夜能入寐。上方有效，继服 20 余剂。

随访夜能酣寐，复查肝功能正常。

五、关幼波

1. 学术观点

（1）病机认识：病毒性肝炎基本病因病机相同。外因受湿热疫毒所侵，内因为正气亏虚而致。肝血虚则不耐劳作。肝脉布于两胁，邪滞肝脉，气机阻滞则胁痛。湿邪困脾，肝旺克脾，脾虚失运，胃失和降则小腹胀满，或出现黄疸，形成肝癌。肝肾同源，精血互生，肾虚精亏，肝血更虚。脾为气血生化之源，脾虚气血不足，五脏不能荣养，肝血亦亏。脾肾阳虚，水液不化，聚而生湿化热，与外来湿热相合，湿热益甚。湿热日久，聚而生痰，痰湿凝滞血脉，形成瘀血。

（2）治法心得：扶正祛邪，调理气血。慢性肝病以正气虚（包括肝、脾、肾、气血、津液等）为矛盾的主要方面，由于脏腑气血功能失调和机体防御功能减弱，以致正不抗邪，并招致湿热再侵，"因虚致病"。湿热羁留主要部位在肝、脾、肾。热易耗伤肝阴，肝肾同源，肝阴不足易致肾阴不足，日久阴损及阳，致肾阳不足。湿性黏滞，易阻遏气机，损伤阳气，致脾阳不足。脏腑功能的盛衰与气血的盛衰关系密切，脾为气血生化之源，肾藏精，脾肾亏虚亦可导致气血亏虚。肝体阴而用阳，为藏血之脏，湿热日久，耗伤气阴，易导致肝阴血不足；气血不足又可反过来影响脏腑功能。故慢性肝炎的治疗应注重扶正祛邪，调理气血。调理肝脾肾，中州要当先。关老对慢性肝病的辨证论治，基本上是以脏腑、气血论治为原则，且以扶正治其本，祛除余邪治其标。慢性肝病主要是湿热久滞，其损害部位主要是肝、脾、肾三脏。肝主疏泄，脾主运化，肝气郁结或肝强横逆均可导致脾胃运化失常，病可自肝及脾；反之，湿热蕴于脾胃，可导致肝气郁滞，亦可因脾胃气伤或阴伤，导致肝气来乘，肝、脾、肾三脏互为影响。因此，在治疗上宜宗张仲景《金匮要略》中言："夫治未病者，见肝之病，知肝传脾，当先实脾……"即强调在治疗肝病时，即注意调未病之脾，目的在使脾脏正气充实，防治肝病蔓延。《关幼波临床经验选》中指出："痰阻血络，可以引起黄疸、癥积、痞块等多种病证。"关老认为，痞块形成的病理实质主要是肝阴虚、肝血虚、血虚血瘀、痰湿阻于血络所致。痰、瘀均为病理性代谢产物，反过来又作为致病因素进一步影响脏腑气血的功能。慢性肝病首发、常见的是肝郁气滞，脾困湿阻。由于痰血互相胶固，痰阻血难行，血凝痰难化，所以"治痰必治血，血活则痰化，活血必治痰，痰化血易行"，故活血化痰的治则一定要贯穿治疗的始终。同时慢性肝病久则易致肝肾阴虚，当禁用辛温香燥之疏肝理气之品，应以柔养为主，以达软坚消痞的目的。扶正需解毒，湿热勿残留。关老认为慢性肝病主要是"因虚致病"，脏腑气血功能失调，外邪得以入侵，故正虚是矛盾的主要方面，但是在强调扶正的基础上，切不可忽视余邪未清、余毒未尽和湿热蕴毒的情况。故治疗上应以扶正为主，辅以清热解毒。但清热解毒之剂每多苦寒，不宜过用，以免伤正，应选甘寒之品；扶正之品每多甘温，久服也易蕴热，配以少量苦寒之剂也寓有反佐之义。

2. 经典医案

医案一　某患者，男，38 岁。

首诊：2013 年 1 月。

主诉：纳差、乏力、尿黄 2 周。

现病史：2 周来，患者恶心、厌油腻、纳呆、口干苦、乏力、尿黄如茶，近 1 周面目发黄。实验室检查：TBil 60μmol/l，ALT115U/L，AST 66U/L，GGT 48U/L，

HBsAg阳性。查体：面部、全身皮肤橘黄色，患者精神差，乏力，腹平软，肝脾未及。舌质略红，苔白腻，脉沉滑。

临证思路：证属湿热中阻，蕴而发黄。治以清热祛湿、凉血解毒，佐以化痰。

选方用药：茵陈30g，金钱草30g，青蒿15g，板蓝根20g，白茅根20g，薏苡仁15g，杏仁10g，橘红10g，牡丹皮10g，丹参15g，白芍20g，熟大黄10g，山楂15g，垂盆草15g，金银花20g，连翘20g。30剂，水煎服，日1剂。

用药分析：患者辨证为湿热中阻证，方中茵陈、垂盆草清热利湿退黄，金钱草清热化湿利胆，青蒿化湿和中，板蓝根、金银花、连翘以清热解毒，薏苡仁健脾化湿；牡丹皮、丹参活血化瘀，治黄要治血，血行黄易却。关老认为，黄疸主要是湿热蕴于血分，病在百脉，百脉即周身血脉，肝为藏血之脏，与胆互为表里。所谓瘀热发黄、瘀血发黄都说明黄疸是血分受病，主要是湿热瘀阻血脉，所以治疗也从治血入手，即在清热祛湿的基础上加用活血药。活血又可分为凉血活血、养血活血、温通血脉。凉血活血旨在清血中瘀热，凉血而不滞邪，使血脉通达，湿热得除，热邪得清，瘀结得散，常用药物有白茅根；养血活血的药物必须是养血而不助热，活血而祛瘀滞，常用的药物有丹参、白芍、牡丹皮等，用以治疗热邪灼伤阴血，血热血虚兼见者。

二诊：服上药30剂后复查：TBil 20μmol/L，ALT 56U/L，AST 40U/L，GGT 33U/L，HBsAg转阴。自觉症状消失，为防苦寒败胃，苦寒药物减量。继服上方，减茵陈用量，去金钱草、熟大黄。

用药分析：患者症状消失，黄疸消退，去苦寒的金钱草、大黄，茵陈减量。

治疗2个多月，重返工作岗位。

医案二 某患者，男，43岁。

首诊：2012年5月。

主诉：间断口苦、乏力10余年。

现病史：患者慢性乙型肝炎10余年，近期出现口苦、恶心、目黄、尿黄。实验室检查：ALT 367U/L，AST 135U/L，GGT67U/L，TBil 58μmol/L。查体：面色发黄，巩膜略黄染，精神尚可，乏力，腹平软，肝脾未及。舌质红，苔白腻，脉弦滑。

临证思路：证属湿热中阻，蕴而发黄。治以清热祛湿、凉血解毒，佐以化痰。

选方用药：茵陈30g，金钱草30g，青蒿15g，瓜蒌15g，黄连15g，法半夏9g，丹参15g，牡丹皮15g，山楂15g，金银花20g，菊花20g，板蓝根20g，白茅根20g，垂盆草20g。30剂，水煎服，日1剂。

用药分析：患者辨证为湿热中阻证。方中茵陈、垂盆草清热利湿退黄，金钱草清热化湿利胆，青蒿化湿和中，瓜蒌化湿散结，牡丹皮、丹参活血化瘀，黄连、半夏清热化湿和中，山楂消食化积，金银花、菊花、板蓝根清热解毒，白茅根清热利尿。

二诊：服上药30剂后复查：TBil 19.8μmol/L，ALT 67U/L，AST44U/L，GGT 33U/L，自觉症状缓解，可减苦寒药物用量。继服上方减茵陈用量，去金钱草。

用药分析：患者症状缓解，黄疸消退，为防止苦寒败胃，故去金钱草，茵陈减量。

治疗 2 个多月，肝功能正常，症状明显缓解。

医案三 某患者，男，65 岁。

首诊：2003 年 3 月 25 日。

主诉：发现肝硬化 6 年，纳差、两胁胀痛半年。

现病史：肝硬化病史 6 年，曾因胃底静脉破裂出血于附近医院急诊抢救。主诉纳差，两胁胀痛半年；伴气短，乏力，腹胀，双下肢水肿，小便频，大便稀，舌黯红、有瘀斑，苔白腻，脉沉。腹部 B 超示肝硬化、门脉高压、脾大、腹水。

临证思路：此病属中医鼓胀范畴，以气虚血瘀、水湿内停为基本病机。治以健脾益气，活血化痰，利湿消肿。

选方用药：生黄芪 30g，党参 15g，旋覆花 10g，煅赭石 10g，黄芩 10g，炒白术 15g，茵陈 15g，蒲公英 15g，杏仁 10g，橘红 10g，丹参 20g，泽兰 30g，当归 10g，杭芍 10g，炙鳖甲 30g，煅牡蛎 30g，香附 10g，厚朴 10g，大腹皮 10g，生姜 3g，车前子 10g。14 剂，水煎服，日 1 剂。

用药分析：方中黄芪、党参、白术健脾益气，旋覆花、代赭石降逆止呕，黄芩清肝热，茵陈清热利湿退黄，蒲公英清热解毒，丹参、泽兰、当归活血化瘀，鳖甲、煅牡蛎软肝散结，香附疏肝解郁，大腹皮、车前子利水消肿。用于气虚血瘀，水湿内停之鼓胀。

患者服药半月后诸症减轻，水肿消退。继以益气扶正、活血化瘀、软肝散结法遣方用药，随访 1 年未发生肝硬化并发症。

（赵文霞　张小瑞）

参考文献

[1] 中华中医药学会肝胆病分会. 病毒性肝炎中医辨证标准（2017 年）[J]. 中西医结合肝病杂志，2017，27（3）：附 1 - 11.

[2] Zhang Z, Zhang J Y, Wang L F, et al. Immunopathogenesis andprognostic immune markers of chronic hepatitis B virus infection [J]. J Gastroenterol Hepatol, 2012 (27): 223 - 230.

[3] Isogawa M, Tanaka Y. Immunobiology of hepatitis B virus infection [J]. Hepatol Res, 2015 (45): 179 - 189.

[4] Guidotti L G, Chisari F V. Noncytolytic control of viral infections by the innate and adaptive immune response [J]. Annu Rev Immunol, 2001 (19): 65 - 91.

[5] Bertoletti A, Ferrari C. Innate and adaptive immune responses in chronic hepatitis B virus infections: towards restoration of immune control of viral infection [J]. Gut, 2012 (61): 1754 - 1764.

[6] Irshad M, Mankotia D S, Irshad K. An insight into the diagnosis and pathogenesis of hepatitis C virus infection [J]. World J Gastroenterol, 2013, 19 (44): 7896 - 7909.

[7] Heim M H. Innate immunity and HCV [J]. J Hepatol, 2013, 58 (3): 564 - 574.

[8] Neumann A U, Lam N P, Dahari H, et al. Hepatitis C viral dynamics in vivo and the antiviral efficacy of interferon - alpha therapy [J]. Science, 1998, 282 (5386): 103 - 107.

[9] Thimme R, Oldach D, Chang K M, et al. Determinants of viral clearance and persistence during acute hepatitis C virus infection [J]. J Exp Med, 2001, 194 (10): 1395 - 1406.

［10］Dowd K A，Netski D M，Wang X H，et al. Selection pressure from neutralizing antibodies drives sequence evolution during acute infection with hepatitis C virus ［J］. Gastroenterology，2009，136（7）：2377－2386.

［11］Dammacco F，Sansonno D，Piccoli C，et al. The lymphoid system in hepatitis C virus infection：autoimmunity，mixed cryoglobulinemia，and Overt B－cell malignancy ［J］. Semin Liver Dis，2000，20（2）：143－157.

［12］肝脏硬度评估小组. 瞬时弹性成像技术诊断肝纤维化专家意见 ［J］. 中华肝脏病杂志，2013（21）：420－424.

［13］Jia J，Hou J，Ding H，et al. Transient elastography compared to serum markers to predict liver fibrosis in a cohort of Chinese patients with chronic hepatitis B ［J］. J Gastroenterol Hepatol，2015（30）：756－762.

［14］Liaw Y F，Kao J H，Piratvisuth T，et al. Asian－Pacific consensus statement on the management of chronic hepatitis B：a 2012 update ［J］. Hepatol Int，2012（6）：531－561.

［15］Ganem D，Prince A M. Hepatitis B virus infection——natural history and clinical consequences ［J］. N Engl J Med，2004（350）：1118－1129.

［16］科技部十二五重大专项联合课题组. 乙型肝炎病毒相关肝硬化的临床诊断、评估和抗病毒治疗的综合管理 ［J］. 中华肝脏病杂志，2014（22）：327－335.

［17］中华医学会肝病学分会，中华医学会感染病学分会. 慢性乙型肝炎防治指南（2010 年）［J］. 中华肝脏病杂志，2011（19）：13－24.

［18］黄向春. 苦参素胶囊对慢性乙型肝炎的治疗效果研究 ［J］. 中医临床研究，2017，9（3）：57－58.

［19］朱琪，李青，林伟国，等. 苦参素胶囊对低病毒载量慢性乙型肝炎患者肝功能的影响［J］. 上海中医药杂志，2014，48（1）：34－35.

［20］中国中西医结合学会肝病专业委员会. 肝纤维化中西医结合诊疗指南 ［J］. 中西医结合肝病杂志，2006，16（11）：1052－1056.

［21］吴敦煌，周虎珍. 垂盆草冲剂疗慢性乙肝 ALT 反复升高疗效观察 ［J］. 现代中西医结合杂志，2014，13（16）：759.

［22］徐立群，徐晓燕，徐华庆. 垂盆草冲剂治疗慢性乙型病毒性肝炎疗效观察 ［J］. 现代医药卫生，2002，18（11）：1009.

［23］梁重峰. 当飞利肝宁胶囊联合阿德福韦酯治疗慢性乙型肝炎 75 例 ［J］. 中医杂志，2011，52（16）：1421－1422.

［24］王晓文. 当飞利肝宁胶囊联合恩替卡韦治疗慢性乙型肝炎 43 例 ［J］. 中西医结合肝病杂志，2014，24（6）：368－370.

［25］杨建国. 阿德福韦酯联合当飞利肝宁治疗慢性乙型肝炎 80 例临床疗效观察 ［J］. 辽宁医学杂志，2015，29（3）：176－177.

［26］周亚龙，褚卫明. 当飞利肝宁对慢性乙型肝炎患者血清 TGF－β1 的影响及临床疗效观察［J］. 现代中西医结合杂志，2013，22（18）：1973－1974.

［27］陈鸿濂. 当飞利肝宁胶囊合蒲芍方治疗慢性乙型肝炎 61 例临床观察 ［J］. 上海中医药杂志，2007，41（6）：41－42.

［28］黄晶晶，叶西明，苏连来. 肝炎灵联合苦参碱注射液治疗慢性乙型肝炎 98 例 ［J］. 中西医结合肝病杂志，2003，18（s1）：139－140.

[29] 袁耀钦，何有成，林耀怀，等．苦参碱联合肝炎灵注射液治疗慢性乙型肝炎46例［J］．实用医学杂志，2001，17（8）：770–771.

[30] 郑有章，何有成，黄康民．苦参碱联合肝炎灵注射液治疗慢性乙型肝炎临床观察［J］．临床肝胆病杂志，2002，18（5）：295–296.

[31] 孙明晓，赵云志，张兆清，等．氧化苦参碱联合肝炎灵注射液治疗慢性乙型肝炎60例分析［J］．实用肝脏病杂志，2005，8（6）：355–356.

[32] 覃婕，黄万金，李东发．鸡骨草胶囊联合恩替卡韦治疗慢性乙型肝炎24例［J］．中医药导报，2013，19（8）：116–117.

[33] 陈冬玲，施进宝．八宝丹胶囊对慢性病毒性肝炎的治疗效果研究［J］．海峡药学，2016，28（7）：184–185.

[34] 陈明，杨慧芳，陈铿，等．八宝丹胶囊治疗慢性乙型肝炎顽固性黄疸50例［J］．陕西中医学院学报，2009，32（3）：28–29.

[35] 侯宪聚，唐先平．双虎清肝颗粒治疗慢性乙型肝炎206例临床观察［J］．中国全科医学，2007，10（14）：1190–1192.

[36] 陈丽蓉，巫善明，黄宝扬．熊胆胶囊治疗病毒性肝炎疗效观察［J］．传染病医学，1999，9（4）：8–11.

[37] 盛蕾．熊胆胶囊治疗高黄疸慢性乙肝33例观察［J］．传染病药学，1999，9（4）：19–21.

[38] 徐严菊．肝苏颗粒合逍遥丸治疗慢性乙型肝炎80例［J］．中国现代医生，2009，47（22）：78–81.

[39] 李建明，冯四林，邱连建，等．肝苏颗粒联合还原型谷胱甘肽或美能片治疗慢性乙型肝炎的疗效评价［J］．中国药业，2011，20（16）：82–83.

[40] 王林伦，章以法，何文涛，等．阿德福韦酯联合肝苏颗粒治疗慢性乙型肝炎疗效观察［J］．肝脏，2014，19（5）：381–383.

[41] 莫菁莲，王政．肝苏颗粒对慢性乙型肝炎患者IL–21的影响［J］．中国实验方剂学杂志，2013，19（8）：284–286.

[42] 贺劲松，郑颖俊，陈亮，等．肝苏颗粒治疗慢性乙型肝炎肝纤维化的临床研究［J］．中西医结合肝病杂志，2007，17（3）：136–138.

[43] 杨素芳．肝苏颗粒联合恩替卡韦对慢性乙型肝炎患者肝纤维化及乙型肝炎病毒–DNA转阴率的影响［J］．新乡医学院学报，2012，29（7）：527–528，531.

[44] 杨素芳．肝苏颗粒治疗慢性乙型肝炎肝纤维化115例［J］．陕西中医，2012，33（7）：838–839.

[45] 季雪良，常峰，金凤，等．九味肝泰胶囊联合恩替卡韦治疗慢性乙型肝炎临床研究［J］．中西医结合肝病杂志，2013，23（4）：203–206.

[46] 刘颖，陈岩岩．强肝胶囊联合阿德福韦酯对慢性乙型肝炎患者肝组织病理及临床疗效的影响［J］．中国处方药，2015，13（7）：2–3.

[47] 张敏，马晓宇，江宇杰，等．强肝胶囊联合抗病毒药物对乙型肝炎肝纤维化患者的临床疗效观察［J］．中国医刊，2013，48（2）：84–86.

[48] 王华，杨柳明，黄玲，等．强肝胶囊对慢性乙型肝炎患者肝组织病理及DGF–BB、TGF–β1、TIMP–1、MMP–1的影响［J］．中国中西医结合杂志，2011，31（10）：1337–1340.

[49] 林雨果．五苓散联合六味地黄丸加减治疗乙肝肝硬化腹水的疗效分析［J］．世界临床医学，2017，11（8）：165–169.

[50] 冯小红, 张红峰. 六味地黄丸联合普通干扰素对慢性乙型病毒性肝炎患者血清 HBsAg 滴度的影响 [J]. 河南中医, 2012, 32 (9): 1150 – 1151.

[51] 张锦义, 姜宏伟. 阿德福韦酯联合杞菊地黄丸治疗肝肾阴虚型乙型肝炎的临床研究 [J]. 中国现代医生, 2011, 49 (3): 38 – 39.

[52] 胡涛, 吕志平. 杞菊地黄丸联合恩替卡韦治疗肝肾阴虚型慢性乙型肝炎的临床研究 [J]. 浙江中医杂志, 2009, 44 (1): 48 – 49.

[53] 杨年欢, 袁国盛, 周宇辰, 等. 恩替卡韦联合复方鳖甲软肝片治疗慢性乙型肝炎肝纤维化 96 周的临床疗效 [J]. 南方医科大学学报, 2016, 36 (6): 775 – 779.

[54] 吴彦彦. 复方鳖甲软肝片联合恩替卡韦治疗乙肝后肝硬化疗效观察 [J]. 中国现代药物应用, 2016, 10 (4): 171 – 172.

[55] 李冰, 纪冬, 李梵, 等. 复方鳖甲软肝片联合恩替卡韦治疗代偿期乙型肝炎肝硬化的疗效及成本效益分析 [J]. 解放军药学学报, 2016, 32 (1): 28 – 31.

[56] 李国焕, 舒盼, 张均倡, 等. 恩替卡韦联合扶正化瘀胶囊治疗乙型肝炎肝硬化疗效观察 [J]. 实用肝脏病杂志, 2015, 18 (6): 616 – 619.

[57] 范瑞琴, 苏传真, 朱刚剑, 等. 恩替卡韦联合扶正化瘀胶囊治疗慢性乙型肝炎肝纤维化 73 例疗效观察 [J]. 胃肠病学和肝病学杂志, 2013, 22 (1): 31 – 33.

[58] 陈秀清. 扶正化瘀胶囊联合恩替卡韦治疗慢性乙型肝炎肝纤维化的临床研究 [J]. 现代药物与临床, 2014, 29 (10): 1129 – 1133.

[59] 张丹丹. 恩替卡韦分散片联合鳖甲煎丸对乙型肝炎肝纤维化患者肝功能的影响 [J]. 中国处方药, 2017, 15 (4): 51 – 52.

[60] 关华, 刘玉萍, 李明非, 等. 鳖甲煎丸联合恩替卡韦治疗乙肝肝硬化代偿期的效果观察 [J]. 中药药理与临床, 2017, 33 (1): 194 – 196.

[61] 李爱民, 刘文涛. 鳖甲煎丸联合恩替卡韦治疗乙型肝炎肝硬化的临床疗效观察 [J]. 湖北中医杂志, 2017, 39 (5): 16 – 18.

[62] 刘文锋. 大黄䗪虫丸联合阿德福韦酯治疗乙肝失代偿期肝硬化 82 例疗效观察 [J]. 吉林医学, 2010, 31 (16): 2437 – 2438.

[63] 张红星, 刘旭东, 王朝阳. 大黄䗪虫丸联合恩替卡韦治疗慢性乙型肝炎肝硬化疗效观察 [J]. 中国中西医结合消化杂志, 2016, 24 (8): 575 – 577.

[64] 汤英. 大黄䗪虫丸联合拉米夫定治疗乙肝肝硬化临床观察 [J]. 中国实用医药, 2012, 7 (32): 150 – 151.

[65] 俞萍, 毛燕群, 朱建娟. 聚乙二醇干扰素 α – 2a 联合大黄䗪虫丸治疗慢性乙型肝炎肝纤维化 65 例疗效观察 [J]. 苏州大学学报 (医学报), 2011, 31 (3): 486 – 487.

[66] 刘慧平, 李亮, 王嘉仪, 等. 实时二维剪切波弹性成像评价安络化纤丸治疗慢性乙型肝炎肝纤维化的临床意义 [J]. 中西医结合肝病杂志, 2017, 27 (6): 371 – 373.

[67] 蒋永芳, 马静, 贺波, 等. 阿德福韦酯联合安络化纤丸治疗慢性乙型肝炎的疗效 [J]. 中华肝脏病杂志, 2012, 20 (5): 344 – 347.

第二节 药物性肝病

【概述】

药物性肝损伤 (drug – induced liver injury, DILI) 是指由各类处方或非处方的化学药物、生物制剂、传统中药（traditional chinese medicine，TCM）、天然药（natural medicine，NM）、保健品（health products，HP）、膳食补充剂（dietary supplement，DS）及其代谢产物乃至辅料等所诱发的肝损伤。DILI 是常见和严重的药物不良反应之一，重者可致急性肝衰竭（acute liver failure，ALF）甚至死亡。迄今仍缺乏简便、客观、特异的诊断指标和特效治疗手段。

在发达国家，DILI 发病率估计介于 1/100000 ~ 20/10000 或更低。我国目前报道的 DILI 发病率主要来自相关医疗机构的住院或门诊患者，其中急性 DILI 约占急性肝损伤住院比例的 20%。由于缺乏面向普通人群的大规模 DILI 流行病学数据，故尚不清楚 DILI 在人群中的确切发病率。部分研究报道显示，我国药物性肝损害发病率占 0.46% ~ 1.08%。

不同研究结果显示，各个类别的损肝药物占比不同，但是基本上都认为损肝药物几乎涉及各个种类的药物。归纳起来主要有以下几类：抗感染类药物（以抗结核病药居多）、解热镇痛抗炎药、中枢神经系统用药、消化系统用药、心血管系统用药、激素类药物等。

中医古籍没有对药物性肝病的记载，根据其临床特征，属于中医"药毒""胁痛""黄疸"等范畴。

【病因病机】

一、中医认识

1. 致病因素

（1）药毒侵袭：因过量或者不合理使用药物，由药物毒副作用所致。当机体防御能力低下，正不胜邪，药毒则伤人体脏腑而发生本病。如《儒门事亲》曰："凡药皆毒也……虽甘草、人参，不可不谓之毒。"《素问·经脉别论》曰："勇者气行则已，怯者则着而为病。"

（2）情志不遂：若因情志所伤，或暴怒伤肝，或抑郁忧思，皆可使肝失条达，疏泄不利，气阻络痹，发为本病。如《金匮翼》云："肝郁胁痛者，悲哀闹怒，郁伤肝气。"

（3）饮食所伤：饮食不节，损伤脾胃，导致湿热内生，郁于肝胆，肝胆疏泄失常，发为本病。如《景岳全书》曰："以饮食劳倦而致胁痛者，此脾胃之所传也。"

2. 病机

本病病位在肝，和脾、胃关系密切，日久可累及肾。基本病机为药毒侵入机体，直中脏腑，损伤肝胆，致肝失疏泄，胆失通利，肝木乘脾犯胃，脾失健运，胃失和降，进而酿湿生热，滞阻中焦，进而影响脏腑气血运行，凝滞脉络，形成气滞血瘀。病程日久，耗伤机体气血津液，又会表现为气阴亏虚之症。本病发病是内外因相互交错，正邪交争所致。先天禀赋不足、脾胃虚弱是药物性肝病发病的内因，药毒湿热之邪是药物性肝病发病的外因。本病病性属本虚标实，虚实夹杂。初期以实证多见；后期由于久病正虚的缘故，多属虚中夹实。

二、西医认识

1. 宿主因素

（1）遗传学因素：主要是指药物代谢酶、药物转运蛋白和人类白细胞抗原系统（human leucocyte antigen，HLA）等的基因多态性，与 DILI 相关。药物代谢酶系（细胞色素 P450 等Ⅰ相代谢酶系和多种Ⅱ相代谢酶系）、跨膜转运蛋白（ATP 结合盒 B1 Ⅰ等）及溶质转运蛋白（阴离子转运多肽 1BI 等）的基因多态性可导致这些酶或转运蛋白功能异常，而 HLA 的基因多态性可导致对某些药物较易产生适应性免疫应答，这些基因多态性及其遗传特点可增加宿主对 DILI 的易感性。

（2）非遗传学风险因素：主要包括高龄、女性、妊娠和基础疾病等。

①年龄：高龄可能是 DILI 的重要易感因素。冰岛前瞻性研究提示，高龄患者的处方量增加，可能是其 DILI 发生率相对较高的一个因素。

②性别：女性可能对某些药物，如米诺环素、甲基多巴等表现出更高的易感性，且易于呈现慢性自身免疫性肝炎（AIH）的特点。

③妊娠：妊娠期 DILI 常见可疑药物，有甲基多巴、肼苯达嗪、抗生素、丙硫氧嘧啶及抗反转录病毒药物等。丙硫氧嘧啶可致孕妇急性重型肝炎，病死率高，FDA 已给予黑框警示。

④基础疾病：有研究提示，乙型肝炎病毒（HBV）或丙型肝炎病毒（HCV）感染可增加 ART 或抗结核药发生 DILI 的风险。人类免疫缺陷病毒（HIV）感染是某些 DILI 的易感因素，也是影响 HIV 感染者 DILI 发病率和病死率的重要因素。

2. 药物因素

药物的化学性质、剂量、疗程，以及药物相互作用常可影响 DILI 的潜伏期、临床表型、病程和结局。一种药物可改变其他药物的吸收、分布、代谢、排泄和药理作用。药物相互作用是临床上 DILI 风险增加不容忽视的因素，如当抗结核药物与唑类抗真菌药、甲氨蝶呤、抗痉挛药、氟烷等药物同时使用时，DILI 的发生率将增加。中药材种植和炮制等过程中的污染，也是增加 DILI 发生风险的重要因素。

3. 环境因素

过量饮酒可能增加度洛西汀、对乙酰氨基酚、甲氨蝶呤及异烟肼等引起 DILI 的风险。吸烟对 DILI 易感性的影响尚不清楚。

【诊断与鉴别】

一、中医诊断

1. 辨证要点

（1）辨气血：一般来说，以气滞为主者，患者症状的轻重与情绪变化有关。以血瘀为主者，患者症状的轻重与情绪变化无关，症状会夜间加重。

（2）辨湿热偏重：辨别湿邪与热邪的偏重，目的是使治疗分清层次，各有重点。热重于湿是指患者表现为湿热而热偏重，若患者表现为黄疸则色黄鲜明；伴发身热口渴，便秘，舌苔黄腻，脉弦而数。湿重于热是指患者表现为湿热而湿偏重，若患者表现为黄疸则色黄不如热重者鲜明；伴发身重困倦，纳呆便溏，舌苔厚腻微黄，脉濡缓。

2. 病机辨识

本病需辨别虚实。实证由肝郁气滞，瘀血阻络，外感湿热之邪所致；起病急，病程短，脉实有力。虚证由肝阴不足，络脉失养所引起；起病缓，病程长，脉虚无力。

二、西医诊断

1. 诊断

（1）临床表现：通常无特异性。潜伏期差异很大，可短至一至数日，长达数月。多数患者可无明显症状，部分患者可有乏力、食欲减退、厌油、肝区胀痛及上腹不适等消化道症状。淤胆明显者，可有全身皮肤黄染、大便颜色变浅和瘙痒等。少数患者可有发热、皮疹、嗜酸性粒细胞增多，甚至关节酸痛等过敏表现。病情严重者，可出现急性肝衰竭或亚急性肝衰竭。部分患者可出现皮肤黏膜及巩膜黄染、肝区叩击痛等。

（2）辅助检查：

①实验室检查：

血常规：多数 DILI 患者的血常规较基线并无明显改变。过敏特异质患者可能会出现嗜酸性粒细胞增高（>5%），但需注意基础疾病对患者血常规的影响。

肝功能：多数 DILI 患者肝功主要表现为 ALT、ALP 异常，可伴有 TBil、GGT、AST 等异常。

②B 超、CT 检查：急性 DILI 患者，肝脏超声多无明显改变或仅有轻度肿大。药物性 ALF 患者可出现肝脏体积缩小。少数慢性 DILI 患者可有肝硬化、脾脏肿大和门静脉内径扩大等影像学表现，肝内外胆道通常无明显扩张。

③病理学检查：经临床和实验室检查仍不能确诊 DILI 或需进行鉴别诊断时，行肝活检病理组织学检查有助于进一步明确诊断和评估病损程度。DILI 肝组织病理表现有肝细胞损伤、细胞浸润、纤维组织增生、胆管损伤和血管病变等非特异性病理改变。

（3）诊断标准：DILI 的诊断属于排他性诊断。首先要确认存在肝损伤，其次排除其他肝病，再通过因果关系评估来确定肝损伤与可疑药物的相关程度。主要诊断标准如下：①应用药物与肝损害起病时间具有相关性。②排除其他疾病引起的肝损害。③肝功能符合 2011 年国际严重不良反应协会（iSAEC）制定的药物性肝损害生化学诊断标准：ALT≥5×ULN；或 ALP≥2×ULN，（伴有 5-核苷酸酶或 γ-GGT 升高且排除骨病引起的 ALP 升高）；或 ALT≥3×ULN 且 TBil≥2×ULN。

（4）并发症：

①急性 DILI

急性肝衰竭（acute liver failure，ALF）：急性起病，无基础肝病，2 周内出现 II 度及以上肝性脑病（按 IV 度分类法划分）并有以下表现者：极度乏力，并有明显厌食、腹胀、恶心、呕吐等严重消化道症状；短期内黄疸进行性加深；出血倾向，血浆凝血酶原活动度≤40%，且排除其他原因；肝脏进行性缩小。

亚急性肝衰竭（subacute liver failure，SALF）：起病较急，在发病 2~26 周内出现肝衰竭综合征。临床表现如下：极度乏力，有明显的消化道症状（腹胀、恶心呕吐等）；黄疸迅速加深；出血倾向明显，血浆凝血酶原活动度≤40%，且排除其他原因；可伴有肝性脑病。

②慢性 DILI

肝纤维化：肝纤维化是一个病理生理过程，是指由各种致病因子所致肝内结缔组织异常增生，任何肝脏损伤在肝脏修复愈合的过程中都有肝纤维化的过程。

肝硬化：肝硬化是临床常见的慢性进行性肝病，由一种或多种病因长期或反复作用形成的弥漫性肝损害。病理组织学上有广泛的肝细胞坏死、残存肝细胞结节性再生、结缔组织增生与纤维间隔形成，导致肝小叶结构破坏和假小叶形成，肝脏逐渐变形、变硬而发展为肝硬化。引起肝硬化的病因很多，而慢性药物性肝病是导致肝硬化形成的一大原因。

药物诱发的自身免疫性损伤：本病发生缓慢，体内可出现多种自身抗体，可表现为自身免疫性肝炎或类似原发性胆汁性胆管炎和原发性硬化性胆管炎等自身免疫性肝病。

肝内胆汁淤积：这是各种原因引起的胆汁形成、分泌和（或）胆汁排泄异常而导致的肝脏病变。急性淤胆型肝炎虽较重，病程较长，但一般预后较好。胆汁淤积持续超过 6 个月者，称为慢性胆汁淤积，较易转为重型肝炎及胆汁淤积性肝硬化。其预后差，严重威胁着患者的生存质量。

胆管消失综合征（vanishingbile duct syndrome，VBDS）：最早见 Sherlock 报道，是一个病理学概念。由于不同的原因而引起肝内胆管炎症，导致胆管损伤，局部或弥漫的肝内胆管消失，从而出现肝内胆汁淤积的一类临床疾病。可引起肝内胆管损伤的原因有很多，主要包括药物或毒物、缺血、感染、异常免疫反应、代谢异常等。

2. 鉴别

（1）病毒性肝炎：与 DILI 均可引发肝损伤，血清转氨酶均可升高。通过检测抗甲型肝炎病毒 IgM 抗体（抗 HAV – IgM）、乙肝表面抗原（HBsAg）、丙型肝炎抗体（抗 HCV 抗体）与丙肝病毒 – RNA 定量（HCV – RNA）、抗戊型肝炎病毒 IgM 抗体（抗 HEV – IgM）、抗 EB 病毒抗体（抗 EBV – IgM）、抗巨细胞病毒抗体（抗 CMV – IgM）、抗单纯疱疹病毒抗体（抗 HSV – IgM）等血清学标志物中某一指标为阳性，可明确诊断为相关病毒性肝炎。

（2）自身免疫性肝病：包括自身免疫性肝炎、原发性胆汁性肝硬化和原发性硬化性胆管炎，检测相关自身抗体出现阳性，可明确诊断。少数 DILI 患者可出现相关自身抗体阳性，临床较难鉴别。下列三种情况需特别注意：在自身免疫性肝病基础上出现 DILI；由于药物损害肝脏，可诱导免疫功能紊乱，引发自身免疫性肝病；自身免疫性肝炎样的 DILI。此外，谨慎使用糖皮质激素，观察患者的治疗效果，也是鉴别方法之一。

（3）酒精性肝病：重在饮酒史的询问。DILI 饮酒量应低于酒精性肝病诊断标准，酒精性肝病引起的肝损害多以血清 γ-GGT 升高为主。

（4）非酒精性脂肪性肝病：多伴有体重超重、高血脂、高血糖等，腹部 B 超多提示肝区近场弥漫性增强，远场回声逐渐衰减，腹部 CT 提示肝/脾 <1.0。

【治疗】

一、中医治疗

1. 治疗原则

本病的治疗应根据临床主症，着眼于肝胆，分虚实论治。实证以理气、活血通络、清热祛湿为主；虚证治宜滋阴养血柔肝，扶助正气。

2. 辨证论治

（1）肝郁脾虚证

症状表现：右胁胀满窜痛，情志不畅，神疲乏力，纳食减少，腹部胀满，大便溏泄。舌质淡红，苔白腻，脉弦细。

病机分析：素体脾气亏虚，情志不畅，药物毒邪直中脏腑，损伤肝脾，导致肝失疏泄，脾失健运。肝失疏泄，肝脏气机失于条达，阻于胁络，故见右胁胀满窜痛。因情志变化直接影响气机条达，故疼痛随情志变化而增减；肝气郁结，横逆乘脾，脾失健运，则见神疲乏力、纳食减少、腹部胀满、大便溏泄；舌淡红，苔白腻，脉弦细为肝郁脾虚之象。

治疗方法：疏肝理气，健脾益气。

代表方药：逍遥散（《太平惠民和剂局方》）加味。柴胡9g，白芍15g，当归12g，党参15g，白术15g，茯苓12g，薄荷6g，甘草6g。

随症加减：腹胀者，加木香、厚朴理气除胀；便溏者，去当归，加山药、猪苓以健脾利湿；情绪不畅者，加佛手、甘松、陈皮、郁金疏肝解郁。

（2）肝胆湿热证

症状表现：身目黄染，脘腹痞闷，胁痛，口苦，小便黄赤，大便黏滞。舌质红，苔薄黄或黄腻，脉滑数。

病机分析：药物毒邪直中脏腑，肝脾受损，肝失疏泄，胆失通利，故右胁疼痛、口苦。脾脏受损，运化失常，酿生湿热，湿热蕴结脾胃，熏蒸肝胆，致使肝失疏泄，胆汁外溢而身目黄染、小便黄赤；中焦运化失常，可见脘腹痞闷、大便黏滞；舌红，苔黄腻，脉滑数皆湿热之象。

治疗方法：疏肝利胆，清热利湿。

代表方药：茵陈蒿汤（《伤寒论》）加味。茵陈 30g，栀子 12g，制大黄 6g，鸡骨草 15g，垂盆草 15g。

随症加减：口苦者，加牡丹皮、夏枯草清肝泻火；黄疸者，加黄柏，并加大茵陈用量以清热利湿退黄；大便黏滞不畅者，加黄柏、茯苓、泽泻清热利湿。

（3）肝肾阴虚证

症状表现：胁肋隐痛，腰酸腿软，头晕，目眩，失眠，午后潮热，盗汗，男子遗精或女子月经不调，舌质红，苔薄少，脉细或细数。

病机分析：久病体虚或素体阴亏，耗伤肝阴，精血亏损，不能濡养肝络，故见胁肋隐痛。肝肾不足，精亏血虚，可见腰膝酸软、头晕目眩。气阴亏耗，阴虚内热，可见午后潮热、盗汗等。舌红苔少，脉细数，均为阴虚内热之象。

治疗方法：滋阴疏肝，健脾补肾。

代表方药：一贯煎（《续名医类案》）加减。北沙参 12g，麦冬 9g，生地黄 15g，枸杞子 12g，玄参 12g，虎杖 15g，五味子 10g，川楝子 9g。

随症加减：肝区隐痛者，加当归、白芍以滋阴养血柔肝；头晕、目眩者加菊花、女贞子、熟地黄以滋养肝肾；大便干结者，加黄柏、知母以滋阴泻火。

（4）气滞血瘀证

症状表现：情志不畅，胁痛如刺，痛处不移，胁下积块，肝掌，蜘蛛痣，面色晦黯。舌质紫黯或有瘀斑瘀点，脉涩或沉涩。

病机分析：情志不畅，肝郁日久，肝脏气血运行受阻，形成气滞血瘀；或跌仆损伤，致瘀血停着，痹阻胁络，故胁痛如刺、痛处不移。瘀结停滞，积久不散，积于胁下，形成胁下积块。舌质紫黯或有瘀斑瘀点，脉涩或沉涩均属瘀血内停之象。

治疗方法：疏肝理气，活血化瘀。

代表方药：膈下逐瘀汤（《医林改错》）加减。当归 12g，桃仁 12g，红花 9g，赤芍 15g，丹参 15g，鳖甲 9g，鸡骨草 15g，五味子 12g。

随症加减：肝区刺痛者，加五灵脂、延胡索、三七粉以化瘀止痛；脾脏肿大者，加三棱、莪术、䗪虫以破瘀散结。

3. 其他疗法

（1）中成药

①逍遥丸

药物组成：柴胡、白芍、当归、党参、白术、茯苓、薄荷、甘草。

功能主治：疏肝理气，健脾益气。

用法用量：口服，一次 8 丸，一日 3 次。

②柴胡舒肝丸

药物组成：柴胡、青皮、陈皮、防风、木香、枳壳、乌药、香附、姜半夏、茯苓、桔梗、厚朴、紫苏梗、豆蔻、甘草、山楂、当归、黄芩、薄荷、槟榔、六神曲、大黄、白芍、三棱、莪术。

功能主治：疏肝理气，消胀止痛。

用法用量：口服，一次 1 丸，一日 2 次。

③当飞利肝宁胶囊

药物组成：水飞蓟、当药。

功能主治：清利湿热，益肝退黄。

用法用量：口服，一次 4 粒，一日 3 次。

④茵栀黄颗粒

药物组成：茵陈、栀子、黄芩苷、金银花提取物。

功能主治：清热解毒，利湿退黄。

用法用量：开水冲服，一次 6g，一日 3 次。

⑤垂盆草颗粒

药物组成：垂盆草。

功能主治：清热解毒，活血利湿。

用法用量：口服，一次 1 袋，一日 2～3 次。

⑥鸡骨草胶囊

药物组成：三七、人工牛黄、猪胆汁、土香薷、鸡骨草、白芍、大枣、栀子、茵陈、枸杞子。

功能主治：疏肝利胆，清热解毒。

用法用量：口服，一次 4 粒，一日 3 次。

⑦六味地黄丸

药物组成：熟地黄、酒萸肉、牡丹皮、山药、茯苓、泽泻。

功能主治：滋阴补肾。

用法用量：口服，一次 8 丸，一日 3 次。

⑧复方益肝灵胶囊

药物组成：水飞蓟素、五仁醇浸膏。

功能主治：益肝滋肾，解毒祛湿。

用法用量：口服，一次 1 粒，一日 3 次。

⑨大黄䗪虫丸

药物组成：熟大黄、土鳖虫、水蛭、虻虫、炒蛴螬、干漆、桃仁、苦杏仁、黄芩、地黄、白芍、甘草。

功能主治：活血破瘀。

用法用量：口服，一次 3g，一日 1～2 次。

⑩鳖甲煎丸

药物组成：鳖甲胶、阿胶、蜂房、鼠妇虫、土鳖虫、蜣螂、硝石、柴胡、黄芩、半夏、党参、干姜、厚朴、桂枝、白芍、射干、桃仁、牡丹皮、大黄、凌霄花、葶苈子、石韦、瞿麦。

功能主治：活血化瘀，软坚散结。

用法用量：口服，一次 3g，一日 2～3 次。

（2）单方验方

①单方

生大黄代茶饮：生大黄 50g，开水浸泡，取上清液分次口服。功能清热祛湿。

五味子代茶饮：五味子 2~6g，开水浸泡，取上清液分次口服。功能滋肾生津。

虎杖代茶饮：虎杖 10~30g，开水浸泡，取上清液分次口服。功能清热利湿。

垂盆草代茶饮：垂盆草 10~30g，开水浸泡，取上清液分次口服。功能清热解毒利湿。

②验方

健脾舒肝丸：党参 12g，山药 12g，炒白术 12g，陈皮 10g，草豆蔻仁 6g，当归 10g，白芍 12g，柴胡 10g，郁金 10g。研细末，炼蜜为丸。每丸重 10g，一次 1~2 丸，一日 3 次。功能疏肝理气，健脾开胃。用于肝炎病后，胸胁胀满，纳食不甘，身倦乏力者。临床多用于肝炎恢复期，肝功能已恢复正常，消化功能未能完全恢复正常者。

滋补肝肾丸：北沙参 12g，麦冬 12g，当归 10g，五味子 10g，何首乌 15g，熟地黄 10g，川续断 15g，女贞子 15g，旱莲草 15g，陈皮 10g，浮小麦 15g。研细末，炼蜜为丸。每丸重 10g，一次 1~2 丸，一日 3 次。功能养血柔肝，滋阴补肾。用于肝炎病后，腰酸腿软，头晕失眠，倦怠纳呆者。临床多用于肝炎恢复后期，肝功能已恢复正常，见有体虚、神经衰弱者。

活血退黄汤：赤芍 60g，三棱 10g，莪术 10g，桃仁 10g，红花 10g，丹参 10g，郁金 10g，金钱草 30g，柴胡 10g，生大黄（后下）10g，茵陈 30g，黄芩 10g，白鲜皮 10g。水煎服，一日 2 次。功能清热化湿，活血化瘀。用于本病表现为湿热血瘀患者。

（3）外治疗法

①推拿：擦法及按揉腰背部，然后用拇指按揉肝俞、胆俞、脾俞、胃俞、肾俞等穴位；或顺时针摩脘腹部 5~10 分钟，然后点按章门、期门、中脘、气海、关元等穴位；或点按阴陵泉、足三里、阳陵泉、三阴交、太冲等穴。一日 1 次，一次 30 分钟，两周为 1 个疗程。

②膏药：茵陈 30g，栀子 15g，郁金 24g，柴胡 15g，桃仁 12g，三七粉 12g，赤芍 12g，黄芩 15g。中药粉碎后过 100 目，然后用介质调和成膏药状，贴敷于肝区（以期门穴为主）和脾区（以期门穴为主），一日 1 次，一次贴敷 4 小时，15 日为 1 个疗程。期门为足厥阴肝经的募穴，脏腑之气与募穴相互贯通，从解剖部位来看，选取期门穴又是近端取穴，可使药物通过皮毛腠理循经络传至脏腑，以调节脏腑气血阴阳，达到扶正祛邪。

③熏洗：柴胡 40g，川芎 20g，黄芪 30g，当归 20g，鸡血藤 30g，红花 30g，夏枯草 20g，丹参 20g。将上述中药煎好后倾入木桶，桶内置 1 只小木凳，略高出药汤面。患者坐在椅子上，将患足搁在桶内小木凳上，用布单将桶口及腿盖严，进行熏疗。待药汤不烫足时，取出小木凳，把患足没于药汤中泡洗。根据病情需要，药汤可浸至踝关节或膝关节部位。熏洗完毕后，用干毛巾擦干患处皮肤，注意避风，一日 1 次，10 次为 1 个疗程。具有疏肝活血化瘀作用。用于肝郁气滞和肝血瘀阻伴随失眠者。

④足疗：三阴交、太溪、太冲、行间、涌泉。用单示指扣拳点揉，每穴 1～2 分钟，其用力大小以患者感局部有酸、麻、胀、疼等并能忍受为度。一日 1 次，10 日为 1 个疗程。

（4）药膳疗法

①茵陈粳米粥：茵陈（先煎）10g，粳米（后下）15g，熬煮 10 分钟出锅。用于阴虚证者。

②百合绿豆粥：百合 15g，绿豆 20g，熬成粥。用于湿热证者。

二、西医治疗

1. 治疗原则

及时停用可疑肝损伤药物，尽量避免再次使用可疑或同类药物；应充分权衡停药引起原发病进展和继续用药导致肝损伤加重的风险；根据 DILI 的临床类型，选用适当的药物治疗；ALF/SALF 等重症患者，必要时可考虑紧急肝移植。

2. 一般治疗

及时停用可疑的肝损伤药物是最为重要的治疗措施。怀疑 DILI 诊断后，立即停药，约 95% 患者可自行改善甚至痊愈；少数发展为慢性，极少数进展为 ALF/SALF。

3. 药物治疗

对成人药物性 ALF 和 SALF 早期，建议尽早选用 N－乙酰半胱氨酸（NAC）。轻－中度肝细胞损伤型和混合型 DILI，炎症较重者，可试用双环醇和甘草酸制剂；炎症较轻者，可给予水飞蓟素；胆汁淤积型 DILI，可选用熊去氧胆酸（UDCA）或腺苷蛋氨酸。

4. 手术治疗

对药物性 ALF/SALF 和失代偿性肝硬化等重症患者，可考虑肝移植治疗。

5. 其他疗法

对于 ALF/SALF 患者，可行人工肝血浆置换治疗。

【预防调护】

一、饮食注意

清淡饮食，宜食新鲜蔬菜、豆类、粗粮，避免辛辣、油腻、甘甜之品。

二、生活注意

调畅情绪，避免情绪波动，宜安静卧床，避免剧烈体育运动及重体力劳动。

【名医经验】

一、关幼波

1. 学术观点

（1）病机认识：本病病因分内外因。外因：一是外感湿热之邪，阻滞气机，肝失疏泄，蕴结在里，困遏脾胃；二是饮食失节，损伤脾胃，湿热内生，郁蒸肝胆。其内因是素体脾胃虚弱，气血不足，或肝气郁结，或久病大病后正气耗伤，导致外邪侵入。

（2）治法心得：对本病临床施治，需从以下三个方面入手。其一，注重湿热为本。湿热合邪是导致本病发病的主要致病原因，湿热合邪如油裹面，难分难解，亦是导致病情迁延不愈的重要原因。其二，治疗的重点在于祛邪。在本病的辨治中，首先要正确处理祛邪与扶正的关系。本病发病急，病程短，多属于实证，其特点是邪盛正未衰，因此治疗重点在于祛邪。其三，重视恢复期的巩固治疗。本病湿热之邪侵入机体后，最易伤及肝、脾、肾三脏，造成肝郁脾虚、肝肾不足和肝胆湿热未清等证型。如果治疗不彻底，则易复发，向慢性转化。因此，在恢复期必须注意调理，巩固治疗，防止复发，以求缓则治其本，重点在于扶正。

2. 经典医案

张某，女，56岁。

首诊：1964年6月5日。

主诉：身目黄染伴腹胀4个多月。

现病史：患者4个月前（1964年1月）开始出现口腔糜烂，恶心，头晕，食欲不振，皮肤发黄，两胁刺痛，大便稀，小便黄。检查发现，肝在肋下1.5cm，中等硬度，有明显触痛，脾可触及。肝功能化验：谷丙转氨酶670U/L，血胆红素定量111μmol/L。肝穿刺病理证实为药物性肝炎。开始使用去氢可的松等药物治疗，黄疸未见消退，反而出现腹胀，检查有腹水，加用氢氯噻嗪等利尿药物仍不好转。当时症见：面目皆黄如橘皮色，两胁刺痛，胃脘胀满，恶心、厌食油腻，食欲不振，头晕口苦，皮肤瘙痒，夜卧不安，小便短赤，尿道涩痛，大便不爽。肝功能化验同前。舌苔薄白，脉沉滑。

1962年因患牛皮癣住某院治疗，服用白血宁（氨蝶呤钠）、山道年、砷制剂等药物治疗达2年之久。

临证思路：患者当属于中医阳黄。病机为肝郁血滞，湿毒热盛，脾虚气损。

选方用药：茵陈60g，金银花30g，瞿麦12g，蒲公英30g，藿香15g，黄连5g，当归12g，香附10g，郁金10g，泽兰10g，黄芪15g，焦白术10g，赤芍15g，白芍15g，橘红10g，六一散（包煎）12g。水煎服，共10剂，一日1剂。

用药分析：该患者病因病机为肝郁血滞，湿毒热盛，脾虚气损。治疗应以清热健脾化湿，活血解毒利水，活血通瘀为主。本方中茵陈、黄连、六一散、瞿麦、泽兰清热利湿退黄，藿香、白术、橘红、黄芪健脾化湿。关老认为，黄疸主要是湿热蕴于血分，所谓瘀热发黄、瘀血发黄都说明黄疸是血分受病，主要是湿热瘀阻血脉，所以治疗也从治血入手，即在清热祛湿的基础上加用活血药。本方加用金银花、蒲公英清热解毒，赤芍、当归、郁金、白芍清热凉血、活血通瘀。全方共奏清热健脾化湿、活血解毒利水、活血通瘀之效，符合本病病机。

二诊：1964年6月15日。

胁痛已减，腹水已消，皮肤发黄渐退，恶心已止，食欲增加，睡眠好转，但觉乏力困倦，小便黄，大便软，舌苔薄白，脉沉滑。肝功能检查：谷丙转氨酶 608U/L，血总胆红素定量 42μmol/L。患者服药后，恶心症状消失，食欲增加，夜眠改善，复查肝功、胆红素较之前下降，提示患者辨证思路正确，治疗有效。在上方基础上，将茵陈、金银花剂量减半，黄芪剂量增加一倍。水煎服，一日 1 剂，共 10 剂。

用药分析：患者现身目黄染症状减退，恶心症状好转，提示患者湿热之象减轻，故本次方药于患者上方基础上减茵陈为 30g，金银花为 15g，以减轻清热化湿之效。患者久病，脾胃受损，气血耗伤，患者自觉乏力困倦，耗气伤神，故于上方基础上增加黄芪剂量为 30g，以加强健脾益气之效。

三诊：1964 年 6 月 26 日。

患者自觉胁痛缓解，皮肤发黄消失，食欲欠佳，夜眠可，乏力明显减轻，二便正常。舌质淡红，舌苔薄白，脉沉细。肝功能检查：谷丙转氨酶 30U/L，血总胆红素定量 23μmol/L。患者症状明显减轻，舌苔薄白，脉沉细，提示湿热之象尽除。患者仍有乏力、食欲差症状，提示脾气亏虚，治疗应以健脾益气和胃为主。

选方用药：藿香 15g，黄连 5g，当归 12g，香附 10g，郁金 10g，黄芪 30g，焦白术 10g，陈皮 12g。水煎服，一日 1 剂，共 7 剂。

用药分析：本方于上方基础上去茵陈、金银花、瞿麦、蒲公英、六一散、泽兰、赤芍、白芍等清热解毒，凉血活血之品。患者目前主要症状为乏力、食欲差，辨证为脾气亏虚，治疗应以健脾益气和胃为主。

二、钱英

1. 学术观点

（1）病机认识：本病主要临床表现为身目黄染，多因时气疫毒、湿热、寒湿之邪侵袭；或酒食不节，劳倦内伤，导致肝、胆、脾、胃功能失调，寒湿阻遏；或酿生湿热，熏蒸肝胆；或气机阻滞，胆汁不循常道，溢于肌肤而发病。

（2）治法心得：治疗黄疸要分阶段，辨证论治。急黄，治以凉血解毒利湿退黄，常用千金犀角散加味。阳黄湿重于热者，用茵陈五苓散；热重于湿者，用栀子大黄汤；湿热并重者，用茵陈蒿汤泄热利湿、解毒化瘀。对于病情迁延日久，湿从寒化之阴黄：寒湿瘀阻者，茵陈术附汤温散寒湿；湿盛阳微虚者，茵陈理中汤温运中阳。

2. 经典医案

李某，女，49 岁。

首诊：2013 年 4 月 9 日。

主诉：身目黄染 1 个多月。

现病史：1 个多月前无明显诱因出现身目黄染、恶心、纳差、腹胀、尿黄等症，在山东当地医院住院治疗，诊断为淤胆型肝炎。总胆红素升到 530μmol/L，给予激素冲击治疗后，下降至 317μmol/L，停用激素后又升至 580μmol/L，并予 2 次人工肝血浆置换。入院后查谷丙转氨酶 23U/L，谷草转氨酶 51U/L，总胆红素 523μmol/L，直接胆红素 231μmol/L，白蛋白 35.8g/L，凝血酶原活动度 86%。肝穿刺提示药物导致肝内胆汁淤积可能性大。四诊所见：口干、大便不干、夜间热后背出汗、排气即有大便出、咳嗽、咽痒、白痰，夜尿 2~3 次如茶色。左脉沉细无力偏数，两手尺脉比寸关脉更弱。

临证思路：此例患者以口干、大便不干、夜间热、后背出汗、排气即有大便出、咳嗽、咽痒、白痰为主症。结合舌脉，中医诊断为黄疸。辨证属虚黄之营卫不和，肝失所养。治以调和营卫、养血祛风，方用四物汤合桂枝汤加减。

选方用药：桂枝 10g，白芍 20g，炙甘草 15g，大枣 10g，生姜 3 片，当归 12g，川芎 10g，生地黄 20g，赤芍 20g，射干 15g，秦艽 60g，制鳖甲 15g，凌霄花 10g。水煎服，14 剂，一日 1 剂。

用药分析：该方以桂枝汤调和营卫，以四物汤养血柔肝。符合该病例虚黄之营卫不和，肝失所养病机。重用秦艽，善于治疗阳明湿热，兼见有风之症。

二诊：2013 年 4 月 24 日。

复查化验总胆红素下降了 80μmol/L。食欲好转，尿黄好转，大便稀，5~6 次/日，睡前前胸发热，脚背发热，体温不高，怕凉风，遇到凉风易咳嗽，白痰，现排气即有大便出好转，身痒。舌根白腻略厚苔白，舌尖红，舌质黯，舌下静脉增粗延长；脉寸关滑数，尺脉弱。患者服药后食欲、小便黄等症状明显好转，复查胆红素指标较前下降，提示原辨证思路正确，治疗有效，继予原方治疗。

本次就诊，患者睡前前胸发热，脚背发热，体温不高，提示患者在营卫不和、气血亏虚基础上兼夹湿热之象。治疗调整为调和营卫，养血祛风，兼以化湿。

选方用药：桂枝 10g，白芍 20g，炙甘草 15g，大枣 10g，生姜 3 片，当归 12g，川芎 10g，生地黄 20g，赤芍 30g，秦艽 60g，制鳖甲 15g，凌霄花 10g，白鲜皮 30g，连翘 15g，栀子 6g，淡豆豉 20g，杜仲 10g，炒薏苡仁 15g，炒苍术 10g，炒黄柏 10g。水煎服，一日 1 剂，14 剂。

用药分析：继宗前法，并予化湿祛风。在前方基础上，加用白鲜皮、连翘、栀子、淡豆豉、杜仲、炒薏苡仁、炒苍术、炒黄柏等健脾祛风化湿之品。提示临床应灵活辨证，抓住主要症状、主要病机，遣方用药，方能奇效。

后随访，患者黄疸基本恢复正常，未复发。

三、汪承柏

1. 学术观点

（1）病机认识：本病的发生主要与湿热、火盛、寒湿、瘀热等病理因素有关，导致湿邪无出路，邪热不得外达，水湿与热邪相蒸不解，郁而不达，从而酿发黄疸等。

（2）治法心得：对于本病的治疗，多从以下方面入手。清热利湿法：适用于急性轻度、中度黄疸肝炎或重度黄疸肝炎而病程尚短者。泻火滋阴法：适用于阳明腑实证，面红，目赤，气粗，口臭，大便秘结，小便短赤，舌红，苔黄燥，脉数者。凉血活血法：此法为汪老治疗黄疸型肝炎的主要方法。其选药原则主要针对病因病机及重度黄疸的主要证型，参照古代医家治验，结合西医学重度黄疸发生机制。主要用药有丹参、大黄、葛根、当归、赤芍、生地黄、牡丹皮。

2. 经典医案

于某，男，53 岁。

首诊：1996 年 7 月 6 日。

主诉：身目黄染 1 周余。

现病史：患者于 1 周前自觉身目黄染，恶心纳差，厌油，乏力，尿呈浓茶色。在某医院查尿胆红素（＋），ALT200U/L，TBil53μmol/L，以"肝炎"收入院。查体：T36.8℃，P86 次/分，Bp100/68mmHg。急性病容，皮肤、巩膜黄染，无肝掌、蜘蛛痣；心肺未发现异常；肝在肋下 0.5cm，质软，有触痛及叩击痛，脾肋下未及。辅助检查：TBil92μmol/L，ALT2000U/L，HBsAg（－）。尿常规：胆红素（＋），尿胆原少量。B 超提示肝实质损害。目前症状：皮肤瘙痒，大便干、日一次，色黄，咽干痛，口渴欲饮，饮水多，尿色深黄，苔黄腻，舌质红，脉滑。

临证思路：本案患者为急性肝炎，疾病初起，根据患者的临床表现，湿、热之象均较显著。中医辨证为黄疸（阳黄）。证属湿热蕴结，气滞血瘀。初期治疗应以清热利湿、活血化瘀为主。

选方用药：茵陈 15g，大黄 9g，栀子 12g，黄芩 15g，葛根 30g，瓜蒌 30g，半夏 15g，杏仁 15g，丹参 15g，牡丹皮 15g，赤芍 60g，川芎 15g。水煎服，一日 1 剂，共 8 剂。

用药分析：本例患者西医诊为急性黄疸型肝炎，中医辨证为黄疸（阳黄）。证属湿热蕴结，气滞血瘀。本方治疗主要以清热利湿为主，茵陈、栀子、大黄组成茵陈蒿汤，为清利中焦湿热的首选方剂；又加用丹参、牡丹皮、赤芍、川芎之品以清热凉血。

二诊：1996 年 7 月 15 日。

自觉口渴不欲饮水，皮肤瘙痒减轻，皮肤及巩膜黄染明显消退，食欲可，无恶心、厌油腻，夜眠可，二便调。舌质黯红，苔薄黄，脉沉弦。辅助检查：TBil45μmol/L，ALT145U/L。患者湿热之象尽除，目前主要以气滞血瘀为主，此时以凉血活血为主治疗。

选方用药：牡丹皮 15g，丹参 15g，葛根 30g，赤芍 80g，黄连 15g，生地黄 15g，川芎 15g，红花 15g，生石膏 30g。水煎服，7 剂，一日 1 剂。

用药分析：本方治疗以凉血活血为主，药用赤芍、丹参、生地黄、牡丹皮、川芎等清热凉血活血之品。处方中重用赤芍，汪老认为赤芍是治疗急性黄疸型肝炎不可缺少的药物，正所谓"治黄必治血，血行黄易却"。服药后，患者已无自觉症状，复查ALT30U/L，TBil23μmol/L。

四、岳美中

1. 学术观点

（1）病机认识：本病的发生多因感受湿热时邪，外感湿热，由表入里，郁而不达，内阻中焦，脾胃运化失常，湿热交蒸，上不得越，下不得泄，熏蒸肝胆，肝失疏泄，胆液不循常道，渗入血液，浸淫肌肤，下流膀胱，而身目小便俱黄；或酒食不节，饥饱失常，损伤脾胃，以致运化功能失职，湿浊内生，郁而化热，熏蒸肝胆，胆汁不循常道，浸淫肌肤，而发生黄疸；或脾胃虚弱，运化失职，湿浊内生，阻滞中焦，影响胆汁循行，溢于肌肤发黄疸；或由于湿热或湿浊阻滞，致肝胆气机疏泄失职，而致胁痛等。

（2）治法心得：对于本病急性期，采用以清利为主，兼顾辨证的原则。主要体现在采用甘寒清利、化瘀清利、扶正清利等多种方法。在治疗慢性肝炎时，采用了"清化、开泄"兼"扶正"之法。"清化"有清热化瘀和清化痰浊之意。"开泄"是指通过辛苦之品，辛开兼具清化痰浊之效。其方有半夏泻心汤、小陷胸汤、柴胡疏肝散、大柴胡汤等。

2. 经典医案

姬某，男，33 岁。

首诊：1971 年 6 月 15 日。

主诉：发现转氨酶升高 1 年。

现病史：患者 1 年前发现肝功异常，反复治疗已一年余，仍有轻度黄染不退，谷丙转氨酶高达 1570U/L，于 1971 年 6 月 15 日会诊。诊查：切其脉左关浮弦，右脉滑大，望其舌中部有干黄苔。诉胁微痛，心下痞满。

临证思路：综合脉舌证候，是少阳阳明并病而阳明证重。选用大柴胡汤，治少阳蕴热之黄疸与阳明痞结之胀满，更辅以涤热散结专开心下苦闷之小陷胸汤。

选方用药：柴胡 10g，枳实 6g，白芍 10g，大黄 6g，清半夏 9g，黄芩 10g，生姜 12g，大枣 4 枚，瓜蒌 30g，黄连 3g。水煎分服，日 1 剂，共 7 剂。

用药分析：大柴胡汤治"少阳证少，阳明证多"者，能有效地治疗严重性心下郁窒、舌多干燥有黄、易便秘、腹肌紧张等症者。因少阳证少，阳明证多，故去小柴胡中之参草，以免助阳窒胃。大黄与芍药配合使用，可治腹中实痛；枳实与芍药配合使用，可以治腹痛烦满不得已。本方有解热、泻实、除烦、缓痛诸作用。

服药后患者残余黄疸消失，痞满稍舒，谷丙转氨酶降至 428U/L，药已对证，续进 10 剂，谷丙转氨酶正常，弦滑脉见减，黄苔见退。

（赵文霞　梁浩卫）

参考文献

［1］Bjornsson E S，Bergmann O M，Bjornsson H K，et al. Incidence，presentation，and outcomes in patients with drug‐induced liver injury in the general population of Iceland［J］. Gastroenterology，2013，144（7）：1419‐1425.

［2］Larrey D. Epidemiology and individual susceptibility to adversedrug reactions affecting the liver［J］. Semin Liver Dis，2002，2（2）：145‐155.

［3］Li L，Jiang W，Wang J Y. Clinical analysis of 275 cases ofacute drug‐induced liver disease［J］. Front Med China，2007，1（1）：58‐61.

［4］谢志萍. 药物性肝病 378 例病因和临床分析［J］. 传染病信息，2006，19（4）：212‐214.

[5] 中华医学会肝病学分会药物性肝病学组. 药物性肝损伤诊治指南 [J]. 实用肝脏病杂志, 2017, 20 (2): 257 - 274.

[6] 葛斐林, 薛春苗, 孙燕, 等. 我国 DILI 的药物流行病学研究进展 [J]. 实用肝脏病杂志, 2018, 23 (11): 1032 - 1034.

[7] 杨晋翔, 叶永安, 姜启斌. 79 例药物性肝病中医辨证规律探讨 [J]. 北京中医药大学学报, 1997, 20 (1): 60 - 61.

[8] 贾睿, 禄保平. 药物性肝损伤病因病机探析 [J]. 中医研究, 2011, 24 (1): 32 - 33.

[9] 李水芹, 李平, 王飞, 等. 李平教授中医辨治严重药物性肝损害验案举隅 [J]. 中华中医药杂志, 2010, 25 (8): 1236 - 1238.

[10] 马国玲, 崔岩飞, 韩颖, 等. 抗结核药物导致药物性肝损害的中医证候学聚类分析[J]. 中华中医药学刊, 2014, 32 (2): 320 - 322.

[11] 周敏, 李凫坚, 尹良胜, 等. 中医体质与基因多态性在抗结核药物性肝损害防治中的作用探析 [J]. 中华中医药学刊, 2013, 31 (7): 1675 - 1676.

[12] 蒋亚达, 陈成伟. 药物性肝损伤的临床诊断思路与诊断规范 [J]. 肝脏, 2015, 20 (9): 725 - 728.

[13] Athal G P, Watkins P B, Andrade R J. Case definition and phenotype standardization in drug - induced liver injury [J]. Clin Ppharmacol Ther, 2011, 89 (6): 806 - 815.

[14] 李元茂. 生大黄在黄疸型肝病治疗中的应用 [J]. 中国中医药现代远程教育, 2008, 6 (3): 249.

[15] 赵伯智. 关幼波肝病杂病论 [M]. 北京: 中国医药科技出版社, 2013.

[16] 郭宗云, 佘万祥, 刘榴, 等. 活血退黄汤治疗急性淤胆型肝炎临床观察 [J]. 中医药学刊, 2006, 24 (9): 1771.

[17] Navarro V J, Senior J R. Drug - related hepatotoxicity [J]. N Engl J Med, 2006, 354 (7): 731 - 739.

[18] 靳华. 钱英教授学术思想与临床经验总结及和血法治疗乙肝肝硬化代偿期的理论和临床研究 [D]. 北京: 北京中医药大学, 2016.

[19] 刘燕玲, 洪慧闻. 名医临证经验肝胆病 [M]. 北京: 人民卫生出版社, 2002.

[20] 鄢圣英, 胡润怀. 岳美中治肝病经验 [J]. 四川中医, 2007, 25 (12): 1 - 3.

[21] 董建华. 中国现代名中医医案精华 [M]. 北京: 北京出版社, 1998.

第三节　非酒精性脂肪性肝病

【概述】

非酒精性脂肪性肝病（nonalcoholic fatty liver disease, NAFLD）是以影像学或组织学检测出现肝脏脂肪变性为特征, 并且需排除酒精性肝病（alcoholic liver disease, ALD）、病毒性肝炎、自身免疫性肝脏疾病以及代谢性或遗传性肝病在内的其他可导致脂肪肝的慢性肝病。NAFLD 与肥胖、糖尿病、血脂紊乱以及高血压有关, 被认为是代谢综合征（metabolic syndrome, MS）的肝脏表现。NAFLD 包括预后不同的病理诊断: 即非酒精性单纯性脂肪肝（nonalcoholic simple fatty liver, NAFL)、非酒精性脂肪性肝炎（nonalcoholic steatohepatitis，NASH），以及相关的肝纤维化和肝硬化。通常情况下，NAFL 被认为是良性疾病，但可进展为肝硬化，甚至肝细胞癌（hepatic celluler cancer，HCC）。NASH 明确诊断依赖肝活组织检查，其组织学特征包括肝细胞脂肪变性，伴随肝细胞损伤（气球样变性）和炎症。除了能量过度摄入外，内分泌疾病、严重营养不良和药物不良反应等均可致 NAFLD。

NAFLD 是欧美等西方发达国家肝功能酶学异常和慢性肝病常见的原因，普通成人 NAFLD 患病率为 20%～33%。肥胖、血脂紊乱、2 型糖尿病和代谢综合征是 NAFLD 的危险因素，肥胖者单纯性脂肪肝检出率为 60%～90%；2 型糖尿病和高脂血症患者 NAFLD 检出率分别为 28%～55% 和 27%～92%；多种代谢紊乱并存者，NAFLD 的患病率更高，出现非酒精性肝炎和肝硬化的可能性更大。NAFLD 不仅可以导致肝脏损伤和死亡，还与 MS、2 型糖尿病（type 2 diabetes mellitus，T2DM）、动脉硬化性心血管疾病及结直肠肿瘤等的高发密切相关，NAFLD 已经成为一个非常重要的公共健康问题。目前，西医学对其确切的发病机制仍未完全阐明，缺乏理想的药物。尽管行为治疗对大多数 NAFLD 患者有效，但改变生活方式并非万能，部分患者仍需药物治疗。在我国，中医药被广泛选择应用于 NAFLD 的治疗。只要运用合理，辨证施治准确，中药对 NAFLD 的疗效是肯定的，主要体现在三个方面：一是明显改善症状；二是有显著的保肝降酶作用；三是长期治疗或可逆转脂肪肝。

中医既往无"脂肪性肝病"的记载，现多根据其临床表现，归属于"肝癖""胁痛""积聚"等范畴。

【病因病机】

一、中医认识

1. 致病因素

（1）饮食不节：如过食肥甘厚味，易损伤脾胃，脾胃运化失常，则水谷不化，湿浊内生，聚而化痰，痰阻气滞，肝络阻滞，如《医学入门》云："善食厚味者生痰。"《金匮要略心典》言"食积太阴，敦阜之气抑遏肝气，故病在胁下"。可见贪食膏粱厚味、肥甘油腻，一则腻脾碍胃，二则运化不利，水谷不能化为精微，反成痰浊膏脂，蕴结于肝而发本病。若湿浊郁而化热，羁留不解，蕴而化热，壅阻气机，熏蒸肝胆，亦发为本病。

（2）劳逸失度：久卧伤气，久坐伤肉。伤气则气虚，伤肉则脾虚。如《世补斋医书》云："自逸病之不讲，而世但知有劳病，不知有逸病……夫逸之病，脾病也。"可见多静少动，过度安逸，则脾失健运。又如王孟英云："过逸则脾滞，脾气因滞而少健运，则饮停聚湿也。"既病则胃不能独行津液，日久聚湿生痰，气血运行不畅，阻于肝则发病。

（3）情志失调：若内伤七情，则忧思气结，如《金匮翼·胁痛统论》说："肝郁胁痛者，悲哀恼怒，郁伤肝气。"《杂病源流犀烛·肝病源流》说："气郁，由大怒气逆，或谋虑不决，皆令肝火动甚，以致胠胁肋痛。"木得土以培之，土得木而达之，肝脾同居中焦，其位相邻，经脉相通，气机互调。因此，情志失调，肝失疏泄，气机阻滞，血流不畅，肝病及脾，久则气滞、血瘀、痰湿阻于肝络而发为本病。

（4）素体肥胖：肥人多痰湿，体丰则痰盛。素体肥胖决定了对脂肪肝的易感受性。如唐代杨玄操曰："肥气者，肥盛也。言肥气聚于右胁下……如肉肥盛之状也。"李时珍著《本草纲目》曰："痰涎之为物，随气升降，无处不到……入肝则留伏蓄聚，成胁痛干呕。"且肥人亦多气虚，《石室秘录》曰："肥人多痰乃气虚也。"即肥人多脾虚才湿盛，致痰湿壅阻，日久形成脂肪肝。

（5）久病体虚：本病既可以独立成病，也可以是他病在肝脏的表现。肝肾同源，肾为先天之本，脾为后天之本，两者互为根本。若先天不足，或年四十后肾气渐虚，水不涵木，火不温土，则肝失疏泄而发本病。如《素问·上古天真论》曰："年四十，而阴气自半也，起居衰矣。"《景岳全书·胁痛篇》曰："凡房劳过度，肾精羸弱之人，多有胸胁间隐隐作痛，此肝肾精虚。"若他病迁延不愈，亦可影响脾胃功能，致使水谷不能化生精微，湿聚成痰，痰浊阻络，血行不畅，与痰互结于肝，阻滞肝脉而发为本病。

2. 病机

NAFLD 的病理因素为痰、湿、浊、瘀、热，与肝、脾、肾功能失调有关。病机总属本虚标实，即以脾肾亏虚为本，痰浊血瘀为标。NAFLD 患者多因饮食不节，过食肥甘，劳逸失度，多坐少动，损伤脾土；也可因情志不遂，郁怒伤肝，肝失条达，木郁乘土；或久病体虚，脾胃虚弱，致脾土运化无权，升清散精功能失职，痰浊内生，湿浊内停。先天禀赋不足或久病及肾，肾精亏损，气化失司，痰浊内结，湿浊日久，郁而化热，可见湿热内蕴；痰浊阻滞气机，气滞血瘀，瘀血内停，脉络瘀滞，最终导致痰瘀互结。痰、湿、浊、瘀、热病理产物，又可进一步损伤脏腑功能，相互为因，使病情更趋复杂、深重。

二、西医认识

1. 危险因素

（1）糖尿病：患者体内胰岛素缺乏或者胰岛素抵抗，导致体内葡萄糖的利用减少。为了保证机体的能量供应，脂肪分解代谢就会相对增加，造成血中游离脂肪酸增多，大量的脂肪酸被肝脏摄取，并以脂肪的形式在肝内堆积而形成脂肪肝。

（2）高脂血症：患者甘油三酯、胆固醇等脂质的合成超过肝脏的转运能力，从而在肝脏堆积，导致肝细胞脂肪变性。许多研究显示，高脂血症是脂肪肝发生的易感因素。

（3）肥胖：患者体脂含量高，并且常伴有胰岛素抵抗或者糖尿病，体内胰岛素相对不足，易患脂肪肝。流行病学调查发现，肥胖显著增加 NAFLD 的发病率。

（4）营养失调：高脂肪膳食、长期的高糖膳食是导致脂肪肝的重要原因。此外，蛋白质营养缺乏导致脂蛋白合成不足，脂质无法有效地从肝脏运输出去，脂质沉积在肝脏，导致脂肪肝。膳食中胆碱的缺乏可致卵磷脂合成不足，也可使脂蛋白形成障碍，脂质无法运输出去，沉积在肝脏，导致脂肪肝。

2. 发病机制

NAFLD 的发病机制迄今仍未完全明确，由 Day 和 James 在 1998 年提出的"二次打击"学说，可以部分解释 NAFLD 的发病机制。第一次打击主要是胰岛素抵抗（insulin resistance，IR）导致肝细胞内脂质过度沉积：脂肪分解增加和高胰岛素血症，两者均造成输送入肝脏的游离脂肪酸（free fatty acids，FFA）增多，线粒体氧化超载，甘油三酯（triglyceride，TG）合成增加，而载脂蛋白 B100（apolipoprotein B100，apoB100）合成不足，最终导致 TG 在肝细胞内堆积形成 NAFLD。另外，长期持续大量高脂饮食，摄入的脂肪被脂解或酯化为 TG 或 FFA，过多的 TG 及 FFA 转运到肝细胞中，同样引起肝脏脂肪变。脂肪变的肝细胞发生氧化应激和脂质过氧化，导致线粒体功能障碍、炎症介质的产生，激活肝星状细胞，从而导致肝细胞的炎症坏死和纤维化，此即为第二次打击。

此外，如脂代谢异常学说、氧化应激学说也在 NAFLD 研究发展中起到至关重要的作用。近年来，磷脂酶结构域蛋白 3（patatin like phospholipase，PNPLA3）基因多态性、高尿酸血症等引起 NAFLD 也逐渐被关注。

【诊断与鉴别】

一、中医诊断

1. 辨证要点

（1）辨脾虚轻重：以神疲乏力为主要表现的，多为脾虚轻症，往往见于 NAFL 早期或者轻度病变；伴有便溏、食后腹胀者，多为脾虚中重症，多见于 NAFL 中重度患者，或伴有明显的代谢紊乱。

（2）辨痰湿属性：脘腹胀满伴头身困重、体形肥胖者，多为寒湿，多见于代谢紊乱患者；胁肋胀痛伴大便黏滞、口苦苔黄腻者，多为湿热，多见于 NASH 患者。

（3）辨瘀血有无：胁肋刺痛、固定不移、舌有瘀斑或舌下络脉怒张者，属血瘀。出现瘀血者，为疾病严重表现，多见于 NASH 伴有肝纤维化，病变进展较快。

2. 病机辨识

NAFLD 的核心病机是水谷精微失于布散，痰浊内积。总属本虚标实，脾肾亏虚为本，痰浊血瘀为标。病理因素与痰、湿、浊、瘀、热等有关，病位在肝，涉及脾、肾诸脏。NAFLD 的首要病因是饮食失节、劳逸失度，疾病特点是脾虚，早期常见证候特点是湿热或湿热夹瘀；脾虚随病情进展逐步突出，脾阳虚是疾病慢性化和复杂化的"拐点"，多数重度患者存在明显的脾阳虚表现，尤其对于无症状脂肪肝的治疗具有指导价值。

二、西医诊断

1. 诊断

（1）临床表现：NAFLD 起病较为隐匿，初起患者可以没有明显的临床症状，部分患者可出现乏力、右上腹不适感、肝区隐痛或上腹部胀痛等。后期严重时，可以出现食欲不振、黄疸、腹水、肝脏肿大等表现。

（2）辅助检查：

①腹部超声：具备以下 3 项腹部超声表现中的两项者，为弥漫性脂肪肝：肝脏近场回声弥漫性增强（"明亮肝"），回声强于肾脏；肝内管道结构显示不清；肝脏远场回声逐渐衰减。

②CT 检查：CT 诊断脂肪肝的依据，为肝脏密度普遍降低，肝/脾 CT 值之比 < 1.0。其中肝/脾 CT 比值：< 1.0，但 > 0.7 者，为轻度；≤0.7，但 > 0.5 者，为中度；≤0.5 者，为重度脂肪肝。

③肝组织病理：NAFLD 病理特征为肝腺泡 3 区大泡性或以大泡为主的混合性肝细胞脂肪变，不伴有肝细胞气球样变、小叶内混合性炎症细胞浸润以及窦周纤维化。规定不伴有小叶内炎症、气球样变和纤维化但肝脂肪变 > 33% 者，为 NAFL；脂肪变达不到此程度者，仅称为肝细胞脂肪变。

④实验室检查：肝功能提示 ALT 和（或）AST、GGT 持续增高。血脂、血糖、胰岛素等检查有助于诊断。

（3）诊断标准：

①诊断条件：满足以下所有条件者，即符合诊断。无饮酒史或饮酒折合乙醇量每周 < 140g（女性 < 70g）；除外病毒性肝炎、药物性肝病、全胃肠外营养、肝豆状核变性、自身免疫性肝病等可导致脂肪肝的特定疾病；肝活检组织学改变符合脂肪性肝病的病理学诊断标准。

②其他支持条件：鉴于肝组织学诊断难以获得，NAFLD 工作定义为：肝脏影像学表现符合弥漫性脂肪肝的诊断标准且无其他原因可供解释。有代谢综合征相关组分的患者出现不明原因的血清 ALT 和（或）AST、GGT 持续增高半年以上；减肥和改善 IR 后，异常酶谱和影像学脂肪肝改善甚至恢复正常者，可明确 NAFLD 的诊断。

③排除标准：

A. 在将影像学或病理学脂肪肝归结于 NAFLD 之前，需除外酒精性肝病、慢性丙型肝炎、自身免疫性肝病、肝豆状核变性等可导致脂肪肝的特定肝病；除外药物（他莫昔芬、胺碘酮、丙戊酸钠、甲氨蝶呤、糖皮质激素等）、全胃肠外营养、炎症性肠病、甲状腺功能减退症、库欣综合征、β 脂蛋白缺乏血症以及一些与 IR 相关的综合征（脂质萎缩性糖尿病、Mauriac 综合征）等可导致脂肪肝的特殊情况。

B. 在将血清转氨酶和（或）GGT 增高归结于 NAFLD 之前，需除外病毒性肝炎、酒精性肝病、自身免疫性肝病、肝豆状核变性、α1 抗胰蛋白酶缺乏症等其他类型的肝病；除外肝脏恶性肿瘤、感染和胆道疾病，以及正在服用或近期内曾经服用可导致肝脏酶谱升高的中西药物者。

C. 对于无过量饮酒史的慢性 HBV 以及非基因 3 型 HCV 感染患者并存的弥漫性脂肪肝，通常属于 NAFLD 范畴。对于血清转氨酶持续异常的 HBsAg 阳性患者，若其血清 HBV – DNA 载量低于 104copies/mL 且存在代谢危险因素，则转氨酶异常更有可能是由 NAFLD 所致。

D. 每周饮用乙醇介于少量（男性 < 140g，女性 < 70g）和过量（男性 > 280g，女性 > 140g）之间的患者，其血清酶学异常和脂肪肝的原因通常难以确定，处理这类患者时需考虑酒精滥用和代谢因素并存的可能。同样，对于代谢综合征（MS）合并嗜肝病毒现症感染和（或）酒精滥用者，需警惕病毒性肝炎与脂肪性肝病以及 ALD 与 NAFLD 并存的可能。

④病情评估：

A. 对于存在代谢危险因素（内脏性肥胖、2 型糖尿病、血脂紊乱、高血压病、代谢综合征，以及近期体重增加或急剧下降）的患者，除需评估心、脑、肾等器官有无损伤外，建议常规检测肝功能、做上腹部超声检查。

B. 对于无症状性肝大、血清肝脏酶谱异常和（或）影像学检查提示弥漫性脂肪肝的患者，建议进一步询问病史并做相关检查，明确有无其他损伤肝脏因素、是否存在 NAFLD，并寻找潜在的代谢因素。除详细采集包括近期体重和腰围变化、饮酒史、药物与肝脏毒性物质接触史，以及糖尿病和冠心病家族史外，常规检查项目包括：人体学指标（身高、体重、腰围）和动脉血压；全血细胞计数；血清酶学指标，例如 ALT、AST、GGT 和碱性磷酸酶；HBsAg（阳性者检测 HBV – DNA）、抗 – HCV（阳性者检测 HCV – RNA）、抗核抗体；包括 TG、HDL – C、低密度脂蛋白 – 胆固醇的血脂谱（LDL – C）；FPG 和糖化血红蛋白，如果 FPG ≥ 5.6mmol/L 且无糖尿病史者，则做口服 75g 葡萄糖耐量试验（oral glucose tolerancetest，OGTT）。

2. 鉴别

（1）酒精性肝病（alcoholic liver disease，ALD）：有长期饮酒史（一般超过 5 年），折合酒精量男性 ≥ 40g/d，女性 ≥ 20g/d，或 2 周内有大量饮酒史，折合酒精量 > 80g/d 时，考虑 ALD，但需排除隐匿性的酗酒史，尤其是老年男性患者。肥胖患者对酒精引起的肝损害更敏感。AST/ALT > 2，一些分子标记物如缺糖转铁蛋白（CDT）、GGT，以及平均红细胞容积（MCV）增高等支持 ALD 诊断，禁酒后这些指标可明显下降，通常 4 周内基本恢复正常。

（2）病毒性肝炎：这是肝生化检查异常的常见原因，肝脂肪变在丙肝病毒（hepatitis C virus，HCV）感染基因 3 型患者中常见，相应病毒检测可助诊断。但对于慢性 HBV 及非基因 3 型 HCV 感染的脂肪肝患者，如无过量饮酒史，则通常属于 NAFLD 而非病毒性脂肪肝。

（3）自身免疫性肝病：起病大多隐袭或缓慢，临床上有自身免疫的各种表现，如黄疸、发热、皮疹、关节炎等各种症状，并可见高 γ – 球蛋白血症、血沉加快、血中自身抗体阳性。由于最初的临床症状与病毒性肝炎症状相似，因此，可通过检测血清免疫球蛋白 IgM、IgG；自身抗体，包括血清抗核抗体、抗平滑肌抗体、抗线粒体抗体、抗肝肾微粒体 I 型抗体、抗肝细胞胞质 I 型抗体；以及肝穿刺病理检查等进行鉴别。

（4）药物性肝损伤：类固醇、布洛芬、甲氨蝶呤、NSAIDs 及化疗药都可导致大泡性脂肪变；四环素、丙戊酸、核苷及核苷类似物等可导致小泡性脂肪变；胺碘酮、硝苯地平、他莫昔芬等可能引起 NASH。中药（包括中药饮片及中成药）及保健品导致的肝损伤不可忽视。RUCAM 因果关系评价方法（roussel uclaf causality assessment method，RUCAM）及其评估量表可助于药物性肝损伤的诊断。

【治疗】

一、中医治疗

1. 治疗原则

针对本病形成的核心病机——水谷精微失于布散，痰浊内积，以补不足、损有余为治疗原则，健脾、化痰、利湿、活血为基本治法。

2. 辨证论治

（1）肝郁脾虚证

症状表现：右胁肋胀满或走窜作痛，每因烦恼郁怒诱发，腹胀便溏，腹痛欲泻，倦怠乏力，抑郁烦闷，时欲太息，舌淡，边有齿痕，苔薄白或腻，脉弦或弦细。

病机分析：多因情志不遂，郁怒伤肝，肝失条达，木郁乘土；或饮食不节，劳逸失度，损伤脾土，脾失健运，脾虚肝乘而成。肝失疏泄，经气郁滞，可见胁肋胀满、走窜作痛，因烦恼郁怒而发；肝气郁滞，情志不畅，故见抑郁烦闷、时欲太息；脾气虚弱，运化失司，生化乏源，故见腹胀、便溏、倦怠乏力；肝气犯脾，腹痛欲泻；舌淡，边有齿痕，苔薄白或腻，脉弦或弦细，是肝郁脾虚之象。

治疗方法：疏肝理气，益气健脾。

代表方药：逍遥散（《太平惠民和剂局方》）。柴胡 9g，白术 9g，白芍 9g，当归 9g，茯苓 9g，薄荷 3g，生姜 6g，炙甘草 6g。

随症加减：肝区痛甚者，可加香附、川楝子、延胡索、旋覆花、郁金疏肝理气止痛；乏力气短明显者，酌加黄芪、党参、太子参益气健脾；食少纳呆者，加山楂、鸡内金、炒谷芽、炒麦芽健脾助运；烦躁易怒者，加牡丹皮、栀子清肝泻火。

（2）湿浊内停证

症状表现：右胁肋不适或胀闷，形体肥胖，周身困重，倦怠乏力，胸脘痞闷，头晕恶心，食欲不振，舌淡红，苔白腻，脉弦滑。

病机分析：多因过食肥甘，或多坐少动，脾运不健，水谷精微失于散布而成。脾失健运，湿浊内生，故多见体胖、身体困重；湿浊阻滞气机，故胁肋不适或胀闷、胸脘痞闷；运化无力，故食欲不振、倦怠乏力；湿浊中阻，清阳不升，故见头晕恶心；舌淡红，苔白腻，脉弦滑，为湿浊内停之象。

治疗方法：益气健脾，燥湿化痰。

代表方药：胃苓汤（《丹溪心法》）。苍术 9g，白术 9g，猪苓 9g，茯苓 9g，桂枝 6g，泽泻 15g，陈皮 6g，厚朴 9g，炙甘草 3g。

随症加减：周身困重、倦怠乏力明显，加黄芪、党参、柴胡、草果、茯苓皮益气健脾化湿；偏热者，去桂枝，加车前子、滑石、茵陈、虎杖清热利湿；胸脘痞闷重者，加瓜蒌皮、苏梗、枳实、郁金宽胸理气；呕恶者，加半夏、藿香、竹茹化痰降逆止呕。

(3) 湿热蕴结证

症状表现：右胁肋胀痛，口黏或口干口苦，胸脘痞满，周身困重，食少纳呆，舌质红，苔黄腻，脉濡数或滑数。

病机分析：多因嗜食肥甘辛辣，酿成湿热；或素体阳热偏胜，脾运不健，精微失散，聚而成湿，湿郁化热所致。湿浊内蕴，故见身体困重；湿热阻滞气机，故胁胀闷、胸脘痞满；湿热上蒸，故见口黏或口干口苦；运化无力，故食少纳呆；舌质红，苔黄腻，脉濡数或滑数，亦是湿热蕴结之象。

治疗方法：清热化湿，疏肝利胆。

代表方药：三仁汤（《医方考》）合茵陈五苓散（《伤寒论》）加减。杏仁15g，白蔻仁6g，生薏苡仁18g，厚朴6g，通草6g，滑石18g，制半夏9g，茵陈15g，茯苓9g，猪苓9g，泽泻15g，白术9g，生甘草3g。

随症加减：口苦盛、苔黄厚腻、胆红素增高时，可加黄连、黄芩、虎杖、龙胆草、栀子清肝胆湿热；胁肋胀痛重者，加川楝子、延胡索、郁金、青皮疏肝理气止痛；胸脘痞满明显，加枳壳、瓜蒌皮宽胸理气；纳呆明显者，加生山楂、炒谷芽、炒麦芽健脾助运；排便不畅，可稍加生大黄、芦荟通便。

(4) 痰瘀互结证

症状表现：右胁下痞块，右胁肋刺痛，纳呆厌油，胸脘痞闷，面色晦滞，舌淡黯、边有瘀斑，苔腻，脉弦滑或涩。

病机分析：多因脾失健运，痰浊内生，禀赋不足；或久病及肾，肾精亏损，气化失司，痰浊不化；或肝失疏泄，气机不畅，阻滞气机，气滞血瘀；或气虚不能行血，气虚血瘀所致。痰浊瘀阻，故见右胁下痞块；阻滞气机，故见胁肋刺痛、胸脘痞闷；血行不畅，故见面色晦滞；痰浊困脾，故见纳呆厌油；舌淡黯、边有瘀斑，苔腻，脉弦滑或涩，是痰瘀互结之象。

治疗方法：活血化瘀，祛痰散结。

代表方药：血府逐瘀汤（《医林改错》）合二陈汤（《太平惠民和剂局方》）。赤芍6g，川芎6g，桃仁12g，红花9g，当归9g，柴胡3g，枳壳6g，桔梗6g，甘草6g，生地黄9g，牛膝9g，制半夏12g，陈皮15g，茯苓9g。

随症加减：刺痛明显，可加郁金、失笑散、莪术、乳香活血止痛。

(5) 肝肾亏虚证

症状表现：胁肋隐痛，遇劳加重，腰膝酸软，四肢拘急，筋惕肉瞤，头晕目眩，耳鸣耳聋，口燥咽干，失眠多梦，潮热或五心烦热，男子遗精，女子经少经闭，舌体瘦，舌质红、少津、有裂纹，剥苔、少苔或光红无苔，脉细数。

病机分析：久病、年迈或先天不足，肾阴亏虚，水不涵木，肝肾阴虚，不能濡养肝络，故胁肋隐痛、遇劳加重；肝主筋，肝阴不足，筋脉失养，故四肢拘急、筋惕肉瞤；肾主骨，腰为肾之府，脑为髓之海，肾开窍于耳，肝开窍于目，肝肾阴亏虚，故腰膝酸软、头晕目眩、耳鸣耳聋；肾阴不足，不能上交于心，阴虚易生内热，虚热内扰心神，故失眠多梦、潮热或五心烦热、口燥咽干；肾阴不足，相火内动，故男子遗精；女子以肝为先天，肝藏血，主疏泄，肝阴不足，故女子经少经闭；舌脉皆为肝肾亏虚的佐证。

治疗方法：滋补肝肾，益精填髓。

代表方药：六味地黄丸（《小儿药证直诀》）。熟地黄 9～15g，山萸肉 12g，山药 12g，泽泻 9g，牡丹皮 9g，茯苓 9g。

随症加减：兼胃胀，苔白腻，加半夏、陈皮、枳壳、石菖蒲、山楂健脾化湿；兼口苦，苔黄腻，加虎杖、竹茹、黄连清热化湿；兼肢麻，舌紫瘀斑瘀点，加丹参、赤芍、山楂、泽兰、地龙活血通络。

（6）脾肾阳虚证

症状表现：畏寒喜暖，四肢不温，精神疲惫，少腹腰膝冷痛，食少脘痞；腹胀便溏或晨泻，完谷不化，甚则滑泄失禁；小便不利或余沥不尽或尿频失禁，下肢或全身浮肿，阴囊湿冷或阳痿。舌质黯淡胖，有齿痕，苔白或腻或滑，脉沉细弱或沉迟。

病机分析：久病、年迈或先天不足，脾肾阳虚，故畏寒喜暖、四肢不温、精神疲惫、少腹腰膝冷痛；脾主运化，肾主二便，脾阳不足不能升清，肾阳不足不能温煦脾阳，故食少脘痞、腹胀便溏或晨泻、完谷不化，甚则滑泄失禁，膀胱不能温阳化气，则小便不利或余沥不尽或尿频失禁；脾肾阳虚，气化失司，水液代谢失常，故下肢或全身浮肿、阴囊湿冷；肾主生殖，肾阳亏虚，故阳痿；舌脉皆为脾肾阳虚的佐证。

治疗方法：健脾补肾，温阳化饮。

代表方药：苓桂术甘汤（《金匮要略》）。茯苓 12g，桂枝 9g，白术 9g，甘草 6g。

随症加减：寒甚，可去桂枝，加干姜、制附子温补阳气；晨泻明显，可加大茯苓用量，并加怀山药健脾止泻；尿有余沥，加乌药、益智仁补肾固摄；体胖不减，加陈皮、冬瓜皮化痰祛湿。

3. 其他疗法

（1）中成药

①强肝胶囊（颗粒）

药物组成：茵陈、板蓝根、当归、白芍、丹参、郁金、黄芪、党参、泽泻、黄精、地黄、山药、山楂、六神曲、秦艽、甘草。

功能主治：清热利湿，补脾养血，益气解郁。用于慢性肝炎、早期肝硬化、脂肪肝、中毒性肝炎者。

用法用量：一次 5 粒（颗粒为 1 次 1 包），一日 2 次。每服 6 日停 1 日，8 周为 1 个疗程，停一周后再进行第 2 个疗程。

②壳脂胶囊

药物组成：甲壳、制何首乌、茵陈、丹参、牛膝。

功能主治：消化湿浊，活血散结，补益肝肾。用于治疗非酒精性脂肪肝湿浊内蕴，气滞血瘀，或兼有肝肾不足郁热证者。症见肝区闷胀不适或闷痛，耳鸣，胸闷气短，肢麻体重，腰膝酸软，口苦口黏，尿黄，舌质黯红，苔薄黄腻，脉弦数或弦滑等。

用法用量：口服，一次5粒，一日3次。

③胆宁片

药物组成：大黄、虎杖、青皮、陈皮、郁金、山楂、白茅根。

功能主治：疏肝利胆，清热通下。用于肝郁气滞，湿热未清所致的右上腹隐隐作痛、食入作胀、胃纳不香、嗳气、便秘者。

用法用量：口服，一次5片，一日3次。饭后服用。

④化滞柔肝颗粒

药物组成：茵陈、决明子、酒大黄、泽泻、猪苓、山楂、麸炒苍术、麸炒白术、陈皮、瓜蒌、女贞子、墨旱莲、枸杞子、小蓟、醋柴胡、甘草。

功能主治：清热利湿，化浊解毒，祛瘀柔肝。用于非酒精性单纯性脂肪肝湿热中阻证者。症见肝区不适或隐痛，乏力，食欲减退，舌苔黄腻。

用法用量：开水冲服。一次1袋，一日3次，每服6日需停服1日。

⑤降脂颗粒

药物组成：绞股蓝、茵陈、虎杖、荷叶、丹参。

功能主治：健脾益气，清热利湿，活血化瘀。用于 NAFLD 湿热夹瘀证者。症见肝区不适或刺痛，乏力，大便黏滞，舌苔黄腻。

用法用量：开水冲服。一次1袋，一日2次。

⑥大黄䗪虫丸

药物组成：熟大黄、炒土鳖虫、制水蛭、炒虻虫、炒蛴螬、煅干漆、桃仁、炒苦杏仁、黄芩、地黄、白芍、甘草。

功能主治：活血破瘀，通经消癥。用于瘀血内停所致的癥瘕、闭经，症见腹部肿块、肌肤甲错、目眶黯黑、潮热羸瘦、经闭不行者。

用法用量：口服。水蜜丸，一次3g；小蜜丸，一次3~6丸；大蜜丸，一次1~2丸。一日1~2次。

（2）验方

①祛湿化瘀方一：苍术、柴胡、姜半夏、厚朴、黄连、丹参、当归、川芎、红花。一日1剂，每次200mL，早晚餐前服，连服3个月。功能清热祛湿，健脾祛浊，活血化瘀。用于痰浊血瘀互结型非酒精性脂肪肝者。

②祛湿化瘀方二：茵陈、地耳草、虎杖、姜黄、生山栀。一日1剂，水煎后每次取250mL，早晚服，连服2个月。功能清热祛湿，散瘀活血。用于湿热互结，经络阻滞，血行瘀滞而致的非酒精性脂肪肝者。

③柴荷化痰活血方：醋柴胡、荷叶、丹参、陈皮、泽泻、草决明、生山楂、葛根、枸杞、连翘。一日1剂，水煎成300mL，早晚分服。3个月为1个疗程。功能疏肝理气，健脾化浊，散瘀结。用于痰瘀互结型非酒精性脂肪肝者。

④化痰活血汤：炙鳖甲、生牡蛎、赤芍、丹参、半夏、川芎、枳壳、炒白术、川牛膝、怀牛膝、胆南星、泽泻、草决明、丝瓜络。一日1剂，每次200mL，一日2次，口服3个月为1个疗程。功能化痰祛瘀，活血软坚，疏肝健脾，利湿补肾。用于痰瘀互结型非酒精性脂肪肝者。

⑤化痰活血方一：法半夏、全瓜蒌、黄连、当归、土鳖虫、山楂、茯苓等。一日1剂，分早晚餐后半小时口服，连续服药3周。功能健脾化痰清热，活血理气。用于痰瘀互结型非酒精性脂肪肝者。

⑥化痰活血方二：醋柴胡、丹参、茯苓、泽泻、半夏、炒麦芽、生山楂、荷叶。一日1剂，水煎2次，取汁300mL，分早晚2次口服，总计12周。功能理气化痰，消食祛瘀。用于痰瘀互结型非酒精性脂肪肝者。

⑦枳术清脂汤：枳实、泽泻、丹参、薏苡仁、决明子、生山楂、莱菔子、茯苓、郁金、瓜蒌皮、白术。一日1剂，分早晚温服，治疗3个月。功能利肝健脾，化痰祛瘀。用于肝失疏泄，脾不健运，痰浊壅滞，气滞血瘀型非酒精性脂肪肝者。

⑧降脂保肝汤：泽泻、决明子、何首乌、丹参、败酱草、生山楂、枸杞子、姜黄、黄精、炒白术、半夏、柴胡、葛根、虎杖。一日1剂，水煎取汁300mL，分2~3次口服，2个月为1个疗程。功能益气运脾，化痰祛湿，健脾消导，活血化瘀，降脂泻浊，清热解郁。用于肝疏泄失职，脾运化失权，水湿内停，体丰痰盛，血瘀气滞，瘀阻肝络而成非酒精性脂肪肝者。

⑨加味祛瘀化浊汤：丹参、山楂、泽泻、海藻、水飞蓟、鸡内金、决明子、柴胡、郁金、薏苡仁。水煎服，一日1剂，连服3个月。功能肝脾并调，消痰祛瘀。用于痰瘀互结型非酒精性脂肪肝者。

（3）针灸疗法

①体针：根据患者的情况，采取不同手法及方式，进行或补或泻，或针或灸治疗。中脘、天枢、大横、带脉、章门、丰隆、阴陵泉等；或章门、期门、日月。配穴：足三里、神阙、关元。隔日1次，15次为1个疗程，共治疗3个疗程。艾灸操作，一日1次，一次灸治3~5壮，10次为1个疗程。

②穴位埋线：可选取中脘、气海、天枢、脾俞、肝俞、太冲、丰隆、足三里、三阴交等穴，2周埋线1次。但迄今为止，穴位埋线疗法的临床安全性评价仍缺乏大量的研究数据支持。临床应根据术后反应，结合病情，调整埋线频率，个体化选择疗程。

③穴位敷贴：取穴胆俞、神阙。磁片贴敷，30天为1个疗程；膏药敷贴，3个月为1个疗程。

（4）药膳疗法

①芥末黄瓜拌山药：将黄瓜200g切块，山药250g去皮后，放入微波炉高火加热2分钟，切块。两者搅拌后，加上生抽5mL和芥末1g。可降低甘油三酯和胆固醇，用于NAFLD脾虚证者。

②山药海藻拌豆腐：将山药50g去皮后，放入微波炉高火加热2分钟，取出后放

在擦板上擦成蓉。绢豆腐 200g 整块放入沸水中焯烫，捞出后放入碗中。调味汁（黄酒 15mL，生抽 10mL，水 20mL）倒入锅中煮沸，冷却后拌入山药蓉和即食海藻 50g，浇于豆腐上。可降血压、降血脂。用于 NAFLD 湿热证者。

③煎三文鱼配芦笋：平底锅小火加热，放少许植物油，入芦笋 120g，少许盐，轻轻翻动，5~8 分钟芦笋可以煎熟，装盘备用。再加植物油 1mL，将三文鱼 150g 放入锅中小火煎制。后过 2 分钟后翻面，其间可盖上锅盖，保持鱼肉水分和口感，待鱼变色全熟，香味飘散出时，出锅装盘，再撒上盐 0.5g，挤上一点柠檬汁（1/4 个）。可升高高密度脂蛋白胆固醇。用于 NAFLD 血瘀证者。

二、西医治疗

1. 治疗原则

NAFLD 通常与代谢紊乱，如内脏肥胖、胰岛素抵抗、T2DM 和血脂异常有关。因此，对于 NAFLD 的治疗，不仅限于肝脏疾病本身，还要治疗相关的代谢并发症及预防致病因素。

2. 一般治疗

通过减重、饮食改变、避免久坐和体育锻炼，旨在纠正不良生活方式，同时改善代谢综合征。所有 NAFLD 患者的饮食，强调减少碳水化合物和饱和脂肪酸（如动物脂肪、油炸食品）的摄入，避免食用果糖较多的软饮料，应增加膳食纤维（如水果、蔬菜）。

饮食治疗和运动治疗紧密结合，常有更好的效果。肥胖性脂肪肝患者宜进行中等量有氧运动（如骑自行车、快走、游泳、跳舞等），每周 4 次以上，累计时间 150~250 分钟，运动时心率应达到每分钟（170 - 年龄）次。每周进行 2 次轻中度阻力性肌肉运动（如举哑铃、俯卧撑等），可获益更多。当然，并非所有脂肪肝患者都适合运动减肥，尤其是老年和有心肺疾病的患者，建议治疗前先至医院相关专科进行健康评估。

3. 药物治疗

（1）保肝药物：烯磷脂酰胆碱、甘草酸二铵、水飞蓟宾、双环醇、还原型谷胱甘肽、S - 腺苷甲硫氨酸、熊去氧胆酸、门冬氨酸鸟氨酸在临床广泛应用。门冬氨酸鸟氨酸还可以降低血脂水平，但这些药物对 NASH 和肝纤维化的治疗效果仍需进一步临床试验证实，至今尚无有效药物可推荐用于预防 NASH 患者肝硬化和 HCC。

NAFLD 患者具有以下情况时：①经肝活检确诊的 NASH；②临床特征、实验室及影像学检查提示存在 NASH 或进展性肝纤维化；③应用相关药物治疗 MS 和 T2DM 过程中出现肝酶升高；④合并药物性肝损伤、自身免疫性肝炎、慢性病毒性肝炎等其他肝病。建议根据肝脏损害类型、程度及药物效能和价格选择 1 种保肝药物，疗程需要 1 年以上。对于血清 ALT 高于正常值上限的患者，口服某种保肝药物 6 个月，如果血清氨基酸转移酶仍无明显下降，则可改用其他保肝药物。

（2）降脂降糖药：对于 3~6 个月生活方式干预未能有效减肥和控制代谢危险因素的 NAFLD 患者，如果 BMI ≥ 30kg/m^2 的成人和 BMI ≥ 27kg/m^2 伴有高血压病、T2DM、血脂紊乱等并发症的成人，可以考虑应用奥利司他等药物减肥，但需警惕减肥药物的不良反应。二甲双胍可以改善 IR、降低血糖和辅助减肥，建议用于 NAFLD 患者 T2DM 的预防和治疗，但对 NASH 并无治疗作用。吡格列酮可以改善 NASH 患者血液生化学指标和肝脏组织学病变，但该药在中国患者中长期应用的疗效和安全性尚待明确，建议仅用于合并 T2DM 的 NASH 患者的治疗。

4. 手术治疗

（1）减肥手术：不但可以缓解包括纤维化在内的 NASH 患者的肝组织学改变，而且可能降低心血管疾病死亡率和全因死亡率，但其改善肝脏相关并发症的作用尚未得到证实。目前尚无足够证据推荐减肥手术治疗 NASH，对于严重的或顽固性肥胖患者，以及肝移植术后 NASH 复发的患者，可考虑减肥手术。

（2）肝脏移植手术：由于 NASH 导致的失代偿期肝硬化、HCC 等终末期肝病需进行肝脏移植的病例在不断增多。肥胖和并存的代谢性疾病可能影响肝移植患者围手术期或术后短期的预后，肝移植术后 NAFLD 复发率高达 50%，并且有较高的心血管并发症的发病风险。因此，需重视 NASH 患者肝移植等待期的评估和管理，以最大限度地为肝移植创造条件。术后仍须有效控制体重和防治代谢紊乱，从而最大限度降低肝移植术后并发症发生率。

【预防调护】

一、饮食注意

纠正高热量饮食、饮食不规律、宵夜、饮酒等不良习惯。倡导均衡饮食：优先保证优质蛋白质食物及新鲜绿叶蔬菜；控制各种甜食、碳酸饮料及高热能食物；少食或不食煎炸等油类含量高的食品；限制食用胆固醇含量高的食品；适当选用含甲硫氨基酸高的食物；宜选择有助于降脂的食物，如燕麦、海带、大蒜、洋葱、山楂等；充分合理饮水。推荐中等程度的热量限制，肥胖成人每日热量摄入需减少 2092～4184kJ（500～1000kcal）；改变饮食组分，建议低糖低脂的平衡膳食，减少含蔗糖饮料以及饱和脂肪和反式脂肪的摄入，并增加膳食纤维含量，具体可参照代谢综合征的治疗意见。

二、生活注意

避免多坐少动、生活懒散、经常熬夜，适当增加体育锻炼。鉴于大多数 NAFLD 患者都不能完成推荐的体育锻炼，体育锻炼建议采用个体化的标准，每个患者应计算每天的体育锻炼量，但不推荐剧烈的锻炼，以防止增加心血管疾病的风险。无论锻炼是否可以减重，都可以提高心肺功能，改善胰岛素抵抗。

【名医经验】

一、康良石

1. 学术观点

（1）病机认识：本病大致可归属于中医的"胁痛""肝癖""积聚""黄疸"等

范畴，主要为肝、脾、肾三脏升降变化的功能障碍，虚实夹杂，以虚为主，临床表现有轻有重。轻者或以脾虚为主，或以肾虚为主。脾虚为主者，由于肝气郁结，木不疏土，脾气虚惫，运化、散输精气的功能失职，使疏泄不利，食气不化，与脏气相搏，以致肝脏脂肪过多而聚集，其脉证主要表现为肝脾气虚；肾虚为主者，由于肾阴虚，不能涵养肝木而肝肾阴虚，阴精不足则升发异常，水谷精微之气不能正常输散，传化失常，湿浊内结，造成肝脏脂肪过多，不易输出而积聚，其脉证主要表现为肝肾阴虚。病情较重者，则肝脾肾俱虚，乃因肾不养肝，肝气益虚，肝不疏脾，脾气虚惫，结痰成瘀，而食气不化与脏气相搏，以致传化失常，变化失匀，造成肝脏脂肪过多而积聚。

（2）治法心得：非酒精性脂肪性肝病临床辨证常分为以下三型：①气虚运化失调证，治疗以益气芪术汤益气健脾、疏肝解郁；②阴虚散输失职证，治疗以加减滋水涵木汤滋水涵木、调和肝脾；③虚滞变化失司证，治疗以益气活血汤益气健脾、疏肝活血。

2. 经典医案

王某，男，43岁。

主诉：右胁时胀闷不舒。

现病史：近觉体重日益增加，右胁时胀闷不舒、喜按喜揉，每日更衣数次，非溏则泻。实验室检查，肝功能无异常，总胆固醇300mg/dL，甘油三酯150mg/dL。观其体肥，舌胖，苔白腻，右胁心窝部可扪及积块、质地充实，脉弦。

临证思路：《金匮要略》云："见肝之病，知肝传脾，当先实脾。"提示治肝病的同时要注意调补脾胃，而脾胃正气充实可防止肝病的发展。本证以和胃健脾为主，同时实脾调肝，着重于益气扶助肝脾升降出入之气机，改善失常的传化功能，消除内停的湿浊，以化积聚过多之脂肪。选用益气芪术汤。

选方用药：漂白术10g，生北芪15g，白茯苓15g，陈皮5g，鸡内金10g，薏苡仁15g，升麻5g，北柴胡10g，佛手柑10g，黄郁金10g，绿枳实5g，焦楂肉10g，佛手5g，藿香5g，醋鳖甲15g，炙甘草3g。水煎服，共14剂。

用药分析：方中白术补脾益气，配合黄芪、柴胡、炙甘草、升麻能升举脾胃清气，扶助肝脾升降出入之气机，改善失常的传化功能；合茯苓、陈皮、薏苡仁、藿香、焦楂、鸡内金，可消除内停之湿浊，运化积聚过多之脂肪。配郁金、枳实、佛手、鳖甲既可以疏肝理气，散结消痞；又可以助脾胃气机之升降，恢复脾胃运化、散精的功能。

二诊：右胁胀闷明显改善，大便日尚2次，仍不成形。肝之疏泄得以改善，仍脾虚不健，予以加强健脾助运治疗。原方再加炒谷芽、炒麦芽各10g，30剂。

用药分析：患者仍脾虚不健，加炒谷芽、炒麦芽行气消食，健脾开胃。

三诊：右胁胀闷明显减轻，大便成形，舌苔薄腻，脉弦缓，体重未再增加。

（季光　魏华凤）

参考文献

［1］Watanabe S, Hashimoto E, Ikejima K, et al. Evidence – based clinical practice guidelines for nonalcoholic fatty liver disease/nonalcoholic steatohepatitis［J］. Hepatol Res, 2015, 45（4）: 363 - 377.

［2］ EASL, EASD, EASO. EASL - EASD - EASO clinical practice guidelines for the management of non - alcoholic fatty liver disease［J］. Obes Facts, 2016, 9（2）: 65 - 90.

［3］ YOUNOSSI Z M, KOENIG A B, ABDELATIF D, et al. Global epidemiology of nonalcoholic fatty liver disease - Meta - analytic assessment of prevalence, incidence, and outcomes［J］. Hepatology, 2016, 64（1）: 73 - 84.

［4］ ZHU J Z, ZHOU Q Y, WANG Y M, et al. Prevalence of fatty liver disease and the economy in China: a systematic review［J］. World J Gastroenterol, 2015, 21（18）: 5695 - 5706.

［5］ Wang F S, Fan J G, Zhang Z, et al. The global burden of liver disease: the major impact of China［J］. Hepatology, 2014, 60（6）: 2099 - 2108.

［6］中华医学会肝脏病学分会脂肪肝和酒精性肝病学组, 中国医师协会脂肪性肝病专家委员会. 非酒精性脂肪性肝病诊疗指南（2018）［J］. 现代医药卫生, 2018, 34（5）: 641 - 649.

［7］范建高, 曾民德. 中国脂肪肝防治指南（科普版）［M］. 上海: 上海科学技术出版社, 2015.

［8］中华中医药学会脾胃病分会. 非酒精性脂肪性肝病中医诊疗共识意见［J］. 北京中医药, 2011, 30（2）: 83 - 86.

［9］葛均波, 徐永健. 内科学［M］. 8 版. 北京: 人民卫生出版社, 2013.

［10］尹守乙, 柳涛, 魏华凤, 等. 基于整体网分析理论的脂肪肝中医辨证研究［J］. 临床肝胆病杂志, 2011, 7（5）: 474 - 478.

［11］魏华凤, 柳涛, 邢练军, 等. 793 例脂肪肝患者证候分布规律［J］. 中西医结合学报, 2009, 7（5）: 411 - 417.

［12］ Loria P, Adinolfi L E, Bellentani S, et al. Practice guidelines for the diagnosis and management of nonalcoholic fatty liver disease. A decalogue from the Italian Association for the Study of the Liver（AISF）Expert Committee［J］. Digestive & Liver Disease, 2010, 42（4）: 272 - 282.

［13］瞬时弹性成像技术（TE）临床应用共识专家委员会. 瞬时弹性成像技术（TE）临床应用专家共识（2015 年）［J］. 中国肝脏病杂志（电子版）, 2015, 7（2）: 12 - 18.

［14］中华医学会肝病学分会脂肪肝和酒精性肝病学组. 酒精性肝病诊疗指南［J］. 中国肝脏病杂志, 2010, 2（4）: 49 - 53.

［15］中华医学会肝病学分会 - 消化病学分会 - 感染病学分会. 自身免疫性肝炎诊断和治疗共识（2015）［J］. 临床肝胆病杂志, 2016, 32（1）: 9 - 22.

［16］于乐成, 茅益民, 陈成伟. 药物性肝损伤诊治指南［J］. 临床肝胆病杂志, 2015, 31（11）: 1752 - 1769.

［17］陈峰. 逍遥散加减治疗肝郁脾虚型非酒精性脂肪性肝炎 33 例［J］. 福建中医药, 2010, 41（3）: 43.

［18］张银年. 加味胃苓汤治疗非酒精性脂肪肝随机平行对照研究［J］. 实用中医内科杂志, 2013, 27（2）: 10 - 11.

［19］刘军, 张雄峰, 何鲜平, 等. 三仁汤治疗湿浊中阻型酒精性肝病的临床观察［J］. 内蒙古中医药, 2017, 36（14）: 2 - 3.

［20］王庆向. 三仁汤加味治疗非酒精性脂肪肝 142 例疗效观察［J］. 医学理论与实践, 2012, 25（8）: 929 - 930.

［21］刘慕. 茵陈五苓散治疗非酒精性脂肪肝疗效观察［J］. 现代中西医结合杂志, 2016, 25

(6): 636 – 638.

[22] 刘晓琳, 赵连皓. 茵陈五苓散治疗非酒精性脂肪肝 50 例 [J]. 陕西中医, 2011, 32 (5): 520 – 521.

[23] 陈利群, 于海峰. 二陈汤合血府逐瘀汤加减治疗脂肪肝的临床观察 [J]. 河北中医, 2005 (9): 674 – 675.

[24] 张兴宏. 加味血府逐瘀汤治疗非酒精性脂肪肝疗效分析 [J]. 中华中医药学刊, 2012, 30 (10): 2356 – 2357.

[25] 董桂芬. 血府逐瘀汤加减治疗非酒精性脂肪肝 50 例 [J]. 光明中医, 2013, 28 (6): 1151 – 1152.

[26] 祁佳, 张宇锋, 夏清青. 二陈汤治疗非酒精性脂肪肝的系统评价 [J]. 辽宁中医杂志, 2015, 42 (12): 2276 – 2280.

[27] 张鹏. 二陈汤加味治疗非酒精性脂肪肝 137 例临床研究 [J]. 江苏中医药, 2013, 45 (2): 33 – 34.

[28] 王淼, 柳涛, 魏华凤, 等. 降脂颗粒联合行为干预治疗痰瘀互结型非酒精性脂肪性肝病的临床研究 [J]. 上海中医药杂志, 2010, 44 (4): 11 – 13, 17.

[29] Pan J, Wang M, Song H, et al. The efficacy and safety of traditional chinese medicine (jiang zhi granule) for nonalcoholic Fatty liver: a multicenter, randomized, placebo – controlled study [J]. Evid Based Complement Alternat Med, 2013, 2013 (8): 965723.

[30] 刘子永, 吕俊旭. 强肝胶囊治疗非酒精性脂肪肝疗效观察 [J]. 现代中西医结合杂志, 2014, 23 (6): 600 – 601.

[31] 周朝晖, 胡德昌, 佘为民. 强肝胶囊治疗非酒精性脂肪性肝病的临床疗效分析 [J]. 中国临床医学, 2016, 23 (4): 534 – 536.

[32] 杨跃武, 肖阁敏, 招柏明, 等. 壳脂胶囊治疗非酒精性脂肪肝的随机对照研究 [J]. 实用医学杂志, 2014, 30 (4): 638 – 640.

[33] 宁惠明, 欧强, 黄玲, 等. 壳脂胶囊治疗非酒精性脂肪性肝炎的效果观察 [J]. 临床肝胆病杂志, 2017, 33 (1): 137 – 140.

[34] 季光, 范建高, 陈建杰, 等. 胆宁片治疗非酒精性脂肪性肝病的多中心随机对照临床研究 (英文) [J]. 中西医结合学报, 2008 (2): 128 – 133.

[35] 范建高, 刘厚钰. 胆宁片治疗非酒精性脂肪性肝病的多中心临床试验 [J]. 国外医学 (消化系疾病分册), 2004, 24 (2): 123 – 126.

[36] 林雨冬, 徐方贵, 吴德柱, 等. 化滞柔肝颗粒治疗非酒精性脂肪肝的临床研究 [J]. 实用临床医药杂志, 2013, 17 (3): 75 – 77.

[37] 顾亚娇, 赵文霞. 电针疗法对肥胖型非酒精性单纯性脂肪肝患者体重指数的影响 [J]. 中西医结合肝病杂志, 2014, 24 (6): 338 – 339, 346.

[38] 龚秀杭. 穴位埋线治疗非酒精性脂肪肝的临床研究 [J]. 实用医学杂志, 2012, 28 (11): 1902 – 1904.

[39] 黄振, 宋双临. 穴位埋线治疗非酒精性脂肪肝 60 例临床观察 [J]. 山东中医药大学学报, 2012, 36 (3): 211 – 212.

[40] 黄振, 宋双临, 谭克平, 等. 穴位埋线治疗肝郁脾虚型非酒精性脂肪性肝病: 随机对照研究 [J]. 中国针灸, 2016, 36 (2): 119 – 123.

[41] 覃蔚岚, 胡慧, 杨文津, 等. 穴位埋线术后不良反应的研究概况 [J]. 上海针灸杂志,

2016，35（11）：1382 – 1384.

　　[42] 杨凯，陈欣，孙树香，等．穴位埋线治疗单纯性脂肪肝及其影像学改变 [J]．中国中医基础医学杂志，2013，19（5）：558 – 564.

　　[43] 柳涛，张莉，范建高，等．《2016 年英国国家卫生与临床优化研究所非酒精性脂肪性肝病的评估和管理指南》摘译 [J]．临床肝胆病杂志，2016，32（11）：2036 – 2038.

　　[44] 张志华，顾天翊，陈柳莹，等．门冬氨酸鸟氨酸治疗脂肪肝疗效 Meta 分析 [J]．实用肝脏病杂志，2018，21（2）：233 – 236.

　　[45] 赵伯智．关幼波肝病医案解读 [M]．北京：人民军医出版社，2006.

　　[46] 章亭，康旻睿，张如棉，等．康良石教授治疗非酒精性脂肪肝经验 [J]．光明中医，2013，28（9）：1806 – 1807.

第四节　　酒精性肝病

【概述】

　　酒精性肝病（alcoholic liver disease，ALD）是由于长期大量饮酒所致的肝脏疾病。初期通常表现为脂肪变，进而可发展成酒精性肝炎、酒精性肝纤维化和酒精性肝硬化。严重酗酒时，可诱发广泛肝细胞坏死，甚或肝衰竭。本病在欧美等国多见，近年我国的发病率明显上升，酒精性肝病占同期肝病住院患者的比例不断提高，相关数据分析表明我国肝硬化患者酒精病因构成比由 1991～2005 年的 7.04% 增长到 2006～2015 年的 8.77%，东部地区肝硬化患者酒精病因构成比为 10.03%，西部地区为5.86%。西北地区（陕西、甘肃、新疆）酒精性肝病患病率 8.7%，南方地区酒精性肝硬化占比由 2001～2005 年的 5.3% 增加到 2006～2010 年的 5.9%。北京地区 31 家医院的数据综合分析表明 2006～2010 年的肝硬化住院患者 13.3% 为酒精性肝硬化，住院率上升了 33%。因此，饮酒已经成为肝损害的第二大病因，酒精性肝病已成为我国最主要的慢性肝病之一。

　　中医古籍没有对酒精性肝病的记载，根据临床特征，属于中医"伤酒""酒风""胁痛""酒疸""酒癖""酒鼓"范畴。

【病因病机】

一、中医认识

1. 致病因素

　　（1）过度饮酒：酒为水谷化生之精，熟谷之液浆，然属甘辛性热之品，其性上升，其气剽悍，易生湿热。若暴饮过度，必扰乱气血，使阴阳失调而变生疾患。正如《诸病源候论》曰："酒者，水谷之精也，其气剽悍而有大毒。入则胃胀气逆，上逆于胸，内熏于肝胆，故令肝浮胆横。""酒性有毒，而复大热，饮之过多，故毒热之气渗溢经络，浸溢脏腑而生诸病也。"此外，张仲景《金匮要略》有："心中懊侬而热，不能食，时欲吐，名曰酒疸。""酒疸"进一步可能发展为"黑疸"，指出"黑疸"为

"目青面黑……大便正黑"，符合晚期肝硬化的症状。

（2）脾胃虚弱：脾胃居中焦，互为表里，共奏受纳运化水谷之功。若素体不足，或劳倦过度，或饮食所伤，或过服寒凉药物，或久病脾胃受损，均可引起脾气甚至脾阳受损；若气郁日久，化火伤阴，则可导致脾阴受损。脾气虚损，运化失司，食阻湿滞，气机不通，可发胁痛；若是脾虚生湿，困遏中焦，壅塞肝胆，致使胆液不循常道，外溢肌肤，则发黄疸。如清代林珮琴《类证治裁·黄疸》云："阴黄系脾脏寒湿不运，与胆液浸淫，外渍肌肤，则发而为黄。"

2. 病机

本病病位在肝，与脾、胃关系密切，日久累及肾。基本病机为酒毒湿热之邪蕴积中焦，聚湿生痰，日久化热，痰、湿、热三者蕴结，气机不畅，血运受阻，渐则气滞血瘀。气、血、痰、湿、热相互搏结，病程日久，则气血耗损、阴阳两虚。本病是内外因相互交错、正邪交争所致。先天禀赋不足、脾胃虚弱是酒精性肝病的内因，酒毒湿热之邪是酒精性肝病的外因，脏腑虚损为本病的主要病机。

二、西医认识

1. 乙醇对肝脏的损伤

饮酒后乙醇主要在小肠吸收，其中90%以上在肝内代谢，乙醇经过乙醇脱氢酶代谢为乙醛，再通过乙醛脱氢酶代谢为乙酸，后者在外周组织中降解为水和 CO_2。多余的乙醇可通过肝微粒体乙醇氧化酶系统（MEOS）和过氧化氢酶降解。乙醇代谢为乙醛、乙酸过程中，氧化型辅酶Ⅰ（NAD）转变为还原性辅酶Ⅰ（NADH）明显增加，肝内氧化还原状态异常。乙醇对肝脏损害的机制尚未完全阐明，可能涉及以下多种机制：①乙醇的中间代谢物乙醛能与蛋白质结合形成乙醛－蛋白加合物，后者不但对肝细胞有直接损伤作用，而且可以作为新抗原诱导细胞及体液免疫反应，导致肝细胞受免疫反应的攻击。②乙醇在 MEOS 途径中产生活性氧对肝组织的损害。③乙醇代谢过程消耗 NAD 而使 NADH 增加，导致依赖 NAD 的生化反应减弱，而依赖 NADH 的生化反应增高，这一肝内代谢的紊乱可能是导致高脂血症和脂肪肝的原因之一。④内毒素和细胞因子：ALD 患者菌群移位，肠道通透性增加，单核－吞噬细胞系统清除减弱，产生内毒素血症；肝脏的库普弗细胞通过 TLR－4（toll－like receptor－4），诱导炎症信号通路活化，参与酒精性肝损伤。⑤肝脏微循环障碍和低氧血症：长期大量饮酒患者血液中酒精浓度过高，肝内血管收缩、血流减少、血流动力学紊乱、氧供减少，以及酒精代谢氧耗增加，进一步加重低氧血症，导致肝功能恶化。

2. 影响乙醇对肝脏损伤的其他因素

酒精性肝损伤及酒精性肝病的影响因素较多，包括饮酒量、饮酒年限、乙醇（酒精）饮料品种、饮酒方式、性别、种族、肥胖、肝炎病毒感染、遗传因素、营养状况等。根据流行病学资料显示，乙醇（酒精）所造成的肝损伤具有阈值效应，即达到一定饮酒量或饮酒年限，就会大大增加肝损伤风险。然而，饮酒量与肝损伤的量效关系存在个体差异。乙醇（酒精）饮料品种较多，不同乙醇（酒精）饮料对肝脏所造成的损伤也有差别。饮酒方式也是酒精性肝损伤的影响因素，空腹饮酒较伴有进餐的饮酒方式更易造成肝损伤；相比偶尔饮酒和酗酒，每日饮酒更易引起严重的酒精性肝损伤。

3. 不同人群中乙醇对肝脏影响的差异

与男性相比，女性对乙醇（酒精）介导的肝毒性更敏感，表现为更小剂量和更短的饮酒期限就可能出现更重的酒精性肝病，也更易发生严重的酒精性肝炎和肝硬化。饮用同等量的乙醇（酒精）饮料，男女血液中乙醇水平明显有差异。种族、遗传、个体差异也是酒精性肝病的重要影响因素。汉族人群的酒精性肝病易感基因乙醇脱氢酶2、乙醇脱氢酶3和乙醛脱氢酶2的等位基因频率以及基因型分布不同于西方国家，可能是中国嗜酒人群和酒精性肝病的发病率低于西方国家的原因之一。此外，肝病并非发生于所有的饮酒者，提示酒精性肝病的易感性存在个体差异。

【诊断与鉴别】

一、中医诊断

1. 辨证要点

本病首辨疾病阶段。早期多属"伤酒""酒痞"阶段；中期多属"酒癖""酒疸"阶段；晚期多属"酒鼓"阶段。

其次辨虚实。早期以实证为主，以痰热多见；中期正气渐衰，脾虚气弱，多属虚实夹杂；晚期正气已衰，脾阳不振，肝肾阴虚，可见血瘀、痰蒙心窍等。

2. 病机辨识

酒属热毒之品，饮酒过量，酒热毒邪蕴积脾胃，熏蒸肝胆，而使脾升清降浊功能失调；脾胃受损，脾土不能正常运化水液，积而生痰，痹阻胸膈；胁络瘀血，或积于胁下，形成"酒积""酒癖"；久病累及肾脏，气化功能受损，不能蒸化水液，从而导致肝、脾、肾三脏功能失调，三焦气化失常，最终形成"酒鼓"。

二、西医诊断

1. 诊断

（1）临床表现：患者的临床表现因饮酒的方式、个体对乙醇的敏感性，以及肝组织损伤的严重程度不同而有明显的差异。症状一般与饮酒的量和酗酒的时间长短有关，患者可在长时间内没有症状和体征。

①酒精性脂肪肝：一般情况良好，常无症状或症状轻微，可有乏力、食欲不振、右上腹隐痛或不适，肝脏有不同程度的肿大。

②酒精性肝炎：临床表现差异较大，与组织学损害程度相关。常发生在近期（数周至数月）大量饮酒后，出现全身不适、食欲不振、恶心呕吐、乏力、肝区疼痛等症状，可有发热（一般为低热），常有黄疸，肝大并有触痛。严重者，可并发急性肝衰竭。

③酒精性肝硬化：发生于长期大量饮酒者，其临床表现与其他原因引起的肝硬化相似，以门脉高压为主要表现。可伴有慢性酒精中毒的其他表现，如精神神经症状、慢性胰腺炎等。

（2）辅助检查：

①实验室检查：

酒精性脂肪肝：可有血清天门冬氨酸氨基转移酶（AST）、丙氨酸氨基转移酶（ALT）轻度升高。

酒精性肝炎：具有特征性的酶学改变，即 AST 升高比 ALT 升高明显，AST/ALT 常大于 2，γ-谷氨酰转肽酶（GGT）、总胆红素（TBil）、凝血酶原时间（PT）和平均红细胞容积（MCV）等指标也可有不同程度的改变，联合检测有助于诊断酒精性肝病。

酒精性肝硬化：可出现白蛋白（ALB）下降，PT 和国际标准化比值（INR）延长；脾功能亢进时，可出现白细胞（WBC）、血小板（PLT）下降。

②超声检查：可见肝脏体积增大，近场回声弥漫性增强，远场回声逐渐衰退；肝内胆道结构不清，但肝内血管走向正常，对诊断脂肪肝帮助较大。肝硬化为小结节性肝硬化，肝左右叶比例失调，肝脏表面凹凸不平或呈波纹状，可有门脉高压表现。

③瞬时弹性成像：能通过 1 次检测同时得到肝脏硬度和肝脏脂肪变程度 2 个指标。受控衰减参数（CAP）测定系统诊断肝脏脂肪变的灵敏度很高，可检出仅有 5% 的肝脏脂肪变性，特异性高、稳定性好，且 CAP 诊断不同程度肝脏脂肪变的阈值不受慢性肝病病因的影响。瞬时弹性成像用于酒精性肝病进展期肝纤维化及肝硬化，肝脏硬度（LSM）临界值分别为 12.96kPa 及 22.7kPa。定期瞬时弹性成像监测，有利于患者预后评估。

④CT 检查：酒精性脂肪肝 CT 下可见肝脏弥漫性肝脏密度降低，肝/脾 CT 比值≤1.0，但＞0.7 者，为轻度脂肪肝；肝/脾 CT 比值≤0.7，但＞0.5 者，为中度脂肪肝；肝/脾 CT 比值≤0.5 者，为重度脂肪肝。早期肝硬化，肝脏形态改变不明显；晚期肝脏形态改变明显，表现为肝轮廓不规则，表面凹凸不平，肝体积缩小，肝裂增宽，左右叶比例失调，尾状叶增大。

（3）诊断标准：

①诊断条件

A. 饮酒史：有长期饮酒史，一般超过 5 年，折合乙醇量男性≥40g/d，女性≥20g/d；或 2 周内有大量饮酒史，折合乙醇量＞80g/d。但应注意性别、遗传易感性等因素的影响。乙醇量（g）换算公式 = 饮酒量（mL）×乙醇含量（%）×0.8。

B. 临床症状：为非特异性，可无症状，或有右上腹胀痛、食欲不振、乏力、体质量减轻、黄疸等症；随着病情加重，可有神经精神症状、蜘蛛痣、肝掌等表现。

C. 实验室检查：AST、ALT、γ-GGT、TBil、PT、MCV 和缺糖转铁蛋白（CDT）等指标升高。其中 AST/ALT＞2、GGT 升高、MCV 升高，为酒精性肝病的特点。

D. 其他辅助检查：肝脏 B 超、CT 检查、瞬时弹性成像有典型表现。

E. 排除其他原因的肝病：如病毒性肝炎以及药物中毒性肝损伤和自身免疫性肝病等。

满足 A + B + E + C 或 D，即可符合诊断。

②临床分型

酒精性脂肪肝：单纯性脂肪肝是酒精性肝病早期临床病理类型，临床症状为非特异性，常见体征为肝脏肿大、肝脏边缘变钝、质地柔软。实验室检查可有 GGT 不同程度升高，ALT、AST 可轻度升高，彩超提示脂肪肝表现。

酒精性肝炎：临床表现差异较大，与组织学损害程度相关。常发生在近期大量饮酒后，出现全身不适、食欲减退、恶心呕吐、乏力、腹泻、肝区疼痛等症状。可有低热、黄疸、肝大并触痛，严重者可导致肝衰竭。

酒精性肝硬化：常见体征有肝掌、蜘蛛痣、面部毛细血管扩张，可以门脉高压为主要表现，但脾大不如肝炎肝硬化常见。此外，可出现肝外器官酒精中毒损害，如酒精性心肌病、胰腺炎、骨骼肌萎缩、巨幼红细胞贫血等。可伴神经系统表现，如谵妄、周围神经病、韦尼克脑病等。

（4）并发症：

①食管 - 胃底静脉曲张出血：为本病常见并发症之一，表现为呕血、黑便，出血量大时可有血便，易出现休克及诱发肝性脑病。在出血 24 小时内，血流动力学稳定；急诊内镜检查（一般在入院 12 ~ 24 小时）可明确出血部位和病因，鉴别食管 - 胃底静脉曲张破裂出血、门脉高压性胃病或消化性溃疡引起的出血。

②自发性腹膜炎：酒精性肝硬化患者抵抗力下降，肝脏库普弗细胞功能减退，加之胃肠道淤血，肠道菌群移位，细菌易透过肠壁进入腹腔，引起感染，导致自发性腹膜炎。临床表现为腹痛、腹胀，可伴有发热、恶心呕吐、腹泻等症状，患者腹水增长迅速，查体可有腹肌紧张、压痛、反跳痛等腹膜刺激征表现。部分患者无典型的腹膜炎症状与体征，可表现为顽固性腹水、休克、肝性脑病等。主要致病菌为革兰阴性菌，如大肠埃希菌、克雷白杆菌。腹水细菌培养阳性，腹水检查多形核白细胞计数（PMN）$> 0.25 \times 10^9$/L。如能排除继发性感染，可诊断自发性腹膜炎。该并发症病情严重，早期临床诊断、病原学诊断及经验性的抗感染治疗十分关键。

③肝肾综合征：严重酒精性肝病患者病程后期可出现肝肾综合征（HRS），是以肾功能损伤、血流动力学改变和内源性血管活性物质明显异常为特征的一种综合征，肾脏无明显器质性病变。其特点为自发性少尿或无尿、氮质血症、低血钠、低尿钠。国际腹水协会诊断标准：有肝硬化、腹水；血清肌酐 $> 133 \mu$mol/L（1.5mg/dL），其中 1 型 HRS 在 2 周内血清肌酐成倍上升，$> 266 \mu$mol/L（2.5mg/dL）；停用利尿剂，使用白蛋白 [1g/（kg·d），最多 100g/（kg·d）] 扩容治疗 48 小时无应答；无休克，目前或近期没有使用肾毒性药物；没有肾脏结构性损伤迹象：无蛋白尿（<500mg/d），无微量血尿（每高倍视野 <50 个红细胞）；肾脏超声检查正常。

④肝性脑病：肝性脑病是由急、慢性肝功能严重障碍或各种门 - 体分流异常所致

的，以代谢紊乱为基础、轻重程度不同的神经精神异常综合征。最常见的诱发因素是感染，其次是消化道出血、电解质和酸碱平衡紊乱、大量放腹水、高蛋白饮食、低血容量、利尿、腹泻、呕吐、便秘，以及使用苯二氮䓬类药物和麻醉剂等。根据患者意识障碍程度、神经系统表现及测试，将肝性脑病自轻微的精神改变到深昏迷分为四期：前驱期、昏迷前期、昏睡期、昏迷期。

⑤肝细胞癌：患者出现肝大、肝区疼痛、有或者无血性腹水、无法解释的发热时，要考虑此病；血清甲胎蛋白持续升高而 ALT 正常，或 B 超提示肝占位时，应高度怀疑；CT 或 MRI 检查可明确。

2. 鉴别

（1）非酒精性脂肪性肝病（NAFLD）：指除外酒精和其他明确的损肝因素所致的肝细胞内脂肪过度沉积为主要特征的临床病理综合征，分原发性和继发性两大类，前者与胰岛素抵抗和遗传易感性有关，后者则由某些特殊原因所致。营养过剩所致体重增长过快和体重过重，肥胖、糖尿病、高脂血症等代谢综合征相关脂肪肝，以及隐源性脂肪肝均属于原发性非酒精性脂肪性肝病范畴；而营养不良、全胃肠外营养、减肥手术后体重急剧下降、药物/环境和工业毒物中毒等所致脂肪肝，则属于继发性非酒精性脂肪性肝病范畴。

（2）病毒性肝炎：由多种肝炎病毒引起的，以肝脏病变为主的一种传染病。主要有甲型、乙型、丙型、丁型、戊型这五种病毒性肝炎，通过相关病毒学指标检测可鉴别。

（3）药物性肝损伤：指由各类处方或非处方的药物、保健品、膳食补充剂及其代谢产物，乃至辅料等所诱发的肝损伤，发病前常有服药史。

（4）自身免疫性肝病：因体内免疫功能紊乱引起的一组特殊类型的慢性肝病，血清免疫球蛋白水平和自身抗体检测有助于诊断。必要时，通过肝脏活检进行病理诊断。

【治疗】

一、中医治疗

1. 治疗原则

酒精性肝病的病机演变复杂，临床症状变化多端，辨证治疗时要审时度势，灵活掌握，明辨虚实。确定疾病所处的发展阶段，根据患者表现出来的证候，拟订治疗方案。一般来说，早期宜清热利湿、疏肝利胆、化痰健脾为主；中期宜清肝利胆退黄、消瘀散结、健脾和胃；晚期宜活血化瘀、温补脾肾、利水消肿、涤痰开窍。要做到补虚不忘实，泻实不忘虚，有时要攻补兼施，才能体现中医辨证治疗的特点。

2. 辨证论治

（1）肝胆湿热证

症状表现：胁肋灼痛胀痛，或胁下有痞块，按之疼痛；目黄，小便黄，身黄，色鲜明如橘子色；发热，口苦，纳差，恶心呕吐，腹胀，大便或闭或溏。舌红，苔黄腻，脉弦数或弦滑。

病机分析：酒毒湿热内蕴，肝脾受损，痰浊内生，而致气血痰湿相互搏结于胁下停滞，可见胁肋灼痛、胀痛，日久成疾，形成痞块；湿热蕴结脾胃，熏蒸肝胆，致使肝失疏泄、胆汁外溢而发黄，其色鲜明；中焦运化失常，可见纳呆、呕恶、腹胀；热邪内盛或热结肠腑可致大便秘结；舌红，苔黄腻，脉弦数或弦滑皆湿热之象。

治疗方法：清热祛湿，利胆退黄。

代表方药：湿重者，用茵陈五苓散（《金匮要略》）。茵陈30g，茯苓15g，泽泻15g，猪苓15g，桂枝6g，白术15g。

热重者，用龙胆泻肝汤（《医方集解》）。龙胆草6g，黄芩10g，山栀子10g，泽泻15g，通草9g，车前子9g，当归10g，生地黄20g，柴胡10g，生甘草6g。

随症加减：黄疸较重者，加虎杖、秦艽、金钱草清热利胆退黄；热重于湿见高热烦躁者，加生石膏、知母、芦根、青蒿清热祛湿；湿重于热见脘痞纳呆者，加厚朴、苍术、砂仁燥湿行气；湿重呕逆者，加草豆蔻、佩兰芳化湿邪；若痰湿蒙蔽心包，症见神识昏蒙、时或谵语者，加用菖蒲、郁金化痰开窍。

（2）肝郁脾虚证

症状表现：胁肋胀痛，心情抑郁不舒，乏力，纳差，脘腹痞闷，便溏，舌淡红，苔薄，脉弦细或沉细。

病机分析：饮酒过度，邪聚中焦，伤及肝脾，脾胃失运，肝失疏泄，肝气失于条达，肝气郁滞，胁肋受阻，则见胀痛；因情志变化直接影响气机条达，故疼痛随情志变化而增减；肝气郁结，横逆乘脾，则见脘腹痞闷、食少嗳气、便溏；舌淡红，苔薄，脉弦细或沉细为肝郁脾虚之象。

治疗方法：疏肝理气，健脾化湿。

代表方药：柴苓汤（《丹溪心法附余》）加减。白术15g，茯苓15g，泽泻15g，柴胡10g，猪苓15g，薏苡仁30g，白蔻仁9g，冬瓜仁15g，枳椇子15g，甘草6g。

随症加减：胁痛重者，加川楝子、郁金行气止痛；肝胃不和，嗳气脘胀者，加竹茹、法半夏化痰和胃；腹胀纳差者，加炒麦芽、鸡内金助运消食；嗳腐吞酸者，加半夏、黄芩燥湿清热，降逆和胃。

（3）痰湿内阻证

症状表现：胁肋隐痛，脘腹痞闷，口黏纳差，困倦乏力，头晕恶心，便溏不爽，形体肥胖，舌淡红胖大，苔白腻，脉濡缓。

病机分析：酒毒之邪致肝脾受损，脾失健运，肝失疏泄，致痰湿内生，气机阻滞，胃气不降，脾气不升，升降失常而致胃脘痞塞、纳呆乏力、困倦头晕；痰湿阻滞于胃，可见恶心、不思饮食；脾胃失运，痰湿不化，可见形体肥胖、舌淡红胖大、苔白腻、脉濡缓。

治疗方法：健脾利湿，化痰散结。

代表方药：二陈汤（《太平惠民和剂局方》）合三仁汤（《温病条辨》）加减。陈皮 15g，半夏 9g，茯苓 15g，白术 15g，薏苡仁 30g，厚朴 10g，白蔻仁 10g，海蛤粉 15g，冬瓜仁 15g，枳椇子 15g，甘草 6g。

随症加减：痞满恶心加苍术、竹茹燥湿化痰；热重口苦者，加黄芩、黄连清热祛火；湿重身困者，加藿香、佩兰芳香化湿；腹胀纳差者，加炒麦芽、鸡内金消食助运。

（4）痰瘀互结证

症状表现：胁肋刺痛，乏力，纳差口黏，脘腹痞闷，胁下痞块，便溏不爽，舌胖大瘀紫，苔白腻，脉细涩。

病机分析：酒湿浊毒，蕴而不化，聚而成痰，气、血、痰与酒热湿毒相互搏结，气滞血瘀，聚而成痞，停于胁下，可见胁下痞块、胁肋刺痛；脾胃运化失司，痰湿内阻，气机不利，可见脘腹痞闷、纳差口黏，便溏不爽；舌胖大瘀紫，苔白腻，脉细涩乃痰瘀互结之象。

治疗方法：健脾化痰，活血化瘀。

代表方药：二陈汤（《太平惠民和剂局方》）合大瓜蒌散（《杂病源流犀烛》）、酒积丸（《医学纲目》）加减。木香 9g，枳实 10g，砂仁 6g，杏仁 9g，黄连 6g，陈皮 12g，半夏 9g，茯苓 15g，枳椇子 15g，薏苡仁 30g，苍术 12g，白蔻仁 10g，瓜蒌 15g，红花 10g，冬瓜仁 15g，甘草 6g。

随症加减：胁肋疼痛明显，加延胡索、佛手理气止痛；烦热口干者，加牡丹皮、赤芍、山栀清热除烦；口黏厌食，加苍术、草果仁燥湿化痰。

（5）肝肾不足证

症状表现：胁肋隐痛，胁下痞块，腰膝酸软，目涩，头晕耳鸣，失眠，午后潮热，盗汗，男子遗精或女子月经不调，舌质紫黯，脉细或细数。

病机分析：疾病迁延不愈，或纵酒不节，气血日久未化，肝脾长期失调，连及肾脏，肝、脾、胃、肾俱损，肝络失养，瘀血内阻，可见胁肋隐痛、胁下痞块；肝肾不足，精亏血虚，可见腰膝酸软、目涩、头晕耳鸣；气阴亏耗，阴虚内热，可见午后潮热、盗汗等；舌质紫黯，脉细或细数为肝肾不足，瘀血内阻之象。

治疗方法：滋补肝肾，化瘀软坚。

代表方药：一贯煎（《柳洲医话》）合膈下逐瘀汤（《医林改错》）加减。当归 10g，生地黄 15g，沙参 15g，麦冬 15g，桃仁 10g，牡丹皮 15g，赤芍 15g，泽兰 15g，红花 10g，浙贝母 10g，冬瓜仁 15g，炒山药 30g，薏苡仁 30g，枳椇子 15g，甘草 6g。

随症加减：腰酸畏光者，加女贞子、旱莲草、枸杞养肝补肾；骨蒸潮热者，加地骨皮、白薇退热除蒸；心烦失眠者，加五味子、酸枣仁、丹参养心安神；口干口渴者，加天花粉、玉竹、乌梅养阴益胃。

（6）瘀血内结证

症状表现：胁肋胀痛，胁下积块渐大，按之较韧；饮食减少，体倦乏力，面黯无华，女子或见经闭不行。舌质紫黯，或见瘀点瘀斑，脉弦滑或细涩。

病机分析：气血同病，肝脾两伤，痰瘀毒热胶结，如油入面，缠绵难愈，正气渐虚，可见食少乏力、面黯无华；气血痰互结，纵酒日久，酒湿浊毒蕴而不化，聚而为痰，痰阻气滞，血脉瘀阻，渐致气滞血瘀，气、血、痰相互搏结，结为积块，滞于胁下，逐渐增大；舌质紫黯，或见瘀点瘀斑，脉弦滑或细涩皆瘀血之征象。

治疗方法：健脾化瘀，软坚散结。

代表方药：水红花子汤（验方）合三仁汤（《温病条辨》）加减。水红花子10g，黄芪15g，泽兰15g，鸡内金12g，郁金12g，丹参15g，川牛膝15g，马鞭草15g，炒山药20g，浙贝母10g，白蔻仁10g，海蛤粉15g，冬瓜仁15g，薏苡仁30g，甘草6g。

随症加减：胸胁刺痛者，加桃仁、红花、延胡索化瘀理气；胁下积块者，加鳖甲、土鳖虫软坚散结；气虚乏力者，加人参、黄芪益气补中。

3. 其他疗法

（1）中成药

①垂盆草片

药物组成：由垂盆草干浸膏组成。

功能主治：清利湿热，解毒。用于湿热黄疸，小便不利，痈肿疮疡；以及急、慢性肝炎见上述证候者。

用法用量：口服，一次6片，一日3次。

②肝胆双清颗粒

药物组成：熊胆粉、半枝莲、女贞子、沉香等八味中药。

功能主治：清热利胆，调理气血。适用于肝胆湿热，气血不调所致的胁肋隐痛、口干口苦、食少乏力等症的辅助治疗。

用法用量：口服，一次1袋，一日2~3次。

③逍遥丸

药物组成：柴胡、当归、白芍、炒白术、茯苓、炙甘草、薄荷、生姜。

功能主治：疏肝健脾。用于肝郁脾虚所致的郁闷不舒、胸胁胀痛、头晕目眩、食欲减退、月经不调。

用法用量：口服。一次6~9g，一日1~2次。

④强肝胶囊

药物组成：茵陈、板蓝根、当归、白芍、丹参、郁金、黄芪、党参、泽泻、黄精、地黄、山药、山楂、六神曲、秦艽、甘草。

功能主治：清热利湿，补脾养血，益气解郁。用于慢性肝炎、早期肝硬化病、脂肪肝、中毒性肝炎者。

用法用量：口服，一次5粒，一日2次。

⑤复方鳖甲软肝片

药物组成：制鳖甲、莪术、赤芍、当归、三七、党参、黄芪、紫河车、冬虫夏草、板蓝根、连翘。

功能主治：软坚散结，化瘀解毒，益气养血。用于慢性乙型肝炎肝纤维化，以及早期肝硬化属瘀血阻络、气血亏虚兼热毒未尽证者。症见：胁肋隐痛或胁下痞块，面色晦黯，脘腹胀满，纳差便溏，神疲乏力，口干且苦，赤缕红丝等。

用法用量：口服，一次 4 片，一日 3 次。

（2）验方

葛花解醒汤：葛花、木香、砂仁、茯苓、猪苓、人参、白术、白豆蔻、青皮、陈皮、神曲、干姜、泽泻。上药共研极细末，每次用米汤或白开水调服，亦可水煎服。功能化酒祛湿，温中和胃。用于饮酒过度，湿伤脾胃者。

（3）外治疗法

①膏药：芒硝粉 1.5g，甘遂末 0.5g，冰片粉 0.5g。上药混合均匀后，取适量，醋调成丸，敷脐上，用纱布覆盖，胶布固定，4~6 小时后取下，每日 1 次。用于湿热为主腹水者。

②中药灌肠：茵陈 30g，大黄 10g，赤芍 20g，薏苡仁 30g，茯苓 30g，柴胡 12g，紫草 15g，浓煎取汁 100mL。患者取左侧屈膝卧位，臀部抬高 10cm，使用液状石蜡润滑灌肠管及肛周皮肤，将灌肠管从肛门轻轻插入直肠，深度 15~20cm，治疗药物温度以 39~41℃ 为宜，液面距肛门 40~60cm，将药液缓慢滴入，在肠道内保留 1~2 小时。

（4）针灸疗法

①体针：选肝俞、脾俞、胃俞、阴陵泉、足三里、阳陵泉、支沟等穴。背俞穴选用 1 寸毫针，余穴选用 1.5 寸毫针，平补平泻。每日 1 次，10 次为 1 个疗程。穴位加减：肝郁气滞者，加太冲、行间，用泻法；痰湿困脾者，加公孙、商丘，用泻法；瘀血内阻者，加血海、地机，用泻法；肝肾两虚者，加太溪、照海、复溜，用补法。每次取 1~2 个穴位，留针 30 分钟，每周 3 次，治疗 3~6 个月。

②隔姜灸：针对脾虚为主，选神阙、水分、水道、关元、天枢穴。生姜切片，厚 2~3cm，直径 3cm，中间扎孔。将艾炷放置姜片上，置上述穴位施灸。每日 1 次，每次 5 壮，7 日为 1 个疗程。

（5）药膳疗法

①赤小豆玫瑰粥：玫瑰花 30g，赤小豆 60g，粳米 100g，将玫瑰花、赤小豆洗净和粳米一起常法煮粥，每日早晚温热服食。用于肝气郁结，内有湿邪者。

②佛手香橼汤：佛手、香橼各 6g，白糖适量。佛手、香橼加水煎，去渣取汁加白糖调匀，每日 2 次。功能疏肝解郁，理气化痰。用于肝郁气滞型者。

③调肝祛脂茶：丹参 30g，山楂 20g，决明子 15g，水煎代茶饮，每次适量。功能化痰消瘀。用于痰瘀内阻者。

④丹参陈皮膏：丹参 100g，陈皮 30g，蜂蜜 100mL。丹参、陈皮加水煎，去渣取浓汁，加蜂蜜收膏。每次 20mL，每日 2 次。功能活血化瘀，行气祛痰。用于气滞血瘀型脂肪肝者。

二、西医治疗

1. 治疗原则

戒酒和营养支持，减轻酒精性肝病的严重程度，改善已存在的继发性营养不良和对症治疗酒精性肝硬化及其并发症。

2. 一般治疗

（1）戒酒：完全戒酒是酒精性肝病最主要和最基本的治疗措施。戒酒可改善预后及肝损伤的组织学，降低门静脉压力，延缓纤维化进程，提高所有阶段酒精性肝病患者的生存率。

（2）营养支持：酒精性肝病患者需良好的营养支持，应在戒酒的基础上提供高蛋白、低脂饮食，并注意补充 B 族维生素、维生素 C、维生素 K 及叶酸。酒精性肝硬化患者主要补充蛋白质、热量的不足，重症酒精性肝炎患者应考虑夜间加餐（约700kcal/d），以防止肌肉萎缩，增加骨骼肌容量。韦尼克脑病症状明显者，及时补充B 族维生素。

3. 药物治疗

（1）加速乙醇清除：美他多辛可加速乙醇（酒精）从血清中清除，有助于改善乙醇（酒精）中毒症状、乙醇（酒精）依赖以及行为异常，从而提高生存率。

（2）改善肝脏功能：S-腺苷蛋氨酸治疗，可以改善酒精性肝病患者的临床症状和血清生物化学指标。多烯磷脂酰胆碱可延缓组织学恶化的趋势。甘草酸制剂、水飞蓟宾类和还原型谷胱甘肽等药物有不同程度的抗氧化、抗炎、保护肝细胞膜及细胞器等作用，临床应用可改善肝脏生物化学指标。双环醇治疗可改善酒精性肝损伤，但不宜同时应用多种抗炎保肝药物，以免加重肝脏负担及因药物间相互作用而引起不良反应。

（3）激素使用：糖皮质激素可改善重症酒精性肝炎患者 28 天的生存率，但对 90 天及半年生存率改善效果不明显。主要机制是通过抑制 NF-κB 转录活性进而抑制以肿瘤坏死因子-α（TNF-α）为主的多种炎症因子的转录，抑制肝细胞的炎症反应。泼尼松龙 40mg/d，7 天后如果 Lille 评分 <0.45，可继续激素治疗 3 周，2 周内逐步撤药；如果 7 天后 Lille 评分 >0.45，提示预后不良，合适的患者应尽早考虑肝移植。感染和消化道出血是激素应用的禁忌证。

4. 手术治疗

严重酒精性肝硬化患者可考虑肝移植。早期的肝移植可以提高患者的生存率，但要求患者肝移植前戒酒 3~6 个月，并且无其他脏器的严重酒精性损害。

【预防调护】

一、饮食注意

在戒酒的基础上给予高热量、高蛋白、低脂饮食。从事轻度活动、体重在正常范围内的脂肪肝患者，每日供给 30~35kcal/kg，以防止体重增加，避免加重脂肪堆积。对于肥胖或超重者，每日供给 20~25kcal/kg，控制或减轻体重，争取达到理想或适宜体重。供给充足的蛋白质，占总热量的 15%~20% 为宜，并保证一定量的优质蛋白。脂肪建议每天给予 50g 左右，不应超过总热量的 30% 为宜。植物油含有的谷固醇、豆固醇和必需脂肪酸，有较好的趋脂作用，可阻止或消除肝细胞的脂肪变性，对治疗脂肪肝有益。对含胆固醇高的食物应做适当限制，补充足够的维生素、矿物质和微量元素。

二、生活注意

保持充足睡眠和良好的心情。根据自己的体力和耐力，选择合适的体育运动。劳逸结合，适当活动，但不能过度劳累。

【名医经验】

一、李振华

1. 学术观点

（1）病机认识：积聚是以正气亏虚，脏腑失和，气滞、血瘀、痰浊蕴结腹内为基本病机，以腹内结块，或胀或痛为主要临床特征的一类病证。积证多为血瘀，固定不移，胀痛或刺痛；聚证多为气聚，时聚时散，攻窜胀痛。聚证病在气分，以疏肝理气、行气消聚为基本治则，重在调气；积证病在血分，以活血化瘀、软坚散结为基本治则，重在活血。

（2）治法心得：

①积证初期：病邪初起，正气尚强。对初期的治疗，应在正气不虚的情况下着重于攻，采用理气活血、通络消积之药，急速治疗；但切不可攻伐无度，而应适可而止，待积消后，选用六君子之类以善其后。

②积证中期：气结血瘀，正气渐虚。对于中期的治疗，活血化瘀虽当首用，而扶正健脾亦当重视；否则，徒以大剂猛剂专攻其积，则益损正气，使积反愈甚，以致转向末期，而终属难治。同时，积至中期，非一朝一夕所致，故在运用攻邪破积药时，切应注意法度，攻、补贵在适宜，不可急于求成，单重于攻，反致伤正，则欲速而不达。

③积证末期：邪盛正衰，脾气虚损，精血亏耗，病势日趋严重。在治疗时，不仅要看到邪实，更须着眼于正虚。诚然，有形之积非攻不去，但妄行攻伐，则正气愈虚，血瘀更甚，又复加重其积。因此，本证首当补虚扶正，配以祛邪消积，取"强主可助逐寇"之意。

2. 经典医案

李某，男，38岁。

首诊：1991年5月4日。

主诉：两胁胀痛10年，左胁下积块伴隐痛2年。

现病史：患者10年前因饮酒过量出现两胁胀痛、胸脘痞满、纳差，于某医院就诊，经B超及肝功能检查确诊为慢性肝炎，给予葡醛内酯片、云芝肝泰颗粒、肌苷注射液等药物治疗，病情好转出院，但以后每因情志不遂或饮酒过量而病情加重；2年前左胁下按之有积块，伴隐痛。1个月前于某医院行B超检查示：肝右叶缩小，肝表面不光滑，有结节状改变，脾厚65mm，脾静脉内径11mm，门静脉内径15mm。现症：左胁下按之有积块，腹胀纳差，嗳气，身倦乏力，齿衄，大便溏薄、2~3次/日，面色晦黯，形体消瘦，舌质黯淡、体胖大、边见齿痕，苔白稍腻，脉弦细。

临证思路：本例患者素有慢性肝炎，脏腑失和，气机阻滞，瘀血内停，脉络受阻，结而成块，故胁下按之有积块；肝郁侮脾，脾气虚弱，故见腹胀、纳差、便溏。本例属于中医积证，辨证为脾虚肝郁、气血瘀阻。治宜健脾疏肝，理气活瘀。方予逍遥散加减。

选方用药：当归10g，炒白芍15g，白术10g，茯苓15g，柴胡5g，香附10g，砂仁8g，郁金10g，青皮10g，乌药10g，穿山甲10g，鳖甲20g，薏苡仁30g，泽泻10g，焦三仙各12g，甘草3g。共12剂，每日1剂，水煎服。

用药分析：方中当归、白芍养血柔肝；白术、茯苓、甘草培补脾土；柴胡、香附、青皮、乌药疏肝理气解郁；砂仁理中和胃；穿山甲、鳖甲活血祛瘀，软坚散结；薏苡仁、泽泻健脾利湿；焦三仙消食和胃。

二诊：精神转佳，腹胀、纳差、嗳气减轻，乏力，偶有齿衄，舌质淡黯，体胖大，苔薄白，脉弦。上方去青皮；加延胡索10g，土鳖虫10g，牡蛎15g。继服12剂。

用药分析：二诊气滞症状稍解，血瘀症状仍存，故去青皮，加延胡索、土鳖虫、牡蛎，以加强活血化瘀、软坚散结之力。诸药合用，则肝郁得疏，气血畅行，瘀散积消。

此后又宗上方加减调治2个月，患者诸症消失，复查B超，提示脾厚43mm。守方加减继服，以善后调治。

二、徐景藩

1. 学术观点

（1）病机认识：肝硬化病位主要在肝、脾，涉及肺、肾。病理因素以湿热为主，可兼有气滞血瘀。肝病伐脾有古训，脾虚肝郁是主因。脾胃虚弱，不仅可以导致肝木乘侮，而且脾气衰败，土败木贼，脾不制水，水湿泛滥而成水肿。肝肾乙癸同源，所以病久可以及肾，肾关开阖不利，水湿不化，则胀满愈甚。脾与肺是母子关系，土不生金，可以导致肺气肺阴亏虚，脾失健运，痰湿内生，上贮于肺，则肺失宣肃。

（2）治法心得：治疗早期宜调肝疏柔养清，运脾化湿宣泄。肝肾乙癸同源，肝病日久可以及肾，导致肾元亏虚，后期可佐以滋肾之品。

2. 经典医案

杨某，男，54岁。工程行政干部。

首诊：1990年8月20日。

主诉：右胁隐痛反复3年余。

现病史：患者平素工作较忙，3年来应酬频繁，常饮白酒，并常醉酒，渐致右胁隐痛，神倦乏力，食欲欠振，口干欲饮，夜寐多梦。多次查肝功能，示白球蛋白比例为1:1，蛋白电泳示γ球蛋白30%左右，乙型肝炎抗原抗体均阴性，B型超声检查提示肝硬化征象。面部微红，略有红缕。舌质红，苔薄净，诊脉细弦。

临床思路：患者病属胁痛，析其病机，由劳倦饮酒过量，郁热伤肝，气滞失疏，肝阴不足所致。治以解醒清热，滋养肝阴，佐以行气。

选方用药：葛花10g，枳椇子10g，水牛角15g，白茅根30g，生甘草5g，炒当归10g，杭白芍15g，枸杞子15g，川石斛10g，延胡索10g，砂仁1.5g，炙鸡内金10g。14剂，每日1剂，水煎服。

用药分析：本例患者病因与饮酒有关，酒毒伤于肝，热伤于阴，故先参以解醒，取葛花与枳椇子二味；肝为藏血之脏，酒性辛热而善入血分，故常从清营凉血考虑而选用水牛角。同时配以当归、白芍、枸杞子养肝滋肾，石斛滋阴清热，延胡索理气止痛。

二诊：服药7剂后，右胁痛减轻，食欲改善，唯仍觉口干欲饮水。酒毒大热易伤阴津，先予解醒，后补其虚。原方去砂仁，改川石斛为15g，加玉竹15g，再服14剂。药后右胁疼痛渐除，口干减而未消，舌质红，苔薄，脉细弦。酒毒渐去，肝阴未复，予一贯煎加减善后。

三、钱英

1. 学术观点

（1）病机认识：由于饮酒太过，加之饮食不节、情志不畅，肝气郁结，失于条达疏泄，横犯脾胃，脾失健运，胃失受纳，酒毒湿热蕴结中焦，阻遏气机；气滞日久，血行不畅，瘀血内停；气血、湿热、酒毒相互搏结日久，邪进正衰，肝脾失调，中焦脾胃受纳失常，运化无力，气血生化乏源，肾脏失养，肝、脾、肾诸脏功能失调，三焦气化不利，津液输布失常，可致水湿内生。

（2）治法心得：治疗慢性肝炎立足于调补养育，首重脾、胃、肝、肾，故治肝之诀窍，当补中健脾；肝体阴而用阳，肝病日久必伤肝阴，"肝为藏血之脏"，故顾护肝阴又以养肝血为先；肝阴虚，日久必累肾阴不足，故治肝病欲取事半功倍之效，必须时时注意滋养肾阴。创立"截断逆挽法"治疗慢性重型肝炎，抓紧早期治疗，采取果断措施和特殊功效方药，直捣病巢，迅速祛除病因，快速控制病情。

2. 经典医案

路某，男，44岁。

首诊：2004年6月18日。

主诉：肝区不适2周。

现病史：2004年4月查体时，B超发现肝内占位性病变性质不明，脂肪肝。既往大量饮酒史20年。刻下症：肝区痛；舌质黯紫，舌苔薄白；脉沉细。西医诊断：酒精性肝硬化。中医诊断：肝积。

临床思路：中医辨证属肝肾阴虚，血瘀阻络。治疗宜益气养阴，通络解毒。

选方用药：生黄芪30g，莪术6g，水红花子10g，蛇舌草30g，丹参20g，叶下珠20g，槲寄生20g，苦参20g，郁金10g，白英5g。14剂，2日1剂，水煎服。

用药分析：方中以黄芪、槲寄生益气，补益肝肾；莪术、丹参、郁金、水红花子活血祛瘀通络，同时给予叶下珠、苦参、蛇舌草、白英清热解毒。

二诊：偶有肝区痛，乳房肿胀，眠差梦多；舌质红，有瘀斑，苔干白少津。患者病久，肝肾不足，肝经有热。治以滋阴凉肝，软坚散结。

处方用药：生地黄 20g，麦冬 15g，玄参 18g，牡丹皮 12g，当归 10g，枸杞子 10g，王不留行 10g，龙胆草 6g，莲子芯 6g，生牡蛎 30g，鸡内金 20g，路路通 10g。14 剂，日 1 剂，水煎服。

该患者最后来诊时病情稳定，未有肝癌。2006 年 6 月随访，生活自理，肝功能基本正常。

（赵文霞　刘江凯）

参考文献

[1] 中华医学会肝病学分会脂肪肝和酒精性肝病学组. 酒精性肝病防治指南（2018）[J]，实用肝脏病杂志，2018，21（2）：170 – 175.

[2] 全国酒精性肝病调查协作组. 全国酒精性肝病的多中心调查分析 [J]. 中华消化杂志，2007，27（4）：231 – 234.

[3] 中华医学会肝病学分会. 肝硬化腹水及相关并发症的诊疗指南 [J]. 临床肝胆病杂志，2017，33（10）：158 – 174.

[4] 刘阳，迟宝荣. 酒精性肝硬化 237 例临床分析 [J]. 吉林医学，2004（4）：40 – 42.

[5] 王辉，王江滨. 肝炎病毒感染与酒精性肝硬化关系的研究 [J]. 白求恩医科大学学报，1998，24（6）：652 – 653.

[6] Wang F S, Fan J G, Zhang Z, et al. The global burden of liver disease: the major impact of China [J]. Hepatology, 2014, 60 (6): 2099 – 2108.

[7] Becker U, Gr o nbaek M, Johansen D, et al. Lower risk for alcohol – induced cirrhosis in wine drinkers [J]. Hepatology, 2002, 35 (4): 868 – 875.

[8] Jiang H, Livingston M, Room R, et al. Alcohol consumption and liver disease in Australia: a time series analysis of the period 1935 – 2006 [J]. Alcohol, 2014, 49 (3): 363 – 368.

[9] Lu X L, Luo J Y, Tao M, et al. Risk factors for alcoholic liver disease in China [J]. World J Gastroenterol, 2004, 10 (16): 2423 – 2426.

[10] Yu C, Li Y, Chen W, et al. Genotype of ethanol metabolizing enzyme genes by oligonucleotide microarray in alcoholic liver disease in Chinese people [J]. Chin Med J (Engl), 2002, 115 (7): 1085 – 1087.

[11] 李东垣. 兰室秘藏 [M]. 北京：人民卫生出版社，2005.

[12] 王佳薇，王邦才. 王邦才治疗酒精性肝病经验浅析 [J]. 浙江中医杂志，2015，50（10）：723.

[13] 肖朝阳，徐秀梅. 酒精性肝病中医药研究进展 [J]. 河南中医，2005，25（3）：77.

[14] 叶永安，田德禄. 酒精性肝病中医认识初探 [J]. 中国医药学报，1997，12（5）：8 – 10.

[15] 金清明. 酒精性肝病的中医辨治及临床分析 [J]. 现代诊断与治疗，2013，23（18）：4127 – 4128.

[16] 孙劲晖，赵鲲鹏，孙岸弢. 酒精性肝病治疗思路阐要 [J]. 中医药学报，2012，40

(1)：1-4.

[17] 金容炫，张浩，田德禄．田德禄教授治疗酒精性肝病的临床经验 [J]．中国中医基础医学杂志，2003，9 (8)：66-67.

[18] 于鲲，郭淑云．国医大师李振华教授辨治积聚经验 [J]．中医研究，2016 (7)：25-27.

[19] 贺兴东．当代名老中医典型医案集·内科分册（中册）[M]．北京：人民卫生出版社，2009.

[20] 顾雄华．钱英教授治疗肝病经验举隅 [J]．光明中医，2002，17 (4)：33-34.

[21] 徐景藩．徐景藩脾胃病临证经验集萃 [M]．2版．陆为民，徐丹华，罗斐和整理．北京：科学出版社，2015.

[22] 叶柏，陈静．国医大师徐景藩诊治肝硬化经验撷要 [J]．辽宁中医杂志，2013，40 (6)：1093-1094.

[23] 张琪，张佩青．中国百年百名中医临床家丛书·国医大师卷·张琪 [M]．北京：中国中医药出版社，2003.

第五节　自身免疫性肝炎

【概述】

自身免疫性肝炎（autoimmune hepatitis，AIH）是一种由针对肝细胞自身免疫反应所介导的肝脏实质炎症，以血清自身抗体阳性、高免疫球蛋白 G（IgG）和（或）γ-球蛋白血症、肝组织学特征性改变，包括界面性炎症、汇管区淋巴浆细胞的浸润、肝细胞穿入现象和玫瑰花结样变以及对免疫抑制剂治疗应答为特点。AIH 罕有自愈可能，若不用药物加以干预治疗，最终会向肝硬化方向发展，出现肝性脑病、食管静脉曲张破裂出血等严重并发症。女性易患 AIH，男女比例约为 1∶4。AIH 呈全球性分布，可发生于任何年龄段，但大部分患者年龄大于 40 岁。最近，我国开展的一项全国范围内的回顾性调查（入选患者年龄大于 14 岁）发现，AIH 的峰值年龄为 51 岁（范围：14~77 岁），89% 为女性患者。北欧白人的平均年发病率为（1.07~1.9）/10 万，患病率为 16.9/10 万。亚太地区的患病率为（4~24.5）/10 万，年发病率为（0.67~2）/10 万。目前，我国尚缺乏 AIH 流行病学的研究数据。根据不同的自身免疫抗体，AIH 可以分为 1 型 AIH 和 2 型 AIH。在中医学中，没有 AIH 的相应病名，一般根据 AIH 患者的临床表现确定。AIH 常以乏力、黄疸、皮肤瘙痒、肝区疼痛、肝脾肿大等为临床表现，可将其归属为"胁痛""黄疸"等范畴，后期则属于中医"鼓胀""肝积"范畴，病位在肝、胆，涉及脾、肾。

【病因病机】

一、中医认识

1. 致病因素

（1）情志不遂：若情志不舒，或抑郁，或暴怒气逆，均可导致肝脉不畅，肝气郁结，气机阻滞，不通则痛，发为胁痛。如《金匮翼·胁痛统论》说："肝郁胁痛者，悲哀恼怒，郁伤肝气。"肝气郁结，日久有化火、伤阴、血瘀之变。

（2）饮食不节：饮食饥饱失常或嗜酒过度，皆能损伤脾胃，以致运化功能失职，湿浊内生，随脾胃阴阳盛衰或从热化或从寒化，熏蒸或阻滞于脾胃肝胆，致肝失疏泄；酒湿浊气蕴结中焦，土壅木郁，肝气郁结，肝络不通，肝体失却柔润；气滞血阻，气滞、血瘀、水湿三者相互影响，导致水停腹中。

（3）药毒侵袭：古代医家很早就提出了"药毒"一说。《神农本草经》将所载365种药物分为上品、中品、下品，将"药毒"定义为药物的四气五味等偏胜之性，特指出"下品"之药久服伤人。《诸病源候论》云："凡药物云有毒及大毒者，皆能变乱，于人为害，亦能杀人。"其"药毒"含义与现今类似，指药物毒性及毒副作用。除药物本身的毒副作用外，失治误治等施治不当也是药毒伤肝的一个重要病因。《金匮要略》中"病黄疸，发热烦喘，胸满口燥者，以病发时，火劫其汗，两热所得"及《伤寒贯珠集》中"经曰不宜下而更攻之，诸变不可胜数……或胁痛发黄"等均论述了误治、失治伤及肝胆所致疾病。

（4）禀赋不足：素体脾胃虚弱，或劳倦过度，脾伤失运，气血亏虚，久之肝失所养；脾阳不足，湿由内生而从寒化，寒湿阻滞中焦，均可使胆液受阻，不循常道；肝阴不足，素体肾虚，可使精血亏损，导致水不涵木，络脉失养；脾虚则运化失职，清气不升，清浊相混，水湿停聚，肾虚则膀胱气化无权，水不得泄而内停。

2. 病机

AIH是内外因素共同作用的产物，外因与情志不遂、饮食不节、药毒等有关，内因为先天禀赋不足所致。病位在肝、胆，涉及脾、肾。基本病机为本虚标实，虚实夹杂。实者以气滞、血瘀、湿热、痰浊为主，虚者以肝阴不足或肝肾精血亏损为主。在病机演变过程中，常见由气及血，即由气滞发展为血瘀，致气血同病，或由实转虚而致虚实夹杂。机体素虚，正气不足，内邪滋生，成为AIH发病的前提；病程漫长，中焦虚弱，气血亏乏，脾失健运，而致水湿内蕴，日久郁而生热，湿热相搏，壅塞肝经，湿热交阻，蕴结中焦，熏蒸肝胆，发为黄疸；情志不调，肝郁气滞，疏泄失司，气阻络痹，胁痛由作；肝失疏泄，肝气郁滞，气滞日久，血行不畅，皆可使瘀血停著，阻塞脉络血瘀阻络，结成肝积；肝肾同源，久病及肾，精气亏损，肝体失养。肝、胆、脾、肾脏俱受损，气、血、水瘀积腹内，最终腹部胀大如鼓、皮色苍黄、腹壁脉络暴露，发为鼓胀。

二、西医认识

1. 遗传易感性

早在1965年，Mackay就提出AIH可能存在遗传基础，目前的研究多关注人类白细胞抗原基因的研究。在人类白细胞抗原中被发现的人类淋巴细胞抗原（human leucocyte antigen，HLA），又称为主要组织相容性复合物（major histocompatibility complex，MHC），其在自身免疫相关性疾病的发病机制中扮演着重要角色。MCH/HLA主要位于第6号染色体，为等位基位型，按照 HLA 复合体在染色体上的排列分三类基因，其中 HLA - Ⅱ 类上的 DR、DQ 区与自身免疫性疾病密切相关。有文献报道：HLA - DR 区是 AIH 易感基因主要定位区。然而在不同地区、不同民族之间，遗传基因的易感性也不尽相同。最近的研究表明，1 型 AIH 有很强的遗传易感性，2 型 AIH 的遗传易感基因并不十分明确。

2. 病毒感染

AIH 较少与其他非自身免疫性肝病合并存在，但有证据显示某些类型的病毒，如甲肝病毒、EB 病毒、单纯疱疹病毒、麻疹病毒和巨细胞病毒等可能是本病的引发因素。

3. 药物因素

有一定基因易感性的患者在服用某些种类的降脂药、抗结核药、非甾体消炎药如替尼酸、肼屈嗪、酚丁、双氯芬酸、干扰素 α（IFN - α）、干扰素 γ（IFN - γ）、阿托伐他汀、甲基多巴、匹莫林、米诺环素、吲哚美辛或某些中药后，因肝脏细胞色素酶遗传差异造成肝脏对药物代谢能力下降，服用多种结构类似的药物可产生交叉反应，在造成肝脏损伤的同时诱导自身抗体产生，部分患者可能由于药物的诱发作用进一步形成 AIH。关于药物引发的自身免疫性肝损害，临床上提出了三个概念，即 AIH 合并药物性肝损伤、药物诱发的 AIH、免疫介导的药物性肝损伤，其鉴别较为困难。在国外，药物诱导自身免疫性肝炎（drug induced autoimmune hepatitis，DIAIH）占自身免疫性肝炎总量的比例为9% ~ 17%。

4. 环境因素

除了病毒及药物诱发的因素以外，环境中的病原体如细菌、化学物质、毒物等与自身免疫反应也有密切的关系，具体的发病机制现在还不完全清楚。

【诊断与鉴别】

一、中医诊断

1. 辨证要点

（1）辨脏腑：肝为将军之官，喜条达恶抑郁，常因外感疫毒，情志所伤，出现肝气郁滞表现；肝病以脾胃受害者为多，脾主运化，易受湿邪困阻而致运化失常，中焦转枢不足，气机阻滞。肝病初期，多由湿热阻滞脾胃，壅塞肝胆，出现各种症状和体征，如黄疸、腹胀、胁痛等。肝病迁延之中后期，则可出现五心烦热、头晕目眩、大便溏薄、焦虑抑郁、食少纳呆、神疲懒言、体倦乏力等肝肾阴虚、脾肾阳虚症状。

（2）辨气血：肝体为阴，为血脏，湿热日久，耗气伤阴，导致肝脏阴血不足。反之，脏器功能的盛衰又与气血的盛衰密切相关，气血亏虚则整体功能衰退，气血充实则整体功能旺盛。

（3）辨三焦：黄疸发病的病机特点是湿热，首先侵犯脾胃，使其升清降浊的功能失常，枢机不利，壅塞肝胆，胆汁不循常道而出现。再从病位上分析，可归纳为：湿热偏于中上二焦、偏于中下二焦、弥漫三焦。中上二焦者，可见头晕胸闷、心烦；偏于中下二焦者，可兼见小便短赤、尿道灼痛、大便干结或溏薄、黏滞不爽；湿热弥漫三焦多见于病情较重的急黄、瘟黄，可表现为高热、神昏、谵语、抽搐等危候。

2. 病机辨识

AIH 病位主要在于肝、胆，涉及脾、肾。病因主要为禀赋不足、情志不遂、饮食不节或服药不当所致，而肝郁脾虚、本虚标实为其核心病机。先天禀赋不足或劳伤脾胃，湿邪内生，湿从热化，湿热蕴结肝胆，熏蒸胆汁外溢，则身目及小便发黄；阻滞气机，则胁肋疼痛；迫血妄行，则齿衄、蜘蛛痣；结为肝积，则肝脾肿大。

肝失条达，气机不畅，阻于胁络，肝气横逆，犯及脾胃，则见肝郁气滞证；肝郁日久，气滞血瘀；或阴伤血滞，脉络瘀阻，则见血瘀阻络证；外湿或内热蕴积肝胆，肝络失和，胆失疏泄，则见湿热蕴结证；肝脏久病及肾，损伤肝肾之阴，则见肝肾阴虚证；肝失疏泄，横逆犯脾，脾气虚弱，则见肝失疏泄；横逆犯脾，则见脾气虚弱。

二、西医诊断

1. 诊断

（1）临床表现：

主要症状：AIH 临床表现多样，大多数 AIH 患者起病隐匿，常见的症状包括嗜睡、乏力、全身不适等。体检可发现肝大、脾大、腹水等体征，偶见周围性水肿。约 1/3 患者诊断时，已存在肝硬化表现，少数患者以食管－胃底静脉曲张破裂出血引起的呕血、黑便为首发症状，少部分患者可伴发热症状。10%～20% 的患者没有明显症状，仅在体检时意外发现血清氨基转移酶水平升高。这些无症状患者进展至肝硬化的危险性与有症状患者相近。AIH 可在女性妊娠期或产后首次发病，早期诊断和及时处理对于母婴安全非常重要。约25% 的 AIH 患者表现为急性发作，甚至可进展至急性肝衰竭。部分患者 AIH 病情可呈波动性或间歇性发作，临床和生物化学异常可自行缓解，甚至在一段时间内完全恢复，但之后又会复燃。这种情况需引起高度重视，因为这些患者的肝组织学仍表现为慢性炎症的持续活动，不及时处理可进展至肝纤维化。

其他症状：AIH 的肝外表现，最常见的为双侧大小关节炎和多形性、丘疹样、痤疮样皮疹，过敏性毛细血管炎、扁平苔藓和下肢溃疡等也很常见。有17%～48% AIH 患者合并其他自身免疫性疾病，如桥本甲状腺炎（10%～23%）、糖尿病（7%～9%）、炎症性肠病（2%～8%）、类风湿关节炎（2%～5%）、干燥综合征（1%～4%）、银屑病（3%）和系统性红斑狼疮（1%～2%）等。

（2）辅助检查：

①实验室检查：

A. 血常规：AIH 患者血常规多无特异性表现，当其进展为肝硬化时，可出现血红蛋白、血小板、白细胞数降低。

B. 生化指标：AIH 的典型血清生物化学指标异常主要表现为肝细胞损伤型改变，AST 和 ALT 活性升高，而 ALP 和 GGT 水平正常或轻微升高。但血清氨基转移酶水平并不能精确地反映肝内炎症情况。血清氨基转移酶水平正常或轻度异常不一定等同于肝内轻微或非活动性疾病，也不能完全排除 AIH 诊断。病情严重或急性发作时，血清 TBil 水平可显著升高。

C. 血清免疫学指标：血清免疫球蛋白 IgG 和（或）γ－球蛋白升高是 AIH 特征性的血清免疫学改变之一。血清 IgG 水平可反映肝内炎症活动程度，经免疫抑制剂治疗后，可逐渐恢复正常。因此，该项指标不仅有助于 AIH 的诊断，而且对检测治疗应答具有重要的参考价值，在初诊和治疗随访过程中应常规检测。由于血清 IgG 水平的正常范围较宽，部分（5%～10%）患者基础 IgG 水平较低，疾病活动时，即使 IgG 水平有所升高，也仍处于正常范围内。而治疗后检测，可见到 IgG 水平的明显下降。IgG4 是 IgG 的 4 个亚群之一，占正常人血清 IgG 的 5%，其抗原亲和力差，也缺乏结合 C1q 补体的能力。血清 IgG4 大于正常值（≥1350mg/L），可作为 IgG4 相关疾病，包括 IgG4 相关硬化性胆管炎的血清学诊断标准之一，但在 AIH 中的价值尚不明确。AIH 患者血清 IgM 水平一般正常，血清 IgA 水平偶见升高。

D. 自身抗体与分型：大多数 AIH 患者血清中存在一种或多种高滴度的自身抗体，但这些自身抗体大多缺乏疾病特异性。病程中抗体滴度可发生波动，但自身抗体滴度并不能可靠地反映疾病的严重程度。AIH 可根据自身抗体的不同分为两型：抗核抗体（antinuclear antibody，ANA）和（或）抗平滑肌抗体（anti－smoothmuscleantibody，ASMA），或抗可溶性肝抗原/肝胰抗原抗体（anti－sotuble liver antigen/Liver－panereas，SLA/Lp）阳性者，为 1 型 AIH；抗肝肾微粒体抗体－1 型（anti－liver－kidney microsomal antibody type 1，anti－LKM1）和（或）抗肝细胞溶质抗原－1 型（anti－liver cytosol antibody type 1，anti－LC1）阳性者，为 2 型 AIH。

1 型 AIH：临床上有 70%～80% 的 AIH 患者呈 ANA 阳性，20%～30% 呈 ASMA 阳性，ANA 和（或）ASMA 阳性者可达 80%～90%。ANA 和 ASMA 为非器官组织特异性自身抗体，在高滴度阳性时支持 AIH 诊断，低滴度阳性可见于各种肝病甚至正常人。研究显示，ASMA（>1∶80）和抗肌动蛋白抗体（>1∶40）与 1 型 AIH1 患者的血清生物化学指标和组织学疾病活动度有关，并预示治疗失败概率较高。

ANA 和 ASMA 滴度越高，与自身免疫性疾病的相关性越大。临床高度疑似自身免疫肝病的患者，建议进一步检测 ANA 中的特异性抗体（如 dsDNA、SSA/SSB、gp210、sp100 等）以帮助临床诊断与鉴别诊断。

另外，抗 SLA/LP－AIH 具有高度诊断特异性，国内外报道其特异度均接近 100%，但检出率较低。抗 SLA/LP 阳性者，往往同时存在 ANA。SLA/LP 可能具有一定程度的致病性，有报道认为该抗体阳性与炎症较重、进展较快、易复发等特性有关。因此，有学者建议将 SLA/LP 阳性者归为 3 型 AIH，但目前国际学术界尚有争议。

2型AIH：少数AIH患者（3%~4%）呈抗LKM-1和（或）抗LC-1阳性，可诊断为2型AIH。抗LKM-1阳性患者常呈ANA和SMA阴性，因此抗LKM-1的检测可避免漏诊AIH。在10%的2型AIH患者中LC-1是唯一可检测到的自身抗体，且抗LC-1与AIH的疾病活动度和进展有关。此外，对那些常规自身抗体阴性却仍疑诊AIH的患者，建议检测其他自身抗体，如非典型核周型抗中性粒细胞胞质抗体（pathogenesis of antineutrophil cytoplasmic autoantibodies，pANCA）和抗去唾液酸糖蛋白受体抗体（auto-antibodies to asialoglycoprotein receptor，anti-ASG-PR）等。

②肝组织学检查：此项检查对AIH的诊断和治疗非常重要，其临床意义包括：可明确诊断、精确评价肝病分级和分期；多数自身抗体阴性患者（10%~20%）的血IgG和（或）γ-球蛋白水平升高不明显，肝组织学检查可能是确诊的唯一依据；有助于与其他肝病（如药物性肝损伤、wilson病等）鉴别，明确有无与其他自身免疫性肝病，如原发性胆汁性胆管炎（primary biliary cholangitis，PBC）和原发性硬化性胆管炎（primarysclerosing cholangitis，PSC）的重叠存在；可协助判断合适的停药时机。肝组织学仍有轻度界面炎的患者停用免疫抑制剂后，有80%以上会复发。因此，建议所有拟诊AIH的患者尽可能行肝组织学检查以明确诊断。AIH特征性肝组织学表现，包括界面性肝炎、淋巴浆细胞浸润、肝细胞玫瑰花环样改变、淋巴细胞穿入现象和小叶中央坏死等。

（3）诊断标准：临床上如遇到不明原因肝功能异常和（或）肝硬化的任何年龄、性别患者，均应考虑AIH的可能。国际自身免疫性肝炎小组（International Autoimmune Hep-atitis Group，IAIHG）于1993年制订了AIH描述性诊断标准和诊断积分系统，并于1999年进行了更新。1999年更新的积分系统根据患者是否已接受糖皮质激素治疗分为治疗前和治疗后评分（表8-5-1）。治疗前评分中临床特征占7分，实验室检查占14分，肝组织病理学占5分，确诊需评分≥16分，10~15分为可能诊断，低于10分可排除AIH诊断。治疗后，评分除上述项目外，还包括患者对治疗反应（完全或复发）的评分，确诊需评分≥18分，12~17分为可能诊断。

表8-5-1　AIH综合诊断积分系统（1999年）

参数/临床特征	计分	参数/临床特征	计分
女性	+2	药物史	
ALP/AST（或ALT）		阳性	-4
（正常值上限的倍数）		阴性	+1
<1.5	+2	平均乙醇摄入量（g/d）	
1.5~3.0	0	<25	+2
>3.0	-2	>60	-2
血清γ-球蛋白或IgG与正常值的比值		肝组织学检查	

续表

参数/临床特征	计分	参数/临床特征	计分
>2.0	+3	界面性肝炎	+3
1.5-2.0	+2	主要为淋巴-浆细胞浸润	+1
1.0-1.5	+1	肝细胞呈玫瑰花环样改变	+1
<1.0	0	无上述表现	-5
ANA SMA 或 LKM-1 滴度		胆管改变	-3
>1:80	+3	其他改变	-3
1:80	+2	其他免疫性疾病	+2
1:40	+1	其他可用的参数	
<1:40	0	其他特异性自身抗体阳性	+2
AMA 阳性	-4	HLA-DR3 或 DR4	+1
肝炎病毒标志物		对治疗的反应	
阳性	-3	完全	+2
阴性	+3	复发	+3
总积分的解释			
治疗前		治疗后	
明确的 AIH	≥16	明确的 AIH	≥18
可能的 AIH	10~15	可能的 AIH	12~17

虽然综合诊断积分系统诊断 AIH 时具有较高的灵敏度和特异度,但较复杂,难以在临床实践中全面推广。有鉴于此,2008 年 IAIHG 提出了 AIH 简化诊断积分系统(表 8-5-2)。简化诊断积分系统分为自身抗体、血清 IgG 水平、肝组织学改变和排除病毒性肝炎等 4 个部分,每个组分最高计 2 分,共计 8 分。

表 8-5-2 IAIHG 的 AIH 简化诊断标准

变量	标准	分值	备注
ANA 或 ASMA	≥1:40	1	相当于我国常用的 ANA 1:100 的最低滴度
ANA 或 ASMA	≥1:80	2	多项同时出现时最多 2 分
LKM-1	≥1:40	2	
SLA/LP 阳性	阳性		
IgG	>ULN	1	
	>1.10×ULN	2	
肝组织学	符合 AIH	1	界面性肝炎:汇管区和小叶内淋巴-浆细胞浸润
	典型 AIH	2	肝细胞玫瑰样花环及穿入现象被认为是特征性肝

续表

变量	标准	分值	备注
			组织学改变，4 项中具备 3 项为典型表现
排除病毒性肝炎	是	2	
		6 分：AIH 可能	
		≥7 分：确诊 AIH	

其中积分≥6 分者，为"可能"的 AIH；积分≥7 分者，可确诊 AIH。但简化积分系统容易漏诊部分不典型患者，如自身抗体滴度低或阴性和（或）血清 IgG 水平较低至正常的患者。因此，对于疑似患者而简化诊断积分不能确诊的患者，建议再以综合诊断积分系统进行综合评估以免漏诊。

（4）并发症：AIH 患者预后的个体差异较大，其中未经治疗的患者或无反应者的预后很差，大部分患者会逐渐进展至肝硬化阶段，出现腹水、食管 - 胃底静脉曲张破裂出血、肝性脑病、肝癌等并发症，最终需要原位肝移植或死亡。未经治疗的患者 10 年生存率低至 10%，而重度 AIH 中位生存期仅为 3.3 年。相比之下，接受治疗患者的 5 年生存率为 90%，与性别、年龄相匹配的正常健康人群相似。因此，准确诊断有助于尽早阻止 AIH 向肝硬化及肝癌等进展。

2. 鉴别

（1）其他自身免疫性疾病：ANA 和 ASMA 等自身抗体缺乏疾病特异性，低滴度的自身抗体也可见于其他多种肝内外疾病如病毒性肝炎、非酒精性脂肪性肝病、Wilson 病等肝病以及系统性红斑狼疮、类风湿关节炎等自身免疫性疾病。因此，需进行仔细的鉴别诊断（表 8 - 5 - 3）。

表 8 - 5 - 3 AIH 的鉴别诊断

项目	AIH	PBC	PSC	AIC
男：女	1：4	1：9	2：1	1：9
异常肝酶	ALT，AST	ALP，γ - GT	ALP，γ - GT	ALP，γ - GT
免疫球蛋白	IgG	IgM	IgG，IgM	IgM
自身抗体	ANA，ASMA，LKM，SLA，pANCA	AMA AMA - M2	pANCA	ANA ASMA
HLA 相关	A3，D8，DR3，DR4	DR8	DR52	B8，DR3，DR4
组织学	淋巴细胞浸润（中 - 重度）	胆管损伤	胆管纤维性变	胆管损伤

续表

项目	AIH	PBC	PSC	AIC
诊断	AIH 评分 >15	AMA – M2，胆汁淤积	胆道狭窄/扩张	胆汁淤积表现
		结合组织学	胆汁淤积	AMA 阴性
			炎症性肠疾病	ANA 或 ASMA 阳性
			pANCA	组织学结合 PBC
治疗	泼尼松（龙）	UDCA	UDCA	UDCA

（2）HCV 感染：血清 ANA 可低滴度阳性或 LKM – 1 阳性，IgG 水平轻度升高；抗 HCV 抗体和 HCVRNA 阳性肝细胞脂肪变性、淋巴滤泡形成、肉芽肿形成。

（3）药物性肝损伤：药物史明确，停用药物后好转；血清氨基转移酶水平升高和（或）胆汁淤积。表现：汇管区中性粒细胞和嗜酸粒细胞浸润、肝细胞大泡脂肪变性、肝细胞胆汁淤积，纤维化程度一般较轻（低于 S2）。

（4）非酒精性脂肪性肝病：1/3 患者血清 ANA 可低滴度阳性，血清氨基转移酶轻度升高，胰岛素抵抗。表现肝细胞呈大泡脂肪变性、肝窦纤维化、汇管区炎症较轻。

（5）Wilson 病：血清 ANA 可阳性，血清铜蓝蛋白低，24 小时尿铜升高，可有角膜色素环（κ – F 环）阳性存在肝细胞脂肪变性、空泡状核形成、汇管区炎症，可伴界面炎，可有大量铜沉着。

【治疗】

一、中医治疗

1. 治疗原则

中医对 AIH 的治疗，主要依据辨证与辨病相结合，脏腑辨证主要基于肝、胆辨证，同时涉及脾、肾。本病表现为黄疸湿热蕴结证者，其治疗原则为祛湿利小便，健脾疏肝利胆，并应依湿从热化、寒化的不同，分别施以清热利湿和温中化湿之法；久病应注意扶助正气，如滋补脾肾、健脾益气等。主要表现为胁痛者，其治疗着眼于肝胆，分虚实而治，实证宜理气、活血通络、清热祛湿，虚证宜滋阴养血柔肝。疾病后期肝肾阴虚，脉络瘀阻，水湿内停，病情虚实夹杂，出现肝积、鼓胀；其治疗宜谨据病机，以攻补兼施为原则，实证为主则着重祛邪治标，根据具体病情，合理选用行气、化瘀、健脾利水之剂。若腹水严重，也可酌情暂行攻逐，同时辅以补虚；虚证为主，则侧重扶正补虚，视证候之异，分别施以健脾温肾、滋养肝肾等法，同时兼以祛邪。治疗时，还应用一些已通过现代药理研究证实具有免疫功能的中药，如当归、桃仁、川芎、赤芍、丹参、益母草、穿山甲、连翘、水蛭等。

2. 辨证论治

（1）肝郁气滞证

症状表现：情志抑郁，善太息，嗳气后觉舒，两侧胁肋或少腹胀痛，走窜不定，甚则连及胸肩部；或有乳房胀痛，且情绪激动则痛剧；伴有纳呆，脘腹胀痛。舌苔薄白，脉弦。

病机分析：愤懑不解，郁怒不舒，肝木不能遂其条达之性，气失疏泄，而致精神抑郁、情绪不宁；太息、嗳气可引气舒展，气郁得散，故胀闷可减；肝失条达，气机不畅，阻于胁络，故见胁痛、少腹及乳房胀痛等；情绪激动，肝失疏泄则加剧；肝气横逆，犯及脾胃，故见纳呆腹胀等。舌苔薄白，脉弦为肝郁气滞之象。

治疗方法：疏肝解郁，理气止痛。

代表方药：柴胡疏肝散（《医学统旨》）。柴胡 12g，香附 15g，枳壳 12g，陈皮 6g，川芎 15g，白芍 15g，甘草 6g。

随症加减：胁痛重者，酌加青皮、川楝子、郁金理气止痛；胁肋掣痛、心急烦躁、口苦口干、尿黄便秘，去川芎，加牡丹皮、栀子、黄连、川楝子、延胡索以清肝理气，活血止痛；肠鸣腹泻，加白术、茯苓、泽泻、薏苡仁以健脾止泻；恶心呕吐，加半夏、广藿香、砂仁、生姜以和胃止呕。

（2）血瘀阻络证

症状表现：胁肋刺痛，痛处固定而拒按，入夜更甚，面色晦黯，舌质紫黯或有瘀斑，脉弦涩。

病机分析：肝郁日久，气滞血瘀，瘀血阻滞胁络，不通则痛，故疼痛如刺、拒按不移；盖血属阴，故入夜尤甚；肝郁气滞，运血无力，血行缓慢，瘀阻络脉，故面色晦黯。舌质紫黯有瘀斑、脉弦涩为血瘀阻络之象。

治疗方法：活血化瘀，通络止痛。

代表方药：血府逐瘀汤（《医林改错》）。桃仁 9g，红花 6g，当归 15g，生地黄 15g，川芎 15g，赤芍 15g，牛膝 15g，桔梗 6g，柴胡 12g，枳壳 12g，甘草 6g。

随症加减：瘀血较重者，加柴胡、栝楼根、穿山甲等通经活络；胁肋下有痞块而正气未衰者，加三棱、莪术、制大黄以增强破瘀消坚之力。

（3）湿热蕴结证

症状表现：胁肋胀痛，触痛明显而拒按，或牵及肩背；伴有身热不扬，纳呆恶心，厌食油腻，口苦口干，腹胀尿少，或有黄疸。舌红，舌苔黄腻，脉滑数。

病机分析：湿热蕴结于肝胆，导致肝胆疏泄不利，气机阻滞，不通则痛，故胁痛拒按；湿热蕴结肌肤，则见身热不扬；湿热蕴结于中焦，脾胃运化失常，则见纳呆恶心；湿热熏蒸或阻滞于脾胃肝胆，致肝失疏泄，胆液不循常道，随血泛溢，浸淫肌肤而发黄。舌红、苔黄腻、脉滑数为湿热蕴结之象。

治疗方法：清热利湿，理气通络。

代表方药：龙胆泻肝汤加减（《医方集解》）。龙胆草 9g，黄芩 15g，栀子 9g，泽泻 15g，当归 15g，生地黄 15g，柴胡 12g，甘草 6g，车前子（包煎）15g。

随症加减：发热、黄疸者，加茵陈、黄柏清热利湿除黄；湿热煎熬形成结石，阻滞胆道，胁肋剧痛，连及肩背，加金钱草、海金沙、郁金以利胆排石；热盛伤津，大便秘结，腹部胀满，加大黄、芒硝泄热通便。

（4）肝肾阴虚证

症状表现：胁肋隐痛，绵绵不已，遇劳加重；头晕目眩，视物昏花或雀盲；口干咽燥，耳鸣目干，齿摇发脱；五心烦热，失眠多梦，午后潮热，颧赤盗汗。舌红少苔，脉弦细数。

病机分析：阴虚肝脉失养则胁肋胀痛；水不涵木，肝阳上亢，则头晕目眩；目失涵养，则视物昏花；津不上润，肾阴不足，则口燥咽干、耳鸣目干；虚热内扰，心神不安，则五心烦热、失眠多梦；虚火上扰则颧红，内迫营阴则盗汗；舌红少苔，脉细数为阴虚内热之象。

治疗方法：清热养阴，滋补肝肾。

代表方药：一贯煎（《续名医类案》）加减。北沙参20g，生地黄20g，当归20g，麦冬20g，枸杞子20g，川楝子10g，女贞子10g，旱莲草10g，茵陈30g，栀子20g，桃仁10g，红花10g。

随症加减：若两目干涩，视物昏花，可加草决明、女贞子清肝明目、补益肝肾；头晕目眩甚者，可加钩藤、天麻、菊花平肝潜阳；若心中烦热，口苦甚者，可加栀子、丹参清心除烦。

（5）肝郁脾虚证

症状表现：精神紧张，心情抑郁，失眠，乏力，两胁胀痛或隐痛；便溏不爽，腹胀纳差。舌质淡，苔薄白，脉弦细。

病机分析：肝气郁滞，情志不畅，则精神抑郁、失眠；气郁化火，肝失柔顺之性，则精神紧张、急躁易怒；肝失疏泄，经气郁滞，则胸胁胀满疼痛；气滞湿阻，则肠鸣矢气、便溏不爽，或溏结不调；肝气横逆犯脾，脾气虚弱，不能运化水谷，则食少腹胀；舌苔白，脉弦或缓，为肝郁脾虚之象。

治疗方法：疏肝解郁，理气健脾。

代表方药：柴胡疏肝散（《医学统旨》）合甘麦大枣汤（《金匮要略》）加味。柴胡15g，川芎10g，枳壳15g，白芍15g，香附10g，浮小麦20g，甘草6g，大枣5枚，陈皮10g，党参15g，白术15g。

随症加减：若气郁化火者，加川楝子、延胡索、黄连、吴茱萸、牡丹皮、栀子等疏肝泄热，活血止痛，清热除烦；肝脾失调，胁痛肠鸣腹泻者，加茯苓、扁豆健脾祛湿；胃失和降而呕者，加法半夏、生姜和胃止呕。

3. 其他疗法

（1）中成药

①护肝宁片

药物组成：垂盆草、虎杖、丹参、灵芝。

功能主治：清热利湿，益肝化瘀，疏肝止痛；退黄，降低谷丙转氨酶。用于湿热中阻，瘀血阻络所致的脘胁胀痛、口苦、黄疸、胸闷、纳呆；以及急、慢性肝炎见上述证候者。

用法用量：口服，一次4~5片，一日3次。

②当飞利肝宁胶囊

药物组成：水飞蓟、当药。

功能主治：清利湿热，益肝退黄。用于湿热郁蒸所致的黄疸，急性黄疸型肝炎，传染性肝炎而见湿热证候者。此外，还可用于非酒精性单纯性脂肪肝湿热内蕴证者。症见脘腹痞闷，口干口苦，右胁胀痛或不适，身重困倦，恶心，大便秘结，小便黄，苔黄腻，脉滑数。

用法用量：口服，一次4~5片，一日3次。

③龙胆泻肝丸

药物组成：龙胆、柴胡、黄芩、栀子（炒）、泽泻、木通、盐车前子、酒当归、地黄、炙甘草。

功能主治：清肝胆，利湿热。用于肝胆湿热，头晕目赤，耳鸣耳聋，胁痛口苦，尿赤，湿热带下。

用法用量：口服，一次3~6g，一日2次。

④逍遥丸

药物组成：柴胡、当归、白芍、白术（炒）、茯苓、炙甘草、薄荷、生姜。

功能主治：疏肝健脾，养血调经。用于肝气不舒所致月经不调，胸胁胀痛，头晕目眩，食欲减退者。

用法用量：口服，一次8丸，一日3次。

⑤六味地黄丸

药物组成：熟地黄、酒萸肉、牡丹皮、山药、茯苓、泽泻。

功能主治：滋阴补肾。用于头晕耳鸣，腰膝酸软，骨蒸潮热，盗汗遗精。

用法用量：口服，一次8丸，一日3次。

⑥扶正化瘀片

药物组成：丹参、发酵虫草菌粉、桃仁、松花粉、绞股蓝、五味子（制）。

功能主治：活血祛瘀，益精养肝。用于乙型肝炎、肝纤维化属瘀血阻络、肝肾不足证者。症见胁下痞块，胁肋疼痛，面色晦黯；或见赤缕红斑，腰膝酸软，疲倦乏力，头晕目涩，舌质黯红或有瘀斑，苔薄或微黄，脉弦细。

用法用量：口服，一次3片，一日3次。

⑦复方鳖甲软肝片

药物组成：鳖甲（制）、莪术、赤芍、当归、三七、党参、黄芪、紫河车、冬虫夏草、板蓝根、连翘。

功能主治：软坚散结，化瘀解毒，益气养血。用于慢性乙型肝炎肝纤维化，以及早期肝硬化属瘀血阻络、气血亏虚兼热毒未尽证。症见胁肋隐痛或胁下痞块，面色晦黯，脘腹胀满，纳差便溏，神疲乏力，口干且苦，赤缕红丝等。

用法用量：口服，一次4片，一日3次，6个月为1个疗程。

⑧柴胡疏肝丸

药物组成：柴胡、青皮（炒）、陈皮、防风、木香、枳壳（炒）、乌药、香附（醋制）、姜半夏、茯苓、桔梗、厚朴（姜制）、紫苏梗、豆蔻、甘草、山楂（炒）、当归、黄芩、薄荷、槟榔（炒）、六神曲（炒）、大黄（酒炒）、白芍（酒炒）、三棱（醋制）、莪术（制）。

功能主治：疏肝理气，消胀止痛。用于肝气不舒，胸胁痞闷，食滞不消，呕吐酸水。

用法用量：口服，一次1丸，一日2次。

（2）验方

①消黄汤：茵陈、萹蓄、金银花、酒炒大黄、酒炒黄芩、瞿麦、泽兰、赤芍、牡丹皮、六一散（包）、木通。一日1剂，水煎服。功能清热解毒，利湿退黄。用于肝病黄疸、尿黄赤而灼热，尿频、尿痛，大便干，时有发热，舌苔稍黄，脉弦数；以及黄疸型肝炎急性期见上述证候者。

②凉血活血降黄汤：赤芍、葛根、丹参、茜草、牡丹皮、生地黄。一日1剂，水煎服。加减：有心下停饮，加桂枝、茯苓；有中焦虚寒者，加干姜；有阳明腑实者，加大黄、玄明粉；有皮肤瘙痒者，选加牛蒡子、浮萍、连翘、薄荷；有汗闭者，加麻黄；有呕吐者，加生姜片或姜半夏；有夹湿热者，加黄芩，白茅根；有出血倾向或血浆白蛋白降低者，加三七粉、水牛角粉。功能凉血活血，清热退黄。用于口咽干燥，小便深黄，便干，皮肤瘙痒抓后有出血点，鼻衄，齿衄，肝掌，蜘蛛痣，舌质紫黯，舌下脉络增粗延长，肝脾肿大等；以及急性肝炎病程超过1个月及慢性肝炎、肝硬化之重度黄疸见上述证候者。

③慢肝宁：党参、沙参、生地黄、熟地黄、川楝子、枸杞子、麦冬、当归、垂盆草、鸡骨草、丹参、郁金、首乌。一日1剂，水煎服。功能益气养阴，补益肝肾。用于头晕目眩，腰膝酸软，舌红少津，脉细数；以及慢性肝炎属肝肾阴虚证者。

④化肝解毒汤：虎杖、平地木、半枝莲、土茯苓、垂盆草、贯众、片姜黄、黑料豆、生甘草。一日1剂，水煎服。功能化肝解毒，化瘀滞，通肝络。用于湿热瘀毒症见肝区痛，纳差，或质红有瘀斑，或淡白质胖隐紫，苔黄或白，或腻或薄，脉象细、数、弦、濡等几类相兼如细弦、细数、濡数；以及慢性迁延性肝炎、慢性活动性肝炎及肝炎病毒携带见上述证候者。

⑤复肝丸：紫河车、红参须、炙土鳖虫、炮甲片、参三七、片姜黄、广郁金、生鸡内金。一日1剂，水煎服。功能活血化瘀，消积止痛。用于胁痛定点不移伴见胸闷腹胀，消瘦乏力，面色晦滞，红丝血缕或朱砂掌，舌黯红或有瘀斑，脉象弦涩或弦细；以及早期肝硬化见上述证候者。

⑥草河车汤：草河车（七叶一枝花）、青皮、苏木。一日1剂，水煎服。功能疏肝理气。用于两胁胀痛，心烦急躁，舌红苔黄，脉弦数；以及急性肝炎，慢性肝炎活动期，或单项转氨酶增高见上述证候者。

（3）外治疗法

①推拿：以拇指或食指指端按压双侧足三里穴。指端附着皮肤不动，由轻渐重，连续均匀地用力按压。有疏肝理气，通经止痛，强身定神的作用。揉肝炎穴：下肢膝关节屈曲，髋关节外展，拇指指腹置于内踝上 2 寸，胫骨后约 1 寸处，拇指保持伸直，其余四指紧握踝部，拇指和其余四指相对用力，进行环形揉动。可以起到疏通经络、补虚泻实、行气止痛的作用。

②膏药：

敷脐疗法：辨证属脾虚湿盛证者，选用熟附子、香附、大腹皮、木香等。属肝郁气滞证者，选用柴胡、木香、乌药等中药研末制成的脐饼，贴脐上，配合神灯照射，每次 30 分钟，每天 1 次，1 周为 1 个疗程，连续 1~2 个疗程。

敷贴疗法：川芎 12g，香附 10g，柴胡、芍药、青皮、枳壳各 6g。肝气郁结，加夏枯草 30g，钩藤、法罗海各 12g；血瘀停着，加鸡血藤 20g，桃仁 6g。将药物研细，调拌麻油或其他辅料，贴于胁肋痛处。或将药物敷于大包、期门、章门穴。每天 1 贴，每次 4 小时，连续 3~5 天。

③熏洗：主穴取期门、章门、支沟、三阴交，足三里、内关、太冲。配穴：肝郁气滞取肝俞；脾虚湿盛取脾俞；肝肾阴虚取肾俞；瘀血阻络取膈俞。每次选用 4 穴，每天 1 次，每次 20 分钟。1 周为 1 个疗程，连续 1~2 个疗程。

④足疗：选用苏木、川木瓜、当归、五味子等中药水煎剂足疗。中药煎水 500mL，加温水至 2500mL，足疗，每次 30 分钟，每天 1 次，1 周为 1 个疗程。用于伴失眠症状的自身免疫性肝炎患者。

（4）针刺疗法

①体针：主穴取期门、支沟、阳陵泉、足三里。肝郁气滞者，加行间、太冲；血瘀阻络者，加膈俞、血海；湿热蕴结者，加中脘、三阴交；肝阴不足者，加肝俞、肾俞。气滞加内关、膻中；瘀血停着加膈俞、阳陵泉；肝络失荣加心俞、关元、筋缩。实证针用泻法，虚证针用补法。

②耳针：于耳郭相应穴位或压痛点取穴，常取穴肝、胆、胸、神门，毫针中等强度刺激；也可以王不留行置压穴位处，胶布固定，2~4 天换 1 次。

③穴位注射：选取双足三里（气虚），双血海（血瘀）。以黄芪注射液或丹参注射液，每穴 2mL，隔天 1 次，5 次为 1 个疗程。

（5）药膳疗法

按饮食行养的原则，注意摄取蛋白质、脂肪、糖类、维生素的比例。对于入院卧床患者中体重超过标准的 10% 过量营养状态是有害的。因此，这类患者要给予比正常人总热量略低的饮食。此外，还可采用下列食疗方：

①茯苓粥：先将红枣 20 枚文火煮烂，连汤放入粳米 100g，在米粥内加茯苓粉 30g 再煮，数沸即成。可酌加红糖。用于本病脾胃虚弱者。

②佛手柑饮：将佛手柑 15g，白糖适量，泡茶。或将佛手柑与粳米煮粥，常食效果相同。用于肝胃气滞之脘胁胀痛者。阴虚五心烦热者不宜食者。

③山药桂圆炖甲鱼：甲鱼宰杀洗净去杂肠，连甲带肉加适量水，与山药 30g，桂圆肉 20g 清炖，至烂熟，吃肉喝汤。用于肝硬化、慢性肝炎者。其能抑制结缔组织增生，软化肿大的肝脾。

④杞子南枣煲鸡蛋：枸杞子 30g，南枣 10 枚加水适量，文火炖，1 小时后将 2 个鸡蛋敲开放入，再炖片刻成荷包蛋，吃蛋喝汤。用于肝肾亏虚，脾胃虚弱者。其有滋补强化作用，常服方可显疗效。

二、西医治疗

1. 治疗原则

AIH 治疗的总体目标是获得肝组织学缓解，防止肝纤维化的发展和肝衰竭的发生，延长患者的生存期，提高患者的生存质量。

临床上可行的治疗目标是获得完全生物化学指标缓解，即血清氨基转移酶（ALT/AST）和 IgG 水平均恢复正常。研究结果表明，肝组织学完全缓解者，即组织学活动指数（histological activity index，HAI）< 3，较之未获得组织学完全缓解者（HAI≥4）肝纤维化逆转率较高（60% VS 32%，$p < 0.004$），生存期也显著延长。因此，肝组织学缓解可能是治疗的重要目标。

所有活动性 AIH 患者均应接受免疫抑制治疗，并可根据疾病活动度调整治疗方案和药物剂量：

（1）中度以上炎症活动的 AIH 患者（血清氨基转移酶水平 > 3 × ULN、IgG > 1.5 × ULN），急性［ALT 和（或）AST > 10 × ULN］，甚至重症［伴出凝血异常：国际标准化比值（INR）> 1.5］应及时启动免疫抑制治疗，以免出现急性肝衰竭。

（2）对于轻微炎症活动（血清氨基转移酶水平 < 3 × ULN、IgG < 1.5 × ULN）的老年（> 65 岁）患者，需平衡免疫抑制治疗的益处和风险，做个体化处理。暂不启动免疫抑制治疗者需严密观察，如患者出现明显的临床症状或出现明显炎症活动时可进行治疗。

（3）从肝组织学角度判断，存在中度以上界面性肝炎是治疗的重要指征。桥接性坏死、多小叶坏死或塌陷性坏死、中央静脉周围炎等特点，提示急性或重症 AIH，需及时启动免疫抑制治疗。轻度界面炎患者可视年龄而区别对待。轻度界面性肝炎的老年患者可严密观察、暂缓用药，特别是存在免疫抑制剂禁忌证者。而存在轻度界面炎的年轻患者仍有进展至肝硬化的风险，可酌情启动免疫抑制治疗。对非活动性肝硬化 AIH 患者则无须免疫抑制治疗，但应长期密切随访（如每隔 3~6 个月随访 1 次）。

2. 药物治疗

（1）标准治疗方案：

①泼尼松（龙）和硫唑嘌呤联合治疗：AIH 患者一般优先推荐泼尼松（龙）和硫唑嘌呤联合治疗方案，联合治疗可显著减少泼尼松（龙）剂量及其不良反应。泼尼松（龙）可快速诱导症状缓解、血清氨基转移酶和 IgG 水平的复常，用于诱导缓解，而硫唑嘌呤需 6~8 周才能发挥最佳免疫抑制效果，多用于维持缓解。最近，欧洲肝病

学会 AIH 指南建议在使用泼尼松（龙）2 周出现显著生物化学应答后再加用硫唑嘌呤，也是一个值得借鉴的治疗策略。联合治疗特别适用于同时存在下述情况的 AIH 患者，如绝经后妇女、骨质疏松、脆性糖尿病、肥胖、痤疮、情绪不稳及高血压患者。基于随机对照试验的荟萃分析研究结果表明，泼尼松（龙）单药治疗和联合治疗在初治和复发的诱导缓解中均有效，而维持治疗中联合治疗或硫唑嘌呤单药治疗组的疗效优于泼尼松（龙）单药治疗。泼尼松（龙）初始剂量为 30~40mg/d，并于 4 周内逐渐减量至 10~15mg/d；硫唑嘌呤以 50mg/d 的剂量维持治疗。诱导缓解治疗一般推荐如下用药方案：泼尼松（龙）30mg/d1 周、20mg/d2 周、15mg/d4 周，泼尼松（龙）剂量低于 15mg/d 时，建议以 2.5mg/d 的幅度渐减至维持剂量（5~10mg/d）；维持治疗阶段甚至可将泼尼松（龙）完全停用，仅以硫唑嘌呤 50mg/d 单药维持。需要强调的是，糖皮质激素的减量应遵循个体化原则，可根据血清生物化学指标和 IgG 水平改善情况进行适当调整。如患者改善明显，可较快减量；而疗效不明显时，可在原剂量上维持 2~4 周。伴发黄疸的 AIH 患者可先以糖皮质激素改善病情，待 TBil 显著下降后再考虑加用硫唑嘌呤联合治疗。

②泼尼松（龙）单药治疗：初始剂量一般选择 40~60mg/d，并于 4 周内逐渐减量至 15~20mg/d。初始剂量可结合患者症状、血清氨基转移酶和 IgG 水平，特别是肝组织炎症程度进行合理选择。单药治疗适用于合并血细胞减少、巯基嘌呤甲基转移酶功能缺陷、妊娠或拟妊娠、并发恶性肿瘤的 AIH 患者。已有肝硬化表现者，多选择泼尼松（龙）单药治疗并酌情减少药物剂量。"可能"诊断为 AIH 患者，也可以单剂泼尼松（龙）进行试验性治疗。泼尼松可在肝脏代谢为泼尼松（龙）后发挥作用，除非肝功能严重受损，两者作用相似。泼尼松（龙）可等剂量替代泼尼松，而 4mg 的甲泼尼龙相当于 5mg 泼尼松（龙）。

③其他替代药物：布地奈德是第二代糖皮质激素，其在肝脏的首过清除率较高（约 90%），6-OH-布地奈德与糖皮质激素受体的亲和性高，抗炎疗效相当于泼尼松（龙）的 5 倍，而其代谢产物 [16-OH-泼尼松（龙）] 无糖皮质激素活性。因此，布地奈德作用的主要部位为肠道和肝脏，而全身不良反应较少。来自欧洲的多中心临床研究结果表明，布地奈德和硫唑嘌呤联合治疗方案较传统联合治疗方案能更快诱导缓解，而糖皮质激素相关不良反应显著减轻，可作为 AIH 的一线治疗方案。目前多用于需长期应用泼尼松（龙）维持治疗的 AIH 患者，以期减少糖皮质激素的不良反应。由于布地奈德与泼尼松一样作用于激素受体，因此，不推荐用于传统激素无应答的病例。在肝硬化门静脉侧支循环开放患者中，布地奈德可通过侧支循环直接进入体循环而失去首过效应的优势，同时还可能有增加门静脉血栓形成的风险。因此，布地奈德不宜在肝硬化患者中应用。

（2）二线治疗方案：对标准治疗无效或不能耐受标准治疗不良反应的患者，可以选择二线治疗方案，目前已有应用吗替麦考酚酯（MMF）、环孢素 A、他克莫司、6-巯基嘌呤、甲氨蝶呤、抗肿瘤坏死因子 α 等治疗难治性 AIH 的报道。MMF 是在标准治疗效果不佳者中应用最多的替代免疫抑制剂。泼尼松联合 MMF 作为 AIH 的一线治疗，可使88%的患者出现完全生物化学应答（即血清生物化学指标和血清IgG水平恢复正常），而且生物化学应答往往在治疗开始后的3个月内。12%的患者出现部分生物化学应答。临床上，MMF对不能耐受硫唑嘌呤治疗的患者具有补救治疗作用，而对硫唑嘌呤无应答的患者MMF的疗效也较差。另外，在胆汁淤积性AIH患者中如糖皮质激素疗效欠佳也可考虑加用小剂量MMF治疗，以避免硫唑嘌呤诱导胆汁淤积的不良反应。

（3）应答不完全的处理：应答不完全定义为：经2～3年治疗后，临床表现、实验室指标［血清氨基转移酶、TBil、IgG和（或）γ-球蛋白］和肝组织学等改善，但未完全恢复正常。免疫抑制治疗应答不佳或无应答者，应首先考虑AIH诊断是否有误和患者对治疗的依从性如何。少数AIH患者确实显示对免疫抑制治疗应答不佳或应答不完全，部分患者可能在激素减量过程中或在维持治疗过程中出现反跳。该类患者可酌情短期（1周）给予大剂量甲泼尼龙（40～60mg/d）静脉输注，病情缓解后改为口服泼尼松（龙）治疗（30～40mg/d），适当放缓减量速度，并加以免疫抑制剂维持治疗。泼尼松（龙）和硫唑嘌呤联合治疗2年仍未达到缓解的患者，建议继续用泼尼松（龙）（5～10mg/d）+大剂量硫唑嘌呤［最高达2mg/（kg·d）］，12～18个月后行肝活组织病理学复查。对于已接受至少36个月连续治疗，但临床、实验室和组织学的改善未达到治疗终点的不完全应答患者，建议将泼尼松或硫唑嘌呤调整至适合剂量，以长期维持治疗，使此类患者处于无症状、实验室指标稳定的状态。

（4）疗程、停药指征和复发处理：免疫抑制治疗一般应维持3年以上，或获得生物化学缓解后至少2年以上。除完全生物化学应答外，停用免疫抑制剂的指征，包括肝内组织学恢复正常、无任何炎症活动表现。因为即使轻度界面性肝炎的存在，也预示着停药后复发的可能。复发可定义为血清氨基转移酶水平 >3×ULN，伴血清IgG和（或）γ-球蛋白水平不同程度的升高。停药后复发是AIH的临床特点之一，临床缓解至少2年的患者在停药1年后，有59%的患者需要重新治疗，2年后为73%，3年后高达81%；复发的危险因素，包括先前需使用联合治疗方案才能获得生物化学缓解者，并发自身免疫性疾病和年龄轻者。以单剂免疫抑制剂治疗即可获得长期完全生物化学缓解至少2年以上的患者获得持续缓解的可能性较高。虽然均在正常范围内，较高的血清ALT和IgG水平仍与复发相关。所有持续缓解的患者在停药时的ALT水平低于ULN的一半，而IgG水平低于12g/L。停药后初次复发患者，建议再次以初始治疗的剂量给予泼尼松（龙）和硫唑嘌呤联合治疗，逐渐减量甚至停药，并以硫唑嘌呤（50～75mg/d）维持治疗；而硫唑嘌呤不能耐受的患者，可给予小剂量泼尼松（龙）（≤10mg/d）或与MMF联合长期维持治疗。2次以上复发者，建议以最小剂量长期维持治疗。

3. 手术治疗

（1）肝移植术：AIH患者如出现终末期肝病或急性肝衰竭等情况时，需考虑进行肝移植术。重症AIH可导致急性或亚急性肝衰竭，如短期（常常1周）的糖皮质激素治疗效果不明显时，需及时与肝移植中心联系，以免失去紧急肝移植术机会。另一种情况是失代偿期肝硬化患者，其移植指征与其他病因导致的肝硬化相似，包括反复食管－胃底静脉曲张出血、肝性脑病、顽固性腹水、自发性细菌性腹膜炎和肝肾综合征等并发症，经内科处理疗效不佳，终末期肝病模型（MELD）>15 分或 Child - Pugh 积分 >10，或符合肝移植标准的肝细胞癌。选择恰当的时间进行肝移植术十分关键，应尽早做好肝移植术准备，而不是在出现终末期肝病严重并发症后再开始评估，因为慢加急性肝衰竭导致多器官衰竭常常使患者失去进行肝移植术的机会。欧洲 991 例因 AIH 行肝移植术患者 1 年患者生存率为 88%，移植物存活率 84%；5 年患者生存率 80%，移植物存活率 72%，与 PBC 和 PSC 患者预后相似。20% 的 AIH 患者在肝移植后会再次发病，中位诊断时间为肝移植术后 26 个月。美国国家健康学会（NIH）肝移植数据库的 HLA 匹配分析表明，HLA - DR 位点的不匹配是复发性 AIH 的主要危险因素。术前较高的血清 IgG 水平、移植肝的中重度炎症与 AIH 复发有关，提示术前未能完全抑制疾病活动是复发的危险因素之一。因此，AIH 患者在肝移植术后的免疫抑制方案应兼顾抗排异反应和防止 AIH 复发。一般可在标准抗排异方案基础上，以小剂量泼尼松（龙）长期维持，必要时加用硫唑嘌呤联合治疗。

（2）肝移植指征：包括以下两方面：①终末期肝病经内科处理，疗效不佳者；②急性肝衰竭经糖皮质激素治疗 1 周后，病情无明显改善，甚至恶化者。

肝移植术后，AIH 复发的患者建议在抗排异治疗方案基础上加用泼尼松（龙）或硫唑嘌呤。

【预防调护】

一、饮食注意

患者日常应该多食用新鲜蔬菜，尤其是绿叶蔬菜，以满足机体对维生素的需要；限制食盐摄入，每天以 6g 为宜。适量饮水，以促进机体代谢及代谢废物的排泄。含有甲硫氨基酸丰富的食物，如小米、芝麻、菠菜等食品可促进体内磷脂合成，协助肝细胞内脂肪的转变。减少食用油腻、油炸、寒凉食品及辛辣和刺激性食物。

二、生活注意

肝病患者在日常生活和工作中，要保持正常的生活规律，按时起居，不要熬夜，不要过度劳累，尤其要保持快乐、轻松的心态。劳累、精神紧张有时会成为病情加重的诱因。

1. 避免劳累

因肝主筋，司全身筋骨关节之运动，过劳则耗血损气而伤肝，致正虚邪恋，疾病缠绵难愈。因此，适当的休息对肝病患者十分必要。肝病患者要主动减慢生活节奏，减少生活和工作中琐事的困扰，避免过度劳累。

2. 按时作息

按时作息是良好的生活习惯，对肝病患者来说更为重要。中医学认为，"肝藏血",而"人卧则血归于肝",夜晚 11 时到凌晨 3 时是肝胆经时间,可养肝血,若能准时就寝,获得适当充足的睡眠,血就能归藏于肝,有利于肝病的恢复。

3. 戒掉烟酒

香烟烟雾中含大量尼古丁、多环芳香羟、苯并芘及 β-萘胺等已被证实的致癌物质 40 余种。而酒精中的乙醇和乙酸代谢生成的乙醛,对肝细胞具有直接毒性,可导致肝细胞坏死或变性,同时也影响肝脏的代谢。在慢性肝病的病程中,酒精因素的参与往往会加重病情,迁延难愈。

【名医经验】

一、周仲瑛

1. 学术观点

(1)病机认识:自身免疫性肝炎的临床症状类似于慢性乙肝,其治疗的基本思路与一般肝炎相一致,湿热仍是贯穿其病程的基本病理因素,清化湿热是其治疗大法。但 AIH 又有其自身发病特点,如低热、关节酸痛、鼻翼两侧可出现蝶形对称红斑、红斑处皮肤有轻微肿胀等多种自身免疫性疾病的表现,临床化验检查常显示血清球蛋白,尤其是 γ-2 球蛋白增高,抗核抗体(ANA)、抗平滑肌抗体(SMA),或抗肝肾微粒体抗体阳性等。这些均提示我们治疗 AIH 还当参照中医的"痹证""燥证""阴阳毒"等来治疗。

(2)治法心得:在治疗中,当加入祛风利湿、滋阴润燥、凉血解毒之类的药物。现代研究证实:僵蚕、蝉蜕、地肤子、姜黄、秦艽、雷公藤、苍耳草等均具有一定的抗变态反应作用。故在 AIH 治疗中,可能充当了"激素"的角色,但却没有激素那么多的副反应,又合中医辨证论治之基本原则,实乃匠心独运。

2. 经典医案

医案一 某患者,女,43 岁。

首诊:2011 年 3 月 30 日。

主诉:反复身目黄染 2 年。

现病史:2009 年底突发高热、身目黄染,检查肝功能明显异常,经住院确诊为"自身免疫性肝炎",用泼尼松治疗控制后停药。2010 年底复发,用泼尼松仍可控制,但逐渐减量至隔日 1 粒后,病情再度复发,因虑及激素副作用而寻求中医诊治。近查肝功能:ALT 193U/L,AST 147U/L,TBil 33.9μmol/L,DBil 4.9μmol/L,IBil 29μmol/L,A 44.3g/L,G 32.6 g/L,A/G 1.36。自觉心下痞硬不舒,食纳尚好,尿黄,大便正常,舌苔黄薄腻,舌质黯红,脉细。

临证思路:治以疏肝利胆,清化湿热。

选方用药:醋柴胡 9g,茵陈 10g,熟大黄 6g,黑山栀 10g,黄柏 10g,炒苍术 10g,厚朴 5g,炒黄芩 10g,鸡骨草 20g,地肤子 15g,广郁金 10g,赤芍 12g,垂盆草 50g,苦参 9g,生甘草 5g。水煎服,共 14 剂。

用药分析：方中柴胡、厚朴以疏肝理气；茵陈、大黄、山栀三药合用，利湿与泄热并进，通利二便，前后分消，湿邪得除，瘀热得去，黄疸自退。本案中热重于湿，加黄柏、黄芩、苦参以清热祛湿；重用垂盆草，亦取其有利湿退黄，清热解毒之功效。

二诊：2011 年 4 月 14 日。

药服 2 周，复查肝功能全部正常：ALT 19 U/L，AST 40 U/L，TBil 21μmol/L，DBil 3.0μmol/L，心下痞硬消失，食纳知味，疲劳，舌苔黄薄腻，舌质红，脉细。守方继术。上方去广郁金；加僵蚕 10g，蝉蜕 5g，片姜黄 10g，28 剂。

用药分析：加用僵蚕及蝉蜕以祛风止痛，化痰散结；加用姜黄能行气破瘀，通经止痛。三药具有一定的抗变态反应作用，在 AIH 治疗中可能充当了"激素"角色。

三诊：2011 年 5 月 11 日。

复查肝功能，继有好转：ALT 20U/L，AST 38U/L，A43.2g/L，G35.1g/L，A/G1.23，TBil 16.3μmol/L。大便日行 1～2 次，质稀如糊。已停用泼尼松 20 天，面部满月脸减轻，舌苔淡黄薄腻，脉细。治以祛风止痛，消积化滞。上方去熟大黄、黑山栀，僵蚕炙用；加焦山楂 10g，神曲 10g，煨葛根 15g，共 42 剂。

用药分析：患者已热退、大便质稀，故适当去除苦寒泻下清热之品；加用焦山楂、神曲、煨葛根等消积化滞，并有消胸痞腹胀之功。

之后一直以上方服用，病情稳定，半年后逐渐改为 1 剂药服 2 天、3 天，2012 年 5 月 8 日复查肝功能完全正常。

医案二 某患者，女，57 岁。

首诊：2005 年 11 月 14 日。

主诉：恶心、纳差、乏力 1 年余。

现病史：患者 2004 年 2 月因恶心、纳差、四肢乏力去当地医院查肝功能明显异常、抗核抗体（+++），诊断为"免疫性肝炎"。先后用多种中、西药物，经半年以上治疗，反复查肝功能多次，转氨酶均正常。近查肝功能：ALT 169 U/L，AST 211 U/L，GGT 103 U/L，ALP277 U/L。右侧后背疼痛，恶心欲吐，纳谷不馨，疲乏无力，夜间燥热，口干口苦，盗汗，两腿酸软无力，小便偏黄，大便干结，1～2 日行。舌苔薄黄，舌尖黯红，中有裂纹，舌质紫、脉小弦滑。

临证思路：治以滋阴疏肝，清热化湿。

选用用药：北沙参 10g，麦冬 10g，生地黄 12g，枸杞子 10g，川楝子 10g，当归 9g，秦艽 10g，茵陈 12g，炙鳖甲（先煎）12g，牡丹皮 10g，丹参 10g，垂盆草 30g，合欢皮 15g，老鹳草 15g，雷公藤 5g，银柴胡 6g，苦参 10g，苍耳草 15g。水煎服，共 7 剂。

用药分析：本例患者属阴虚湿热体质，又年近花甲，每夜燥热明显、口干口苦、盗汗、两腿酸软无力、小便偏黄、大便干结、舌中有裂纹等均属肝肾阴精亏虚、湿热瘀郁，正虚与邪实并见。治以滋养肝肾，清热化湿。方用一贯煎合秦艽鳖甲散加茵陈、垂盆草、仙鹤草、苍耳草、雷公藤、苦参、牡丹皮、丹参清热利湿、活血化瘀。

养肝肾，益阴血，方能化气有力、疏泄正常、正胜邪退。一贯煎补肝肾之阴而不滞，秦艽鳖甲散滋阴养血、清热除蒸。本案在一贯煎、秦艽鳖甲散滋肝肾之阴的基础上，特别应用了祛风通络的秦艽、雷公藤，以及祛风通鼻窍的苍耳草等。

二诊：2005 年 11 月 21 日。

口干明显好转，大便转畅，仍诉睡眠差。加清热养血安神之药，原方加功劳叶 10g，白薇 12g，知母 9g，夜交藤 20g，继服 21 剂。

用药分析：患者眠差，考虑阴虚血热。功劳叶、白薇、知母、夜交藤诸药合用，具有清热凉血、利尿通淋、养血安神之效。

三诊：2005 年 12 月 12 日。

烘热显减，双腿酸软好转，行走有力，大便偏稀，舌苔薄黄，舌质紫，脉细滑。复查肝功能：ALT 41 U/L，AST 52 U/L，GGT、ALP 均有下降。效不更方。首诊方加功劳叶 10g，白薇 15g，夜交藤 20g，石斛 9g，焦白术 10g，山药 12g，地骨皮 12g。14 剂，以善其后。

用药分析：阴虚与湿热瘀郁病机不同，但可互为因果、相互转化。湿热瘀郁为肝肾阴虚所致，故用一贯煎配合清热利湿、活血化瘀之剂治疗本例免疫性肝病患者取得了满意疗效。

二、钱英

1. 学术观点

（1）病机认识：在治疗慢性肝炎的过程中，提出"肝体阴用阳"的理论，不仅高度概括了肝的生理、病理特点，同时也指明肝病的治疗应将肝体与肝用一并调治，即采用"体用同调"的治疗法则，可使肝体用不失，可谓上工。

（2）治法心得：总结出治黄三要素——解毒、化痰、凉血法。黄疸有阳黄、阴黄、瘀血发黄、急黄，治疗可以用其中的一法，也可用两法或三法联用，随机灵活化裁。而治疗早期肝硬化，一般常以扶正为主（可以益气养阴，也可以健脾补肾等），祛邪为辅（可以活血化瘀，也可以软坚散结等）。治疗重型肝炎的经验，主要有"截断逆挽法"和"体用同调法"。

2. 经典医案

胡某，男，73 岁，工程师。

主诉：乏力、腹胀，伴皮肤巩膜重度黄染 7 日。

现病史：患者近来自觉乏力，腹胀，干咳无痰，眼干、鼻干、关节痛，手屈伸正常，身痒但不脱皮，口不干不渴，大便 2 次/日，无黑便。就诊于北京佑安医院中西医结合科，入院时查体：面色晦黯，眼睑无苍白，皮肤巩膜重度黄染，双下肢不肿。胆红素在 280～320μmol/L 间波动，抗核抗体 1∶1000（正常为 1∶100）。中医诊断：黄疸（瘀血发黄）；西医诊断：活动性肝硬化。

临证思路：患者皮肤、巩膜重度黄染，现已口服流质，尚无出现肝性脑病，干咳无痰，腹胀少尿，存在胸腹水。观其舌脉，舌质紫黯，苔白腻，苔根黄腻，舌下络脉延长增粗有结节，左脉沉滑，右脉沉细。此乃中气虚弱，升降失常，寒热错杂，虚实相兼，水湿弥漫三焦。治宜芳香化浊，和胃降逆。

选方用药：半夏12g，黄芩10g，黄连6g，干姜6g，大枣10g，黄芪30g，大腹皮30g，茯苓30g，白术30g，厚朴30g，藿香60g，白芷15g，桑叶10g，桑皮10g，紫菀10g，甘草15g。水煎服，共14剂。

用药分析：钱老初诊用半夏泻心汤，取其寒热平调，益气和胃，消痞散结之用。藿香正气散，用于芳香化浊，和胃降逆。两方合用，共奏调和中焦脾胃升降，祛湿行气，以消腹部胀满及水湿。针对干咳，加用桑叶皮、紫菀以宣散肺气，滋养肺阴。

二诊：服上方十余剂，患者黄疸较前消退，但出现黑便，PT延长，腹胀少尿，舌质紫黯，苔白腻略黄，苔根黄腻，舌下脉络增粗有结节，脉沉小滑数。证属血瘀日久，气滞水停，瘀而化热。治宜清热凉血，活血化瘀退黄。

选方用药：浓缩水牛角粉（冲服）3g，川大黄炭10g，桃仁10g，土鳖虫6g，茵陈（先煎2小时）80g，葶苈子10g，桑皮10g，桑叶10g，生薏苡仁30g，熟薏苡仁30g，秦艽15g，三七粉3g。水煎服，共14剂。

用药分析：钱老认为慢性肝炎、肝硬化病情进展，是湿、热、疫、毒之邪相互胶着，形成湿热羁留，残存未尽，肝郁及脾肾气血俱衰，故治以泻热逐瘀，方拟下瘀血汤。而针对肝炎因虚至实的病机，则采用扶正祛邪之法，根据肝"体阴而用阳"理论，补肝体而益肝用，同时也包括补肾阴肾阳之不足。关于具体用药，其中三七入肝经血分，功善止血，又能化瘀生新，有止血不留瘀、化瘀不伤正的特点，如《医学衷中参西录》云"三七之性，既善化血，又善止血"，同时也对黑便之症。按照仲景茵陈蒿汤原方，此处茵陈用量为80g，且需先煎2小时。研究表明，其煎煮时间越长，退黄效果越好。而秦艽能祛风湿，通经络，既能退黄（医家焦树德善用之），又兼顾关节痛之症状。关于其干咳无痰，考虑为血瘀气滞水停所致，因肺为水之上源，治以葶苈子、桑皮、桑叶等药宣上焦气机，通调水道，下输膀胱，从小便利之，同时皆治黄。普通水牛角粉，一般需先煎3小时，而浓缩水牛角粉只需冲服即可，临床使用效果好且方便。根据患者腹胀、苔黄腻等症，重用生薏苡仁清利湿热，熟薏苡仁健脾祛湿。

三诊：服药十余剂，皮肤巩膜黄染较前消退。大便可，3~4次/日，成形。现睡眠差，消瘦，足面肿，干咳无痰，口干，服药后小腹胀明显。观其舌脉，舌质淡黯，苔白厚腻，苔根灰黑，舌根有结节，苔干有裂，脉沉弦数。目前口服利尿剂，尿量在2000mL/d以上。

临证思路：实邪闭阻三焦，湿热熏蒸，脉弦数，提示有热象；腹胀在小腹，为实水。证属肾阳命门火衰，阴阳两虚，虚实夹杂。

选方用药：紫油肉桂10g，炒黄柏10g，知母10g，炒栀子10g，黑附子（先煎）10g，槲寄生10g，西洋参粉6g，茯苓15g，蛤蚧（去头足，研粉）6g，桑白皮6g，浙贝母6g，大黄炭3g，三七粉3g，玳瑁粉3g，川椒3g。水煎服，共14剂。

用药分析：钱老认为"三焦运化主要在命门火"，故用紫油肉桂、黑附子、槲寄生等药，其中质量好、药力足的肉桂称为紫油肉桂，有研究报道其能治疗癌症；此处用槲寄生，钱老指出其散风、补肝肾的作用较桑寄生强。滋肾通关散，为李东垣首创，来源于《兰室秘藏》。其组成包括黄柏、知母和肉桂，主治"不渴而小便闭，热在下焦血分也"，被后世医家誉为清热泻火、滋阴化气的代表方剂。因为存在干咳无痰症状，故给予人参蛤蚧散加减方。其中西洋参代替人参，益气不化热，蛤蚧补真阴，知母、浙贝母清金泻火，桑白皮宣肺泻肺，茯苓乃调脾而益金之母。诸药合而补益肺肾（肺肾相表里），止咳定喘。方中玳瑁取代水牛角粉，起凉血镇静之用。对于咳嗽兼喘，钱老嘱应取一对蛤蚧，去其头足，研细粉，空腹服，每次6g，早晚各2次，为钱老治虚性喘病的常用药物。患者苔白腻厚，古人用甘露消毒丹（利湿化浊，清热解毒）。钱老同意杨华生医生观点：用川椒，性辛、温，入脾、胃、肾经，能温中止痛，燥湿杀虫。

三、张琪

1. 学术观点

（1）病机认识：西医学所讲的慢性病毒性肝炎、自身免疫性肝炎、脂肪肝、肝硬化、原发性肝癌、肝内胆管结石等都可从肝论治，但由于脏腑相关，亦可涉及脾和肾，一般可辨证为肝郁乘脾犯胃型、气滞化火灼阴型、肝郁气滞血瘀型、肝胆湿热蕴结型、肝肾阴虚型。

（2）治法心得：对于肝郁乘脾犯胃型，治以抑木扶土，培补后天之源，方用逍遥散加减。气滞化火灼阴型，宜治以清泻肝火，兼以养阴，使损耗之阴得以滋养，上亢之阳遂之下潜，从而使肝之阴阳相互协调，阴平阳秘，方用自拟方清肝饮子加减。对于肝郁气滞血瘀型，治以疏肝理气、活血通络，方用自拟方疏肝饮子和血府逐瘀汤加减。对于肝胆湿热蕴结型，治以疏肝利胆、清热利湿退黄，方用茵陈蒿汤和茵陈五苓散加减。对于肝肾阴虚型，治以滋水涵木，方用三味地黄汤和二冬汤加减。

2. 经典医案

医案一 杜某，女，39岁。

主诉：腹胀、尿少、大便不成形2年。

现病史：患者在外院诊断自身免疫性肝硬化2年。B超示：肝内多发结节，肝硬化，脾大。血常规：WBC 7.0×10^9/L，RBC 2.29×10^9/L，Hb 61.9g/L，PLT 410×10^9/L；肝功能：ALT 100U/L，AST 127U/L，GGT 296U/L，TBil 38.4μmol/L，ALP 332U/L。求治于张老。症见腹胀，尿少，时腹泻，面色萎黄，口干，舌淡黯苔白，脉沉迟。

临证思路：鼓胀（脾郁脾虚、水湿内蕴化热）。治以健脾疏肝行气，清热利水法。

选用方药：茯苓40g，白术30g，党参20g，黄芪30g，槟榔20g，大腹皮15g，泽泻20g，猪苓20g，茵陈20g，败酱草30g，大青叶20g，金银花30g，甘草15g。水煎服，共7剂。

用药分析：本方所用为茯苓导水汤合茵陈五苓散加减。茯苓导水汤出自《医宗金鉴》卷五十四，具有理气行滞、利水除湿之功效。本方主治之水肿为内外俱实，证情较甚者。本病所用槟榔、白术、泽泻，主行在里之水；茵陈五苓散出自《金匮要略》卷中，全方六味，由绵茵陈加五苓散而成，该方以绵茵陈为君药，苦能燥湿，寒能清热，其气清芬，善于渗湿而利小便。臣以泽泻、白茯苓、猪苓，取其甘淡渗利之性，辅助以君药，加强利水之功，且水散热消也。叶天士谓"渗湿于热下，不与热相搏"即乃此意。佐以炒白术健脾利湿，俾土实气行，则水湿化矣。另以党参、黄芪补气健脾，大腹皮下气宽中、行水消肿，大青叶、金银花、败酱草清热解毒，甘草补脾益气，清热解毒，兼调和诸药，达到益气健脾，兼清热利水的目的。

二诊：服前方后腹胀减轻，大便次数较以前减少，舌淡黯苔黄腻，脉沉。肝功：ALT 80U/L，AST 97 U/L，GGT 186U/L，TBil 28.4μmol/L，ALP 232U/L。清热解毒，健脾利湿。前方加扁豆20g，薏苡仁30g，木香10g，车前子20g，板蓝根15g，半枝莲30g，肉桂10g，7剂，水煎400mL，晨起及晚间睡前温服，每日1剂。

用药分析：扁豆、薏苡仁健脾利湿，木香行气，则脾气乃运；板蓝根、半枝莲清热解毒，车前子利水通淋、渗湿止泻。方中加用肉桂之意出自《神农本草经》曰："味辛温，主百病，养精神，和颜色，利关节，补中益气，为诸药先聘通使。"并有温中补肾、散寒止痛功能。

三诊：余症减轻，时乏力，皮肤瘙痒，手心热，舌质黯苔白，脉弦。肝功能：ALT 50U/L，AST 47U/L，GGT 131U/L，TBil 18.4μmol/L，ALP 132U/L。健脾益气，补益肝肾，活血化瘀，兼清利湿热。

选方用药：茯苓20g，白术20g，党参20g，黄芪30g，大腹皮15g，山萸肉20g，熟地黄20g，枸杞子20g，茵陈30g，虎杖20g，五味子15g，败酱草30g，赤芍20g，丹参20g，桃仁20g，蒲公英30g，益母草30g，大青叶20g，金银花30g，甘草15g。水煎服，共15剂。

用药分析：鼓胀病机特点为本虚标实，虚实并见，故其治疗宜谨据病机，以攻补兼施为原则。实证为主，则着重祛邪治标，根据具体病情，合理选用行气、化瘀、健脾利水之剂。本病后期，虚证为主，侧重扶正补虚，视证候之异，施以健脾温肾、滋养肝肾等法，同时兼以祛邪。三诊中补以四君子汤合六味地黄丸加减：方中党参甘温益气，健脾养胃；白术健脾燥湿，加强益气助运之力；熟地黄滋阴补肾，填精益髓；山萸肉补养肝肾，并能涩精。此外，还应注意"至虚有盛候，大实有羸状"的特点，切实做到补虚不忘实，泻实不忘虚，切忌一味攻伐，导致正气不支，邪恋不去，出现危象。同时苦寒清热燥湿的药物配合利水渗湿的药物，组成具有湿热两清作用的方剂，则病证除矣。

医案二 张某，女，56岁。

主诉：乏力、面黄、纳差1个多月。

现病史：患者既往曾无明显诱因出现倦怠乏力，面色萎黄，就诊于哈尔滨医科大学附属第二医院，肝炎系列正常，肝功能异常，给予保肝等对症治疗后，在北京协和医院诊断为自身免疫性肝病，为进一步治疗，求治于张老。患者诉近一个月来自觉乏力明显，饮食减少，食后腹胀胃脘不适，面色萎黄，大小便尚可；伴口干眼干，皮肤瘙痒。舌淡苔薄，脉弦细。

临证思路：虚劳（肝郁兼脾肾两虚）。治以补肾健脾疏肝，辅以清热解毒法。

选方用药：茯苓 20g，白术 20g，柴胡 20g，鸡内金 15g，黄芪 30g，太子参 30g，白芍 20g，五味子 15g，虎杖 20g，茵陈 30g，熟地黄 20g，女贞子 20g，菟丝子 20g，败酱草 30g，白花蛇舌草 30g，大青叶 20g，板蓝根 20g。水煎服，共 7 剂。

用药分析：脾胃居中焦，乃升降之枢机。枢机失调，妨碍肝肾之阴升和心肺之阳降。肝病毒郁于肝，肝气不扬则郁。因五脏相连，先克脾土，有碍脾升；囿用疏泄，伤其脾气，脾升失职，肝郁亦甚，又克脾土，必致"肝脾郁陷"。临床主要表现为胁痛腹胀，食后胀甚，全身乏力，大便溏薄，肝功能异常，舌体胖大，边有齿痕，苔白中心腻，脉弦濡或沉弦。治以实脾为要，实脾贵在运脾，脾运则诸脏不郁，升降复常，肝郁自可畅达。方以茯苓、白术、太子参、黄芪等健脾益气；菟丝子、熟地黄等温补肾阳、兼养精血；加以柴胡疏肝理气，败酱草、白花蛇舌草、大青叶、板蓝根等清热解毒。

二诊：用药后腹胀减轻，食纳渐增，自觉乏力好转，皮肤瘙痒减轻。效不更方。原方去大青叶、板蓝根，续服 15 剂，巩固疗效。

用药分析：适当减少板蓝根等清热解毒之药，继续疏肝运脾，脾运则诸脏不郁，升降复常。

（王宪波　冯颖）

参考文献

[1] KRAWITT EL. Autoimmune hepatititis [J], N Engl J Med, 2006, 354 (1)：54 – 66.

[2] 张福奎，贾继东. 自身免疫性肝炎的诊断与治疗 [J]. 中国实用内科杂志，2006，20 (23)：1849 – 1853.

[3] 张晓琳，孙建光. 自身免疫性肝炎的中医辨证论治 [J]. 中国中医药现代远程教育，2015，13 (2)：2 – 4.

[4] 鲍启德，崔东来，杨兰兰. 自身免疫性肝炎发病机制研究进展 [J]. 世界华人消化杂志，2005，13 (17)：2119 – 2121.

[5] 方南元. 关幼波治疗肝病辨证方法刍议 [J]. 辽宁中医杂志，2010，37 (4)：738 – 739.

[6] 钱程亮. 金实诊治自身免疫性肝炎的经验 [J]. 江苏中医药，2010，42 (4)：5.

[7] 高丽英，贾建伟，张华伟. 自身免疫性肝炎中医辨治探微 [J]. 黑龙江中医药，2007 (1)：27 – 28.

[8] 马雄，邱德凯. 自身免疫性肝炎诊断和治疗共识 [J]. 临床肝胆病杂志，2016，32 (1)：9 – 22.

[9] 刘晓峰. 肝病诊疗精要 [M]. 北京：人民军医出版社，2010.

[10] 刘成海. 黄疸诊疗指南 [J]. 中国中医药现代远程教育，2011，9 (16)：118 – 120.

[11] 周仲瑛. 中医内科学 [M]. 北京：中国中医药出版社，2017.

[12] 王伯祥. 中医肝胆病学 [M]. 北京：中国医药科技出版社，1993.

[13] 范天利，崔爱玲，王德欣. 甘利欣在肝动脉栓塞化疗时保肝作用的临床观察 [J]. 中华

实用中西医杂志，2005，18（14）：366 – 367.

[14] 王文燕，陈建光. 五味子的药理作用及开发研究 [J]. 北华大学学报（自然科学版），2007，8（2）：128 – 133.

[15] 喇明平，陈梅花. 水飞蓟宾的药理学研讨进展 [J]. 安徽农学通报，2007，13（6）：35 – 36.

[16] 秦枫，孙红祥，葛竹兴. 垂盆草化学成分及药理活性研究进展 [J]. 中兽医学，2006，133（6）：33 – 37.

[17] 张红梅，陈晓明. 苦参素的药学研究进展 [J]. 中国药业，2007，16（16）：63 – 64.

[18] 李玉芳. 中药多糖抗肿瘤机制研究进展 [J]. 实用癌症，2007，22（5）：547 – 550.

[19] 陈四清. 周仲瑛教授清热化湿治疗免疫性肝炎 [J]. 实用中医内科杂志，2013，27（1）：16 – 18.

[20] 俞唐唐，贾建伟. 钱英教授治疗慢性重型肝炎之学术思想浅探 [J]. 中国中医药现代远程教育，2010，8（7）：8 – 10.

[21] 柴国剑. 中华当代名医妙方精华 [M]. 长春：长春出版社，1992.

[22] 梁丰. 参苓白术散的临床应用 [J]. 内蒙古中医药，2010（15），63 – 64.

[23] 关幼波，刘学勤. 肝胆病诊疗全书 [M]. 北京：人民卫生出版社，2001.

[24] 贺兴东，翁维良，姚乃礼，等. 当代名老中医典型医案集：内科分册 [M]. 北京：人民卫生出版社，2009.

[25] 徐春波，柳长华. 肝胆病实用方 [M]. 北京：人民卫生出版社，1999.

[26] 周仲瑛. 周仲瑛临床经验辑要 [M]. 北京：中国医药科技出版社，1998.

[27] 周红光，叶丽红，吴勉华. 周仲英用一贯煎验案拾萃 [J]. 中国中医药信息杂志，2007，3（14），76.

第六节　肝硬化

【概述】

肝硬化（cirrhosis of liver）是临床常见的由一种或多种病因长期或反复作用引起的肝脏慢性、进行性、弥漫性病变，其特点是在肝细胞坏死基础上纤维化，并代之以纤维包绕的异常肝细胞结节（假小叶）形成，肝脏逐渐变形、变硬而发展成为肝硬化。代偿期无明显临床症状，失代偿期以门静脉高压和肝功能严重损伤为特征，临床上以肝功能损害和门脉高压为主要表现，并有多器官系统受累，晚期常出现上消化道出血、肝性脑病、继发感染等并发症。患者常因并发腹水、消化道出血、脓毒症、肝性脑病、肝肾综合征和癌变等导致多脏器功能衰竭而死亡。在我国，目前引起肝硬化的病因以病毒性肝炎为主；在欧美国家，酒精性肝硬化占全部肝硬化的 50% ~ 90%。

肝硬化虽是西医学名词，但对肝硬化的症状、体征如黄疸、两胁疼痛、肝脾肿大等早在前 770 至前 221 年的中医古籍中即有描述。一般认为，它属于中医学"癥""癖""痞""积"等证之中。"癥""癖""痞""积"，包括腹内一切肿块，并不都是西医学中的肝硬化，但其中西医学的代偿期肝硬化却包含在"癥""癖""痞""积"等证之中；而失代偿期肝硬化，包含在中医的"鼓胀""黄疸""血症"等之中。

【病因病机】

一、中医认识

1. 致病因素

（1）情志所伤：肝为藏血之脏，性喜条达。若因情志不舒，肝失疏泄，气机不利，则血液运行不畅，以致肝之脉络为瘀血所阻滞。另外，肝气郁结不舒，则横逆而犯脾胃。脾胃受克，运化失职，水液运化发生障碍，以致水、湿停留与血瘀蕴结，日久不化，痞塞中焦，便成鼓胀。《杂病源流犀烛·肿胀源流》说"腹胀……或由怒气伤肝，渐蚀其脾，脾虚之极，故阴阳不交，清浊相混，隧道不通，郁而为热，热留为湿，湿热相生，故其腹胀大"，即是此意。

（2）酒食不节：嗜酒过度、饮食不节，滋生湿热，损伤脾胃。在青壮之年，脾胃健壮，尚能随饮随食而化。但如积之既久，又因脾胃之气渐衰，酒湿食积之浊气蕴滞不行，清阳当升不升，浊阴当降不降，以致清浊相混，阻塞中焦，脾土壅滞则肝失疏泄，气血郁阻不行，水湿滞留、气血交阻而成腹胀。

（3）劳欲过度：肾为先天之本，脾为后天之源，两者为生命之根本，劳欲过度，伤及脾肾，脾伤则不能运化水谷以资化源，气血不足，水湿内生，肾伤则气化不行，不能温化水液，因而湿聚水生、气血凝滞而成鼓胀。《风劳鼓膈四大证治》说："劳倦所伤，脾胃不能运化而胀。"

（4）感染血吸虫：在血吸虫流行区接触疫水，遭受血吸虫感染，又未能及时进行治疗，内伤肝脾，脉络瘀阻，升降失常，清浊相混，积渐而成腹胀。正如《诸病源候论·水蛊候》说："此由水毒气结聚于内，令腹渐大，动摇有声，常欲饮水，皮肤粗黑，如似肿状，名水蛊也。"

（5）黄疸、积聚失治：黄疸多由湿热蕴积所致，治疗不当，日久湿热伤脾，中气亏耗，斡旋无力，水湿停滞，肝气亦不能条达，遂使气血凝滞，脉络瘀阻，而成腹胀。积聚多因气郁与痰血之凝聚而成，不论积聚生长于腹部之任何部位，势必影响肝脾气血的运行，以及肾与膀胱的气化，气血瘀阻，水湿停聚而逐渐成为鼓胀。《医门法律·胀病论》说："凡有癥瘕、积块、痞块，即是胀病之根，日积月累，腹大如箕，腹大如瓮，是名单腹胀。"

2. 病机

肝硬化病位在肝，涉及脾、肾、三焦，基本病机为肝、脾、肾三脏功能障碍，出现气滞、血瘀、水停，积于中焦而成；病变多见虚实夹杂，本虚标实。其中，关键是肝、脾、肾三脏的功能失调。由于肝气郁结，气滞血瘀，导致脉络阻塞，这是形成肝硬化的一个基本因素。其次是脾脏功能受损，运化失职，遂致水湿停聚。再就是肾脏的气化功能受损，不能蒸化水湿而使水湿停滞，也是形成肝硬化的重要因素。此外，肾阴和肾阳又同时起到滋养肝木和温养脾土的作用，肾虚阴阳不足，对肝脾两脏的功能也要产生影响。正因为肝气郁滞、血脉瘀阻、水湿内停是形成肝硬化的三个重要的病理变化，因此喻嘉言在《医门法律·胀病论》中概括说："胀病不外水裹、气结、血瘀。"

二、西医认识

本病是由于多种因素对肝细胞的损害为主要表现的慢性疾病，这些因素包括病毒性肝炎、慢性酒精中毒、化学毒物或药品、营养不良、寄生虫感染等。引起肝硬化的原因很多，各国肝硬化的病因不尽相同，可能与经济水平、生活习惯、营养条件、饮酒习惯、肝炎流行等因素有关；欧美以酒精性肝硬化较多，我国以病毒性肝炎引起的肝硬化最为常见。

1. 致病因素

（1）病毒性肝炎：在我国由病毒性肝炎引起的肝硬化居于首位。主要为乙型、丙型，通常经过慢性肝炎阶段演变而来，约70%肝硬化患者乙型肝炎表面抗原阳性，82%的患者以前有过乙型肝炎病毒感染。甲型和戊型病毒性肝炎一般不会发展为肝硬化。

（2）酒精性肝病：酒精中毒是欧美肝硬化的主因，并发乙型肝炎病毒感染会加重酒精性肝病，更易导致肝硬化；在我国，有10%~19%的患者与酒精性肝炎有关。

（3）血吸虫病：国内学者研究发现，慢性血吸虫病经常引起肝纤维化的病理改变，而晚期血吸虫病则有肝硬化。随着血吸虫病防治的收效，患病率下降；血吸虫病引起的肝硬化占肝硬化总数的比例因地区不同而异，为14%~36.3%。

（4）胆汁淤积：肝外胆管阻塞或肝内胆汁淤积时高浓度的胆红素对肝细胞有损害作用，久之可发生肝硬化。由肝内胆汁淤积所致者，称原发性胆汁性肝硬化；由肝外胆管阻塞所致者，称继发性胆汁性肝硬化。

（5）肝静脉回流受阻：肝以上部位的病变引起肝静脉回流受阻，往往继发肝纤维化，导致肝硬化。如慢性充血性心力衰竭、缩窄性心包炎、肝静脉和（或）下腔静脉阻塞，可致肝细胞长期瘀血缺氧、变性、坏死和结缔组织增生，最终变成瘀血性（心源性）肝硬化。

（6）遗传代谢性疾病：由于遗传或先天性酶缺陷，致其代谢产物沉积于肝，引起肝细胞坏死和结缔组织增生，如肝豆状核变性（铜沉积）、血色病（铁质沉着）、抗膜蛋白酶缺乏症和半乳糖血症均可引起肝硬化。

（7）中毒性肝硬化药物或化学毒物引起：如长期接触四氯化碳、甲氨蝶呤或服用甲基多巴、四环素可引起中毒性肝炎，最终演变为肝硬化。

（8）自身免疫性肝病：自身免疫性肝病包括原发性胆汁性胆管炎、原发性硬化性胆管炎及自身免疫性肝炎。自身免疫性肝炎及累及肝脏的多种风湿免疫性疾病，可进展为肝硬化。

（9）营养障碍：慢性炎症性肠病、长期食物中缺乏蛋白质、维生素、抗脂肪肝物质等，可引起吸收不良和营养失调、肝细胞脂肪变性和坏死以及降低肝对其他致病因素的抵抗力等。

（10）原因不明：部分肝硬化原因不明，称为隐源性肝硬化。

2. 发病机制

肝硬化因其病因不同而形成途径、发病机制亦各不相同，主要有肝炎性途径、脂肪肝性途径、门脉性纤维化及小叶中心疤痕化等。但一般都涉及肝细胞坏死、结节性再生和纤维结缔组织增生三个相互联系的病理过程。肝硬化的形成是一种损伤后的修复反应，发生在慢性肝损伤的患者中。在这一过程中，肝星状细胞活化是中心环节，还包括了正常肝细胞外基质的降解，纤维瘢痕组织的聚集、血管扭曲变形以及细胞因子的释放等。代偿期肝硬化无明显病理生理特征，失代偿期主要出现门静脉高压和肝功能减退两大类病理生理变化。

肝硬化的演变发展过程包括以下四个方面：①广泛肝细胞变性坏死、肝小叶纤维支架塌陷。②残存肝细胞不沿原支架排列再生，形成不规则结节状肝细胞团（再生结节）。③自汇管区和肝包膜有大量纤维结缔组织增生，形成纤维束，包绕再生结节或将残留肝小叶重新分割，改建成为假小叶。④由于上述病理变化，造成肝内血循环的紊乱，表现为血管床缩小、闭塞或扭曲，血管受到再生结节挤压；肝内门静脉、肝静脉和肝动脉小支三者之间失去正常的关系，并相互出现交通吻合支等，这些严重的肝血循环障碍，不仅是形成门静脉高压症的病理基础，而且加重肝细胞的营养障碍，促进肝硬化病变的进一步发展。

【诊断与鉴别】

一、中医诊断

一般代偿期肝硬化参照积聚辨证，失代偿期肝硬化腹水参照鼓胀辨证。

1. 辨证要点

（1）积聚

①辨部位：积块的部位不同，标志着所病的脏腑不同，临床症状、治疗方药也不尽相同，故有必要加以鉴别。从大量的临床观察来看，在内科范围的脘腹部积块主要见于胃和肝的病变。右胁腹内积块，伴见胁肋刺痛、黄疸、纳差、腹胀等症状者，病在肝；胃脘部积块伴见反胃、呕吐、呕血、便血等症状者，病在胃；右腹积块伴腹泻或便秘、消瘦乏力，以及左腹积块伴大便次数增多、便下脓血者，病在肠。

②辨虚实：积证大体可分为初、中、末三期。一般初期正气未至大虚，邪气虽实而不甚，表现为积块较小、质地较软，虽有胀痛不适，而一般情况尚可。中期正气渐衰而邪气渐甚，表现为积块增大、质地较硬、疼痛持续，并有饮食日少，倦怠乏力，形体消瘦等症。末期正气大虚而邪气实甚，表现为积块较大、质地坚硬，疼痛剧烈，并有饮食大减、神疲乏力、面色萎黄或黧黑、明显消瘦等症。

（2）鼓胀

①辨病位主次：鼓胀之病位在肝、脾、肾三脏。腹大胀满，按之不坚，胁肋或胀或痛，攻窜不定者，病位在肝；腹大胀满，食少脘痞，四肢困重，疲倦无力者，病位在脾；腹大坚满，腹部青筋显露，胁腹刺痛或有积块者，病位在肝脾；腹大胀满，精

神委顿，肢冷畏寒，下肢浮肿，尿少者，病位在脾肾。

②辨缓急：鼓胀虽然病程较长，但在缓慢病变过程中又有缓急之分。若鼓胀在半月至1个月之间不断进展为缓中之急，多为阳证、实证；若鼓胀迁延数月，则为缓中之缓，多属阴证、虚证。

③辨虚实的主次：鼓胀虽属虚中夹实，虚实并见，但虚实在不同阶段各有侧重。一般说来，鼓胀初起，新感外邪，腹满胀痛，腹水壅盛，腹皮青筋暴露显著时，多以实证为主；鼓胀久延，外邪已除，腹水已消，病势趋缓，见肝脾肾亏虚者，多以虚证为主。

④辨危候：鼓胀患者，如突然出现脉数不静或脉大弦紧，心烦不宁，病势可能会发生突变，骤然大量吐血、下血，随之伴发手足震颤、狂躁、神志昏迷及尿闭等危急重症，证属于浊毒闭窍生风动血。鼓胀患者若腹大如瓮、脉络怒张、脐心突出、四肢瘦削、便溏神萎、不思饮食者，为正气大衰，浊邪内盛之候。急性黄疸患者若见腹满、肢肿、小便短少，状如鼓胀者，病势尤为暴急；常伴见高热烦躁、神昏谵语、呕血、便血，或肌肤出现癍斑、舌质红绛、舌苔黄燥等热毒内陷心营，迫血妄行等证候。

2. 病机辨识

（1）辨积与聚：积与聚虽合称为一个病证，但两者是有明显区别的。积证具有积块明显，固定不移，痛有定处，病程较长，多属血分，病情较重，治疗较难等特点；聚证则无积块，腹中气时聚时散，发有休止，痛无定处，病程较短，多属气分，一般病情较轻，治疗相对亦较易。至于古代文献以积为脏病，聚为腑病，则不可拘泥，实际上不少积证的积块就发生在胃、肠。

（2）鼓胀辨气滞、血瘀、水停的主次：以腹部胀满，按压腹部，按之即陷，随手而起，如按气囊，鼓之如鼓等症为主者，多以气滞为主；腹胀大，内有积块疼痛，外有腹壁青筋暴露，面、颈、胸部出现红丝赤缕者，多以血瘀为主；腹部胀大，状如蛙腹，按之如囊裹水，或见腹部坚满、腹皮绷急、叩之呈浊音者，多以水停为主。以气滞为主者，称为"气鼓"；以血瘀为主者，称为"血鼓"；以水停为主者，称为"水鼓"。

二、西医诊断

1. 诊断

（1）临床症状：通常肝硬化的起病隐匿，病程发展缓慢，可潜伏3~5年或10年以上，少数因短期大片肝坏死3~6个月便发展成肝硬化。目前，临床上仍将肝硬化分为肝功能代偿期和失代偿期，但两期界限常不清楚。

①代偿期：症状较轻，缺乏特异性。以乏力、食欲减退出现较早，且较突出，可伴有腹胀不适、恶心、上腹隐痛、轻微腹泻等。上述症状多呈间歇性，因劳累或伴发病而出现，经休息或治疗可缓解。

②失代偿期：症状显著，主要为肝功能减退和门静脉高压征两大类临床表现，同

时可有全身多系统症状。

全身症状：一般情况是营养状况较差，体重减轻为多见症状。疲倦乏力也为早期症状之一，其程度自轻度疲倦感觉至严重乏力，与肝病的活动程度一致。精神不振，严重者衰弱而卧床不起。皮肤干枯，面色黝黯无光泽，可有不规则低热、夜盲及浮肿等。

消化道症状：食欲减退为常见的症状，进食后常感上腹饱胀不适、恶心或呕吐，晚期腹水形成，食欲减退将更加严重。腹泻相当多见，多由肠壁水肿、肠道吸收不良（以脂肪为主）、烟酸的缺乏及寄生虫感染因素所致。对脂肪和蛋白质耐受性差，稍进油腻肉食，即可引起腹泻，患者因腹水和胃肠积气而终日腹胀难受。

出血倾向和贫血：常有鼻出血、牙龈出血、皮肤紫癜和胃肠出血等倾向，与肝合成凝血因子减少、脾功能亢进和毛细血管脆性增加有关。患者常有不同程度的贫血。

内分泌紊乱：主要有雌激素增多，雄激素减少，有时糖皮质激素亦减少。在男性患者常有性欲减退、睾丸萎缩、毛发脱落及乳房发育等；女性有月经失调、闭经、不孕等。患者面部、颈、上胸、肩背和上肢等上腔静脉引流区域出现蜘蛛痣和（或）毛细血管扩张；在手掌大鱼际、小鱼际和指端腹侧部位有红斑，称为肝掌，这被认为均与雌激素增多有关。当肝功能损害严重时，蜘蛛痣数目增多、增大，肝功能好转后则减少或缩小。由于肾上腺皮质功能减退，患者面部（尤其眼眶周围和其他暴露部位）可见皮肤色素沉着。除面部外，于掌纹理和皮肤皱褶等处也有色素沉着；晚期患者面容消瘦，面颊有小血管扩张、口唇干燥。

腹痛：腹痛在大结节性肝硬化中较为多见，占60%～80%。疼痛多在上腹部，常为阵发性，有时为绞痛性质。腹痛也可因伴发消化性溃疡、胆道疾病、肠道感染等引起。与腹痛同时出现的发热、黄疸和肝区疼痛常与肝病本身有关。

神经精神症状：如出现嗜睡、兴奋和木僵等症状，应考虑肝性脑病的可能。

（2）体征：可有肝掌、蜘蛛痣、肝脾肿大、黄疸等。

①代偿期：患者营养状态一般，肝轻度肿大、质地偏硬，或有轻度压痛，脾轻度或中度肿大。肝功能检查结果正常或轻度异常。

②失代偿期：半数以上患者有轻度黄疸，少数有中、重度黄疸。多见脾大、侧支循环的建立和开放、腹水等门静脉高压征的临床表现。

脾大：多为轻、中度大，部分可达脐下。上消化道大出血时，脾可暂时缩小，甚至不能触及。晚期脾大，常伴脾功能亢进。

侧支循环的建立和开放：食管和胃底静脉曲张；腹壁静脉曲张，以脐为中心向上及下腹延伸，脐周静脉出现异常明显曲张者，外观呈水母头状；痔静脉扩张，形成痔核。此外，肝与膈、脾与肾韧带、腹部器官与腹膜后组织间的静脉，亦可相互连接形成侧支循环。

腹水：腹水是肝硬化最突出的临床表现，失代偿期患者75%以上有腹水。腹水出现前常有腹胀，大量腹水使腹部膨隆，状如蛙腹。部分患者伴有胸腔积液，多见于右侧，双侧者次之，单纯左侧者最少。一般病例腹水聚积较慢，而短期内形成腹水者，多有明显的诱发因素，如有感染、上消化道出血、门静脉血栓形成和外科手术等诱因，腹水形成迅速，且不易消退。出现大量腹水时，脐可突出而形成脐疝，伴随膈肌抬高，可出现呼吸困难和心悸。腹水的出现，常提示肝硬化已属晚期。

（3）辅助检查：

①实验室检查：

血常规检查：代偿期多在正常范围。失代偿期由于出血、营养不良、脾功能亢进，可发生轻重不等的贫血。有感染时，白细胞可升高；脾功能亢进者，白细胞和血小板均减少。

肝功能试验：a. 血清酶学检查：肝硬化患者 ALT 和 AST 不一定升高，但肝硬化活动时可升高。酒精性肝硬化患者 AST/ALT≥2。90%肝硬化患者可见 GGT 升高，尤其以 PBC 和酒精性肝硬化升高明显；合并肝癌时，GGT 则明显升高。70%的肝硬化患者可见 ALP 升高，合并肝癌时常明显升高。b. 血清胆红素：失代偿期可出现结合胆红素和总胆红素升高，胆红素的持续升高是预后不良的重要指标。c. 蛋白质代谢：肝硬化时，常有球蛋白升高，蛋白电泳也可显示白蛋白降低、球蛋白显著增高或轻度升高。d. 凝血酶原时间：晚期肝硬化及肝细胞损害时，凝血酶原时间明显延长。e. 反映肝纤维化的血清学指标：Ⅲ型前胶原氨基末端肽（PⅢP）、Ⅳ型胶原、透明质酸、层粘连蛋白升高。f. 脂肪代谢：代偿期患者血中胆固醇正常或偏低，失代偿期总胆固醇特别是胆固醇酯明显降低。

尿液检查：尿常规一般在正常范围；乙型肝炎肝硬化合并乙肝相关性肾炎时，尿蛋白阳性。胆汁淤积引起的黄疸，尿胆红素阳性，尿胆原阴性；肝细胞损伤引起的黄疸，尿胆原亦增加。腹腔积液患者，应常规测定 24 小时尿钠、尿钾。

粪常规：消化道出血时，肉眼可见黑粪和血便；门脉高压性胃病引起的慢性出血，粪隐血试验阳性。

肿瘤标志物：甲胎蛋白（AFP）：肝硬化活动时，AFP 可升高；合并原发性肝癌时，AFP 明显升高；如转氨酶正常，AFP 持续升高，须怀疑原发性肝癌。同时，联合甲胎蛋白异质体、CA－199、CEA 及异常凝血酶原（PIVKA）的检测，可进行肝癌早期预警。

病源学检查：病毒性肝炎中乙型肝炎、丙型肝炎及丁型肝炎易于慢性化，并向肝硬化发展。可疑肝硬化者，须测定乙、丙、丁肝炎病毒学标记物以明确病因。肝硬化有活动时，应做甲、乙、丙、丁、戊型标记及非嗜肝病毒如 CMV、EB 病毒抗体测定，以明确有无重叠感染。

自身抗体检测：血清抗线粒体抗体、抗平滑肌抗体、抗核抗体：前者（尤其是抗线粒体抗体 M2 亚型）在 PBC 患者的阳性率为 95%，后两者阳性提示自身免疫性肝炎。

肝纤维化的血清学指标：如透明质酸（HA）、Ⅲ型前胶原（PC－Ⅲ）、Ⅳ型胶原（Ⅳ－C）、层连蛋白（LN）四项指标与肝纤维化分期有一定相关性，但不能代表纤维沉积于肝组织的量。

②内窥镜检查：

胃镜：电子胃镜能清楚显示曲张静脉的部位与程度，阳性率较 X 线检查为高。在并发上消化道出血时，急诊胃镜检查可判明出血部位和病因，并可进行止血治疗。

肠镜：肝硬化患者多见直肠静脉丛曲张。

③B 超检查：B 超检查可见肝脏缩小，肝表面明显凹凸不平呈锯齿状或波浪状，肝边缘变钝，肝实质回声不均、增强呈结节状；门静脉内径大于 13mm，脾静脉内径大于 8mm；肝静脉变细，扭曲，粗细不均；腹腔内可见液性暗区。

④CT 和 MRI 检查：可显示早期肝大，晚期肝左、右叶比例失调，右叶萎缩，左叶增大，肝表面不规则，脾大，腹水。

⑤其他检查：

X 线检查：食管静脉曲张时，行食管吞顿 X 线检查显示：虫蚀样或蚯蚓状充盈缺损，纵行黏膜皱襞增宽。胃底静脉曲张时，可见菊花样充盈缺损。

放射性核素检查：可见肝摄取核素稀疏，肝左右叶比例失调，脾脏核素浓集。

腹腔镜检查：可直接观察肝外形、表面、色泽、边缘及脾等改变，亦可用拨棒感触其硬度，直视下对病变明显处做穿刺活组织检查，对鉴别肝硬化、慢性肝炎和原发性肝癌以及明确肝硬化的病因很有帮助。

腹水检查：一般为漏出液；如并发自发性腹膜炎时，可转变为渗出液，或介于漏出及渗出液之间，应及时送细菌培养及药敏试验。若为血性，除考虑并发结核性腹膜炎外，应高度疑有癌变，应做细胞学及甲胎蛋白测定。

肝穿刺活组织检查：对疑难病例可确定诊断。若见有假小叶形成，可确诊为肝硬化。对于经皮肝穿刺活检有禁忌者，可行经颈静脉肝活检术；对失代偿期肝硬化肝穿刺活检要谨慎。

（4）诊断标准：

①诊断条件：肝硬化是慢性肝炎的发展结果，肝组织病理学表现为弥漫性肝纤维化及结节形成，两者必须同时具备才能诊断。主要根据为：有病毒性肝炎、长期饮酒等有关病史；有肝功能减退和门静脉高压征的临床表现；肝脏质地硬，有结节感；肝功能试验常有阳性发现；肝活组织检查有假小叶形成。

肝炎肝硬化主要根据组织病理学检查结果诊断，B 超检查结果可供参考。

②临床分期：

代偿性肝硬化：指早期肝硬化，一般属 Child - Pugh A 级。虽可有轻度乏力、食欲减少或腹胀症状，但尚无明显肝衰竭表现。血清白蛋白降低，但仍≥35g/L，胆红素 <35μmol/L，凝血酶原活动度多大于 60%。血清 ALT 及 AST 轻度升高，AST 可高于 ALT，γ - 谷氨酰转肽酶可轻度升高。可有门静脉高压症，如轻度食管静脉曲张，但无腹水、肝性脑病或上消化道出血。

失代偿性肝硬化：指中晚期肝硬化，一般属 Child - Pugh B、C 级。有明显肝功能异常及失代偿征象，如血清白蛋白 < 35g/L，A/G < 1.0，明显黄疸，胆红素 >

35μmol/L，ALT 和 AST 升高，凝血酶原活动度 <60%。患者可出现腹水、肝性脑病及门静脉高压征引起的食管胃底静脉明显曲张或破裂出血。

③临床分型：

活动性肝硬化：慢性肝炎的临床表现依然存在，特别是 ALT 升高，黄疸、白蛋白水平下降，肝质地变硬，脾进行性增大，并伴有门静脉高压征。

静止性肝硬化：ALT 正常，无明显黄疸，肝质地硬，脾大，伴有门静脉高压征，血清白蛋白水平低。

（5）并发症：

①上消化道出血：最常见的并发症，多突然发生大量呕血或黑粪，常引起出血性休克或诱发肝性脑病，病死率很高。

②肝性脑病：肝性脑病是本病最严重的并发症，亦是最常见的死亡原因。

③感染：肝硬化患者抵抗力低下，常并发细菌感染，如肺炎、胆道感染、大肠杆菌败血症和自发性腹膜炎等。

④肝肾综合征：失代偿期肝硬化出现大量腹水时，由于有效循环血容量不足及肾内血被重分布等因素，可发生肝肾综合征，又称功能性肾衰竭。其特征为自发性少尿或无尿、氮质血症、稀释性低钾血症和低尿钠，但肾却无重要病理改变。

⑤水、电解质紊乱：常见的有低钠血症、低钾低氯血症与代谢性碱中毒。

⑥原发性肝癌：如患者短期内出现肝迅速增大，持续性肝区疼痛，肝表面发现肿块或腹水呈血性等，应怀疑并发肝癌，并做进一步检查。

⑦门静脉血栓形成：约 10% 结节性肝硬化，可并发门静脉血栓形成。如突然产生完全性梗阻，可出现剧烈腹痛、腹胀、便血、呕血、休克等。

2. 鉴别

（1）其他原因所致肝大：主要有慢性肝炎、肝脂肪浸润、原发性肝癌、血吸虫、华支睾吸虫病、肝包虫病、某些累及肝的代谢疾病和血液病等。

（2）其他原因所致脾肿大：如特发性门静脉高压（斑潜综合征），其病理为肝内窦前性门脉纤维化与压力增高，临床表现为脾肿大、贫血、白细胞及血小板减少、胃肠道反复出血等。晚期血吸虫病也有窦前性肝内门静脉阻塞和高压、脾功能亢进和腹水等表现，应注意鉴别。

（3）其他原因引起上消化道出血：尤其是消化性溃疡、糜烂出血性胃炎、胃癌等相鉴别。

（4）其他原因所致的腹水和腹部胀大：特别是缩窄性心包炎、结核性腹膜炎、慢性肾小球肾炎、腹膜癌肿及卵巢癌肿。卵巢癌中特别是假黏液性囊腺癌，常以慢性腹水为主要表现，腹水也为漏出液性质，有时可造成鉴别诊断上的困难，腹腔镜检查对诊断很有帮助。

（5）其他原因引起神经精神症状：如低血糖、尿毒症、糖尿病酮症酸中毒所引起的昏迷，须与肝性脑病相鉴别。

（6）肝肾综合征：应与慢性肾小球肾炎、急性肾小管坏死等鉴别。

【治疗】

一、中医治疗

1. 治疗原则

聚证一般病情较轻，正气受伤不明显，治疗重调气，以疏肝理气、行气消聚为基本治则；积证病情较重，病在血分，以活血化瘀、软坚散结为基本治则，重在活血。要注意区分不同阶段，根据邪正盛衰的趋势，掌握攻补分寸。积证初期，积块不大，软而不坚，正气尚可，治疗以攻邪为主，予以行气活血、软坚消积；中期积块渐大，质渐坚硬，而正气渐伤，邪盛正虚，治宜攻补兼施；末期积块坚硬，形瘦神疲，正气伤残，治宜扶正培本为主，酌加理气、化瘀、消积之品，切忌攻伐太过。在积证的治疗中，应注意处理好攻法与补法的关系，或先攻后补，或先补后攻，或寓补于攻，或寓攻于补。

鼓胀之发病机理为本虚标实，虚实夹杂，故其治疗宜谨据病机，以攻补兼施为原则。初期，一般以实证居多．故治疗以祛邪为主，根据气滞、血瘀、水聚之偏重，而分别侧重于理气、活血、利水之法。水邪壅盛者，亦可暂予攻逐水液之剂。后期则以正虚为主，表现为正虚邪实证，治疗当以扶正祛邪为常法，又可根据脾肾阳虚或肝肾阴虚之不同，分别施以健脾温肾、滋养肝肾等法，同时兼以祛邪。

2. 辨证论治

（1）肝硬化

①肝郁脾虚证

症状表现：胁肋胀痛或隐痛，肝脾肿大，胸闷太息，精神抑郁，纳食减少，口淡乏味，脘腹痞胀，少气懒言，面色萎黄，大便溏泄，或食谷不化，食油腻后加重，舌淡苔白，脉细弦。

病机分析：七情失和，肝失疏泄，气结不畅或气机逆乱，则腹中气聚、攻窜胀痛；肝郁乘脾，脾虚运化不及，故善太息、纳差食少、脘胁痞闷不适；脾虚不能受纳，故食谷不化、食油腻后加重；舌淡苔白，脉细弦均为肝郁脾虚之象。

治疗方法：疏肝健脾，活血祛瘀。

代表方药：逍遥散（《太平惠民和剂局方》）加减。黄芪15g，白术10g，茯苓20g，柴胡10g，当归10g，白芍10g，陈皮10g，甘草6g。

随症加减：若胁痛较甚者，加制香附、枳壳、九香虫利气止痛；神疲气短者，加党参，重用黄芪30~60g甘温益气；纳呆脘痞者，加用砂仁、神曲消食助运；腹胀明显者，加木香、莱菔子、大腹皮理气运脾；腹泻便溏者，加炒砂仁、葛根化湿健脾。

②气滞血瘀证

症状表现：两胁胀痛或刺痛，部位不移，肝脾肿大，面色晦黯或黧黑，肌肤甲错，朱砂掌，面胸蛛纹赤缕；脘腹痞胀，食后加重，口苦纳呆；妇女经闭或痛经，经血夹有血块，齿鼻衄血。舌质紫黯或瘀点，舌下青筋怒张，脉弦细或弦滑。

病机分析：积成日久，气血凝结，脉络阻塞，血瘀日盛，故肝脾肿大、硬痛不移、入夜更剧；脾胃已虚，生化乏源，故见肌肤不泽、消瘦乏力、纳差便溏；气结血瘀，营卫不和，则时有低热；面黯发青，舌边瘀斑，脉弦细均为气结血瘀之象。

治疗方法：行气活血，化瘀消积。

代表方药：膈下逐瘀汤（《医林改错》）加减。当归 10g，川芎 10g，牡丹皮 10g，赤芍 10g，五灵脂 10g，香附 10g，乌药 10g，枳壳 10g，桃仁 6g，红花 10g，延胡索 10g。

随症加减：神疲气短者，加党参、黄芪甘温益气；胁下积块较硬者，加三棱、牡蛎（先煎）、莪术软坚消积。

③正虚瘀结证

症状表现：积块坚硬，疼痛逐渐加剧，面色萎黄或黧黑，肌肉瘦削，饮食锐减，舌质淡紫，苔灰糙，或光红无苔，脉细数或弦细。

病机分析：积证日久，血络瘀甚，则积块坚硬、疼痛加剧；中气大伤，脾虚失运，新血不生，失于充养，故面色萎黄、消瘦脱形；气血耗伤，津液枯竭，血瘀气机不利，故舌质淡紫无苔、脉细数或弦细。

治疗方法：大补气血，活血化瘀。

代表方药：八珍汤（《正体类要》）合化积丸（《类证治裁》）加减。党参 20g，白术 15g，茯苓 20g，当归 10g，白芍 10g，丹参 30g，郁金 10g，牡蛎（先煎）10g，莪术 10g，土鳖虫 10g，甘草 6g。

随症加减：乏力气短者，加黄芪、山药健脾益气；头晕、经血量少者，加何首乌、阿胶补血养血；腰痛、五心烦热者，加生地黄、沙参、石斛养阴生津；气滞腹胀甚者，加莱菔子、大腹皮、乌药理气消胀；瘀血甚，积块坚者，加鳖甲、水蛭、虻虫、桃仁、牡丹皮、赤芍活血化瘀。

（2）肝硬化腹水

①气滞湿阻证

症状表现：多为初发腹水。腹大胀满，胀而不坚，食后胀满加重，因腹胀影响食欲，纳少，嗳气，小便短少，大便不畅；腹部静脉曲张，多有脾脏肿大。舌质淡，苔白腻，脉沉弦。

病机分析：肝郁气滞，脾失健运，湿阻中焦，浊气充塞，故腹胀如鼓、按之不坚、叩之如鼓；肝失条达，络气痹阻，故胁下胀满疼痛；气滞中满，故食后腹胀；嗳气气机暂缓，故腹胀稍减；气塞湿阻，水道不利，故小便短少；脉弦，苔白腻，为气滞湿阻之象。

治疗方法：疏肝理气，除湿消胀。

代表方药：柴胡疏肝散（《景岳全书》）合平胃散（《太平惠民和剂局方》）加减。柴胡 10g，赤芍 10g，川芎 10g，醋香附 10g，苍术 10g，厚朴 10g，枳壳 10g，陈皮 10g。

随症加减：如小便短少者，加车前子、茵陈、泽泻以利小便；如大便不通者，可加大黄、芒硝、枳实通腑消胀；如腹胀满，以胀气为主，可加大腹皮、木香、砂仁行气消胀；若尿黄而少，苔黄者，加白茅根、车前草清热利水消胀。

②湿热蕴结证

症状表现：腹胀而坚，烦热口苦，小便短而赤，叩之多为实音，舌红，苔黄腻，脉弦数。

病机分析：湿热互结，水浊停聚，故腹大坚满、脘腹绷急；湿热迫胆气上逆，故烦热口苦；湿热内结阳明或阻于肠胃，则大便秘结或溏垢；湿热下注，气化不利，故小便短赤涩；湿热壅滞，熏蒸肝胆，胆液外溢于皮肤，故面目皮肤发黄；舌边尖红，苔黄腻脉弦数，乃湿热内盛之象。

治疗方法：清热利湿消胀。

代表方药：中满分消丸（《兰室秘藏》）加减。黄芩12g，黄连9g，知母10g，茯苓15g，泽泻10g，枳实10g，厚朴10g，陈皮10g，砂仁（后下）6g，白术10g。

随症加减：大便秘结者，可配合防己、川椒、葶苈子、大黄宣肺通腑泻下；小便赤涩不利者，加抽葫芦、滑石、蟋蟀粉（另吞服）行水利窍；湿热发黄者，加绵茵陈、炒栀子、大黄、黄柏清利湿热；若水湿困重者，可暂用舟车丸攻下逐水，当得泄即止；若病势突变，骤然大量吐血、下血，系热迫血溢，症情危急，可用清营汤加仙鹤草、地榆炭清热凉血；如狂躁不安，逐渐转入昏进者，证属热入心包，可用安宫牛黄丸或至宝丹以清热凉开透窍。

③寒湿困脾证

症状表现：腹大胀满，按之如囊裹水，胸脘胀闷，得热则舒，精神困倦，怯寒懒动，面浮或下肢微肿，大便溏薄，小便短少，舌苔白腻水滑，脉弦迟。

病机分析：脾阳不振，寒湿停聚，水蓄不行，故腹大胀满、按之如囊裹水；寒水相搏，中阳不运，故脘腹痞闷、得热稍舒；脾为湿困，阳气失于舒展，故精神困倦、怯寒懒动；寒湿困脾，脾阳不振，伤及肾阳，水湿不化，故小便短少、大便溏；苔白腻、脉弦迟均是脾虚湿盛之候。

治疗方法：温中健脾，行气利水。

代表方药：实脾饮（《济生方》）加减。生白术15g，炮附子10g，干姜10g，木瓜10g，大腹皮20g，茯苓15g，厚朴10g，木香10g，草果10g，生甘草6g。

随症加减：水肿重者，可加车前子、桂枝、猪苓、泽泻行气利水；脘胁胀痛者，可加醋青皮、香附、延胡索、丹参疏肝理气；脘腹胀满者，可加郁金、枳壳、砂仁行气消胀；气虚少气者，加生黄芪、党参补气健脾；气虚息短者，加党参、生黄芪补气升阳；阳虚湿盛者，加肉桂、苍术、茯苓温阳化湿；胁腹胀痛者，加郁金、青皮、砂仁破气消胀；水邪较盛者，加黑丑、白丑、赤芍、莪术、桃仁、海藻软坚活血。

④血瘀水停证

症状表现：腹大而坚，按之坚硬，肝区刺痛，面色黧黑晦黯，可见肝掌和蜘蛛痣，唇色紫黯，舌有瘀斑，脉细而涩。

病机分析：瘀血阻于肝脾脉络，隧道不通，以致水气内聚，腹大坚满，脉络怒张，胁腹刺痛拒按；瘀热互结脉络，故面颈胸臂等处出现血痣、手掌赤痕；水浊聚而不行，津不上承，故口渴不欲饮；大便色黑，为络伤血溢之象；面色黧黑，舌紫黯或有瘀点瘀斑，脉象细涩，为血瘀之征。

治疗方法：活血化瘀，行气利水。

代表方药：调营饮（《证治准绳》）加减。赤芍 20g，川芎 6g，当归 12g，莪术 15g，延胡索 12g，槟榔 12g，瞿麦 12g，葶苈子 12g，桑白皮 12g，丹参 20g，大黄 10g。

随症加减：胁下有积块者，加生牡蛎、土鳖虫、醋鳖甲活血软坚；胁肋痛剧者，加制乳香、制没药行气活血止痛；兼有胀气者，加厚朴、大腹皮行气消胀；瘀热互结者，可加牡丹皮、栀子、连翘、白茅根凉血解毒；鼻衄、齿衄者，选加白茅根、仙鹤草、三七粉、茜草根凉血止血；水停过多，胀满过甚者，可用十枣汤攻逐水饮。

⑤肝肾阴虚证

症状表现：腹大坚满，甚至青筋暴露，形体消瘦，面色黧黑，唇色紫黯，咽干口燥，五心烦热，眠差多梦，时有齿衄，小便短赤，舌红少苔，脉弦细数。

病机分析：本证多由他病日久或他证发展而来。水湿停聚中焦，血瘀不行，故腹部坚满甚则青筋显露、面色晦黯；阴血耗伤，不能荣养肌肤故形体消瘦；心烦、失眠、衄血均为阴虚内热，热伤阳络之象；阴虚津液无以上承，故口燥咽干；舌红绛少津，脉弦细数，为肝肾阴血亏损之象。

治疗方法：滋阴利水，软肝散结。

代表方药：一贯煎（《柳洲医话》）加味。生地黄 20g，当归 10g，麦冬 10g，川楝子 10g，枸杞子 10g，沙参 10g。

随症加减：若咽干、鼻燥有热者，加南沙参、百合、白茅根生津润燥；内热口干，舌绛少津者，加玄参、石斛滋阴生津；腹胀重者，加大腹皮、莱菔子行气消胀；鼻衄齿衄者，加茜草、鲜茅根、水牛角凉血解毒止血；若津伤口干，加石斛、天花粉、芦根、知母生津止渴；午后发热，酌加银柴胡、鳖甲、地骨皮、白薇、青蒿滋阴清虚热；齿鼻出血加栀子、芦根、藕节炭凉血止血；肌肤发黄，加茵陈、黄柏利湿退黄；若兼面赤颧红者，可加龟板、鳖甲、牡蛎滋阴潜阳；若吐血，下血，血脱气微，汗出肢厥，脉微欲绝者，急用独参汤以益气固脱。

⑥脾肾阳虚证

症状表现：腹部胀满，入夜尤甚，形汗怯冷，腰膝酸软，面色晦黯，精神不振，纳呆便溏，下肢水肿按之如泥，舌淡有齿痕，苔白，脉沉无力。

病机分析：脾肾阳气亏虚，寒水停聚，故腹大胀满、入夜尤甚；阳虚则阳气不能敷布于内外，故畏寒肢冷神倦；脾肾阳虚，水津温运气化失职，水湿下注则下肢浮肿；膀胱气化不利，开阖失司，故小便短少；脾阳虚不能运化水谷，则胸脘满闷、食少便溏；阳虚运化不利，水湿泛滥，则面色苍黄；舌体胖，舌质淡紫及脉沉弱为脾肾阳虚兼血瘀之象。

治疗方法：温补脾肾，化气行水。

代表方药：附子理中汤（《三因极一病证方论》）合五苓散（《伤寒论》）加减。党参20g，白术15g，干姜10g，甘草10g，肉桂（后下）6g，附子（先煎）6g，茯苓20g，泽泻10g，猪苓10g。

随症加减：胁下癥块者，加鳖甲、穿山甲软坚散结；大便完谷不化者，加诃子、石榴皮固肠止泻；大便不畅者，加大黄通腑泻下；腹胀较甚者，加厚朴、大腹皮行气消胀；食欲不振者，加砂仁、鸡内金、谷芽、麦芽消食化积；畏寒神疲，面色青灰，脉弱无力者，酌加淫羊藿、巴戟天、仙茅温补肾阳；腹筋暴露者，稍加赤芍、泽兰、三棱、莪术活血养血。

3. 其他疗法

（1）中成药

①复方鳖甲软肝片

药物组成：鳖甲（制）、莪术、赤芍、当归、三七、党参、黄芪、紫河车、冬虫夏草、板蓝根、连翘。

功能主治：软坚散结，化瘀解毒，益气养血。用于慢性乙型肝炎肝纤维化，以及早期肝硬化属瘀血阻络、气血亏虚，兼热毒未尽证者。

用法用量：口服，一次4片，一日3次，6个月为1个疗程，或遵医嘱。

②安络化纤丸

药物组成：地黄、三七、水蛭、僵蚕、地龙、白术、郁金、牛黄、瓦楞子、牡丹皮、大黄、生麦芽、鸡内金、水牛角浓缩粉。辅料为倍他环糊精。

功能主治：健脾养肝，凉血活血，软坚散结。用于慢性乙型肝炎、乙肝后早中期肝硬化表现为肝脾两虚，瘀热互结证者，

用法用量：口服，一次6g，一日2次或遵医嘱，3个月为1个疗程。

③扶正化瘀胶囊

药物组成：丹参、发酵虫草菌粉、桃仁、松花粉、绞股蓝、五味子（制）。

功能主治：活血祛瘀，益精养肝。用于乙型肝炎肝纤维化属"瘀血阻络，肝肾不足"证者。

用法用量：口服，一次5粒，一日3次，24周为1个疗程。

④肝爽颗粒

药物组成：党参、柴胡、白芍、当归、茯苓、白术、枳壳、蒲公英、虎杖、丹参、桃仁等。

功能主治：疏肝健脾，清热散瘀，保肝护肝，软坚散结。用于急、慢性肝炎，肝硬化，肝功能损害者。

用法用量：口服。一次3g，一日3次。

⑤强肝胶囊

药物组成：茵陈、板蓝根、当归、白芍、丹参、郁金、黄芪、党参、泽泻、黄精、地黄、山药、山楂、六神曲、秦艽、甘草。

功能主治：清热利湿，补脾养血，益气解郁。用于慢性肝炎、早期肝硬化病、脂

肪肝、中毒性肝炎者。

用法用量：口服。一次 5 粒，一日 2 次。每服 6 日停一日，8 周为 1 个疗程，停 1 周后再进行第 2 个疗程。

（2）单方验方

①单方

甘遂：甘遂细末 30g，水调敷脐。功能峻下逐水。

玉米须：玉米须 100g，水煎浓缩，频服代茶。功能淡渗利湿。

②验方

苍牛己防及汤：苍术、白术各 30g，川牛膝、怀牛膝各 30g，防己、大腹皮各 30g。上方先用冷水浸泡 2 小时，浸透后煎煮。煎时以水淹没全药为度，小火煎煮 2 次，首煎 50 分钟，二煎 30 分钟，两煎液混匀，总量以 250～300mL 为宜。分早晚两次饭后两小时服用。如腹胀不能多进饮食，药后腹满加重者，可少量多次，或四五次分服亦可，但必须在一日内服完 1 剂。功能健脾、活血、行水。

海藻消鼓汤：海藻 40g，黑丑、白丑各 30g，木香 15g，川厚朴 50g，槟榔 20g，人参 15～20g，茯苓 50g，白术 25g。一日 1 剂，水煎分服。功能行气逐水，益气健脾。

软肝煎：太子参 30g，白术 15g，茯苓 15g，甘草 6g，菟丝子 12g，楮实子 12g，土鳖虫（研末冲服）3g，鳖甲（先煎）30g，丹参 18g，萆薢 10g。一日 1 剂，水煎分服。功能护肝补肾，活血消癥软坚。用于肝硬化腹水、痞满者。

巴蛙散：青蛙 1 只，砂仁、巴豆各 7 个。青蛙去肠肚，砂仁、巴豆各 7 个塞入青蛙腹腔，外用泥封，火烧存性，去泥研末。将药末分为 7 包，一次服 1 包，一日 1～3 次。功能逐水利湿。用于肝硬化腹水者。

（3）外治疗法

麝香膏：用麝香 0.1g，白胡椒粉 0.1g，拌匀，水调呈糊状，敷脐上，用纱布覆盖，胶布固定，2 日更换 1 次。功能温中散寒，理气消胀。用于寒湿困脾证鼓胀者。

阿魏硼砂膏：阿魏、硼砂各 30g，共为细末，用白酒适量调匀，敷于脐上，外用布带束住，数日一换。功能软坚散结。

逐水贴：大戟、甘遂、芫花、海藻各等份，共为细末，用酽醋调面和药，摊于绵纸之上，贴于脐下。功能攻逐水饮。用于急性期者。

（4）针灸疗法

①体针：

单腹胀：肝俞、脾俞、三焦俞、大肠俞、中脘、胃仓、足三里、阴陵泉、气海、行间、章门。

水胀：脾俞、肾俞、中脘、足三里、阴陵泉、气海、通关。

血胀：血海、脾俞、肝俞、章门、期门、中封、中极、三阴交。

气胀：膻中、气海、中脘、内关、脾俞、建里、章门。

虚胀：脾俞、中脘、天枢、足三里、太白、关元、胃仓、公孙。

实胀：中脘、建里、胃俞、大肠俞、章门、足三里、曲泉、公孙、内庭。

腹水：气海、三阴交、水道、阴陵泉、水分、肾俞、曲泉。

肝区疼痛：肝俞、脾俞、阳陵泉、支沟、足三里等。

方法：一次选3~4个穴，每日针刺1次，留针30~40分钟，用平补平泻法，每2~3周为1个疗程，间歇1~2周进行下一疗程。每穴施针后，用艾卷施以雀啄或旋转灸，局部以红润为度，每疗程可轮换选用上述不同的穴位进行针灸。

②耳穴贴压：取肝、脾、食管、贲门、角窝中、肾、内分泌、三焦穴。一次取一侧耳穴，双耳交替使用。耳郭常规消毒后，将王不留行或磁珠1粒粘于一块小胶布中心，依次贴压在所选穴位上，边贴边按压，直至出现胀痛及耳郭有灼热感为止，并嘱患者自己每日按压3~5次。隔日换贴1次，10次为1个疗程。

（5）药膳疗法

①甲鱼利水散：甲鱼1只，用黄泥封固，焙黄去泥，研细末。每服6g，一日3次，红糖调冲服。用于肝脾肿大者。

②胡桃山药粥：胡桃肉30g，桑椹子20g，山药30g，小米50g. 大米50g，煮粥服数日。用于肝硬化脾肾俱虚之形瘦、纳差、脘腹满、大便溏薄者。

③五豆食疗利水散：白扁豆、黄豆、赤小豆、黑豆、大豆、莲子肉、山药、藕粉、冬瓜皮各等量，共研细末，一日2次，一次60g；或加入白面60g，做成食品作为主食。用于肝硬化腹水者。

④鲫鱼赤豆冬瓜汤：鲜鲫鱼500g去鳞及内脏，赤小豆30g或加冬瓜皮煮熟，一次食完（忌盐）。用于腹水尿少者。

⑤商陆粥：商陆5~10g，粳米50~100g。先将商陆用水煎汁，去渣，然后加入粳米煮粥。用于腹水尿少，体质壮实者。

⑥莲子赤豆茯苓羹：莲子30g，赤小豆30g，茯苓30g，蜂蜜20g。将莲子泡发后，去皮、去心。赤小豆洗净后，与莲子同入沸水锅中，先以大火煮沸，再煨炖至莲子、赤小豆熟烂，加入研成粉状的茯苓，边加边搅成稠羹状，离火趁热兑入蜂蜜，拌匀即成，上下午分服。用于腹水日久脾虚者。

⑦鲤鱼赤小豆汤：鲤鱼500g（去鳞及内脏），赤小豆30g，煮汤至肉烂为度，纱布过滤去渣服，一日1次。用于鼓胀虚证者。

二、西医治疗

1. 治疗原则

肝硬化的治疗是综合性的。首先应治疗各种导致肝硬化的病因。对于已经发生的肝硬化则给予：①一般支持疗法；②抗纤维化治疗；③并发症治疗。

2. 药物治疗

（1）支持疗法：肝硬化患者往往全身营养状况差，支持疗法目的在于恢复全身情况，供给肝脏足够的营养，以利于肝细胞的修复、再生。进食少、营养状况差的患者，可通过静脉纠正水电解质平衡，适当补充营养，视情况输注白蛋白或血浆。

（2）对症治疗：对于已经明确病因的肝硬化，应去除病因：①乙型病毒性肝炎感染是我国肝硬化的主要病因。对于血中乙肝标志物及 HBV－DNA 阳性者，视情况给予抗乙肝病毒治疗，一线推荐恩替卡韦或替诺福韦酯抗病毒。丙型肝炎肝硬化，代偿期可选择干扰素联合利巴韦林治疗；对于失代偿期患者，当前可推荐选择直接抗病毒药物（DAAs 治疗），如索磷布韦、阿舒瑞韦、达拉他韦、维帕他韦等。②酒精性肝硬化者，必需绝对戒酒。③药物性肝硬化，应该严格停用可疑肝损伤药物。④胆汁淤积性肝病，应使用熊去氧胆酸对因治疗。⑤有血吸虫病感染史者，应予抗血吸虫治疗。其他病因所致肝硬化者，亦应禁酒。对于有先天性肝疾患者，如肝豆状核变性，主要在于提高警惕，给予鉴别，否则容易误诊，因得不到相应治疗而延误病情。

（3）腹水：治疗腹水，不但可以减轻症状，而且可防止在腹水基础上发展的一系列并发症，如 SBP、肝肾综合征等。

①限制钠和水的摄入：钠摄入量限制在 60～90mmol/d（相当于食盐 1.5～2g/d）。限钠饮食和卧床休息是腹水的基础治疗，部分轻、中度腹水患者可发生自发性利尿，使腹水消退。

②利尿剂：对上述基础治疗无效或腹水较大量者，应使用利尿剂。临床常用的利尿剂为螺内酯和呋塞米。一般主张先用螺内酯 40～80mg/d，4～5 天后视利尿效果加用呋塞米 20～40mg/d，以后再视利尿效果逐步加大两药剂量，最大剂量为螺内酯 400mg/d、呋塞米 160mg/d。

③提高血浆胶体渗透压：对低蛋白血症患者，每周定期输注白蛋白或血浆，可通过提高胶体渗透压，促进腹水消退。

（4）食管－胃底静脉曲张破裂出血：

①预防首次出血：对中重度静脉曲张伴有红色征的患者，需采取措施，预防首次出血。普萘洛尔是目前最佳选择之一，其治疗的目的是降低肝静脉压力梯度至 < 12mmHg。如果普萘洛尔无效、不能耐受或有禁忌证者，可以慎重考虑采取内镜下食管曲张静脉套扎术或硬化剂注射治疗。

②预防再次出血：急性出血控制后，应采取措施预防再出血。在控制活动性曲张静脉出血后，可以在内镜下对曲张静脉进行套扎。如果无条件做套扎时，可以使用硬化剂注射。对胃底静脉曲张，宜采用组织胶注射治疗。

（5）自发性细菌性腹膜炎（spontaneous bacterial peritonitis，SBP）：合并 SBP 常迅速加重肝损害，诱发肝肾综合征（hepatorenal syndrome，HRS）、肝性脑病等严重并发症，故应立足于早诊、早治。①抗生素治疗：应选择对肠道革兰阴性菌有效、腹水浓度高、肾毒性小的广谱抗生素，以头孢噻肟等第三代头孢菌素为首选。②静脉输注白蛋白：研究证明，静脉输注白蛋白可降低 HRS 发生率及提高生存率。对发生 HRS 的高危患者（总胆红素 > 68.4μmol/L、血肌酐 > 88.4μmol/L），推荐开始用量为 1.5g/（kg·d），连用 2 天后改用 1g/（kg·d）至病情明显改善。③SBP 的预防：急性曲张静脉出血或腹水蛋白低于 1g/L 为发生 SBP 高危因素，宜予喹诺酮类药物口服或静脉用药。

（6）肝性脑病：①及早识别及去除 HE 发作的诱因；②减少肠内氮源性毒物的生

成与吸收；③促进体内氨的代谢；④调节神经递质；⑤人工肝；⑥肝移植；⑦重症监护。

（7）肝肾综合征：积极防治 HRS 的诱发因素，如感染、上消化道出血、水电解质紊乱、大剂量利尿剂，以及避免使用肾毒性药物，是预防 HRS 发生的重要措施。①血管活性药物加输注白蛋白：特利加压素加输注白蛋白对 1 型 HRS 的疗效已证实。②经颈静脉肝门体静脉分流术（transjugular intrahepatic portosystemic stent shunt，TIP-SS）：有报道 TIPSS 可促进 HRS 患者肾功能的恢复和难治性腹水的消退，并可提高 1 型 HRS 患者生存率。

（8）肝肺综合征：本症目前无有效内科治疗，给氧只能暂时改善症状但不能改变自然病程。肝移植为唯一治疗选择。

3. 手术治疗

TIPSS 是一种以血管介入的方法在肝内的门静脉分支与肝静脉分支间建立分流通道。该法能有效降低门静脉压，可用于治疗门静脉压增高明显的难治性腹水，但易诱发肝性脑病，故不宜作为治疗的首选。

此外，还有肝移植术，其中顽固性腹水是肝移植优先考虑的适应证。

【预防调护】

一、饮食注意

肝硬化患者的饮食原则应是高热量、足够蛋白质、限制钠摄入、充足维生素。一般应食易消化、富于营养的食物及水果，饮食有节，进食不宜过快、过饱。禁食辛辣刺激、过硬、过热之物，戒烟酒。严格控制盐的摄入。腹水较少，腹胀较轻者，可予低盐饮食；腹水较多，腹胀较重者，应予无盐饮食。进食以少食多餐为宜，不可过饱。吐血者，暂禁饮食。湿热证患者可多吃西瓜，血瘀证患者可食鲜藕汁，寒湿证患者应忌生冷，阳虚证患者可予腹部热敷或葱熨法。

二、生活注意

代偿期的肝硬化可适当工作或劳动，但应注意劳逸结合，以不感疲劳为度。肝硬化失代偿期应停止工作，休息乃至基本卧床休息，以减少身体对肝脏功能的需求。恢复期可适当地工作，但以不自觉疲劳为宜。

肝硬化患者绝对戒酒；注意避免与疫水接触，防止感染血吸虫；避免情志所伤及劳欲过度；避免进食坚硬食物，防止消化道出血。日常生活中注意调适寒温，避免感冒、腹泻等疾病的发生。

患者以卧床休息为主，腹水较多者可取半卧位，对厥逆、昏迷患者进行特别护理，密切观察神志、血压、呼吸、脉搏、出血（尤其是吐血、便血）等情况。

每日记录出入量，并详细观察小便颜色及内容物，每周测量体重、腹围 1~2 次，以了解腹水消退情况，帮助判断病情，对患者呕吐物的颜色和数量亦要细致观察和记录。

【名医经验】

一、张琪

1. 学术观点

（1）病机认识：肝硬化腹水多虚实夹杂，本虚标实。其病机关键就在于肝郁脾虚，湿热中阻。湿热之邪蕴蓄，日久伤及脏腑气血，脾为湿热所困，脾失健运，水气不得下行，导致水液停蓄于中；气为血之帅，气滞日久则血阻，终致气血水互结于腹中而形成本病。由于该病病机复杂，病程发展中会出现阴阳转化和虚实变化，临证应详审之。

虽然肝硬化腹水的病机以肝郁脾虚、湿热中阻为主，但也并非一成不变，必须结合四诊详审病情，切中病机，从而对症用药，方能收到较好的疗效。根据阴阳虚实主次的不同，将该病按以下湿热蕴结型、脾虚气滞型、正虚水盛型、标本俱实型这4种证型进行治疗。

（2）治法心得：由于肝硬化腹水病情变化多样，证型也非固定不变，因而治疗常多法并用，这样才能收到良好的疗效。肝主藏血，体阴而用阳，因而疏肝之时应忌刚燥伐肝之品，须疏肝柔肝并用，如柴胡为疏肝之圣药，常配伍白芍柔肝，疏而不燥，柔而不滞。如果肝病日久，出现肝阴受损征象，常酌用木瓜、乌梅、麦冬、五味子、白芍等，不可因有腹水存在而拒之不用。肝硬化日久出现血瘀络阻之证时，若盲目活血破血，反而会促使病情恶化，须养血活血并用，故当归养血活血、丹参祛瘀生新、鳖甲软坚散结常配伍应用。当腹水需用峻下逐水之法时，常用甘遂、芫花、大戟，但均须醋炙后使用，起始量因个人体质不同而有差异，常用5g，逐渐加至10g。其中，"藻朴合剂"中海藻乃治疗腹水之有效药物，《本草纲目》记载海藻治"大腹水肿"，有软坚散结之效，但治疗本证用量宜大，一般以 25 ~ 50g 为佳。

2. 经典医案

邢某，男，44岁。

主诉：发现肝炎后肝硬化失代偿期2天。

现病史：腹部膨隆，脘腹胀满不思食，口干口苦，大便不爽，尿少色黄，消瘦乏力，舌质红，苔黄腻，脉滑数有力。生化检查：丙氨酸氨基转移酶 175 U/L，门冬氨酸氨基转移酶 62 U/L，白蛋白 18g/L，球蛋白 35g/L，总胆红素 23.8μmol/L，血小板 72×10^9/L，白细胞 3.5×10^9/L。B超检查提示肝硬化、脾大、腹腔大量积液。既往有慢性乙型肝炎病史。

临证思路：综合脉证分析，慢性乙型肝炎久病，湿热互结，水浊停聚，故腹部膨隆；湿热迫胆气上逆，故口干口苦；湿热内结阳明，阻于肠胃，则脘腹胀满不思食、大便秘结不爽；湿热下注，气化不利，故小便黄赤短少；湿热壅滞，耗伤血气，加之久病正虚，故消瘦乏力。舌红苔黄腻，脉滑数有力，乃湿热内盛之象。本证属于湿热蕴结证。治宜清热利湿消胀，行气利水。予中满分消丸加减。

选方用药：黄芩 15g，黄连 10g，枳实 15g，砂仁（后下）10g，厚朴 15g，半夏 15g，陈皮 15g，知母 15g，泽泻 15g，姜黄 15g，党参 15g，白术 15g，茯苓 15g，猪苓 15g，茵陈 30g，苍术 15g，甘草 6g。水煎服，7 剂，一日 1 剂。

用药分析：方中黄芩、黄连、知母以清热祛湿，重用以为君。厚朴、枳实、半夏、陈皮理气燥湿，用以为臣。茯苓、猪苓、泽泻健脾渗湿利水，白术、苍术健脾以利湿，茵陈清热利湿，姜黄行气疏肝以利水行，共以为佐。方中苦寒、苦温并用，清热祛湿而不过于伤阳助湿，理气燥湿而又不过于伤阴助热。同时注重健脾以治本，以清、化、燥、利诸法并用，以中焦气机调畅为核心，清上通下同时健脾祛湿，可谓标本兼顾，主次分明，务使湿热清利而中焦气机调畅，脾运健而湿自除。

二诊：服上方一周后，患者小便量稍增多，余症变化不明显。上方收效，症平尿增水去，气行则水行，调整行气药物剂量以巩固疗效。前方加牵牛子 20g，槟榔 15g，14 剂。

用药分析：牵牛子为峻下之品，少用则通大便，多用则泻下如水，且能利尿，故在临床上主要用于腹水肿胀、二便不利及宿食积滞、大便秘结等症。槟榔行气，利水。二药结合，有较强的推动水液运动的作用。患者初次用中药，体质壮实可用。若体质弱者，不可久用，用量宜小。

三诊时患者感觉尿量明显增多，余症有不同程度减轻，故守方继续服用 14 剂后腹水全消，余症悉除。嘱患者以六君子汤加减调理善后。

二、徐经世

1. 学术观点

（1）病机认识：肝硬化初起，病情较轻，病位在肝脾，日久则及肾。而肝硬化的基本病因则是郁，郁字有积、滞、蕴结之义，是导致诸多疾病的一种潜在因素。早在《素问·本病论》中就有"人或患怒，气逆上而不下，即伤肝"的论述。叶天士《临证指南医案·郁》中有关于"郁则气滞，气滞久必化热，热郁则津液耗而不流，升降之机失度，初伤气分，久延血分"的论述，指出了郁病易化热，热郁津耗即阴虚，初伤气分，日久则延及血分的传变过程。加之阴精难成而易亏，现代人又多食膏粱厚味，助湿生热，湿热阴虚胶着，切合肝硬化的病机特点。根据自己的临证经验，徐老创新地提出了 32 字调肝法：疏肝理气，条达木郁；柔养肝阴，清解余毒；理脾和胃，和煦肝木；活血化瘀，燮理阴阳。在具体治疗肝硬化的过程中，主要运用养阴法，同时兼用其他数法。其中养阴法又可分为酸甘化阴法、甘寒养阴法、咸寒养阴法，兼用养阴解毒法、养阴疏肝法、养阴活血法。

（2）治法心得：肝硬化患者久病后，多伴有腹水。利水为治法之常，但过度利水加之久病阴伤，徐老尤注重养阴之法。

肝硬化初期，阴伤不甚者，喜用一贯煎合芍药甘草汤养肝阴，以芍药之酸合甘草之甘，切合酸甘化阴之法。常将一贯煎中沙参、麦冬俱为滋养肺阴之品，亦用到补肝阴之中。肝硬化阴伤较甚，但尚未动及血分之时，属卫气营血辨证中的营分证，此时肝阴已伤而未甚，欲补肝阴则须谨守吴塘所谓"欲复其阴非甘凉不可"，此处用甘寒而不用甘凉，在于甘寒之药补津液较佳，不仅可扶正，又可防止阴液进一步的耗伤，此即"药先于病""先证而设"的既病防变思想，也即所谓截断疗法。肝硬化后期，由于脾功能亢进引起血小板减少，且肝功能异常，凝血因子合成减少而引发各种出血证，如上消化道出血、皮肤黏膜出血等。此时真阴涸竭，极易出现阴阳离决，危及生命，此属卫气营血辨证中的血分证，当用咸寒育阴法。徐老常仿仲景黄连阿胶汤义，用阿胶、鸡子黄、地黄、龟板等以救肝肾欲竭之阴，若"缓则恐涸极而无救也"，在甘寒生津之中加以咸味之鸡子黄、生牡蛎等引药入肾。

徐老认为肝硬化的基本病因为郁，因此在肝硬化阴虚证的治疗上，也须配合使用疏肝理气，佐以通络之法，此即养阴疏肝法。临证中喜用绿梅花、橘络、丝瓜络等轻灵之品疏肝活络，理气而不伤阴。

2. 经典医案

王某，女，47 岁。

主诉：肝硬化 8 年。

现病史：头晕欠爽，乏力，纳尚可，二便调，夜寐安，舌黯淡，苔白腻，脉细弦略滑。既往慢性乙型肝炎 20 余年。

临证思路：慢性乙肝日久，肝气郁滞，气滞血瘀，瘀血内停，聚成有形之肿块，久病则易伤气阴，故肝病患者多见乏力纳差，病位之本在于脾，而致病之因在于肝。治疗顺应肝脏生理特性，在健脾的基础上注重疏肝理气应贯穿始终。舌脉合参，乃肝郁脾虚，失其制化，致使气血匮乏。治当益气养阴，调和肝脾，以观其后。

选方用药：生黄芪 30g，北沙参 20g，白梅花 20g，丝瓜络 20g，仙鹤草 20g，石斛 15g，白术 15g，枳壳 15g，菊花 15g，竹茹 10g，灵芝 10g，甘草 5g。15 剂，一日 1 剂，水煎分 2 次服。

用药分析：根据辨证，突出肝硬化肝郁脾虚、气阴不足的基本病机。治疗顺应肝脏生理特性，在健脾的基础上注重疏肝理气。对于气阴耗伤者，不可过用滋腻，以轻灵为主，故本方以疏肝健脾为治，兼以白梅花、石斛、菊花轻疏并养肝阴，灵芝益气扶正。

二诊：服药诸症悉减，守方再进 14 剂。

三诊：自觉诸症悉减。数天前喝鸡汤后致胃脘胀满，晨起口干喜温饮，手足心炽热，二便如常，舌质淡、苔薄少，脉弦滑。

临证思路：近期出现口干喜温饮，手足心炽热等为木旺土虚，心肝伏热之征。当予扶土抑木，清泻二火为治。

选方用药：白芍 30g，北沙参 20g，仙鹤草 20g，绿梅花 20g，枳壳 15g，石斛 15g，麦冬 12g，车前草 12g，竹茹 10g，黄连 3g，谷芽 25g。15 剂，一日 1 剂，水煎分 2 次服。

上方服用半月后，诸症渐平，后随访病情稳定。

用药分析：前两诊辨证为肝郁脾虚，气阴两虚，因灵芝生于朽木，又有益气健脾之功，故用于气虚兼湿浊尤益，切合肝硬化病机，故方中以生黄芪配灵芝、白术益气健脾，北沙参伍石斛养阴，则益气养阴而无助湿之弊；枳壳、竹茹一升一降，符合脾升胃降之机，斡转中轴；复以绿梅花、丝瓜络、菊花疏肝活络，佐以甘草调和诸药，故而药进病退。三诊则以加大养阴利水为法，因饮食不慎致木旺土虚，湿热内蕴，予以炒黄连配伍车前草清利湿热，加白芍清相火，谷芽和胃消食，故能取效甚捷。此处要强调的是肝病终末期，往往有阴伤之虞，虚实夹杂，故治疗应该标本同治，同时要注重脾胃生机，顾护脾胃以利气血生化。

（郭朋　张引强）

参考文献

[1] 葛均波，徐永健. 内科学 [M]. 8 版. 北京：人民卫生出版社，2014.

[2] 吴孟超，李梦东. 实用肝病学 [M]. 北京：人民卫生出版社，2011.

[3] 中华中医药学会脾胃病分会. 肝硬化腹水中医诊疗专家共识意见（2017）[J]. 中华中医药杂志，2017，32 (7)：3065 - 3068.

[4] 中华医学会肝病学分会. 肝硬化肝性脑病诊疗指南 [J]. 临床肝胆病杂志，2018，34 (10)：2076 - 2089.

[5] 中华医学会肝病学分会，中华医学会消化病学分会. 中国肝性脑病诊治共识意见（2013）[J]. 中国医学前沿杂志（电子版），2014，6 (2)：81 - 93.

[6] 中华医学会肝病学分会. 肝硬化腹水及相关并发症的诊疗指南 [J]. 临床肝胆病杂志，2017，33 (10)：1847 - 1863.

[7] 徐小元，丁惠国，李文刚，等. 肝硬化诊治指南 [J]. 临床肝胆病杂志，2019 (11)：2408 - 2425.

[8] 刘成海，危北海，姚树坤. 肝硬化中西医结合诊疗共识 [J]. 中国中西医结合消化杂志，2011 (4)：277 - 279.

[9] 刘成海，姚树坤. 肝硬化腹水的中西医结合诊疗共识意见 [J]. 中国中西医结合杂志，2011 (9)：1171 - 1174.

[10] 李毅，刘艳，刘力，等. 503 例乙肝后肝硬化中医证候特征的因子分析 [J]. 时珍国医国药，2017 (5)：1149 - 1151.

[11] 吴丹，张广业. 近 10 年代偿期乙肝肝硬化中医用药分析 [J]. 中国民族民间医药，2018 (17)：6 - 10.

[12] 龙远雄，孙克伟，雍苏南. 基于因子分析和关联规则挖掘乙型肝炎肝硬化中医用药配伍规律 [J]. 湖南中医药大学学报，2019 (6)：767 - 770.

[13] 黄芹，朱晓宁，汪静. 肝硬化中医治疗进展 [J]. 山西中医，2017 (1)：57 - 58，60.

[14] 刘明. 肝硬化中医证候分布规律研究 [D]. 北京：北京中医药大学，2008.

[15] 陈裕平. 乙肝后肝硬化中医证型分布规律的研究 [D]. 南京：南京中医药大学，2007.

[16] 陈卓群，刘凤斌. 从邓铁涛软肝煎谈肝硬化中医药治疗 [J]. 中国中医药信息杂志，2018，25 (3)，119 - 120.

[17] 张仕玉，镇东鑫，刘子彬. 姜春华教授治疗肝硬化经验 [J]. 中国中医急症，2018，17 (10)：1412 - 1430.

[18] 车军勇. 邹良材治疗肝硬化腹水学术思想探讨 [J]. 河北中医，2007，29 (2)：101 - 102.

[19] 徐梦翔，鲁江艳，施卫兵. 徐经世运用养阴法治疗肝硬化经验介绍 [J]. 山西中医，2018，34（11）：4 – 6.

[20] 刘敏，李献平. 关幼波治疗肝硬化腹水的经验 [J]. 中医药通报，2006，5（4）：11 – 12.

[21] 潘洋，王炎杰，张琪. 张琪治疗肝硬化腹水经验 [J]. 中医杂志，2011（5）：380 – 381.

附：门静脉高压征

门静脉高压征是一组由门静脉压力持久增高引起的症候群。大多数由肝硬化引起，少数继发于门静脉主干或肝静脉梗阻以及原因不明的其他因素。当门静脉血不能顺利通过肝脏回流入下腔静脉时，就会引起门静脉压力增高。表现为门 – 体静脉间交通支开放，大量门静脉血在未进入肝脏前就直接经交通支进入体循环，从而出现腹壁和食管静脉扩张、脾脏肿大和脾功能亢进、肝功能失代偿和腹水等。最为严重的是食管和胃连接处的静脉扩张，一旦破裂就会引起严重的急性上消化道出血，危及生命。

一、中医认识

参照"肝硬化"相关内容。

二、西医认识

1. 病因

门静脉高压征的发病原因未完全阐明，门静脉血流受阻是其发病的根本原因，现引用 Bass&Sombry 分类法进行介绍。

（1）原发性血流量增加型：动脉 – 门静脉瘘（包括肝内、脾内及其他内脏）；脾毛细血管瘤；门静脉海绵状血管瘤；非肝病性脾大（如真性红细胞增多症、白血病、淋巴瘤等）。

（2）原发性血流阻力增加型：

①肝前型：发病率＜5%，主要为血栓形成，包括门静脉血栓形成、脾静脉血栓形成、门静脉海绵样变；门静脉或脾静脉受外来肿瘤或假性胰腺囊肿压迫或浸润，或门静脉癌栓。

②肝内型：发病率占90%，其中包含三型：窦前型，早期血吸虫病、先天性肝纤维化、特发性门静脉高压、早期原发性胆汁性肝硬化、胆管炎、肝豆状核变性、砷中毒、硫唑嘌呤肝毒性、骨髓纤维化（早期）、结节病、骨髓增生性疾病等；窦型/混合肝炎肝硬化、酒精性肝硬化、脂肪肝、不完全间隔性纤维化、肝细胞结节再生性增生、维生素 A 中毒、氨甲蝶呤中毒、晚期血吸虫病及胆管炎等；窦后型，肝静脉血栓形成或栓塞、布 – 加氏综合征等。

③肝后型：占1%，如下腔静脉闭塞性疾病、缩窄性心包炎、慢性右心衰、三尖瓣功能不全（先天性、风湿性）等。

2. 诊断

（1）临床表现：脾脏肿大、腹水、门体侧支循环的形成及门脉高压性胃肠病，以门体侧支循环的形成最具特征性。这些临床表现常伴有相应的并发症，如脾功能亢进、原发性腹膜炎、消化道出血、肝性脑病及低蛋白血症等。

（2）体征：可有肝掌、蜘蛛痣、肝脾肿大、黄疸等。

①脾大、脾功能亢进：充血性脾大是本病的主要临床表现之一，也是临床最早发现的体征。

脾大伴脾功能亢进时，患者白细胞计数减少、增生性贫血和血小板减低，易并发贫血、发热、感染及出血倾向。有脾周围炎时，脾脏可有触痛。门静脉高压往往伴有脾大、脾功能亢进。脾脏的大小、活动度、质地与病程病因相关，如大结节性肝硬化者比小结节性肝硬化者脾大明显，而血吸虫性肝硬化比酒精性肝硬化者脾大更为突出。

②腹腔积液：肝硬化晚期出现门静脉高压时，常伴发腹腔积液，其量往往超过500mL，多在1～4L，有时达5～6L以上，最多时可达30L。腹腔积液可突然或逐渐发生：前者常有诱因，如上消化道大出血、感染、酗酒等，致肝功能迅速恶化，血浆白蛋白明显下降，去除诱因后，腹腔积液较易消除；后者常无明显诱因，先有间歇性腹胀，数月后腹腔积液持续增加，不易消除。腹腔积液量少时仅有轻度腹胀感，随着量的增多，腹胀加重，并有食欲不振、尿少，甚至因过度腹胀引起腹肌疼痛或呼吸困难、心功能障碍及活动受限。

主要体征：直立时下腹饱满，仰卧时蛙状腹，脐至剑突距离增大，脐至耻骨联合距离缩短；腹壁可有妊娠样白纹，甚或紫纹；腹壁、下肢或全身性凹陷性水肿，甚或阴囊水肿；胸膝卧位叩诊可发现300mL腹腔积液，如有移动性浊音或波动感时，腹腔积液已超过1000mL。大量腹腔积液时，腹壁变薄，血管显露或怒张，可并发脐疝、股疝、切口疝、膈疝，甚或胸腔积液。

③门体侧支循环的形成：门体侧支循环的建立和开放是门静脉高压的独特表现，不仅是诊断门静脉高压的重要依据，而且具有重要的临床意义。

出血：出血是门体侧支循环形成静脉曲张后破裂引起的，是严重的并发症。

门体分流性脑病：有10%～20%的肝硬化患者的肝细胞代偿功能尚佳，但肠道产生的毒性物质未经肝脏代谢，经肝外门体侧支循环分流直接进入体循环，引起自发性门体分流性脑病，是肝性脑病的一种类型。患者多在摄入大量蛋白质后出现神经精神症状，限制蛋白质摄入后病情常可自行缓解。

腹壁和脐周静脉曲张：腹壁静脉曲张显著者，可呈海蛇头状，称"水母头征"。沿静脉可触及震颤或闻及杂音，称为"克-鲍综合征"。

④门静脉高压性胃肠血管病：长期门静脉高压所致胃肠黏膜血管病变，其发病部位依次为胃、小肠、大肠和直肠。根据其发病部位分为以下几种。

门静脉高压性胃病：患者常发生胃黏膜炎症、糜烂和溃疡，总发生率约为90%，也是本症患者并发上消化道出血的重要原因之一，目前被公认为门静脉高压性胃病（PHG）。患者不思饮食、腹胀和嗳气、上腹部不适或疼痛，溃疡形成后也不出现典型的消化性溃疡症状，诊断依靠内镜检查。

门静脉高压性肠病（PHC）：临床有门静脉高压的表现，常伴有下消化道急、慢性出血的潜在因素。弥漫性樱桃红斑点，可能因门静脉压力升高引起，而血管扩张和直肠静脉曲张与门静脉压力升高无关。长期药物治疗可减轻肝硬化患者直肠黏膜弥漫性樱桃红斑点，同时降低门静脉压力。

（3）辅助检查：

①实验室检查：肝功能、免疫学检查、肝纤维化的血清标志物、血常规、尿液、粪便、检查等。

②腹腔穿刺：腹腔穿刺抽取腹水，行常规、生化、培养及瘤细胞检查。

③B超检查：可将实时成像、二维超声和彩色多普勒血流成像相结合进行门静脉高压检查：腹部B型实时超声；内镜超声检查；脉冲超声多普勒；彩色超声多普勒。其超声征象具有显著的特征性，二维超声检查显示曲张静脉呈蜂窝状、网络状或葡萄状无回声结构，而在曲张静脉的异常结构中检测到红蓝相间的彩色血流信号及连续性低流速带状门脉样血流频谱。

④X线钡餐造影：这是临床首选X线检查方法，可显示主动脉弓以下食管黏膜呈虫蚀样或串珠样充盈缺损。在食管蠕动时，上述现象消失，以区别食管癌。疑似患者检查时，做Valsalva动作或对其注射654-2，可提高检出率。

⑤计算机断层扫描（CT）：CT扫描对肝内性及肝外性门静脉高压的诊断均有十分重要的意义。CT扫描不仅可清晰显示肝脏的外形及其轮廓变化，还显示实质及肝内血管变化，并可准确测定肝脏容积。CT扫描图像可明确提示门静脉系有无扩张及各侧支血管的形态变化。注入造影剂之后，可显示有无离肝血流。

⑥磁共振成像（MRI）：可清晰显示门静脉及其属支的开放情况，对门-体侧支循环的检出率与动脉-门静脉造影符合率高。磁共振显像可以比较清晰地显示门静脉及其属支的血栓及门静脉的海绵状变形，对肝外门静脉高压的诊断具有重要意义。

⑦核素扫描：不仅可以确定有无分流，而且还可以区分是肝内分流还是肝外分流，并可进行定量，以区别肝硬化性与非肝硬化性门静脉高压。

⑧血管造影：能了解肝动脉、肝静脉、门静脉和下腔静脉形态、分支及其病变。肝固有动脉及左、右肝动脉造影，可以避免与其他血管重叠，使病变显影更清晰。因为有创伤，限制了其日常应用。

⑨内镜检查：胃镜检查；腹腔镜检查。

⑩压力测定：门静脉压力测定；食管曲张静脉压力测定（EVP）。

⑪血流量测定：全肝血流量测定；肝动脉和门静脉血流分数的测定。

⑫肝组织活检：肝脏组织变化依然是诊断肝硬化的"金标准"，对于每例肝硬化患者均应尽可能通过细针穿刺或腹腔镜直视下或剖腹探查或经静脉活检等获得活检标本，进行组织学诊断。

（4）诊断标准：根据流行病学病史、PHT特征性临床表现、肝脏功能与病原标记物检测及常规的腹部B超检查，可对大多数PHT做出初步诊断。

（5）并发症：本病主要并发症有胃底、食管曲张静脉破裂出血、肝性脑病、胃肠道出血、肝肾综合征等。

3. 鉴别

本病应与特发性门静脉高压（Banti 综合征）、布－卡（Budd－Chiari）综合征、肝小静脉闭塞症、脾大性疾病等相鉴别。

三、治疗

1. 中医治疗

主要参照肝硬化辨证诊治，对于消化道出血者参照上消化道出血，对于腹水者参照肝硬化腹水；门诊高压性胃病参照胃脘痛相关章节辨证论治。

2. 西医治疗

（1）治疗原则：门静脉高压是肝硬化发展至一定程度后必然出现的结果。起初可能无任何症状，但门静脉高压发展到一定阶段后，可因食管、胃底静脉曲张破裂，引起上消化道大出血，促发肝性脑病、肝肾综合征、腹水、水电解质及酸碱平衡紊乱等一系列并发症，是造成肝硬化患者全身代谢和血流动力学紊乱的重要原因。因此，对门静脉高压进行有效治疗并防治并发症尤为重要。治疗本病的原则是早期、持续和终身治疗。

对于保守治疗失败者，再根据病情选用介入或手术急诊减压治疗。对于预防再出血治疗，仍以内镜治疗和药物治疗为主，最后考虑介入和手术治疗。对于终末期肝硬化门静脉高压，如有条件可行肝移植。

（2）一般治疗：门静脉高压患者病情稳定而无明显其他并发症时，可根据以下原则综合治疗，以针对病因或相关因素治疗为主。治疗包括休息、饮食、病因治疗、支持治疗及护肝、降酶、退黄治疗等。

（3）药物治疗：可降低门静脉及其曲张静脉压力，需要早期、持续和终身治疗以减少其并发症，降低病死率。用于降低门静脉压力的药物主要有两大类：血管收缩药物、血管扩张药物等。

（4）手术治疗：对门静脉高压的外科治疗选择，必须考虑到本病的发病原因、病理生理、血流动力、肝脏功能等诸多因素的影响，以选择合适的外科治疗方式。目前我国的门静脉高压仍主要是由肝硬化引起的，其外科治疗的目的则主要考虑解决食管－胃底静脉曲张而引起破裂出血，其次是要解决脾大及脾功能亢进。

（5）内镜治疗：随着胃镜的广泛开展，特别是急诊内镜临床应用研究的深入，不仅对门静脉高压所致的食管－胃底静脉曲张的诊断及曲张静脉破裂出血的紧急救治取得了显著疗效，而且由于内镜治疗技术的不断发展，可有效预防出血。内镜下套扎加小剂量硬化剂联合治疗优于单纯使用硬化剂，且副作用小；如再在胃底的曲张静脉延伸部分注射组织黏合剂，效果更好。

（6）介入治疗：主要有经颈静脉肝内门体静脉支架分流术（TIPSS）、经皮肝穿刺门静脉分支栓塞术（PIE）、经皮经肝门静脉栓塞术（PTO）、经回结肠静脉栓塞术（TIO）、脾动脉栓塞术、经气囊导管闭塞法逆行性静脉栓塞术（B－RTO）、双重气囊闭塞下栓塞治疗术（DBOE）、经肠系膜上动脉灌注垂体后叶素治疗术。

（7）三腔二囊管压迫止血法：这是传统治疗食管－胃底静脉曲张破裂出血的压迫止血法。由于 EVB 出血来势凶猛、出血量大，紧急应用 S－B 管局部压迫止血，可起到暂时疗效，为内镜、介入或外科手术治疗创造条件。

四、预防调护

1. 饮食注意

门脉高压多在肝硬化基础上发生，与肝硬化的生活注意相似，应该合理安排蛋白质的摄入，选择多种来源的蛋白质食物，防止肝性脑病的发生。为使患者能较好地适应，可以把奶酪掺到适量的鸡、鱼、瘦肉、蛋中，每天都要有合理适量的蛋白膳食。伴肝硬化患者如果出现脂肪痢，对脂肪吸收不良时，应控制脂肪量。但如果患者没有上述症状，并能适应食物中的脂肪时，为了增加热量，脂肪不易限制过严。此外，要供给充足的碳水化合物，宜多吃含锌、镁丰富的食物。肝硬化患者的血锌水平普遍较低，尿锌排出量增加，肝细胞内含锌量也降低，饮酒时血锌量会继续降低，故应严禁饮酒，适当食用瘦猪肉、牛肉、蛋类、鱼类等含锌量较多的食物。为了防止镁离子的缺乏，如多食用绿叶蔬菜、豌豆、乳制品和谷类等食物。维生素 C 直接参与肝脏代谢，促进肝糖原形成。增加体内维生素 C 浓度，可以保护肝细胞抵抗力及促进肝细胞再生。腹水中维生素 C 的浓度与血液中含量相等，故在腹水时应补充大量的维生素 C。

同时要注意限制膳食中的水与钠。当有水肿或轻度腹水的患者，应给予低盐饮食，每日摄入的盐量不超过 3g；严重水肿时，宜用无盐饮食，钠应限制在 500mg 左右。忌酒精和一切辛辣及刺激性食品，避免油炸及干硬食品。

2. 生活注意

患者以卧床休息为主，腹水较多者可取半卧位，对厥逆、昏迷患者要进行特别护理，密切观察神志、血压、呼吸、脉搏、出血（尤其是吐血、便血）情况。

每日记录出入量，并详细观察小便颜色及内容物，每周测量体重、腹围 1~2 次，以了解腹水消退情况，帮助判断病情，对患者呕吐物的颜色和数量亦应细致观察和记录。因门脉高压最易出现上消化道出血，要叮嘱患者严格做到细嚼慢咽，不宜进食太硬或太烫的食物，以免刺破或烫破食管黏膜，不建议进食带有渣滓或带刺的食物，对于水果可榨汁食用。同时，减少感染的机会，伴有腹水者感染易发生自发性腹膜炎，一定要积极治疗腹水，一旦发现有感染迹象，应该及时予以抗感染治疗，对于疾病预后大有裨益。

第七节　慢加急性肝衰竭

【概述】

肝衰竭是临床常见的严重肝病症候群，病死率极高。早在 1970 年，Trey 等首先提出爆发性肝衰竭（fulminanthepaticfailure，FHF）的概念。1995 年，日本学者 OhnishiH 提出慢加急肝衰竭（acute – on – chronicliverfailure，ACLF）命名。2009 年和 2014 年亚太肝脏研究协会（APASL）分别发布和更新了《慢加急性肝衰竭共识》，2014 年世界胃肠病组织（WGO）重新定义了慢加急性肝衰竭。

"肝衰竭"概念出现以前，我国以"重型肝炎"定义类似疾病。2006 年，中华医学会感染病学分会和肝病学分会制订的《肝衰竭诊疗指南》（下简称《指南》）中首次提出我国慢加急性肝衰竭定义和诊断标准。该《指南》在 2012 年进行更新，但关于诊断部分未做大的改动，《指南》将肝衰竭分为急性肝衰竭、亚急性肝衰竭、慢加急性肝衰竭和慢性肝衰竭 4 种临床类型。乙型肝炎相关慢加急性肝衰竭（HBV – relatedacute – on – chronicliverfailure，HBV – ACLF）是我国肝衰竭中最常见的类型，占 80% ~90%。

目前关于慢加急性肝衰竭的诊断，东西方仍存在差异。我国定义和亚太肝脏研究协会对 ACLF 定义相似，指在先前诊断或确诊的慢性肝脏疾病的基础上，出现黄疸和凝血功能障碍等急性肝损伤表现，4 周出现腹水和/或肝性脑病；欧洲、美国肝病学会在 2012 年达成一致意见，将 ACLF 定义为在慢性肝病基础上出现肝功能急性恶化，导致出现危急事件，3 个月内由于出现多器官功能衰竭导致高死亡率。

慢加急性肝衰竭属于中医"急黄""瘟黄"范畴，并在其发病过程中可出现"血证""鼓胀"及"肝厥"。

【病因病机】

一、中医认识

1. 致病因素

（1）感受外邪：外感多属湿热疫毒所致，湿热疫毒碍于脾胃，充斥三焦，气机不调，瘀血阻滞，湿毒上扰于心，邪毒内陷心肝，损伤肝肾，故发为高度黄疸、猝然昏、鼓胀、出血等症。《临证指南医案》曰："湿从火化，瘀热在里，胆热液泄，与胃之浊气共并，上不得越，下不得泄，熏蒸遏郁。"《论痘非胎毒》篇指出："受瘟疫至重，瘟疫在内，烧炼真血，血受烧炼，其血必凝。"湿热、疫毒两者互为病理产物，热毒瘀血胶着，气机失调，浊气上逆，恶症丛生。

（2）饮食所伤：饮食失节，饥饱无常，或饮酒无度，或饮食不节，损伤脾胃，以致运化功能失职，湿浊内生，随脾胃阴阳盛衰，或从热化，或从寒化，熏蒸或阻滞于脾胃肝胆，致肝失疏泄，胆液不循常道，随血泛溢，浸淫肌肤而发黄。如《金匮要略·黄疸病脉证并治第十五》曰："谷气不消，胃中苦浊，浊气下流，小便不通……身体尽黄，名曰谷疸。"

（3）脾胃虚弱：素体脾胃虚弱，或劳倦过度，脾伤失运，气血亏虚，久之肝失所养，疏泄失职而致胆液不循常道，随血泛溢，浸淫肌肤，发为黄疸。若素体脾阳不足，病后脾阳受伤，湿由内生而从寒化，寒湿阻滞中焦，胆液受阻，致胆液不循常道，随血泛溢，浸淫肌肤，也可发为黄疸。

2. 病机

慢加急性肝衰竭病位在肝，与脾、胃、胆密切相关。基本病机为正虚邪实，病理因素涉及毒、热、湿、虚、瘀。疫毒多属湿热之邪，疫毒既为肝病之始，又贯肝病之末。外感湿热疫毒，毒热炽盛，热迫心营，内闭心包，进而瘀阻脉络，即在热毒交攻的基础上形成瘀血阻络，毒、热、瘀三者相互胶结，互为因果。肝胆热毒炽盛，湿毒壅盛，毒瘀胶着，肝体肝用俱损，脾肾气阴或阴阳两伤。其病程迁延难愈，病机演变有湿（毒）–（郁）瘀–虚的本虚标实病理特点。瘀热搏结意味病情进展和加重，热和瘀既是病理产物又是新的致病因素，瘀热发黄病在血分，瘀热相搏造成肝脏功能和实质的损害，甚者可致脏腑功能衰竭，不但加重原有病情，甚至可引起系列并发症。

二、西医认识

1. 宿主因素

有众多证据显示，宿主遗传背景在乙型肝炎重症化过程中的重要性。目前，对HBV 感染与清除、慢性 HBV 感染相关肝硬化及肝癌等疾病表型的遗传因素研究较多，但对重型乙型肝炎遗传易感性研究较少。仅有的少量研究资料大多来自亚洲人群，是采用候选基因–疾病关联研究策略。主要针对涉及乙型肝炎免疫反应通路的几个基因，如肿瘤坏死因子（TNF）包括 TNF–α 及 TNF–β、白细胞介素–10（IL–10）、干扰素诱生蛋白 10（IP–10，CXCL–10）、维生素 D 受体（VDR）、人白细胞抗原（HLA）等。宿主免疫在肝衰竭发病中的作用已被广泛认可。以细胞毒性 T 淋巴细胞（CTL）为核心的细胞免疫在清除细胞内病毒方面起关键作用，同时也是造成细胞凋亡或坏死的主要因素。

2. 病毒因素

病毒对肝脏的直接作用，我国以乙型肝炎患者居多。研究表明，细胞内过度表达的 HBsAg 可导致肝细胞损伤及功能衰竭。HBV 的 X 蛋白也可引起肝脏损伤，感染早期，X 蛋白使肝细胞对 TNF–α 等炎性介质更敏感而诱导细胞凋亡，这可能与重型乙型肝炎发病有关。研究表明，HBV 基因变异可引起细胞坏死，导致严重的肝脏损害。

3. 毒素因素

严重肝病患者，由于库普弗细胞功能严重受损，来自门静脉的大量内毒素未经解毒而溢入体循环。内毒素可直接或通过激活库普弗细胞释放的化学介质引起肝坏死，且是其他肝毒物质（如半乳糖胺、四氯化碳和乙醇等）致肝坏死的辅助因素，因而可导致肝衰竭的发生。

4. 代谢因素

各类慢性肝病患者皆存在不同程度的肝脏微循环障碍，血液难以进出肝脏，无法保证对肝细胞的营养供应。胃肠道吸收的营养成分难以进入肝脏，消化不良；吸收在血液中的药物难以进入肝脏与肝细胞接触，无法有效发挥药物疗效；代谢废物难以排出肝脏，成为毒素，滞留于肝脏，导致肝细胞损伤，而加快肝病进展。

【诊断与鉴别】

一、中医诊断

1. 辨证要点

首辨虚实：外感湿热疫毒，碍于脾胃，湿热交蒸，毒瘀搏结，脾失健运，阻滞中焦，腑气不通，熏蒸肝胆，脉络瘀阻，则见实证；若久病脾阳受伤，或素体脾胃虚弱，脾伤失运，气血亏虚，久之肝失所养，则见虚证。

次辨寒热：患者肢冷、畏寒、苔白、舌淡等为寒象；烦躁、口干、舌红、苔黄为热象。

2. 病机辨识

病机为本虚标实，实证中以毒、热、湿、瘀为主，虚证以阳虚、气虚、阴虚最为常见，临床中虚实兼夹，很难完全分开。湿热交蒸，毒瘀搏结，脾失健运，腑气不通，则见毒热瘀结证；湿热疫毒，阻滞中焦，熏蒸肝胆，脉络瘀阻，则见湿热蕴结证；湿热疫毒阻滞中焦，熏蒸肝胆，湿热壅滞日久，气机阻滞，气化失常，则出现气滞血瘀；"热毒炽盛"的基础上形成"瘀血阻络"。"热毒血瘀""正邪交争"是慢加急性肝衰竭病情变化的关键环节；湿毒久羁，耗伤正气，气虚及阳，则见脾肾阳虚证；湿热之邪，内蕴脾胃，熏蒸肝胆，久则肝血不足，肝肾亏虚，则见肝肾阴虚证。

二、西医诊断

1. 诊断

（1）临床症状：主要临床症状可见极度乏力，并有明显厌食、呕吐和腹胀等严重消化道症状。全身皮肤黏膜及巩膜重度黄染，肝掌、蜘蛛痣阳性。

（2）辅助检查：

肝功能：黄疸迅速加深，血清 TBil 大于正常值上限 10 倍或每日上升 ≥ 17.1μmol/L。

凝血功能：PTA≤40%（或 INR≥1.5），并排除其他原因者。

（3）诊断标准：

①诊断条件：在慢性肝病基础上，短期内发生急性或亚急性肝功能失代偿的临床症候群，出现以下表现：极度乏力，有明显的消化道症状；黄疸迅速加深，血清 TBil 大于正常值上限 10 倍或每日上升≥17.1μmol/L；出血倾向，PTA≤40%（或 INR≥1.5），并排除其他原因者；失代偿性腹水；伴或不伴有肝性脑病。

②临床分期：

早期：有极度乏力，并有明显厌食、呕吐和腹胀等严重消化道症状；黄疸进行性加深（血清 TBil≥171μmol/L 或每日上升≥17.1μmol/L）；有出血倾向，30% < PTA≤40%（或 1.5 < INR≤19）；未出现肝性脑病或其他并发症。

中期：在肝衰竭早期表现基础上，病情进一步发展，出现以下两条之一者：出现Ⅱ度以下肝性脑病和（或）明显腹水、感染；出血倾向明显（出血点或瘀斑），20%＜PTA≤30%（或1.9＜INR≤2.6）

晚期：在肝衰竭中期表现基础上，病情进一步加重，有严重出血倾向（注射部位瘀斑等），PTA≤20%（或INR≥2.6），并出现以下四条之一者：肝肾综合征；上消化道大出血；严重感染；Ⅱ度以上肝性脑病。

（4）并发症：

①肝性脑病：主要临床表现为性格行为异常，意识障碍、昏迷的临床过程可分为四期：一期（前驱期）：焦虑、欣快激动、淡漠、睡眠障碍、健忘等轻度精神异常，可有扑翼样震颤，此期临床表现不明显；二期（昏迷前期）：嗜睡、行为异常（如衣冠不整或随地大小便）、言语不清、书写障碍及定向力障碍，可以有腱反射亢进、肌张力增高、踝阵挛及Babinski征阳性等神经体征，有扑翼样震颤；三期（昏睡期）：昏睡，但可唤醒，各种神经体征持续或加重，有扑翼样震颤，肌张力高，腱反射亢进，锥体束征常阳性；四期（昏迷期）：昏迷，不能唤醒，由于患者不能配合，扑翼样震颤无法引出，浅昏迷时腱反射和肌张力仍亢进。

②肝肾综合征：指在发生严重肝病基础上的肾衰竭，但肾脏本身并无器质性损害，故又称为"功能性肾衰竭"，主要见于伴有腹水的晚期肝硬化或急性肝衰竭患者。临床上分为1型和2型：1型肝肾综合征为急进性肾功能不全，2周内血肌酐升高超过2倍，达到或超过226μmol/L（2.5mg/dL）；2型肝肾综合征为稳定或缓慢进展的肾功能损害，血肌酐升高在133~226μmol/L（1.5~2.5mg/dL）之间。常伴有难治性腹水，多为自发性发生。

③上消化道出血（食管胃底静脉曲张破裂出血）：多突然发生呕血或（和）黑便，常为大量出血，引起出血性休克，可诱发肝性脑病。若血压稳定，出血暂停时，内镜检查可以确诊。部分肝硬化患者上消化道出血可由消化性溃疡、门脉高压性胃病引起。

④自发性腹膜炎：肝硬化患者免疫功能低下，常并发感染。有腹水的患者常伴有自发性腹膜炎。其是指在无任何邻近组织炎症的情况下发生的腹膜和（或）腹水的细菌性感染。临床表现为发热、腹痛、短时间内腹水迅速增加，体检发现轻重不等的全腹压痛和腹膜刺激征，血常规检查白细胞升高。腹水检查如白细胞＞500×10^6/L或多形核白细胞250×10^6/L，可诊断为自发性腹膜炎。腹水细菌培养有助于确诊。

⑤肝肺综合征：定义为进展性肝病伴肺内血管扩张和呼吸室内空气肺泡－动脉氧差增加（＞20mmHg）做对比增强心脏超声，可协助诊断。

2. 鉴别

（1）急性肝衰竭：无基础肝病史。急性肝衰竭在2周以内出现以Ⅱ度以上肝性脑病为特征，其病情进展迅速，死亡率高。

（2）亚急性肝衰竭：无基础肝病史。亚急性肝衰竭通常在2~26周出现肝衰竭的临床表现，而慢加急性肝衰竭有慢性肝病基础，通常在4周内出现肝功能失代偿期表现。

（3）慢性肝衰竭：指在肝硬化基础上，肝功能缓慢进行性下降，直至不可逆性的肝衰竭出现，其主要临床特点为反复发作的腹水或肝性脑病等慢性肝功能失代偿的临床表现。

【治疗】

一、中医治疗

1. 治疗原则

本病为本虚标实、虚实夹杂之证，解毒、凉血、利湿是本病的重要治则。湿热疫毒是主要病因，血分瘀热是重要病机。湿热瘀毒互结，熏蒸肝胆，弥漫三焦，阻遏气血，则皮肤黄染深重，"瘀热以行，身必发黄"；瘀热愈甚，毒邪愈烈，致使病情急转直下。截断逆挽是抢救肝衰竭成功的关键手段。通腑是截断的转机，凉血化瘀是截断的要点。"逆流挽舟法"则强调先安未受邪之地，根据病情及早采用滋肝、健脾、温阳、补肾等法，有助于截断病势。顾护脾胃是提高肝衰竭疗效的基本方法。慢加急性肝衰竭的基本病机是本虚标实。脾胃是后天之本，气血生化之源，"解毒凉血重通腑，健脾化湿顾三焦"亦指出解毒凉血、顾护中焦脾胃的重要性。

2. 辨证论治

（1）毒热瘀结证

症状表现：发病急骤，身黄、目黄、颜色鲜明甚至如金，口干口苦或口渴但饮水不多；大便秘结，尿黄赤而短少；皮肤瘙痒或抓后有出血点，或皮肤灼热；或见壮热、神昏谵语，或有出血表现。苔黄干燥或灰黑，脉数有力。

病机分析：湿热交蒸，毒瘀搏结，阻滞中焦，熏蒸肝胆，从而使肝失疏泄，胆汁不寻常道，溢于肌肤而导致身目发黄；脾失健运，腑气不通，则出现大便秘结；湿毒日久化火，火热炽盛，则出现口渴、尿黄赤而短少，或见壮热、神昏谵语。

治疗方法：解毒凉血，健脾化湿。

代表方药：犀角散（《备急千金要方》）。水牛角15g，黄连6g，升麻9g，栀子9g，茵陈15g。

随症加减：若神志不清者，加安宫牛黄丸凉血开窍；若吐衄、便血者，加地榆、紫草凉血止血；若小便不利者，加车前子、车前草利水消肿；若大便不通者，可用大黄煎剂保留灌肠。

（2）湿热蕴结证

症状表现：身目黄染，小便短黄，肢体困重，乏力明显，口苦泛恶，脘腹胀满，大便黏滞秽臭或先干后溏，口干欲饮或饮而不多，高热或身热不畅，舌苔黄腻，脉弦滑或弦数。

病机分析：湿热疫毒，阻滞中焦，熏蒸肝胆，从而使肝失疏泄，胆汁不寻常道，溢于肌肤而导致身目发黄；湿邪困阻脾胃，导致脾胃升降失常，水湿内停，运化失常，脾胃困阻亦甚，故出现恶心、呕吐、腹胀、倦怠乏力、口干欲饮或饮而不多、便溏等症状。

治疗方法：清热利湿，健脾化瘀。

代表方药：甘露消毒丹（《温热经纬》）。滑石15g，黄芩9g，茵陈15g，石菖蒲15g，川贝母15g，木通10g，藿香15g，连翘15g，白豆蔻15g，薄荷15g，射干9g。

随症加减：若头重身困、口苦症状较重，加黄连、栀子、半边莲、半枝莲清热利湿解毒；小便赤涩不利者，加通草、白茅根利尿通淋；若腹胀明显者，加厚朴、枳实、莱菔子理气消胀；若胁痛明显者，可加柴胡、川楝子行气止痛。

（3）脾肾阳虚证

症状表现：身目黄染、色黄晦黯，畏寒肢冷，或少腹腰膝冷痛；腹胀，恶心呕吐，食少便溏或饮冷则泻；头身困重，下肢浮肿，或朱砂掌、蜘蛛痣，或有胁下痞块；神疲，纳差。舌质淡胖，或舌边有齿痕，舌苔腻或滑、舌苔白或稍黄，脉沉迟或弱。

病机分析：湿毒久羁，耗伤正气，气虚及阳，中阳不振，肝胆失于疏泄，身目黄染；脾失健运，湿滞残留，黄疸色黄晦黯；日久湿从寒化，寒湿困脾，脾失健运，则腹胀、恶心呕吐、食少便溏或饮冷则泻、头身困重，神疲、纳差。

治疗方法：健脾温阳，化湿解毒。

代表方药：茵陈四逆汤（《伤寒微旨论》）。茵陈15g，炮附子（先煎）6g，干姜9g，炙甘草10g。

随症加减：若神疲乏力，腹泻便溏者，可加黄芪、山药、薏苡仁、扁豆益气健脾；若怯寒肢冷，腰膝酸冷者，可加桂枝、仙茅、淫羊藿温补肾阳。

（4）肝肾阴虚证

症状表现：身目晦黯发黄或黄黑如烟熏，全身燥热或五心烦热，少寐多梦，胁肋隐痛，遇劳加重，腹壁青筋，朱砂掌及赤缕红丝，腹胀大如鼓，水肿，形体消瘦。头晕目涩，腰膝酸软，口干，口渴，舌红少津，脉细数。

病机分析：湿热之邪，内蕴脾胃，熏蒸肝胆则身目晦黯发黄或黄黑如烟熏，久则肝血不足，肝肾亏虚，则出现全身燥热或五心烦热、少寐多梦、胁肋隐痛、遇劳加重、头晕目涩、腰膝酸软、口干等症状。

治疗方法：滋补肝肾，健脾化湿。

代表方药：一贯煎（《柳洲医话》）合六味地黄丸（《小儿药证直诀》）。北沙参15g，麦冬15g，当归15g，生地黄15g，枸杞9g，川楝子9g，熟地黄9g，山药15g，茯苓15g，牡丹皮9g，泽泻9g，山茱萸9g。

随症加减：若阴伤口渴者，可加石斛、玄参养阴生津；若五心烦热者，可加知母、黄柏、地骨皮、栀子以清虚热；如阴虚阳浮，耳鸣面赤，可加龟甲、鳖甲滋阴潜阳；湿热留恋不清，溲赤涩少，可加茵陈、金钱草、垂盆草清热利湿。

3. 其他治疗

（1）中成药

①赤丹退黄颗粒：赤芍、丹参、葛根、瓜蒌。口服，一次1袋，一日3次。功能凉血清肝，活血退黄。用于毒热瘀结证者。

②苦黄注射液：苦参、大黄、茵陈、柴胡、大青叶。静脉滴注，一次10～60mL，一日1次。功能清热利湿，疏肝退黄。用于湿热蕴结证者。

③附子理中丸：附子、人参、干姜、甘草、白术。口服，一次4粒，一日3次。功能温阳祛寒，益气健脾。用于脾肾阳虚证者。

④六味地黄丸：熟地黄、干山药、山茱萸、茯苓、牡丹皮、泽泻。口服，一次8丸，一日3次。功能滋阴补肾。用于肝肾阴虚证者。

（2）单方验方

①单方

龙胆草片：一日3次，一次4片，饭前服用。功能清热利湿退黄。用于湿热黄疸者。

垂盆草冲剂：一日3次，一次1袋，饭前服用。功能清热解毒，利湿退黄。用于阳黄者。

②验方

清热解毒汤：茵陈30g，虎杖30g，金钱草30g，酒大黄15g，泽兰15g，板蓝根10g，蒲公英10g。一日1剂，早晚服用。功能清热利湿，活血化瘀。

化痰祛瘀汤：茵陈30g，陈皮10g，法半夏10g，茯苓10g，制大黄10g，柴胡10g，郁金10g，赤芍60g，甘草6g。一日1剂，早晚服用。功能化痰祛瘀，利胆退黄。

（3）外治疗法

①推拿：患者取仰卧位，术者用掌摩法在患者肝区及脘腹轻轻摩腹10分钟，每日2次。患者取俯卧位，术者先在患者背部两侧膀胱经循行线上用推拿法治疗5分钟，再按揉肝俞、胆俞、膈俞穴各1分钟，最后点按双侧足三里、三阴交、阳陵泉、复溜、涌泉、太冲穴各1分钟。

②膏药：茵陈18g，连翘18g，赤小豆18g，虎杖18g，龙胆草12g，丹参12g，金钱草12g，黄芩12g，茯苓12g，甘草6g。将上药晒干，粉为细末，混匀后加香油熬制调膏，贴于肝区、肝俞、胆俞，一日1次。

③熏洗：茵陈18g，金钱草18g，车前子15g，大黄10g，黄芩10g，栀子20g，柴胡15g，赤芍15g，川芎20g，枳实10g，当归30g，生地黄30g，防风18g，薄荷18g，随症加减。每次熏洗20分钟。

④足疗：茵陈30g，田基黄30g，栀子30g，龙胆草30g，苍术20g，大黄20g，枳壳20g，丹参15g。上述方剂煎好去渣后，倒入足浴盆中，加水，水温维持在40℃左右，患者双足放置在盆内，浸泡30分钟。

（4）针刺疗法

①体针：

实证：取阳陵泉、阴陵泉、太冲、行间为主穴。脘腹胀痛者，加中脘；恶心呕吐者，加内关、足三里；发热者，加大椎、曲池。毫针刺用泻法，留针30分钟，一日1次。

虚证：取脾俞、胆俞、足三里、三阴交为主穴。畏寒肢冷者，加命门、气海；大便溏薄者，加关元、天枢；脘腹胀满者，加太冲、中脘；瘀血内停者，加血海、膈俞。毫针刺用平补平泻法，留针30分钟，一日1次。

②耳针：取胆、肝、脾、胃、三焦，毫针中等刺激，一日1次。

③穴位注射：取阳陵泉、足三里、肝俞、胆俞为主穴。根据辨证分型，可选茵栀黄注射液、丹参注射液、黄芪注射液等，每穴注入0.5mL，每次选2个穴位，一日1次。

（5）药膳疗法

①茵陈粥：茵陈60g洗净，煎汁去渣，放入粳米100g，加水煮粥，加入白糖适量。用于湿热黄疸者。

②桂苓粥：用水煮桂心3g，茯苓30g取汁，粳米50g成粥。用于脾虚湿盛者。

③田基黄煮蛋：鸡蛋2～3枚煮熟后去壳，再与田基黄100g同煮，饮汤食鸡蛋，每日分次服食。用于热毒炽盛黄疸者。

④干姜茵陈饮：将干姜9g，茵陈30g，洗净后加入罐，加水1000mL煎至400mL后，放入适量红糖。分为两份食用，一天内吃完。用于寒湿中阻黄疸者。

二、西医治疗

1. 治疗原则

早期诊断、早期治疗，针对不同病因采取相应的病因治疗措施和综合治疗措施，并积极防治各种并发症。考虑到一旦发生肝衰竭治疗极其困难，病死率高，故对于出现以下肝衰竭前期临床特征的患者，须引起高度的重视，进行积极处理：①极度乏力，并有明显厌食、呕吐和腹胀等严重消化道症状；②黄疸升高（TBil≥51μmol/L，但≤171μmol/L），且每日上升≥17.1μmol/L；③有出血倾向，40%＜PTA≤50%（或1.5＜INR≤16）。

2. 一般治疗

卧床休息，减少体力消耗，减轻肝脏负担。予高碳水化合物、低脂、适量蛋白质饮食，争取每日摄入碳水化合物300g/d，蛋白质80g/d，脂肪45g/d。进食不足者，每日静脉补给足够的液体和维生素，保证每日2000～2500kcal总热量，补充热量可输入15%～20%的葡萄糖液加胰岛素和氯化钾，氨基酸以支链氨基酸为主，同时补充复合维生素如水乐维他及脂溶性维生素A、D、E、K制剂。加强支持治疗，积极纠正低蛋白血症。血清白蛋白＜30g/L时，间断补充白蛋白和新鲜血浆，保证血白蛋白＞30g/L；出血倾向明显时，补充凝血因子。

3. 药物治疗

（1）抗HBV治疗：尽早给予抗病毒治疗，优先考虑使用耐药风险低的核苷（酸）类似物，如恩替卡韦、替诺福韦等一线药物。

（2）保肝抗感染治疗：甘草酸制剂、水飞蓟宾制剂、多烯磷脂酰胆碱及双环醇等，有不同程度的抗炎、抗氧化、保护肝细胞膜及细胞器等作用，临床应用可改善肝生化学指标。

（3）微生态调节：HBV – ACLF 患者存在肠道微生态失衡，可应用肠道微生态调节剂、乳果糖或拉克替醇，以减少肠道细菌易位或降低内毒素血症及肝性脑病的发生。

（4）并发症治疗：肝性脑病，可予门冬氨酸鸟氨酸脱氨治疗；肝肾综合征，可予特利加压素；消化道出血，予对症抑酸、止血治疗。

4. 其他治疗

肝移植是目前公认治疗 ACLF 的最有效方法。

（1）肝移植的标准：预后评分估计在 3 个月内死亡的患者应该接受肝移植；如果出现肝肾综合征则需要早期干预；然而，对于肝肾综合征（hepatorenal sydrome, HRS）且无尿的患者不建议肝移植；当特利加压素能部分的控制肝肾综合征时，肝移植的效果比较好。

（2）肝移植的禁忌证：①血液动力循环不稳定以及需要大量的正性肌力药物维持者（败血症，出血）；②严重的细菌感染；③霉菌感染；④脑水肿或者颅内出血。

【预防调护】

一、饮食注意

在饮食方面，热证患者忌辛辣刺激、油腻味甜等食物，以防助生湿热。寒证患者避免生冷寒凉、不宜消化的食物，以防加重脾阳损伤。饮食以清淡富含营养为主，忌暴饮暴食，戒烟戒酒。

二、生活注意

在生活方面，注意起居有常，顺应时令，合理休息，避免过度劳累。急性发作期患者要完全卧床，恢复期可动静结合，适当增加运动量，选择太极拳、五禽戏或八段锦健身。调节精神，保持心情愉悦，睡眠充足。

【名医经验】

一、钱英

1. 学术观点

（1）病机认识：慢加急性肝衰竭多因外感湿热疫毒，正虚邪炽，邪气很快入里，郁于血分，郁热成毒，毒热内盛，毒火攻心以致内闭；湿热残留，日久气血虚弱，阴阳俱损，痰湿蒙闭清窍所致为重型肝炎。

（2）治法心得：重视"肝体阴用阳"，提倡"体用同调"。"截断逆挽法"正是"体用同调"的具体运用。根据慢加急性肝衰竭本虚标实的病理反应，提出扶正祛邪同时进行。"截断法"即早起截断病情向恶化发展，主要是祛邪；"逆流挽舟法"即早期调肝，以补肝为主，主要是扶正。在临床治疗中，扶正祛邪并举有之，扶正为主兼有祛邪或祛邪为主兼有扶正也常见，单一用扶正或祛邪法较少。肝为刚脏，体阴用阳，须顺其性，察其阴阳，还肝至柔，克肝之刚，顾护阴血，轻疏肝性，补虚防瘀，固本祛邪，勿太过与不及。坚持体用同调之法，最终以平为期收功。

2. 经典医案

某患者，男，50 岁。1984 年 10 月。

主诉：病史 5 年，腹胀、尿少 20 日。

现病史：患者 5 年前出现腹胀、尿少，医院诊为"肝硬化、腹水"，坚持服用中药，间断输注白蛋白治疗半年后，腹水消退即停药。此后间断腹胀，食欲缺乏，未再诊治。3 年前患者出现言行异常，确诊为"肝炎肝硬化失代偿、肝性脑病、电解质紊乱、腹水、腹腔感染、肺部感染、真菌感染"，给予保肝、降酶及抗炎、利尿治疗 35 日，患者肝功能基本恢复，腹水消退，肝性脑病纠正出院。患者 20 日前进食不当，出现腹胀，并进行性加重，尿量较前减少，乏力明显，尿色加深如浓茶色；伴有大便次数增多，每日 8 ~ 10 次，成稀水样，无里急后重，无腹痛。为进一步治疗，来我院就诊。自发病以来，神志清，无寒战高热，无尿频尿急，无柏油样及陶土样大便，体重增加 2kg，睡眠尚可。舌质淡，苔白灰（玉石状），脉滑数。查体：重度黄疸，大量腹水，神志清楚。诊断：慢性重型肝炎。实验室检查：ALT 57U，AST 126U，TBil 81.6μmol/L，DBil 50.6μmol/L，ALB 24.7g/L。

临证思路：湿热疫毒侵入血分，困阻中焦。治宜健脾和胃，调理中焦，活血解毒。

选方用药：升麻 15g，黄连 10g，水牛角 15g，炒苍术 15g，茵陈 85g，白术 15g，干姜 10g，炮附子（先煎）6g，栀子 6g，羚羊角粉 0.9g。共 7 剂。

用药分析：干姜、黄连等量，寒热并用，兼顾脾胃，干姜温太阴脾土又升脾阳，黄连降胃中之浊；炒苍术、白术有收涩大便作用；炮附子、水牛角寒热并用，为治疗肝硬化、腹水、腹腔感染之用。水牛角入肝，降肝之火；附子入肾，壮阳使命门之火上升，水火相济，为通补、清温、上下并用。伍茵陈、栀子则寓意茵陈蒿汤之意，以清利湿热，引邪从小便而去；同时茵陈、栀子也入血分，切合"瘀热以行"之黄疸病机。水牛角、黄连清热凉肝，恐热毒动血，为截断病势。"逆流挽舟"与"截断法"并用不悖而获效，即"截断逆挽法"之临床运用。

二诊：服药后腹胀有缓解，体温有下降。实验室检查：ALT 26U，AST 85U，TBil 199.7μmol/L，DBil 13.8μmol/L，ALB 27.7g/L。患者病情危重，阴阳欲绝。治宜气阴双补，活血退黄。

选方用药：西洋参 10g，冬虫夏草 6g，三七 6g，水牛角 15g，仙鹤草 15g，赤芍 15g，茵陈 20g，姜黄 15g，郁金 15g，升麻 15g，黄连 10g，炮附子（先煎）6g，栀子 6g，白术 15g。共 7 剂。

用药分析：重用西洋参、冬虫夏草大补气阴以升提；升麻、茵陈、郁金清热解毒，利湿退黄；炮附子、姜黄温阳；赤芍凉血散瘀活血，兼能清热；栀子凉血解毒，善于清利下焦肝胆湿热；三七活血止血。

三诊：腹泻好转，食欲改善，尿量增加 1400mL/d。患者病情好转，继续予上方巩固，共 7 剂。

二、关幼波

1. 学术观点

（1）病机认识：重型肝炎是在慢性肝炎基础上发展而来。其病机复杂，变化多端，虚实夹杂，病情凶险，一般从湿、热、毒、痰、虚等五方面考虑，尤其重视湿热和毒邪等外邪的致病作用。

（2）治法心得：首辨湿热轻重，二辨在气在血，三辨三焦部位。治黄要治血，血行黄易却；治黄要解毒，毒解黄易除；治黄要化痰，痰化黄易散。治疗的重点在于祛邪，临床辨治中要正确处理祛邪与扶正的关系。

2. 经典医案

某患者，男，45 岁。

首诊：1968 年 4 月。

主诉：反复黄染 3 年，加重 1 个多月。

现病史：患者于 1968 年开始发现肝功能异常，以后曾出现过黄疸，住院治疗而愈。1971 年 2 月因过劳受凉，再次出现黄疸，检查并有腹水，于 3 月 1 日住院，至 4 月 2 日黄疸加重，腹水增多。检查：ALT430U，TTT 18.5U，麝絮（+++），黄疸指数 100U 以上。当时症见：神志尚清，反应迟钝，一身黄染色如橘皮，两胁疼痛，脘腹作胀，口干思饮，大便不畅，舌质红，苔黄干，脉弦滑。

临证思路：西医诊断为病毒性肝炎，亚急性重型肝炎。中医辨证：毒热炽盛，波及心肝，弥漫三焦，势欲动风。治宜泄热解毒，清肝凉血。

选方用药：茵陈 60g，黄连 10g，黄芩 15g，野菊花 15g，黄柏 15g，栀子 15g，赤芍 15g，金银花 30g，蒲公英 15g，半夏 10g，牡丹皮 15g，板蓝根 30g，枳实 10g，瓜蒌 30g，紫花地丁 10g。共 7 剂。

用药分析：茵陈、黄连、黄芩清热利湿退黄；野菊花、黄柏、栀子、金银花、紫花地丁、板蓝根清热解毒泻火；枳实、半夏破气消积；蒲公英清热泻火，除烦止渴，祛暑利湿；牡丹皮、赤芍清热凉血，活血化瘀。

二诊：经治疗，尿量每日维持在 300mL 左右。患者自觉症状减轻，舌苔薄白，脉沉滑。拟以清热解毒与健脾柔肝兼施。

选方用药：茵陈 45g，黄芪 30g，白术 15g，茯苓 15g，藿香 10g，香附 10g，当归 12g，败酱草 30g，蒲公英 30g，泽兰 15g，车前子 15g，六一散（包煎）12g，枳实 10g，瓜蒌 30g，紫花地丁 10g。共 7 剂。

用药分析：茵陈利湿退黄；藿香祛暑利湿、六一散清热利尿，使湿热毒邪从小便排出。车前子利水通淋；黄芪、白术、茯苓健脾补气。

三诊：患者腹水消失，自觉两下肢无力，关节酸胀。舌苔白，脉沉滑。治以清热化湿、解毒活血，佐以健脾补气。上方茵陈剂量减至 30g；加红花 12g，黄精 12g，川续断 15g，赤芍 12g。共 7 剂。

用药分析：茵陈、败酱草、蒲公英解毒清热退黄；香附、泽兰、赤芍凉血活血，理气止痛；黄芪、白术健脾益气。

四诊：肝功能已全部正常，黄疸指数 7U 以下。患者自觉乏力，纳食不香，大便不畅。苔净，脉沉滑。拟以健脾益气，养肝柔肝之剂以善其后。

选方用药：茵陈 15g，黄芪 15g，白术 10g，党参 12g，藿香 10g，佛手 10g，瓜蒌 15g，冬瓜皮 15g，赤芍 12g，白芍 12g，泽兰 15g，焦三仙 30g，生牡蛎 15g。共 7 剂。

用药分析：茵陈利湿退黄；黄芪、白术、党参调和脾胃；藿香祛暑利湿，佛手疏肝理气，瓜蒌清热化痰，冬瓜皮利尿；白芍活血柔肝止痛，敛肝阴，缓肝急；泽兰、赤芍行气活血利水；生牡蛎平肝潜阳、收敛固涩，焦三仙健脾开胃、行气消食。

三、周仲瑛

1. 学术观点

（1）病机认识：外感湿热疫毒，毒热炽盛，热迫心营，内闭心包，进而瘀阻脉络，即在热毒交攻的基础上形成瘀血阻络，毒、热、瘀三者相互胶结，互为因果。肝胆热毒炽盛，湿毒壅盛，毒瘀胶着，肝体肝用俱损，脾肾气阴或阴阳两伤。其病程迁延难愈，病机演变为湿（毒）-（郁）瘀-虚的本虚标实的病理过程。

（2）治法心得：临证需审其主次偏重，合理配合运用清化湿热、通腑导滞、泻下通瘀、芳香开窍、养阴益气等方药。"黄家所得，从湿得之"，清热利湿法配合应用，使湿热之邪从下而泄。若腑实壅结，既可阻滞气机、凝滞血行，又能留湿、留热，邪无出路，加重病情，故应与通腑导滞法配合应用。重型肝炎每易发生鼓胀变证，需与利水逐水法配合应用。

2. 经典医案

某患者，男，36 岁。

主诉：黄疸进行性加重 6 周。

现病史：6 周前因"黄疸进行性加重"在某医院住院治疗，入院断为"慢性乙型重型肝炎，精神分裂症"后经保肝、退黄、对症支持等治疗 40 多天，病情无明显改善，故出院求中医治疗。刻下：面目俱黄、色泽如金，懒言少语，反应迟钝，纳差，肝区胀痛，腹有胀感，大便干结、二日一行，尿色深黄，偶有鼻出血，苔黄薄腻，质偏红，脉弦滑数。近日肝功能查结果：ALT 454.4U，AST 341.7U，TBil 515.9μmol/L，DBil 266.8μmol/L，ALB 24g/L。

临证思路：中医诊断为急黄，癫病。证属湿热瘀毒久郁，瘀热发黄、瘀热阻窍并见。病情危重，故予清化湿热、凉血通瘀法。

选方用药：茵陈 20g，桃仁 9g，生大黄（后下）9g，芒硝（分冲）4g，鸡骨草 20g，栀子 10g，赤芍 10g，水牛角片（先煎）15g，牡丹皮 10g，郁金 10g，垂盆草

50g，白茅根 15g，生地黄 15g。共 7 剂。

用药分析：方中水牛角、茵陈、大黄清热凉血，解毒化瘀，共为君药。水牛角"凉血解毒、止衄，治热病昏迷……呕血、鼻出血热溺赤"。茵陈"除湿散热结""治通身发黄，小便不利"。生地黄、赤芍、栀子凉血散瘀止血。生地黄清热凉血生津，"能消瘀血，凉血补血有功"。赤芍能"行血破瘀血，散血块，以散血热"。栀子清热泻火凉血，能利胆、抗肝损伤，与茵陈配合则作用更为明显。牡丹皮入肝经，清热凉血，和血消瘀；芒硝清热通便、解毒消肿，鸡骨草利湿退黄、清热解毒，郁金行气解郁、清心凉血，垂盆草、白茅根清热利湿。全方组成特点是凉血而不凉遏，活血而不破血，解毒而不妨正，止血而不留瘀。具有清热、凉血、解毒、散瘀、止血、利胆、保肝、养阴等多重功效。

二诊：药后精神好转，肝区痛胀减轻，面目黄染减退，腹不胀，尿黄，大便干结，食纳稍好，夜寐尚安，苔薄黄质红，脉濡滑数。药效明显，续予清化瘀热。上方加熟大黄 6g，苦参 10g，田基黄 20g。共 7 剂。

用药分析：茵陈、垂盆草、田基黄清热利湿，利胆退黄；患者大便干结，遗留热象明显，大黄解毒破瘀；牡丹皮凉血，《滇南本草》谓其"破血行血，消癥瘕之疾、除血分之热"，《本草经疏》则称其"味苦而微辛，辛以散结聚，苦寒除血热，入血热之要药"。生地黄、赤芍、栀子凉血散瘀止血。全方具有清热、凉血、解毒、散瘀、止血、利胆、保肝、养阴等多重功效。

三诊：面目黄色较淡，但多油垢、痤疮，口干不欲饮，苔薄黄腻，质黯红，脉濡滑。拟以清热解毒与健脾柔肝兼施。上方桃仁加至 10g，生大黄（后下）加至 12g，赤芍加至 12g，熟大黄加至 9g。共 7 剂。

用药分析：患者面色黄淡，脾虚为主，多油垢、痤疮，口干不欲饮，苔薄黄腻，仍以热象突出，加大清热解毒中药，如垂盆草、田基黄清热解毒、利湿退黄；大黄为"足太阳、手足阳明、手足厥阴五经血分药"，能泻热毒、破积滞、行瘀血，"通利结毒""血分之结热，惟兹可以逐之"，治疗重型肝炎。全方凉血而不凉遏，活血而不破血，解毒不妨正，止血不留瘀。

四、谌宁生

1. 学术观点

（1）病机认识：重型肝炎具有传染性强、病势凶险、易入营血、危及心包、多有变证等的温病特点。其发病病机有"温乃热之渐，热乃温之极，热极必生毒"，以及"毒寓邪中，毒随邪入，热由毒生，变由毒起"的观点，与一般的湿热黄疸不同。湿热疫毒侵入血分，初则血滞不行，毒热与瘀相结，可互为因果，故"毒瘀胶结"为其基本病机。

（2）治法心得：针对毒瘀胶结的病机，解毒化瘀为基本治疗方法。该病病情凶险，传变极快，但谌老认为不必拘泥于叶天士治疗温病按卫气营血发展顺序的治则，而应采取快速截断治疗的果断措施：以解毒祛邪，扭转病机，阻止毒邪深入营血，预防出现"变证"最为重要。

2. 经典医案

某患者，男，42岁。

首诊：2007年11月。

主诉：反复乏力纳差3年，加重伴身目尿黄半月。

现病史：既往有慢性乙型肝炎病史。此次发病于2007年10月中下旬出现疲乏无力，食欲缺乏，右胁肋隐痛，身目尿黄。于11月11日在当地医院住院治疗，予以常规西医治疗，并配甘露消毒丹加减治疗，病情无好转，黄疸继续上升。遂于11月21日转入我院治疗。入院时症见乏力纳差，恶心呕吐，口干，腹胀，身目发黄，面色晦黯，舌质黯红、边有瘀点，苔薄黄，脉弦。肝功能：ALT 98 U，TBil 472μmol/L，DBil 325μmol/L，ALB 29g/L。

临证思路：热毒入营血，湿热夹瘀。予以清热解毒、化瘀退黄之解毒化瘀汤加减。

选方用药：赤芍30g，茵陈30g，葛根20g，白花蛇舌草15g，丹参15g，郁金10g，栀子10g，大黄（后下）10g，石菖蒲10g，通草10g，枳壳10g，牡丹皮10g，竹茹15g，法半夏10g。共7剂。

用药分析：茵陈清热解毒，利湿退黄；白花蛇舌草、大黄清热解毒；葛根发表解肌；丹参、赤芍、栀子凉血散瘀止血。郁金、石菖蒲、枳壳行气，芳香化湿，醒脾开胃，通草清热利尿，牡丹皮入肝经，清热凉血，和血消瘀，半夏、竹茹降逆止呃。

二诊：患者病情有好转，自觉纳食稍增，食后呕吐缓解，腹胀减轻。患者无明显乏力腹胀，黄疸减轻，舌尖红，薄黄，脉弦滑。湿热瘀阻血脉，从治血入手，即在清热祛湿的基础上加用活血药，以清血中瘀热，使凉血而不滞邪。上方去大黄；赤芍用量减至15g，茵陈减至15g；加鸡内金15g。共7剂。

用药分析：茵陈清热解毒、利湿退黄；加用鸡内金加强健脾消食功效。

五、吕承全

1. 学术观点

（1）病机认识：慢加急性肝衰竭在原有肝病基础上，复感湿热时邪疫毒，弥漫三焦，侵入营血，内陷心包，导致肝胆疏泄失畅。此系湿毒壅盛，气血分同病。

（2）治法心得：急黄有阳黄、阴黄之分，又当分为湿重于热、热重于湿。临证不必待阴黄之症俱备，只要急黄患者有脾肾阳虚之象，即当断然按阴黄施治。急施温补脾肾、化湿利胆之剂，以扶正祛邪。

2. 经典医案

某患者，男，36岁。

首诊：1973年3月。

主诉：黄疸进行性加重6周。

现病史：患者既往有慢性乙型病毒性肝炎病史。此次因右胁痛3个多月，因饥寒引起高热，近 10 天内巩膜及全身皮肤黄染，并迅速加重，头晕恶心，呃逆呕吐，肝区痛，腹胀有水气，呕血，尿深黄短少，大便干，精神萎靡，体温 39℃，脉弦数，舌质红，苔黄腻。肝功能：黄疸指数 84 单位，丙氨酸氨基转移酶 660U/L。

临证思路：患者慢加急性重型肝炎，黄疸，肝萎缩。证属疫毒炽盛，阻滞中焦，气机逆乱。治宜清热利胆，解毒救肝。解毒救肝汤加减。

选方用药：茵陈 60g，栀子 9g，大黄 9g，黄柏 9g，金银花 30g，白芍 30g，黄芩 9g，桑白皮 9g，白茅根 30g，竹茹 6g。共 7 剂。

用药分析：茵陈、大黄清热利湿退黄；金银花、黄芩、栀子清热解毒，利湿退黄；白芍敛阴柔肝止痛；桑白皮、白茅根利水渗湿；竹茹降逆止呃。

二诊：呃逆呕吐未止，大便泻后转黄，小便利，腹胀、水肿减轻。午后仍低热，出汗，面部水肿，身倦乏力，脉沉细弦，舌质红苔薄腻。病有转机，毒邪退去过半，肝脾运化疏泄之力未复，再拟健脾和胃、疏肝利胆之法。

选方用药：茵陈 30g，茯苓 30g，白术 10g，泽泻 10g，山药 30g，薏苡仁 30g，白芍 15g，党参 15g，黄芪 15g，陈皮 10g，车前子 20g，白茅根 30g。共 7 剂。

用药分析：茵陈清热解毒，利湿退黄；白术、茯苓、泽泻利水消肿，消除胀满；党参、黄芪补益脾气；山药、薏苡仁化湿开胃，陈皮健脾和胃，车前子、白茅根清热利湿利尿。

三诊：黄疸全消，低热已退，呕血已止，胃纳好转，仍有肝区隐痛，脾胃之运化力尚弱，大小便均利，体质仍虚，脉沉弦，舌质红，苔薄白。证属肝阴不足，拟滋补肝肾之剂，一贯煎加减，以善其后巩固疗效。

选方用药：白芍 20g，枸杞 10g，玉竹 12g，北沙参 15g，麦冬 9g，鳖甲 30g，知母 9g，生地黄 20g，山药 30g，栀子 9g，茯苓 15g，甘草 6g。共 7 剂。

用药分析：白芍、玉竹、北沙参、麦冬、鳖甲、知母、枸杞滋补肝肾，生地黄、栀子清热解毒，利湿退黄；山药、茯苓健脾开胃；甘草调和诸药。

（王宪波　侯艺馨）

参考文献

［1］Trey C，Davidson C S. The management of fulminan the paticfailure［J］. Prog Liver Dis，1970（3）：282－298.

［2］Ohnishi H，Sugihara J，Moriwaki H，et al. Acute－on－chronic liver failure［J］. Ryoikibetsu Shokogun Shirizu，1995（7）：217－219.

［3］Sarin S K，Kumar A，Almeida J A，et al. Acute－on－chronic liver failure：consensus recommendations of the Asian Pacific Association for the Study of the liver（APASL）［J］. HepatolInt，2009（3）：269－282.

［4］Shiv Kumar Sarin，Chandan Kumar Kedarisetty，Zaigham Abbas，et al. Acute－on－chronic liver failure：consensus recommendations of the Asian Pacific Association for the Study of the Liver（APASL）2014［J］. HepatolInt，2014（8）：453－471.

［5］Jalan R，Yurdaydin C，Bajaj J S，et al. World Gastroenterology Organization Working Party. Towardan Improved Definition of Acute – on – Chronic Liver Failure [J]. Gastroenterology, 2014, 147 (1): 4 – 10.

[6] 中华医学会传染病与寄生虫病学分会, 肝病学分会. 病毒性肝炎防治方案 [J]. 中华传染病杂志, 2001, 19 (1): 56 – 62.

[7] 中华医学会感染病学分会肝衰竭与人工肝学组, 中华医学会肝病学分会重型肝病与人工肝学组. 肝衰竭诊疗指南 [J]. 中华肝脏病杂志, 2006, 14 (9): 643 – 646.

[8] 中华医学会感染病学分会肝衰竭与人工肝学组, 中华医学会肝病学分会重型肝病与人工肝学组. 肝衰竭诊治指南 [J]. 中华移植杂志 (电子版), 2013, 7 (1): 48 – 56.

[9] 刘晓燕, 胡瑾华, 王慧芬, 等. 1977 例急性、亚急性、慢加急性肝衰竭患者的病因与转归分析 [J]. 中华肝脏病杂志, 2008, 16 (10): 772 – 725.

[10] 朱建平. 中医内科妇科儿科名词 [J]. 中国科技术语, 2011, 13 (5): 63 – 64.

[11] 王立福, 李筠, 李丰衣, 等. 中医辨证联合西药治疗慢加急性 (亚急性) 肝衰竭多中心随机对照研究 [J]. 中医杂志, 2013, 54 (22): 1922 – 1925.

[12] 刘慧敏, 王宪波, 侯艺鑫, 等. 解毒凉血方加减治疗乙型肝炎慢加急性肝衰竭的随机对照临床研究 [J]. 中国中西医结合杂志, 2014, 34 (4): 412 – 417.

[13] Xiaoyu Hu, Yang Zhang, Guo Chen, et al. Distribution of Traditional Chinese Medicinepatternsin 324 cases With hepatitis B – relatedacute – on – chronic liver failure: aprospective, cross – sectionalsurvey [J]. J Tradit Chin Med, 2012, 32 (4): 538 – 544.

[14] 骆建兴, 扈晓宇, 张扬, 等. 浅析分期论治乙型肝炎相关性慢加急性肝衰竭的辨治思想 [J]. 中西医结合肝病杂志, 2013, 23 (5): 311 – 313.

[15] 徐立华, 谭善忠, 赵磊, 等. 乙肝病毒相关慢加急性肝衰竭中医证候分布特点的临床研究 [J]. 江苏中医药, 2013, 45 (12): 22 – 23.

[16] 沈南兰, 郭丽颖, 时海艳, 等. 肝衰竭中医证候归纳及演变规律研究 [J]. 中国中医急症, 2014, 23 (8): 1434 – 1435.

[17] 汪晓军, 李秀惠, 田一梅. 146 例慢性重型肝炎综合治疗与中西医结合治疗疗效比较 [J]. 中西医结合肝病杂志, 2011, 21 (3): 131 – 134.

[18] 党中勤, 杨国红, 马应杰, 等. 中医多途径给药对乙型肝炎慢加急性肝衰竭西医常规疗法的增效作用 [J]. 中医杂志, 2012, 53 (24): 2109 – 2111.

[19] 朱文芳, 孙克伟, 陈斌, 等. 温阳解毒化瘀方对 HBV 相关肝衰竭患者肠道菌群的影响 [J]. 中西医结合肝病杂志, 2014, 24 (4): 214 – 216.

[20] 周小舟, 黄俏光, 孙新峰, 等. 肝衰竭中医证候分布规律研究 [J]. 湖南中医药大学学报, 2013, 33 (1): 64 – 66.

[21] 胡建华, 李秀惠, 姚乃礼, 等. 慢性乙型重型肝炎证候规律探讨 [J]. 北京中医药大学学报, 2011, 34 (3): 201 – 204.

[22] 毛德文, 王娜, 唐农, 等. 广西地区 232 例肝衰竭患者中医体质调查研究 [J]. 中西医结合肝病杂志, 2015, 25 (4): 201 – 202, 219.

[23] 张秋云, 李秀惠, 王融冰, 等. 慢性病毒性乙型重型肝炎中医证候分布及组合规律研究 [J]. 北京中医药, 2008, 27 (2): 87 – 90.

[24] 张秋云, 李秀惠, 刘绍能, 等. 慢性病毒性乙型重型肝炎中医证候分布特点分析 [J]. 中国中医基础医学杂志, 2006, 12 (12): 929 – 930.

[25] 中国中医药学会内科肝病专业委员会. 病毒性肝炎中医辨证标准 (试行) [J]. 中医杂

志，1992，33（5）：39-40.

[26] 余世敏，胡东辉，张京伟. 温阳健脾法与益气健脾法从瘀毒论治对慢性重型肝炎的疗效观察 [J]. 重庆医学，2013，42（5）：409-501.

[27] 北京市中医院. 关幼波临床经验选 [M]. 北京：人民卫生出版社，1979.

[28] 关幼波. 黄疸证的辨证施治 [J]. 中医药研究杂志，1986（3）：2-3.

[29] 汪承柏. 中西医结合治疗重症瘀胆肝炎，慢性重型肝炎思路方法与用药研究 [J]. 中西医结合肝病杂志，1998（增刊下）：4-7.

[30] 樊莹. 周仲瑛教授治疗重型肝炎经验 [J]. 中国中医急症，1997，6（4）：165-166.

[31] 周仲瑛. 重症肝炎辨治述要 [J]. 新中医，2002，34（3）：3-6.

[32] 陶夏平，周仲瑛，姚乃礼. 重型肝炎瘀热相搏证治探讨 [J]. 中国中医基础医学杂志，2004，10（1）：51-52.

[33] 陈四清，郭立中. 周仲瑛从瘀热论治重型肝炎临证经验——周仲瑛瘀热论学术思想临证应用之一 [J]. 江苏中医药，2009，41（6）：1-4.

[34] 贝润浦，姜春华. 对"截断扭转"的探讨 [J]. 山东中医学院学报，1983，7（1）：17-20.

[35] 黄为群，蒋通，姜光华，等. "截断扭转"疗法的理论与实践 [J]. 实用中医内科杂志，1991（2）：35-36.

[36] 谌宁生，孙克伟. 重症肝炎从快速截断论治 [J]. 新中医，2001，33（1）：3-4.

[37] 钱英. 截断逆挽法治疗慢性重型肝炎 [J]. 北京中医药，2008，27（2）：85-86.

[38] 李秀惠. 钱英教授"截断逆挽法"治疗慢性重型肝炎的思路与方法 [J]. 上海中医药杂志，2007，41（1）：1-4.

[39] 胡建华，钱英，姚乃礼，等. "截断逆挽法"治疗慢性乙型重型肝炎临床疗效观察[J]. 中西医结合肝病杂志，2010，20（4）：200-203.

[40] 李瀚旻. 论"补肾生髓成肝"治疗法则 [J]. 中华中医药学刊，2012，30（5）：937-940.

[41] 刘慧敏，王宪波，侯艺鑫，等. 解毒凉血方联合西药治疗乙型肝炎慢加急性肝衰竭患者64例临床观察 [J]. 中医杂志，2013，54（21）：1829-1833.

[42] 王娜，王沙，唐农，等. 以解毒化瘀颗粒为主导中西医结合治疗乙型慢加急性肝衰竭的临床研究 [J]. 中西医结合肝病杂志，2014，24（4）：207-209.

[43] 扈晓宇，张扬，陈果，等. 大剂量清热化瘀中药对乙型肝炎相关性慢加急性肝衰竭生存影响的前瞻性队列研究 [J]. 中西医结合学报，2012，10（2）：176-185.

[44] 顾锡炳，刘海肃. 加用苦黄注射液综合治疗慢性重型肝炎的疗效观察 [J]. 中药新药与临床药理，1998，9（4）：207-208，251.

[45] 张如坤，张红. 思美泰联合茵栀黄注射液治疗慢性重型肝炎33例疗效观察 [J]. 贵阳中医学院学报，2002，24（3）：34-35.

[46] 陈月桥，毛德文，唐农，等. 茵陈四逆汤加减治疗慢加急性肝衰竭 [J]. 中国实验方剂学杂志，2015，21（18）：163-166.

[47] 张旸，吴银亚，谭善忠，等. 基于正虚机制观察益气健脾法治疗慢性乙型肝炎肝衰竭的临床疗效 [J]. 中国中医急症，2012，21（6）：872-873，892.

[48] 廉亚男，徐立华，谭善忠，等. 基于正虚病机的益气健脾法治疗对HBV-ACLF患者外周血T淋巴细胞的影响 [J]. 中国中医急症，2015，24（12）：2225-2228.

[49] 李晶滢，过建春，姚鹏，等．益气养阴方法治疗慢性乙型重型肝炎临床分析［J］．中华中医药杂志，2011，26（6）：1300－1302.

[50] 刘龙民，王灵台，陈建杰，等．清开颗粒对亚临床肝性脑病患者智力测试与诱发电位的影响［J］．中成药，2006，28（3）：372－375.

[51] 张永霞．清开冲剂治疗肝性脑病疗效观察［J］．时珍国医国药，2007，18（7）：1749.

第八节　肝性脑病

【概述】

肝性脑病是由急、慢性肝功能严重障碍或各种门静脉－体循环分流异常引起的以代谢紊乱为基础的神经精神异常综合征，其主要临床表现为神经精神异常、意识障碍甚至昏迷。肝性脑病的发病机制比较复杂，而且是在多种因素共同作用下发生。根据基础肝病的类型，肝性脑病分为三型：A 型是发生在急性肝衰竭基础上，进展较为迅速，其重要的病理生理学特征之一是脑水肿和颅内高压。B 型是门体静脉分流所致，无明显肝功能障碍，肝活组织检查提示肝组织学结构正常。C 型则是指发生于肝硬化等慢性肝损伤基础上的肝性脑病。本节主要针对由肝硬化引起的肝性脑病，即 C 型肝性脑病。肝性脑病是肝硬化失代偿期患者的多发疾病，我国统计住院的肝硬化患者中 40% 有轻微肝性脑病，30%～45% 的肝硬化患者和 10%～50% 的经颈静脉肝内门－体分流术（TIPS）后患者发生过显性肝性脑病。肝性脑病是肝硬化常见的并发症之一，也是终末期肝病患者主要死因之一，早期识别、及时治疗是改善肝性脑病预后的关键。

肝性脑病的主要临床表现为意识障碍、行为失常和昏迷，中医属于"肝厥""谵妄""闭证""神昏"等范畴。

【病因病机】

一、中医认识

1. 致病因素

（1）外邪侵袭：感受湿热之邪，邪毒内蕴脏腑，郁而化热，灼伤阴津，肝阴内耗，肝火上炎，肝风内动，上扰心神。

（2）饮食不节：暴饮暴食，伤及肝脾，脾失健运，肝失疏泄，痰湿内阻，气滞血瘀，瘀血痰浊上蒙清窍。

（3）久病体虚：胁痛、黄疸、积聚、鼓胀日久，湿热蕴积，治疗不当，日久湿热伤脾，中气亏耗，斡旋无力，水湿停滞，肝气不畅，遂使气血凝滞，脉络瘀阻，阻塞清窍；或肝病日久，久病伤肾，脏腑虚损，阴虚阳亏，阴阳离决，神明无主。

2. 病机

本病病位在脑，与脾、胃、肝、大肠密切相关。基本病机为在各种致病因素作用下，肝气郁而木不疏土，致脾失健运升清，胃失受纳降浊，水湿、痰浊、瘀血停滞，壅滞肠胃而成阳明腑实之证。水湿、痰浊、瘀血与阳明燥屎胶结，郁而化热，毒瘀痰上行于脑及心包，而见神昏谵语或呼之不应。本病因邪毒久留，肝失疏泄，日久毒、热、湿、瘀、痰、虚相互影响，致腑气不通、正虚邪胜与痰火扰乱心神、蒙蔽清窍。

二、西医认识

1. 氨中毒学说

氨中毒学说是肝性脑病的主要发病机制之一。饮食中的蛋白质在肠道经细菌分解产氨增加，以及肠壁通透性增加可导致氨进入门静脉增多，肝功能不全导致血氨不能经鸟氨酸循环有效解毒；同时门体分流致含有血氨的门静脉血流直接进入体循环。血氨进入脑组织，使星状胶质细胞合成谷氨酰胺增加，导致细胞变性、肿胀及退行性变，引发急性神经认知功能障碍。氨还可直接导致兴奋性和抑制性神经递质比例失调，产生临床症状，并损伤颅内血流的自动调节功能。

2. 炎症反应损伤

目前认为高氨血症与炎症介质相互作用，促进肝性脑病的发生发展。炎症可导致血脑屏障破坏，从而使氨等有毒物质及炎性细胞因子进入脑组织，引起脑实质改变和脑功能障碍。同时，高血氨能够诱导中性粒细胞功能障碍，释放活性氧，促进机体产生氧化应激和炎症反应，造成恶性循环。另外，炎症过程所产生的细胞因子又反过来加重肝损伤。

3. 氨基酸失衡学说和假性神经递质学说

肝硬化肝功能障碍时，降解芳香族氨基酸的能力降低，使血中苯丙氨酸和酪氨酸增多，从而抑制正常神经递质生成。

4. 锰中毒学说

研究发现，部分肝硬化患者血和脑中锰含量比正常人高 2~7 倍。当锰进入神经细胞后，低价锰离子被氧化成高价锰离子，导致脑黑质和纹状体中脑细胞线粒体呼吸链关键酶的活性降低，从而影响脑细胞的功能。

5. 脑干网状系统功能紊乱

严重肝硬化患者的脑干网状系统及黑质－纹状体系统的神经元活性受到不同程度的损伤，导致肝性脑病发生，产生扑翼样震颤、肌张力改变。

6. 其他因素

肝性脑病最常见的诱发因素是感染，包括腹腔、肠道、尿路和呼吸道等感染，尤以腹腔感染最为重要。其次是消化道出血、电解质和酸碱平衡紊乱、大量放腹水、高蛋白饮食、低血容量、利尿、腹泻、呕吐、便秘，以及使用苯二氮䓬类药物和麻醉剂等。TIPS 术（经颈静脉肝内门体分流术）后，肝性脑病的发生率增加；研究发现，质子泵抑制剂可能导致小肠细菌过度生长，从而增加肝硬化患者发生肝性脑病的风险，且风险随用药量和疗程增加而增加。

肝硬化患者如果出现以上情况，可进一步加重脑水肿和氧化应激，导致认知功能的快速恶化。

【诊断与鉴别】

一、中医诊断

1. 辨证要点

首辨阴阳：若患者症见面目遍身发黄如橘色，狂躁不安，喜怒骂无常，呕恶，大便干，小便色黄如茶，舌质红，苔黄腻，脉弦滑而数，属阳证；若患者症见面色如烟熏或黧黑，乏力，纳差，腹胀，畏寒，嗜睡，大便难，舌质淡白，苔白浊，脉沉弦，属阴证。

其次辨病位：若患者心悸心烦，失眠多梦，发热口渴，面赤，甚或谵语狂妄，渐转昏迷，病位在心，为热扰心神；若患者症见胸胁胀痛，口苦咽干，急躁易怒，头晕头痛，舌红苔微黄，脉弦，病位在肝，为肝阳亢盛。

最后辨病性：若患者症见五心烦热，潮热盗汗，四肢蠕动，舌质红绛，苔剥脱，脉细数，为阴虚风动；若患者头重昏蒙，胸腹痞闷，面色㿠白，泛恶痰多，精神呆滞，舌苔厚腻，脉滑，为痰浊阻滞，上蒙清窍。

2. 病机辨识

若患者症见鼻衄，五心烦热，发热，并突然出现神志不清，狂言妄语，烦躁不安，定向力、理解力减退，计算力下降，扑翼样震颤阳性，舌质红绛，苔剥脱，脉细数，为阴液耗损，风阳上逆；患者症见面色如烟熏，肤黄如土色，恶心纳差，胁痛腹胀，并嗜睡，大便难，溲黄如柏汁，舌质淡白，苔白浊，脉沉弦，属脾肾阳虚，冷结肠腑，痰浊上蒙心窍；患者症见面目遍身发黄如橘色，狂躁不安，喜怒骂无常，计算力下降，答非所问，寐差纳呆，呕恶，大便干，小便色黄如茶，舌质红，苔黄腻，脉弦滑而数，为热毒炽盛，肝胆郁结，化火生痰，心神被扰。

二、西医诊断

1. 诊断

（1）临床表现：肝性脑病根据神经精神学症状分为 0~4 级，不同分级的临床表现不同（表 8 - 8 - 1）。

表 8 - 8 - 1　肝性脑病的分级及症状、体征

	神经精神学症状（即认知功能表现）	神经系统体征
无肝性脑病	正常	神经系统体征正常，神经心理测试正常
轻微肝性脑病 0 级	潜在肝性脑病，没有能觉察的人格或行为变化	神经系统体征正常，但神经心理测试异常
肝性脑病 1 级	存在琐碎轻微临床征象，如轻微认知障碍、注意力减弱、睡眠障碍（失眠、睡眠倒错）、欣快或抑郁	扑翼样震颤可引出，神经心理测试异常

续表

	神经精神学症状（即认知功能表现）	神经系统体征
肝性脑病2级	明显的行为和性格变化；嗜睡或冷漠，轻微的定向力异常（时间、定向），计算能力下降，运动障碍，言语不清	扑翼样震颤易引出，不需要做神经心理测试
肝性脑病3级	明显定向力障碍（时间、空间定向），行为异常，半昏迷到昏迷，有应答	扑翼样震颤通常无法引出，踝阵挛、肌张力增高、腱反射亢进，不需要做神经心理测试
肝性脑病4级	昏迷（对言语和外界刺激无反应）	肌张力增高或中枢神经系统阳性体征，不需要做神经心理测试

（2）辅助检查：

①实验室检查：

血氨：血氨升高对肝性脑病的诊断有较高的价值。特别是门－体分流性肝性脑病患者血氨多数增高，但血氨的升高水平与病情的严重程度不完全一致。血氨正常的患者，亦不能排除肝性脑病。

生化检查：如转氨酶、胆红素、白蛋白、凝血功能等是否有明显异常。肾功能和血常规在疑诊肝性脑病时均作为常规检查。

②内窥镜检查：胃镜对肝硬化引起的食管－胃底静脉曲张程度评估有重要作用，辅助筛查并评估门脉高压。

③B超检查：这是急、慢性肝病重要检查之一，是急慢性肝炎、肝纤维化、肝硬化、肝脏内占位病变的无创、便捷诊断方法。

④CT、MRI检查：肝脏增强CT或MRI血管重建，可以观察是否存在明显的门－体分流。颅脑CT检测本身不能用于肝性脑病的诊断或分级，但可发现脑水肿，并排除脑血管意外及颅内肿瘤等。

⑤脑电图检查：只有在严重肝性脑病患者中才能检测出典型的脑电图改变，故临床上基本不用于肝性脑病的早期诊断。脑电图的异常，主要表现为节律变慢，而该变化并非肝性脑病的特异性改变。

（3）诊断标准：

①轻微肝性脑病：患者无明显的认知功能异常表现，常常需要借助特殊检查才能诊断。如有引起肝性脑病的基础疾病，严重肝病和/或广泛门体侧支循环分流；或有神经心理测试或脑功能影像学检查异常。

②2～4级肝性脑病：有引起肝性脑病的基础疾病，严重肝病和/或广泛门体侧支循环分流；有临床可识别的神经精神症状及体征；排除其他导致神经精神异常疾病，如代谢性脑病、中毒性脑病、神经系统疾病（如颅内出血、颅内感染及颅内占位）、精神疾病等；大多有血氨升高。

（4）并发症：

①神经精神异常：患者出现认知功能障碍，情绪性格改变，神经心理测试异常。

②脑水肿：肝性脑病4级患者可出现昏迷，多合并有脑水肿。

2. 鉴别

（1）精神障碍：以精神症状，如性格改变或行为异常、失眠等为唯一突出表现的肝性脑病易被误诊为精神障碍。因此，凡遇有严重肝脏疾病或有门-体分流病史的患者出现神经、精神异常，应警惕肝性脑病的可能。

（2）颅内病变：包括蛛网膜下腔、硬膜外或脑内出血，脑梗死，脑肿瘤，颅内感染，癫痫等。通过检查神经系统定位体征或脑膜刺激等体检，结合 CT、腰穿、动脉造影、脑电图、病毒学检测等，做出相应诊断。

（3）其他代谢性脑病：包括酮症酸中毒、低血糖症、低钠血症、肾性脑病、肺性脑病等。可通过相应的原发疾病及其血液生化分析特点，做出鉴别诊断。

（4）中毒性脑病：包括酒精性脑病、急性中毒、戒断综合征、重金属（汞、锰等）脑病，以及精神药物或水杨酸盐药物毒性反应等。通过追寻相应病史和（或）相应毒理学检测进行鉴别诊断。

（5）肝性脊髓病：多发生在肝硬化基础上，以皮质脊髓侧束对称性脱髓鞘为特征性病理改变。临床表现为肢体缓慢进行性、对称性、痉挛性瘫痪，肌力减退，肌张力增高，痉挛性强直，腱反射亢进；常有病理反射阳性，部分患者有血氨升高。

【治疗】

一、中医治疗

1. 治疗原则

本病特点为虚实夹杂，本虚标实。倡导采用通腑开窍，化痰解毒醒脑，通络法治疗。初期多以邪实为主，治当平肝潜阳，畅达气机，泻火涤痰，通腑开窍。后期多以正虚为主，治当滋阴养血，填补肝肾，调整阴阳。虚实夹杂者亦当扶正祛实，若兼见他脏病证，分清标本主次，兼顾治疗。

2. 辨证论治

（1）肝风内动证

症状表现：眩晕，头痛，肢麻震颤或手足抽搐，言语不清，舌红苔薄，脉弦。

病机分析：肝肾不足，肝阳偏亢，风阳上扰，扰乱神明，故眩晕、头痛；肝阳有余，化热动风，引起肢麻震颤或手足抽搐。

治疗方法：平肝潜阳，滋补肝肾。

代表方药：天麻钩藤饮（《中医内科杂病证治新义》）加减。天麻10g，钩藤10g，石决明20g，黄芩10g，栀子10g，杜仲10g，桑寄生15g，茯神10g，夜交藤10g，牛膝10g。

随症加减：心烦易怒，口苦咽干，舌红苔薄黄，加牡丹皮、莲子心凉肝清心；大便溏，加炒白术、肉豆蔻、炮姜温阳健脾；大便黏滞不爽，加黄柏、槟榔、木香燥湿行气；胁痛明显者，加延胡索、川楝子、郁金理气止痛。

（2）热毒炽盛证

症状表现：身热、心烦、躁动不安，神昏谵语，或为斑疹、衄血，舌质红绛，苔黄或少，脉弦滑。

病机分析：邪热内传营分，营阴通心，热扰心营，故身热、心烦，甚则神昏谵语。营热波及血分，络伤血溢现于肌肤，则见斑疹隐隐或衄血。

治疗方法：清热凉血，透热养阴，开窍醒神。

代表方药：清营汤加减或安宫牛黄丸、紫雪丹（《温病条辨》）。水牛角（先煎）30g，生地黄15g，玄参10g，竹叶6g，麦冬10g，丹参10g，黄连6g，金银花10g，连翘10g。

随症加减：黄疸，身如橘皮色，加茵陈、金钱草、虎杖清热利湿退黄；胁肋积块，加莪术、土鳖虫、鳖甲破瘀软坚散结；心神不宁，心烦不寐，加炒栀子、合欢皮清热除烦；小便短赤，加车前子、滑石、白茅根清热利尿。

（3）阳明腑实证

症状表现：腹胀或腹痛拒按，烦渴引饮，潮热汗出，大便干燥，或数日无大便，尿短赤，舌质红，苔黄腻或黄燥，脉滑数。

病机分析：里热结实，形成肠中燥屎，气机壅滞，腑气不通，故大便不畅或干燥、腹胀，甚或腹痛。热盛而津液耗伤，出现烦渴引饮、潮热汗出、尿短赤。

治疗方法：泄热通腑，行气导滞。

代表方药：大承气汤（《伤寒论》）。大黄12g，芒硝（冲服）9g，厚朴12g，枳实9g。

随症加减：口干多饮，加天花粉、生地黄、麦冬养阴生津；心烦失眠、头昏者，加石决明、天麻、珍珠母平肝潜阳；恶心呕吐，加橘皮、竹茹、半夏和胃止呕；砂石阻滞，加金钱草、海金沙、郁金利胆化石。

（4）痰热蒙窍证

症状表现：心烦，躁动不安，健忘，谵语，口苦，头重，目眩，大便黏滞不爽，尿短赤，舌红苔黄腻，脉滑数。

病机分析：郁痰生热，上蒙清窍，扰动心神，故见心烦、躁动不安、健忘、谵语等症。热盛引动肝风，则头重、目眩、口苦。

治疗方法：清热化痰，开窍醒神。

代表方药：羚角钩藤汤（《通俗伤寒论》）合涤痰汤（《奇效良方》）加减。羚羊角（先煎）5g，钩藤（后下）9g，桑叶9g，川贝母12g，竹茹15g，生地黄15g，菊花9g，白芍9g，茯神9g，生甘草3g，橘红9g，枳实9g，茯苓12g，胆南星6g，石菖蒲6g，人参6g，生姜9g，大枣12g。

随症加减：头痛目赤者，加夏枯草、决明子、龙胆草清肝泻火；肢肿腹胀明显，加大腹皮、泽泻、猪苓；胁肋刺痛，舌有瘀斑，兼有瘀象者，加延胡索、刘寄奴、莪术活血化瘀；兼有积滞者，可加大黄、槟榔、枳实导滞通便；食滞者，加山楂、神曲、鸡内金消食和胃。

（5）阴阳俱脱证

症状表现：昏睡或昏迷，不省人事，气息微弱，四肢厥冷，小便不利，大便自遗，舌痿，脉细弱或脉微欲绝。

病机分析：心阳衰微，神失所养，则昏睡或昏迷。阳气不能温煦周身，无力鼓动血行，则四肢厥冷、脉微细。甚则阴阳俱衰，气阴亏耗，气化无力，小便不利、大便自遗。

治疗方法：益气回阳，救阴固脱。

代表方药：参附汤（《世医得效方》）合生脉散（《医学启源》）。人参12g，炮附子10g，麦冬10g，五味子6g。

随症加减：腹中冷痛，畏寒喜温，加肉桂、吴茱萸温经散寒；气短乏力明显者，加白术、山茱萸、黄芪健脾扶正；阴伤较甚，头晕目眩，舌光无苔，加石斛、枸杞子、北沙参滋阴；牙龈出血、鼻衄，加三七粉、仙鹤草、血余炭止血。

3. 其他疗法

（1）中成药

①安宫牛黄丸：牛黄、水牛角浓缩粉、人工麝香、珍珠、朱砂、雄黄、黄连、黄芩、栀子、郁金、冰片。口服，一次1丸，一日1次。功能清热解毒，镇惊开窍。用于邪热内陷心包证。

②醒脑静注射液：麝香、栀子、郁金、冰片。肌内注射，一次2~4mL，一日1~2次；静脉滴注一次10~20mL，用5%~10%葡萄糖注射液或氯化钠注射液250~500mL稀释后滴注，或遵医嘱。功能清热泻火，凉血解毒，开窍醒脑。用于邪热闭阻脑络证。

③扶正化瘀片（胶囊）：丹参、发酵虫草菌粉、桃仁、松花粉、绞股蓝、五味子（制）。口服，片剂：一次2片，一日3次；胶囊：一次5粒，一日3次。功能活血祛瘀，益精养肝。用于瘀血阻络，肝肾不足证。

④安络化纤丸：地黄、三七、水蛭、僵蚕、地龙、白术、郁金、牛黄、瓦楞子、牡丹皮、大黄、生麦芽、鸡内金、水牛角浓缩粉。口服，一次6g，一日2次或遵医嘱。功能健脾养肝，凉血活血，软坚散结。用于肝脾两虚，瘀热互结证。

⑤复方鳖甲软肝片：鳖甲（制）、莪术、赤芍、当归、三七、党参、黄芪、紫河车、冬虫夏草、板蓝根、连翘。口服，一次4片，一日3次。功能软坚散结，化瘀解毒，益气养血。用于瘀血阻络，气血亏虚兼热毒未尽证。

（2）单方验方

①单方

大黄代茶饮：10~20g泡服，每1~2小时服1次，据病情可每天服5~8次。功能利胆通腑泄热。

②验方

解毒化瘀方：大黄（后下）5~15g，茵陈20g，赤芍15g，白花蛇舌草10g，郁金

15g，石菖蒲15g。水煎服，一日1剂，分2次服用。功能清热解毒，利胆退黄，通腑化瘀。

毒消肝清丸：玄参25g，生地黄20g，麦冬20g，大黄3g，芒硝2g。水煎服，一日1剂，分2次服用。用于肝肾阴虚腑实证。

癫狂梦醒汤：桃仁24g，柴胡10g，香附9g，青皮9g，清半夏12g，陈皮10g，大腹皮12g，赤芍15g，桑白皮15g，紫苏子12g，甘草15g，木通6g。水煎服，一日1剂，分2次服用。功能疏肝理气，健脾化痰，活血化瘀。

六味醒神颗粒：胆南星20g，石菖蒲20g，枇杷叶15g，白术15g，茯神20g，法半夏10g。水煎服，一日1剂，分2次服用。功能化痰除浊降气，开窍醒神宁心。

柴胡加龙骨牡蛎汤：柴胡18g，生龙骨30g，生牡蛎30g，人参10g，桂枝10g，茯苓15g，黄芩10g，半夏10g，制大黄10g，生姜10g，大枣10g，煅磁石15g。水煎服，一日1剂，分2次服用。功能和解少阳，除烦解郁，调和脏腑，解毒通便，重镇安神。

（3）外治疗法

大黄煎剂：大黄、乌梅各30g。水煎100mL，保留灌肠，一日1次。

肠毒清颗粒剂：人参20g，厚朴20g，大黄20g，枳实20g，赤芍20g，石菖蒲20g。生理盐水100mL溶解，保留灌肠，一日1次。每天以2~3次软便为宜，疗程为7日。

通腑泄热合剂：生大黄、蒲公英、乌梅各30g，厚朴、枳壳各15g。水煎100~200mL，直肠滴注，一日1次。

通腑活血汤：大黄20g，乌梅、赤芍、厚朴各15g。水煎100~200mL，直肠滴注，一日1次。

大承气汤：生大黄、枳实各24g，厚朴30g，芒硝18g。水煎200mL，每日分2次保留灌肠，间隔8小时。

（4）针刺疗法

体针：针刺十三鬼穴，即人中穴、少商穴、隐白穴、大陵穴、申脉穴、风府穴、颊车穴、承浆穴、劳宫穴、上星穴、会阴穴、曲池穴、海泉穴。轻刺激，留针15分钟，每5分钟行针1次。

（5）药膳疗法

苦瓜白糖泥：生苦瓜1条，白糖60g。先将苦瓜洗净，随后捣烂如泥，加入白糖后搅拌均匀，两小时后滤出苦瓜糖汁即可饮服。每日服用1~2次。功能清热、利湿、通窍。用于肝胆脾胃湿热型者。

二、西医治疗

1. 治疗原则

及时治疗肝脏原发疾病、清除诱因、降氨治疗、镇静药物、营养支持治疗。积极预防及治疗感染、消化道出血、电解质紊乱、酸碱平衡失调、便秘等肝性脑病的诱发因素，避免大量放腹水或利尿，少食多餐，避免摄入过量高蛋白饮食。

2. 营养支持治疗

评估患者的营养状态，早期进行营养干预，可改善患者生存质量、降低并发症的发生率、延长患者生存时间。肝糖原的合成和储存减少，导致静息能量消耗增加，每日理想的能量摄入为 35～40kcal/kg（1kcal＝4.184kJ）。肝硬化患者普遍存在营养不良，且长时间过度限制蛋白质饮食，可造成肌肉群减少，更容易出现肝性脑病。慢性肝性脑病患者，鼓励少食多餐，掺入蛋白宜个体化，逐渐增加蛋白总量。3～4 级肝性脑病患者，应补充支链氨基酸。

3. 药物治疗

（1）脱氨治疗：

①乳果糖：乳果糖在结肠中被消化道菌群转化成低分子量有机酸，导致肠道内 pH 值下降；并通过保留水分，增加粪便体积，刺激结肠蠕动，保持大便通畅，缓解便秘，发挥导泻作用。预防肝性脑病复发，常用剂量为一次口服 15～30mL，每天2～3 次（根据患者反应调整剂量），以每天 2～3 次软便为宜。必要时，可配合保留灌肠治疗。

②拉克替醇：为肠道不吸收的双糖，能清洁、酸化肠道，减少氨的吸收，调节肠道微生态，有效降低内毒素。推荐的初始剂量为 0.6g/kg，分 3 次于餐时服用，以每日排软便 2 次为标准来增减服用剂量。

③门冬氨酸鸟氨酸：每天 10～40g，静脉滴注，促进肝脏鸟氨酸循环和谷氨酰胺合成减少氨的水平，可明显降低患者空腹血氨和餐后血氨。

④利福昔明：可抑制肠道细菌过度繁殖，减少产氨细菌数量，减少肠道氨的产生与吸收，从而减轻肝性脑病症状。

（2）微生态制剂：包括益生菌，促进对宿主有益的细菌菌株的生长，并抑制有害菌群如产脲酶菌的繁殖；改善肠上皮细胞的营养状态，降低肠黏膜通透性，减少细菌易位，减轻内毒素血症，并改善高动力循环；还可减轻肝细胞的炎症和氧化应激，从而增加肝脏的氨清除。

（3）镇静药物：对于严重精神异常，如躁狂、危及他人安全及不能配合医生诊疗者，向患者家属告知风险后，可使用苯二氮䓬类镇静药或丙泊酚控制症状。

4. 手术治疗

肝移植：内科治疗效果不理想，反复发作的难治性肝性脑病伴有肝衰竭，是肝移植的指征。

5. 其他疗法

人工肝：治疗肝衰竭合并肝性脑病时，在内科治疗基础上，可针对肝性脑病采用一些可改善肝性脑病的人工肝模式，能在一定程度上清除部分炎症因子、内毒素、血氨、胆红素等。

【预防调护】

一、饮食注意

应鼓励患者少食多餐，每日均匀分配小餐，睡前加餐，避免摄入过量高蛋白饮食。肝性脑病患者蛋白质补充遵循以下原则：3～4级肝性脑病患者应禁止从肠道补充蛋白质；轻微肝性脑病、1～2级肝性脑病患者开始数日应限制蛋白质，控制在每天20g，随着症状的改善，每2～3天可增加10～20g蛋白；植物蛋白优于动物蛋白。

二、生活注意

观察患者有无注意力、记忆力、定向力的减退，尽可能做到肝性脑病的早发现、早诊断、早治疗。观察患者饮食结构，尤其是每日蛋白质摄入量并认真记录出入量，观察大小便颜色、性状、次数；观察生命体征。积极预防及治疗感染、消化道出血、电解质紊乱、酸碱平衡失调、便秘等肝性脑病的诱发因素，避免大量放腹水或利尿，少食多餐。

【名医经验】

一、李素领

1. 学术观点

（1）病机认识：肝性脑病多因湿热毒邪蕴结，困阻中焦，脾胃升清降浊功能失职，痰浊热毒内陷心包，上蒙清窍而引发；或肝阴内耗，累及于肾，肾阴耗竭，虚热内生，热扰神明而继发脑病；或因脾阳受损，寒湿凝滞，湿阻清窍，清阳不升，神明失养而致。

（2）治法心得：治疗肝性脑病以活血化瘀贯彻其终，健脾扶正、滋补肝肾顾其本，通腑利胆、醒脑开窍治其标，通过调节体质，调整机体阴阳平衡状态，达到"阴平阳秘"，以获较好疗效。

2. 经典医案

何某，男，44岁。

首诊：2011年8月31日。

主诉：间断右胁隐痛不适15年余，头晕、恶心、神昏半年，加重1周。

现病史：患者乙肝病毒感染病史15年伴间断右胁隐痛不适。3年前诊断为乙型肝炎肝硬化合并腹腔积液。患者半年前出现头晕、恶心、神昏，曾先后3次在省级某医院住院治疗，用门冬氨酸鸟氨酸治疗后神志清醒，停药1周后再次昏迷，病情反复，前来就诊。

临证思路：本案系肝病日久，湿热毒邪蕴结，痰湿阻滞，困阻中焦，脾胃升清降浊功能失职，痰浊热毒内陷心包，上蒙清窍而致。湿热毒邪是本病进展的重要病理因素，芳香化湿、通腑泻浊是治疗本病的关键所在，胆腑通畅可加速肝内毒邪清除。

选方用药：藿香10g，佩兰15g，白豆蔻仁12g，生薏苡仁30g，生晒参（另包）12g，茵陈40g，赤芍30g，白茅根40g，赤小豆30g，丹参30g，郁金15g，炮穿山甲（先煎）5g，茯苓30g，炒白术30g，陈皮15g，砂仁10g，藕节30g，茯苓皮40g，猪苓30g，泽泻15g，车前子30g，大腹皮30g，厚朴15g，枳实15g，沉香（冲服）3g，炒酸枣仁30g，九节菖蒲10g，制大黄（后下）10g。水煎服，7剂，日1剂，分2次服用。

用药分析：藿香、佩兰、白豆蔻仁、生薏苡仁芳香化湿；茯苓、白术、泽泻、大腹皮、车前子淡渗利湿，使湿去热无所附，痰无所源；茵陈、赤芍、白茅根、赤小豆配合丹参、郁金清热利胆，凉血退黄；茯苓皮、猪苓、泽泻、大腹皮、车前子利水渗湿；炮穿山甲化瘀通络。取"大黄"一则通腑泄热，荡涤肠胃之积毒，使湿热之邪从大便而去，减少肠道内毒素吸收；二则凉血散瘀，利胆退黄，扩张胆管，促进胆汁排泄。九节菖蒲豁痰开窍，醒脾安神；生晒参鼓正气，安五脏，以加强益气活血、健脾利湿之作用。

二诊：患者神志清晰，精神好转，饮食如常，腹稍胀，偶有齿衄，大便正常，小便黄。精神、饮食等均好转，偶有齿衄、腹胀，故以益气化瘀、健脾利湿、利胆退黄为原则拟方。

选方用药：生晒参（另包）12g，当归20g，郁金15g，川芎15g，炮穿山甲（先煎）5g，茯苓30g，炒白术30g，陈皮15g，砂仁10g，茯苓皮40g，猪苓30g，泽泻15g，大腹皮30g，车前子30g，厚朴15g，沉香（冲服）3g，藕节30g，青黛（包煎）6g，苍术15g，炒薏苡仁30g，姜竹茹15g，半夏9g，茵陈30g，赤芍30g，白茅根40g，赤小豆30g。

用药分析：生晒参补益元气；茯苓皮、白术、炒薏苡仁、赤小豆健脾祛湿；竹茹、半夏、苍术燥湿化痰；猪苓、泽泻、车前子利尿消肿，陈皮、厚朴、大腹皮、砂仁、沉香宽中理气以助消胀之力，亦能祛湿消痰；当归、郁金、川芎、赤芍养血柔肝，活血化瘀；炮穿山甲化瘀通络；藕节有止血之效；青黛清肝泻火；茵陈、白茅根清热、退黄。水煎服，7剂，日1剂，分2次服用。

二、卢秉久

1. 学术观点

（1）病机认识：肝性脑病病机多为感受湿热疫毒之邪，邪盛正虚，湿热内结，邪热壅盛，内犯心营，扰乱神明；或邪毒内蕴脏腑，郁而化热，灼伤阴液，内耗肝阴，以致肝火上炎，肝风内动，上扰心神，从而继发神昏谵语、躁扰不宁等肝性脑病的表现。

（2）治法心得：肝性脑病急性期痰蒙心窍，急需豁痰开窍，常用九节菖蒲、远志、羚羊角粉、安宫牛黄丸、至宝丹等开窍，配合天竺黄、胆南星、半夏、陈皮、竹茹等化痰，佐以黄连、黄芩、黄柏、栀子等清热解毒，大黄、虎杖、火麻仁、柏子仁等通腑泻火。其中以大黄清热通腑为要，调畅肠道气机，通降六腑之气，使邪有出路，断其浊气上熏之源，减少氨的代谢和吸收，促进其排出体外，减轻肝性脑病。肝性脑病慢性期患者常有神昏、眩晕、耳鸣、手足蠕动、两颧潮红、形体消瘦、舌红或绛、少苔、脉弦细数，为肝肾不足，虚阳上亢，一派上实下虚之象，常用龟板、鳖甲、生地黄、熟地黄、白芍、牡丹皮、羚羊角粉、龙骨、牡蛎、石决明等药滋阴潜阳、清热凉血、平肝息风，从而达到息风止痉的作用。疾病后期，阴阳俱衰，往往出现脱证，治当回阳固脱、滋补肝肾，常投予人参、附子、麦冬、五味子、熟地黄、山茱萸、九节菖蒲、远志、肉桂、肉苁蓉、巴戟天、紫河车等以回其阳，以复其脉。

2. 经典医案

张某，男，47 岁。

首诊：2015 年 5 月 22 日。

主诉：腹胀两年，神志不清一周。

现病史：患者两年前因腹胀于当地医院就诊，诊断为乙型肝炎肝硬化、腹水，平素口服"恩替卡韦分散片"抗病毒治疗，配合水飞蓟宾、谷胱甘肽、腺苷蛋氨酸保肝利胆退黄及利尿药物治疗至今。一周前出现神志不清，黑便，于本院检查诊断为：乙型肝炎肝硬化、肝性脑病、腹水、便血。症状：神昏谵语，烦躁，面色黧黑，身目黄染，腹胀恶心，食欲不振，牙龈出血，小便尚可，大便黏腻、色偏黑、五六日一行，舌红，苔黄腻，脉沉。

临证思路：患者神昏谵语，烦躁不安，为痰热扰心，上蒙心窍所致。身目黄染，腹胀、恶心、大便黏腻，舌红，苔黄腻，为肝失疏泄，横逆犯脾，脾失健运，湿热弥漫三焦所致。

选方用药：陈皮 15g，大腹皮 15g，茵陈 50g，白术 20g，苍术 15g，木香 15g，厚朴 15g，地榆炭 20g，侧柏炭 20g，大黄（后下）10g，海螵蛸 30g，牡蛎 30g，鸡内金 20g，黄连 10g。水煎服，7 剂，日 1 剂，分 2 次服用。

用药分析：大黄涤荡肠胃，攻积泻下，使邪去正安；配合陈皮、大腹皮、苍术、厚朴、白术、木香、鸡内金等健脾行气，以助脾胃运化、气机升降；茵陈利胆退黄，黄连清热燥湿；地榆炭、侧柏炭止血，海螵蛸、牡蛎保护胃肠道黏膜、防止消化道出血。

二诊：大便日 4～5 次、色转黄，精神好转，神志逐渐清楚，食欲改善，腹胀、恶心减轻，舌红偏黯，苔黄腻，脉弦滑。各症减轻，但仍有痰热稽留、脾虚气滞，故继续以前法巩固。守方继续治疗。

（郭朋　尤亚）

参考文献

[1] 徐小元，丁惠国，贾继东，等．肝硬化肝性脑病诊疗指南 [J]．临床肝胆病杂志，2018，34（10）：2076-2089.

[2] 中华医学会肝病学分会．中国肝性脑病诊治共识意见（2013 年，重庆）[J]．中国医学前沿杂志（电子版），2014，6（2）：81-93.

[3] 毛德文，邱华，韦艾凌．肝性脑病的中医证治研究 [J]．天津中医药，2007，11（3）：225-227.

[4] 姚春，王萌，黄国初，等．解毒化瘀方对肝硬化轻微型肝性脑病患者生存质量及中医证候的影响 [J]．光明中医，2014，29（6）：1175-1178.

[5] 武海．基于脑肠同治理论毒消肝清丸治疗轻微型肝性脑病（肝肾阴虚腑实证）的临床观察

［D］．长春：长春中医药大学，2014.

［6］刘亚爽．癫狂梦醒汤联合心理干预治疗轻微型肝性脑病临床研究［J］．山东中医杂志，2017，36（4）：297－299，303.

［7］王明刚，王娜，毛德文，等．六味醒神颗粒治疗轻微型肝性脑病临床研究［J］．河南中医，2016，36（12）：2112－2114.

［8］姚春，姚凡，谢武．大黄煎剂保留灌肠治疗轻微肝性脑病临床研究［J］．辽宁中医杂志，2013，40（3）：474－476.

［9］张照兰，时峰．肠毒清颗粒灌肠治疗肝性脑病Ⅱ～Ⅲ级的临床观察［J］．时珍国医国药，2012，23（9）：2365－2366.

［10］张雅梅，雷亚，张金英．通腑泄热合剂直肠滴注治疗肝性脑病及护理［J］．陕西中医，2009，30（10）：1317－1318.

［11］浦忠平，花海兵，袁士良．通腑活血汤直肠滴注治疗肝性脑病40例疗效观察［J］．中国中医急症，2009，18（12）：1945－1949.

［12］邹碧泉．大承气汤保留灌肠治疗肝性脑病40例临床观察［J］．浙江中医杂志，2008，43（5）：268－269.

［13］赵德贵．肝病患者的药膳食疗［J］．东方药膳，2008（4）：9－10.

［14］尚杰云．李素领主任中医师治疗轻度肝性脑病验案3则［J］．中医研究，2015，28（2）：36－39.

［15］苏文涛，卢秉久．卢秉久教授治疗肝硬化肝性脑病的临床经验［J］．云南中医中药杂志，2019，40（5）：12－14.

第九章 肠道疾病

小肠位于腹中，上与胃相通，下端与大肠相接，主要生理功能为受盛化物及泌别清浊。小肠受盛由胃腑下移而来的初步消化的饮食物，且饮食物须在小肠停留一定的时间，以进一步消化和吸收，精微由此而出，糟粕由此下输于大肠；若小肠受盛功能失调，传化停止，则气机失于通调，滞而为痛，表现为腹部疼痛等。如化物功能失常，可以导致消化、吸收障碍，表现为腹胀、腹泻、便溏等，发生吸收不良综合征、短肠综合征等疾病。小肠的受盛化物和泌别清浊，是整个消化过程的最重要阶段，所谓"脾化精微之气以上升"，实即小肠消化吸收的功能。所以，小肠消化吸收不良之候，属脾失健运范畴之内，多从脾胃论治。

大肠亦位于腹腔之中，其上段称"回肠"（相当于解剖学的回肠和结肠上段），下段称"广肠"（包括乙状结肠和直肠）。其上口在阑门处与小肠相接，其下端紧接肛门。大肠接收小肠下移的饮食残渣，再吸收其中剩余的水分和养料，使之形成粪便，经肛门排出体外的作用，属于整个消化过程的最后阶段，故有"传导之官"之称，所以大肠的主要功能是传导糟粕，排泄大便。若大肠有病，传导失常，主要表现为大便质和量的变化和排便次数的改变。如大肠传导失常，就会出现大便秘结或泄泻；若湿热蕴结于大肠，大肠气滞，又会出现腹痛、里急后重、下利脓血等，多见于急性肠炎、细菌性痢疾、炎症性肠病等疾病；六腑以通为用，以降为顺，尤以大肠为最，所以通降下行为大肠的重要生理特性，故在治疗上也多用行气导滞、清热泻下的药物以恢复其通降功能，且大肠的传导功能也与胃的通降、脾之运化、肺之肃降以及肾之封藏有密切关系，所以在治疗大肠疾病时，也要兼顾他脏。

第一节 克罗恩病

【概述】

克罗恩病（Crohn's disease，CD）是一种原因不明的慢性非特异性炎症性疾病，全消化道均可受累，尤以末端回肠及邻近结肠多见，呈节段性或跳跃式分布。临床以腹痛、腹泻、腹部肿块、瘘管形成和肠梗阻等为特点，可伴有发热、贫血、营养不良和发育障碍，以及关节、皮肤、眼、口腔黏膜、肝脏病变等肠外表现。我国的流行病学数据显示，南方（广东中山）发病率为 1.09/10 万，北方（黑龙江大庆）发病率为0.13/10 万。CD 归属于中医的"腹痛""泄泻""休息痢""血证""肛瘘""虚劳""积证"等范畴。

【病因病机】

一、中医认识

1. 致病因素

（1）禀赋不足：素体脾胃虚弱，或因长期饮食失调，劳倦内伤，久病缠绵，损伤脾胃，脾胃升降功能失调，运化失健，脾虚生湿，湿阻气机，郁而化热，湿热蕴肠，而成泻痢。明·张介宾在《景岳全书·泄泻》云："泄泻之本，无不由于脾胃。"脾阳根于肾阳，肾阳不煦，中虚内寒，脾虚失运，水湿内停，易致泻痢的发生，《景岳全书》曰："肾中阳气不足，则命门火衰……则令人洞泄不止也。"因此，脾肾亏虚为主的脏腑功能失调是起病之源。

（2）感受外邪：以暑、湿、寒、热较为常见，其中尤以湿邪最为多见，因脾恶湿而喜燥，外来湿邪，最易困阻脾土，脾失健运，水谷混杂而下。而湿邪致病，往往与寒、暑、热邪等相兼，亦可因素体体质不同，从寒化寒湿之邪或从热化湿热之邪，损伤脾胃而致肠道传导功能紊乱，清浊混杂而下，故见腹痛、腹泻、黏液脓血便等症状。

（3）饮食不节：饮食过量，或嗜食肥甘，湿热内蕴；或误食生冷不洁之物，损伤脾胃，致运化失职，水谷精华不能吸收，反停为湿滞而发生泄泻。诚如《景岳全书·泄泻》所云："若饮食失节，起居不时，以致脾胃受伤，则水反为湿，谷反为滞，精华之气不能输化，乃至合污下降，而泻痢作矣。"饮食不节，如嗜食酒肉辛辣肥甘厚味，酿生湿热，湿蒸热郁；或因过食生冷，伤及脾胃，致中阳不足，虚寒内生，脾胃运化失司，水湿内停，壅滞肠中，腑气受阻，气血凝滞，与肠中腐浊之气相搏，发生泻痢。

（4）情志失调：这是 CD 的病因之一，而情志与肝关系密切。脾虚肝木易乘之，长期的情志不遂，导致肝气郁结致木犯脾土，脾运失健，清浊不分，混杂而下而成泄泻；甚至气郁化火，湿热化毒而成脓血便。《医方考》曰："泻责之脾，痛责之肝；肝责之实，脾责之虚；脾虚肝实，故令痛泻。"

2. 病机

CD 病位在胃、肠，与脾、肝、肾、肺多脏腑相关，病位广泛，深入肠络。基本病机为湿浊（热）内蕴，气血壅滞，肠络受损，脾肾亏虚。禀赋不足，脏腑功能失调是发病的基础；感受外邪，饮食不节，情志失调等为致病因素。在此基础上产生湿、热、瘀、毒等病理产物，使病情缠绵难愈，变证多端。

饮食不节，损伤脾胃，运化失健，湿浊内生，形成脾虚湿蕴证；情志失调，肝失疏泄，横逆犯脾，易成肝脾失调之证；先天不足，素体肾虚，或久病及肾，可见脾肾两虚之候；肺气失调，失于宣肃，大肠不固，可致下利反复发作。总属本虚标实之证，本虚责之脾肾亏虚或气血两虚，标实责之湿浊（热）蕴结、气滞血瘀。

二、西医认识

1. 环境因素

环境因素是导致克罗恩病的主要因素之一，包括饮食、药物等。高蛋白、高脂肪、高糖饮食与发病和复发有关。高蛋白特别是动物蛋白的摄入是发病的危险因素，而奶制品的过多摄入可能与本病的复发密切相关。发病前可有脂肪摄入增多，尤其是动物脂肪。高糖食物的摄入如巧克力、口香糖和可乐等食品，可使患病风险增加。冰箱储藏食物、喜食油炸食物也可能是潜在危险因素。非甾体消炎药均可增加发作风险。

2. 遗传因素

CD 系由环境因素作用于遗传易感个体而引发，是一种多基因疾病。CD 的单卵双生子高共患率和家族聚集现象及其发病率的种族、地域差异均表明遗传因素在其发病机制中起重要作用。CD 在西方人群中家族聚集现象可见于 2% ~14% 的患者，有 5% ~23% 的 CD 患者在其表亲中有炎症性肠病患者。一项针对双胞胎的研究发现，112 例纯合子双胞胎 CD 患者的一致率为 30.3%，196 例杂合子双胞胎 CD 患者的一致率仅为 3.6%。近年来，CD 相关基因的研究不断更新，主要包括 NOD2/CARD15、ATG16L1、IRGM、IL – 23 信号通路、PTGER4、IBD5 基因位点、PTPN2 等。

3. 微生物因素

越来越多的证据表明，肠道微生物群落参与 CD 的发病机制：无菌动物不会出现肠道炎症，且结肠炎动物模型肠道细菌和真菌群落构成改变；CD 术后粪便改道未见疾病复发，粪便一旦恢复则出现复发；CD 时，肠道微生物群落多样性显著降低，肠道微生物代谢产物异常；相当一部分 IBD 遗传易感基因位点与宿主 – 微生物间免疫识别应答有关。但目前尚未发现与发病直接相关的微生物。

4. 免疫因素

生理情况下，肠上皮细胞和肠黏膜组织内的免疫细胞通过固有性和获得性免疫系统不断识别肠腔内大量微生物抗原和食物抗原，引起免疫耐受，否则将出现食物过敏反应、肠道感染、菌群失调和炎症。遗传因素是内因，环境和微生物因素是外因，最后通过机体的免疫炎症反应机制，导致结直肠黏膜组织损伤，引发克罗恩病。

【诊断与鉴别】

一、中医诊断

1. 辨证要点

辨证论治是治疗本病的主要方法。一般初期或活动期，病以标实为主，多为湿热蕴结、湿瘀互结、肠络损伤；病程较长或缓解期，多为肝郁脾虚、脾肾阳虚或气血两虚。

2. 病机辨识

先天禀赋不足，脏腑功能失调是发病基础；感受外邪，饮食不节，情志失调等为致病因素。在此基础上产生湿、热、瘀、毒等病理产物，使病情缠绵难愈，变证丛生。湿热内蕴、气血壅滞、脾肾亏虚是本病的病机关键。总属本虚标实，本虚责之脾肾阳气亏虚或久病气血亏损，标实责之湿热壅滞、肝气郁结或气滞血瘀。

二、西医诊断

1. 诊断

（1）临床表现：包括消化道表现、全身性表现、肠外表现和并发症。消化道表现主要有腹痛和腹泻，可有血便；全身性表现主要有体重减轻、发热、食欲不振、疲劳、贫血等，青少年患者可见生长发育迟缓；肠外表现，可出现皮肤、黏膜、关节、眼和肝胆等器官损害；并发症有瘘管、腹腔脓肿、肠腔狭窄和肠梗阻、肛周病变（肛周脓肿、肛周瘘管、皮赘、肛裂等）、消化道大出血和肠穿孔，病程长者可发生癌变。

腹痛、腹泻、体重减轻是 CD 的常见症状，特别是年轻患者更要考虑本病的可能。如伴肠外表现和（或）肛周病变，应高度疑为本病。肛周脓肿和肛周瘘管，可为少部分 CD 患者的首诊表现。

（2）辅助检查：

①实验室检查：评估患者的炎症程度和营养状况等。初步的实验室检查应包括血常规、C 反应蛋白、血沉、血清白蛋白等。贫血常见；活动期可有 C 反应蛋白升高、血沉增快；血清白蛋白常有降低。有条件者，可做粪便钙卫蛋白检测。

②内镜检查：

结肠镜检查：结肠镜检查和黏膜组织活检应列为 CD 诊断的常规首选检查项目，镜检应达末段回肠。早期内镜下表现为阿弗他溃疡，随着疾病进展，溃疡可逐渐增大加深，彼此融合形成纵行溃疡。CD 病变内镜下多为非连续改变，病变间黏膜可完全正常。其他常见内镜下表现为卵石征、肠壁增厚伴不同程度狭窄、团簇样息肉增生等。少见直肠受累和（或）瘘管开口，环周及连续的病变。

无论结肠镜检查结果如何（确诊或疑诊 CD），均需选择有关检查（小肠胶囊内镜、小肠镜、胃镜）明确小肠和上消化道的累及情况，以便为诊断提供更多证据以及进行疾病评估。

小肠胶囊内镜检查：对小肠黏膜异常相当敏感，但对一些轻微病变的诊断缺乏特异性，且有发生滞留的危险。主要适用于疑诊 CD 但结肠镜及小肠放射影像学检查阴性者。小肠胶囊内镜检查阴性倾向于排除 CD，阳性结果需综合分析并常需进一步检查证实。

小肠镜检查：目前我国常用的是气囊辅助式小肠镜。该检查可在直视下观察病变、取活检和进行内镜下治疗。主要适用于其他检查发现小肠病变或尽管上述检查阴性而临床高度怀疑小肠病变需进行确认及鉴别者，或已确诊 CD 需要小肠镜检查以指导或进行治疗者。小肠镜下 CD 病变特征与结肠镜下所见相同。

胃镜检查：少部分 CD 病变可累及食管、胃和十二指肠，但一般很少单独累及。原则上胃镜检查应列为 CD 的常规检查项目，尤其是有上消化道症状、儿童和 IBD 类型待定患者。

③影像学检查：

CT 或磁共振肠道显像（CTE/MRE）：这是迄今评估小肠炎性病变的标准影像学检查，有条件的单位应将此检查列为 CD 诊断的常规检查。活动期 CD 典型的 CTE 表现为肠壁明显增厚（大于 4mm）；肠黏膜明显强化伴有肠壁分层改变，黏膜内环和浆膜外环明显强化，呈"靶征"或"双晕征"；肠系膜血管增多、扩张、扭曲，呈"木梳征"；相应系膜脂肪密度增高、模糊；肠系膜淋巴结肿大等。

钡剂灌肠及小肠钡剂造影：钡剂灌肠已被结肠镜检查所代替，但对于肠腔狭窄无法继续进镜者，仍有诊断价值。小肠钡剂造影敏感性低，已被 CTE 或 MRE 代替，但对无条件行 CTE 检查的单位则仍是小肠病变检查的重要技术。该检查对肠腔狭窄的动态观察可与 CTE/MRE 互补，必要时可两种检查方法同用。X 线所见为多发性、跳跃性病变，病变处见裂隙状溃疡、卵石样改变、假息肉、肠腔狭窄、僵硬，可见瘘管。

经腹肠道超声检查：可显示肠壁病变的部位和范围、肠腔狭窄、肠瘘及脓肿等。CD 主要超声表现为肠壁增厚（≥4mm）；回声减低，正常肠壁层次结构模糊或消失；受累肠管僵硬，结肠袋消失；透壁炎症时可见周围脂肪层回声增强，即脂肪爬行征；肠壁血流信号较正常增多；内瘘、窦道、脓肿和肠腔狭窄；其他常见表现有炎性息肉、肠系膜淋巴结肿大等。超声造影对于经腹超声判断狭窄部位的炎症活动度有一定价值。

④病理组织学检查：

大体病理特点：节段性或者局灶性病变；融合的纵行线性溃疡；卵石样外观，瘘管形成；肠系膜脂肪包绕病灶；肠壁增厚和肠腔狭窄等特征。

光学显微镜下特点：外科手术切除标本诊断 CD 的光学显微镜下特点为透壁性炎；聚集性炎症分布，透壁性淋巴细胞增生；黏膜下层增厚（由于纤维化，纤维肌组织破坏和炎症、水肿造成）；裂沟（裂隙状溃疡）；非干酪样肉芽肿（包括淋巴结）；肠道神经系统的异常（黏膜下神经纤维增生和神经节炎，肌间神经纤维增生）；相对比较正常的上皮－黏液分泌保存（杯状细胞通常正常）。内镜下黏膜活检的诊断：局灶的慢性炎症、局灶性隐窝结构异常和非干酪样肉芽肿是公认最重要的在结肠内镜活检标本上诊断 CD 的光学显微镜下特点。

病理诊断：CD 的病理学诊断通常要求观察到 3 种以上特征性表现（无肉芽肿时）或观察到非干酪样肉芽肿和另一种特征性光学显微镜下表现，同时需要排除肠结核等。相比内镜下活检标本，手术切除标本可观察到更多的病变，诊断价值更高。

（3）诊断标准：CD 缺乏诊断的金标准，在排除其他疾病的基础上，可按下列要点诊断：具备上述临床表现者可临床疑诊，安排进一步检查；同时具备结肠镜或小肠镜（病变局限在小肠者）特征以及影像学（CTE 或 MRE，无条件者采用小肠钡剂造影）特征者，可临床拟诊；如再加上活检提示 CD 的特征性改变且能排除肠结核等，可临床诊断；如有手术切除标本（包括切除肠段及病变附近淋巴结），可根据标准病理确诊；对无病理确诊的初诊病例随访 6～12 个月以上，根据对治疗的反应及病情变化判断，对于符合 CD 自然病程者可临床确诊。如与肠结核混淆不清但倾向于肠结核时，应按肠结核进行诊断性治疗 8~12 周，再行鉴别。

WHO 曾提出 6 个诊断要点的 CD 诊断标准，可供参考（表 9-1-1）。

表 9-1-1 WHO 推荐的克罗恩病诊断标准

项目	临床	影像	内镜	活检	切除标本
①非连续性或节段性改变		+	+		+
②卵石样外观或纵行溃疡		+	+		+
③全壁性炎性反应改变	+			+	+
④非干酪性肉芽肿				+	+
⑤裂沟、瘘管	+	+			+
⑥肛周改变	+				

具有①、②、③者为疑诊，再加上④、⑤、⑥三者之一可确诊；具备第④项者，只要加上①、②、③三者之二亦可确诊。

（4）并发症：

①瘘管：因透壁性炎性病变穿透肠壁全层至肠外组织或器官而成。

②腹腔脓肿：肠道炎症侵及全层时，可导致脓肿形成，并可穿透邻近器官。

③肠腔狭窄和肠梗阻：肠道炎症反复发作，可导致肠壁纤维化，形成肠腔狭窄或梗阻。

④肛周病变：包括肛周脓肿、肛周瘘管、皮赘、肛裂等，有时可为本病的首发表现。

⑤消化道大出血、肠穿孔：消化道大出血者，可表现为便血显著增多、血压下降、心率增快；如腹痛剧烈，腹肌紧张者，需排除急性穿孔可能。

⑥癌变：病程较长者，可发生小肠、结肠癌变。

2. 鉴别

（1）肠结核：诊断 CD 应首先排除肠结核。结核患者既往或现有肠外结核史，临床表现少有肠瘘、腹腔脓肿和肛周病变，内镜检查病变节段性不明显、溃疡多为横行，浅表而不规则。组织病理学特征对鉴别诊断最有价值，肠壁和肠系膜淋巴结内大而致密的和融合的干酪样肉芽肿和抗酸杆菌染色阳性是肠结核的特征。不能除外肠结核时，应行抗结核治疗。亦可做结核菌培养、血清抗体检测或采用结核特异性引物行 PCR 检测组织中结核杆菌 DNA。

（2）溃疡性结肠炎：此为结肠性腹泻，常呈血性，口炎与腹部肿块少见；克罗恩病腹泻表现不定，常有腹痛和营养障碍，口炎、腹部肿块与肛周病变常见。内镜与影像学检查：前者为直肠受累，弥漫性、浅表性结肠炎症；后者以回肠或右半结肠多见，病变呈节段性、穿壁性、非对称性，典型者可见鹅卵石样改变、纵行溃疡与裂沟等。组织学检查：前者为弥漫性黏膜或黏膜下炎症，伴浅层的糜烂溃疡；后者为黏膜下肉芽肿性炎症，呈节段性分布或灶性隐窝结构改变，以近段结肠病情为重等特征。

（3）白塞病：一种原因不明的多系统受累的血管炎性疾病，以口腔溃疡为最常见首发症状，逐渐伴发外阴溃疡、结节性红斑等，可选择性发生胃肠道溃疡。消化道症状缺乏特异性，部分患者无消化道症状，诊断依靠内镜及影像，典型镜下表现为回盲部边界欠清，圆形、类圆形溃疡。

（4）恶性淋巴瘤：本病多见于回肠末端，甚至累及回盲瓣和盲肠，进展相对较快，全身状况较差，肛瘘、肛周病变及口、眼和骨关节病少见。部分患者会有肝、脾和周围淋巴结肿大。内镜和 X 线表现大多数仅累及小肠，广泛侵蚀受累肠段，无裂隙样溃疡和鹅卵石征。CT 可见腹腔淋巴结肿大，病理可见淋巴瘤样组织而无结节病样肉芽肿。

（5）其他：感染性肠炎（如 HIV 相关肠炎、血吸虫病、阿米巴肠病、耶尔森菌、空肠弯曲菌、艰难梭菌、巨细胞病毒等感染）、缺血性结肠炎、放射性肠炎、药物性肠病如非甾体消炎药（NSAIDs）、嗜酸粒细胞性肠炎、以肠道病变为突出表现的多种风湿性疾病（如系统性红斑狼疮、原发性血管炎等）、憩室炎、转流性肠炎等。

【治疗】

一、中医治疗

1. 治疗原则

克罗恩病以湿热内蕴、气血壅滞、脾肾亏虚为主要病机特点，因其病机复杂，虚实每多兼夹，治疗上以扶正祛邪、标本兼顾为原则。辨证论治是治疗本病的主要治法：一般病程初期或活动期，病以标实为主，多为湿热蕴结，湿瘀互结，肠络损伤，治宜祛邪，以清热燥湿、化瘀止血、消痈愈疡为主；病程较长或缓解期，多为脾虚湿蕴、寒热错杂、肝郁脾虚、脾肾阳虚或气血两虚，治宜化湿健脾、抑肝扶脾、温补脾肾、补益气血。

2. 辨证论治

（1）肠道湿热证

症状表现：腹痛，腹泻，或有黏液脓血便，甚则血便，肛门灼热，或肛周脓肿，瘘口流脓，身热，小便短赤，口干口苦，口臭，舌质红，苔黄腻，脉滑或滑数。

病机分析：湿热内蕴肠腑，壅阻气血，气机不畅，不通则痛；大肠传导失司，混杂而下；气血相搏，脂膜血络受损，肉腐血败，内溃成疡，化为脓血。

治疗方法：清热燥湿，凉血止利。

代表方药：黄芩汤（《伤寒论》）合白头翁汤（《伤寒论》）加味。黄芩 10g，黄连 5g，白头翁 15g，秦皮 12g，苦参 10g，当归 10g，芍药 15g，生甘草 3g，大枣 10g。

随症加减：大便脓血较多，加槐花、地榆清热止血；大便白冻黏液较多，加苍术、薏苡仁、石菖蒲化湿健脾；腹痛较甚，加延胡索、徐长卿行气止痛。

（2）湿瘀互结证

症状表现：腹部胀痛或刺痛，腹部积块，发热，大便不通或腹泻，便脓血，面色晦黯，形体消瘦，舌质紫黯或有瘀点，苔腻，脉弦滑。

病机分析：湿热毒邪，壅滞肠中，气血不畅，则腹部胀痛或刺痛；毒邪弥漫，热壅血瘀于腹部，可见腹部肿块；热毒盛于内则可见发热，便脓血。

治疗方法：祛湿化瘀，消痈愈疡。

代表方药：薏苡附子败酱散（《金匮要略》）合芍药汤（《素问病机气宜保命集》）加味。薏苡仁 15g，败酱草 15g，黄芩 10g，黄连 5g，土茯苓 15g，赤芍 12g，当归 10g，牡丹皮 12g，乳香 3g，没药 3g。

随症加减：便下鲜血，舌质红绛者，加紫草、茜草、地榆、槐花、生地黄凉血止血；伴发热者，加金银花、葛根清热解毒。

（3）脾虚湿蕴证

症状表现：腹部隐痛，脘腹胀满，大便溏薄，或有黏液便，或肛周瘘口流脓，脓质清稀，肢体困倦，食少纳差，神疲懒言，舌质淡红，边有齿痕，苔薄白腻，脉濡或细滑。

病机分析：脾气虚弱，湿邪留肠，气机不畅，则脘腹胀痛；传导失司，痰湿下注，则大便溏薄，或黏液便，或瘘口流脓；脾虚失运，生化不足，则食少纳差、神疲困倦。

治疗方法：益气健脾，化湿和中。

代表方药：参苓白术散（《太平惠民和剂局方》）加味。党参 15g，白术 10g，茯苓 15g，甘草 3g，桔梗 6g，莲子肉 15g，白扁豆 15g，砂仁（后下）3g，山药 20g，薏苡仁 20g。

随症加减：大便白冻黏液较多者，加苍术、白芷化湿健脾；便中夹有脓血者，加黄连、败酱草、地榆清热排脓，凉血止血；大便夹有不消化食物者，加神曲、山楂消食助运；久泻伴脱肛或乏力者，加黄芪、升麻升举阳气。

（4）寒热错杂证

症状表现：腹痛绵绵，大便溏薄，便次增多，夹有黏冻，反复发作，畏寒怕冷，舌质红，苔薄黄或腻，脉弦或脉滑。

病机分析：下利日久，脾肾阳虚与大肠湿热并存，腑阳有热，脏阴有寒，寒热错杂，虚实夹杂，脏腑功能失调。

治疗方法：温中补虚，清热化湿。

代表方药：乌梅丸（《伤寒论》）加减。乌梅 10g，黄连 5g，黄柏 10g，桂枝 6g，干姜 6g，党参 15g，炒当归 10g，制附子（先煎）6g。

随症加减：大便伴脓血者，加秦皮、地榆、仙鹤草清热化湿，凉血止血；腹痛甚者，加白芍、徐长卿、延胡索行气止痛。

（5）肝郁脾虚证

症状表现：腹部胀痛或隐痛，痛则欲便，便后痛减，大便稀溏，胸胁胀闷，情绪抑郁或焦虑不安，嗳气不爽，食少腹胀，舌质淡红，苔薄白，脉弦或弦细。

病机分析：肝失条达，气机不畅，横逆犯脾，脾失健运，升降失司，湿浊内生，混杂而下成泄泻，泻必腹痛，泻后痛减，受情绪影响而反复发作。

治疗方法：疏肝理气，健脾化湿。

代表方药：痛泻要方（《景岳全书》）加味。陈皮 10g，炒白术 12g，炒白芍 15g，防风 10g，炒柴胡 10g，炒枳实 10g，党参 15g，茯苓 15g，黄芩 10g，苦参 10g，炙甘草 6g。

随症加减：腹痛较甚者，加徐长卿、木瓜祛风止痛；排便不畅、里急后重者，加薤白、木香行气导滞。

（6）气血两虚证

症状表现：便血日久，大便稀溏，腹痛隐隐，面色苍白或萎黄，形体消瘦，头晕目眩，四肢倦怠，气短懒言，纳差，舌淡苔薄白，脉细弱或虚大无力。

病机分析：便血日久，气血不足，脾运失健，清浊不分，化源不足，不能充达周身，形体组织失于荣养。

治疗方法：益气健脾，补血和血。

代表方药：八珍汤（《瑞竹堂经验方》）加味。党参 15g，炒白术 10g，茯苓 15g，山药 20g，当归 10g，川芎 10g，芍药 15g，熟地黄 15g，黄芩 10g，土茯苓 15g，炙甘草 6g。

随症加减：倦怠乏力较甚者，加炙黄芪补中益气；面色萎黄，头晕目眩较甚者，加大枣、鸡血藤行血补血。

（7）脾肾阳虚证

症状表现：病久迁延，反复泄泻，甚则完谷不化，黎明腹痛，肠鸣即泻，形寒肢冷，喜温喜按，腰膝酸软，舌质淡胖，或有齿痕，苔薄白润，脉沉细。

病机分析：下利日久，脾病及肾，肾阳不足，命门火衰。肾为胃关，关闭不密，下元不固，故泻久难愈、黎明作痛、肠鸣即泻、泻后可安、腰膝酸软、畏寒肢冷。

治疗方法：健脾补肾，温中止泻。

代表方药：四神丸（《证治准绳》）或附子理中丸（《太平惠民和剂局方》）加减。附子（先煎）10g，党参 15g，干姜 6g，炒白术 12g，补骨脂 10g，肉豆蔻 6g，吴茱萸 3g，五味子 6g，黄连 3g，土茯苓 15g，大枣 10g，炙甘草 6g。

随症加减：畏寒怕冷者，加益智仁、肉桂温脾暖肾；久泻不止者，加赤石脂、石榴皮、诃子涩肠止泻。

（8）阴精不足证

症状表现：幼年起病，腹痛，便下脓血，反复发作，发育迟缓，食欲不振，形体消瘦，神疲乏力，腰膝酸软，舌体偏瘦，或舌红少苔，脉细无力。

病机分析：先天不足，肝肾亏虚，阴虚内热，气血壅滞，则见腹痛、便下脓血；精亏髓少，失于充养，故而发育迟缓、形体消瘦、神疲乏力。

治疗方法：补益肝肾，清化湿热。

代表方药：六味地黄丸（《小儿药证直诀》）加味。熟地黄 15g，山茱萸 10g，山药 20g，牡丹皮 15g，茯苓 15g，泽泻 15g，女贞子 15g，枸杞子 15g，苦参 10g，地榆 10g。

随症加减：腰膝酸软者，加牛膝、杜仲、菟丝子滋补肝肾；纳差腹胀者，加白术、陈皮以行气健脾。

3. 其他疗法

（1）中成药

①香连丸：黄连（吴茱萸制）、木香。口服，一次 3～6g，一日 2～3 次。功能清热燥湿，行气止痛。用于大肠湿热所致的痢疾，症见大便脓血、里急后重、发热腹痛；以及肠炎、细菌性痢疾见上述证候者。

②补脾益肠丸：白芍、白术、补骨脂、赤石脂、当归、党参、防风、干姜、甘草、黄芪、荔枝核、木香、肉桂、砂仁、延胡索等。口服，一次 6g，一日 3 次。功能补中益气，健脾和胃，涩肠止泻。用于脾虚泄泻，表现为腹泻、腹痛、腹胀、肠鸣者。

③参苓白术散（丸、颗粒）：人参、茯苓、炒白术、山药、炒白扁豆、莲子、炒薏苡仁、砂仁、桔梗、甘草。口服：散剂，一次 6～9g，一日 2～3 次；丸剂，一次 6g，一日 3 次；颗粒剂，一次 1 袋，一日 3 次。功能补脾胃，益肺气。用于食少便溏，肢倦乏力者。

④乌梅丸：乌梅肉、黄连、黄柏、制附子、干姜、桂枝、细辛、花椒（去目）、人参、当归。口服：水丸，一次 3g；大蜜丸，一次 2 丸。一日 2～3 次。功能温脏止利。用于久痢寒热错杂证者。

⑤固肠止泻丸（胶囊）：乌梅、黄连、干姜、木香、罂粟壳、延胡索。口服：浓缩丸，一次 4g，一日 3 次；水丸，一次 5g，一日 3 次；胶囊，一次 6 粒，一日 3 次。功能调和肝脾，涩肠止痛。用于肝脾不和，泻痢腹痛者。

⑥八珍颗粒：熟地黄、当归、党参、炒白术、炒白芍、茯苓、川芎、炙甘草。口服，一次 1 袋，一日 2 次。功能补气益血。用于气血两虚，面色萎黄，食欲不振，四肢乏力者。

⑦固本益肠片（胶囊）：党参、白术、炮姜、山药、黄芪、补骨脂、当归、白芍、延胡索、木香、地榆、赤石脂、儿茶、甘草。口服：小片，一次 8 片；大片，一次 4 片；胶囊，一次 4 粒。一日 3 次。功能健脾温肾，涩肠止泻。用于脾肾阳虚所致的泄泻，症见腹痛绵绵、大便清稀或有黏液及黏液血便、食少腹胀、腰酸乏力、形寒肢冷、舌淡苔白、脉虚；以及慢性肠炎见上述证候者。

⑧四神丸：煨肉豆蔻、盐补骨脂、醋五味子、制吴茱萸、大枣（去核）。口服，一次 9g，一日 1～2 次。功能温肾散寒，涩肠止泻。用于肾阳不足所致的泄泻，症见肠鸣腹胀、五更溏泄、食少不化、久泻不止、面黄肢冷者。

⑨六味地黄丸：熟地黄、制山茱萸、牡丹皮、山药、茯苓、泽泻。口服：水丸，一次 5g；水蜜丸，一次 6g；小蜜丸，一次 9g；大蜜丸，一次 1 丸。一日 2 次。功能滋

补肝肾。用于肾阴亏虚，头晕耳鸣，腰膝酸软，骨蒸潮热，盗汗遗精，消渴者。

（2）验方

丹百汤：全瓜蒌 10g，丹参 30g，檀香（后下）3g，砂仁（后下）3g，生百合 30g，乌药 10g，降香 6g，郁金 10g。水煎服，一日 1 剂。功能理气活血止痛，用于气滞血瘀之痛证。

（3）外治疗法

①灌肠：大黄 10g，黄芩 30g，黄柏 30g。根据病情加减：腹痛严重者，加木香 15g，延胡索 15g；黏液血便较多者，加地榆炭 20g，侧柏叶炭 15g，苍术 30g，厚朴 15g。以上药物用 250mL 凉水浸泡 20 分钟后，煎半小时，取汤剂 100mL，保留灌肠，一日 2 次。根据病变部位不同采用不同体位和肛管插管深度，汤剂温度保持 37～39℃，缓速灌肠，灌肠后卧床休息。功能燥湿止泻，清热利湿。用于克罗恩病肠道湿热者。

②坐浴：大黄 10g、苦参 20g、黄柏 15g、紫花地丁 15g、当归 15g、红花 10g、土茯苓 20g、鱼腥草 20g、丝瓜络 20g、络石藤 20g、鸡血藤 15g、防风 15g。浓煎 200mL，加入 2000mL 温水坐浴，每日 2 次，每次 15 分钟。

③穴位贴敷：肉桂、薏苡仁、山药按等比例配制。药物磨碎后过 120 目筛，在贴敷当日以凡士林调成糊状，制成弹丸大小的药丸。取穴脾俞、肾俞、神阙。患者摆好体位后，将治疗部位完全暴露后定穴，将制成的药丸置于脾俞、肾俞、神阙之上，再用医用胶布固定，一日 1 次，每次贴敷 4～6 小时。

④耳穴埋籽：取神门、交感、脾、小肠、内分泌 5 个穴位。以食指与拇指脉冲式按压，每个穴位 5～10 次。留籽时间：夏天 2～3 天，春秋天 3～5 天，冬天 5～7 天。

（4）针灸疗法

①体针：常用穴位有足三里、上巨虚、三阴交、公孙、太冲、太溪。泄泻，取脾俞、中脘、章门、天枢、足三里；腹痛，取脾俞、胃俞、足三里、中脘、气海、关元；便血，取足三里、三阴交、气海、关元、阴陵泉。

②耳针：泄泻者，取脾、胃、大肠、小肠、交感、神门；腹痛者，取交感、神门、皮质下、脾、胃、小肠；便血者，取皮质下、心、肾上腺、肝、脾、胃、十二指肠、神门。可用王不留行按压刺激。

③穴位埋线疗法：选择双侧天枢、足三里、胃俞透脾俞，中脘透上脘。每隔 15～20 天交替埋植一次。

④隔药灸：丹参、当归、红花、木香、黄连、附子、肉桂等中药加黄酒制成药饼，在中脘、气海、足三里、天枢、大肠俞、上巨虚等穴进行隔药饼灸。

（5）药膳疗法

①薏仁马齿苋粥：将马齿苋 15g，金银花 15g 用纱布包好，同薏苡仁 20g，粳米 50g 一同放入锅中，加水 400～500mL，如常法煮粥，煮稠即可。一日 1 次，温服。功能清肠化湿。适用于肠道湿热证者。

②桃仁苡仁粥：取薏苡仁 20g，加水 400～500mL，浸泡片刻，加入粳米 50g，桃

仁 10g，冬瓜仁 15g，如常法煮成稀粥。一日 1 次，温服。功能祛湿化瘀。适用于湿瘀互结证者。

③山药莲子粥：取干山药 20g，莲子 10g，薏苡仁 20g，芡实 15g，加水 400 ~ 500mL，浸泡片刻，加入粳米 50g 如常法煮成稀粥。一日 1 次，温服。功能健脾化湿。适用于脾虚湿蕴证者。

④乌梅粥：将乌梅 10g，干姜 3g，金银花 15g 用纱布包好，同粳米 50g 一同放入锅中，加水 400 ~ 500mL，如常法煮粥，煮稠即可。一日 1 次，温服。功能温中补虚，清化湿热。适用于寒热错杂证者。

⑤疏肝健脾粥：将白术 10g，木瓜 15g，陈皮 10g 用纱布包好；与洗好的莲子 15g，山药 30g，乌梅 10g，粳米 50g 一同放入锅中，加水 400 ~ 500mL，如常法煮成粥。一日 1 次，温服。功能疏肝健脾。适用于肝郁脾虚证者。

⑥黄芪当归粥：将炙黄芪 15g，当归 10g 用纱布包好；与洗好的粳米 50g 一同放入锅中，加水 400 ~ 500mL，如常法煮成粥。一日 1 次，温服。功能益气养血。适用于气血两虚证者。

⑦温阳止泻粥：将生益智仁 12g，肉豆蔻 6g，炮姜 5g，炙甘草 3g，炒白术 10g，党参 15g 用纱布包好；与洗好的粳米 50g 一同放入锅中，加水 400 ~ 500mL，如常法煮成粥。一日 1 次，温服。功能温阳止泻。适用于脾肾阳虚证者。

⑧石斛黄精粥：将黄精 15g，石斛 15g，麦冬 15g 用纱布包好；与洗好的粳米 50g 一同放入锅中，加水 400 ~ 500mL，如常法煮成粥。一日 1 次，温服。功能养阴益肾。适用于阴精不足证者。

二、西医治疗

1. 治疗原则

诱导并维持临床缓解以及黏膜愈合，防治并发症，改善患者生命质量。

2. 活动期的治疗

治疗方案的选择建立在对病情进行全面评估的基础上。开始治疗前，应认真检查有无全身或局部感染，特别是使用全身作用激素、免疫抑制剂或生物制剂者。治疗过程中，应根据患者对治疗的反应和对药物的耐受情况随时调整治疗方案。决定治疗方案前，应向患者详细解释方案的获益和风险，在与患者充分交流并取得合作之后实施。

（1）一般治疗：必须要求患者戒烟：继续吸烟会明显降低药物疗效，增加手术率和术后复发率。CD 患者营养不良常见，注意监测患者的体重和 BMI，铁、钙和维生素（特别是维生素 D、维生素 B_{12}）等物质的缺乏，并做相应处理。对重症患者，可予营养支持治疗，首选肠内营养，不足时辅以肠外营养。

（2）药物治疗：

①根据疾病活动严重程度以及对治疗的反应选择治疗方案：

轻度活动期 CD：主要治疗原则是控制或减轻症状，尽量减少治疗药物对患者的损伤。氨基水杨酸制剂适用于结肠型、回肠型和回结肠型，应用美沙拉秦时需及时评估疗效。病变局限在回肠末端、回盲部或升结肠者，布地奈德疗效优于美沙拉秦。对上述治疗无效的轻度活动期 CD 患者视为中度活动期 CD，按中度活动期 CD 处理。

中度活动期 CD：激素是最常用的治疗药物。病变局限于回盲部者，可考虑应用布地奈德，但疗效不如全身作用激素。激素无效或激素依赖时加用硫嘌呤类药物或甲氨蝶呤。其作用主要是在激素诱导症状缓解后，继续维持撤离激素的缓解。生物制剂用于激素和上述免疫抑制剂治疗无效或激素依赖者或不能耐受上述药物治疗者。沙利度胺对儿童及成人难治性 CD 有效，可用于无条件使用生物制剂者。氨基水杨酸制剂对中度活动期 CD 疗效不明确。环丙沙星和甲硝唑仅用于有合并感染者。其他免疫抑制剂、益生菌尚待进一步研究。对于有结肠远端病变者，必要时可考虑美沙拉秦局部治疗。

重度活动期 CD 的治疗：应及早采取积极有效的措施处理。确定是否存在并发症，包括局部并发症如脓肿或肠梗阻，或全身并发症如机会性感染。强调通过细致检查，尽早发现并做相应处理，全身作用激素口服或静脉给药。对于生物制剂，视情况可在激素无效时应用，亦可在一开始就应用。激素或传统治疗无效者，可考虑手术治疗。手术指征和手术时机的掌握应从治疗开始就与外科医师密切配合，共同商讨。合并感染者，予广谱抗菌药物或环丙沙星和（或）甲硝唑。视病情予输液、输血和输白蛋白。视营养状况和进食情况予以肠外或肠内营养支持。

特殊部位 CD：存在广泛性小肠病变（累计长度 >100cm）的活动性 CD，早期即应予积极治疗，如早期应用生物制剂和（或）免疫抑制剂。营养治疗应作为重要辅助手段，轻度患者可考虑全肠内营养作为一线治疗。食管、胃、十二指肠 CD 可独立存在，亦可与其他部位 CD 同时存在。其治疗原则与其他部位 CD 相仿，不同的是，加用 PPI 对改善症状有效，轻度胃十二指肠 CD 仅予 PPI 治疗；由于该类型 CD 一般预后较差，中重度患者宜早期应用免疫抑制剂，对病情严重者早期予生物制剂。

②根据对病情预后的估计制订治疗方案：哪些患者需要早期积极治疗，取决于对患者预后的估计，预测"病情难以控制"的高危因素。目前较为认同的预测"病情难以控制"高危因素，包括合并肛周病变、广泛性病变（病变累及肠段累计 >100cm）、食管胃十二指肠病变、发病年龄小、首次发病即需要激素治疗等。对于有 2 个或以上高危因素的患者，宜在开始治疗时就给予早期积极治疗；从以往治疗经验来看，接受过激素治疗而复发频繁（一般指每年复发 ≥2 次）的患者，亦宜考虑给予更积极的治疗。主要包括两种选择：激素联合免疫抑制剂（硫嘌呤类药物或甲氨蝶呤），或直接予生物制剂（单独应用或与硫唑嘌呤联用）。

③药物诱导缓解后的维持治疗：应用激素或生物制剂诱导缓解的 CD 患者往往需继续长期使用药物，以维持撤离激素的临床缓解。激素依赖的 CD 是维持治疗的绝对指征。其他情况宜考虑维持治疗，包括重度 CD 药物诱导缓解后、复发频繁 CD、临床上有被视为"病情难以控制"高危因素等。激素不应用于维持缓解。用于维持缓解的

主要药物，包括氨基水杨酸制剂、硫嘌呤类药物或甲氨蝶呤、生物制剂。适宜氨基水杨酸制剂诱导缓解后，仍以氨基水杨酸制剂作为缓解期的维持治疗。硫唑嘌呤是激素诱导缓解后用于维持缓解最常用的药物，能有效维持撤离激素的临床缓解或在维持症状缓解下减少激素用量。硫唑嘌呤不能耐受者，可考虑换用 6 - 巯基嘌呤。硫嘌呤类药物治疗无效或不能耐受者，可考虑换用甲氨蝶呤。使用生物制剂诱导缓解后，应以生物制剂维持治疗。

（3）外科手术：

手术指征：内科医师应在治疗全过程中慎重评估手术的价值和风险，并与外科医师密切配合，力求在最合适的时间施行最有效的手术。外科手术指征如下：①CD 并发症：肠梗阻、腹腔脓肿、瘘管形成、急性穿孔、大出血、癌变。②内科治疗无效：激素治疗无效的重度 CD；内科治疗疗效不佳和（或）药物不良反应已严重影响生命质量者，可考虑外科手术。需接受手术的 CD 患者往往存在营养不良、合并感染，部分患者长期使用激素，因而存在巨大手术风险。内科医师对此应有足够认识，避免盲目地无效治疗而贻误手术时机、增加手术风险。围手术期的处理十分重要。

术后复发的预防：回结肠切除术后早期复发的高危因素，包括吸烟、肛周病变、穿透性疾病行为、有肠切除术史等。术后定期（尤其是术后第 1 年内）内镜复查，有助于监测复发和制订防治方案。术后患者必须戒烟。对有术后早期复发高危因素的患者，宜尽早（术后 2 周）予积极干预；术后半年、1 年以及之后定期行结肠镜复查，根据内镜复发与否及其程度给予或调整药物治疗。

【预防调护】

一、饮食注意

本病患者饮食的总原则是清淡、细软、易消化、无渣或少渣、高热量、高维生素、营养丰富。

鸡肉、鱼等均可切成细丝或肉末，猪肉等红肉应适量食用。患者须忌酒、碳酸饮料、咖啡、浓茶、巧克力、甜点等。膳食脂肪量要限制，应采用少油的食物和少油的烹调方法。饮食要新鲜卫生，尽量不食用冰箱食物及含较多防腐剂和添加剂的食物。辣椒、胡椒、葱、姜、蒜、洋葱等刺激性食物，芹菜、韭菜等粗纤维食物应避免进食，易引起肠道过敏及可疑不耐受的食物也不应进食。牛奶、鸡蛋、未成熟番茄、花生、菠萝、海鲜、蚕豆及一些昆虫类食品等都具有致敏作用。由于体质不同，对食物的过敏性感受也不同。同时应少食多餐，避免肠胃功能紊乱，使本病复发或加重。选择食物时，应结合体质因素，如湿热证患者慎食羊肉等温性食品、虚寒证患者避免进食生冷瓜果、冷饮、冷菜冷饭等生冷食物。

对急性期患者，应食无渣流质或半流饮食，如米汤、藕粉、烂面条等；可选用含优质蛋白的鱼肉、瘦肉、蛋类制成软而少油的食物；禁食生冷，蔬菜可制成菜汁、菜泥食用。病情严重者，应禁食，使消化道得以休息，以利于减轻炎症而控制症状，待营养状况改善后逐渐增加进食。

患者也应该在日常生活中积累经验，如果某种食物可诱发或加重本病，就要尽量避免。当然，恢复和维持良好营养状况是治疗本病的重要原则，不能过度限制饮食，从而加重营养不良状况。

二、生活注意

建立健康的生活方式，平衡膳食，保持环境清洁，注意个人卫生，避免不洁食物，防止肠道感染。适度运动，太极拳、太极剑、气功等传统非竞技体育项目节奏和缓，避免体力过度消耗，是不错的选择。

学习疾病相关的基础知识，熟知自己目前所服药物的种类、名称、用法、疗程、疗效及不良反应，知道如何预防和早期发现不良反应，坚持遵从医嘱服药，避免随意停药或更换药物。

学会病情自我监测，通过观察自己腹痛、腹泻、脓血便等症状，早期判断自己的病情变化，学习如何处理紧急情况，定期复查评估病情。记录日记卡，便于下次就诊时让医生更好地了解病情。

自我情绪管理，积极了解和面对病情，增强与外界的交流联系，学习如何宣泄内心消极情绪，必要时求助心理医生。

【名医经验】

一、王琦

1. 学术观点

（1）病机认识：从病因学角度提出"脾胃外感"论治克罗恩病，突出强调因外感六淫时邪、疫疬之气或饮食不洁而产生的消化系统疾病，其发病多具有明确外感史。"脾胃外感论"中的"脾胃"涵盖整个消化系统及部分泌尿、免疫、运动等系统功能的范畴。狭义范围指西医消化系统疾病，如各种胃炎、肠炎、溃疡等；广义范围包括由脾胃疾病导致其他脏腑的疾病，如湿热邪毒蕴脾出现的口疮等。"外感"，包括外邪是病因、外袭是途径、重视祛邪是治法三方面。脾胃主司受纳运化水谷，饮食不洁尤易伤脾害胃，导致脾、胃、肠道等气机阻滞、升降失常，形成湿阻、火郁、痰结、瘀血等病理产物，引起胃肠病变并累及他脏。从"脾胃外感"论治脾胃病，治疗应重视祛外感之邪，不应单纯着眼于补益脾胃。

（2）治法心得：重视祛邪治法，提出"脾胃外感论"是为了强调脾胃病要注意外感的重要性，重视治疗脾胃病运用祛邪之法。本病病机特点为湿热留恋中焦，瘀毒蕴结肠腑，故治以清热凉血解毒散瘀，自拟连梅清肠汤（乌梅、黄连、生薏苡仁、淡附子、败酱草、红藤、莪术、金银花、砂仁、生甘草等）为主治疗本病。遣方特点为气血同调，清热凉血与解毒散瘀并行。

2. 经典医案

某患者，男，57岁。

首诊：2016 年 6 月 30 日。

主诉：脐周反复隐痛伴间断性发热 7 年余，加重 1 个月。

现病史：患者 2009 年无明显诱因反复出现左下腹持续性疼痛，伴低热、腹胀，便干而量少，经抗感染及止痛治疗后上述症状仍反复发作。行肠镜检查确诊为克罗恩病，患者拒绝手术治疗，予以抗生素、生物制剂、免疫抑制剂及激素等保守治疗。曾皮下注射阿达木单抗注射液，隔周 1 次，一次 40mg；口服硫唑嘌呤片，一日 1 次，一次 100mg；现口服雷公藤多苷片，一日 3 次，一次 40mg，症情控制欠佳。刻诊：患者饮酒后反复出现脐周阵发性疼痛，其痛如绞如灼，脘胀嗳嗳，排气不畅，排便次数多，一日 3~4 次，粪便量少，里急后重，带有黏液及泡沫，口干欲饮，舌红而干，苔白厚浊腻，脉弦数。平素倦怠乏力，食欲不振，常口干、口气重，矢气频多、大便干结，夜寐尚安，面色萎黄，形体瘦。小肠镜检查见十二指肠及小肠多发散在溃疡，节段性分布黏膜片状充血、水肿伴糜烂，另可见息肉隆起，表面充血糜烂；病理示：黏膜慢性炎急性活动伴浅表溃疡形成，部分区域上皮呈增生性改变，部分区域腺体损害较明显，可见潘氏细胞增生（环周溃疡处空肠中段）。黏膜慢性炎，上皮呈增生性改变，局部管腔略狭窄（空肠下段）。血常规：白细胞 8.21 × 10⁹/L，血红蛋白 154g/L，中性粒细胞百分比 54.80%；血沉 19mm/h；超敏 C 反应蛋白 2mg/L；便常规：隐血（±）。

临证思路：根据病史、症状、体征及相关辅助检查结果，可明确诊断。西医诊断：克罗恩病；中医诊断：肠痈，证属湿热瘀毒蕴结肠腑。治以清温并用，凉血解毒。处方以连梅清肠汤。

选方用药：乌梅 20g，黄连 10g，生薏苡仁 20g，淡附子 10g，败酱草 20g，红藤 30g，莪术 20g，金银花 30g，砂仁（后下）3g，白头翁 10g，秦皮 10g，生甘草 10g。水煎服，共 14 剂。

用药分析：方中乌梅、黄连为君药，乌梅酸温，《肘后方》记载其"治久痢不止，肠垢已出"；黄连酸苦泄热，止痛止泻，现代药理研究表明黄连含有多种生物碱，主要为小檗碱，含量高达 3.6% 以上，具有抗病原体、抗急性炎症、抗消化性溃疡及降血糖作用。生薏苡仁甘淡微寒、败酱草辛散苦泄，既可清热解毒祛湿，又擅破瘀排浊止痛；淡附子除脏寒助生发之气以祛毒外出。薏苡附子败酱散为《金匮要略》治疗"肠内有痈脓"之主方。红藤、金银花清热解毒，消痈散结，尤为治肠痈之要药。白头翁清热凉血又能升散，秦皮收涩肾气以除后重，二者相用，一散一涩。莪术通经活血，散瘀止痛；砂仁辛温芳香，化湿行气；甘草缓急止痛，调和诸药。遣方特点为气血同调，清热凉血与解毒散瘀并行。

二诊：2016 年 7 月 22 日。

患者偶有脐周阵发性隐痛，无发热，纳少，进食后易腹胀，大便日行 2 次、欠成形，无明显里急后重，小便调，夜寐安。舌淡红，苔薄，脉滑。守原方出入：去白头翁、秦皮，减莪术、红藤；加白芍 20g，鸡内金 10g，皂角刺 20g，白花蛇舌草 30g。水煎服，共 14 剂。

用药分析：二诊大便次数减少，里急后重已除，故去白头翁、秦皮，减莪术、红藤；偶有脐周阵发性隐痛，故施白芍与甘草相合而成芍药甘草汤以养血益阴，缓急止痛；因进食后易腹胀，故加鸡内金降气除满以消食积；考虑热毒余烬难消，遂加白花蛇舌草、皂角刺消肿排脓以达清热解毒之效。

三诊：2016 年 8 月 19 日。

患者脐周隐痛改善，无腹胀，胃纳可，进食后易腹胀，夜寐安，小便调，大便一日 1 ~ 2 次、稍欠成形，无里急后重，近 2 个月体重较前增加 4kg。舌淡红，苔薄，脉细。在前方基础上加莱菔子 20g，党参 10g。水煎服，共 30 剂。

用药分析：因进食后易腹胀，故加莱菔子消积除满。治疗后期，考虑痼疾日久，加党参以祛邪扶正。

四诊：2016 年 9 月 26 日。

患者无腹痛腹胀，无里急后重，胃纳可，小便调，大便一日 1 次，质软成形，夜寐安，舌淡、苔薄，脉细。在前方基础上去白芍、莱菔子；加石见穿 20g，黄芪 20g。

用药分析：患者诸症好转，原方加石见穿消肿排脓以达清热解毒之效，加黄芪以实脾土、温运中焦阳气以使邪去正安。

如此方药组合，清温并进，消补兼施。经数月调治后，患者腹痛腹泻未再发作，复查肠镜未见肠黏膜溃疡糜烂及新生物，复查血象正常，疗效显著。

二、张伯礼

1. 学术观点

（1）病机认识：本病病位在肠，与免疫系统缺陷相关，属于自身免疫类疾病的范畴。虽湿邪发端，发病绵延，但每次发作都急剧，具风淫速急特点，属风湿合邪。初期时，患者湿浊壅盛，脾胃虚寒，还兼有阴虚，病机错综复杂，但此时应分清孰轻孰重，湿浊困脾，致脾阳不振，寒邪内生；湿阻中焦，纳运失司，气机失调；湿性黏腻，易化痰化热；缓解期治疗注重扶正补虚，凉血滋阴。

（2）治法心得：

①衷中参西，执简驭繁：常在中医辨证论治的基础上，结合西医诊疗依据辨病用药。

②辨证论治，用药灵活：治疗并不能拘泥于清热利湿法。首先应分析病机的标本轻重，然后分阶段酌情用药。湿重者，用藿香、佩兰、白豆蔻温化湿邪，配合草薢分清化浊，白术燥湿行气，茯苓渗湿健脾。久病伤正，阴阳两虚，血分有热者，可用生地黄凉血滋阴；薏苡仁、山药健脾益气；姜类药物温中健脾；小茴香、狗脊、淫羊藿补肾助阳。

③天人合一，法于自然：《灵枢·刺节真邪》强调"人与天地相应，与四时相副，人参天地"。诊治时，十分关注节气对于人体的干预，认为气候的变化对于疾病的发生发展有着不可忽视的作用。

2. 经典医案

某患者，男，30 岁。

首诊：2017 年 8 月 6 日。

主诉：右下腹疼痛伴腹胀 2 个月，加重 2 周。

现病史：患者 2016 年 8 月因饮食不节引起右下腹剧烈疼痛伴腹泻、发热，就诊于天津市第三中心医院，查下腹彩超示：末端回肠肠壁增厚、考虑炎性病变；右下腹网膜增厚；右下腹及盆腔少量积液；右下腹腹壁层液性暗区，考虑脓肿形成，行腹腔粘连松解 + 右半结肠切除 + 腹壁脓肿切开引流术，取病理活检考虑"克罗恩病"，术后患者腹痛缓解。规律服用美沙拉嗪 1g，隔日 1 次；金双歧 2g，一日 3 次；百普素 125g，一日 1 次。2017 年 6 月患者因情绪焦虑引起间断右下腹疼痛及腹胀，未予重视，2 周后腹痛加重，为求进一步诊治，于门诊就诊。现症：患者胃脘及右下腹部疼痛，腹胀，矢气频，受凉时加重，喜温喜按。偶有头晕。全身乏力，纳差，寐可，小便调，大便不成形，一日 2 ~ 3 次，面色萎黄，形体消瘦，舌红瘦，苔白腻、剥脱，脉滑。

临证思路：本案患者急性起病时以急性右下腹疼痛、腹胀、泄泻、发热为主症，这与肠痈的记载有很多相似之处，患者初诊时大便不成形，日数次，《素问·阴阳应象大论》曰"湿胜则濡泻"，且苔白腻脉滑，可见湿浊壅盛；舌红瘦，苔剥脱是阴虚之象；腹部喜温喜按，腹痛、腹胀遇寒加重，纳差、面黄肌瘦，说明其中焦阳虚有寒。治疗以温中止痛，健脾化湿为主。

选方用药：藿香 12g，佩兰 12g，白豆蔻 12g，干姜 15g，炮姜 12g，白术 15g，茯苓 20g，萆薢 20g，半夏 10g，黄连 10g，红藤 20g，甘草 6g。水煎服，共 10 剂。

用药分析：方剂中藿香、佩兰、白豆蔻相须为用，芳香化湿，醒脾开胃，散寒化浊，利用其芳香之性温化湿浊；白术、茯苓益气健脾，燥湿利水；萆薢分清化浊；湿浊阻滞之时，调畅气机是祛湿的关键，故方中半夏、黄连搭配，寒温并用，辛开苦降，疏通壅遏于中焦之气机，诸药方可直达病所。叶天士云："脾胃之病，虚实寒热，宜燥宜润，固当详辨。"针对患者脾胃虚寒的症状，方中干姜、炮姜二姜同用，以其辛温之性，温煦中焦，散寒止痛；全方最后佐以红藤，取其苦、平之性，加强败毒散瘀之功效。

二诊：2017 年 8 月 26 日。

患者下腹痛较前明显缓解，遇寒及情绪紧张时腹胀，矢气频，大便日一行，偶不成形。舌红瘦，苔白，脉弦。

临证思路：患者腹痛较前缓解，大便偶不成形，遇寒及情绪紧张时腹胀，矢气频，舌红瘦苔白，脉濡，此证属湿浊渐去，肝郁脾虚兼有中焦虚寒，阴虚渐有化热之势。治以疏肝理气、温中化湿，兼以滋阴清热为主。

选方用药：藿香 12g，佩兰 12g，白豆蔻 12g，沙参 15g，石斛 15g，厚朴 15g，香附 15g，延胡索 10g，干姜 15g，炮姜 12g，白术 15g，茯苓 20g，萆薢 20g，半夏 12g，黄连 12g，桑寄生 15g，砂仁 15g，红藤 20g，生龙齿 30g。水煎服，共 14 剂。

用药分析：前方加入厚朴，苦温燥湿，下气除满；香附、延胡索入肝经，共奏疏肝解郁、行气止痛之效；砂仁性辛温，可斡旋中土气机，温中化湿；同时加入沙参、石斛，防止诸药伤阴，生津降火，固守津液。

三诊：2017年9月23日。

患者腹胀、腹痛较前明显缓解，偶尔情绪紧张及遇寒时腹胀及矢气，矢气夹杂水汽排出，大便质软。舌红瘦，苔白，脉濡。

临证思路：患者腹胀、腹痛明显好转，大便成形但质软，湿浊已大致清除，但矢气同时夹有水汽排出，舌红瘦苔白，脉濡。此时仍有少许湿气残留，阴虚仍存。治以行气燥湿，滋阴生津，同时不忘顾护中焦。

选方用药：沙参20g，石斛15g，茯苓15g，苍术15g，白芍15g，枳壳12g，香附15g，延胡索10g，高良姜15g，半夏10g，黄连12g，吴茱萸6g，桑寄生15g，砂仁15g，红藤30g，大黄8g，生龙齿30g。水煎服，共14剂。

用药分析：前方去藿香、佩兰、白豆蔻等芳香温燥药物，改为苍术、枳壳苦温燥湿，行气宽中；红藤佐少量大黄，并用因势利导，清余热，导残滞，使湿气从大便排出，意在将残余之湿邪尽可能排净；吴茱萸、高良姜辛热散寒，扶阳降逆。此方中寒温并用，清补兼施，不至于伤及脾胃。

四诊：2017年10月21日。

患者病情迁延日久，时感体倦乏力，腰背僵紧。舌尖略红，苔薄白，脉沉细。

临证思路：患者腹痛、腹胀均已缓解，但由于病情迁延日久，患者体倦乏力，舌尖略红，脉沉细，是阴阳俱虚兼有血热的表现。治以滋阴凉血，补肾健脾。

选方用药：生地黄15g，茯苓15g，苍术15g，萆薢20g，生薏苡仁20g，山药15g，砂仁15g，柴葛15g，香附15g，延胡索12g，红藤20g，地肤子30g，白鲜皮30g，橘红20g，黄连15g，吴茱萸6g，小茴香6g，干姜15g，大腹皮12g，狗脊15g，淫羊藿15g，生龙齿30g。

用药分析：前方去沙参、石斛，换生地黄以滋阴养血，加用山药、薏苡仁健脾渗湿，益气养阴；干姜、小茴香温中助阳；葛根、狗脊、淫羊藿合用，生津舒筋，补肾暖脾。

其后患者坚持以最后一剂方药阶段性加减巩固治疗，3个月后随访，患者病情平稳，未见明显不适，至今未见复发。

三、刘沈林

1. 学术观点

（1）病机认识：克罗恩病临床表现多样，病程缠绵，病情变化多端，属于虚实互见、寒热错杂之复杂证候，而非一证一候所能涵盖其特点。

①其虚者，脾虚也。克罗恩病以反复腹痛、腹泻为主要临床表现，所谓"久泄脾虚""泄泻之本无不由于脾胃"。本病患者多有消瘦、乏力、贫血、低蛋白血症等全身营养不良表现，属中医虚证范畴。"久病及肾"，脾虚日久，运化失司，生化乏源，肾气不得后天资养，亦可发展成脾肾两虚之证。

②其实者，湿阻、气滞、血瘀也。湿为阴邪，最易阻遏气机，损伤阳气。湿阻气

滞，气滞血瘀，故而表现为腹痛、腹胀，甚至腹中结块。阳气受损，中阳不振，因此常有畏寒怕冷、受凉易发作的特点。

③其寒者，中焦虚寒也。脾虚中阳不振，寒从中生，患者多有腹部畏寒怕冷，大便溏而不实之症。

④其热者，湿热壅滞也。湿蕴最易化热，湿热壅滞，肠腑传导失司，常见大便黏滞不爽、肛门坠胀或灼热、舌红苔黄腻等症。湿热壅塞肠中，气血凝滞，血败肉腐，可见黯红色甚则鲜红色血便，为发作期的主要临床表现。

（2）治法心得：寒温并用为治疗本病的基本治法，其代表方为乌梅丸。乌梅丸药物配伍具有 3 个特点：①酸苦合法：取乌梅之酸和黄连之苦寒，既能酸敛柔肝，又能清热燥湿；②寒温并用：既取干姜、附子辛温助阳，又伍以黄连、黄柏苦寒清泄；③寓泻于补：在祛邪消导的方药中，加上人参、当归补气调血。正合克罗恩病寒热错杂、虚实并见的病机规律，作为本病的基本治疗方法。临证应用之时，常以炮姜易干姜，因"干姜主散，炮姜主守，且能止血"。以大黄易黄柏，"清阳明瘀热湿浊"之外，并有"化瘀止血""推陈致新"的作用。原方之桂枝，常易为肉桂，或辅以肉豆蔻，仿四神丸之义，以增温肾暖土之力。黄连、炮姜和大黄、附子用量的比例，按阴阳寒热的偏胜而定。

2. 经典医案

刘某，男，28 岁。

首诊：2008 年 10 月 14 日。

现病史：有克罗恩病病史 2 年。入秋以来病情有所反复，左下腹时有隐痛，有时阵发加重，神疲乏力，腹部怕冷，食欲欠振，大便溏泄不爽，舌苔薄白腻，脉细。

临证思路：患者以腹痛为主症，既有神疲乏力，腹部怕冷之中焦虚寒之征，又有大便溏泄不爽，舌苔薄白腻之积滞未尽之象，乃虚实夹杂，寒热互见之复杂证候，仿乌梅丸加减。

选方用药：炙乌梅 10g，白芍 10g，炮姜 3g，黄连 3g，制附片 5g，制大黄 5g，川椒目 2g，台乌药 10g，广木香 10g，槟榔 10g，小茴香 3g，枳壳 10g，川楝子 10g，沉香曲 15g，党参 10g，炙甘草 3g。水煎服，每日 1 剂，分 2 次服。

用药分析：方中附子、炮姜、川椒目、小茴香温运脾阳；黄连、大黄清化积滞；党参温阳健脾；木香、槟榔行气导滞；台乌药、小茴香、枳壳、川楝子、沉香曲行气止痛；乌梅、白芍、炙甘草既能缓急止痛，又能酸甘化阴以制姜、附之辛热。本案脾阳不振较著而热象不明显，故方中温中散寒之力较强，而仅以小剂量黄连、大黄以荡积滞。患者腹痛为主，所谓"不通则痛"，故方中加强了行气止痛之力。

二诊：2008 年 11 月 18 日。

药后腹痛好转，病情平稳。原方出入治疗，加淡吴茱萸 3g，益智仁 10g。水煎服，每日 1 剂，分 2 次服。

用药分析：患者腹痛较前好转，加淡吴茱萸、益智仁温阳健脾。

三诊：2008 年 12 月 2 日。

经寒温并用，补泻兼施治疗，腹未疼痛，大便成形，一日 1 次，唯晨起口干，舌苔薄白，脉细。法不变更，在前方基础上加北沙参 15g。水煎服，每日 1 剂，分 2 次服。

用药分析：患者晨起口干，苔薄白，脉细，为久病耗伤气阴，加北沙参养阴益气。

经以上温运中阳，消导积滞，行气止痛治疗后，患者病情平稳，长期服用中药维持缓解。

（沈洪　张露）

参考文献

［1］Gomollón F, Dignass A, Annese V, et al. 3rd European Evidence – based consensus on the diagnosis and management of Crohn's disease 2016：Part 1：Diagnosis and medical management ［J］. J Crohns Colitis, 2017, 11 (1)：3 – 25.

［2］Zeng Z, Zhu Z, Yang Y, et al. Incidence and clinical characteristics of inflammatory bowel disease in a developed region of Guangdong Province, China：A prospective population – based study ［J］. Journal of Gastroenterology and Hepatology, 2013, 28 (7)：1148 – 1153.

［3］Yang H, Li Y, Wu W, et al. The Incidence of Inflammatory Bowel Disease in Northern China：A Prospective Population – Based Study ［J］. PLoS One, 2014, 9 (7)：e101296.

［4］中华医学会消化病学分会炎症性肠病学组. 炎症性肠病诊断与治疗的共识意见（2018年·北京）［J］. 中华消化杂志, 2018, 38 (5)：292 – 311.

［5］Gabbani, Tommaso, Deiana, et al. The genetic burden of inflammatory bowel diseases：implications for the clinic? ［J］. Expert Review of Gastroenterology & Hepatology, 2016, 1196131.

［6］Stappenbeck, Thaddeus S, Rioux, et al. Crohn disease：A current perspective on genetics, autophagy and immunity ［J］. Autophagy, 7 (4)：355 – 374.

［7］王子恺, 杨云生, 孙刚, 等. 肠道微生物群落与炎症性肠病关系研究进展 ［J］. 中国微生态学杂志, 2013, 25 (11)：1360 – 1363.

［8］王红兰. 艾灸配合中药保留灌肠治疗克罗恩病和结直肠炎的护理效果观察 ［J］. 中国继续医学教育, 2017, 9 (36)：104 – 105.

［9］孙薛亮, 王晓鹏, 甄曙光, 等. 解毒通络方治疗克罗恩病肛瘘临床疗效 ［J］. 辽宁中医药大学学报, 2018, 20 (5)：147 – 149.

［10］宋年. 中药穴位贴敷联合耳穴埋籽缓解克罗恩病病人腹痛的效果观察 ［J］. 全科护理, 2017, 15 (24)：2984 – 2985.

［11］施茵, 包春辉, 吴焕淦. 吴焕淦温养脾胃补肾通络辨治克罗恩病验案举隅 ［J］. 中华中医药杂志, 2016, 31 (3)：878 – 880.

［12］苟小军, 王凤珍. 中西医结合胃肠外科治疗与护理 ［M］. 兰州：甘肃科学技术出版社, 2012.

［13］包春辉, 施茵, 马晓芃, 等. 克罗恩病的发病机制及针灸治疗进展与思考 ［J］. 上海针灸杂志, 2010, 29 (11)：681 – 686.

［14］包春辉, 吴璐一, 吴焕淦, 等. 针灸治疗活动期克罗恩病：随机对照研究 ［J］. 中国针灸, 2016, 36 (7)：683 – 688.

［15］陈聪，李品，彭莉，等．国医大师王琦从"脾胃外感"论治克罗恩病验案一则［J］．环球中医药，2018，11（5）：720－721.

［16］赵梦瑜，王凯，吕玲，等．张伯礼教授治疗克罗恩病验案一例［J］．天津中医药大学学报，2019，38（1）：6－8.

［17］张小琴．刘沈林教授运用寒温并用法治疗克罗恩病的经验［J］．云南中医中药杂志，2011，32（7）：3－4.

第二节　溃疡性结肠炎

【概述】

溃疡性结肠炎（ulcerative colitis，UC）是一种由遗传背景与环境因素相互作用而产生的疾病，具体病因尚未明确，表现为结直肠黏膜的慢性持续性炎症，病变呈连续性，累及直肠、结肠的不同部位，临床以发作、缓解和复发交替为特点，是消化系统常见的疑难病。以腹痛、腹泻、黏液脓血便、里急后重为主要临床表现，中医古代无此病名，2006 年中医消化病诊疗指南将本病划归中医"痢疾""肠澼""泄泻""便血"范畴。2009 年中华中医药学会脾胃病分会制定的"溃疡性结肠炎中医诊疗共识意见"将本病归属中医"痢疾""久痢""肠澼"范畴。2010 年溃疡性结肠炎中西医结合诊疗指南提出，根据本病临床表现特点，可归属中医"泄泻""痢疾""肠澼"范畴。2017 年"溃疡性结肠炎中医诊疗专家共识意见"根据 UC 解黏液脓血便的临床表现及反复发作、迁延难愈的病情特点，中医病名定为"久痢"。

【病因病机】

一、中医认识

1. 致病因素

（1）外邪侵袭：湿邪为本病主要致病因素。湿邪多与寒邪、热邪等相兼致病，可因体质不同，从寒化成寒湿之邪或从热化成湿热之邪。邪气损伤脾胃，致大肠传导失司，清浊混杂而下，湿热或寒湿蕴于大肠，气血与之相搏结，肠道传导失司，脉络受损，气血凝滞，化腐成脓而痢下赤白。伤及气分，则为白痢；伤及血分，则为赤痢；气血俱伤，则为赤白痢。正如《杂病源流犀烛·泄泻》云："是泄虽有风寒热虚之不同，要未有不源于湿者也。"

（2）饮食不节：饮食因素与 UC 的发病密切相关。过食肥甘厚味，脾失健运，酿生湿热，邪滞肠腑，气血凝滞，气血与邪气相搏，脂络受伤，腐败化为脓血，而痢下赤白；或素嗜生冷，中阳受损，虚寒内生，脾胃运化失司，湿从寒化，大肠气机受阻，气血与寒湿相搏，化为脓血，也会导致疾病的发生和病情的加重。诚如《景岳全书·泄泻》所说："饮食失节……脾胃受伤，水反为湿，谷反为滞，精华之气不能输化，乃至合污下降，而泻痢作矣。"陈无择《三因极一病证方论·滞下》曰："饮服冷热，酒醴醺醺，纵情恣欲……久积冷热，遂成毒痢，皆不内外因。"

（3）七情内伤：情志因素也是引起 UC 发病的因素之一。情志不遂或忧思恼怒，肝失疏泄，气机郁结；或郁而化火，木旺乘土，横逆犯脾，脾胃运化失常，大肠传导失司，气滞血瘀，化腐成脓，故腹痛、里急后重、便脓血。《景岳全书》曰："凡遇怒气便作泄泻者……但有所犯，即随触而发……以肝木克土，脾气受伤而然。"或忧思气结，脾运不健，水谷难化，水湿内停，日久气机受阻，气滞血瘀可渐成下痢赤白，正如《症因脉治》记载："忧愁思虑则伤脾，脾阴既伤……气凝血泣，与稽留之水谷相胶固……而滞下之证作矣。"

（4）体虚劳倦：先天禀赋强弱对疾病的发生发展起着重要的作用，"胎元之本，精气之受之于父母事也"。《灵枢·通天》曰："阴阳平和之人，其阴阳之气和，血脉调。"这与西医学对溃疡性结肠炎发病机制中关于遗传易感性的认识是一致的。过度劳累，可以耗伤人体正气，容易受到外邪侵袭，可以诱发疾病的发生。劳倦思虑伤脾，脾气之伤，即可致运化失司，脾胃不充，大肠虚弱，风寒湿热之邪得以乘虚而入，致阴阳失调、气机失常而诱发本病。肺与大肠相表里，肺气的宣肃失常，或脾虚不能生金，津液不能输布，痰湿下流大肠，蕴于肠腑，致大肠不固而作泻痢。

2. 病机

本病病位在大肠，与脾、肝、肾、肺密切有关。基本病机是脾胃虚弱为本，邪蕴肠腑，气血凝滞，传导失司，脂膜血络受损。活动期的主要病机为湿热蕴肠，气血不调，肠络受损。湿热壅滞肠中，阻滞气机，血行不畅而成瘀，热壅血瘀亦成毒。缓解期的主要病机为脾虚湿恋，运化失健。此外，肺气不调，痰湿下流，阻滞大肠，也可致本病反复发作，缠绵难愈。病理性质为本虚标实。

二、西医认识

1. 遗传因素

人们发现易感基因开始于 1996 年，首先发现了 IBD9 个易感基因（IBD1 - 9）。近年随着基因检测及分析技术的进步，特别是全基因组关联研究（genome - wide association studies，GWAS）的出现极大地推动了 IBD 易感基因的发现。到目前为止，研究已证实 110 个基因同时与 UC 及 CD 相关，其中 23 个只与 UC 有关。

2. 环境因素

环境因素对 UC 发病的影响除了表现在不同地域 UC 发病率、患病率不同以外，涉及的环境因素包括吸烟、阑尾切除术、母乳喂养、饮食、药物和精神因素等。

3. 微生物因素

微生物群落在 UC 中的作用逐渐引起学者们的关心及重视。支持微生物因素在 UC 发病中起重要作用的依据有：动物模型显示大多数动物在无菌环境中不发生结肠炎；UC 患者结肠中细菌的数量增加；UC 损伤部位多见于细菌浓度高的部位；UC 多发生在肠道感染之后；针对 UC 的治疗，应用抗生素治疗有时可获良好疗效等。至于是何种感染源引起 UC 的发病，至今仍未确定。

4. 免疫因素

环境因素和微生物因素作用于遗传易感者，最后通过机体的免疫炎症反应机制，包括肠上皮天然免疫紊乱、专职的 APC 抗原识别和处理功能紊乱、非专职的 APC - 上皮细胞持续激活效应性 T 细胞、效应 T 细胞清除障碍、获得性免疫异常等，放大炎症反应，导致肠组织损伤，引起 UC 发病。

【诊断与鉴别】

一、中医诊断

1. 辨证要点

（1）结合病情分期辨证：活动期湿热蕴肠，气血不调，以实证为主；缓解期脾虚湿恋，运化失健，多属虚实夹杂。

（2）结合主症辨证：以脓血便为主症者：主要病机是湿热蕴肠，肠络受损。黏液便脓白如冻属寒、脓色黄稠属热；黏液清稀属虚、属寒，色黄黏稠属有郁热。以腹泻为主症者：实证为湿热蕴肠，大肠传导失司；虚证为脾虚湿盛，大肠传导失司。以便血为主症者：实证为湿热蕴肠，损伤肠络，络损血溢；虚证为湿热伤阴，虚火内炽，灼伤肠络或脾气亏虚，气不摄血，血溢脉外。以腹痛为主症者：实证为湿热蕴肠，气血不调，肠络阻滞，不通则痛；虚证为土虚木旺，肝脾失调，虚风内扰，肠络失和。

（3）结合体质辨证：湿热质者，易感受湿热之邪或湿易从热化而成湿热证；阳虚质者，易感受寒湿之邪或湿易从寒化而成寒湿证。

（4）结合脏腑功能辨证：本病病位在大肠，但病机根本在脾，且与肾、肝、肺三脏密切相关。饮食不节，损伤脾胃，运化失健，湿浊内生，形成脾虚湿蕴证；情志失调，肝失疏泄，肝气横逆，克伐脾土，易成肝脾失调之证；先天不足，素体肾虚，或久病及肾，可见脾肾两虚之候；肺气失调，失于宣降，痰湿下流，大肠不固，下利反复发作，古代医家归为痰泄证。

（5）结合病情程度辨证：轻中度患者以湿热为主，重度患者以热毒、瘀热为主，反复难愈者应考虑痰浊、血瘀的因素。

2. 病机辨识

UC 发病的 3 个主要环节是：湿邪蕴肠为主要病理因素，脾虚失健为主要发病基础，饮食不调和情志失常为主要发病诱因。活动期以湿热蕴肠为主，缓解期为脾虚湿恋。UC 出现血便为主，每日 6 次以上伴发热者的主要病机是热毒内盛，肠腐血溢。难治性溃疡性结肠炎的病机关键主要为脾肾两虚，湿浊稽留，气血同病，寒热错杂，虚实并见。

二、西医诊断

1. 诊断

（1）临床表现：UC 最常发生于青壮年期，发病高峰年龄为 20～49 岁，性别差异不明显（男女比为 $1.0:1 \sim 1.3:1$）。临床表现为持续或反复发作的腹泻、黏液脓血便伴腹痛、里急后重和不同程度的全身症状，病程多在 4~6 周或 6 周以上，其中黏液脓血便是 UC 常见的症状。

肠外表现包括关节损伤（如外周关节炎、脊柱关节炎等）、皮肤黏膜表现（如口腔溃疡、结节性红斑和坏疽性脓皮病）、眼部病变（如虹膜炎、巩膜炎、葡萄膜炎等）、肝胆疾病（如脂肪肝、原发性硬化性胆管炎、胆石症等）、血栓栓塞性疾病等。

（2）辅助检查：

①实验室检查：大便培养有助于排除感染性疾病，如细菌性痢疾、阿米巴痢疾、慢性血吸虫病等；艰难梭菌毒素检测有助于鉴别伪膜性肠炎；结核分枝杆菌抗体、γ干扰素释放试验有助于鉴别肠结核；巨细胞病毒（cytomegalovirus，CMV）DNA 检测有助于鉴别 CMV 感染；此外，还有巨细胞病毒、EB 病毒检测等，应分别鉴别巨细胞感染和 EB 病毒感染。

②内镜诊断：结肠镜检查并黏膜活组织检查是 UC 诊断的主要依据。结肠镜下 UC 病变多从直肠开始，呈连续性、弥漫性分布。轻度炎症的内镜特征为红斑，黏膜充血和血管纹理消失；中度炎症的内镜特征为血管形态消失，出血黏附在黏膜表面、糜烂，常伴有粗糙呈颗粒状的外观及黏膜脆性增加（接触性出血）；重度炎症内镜下则表现为黏膜自发性出血及溃疡。缓解期可见正常黏膜表现，部分患者可有假性息肉形成，或瘢痕样改变。对于病程较长的患者，黏膜萎缩可导致结肠袋形态消失、肠腔狭窄，以及炎（假）性息肉。伴 CMV 感染的 UC 患者，内镜下可见不规则、深凿样或纵行溃疡，部分伴大片状黏膜缺失。内镜下黏膜染色技术能提高内镜对黏膜病变的识别能力，结合放大内镜技术通过对黏膜微细结构的观察和病变特征的判别，有助于UC 诊断。有条件者，还可以选用共聚焦内镜检查。如出现了肠道狭窄，结肠镜检查时建议行多部位活检以排除结直肠癌。不能获得活检标本或内镜不能通过狭窄段时，应完善 CT 结肠成像检查。

③影像学检查：

钡剂灌肠检查：所见的主要改变有黏膜粗乱和（或）颗粒样改变；肠管边缘锯齿状或毛刺样改变，肠壁有多发性小充盈缺损；肠管短缩，袋囊消失呈铅管样。

腹部平片：中毒性巨结肠是由溃疡性结肠炎引起的严重并发症，它的诊断主要根据患者的临床情况和 X 线表现。正常横结肠宽度的上限为 5.5cm，中毒性巨结肠平均达 8.5cm，扩张超过 6.5cm 常提示病变较为严重。结肠的轮廓可出现不规则，表现为"指压迹"征。

经腹肠道超声：在 UC 中的应用比 CD 少，可观察 UC 的肠壁厚度，评估其活动性。轻度 UC 患者的肠壁以黏膜层和黏膜下层增厚为主，重度患者肠壁层次结构消失。

CT：结肠 CT 检查表现：呈连续、对称、均匀、浆膜面光滑的肠壁增厚（>4mm）；病变区的肠管出现肠腔狭窄、肠管僵直及缩短等，同时伴有结肠袋、半月皱襞的变浅或消失；病变区肠系膜密度增高、模糊，同时伴有肠系膜血管束的边缘不清等。

MRI：溃疡性结肠炎急性期由于黏膜和黏膜下层增厚，使 T1WI 和 T2WI 都呈高信号改变，可能和活动性病变的肠壁内出血有关。疾病慢性期，结肠壁在 T1WI 和 T2WI 均呈低信号。另外 MRI 可以作为判断 UC 活动与否的检查手段。

④病理检查：

A. 肠镜下组织病理学表现：

a. 活动期：固有膜内有弥漫性、急性、慢性炎症细胞浸润，包括中性粒细胞、淋巴细胞、浆细胞、嗜酸性粒细胞等，尤其是上皮细胞间有中性粒细胞浸润（即隐窝炎），乃至形成隐窝脓肿；隐窝结构改变，隐窝大小、形态不规则，分支、出芽，排列紊乱，杯状细胞减少等；可见黏膜表面糜烂、浅溃疡形成和肉芽组织。

b. 缓解期：黏膜糜烂或溃疡愈合；固有膜内中性粒细胞浸润减少或消失，慢性炎症细胞浸润减少；隐窝结构改变可保留，如隐窝分支、减少或萎缩，可见帕内特细胞（Paneth cell）化生（结肠脾曲以远）。

B. 手术切除标本病理检查：大体和组织学改变和肠镜组织病理学表现一致。手术标本病变局限于黏膜及黏膜下层，肌层及浆膜侧一般不受累。

（3）诊断标准：溃疡性结肠炎缺乏诊断的金标准，主要结合临床表现、内镜检查和组织病理学、实验室检查、影像学检查等进行综合分析，在排除感染性和其他非感染性肠病的基础上进行诊断。若诊断存疑，应在一定时间（一般是 6 个月）后进行内镜及病理组织学复查。

①诊断要点：具有上述典型临床表现者为临床疑诊，安排进一步检查；同时具备上述结肠镜和（或）放射影像学特征者，可临床拟诊；如再具备上述黏膜活检和（或）手术切除标本组织病理学特征者，可以确诊；初发病例如临床表现、结肠镜检查和活检组织学改变不典型者，暂不确诊 UC，应予密切随访。

②临床分型：

A. 临床类型：初发型：指无既往病史而首次发作；慢性复发型：指临床缓解期再次出现症状，临床上最常见。

B. 病变范围：采用蒙特利尔分型。E1（直肠型）：炎症部位局限于直肠，未达乙状结肠；E2（左半结肠型）：炎症累及左半结肠（脾曲以远）；E3（广泛结肠型）：广泛病变累及脾曲以近乃至全结肠。

C. 病情严重程度：根据改良 Truelove 和 Witts 疾病严重程度分型标准评定。轻度：排便次数 <4 次/天，便血轻或无，脉搏次数正常，体温正常，血红蛋白正常，ESR < 20mm/1h；重度：排便次数 ≥6 次/天，便血重，脉搏 >90 次/分，体温 >37.8℃，血红蛋白 <75% 的正常值，ESR >30mm/1h；中度：介于轻、重度之间。

D. 病情分期：分为活动期和缓解期。根据改良的 Mayo 积分（表 9-2-1），总分之和 >2 分为活动期，≤2 分为缓解期。

表 9 – 2 – 1　改良 Mayo 积分量表

项目	计分			
	0	1	2	3
排便次数	正常	比正常增加 1～2 次/天	比正常增加 3～4 次/天	比正常增加 5 次/天或以上
便血	未见出血	不到一半时间内出现便中混血	大部分时间内为便中混血	一直存在出血
黏膜表现	正常或无活动性病变	轻度病变（红斑、血管纹理减少、轻度易脆）	中度病变（明显红斑、血管纹理缺乏、易脆、糜烂）	重度病变（自发性出血，溃疡形成）
医师总体评价	正常	轻	中	重

（4）并发症：

①中毒性巨结肠：持续腹胀、腹痛伴压痛和反跳痛。心率 > 120 次/分，并有不同程度发热。血白细胞明显增高和脱水或电解质紊乱。腹平片示：腹部巨大扩张结肠袢（横径≥6cm），全腹肠腔积气。

②肠穿孔：腹痛伴有压痛、反跳痛与肌紧张的体征。手术或影像学发现肠内容物外溢至腹腔。

③下消化道大出血：24 小时内大量出血伴有血压下降（≤90/60mmHg）和心率增快（≥120 次/分）。Hb 下降，需输血治疗。

④上皮内瘤变：依赖肠镜病理诊断，病理检查为上皮内瘤变。

⑤癌变：依赖肠镜病理诊断，病理检查提示结肠恶性肿瘤。

2. 鉴别

（1）急性感染性肠炎：多见于各种细菌感染，如志贺菌、空肠弯曲杆菌、沙门菌、产气单胞菌、大肠埃希菌、耶尔森菌等。常有流行病学特点（如不洁食物史或疫区接触史），急性起病常伴发热和腹痛，具有自限性（病程一般为数天至 1 周，不超过 6 周）；抗菌药物治疗有效；粪便检出病原体可确诊。

（2）阿米巴肠病：有流行病学特征，果酱样粪便；结肠镜下见溃疡较深、边缘潜行，间以外观正常的黏膜；确诊有赖于从粪便或组织中找到病原体，非流行区患者血清阿米巴抗体阳性有助于诊断。高度疑诊病例采用抗阿米巴治疗有效。

（3）肠道血吸虫病：有疫水接触史，常有肝脾大。确诊有赖于粪便检查见血吸虫卵或孵化毛蚴阳性。急性期结肠镜下可见直肠、乙状结肠黏膜有黄褐色颗粒，活检黏膜压片或组织病理学检查见血吸虫卵。免疫学检查有助于鉴别。

（4）UC 合并难辨梭状芽孢杆菌（C. diff）或 CMV 感染：重度 UC 或在免疫抑制剂维持治疗病情处于缓解期的患者，出现难以解释的症状恶化时，应考虑合并 C. diff 或 CMV 感染的可能。确诊 C. diff 感染，可行粪便毒素试验（酶联免疫测定毒素 A 和毒素 B）、核苷酸 PCR、谷氨酸脱氢酶抗原检测等。确诊 CMV 结肠炎可予结肠镜下黏膜活检行 HE 染色找巨细胞包涵体、免疫组织化学染色和 CMV – DNA 实时荧光定量 PCR。特征性的内镜下表现和外周血 CMV – DNA 实时荧光定量 PCR > 1200copies/mL 时，临床上要高度警惕 CMV 结肠炎。

（5）其他：肠结核、真菌性肠炎、抗菌药物相关性肠炎（包括假膜性肠炎）、缺血性结肠炎、放射性肠炎、嗜酸粒细胞性肠炎、过敏性紫癜、胶原性结肠炎、肠白塞病、结肠息肉病、结肠憩室炎和人类免疫缺陷病毒（HIV）感染合并的结肠病变，应与 UC 鉴别。还需注意结肠镜检查发现的直肠轻度炎症改变，如不符合 UC 的其他诊断要点，常为非特异性，应认真寻找病因，观察病情变化。

【治疗】

一、中医治疗

1. 治疗原则

本病病机复杂，以清热化湿、调气和血为基本原则。针对不同的证候特点，结合健脾、调肝、补肾、温中、滋阴之法。

（1）分期治疗：活动期清热化湿，调气和血，敛疡生肌；缓解期健脾益气，兼以补肾固本，佐以清热化湿。

（2）分级治疗：轻中度患者，活动期可用中医辨证治疗诱导病情缓解，缓解期可用中药维持缓解；重度患者则采用中西医结合治疗，中医治疗以清热解毒、凉血化瘀止血为主。

（3）分部位治疗：直肠型或左半结肠型，采用中药灌肠或栓剂治疗；广泛结肠型，采用中药口服加灌肠，内外合治。通过上述治疗，达到诱导病情深度缓解（包括症状缓解、黏膜深度愈合、组织愈合），改善患者体质，提高生存质量，防止并发症，减少复发，降低手术率的目的。

2. 辨证论治

（1）大肠湿热证

症状表现：腹痛，腹泻，便下黏液脓血，里急后重，肛门灼热；身热，小便短赤，口干口苦，口臭。舌质红，苔黄腻，脉滑数。

病机分析：外感湿热邪气，或过食肥甘厚味，酿生湿热，或忧思郁怒，伤及肝脾，肝木失于条达，脾土运化不及，水反为湿，郁久化热而成湿热，蕴于肠腑，壅滞气血，化腐生疡，损伤肠络。

治疗方法：清热化湿，调气和血。

代表方药：芍药汤（《素问病机气宜保命集》）加味。黄连 5g，黄芩 10g，木香 6g，炒当归 10g，炒白芍 15g，肉桂（后下）3g，甘草 3g。

随症加减：大便脓血较多，加槐花、地榆、白及收敛止血；大便白冻黏液较多，加苍术、薏苡仁、石菖蒲以健脾化湿；腹痛较甚，加延胡索、徐长卿行气止痛。

（2）脾虚湿蕴证

症状表现：黏液脓血便，白多赤少，或为白冻，夹有不消化食物；腹部隐痛，脘腹胀满，食少纳差，肢体倦怠，神疲懒言。舌质淡红，边有齿痕，苔白腻，脉细弱或细滑。

病机分析：脾胃虚弱，升降失司，水湿内停，湿阻气机蕴肠，或不能受纳水谷和运化精微，以至水反成湿，谷反成滞，蕴而化热，易至泻痢。

治疗方法：益气健脾，化湿和中。

代表方药：参苓白术散（《太平惠民和剂局方》）加减。党参15g，茯苓15g，白术10g，桔梗6g，莲子肉15g，白扁豆15g，砂仁（后下）3g，怀山药20g，炒薏苡仁20g，甘草3g。

随症加减：大便白冻黏液较多者，加苍术、白芷健脾除湿；便中夹有脓血者，加黄连、败酱草、地榆清热排脓，凉血止血；大便夹有不消化食物者，加神曲、山楂消食助运；肛门下坠者，加黄芪、升麻补中益气。

（3）寒热错杂证

症状表现：下利稀薄，夹有黏冻，反复发作，肛门灼热；腹痛绵绵，四肢不温。舌质红或淡红，苔薄黄，脉弦，或细弦。

病机分析：下利日久，病至厥阴，正气渐亏，邪热不减，寒热错杂，虚实夹杂。

治疗方法：温中补虚，清热化湿。

代表方药：乌梅丸（《伤寒论》）加减。乌梅10g，黄连5g，黄柏10g，桂枝6g，干姜6g，党参15g，炒当归10g，制附子（先煎）6g。

随症加减：大便伴脓血者，加秦皮、地榆、仙鹤草清热化湿，凉血止血；腹痛甚者，加白芍、徐长卿、延胡索柔肝行气，缓急止痛。

（4）脾肾阳虚证

症状表现：久泻不止，大便稀薄，夹有白冻，或伴有完谷不化，甚则滑脱不禁；腹痛喜温喜按，形寒肢冷，腰膝酸软，腹胀，食少纳差。舌质淡胖或有齿痕，苔薄白润，脉沉细。

病机分析：先天禀赋不足，或外感寒湿，湿盛伤阳，或恣食生冷，或下利日久，脾肾阳虚，寒湿内生。脾阳不足，运化无权，不能统血，肾阳虚衰，关门不利，二便失调，大肠传导失司，则清浊混杂脓血而下。

治疗方法：健脾补肾，温阳化湿。

代表方药：附子理中丸（《太平惠民和剂局方》）合四神丸（《证治准绳》）加减。制附子（先煎）10g，党参15g，干姜6g，炒白术12g，补骨脂10g，肉豆蔻6g，吴茱萸3g，五味子6g，炙甘草6g。

随症加减：畏寒怕冷者，加益智仁、肉桂温脾暖肾；久泻不止者，加赤石脂、石榴皮、诃子收涩止泻。

（5）肝郁脾虚证

症状表现：情绪抑郁或焦虑不安，常因情志因素诱发大便次数增多，大便稀烂或黏液便，腹痛即泻，泻后痛减；嗳气不爽，食少腹胀。舌质淡红，苔薄白，脉弦或弦细。

病机分析：情志不畅，肝气不舒，失于条达，横逆犯脾，脾失健运，或土虚木旺，肝脾失调，气血瘀滞，肉腐血败，络损血溢。

治疗方法：疏肝理气，健脾化湿。

代表方药：痛泻要方（《景岳全书》）合四逆散（《伤寒论》）加减。陈皮10g，炒白术12g，炒白芍15g，防风10g，炒柴胡10g，炒枳实10g，炙甘草6g。

随症加减：腹痛较甚者，加徐长卿、木瓜行气止痛；排便不畅、里急后重者，加薤白、木香、槟榔行气导滞；大便稀溏者，加党参、茯苓、怀山药健脾益气。

（6）热毒炽盛证

症状表现：便下脓血次数较多，或便血量多次频，腹胀、腹痛明显；发热，里急后重，烦躁不安。舌质红，苔黄燥，脉滑数。

病机分析：外感疫毒邪气，发病急骤，或下利日久，湿热瘀血搏结成毒，壅滞肠中，燔灼气血，化腐成脓，损伤肠络。

治疗方法：清热祛湿，凉血解毒。

代表方药：白头翁汤（《伤寒论》）加减。白头翁15g，黄连5g，黄柏10g，秦皮12g，黄芩10g，金银花15g，炒白芍15g，赤芍15g，牡丹皮10g，生地黄15g，地榆15g。

随症加减：便下鲜血、舌质红绛者，加紫草、茜草、槐花凉血止血；伴发热者，加葛根、黄芩解肌退热。

（7）阴血亏虚证

症状表现：久泻不止，便下脓血，排便不畅，或大便干结难行，夹有黏液便血；腹中隐隐灼痛，口燥咽干。舌红少津或舌质淡，少苔或无苔，脉细弱。

病机分析：素体阴血不足，或忧思劳倦伤脾，生化乏源，或下利日久，耗伤阴血，阴血亏虚，湿热稽留，邪滞肠间。

治疗方法：滋阴清肠，益气养血。

代表方药：驻车丸（《备急千金要方》）合四物汤（《太平惠民和剂局方》）。黄连5g，阿胶9g，干姜3g，当归10g，熟地黄15g，炒白芍15g。

随症加减：大便干结者，加玄参、麦冬、火麻仁、瓜蒌仁滋阴润肠；脓血便者，加白头翁、地锦草清热解毒止利。

3. 其他疗法

（1）中成药

①虎地肠溶胶囊：朱砂七、虎杖、白花蛇舌草、北败酱、二色补血草、地榆（炭）、白及、甘草。口服，一次4粒，一日3次。孕妇慎用。功能清热、利湿、凉血。用于非特异性溃疡性结肠炎湿热蕴结证。症见腹痛，下利脓血，里急后重。

②香连丸：黄连（吴茱萸制）、木香。口服，一次3～6g，一日2～3次。功能清热燥湿，行气止痛。用于大肠湿热所致的痢疾，症见大便脓血、里急后重、发热腹

痛；肠炎、细菌性痢疾见上述证候者。

③葛根芩连丸（片、胶囊、颗粒、口服液）：葛根、黄连、黄芩、炙甘草。口服：丸剂，一次3g，一日3次；片剂，一次3~4片，一日3次；胶囊，一次3~4粒，一日3次；颗粒，一次1袋，一日3次；口服液，一次1支，一日2次。功能解肌、清热、止泻。用于热毒炽盛证。临床表现为泄泻腹痛，便黄而黏，肛门灼热。

④补脾益肠丸：白芍、白术、补骨脂、赤石脂、当归、党参、防风、干姜、甘草、黄芪、荔枝核、木香、肉桂、砂仁、延胡索等。口服，一次6g，一日3次。功能补中益气，健脾和胃，涩肠止泻。用于脾虚泄泻证，临床表现为腹泻、腹痛、腹胀、肠鸣者。

⑤参苓白术散（丸、颗粒）：人参、茯苓、白术（炒）、山药、白扁豆（炒）、莲子、薏苡仁（炒）、砂仁、桔梗、甘草。口服或散剂，一次6~9g，一日2~3次；丸剂或颗粒剂，一次6g，一日3次。功能补脾胃，益肺气。用于脾虚湿蕴，食少便溏，肢倦乏力者。

⑥乌梅丸：乌梅肉、黄连、黄柏、附子（炙）、干姜、桂枝、细辛、花椒（去目）、人参、当归。口服：大蜜丸，一次2丸，一日2~3次；水蜜丸，一次6g，一日1~3次。功能温脏止利。用于久痢寒热错杂证者。

⑦固肠止泻丸：由乌梅、黄连、干姜、木香、罂粟壳、延胡索组成。口服，一次4g，一日3次。功能调和肝脾，涩肠止痛。用于肝脾不和，泻痢腹痛，溃疡性结肠炎见上述证候者。

⑧固本益肠片：党参、白术、炮姜、山药、黄芪、补骨脂、当归、白芍、延胡索、木香、地榆、赤石脂、儿茶、甘草。口服，一次4片，一日3次。功能健脾温肾，涩肠止泻。用于脾肾阳虚所致的泄泻，症见腹痛绵绵、大便清稀或有黏液及黏液血便、食少腹胀、腰酸乏力、形寒肢冷、舌淡苔白、脉虚；以及慢性肠炎见上述证候者。

⑨四神丸：肉豆蔻、补骨脂、五味子、吴茱萸、大枣。口服，一次9g，一日1~2次。功能温肾散寒，涩肠止泻。用于肾阳不足所致的泄泻，症见肠鸣腹胀、五更溏泄、食少不化、久泻不止、面黄肢冷者。

⑩驻车丸：黄连、炮姜、当归、阿胶。口服，每次6~9g，一日3次。功能滋阴，止利。用于久痢伤阴，赤痢腹痛，里急后重，休息痢者。

⑪增液口服液：玄参、山麦冬、生地黄。口服，每次20mL，一日3次。功能养阴生津，增液润燥。用于阴津亏损之便秘，兼见口渴咽干、口唇干燥、小便短赤、舌红少津者。

（2）单方验方

①单方：

苦参散：苦参（炒至微黑色）适量，水煎服。若腹痛下利，加木香1/3量。功能清热、利湿、止利。主治赤痢，身热、头痛者。

②验方：金银花30g，白头翁10g，粳米60g，红糖适量。前2味水煎取汁，入粳

米同煮为粥，调红糖服。功能清热利湿。主治湿热痢。临床表现为腹痛，里急后重，痢下赤白，小便短赤，肛门灼热。若为疫毒感染，则发病急，高热，口渴，腹痛剧烈，痢下鲜紫脓血者。

（3）外治疗法

①足疗：中医学早就有"上病去下，百病治足"之说，人体五脏六腑在足部都有相应的反射区及穴位（包括结直肠、肛门等）。足底中上部相当于上腹部，内有肝、胆、脾、胃、胰、肾等，足底后部相当于下腹部，内有大肠、小肠、膀胱等。足疗法通过对足部的反射区、穴位进行有效刺激，可以缓解足部紧张状态，促进经络气血运行，调节肠道功能，增强胃肠蠕动，以达到预防、保健、治疗的目的。在原有的治疗方案的基础上配合足疗，可以提高临床疗效。

②推拿：这是治疗久痢的方法之一，临床上多与其他方法联合。推拿方案的制订根据相关临床文献整理而来。取穴：中脘、关元、气海、天枢、神阙、脾俞、大肠俞、肝俞、胃俞、三焦俞。

③灌肠：中药保留灌肠是中医治疗本病的特色疗法之一。其作用机制主要为药物通过局部作用，减少病变组织炎症因子的释放，减轻炎症细胞浸润，缓解局部炎症反应，改善患者临床症状，促进溃疡愈合；并调节免疫，防止本病复发。

清热化湿类：黄柏、黄连、苦参、白头翁、马齿苋、秦皮等。

收敛护膜类：诃子、赤石脂、石榴皮、五倍子、乌梅、枯矾等。

生肌敛疡类：白及、三七、血竭、青黛、儿茶、生黄芪、炉甘石等。

宁络止血类：地榆、槐花、紫草、紫珠叶、蒲黄、大黄炭、仙鹤草等。

清热解毒类：野菊花、白花蛇舌草、败酱草等。

临床可根据病情需要选用4~8味中药组成灌肠处方。灌肠液以120~150mL，温度39℃，睡前排便后灌肠为宜。

（4）针灸疗法

①体针：大量文献显示针灸、针药结合治疗久痢疗效确切。针灸能调节患者的免疫功能，并且副作用少，具有安全性。临床上多选用足阳明胃经、足太阳膀胱经、足三阴经、督脉、任脉，常选取足三里、上巨虚、天枢、关元、中脘、脾俞、胃俞、大肠俞、三焦俞、小肠俞、三阴交、阴陵泉、太冲、太溪、公孙等穴位。

②耳针：耳与脏腑生理相通，病理相聚，经络相连。通过刺激耳穴，经经络、神经、体液等传递刺激信息，调节人体免疫及应激能力。主穴常选用大肠、直肠、交感、肺、神门、内分泌等；配穴多选用脾、胃、耳中、腹等。

③穴位注射：一方面加强了穴位的刺激作用，注射药物后穴位酸痛胀麻等感觉强烈，达到针刺无法达到的强度；另一方面强化了药物的作用，能同时发挥药物、穴位两方面作用，以增强机体免疫。穴位可选足三里、天枢、关元和大肠俞等，穴位注入1mL中药注射液，如黄芪注射液、当归注射液等。

（5）药膳疗法

①薏仁马齿苋粥：将马齿苋15g，金银花15g用纱布包扎好，同薏苡仁15g，粳米

50g 一同放入锅中加水 400 ~ 500mL 煮粥，煮稠即可。每日 1 次，温服。功能清肠化湿。适用于大肠湿热型者。

②山药莲子粥：取山药 15g，莲子 10g，薏苡仁 15g，红枣 6 枚加水约 600mL，浸泡片刻，加入粳米 50g 煮成稀粥；再将茯苓 15g，葛根 10g 打粉拌入粥内，文火再煮 5 分钟即可。每日 1 次，温服。功能健脾止泻。适用于脾虚湿蕴型者。

③黄芪橘皮粥：将黄芪 15g，甘草 6g，橘皮 10g 用纱布包好；与洗好的粳米 50g 一同放入锅中，加水约 400mL 煮粥；最后加入白及 6g 粉搅拌均匀。每日 1 次，温服。功能健脾和胃，敛疮生肌。适用于脾胃虚弱型者。

④莲梅白术粥：将白术 10g，乌梅 10g，陈皮 10g 用纱布包好；与洗好的莲子 15g，粳米 50g 一同放入锅中，加水 400 ~ 500mL 煮成粥。每日 1 次，温服。功能疏肝健脾。适用于肝郁脾虚型者。

⑤益智豆蔻粥：将益智仁 12g，肉豆蔻 3g，干姜 3g，甘草 3g，白术 10g，党参 15g 用纱布包好；与洗好的粳米 50g 一同放入锅中，加水 400 ~ 500mL 煮成粥。每日 1 次，温服。功能温阳止泻。适用于脾肾阳虚型者。

二、西医治疗

1. 治疗原则

UC 治疗目标：①诱导并维持临床缓解以及黏膜愈合；②防治并发症，改善患者生活质量；③加强对患者的长期管理。

治疗方案包括活动期的诱导治疗、缓解期的维持治疗、外科手术治疗和癌变监测。活动期治疗药物，可选择氨基水杨酸制剂、激素、免疫抑制剂、沙利度胺、生物制剂（英夫利西）、低分子肝素和抗菌药物等。缓解期的维持治疗药物，包括氨基水杨酸制剂、硫嘌呤类药物、英夫利西和肠道益生菌等。治疗方案的选择建立在对病情进行全面评估的基础上，治疗过程中根据患者对治疗的反应和耐受情况，随时调整治疗方案。

2. 一般治疗

一般治疗的策略包括：①维持水电解质平衡；②明确是否合并巨细胞病毒或艰难梭菌感染，对合并感染者给予合适的治疗；③预防性使用低分子肝素以减少血栓形成风险；④停用抗胆碱能药、止泻药、非甾体消炎药以及阿片类等可引起结肠扩张的药物；⑤营养支持治疗。

3. 药物治疗

（1）氨基水杨酸制剂：这是治疗 UC 的主要药物，包括传统的柳氮磺吡啶（sulfasalazine，SASP）和其他各种不同类型的 5 - 氨基水杨酸（5 - aminosalicylic acid，5 - ASA）制剂。SASP 疗效与其他 5 - ASA 制剂相似，但不良反应远较 5 - ASA 制剂多见。目前尚缺乏证据显示不同类型 5 - ASA 制剂的疗效有差异。每天 1 次顿服美沙拉秦与分次服用等效。

（2）激素：对氨基水杨酸制剂治疗无效者，特别是病变较广泛者，可改用口服全身作用激素。按泼尼松 0.75 ~ 1mg/（kg·d）（其他类型全身作用激素的剂量按相当于上述泼尼松剂量折算）给药。达到症状缓解后，开始逐渐缓慢减量至停药，不宜做维持治疗用药，注意快速减量会导致早期复发。

（3）硫嘌呤类药物：包括硫唑嘌呤（azathioprine）和 6 - 巯基嘌呤（6 - mercapto-purine）。适用于激素无效或依赖者。欧美推荐硫唑嘌呤的目标剂量为 1.5 ~ 2.5mg/（kg·d），我国相关文献数据显示，低剂量硫唑嘌呤（1.23 ± 0.34）mg/（kg·d），对难治性 UC 患者有较好的疗效和安全性，但这篇文献证据等级较弱。另外对激素依赖的 UC 患者，低剂量 [1.3mg/（kg·d）] 硫唑嘌呤可有效维持疾病缓解。治疗 UC 时，常会将氨基水杨酸制剂与硫嘌呤类药物合用，但氨基水杨酸制剂会增加硫嘌呤类药物的骨髓抑制毒性，应特别注意。

（4）沙利度胺：适用于难治性 UC 的治疗，但由于国内外均为小样本临床研究，故不作为首选治疗药物。

（5）环孢素（cyclosporine）：2 ~ 4mg/（kg·d）静脉滴注。该药起效快，短期有效率可达 60% ~ 80%，我国前瞻性随机对照临床研究显示，2mg/（kg·d）和 3mg/（kg·d）剂量下的临床疗效相似。使用该药期间需定期监测血药浓度，严密监测不良反应。有效者，待症状缓解后，改为继续口服使用一段时间（不超过 6 个月），逐渐过渡到硫嘌呤类药物维持治疗。

（6）他克莫司：作用机制与环孢素类似，也属于钙调磷酸酶抑制剂。研究显示，他克莫司治疗重度 UC 的短期疗效基本与环孢素相同，其治疗的 UC 患者 44 个月的远期无结肠切除率累计为 57%。

（7）英夫利西单克隆抗体（infliximab，IFX）：当激素和上述免疫抑制剂治疗无效，或激素依赖或不能耐受上述药物治疗时，可考虑 IFX 治疗。

4. 手术治疗

（1）绝对指征：大出血、穿孔、癌变，以及高度疑为癌变。

（2）相对指征：积极内科治疗无效的重度 UC 以及合并中毒性巨结肠内科治疗无效者，宜更早进行外科干预。

5. 其他疗法

（1）选择性白细胞吸附疗法：主要机制是减低活化或升高的粒细胞和单核细胞。我国多中心初步研究显示，其对轻中度 UC 有一定疗效。对于轻中度 UC 患者，特别是合并机会性感染者可考虑应用。

（2）局部治疗：美沙拉秦栓剂，每次 0.5 ~ 1.0g，每日 1 ~ 2 次；美沙拉秦灌肠剂每次 1 ~ 2g，每日 1 ~ 2 次。激素如氢化可的松琥珀酸钠盐（禁用酒石酸制剂）每晚 100 ~ 200mg；布地奈德泡沫剂每次 2mg，每日 1 ~ 2 次，适用于病变局限在直肠者，布地奈德的全身不良反应少。不少中药灌肠剂如锡类散亦有效，可试用。

【预防调护】

一、饮食注意

活动期选择低脂流质或低脂少渣半流质饮食，如含优质蛋白的淡水鱼肉、瘦肉、蛋类等，但避免含乳糖蛋白食品，如牛奶；缓解期选择低脂饮食，摄入充足的蛋白质，避免过于辛辣、油炸食物。观察患者对食物的耐受性，选择合适的食物。同时应结合患者的证型与体质因素，如湿热证患者慎食羊肉等温性食品，虚寒证患者避免进食生冷食物如海鲜、冷饮、冷菜冷饭等。饮食日志的记录有助于患者日常的饮食监测，找出不耐受的饮食，今后避免食用。饮食日志内容包括进食的时间、地点、食物名称和进食量，进食后出现的消化道反应以及出现的时间等。

二、生活注意

注意生活调摄，起居规律，保持环境清洁，注意个人卫生，避免不洁食物，防止肠道感染。适度体育锻炼，可以选择太极拳、太极剑、气功等节奏和缓的非竞技体育项目。保持心理健康可以减少复发。注意劳逸结合，情绪稳定，积极向上，学习处理疾病的各种办法和对策，避免不良刺激，避免精神过度紧张。

本病具有一定的癌变概率，应特别重视对本病的监测，按病情定期进行肠镜检测。肠镜筛查建议从出现症状8年后开始，以重新评估病变范围并排除异型增生。如果病变只局限于直肠，以往或目前都没有内镜或显微镜下附近结肠病变的证据，可以不行肠镜监测。除直肠炎外，所有患者都需采取监测策略。高风险人群需每年进行监测，包括在过去5年中发现狭窄和异型增生，原发性硬化性胆管炎，广泛、严重的活动性炎症者。中度风险人群需2~3年进行一次肠镜检查，包括：广泛的轻、中度炎症，炎症后的息肉，肠癌家族史（其一级亲属在50岁或以上诊断肠癌）。其余人群每5年检查一次肠镜。

【名医经验】

一、徐景藩

1. 学术观点

（1）病机认识：本病因脾虚失健，水反为湿，谷反为滞，湿热内蕴肠腑，气血凝滞，脂膜血络受损，血败肉腐为疡。可见便血，血色初为鲜红，久则黯红，伴有腹痛、腹泻等。本病病位在肠，与肺、肝、脾、肾密切相关。肝合于胆，脾合于胃，肺与大肠相表里，各有侧重。病理性质虚实兼夹，寒热错杂。活动期以湿热为标，治当清利湿热为主，兼以补虚；缓解期以脾虚为本，病情迁延，久则及肾，出现脾肾阳虚等证，治以补虚为主，兼以清化。

（2）治法心得：治疗上清化湿热为基础，健脾补虚为根本，凉血行瘀贯穿始终。病在于脾，治以清热化湿、健脾益气，如黄芪香参汤，兼以健脾养阴，如山药、太子参、白扁豆、石榴皮；胃阴不足，加沙参、麦冬、石斛等，佐以消导，如麦芽、神曲、焦山楂等；病及于肝，治当疏肝理脾，如痛泻要方，兼以柔肝、敛肝，乌梅、木瓜与芍药、甘草合用，酸甘相伍。病合于肺，治当健脾理肺化痰，如二陈汤、桔梗、薏苡仁、远志、冬瓜子等；病及于肾，治当温补脾肾与清热利湿并行，脾肾同调，寒温并用，如连脂清肠汤。除口服中药外，依据中医理论拟定的灌肠方疗效颇佳。其组成为地榆 30g，石菖蒲 20g。治疗过百余例慢性泄泻，多获良效，所用方药以地榆 30g，石菖蒲 20g 为主，浓煎成 150mL，于晚上 8 时令患者排便后，取左侧卧位，臀部垫高约 20cm，肛管插入约 15cm，将药液保持 40℃，以 60 滴/分速度灌入肠中。便脓血者，加败酱草、黄柏；腹泻甚者，加秦皮、石榴皮；大便不畅者，加生大黄、桃仁、当归。

2. 经典医案

医案一　某患者，男，23 岁。

首诊：2012 年 6 月 15 日。

主诉：黏液脓血便反复发作 3 年，加重 2 个月。

现病史：患者 3 年前夏季进食烧烤后出现腹痛、腹泻，进而见少量脓血便，服用小檗碱片后好转。后稍有饮食不慎，即可见腹痛、腹泻伴见黏液脓血，服药治疗后可缓解，但始终迁延不愈。2011 年 8 月，肠镜示溃疡性结肠炎（升结肠为主），服用复方谷氨酰胺胶囊、巴柳氮片、泼尼松片等治疗后未见明显缓解，仍反复发作。2 个月前少量饮酒后又见反复，脓血便增多，日行 3～6 次。刻诊：面色萎黄，体倦乏力，下利脓血，排便时有轻微肛门坠胀感，右下腹疼痛，便后痛稍减，纳寐一般，舌黯，苔薄黄腻，脉细弦。西医诊断：溃疡性结肠炎；中医诊断：久痢（肠道湿热壅盛，气血凝滞）。治宜清化肠道湿热，调气和血，佐以健脾行瘀。

选方用药：黄芪 30g，苦参 10g，木香炭 15g，地榆 15g，白及 3g，麸炒白术 20g，茯苓 15g，败酱草 15g，大黄炭 6g，炮姜 6g，乌梅炭 15g，焦山楂 15g，神曲 10g，炙甘草 6g。14 剂，每日 1 剂，水煎服。嘱患者忌酒，饮食清淡，保证作息规律，情绪舒畅。

用药分析：患者青年男性，病程较久，迁延不愈，可诊为"久痢"。患者初诊面色萎黄，体倦乏力，可知脾胃虚弱为本，气血不足，加之平素饮食不节，脾失健运，湿热内生，日久脾胃受戕；舌黯，脉细弦为气血凝滞之象。病机为肠道湿热壅盛，气血凝滞；急则治其标，治宜清化肠道湿热，调气和血，佐以健脾行瘀。方用黄芪补气托毒生肌，苦参清热燥湿，两者相伍，寒温并用，通补兼施；木香行气止痛，使诸药补而不滞。麸炒白术、茯苓、炙甘草、神曲健脾以除湿。地榆止血行瘀，白及护膜宁络，大黄泄热行瘀，败酱草清热解毒排脓，部分药物炒炭（木香炭、大黄炭、乌梅炭）以加强止血之功。加用乌梅以敛肝养阴，防诸药通泻太过。炮姜主入脾经，温经止血。徐老强调，清化湿热同时宜佐消导，杜绝饮食积滞而湿热内生，故选焦山楂，一则消食和胃，二则味酸益肝，使肝能散精，滞下得行。

二诊：2012 年 6 月 29 日。

乏力好转，大便日行 2 次，脓血便减少，腹痛较前缓解，苔腻渐化。治守原法。

选方用药：炙黄芪 15g，苦参 10g，木香炭 15g，地榆 15g，白及 3g，麸炒白术 20g，茯苓 15g，炒白芍 15g，炙甘草 6g，麸炒山药 15g，仙鹤草 30g，补骨脂 10g，焦山楂 15g。14 剂，每日 1 剂，水煎服。

用药分析：二诊时脓血便明显减少，稍有腹痛，方以炙黄芪、麸炒山药以增强补虚之功；加白芍、炙甘草调气和血，缓急止痛。考虑患者下利日久，加用仙鹤草补虚止利，补骨脂温肾火而固本，地榆、白及以止血，焦山楂化瘀消积。诸药配伍，通补兼施。

三诊：续服半个月后大便日行 1 次，无腹痛，脓血便消失，3 个月后随访症情无反复，无明显不适。

医案二 杜某，女，54 岁，职工。

首诊：1992 年 12 月 2 日。

主诉：6 年来腹痛下利反复发作。

现病史：近 2 个月来加重。病史：患者自 1986 年 4 月起病，下腹隐痛，大便稀溏，带脓血，肛门有里急后重感，下利每日 3~5 次，经某医院诊治，服药后症状逐渐控制。翌年秋又有类似发作，历 3 个月，经治好转，但以后腹痛便溏等症一直存在，如此迁延反复，已经 6 年余。2 个月来伴有发热，形寒，身微热，体温 38~38.5℃，上午轻，下午重，稍有汗出，头昏神倦，食欲缺乏，旬日来大便每日十余次，溏而带脓血，白多红少，下腹隐痛，经某医院查治，肠镜检查示慢性溃疡性结肠炎。曾用多种药物（包括口服泼尼松），症状仍反复未愈，大便仍每日 7~8 次，腹痛便前为著，2 年来体重减轻较著，由 62kg 降至 56kg。诊查：面色略呈萎黄，舌质淡红，舌苔薄黄。诊脉：细弦小数。体温 37.8℃，心率 92 次/分，律整。肝脾不大，下腹偏左有压痛，大便常规有少量脓细胞，培养 3 次阴性。纤维肠镜检查为慢性溃疡性结肠炎。

临证思路：按患者主症，腹痛下利赤白，里急后重，当属痢疾，病经 6 载，反复发作似久痢或休息痢。目前仍有发热，热不高而缠绵不退，颇似内伤发热，良由肠腑湿热未尽，气血不和，营卫失调。病久脾胃虚弱，气血生化之源不足，本虚标实，虚实夹杂。考虑此病适宜先标后本，清化肠腑湿热，调和营卫气血。但究属久痢反复，腹痛隐隐，舌苔不甚腻，肠中积滞不甚，故不必祛积守滞如槟榔、枳实、硝黄之类。

选方用药：炒防风 10g，苦参 10g，煨木香 10g，炒当归 10g，白头翁 15g，北秦皮 15g，地榆 15g，仙鹤草 15g，青蒿 15g，焦山楂 15g，建曲 15g，炙甘草 3g，炒白芍 20g，谷芽 30g。7 剂，每日 1 剂，水煎服。

用药分析：方取白头翁汤、香参丸、芍药汤复方加减。有腹痛下利红白，里急后重症状明显；或病久复发，一般用药而效果不著者，脉不缓，无歇止。短时用苦参，量稍大，服 5~10 剂即宜减量，与煨木香相配，其效优于香连丸。既用苦参，即不必再用黄连、黄柏，故白头翁汤仅选用白头翁与秦皮 2 味。重用白芍，配以当归、甘草、木香，取洁古芍药汤调气缓急和血。加防风以祛风胜湿，伍白芍则抑肝而鼓舞脾胃。青蒿和解清热。焦山楂、建曲、谷芽消滞健脾养胃。

二诊：服 7 剂后，身热形寒症状好转，体温下午为 37.3℃，晨间 36.4℃。大便每日 5~6 次，脓血显著减少，但腹痛仍然，便前为著，里急后重减而未除。舌象同前，脉数不著。

临证思路：服药后症已改善，肠腑湿热气滞等病理因素已渐缓解，可减苦参之量，以健脾益气为主，温脾肾，助命火，从本图治。

选方用药：原方中加石榴皮 20g，炮姜炭 5g，苦参改为 5g；去炒防风、炒当归，每日 1 剂。

用药分析：减苦参之量，加石榴皮、炮姜炭酸辛相合，敛温并配。

三诊：续服 14 剂后，体温正常；大便每日 2～3 次，无脓血及里急后重，腹痛也有显著好转，精神食欲亦见改善，舌质偏淡，舌苔薄白，脉细。考虑肠腑湿热渐去，久利脾虚，命火不足，转从健脾益气，佐以温肾抑肝与清化之品治之。

选方用药：藿香 10g，焦白术 10g，益智仁 10g，补骨脂 10g，炒山药 20g，炒白芍 20g，炙甘草 3g，茯苓 15g，焦扁豆衣 15g，焦建曲 15g，地榆 15g，仙鹤草 15g，黄连 2g。初时每日 1 剂，10 日后隔日 1 剂，1 日煎服 3 次。

用药分析：继以健脾益气为主，佐以益智仁、补骨脂温脾肾而助命火，从本图治。复加小量黄连，以制温药之性而寓反佐之意，药后尚合病机。

共服 30 剂，诸症均平，食欲显著改善，腹痛不著，大便每日 1 次，偶有 2 次，已逐渐成形。以后，每周服 2 剂，巩固治效，历 3 个月停药。自诊治以来，慎饮食起居，配合甚好。随访 1 年余，其间仅反复 1 次，因 2 个月前饮食稍冷而致便泻数次、腹微痛，大便无脓血，服最后方药 5 剂后，症状均得控制。

二、朱良春

1. 学术观点

（1）病机认识：本病属中医"大瘕泄""下利""脏毒"范畴，慢性者缠绵难愈，亦称久利。

病位在肠，相关多脏：肺与大肠相表里；脾胃为升降之枢纽，肝司疏泄，脾主运化，肝气横逆太多则伤脾，运化失司，痛泄由生。本病"肝郁脾弱乃其本，痰瘀滞留乃其标"。

（2）治法心得：久泻归于脾虚，久泻病在气机。治疗上注重运枢机，制肝木，健脾胃，化痰瘀，涩滑脱。

2. 经典医案

医案一　郭某，男，38 岁。

主诉：泄泻 2 年。

现病史：起病 2 年，泄泻 1 天多达 20 余次，少则 10 余次，肠鸣不停。做乙状镜检，确诊为溃疡性结肠炎。多次住院，中西药治疗罔效。诊见面色苍黄，神疲乏力，形体消瘦，纳呆肠鸣，腹泻有黏冻，无里急后重，时有失禁不固，舌尖红苔腻，脉细。证属脾虚湿热。方用仙桔汤加减。

选方用药：仙鹤草 30g，桔梗 8g，白槿花 12g，炒白术 12g，乌梅炭 5g，诃子肉 12g，炙黄芪 15g，党参 10g，升麻 5g，柴胡 5g。每日 1 剂，共 4 剂。

用药分析：本方选仙鹤草为主药，乃因仙鹤草涩中有补，轻灵止泻，止中寓通，强壮强心，补脾健胃，对慢性泻痢虚实夹杂者有标本同治之功；桔梗辛苦甘平，以其辛制其肝，开其肺，以其涩去其脱，除其滑。盖肺气开则腑气通，故能治腹痛、下利、久泻。白槿花轻清滑利，能利能辟，拨动气机，上清肺热，下利水道，消积导滞，凉血和营，消肿排脓，止泻止利，对清化下焦湿热颇有速效，故有消炎、退热、抗菌、通淋、止泻、止利等功。乌梅炭、诃子肉收涩固脱。另予炙黄芪、党参、白术、升麻、柴胡，合补中益气汤之意，健脾益气，升阳止泻。

二诊：大便好转，日 1～2 次，黏冻消失，精神明显好转。久泻大便杂有黏冻，当有湿热留恋。脾运失常，气机阻滞，则纳呆肠鸣。脾胃虚弱，气化失常，清浊不分，水谷不化，则便次增多。如泄泻不爽，则内有积滞阻碍气机。肝强脾弱，则弦脉独见于右关，按之细弱。守原方再进 14 剂，愈后用参苓白术丸、香砂六君子丸各 500g 守服，以恢复脾胃功能。

原方再进 10 剂，诸症全除。

医案二 张某，男，45 岁，教师。

首诊：2016 年 4 月 11 日。

主诉：左下腹隐痛伴便脓血 3 个月。

现病史：外院纤维结肠镜示：肠黏膜充血，水肿，下段结肠可见大小不同的浅溃疡，表面有脓性分泌物渗出。西医诊断为慢性溃疡性结肠炎。患者诉已规律服用"美沙拉秦肠溶片""复方谷氨酰胺"1 个多月，症状无明显减轻。自觉午后肛门坠胀感明显，大便不成形，黏液脓血便，大便次数为 1 日 4～5 次，口干口苦。舌红，苔黄腻，舌边尖齿痕明显，脉濡。脾虚湿热，治以健脾利湿，方用仙桔汤合异功散加减治疗。

选方用药：仙鹤草 30g，桔梗 15g，生白芍 30g，乌梅 10g，黄连 9g，川木香 10g，槟榔 15g，蒲公英 30g，党参 30g，黄芪 30g，白术 15g，茯苓 20g，茜草 15g，海螵蛸 15g，生陈皮 10g，生甘草 6g。共 7 剂，水煎服，日 1 剂。

用药分析：证属脾虚湿热。方中仙桔汤以仙鹤草为主药，止泻止利，兼以补虚；配伍辛平之桔梗，开其肺，去其脱，除其滑。桔梗配槟榔，一升一降，恢复枢机转运。乌梅、甘草泻木制肝，缓急止痛；白术、木香健脾调气，配伍黄芪、党参、陈皮、甘草健脾益气；黄连、蒲公英清利湿热，茜草凉血活血，海螵蛸收敛止血。

二诊：2016 年 4 月 18 日。

患者诉大便次数明显减少，排便不尽感减轻，脓血便现以胶冻样黏液为主。效不更方。原方基础上加干姜 15g，肉桂 10g。7 剂，水煎服，2 日 1 剂。

用药分析：加干姜、肉桂，达"少火生气"之意。

三诊：2016 年 5 月 5 日。

患者诸症悉平，面色渐润，偶有辛辣饮食后小腹隐痛。效不更方，嘱患者忌辛辣、生冷。继服原方巩固治疗 5 剂。

随访半年，病未再发，肠镜复查结果正常。

三、李佃贵

1. 学术观点

（1）病机认识：本病病位在肠，与肝、脾、肾密切相关。脾虚为本，浊毒为标。脾虚则升降功能失调，顽痰宿食阻滞肠间，大肠传导功能失常，痰湿久羁大肠而不去，日久郁热内生，浊热弥散入血而为毒。浊毒与气血壅滞肠腑，肠道脂膜、血络受损，化腐成脓而成脓血。同时浊毒与气血相干，气滞络阻，血不养经，相互为患，难以清除，导致疾病缠绵难愈。

（2）治法心得："三季论"因时制宜。长期的临床经验总结发现，惊蛰、大暑、寒露为本病发作和加重的高发期。在这三个节气之前提前进行干预性治疗，在本病的治疗中可以起到缓解病情，增加疗效，缩短病程，降低复发率的效果。化浊解毒贯穿治疗始终。内外兼治，灌肠用药可选白头翁、蒲公英、秦皮、地榆、当归、薏苡仁、土茯苓、五倍子、儿茶、三七粉。

2. 经典医案

医案一 王某，男，46 岁。

首诊：2014 年 9 月 15 日。

主诉：腹痛腹泻 3 年余。

现病史：患者 3 年前因饮食不节，出现便前腹痛、腹泻，继而出现黏液脓血，每日 5~6 次，就诊于当地医院，诊断为 CUC。服用美沙拉嗪肠溶片、诺氟沙星胶囊等西药治疗，病情时轻时重。2 周前因情绪不畅致病情加重，自服药物治疗，症状改善不明显，遂来就诊。现症见腹痛、腹泻，伴黏液脓血，每日 6~8 次，里急后重；口苦明显，乏力，纳呆，夜寐差，小便可。舌红，苔黄厚腻，脉弦滑。查电子结肠镜示：CUC，降结肠、直肠、乙状结肠黏膜充血、水肿、糜烂，附着脓血性分泌物。

临证思路：中医诊断：痢疾，浊毒内蕴证；西医诊断：CUC。本患者因饮食不节，损伤脾胃，脾失运化，胃受纳失司，浊毒内生，下注大肠，气机运行不畅，不通则痛，则见腹痛不适；大肠传导功能失常，则见腹泻、黏液；气滞血瘀，脂络受伤，遂成脓血；浊毒下注，则见里急后重；浊毒上蒸于口，可见口苦；胃受纳失常，则见纳差；浊毒扰心，则见寐差。谨守病机，治以化浊解毒，理气和血。

选方用药：白头翁 20g，秦皮 15g，白花蛇舌草 12g，茵陈 15g，黄连 15g，半枝莲 12g，当归 15g，白芍 20g，苦参 12g，地榆 15g，大蓟 12g，三七粉（冲服）2g，广木香 9g，败酱草 12g，儿茶 6g，墨旱莲 30g，仙鹤草 30g。日 1 剂，水煎取汁 300mL，分早、晚 2 次温服，共 14 剂。

用药分析：方用白头翁清热解毒，凉血止利；茵陈、败酱草、黄连、秦皮清热化浊解毒；白花蛇舌草、半枝莲攻毒散浊解毒；当归养血和血；三七粉活血止血；白芍柔肝缓急止痛；广木香理气止痛；地榆凉血止血，仙鹤草收敛止血；墨旱莲滋阴补肾；大蓟凉血止血；儿茶敛疮生肌，利湿止血。诸药相合，使浊邪得化，毒邪祛除，瘀血不留，肠络畅通，从而症状好转。浊毒久蕴，伤阴耗液。因此在缓解期化浊解毒的同时，加以补肾滋阴之法，方证相依，药到病除。

二诊：2014 年 9 月 29 日。

服药后自觉腹痛腹泻减轻，里急后重感减轻，黏液脓血较前减少，大便每日 4～5 次，腹胀、口苦减轻，纳增，夜寐好转。舌红，苔黄腻，脉弦滑。前方加减。在原方的基础上去大蓟、儿茶，加用厚朴 12g，豆蔻 12g，共 14 剂。煎服同前。

用药分析：首诊里急后重减轻，黏液脓血减少，故酌减收涩止血之药；加豆蔻、厚朴醒脾和胃，行气化浊。

三诊：2014 年 10 月 13 日。

腹痛明显好转，大便每日 2～3 次，可见黏液，无里急后重，阵阵烘热，纳食一般，夜寐稍差。舌红，苔中后部薄黄微腻，前部少苔，脉弦细。

临证思路：病情迁延日久，耗伤阴血，舌红，苔中后部薄黄微腻，前部少苔，考虑存在阴液亏乏，故化浊解毒同时不忘养阴。

选方用药：白花蛇舌草 12g，半枝莲 12g，秦皮 15g，黄柏 15g，当归 15g，佩兰 9g，白芍 20g，三七粉（冲服）2g，百合 20g，乌药 12g，五味子 6g，石斛 12g，沙参 15g。共 14 剂，煎服同前。

用药分析：三诊患者阵阵烘热、苔少、脉弦细，提示湿热浊毒日久伤阴，邪却正虚，阴伤之时，伍以五味子、石斛、沙参等药养阴。

四诊：2014 年 10 月 27 日。

腹痛不明显，大便不成形，每日 1～2 次，无里急后重，偶见黏液，无脓血，纳可，寐安。舌红，苔薄白，脉弦滑。复查电子结肠镜示：直肠黏膜充血，余未见异常。为巩固疗效，三诊方 14 剂，改为 2 日 1 剂，余同前。

继守上法随症加减治疗 3 个月后，复查电子结肠镜示正常。1 年后随访，未见明显不适。

医案二　某患者，女，54 岁。

主诉：腹泻、腹痛、黏液脓血便间断发作 5 年，加重 1 周。

现病史：患者因 5 年前因饮食失节，复加长期精神抑郁而致腹泻、腹痛，便中少量黏液、脓血，肠镜检查示溃疡性结肠炎，经住院治疗后症状好转。5 年来间断发作，近 1 周因情志不畅，前述症状加重，现主症：腹痛，腹泻，一天 2～4 次，糊状色黄褐而臭秽带少量黏液脓血。肛门灼热，平时烦热口渴，小便短黄，舌紫苔黄腻，脉滑数。

临证思路：中医诊断：泄泻。证型：浊毒内蕴。治法：化浊解毒。患者由于饮食失节，情志不畅，致使脾胃升降失司湿浊内阻，久而化生浊毒。浊毒内蕴，阻碍气机，水谷不化，清浊不分，故大便溏泄；阻碍血脉故舌紫，而肠道内呈溃结改变。湿热下注，故肛门灼热，粪便色黄褐而臭，带有黏液、脓血，小便短黄。浊毒循道上蒸，故烦热口渴，舌苔黄腻。

选方用药：藿香 15g，佩兰 12g，黄连 15g，白头翁 15g，秦皮 12g，延胡索 15g，白芷 15g，当归 12g，川芎 9g，白芍 20g，白术 10g，川厚朴 9g，枳实 12g。每日 1 剂，水煎取汁 300mL 分早、晚 2 次服。

用药分析：方中藿香味辛，性微温，归脾、胃、肺经，《本草正义》谓其"清芳微温，善理中州湿浊痰涎，为醒脾快胃、振动清阳之妙品"。功能醒脾和胃，开胃进食，和中止呕，解暑祛湿。佩兰味辛，性平，既能表散暑邪，又能宣化湿浊和中而定痛。二药均为芳香化湿浊要药，相须为用则芳香化浊之功益彰。黄连大苦大寒，为除湿热之佳品，长于清胃肠之湿热，可泻火解毒、清胃止呕、解渴除烦、消痞除满，《别录》谓其能"调胃厚肠"；白头翁、秦皮均味苦，性寒，都归大肠经，具有清热解毒、凉血止利之功。三药相伍，能很好地祛湿热浊毒之邪，诸症较快缓解，并使损伤的肠黏膜逐渐得到修复。延胡索、白芷解痉止痛。当归、川芎、白芍、白术共奏活血、养血止痛健脾之功。厚朴、枳实下气除满。诸药合用，共奏化浊解毒和胃之功。

二诊：患者服药 14 剂后，腹痛、腹泻明显减轻，大便仍为糊状带少量黏液、脓血而臭秽程度好转，每日 1~2 次。肛门灼热感、烦渴程度好转，小便仍短黄。舌紫好转，苔薄黄腻，脉滑。以上症状减轻及舌苔、脉象改变视为浊毒已稍解，而仍有湿热。上方加黄柏 15g，葛根 15g，炒莱菔子 15g。

用药分析：加黄柏以清下焦湿热，祛浊毒。葛根生津止渴，升阳止泻。炒莱菔子理气除胀，降气化浊。

三诊：患者继服 14 剂后，腹痛、腹泻、肛门灼热感基本消失，大便基本成形偶带黏液脓血，每日一二行。烦渴程度减轻。小便短黄减轻。偶于饮食不慎或受寒后腹痛、腹泻。诸症均解，然而患者病程较长，故效不更方以巩固疗效。继服 14 剂后，临床症状基本消失。考虑患者肠镜结果为溃疡性结肠炎，此种疾病为肠道免疫炎性疾病，多呈反复发作的慢性病程，故建议患者坚持服药治疗 1 年。1 年后复查肠镜结果显示：慢性结肠炎。

医案三　徐某，男，33 岁。发病节气：寒露。

首诊：2007 年 10 月 18 日。

主诉：间断性腹痛 4 年，加重 1 周。

现病史：患者于 4 年前无明显诱因出现便前腹痛，未予重视。自服诺氟沙星等药物治疗，症状时轻时重。1 周前因生气致腹痛、腹泻加重，予诺氟沙星等口服，症状无明显好转，故来我院就诊。肠镜检查示溃疡性结肠炎。刻诊：腹痛，脓血便每日 10 余次；伴里急后重，口干口苦，周身乏力；纳呆，寐差，小便黄。舌红，苔黄厚腻，脉弦滑。既往体健。查体：腹平软，左下腹及小腹压痛明显，无反跳痛及肌紧张，肝脾未触及。

临证思路：中医诊断：腹痛（湿热内蕴，气滞血瘀）；西医诊断：①末端回肠炎；②溃疡性结肠炎（全结肠型）。患者因情绪不畅，气机郁滞不通，气滞湿阻，郁久化热，湿热内蕴，腑气不通，不通则痛；气郁日久，血脉郁滞，不通则痛；久病入络，血脉郁滞，迫血妄行，故随病情进展可见大便带血。舌红，苔薄黄微腻，有齿痕，脉沉弦细均是湿热内蕴，气滞血瘀之象。治宜清利湿热，行气化瘀。

选方用药：黄连 15g，白头翁 15g，地榆 15g，白花蛇舌草 15g，败酱草 12g，蔻仁

（后下）12g，砂仁（后下）15g，扁豆 15g，广木香 9g，当归 9g，川芎 9g，诃子肉 15g，白芍 30g。7 剂，水煎服。

用药分析：黄连、白头翁、白花蛇舌草、败酱草清热解毒，地榆凉血解毒，蔻仁、砂仁、白扁豆醒脾化浊，木香调气，当归、川芎养血活血，白芍缓急止痛，诃子肉收涩止利。

二诊：服药后腹痛明显减轻，仍有脓血便，每日 3~4 次，里急后重基本消失；偶有口干口苦，纳食增加，夜寐好转。舌红，苔薄黄，脉弦滑。浊毒内蕴大肠，气机不畅，日久瘀血阻络。故在化浊解毒基础上佐以活血行气。

选方用药：黄连 15g，白头翁 15g，地榆 15g，白花蛇舌草 15g，败酱草 12g，蔻仁（后下）12g，砂仁（后下）15g，扁豆 15g，广木香 9g，荔枝核 15g，厚朴 12g，三七粉（冲服）2g，大黄 6g。共 14 剂。同时配合耳穴贴压。

三诊：腹痛基本消失，大便每日 1~2 次，偶有黏液，无里急后重，但伴午后发热、五心烦热、周身乏力；纳食一般，夜寐稍差；舌红、苔少，脉弦细。浊毒内蕴日久，伤及阴液而见阴虚之证，故治以化浊解毒养阴。

选方用药：百合 20g，乌药 12g，乌梅 12g，五味子 6g，石斛 12g，蔻仁（后下）6g，佩兰 9g，黄连 15g，蒲公英 15g，白花蛇舌草 15g，败酱草 15g，白术 9g，三七粉（冲服）2g。水煎服，共 14 剂。

四诊：稀便，每日 1~2 次，无里急后重；纳可，寐安；舌红、苔薄白，脉弦滑。复查电子肠镜示乙状结肠黏膜充血，余未见异常。为巩固疗效，又予原方 14 剂，2 日 1 剂；配合耳穴贴压，2 日 1 次。

1 年后随访，疾病未见复发。

（沈洪　朱磊）

参考文献

［1］李乾构，周学文，单兆伟. 中医消化病诊疗指南［M］. 北京：中国中医药出版社，2006.

［2］张声生，李乾构，沈洪，等. 溃疡性结肠炎中医诊疗共识（2009）［J］. 中国中西医结合杂志，2010（5）：527–532.

［3］陈治水，危北海，张万岱，等. 溃疡性结肠炎中西医结合诊疗指南（草案）［J］. 中国中西医结合消化杂志，2011（1）：61–65.

［4］张声生，沈洪. 溃疡性结肠炎中医诊疗专家共识意见［J］. 中华中医药杂志，2017，32（8）：3585–3589.

［5］Jostins L，Ripke S，Weersma R K，et al. Host–microbe interactions have shaped the genetic architecture of inflammatory bowel disease［J］. Nature，2012（491）：119–124.

［6］中华医学会消化病学分会炎症性肠病学组. 炎症性肠病诊断与治疗的共识意见［J］. 中华消化杂志，2018，28（5）：292–311.

［7］程爵棠. 单方验方治百病［M］. 北京：人民军医出版社，2006.

［8］郑益民. 常见病单方验方［M］. 福州：福建科学技术出版社，1997.

［9］黄晓燕，陈广文，陈然，等. 中医药治疗溃疡性结肠炎的机制及进展［J］. 广西中医药，2018，41（5）：73–76.

[10] 毛堂友, 胡立明, 孙中美, 等. 溃疡性结肠炎中医药治疗进展 [J]. 辽宁中医药大学学报, 2018, 20 (11): 59-62.

[11] 韦宜宾, 刘锟荣, 陈国忠. 中药治疗溃疡性结肠炎研究进展 [J]. 辽宁中医药大学学报, 2015, 17 (3): 222-224.

[12] 屈伟荣, 宋玉英. 中药足浴配合中药保留灌肠治疗慢性溃疡性结肠炎的疗效观察 [J]. 中国医药指南, 2013, 11 (15): 685-686.

[13] 宋咏梅. 耳疗·手疗·足疗 [M]. 上海: 上海科学技术出版社, 2004.

[14] 北京中医药大学针灸学院. 中国特种针法 [M]. 北京: 北京科学技术出版社, 2007.

[15] Magro F, Gionchetti P, Eliakim R, et al. Third european evidence-based consensus on diagnosis and management of ulcerative colitis part 1: definitions, diagnosis, extra-intestinal manifestations, pregnancy, cancer surveillance, surgery, and ileo-anal pouch disorders [J]. Journal of Crohn's and Colitis, 2017, 11 (6): 649-670.

[16] 徐景藩. 溃疡性结肠炎反复发作的防治对策 [J]. 江苏中医药, 2006 (1): 14-15.

[17] 张良宇, 陆为民. 徐景藩治疗溃疡性结肠炎经验 [J]. 中医杂志, 2018, 59 (23): 1993-1995.

[18] 徐景藩. 徐景藩脾胃病临证经验集粹 [M]. 北京: 科学出版社, 2015.

[19] 卢祥之. 国医大师徐景藩经验良方赏析 [M]. 北京: 人民军医出版社, 2013.

[20] 邱志济, 朱建平, 马璇卿. 朱良春治疗慢性结肠炎临床经验和特色——著名老中医学家朱良春临床经验系列之十九 [J]. 辽宁中医杂志, 2001 (7): 399-400.

[21] 朱建平. 朱良春精方治验实录 [M]. 北京: 中国科学技术出版社, 2017.

[22] 施惠英, 朱良春. "仙桔汤" 治疗慢性溃疡性结肠炎32例 [J]. 江苏中医药, 2003 (11): 35-36.

[23] 李佃贵, 张素钊, 朱峰, 等. 溃疡性结肠炎病变要素——浊、毒的浅析 [J]. 陕西中医, 2008 (4): 510-511.

[24] 杜艳茹, 崔健从, 李佃贵. 李佃贵教授立足 "浊毒观与三季论" 论治溃疡性结肠炎 [J]. 中医临床研究, 2015, 7 (14): 52-54.

[25] 娄莹莹. 李佃贵从浊毒论治溃疡性结肠炎 [N]. 中国中医药报, 2017-08-25 (005).

[26] 冯金萍. 李佃贵教授治疗慢性非特异性溃疡性结肠炎的经验 [J]. 河北中医, 2009, 31 (10): 1447-1448.

[27] 杜艳茹, 张纨, 王延峰, 等. 李佃贵从浊毒论治溃疡性结肠炎 [J]. 上海中医药杂志, 2009, 43 (2): 7-8.

第三节 肠结核

【概述】

结核病是由结核分枝杆菌引起的传染病, 几乎所有的人体组织、器官均可发病, 其中最常见的是肺结核。2013年, 世界卫生组织统计中国结核病年新发患者数约为82万, 其中肺外结核占3.8%。肠结核是肺外结核中较常见的一种, 临床表现缺乏特异性, 容易漏诊、误诊、贻误治疗。其好发部位为回盲部, 亦称为回盲部结核, 其次少见于空肠、回肠、升结肠、横结肠、降结肠，更罕见的是多部位结核。本病发病年龄多为青壮年，女性稍多于男性。肠结核属中医"肠痨"范畴。此外，"腹痛""泄泻""内伤发热"等病证亦与本病有关。

【病因病机】

一、中医认识

1. 致病因素

（1）感受痨虫：正气本虚，寒温不调，痨虫乘虚侵袭，与肠中有形之邪互结；或痨虫自肺侵入大肠，肠道脉络受损，郁而化热，腐蒸气血，正邪交争于大肠，大肠传导失司，日久邪盛正损而见阴阳气血亏虚之证。

（2）正气亏虚：本病或因先天不足，或因后天失养，病后、饮食、情志所伤，以致正气亏虚，表现为气、血、阴、阳亏虚，或脾肾阳虚，或肺肾阴虚，或阴阳气血均不足；复因感染痨虫，痰浊壅积，化热生湿，损及脏腑，则致病程迁延，病情复杂而见本虚标实之证。

2. 病机

脾虚失运，气血瘀滞，肠腑受病是肠痨的基本病机。本病的主要病变部位在大小肠，脾虚湿盛是诱发本病的重要因素。外湿内侵，损伤脾胃，运化失常，《素问·阴阳应象大论》云"湿胜则濡泻"；或脾肾阳虚，水谷不化精微，湿浊内生，混杂而下，发生泄泻，正如《景岳全书·泄泻》所言："泄泻之本，无不由于脾胃。"脾虚失运，可造成湿盛，而湿盛又可影响脾的运化，故脾虚与湿盛是相互影响，互为因果的。脾肾阳虚，寒凝气滞，脏腑经络失养，不通则痛，出现腹痛；气滞又可导致血瘀内阻而形成积聚；若凝聚成积则腑气不畅，则可出现便秘；或因肾本不固，阴阳两亏，气血虚弱，寒气凝聚小肠而呈阴寒证；寒湿凝滞日久，蕴毒溃蚀肠腑，腐肉成脓，甚则穿溃成瘘。

本病初起常为气滞、痰凝、血瘀；病久则可出现正气亏虚、生化不足，或气阴两虚、阴阳两虚的表现。

二、西医认识

1. 病因及发病机制

90%以上肠结核由人型结核杆菌引起。此外，饮用未经严格消毒的乳制品可因牛型结核杆菌而致病。其感染途径主要有以下几种。

（1）胃肠道感染：结核杆菌侵入肠道的主要途径。患者常为开放性肺结核，由于吞咽了自身含有结核杆菌的痰液而致病。或者经常与开放性肺结核患者共餐，缺乏必要的消毒隔离措施而致病。结核杆菌进入肠道后多在回盲部引起病变，这是因为：①正常生理情况下，肠内容物通过回盲部括约肌之前滞留于回肠末端时间较长。此外，结肠近端常有反蠕动，使肠道内容物在盲肠停留时间更久，这样结核杆菌与肠道黏膜接触机会多，增加了肠黏膜的感染机会。②回盲部有丰富的淋巴组织，而结核杆菌容易侵犯淋巴组织。

（2）血行播散：粟粒性肺结核患者约83.3%有肠结核，提示血行播散亦为肠结核的感染途径。

（3）直接蔓延：腹腔内结核病灶，如女性生殖器官结核和肾结核可直接蔓延而引起肠结核。

结核病的发病是人体和结核杆菌相互作用的结果，上述途径获得感染仅是致病条件，只有当入侵的结核杆菌数量多、毒力强，而人体免疫功能降低、肠道功能紊乱、局部抵抗力降低时才会发病。结核杆菌定居于黏膜腺体深部，引起局部炎症，再经巨噬细胞到达黏膜下层，使病变深化，或在集合淋巴结内形成特异性病变。肠结核、肠系膜淋巴结结核、结核性腹膜炎合称腹腔结核，但结核性腹膜炎不大可能是肠结核的来源，而肠结核致肠穿孔却可引起结核性腹膜炎。

2. 病理分型

（1）溃疡型肠结核：首先发生在肠壁的集合淋巴组织和孤立淋巴滤泡，呈充血、水肿，以后渗出性病变逐渐加重，且常伴有干酪样坏死。肠黏膜因坏死脱落而形成小溃疡，渐趋融合增大，出现边缘不规则的潜行溃疡。其深浅不一，基底可达肌层或浆膜层，并且累及其周围腹膜或邻近肠系膜淋巴结，引起局限性结核性腹膜炎或肠系膜淋巴结结核。因肠溃疡发展较慢，常与肠外邻近组织发生粘连，因此急性穿孔少见。慢性穿孔多形成腹腔脓肿或肠瘘。组织遭受严重破坏后，代以大量瘢痕组织，从而可引起不同程度肠腔狭窄，但引起肠梗阻者仅少数。由于动脉管壁增厚，内腔狭窄，甚至闭塞而致闭塞性内膜炎，故因溃疡而致的大出血少见。

（2）增生型肠结核：此型在临床上少见，它的发生多因患者免疫力强，感染菌量少而毒力低。病变多局限于盲肠，有时可累及到结肠近端或回肠末端，黏膜下层及浆膜层有大量结核性肉芽组织和纤维组织增生，使肠壁增厚、变硬，肠腔变窄而引起肠梗阻。

（3）混合型肠结核：同一患者既有溃疡型肠结核的病理变化，又有增生型肠结核的病理变化，称为"混合型肠结核"，或称为"溃疡增生型肠结核"。其病理变化为两型的综合。

【诊断与鉴别】

一、中医诊断

1. 辨证要点

（1）辨病性：本病表现为本虚标实。本虚常为气、血、阴、阳不足，可表现为气阴亏虚、阴阳两虚等证候；标实为气滞、血瘀、痰凝。故应辨清虚实、是否相互兼夹及其主次关系。

（2）辨病位：本病的病变部位主要在肠，在病变过程中可能涉及其他脏腑，故应辨别病位是否仅局限于肠，或已经"辗转"于其他脏腑，尤其是重点关注脾与肺、肾的关系。

（3）辨主症：肠痨以腹痛、排便习惯改变、腹部包块及低热、盗汗等肠外结核表现为其特点，故应辨别症状间的轻重缓急，以便在治本的基础上缓解症状，减轻痛苦。

2. 病机辨识

结核杆菌感染肠腑，使气血阻滞，肠腑传导失职，故腹痛泄泻。久泻不止，必伤脾肾，脾虚失运则化生不足，肾气亏虚则封藏不固，故虚象环生。肠结核不同病理类型的常见证型亦有不同，溃疡型肠结核以气阴两虚型、脾肾阳虚型多见；增生型肠结核以痰凝血瘀型、寒凝气滞型多见；混合型肠结核以正虚邪实型多见。

二、西医诊断

1. 诊断

（1）临床表现：本病起病缓慢，早期症状和体征不明显，如与肠外结核并存，其临床表现常因被掩盖而易忽视。典型者可有腹痛、腹泻、便秘，或腹泻与便秘交替出现，以及低热、盗汗等全身结核毒血症状，部分还会出现恶心、呕吐、腹胀。肠结核患者由于长期食欲不振，食量减少，可出现明显体重下降，甚至贫血等一系列营养障碍的表现。

常见体征是右下腹部可触及包块，有压痛。合并有肠梗阻、肠穿孔、局限性腹膜炎时，依病变发生的部位及严重程度，可出现不同体征，如肠型、局部压痛及反跳痛，甚至全腹压痛、反跳痛等。

（2）辅助检查：

①实验室检查：半数以上患者血象有贫血表现；血沉明显增快，可作为评估结核病活动程度的指标之一；粪常规可见少量脓细胞与红细胞；结核菌素试验呈强阳性，或 γ - 干扰素释放试验阳性有助于本病诊断。

②结肠镜检查：内镜下可见回盲部等处黏膜充血、水肿、溃疡形成，大小及形态各异的炎性息肉，肠腔变窄等。病灶处活检发现肉芽肿、干酪样坏死或抗酸杆菌可确诊。

③X 线钡剂灌肠：溃疡型肠结核，钡剂于病变肠段呈现激惹征象，排空很快，充盈不佳，而在病变的上、下肠段钡剂充盈良好，称为"X 线钡剂激惹征"；增生型者，肠黏膜呈结节状改变，肠腔变窄，肠段缩短变形，回肠和盲肠的正常角度消失。

④CT 表现：CT 检查受扫描方向、肠道活动、肠道准备等因素影响，不易判断十二指肠水平段、空回肠病灶及较小的肠结核病变。表现多为肠壁环形增厚，少数见盲肠内侧偏心性增厚、回盲瓣增厚，可呈肠道跳跃性改变，增强后呈均匀强化为主。CT 亦可发现合并腹内肠外结核，特别是淋巴结结核，表现为环形或多环状强化的肿大淋巴结，少数见钙化性淋巴结，有助于肠结核的诊断。

（3）诊断标准：出现以下情况应考虑本病：

①中青年患者有肠外结核，主要是肺结核。

②有腹痛、腹泻、便秘等消化道症状，并伴发热、盗汗等全身症状。

③腹部尤其是右下腹部有肿块，伴或不伴压痛，或出现原因不明肠梗阻。

④X线钡剂检查，对肠结核的诊断有重要价值。检查显示溃疡型回盲部炎症所致激惹征象，或增生型病变所致的充盈缺损与狭窄等征象。

⑤结肠镜检查发现主要位于回盲部的炎症、溃疡、炎性息肉或肠腔狭窄。

⑥结核菌素试验强阳性或 γ - 干扰素释放试验阳性。

如病理活检发现干酪性肉芽肿，具有确诊意义；活检组织中找到抗酸杆菌有助于诊断。对高度怀疑肠结核的病例，如抗结核治疗 2 ~ 6 周内症状明显改善，2 ~ 3 个月后结肠镜检查病变明显好转，可做出肠结核的临床诊断。

（4）并发症：

①肠梗阻：为本病最常见的并发症之一，多见于增生型肠结核，以部分性梗阻多见。梗阻的主要原因是肠壁增厚和溃疡愈合后出现的疤痕，使肠管扭曲或变窄。

②肠穿孔：主要为亚急性及慢性穿孔，可在腹腔内形成脓肿，破溃后形成肠瘘。脓肿多发生于右下腹部，肠瘘愈合困难，可造成患者严重营养障碍。严重者，可由穿孔并发腹膜炎、感染性休克而死亡。

③肠出血：较少见，当结核病变侵蚀大血管时，偶可引起大出血。

④其他并发症：腹膜炎、肠粘连、肠套叠和收缩性憩室等。

2. 鉴别

（1）克罗恩病：回盲部克罗恩病与肠结核鉴别相对困难。鉴别要点主要包括：①无肠外结核证据；②有缓解与复发倾向，病程一般更长；③X线发现病变虽以回肠末段为主，但可有其他肠段受累，并呈节段性分布；④更多并发瘘管或肛门直肠周围病变；⑤抗结核药物治疗无效；⑥临床鉴别诊断有困难而行剖腹探查者，切除标本及周围肠系膜淋巴结均无结核证据，具有肉芽肿病变而无干酪样坏死，镜检与动物接种均未发现结核分枝杆菌。

（2）阿米巴病或血吸虫病性肉芽肿：既往有相应的感染史，粪便检查可发现有关病原体或虫卵，结肠镜检查有助鉴别诊断，相应特异治疗有明显疗效。

（3）右侧结肠癌：两者均可出现腹痛、腹泻、纳差、消瘦及周身不适等症状，但结肠癌多见于 40 岁以上，无肠外结核证据与结核中毒症状，呈进行性发展，结肠镜及活检可明确诊断。

【治疗】

一、中医治疗

1. 治疗原则

本病多由肺结核或其他肠外结核而来，故治疗当以补虚固本和杀灭痨虫为基本原则，应根据患者证型的不同及体质差异来调补阴阳气血，增强患者免疫力，改善体质，同时应积极杀虫，去除病因。只有通过补虚泻实，才能从根本上治疗肠痨。

2. 辨证论治

（1）脾虚气滞证

症状表现：腹痛腹胀，喜暖喜按，肠鸣泄泻或排便困难，大便溏薄不实，纳差乏力，面色萎黄。舌淡胖，苔白，脉沉细无力。

病机分析：痨虫侵袭，阻滞气机，升降失司，久而耗伤正气，脾气亏虚，故腹痛腹胀；中阳亏虚，疼痛得温则舒，得按则减；气机阻滞，升降失司，清浊不分，故肠鸣泄泻或排便困难；脾虚则运化乏力，故大便溏薄不实、面色萎黄、纳差乏力；舌淡胖，苔白或白滑腻，脉沉细无力均为脾虚气滞之征象。

治疗方法：温阳健脾，理气燥湿。

代表方药：厚朴温中汤（《内外伤辨惑论》）加减。党参18g，苍术12g，白术12g，陈皮12g，厚朴6g，茯苓15g，白扁豆15g，干姜9g，草豆蔻6g，木香6g，炙甘草6g，大枣6g。

随症加减：腹胀食少者，可加枳壳、佛手、莱菔子以理气消胀；久泻不愈，症见短气肛坠、时时欲便，甚则脱肛者，可用补中益气汤健脾升清；胁肋胀痛明显者，加柴胡、白芍、郁金疏肝行气止痛。

（2）痰凝血瘀证

症状表现：腹泻、便秘交替进行，腹胀腹痛，痛如针刺，痛处固定，右下腹可触及包块，女性患者可出现月经不调。舌质黯红，苔薄白，脉弦涩。

病机分析：气机郁滞，气不行血，久而成瘀；或脾虚生湿，湿凝成痰，痰瘀互结；痰瘀阻滞气机，不通则痛，故腹痛腹胀；痰瘀入络，痹阻不移，故痛如针刺、痛处固定；痰瘀凝聚于肠腑及胞宫，故可见包块，女性患者可出现月经不调；肠道清浊不分，升降失司，故腹泻与便秘交替出现；舌、脉均为痰瘀内阻之征象。

治疗方法：消瘀化痰，软坚散结。

代表方药：膈下逐瘀汤（《医林改错》）加减。当归12g，川芎9g，五灵脂9g，桃仁9g，延胡索9g，香附6g，红花9g，枳壳9g，牡丹皮6g，赤芍6g，乌药6g，浙贝母9g，牡蛎15g，三棱9g，莪术9g，炙甘草6g。

随症加减：兼见纳差乏力者，加山楂、神曲消食化滞；刺痛甚者，加丹参、檀香活血止痛；腹胀满、太息者，可合用柴胡疏肝散以疏肝解郁。

（3）气阴两虚证

症状表现：腹痛腹胀，午后潮热，五心烦热，自汗盗汗，少气懒言，消瘦乏力，口干少饮，大便干结。舌红，苔薄白或少苔，脉细数。

病机分析：气阴两虚，脉络不和，故腹痛时作；气虚推动无力则腹胀；阴伤气耗，卫外不固，故午后潮热、热势不高、五心烦热、自汗盗汗；脾虚不运，内有虚热，耗伤营阴，故口干少饮、大便干结、少气懒言、消瘦乏力；舌苔、脉象均为气阴两虚之象。

治疗方法：益气养阴，清热降火。

代表方药：知柏地黄汤（《医宗金鉴》）加减。地黄15g，山药15g，山茱萸9g，牡丹皮 12g，泽泻 6g，知母 12g，黄柏 9g，地骨皮 15g，太子参 20g，白薇 9g，制鳖甲 20g，沙参 15g。

随症加减：眩晕、头痛者，加钩藤、牡蛎平肝息风；潮热、咽干明显者，去泽泻，加银柴胡、胡黄连凉血除蒸；痰中带血者，加白及、仙鹤草、三七止血。

（4）脾肾阳虚证

症状表现：腹痛隐隐，阵发性加剧，大便稀薄，五更泄泻或久泻久利，形寒肢冷，纳差食少，乏力倦怠，腰酸膝软，小便不利。舌淡胖，苔白滑，脉细弱无力。

病机分析：肾阳虚衰，脾土失暖，故腹痛隐隐、阵发性加剧；脾肾阳气虚衰，温煦、运化、固摄作用减弱，故大便稀薄、五更泄泻、久泻久利；阳气虚，阴寒内盛，则形寒肢冷；脾阳不足，失于运化，可见纳差食少、乏力倦怠；肾阳虚，膀胱气化失司，则见腰膝酸软、小便不利；舌淡胖，苔白滑，脉细弱无力，为阳虚阴盛之象。

治疗方法：益气温阳，健脾温肾。

代表方药：附子理中丸（《太平惠民和剂局方》）合四神丸（《证治准绳》）加减。干姜 9g，党参 12g，白扁豆 15g，山药 15g，白术 12g，补骨脂 9g，肉豆蔻 9g，制附片（先煎）6g，吴茱萸 3g，百部 15g，陈皮 6g，炙甘草 6g。

随症加减：潮热盗汗甚者，加青蒿、知母、鳖甲养阴清热；若见寒性便秘者，可加肉苁蓉、肉桂、当归、升麻温阳通便；痰多易咳者，加半夏、苍术燥湿化痰。

（5）寒凝气滞证

症状表现：腹痛暴作，痛势剧烈，可有绞痛，得温痛减，遇寒尤甚，腹部可触及包块，恶寒身蜷，手足不温，口淡不渴，小便清长，大便频数但量少。舌质淡，苔薄白，脉沉紧。

病机分析：寒凝血脉，中阳不振，气机不畅，可见腹痛暴作、痛势剧烈，可有绞痛、便频量少；阴寒内盛，得温痛减，遇寒加重，恶寒身蜷；寒痰聚集于肠腑，故有包块。寒为阴邪，手足不温，口淡不渴，小便清长；舌苔、脉象均为寒凝气滞之象。

治疗方法：温中散寒，理气止痛。

代表方药：阳和汤（《外科证治全生集》）加减。熟地黄 15g，麻黄 9g，鹿角胶（烊化）9g，肉桂 6g，白芥子 6g，炮姜炭 3g，香附 15g，川楝子 9g，枳壳 9g，艾叶 9g，炙甘草 6g。

随症加减：腹痛甚者，加延胡索、乌药、郁金理气止痛；周身疼痛，内外皆寒者，可合乌头桂枝汤祛寒止痛；少腹拘急冷痛，寒滞肝脉者，合暖肝煎温补肝肾，行气止痛。

（6）肝肾阴虚证

症状表现：腹部隐痛，大便秘结，眩晕耳鸣，低热盗汗，男子遗精，女子经少或闭经，舌红少苔，脉弦细。

病机分析：肝肾阴虚，脉络失荣，腹痛隐隐；肠痈久病伤阴，肠燥津枯，大便干结；肝肾阴虚，水不涵木，肝阳偏亢，上扰清窍，故头晕目眩；阴液亏虚，虚火内扰，则低热盗汗；虚火扰动精室，精关不固，则见遗精；阴精不足，血海不充，冲任失养，则月经量少或闭经；舌红少苔，脉弦细等皆为阴虚失濡，虚火内炽之征。

治疗方法：滋补肝肾，养阴清热。

代表方药：济川煎（《景岳全书》）加减。当归9g，牛膝12g，肉苁蓉12g，泽泻9g，枳壳9g，升麻6g，墨旱莲20g，女贞子15g。

随症加减：腹部包块者，加龟甲、鳖甲、水蛭以破血散结；出汗明显者，加浮小麦、麻黄根固表止汗；便秘者，可合增液汤润肠通便。

（7）正虚邪实证

症状表现：右下腹痛甚或全腹皆痛，痛而拒按，腹内结块，推之固定不移，大便时溏时秘，乏力倦怠，潮热盗汗，纳差食少，形体消瘦。舌红苔薄，脉细弱。

病机分析：邪气过盛，侵及机体，腹痛剧烈，痛而拒按，腹内包块，大便时溏时秘；正气不足，素体虚弱，故乏力倦怠、潮热盗汗、纳差食少、形体消瘦；舌象、脉象均为正虚邪实之征象。

治疗方法：益气养阴，化瘀祛邪。

代表方药：异功散（《小儿药证直诀》）合秦艽鳖甲散（《卫生宝鉴》）加减。黄芪15g，党参12g，鳖甲15g，青蒿9g，茯苓12g，白术12g，当归9g，知母9g，秦艽9g，地骨皮9g，白芍9g，百部15g，陈皮6g，乳香6g，没药6g，三棱9g，莪术9g，炙甘草6g。

随症加减：情志抑郁者，加合欢皮、绿萼梅、香附理气解郁；大便稀溏食少者，可去鳖甲，加白扁豆、薏苡仁健脾利湿止泻；肾虚气逆喘息者，加胡桃仁、蛤蚧、五味子益肾定喘。

3. 其他疗法

（1）中成药

①沉香化气丸：木香、沉香、广藿香、醋香附、陈皮、砂仁、醋莪术、炒六神曲、炒麦芽、甘草。口服，一次3~6g，一日2次。功能理气疏肝，消积和胃。用于肝胃气滞所致的脘腹胀痛，胸膈痞满，不思饮食，嗳气泛酸者。

②四磨汤口服液：木香、槟榔、枳壳、乌药。口服：成人一次20mL，一日3次；新生儿一次3~5mL，一日3次；幼儿一次10mL，一日3次。功能顺气降逆，消积止痛。用于气滞食积所致的腹痛、腹胀、腹泻、便秘者。

③舒肝健胃丸：醋柴胡、醋香附、香橼、槟榔、炒牵牛子、醋青皮、陈皮、枳壳、姜厚朴、檀香、豆蔻、醋延胡索等。口服，一次3~6g，一日3次。功能疏肝开郁，导滞和中。用于肝胃不和引起的胃脘胀痛，胸胁满闷，呕吐吞酸，腹胀便秘者。

④元胡止痛片：醋延胡索、白芷。口服，一次4~6片，一日3次。功能理气、活血、止痛。多用于由气滞血瘀所致的多种疼痛，如胃痛、胁痛、头痛以及痛经者。

⑤固本益肠片：党参、白术、补骨脂、山药、黄芪、炮姜、当归、白芍等。口服，一次8片，一日3次。功能健脾温肾，涩肠止泻。用于脾虚或脾肾阳虚所致慢性泄泻，症见慢性腹痛、腹泻、大便清稀、食少腹胀、腰酸乏力、形寒肢冷者。

⑥桂附理中丸：肉桂、附片、党参、炒白术、炮姜、炙甘草。用姜汤或温开水送

服，一次1丸，一日2次。功能补肾助阳，温中健脾。用于肾阳衰弱，脾胃虚寒，脘腹冷痛，呕吐泄泻，四肢厥冷者。

⑦通乐颗粒：何首乌、地黄、当归、麦冬、玄参、麸炒枳壳。开水冲服，一次2袋，一日2次。2周为1个疗程。功能滋阴补肾，润肠通便。用于阴虚便秘，症见大便秘结、口干、咽燥、烦热；以及习惯性、功能性便秘见于上述症状者。

（2）单方验方

①单方

紫皮大蒜：第1个疗程10日，一次25g，一日3次；第2个疗程20日，一次20g，一日3次；第3个疗程30日，一次15g，一日3次；第4个疗程12个月，维持量一次10g，一日2次。均在吃饭时服。若改用白皮蒜，用量均加倍。功能杀菌抗结核，消积解毒。主治肠结核。

鲜马齿苋：每天60g，洗净，水煎，早晚分服，1~2个月为1个疗程。功能解毒消炎，适用于肠结核患者。

②验方

柯氏治肠结核方：生黄芪60g，当归24g，茯苓24g，白术20g，诃子15g，薏苡仁45g，山药30g，枸杞子30g，鳖甲45g，仙茅30g，白芍24g，川芎15g，党参45g，补骨脂20g，肉豆蔻15g，吴茱萸15g，升麻15g，木香15g，枯白矾12g，甘草9g。上药制成丸剂。一次4.5g，一日2次，白开水送下。功能抗结核杀虫，调理肠胃。

（3）外治疗法

①推拿：对于表现为腹泻型的肠结核，以健脾和胃、温肾壮阳、疏肝理气为治疗原则，穴位可选取中脘、天枢、气海、关元、足三里、肝俞、脾俞、胃俞、肾俞、大肠俞、长强、肩井、曲池、合谷等为主要穴位，并可根据证候不同进行加减。手法可选择一指禅推、摩、按、揉，拿法等。

对于表现为便秘型的肠结核，以和肠通便为治疗原则，穴位可选取中脘、关元、天枢、大横、脾俞、胃俞、肝俞、肾俞、大肠俞、八髎、长强、足三里等为主要穴位，并可根据证候不同进行加减。手法可选择推、按、摩、揉法等。

②膏药：

止泻膏：先将诸药（硫黄、枯矾各30g，朱砂15g，母丁香10g，麝香0.5g，独头蒜3枚）混合，捣绒如膏，制成黄豆大药丸。另将芝麻油250mL入锅加热，放入生姜200g，炸枯去黄，熬油至滴水成珠时，徐徐投入黄丹120g，收膏备用。然后取药丸1枚，放于摊成的膏药中间，贴于神阙、脾俞、大肠俞，1穴1丸，三日1换，5次为1个疗程。适用于寒湿泻和脾虚泻。

③熏洗：

加味四神汤泡洗双足：将诸药（补骨脂、党参、白术各20g，干姜10g，诃子肉、吴茱萸、肉豆蔻、五味子、赤石脂各15g）加清水2000mL，煎沸20分钟，取药液倒入脚盆内，待温，浸泡洗双足，一次30~40分钟。一日1剂，早晚各洗1次，15日为1个疗程。适用于脾肾阳虚型腹泻的患者。

艾叶洗剂浸洗脐腹部：将艾叶 15～30g，透骨草、白胡椒各 10～20g 加清水 2000mL，煎沸 10 分钟。取药液倒入浴盆内，待温后浸泡双足，同时用毛巾蘸药液浸洗脐腹部，一次 30 分钟。一日浸洗 3 次，一日 1 剂，至愈为度。适用于脾胃阳虚引起的腹痛、腹泻患者。

④足疗：

腹泻患者：选取胃、脾、十二指肠、小肠、横结肠、降结肠、升结肠、腹腔神经丛等反射区，用单示指扣拳点揉胃、脾、十二指肠、腹腔神经丛反射穴区各 2 分钟，用拇指指腹推按横结肠、升结肠、降结肠各 3 分钟，揉小肠 3 分钟。

便秘患者：选取升结肠、横结肠、降结肠、乙状结肠、直肠、小肠、肛门等反射区，用拇指指腹推按横结肠、升结肠、降结肠、乙状结肠、直肠各 3 分钟，双手示指扣拳按揉小肠 2 分钟，最后用拇指指端点压肛门 2 分钟。

（4）针刺疗法

①体针：以通调腑气，缓急止痛为主。常用穴有足三里、天枢、关元。寒邪内积者，配神阙、公孙；湿热壅滞者，配阴陵泉、内庭；气滞血瘀者，配太冲、血海；脾阳不振者，配脾俞、神阙。

②耳针：常用穴有胃、小肠、大肠、肝、脾、交感、神门。每次选 2～4 穴，毫针刺，中等程度或弱刺激。

③穴位注射：常用穴有天枢、上巨虚、足三里。注射液可选用小檗碱注射液，或用维生素 B_1、B_{12} 注射液，一日或隔日 1 次。

（5）药膳疗法

①大蒜米醋方：将大蒜去皮，浸入米醋中即可。一日 3 次，一次吃蒜头 6 瓣。适用于伤寒腹泻者。

②复方香虫酒：将九香虫、五味子、肉豆蔻各 30g，党参 20g 共捣粗末，用白纱布装盛之，置于干净器皿中，倒入白酒浸泡密封，15 日后便可开启，去除药袋，过滤装瓶。适用于脾肾阳虚型腹痛、腹泻者。

③山药羊肉粥：将羊肉 250g，鲜山药 500g 煮烂，加入糯米 100～200g，用适量水煮成粥，每日早、晚服用。适用于脾肾虚弱型泄泻者。

二、西医治疗

1. 治疗原则

肠结核的西医治疗主要是消除症状、改善全身情况，促进病灶愈合及防治并发症，强调早期治疗，因为肠结核早期病变是可逆的。

2. 一般治疗

合理的营养与休息应作为治疗肠结核的基础。饮食要有规律，帮助患者消除不良情绪，戒烟、酒，注意保持大便通畅。活动性肠结核应强调卧床休息，减少热量消耗，增加机体抗病能力。

3. 药物治疗

（1）对症治疗：腹痛可用抗胆碱能药物；摄入不足或腹泻严重者，应注意纠正水、电解质及酸碱平衡紊乱；对不完全性肠梗阻者，应进行胃肠减压。

（2）抗结核治疗：这是本病治疗的关键，应遵循早期、规律、联合、足量、全程。一般同时采用3~4种抗结核药物联合使用，以减少耐药菌株的产生。若出现耐药，应及时换药。疗程一般在1.5年以上。常用药物有链霉素、异烟肼、利福平、乙胺丁醇和吡嗪酰胺等。

对于肠结核治疗，初治者宜予三联抗结核药物：异烟肼300mg/d，利福平450~600mg/d，乙胺丁醇750mg/d或吡嗪酰胺1.5g/d。复治者可采用四联疗法。除明显耐药者以外，仍可在上述三联药物的基础上，加用对氨基水杨酸钠8~12g/d，静脉给药，或选用环丝氨酸0.5~0.75g/d。

4. 手术治疗

适应证：①完全性肠梗阻或部分性肠梗阻内科治疗无效者；②急性肠穿孔，或慢性肠穿孔瘘管形成经内科治疗而未能闭合者；③肠道大量出血经积极抢救不能有效止血者；④诊断困难需要开腹探查者。

【预防调护】

一、饮食注意

肠结核患者应注意加强营养，给予易消化、营养丰富的食物。肠道不完全梗阻时，应进食流质或半流质食物；肠梗阻明显时，应禁食，及时就医。

二、生活注意

注意个人卫生，使用公筷、分餐；牛奶消毒后饮用；对于肺结核患者，应教育患者不要吞咽痰液；要保证充足休息时间，不宜过度劳累，减少复发。

【名医经验】

一、李振华

1. 学术观点

（1）病机认识：脾虚气陷为基本病机。

（2）治法心得：本病当着眼于辨证论治而非辨病论治。对肠结核出现腹胀、泄泻、大便不爽，伴有肛门重坠、腹胀食后尤甚、形体消瘦、神疲乏力、面色萎黄、舌淡苔白、脉沉细或沉迟者，应从久病或素体亏虚，引起脾虚失运，气血生化乏源，导致清阳不升，中气下陷去立法处方，始可获效满意。对该病伴发的其他兼证，可宗"观其脉症，知犯何逆，随证治之"之意，灵活配以治标之品兼顾之。

基于脾虚气陷之基本病机，李老提倡健脾升清为大法，以补中益气汤为主方加减。在健脾益气，升阳举陷同时，又不忘治胃，主张加半夏、木香、沉香、枳壳、厚朴等通降胃气，将获效更佳。

2. 经典医案

徐某，女，32 岁。

首诊：1991 年 9 月 12 日。

主诉：腹部胀满，大便不爽 10 余年。

现病史：1980 年初因脘腹胀满，大便不爽，久坐努责，肛门重坠入院。被某医院诊断为"肠结核"，对症治疗病情时轻时重，一直未能根治。现脘腹胀满，食后尤甚，大便不爽，肛门重坠，形瘦面萎，神疲纳减。舌淡红，苔薄白，脉沉迟。中医诊断：腹胀（脾虚气陷）。西医诊断：肠结核。治法：补中益气，升清举陷。

临证思路：患者以脘腹胀满，大便不爽，肛门重坠为主要临床表现。素体气虚，久病致脾运失健，胃纳失司，脾虚则气陷，清阳不升而致诸症，故治疗宜补气升清。

选方用药：黄芪 20g，党参 10g，白术 10g，陈皮 10g，半夏 10g，枳壳 10g，沉香 10g，砂仁（后下）8g，厚朴 10g，升麻 6g，木香 6g，炮姜炭 5g，炙甘草 5g。水煎服，共 5 剂。

用药分析：首剂取补中益气汤化裁以益气升阳；再入半夏、枳壳、沉香、厚朴、砂仁、木香、炮姜炭以行气消积，温中止泻。合用使气行湿化，清阳得升则腹胀及肛门重坠消减。

二诊：1991 年 9 月 29 日。

腹胀已消，肛坠亦减，食欲渐增，舌苔如前，脉沉细。唯三日不通便，属肠燥津枯。原方去沉香、木香，加黑芝麻、肉苁蓉各 10g。5 剂。

用药分析：肠腑失于濡润，大便秘结，故在益气健脾的同时，加黑芝麻、肉苁蓉以濡润大肠。

三诊：1991 年 10 月 6 日。

便通腹松，近因劳累，腹胀又作，头晕痛，纳尚佳，舌脉如旧。原方去半夏、沉香、木香，加柴胡、天麻各 10g，细辛 5g。5 剂。

用药分析：配以柴胡、细辛、天麻以消头痛眩晕。

四诊：1991 年 10 月 15 日。

胀减痛消，便通食佳，舌淡苔薄，脉缓。继以健脾升清，改用补中益气丸 3 盒以巩固疗效。

用药分析：药用补中益气丸以补中益气，升阳举陷。

二、施今墨

1. 学术观点

（1）病机认识：胃肠病之类型虽多，亦不外乎八纲辨证。临床所见脾胃虚证、寒证较多，实证、热证较少，但初病者易见实热，久病者常见虚寒。素患胃肠病者，喜温畏凉，常以温暖之物，熨敷中脘，则感舒适，即其证明。同时指出肠结核病为慢性病，多属虚证，且以阴虚为主，治疗应恰如其分，使药到病除。

（2）治法心得：凡属慢性病绝非数剂即愈，患者求愈心切，每服 2~3 剂，未及显效，即欲改方，而医者若无主见，屡易方剂，必致步骤紊乱。古人所谓："辨证难，守方更难。"病有规律，医有治法，辨证精确，胸有成竹，常见初服无效，再服则显效。治疗本病要理清思路，分清步骤，切不可操之过急。

2. 经典医案

医案一　侯某，男，52 岁，初诊。

主诉：间断性腹泻 1 年余。

现病史：患肺结核已有 20 余年，病情时轻时重，曾两度在疗养所疗养，症状尚稳定。近 1 年来，又患肠结核，久治不效，患者面色苍白，体质瘦弱，短气少神，倦怠无力，咳嗽，痰多，大便日行四五次，为脓样物，兼有血色，有时溏泄，腹隐痛，小便少。舌光无苔，脉象沉细。

临证思路：面色苍白，体质瘦弱，短气少神，舌光无苔，脉象沉细，消耗殊甚。脾胃虚弱，气血双亏，病在发展，不宜峻补；肺与大肠相表里，两者兼顾。先拟清肺理肠，健脾和胃法。等病邪消退后，再施培补之剂。

选方用药：茯苓 10g，茯神 10g，白术 10g，杏仁 6g，薏苡仁 15g，诃子肉 10g，怀山药 30g，北沙参 12g，血余炭 10g，禹余粮 10g，炙白前 5g，炙百部 5g，车前草 12g，墨旱莲 12g，炒紫菀 5g，炒橘红 5g，苍术炭 10g，甘草梢 3g。水煎服，共 6 剂。

用药分析：初诊以理肺化痰止咳，健脾利水止泻为主。药用白前、百部、橘红、紫菀、杏仁、北沙参以清肺止咳化痰；茯苓、苍术炭、山药、白术、车前草、墨旱莲、薏苡仁健脾燥湿止泻；诃子肉、血余炭、禹余粮涩肠止泻，止血；再入茯神以安神定惊；甘草调和诸药。

二诊：患者久病，深感治愈甚难，已全无信心，屡经家人劝说，始服 2 剂，旋又停止，再进数剂，即又不服，15 天共服 6 剂，咳嗽好转，大便脓血依然。治宜收敛止血。前方去白前、百部、北沙参，加赤石脂、白石脂各 10g，炒吴茱萸、炒黄连各 5g，炒地榆 10g，炒远志 10g。共 4 剂。

用药分析：二诊咳嗽缓，以止泻止血为主，故去白前、百部、北沙参，加赤石脂、白石脂、炒吴茱萸、炒黄连、炒地榆以收敛止泻，止血；远志宁心安神。

三诊：前方于 8 天内共服 4 剂，脓血减少，腹泻增多，然食欲转佳，精神也好。患者服药后感觉腹内舒服，前时之无信心治疗有所转变，但畏汤药，拟用丸剂治疗。温补脾肾以止泻。早服硫黄 3g 冲服（煮粥）；午服附子理中丸 1 丸；晚服参苓白术散 6g。共服 20 天。

用药分析：久泻及脾，脾损及肾，命门火衰，治疗宜温补命火，以实脾土。《本草纲目》谓硫黄"主虚寒久痢，滑泄，霍乱，补命门不足，阳气暴绝，阴毒伤寒，小儿慢惊。"故药用硫黄补火助阳，疏利大肠；附子理中丸温补脾胃；参苓白术散健脾渗湿止泻。

四诊：大便次数减少，但仍溏泄，腹痛已较前大为减轻，唯觉口干。腹泻症状减轻，继续温补止泻。早服硫黄 2g；午服香砂六君子丸 5g；晚服四神丸 5g。白开水送服，共服 1 个月。

用药分析：药用硫黄温肾阳，和胃肠；香砂六君子丸益气健脾和胃；四神丸温肾散寒，涩肠止泻。

五诊：疗效甚好，食眠均较前为佳。大便日行2~3次，有时溏，有时软便，已无脓血月余。治愈之信心更强，求配丸药治之。症状好转，脾胃健旺，使生血有源，正气日复，继以丸药调养。

选方用药：白及60g，硫黄30g，橘络30g，橘红30g，石斛60g，紫菀30g，苍术60g，诃子肉30g，白术60g，人参30g，禹余粮60g，砂仁（后下）15g，茯苓60g，青皮15g，甘草60g，车前子30g，茯神60g，炒远志30g，五味子30g，厚朴30g。

共研细末，怀山药600g，打糊为丸，每日早、晚各服10g。白开水送服，共服3个月。

用药分析：选方参苓白术散化裁配合苍术、厚朴、青皮、石斛、五味子、车前子、诃子肉、禹余粮以健脾燥湿，涩肠止泻；白及防止出血；硫黄温肾阳，和肠胃；橘红配紫菀、橘络理肺化痰止咳；茯神、远志安神定惊。

六诊：丸药共服3个月，病情好转，时届暑日，返农村居住半年，未能服药。近来大便又行溏泄，食欲不佳，精神委顿，气短心慌，返京求诊，再依原法，重用参类，服丸药治疗。

选方用药：人参30g，西洋参30g，北沙参30g，白术60g，莲肉60g，硫黄25g，白及30g，远志30g，茯苓60g，紫河车30g，龙涎香6g，诃子肉30g，怀山药60g，阿胶60g，五味子30g，砂仁（后下）15g，陈皮15g，木香12g，清半夏30g，甘草18g。

共研细末，用雌猪肚一个煮极烂，捣如泥合丸。每日早、晚各服10g，白开水送服，共服100天。

用药分析：选方参苓白术散化裁配合陈皮、半夏、西洋参、北沙参理肺脾；硫黄和肠胃；远志安神；紫河车补气血；龙涎香、诃子肉、五味子止泻；阿胶、白及防止肺胃出血。

七诊：大便每日1次，食欲甚好，精神已渐恢复，唯睡眠梦多。睡眠不佳，治宜安神定惊。前方加琥珀15g，酸枣仁30g，再服100天。夜睡梦多，加琥珀、酸枣仁以安神。

八诊：丸药服完后，经去医院检查，肠结核已愈，肺结核为硬结期，停药4个月，偶食多脂肪物即行腹泻外，无其他症状，拟用调糊做粥法以健胃肠。继续调理脾胃，直至病退。

选方用药：怀山药、真糯米、土炒白术、薏苡仁、茯苓各等份，研细末。每用30g，打糊如粥加冰糖调味，每日当点心服2次。

用药分析：末诊患者诸症基本消除，药用山药、糯米、白术、薏苡仁、茯苓以调理中焦，顾护脾胃。

医案二 赵某，女，22岁，初诊。

现病史：病已经年，曾在天津中央医院治疗，诊断为肠结核。现症：肠鸣腹痛，大便溏泄，日行3~5次，且有黏液。胸胁胀满，呕逆不思食，每日下午自觉发热，小溲短赤。苔白质淡，六脉沉细而数。

临证思路：经云："清气在下，则生飧泄，浊气在上，则生䐜胀。"脾气宜升，胃气宜降，升降失调，既胀且泻，病患经年，正气已虚，表里不和，寒热时作，拟升清降浊、调和表里法治之。

选方用药：醋柴胡 5g，车前子 10g，赤芍 6g，白芍 6g，姜厚朴 5g，炒吴茱萸 5g，炒黄连 5g，姜半夏 6g，赤茯苓 10g，米党参 6g，赤小豆 18g，建莲肉 15g，白术炭 6g，苍术炭 6g，怀山药 24g，扁豆花 10g，扁豆衣 10g，罂粟壳 12g，炙草梢 3g，血余炭 5g，禹余粮 10g。水煎服，共 2 剂。

用药分析：初诊以调和表里，升清降浊为主。方选参苓白术散化裁以健脾渗湿止泻；加苍术炭、车前子、赤小豆以增健脾和中，利水止泻之功；柴胡、赤芍、白芍和解表里，疏肝散结，清热退热；炒黄连、血余炭、禹余粮、罂粟壳补脾涩肠止泻，和血止血止利；半夏、厚朴以下气除满。

二诊：前方服 2 剂，疗效未显。继以升清降浊，调和表里。前方去扁豆花、扁豆衣，改白扁豆 30g，去车前子加姜竹茹 6g，陈皮炭 6g。服 6 剂再诊。

用药分析：效果不显，去扁豆花、扁豆衣，加白扁豆以增健脾化湿止泻之效；去车前子，加竹茹、陈皮以降逆止呕。

三诊：服药 4 剂，尚有 2 剂未服，寒热已退，呕逆亦减，大便次数已少，但仍溏泄，肠鸣依然，因需赴津一行，故来求诊。前方未服之药，仍要服完，再拟一方，须进 10 剂。因仍有溏泄，治疗以健脾固肠止泻为主。

选方用药：怀山药 24g，建莲肉 12g，苍术炭 6g，白术炭 6g，姜半夏 6g，炒白芍 6g，米党参 10g，五味子 3g，茯苓 12g，血余炭 10g，干姜炭 3g，禹余粮 10g，白扁豆 30g，罂粟壳 12g，炒黄连 5g，炒吴茱萸 5g，姜厚朴 3g，炙草梢 3g。水煎服，共 10 剂。

用药分析：选方参苓白术散化裁配合苍术炭、炒白芍以健脾祛湿，缓急止痛；加五味子、血余炭、禹余粮、干姜炭、罂粟壳、炒黄连以增止泻之力；加姜半夏、姜厚朴降逆止呕。

四诊：去津半月，共服 12 剂，诸症大为好转。腹痛肠鸣已止，大便每日 1 次，已呈软便；食欲渐增，呕逆已止，精神旺健。拟常方巩固疗效。益气健脾，渗湿止泻以调养巩固。

选方用药：米党参 10g，白扁豆 30g，怀山药 24g，砂仁壳（后下）3g，五味子 3g，干姜炭 3g，炒黄连 5g，炒吴茱萸 5g，苍术炭 6g，白术炭 6g，建莲肉 15g，霞天曲 6g，半夏曲 6g，茯苓 10g，焦薏苡仁 15g，炙甘草 3g。

用药分析：末诊患者食欲可，腹痛、腹泻、呕逆止，精神可，效不更方。选方参苓白术散化裁配合霞天曲、半夏曲以补脾胃，化湿浊；再入五味子、干姜炭、炒黄连、苍术炭调大便。

注：①霞天曲是由半夏、白术、茯苓、党参、炙甘草、陈皮、霞天膏共同发酵制成；②霞天膏是用黄牛肉熬成的膏；③半夏曲为半夏加面粉、姜汁等制成的曲剂；④龙涎香为抹香鲸的肠内分泌物的干燥品，呈不透明的蜡状胶块。

（田旭东 孙乃瑛）

参考文献

[1] 金英虎，王锡山. 肠结核的诊断与治疗 [J]. 中华结直肠疾病电子杂志，2015，4（2）：57.

[2] 杨景锋，吴玉泓. 胃肠病中医特色诊疗全书 [M]. 北京：化学工业出版社，2010.

[3] 裴正学. 中西医结合实用内科学 [M]. 兰州：甘肃科学技术出版社，2010.

[4] 罗和生. 消化内科住院医师手册 [M]. 北京：科学技术文献出版社，2005.

[5] 危北海. 中西医结合消化病学 [M]. 北京：人民卫生出版社，2003.

[6] 赵兰才，吴丹明. 简明中西医结合消化病学 [M]. 北京：科学技术文献出版社，2008.

[7] 葛均波，徐永健. 内科学 [M]. 北京：人民卫生出版社，2015.

[8] 戴恩来. 中医临床学Ⅰ [M]. 兰州：甘肃科学技术出版社，2014.

[9] 代巧妹，吕梦婷，李凯，等. 基于"土中泻木"论痛泻要方组方配伍之内涵 [J]. 中华中医药杂志，2018，33（11）：4852-4855.

[10] 任贞女. 大蒜治疗肠结核30例 [J]. 黑龙江中医药，1989（4）：47.

[11] 周德生，张雪花. 中医偏方全书（珍藏本）[M]. 长沙：湖南科学技术出版社，2018.

[12] 王鸿翔. 现代中医论 [M]. 上海：文汇出版社，2006.

[13] 严隽陶. 推拿学 [M]. 北京：中国中医药出版社，2003.

[14] 胡献国，李春日. 中国膏药配方配制全书 [M]. 沈阳：辽宁科学技术出版社，2014.

[15] 程爵棠，程功文. 熏洗疗法治百病 [M]. 北京：人民军医出版社，2010.

[16] 齐凤军. 中医足疗学 [M]. 武汉：湖北科学技术出版社，2011.

[17] 王华，杜元灏. 针灸学 [M]. 北京：中国中医药出版社，2015.

[18] 孙炜华. 胃肠病药膳疗法 [M]. 上海：上海科学技术文献出版社，2001.

[19] 林小田. 结核病中医辨治及食疗 [M]. 广州：羊城晚报出版社，2002.

[20] 中华医学会. 临床诊疗指南·消化系统疾病分册 [M]. 北京：人民卫生出版社，2005.

[21] 蔡文智，李亚洁. 消化病健康指导 [M]. 北京：人民军医出版社，2008.

[22] 马继松，江厚万. 国医大师学术经验研读录（第1辑）[M]. 北京：人民军医出版社，2010.

[23] 吕景山. 施今墨医案解读 [M]. 2版. 北京：人民军医出版社，2009.

[24] 祝谌予，翟济生，施如瑜，等. 施今墨临床经验集 [M]. 北京：人民卫生出版社，2005.

第四节　吸收不良综合征

【概述】

吸收不良综合征（malabsorptionsyndrome）是指由各种原因引起的小肠营养物质消化吸收障碍而产生的临床综合征。通常包括消化和吸收障碍或两者同时缺陷，使小肠对脂肪、蛋白质、氨基酸、糖类、矿物质、维生素等多种营养成分吸收不良，但也可只对某一种营养物质吸收不良。目前只能将吸收不良综合征认为是由于各种原因所致小肠对营养成分吸收不足的一组临床症候群，此病在北美、北欧、澳大利亚发病率较高，我国发病率也呈上升趋势。主要临床表现为慢性腹泻，排便质稀、量多、色淡，呈油脂状或泡沫样，大便恶臭，伴腹胀腹痛、消瘦乏力等症状。根据其临床表现，本病属中医"泄泻""虚劳""虚损""脾痿"等范畴。

【病因病机】

一、中医认识

1. 致病因素

（1）感受外邪：外感六淫，由表入里，侵及脾胃，致升降失司，清浊不分，水谷混杂而下，则发生泄泻。外邪主要指风、寒、热、湿等邪。其中，以湿邪为主，如《素问·六元正纪大论》所云："湿胜则濡泄，甚则水闭胕肿。"此外，风邪引起的飧泄，如《素问·脉要精微论》云"久风为飧泄"；寒邪引起的泄泻，如《灵枢·师传》曰："肠中寒，则肠鸣飧泄"；热邪的泄泻，如《素问·至真要大论》谓"暴注下迫，皆属于热"。

（2）饮食不节：亦是引起本病的重要因素之一。如《素问·太阴阳明论》曰："饮食不节，起居不时者，阴受之……阴受之则入五脏……入五脏则䐜满闭塞，下为飧泄。"《素问·痹论》又云："饮食自倍，肠胃乃伤。"

（3）情志失调：忧郁恼怒，精神紧张，易致肝气郁结，木郁不达，横逆犯脾；忧思伤脾，土虚木乘，均可使脾失健运，气机升降失常，遂致本病。《景岳全书·泄泻》曰："凡遇怒气便作泄泻者，必先以怒时夹食，至伤脾胃。故但有所犯，即随触而发，此肝脾二脏之病也，盖以肝木克土，脾气受伤而然。"

（4）病后体虚：久病失治，脾胃受损，日久伤肾，脾失温煦，运化失职，水谷不化，积谷为滞，湿滞内生，遂成本病。

（5）禀赋不足：由于先天不足，禀赋虚弱；或素体脾胃虚弱，不能受纳运化某些食物，易致本病。

2. 病机

本病病位在肠，脾失健运是关键，同时与肝、肾密切相关。基本病机为脾胃受损，湿困脾土，肠道功能失司。本病与湿邪关系最大，湿为阴邪，易困脾阳，脾受湿困，则运化不健，但可夹寒、夹热、夹滞。脾主运化，本病的病理属性，有寒热虚实之别，寒邪多中脾脏，热邪多中肠腑。急性暴泻多因湿邪伤脾，或食滞生湿阻滞中焦，脾不能运，肠胃不和，水谷清浊不分，病属实证。慢性久泻多为脾虚生湿，健运无权；或在脾虚的基础上，肝气乘脾；或肾阳虚而不能助脾腐熟水谷所致，病属虚证。虚实之间可互相转化，如暴泻失治，病未根治，病机由实转虚遂成久泻；久泻脾虚，易感湿邪，或被饮食所伤，表现为虚中夹实。

二、西医认识

1. 病因

（1）消化机制障碍：①胰酶缺乏，胰腺功能不足，如慢性胰腺炎、胰腺癌、胰腺纤维囊肿、胰腺结石、原发性胰腺萎缩等。②胆盐缺乏：胆盐合成减少，如严重慢性肝细胞疾病、肠肝循环受阻、远端回肠切除、胆道梗阻或胆汁肝硬化；胆盐分解，如胃切除术后胃酸缺乏、糖尿病或原发性肠运动障碍；胆盐与药物结合，如新霉素、碳酸钙、考来烯胺、秋水仙碱、刺激性泻药等。③食物与胆汁、胰液混合不均。④肠黏膜刷状源酶缺乏，如乳糖酶、蔗糖酶、肠激酶缺乏。

（2）吸收机制障碍：①有效吸收面积不足，如大段肠切除、肠瘘、胃肠道短路手术。②黏膜损害，如乳糜泻、热带性脂肪泻等。③黏膜转运障碍，如葡萄糖－半乳糖载体缺陷。④小肠壁浸润性病变或损伤，如淋巴瘤、放射性肠炎、克罗恩病等。

（3）转运异常：如淋巴管阻塞、肠系膜血运障碍、肠系膜动脉硬化或动脉炎。

2. 病理

人体的吸收功能主要在小肠部位，故小肠黏膜的变化十分明显。小肠绒毛萎缩，肉眼所见的黏膜可从正常的海虎绒毛状变为平绒状。在显微镜下活检可见到柳叶状的绒毛缩短，形态不规则，尖端变钝，互相融合，有时绒毛可消失；表层环状细胞减少，上皮下层有炎性细胞增多和腺体增生；黏膜柱状上皮细胞变低平，胞浆有环细胞减少，上皮下层有炎性细胞增多和腺体增生；黏膜柱状上皮细胞变低平，胞浆有空泡，核大小不一，微绒毛模糊不清。有些病例可见黏膜粗厚，呈慢性炎变，绒毛仍存在但杂乱无章。此外，肠腔可有不同程度的扩大，这在幼儿乳糜泻中最为明显。

小肠黏膜绒毛的发育障碍，可使黏膜的吸收面积大量减少，甘油三酯的细胞内再合成功能减退，可能是引起吸收不良的起因。在小肠吸收不良发生之后，一些继发性因素，例如肠腔扩大、运动减少、肠内黏液过多、细菌感染等可进一步阻碍食物透过肠黏膜层。小节段的小肠切除，患者一般虽能耐受，但也有吸收不良的可能。

【诊断与鉴别】

一、中医诊断

1. 辨证要点

（1）辨寒热虚实：粪质清稀如水或稀薄清冷，完谷不化，腹中冷痛，肠鸣，畏寒喜温，常因饮食生冷而诱发者，多属寒证；粪便黄褐，臭味较重，泻下急迫，肛门灼热，常因进食辛辣燥热食物而诱发者，多属热证；病程较长，腹痛不甚且喜按，小便利，口不渴，稍进油腻或饮食稍多即泻者，多属虚证；起病急，病程短，脘腹胀满，腹痛拒按，泻后痛减，泻下物臭秽者，多属实证。

（2）辨泻下物：大便清稀，或如水样，泻物腥秽者，多属寒湿之证；大便稀溏，其色黄褐，泻物臭秽者，多系湿热之证；大便溏垢，完谷不化，臭如败卵，多为伤食之证。

（3）辨轻重缓急：泻而饮食如常者，为轻证；泻而不能食，消瘦，或暴泻无度，或久泻滑脱不禁者，为重证；急性起病，病程短者，为急性；病程长，病势缓者，为慢性。

（4）辨脏腑：稍有饮食不慎或劳倦过度，泄泻即作或复发，食后脘闷不舒，面色萎黄，倦怠乏力，多属病在脾；泄泻反复不愈，每因情志因素使泄泻发作或加重，腹痛肠鸣即泻，泻后痛减，矢气频作，胸胁胀闷者，多属病在肝；五更泄泻，完谷不化，小腹冷痛，腰酸肢冷者，多属病在肾。

2. 病机辨识

吸收不良综合征病机主要可分为本虚和标实两个方面。本虚为脾胃虚弱，脾肾阳虚，中气下陷；多以腹泻伴神疲乏力、腰膝酸软、完谷不化、舌淡，苔白，脉沉细为主要特点。标实为实邪内阻，主要为寒湿、湿热和食积；寒湿以泻下清稀如水样、腹痛伴肠鸣，脉舌苔白或白腻，脉濡缓为主；湿热者以肛门灼热、粪色黄臭，舌红苔黄腻，脉濡数或滑数为主；食积多见泻下臭如败卵夹不消化食物，嗳腐吞酸，苔厚腻，脉滑为主。

二、西医诊断

1. 诊断

（1）临床表现

①全身症状：患者由于脂肪、碳水化合物、蛋白质吸收不良致热能丢失，出现体重减轻及全身乏力，严重者呈恶病质。

全身免疫功能低下：极易并发各种急慢性感染和传染病，特别多见肠道和呼吸道感染，易传染麻疹、结核等传染病和寄生虫病，消化道或全身霉菌感染也不少见。一旦发生感染常迁延不愈，如为革兰阴性杆菌肠炎、败血症或泌尿道感染者，常不易治愈。

蛋白质缺乏：可出现贫血，下肢浮肿，低蛋白血症。

维生素缺乏：如维生素 D 及钙的吸收障碍，可有骨痛、手足搐搦，甚至病理性骨折；B 族维生素吸收不良可出现舌炎、口角炎、周围神经炎等；维生素 B_{12}、叶酸及铁吸收不良者，可引起贫血。

电解质缺乏：产生低钾血症、低钠血症、低钙血症和低镁血症，引起相应症状。

②消化道症状：腹泻为主要症状，可见于 80% ~97% 的患者，且最具特征。每日排便 3~4 次或更多，粪量多、不成形、色淡有油脂样光泽或泡沫，有恶臭。也可为水样泻，轻症或不典型病例可无腹泻。

③体征：患者可有消瘦，腹部轻度压痛，四肢末梢感觉异常，口舌炎或者溃疡，糙皮病样色素沉着，以及水肿、凹甲、肌压痛、杵状指等体征。

（2）辅助检查

①实验室检查

A. 血液检查：贫血常见，多为大细胞性贫血，也有正常细胞或混淆性贫血，血浆白蛋白降低，低钾、钠、钙、磷、镁、低胆固醇，碱性磷酸酶增高，凝血酶原时间延长。严重者，血清、叶酸、胡萝卜素和维生素 B_{12} 水平亦降低。

B. 粪脂定量试验：绝大多数患者都存在脂肪泻。粪脂定量试验是唯一证实脂肪泻存在的方法。一般采用 Van de Kamer 测定法，收集高脂饮食患者（每日摄入脂类

100g 以上）的 24 小时粪便进行定量分析，24 小时粪便脂肪量小于 6g 或吸收率大于 90% 为正常，但粪脂定量试验阳性只能提示有吸收不良综合征存在，而不能说明其有针对性的诊断。

C. 血清胡萝卜素浓度测定：正常值大于 100U/dL。在小肠疾患引起的吸收不良时，低于正常；胰源性消化不良时，正常或轻度降低。

D. 小肠吸收功能试验：

右旋木糖吸收试验：正常人空腹口服 D - 木糖 25g 后 5 小时尿液中 D - 木糖排出量≥5g。近端小肠黏膜受损或小肠细菌过度生长者，可见尿 D - 木糖排泄减少，排出量 3~4.5g，为可疑不正常；<3g 者，可确定为小肠吸收不良。老年患者肾功能不全时，尿中排出 D - 木糖减少，但血中浓度正常，口服 2 小时可确定为小肠血浓度正常值 >20mg/dL。

维生素 B_{12} 吸收试验：先肌注维生素 B_{12} 1mg，然后口服 ^{57}Co 或 ^{58}Co 标记的维生素 B_{12} 2μg，收集 24 小时尿，测尿放射性含量。正常人 24 小时尿内排出放射性维生素 B_{12} > 7%。肠内细菌过度繁殖，回肠吸收不良或切除后，尿内排出量减少。

呼气试验：正常人口服 ^{14}C 甘氨胆酸 10mCi，4 小时内粪 $^{14}CO_2$ 的排出量小于总量的 1%，24 小时排出量小于 8%。小肠细菌过度繁殖，回肠部分切除或功能失调时，粪内 $^{14}CO_2$ 和肺呼出 $^{14}CO_2$ 明显增多，可达正常 10 倍以上，乳糖 - H_2 呼吸试验可检测乳糖酶缺乏。

促胰液素试验：用以检测胰腺外分泌功能。由胰腺功能不全引起的吸收不良，本试验均显示异常。

②内窥镜检查

胃镜：食管、贲门、胃底、胃体、胃窦及胃角黏膜均光滑，未见充血、糜烂及肿物，十二指肠球部黏膜可见欠光滑，呈凹凸不平的颗粒状，十二指肠降部黏膜苍白，环形皱襞低平、数目减少。

小肠镜：在内镜下，正常小肠黏膜与十二指肠黏膜相似，上段空肠黏膜为环形皱襞，向下至回肠末端皱裂减少。吸收不良患者的小肠黏膜可无特异性改变，部分可有黏膜发白、污浊、环形皱裂低平、数目减少。组织学改变可见绒毛萎缩、增宽，不同程度的绒毛融合、扭曲甚至消失，隐窝加深，布氏腺增生，固有层内有大量淋巴细胞、浆细胞浸润，上皮细胞由高柱状变为立方形，上皮内炎性细胞增多。

纤维小肠镜：必要时可合并进行肠黏膜活检，或用小肠活检器取小肠黏膜做组织病理学检查和需氧菌及厌氧菌培养。

③胃肠 X 线检查：小肠可有功能性改变，空肠中段及远端肠管扩张，钡剂通过不畅，黏膜皱裂粗大，肠壁平滑呈"蜡管"征；钡剂分段或结块（印痕征）。X 线检查还可排除肠结核克罗恩病等器质性疾病。

（3）诊断标准

①疑似诊断：根据临床表现及粪便性状（脂肪泻特点为粪便量多、均匀、糊状、松软、滑腻、灰白、恶臭）。②初步诊断：通过粪脂定量测定，确定存在脂肪泻。

③病因诊断：右旋木糖试验如属异常，则多为小肠性疾病；如正常，则大致可排除小肠性疾病，再选择性地对胰、肝、胆及胃肠等器官进行功能、影像及形态学检查以明确脂肪泻的病因。④确定诊断：通过治疗，如症状明显好转或临床治愈，则诊断确立。

（4）并发症

①营养不良性口角炎：本症因 B 族维生素缺乏而引起．主要为双侧口角湿白色，糜烂或溃疡，有横的沟裂，甚者自口角向口内黏膜或口周皮肤延伸，沟裂深浅、长短不一，疼痛不明显，口角常在受刺激时疼痛。

②营养性贫血：机体因吸收不良，导致生血所必须的营养物质。如铁吸收不足时，则引起缺铁性贫血；如维生素 B_{12} 吸收不良时，则引起巨幼细胞性贫血。

③急慢性感染和传染病：患者因全身免疫功能低下，极易并发各种急慢性感染和传染病，特别多见于肠道和呼吸道感染，易传染麻疹、结核等传染病和寄生虫病，消化道或全身霉菌感染也不少见，一旦发生感染常迁延不愈。

2. 鉴别

（1）慢性结肠炎：亦常有腹痛腹泻，但以黏液血便为主，结肠镜检查所见结肠黏膜充血、水肿、糜烂或溃疡。

（2）慢性痢疾：腹泻以脓血便为主，粪常规可见大量脓血球；或见痢疾杆菌，大便培养可见痢疾杆菌生长。

（3）克罗恩病：常有贫血、发热、虚弱等全身症状，肠镜检查见"线性溃疡"或肠黏膜呈克罗恩病"铺路石样"改变，病理证实有全结肠炎症。

（4）肠结核：有腹痛、腹泻、粪便中无脓血，伴有全身中毒症状，如消瘦、低热等；或有其他结核病灶。有些合并结核性腹膜炎者，可以出现腹水，病灶或腹水培养出结核杆菌可以确诊，病理发现干酪性肉芽肿也可以帮助确诊。

（5）肠肿瘤：可有腹泻，但以陈旧性血便为主，肠镜及 X 线钡灌肠及直肠指诊可有阳性体征，病理发现癌细胞可以确诊。

【治疗】

一、中医治疗

1. 治疗原则

以健脾祛湿为基本治疗原则。急性期，宜健脾、燥湿、化湿、消导、分利诸法；慢性期，宜温补、升提；虚实夹杂者，宜补脾与祛邪兼顾；寒热错杂者，温清同用；久泻不止者，宜固涩。治疗时须注意：急性期不可骤用补涩，以免闭邪留寇；慢性期不可妄投分利，以免耗劫阴液；清热不可过用苦寒，以免损伤脾阳；补虚不可纯用甘温，甘能生湿满中；久泻伤阴，切忌妄投腻补之品，恐阻遏脾阳。

2. 辨证论治

（1）寒湿困脾证

症状表现：大便清稀或如水样，腹痛肠鸣，食欲不振，脘腹闷胀，舌淡胖，苔白腻或白滑，脉象濡缓。

病机分析：六淫伤人，脾胃失调，皆能致泻，但其中以湿为主，而常兼夹寒。脾恶湿喜燥，湿邪最易伤脾，故有"无湿不成泄"之说。若因冒雨涉水、久卧湿地是为寒湿内侵，脾阳受困，运化失司，湿注肠中，则清浊不分而致泻；如兼夹风寒者，则可具有外感表证。寒湿内盛，则舌淡胖，苔白腻或白滑，脉象濡缓。

治疗方法：芳香化湿，解表散寒。

代表方药：藿香正气散（《太平惠民和剂局方》）加减。藿香10g，苍术15g，茯苓15g，半夏10g，陈皮10g，厚朴10g，大腹皮10g，紫苏5g，白芷15g，桔梗5g，木香5g。

随症加减：恶寒重者，加荆芥、防风以祛风解表；发热、头痛者，加金银花、连翘、薄荷以疏散分热。

（2）肠道湿热证

症状表现：腹痛即泻，泻下急迫，粪色黄褐臭秽；肛门灼热，烦热口渴，小便短黄，舌质红，苔黄腻，脉滑数。

病机分析：湿热之邪侵犯肠道，阻碍气机，气滞不通，则腹痛腹胀；湿热侵袭肠道，气机紊乱，清浊不分，水液下趋，则暴注下泻；湿热内蕴，损伤肠络，瘀热互结，则下痢脓血；火性急迫而湿性黏滞，湿热疫毒侵犯，肠道气机阻滞，则腹痛阵作而欲泻却排便不爽、肛门滞重呈里急后重之象；肠道湿热不散，秽浊蕴结不泄，则腹泻不爽而粪质黄稠、秽臭，排便时肛门有灼热感；湿热蒸达于外，则身热；热邪伤津，泻下耗液，则口渴、尿短黄；舌质红，苔黄腻，脉滑数，为湿热内蕴之象。

治疗方法：清热燥湿，分利止泻。

代表方药：葛根芩连汤（《伤寒论》）加减。葛根15g，黄芩10g，黄连5g，甘草5g。

随症加减：肛门灼热重者，加金银花、地榆、槐花清热解毒。

（3）食滞胃肠证

症状表现：泻下大便臭如败卵或伴不消化食物，腹胀疼痛，泻后痛减，脘腹痞满，嗳腐吞酸，纳呆，舌苔厚腻，脉滑。

病机分析：食积胃肠，脾胃运化失职：饮食不节，宿食内停，阻滞肠胃，传化失常，故腹痛肠鸣、脘腹痞满。宿食不化，则浊气上逆，故嗳腐酸臭。宿食下注，则泻下臭如败卵。泻后腐浊外泄，故腹痛减轻。舌苔厚腻，脉滑，是为宿食内停之象。

治疗方法：消食导滞，和中止泻。

代表方药：保和丸（《丹溪心法》）加减。神曲15g，山楂10g，莱菔子20g，半夏10g，陈皮10g，茯苓15g，连翘15g。

随症加减：脘腹胀满重者，加大黄、枳实泻热导滞；兼呕吐者，加砂仁、紫苏叶和胃止呕。

（4）脾气亏虚证

症状表现：大便时溏时泻，稍进油腻则便次增多。食后腹胀，纳呆，神疲乏力。

舌淡红、苔白、脉细弱。

病机分析：脾主运化水湿，为胃行其津液，脾虚则运化功能低下，引起水湿停滞；水湿的停滞，又反过来影响脾的运化。水谷停滞，清浊不分，混杂而下，遂成泄泻。

治疗方法：健脾益气，和胃渗湿。

代表方药：参苓白术散（《太平惠民和剂局方》）加减。党参20g，白术15g，茯苓15g，甘草5g，砂仁（后下）5g，陈皮10g，桔梗5g，白扁豆15g，山药30g，莲子肉5g，薏苡仁15g。

随症加减：泻势严重者，加赤石脂、诃子、陈皮炭、石榴皮炭涩肠止泻；肛门下坠者，加黄芪益气健脾；畏寒重者，加炮姜温中止泻。

（5）肾阳亏虚证

症状表现：晨起泄泻，大便清稀，或完谷不化；脐腹冷痛，喜暖喜按，形寒肢冷，腰膝酸软。舌淡苔白，脉象沉细。

病机分析：人到老年，体质衰弱，阳气日渐下降，终致肾阳不足而成。泄泻日久，肾阳不足，命门火衰，不能温煦脾阳而腐熟水谷，运化失常，加上黎明之前阳气未振，阴寒较盛，故腹部作痛、肠鸣即泻。泻后腑气通利，故泻后则安。至于不思饮食、神疲乏力、形寒肢冷、腰膝酸软，是肾阳日渐虚衰，不能温煦脾阳，脾肾阳虚的症状。舌淡苔白，脉象沉细，是人体内在的虚寒之象，属于里证、虚证、寒证。

治疗方法：温补脾肾，固涩止泻。

代表方药：四神丸（《证治准绳》）加减。补骨脂15g，吴茱萸5g，肉豆蔻10g，五味子15g，大枣10g，生姜10g。

随症加减：中气下陷、久泻不止者，加黄芪、党参、诃子、赤石脂健脾益气、涩肠止泻；小腹冷痛者，加炮附片、肉桂补火助阳。

（6）肝气乘脾证

症状表现：泄泻伴肠鸣，腹痛、泻后痛缓。每因情志不畅而发，胸胁胀闷，食欲不振，神疲乏力。

病机分析：脾胃素虚，复因郁怒忧思，肝郁不达，肝气横逆乘脾，脾胃受制，运化失司而致泄泻。

治疗方法：抑肝扶脾，调中止泻。

代表方药：痛泻要方（《丹溪心法》）加减。白芍10g，白术15g，陈皮10g，防风10g。

随症加减：情志抑郁者，加合欢花、郁金、玫瑰花疏肝解郁；性情急躁者，加牡丹皮、炒栀子、黄芩宣发预热；伴失眠者，加酸枣仁、远志、煅龙骨（先煎）、珍珠母安神。

3. 其他疗法

（1）中成药

①保济丸

药物组成：钩藤、薄荷、蒺藜、白芷、木香、广东神曲、菊花、广藿香、苍术、茯苓、厚朴、化橘红、天花粉、薏苡仁、葛根、稻芽。

功能主治：解表，去湿，和中。用于寒湿困脾证。腹痛腹泻，嗳食嗳酸，恶心呕吐，肠胃不适，消化不良，舟车晕浪，四时感冒，发热头痛。

用法用量：口服，一次1.2~3.6g，一日3次。

②枫蓼肠胃康颗粒

药物组成：牛耳枫、辣蓼。

功能主治：清热除湿化滞。用于肠道湿热证，见腹痛腹满、泄泻臭秽、恶心呕腐或有发热恶寒苔黄脉数等。

用法用量：开水冲服，一次8g（1袋），一日3次。15天为一个疗程。

③启脾丸

药物组成：党参、白术（炒）、茯苓、甘草、陈皮、山药、莲子（炒）、山楂（炒）、六神曲（炒）、麦芽（炒）、泽泻。

功能主治：健脾和胃。用于食滞胃肠证，消化不良，腹胀便稀。

用法用量：口服，一次1丸，一日2~3次。

④补脾益肠丸

药物组成：黄芪、党参、砂仁、白芍、炒白术、肉桂、延胡索（制）、干姜（炮）、防风、木香、补骨脂（盐制）、赤石脂（煅）。

功能主治：补中益气，健脾和胃，涩肠止泻。用于脾胃虚弱所造成的腹痛、腹胀、腹泻、肠鸣。

用法用量：口服。一次6g，一日3次。

（2）单方验方

①单方

单方一：炒车前子3g，米1撮，同煎，一日3次。用于脾虚水泻。

单方二：取白杨树花30g，加水适量，药液加少量红糖。一日2次。用于水泻。

②验方

柴平汤加大黄粉：炒柴胡12g，黄芩10g，潞党参12g，半夏曲9g，枳实10g，厚朴10g，苍术12g，陈皮10g，神曲15g，焦山楂15g，香附10g，炙甘草6g，酒炒大黄3g（另包）。水煎服，一日1剂。功能疏肝理气，清热消积。用于肝脾失调，湿热积滞导致的吸收不良综合征。

健脾止泻汤：党参12g，补骨脂12g，茯苓15g，炒扁豆15g，怀山药20g，桔梗5g，甘草3g，白术10g，肉豆蔻10g。水煎服，一日1剂。功能健脾益气，渗湿止泻。适用于中老年人脾虚清阳不升所致的腹胀泄泻者。

（3）外治疗法

①推拿：两掌搓热后反复按脐部，对各型吸收不良均有效。

②足浴：鲜车前草150g，鲜萍草250g。将上药适当切碎入药罐，加水约1500mL，置武火上煮沸，然后将药液倒入备好的盆内。待药液温度在30~40℃时，将双足放入盆内，使药液浸淹其足踝部，趁热不断地把药液从膝关节向下反复冲涤，边洗边揉其

内、外踝，每次 20~30 分钟。每天早、中、晚各熏洗 1 次，3 天为 1 个疗程。

（4）针刺疗法

①体针：取胃俞、脾俞、中脘、天枢、气海、足三里、上巨虚、内关、三阴交、关元等穴，一次 4~5 穴，用平补平泻手法，一日 1 次，每次留针 30 分钟，10 天为 1 个疗程。

②耳针：取胃、脾、大肠、小肠、胰、胆、交感、神门等穴。每次取单侧穴位 2~3 个，以 32 号 1 寸毫针直刺耳穴，轻轻捻转 30 秒即出针，按压针孔，每日 1 次。

③穴位注射：取双侧足三里、止泻穴。在穴位处注射复方小檗碱 2mL，阿尼利定 2mL，生理盐水 2mL。每天 1 次，7 次为 1 个疗程。

（5）药膳疗法

①八宝粥：芡实、山药、茯苓、党参、白术、莲子肉、薏苡仁、白扁豆各 6g。加水适量，煎煮 30~40 分钟，去渣取汁；再将大米 150g 加入药汁中煮成粥，加入 20g 白糖或根据个人习惯调味，分顿服食。功能健脾开胃，养心益智。适用于脾胃虚弱的吸收不良综合征，表现为纳差、心悸、疲乏无力、注意力不集中者。

②茯苓造化糕：茯苓、莲子、山药、芡实各 10g，粳米 1000g，白糖 100g。将莲子去皮去心，与茯苓等混合，粉碎成末，以清水适量揉成面团，做成糕状，上笼屉蒸 30 分钟左右即可。一日 1 次，做早餐服用。功能补虚损，益脾胃。适用于脾胃虚弱，吸收不良，泄泻者。

二、西医治疗

1. 治疗原则

首先明确病因，如能去除病因，则吸收不良状态自然纠正。主要为替补性治疗，以补充热卡、矿物质和维生素等的不足。有脂肪泻者，应予低脂饮食。

2. 一般治疗

（1）饮食控制：最好采用高热量、高蛋白质、高维生素、易消化、无刺激性的低脂肪饮食。特别是脂肪痢患者，更应严格限制脂肪，每日的脂肪量不宜超过 40g。

（2）补充控制：原则是缺什么补什么。早期宜静脉内或肌肉内注射，且应加大剂量，待病情缓解后再改口服维持量治疗。如缺铁性贫血，应补充铁剂；有出血倾向者，应补充维生素 K 和维生素 C；有骨质疏松、骨软化征象者，可补充维生素 D 和钙。注意调解电解质平衡。腹泻次数多者，应给予止泻剂。

3. 对症治疗

（1）热带口炎性腹泻：叶酸和维生素 B_{12} 有较好疗效，可使贫血及舌炎迅速恢复，食欲旺盛，体重增加，肠黏膜病变也有进步。但要持续给药，每月肌注维生素 B_{12} 1000μg，每日口服叶酸 5mg，连续 7 天，然后改用维持量 1mg，每日 3 次，持续 1 年。

（2）乳糜泻：

①饮食疗法：免含麦胶饮食，如各种麦类。将面粉中面筋去掉，患者可食用。以高蛋白、高热量、低脂肪、无刺激、易消化的饮食为主。经过饮食治疗，3~6 周症状

开始好转。饮食疗法需持续半年到一年。

②支持疗法：补充各种维生素，纠正水电解质平衡等。对因肠道细菌繁殖过度所致的小肠吸收不良，可给予抗生素治疗，如四环素、氨苄青霉素或林可霉素等。

③激素治疗：极度衰弱、对饮食治疗反应不良，以及不耐受无麦胶饮食的患者，可考虑用肾上腺皮质激素治疗。泼尼松开始剂量 30～40mg/d，清晨顿服，以后逐渐减量直至少量维持。

（3）WhiPple 病：本病主要为抗生素治疗。通常采用每日青霉素 160 万单位及链霉素 1g 肌内注射，连续 10～14 天后改为四环素每日 1g，维持 10～12 个月。疗程长短尚难确定，时间过短容易复发，长期应用则可导致抗药性。因此，有主张临床症状缓解后，改为间歇用药维持。少数患者停用青霉素后，出现严重中枢神经系统症状，此时应立即静脉给予青霉素或氯霉素治疗。如抗生素疗效缓慢，可加用泼尼松每日 40mg。症状大部分消失后，逐渐停用。

（4）盲襻综合征：本症常需经手术方法解除或纠正小肠解剖学的异常，以恢复其运动及吸收功能。为减少或消灭肠菌过度生长，可给予各种抗生素治疗，如四环素或氨苄西林等。

（5）替补治疗：各种原因所致的吸收不良综合征，均可导致机体某些营养要素的不足或缺乏。因此，替补疗法也是治疗本病的重要措施之一，临床上应根据患者情况给予适当补充。

①钙：口服葡萄糖酸钙（91mg/g）1～5g，一日 3 次。静注 10% 葡萄糖酸钙注射液 9.1mg/mL，一日 10～30mL。

②镁：口服硫酸镁（8mEq/g），一日 1～6g。肌注 20% 硫酸镁溶液 10mL，一日 2～3 次。静滴 0.5% 硫酸镁溶液，一日可用至 1000mL，速度不超过 1.0mEq/min。

③铁：口服葡萄糖酸亚铁 0.6g，一日 3 次。肌注山梨醇铁或右旋糖酐铁，剂量按贫血轻重计算。

④维生素：

维生素 A：严重缺乏时，一日 10 万～20 万单位，维持量一日 2.5 万～5 万单位。

维生素 D：一日 3 万单位，必要时增大剂量，直至血钙达正常值。由于个人反应不同，可根据血钙和尿钙排出量来调节剂量。

维生素 K：口服维生素 K，一日 4～12mg；维生素 K_1 5～10mg。静注（出血急性期）维生素 K_1 50mg，在 10 分钟时间内静脉缓注。如凝血酶原时间尚未恢复正常，可在 8～12 小时后再给药。

叶酸：初始量一日 10～20mg，维持量一日 5～10mg。

维生素 B_{12}：注射液一日初始量 30～60μg；2～3 周后改为维持量，1 个月 100μg。伴有系统性病变者，可加大剂量。

维生素 B 复合体：一日 2～3 片。

⑤酶补充剂：口服胰酶，一日 6～8g。

⑥体白蛋白：一日静注 50～100g，连续 3～7 日，可暂时纠正严重低蛋白血症。

⑦注射免疫球蛋白：低球蛋白血症伴反复感染者，肌内注射 0.05g/kg，3 ~ 4 周
1 次。

⑧热量补充：口服中链甘油三酯（MCT），即具 8 ~ 12 碳的脂肪酸，用于不能耐
受食物脂肪者。用法 MCT 75mL，乳酪 60g，葡萄糖 160g，溶于 1000mL 水中。每次用
量 100 ~ 200mL，一日 2 ~ 3 次。

【预防调护】

一、饮食注意

1. 低脂肪营养餐
采用高热量、高蛋白质高维生素、易消化、无刺激性的低脂肪饮食。选择细软易
消化的食物，既保证足够营养，又不致加重肠道负担。在烹调上，使食物细、碎、软、
烂，以煮、烩、烧、蒸等方法为宜，避免油煎、油炸、爆炒等，以减少脂肪供给量。

2. 少食多餐
一日 6 ~ 7 餐。应注意食物的色、香、味、型，想方设法提高患者食欲。

二、生活注意

平时应限制体力劳动，避免过度劳累。

三、调节情志

应解除患者的恐惧心理，保持心情愉快，避免精神刺激，以免气机郁滞。

【名医经验】

一、赵国岑

1. 学术观点
（1）病机认识：脾虚湿盛，传化功能失常是本病的基本病机。脾气不健，运化失
职，则湿浊内生；湿浊停滞，又有碍脾胃肠腑之运化传输，导致清阳不升，而肠腑不
能分清泌浊，即发本病。脾虚湿盛，随体质之异和用药温凉之过，常有热化、寒化之
别。脾虚不运，食入不化，阻滞中焦，常有食积之变。脾虚日久致肾虚，而不能助脾
土温化水谷，与寒湿之邪蕴于回肠之间，日久不散，入于肠络，肠络瘀阻，则久泻不
已。日久，脾肾同病，脏腑衰败，肾虚既不能温养脾土，又不能固摄二便，则泻无
度、夜尿增多，甚则作胀生肿，转成虚劳。
（2）治法心得：
①疏肝理气、健脾和胃是治疗本病相互依附的两个基本治法，同时应用效果更
好，缺一则影响疗效。此外，对本型患者，应注重调情志因素和饮食调理，这也是取
得稳定疗效的重要环节。
②饮食不节最易伤脾胃（肠），脾胃伤则食易停滞而更伤脾胃，久则脾胃虚弱，

饮食稍有不慎则病发。治疗此证患者，既应重消导和胃，更应不废益气健脾，故每以保和丸为主，加甘温平淡之太子参、消食化积之鸡内金，药虽平常，却有捷效。尤其太子参、鸡内金两味，一平补脾气有益消食化积，一消食化积有益脾旺运化，二者默契配合，功效无量。此外，对本型患者要特别嘱其饮食规律，减少诱因。

③治疗本病还可采用饮食调补、针灸、补充维生素等辅助疗法，以提高疗效。本病有"易治易愈易复发"的特点，应嘱患者平时注意饮食，调畅情志，锻炼身体，以减少复发。

2. 经典医案

医案一 许某，男，39岁。

首诊：2002年9月19日。

主诉：脘腹胀满，大便溏泻2年。

现病史：经查未发现器质性病变，曾服小檗碱等药效欠佳。昨日又因饮食不慎，旧病复发。现患者脘腹胀满，四肢倦怠乏力，大便溏泻，舌苔厚腻，舌质淡胖，脉濡缓。

临证思路：久病脾虚，运化失常，水湿停留，困扰脾土，运化、传导、吸收功能减弱，属吸收不良型脾虚湿盛证。

选方用药：党参15g，茯苓20g，白术15g，山药30g，白扁豆15g，砂仁5g，薏苡仁15g，桔梗10g，苍术15g，厚朴10g，泽泻10g，大枣5g。共3剂，一日1剂，水煎服。嘱患者生活规律，合理饮食，加强锻炼，以配合药物治疗。

用药分析：用参苓白术散益气健脾渗湿，用胃苓汤助其祛湿和胃，健脾与祛湿并行，标本同治，因而可获良效。

二诊：2002年9月22日。

患者诉服药后脘腹胀满，四肢倦怠乏力较前缓解，大便仍不成形，舌苔白厚，舌质淡胖，脉濡缓。守原方出入：党参改为20g，白扁豆改为10g，苍术改为10g。共15剂，一日1剂，水煎服。

用药分析：患者脾虚症状较前缓解，效不更方，减燥湿药剂量，以防伤阴。连服15剂后随访，患者诉诸症消失。

医案二 吴某，女，43岁。

首诊：2003年6月8日。

主诉：胃痛连及两胁，时轻时重，持续七八年。

现病史：近半月因工作烦恼而病情加重，曾单服香砂养胃丸、舒肝丸及逍遥丸等中药及吗丁啉、三九胃泰、奥美拉唑等西药，虽获效但不持久。自认为是不治之症，失去信心。现胃脘胀痛连及两胁，痛时心烦不宁，恶心泛酸，嗳气频繁，纳差食少，大便溏薄，舌苔薄黄，质黯，脉弦紧。

临证思路：本证应属肝郁气滞，肝胃不和之吸收不良综合征。治以疏肝和胃，健脾止泻。

选方用药：柴胡12g，白芍20g，枳实9g，川芎9g，香附9g，炙甘草6g，当归12g，延胡索9g，白术12g，茯苓15g，佛手9g。共5剂，一日1剂，水煎服。

用药分析：用柴胡、枳壳、香附理气为主，白芍、川芎和血为佐，再用甘草以缓之。

二诊：2003 年 6 月 13 日。

患者胁痛大减，恶心、嗳气、泛酸及大便溏薄症状明显好转，舌苔薄黄，质稍黯，脉弦。患者症状改善明显，继续原方调整。白芍改为 15g，白术改为 9g。共 17 剂，一日 1 剂，水煎服。

用药分析：四逆散加川芎、香附和血理气，治疗胁痛，专以疏肝为目的。

三诊：2003 年 6 月 30 日。

患者诉胁痛及其余症状基本消失。改汤剂为成药，用香砂六君子丸和逍遥丸同服。并嘱患者调理情志，生活规律，吃清淡而富有营养的饮食以善后。

用药分析：香砂六君子丸益气健脾，和胃；用于脾虚气滞，消化不良，嗳气食少，脘腹胀满，大便溏泄。逍遥丸疏肝健脾，养血调经；用于肝气不疏所致胸胁胀痛，头晕目眩，食欲减退。3 个月后随访，病情未复发。

医案三 王某，男，25 岁。

首诊：2002 年 8 月 12 日。

主诉：食后腹痛，泄泻，反复 3 年。

现病史：本次因多吃饺子而发病，腹痛、腹泻 1 周，按"胃肠炎"服诺氟沙星、小檗碱等治疗，见效而不巩固。现症：胃痛，胃脘饱胀不欲食，腹痛；腹泻，大便日 3～4 次，便质稀臭伴有不消化食物及少量油脂黏液；恶心欲呕，舌苔厚腻，脉沉弦实。

临证思路：多食伤胃，多湿伤脾。患者饮食习惯不好，多食而伤胃，胃伤及脾，脾胃虚弱，大肠无力，传导失司，食湿滞留，显属食滞胃脘型吸收不良综合征。

选方用药：焦山楂 15g，神曲 15g，莱菔子 15g，陈皮 9g，制半夏 9g，茯苓 20g，连翘 9g，太子参 15g，鸡内金 15g，白术 12g。共 3 剂，一日 1 剂，水煎服。

用药分析：方中山楂善消油腻肉滞；神曲能消酒食陈腐之积；莱菔子消面食痰浊之滞；陈皮、半夏、茯苓理气和胃，燥湿化痰；连翘散结清热。共成消食和胃之功。

二诊：2002 年 8 月 15 日。

胃痛、胃脘饱胀不欲食较前缓解，偶有腹痛，腹泻次数较前减少，便质较前改善，舌苔白厚，脉滑。对症显效，原方调整。莱菔子改为 20g，太子参改为 10g，鸡内金改为 10g。共 5 剂，一日 1 剂，水煎服。嘱其饮食规律，减少发病诱因。

用药分析：甘温平淡之太子参，消食化积之鸡内金，药虽平常，却配合默契有捷效。1 个月后随访，患者症消病愈。

医案四 张某，女，38 岁。

首诊：2002 年 11 月 8 日。

主诉：脘腹胀闷、早饱、腹泻 8 年。

现病史：曾多方检查未发现器质性病变，但遍服中西药乏效，迁延 8 年，时轻时重。现症：脘腹胀闷不舒，纳差，嗳气早饱，面黄肌瘦，神疲乏力，大便次多，黏滞不利，舌质淡苔薄，脉沉细无力。

临证思路：脾气久虚，运化失调，胃纳不佳，大肠传导失司，应属脾胃虚弱型吸收不良综合征。

选方用药：党参 20g，白术 10g，茯苓 20g，炙甘草 10g，陈皮 10g，半夏 9g，木香 10g，砂仁 10g，黄芪 30g，炒山药 30g，炒麦芽 10g，焦山楂 10g，炒神曲 10g。共10 剂，一日 1 剂，水煎服。

用药分析：方中以党参、白术、茯苓、甘草平补脾胃之气，为主药。以白扁豆、薏苡仁、山药之甘淡，莲子之甘涩，助白术既可健脾，又可渗湿而止泻，为辅药。以砂仁芳香醒脾，促中州运化，通上下气机，吐泻可止，为佐药。

二诊：2002 年 11 月 8 日。

药后除乏力、纳差外，余症基本消失。舌质淡，苔薄，脉沉细。此方对证继用原方治疗。如兼见肺气虚弱，久咳痰多者，亦颇为相宜，为培土生金之法。

用药分析：综观全方，补中气，渗湿浊，行气滞，使脾气健运，湿邪得去，则诸症自除。

因患者要返疆，便嘱其改服香砂六君子丸，每次 15g，一日 3 次；配保和丸，每服 15g，一日 2 次，一周隔日服 3 天，饭前服。时隔一月余，患者电话诉症状消失，一切如常。又嘱其继服一月以巩固疗效，半年后电话随访，病情康复。嘱其饮食规律，减少发病诱因。随访半年未复发。

（田旭东　王鹏弟）

参考文献

[1] 于皆平，沈志祥，罗和生.实用消化病学 [M].2 版.北京：科学出版社，2007.
[2] 王永炎，鲁兆麟.中医内科学 [M].北京：人民卫生出版社，1999.
[3] 张声生，王垂杰，李玉锋，等.泄泻中医诊疗专家共识意见（2017）[J].中医杂志，2017，58（14）：1256-1260.
[4] 王中华.吸收不良综合征 [J].西藏医药杂志，2007（1）：29-31.
[5] 王苑本，赵凯丰，郑伟.吸收不良综合征病因发病机制及分类 [J].世界华人消化杂志，2002（12）：1415-1418.
[6] 陈峰云，刘海霞.小肠吸收不良综合征40例临床分析 [J].社区医学杂志，2008（7）：79-80.
[7] 张宇，屈亚威，刘海峰.吸收不良综合征的内镜下表现及临床分析1例 [J].世界华人消化杂志，2014，22（18）：2661-2664.
[8] 钟欣，袁平宗，吴亚敏.吸收不良综合征30例临床分析 [J].现代医药卫生，2013，29（13）：2076-2077.
[9] 丁一娟.吸收不良综合征的诊断程序 [J].中级医刊，2010（7）：9-10.
[10] 张锦坤.吸收不良综合征的诊断与治疗 [J].实用内科杂志，2005（10）：506-507.
[11] 杨景林.吸收不良综合征的药物治疗 [J].贵州医药，2002（5）：55-56.
[12] 李保双，朱清.老中医胃肠病治疗与调养方 [M].北京：化学工业出版社，2016.
[13] 刘阿新，尚学瑞.赵国岑教授辨治吸收不良综合征的经验 [J].河南中医，2004（9）：11-12.

第五节 短肠综合征

【概述】

短肠综合征（short bowel syndrome，SBS）是指各种原因导致小肠被广泛切除或旷置，剩余肠管黏膜的吸收能力不足以维持人体正常营养需要，而出现以腹泻、水电解质失衡、消瘦以及营养不良为主要症状的临床综合征。所谓短肠，是指切除小肠达50%后可引起严重的吸收不良，达70%以上或剩余小肠不足200cm时可引起SBS，但目前多数学者认可的SBS诊断标准为小肠长度≤60cm或以体质量计算≤1cm/kg。常见于小肠短路手术及广泛小肠切除术后患者，因保留肠管过少，出现营养物质吸收率降低、营养障碍和电解质紊乱，严重者可危及生命。SBS也可由先天性疾病引起。SBS患者以严重的腹泻或脂性下痢、贫血为主要临床特征。常见少尿、脱水、酸碱平衡紊乱、抽搐、电解质缺乏、低镁、低钙、营养不良等症状。疾病的轻重程度及预后，取决于原发病，残留小肠的长度、部位、是否保留回盲瓣与结肠，以及肠适应过程是否良好等。据中国SBS治疗协作组统计的数据，SBS的发病率有逐年上升的趋势，其病死率为18%～25%。

根据临床表现，属中医"泄泻""心悸""虚劳"等范畴。

【病因病机】

一、中医认识

1. 致病因素

（1）禀赋不足：SBS的发生原因常分为先天和后天两种。出生前主要原因为小肠闭锁，中肠旋转不良导致小肠异位固定或异常扭转，从而发生新生儿期坏死性小肠炎。出生后较少见的因素，有先天性巨结肠病。元代《活幼口议·卷第九》说："乃父精不足，母气衰羸，滋育涵沫之不及，护爱安存之失调，方及七八个月以生，又有过及十个月而生者。"清代《幼幼集成·卷二》又提出："胎怯着……非育于父母之暮年，即生于产多之孕妇。"《胎产心法·卷之上》指出："胎气本乎气血而长，其胎不长者，亦惟气血不足。故有受胎之后漏血不止，则血不归胎者；有妇人中年血气衰败，泉源日涸者；有因脾胃病，仓廪薄，化源亏而冲任空虚者；有多郁怒，肝气逆，血不调而肝失所养者；有血气寒而不长，阳气衰，生气少者；有火热而不长，火邪盛，真阴损者。种种不一。"实际上，凡能影响母体对胎儿气血供给的各种因素，如孕妇营养不良、疾病、用药不当，以及双胎、多胎，都能使胎儿在母体内禀受不足。

（2）术后创伤：SBS常见于小肠短路术后及小肠广泛切除术后患者，常因保留肠管过少，而出现营养物质吸收率降低、营养障碍和电解质紊乱，其严重者可危及生命。《正体类要》认为："肢体损于外，则气血伤于内，营卫有所不贯，脏腑有所不知。"手术最主要是对人体气血的耗伤，气血是人体各项生命活动最根本的物质基础之一，术后气血不足则正气亏虚，正如《素问·调经论》所言"血气不和，百病乃变化而生"。胃肠道疾病患者本身气血不足，加之手术，更易造成人体气血耗伤，正气亏虚，这是术后诸多症状的主要原因。术后由于创伤打击，使患者神经、内分泌、免疫、消化、循环、运动等系统在应激状态下出现紊乱。临床表现主要有腹泻、眩晕、失眠、乏力、心悸、健忘、发热、厌食等症状，多因气血阴阳俱虚或脏腑不足所致。由此中医理论认为，SBS 多数属于"虚证"。

（3）久病体虚：大病暴疾，邪气太盛，脏气过伤，病后正气虚赢，不易骤复，加之失于调治，每易酿成虚劳。其他的慢性疾病，日久不愈，反复传变，精气不复；或复感外邪，邪气久羁，正气日耗，积虚成损，逐渐发展成虚劳。也有因临产失血过多，气随血耗，脏腑损伤而致虚劳；还有产后调护不当，过于劳累而形成劳损。此外，由于外科手术或严重感染，耗伤机体气血，再兼疾病本身内伤脏腑而表现出以脏腑亏损、气血阴阳不足、虚中夹实的临床证候。

2. 病机

本病的病位在小肠，与脾、胃、肾密切相关，基本病机是脾胃虚弱，运化失职。脾虚是本病的主要病理特点。病因多与禀赋不足，或术后创伤相关。先天因素包括先天不足、肾气失充，多由父之精气和母之阴血虚弱而致胎元不足；或母孕之初，因用药不当，毒物损害，疾病等伤及胎元。手术使机体受到人工创伤，不但伤阴耗血，而且使机体内脏气机升降失常，功能低下，正气虚弱；加之手术中失血，术后禁食，导致术后患者脾胃受损，出现多种虚损的证候。归结至脏腑，则主要责之脾肾，后期可累及他脏。

二、西医认识

1. 发病原因

（1）成人因基础疾病导致小肠切除：导致 SBS 的常见原因有很多，成人 SBS 是由于小肠反复发作性疾病，如克罗恩病、放射性肠损伤或反复发作的肠梗阻、肠外瘘而多次切除小肠所致；也可因血管疾病如肠系膜血管发生梗塞，急性肠扭转，或是外伤性血管破裂、中断，大量小肠因缺血坏死而被切除。导致肠系膜血管栓塞或血栓形成的因素有：高龄、长期存在充血性心力衰竭、动脉粥样硬化及心脏瓣膜疾病，长期利尿剂的应用，高凝状态，口服避孕药；急性肠扭转多与肠袢系膜过长、饱餐后肠内容量骤增及饱餐后剧烈运动引起肠管动力异常或突然改变体位有关。病态性肥胖患者空回肠短路手术也可发生 SBS 症状。SBS 非常见原因有：腹部损伤、肠道原发或继发性肿瘤，放射性肠病变；罕有情况：医疗失误在消化性溃疡治疗中将胃－回肠吻合，产生医源性与广泛小肠切除相似的临床症状。

（2）儿童因出生前及出生后疾病：儿童 SBS 的病因可以分为出生前及出生后。出生前主要由于小肠闭锁、中肠旋转不良导致小肠异位固定或异常扭转，可发生于子宫内任何时间；新生儿期坏死性小肠炎已被认为是新生儿 SBS 的主要原因。此外，出生后非常见的因素有先天性巨结肠病波及小肠、系膜血管栓塞或血栓形成，放射性肠炎或克罗恩病也可导致此综合征，但主要存在于较大年龄组儿童中。

2. 病生理改变

（1）切除肠管的范围：切除的小肠范围越广，对营养物质、水、电解质的吸收面积也丢失越多（无论是主动吸收，还是被动弥散吸收均减少）。小肠的长度有着明显的个体差异（375～750cm），残留肠段的长度以及功能状态远较切除肠段的量更为重要，因此其决定了术后 SBS 的发生率及死亡率的高低。有报道认为，在没有肠外营养支持的情况下，残留的空肠长度不足 30cm，就很难存活，但现在越来越多的报道残留小肠 20cm 亦可获得长期生存。因此，即使切除小肠一半，也可维持生存所需的营养；切除 75% 或更多的小肠，几乎均有吸收不良，处理较困难。目前认为，具有正常肠黏膜患者的残留小肠肠管应有 50～70cm 并保留完整结肠，甚至有人认为需 35cm 空回肠，保留有回盲瓣及部分结肠，经代偿后可依赖肠道维持机体所需营养。结肠切除者，则残留肠管应有 110～150cm；而具有肠道黏膜病变的患者如克罗恩病，则需要残留更多的肠管。

（2）切除肠管的部位：切除小肠的部位对术后代谢的影响也很重要。蛋白质、碳水化合物、脂肪及大多数水溶性维生素、微量元素吸收与小肠切除的部位有密切关系，特别是在十二指肠及空肠。当切除近端小肠后，正常的回肠将代替全部吸收功能。由于近端小肠也是胆囊收缩素、促胰液素合成及释放的场所，切除该段小肠会导致胆汁分泌和胰腺外分泌物减少，进一步加重肠内容物运输、吸收障碍。回肠是吸收结合型胆盐及内因子结合性维生素 B_{12} 的特定场合，切除后所造成的代谢紊乱明显重于空肠。切除 100cm 回肠将导致胆盐吸收减少，未吸收的胆盐进入结肠，导致胆盐性腹泻，胆盐的肠－肝循环减少，肝脏通过增加胆盐合成以补偿胆盐丢失。因此，脂肪吸收不良造成的脂肪泻可较缓和（脂肪 <20g/d）。但如更广泛地切除回肠（>100cm），将导致严重的胆盐代谢紊乱，而肝代偿性合成胆盐的能力也是有限的（可增加 4～8倍），造成严重的脂肪泻（脂肪 >20g/d）。大肠是吸收水分和电解质的重要部位，尚能吸收一定的营养物质如短链脂肪酸。当大范围小肠切除术并行结肠部分、大部分切除术后，会产生严重的水、钠、钾丢失。

（3）保留回盲瓣的情况：当部分或全部结肠切除术时，切除回盲瓣将导致代谢紊乱和小肠内容物停留时间缩短，影响残余小肠内细菌的繁殖和胆盐的分解，从而减少了脂肪及脂溶性维生素的吸收，使进入结肠的胆盐增加。由于小肠内细菌增多，维生素 B_{12} 被部分代谢，进一步减少其吸收。因此，如能保留回盲瓣，即使残留较短的小肠，患者也常能耐受。

（4）残留肠管和其他消化器官的状态：小肠切除术后，残留肠管的功能对于患者的生存及健康质量至关重要。例如，由于克罗恩病、淋巴瘤、放射性肠炎而行小肠切除术的患者，其本身疾病的功能性损害仍然存在，吸收功能将进一步减少，处理起来十分棘手。胰腺的内分泌功能在营养极度不良患者中将受到明显损害；广泛小肠切除术后将出现胃高酸分泌状态，使小肠腔内 pH 值下降，直接影响胰腺外分泌消化功能。动物实验证明，回肠黏膜增生的结果导致吸收功能的增加（主要是对葡萄糖、麦芽糖、蔗糖、胆酸和钙的吸收），从而补偿小肠长度的丢失。吸收功能的增加是随着单位长度上皮细胞量或黏膜重量的增加而增加，而非每个细胞吸收功能的加强，甚至有人认为此状态下的部分细胞功能尚处于不成熟阶段。动物近端小肠切除术后，随黏膜的增生，酶和代谢也发生相应的变化。钠－钾泵的特异性活性依赖的三磷酸腺苷、水解酶、肠激酶、DNA 酶、嘧啶合成酶活性均显示增加，相反每个细胞的二糖酶活性降低；增生的黏膜内经磷酸戊糖途径的葡萄糖代谢增加。研究显示：人类广泛肠切除后，残余肠道可逐渐改善对脂肪、内因子和碳水化合物，特别是葡萄糖的吸收。人类或动物小肠切除术后，有关结肠适应性改变的研究尚处于初级阶段，已有资料显示小肠切除术或病态肥胖治疗性回结肠短路术后，结肠可增加对葡萄糖和钙的吸收。

（5）影响小肠切除术后适应性变化的因素：①食物营养性物质及非营养性物质与残余肠管的接触；②胆汁和胰液刺激，肠道激素或其他因子的营养作用；③肠外生长因子、激素、聚胺等的刺激作用；④剩余小肠血流的增加。

【诊断与鉴别】

一、中医诊断

1. 辨证要点

（1）辨缓急：本病病程较长，迁延日久，常以脾虚为主，或病久及肾出现腰酸怕冷，是命门火衰，脾肾同病。

（2）辨寒热虚实：凡大便清稀，完谷不化，腹痛喜温，畏寒，手足欠温，多属寒证；凡大便黄褐，臭味较重，泻下急迫，肛门灼热，多为热证。病程较长，腹痛不甚，喜温喜按，神疲肢冷，多属虚证；泻下腹痛，痛势急迫拒按，泻后痛减，多属实证。但临床表现往往较为复杂，出现虚实兼夹、寒热互见，在辨证时应全面分析。

（3）辨轻重：一般而言，若脾胃不败，饮食如常，多属轻证，预后良好。若泄泻不能食，形体消瘦，泄泻无度，或久泄滑脱不禁致津伤液竭，则每有亡阴、亡阳之变，多属重证。

2. 病机辨识

SBS 基本病机是脾胃虚弱，运化失职，多由于禀赋不足，或术后创伤等原因引起，久之则脏腑功能衰退，气血阴阳亏损，日久不复。

脾胃虚弱，运化失职，使肠功能减退，不能受纳水谷，也不能运化精微，反聚水成湿，积谷为滞，故见腹胀纳差，如《素问·藏气法时论》中所言："脾病者，虚则腹满，肠鸣，飧泄，食不化。"脾胃升降失司，病及肠道，清浊不分，水谷不化，混杂而下，故发腹泻，如《景岳全书·泄泻》曰："泄泻之本，无不由于脾胃。"

脾胃虚弱，病而久之，久虚不复，气血阴阳虚损，则可见消瘦、乏力等亏损之象。由于五脏相关，气血同源，阴阳互根，一脏受病，累及他脏，气虚不能生血，血虚无以生气；气虚者，日久阳也渐衰；血虚者，日久阴也不足；阳损日久，累及于阴；阴虚日久，累及于阳。《杂病源流犀烛·虚损痨瘵源流》说："五脏虽分，而五脏所藏无非精气。其所以致损者有四，曰气虚，曰血虚，曰阳虚，曰阴虚。""气血阴阳各有专主，认得真确，方可施治。"气虚则脏腑组织功能减退，故神疲体倦、懒言声低；气虚则毛窍疏松，肌表不固故自汗；气虚无力鼓动血脉，故脉虚弱。血虚则血脉不充，失于濡养，可见面色不华、唇甲淡白、头晕眼花、脉细无力。阴虚则多生内热，可见口干舌燥、五心烦热、盗汗、舌红苔少、脉细数。阳虚损者则失于温煦，可见面色苍白、形寒肢冷、舌质淡胖有齿痕、脉虚弱或沉迟。

二、西医诊断

1. 诊断

（1）临床表现：腹泻、脱水、体重减轻和微量元素缺乏等是 SBS 患者主要的早期临床表现，以上临床表现很大程度上与切除肠段的长度和部位有关。

①腹泻：因广泛小肠切除术后，食物内容物通过时间缩短，继发乳糖和其他碳水化合物吸收功能障碍。

②胃液高分泌状态及消化性溃疡：广泛小肠切除术后，易导致胃液高分泌状态，不仅造成严重的消化性溃疡病，而且对 SBS 吸收功能造成进一步损害，黏膜弥漫性损伤。

③营养障碍：小肠广泛切除术后，对营养物质包括蛋白质、脂肪、碳水化合物的吸收均发生障碍，导致热卡不足、体重减轻、疲乏，儿童可导致发育缓慢。

④肠道高草酸和肾结石：回肠切除和回肠疾病后肾结石发病率增高。

⑤细菌过度生长：炎性肠道病如克罗恩病或放射性肠炎导致的肠间瘘、小肠狭窄、空回肠短路及回结肠切除术后，患者易出现细菌过度繁殖；空回肠短路后，由于盲袢内淤积增加，可引起细菌过度繁殖；回结肠切除患者，则可能与回盲瓣功能丧失有关，导致结肠细菌大量反流入小肠。

（2）辅助检查：

①X 线：SBS 患者腹部平片，常有小肠少气征象，短肠越严重，小肠气体愈少；小肠长度可见肠段有代偿性伸长；小肠宽度常有一定程度的增宽；黏膜皱襞常有一定程度的变直增粗；部分 SBS 患者可见肠瘘及肠粘连。

②消化道造影：可以准确测量长度<75cm 的小肠长度及肠腔直径。有研究表明，SBS 患者术后 15 个月钡餐 X 线造影显示十二指肠和结肠明显延长和扩张。

③内镜：肠镜可粗略测定 SBS 患者小肠长度、肠道是否存在溃疡和其他病变、确定是否存在回盲瓣、吻合口有无狭窄等。放大肠镜有助于判定肠黏膜适应情况及肠道是否存在缺血，同时评估肠黏膜绒毛形态学。

④超声：胆汁淤积与胆囊及泌尿系结石是 SBS 常见并发症，超声检查能准确诊断胆囊结石与泌尿系结石；由于 SBS 患者泌尿系结石以草酸盐结石为主，X 线下不显影，腹部平片、CT 和 MRI 等检查均易漏诊。因此，超声检查意义更为重要。

⑤骨密度：较长骨平片更能准确反映 SBS 患者骨质脱钙，有效指导维生素 D 补充及预防骨折的发生。

⑥实验室检查：SBS 患者血常规检查，可有缺铁性贫血或巨细胞性贫血。血液生

化检查，可有电解质紊乱及酸碱平衡失调、负氮平衡；血浆蛋白、脂类降低，类脂含量增多；凝血酶原可降低；小肠对糖、蛋白质、脂肪吸收试验均可降低。必要时，可做胰腺功能检查及尿草酸排泄测定。疑有小肠污染综合征者，可做小肠液细菌培养和计数，如超过 $10^7/mL$ 者为阳性。

（3）诊断标准：

①临床症状与病史：临床遇有腹泻、脂肪泻、体重减轻或巨红细胞贫血的患者，尤其是老年或有腹部手术史及上述病因有关病变者，应考虑小肠细菌过度生长，应做进一步检查。

②抗生素治疗试验：患者接受 1 个疗程抗生素治疗后，脂肪和维生素 B_{12} 的吸收改善，症状好转。

③辅助检查：全小肠 X 片摄片；吸收不良实验室检查；小肠液细菌培养；小肠液非结合胆汁酸测定；^{14}C 木糖呼气试验；小肠内镜和小肠活检。

满足①且②或③任意一项结果阳性，即可符合诊断。

（4）并发症：

①胆囊结石：是 SBS 常见的并发症，发生率约为45%。常用治疗方法，包括间断输入氨基酸溶液、肠内营养支持、胆囊收缩素、非甾体消炎药（NSAID）、熊去氧胆酸等。一些学者主张行预防性胆囊切除术。

②肾脏结石：肾结石发生率在保留结肠的 SBS 患者中可达 60%，主要为草酸钙结石。少数情况下，结石可在肾小管内沉积，形成整个肾脏弥漫性结石，引起肾功能不全。为预防结石形成，患者应足量饮水，并给予低草酸饮食。其他方法，包括限制饮食中脂肪摄入或用中链脂肪酸替代，增加饮食中钙的含量等。口服考来烯胺可能有一定的疗效。

③微量元素及维生素缺乏：回肠切除患者存在维生素 B_{12} 吸收障碍，一段时间后会出现贫血，需要长期肌注维生素 B_{12}。锌和硒的缺乏亦较常见，应注意补充。短肠患者肠道对钙及维生素 D 的吸收不良，常导致骨质疏松，故应注意控制脂肪泻，减少钙的丢失，同时补充钙剂和维生素。降钙素（calcitonin）对明显骨质疏松及骨痛的患者疗效确切。

④肠道细菌滋生及 D-乳酸中毒：短肠患者碳水化合物及蛋白吸收不良，结肠细菌滋生，可分解更多膳食纤维以提供能量，帮助保留结肠短肠患者的能量供给。但同时由于残存小肠短、肠道蠕动减慢及缺乏回盲瓣等原因，结肠细菌逆行，导致上消化道细菌滋生（small bowel bacterial overgrowth，SBBO）。残存肠道越短，发生 SBBO 的概率越大。患者常表现为粪便或排气恶臭、腹胀、腹泻或乳酸中毒。SBBO 的诊断及治疗较为困难，常用的治疗方式是长期周期性使用广谱抗生素，但这样有可能扰乱正常菌群、加重腹泻，故采用生物制剂（如肠道益生菌）可能是控制肠道细菌过度滋生的理想方法，但目前尚无支持其在 SBS 患者中常规应用的临床证据。D-乳酸中毒是短肠患者的少见并发症，仅发生在保留结肠的患者中。结肠细菌过度滋生后酵解碳水化合物除生成短链脂肪酸（SCFA）外，还生成过多的 D-乳酸，其可被肠道吸收，

但不易被代谢，患者常表现阴离子间隙增加的代谢性酸中毒，血液及尿液中乳酸水平增加。其治疗措施，包括限制单糖和寡糖（淀粉）的摄入；补充烟酸，给予广谱抗生素；少数患者需要禁食，并给予肠外营养支持。

⑤导管相关并发症：导管感染、血栓形成、静脉通道丧失。

⑥肝脏并发症：脂肪肝、胆汁淤积。

⑦代谢性疾病：水、电解质失衡，D–乳酸中毒，微量元素缺乏，代谢性骨病，骨质疏松等。

2. 鉴别

（1）溃疡性结肠炎：亦常有腹痛腹泻，需与 SBS 相鉴别。但以黏液血便为主，结肠镜检查所见结肠黏膜充血水肿、糜烂或溃疡。

（2）慢性细菌性痢疾：与 SBS 比较：有急性痢疾史；腹泻以脓血便为主；粪常规可见大量脓血球，或见痢疾杆菌；大便培养可见痢疾杆菌生长。

（3）克罗恩病：常有贫血、发热、虚弱等全身症状，肠镜检查见"线性溃疡"或肠黏膜呈克罗恩病"铺路石样"改变。

（4）肠结核：有腹痛、腹泻、粪便中夹脓血，并有全身中毒症状，如消瘦、低热等，或有其他结核病灶。

（5）肠肿瘤：可有腹泻，但以陈旧性血便为主，肠镜及 X 线钡灌肠及直肠指诊可有阳性体征。

（6）伪膜性肠炎：腹水样便，重症者混有假膜。与 SBS 鉴别而言，伪膜性肠炎肠镜活检或粪便培养可发现顽固性梭状芽孢杆菌，或检出此菌的毒素。

【治疗】

一、中医治疗

1. 治疗原则

根据临床表现，SBS 可归属"虚劳"范畴。根据"虚则补之""损者益之"的理论，虚劳的治疗以补益为基本原则。治疗时，一是根据病理性质的不同，分别采取益气、养血、滋阴、温阳的治法；二是密切结合五脏病位的不同而选用方药，以加强治疗的针对性。同时应注意以下三个方面：其一，重视补益脾肾在虚劳中的作用。脾胃为后天之本，气血生化之源，脾胃健运，五脏六腑、四肢百骸得以濡养；肾为先天之本，内寓元阴元阳，为生命之本源。重视补益脾肾，可以使先后天之本不败，从而促进各脏腑虚损的恢复。其二是对于虚中夹实或兼感外邪者，应当补中有泻，扶正祛邪，以达到"邪去正安"的目的。其三，虚劳的病史较长，影响因素较多，应将药物治疗、饮食调养及生活调摄结合起来，方能取得更好的治疗效果。

2. 辨证论治

（1）脾胃虚弱证

症状表现：消瘦，脱水；大便溏薄，次数增多，便中完谷不化；纳食不振，食后脘闷，面色萎黄，肢倦乏力。舌淡，少苔，脉细弱。

病机分析：脾胃虚弱，运化无权，水谷不化，清浊不分，故大便溏泄。脾阳不振，无力运化，则纳差、食后脘腹胀闷不舒、稍进油腻食物即大便次数增多；久泻不止，气血化源不足，故面色萎黄、神疲倦怠；舌淡少苔，脉细弱俱为脾胃虚弱之象。以久泻、大便时溏、食少腹胀，稍进油腻则诱发，伴脾虚见症为审证要点。

治疗方法：益气健脾，和胃止泻。

代表方药：参苓白术散（《太平惠民和剂局方》）。人参5g，山药15g，莲子肉12g，白术15g，茯苓12g，薏苡仁9g，扁豆12g，炙甘草9g，砂仁6g，桔梗6g。

随症加减：仍有腹泻，小便不利，四肢沉重，肢体浮肿，苔白不渴，脉沉者，加附子、干姜温肾壮阳、化气利水。

（2）肝郁脾虚证

症状表现：常因精神刺激，或进食冷热食物后，出现腹部绞痛，走窜不定，腹泻、腹胀反复发作，腹泻一日2～3次。舌质淡红，苔薄黄，脉弦。

病机分析：肝气郁结，肝失疏泄，横逆犯胃，胃气不舒，故胃脘、胁肋胀满疼痛，走窜不定，大便后常可自行缓解；脉弦，为肝气郁滞所致；苔薄黄，为气郁化火之征。

治疗方法：柔肝健脾，升清止泻。

代表方药：痛泻要方（《丹溪心法》）加味。炒白术30g，白芍20g，防风10g，炒陈皮15g，醋柴胡10g，香附10g，槟榔10g，甘草10g，郁金15g。

随症加减：若肠鸣腹痛，腹泻不止，泻必腹痛，可加青皮、木香、枳实疏肝理气。

（3）气血两虚证

症状表现：腹泻，大便一日2～5次，便时腹胀腹痛，便后痛减；面色苍白或萎黄，形体消瘦，月经量少而质稀，头晕眼花，四肢倦怠，气短懒言，心悸怔忡，食欲不佳。唇舌淡白无华，苔少或白，脉沉细或见芤脉。

病机分析：多因素体虚弱，或久病不愈，耗伤气血；或先有气虚，气不生血；或因血虚，化气乏源，气随血耗等原因，导致气血两虚证的发生。气虚，脏腑机能减退，则见神疲乏力、少气懒言；气血双亏，脑窍失养，故见头晕目眩；气血不足，不能上荣，则面色淡白或萎黄；血液亏虚，冲任失养，则月经量少色质稀；血虚，血不养心，神不守舍，故心悸怔忡；血亏，不能滋养形体、筋脉、爪甲，故见形体消瘦；唇舌淡白无华，苔少或白，脉沉细或见芤脉，均为气血两虚之征象。

治疗方法：补气养血，固涩止泻。

代表方药：归脾汤（《济生方》）加味。党参15g，白术15g，茯苓30g，黄芪15g，当归20g，龙眼肉15g，酸枣仁15g，木香9g，炙甘草6g，远志20g，芡实9g，椿根白皮9g，苍术12g，生姜3片，大枣3枚。

随症加减：术后患者以气血两虚为主要证型，常出现面色苍白或萎黄、头晕目眩、四肢倦怠、舌淡苔薄白、脉细弱等症状，加川芎、白芍、熟地黄益气补血。

（4）气虚血瘀证

症状表现：便时溏时稀，水谷不化，稍进油腻之物则大便次数增多；食少纳差，食后脘腹胀满，面色萎黄，少气懒言，肢倦乏力。舌质黯淡或有瘀斑，苔白腻，脉细弱。

病机分析：多因素体气虚，或病久气虚，或因年高脏气亏虚，气虚运血无力，以致血行不畅而瘀滞，进而导致气虚、血瘀互见。气虚致脏腑功能减退，故见倦怠乏力、少气懒言；气虚无力推动血行，血不上荣而见面色萎黄。本证临床多见心肝病变，故疼痛常见于胸胁。舌淡黯或淡紫或有紫斑、紫点，脉涩，俱为气虚血瘀之象。

治疗方法：健脾和胃，益气化瘀。

代表方药：参苓白术散（《太平惠民和剂局方》）加味。人参9g，茯苓9g，白术9g，山药9g，扁豆9g，莲子肉9g，薏苡仁12g，砂仁12g，桔梗9g，鬼箭羽9g，丹参9g，红花6g。

随症加减：若见面色晦黯，爪甲紫黯，皮下瘀斑者，加三七、益母草、桃仁、三棱行气化瘀。

（5）气阴两虚证

症状表现：面色黄白，少光泽，语言无力，大便带脓血且稀，一日3~4次，无腹痛，无里急后重；喜热饮食，腹部喜按，无硬块。舌质淡红，苔白腻，脉细数无力。

病机分析：病程日久，迁延不愈，耗气伤津，导致气血亏虚，肌肤失于濡养则面色黄白、少光泽，语言无力。暴泻或久泻耗伤气阴，气阴两虚，阴虚则热，热破血行，升降失常，清浊不分，故便脓血而稀。久病里虚，则无腹痛，无里急后重，喜热饮食，腹部喜按，无硬块。舌质淡红，脉细数无力皆为气阴两虚之象。

治疗方法：补气养阴，涩肠化湿。

代表方药：六味地黄汤（《小儿药证直诀》）合六君子汤（《医学正传》）加味。熟地黄24g，生山药12g，山茱萸12g，茯苓9g，丹皮9g，泽泻9g，玄参9g，党参12g，白术12g，茯苓12g，甘草6g，陈皮6g，清半夏6g，沙参6g，玉竹6g。

随症加减：若见咽干口渴、干咳少痰者，加麦冬、天花粉养阴生津。

（6）心脾两虚证

症状表现：心悸胸闷，失眠多梦，头晕眼花，面色萎黄，精神倦怠，四肢无力，食欲不振；频繁腹胀腹泻，一日7~8次，大便呈糊状、水样，甚或完谷不化。舌淡红，苔薄白，脉细弱。

病机分析：脾气亏虚，气血生化不足，心失所养，心神不安，则心悸怔忡、失眠多梦；气血亏虚，头目失养，故眩晕、面色萎黄；脾气亏虚，运化失职，水谷不化，故食欲不振而纳差、腹胀便溏；舌淡红，脉细弱，均为气血亏虚之征。

治疗方法：健脾养心，补气生血，宽肠理气。

代表方药：归脾汤（《济生方》）加味。党参12g，黄芪9g，白术9g，酸枣仁9g，茯苓9g，龙眼肉9g，当归9g，熟地黄9g，神曲9g，山药9g，莱菔子9g，乌药6g。

随症加减：若见面色发白、大汗淋漓、头晕目眩者，可加肉桂、阿胶益气补血。

（7）脾阳虚亏证

症状表现：大便稀溏甚至完谷不化，饮食稍有不慎即腹泻或加重；腹部冷痛，喜温喜按；畏寒怕冷，四肢不温，食少、腹胀；神疲懒言，肢倦乏力，面白少华。舌质淡，舌体胖有齿痕，苔白滑，脉沉迟无力。

病机分析：脾阳亏虚，虚寒内生，故腹痛绵绵、喜温喜按；脾阳虚衰，运化失权，则纳少腹胀、大便清稀，甚至完谷不化；脾阳亏虚，温煦失职，则见畏寒肢冷；舌质淡胖，边有齿痕，苔白滑，脉沉迟无力，俱为脾阳虚衰，阴寒内生，水湿内停所致。

治疗方法：补益脾胃，温中祛寒。

代表方药：理中汤（《伤寒论》）。干姜 15g，人参 15g，白术 15g，甘草 10g。

随症加减：若脾肾阳虚，出现小便不利或小便反多，小便清长，大便五更泄泻，应加附子、干地黄、山药、肉桂温补脾肾。

（8）中气下陷证

症状表现：大便溏薄（便下无黏冻及脓血），甚至如水样，次数增多；纳食不振，小腹坠胀，食入益甚，面色萎黄，眩晕，肢倦乏力。舌淡，少苔，脉细弱。

病机分析：脾主升清，脾气亏虚，无力运化水谷精微并上承头目，头目失养，则见眩晕；脾虚水湿不化，清浊混杂，下注肠道，则泄泻；餐后气被食困，故食后益甚；脾气虚，气血生化乏源，气虚推动乏力，血虚充养不足，则神疲乏力、气短懒言、面色萎黄、舌淡、脉细弱。

治疗方法：补益中气，升阳止泻。

代表方药：补中益气汤（《内外伤辨惑论》）。黄芪 15g，党参 15g，白术 10g，炙甘草 15g，当归 10g，陈皮 6g，升麻 6g，柴胡 12g，生姜 9 片，大枣 6 枚。

随症加减：若脘腹重坠胀满，进食益甚，或便意频数，肛门重坠甚者，重用黄芪、党参，加山茱萸补中益气；若少腹下坠或有痉挛者，重用升麻升阳举陷；若腹中痛者，加白芍、延胡索缓急止痛。

（9）脾肾阳虚证

症状表现：大便时溏泻，饮食稍有不慎即泻，每日两次以上；气短，神疲乏力，食欲不振，食后腹胀，畏寒肢冷，腰膝酸软，腹中冷痛。舌质淡黯，苔薄白，脉沉细无力。

病机分析：脾气虚弱，脾虚及肾，脾虚运化水谷精微失司，水湿内停，下泻于大肠，或脾气虚弱升清失职，清浊不分，下趋大肠均可导致泄泻。久泄不止，进而伤及脾阳及肾阳，脾肾两虚，津液下夺，下焦虚寒，故气短、神疲乏力、食欲不振、食后腹胀、畏寒肢冷、腰膝酸软、腹中冷痛；舌淡苔白，脉沉细无力，俱为肾阳虚之象。

治疗方法：温肾健脾，固肠止泻。

代表方药：四神丸（《证治准绳·类方·泄泻门》）合参苓白术散（《温病条辨》）加减。肉豆蔻 6g，补骨脂 12g，五味子 6g，吴茱萸 6g，党参 12g，茯苓 12g，白术 12g，陈皮 6g，山药 6g，砂仁 6g，大枣 3 枚，甘草 6g。

随症加减：若水泄不止，加乌梅、诃子涩肠止泻；若四肢酸软无力甚者，加菟丝子补益肾精；若伴腹部坠胀感者，加柴胡、升麻升阳举陷。

3. 其他疗法

（1）中成药

①四君子丸

药物组成：党参、白术（麸炒）、茯苓、大枣、生姜、炙甘草。

功能主治：健脾益气。用于脾胃气虚，胃纳不佳，食少便溏。

用法用量：口服。一次 3~6g，一日 3 次。早、中、晚温服。

②六君子丸

药物组成：党参、白术（麸炒）、茯苓、制半夏、陈皮、炙甘草。

功能主治：补脾益气，燥湿化痰。用于脾胃虚弱，食量不多，气虚痰多，腹胀便溏。

用法用量：口服。一次 9g，一日 2 次。早、晚温服。

③香砂六君子丸

药物组成：党参、炒白术、茯苓、陈皮、木香、制半夏、砂仁、炙甘草。

功能主治：益气健脾，理气和胃。用于脾虚气滞，消化不良，嗳气食少，脘腹胀满，大便溏泄。

用法用量：口服。一次 6~9g，一日 2~3 次。早、中、晚温服。

④参苓白术丸

药物组成：人参、炒白术、茯苓、山药、莲子、炒白扁豆、炒薏苡仁、砂仁、桔梗、甘草。

功能主治：补脾胃，益肺气。用于脾胃虚弱，食少便溏，气短咳嗽，肢倦乏力。

用法用量：口服。一次 6~9g，一日 2~3 次。早、中、晚温服。

⑤人参健脾丸

药物组成：人参、薏苡仁、山药、莲子肉、白术、白扁豆、砂仁、陈皮、青皮、六神曲、麦芽、山楂、芡实、当归、茯苓、木香、枳壳、甘草。

功能主治：补气健脾，和胃消食。用于脾胃虚弱之精神倦怠、面色萎黄、不思饮食、脘腹胀满或嘈杂泛酸、肠鸣泄泻等症。现多用于慢性胃肠炎、十二指肠溃疡、消化不良性腹泻等属脾胃素弱者。

用法用量：口服。一次 2 丸，一日 2 次。早、晚温服。

⑥补脾益肠丸

药物组成：黄芪、米炒党参、土炒白术、肉桂、炮姜、盐补骨脂、白术、炒当归、砂仁、木香、制延胡索、荔枝核、防风、煅赤石脂、炙甘草。

功能主治：益气养血，温阳行气，涩肠止泻。用于脾虚气滞之泄泻，症见脘腹冷痛、肠鸣泄泻、黏液血便。慢性结肠炎、溃疡性结肠炎、过敏性结肠炎见上述证候者亦可选用。

用法用量：口服。一次 6g，一日 3 次，早、中、晚温服；儿童酌减，重症加量或遵医嘱。30 日为一个疗程，一般连服 2~3 个疗程。

⑦四逆散

药物组成：柴胡、白芍、枳壳（麸炒）、甘草。

功能主治：透解郁热，疏肝理脾。用于肝气郁结所致的胁痛、痢疾，症见脘腹胁痛、热厥手足不温、泻痢下重。

用法用量：口服。一次 9g，一日 2 次，早、晚温服。开水冲泡，或炖后服下。

⑧固肠止泻丸

药物组成：乌梅（乌梅肉）、黄连、罂粟壳、干姜、木香、延胡索。

功能主治：调和肝脾，涩肠止痛。用于肝脾不和所致的泄泻。症见腹痛腹泻，两胁胀满；以及慢性非特异性溃疡性结肠炎见上述证候者。

用法用量：口服。水丸，一次 5g；浓缩丸，一次 4g。一日 3 次，早、中、晚温服。

⑨附子理中丸

药物组成：制附子、干姜、党参、炒白术、甘草。

功能主治：温中健脾。用于脾胃虚寒，脘腹冷痛，肢冷便溏，呕吐泄泻，手足不温者。

用法用量：口服。大蜜丸，一次 1 丸；水蜜丸，一次 1 袋。一日 2~3 次，早、中、晚温服。

⑩补中益气丸

药物组成：炙黄芪、党参、炒白术、炙甘草、陈皮、当归、升麻、柴胡。

功能主治：补中益气，升阳举陷。用于脾胃虚弱，中气下陷所致的泄泻、脱肛、阴挺。症见体倦乏力、食少腹胀、便溏日久脱肛下垂、子宫脱垂。

用法用量：口服。大蜜丸，一次 1 丸；小蜜丸，一次 9g；水丸，一次 6g。一日 2~3 次，早、中、晚温服。

⑪固本益肠片

药物组成：党参、黄芪、补骨脂、白术、山药、炮姜、当归、白芍。

功能主治：涩肠止泻。用于脾肾阳虚所致泄泻。症见腹痛绵绵，大便清稀或有黏液及黏液血便，食少腹胀，腰酸乏力，形寒肢冷，舌淡苔白，脉虚。

用法用量：口服。一次 8 片，一日 3 次，30 日为一个疗程，连续服用 2~3 个疗程。早、中、晚温服。

（2）验方

黄雄群方：黄酒、赤砂糖、食醋、姜。取黄酒 250mL，赤砂糖（黄糖）30g，食醋少量，老姜数片，煮沸趁热服用。酒量小者，适当减量。服用时间视病情而定：一般轻者，服一周即大便转为正常，黏冻消失；重者，可多服几周。功能健胃进食，修复肠胃功能。对慢性腹泻（过敏性结肠炎、慢性痢疾、慢性肠炎）有一定疗效。

查抄农方：粳米 10g，茶叶 3g，伏龙肝（灶心土）15g，生姜 6g，秋冬季以红糖为引，春夏季以白糖为引。先将生姜切成碎末，与粳米、茶叶一同放入锅中，炒至粳米发黄，再加入灶心土和 300mL 水共煮，直至粳米开"花"即可。待澄清后去渣，加入糖适量，和匀当茶饮，暂停喂奶（禁食）1 天。用于刚出生的婴儿至 2 周岁的小儿，大便稀薄呈乳片状或完谷不化；或呈黄绿色黏稠状便，气味腥臭者。

鸡内金山药散：两药各 100g，炒焦研成末。一日 3 次，一次 3~6g 冲服。功能健脾化积消食。用于脾虚腹泻及小儿腹泻者。

苍术肉桂吴茱萸散：上药各等分，共研细末，用醋调匀，做成圆锥体，放入神阙穴，用胶布固定，敷药 12~24 小时，一日 1 次，一周为 1 个疗程。若症状未缓解，可休息 2~3 天再进行第 2 个疗程，至症状消失为止。用于慢性腹泻者。

复方山药丸：精硫黄 20g，怀山药 250g，赤石脂 150g，红大枣 500g 共为一料。将硫黄、山药、赤石脂碾碎过箩。红枣以文火煮熟（去皮核），取肉泥拌和上药为丸，如芡实子大，置玻璃瓶内，令勿泄气和受潮。一次 10g，一日 3 次，同餐服或米汤送服。用于便稀清冷，肠鸣即泻，泻后稍安，时作时止；腹部畏寒，下肢逆冷，舌淡苔白，脉沉细者。

温中健脾汤：白术、益智仁、茯苓、补骨脂、佩兰、炒麦芽各 15g，炮姜 10g，炙甘草 6g，陈皮 9g。水煎服，一日 1 剂。嘱患者忌生冷，注意保暖。功能温中散寒、健脾理肠。用于虚寒型慢性腹泻。症见病程长，体质虚弱，食少畏寒，四肢欠温，腹中隐痛，肠鸣泄泻或消化不良样便，或晨起作泻，小便清长，舌淡，苔薄白腻，脉沉迟者。

（3）外治疗法

脾虚失运：补脾土、补大肠、揉板门、推三关、揉脐、推七节骨、捏脊。每日推拿 1 次，用滑石粉、凡士林为推拿介质，每穴推拿 2~5 分钟，频率每分钟 200 次，推至局部发红，每位患儿推拿时间 15~20 分钟。

脾肾两虚：选穴大肠经、脾经、肾顶、肾经、三关、外劳宫、丹田、神阙、七节骨、百会、腹、腰骶、龟尾。操作均必须在室温环境下进行，以免患儿受凉。一日 1 次，均于上午实施，以 5 天为 1 个疗程，2 个疗程之间可休息 2 天，连续治疗 2 个疗程。

脾虚泄泻：推拿小儿板门穴、补脾土穴，每日一次，每次推拿 10 分钟。或在小儿神阙穴、中脘、天枢、足三里等穴位进行艾灸，一日 1 次，一次 15 分钟。告知小儿家属，应多食用山药薏仁粥、山楂粥。

（4）针灸疗法

①体针：

方法一：穴取三阴交、中脘、天枢、足三里。选取穴位后，常规穴位皮肤消毒，以 0.32mm×50mm 毫针直刺 2.5~3cm，得气后行补法，留针 30 分钟。一日 1 次，左右交替取穴，每日取一侧穴位，每 6 天停针 1 次，治疗 3 周。

方法二：寒湿型，取穴脾俞、大肠俞、小肠俞、章门、天枢、关元。针刺用补法，针后加灸；湿邪夹食滞型，加胃俞、中脘，针刺用平补平泻手法；脾肾阳虚型，加肾俞、京门、气海，针刺用补法，针后加灸。各型均每日治疗 1 次，7 次为 1 个疗程，疗程间休息 3 天，一般治疗 2~3 个疗程。久病体弱者，还可加用捏脊法，并在平肾俞、脾俞、胃俞、肝俞等处进行提抓，以促进低下的脾胃功能恢复正常。

②耳针：选用脾、大肠、内分泌等穴位，局部消毒后，用粘有王不留行籽或磁珠的约 0.5cm 胶布贴在相应耳穴上，局部有酸、麻、胀、痛即为得气，每日按压 3 次，每次 2~3 分钟。

③灸法：

督脉隔姜灸：督灸粉所用之肉桂、丁香、吴茱萸等有温阳散寒、温阳破阴之用，从而协同发挥作用，使经脉调和，脏腑功能协调，疾病得除。可改善肾阳亏虚型泄泻患者的排便、精神、腹痛等症状，治疗无痛苦，效果可靠。

脐周围灸法：用自制艾灸盒罩住患儿肚脐，艾灸盒中放置艾条的位置各有高低，通过位置的调节来让艾灸热量传递到脐周，分别调节艾灸穴位为脐中旁开 2 寸的天枢穴、脐下 1.5 寸的气海穴、脐上 2 寸的下脘穴，以及脐中即神阙穴。神阙穴悬空 2 寸。将温和灸艾灸条固定后点燃，以稍微温热感为度，禁止患儿挪动，一日 1 次，1 次 20 分钟。用于泄泻虚实夹杂兼阳虚证。

（5）药膳疗法

①绿萼梅茶：绿茶 6g，绿萼梅 6g。将上述两味药用沸水冲泡 5 分钟即可。用于肝胃不和证。

②扁豆粥：将白扁豆 50g 下锅煮粥，早晚煎服。用于脾胃虚弱证。

③红枣山药粥：大米 30g，红枣 10 枚，山药 30g，薏苡仁 30g，红糖 15g。共煮成粥，一日 3 次吃完，连服半个月。用于气血两虚证。

④花椒糯米粥：花椒适量，糯米 30g，干姜 6g。共煮成粥，一日 2 次服下，连服 1~2 周。用于脾阳亏虚证。

⑤川芎煮鸡蛋：锅置火上，加水 300mL，放入鸡蛋两个，川芎 9g 同煮。鸡蛋熟后取出去壳，复置汤药内，再用文火煮 5 分钟，酌加黄酒适量。起锅，吃蛋饮汤，日服 1 剂，5 剂为 1 个疗程。用于气虚血瘀证。

⑥粟米山药粥：粟米 50g，怀山药 25g，大枣 5 枚。加适量水煮粥服食。用于气阴两虚证。

⑦猪肚大米粥：猪肚 250g，怀山药 30g，大米 60g，食盐、姜末各适量，猪肚切片，共煮成粥，盐、姜调味服食。用于中气下陷证。

⑧枣栗粥：大枣 10 枚，栗子 250g，茯苓 20g，白米 100g，白糖 30g。按常法共煮成粥，加白糖服食。用于心脾两虚证。

⑨白茯苓粥：粳米 50g 加水煮粥，待粥熬成；入白茯苓粉 15g，再煮数沸即成。一日 1 剂，连服 5~7 日。用于脾虚，食欲不振，大便溏薄者。

⑩参苓粥：党参 15g，白茯苓 10g，生姜 1 片，粳米 100g。前 3 味水浸半小时，煎取药汁，每日早晚各用 50g 粳米煮粥食用。用于脾虚，纳食不佳，久泻不止者。

⑪扁豆茯苓粥：白扁豆 10g，白茯苓 10g、粳米 100g，煮粥食。用于脾虚，食欲不振，大便稀溏者。

⑫茯苓山药粥：山药 30g 研粉，茯苓 10g 在水中浸 1 小时后再烧开，入粳米

150g，山药粉熬粥。1日3次食用，尤用于产后脾虚所致泄泻，精神倦怠者。脘腹胀满者忌食。

⑬六神粥：先将茯苓10g，山药30g研粉；所余芡实10g，粳米50g，薏苡仁15g，小米30g，莲肉30g入锅共煮粥，沸后加入茯苓、山药粉。每晨空腹食1碗。用于脾虚，纳食不佳，大便稀溏者。

⑭八珍粥：党参、茯苓、炒扁豆、山药、薏苡仁、莲肉（去心）、芡实各30g。将上药共研粉、过筛，按患儿年龄大小，分为5~7份，每日取1份加粳米煮粥，代早餐用。用于脾虚，食欲不振，精神倦怠者。

⑮附子茯苓粥：制附子6g，茯苓20g，粳米60g。先将附子煎取药汁，加入茯苓、粳米煮粥，分早晚餐食用。用于脾肾阳虚，久泻不止，四肢厥冷者。

⑯桂心茯苓粥：桂心2g，茯苓10g，桑白皮3g，粳米50g。前3味煎取汁，加粳米煮粥。用于脾肾阳虚，久泻不止，精神萎靡者。

⑰卓栗粥：栗子10g，茯苓20g研粉，与大枣10枚，粳米100g共煮粥，调白糖食用。用于久泻不止，精神不振者。

⑱参苓粥：将人参5g，茯苓10g，麦冬10g水煎取汁，与粳米50g煮粥食之。用于阴阳俱伤型，面色苍白，肢冷嗜睡者。

⑲干姜粥：先将干姜5g煎取汁，与红枣3~5枚，粳米100g煮粥。每日服1次，当早餐食用。用于寒湿证，泻下清稀，肢体酸痛者。

⑳桂皮茯苓粥：桂皮2g，茯苓10g，桑白皮3g，粳米50g。前三味配料煎取汁，加粳米煮粥。每日1次，连服4~5日。功能温阳利水，止泻。用于肾阳虚衰，泻下完谷不化，四肢厥冷者。

㉑八珍糕：薏苡仁、芡实、扁豆、莲子、山药各90g，党参、茯苓各60g，白术30g，白糖240g。上述诸药共研细末，同白米粉适量混匀，加水和匀，蒸熟为糕，可随意食之。若切块、烘干后可储存，平素常食。功能益气、健脾、渗湿。用于脾胃虚寒，脘腹冷痛，少食纳呆者。

二、西医治疗

1. 治疗原则

（1）纠正症状：SBS的治疗应根据其手术类型以及术后的病理生理特点来施行。在术后第1期内，不论哪一短肠类型，都存在水和电解质（主要是钠和镁）丢失，空肠造瘘患者尤为严重。应根据每天的需要量加上各种排出量及时补充。同时监测丢失液中以及血清电解质含量和体重以指导补充。液体中的葡萄糖和钠的浓度以14mmol/L（252mg/dL）和120mmol/L（276mg/dL）为宜。空肠短于50cm的患者还应适当补充铁、钾。

（2）补充能量：SBS早期患者多不能经口饮食，需用肠外营养供给能量。当肠道进入代偿期，腹泻量得以控制，肠功能初步恢复时，可开始使用少量、等渗、易吸收的肠内营养制剂，再随患者适应、吸收的情况逐渐加量。持续滴入有利于吸收，减少推入法所致的肠蠕动加快。预计肠内营养给予时间超过4周，或患者难以耐受放置鼻肠管的不适，可进行经皮内镜下胃置管造口或经皮内镜下空肠置管。同时，营养状态逐渐改善后，可逐渐减少肠外营养，直至全部应用肠内营养。待肠内营养能很好适应后，再根据患者残留肠段的长度和代偿的情况，在肠内营养的基础上增加专门的口服营养，并注意添加维生素、微量元素和补充电解质。由肠内营养过渡到日常饮食同样需循序渐进，不可急于求成。肠道代偿至能耐受肠道营养而不需肠外营养的时间大致是3~6个月，也可能需要更长的时间。

2. 一般治疗

腹泻是多种病因引起，可用哌二苯丁胺（loperamide）2~4mg，地芬诺酯（diphe-noxylale）2.5~5mg，一日3~4次。洛哌丁胺2mg，一日2~3次。胆盐性腹泻，可试用消胆胺2~4g，一日3次。H_2受体拮抗剂不仅能减少胃酸分泌，尚能减少水、盐的丢失，可静脉注射或滴注，质子泵抑制剂奥美拉唑也可试用。小肠细菌过度生长及（或）并发D-乳酸中毒时，间断使用广谱抗生素。甲硝唑也可选用。若有胰功能不全和胆盐消耗，可选用适当酶类制剂。

3. 对症治疗

（1）营养支持治疗

①胃肠内营养：不论第1期和第2期的手术类型，均可行胃肠内营养。数周采用者，可通过鼻饲管；较长使用者，可经皮胃内镜造瘘来施行。营养液以等渗、低黏度为宜，小量持续或夜间饲食，也可24小时分次给予。营养成分由水解蛋白、单糖、维生素、钙、短和中链甘油三酯组成。出现脂肪吸收不良，应减少脂肪的摄入并增加营养液中的中链甘油三酯含量。要素饮食的种类很多，如维沃（Vivonex）、安素（Ensure）等。国内上海、青岛等地亦有不少种类。该营养液多由小分子物质和微量元素组成。可先饲以要素饮食，逐渐过渡到完全饮食。有人认为，要素饮食昂贵、高渗，对代谢可能产生一定影响，久用可致脂肪酸缺乏。因此，治疗时要因人而异，适当选择。胃肠内营养的并发症有高渗性昏迷、吸入性肺炎、胃肠扩张等，治疗时应予注意。

②胃肠外营养：在第1期内无论何种类型的肠切除，均需要胃肠外营养支持。对于肠内吸收的能量不足35%者，如第三类手术或空肠短于100cm者则可能需要长期胃肠外营养支持。临床上，一般有两种应用方式，即氨基酸-高浓度葡萄糖-脂肪系统和氨基酸-中浓度葡萄糖-脂肪系统。前者需由中心静脉输入，后者可由周围静脉输入。由周围静脉输入的配方如下：7%复合氨基酸1000mL，20%脂肪乳400mL，复合微量元素10mL，10%葡萄糖溶液2000mL，多种维生素加电解质（包括磷）50mL。上述系统基本容纳每天所需的营养素、水、电解质、维生素和微量元素，但根据小肠切除的类型也可致某些物质的缺乏。同时和输入的营养液的种类有关，一般会出现铁、维生素D、硒、铋和铬的缺乏，在监测时予以补充。多数患者在胃肠外营养时也可进食，半数患者在1~2年内可转入经口摄食。胃肠外营养的缺点是费用高昂，由中心静脉输注者可能出现感染、气胸、血胸等并发症。目前胃肠外营养配方更趋合理，由

代谢所致的肝病和骨病已少见。

（2）临床分期治疗

①急性期：以肠外营养，维持水电解质平衡为主，具体涉及以下几方面。

维持机体的水、电解质和酸碱平衡及营养：应仔细记录24小时出入水量、连续血浆电解质检查结果、体重下降情况，为补充水、电解质和营养物质提供依据。术后24~48小时补充的液体应以生理盐水、葡萄糖溶液为主，亦可予一定量氨基酸及水溶性维生素。原则上氨源的供给应从小量开始，逐步加大氨基酸的入量，使负氮逐步得到纠正。每天补充6000~8000mL液体，电解质随监测结果而制定剂量。术后2~3天可开始全胃肠外营养，成分应有糖、蛋白质、脂肪、电解质、脂溶性维生素A、D、E及水溶性维生素（B_1、B_2、PP、B_6、叶酸、B_{12}、C）微量元素等。所需热量和蛋白质要根据患者的体重、临床状态及活动的多少仔细计算，热量主要由葡萄糖及脂肪提供，过量的葡萄糖会转化为脂肪沉积在肝脏，加重肝衰竭的危险。

防治感染：针对肠源性感染的可能性，应选择抗厌氧菌和需氧菌的抗生素。当患者持续发热，应及时行B超或CT检查，以早期发现腹部脓肿并有效处理。

控制腹泻：禁食及胃肠外营养可抑制胃肠道蠕动和分泌，延缓胃肠道的排空，从而减轻腹泻程度。腹泻严重难以控制者，可应用生长抑素和合成类似物如奥曲肽50mg，一日2~3次，皮下注射可明显抑制胃肠道的分泌，减轻腹泻，减少电解质丢失。

抑制胃酸过多：术后胃酸分泌过多，可应用H_2受体阻滞剂或质子泵抑制剂如法莫替丁、奥美拉唑等，亦可防治应激性溃疡、吻合口溃疡。

②适应期：采用肠外营养与逐步增加肠内营养相结合的治疗。在保证足够营养摄入的前提下，逐步用肠腔内营养代替静脉营养，以预防小肠黏膜刷状缘的酶活性降低。应早日恢复经口进食。此期，还应注意补充脂溶性维生素、维生素B_{12}、钙、镁、铁、矿物质等药物制剂。同时，此期亦应特别注意肠外营养所致的并发症，如输液管污染导致的脓毒血症、肝负荷过重所致的肝病、小肠细菌过度增殖等。

肠腔内营养代替静脉营养：残存肠管开始出现代偿变化，腹泻次数趋于减少。此期重点是在保证足够营养摄入的前提下，逐步用肠腔内营养代替静脉营养，以预防小肠黏膜刷状缘的酶活性降低。一般可先采用要素饮食作为过渡。患者须用外径1~2mm的硅胶管作胃肠道插管，如事先已行空肠穿刺置管者，则可通过此途径喂养。输注从1/4浓度开始，每小时25mL。在不加重腹泻的情况下，逐步加大浓度和容量。一般用重力滴注即可。采用要素饮食很方便，每80g溶于300mL水中，每1mL产生热量4.184kJ，成人的营养液剂量可达到2000~3000mL。随要素饮食剂量的增加，逐渐减少至最后撤除静脉营养，一些要素饮食含有的氨基酸如谷氨酰胺在促进残留小肠的适应性代偿有很重要的作用。此期仍应进行有关化验项目的监测。

经口进食代替肠腔内营养：在患者食欲逐渐恢复过程中，应早日恢复经口进食。可给予高蛋白低脂、适量碳水化合物的少渣饮食，尽可能做得美味可口，少量多餐。重视喂养技术，每可取得事半功倍的效果，尤其在婴幼儿更为重要。为预防脂肪摄入不足，可采用中链脂肪酸（MCT）代替通常的脂肪，因前者不需要微胶粒形成即可吸收。如腹泻已被控制，可逐渐增加通常的脂肪入量，并加用胰脂酶以助消化吸收。此类患者乳糖不易消化吸收，故乳制品应逐渐增加。如患者仍有胃酸分泌过多，可继续给予西咪替丁，利用此药降低胃酸分泌和小肠腔的氢离子浓度，有助于改善对脂肪酸、蛋白和碳水化合物的吸收。

③维持期：使患者逐步过渡到肠内营养为主。维持期残存小肠功能已得到最大代偿，通常能耐受口服饮食，不需限制脂肪及将液体与固体分开。但仍有30%的患者在该期出现吸收不良现象，需定期测定血浆维生素、矿物质、微量元素浓度并予补充调节治疗。如经过非手术治疗仍不能奏效的SBS，则需考虑手术治疗。

4. 手术治疗

（1）手术治疗的指征：患者经药物、食物、营养康复以及TPN治疗后，仍存在严重的SBS症状或小肠适应性变化长时间无改善时，可考虑外科治疗。外科治疗的目的，是通过增加肠吸收面积或减慢肠运输时间（延缓食糜排空）以增加小肠的吸收能力。

通常认为只有在残存小肠已得到最大程度代偿后，才可考虑是否采用手术治疗。术前一般须观察6~12个月，以明确有无手术指征。同时应该严格控制适应证，谨慎选择术式，任何不适宜的手术不但不能起到治疗作用，反可加重病情甚至带来新的并发症。

（2）减慢肠运输的手术方式：

①小肠肠段倒置术：将一段小肠倒置吻合，使倒置的肠管呈逆蠕动，能减慢肠运输和改变肌电活动，有利于营养物质的吸收。倒置肠段的理想长度成人为10~15cm，婴儿为3cm，倒置肠段为末段小肠。当患者残余肠段过短，不能提供10cm的肠段供倒置时，不宜行此手术。

②结肠间置术：利用结肠蠕动缓慢且肠段蠕动冲击少见的特点，将结肠间置于空肠或回肠间，延长肠运输时间。手术方法有2种：同向蠕动间置结肠，国外报道11例婴儿，其中4例效果良好；逆向蠕动间置结肠，如同小肠间置一样，效果不肯定。间置入结肠的长度无标准，范围以8~24cm为宜。

③小肠瓣或括约肌再造术：小肠广泛切除同时又切除回盲部的患者预后极差，本术式主要为此类病例所设计。一般手术部位在残留小肠的末端，包括类似于回肠造口术样的奶头状瓣，纵肌切断使环肌无阻力地收缩、小肠黏膜下隧道和末端小肠套叠术等。这些术式大多会产生某种程度的机械性肠梗阻，起到减慢肠运输的作用，还可预防结肠内容物逆行性反流所导致的小肠细菌过度生长。

（3）增加肠表面面积的手术方式：

①小肠缩窄延长术：广泛肠切除后的适应性改变之一是残存肠段的扩张，导致肠内容物瘀滞和细菌过度生长而加重吸收不良，因此缩窄扩张的肠段应能改善小肠的蠕动。Bianchi提出的术式是将一段小肠，沿长轴切开一分为二，并注意将肠系膜血管分开，以保持各自的血供，分别缝合成为两个细的肠管，其直径为原肠管一半，长度为

原肠管两倍。该手术方式适合肠段扩张患者，特别是患儿，但有潜在并发症，如吻合处多发粘连及狭窄。

②小肠新黏膜的生长：在空肠上做一切口，然后以完好无损的结肠作一补片，或在全层肠壁缺损处用结肠浆膜、腹壁肌瓣或假体材料等修补，黏膜从空肠切缘上长出并覆盖结肠黏膜。消化吸收酶在新黏膜上产生，其分泌量可与原有空肠黏膜相等。但这种方法仅用于动物实验，手术过程也易受小肠部位、修补材料和生长因子等影响。

（4）小肠移植：这是治疗 SBS 最理想和最有效的方法，适应于需要永久依赖 TPN 的患者。但由于小肠移植具有排斥率高、感染多且重、肠功能差且恢复缓慢等缺点，其移植成功率远远不及其他实质器官的移植率高。当患者不能耐受营养支持时，肠移植是当前 SBS 终末期治疗的理想方法，但肠衰竭的首选治疗仍是营养支持。但长期肠外营养仍然有不足之处，除与导管有关的感染外，尚有代谢并发症，特别是肝与骨骼易受损害。其原因在于 SBS 患者长期依赖肠外营养，肝脏有不可逆转的损害。行小肠移植时，亦需同时移植肝脏。器官移植的技术与免疫治疗在不断发展，小肠移植亦是如此，在继续发展的情况下，将是那些代偿功能不完善 SBS 患者的治疗措施。

（5）其他手术方式：SBS 的外科手术方式还有许多，如小肠缩窄折叠术、Kimura 术、小肠电起搏术、肠袢再循术、小肠序列延长术等，均有其适应证。但每种术式均有许多复杂的并发症，且效果不恒定，故应慎重考虑。

【预防调护】

一、饮食注意

SBS 患者食物要易于消化，少食多餐，如腹泻加重可适当限制饮食。食物成分以高热量、高蛋白为主。脂肪是良好的能量来源，不必严格限制。对空肠造瘘患者多给脂肪类食物是有益的，因其不会像高糖饮食那样增加小肠的渗透压负荷，致造瘘口流出液增多，使电解质丢失增多。但对保留结肠患者，脂肪过多可加重腹泻，从而增加电解质丢失和加速草酸盐的吸收，因此饮食中脂肪的含量应适当。短肠患者通常不能消化吸收乳糖，应禁用或少用乳制品，以免加重腹泻。

二、生活注意

1. 舒畅情志，减少烦忧

过分的情志刺激，易使气阴伤耗，加重病情。保持情绪稳定，舒畅乐观，则有利于康复。

2. 谨慎起居，适宜劳逸

生活起居要有规律，做到动静结合，劳逸适度。根据自己体力的情况，可适当参加户外散步、气功锻炼、打太极拳等活动。

【名医经验】

一、徐长生

1. 学术观点

（1）病机认识："自利不渴者，属太阴，以其藏有寒故也。当温之，宜服四逆辈。"此条所述系太阴脾阳亏虚，运化失司，寒湿内生的中焦下利证。此条仲景只提出"宜服四逆辈"，其所述的"四逆辈"就是指理中汤、四逆汤这一类温里散寒的方剂。临证时如下利之势较缓，则首选理中汤来温里散寒。如病势较急，则可用四逆汤类方直补少阴阳虚，先安未受邪之地，用来截断病势。理中汤中以补气药人参、白术、甘草与温阳药干姜相配伍，补气之中以补阳，阳得气而补。诸药合用，脾阳得运，散寒祛湿，则中州升降调和而下利自止。本方为太阴病虚寒下利的主方，具有温运中阳、调理中焦的功效，故名"理中"。

（2）治法心得：SBS 所致慢性泄泻，只要辨证准确，尚易奏效。倘若治疗不当，迁延日久，则施治较难。治疗时，既要守法守方，又要灵活变通，皆随证所变。

2. 经典医案

田某，男，54 岁。

首诊：1983 年 2 月 18 日。

主诉：腹痛腹胀、呕吐 18 小时。

现病史：患者因腹痛腹胀伴呕吐 18 小时后，症状加剧入院。入院拟诊为肠梗阻并发弥漫性腹膜炎，行小肠大部分切除术。术后第 5 天开始出现腹泻，质稀薄，无脓血，体重日益下降。苔薄白，脉细弱。

临证思路：术后气血不足，脾阳亏虚，无力受纳腐熟、运化水谷精微而致腹泻。脾气不充，肾阳不足则致寒气内盛，治疗宜健脾益气温阳。

选方用药：生晒参 9g，黄芪 12g，白术 9g，白芍 9g，怀山药 12g，熟附块 6g，佛手 9g，小茴香 6g，升麻 9g，五味子 3g，茯苓 12g，大枣 5 枚。水煎服，共 20 剂。

用药分析：此证属于脾阳亏虚证。治疗宜温补脾阳之法。上方中附块温补脾阳，散寒逐湿；生晒参大补元气；黄芪、白术、山药、茯苓补脾益气；白芍泻肝安脾；升麻升阳举清；五味子收涩止泻；大枣安中养脾气，中土有权，升降复常，诸症自愈。

继用上方 20 天，大便日行 1~2 次，成形，一般情况好转，食欲增加，一餐能进食 2~3 两，体重增加至 55kg，于 4 月 18 日出院。随访半年余，未见腹泻症状再发。

二、陈运文

1. 学术观点

（1）病机认识：SBS 属中医泄泻范畴，《景岳全书·泄泻》指出："肾中阳气不足，则命门火衰，而阴寒极盛之时则令人洞泄不止也。"肾上开窍于耳，肾下开窍于二阴。小肠广泛切除术后，耗损肾阳，肾之真阳不足，肾经虚寒，火不生土，封藏失职，则成腹泻。

（2）治法心得：小肠广泛切除术后，肾气亏虚，阳气不足，失于温煦，火不生土，则脾失健运，水湿内停，阴寒内盛而成泄泻。治疗予以温补肾阳，收敛固涩之品。

2. 经典医案

赵某，男，51岁。

首诊：1987年10月14日。

主诉：腹泻一月余。

现病史：患者1个多月前行小肠大部分切除。术后第6天出现腹泻，每日5~10次不等，质稀薄，无脓血，无法自控，体重日趋下降。现症见泻下完谷不化，头昏，畏寒，四肢不温，舌质淡，苔薄白，脉沉迟。

临证思路：术后耗伤肾气，肾阳不足，肾经虚寒，火不生土，脾失健运而致腹泻。治疗宜温补肾阳，收敛止泻。

选方用药：红参片5g，乌梅5g，五味子5g，熟附片10g，干姜10g，巴戟天10g，淫羊藿10g，山萸肉10g，白术10g，山药10g，白芍10g。水煎服，共7剂。

用药分析：此证属于肾阳亏虚证。治疗宜温补肾阳，收敛止泻之法。上方中附子、干姜温补脾肾，散寒祛湿；巴戟天、淫羊藿温而不燥，补肾阳而不伤肾阴；山茱萸性温补阳，多津滋阴，且能收敛固涩；红参、白术、山药大补脾气；白芍养血敛阴，以防姜附辛温太过而伤阴血，起反佐之作用；五味子、乌梅酸敛收涩，固肠止泻。

7剂后，腹泻日减为2~4次，诸症缓解。药症相契，又服15剂。大便日行1~2次，成形，一餐能进食2~3两，诸症消失，体重增加4公斤。身体基本康复后出院。随访1年，SBS症状未复发。

（张雅丽 范明明）

参考文献

[1] 李艳波. 陈意教授治疗泄泻的经验 [J]. 浙江中医药大学学报，2011，35（1），20.

[2] 马燕，乐永红. 乐德行教授治疗慢性泄泻的临床经验 [J]. 新疆中医药，2017，35（5），44.

[3] 周仲瑛. 中医内科学 [M]. 北京：中国中医药出版社，2003.

[4] 王永炎. 今日中医内科 [M]. 北京：人民卫生出版社，1999.

[5] 常占杰，宋春荣. 大国医经典医案诠解（病症篇）[M]. 北京：中国医药科技出版社，2016.

[6] 田元祥. 内科疑难病名家验案1000例评析 [M]. 北京：中国中医药出版社，2005.

[7] 姚铭齐，朱培庭，武和平，等. 应用温脾法治疗短肠综合征1例 [J]. 上海中医药杂志，1984（8）：17.

[8] 陶文强，舒鑫，方海云，等. 补中益气汤对短肠综合征患者肠道吸收功能的影响 [J]. 中医杂志，2012，53（17）：1475-1477.

[9] 刘丽芳. 归脾汤加减治愈短肠综合征1例 [J]. 湖南中医学院学报，1988（4）：35.

[10] 朱培庭，沈平，刘铭升，等. 益气生津法结合胃肠外营养治疗短肠综合征2例 [J]. 中国中西医结合外科杂志，1997（3）：52-53.

[11] 陶文强，舒鑫，方海云，等．针刺为主治疗短肠综合征 22 例 [J]．中国针灸，2012，32 (3)：209 - 210.

[12] 林型转．中西医结合治疗短肠综合征 11 例临床分析 [J]．北京中医，1998 (1)：21 - 22.

[13] 张能，傅志超．短肠综合征 1 例 [J]．中华消化杂志，2001 (4)：11.

[14] 陈城．短肠综合征 2 例治验 [J]．陕西中医，1986 (2)：70 - 71.

[15] 田永衍．《金匮要略·虚劳病篇》解读 [J]．河南中医，2008 (10)：8 - 9.

[16] 杜倩，李成卫．基于治未病理论的《金匮要略》虚劳病诊治思维和步骤分析 [J]．世界中医药，2014，9 (12)：1592 - 1594.

[17] 吴皓萌，徐志伟，敖海清．21 位国医大师治疗慢性泄泻的经验撷菁 [J]．中华中医药杂志，2013，28 (10)：2866 - 2869.

[18] 王皓宇．《名医类案》与《续名医类案》泄泻案的用药、组方及证治特点研究 [D]．哈尔滨：黑龙江中医药大学，2013.

[19] 吴皓萌，徐志伟，敖海清．国医大师治疗慢性泄泻用药规律研究 [J]．中医杂志，2013，54 (7)：564 - 566.

[20] 宋兆祺．短肠综合征 X 线检查（附 24 例报告）[J]．金陵医院院刊，1989 (2)：23 - 25.

[21] 迟强，谷金宇，张日平．短肠综合征患者的肠康复治疗 [J]．临床外科杂志，2008，16 (12)：803 - 804.

[22] 龚剑峰，朱维铭．短肠综合征的现代治疗方法与评估 [J]．腹部外科，2006 (6)：329 - 331.

[23] 陈力，林仙明，刘坚，等．全小肠切除术后儿童短肠综合征 1 例 [J]．中华普通外科杂志，2004 (11)：44.

[24] 黎介寿．成人短肠综合征的治疗进展 [J]．肠外与肠内营养，2005 (5)：257 - 259.

[25] 朱维铭．短肠综合征手术治疗的方法与评价 [J]．中国实用外科杂志，2005 (11)：62 - 63.

[26] 汪挺．中国短肠综合征诊疗共识（2016 年版，南京）[J]．中华胃肠外科杂志，2017，20 (1)：1 - 8.

[27] 史楠．参苓白术散合四神丸加减治疗消渴病久脾肾阳虚泄泻 [J]．内蒙古中医药，2014，33 (32)：17.

[28] 程运文．短肠综合征 [J]．湖南中医杂志，1990 (1)：40.

第六节　放射性肠炎

【概述】

放射性肠炎（radiation enteritis，RE）是腹腔、盆腔或腹膜后恶性肿瘤经放射治疗后引起的肠道并发症，可累及小肠及结、直肠。腹腔或盆腔放疗期间，有 60% ~ 70% 患者出现急性胃肠道症状。放射线对肠管的损害不仅可发生在放疗期间，有的甚至可延续至治疗后 10 余年，发生率为 5% ~ 15%，其中需外科治疗并发症者有 2% ~ 17%，因肠管放射损伤所致的后果和手术并发症引起死亡者为 15% ~ 25%。由于盆腔放疗的病例较多，故放射性肠炎以女性多见，男女之比约为 1:9。随着恶性肿瘤发病率的增加、肿瘤患者远期生存率的提高以及放疗技术的普及，使放射性结肠炎的发生率在不断增加。放射性肠炎临床症状与古代中医的"肠澼""泄泻""痢疾"十分相似。《素问·太阴阳明论》认为："食饮不节起居不时者，阴受之……阴受之则入五脏……入五脏则满闭塞，下为飧泄，久为肠澼。"

【病因病机】

一、中医认识

1. 致病因素

（1）外邪侵袭：有学者认为，放射X线为火热毒邪，《素问·至真要大论》曰："诸胀腹大，皆属于热……诸病胕肿，痛酸惊骇，皆属于火……诸呕吐酸，暴注下迫，皆属于热。"火热之邪为阳邪，易伤津耗气，易生风动血。射线可直中肠胃，致脾胃功能失常，脾失健运，湿浊内生，湿热内蕴与外感热邪相互搏结，湿热下注，肠道传导失司发为泄泻，灼伤脉络发为便血。

（2）情志因素：肝属木，主疏泄；脾属土，主运化。肝气宜升，脾气宜降。根据五行木克土的关系，当肝之疏泄太过，木旺乘土，抑制脾气功能，导致肝强脾弱，运化失调。《素问·脏气法时论》曰："肝病者，令人善怒……脾病者，虚则腹满肠鸣，飧泄，食不化。"明代新安医家徐春甫提出"久病兼当解郁"的观点。肿瘤久病不愈，经过多次治疗，情志不舒，肝气郁结，失于疏泄，亦可导致本病的发生。

（3）脾胃虚弱：《景岳全书·杂证谟·泄泻》曰："泄泻之本，无不由于脾胃……脾弱者，因虚所以易泻，因泻所以愈虚。"《杂病源流犀烛·泄泻源流》曰："泄泻，脾病也……脾受湿不能渗泄……不能分别水谷，并入大肠而成泻。"脾主运化，胃主受纳，脾胃为后天之本，气血生化之源。外感六淫，伤及脾胃，脾失健运，清阳下陷，纳摄无力，湿盛则泄泻。

（4）脾肾阳虚：《温病条辨》曰："脾阳受伤，食滑便溏，肾阳亦衰。"久病及肾，肾阳不振，命门火衰，阳气不足，脾失温煦，不能腐熟水谷，水谷不化则成泄泻。肾为先天之本，肾阳是一身阳气之根本，脾脏依靠肾阳的温煦才能正常运化水谷精微，运化水湿。脾为后天之本，脾运化水谷精微以充养全身，肾所藏之精虽禀受于先天，但须不断继养于后天。

2. 病机

放射性肠炎的病机总以本虚标实为主。病位在小肠、结肠和直肠，与胃、脾、肝、肾相关。放疗本属湿热邪毒，急性期以实证为主，慢性期则为虚证或虚实夹杂证。实证多为湿热、寒湿、气滞等邪气内蕴脏腑，与肠中气血相搏结，大肠传导功能失司，通降不利，气血瘀滞，肠道脂膜血络受损；肿瘤患者本身正气不足，加之放疗伤正，使津液、气血、脏腑受损。故"本虚标实，虚实夹杂"为本病的基本病机，"素有癌瘤内伏，正气不足"是本病发病的内在因素，感受放射线为本病的外在因素。

二、西医认识

放射性肠炎是恶性肿瘤患者经放射线治疗后所引起的肠道并发症。临床表现为腹痛、腹泻、便次增多、黏液脓血便甚至鲜血便，常见的原发疾病是盆腔脏器的恶性肿瘤。放射治疗是宫颈癌、卵巢癌、膀胱癌、前列腺癌等盆腔肿瘤的主要治疗手段之一，尤其是宫颈癌，及时行放射治疗能达到根治的目的，通过放射治疗可以提高疗效、减少复发、减轻痛苦。但在接受放射治疗的同时，也给患者带来了不良反应，其中放射性直肠炎是最常见的并发症之一。

【诊断与鉴别】

一、中医诊断

1. 辨证要点

（1）辨虚实：急性期多属实证，表现为恶心、呕吐、腹痛、腹泻、便次增多、黏液脓血便。慢性期多为虚证，表现为反复发作的痉挛性或间歇性腹痛，继而出现腹泻和里急后重，严重者可出现肠梗阻、肠穿孔、肠道出血或肠瘘，甚至可出现癌变。

（2）辨寒热：泻下急迫，排黏液便或脓血便，质稠恶臭，肛门灼热，里急后重，身热口渴，小便黄或短赤，舌质红，苔黄腻，脉数而有力者属热；大便黏冻样物和少量血液，无臭，面白，畏寒喜热，甚则四肢微厥，小便清长，舌质淡，苔白滑，脉沉细弱者属寒。

（3）辨气血：泻下白多赤少，为湿邪伤及气分；赤多白少，或以血为主者，为热邪伤及血分。

2. 病机辨识

放射性肠炎不同时期的常见病机亦有所不同。急性期以湿热蕴肠，瘀毒内结为主；慢性期以脾胃虚弱，气血失和为主。

二、西医诊断

1. 诊断

（1）临床表现

早期常见症状有恶心、呕吐、腹痛、腹泻等。在接受盆腔放射治疗的患者中，有50%～75%患者伴有黏液血便或直肠出血。全身营养状况较差，贫血，部分患者还伴有低热。放射性直肠炎患者常伴有里急后重和直肠部位疼痛，腹泻。大多数患者同时伴有小肠的炎症，常见症状为慢性腹痛、大便次数增多、黏液便、血便、直肠部疼痛及里急后重等。晚期小肠放射性损伤常伴有小肠吸收不良和肠蠕动紊乱、小肠部分性梗阻引起的腹部绞痛，也可有恶心、呕吐和不同程度的吸收不良。肠狭窄和数段肠管的肠蠕动障碍均可引起肠梗阻，早期患者仅见左下腹压痛，晚期患者常见明显压痛，甚至见肠型，腹部检查有时可触及肠管和肠系膜炎症引起的包块。若出现明显腹痛、肌紧张、压痛、反跳痛、肠鸣音减弱等体征时，应注意肠梗阻、肠穿孔等并发症。

（2）辅助检查

①直肠指诊：放射性肠炎的早期或损伤较轻者指诊可无特殊发现，也可只有肛门括约肌痉挛和触痛。有的直肠前壁可有水肿、增厚、变硬、指套染血。有时可触及溃疡、狭窄或瘘管；有3%严重直肠损害者，可形成直肠阴道瘘。阴道检查有助于诊断。

②X线平片检查：肠道X线检查虽有助于对病变的诊断，有助于病损范围与性质的确定，但因缺乏特异X线征象，常可误为原发性恶性肿瘤或原有肿瘤的复发和转移。关于对放射性直肠炎的诊断，肠道X线钡剂造影可确定病变范围，但特异性不够。早期征象表现为黏膜增粗，紊乱，破坏和或伴有溃疡发生；晚期可见肠道不规则性狭窄，多由于粘连牵拉，表现为芒刺状阴影。肠壁增厚则可导致肠曲间距增大；肠腔亦可形成结节状充盈缺损，类似炎症性肠病表现。临床上放射性肠炎与原发恶性肿瘤或原有肿瘤复发转移累及肠管均可致肠管狭窄，故应结合病史及狭窄肠管的X线征象及其他表现加以鉴别分析。

③CT检查：放射性肠炎的典型影像学表现，是损伤肠段与非损伤肠段有明显的界线，且不发生于放射野内。具体表现包括肠壁增厚水肿，附近肠系膜脂肪炎性改变。特征性CT表现为不断增厚的狭窄肠管，肠壁的脂肪密度"靶"亦被称为"脂肪晕轮征"。此"晕轮"可为双环或三环，原因是脂肪沉积于水肿或炎症的肠黏膜下层。该种征象较易与克罗恩病混淆，但不同的是克罗恩病的"晕轮"是非对称性的。此外，脂肪晕轮征还可出现在正常体胖者或移植物抗宿主病患者中，应注意鉴别。近年来，螺旋CT已经成为鉴别肠黏膜增厚的主要手段，其优势在于能够显示相关肠外异常征象，如腹水、肠瘘及肠系膜密度增高呈树状等肠系膜病变征象。延迟相CT强化不明显，较易与肠道恶性肿瘤相鉴别。

④肠系膜动脉造影检查：小动脉损伤伴有缺血性改变是造成肠道狭窄的病理基础，肠系膜动脉造影片上常见肠系膜小动脉分支异常。Zaclman等报道：肠壁未增强，提示缺血的特异性为100%。对于静脉注射碘造影剂显影的放射性损伤肠段，因肠系膜动脉栓塞是其主要的病理变化，肠系膜动脉造影将显示血管有不同程度的增强密度减低影，并且在只有长达60~70秒后的延迟相，摄影才能较好地显示增强后的病理特征。

⑤肠镜检查：急性放射性直肠黏膜损伤常发生在治疗期间，在停止放疗后数周内，多数患者的症状自行缓解，无后遗症。少数患者在接受放疗数月甚至数年之后，仍有直肠黏膜水肿、充血、糜烂、肠黏膜及黏膜下层组织坏死、直肠壁增厚、疼痛性溃疡形成、直肠及其周围组织广泛纤维样变，瘢痕狭窄形成。急性黏膜损伤可导致迟发的黏膜组织损伤，放射性肠炎的急性期变化，表现为内镜下黏膜血管纹理模糊或不可见，黏膜呈现大片分布潮红色充血，边界不规则，渗血多见，有时亦可见明显出血点，肠腔可狭窄变硬伴糜烂，触之易出血，甚至有溃疡形成，肠腔内多见有血污。肠镜的黏膜所见病变严重程度按Sherman分级分为4级。Ⅰ级：黏膜呈局限或弥漫性充血，血管扩张，组织变脆，容易出血或接触出血，可伴糜烂但无溃疡形成。Ⅱ级：溃疡形成，圆形或不规则形，表面附有灰白色苔样痂皮或坏死物边缘平坦，无周堤形

成。如边缘隆起，有周堤形成，应怀疑有癌变发生。周围仍有血管扩张。Ⅲ级：除了有溃疡和各种程度直肠炎外，同时伴肠腔狭窄。Ⅳ级：除了有直肠炎、溃疡外，伴瘘管形成，最多见是阴道直肠瘘，少数可发生穿孔。常规应镜下夹取组织，进行病理分析，注意与恶性肿瘤鉴别。

（3）诊断标准

有腹、盆腔放疗病史；在治疗后期或结束后数周发生腹泻，大量黏液便、脓血便，里急后重；腹痛、腹胀、肠鸣音亢进；受照射区皮肤色素沉着；病例均行肠镜检查，部分病例行钡剂结肠造影，所有病例均在肠镜下于病变黏膜处取活检，送病理科检验。

（4）并发症

①肠狭窄和肠梗阻：慢性放射性肠粘连，肠狭窄常发生不完全性甚至完全性肠梗阻。

②胃肠道溃疡和穿孔：大剂量照射所致小肠或结、直肠出现溃疡甚至穿孔，从而导致直肠阴道瘘、直肠膀胱瘘或回乙结肠瘘，以及胃肠道溃疡和穿孔。

③恶性肿瘤：放射线可以致癌，因其既是恶性肿瘤的主要治疗手段，同时又可以诱发恶性肿瘤。因此，放射性肠炎可并发或诱发结、直肠癌等。

2. 鉴别

（1）溃疡性结肠炎：是一种病因尚不十分清楚的结肠和直肠慢性非特异性炎症性疾病，病变局限于大肠黏膜及黏膜下层。病变多位于乙状结肠和直肠，也可延伸至降结肠，甚至整个结肠。无辐射病史，病理检查所见隐窝脓肿可资鉴别。

（2）克罗恩病：是一种原因不明的肠道炎症性疾病，在胃肠道的任何部位均可发生，但好发于末端回肠和右半结肠。本病临床表现为腹痛、腹泻、肠梗阻，伴有发热、营养障碍等肠外表现；又称局限性肠炎、局限性回肠炎、节段性肠炎和肉芽肿性肠炎。

（3）肠结核：是结核分枝杆菌（TMB）引起的肠道慢性特异性感染，主要由人型结核分枝杆菌引起，少数地区有因饮用未经消毒的带菌牛奶或乳制品而发生牛型结核分枝杆菌肠结核。本病一般见于中青年，女性稍多于男性，主要表现为腹痛、腹泻与便秘、腹部包块、倦怠、消瘦、贫血等症状。

（4）伪膜性肠炎：患者无放射性物质照射史，多于病前使用广谱抗生素，一般多在抗生素治疗过程中开始出现症状，少数患者可于停药 1 ~ 10 天后出现，大便培养为难辨梭状芽孢杆菌。

（5）急性缺血性肠炎：多发生于年长者或口服避孕药妇女，临床表现为突发腹痛和便血，结肠镜检查可见病变肠段黏膜的充血水肿、糜烂及出血，多为一过性，少数可遗留肠管狭窄。

【治疗】

一、中医治疗

1. 治疗原则

《医宗必读·总论·治法》说："凡泻皆兼湿，初宜分理中焦，渗利下焦，久则升提，必滑脱不禁，然后用药涩之。其间有风胜，兼以解表，滑脱涩住，虚弱补益，湿则淡渗，陷则升举，随证变用，而不拘于次序。且补虚不可纯用甘温，太甘则生湿；清热亦不可太苦，太苦则伤脾。"急性放射性肠炎的中医病机多为脾气虚弱，湿热内阻，脉络瘀滞，故临床上多采用补益脾气、化湿清热、祛瘀通络法治疗。由于放射治疗过程中射线对小肠、直肠的损伤而出现腹痛、腹泻、里急后重、排黏液便、重者排脓血便及尿黄、肛门灼热等不良反应。根据中医基本理论，辨病辨证相结合，本病属于放射线等热毒损伤肠道，致使肠腑运化失司，正气不足不能御邪，热毒之邪积滞于肠腑，气机不利，损伤气血，故出现脓血便、肛门灼热、尿黄等症状，因此治疗应予清热解毒、调和气机为原则。

2. 辨证论治

（1）湿毒蕴结证

症状表现：泻下急迫，泻如水注，或泻而不爽，大便色黄而臭；伴腹痛，痛而拒按，烦热口渴，痢下赤脓，便后腹痛暂缓，里急后重，肛门灼热，胸脘痞闷，小便短少。苔黄腻，脉滑数。

病机分析：外感放疗热邪损伤肠道，湿热之邪壅滞肠腑，气机不畅，传导失常则见腹痛。热灼肠道，气血壅滞，化为黏液脓血则见泄下赤白。

治疗方法：清热利湿，化瘀解毒。

代表方药：葛根芩连汤（《伤寒论》）合白头翁汤（《伤寒论》）加减。葛根12g，黄芩9g，黄连9g，陈皮12g，木香6g，茯苓15g，白头翁12g，当归12g，赤芍12g，槟榔12g，大黄6g。

随症加减：嗳腐吞酸，腹部胀满，食积，加神曲、焦山楂、鸡内金以消食导积；湿重于热，痢下白多赤少，舌苔白腻，去当归、赤芍、黄芩，加苍术、厚朴以燥湿运脾；热重于湿，痢下赤多白少，口渴，喜冷饮，加黄柏、秦皮以清热燥湿；恶寒发热，头痛身重，可用防风、荆芥、川芎、枳壳、前胡、柴胡、羌活、独活以发表解汗，散风祛湿；腹痛泄泻，泻下如水，暴急量多，面色萎黄之暑湿者，可用香薷、厚朴、扁豆、甘草以清暑化湿。

（2）脾胃气虚证

症状表现：腹部隐痛，痢下稀薄或滑脱不禁，完谷不化；伴食少神疲，纳呆，面目浮肿，久泻脱肛，倦怠乏力，腹胀满。舌淡，苔薄白，脉沉细而弱。

病机分析：癌瘤患者素体本虚，放疗热邪侵入人体，耗伤气血，使得脾胃之气运化失常，肠腑传导失司导致泄泻。脾胃虚弱，运化无权，清浊不分而见水谷不化。气血化生无源，肢体失养则见乏力肢倦。

治疗方法：健脾益胃，益气补血，收涩固脱。

代表方药：参苓白术散（《太平惠民和剂局方》）加减。人参12g，白术12g，怀山药12g，薏苡仁20g，白扁豆15g，黄芪15g，赤石脂30g，肉豆蔻12g，白芍12g，当归15g，木香6g，甘草6g。

随症加减：四肢不温，腰酸肢冷，去薏苡仁、怀山药，加附子、肉桂、干姜以温里散寒；腹痛胀满，喜温喜暖，里急后重，去白扁豆、怀山药、人参、黄芪，加藿香、苍术、桂枝、厚朴以行气化湿。

（3）脾肾阳虚证

症状表现：腹部隐痛，喜温喜按，久泻；甚则滑脱不禁，腹痛里急，泄下赤色。食少神疲，四肢不温，腰酸怕冷，或脱肛，舌质淡，苔白滑，脉沉细而弱。

病机分析：癌瘤患者本质属虚，泄泻日久不愈，最终导致脾虚，日久脾肾两虚。脾肾阳虚为本，余邪未尽为标，邪滞肠间，阴血不足，则临厕腹痛里急，泄下赤色；血虚肢体失养则面色无华、倦怠。

治疗方法：温肾助阳，健脾助运。

代表方药：真人养脏汤（《太平惠民和剂局方》）。肉豆蔻15g，诃子20g，肉桂9g，人参12g，白术12g，当归12g，白芍12g，木香12g，炙甘草6g。

随症加减：便中带血，加地榆炭、槐米炭以凉血止血；脐腹冷痛，加附子、人参、干姜、甘草、白术以温中健脾；脾虚肾寒不著，反见心烦嘈杂，大便夹有黏冻，加干姜、附子温里温下，黄柏清热止痢。

（4）肝脾不和证

症状表现：腹胀肠鸣攻痛，腹痛即泻，泻后痛缓，每因抑郁恼怒或情绪紧张而诱发；平素多有烦躁易怒，胸闷，嗳气食少，矢气频作。舌苔薄白或薄腻，脉细弦。

病机分析：情志不遂，肝失疏泄，则见烦躁易怒；肝气横逆犯胃，肝脾不和，脾失健运，则见腹痛泄泻；胃脘不适，则可见肠鸣腹胀。

治疗方法：疏肝健脾，淡渗利湿。

代表方药：痛泻要方（《丹溪心法》）加减。陈皮12g，党参12g，茯苓15g，白术12g，白芍12g，砂仁（后下）6g，防风6g，泽泻12g，炒麦芽20g，神曲20g。

随症加减：胸胁脘腹胀满疼痛，嗳气者，可加柴胡、木香、郁金、香附以疏肝行气；神疲乏力，纳呆，脾虚甚者，加重党参、茯苓用量并加用扁豆、鸡内金以益气健脾；久泻反复发作，加乌梅、焦山楂、甘草以涩肠健胃。

（5）阴虚热毒证

症状表现：腹痛，腹泻，脐下急痛，里急后重，痢下脓血黏稠或血便，肛门灼热；恶心呕吐，饮食纳呆，胸闷烦渴，五心烦热，迁延不愈。舌质红绛，苔黄腻，脉细数。

病机分析：癌瘤患者本虚，而放疗属于中医的火毒，火毒易耗血伤阴，加重损伤，致使患者阴伤甚，阴虚生热，故见肛门灼热，胸闷烦渴，五心烦热。舌质红绛，苔黄腻，脉细数皆是阴血亏虚，热毒壅盛的表现。

治疗方法：益气滋阴，解毒清热。

代表方药：四君子汤（《太平惠民和剂局方》）合香连丸（《松崖医径》）加味。黄芪15g，太子参15g，白术12g，茯苓15g，怀山药15g，生地黄12g，赤芍12g，白芍12g，黄连9g，木香6g，马齿苋20g，乌梅10g，当归12g。

随症加减：下痢无度，虚坐努责，加赤石脂、禹余粮、人参以益气固脱；大便时溏时泻，完谷不化，去生地、赤芍、白芍、黄连、乌梅，加薏苡仁、神曲、鸡内金、焦山楂、白扁豆以健脾渗湿；湿热泄泻日久，气阴两伤，去黄连、马齿苋，加五倍子、焦山楂、黄柏以清热燥湿，固肠止泻；泄泻日久，瘀血阻滞，可选用莪术、山慈菇、鸦胆子、蜂房、牛黄以化瘀解毒，消肿散结，益气养血；呕吐或恶心欲吐，去赤芍、白芍、生地，加半夏、陈皮、生姜、竹茹、吴茱萸以行气止呕；午后低热，口干心烦，去黄芪、太子参、白术，加阿胶、地榆炭、黄芩以滋阴清热。

3. 其他疗法

（1）中成药

①复方苦参注射液

药物组成：苦参、白土苓。

功能主治：清热利湿，凉血解毒，散结止痛。用于湿热蕴结，癌肿疼痛，出血者。

用法用量：肌内注射，一次 2~4mL，一日 2 次；或静脉滴注，一次 12mL。

②谷参肠安胶囊

药物组成：人参、甘草（蜜炙）、白术、茯苓、L-谷氨酰胺。

功能主治：甘温益气，健脾养胃。用于脾胃亏虚，气血不足者。

用法用量：饭前口服。一次 2~3 粒，一日 3 次。

③参附注射液

药物组成：红参、附片。

功能主治：回阳救逆，益气固脱。主要用于阳气暴脱的厥脱症（感染性、失血性、失液性休克等）者；也可用于脾肾阳虚（气虚）所致的惊悸、怔忡、喘咳、胃疼、泄泻、痹症者。

用法用量：肌内注射，一次 2~4mL，一日 1~2 次。静脉滴注，一次 20~100mL。

④平溃散

药物组成：白术、甘草、海螵蛸、厚朴、黄柏、绞股蓝、总皂苷、沙棘。

功能主治：健脾和胃，清热化湿。用于脾胃湿热，气机不畅者。

用法用量：口服，一次 6g，一日 3 次。

（2）单方验方

①单方

大黄。口服，一次 6~9g。功能清热泻火，凉血解毒。

②验方

验方一：葛根 15g，黄芩 9g，黄连 9g，炙甘草 6g。水煎 400mL，早晚温服。功能解表清里。用于邪热下利证。身热下利，胸脘烦热，口干作渴，喘而汗出，舌红苔黄，脉数或促者。

验方二：莲子肉（去皮）、薏苡仁、缩砂仁、桔梗（炒令深黄色）各 500g，白扁豆（姜汁浸，去皮，微炒）750g，白茯苓、人参（去芦）、甘草（炒）、白术、山药各 1000g。制成散剂，每服 6g，大枣汤调下。小儿量岁数酌减。功能健脾益气，和胃渗湿。用于脾胃虚弱，食少便溏，气短咳嗽，肢倦乏力者。

（3）外治疗法

中药灌肠：嘱患者排空膀胱，取左侧屈膝卧位，用小枕头垫高臀部约10cm，保持臀部抬高30°，将灌肠液冷却至温度适宜（药温38~40℃），置于无菌输液瓶内，插入输液器，连接导管，用导管插入肛门15~25cm，将药液缓慢灌入，保留灌肠30分钟。操作者动作要轻柔，避免粗暴操作而损伤肠黏膜。灌肠结束后，嘱患者变换体位，使药物与肠黏膜充分接触，约30分钟后可入睡。

（4）针灸疗法

①体针：取穴天枢、关元、上巨虚、足三里、脾俞、胃俞，随症加减。毫针刺，平补平泻。一日1次，10次为1个疗程。

②艾灸：以神阙穴为主，结合全身情况配穴。气虚明显者，配双侧足三里穴。其他可配双侧三阴交穴。采用艾条温和灸的方法，对放射性肠炎有较好的预防作用。

二、西医治疗

1. 治疗原则

缓解腹泻、疼痛、里急后重、出血等症状，恢复肠功能，提高生活质量；预防或延缓慢性放射性肠炎的发生；治疗相关并发症。是否将控制原发肿瘤进展、延长生存期作为治疗目标，需视病情而定。急性放射性肠炎治疗的总体策略，是采用以缓解症状、改善生活质量为主要目标的对症治疗。对于预期放射治疗有效的患者，应根据病情进行合理的抗肿瘤治疗。为放射性肠炎患者制定切实可行的治疗目标，不仅能切实有效地缓解患者的痛苦，避免发生严重的并发症，而且有利于合理利用有限的医疗资源。

2. 一般治疗

营养支持能经口进食者，给予低脂、无渣饮食，少食含奶或乳糖的食物。如症状较重，无法经口进食或进食不足者，则需营养支持。

3. 对症治疗

（1）高压氧治疗：高压氧可增加组织供氧，促进体内的有氧代谢恢复，并通过调节微循环而显著改善血流动力学，改善肠道炎症，在治疗放射性肠炎方面功效显著，是放射性肠炎的重要治疗手段。

（2）调节肠道菌群治疗：菌群失调多见于放射性肠炎的患者，因此菌群失调的调节相当重要。

（3）短链脂肪酸治疗：短链脂肪酸为大肠细胞提供主要能量来源，可以显著减轻直肠内出血。

（4）激素治疗：糖皮质激素可以减轻细胞毒性，减轻炎症反应，缓解毒性症状。灌肠可使药物直接作用于直肠病变部位，缩短药物起效时间，及早发挥作用。在急性发作期，可用氢化可的松或地塞米松静脉滴注，以及每晚用氢化可的松100mg加入60mL生理盐水中作保留灌肠。

（5）表皮生长因子治疗：表皮生长因子是可以促进或抑制多种细胞生长的多肽，

广泛存在于人和动物体内，具有促进上皮细胞和毛细血管生长、调节细胞增殖和分化、加速创面愈合的作用。在治疗烧伤、创伤及慢性创面愈合等方面，外源性人表皮生长因子有明显疗效。研究表明，表皮生长因子对上皮细胞有强烈的促生长作用，可以激活表皮细胞的趋向性移动并可刺激新生血管的形成和纤维蛋白合成，对创伤修复有重要意义。

(6) 谷氨酰胺复合制剂：谷氨酰胺可为胃肠黏膜细胞提供特殊营养，是一种具有特殊作用的、非常重要的氨基酸，具有防止肠黏膜萎缩，维持肠黏膜组织结构，保护肠黏膜屏障功能，提高肠道免疫力，预防肠内细菌移位的作用；可促进谷胱甘肽合成，因而可以减少氧自由基对生物膜的侵害，维持上皮细胞膜的稳定，防止发生细胞内外水肿。许多研究表明，在多种疾病和创伤时应用谷氨酰胺，可修复受损肠黏膜并显现增殖加速现象。

(7) 生长抑素及类似物：奥曲肽（生长抑素类似物）可以降低消化液的分泌量，缓冲消化液对创面的腐蚀，从而减少消化道出血和穿孔，生长抑素类似物早期给予能够预防由此产生的体液丢失和感染等并发症。

(8) 内镜下治疗：放射性直肠炎患者经常出现顽固性便血，多数药物治疗放射性肠炎仅能取得一定效果，如长期失血可造成严重贫血，需长期补充铁剂，少数患者可能要不断输血才能维持生命。当今，内镜下止血治疗已经得到广泛应用。直肠黏膜出血是急症内镜治疗的主要适应证，内镜下止血方法众多，国内外大量文献研究表明，内镜下热凝、止血夹和注射 1：10000 肾上腺素或 1% 乙氧硬化醇治疗的效果较为可靠。由于内镜下局部注射止血术具有简单易行、安全有效、费用低廉、便于床边进行的优点，因此是活动性出血止血的首选。对于放射性肠炎出血，目前临床上常用的内镜下止血方法，如黏膜下注射止血、局部喷洒止血药物和血管夹钳夹止血等，虽可暂时止血，但由于畸形血管存在，止血效果不能持久，尤其不适用于弥漫渗血者。

(9) 氩离子凝固术：肠道出血是放射性直肠炎的棘手问题，早期临床用掺钕钇铝石榴石激光（Ng：YAG Laser）对放射性直肠炎出血进行治疗。现代氩离子凝固术（argon plasmacoagulation，APC）已取代 Ng：YAG 激光治疗。治疗通过透热疗法，电极与患者肠壁之间不接触；通过氩离子，使高频能量作用到出血肠壁，末梢毛细血管收缩，迅速凝固血流，使出血和炎症得到明显缓解，其穿透厚度仅达 2~3mm，可最大限度地保护正常肠壁组织，减少狭窄、穿孔、瘘管形成。

4. 手术治疗

大约 1/3 的慢性放射性肠炎患者需要手术治疗。手术主要用于解除放射性肠炎的并发症，如严重溃疡、穿孔、出血、狭窄、梗阻及肠瘘。虽然对慢性放射性肠炎（chronic radiation enteritis，CRE）的标准术式尚未达成广泛共识，但对于存在并发症的 CRE 经保守治疗效果不佳者，应及时考虑手术治疗。常用的术式有肠切除 I 期吻合术、短路吻合术及肠造口术。目前认为，若患者能够耐受，应尽量争取切除病变肠管，行 I 期吻合，此术式远期生存状况明显比短路手术好。

【预防调护】

一、饮食注意

饮食以无刺激、易消化、营养丰富、少量多餐为原则。限制纤维素摄入，腹泻严重者可采用静脉高营养疗法。

二、生活注意

急性期应卧床休息一周。保持肛门及会阴部清洁，穿宽松内裤。症状明显者，可在肛门、会阴部热敷以减轻症状。

【名医经验】

一、周岱翰

1. 学术观点

（1）病机认识：放疗引起的"放射性肠炎"的病因当属"火邪""热毒"，其辨证可归属温病的范畴。温病是由温邪引起的一类急性外感热病，一般具有以下几个基本特征：①病邪主要是外感温邪。②有特殊的临床表现。温病初期多有热象偏盛；极期内陷营血，引动肝风；后期多因热伤真阴，可导致肝肾阴伤，虚风内动。③病理演变有一定的规律性，表现为人体的卫气营血和所属的脏腑，在温邪作用下出现功能失调和实质损害。放射病是由照射源照射身体的某一部位而引起正常组织损伤的一种放射反应，究其成因，同属从外感受，其对人体造成的损害符合热邪性质。放射病的临床表现为热象偏盛、耗气伤阴。早期表现为肺胃阴伤，晚期可因肝肾真阴耗竭，而出现口眼歪斜、四肢抽搐等伤风动血、虚风内动征象，其症状表现同样归属卫、气、营、血分症状。虽然"放射病"发病没有明显的季节性，传变规律也不一定按卫气营血四个不同的病理阶段，但在不同季节，因"四时"主气的不同也兼夹有"时气"的症状表现。因此，放射病虽不完全类同温病，但可认为它是一种特殊类型。

（2）治法心得：主要用滋阴法。温病的治法，统括起来主要有解表、清气、和解、化湿、通下、清营、凉血、开窍、息风，配合解毒消肿、滋阴、固脱等。在"放射病"的治疗中，首推滋阴法。因放射病的病因为"火邪""热毒"，易耗伤津液，若能"存得一分津液，便有一分生机"，故养阴保津在肿瘤放射病治疗中贯穿始终。大凡人体的精、血、津液，皆属于阴液的范畴。滋阴法通过运用生津养阴、补血填精作用的方药，以滋补阴液，调节阴阳偏颇。在具体运用上，根据病情的不同而分别使用甘寒生津法、咸寒甘润法、酸甘化阴法、苦甘合化法等；依据病位的不同，而分别使用滋养肺胃法、增液润肠法、滋补肾阴法等。放射性肠炎症见腹胀，腹痛，里急后重，肛门灼热，黏液血便，口干舌燥，烦闷不安，舌红，或绛，苔白或黄腻，脉弦数。此乃邪热癖结下焦，久积不化，蕴湿化毒，由气分入血分而致。治宜清肠解毒，凉血增液。方用白头翁汤合黄连白芍汤加减（白头翁、秦皮、黄连、黄柏、白芍、牡丹皮、丹参、苦参、土茯苓、白花蛇舌草），或解毒得生煎（大黄、黄柏、山栀、蒲公英、金银花、红花、苦参）。

2. 经典医案

医案一 薛某，女，44 岁。

首诊：2003 年 12 月。

主诉：反复阴道不规则出血 7 个月。

现病史：反复阴道不规则出血 7 个月，于 2003 年 12 月于我院就诊，妇检发现阴道中上段肿物，2004 年 1 月 12 日在外院行手术治疗。术后病理示：阴道斜隔透明细胞癌，中等分化。术后于 1 月 30 日至 6 月 20 日行放射治疗，原发灶放射 30Gy，区域淋巴结放射 50Gy，阴道子宫后壁治疗 68Gy。至 2004 年 10 月出现右下腹隐痛，大便带血、量多、色鲜红，时夹血块，阴道分泌物量多色黄，口干，纳、眠可，小便调，夜寐欠佳。舌质黯红，舌边紫黯有瘀斑，苔薄白，脉沉细。查体：腹软，下腹部轻压痛，无反跳痛，直肠指诊未触及肿物，见少量鲜红色血污。下腹 CT 提示：直肠及周围间隙放射性纤维变。肠镜检查提示放射性肠炎改变。

临证思路：患者放射疗法后出现右下腹隐痛，大便带血、量多、色鲜红，时夹血块，此乃邪热癖结下焦，久积不化，蕴湿化毒，由气分入血分而致。治宜清肠解毒，凉血增液。

选方用药：大黄 10g，黄柏 15g，栀子 15g，蒲公英 30g，金银花 15g，红花 10g，苦参 15g。水煎服，共 21 剂，经肛管肠内缓慢滴注，每天 1 次。

用药分析：大黄逐瘀通便，苦参、黄柏清热燥湿，栀子、金银花、蒲公英清热解毒，红花活血祛瘀。诸药共奏清肠凉血，解毒祛瘀之法。

二诊：7 天后便血明显减少，14 天后便血及腹痛消失，胃纳、精神好转。继续进行门诊治疗，随访至今仍健在。

医案二 某患者，女，50 岁。

首诊：2013 年 7 月 23 日。

主诉：阴道异常分泌物 5 个多月。

现病史：阴道异常分泌物 5 个多月。患者 2013 年 2 月出现阴道异常分泌物、量少色黄，伴接触性出血，当地诊所抗感染治疗无效。6 月 30 日外院行妇科超声检查，发现宫颈低回声区，范围约 48mm×33mm，内部回声均匀，性质待查；7 月 3 日行宫颈组织病理检查，诊断为宫颈鳞癌。得知病情，患者心情抑郁，常嗳气，胁胀，胃纳减少，失眠。舌淡红，苔白腻，脉弦。

临证思路：首诊时患者肝郁症状明显。总的病机以肝郁脾虚，痰湿与瘀血互结冲任。宜"疏其血气，令其条达而至平和"。拟方逍遥散加减，配合解毒消肿散结辨病治疗。治以疏肝健脾，活血散结。

选方用药：柴胡 15g，白芍 15g，茯苓 20g，当归 15g，桃仁 15g，浙贝母 15g，土鳖虫 6g，法半夏 15g，醋莪术 10g，熟党参 30g。水煎服，共 14 剂。

用药分析：柴胡、白芍一解肝郁，一养肝血，补肝体而助肝用；当归为血中气药，既养肝血，助柴、芍补肝之体，又能活血化瘀。茯苓、党参健脾益气，防肝病犯脾，寓扶土制木之意；浙贝、半夏燥湿化痰散结；桃仁、莪术、土鳖虫破血化瘀消癥。诸药合用，共奏疏肝解郁、活血化瘀祛湿之效。

二诊：2013 年 8 月 7 日。

阴道分泌物减少；盆腔核磁共振成像（MR）示肿物累及阴道上 2/3 段，考虑宫颈癌ⅡC 期，存在手术禁忌，外院行同期放化疗。近 1 周大便次数多，伴黏液血便、肛门灼热疼痛、坠胀，舌质红，苔黄腻，脉滑。

临证思路：患者同期放化疗期间，湿与火毒交结，湿热下注，湿热邪毒熏灼肠络，故见腹泻、便血、肛门灼热坠胀。治以清热利湿为法。

选方用药：芍药 15g，当归 10g，黄连 6g，大黄 9g，黄芩 15g，木香（后下）10g，槟榔 15g，党参 30g，桃仁 15g，甘草 6g。水煎服，共 14 剂。

用药分析：黄芩、黄连功擅清热燥湿，为君药。芍药养血和营、缓急止痛，当归养血活血，配合一诊方中桃仁以活血化瘀，体现了"行血则便脓自愈"之义，且顾护阴血；木香、槟榔行气导滞，"调气则后重自除"，共为君药。大黄苦寒，泻下通腑，导湿热积滞从大便而去，体现"通因通用"之法；泻下耗气，仍重用党参以固守中气，兼顾气阴两伤之虑。

三诊：2013 年 8 月 23 日。

患者精神气色较前好，诉阴道无分泌物；大便次数明显减少，日 4～5 次，仍为黄色稀便，无排不尽感，便后肛门坠胀感明显缓解。舌质红，苔黄，脉滑。辨证方药同前，共 7 剂。

治疗后患者大便明显减少，每日 2～3 次，便质时成形，时呈糊状，无肛门坠胀感。

二、蒋益兰

1. 学术观点

（1）病机认识：放射性肠炎病机总属本虚标实，虚实夹杂。虚即机体脾气亏损，元气耗伤；实则热邪熏灼肠腑，热毒蕴结。其发病根本在于脾胃虚弱，而热毒损伤肠腑则为其发病关键。

（2）治法心得：扶正祛邪为其基本治疗原则。扶正以健脾益气为主，祛邪以解毒凉血为要，临证时加以活血化瘀、温阳止泻、益气养阴等为辅。本病注重病证结合，在治疗时审证求因，并根据患者病情转归、体质差异等个体因素辨证施治，做到法随证变，药随法出。

2. 经典医案

医案一 刘某，男，53 岁。

首诊：2016 年 11 月 8 日。

主诉：排便习惯及大便性状改变二月余。

现病史：患者因排便习惯及大便性状改变二月余，求治于当地某肿瘤医院，完善肠镜及其他相关检查，考虑直肠癌，遂于 6 月 18 日行直肠癌根治术。术后病检示：中低分化腺癌（ⅡB 期）。术后予放化疗治疗，放疗后 2 个月出现腹痛、腹泻、排黏液脓血便，至外院行肠镜检查示：放射性肠炎，予内科对症支持治疗（具体不详），症状缓解不明显，为求进一步中医药治疗，遂来我处就诊。现症见乏力，倦怠，腹痛，里急后重；大便日行 7 ~ 8 次，质稀，不成形，便血夹黏液，便后肛门坠胀伴灼热感；小便短赤，纳呆，寐尚可，口干，无口苦。舌红，苔黄腻，脉滑数。

临证思路：该患者病机总属本虚标实，虚实夹杂。虚即机体脾气亏损，元气耗伤；实则热邪熏灼肠腑，热毒蕴结。其发病根本在于脾胃虚弱，而热毒损伤肠腑则为其发病关键。肿瘤患者癌瘤内伏耗体，病程日久，元气亏损，加之射线在消灭癌瘤的同时，热邪袭体，伤及脾土，损伤脾胃，脾气虚弱，运化失司，湿邪中阻，蕴滞中焦，故见纳呆、便溏等；湿邪久而化热，湿热相搏，下注大肠，可见腹泻、大便带脓血黏液；湿热毒邪蕴结于肠，阻滞气血，气机不畅，毒瘀互结，可见腹痛、里急后重；热毒耗液伤阴，则可见口干；日久脾虚中阳不举，则有便意频频、肛门坠胀。

选方用药：党参 15g，茯苓 15g，白术 10g，黄芪 20g，灵芝 15g，木香 8g，郁金 10g，薏苡仁 30g，三七 5g，葛根 30g，黄芩 10g，黄连 6g，半枝莲 15g，白茅根 30g，炒山楂 15g，炒麦芽 15g，白花蛇舌草 15g，甘草 6g。水煎服，共 15 剂。

用药分析：本病本虚标实，脾虚为本，湿热阻滞为标，故用四君子汤加黄芪健脾益气以治本，葛根黄芩黄连汤清热祛湿以治标。黄芪、灵芝合用，既补益气血，又可提高免疫力；木香、郁金、三七连用以达调畅气机，宣通气血目的；薏苡仁、白茅根联用以增强清热利湿的功效；半枝莲、白花蛇舌草以清热解毒抗癌；炒麦芽、炒山楂合用以健脾益气助消化。诸药合用以达健脾益气，行气化瘀，清热利湿解毒的功效。

二诊：2016 年 11 月 23 日。

患者腹痛减轻，大便次数有所减少，食纳好转，仍有排便不尽感。初诊用药后，患者症状有所好转，但仍有排便不尽之感，考虑大肠气机阻滞，传导失司，故增强行气之品。上方加厚朴 10g，继服 15 剂。

用药分析：厚朴性味辛温，可行气化湿，温中止痛。

三诊：2016 年 12 月 8 日。

患者神疲乏力较前好转，无明显腹胀、腹痛；大便日行 3 ~ 4 次，溏结不调，偶带血便；无里急后重，小便调，纳寐可，口干不苦。舌淡红，苔薄白，脉弦细。

选方用药：生晒参 10g，黄芪 30g，茯苓 15g，白术 10g，法半夏 9g，郁金 10g，木香 8g，白花蛇舌草 20g，半枝莲 20g，葛根 30g，薏苡仁 30g，三七 5g，灵芝 15g，夏枯草 10g，猫爪草 15g，牡丹皮 10g，甘草 6g。水煎服，共 15 剂。

用药分析：此时考虑患者湿热毒邪稍去，正气稍复，可在顾护脾胃同时，再加用清热解毒之品。

四诊：2016 年 12 月 23 日。

患者服上方至今，未见明显腹痛、腹泻、里急后重、黏液脓血便等症状，患者生活质量得到很大改善，嘱患者停药一周，继续服用中药汤剂巩固疗效，并且每 3 个月复查一次肠镜。

医案二 赵某，女，43 岁。

首诊：2017 年 12 月 12 日。

主诉：腹胀、腹泻 4 天。

现病史：患者 2 月前确诊宫颈癌，分期：ⅡA2 期，行化疗 2 周期（体外放射 9 次，腔内照射 5 次）后出现腹胀、腹泻。经西医对症治疗无效，遂来求诊。现症见乏力，气短，休息后未见明显缓解，腹胀，偶有恶心，不伴有呕吐，纳少，夜寐欠安；大便一天 4~5 次，不成形，小便可。舌淡红苔白，脉细。查体：腹软，无压痛、反跳痛，肠鸣音每分钟 3~4 次。血常规：WBC：2.98×10^9/L，RBC：3.58×10^{12}/L，HGB：93g/L，便常规：软便，潜血（-），细菌（-）。

临证思路：中医学者认为，放疗所用高能量 X 线具"热毒"之性。宫颈癌患者病位在少腹部，故热毒直中少腹，因此热毒蕴肠，伤及肠道脉络，肠道传导失司而引发泄泻，同时除胞宫、大肠、膀胱等少腹部脏器外，脾胃及小肠也会受到影响，并且宫颈癌在治疗过程中，因治疗本身造成的各种并发症，累及日久，耗伤正气，正衰邪盛，从而致病。脾气虚则气血生化乏源，气虚推动乏力，血虚充养不足，则乏力、夜寐不安、舌淡脉细；脾胃气虚，升降失常，则见纳呆、腹胀。

选方用药：熟地黄 10g，白芍 15g，当归 10g，党参 10g，山药 10g，枸杞子 10g，山茱萸 10g，怀牛膝 10g，鸡内金 10g，百合 10g，鸡血藤 30g，炒白术 10g，茯苓 20g，柴胡 10g，红豆杉 3g。水煎服，共 7 剂。

同时予升白治疗，并嘱患者忌辛辣刺激及生冷食物。腹泻严重时，减少蔬菜、水果的摄入，调节情志，休养身体。

用药分析：八珍汤由补气名方四君子汤和补血名方四物汤相合而成，是中医临床"气血双补"的代表方剂。八珍汤能提高肿瘤放化疗的疗效及治疗后的机体免疫状态，同时减轻放化疗的毒副反应。方中当归、党参为君药，补气养血。茯苓、白术健脾燥湿，利水消肿；熟地黄滋阴养血，益精填髓；柴胡疏解肝胆不畅之气机；白芍养血柔肝止痛，共为臣药。化疗常伤及脾肾阳气，导致脾肾阳虚，予枸杞子、山茱萸、怀牛膝滋补肾阳，枸杞子与鸡血藤、一起具有补血安神之功；脾胃虚甚，予山药、鸡内金补脾益胃；百合清心安神；红豆杉抗癌，共为佐药。甘草为佐清热解毒，调和诸药。全方共奏气血双补，健脾燥湿，清泻火毒，固肠止泻之功。

二诊：2017 年 12 月 19 日。

患者行体外放疗 14 次，腔内放疗 6 次后，诉乏力好转，大便 5~8 次/天，不能成形，伴里急后重感，偶有便血，纳可，寐欠安，小便困难，舌淡红略干，苔薄白，脉细。血常规：WBC：4.9×10^9/L，RBC：3.88×10^{12}/L，HGB：99g/L。初诊用药后，患者症状较前改善，但行多次放疗，进一步损伤气血，湿热之邪集聚，蕴结于肠腑。根据患者症状辨证为气血两虚，湿热蕴肠证。在原方基础上，党参改太子参 10g；加侧柏炭 10g，泽泻 10g，浮小麦 10g。

用药分析：尿血者加小蓟、侧柏炭凉血止血；浮小麦、太子参健脾、养胃、补气，泽泻清热利湿。

三诊：2018 年 1 月 2 日。

患者行体外照射 20 次，腔内照射 7 次后，患者诉乏力较前好转；大便一天 3～5 次，基本成形，小便较前明显改善，纳可，寐安。舌淡红，苔白略腻，脉濡。

选方用药：继予上方 14 剂，煎服法同前。

四诊：2018 年 1 月 16 日。

患者放疗结束 1 周，偶感乏力，纳可，寐安，二便调。血常规：WBC：5.1 × 10^9/L，RBC：4.2 × 10^{12}/L，HGB：110g/L。患者经积极治疗后病情逐渐好转，偶感乏力，故在上方基础上加炒薏苡仁 30g，苍术 10g，竹茹 10g。水煎服，共 14 剂。

用药分析：患者症状逐渐好转，二便可，予上方去小蓟、泽泻、侧柏炭、浮小麦、太子参，加炒薏苡仁、苍术、竹茹增强除湿。

五诊：2018 年 1 月 30 日。

患者诸症缓解，未诉明显不适，舌淡苔白，脉缓。予上方 14 剂。嘱患者注意饮食起居，规律生活，定期复查。

医案三 董某，女，53 岁。

首诊：2017 年 11 月 5 日。

主诉：恶心、呕吐 1 周。

现病史：患者确诊宫颈癌一月余，行化疗 1 次，腔内照射 1 次，体外放射 1 次。1 周前出现恶心、呕吐，经对症治疗无效，遂来我处就诊。现症见恶心，呕吐；伴食欲减退，乏力，二便调，寐安。舌淡有瘀斑，苔白腻，脉沉。

临证思路：宫颈癌放疗患者多为术后辅助放疗或放化疗同步进行。前者术后多见倦怠、神疲、乏力、舌淡苔白、脉沉或弱等，中医辨为气血虚弱证；后者化疗 1～3 个周期后多见乏力、呃逆、舌黯或紫斑、脉沉或涩等，中医辨为气虚血瘀证。

选方用药：黄芪 10g，当归 10g，茯苓 10g，熟地黄 10g，白芍 10g，柴胡 10g，女贞子 10g，枸杞子 10g，炒白术 10g，山茱萸 10g，鸡内金 10g，炒薏苡仁 20g，佩兰 10g，竹茹 10g，桃仁 10g，红豆杉 3g。水煎服，共 7 剂。

用药分析：宫颈癌放疗的患者多数为本虚标实、虚实夹杂之证，临床运用辨病辨证相结合的原则，选用气血双补的八珍汤加减方，防治宫颈癌放射性肠炎效果颇佳。

二诊：2017 年 11 月 12 日。

患者服药同时进行体外放射 5 次，腔内照射 1 次，化疗 2 次。诉恶心呕吐明显改善，仍感乏力，欲饮食，二便调，寐安。舌淡有瘀斑，苔白略腻。患者仍有脾胃气虚之象，气虚则生湿，故乏力、苔略腻。上方去柴胡，加佩兰 10g。水煎服，共 14 剂。

用药分析：上方去柴胡防止其升散太过耗气，加入佩兰以增强健脾化湿之功。

三诊：2017 年 11 月 26 日。

每两日腹泻 3 ~ 4 次，大便不成形；偶有里急后重感，稍感乏力，小便可，寐安，纳食可。舌淡红有紫斑，苔白，脉缓。去竹茹、鸡内金，加黄柏 10g，侧柏炭 10g。水煎服，共 14 剂。

用药分析：患者无恶心呕吐，乏力较前改善，腹泻，大便不成形，故于上方中去除止呕的竹茹，健脾消食的鸡内金，加入黄柏、侧柏炭以清热止痢止血，继续予以 14 剂观察。

四诊：2017 年 12 月 10 日。

体外放疗 25 次，腔内照射 5 次，化疗 6 次，诸症好转；大便一天 1 ~ 2 次，基本成形。舌淡有瘀点，苔白，脉缓。上方去黄柏、侧柏炭，水煎服，共 14 剂。

用药分析：患者症状基本好转，患者舌淡有瘀点，苔白，脉缓，故上方删去侧柏炭、黄柏。

五诊：2017 年 12 月 24 日。

患者放化疗已全部结束，未述明显不适，纳可，寐安，二便调。继续上方水煎服，共 14 剂。

用药分析：患者症状基本改善，给予上方巩固疗效。

三、陆金根

1. 学术观点

（1）病机认识：肿瘤患者正气不足，采用放疗后，多由射线"热毒"作用于人体，伤及正气，常可导致脏腑、气血、津液以及肠道肠络受损，湿热蕴结，气滞血瘀痰凝，肠道传导失司。临床上可见肛门疼痛、下注赤白黏液、肛门灼热、便带鲜血等湿热毒邪内蕴的邪实表现，同时又可见乏力、大便次数增多、便质稀溏、完谷不化、肛门下坠、口干不欲饮等正虚表现。本虚标实是放射性肠炎的基本病机。

（2）治法心得：多以清热解毒化湿、健脾涩肠止泻、调气行血通络、补虚益气固本立法。急则治标，缓则图本，辨证施用，疗效良好。放射性肠炎的基本病机是本虚标实。治疗以扶正祛邪、急则治标为基本原则。临床切忌一味地苦寒清热、泻热通腑，更不能妄用温涩而使邪恋不去，应清温并举，通涩兼施。以清热解毒化湿、健脾涩肠止泻、调气行血通络、补虚益气固本立法。急则治标，缓则图本。凡已确诊为慢性放射性直肠炎的患者，除治疗必需之外，严禁再做直肠镜检查，以免造成直肠壁的溃疡或穿孔，加重病情。

2. 经典医案

医案一 徐某，男，74 岁。

首诊：2010 年 6 月 30 日。

主诉：前列腺癌术后排便次数增多伴便血 2 年。

现病史：肛口胀痛，排便次数增多，以往日行 8 次，目前减为日行 6 次，时有便血。2008 年 1 月行前列腺癌手术治疗，目前做放疗。刻下肛管狭窄、发硬，局部黏膜轻度糜烂，肛指肛管弹性减弱，未及新生物。苔光质红，脉细数。

临证思路：患者前列腺癌手术经放疗后，致肠络受损，湿热下注肠道，肠道传导失司，故排便次数多，日行6次；湿热下注肛门，气滞血瘀，经络阻隔，不通则痛，故肛口胀痛；查体见肛管狭窄、发硬，局部黏膜轻度糜烂，肛指肛管弹性减弱，俱为肛门气滞血瘀，经络阻隔之征；苔光质红，脉细数，为手术放疗后气阴亏损之象。

选方用药：生黄芪30g，麦冬12g，玄参12g，生地15g，知母12g，石斛15g，大腹皮15g，丹参15g，红藤15g，败酱草30g，白头翁15g，白花蛇舌草30g，甘草9g。水煎服，共7剂。

用药分析：黄芪益气健脾，麦冬、玄参、生地、知母、石斛、甘草滋阴生津；红藤、败酱草、白头翁、白花蛇舌草清热解毒，清化肠道湿热；大腹皮行气除胀，丹参行血活血、祛瘀生新。

二诊：2010年7月7日。

服上药后肛口胀痛有所减轻；便血未减，胀气甚，矢气多，排便仍行3～4次，口干甚。苔薄质光，脉弦滑。服药后症状有所减轻，但仍有肛门胀痛、便血，考虑为湿热之邪未尽。治以清化湿热，和营通络。

选方用药：炒白术12g，怀山药12g，石榴皮30g，蔻仁（后下）12g，知母15g，石斛15g，木香3g，黄柏15g，红藤15g，败酱草30g，白头翁15g，丹皮15g，炙甘草12g。水煎服，共14剂。

用药分析：药后肛口胀痛有所减轻，但胀气甚，矢气多，排便仍日行3～4次，口干甚，苔薄质光，脉弦滑。思之湿热之标过盛，应先图其标，后补气阴。故去上方中黄芪、麦冬、玄参、生地等，只留知母、石斛益气养阴，去丹参、白花蛇舌草，加用黄柏、丹皮清化湿热。脾为生湿之源，加炒白术、怀山药健脾化湿；蔻仁行气化湿，木香行气通肠；石榴皮涩肠止泻。

三诊：2010年7月21日。

症状同前，每日排便仍为3～4次，矢气多，夹有黏液；近2周疼痛渐缓，便血减少。苔光质红，脉细数。

临证思路：患者症状明显好转，但排便次数未显著改善，且夹杂黏液、便血，考虑患者湿热之邪根深蒂固，应加大清热祛湿的力度，并佐以祛风药，"风能胜湿"，故健脾祛湿、清热利湿、祛风胜湿等诸药合用以驱邪外出。

选方用药：炒白术12g，蔻仁（后下）6g，木香6g，黄柏15g，红藤15g，败酱草30g，白头翁15g，陈皮9g，诃子肉12g，杭白芍30g，地锦草30g，防风15g，黄芩炭15g，生甘草9g。水煎服，共14剂。

用药分析：每日排便仍为3～4次夹有黏液，思之不宜养阴，故去知母、石斛；加地锦草清热解毒；去石榴皮，改诃子肉涩肠止泻；便血减少，加黄芩炭清热止血；疼痛渐缓，加陈皮、杭白芍、防风健脾祛风止痛；矢气多，木香、蔻仁减量。

四诊：2010年8月4日。

大便日行 2~3 次，偶 4 次，或伴肛门疼痛，手纸见少量鲜血，苔薄润质红，脉细数。

临证思路：用药后，患者大便次数减少，加大风药力度。治以清热化湿，健脾祛风。上方去炒白术、蔻仁、木香；改防风 30g；加赤芍 15g，赤石脂 15g，柴胡 9g。水煎服，共 14 剂。

用药分析：大便一天 2~3 次，无腹胀，前方去蔻仁、木香；加赤芍清热凉血，赤石脂涩肠止泻；肛门疼痛，防风加倍，加柴胡健脾疏肝祛风。

五诊：2010 年 9 月 1 日。

便血次数减少，日行大便已递减为 2~3 次，肛口坠胀痛感症状减轻，苔薄质红，脉濡弦。患者诸症好转，考虑为病程日久，耗伤津液气血。治以滋阴清热，益气固本。杭白芍 30g，炒白术 12g，水煎服，共 14 剂。

用药分析：症情稳定，诸症减轻，治拟清热解毒化湿与养阴益气固本并重以标本兼顾。方以红藤、败酱草、白头翁、青黛清热解毒，赤芍、丹皮、黄柏、知母清热化湿，玄参、麦冬、生地养阴生津，杭白芍、炒白术、防风、陈皮健脾祛风、益气固本，诃子肉涩肠止泻。

六诊：2010 年 9 月 15 日。

药后每日排便 2 次居多，偶 4 次，质溏，并伴有便血，口干，苔薄，质红，脉细。服上方后，大便多为 2 次，但质溏，考虑为清热利湿药过于苦寒，故酌情减量。再拟凉血清热，化湿固本。上方去黄柏、知母、青黛、玄参、麦冬；加怀山药健脾祛湿，秦皮清热化湿。水煎服，共 14 剂。

用药分析：药后排便以 2 次居多、质溏，并伴有便血，思为利湿养阴之力过大，故去黄柏、知母、青黛、玄参、麦冬，加怀山药健脾祛湿，秦皮清热化湿。

七诊：2010 年 9 月 29 日。

症情相对稳定，排便近两周内 9 天日行 3 次，1 天日行 4 次，性状松散，偶有便血色鲜，苔薄，质润，脉弦滑。病情稳定，治以益气养血，健脾祛风。

选方用药：炙黄芪 30g，怀山药 12g，炒柴胡 9g，诃子肉 15g，杭白芍 60g，防风 30g，陈皮 9g，炒白术 12g，红藤 15g，败酱草 30g，生地榆 15g，蒲黄 12g，青黛 15g，炙甘草 9g。水煎服，共 14 剂。

用药分析：病情相对稳定，药用怀山药、炒白术、炒柴胡健脾益气，炙黄芪、杭白芍益气养血，杭白芍、防风、陈皮、炒白术健脾祛风，红藤、败酱草、青黛清热解毒化湿，生地榆、蒲黄凉血止血，诃子肉涩肠止泻。

八诊：2010 年 10 月 13 日。

10 月 5 日起，大便次数明显减少，日行 1~2 次，以 2 次居多；偶见便血，血量渐少。苔薄，质红，脉细滑数。

临证思路：患者诸症显著好转，但仍有便血，且存在阴虚火旺的征象，当加入收敛止血、益气养阴之品。治以益气养阴，和营清热。上方去青黛，炙黄芪改为生黄芪，柴胡改为 6g；加藕节炭 30g，紫草 15g，黄芩炭 15g，天花粉 15g，石斛 15g。水煎服，共 14 剂。

用药分析：大便次数明显减少，日行 1~2 次，偶见便血、血量渐少，苔薄，质红，脉细滑数。此为湿热渐消，证兼气阴亏损。故前方去青黛，加紫草、藕节炭、黄芩炭凉血收敛止血，天花粉、石斛养阴生津；炙黄芪改为生黄芪，兼以祛腐生肌愈疡。

九诊：2010 年 10 月 27 日。

药后症情稳定，排便日行 1~2 次，偶见便血，苔薄，质红，脉细数。再拟原法治疗，效不更方，守原方 14 剂。

十诊：2010 年 11 月 10 日。

排便次数以 2 次居多，偶 3 次或 1 次，带少量出血，肛口少许胀痛，苔薄，脉濡细。再拟原法为主。原方加茜草 15g，丹皮 15g 清热凉血止血。14 剂。

用药分析：患者症状较前好转，但是仍有少量的出血，加茜草、丹皮凉血止血。

十一诊：2010 年 12 月 8 日。

症情稳定，近两周排便除有 1 日行 3 次外，余均为 2 次，其中一次便血居多，平时无坠胀感，苔薄，质红，脉沉细。再拟原法为主，原方加芦根 30g，14 剂。

用药分析：症情稳定，仅一次便血，无坠胀感，苔薄，质红，脉沉细。本证湿热渐清，气阴未复，加芦根养阴生津。

十二诊：2010 年 12 月 22 日。

症情稳定，无便血。守原方继服 14 剂。

前后共治疗半年余，患者病情已趋稳定，排便以 2 次居多，质软成形，无便血，肛门胀痛已消。

医案二　虞某，男，63 岁。

首诊：2013 年 11 月 8 日。

主诉：大便次数增多夹有黏液 1 个月。

现病史：胃癌放疗后 1 个月，患者每日排便少则 3~4 次，多则 5~6 次，便中夹带黏冻，且有里急后重感；肠镜检查提示直肠黏膜炎性充血明显，局部糜烂。舌苔薄边有齿痕，脉细弦带数。

临证思路：该患者辨证属肝旺侮脾，湿热内蕴。证属本虚标实，脾虚湿盛为发病关键。脾虚为其本，肝木乘土，肠风内生，湿热蕴结，邪毒郁滞为其标。治疗的关键在于柔肝祛风健脾、升提气机、清除湿热，用药不能纯温纯补，日久气虚下陷者亦不可独用补中之类。

选方用药：柴胡 15g，防风 30g，杭白芍 30g，陈皮 9g，炒白术 12g，怀山药 12g，白扁豆 12g，赤石脂 15g，诃子肉 15g，红藤 15g，败酱草 30g，白头翁 30g，秦皮 12g，青黛 9g，黄芩炭 12g，石榴皮 30g，生甘草 9g。水煎服，共 7 剂。

用药分析：痛泻要方加柴胡以柔肝健脾治其本，山药、白扁豆健脾利湿，红藤解毒消痈；败酱草排脓破瘀；白头翁燥湿止痢；青黛凉血止血；黄芩炭清热燥湿止血；马齿苋清热利湿、解毒消肿；赤石脂、诃子肉、石榴皮涩肠止痢，甘草调和诸药。

二诊：2013 年 11 月 22 日。

大便一天 1～2 次，偶有 3 次以上，且便质趋于成形，便前仍有些许腹痛，便后消失，畏寒；舌淡苔薄，边有齿痕，脉细弦带数。再拟柔肝健脾，佐以温阳化湿为治。患者症状有所好转，但仍有便前稍许腹痛之感，并有畏寒、舌边有齿痕，皆为阳虚证，故加补阳之药。原方去青黛，加淡附片 15g，炮姜 12g。水煎服，共 7 剂。

用药分析：再拟柔肝健脾，佐以温阳化湿为治。原方去青黛，加淡附片、炮姜。

三诊：2013 年 12 月 23 日。

患者大便已趋正常，无腹痛，体重略有增加。复查肠镜，直肠黏膜未见异常。随访 6 个月未见复发。

医案三 陈某，男，50 岁。

首诊：2015 年 3 月 15 日。

主诉：大便次数增多伴腹痛 1 个月。

现病史：结肠癌术后放疗 1 个月，每日排便次数增多，最多达 7～9 次；伴有腹痛、便血、稍感肛门坠胀，里急后重，肛门灼热。渴欲饮水，纳食、睡眠一般。舌红苔黄，脉弦数。

临证思路：火热毒邪直犯于脾胃，脾失健运，水湿内停，湿郁化热，湿热郁蒸肠道，气血阻滞，相互搏结，导致脾胃健运失司，气机失调，不通则痛，故见腹痛、腹泻、里急后重、肛门灼热等症；火热毒邪窜入营血，营分热甚，熏灼脉络，破血妄行，故见便血；渴欲饮水，舌红苔黄，脉弦数皆为热邪内盛之象。

处方用药：败酱草 30g，生黄芪 30g，红藤 15g，白头翁 15g，山茱萸 12g，太子参 12g。水煎服，共 7 剂。

用药分析：红藤、败酱草、白头翁有清热解毒，活血通络之效，热毒解，血络通则缓解了腹痛症状；黄芪、山茱萸、太子参大补元气，益肝强肾，补气以生血；黄芪更为疮家圣药，故能改善便血症状。全方既能解毒排脓，又能温补脾肾，故能改善大便性状及频率，使大便成形，次数减少。

（刘力　李毅）

参考文献

[1] 黄洁夫. 腹部外科学 [M]. 北京：人民卫生出版社，2005.

[2] 潘国宗，曹世植. 现代胃肠病学 [M]. 北京：科学出版社，1994.

[3] 王强. 胃肠外科学 [M]. 北京：人民军医出版社，2001.

[4] 陈光文，宋彬，吴苓，等. 多层螺旋 CT 对非肿瘤性肠壁增厚的应用价值 [J]. 中国普外基础与临床杂志，2006，16（2）：164－169.

[5] Zalcman M, Sy M, Donckier V, et al. Helical CT signs in the diagnosis of intestinal ischemia in small－bowel obstruction [J]. AJR Am J Roen tgenol, 2000, 175 (6): 1601－1607.

[6] Gambacorta M A, Manfrida S, D' Agostino G, et al. Impact of dose and volume on rectal tolerance [J]. Rays, 2005 (30): 181－187.

[7] 周殿元，徐富星. 纤维结肠镜临床应用 [M]. 上海：上海科学技术出版社，1987.

［8］罗银星，王笑民，富琦．放射性肠炎治疗现状分析［J］．北京中医，2007，26（8）：544.

［9］谌永毅，马双莲．实用专科护士丛书·肿瘤科分册［M］．长沙：湖南科学技术出版社，2008.

［10］张照辉，贾廷珍，沈彤，等．放射性直肠炎的诊断和治疗——附97例病例分析［J］．中华放射医学与防护杂志，2006，26（1）：29.

第七节　肠梗阻

【概述】

肠梗阻是肠内容物不能顺利通过肠道的常见病症，在外科急腹症中居第三位，约占20%，临床表现为腹痛、腹胀、呕吐、排气排便减少或停止等。该病可见于各年龄段，起病急、病因复杂、病情多变且发展迅速，严重者可危及生命。现代医学认为，肠梗阻与手术粘连、肿瘤、肠麻痹、嵌顿疝、扭转、肠系膜血栓形成、粪石、异物等有关。按病因可分机械性肠梗阻、动力性肠梗阻及血运性肠梗阻。按梗阻程度分为完全性和不完全性梗阻。一般内科保守治疗可以缓解，但病情易反复发作。当出现绞窄性肠梗阻时，需及早手术治疗。

中医属于"关格""肠结""呕吐"等范畴。类似肠梗阻的描述最早可见于《黄帝内经》："饮食不下，膈塞不通，邪在胃脘。"《外台秘要》也有相关记载："集验疗关格之病，肠中转疼，不得大小便。"

【病因病机】

一、中医认识

1. 致病因素

（1）感受外邪：外感六淫，主要是寒邪。寒邪直中机体，或过食生冷寒凉，邪客肠腑，寒凝气滞，而致肠腑气机不畅，运化失利，不通则痛。外感暑邪、热邪等阳邪入里化热，耗劫津液，阳明腑实而形成燥热内结，壅滞于肠，腑气不通。

（2）情志失调：忧愁思虑过度，或久坐不动，或跌打损伤，伤及胃肠；或虫积肠道，或肺失宣降，腑气不通，均可导致大肠气机郁滞，功能失司，糟粕不得下行，肠道梗阻不通。

（3）食积阻肠：饮食不节、暴饮暴食，食积内停，日久积而化热；或恣食肥甘厚腻、辛辣、煎炸燥烈之品，肠胃壅热，湿热积滞，壅结肠胃；或过食生冷，寒湿内停等伤及胃肠，致肠道传导失职，糟粕内停而致梗阻不通。

（4）素体亏虚：病后、产后及年老体虚之人，阴阳气血亏虚，阳气虚则传送无力，阴血虚则润泽荣养不足，大肠失于传导。

（5）蛔虫内阻：饮食不洁，感染虫邪，虫邪壅结阻塞肠道，气机逆乱，使传化不行、腑气不通。

（6）瘀血阻肠：若跌仆损伤腹部，或术后瘀血滞留肠间脉中，血凝则气滞，气血运行不畅，通降失常，肠道传导不畅。

2. 病机

肠梗阻病位在肠，与肝、脾胃、肺密切相关，基本病机是肠道气机失调，不通则痛。大肠属于六腑范畴，其性以通为顺，以降为用，主要功能在于传导、排泄糟粕。外感或内伤之邪，影响肠道气机运行；或素体亏虚，气血及阴液不足，肠道失于濡养，肠运无力。有形及无形之邪内壅肠道，糟粕无法正常传导、排泄，则形成梗阻。本病多表现为本虚标实、寒热错杂的证候。疾病早期以寒凝、食积、郁热、湿热等实邪为主，反复发作，气血阴液耗伤，气血瘀滞，渐而由实转虚，因虚致实，形成虚实夹杂、寒热错杂之候。

二、西医认识

1. 发病因素

（1）机械性因素：肠道内外器质性病变引起肠管堵塞。病因很多，先天因素如肠闭锁、疝气嵌顿等。后天原因有肠套叠、蛔虫团堵塞、肠扭转、肿瘤压迫、炎症或手术后肠粘连等。

（2）动力障碍：肠壁肌肉活动紊乱，导致肠内容物不能运行。病因有手术后肠肌间神经丛病变、甲状腺功能减退、电解质紊乱、尿毒症、脊髓炎、重金属中毒等。

（3）肠壁血运障碍：肠管的血供障碍常可影响肠壁肌肉，如肠管血供不能恢复，则肠管极易发生坏死，尤其是经终末支供血的肠管。肠管血供发生障碍，常见于肠系膜动脉血栓形成或栓塞、肠系膜静脉血栓形成等。

肠梗阻的病因复杂，在不同时期、不同年龄，患者肠梗阻的原因也不同。我国在20世纪50年代，肠梗阻的主要原因是疝、粘连和套叠等。近年来，疝引起的肠梗阻明显减少，恶性梗阻明显增加。肿瘤、粘连和疝成为肠梗阻的三大病因，老年人肠梗阻的首位病因是肿瘤，中青年的首位病因是肠粘连。

此外，假性肠梗阻被越来越多的外科医师所认识。它是由于肠道肌肉神经病变引起的肠道运动功能障碍性疾病，表现为反复发作或持续存在的肠梗阻而无肠道机械性梗阻的证据，可分为原发性和继发性两类。原发性是由肠平滑肌异常（肌病型）或肠神经系统异常（神经元病型）造成。继发性病因主要有结缔组织病（如系统性红斑狼疮、硬皮病）、内分泌紊乱（如甲状腺功能减退、糖尿病、甲状旁腺功能减退）以及帕金森病、副癌综合征、巨细胞病毒或 EB 病毒感染等，某些药物如类抗抑郁药、可乐定、长春新碱等也可诱发。假性肠梗阻的病因尚不很清楚，既有神经源性，也有肌源性，感染也是主要原因之一，多见于中老年患者及久病卧床的患者。

2. 临床分类

（1）按病因：

①机械性肠梗阻：临床上最常见，是由于肠内、肠壁和肠外各种不同机械性因素

引起的肠内容通过障碍。常见的原因包括：肠外因素，如粘连及束带压迫、肿瘤嵌顿压迫等；肠壁因素，如肠套叠、肠扭转、肿瘤、先天性畸形等；肠腔内因素，如蛔虫梗阻、异物、粪块或胆石堵塞等。

②动力性肠梗阻：又分为麻痹性与痉挛性两类，是由于神经抑制或毒素刺激以致肠壁肌运动紊乱，但无器质性肠腔狭窄。麻痹性肠梗阻较为常见，多发生在腹腔手术后、腹部创伤或弥漫性腹膜炎患者，由于严重的神经、体液及代谢（如低钾血症）改变所致。痉挛性肠梗阻较为少见，可发生于急性肠炎、肠道功能紊乱或慢性铅中毒患者。有时麻痹性和痉挛性可在同一患者不同肠段中并存，称为混合型动力性肠梗阻。

③血运性肠梗阻：由于肠系膜血管栓塞或血栓形成，使肠管血运障碍，肠失去蠕动能力、肠腔虽无阻塞，但肠内容物停止运行，故亦可归纳入动力性肠梗阻之中，但是它可迅速继发肠坏死，在处理上与肠麻痹截然不同。

（2）按肠壁有无血运障碍：①单纯性肠梗阻：只是肠内容通过受阻，无肠管血运障碍；②绞窄性肠梗阻：有肠梗阻存在同时发生肠壁血循环障碍，甚至肠管缺血坏死。

（3）按梗阻部位：①高位性小肠梗阻：一般指发生于十二指肠及空肠的梗阻；②低位性小肠梗阻：一般指发生于远端回肠的梗阻；③结肠性梗阻：一般好发于左半结肠，尤以乙状结肠或乙状结肠与直肠交界处好发。

（4）按梗阻程度：①完全性肠梗阻：肠内容物完全不能通过，若一段肠袢两端完全阻塞，则称闭袢性肠梗阻；②不完全性肠梗阻：部分肠内容物仍可通过梗阻部。不完全性肠梗阻可演变为完全性肠梗阻。

（5）按病情的轻重缓急：①急性肠梗阻多见，绞窄性肠梗阻一般都是急性肠梗阻，也是完全性的；②慢性肠梗阻多为低位结肠梗阻，一般是不完全性的，但慢性肠梗阻亦可演变为急性。

【诊断与鉴别】

一、中医诊断

1. 辨证要点

（1）辨虚实：初病以实证为主，久病多表现为虚实夹杂或虚损证候。虚指气血亏虚、阴液亏虚、阳气不足，临床表现为腹部隐痛、手足不温、乏力、困倦、排便无力等；实指寒凝、瘀血、燥热、气滞、热毒、痰湿、食积等有形之邪阻碍肠道气机，病势急，腹痛、腹胀剧烈，拒按，持续不缓解，伴有呕吐、烦躁、大便燥结不通等。

（2）辨寒热：本病多表现寒热错杂证候。腹痛，燥热烦渴，便干结，发热，苔黄厚或厚腻，脉数大或滑数，属热证；感受寒邪或暴食生冷后腹部绞痛、遇冷加重，手足不温，舌淡或淡黯，苔白脉沉，多为寒证。

（3）辨气血：初病在气，久病在血。腹胀明显，腹痛部位不定，伴胸闷、嗳气、胁肋胀满者，辨证在气。有腹部手术史，腹痛位于脐周或下腹部，阵发绞痛或针刺样疼痛，固定不移，腹部包块，舌紫黯有瘀斑，舌下络脉瘀张，脉弦涩者；严重者伴呕吐血性物或血便，辨证为瘀血阻肠。

2. 病机辨识

病机可归为虚实两端。虚指气血化生不足、津液亏耗、推动无力或濡养不足；实指寒凝、热毒、湿阻、血瘀、燥结等病邪阻碍肠道气机。饮食不节、寒邪凝滞、热邪郁闭、湿邪阻滞、瘀血凝滞、燥屎内结或蛔虫聚团等因素，使肠道气血痞结，通降失调而发病。临床表现为痛、呕、胀、闭。肠道气血凝滞，阻塞不通，不通则痛；肠道闭阻，胃肠之气上逆则呕；清气不能上升，浊气不能下降，气体、液体积于肠内则胀；肠道传导失司，大便、矢气不通则闭。呕吐频繁、饮食不能，津液大耗，则出现伤阴津亏之证候；若气滞血瘀，脉络闭塞，则致血不循经，血行失常，可致呕血、便血；若气滞血瘀，郁久化火，则肠道血败肉腐，可致高热、腹膜刺激征。热毒炽盛，邪实正虚，正不胜邪，阴阳两伤，导致亡阴、亡阳等一系列病变。

二、西医诊断

1. 诊断

（1）临床表现

①症状：

腹痛：机械性肠梗阻发生时，由于梗阻部位以上强烈肠蠕动，即发生腹痛。之后由于肠管肌过度疲劳而呈暂时性弛缓状态，腹痛也随之消失，故机械性肠梗阻的腹痛是阵发性绞痛。在腹痛的同时伴有高亢的肠鸣音，当肠腔有积气积液时，肠鸣音呈气过水声或高调金属音。患者常自觉有气体在肠内窜行，并受阻于某一部位，有时能见到肠型和蠕动波。如果腹痛的间歇期不断缩短，以至成为剧烈的持续性腹痛，则应该警惕可能是绞窄性肠梗阻。麻痹性肠梗阻的肠壁肌呈瘫痪状态，没有收缩蠕动，无阵发性腹痛，只有持续性胀痛或不适，听诊时肠鸣音减弱或消失。

呕吐：高位梗阻的呕吐出现较早，呕吐较频繁；吐出物主要为胃及十二指肠内容。低位小肠梗阻的呕吐出现较晚，初为胃内容物，后期的呕吐物为积蓄在肠内并经发酵、腐败呈粪样的肠内容物，呕吐物呈棕褐色或血性，是肠管血运障碍的表现。麻痹性肠梗阻时，呕吐多呈溢出性。

腹胀：发生在腹痛之后，其程度与梗阻部位有关。高位肠梗阻腹胀不明显，但有时可见胃肠型。低位肠梗阻及麻痹性肠梗阻腹胀显著，遍及全腹。在腹壁较薄的患者，常可显示梗阻以上肠管膨胀，出现肠型。结肠梗阻时，如果回盲瓣关闭良好，梗阻以上肠袢可成闭袢，则腹周膨胀明显。腹部隆起不均匀对称，是肠扭转等闭袢性肠梗阻的特点。

排气排便停止：完全性肠梗阻发生后，肠内容物不能通过梗阻部位，梗阻以下的肠管处于空虚状态，表现为停止排气排便。但在梗阻的初期，尤其是高位梗阻，其下面积存的气体和粪便可排出，不能误认为不是肠梗阻或是不完全性肠梗阻。某些绞窄性肠梗阻，如肠套叠、肠系膜血管栓塞或血栓形成，则可排出血性黏液样便。

②体征：单纯性肠梗阻早期全身情况无明显变化，严重或晚期梗阻因呕吐、脱水及电解质紊乱，可出现唇干舌燥、眼窝内陷、皮肤弹性减退、脉搏细弱等。绞窄性梗阻，有可能出现全身中毒症状及休克。

视诊：机械性肠梗阻常可见肠型和蠕动波。肠扭转时腹胀多不对称，麻痹性肠梗阻则腹胀均匀。

听诊：机械性肠梗阻时，肠鸣音亢进，有气过水声或金属音。麻痹性肠梗阻时，肠鸣音减弱或消失。

触诊：单纯性肠梗阻因肠管膨胀，可有轻度压痛，但无腹膜刺激征；绞窄性肠梗阻时，可有固定压痛和腹膜刺激征，压痛的肿块常为有绞窄的肠袢。

叩诊：绞窄性肠梗阻时，腹腔有渗液，移动性浊音可呈阳性。

（2）辅助检查

①实验室检查：单纯性肠梗阻早期变化不明显，随着病情发展，由于失水和血液浓缩，白细胞计数、血红蛋白和血细胞比容都可增高，尿比重也增高。查血气分析和血清 Na^+、K^+、Cl^-、尿素氮、肌酐等变化，可了解酸碱失衡、电解质紊乱和肾功能状况。呕吐物和粪便检查，有大量红细胞或隐血阳性，考虑肠管有血运障碍。

②影像学检查：一般在肠梗阻发生 4~6 小时，X 线检查可显示出肠腔内气体；腹平片可见气胀肠袢和液平面。由于肠梗阻部位不同，X 线表现也各有其特点：空肠黏膜的环状皱襞在肠腔充气时呈鱼骨刺状；回肠扩张的肠袢多，可见阶梯状的液平面；结肠胀气位于腹部周边，显示结肠袋形。

（3）诊断标准

①症状：腹痛、呕吐、腹胀、停止排气排便。

②体征：腹部可见肠型或蠕动波，肠鸣音亢进。

③辅助检查：X 线检查可见气胀肠袢和液平面。

满足以上全部条件者，即可符合诊断。

诊断明确后，需进一步明确属于哪种类型的肠梗阻。

2. 鉴别

（1）胃十二指肠穿孔：多有溃疡病史，突发上腹剧痛，并迅速蔓延全腹；有明显腹膜炎体征，腹肌高度紧张，可呈"板状腹"。腹平片可见膈下游离气体。

（2）急性胰腺炎：多于饮酒或暴饮暴食后发病，以上腹部疼痛为主，腹膜炎体征明显，血淀粉酶、脂肪酶及尿淀粉酶明显升高。

（3）胆石症、急性胆囊炎：疼痛多位于右上腹，以发作性绞痛为主，Murphy 征阳性。B 超检查，可发现胆囊结石、胆管结石、胆囊增大、胆囊壁水肿等。

（4）急性阑尾炎：多数患者有较为典型的转移性右下腹痛或右下腹局限性压痛，如并发穿孔，会出现全腹痛和腹膜炎体征。

（5）假性肠梗阻：与麻痹性肠梗阻不同，无明显的病因，属慢性疾病。表现有反复发作的肠梗阻症状，但十二指肠与结肠蠕动可能正常。假性肠梗阻的治疗主要是非手术方法，仅在并发穿孔、坏死等情况进行手术处理。

【治疗】

一、中医治疗

1. 治疗原则

对于肠梗阻的治疗，以"通"立法，结合患者具体证型灵活确立治则，消除肠梗阻病因，恢复胃肠通降功能，而不能只拘泥于应用下法。不完全性肠梗阻及假性肠梗阻、麻痹性肠梗阻早期未完全禁食禁饮者，可口服中药；而完全性机械性肠梗阻需待症状缓解后，才开始中药汤剂或中成药口服。中药保留灌肠及外治法则可用于肠梗阻发病各阶段，安全性相对较高，临床应用更广。

2. 辨证论治

（1）腑实热结证

症状表现：腹胀，腹痛拒按，恶心呕吐，口干口臭，大便秘结；或有身热，烦渴引饮，小便短赤。舌红，苔黄燥，脉洪数。

病机分析：饮食不节，过食油腻炙煿，或饮食积滞，可致肠胃热盛，腑气不通而便结；热盛伤阴，燥结更甚，浊气上逆而呕吐；苔黄燥，脉洪数，为肠胃实热之象。

治疗方法：泻热通腑，通里攻下。

代表方药：大承气汤（《伤寒论》）加味。生大黄（后下）15g，炒枳实10g，芒硝（冲服）10g，厚朴15g，黄芩10g，延胡索10g，白芍10g，炙甘草10g。

随症加减：发热者，加金银花、连翘、蒲公英清热解毒；高热者，加生石膏、知母清热生津；腹胀剧者，加莱菔子、桃仁、木香理气消胀。

（2）寒凝肠腑证

症状表现：起病急骤，腹痛剧烈，遇冷加剧，得热稍减，腹部胀满，恶心呕吐，无排便排气，脘腹怕冷，舌质淡，苔薄白，脉弦紧。

病机分析：寒邪收引，寒邪直中肠胃，使气血凝结阻滞，不能通畅流行，寒伤损伤脾胃阳气，升降失调，故腹痛、呕吐发作；舌苔薄白，脉沉紧，皆为寒凝之象。

治疗方法：温中散寒，通腑止痛。

代表方药：大黄附子汤（《金匮要略》）加减。生大黄（后下）10g，制附子（先煎）9g，细辛3g，炒枳实10g，厚朴10g，芒硝（冲服）10g。

随症加减：气急口噤，大便不通者，酌加干姜、巴豆攻逐寒积；若呕吐者，加半夏、代赭石、生姜降气和胃止呕。

（3）气机壅滞证

症状表现：腹胀如鼓，腹中转气，腹痛时作时止，痛无定处，恶心，呕吐，无矢气，便闭。舌淡，苔薄白，脉弦紧。

病机分析：肝郁气滞，肺不宣降，胃失和降，肠腑气机壅滞，运化失利，致腹部胀痛、不得矢气、大便秘涩不通、痛无定处。

治疗方法：行气导滞，理气通便。

代表方药：厚朴三物汤（《金匮要略》）加减。厚朴10g，生大黄（后下）10g，炒枳实10g，炒莱菔子10g，砂仁（后下）6g，川楝子9g，炙甘草6g。

随症加减：脘腹胀痛、嗳气、胁肋胀满不舒者，加青皮、陈皮、乌药理气消胀；胀痛甚者，加木香、香附、延胡索、川芎理气止痛。

（4）瘀血阻肠证

症状表现：突然发病，腹痛拒按，痛无休止，痛位不移；腹胀如鼓，腹中转气停止，无矢气，便闭。舌红有瘀斑，苔黄，脉弦涩。

病机分析：肠受损牵拉，或异物压迫，血行不畅，瘀则不通，不通则痛，疼痛固定不移。

治疗方法：活血化瘀，行气通便。

代表方药：桃仁承气汤（《伤寒论》）加减。桃仁10g，丹参15g，当归15g，生大黄（后下）10g，炒枳实10g，厚朴10g，延胡索10g，白芍15g，炙甘草6g。

随症加减：痛甚者，加乳香、没药、赤芍、五灵脂、蒲黄活血止痛；腹部痉挛疼痛、小腹冷痛者，加肉桂、干姜、小茴香温中止痛。

（5）虫积阻结证

症状表现：脐周绞痛，腹胀不甚，腹部团块，恶心呕吐，有蛔虫、便虫史。舌黯红，苔薄白，脉弦。

病机分析：食物不洁，虫在肠生，虫多成团，阻于肠间，腑气不通，不痛则痛，攻窜不定。

治疗方法：消积导滞，驱蛔杀虫。

代表方药：驱蛔承气汤（《新急腹症学》）加减。生大黄（后下）10g，玄明粉（冲服）10g，槟榔10g，川楝子9g，乌梅15g，木香10g，苦参10g，川椒3g。

随症加减：呕吐者，加茯苓、陈皮和胃止呕；腹部有条索者，加加当归、火麻仁润肠通便；腹痛者，加丹参、檀香、砂仁、延胡索理气活血止痛。

（6）气阴两虚证

症状表现：腹部胀满，疼痛，忽急忽缓；恶心呕吐，大便不通，乏力，面白无华，或有潮热盗汗。舌淡或红，苔白，脉细弱或细数。

病机分析：素体阴亏或久病耗伤，导致气虚阴亏，肠道失于滋养濡润，则燥屎内结，不通则痛。

治疗方法：益气养阴，润肠通便。

代表方药：新加黄龙汤（《温病条辨》）加减。火麻仁15g，生大黄（后下）10g，枳实10g，厚朴10g，苦杏仁10g，太子参15g，生地黄15g，麦冬15g，当归10g，黄芪30g，炙甘草6g。

随症加减：乏力、气短为主者，加人参益气固脱；见四肢厥冷、大汗淋漓者，参附汤回阳救逆；大便燥结、口干者，加玄参、天花粉润燥通便。

（7）脾胃阳虚证

症状表现：腹胀腹痛，疼痛喜按，大便秘结，恶心呕吐，纳食不馨，形寒肢冷，口干不欲饮，面色不华，精神萎靡。舌质淡红，苔薄或白腻，脉沉细弦。

病机分析：素体脾阳不足，湿邪内盛后，冷积不化，阻于胃肠间，脾胃为气机升降之枢，胃肠被阻则气机升降失常，故痛、胀、呕、闭诸症出现。脾主四肢，脾阳式微，故见形寒肢冷；寒凝则气血运行不畅，两脉沉迟细炫；湿胜于内，见舌苔白腻，也可见小便不利。

治疗方法：温补脾肾，攻下冷积。

代表方药：温脾汤（《备急千金要方》）加减。生大黄（后下）15g，当归15g，干姜9g，附子（先煎）9g，党参9g，芒硝（冲服）6g，黄芪15g，炙甘草6g。

随症加减：腹痛明显者，加白芍缓急止痛；腹胀明显者，加木香、乌药理气消胀。

3. 其他疗法

（1）中成药

①当归龙荟胶囊

药物组成：当归、芦荟、大黄、龙胆、黄连、黄芩、栀子、黄柏、木香、青黛。

功能主治：清肝明目，泻火通便。用于肝胆实热，耳聋，耳鸣，耳内生疮、胃肠湿热，头晕牙痛，眼目赤肿，大便不通。

用法用量：口服，一次3粒，一日2次。

②麻仁润肠丸

药物组成：火麻仁、苦杏仁（去皮炒）、大黄、木香、陈皮、白芍。

功能主治：润肠通便。用于肠胃积热，胸腹胀满，大便秘结。

用法用量：口服，一次1~2丸，一日2次。

③六味安消胶囊

药物组成：土木香、大黄、山奈、寒水石（煅）、诃子、碱花。

功能主治：和胃健脾，导滞消积，活血止痛。用于胃痛胀满，消化不良，便秘，痛经。

用法用量：口服，一次3~6粒，一日2~3次。

④麻仁软胶囊

药物组成：火麻仁、苦杏仁、大黄、炒枳实、姜厚朴、炒白芍。

功能主治：润肠通便。用于肠燥便秘。

用法用量：口服，平时一次1~2粒，一日1次；急用时一次2粒，一日3次。

⑤苁蓉润肠口服液

药物组成：黄芪（炙）、肉苁蓉、白术、太子参、地黄、玄参、麦冬、当归、黄精（制）、桑椹、黑芝麻、火麻仁、郁李仁、麸炒枳壳、蜂蜜。

功能主治：益气养阴，健脾滋肾，润肠通便。用于气阴两虚，脾肾不足，大肠失于濡润而致的虚证便秘。

用法用量：口服，一次 20mL（1 支），一日 3 次，或遵医嘱。

⑥枳实导滞丸

药物组成：炒枳实、大黄、姜炙黄连、黄芩、炒六神曲、炒白术、茯苓、泽泻。

功能主治：消积导滞，清利湿热。饮食积滞，湿热内阻所致的脘腹胀痛、不思饮食、大便秘结、痢疾里急后重。

用法用量：口服，一次 6~9g，一日 2 次。

⑦四磨汤口服液

药物组成：木香、枳壳、槟榔、乌药。

功能主治：顺气降逆，消积止痛。用于婴幼儿乳食内滞证，症见腹胀、腹痛、啼哭不安、厌食纳差、腹泻或便秘；或中老年气滞、食积证，症见脘腹胀满、腹痛、便秘；以及腹部手术后促进肠胃功能的恢复。

用法用量：口服，成人一次 20mL，一日 3 次，7 日为 1 个疗程；新生儿一次 3~5mL，一日 3 次，2 日为 1 个疗程；幼儿一次 10mL，一日 3 次，3~5 日为 1 个疗程。

（2）单方验方

①单方

丁香散：丁香 30~60g 研末，加料酒或用开水调和，外敷于脐及脐周，直径 6~8cm。纱布用塑料薄膜覆盖，周围胶布固定。功能温中降逆，温肾助阳。适用于麻痹性肠梗阻者。

番泻叶：适量，开水泡饮。功能泻下通腑。适用于急性单纯性肠梗阻者。

②验方

肠通散：厚朴 30g，莱菔子 50g，芒硝 70g，大黄 10g。研细末，每次冲服 10g，一日 2 次。功能泻下热结，降气通腑。

蜂参汤：人参 9g，蜂蜜 200mL。人参水煎 2 次，加蜂蜜冲和，少量频服。功能大补元气，润肠通便。

消胀通露散：莱菔子、鲜石菖蒲各 60g，鲜橘叶 100g，葱白 5 根，白酒 50~100g。将诸药炒热，纱布包好外敷于脐周，反复多次。功能消胀通窍，行气止痛。

三物备急丸：大黄 50g，干姜 30g，巴豆（去皮研末）18g。先捣大黄、干姜，过筛为末，研巴豆纳入其中；再取蜂蜜 100g，炼至滴水成珠，合蜜为丸。每丸重 1g，置密器中备用，用时以温开水或温汤吞服。14 岁以内者，每服 1 丸；14 岁以上者，每服 1~2 丸，每 4 小时服 1 次。功能攻逐冷积。

顺气和血汤：莱菔子 30g，丹参 30g，大腹皮 15g，连翘、赤芍、桃仁各 15g，厚朴、枳壳、木香、陈皮各 10g。日 1 剂，水煎 2 次，药液浓缩至 700mL，在 6 小时内分 2~3 次口服。功能顺气消胀，活血化瘀。适用于麻痹性肠梗阻者。

血府逐瘀汤：当归、生地、桃仁、红花、川芎、白芍、川牛膝各 10g，枳壳、桔梗、柴胡各 5g，甘草 10g。日 1 剂，水煎 2 次，早晚各服 1 次。病情严重者，每 4~6 小时服药 1 次，缓解后可将本方加黄芪制成丸药服用。功能活血化瘀，行气止痛。

（3）外治疗法

①中药灌肠：生大黄 10g，炒枳实 15g，厚朴 15g。一剂煎水 200mL，制成灌肠液。每次以 100mL 作灌肠，保留 20 分钟，一日 2 次。中药直达患处，起到缓解腹痛、行气通便的作用。

②中药灌胃：禁食患者，可按上述辨证分型，选用相应的中药方剂。每剂熬煎 100mL，冷却至适宜温度，经胃管注入，一次 50mL，闭管保留 2~3 小时，一日 2 次，直至腹痛、腹胀、呕吐等症状缓解，肠鸣音恢复，大便畅通。

③中药外敷：在禁食水、胃肠减压、对症处理、补液及营养支持治疗的基础上，给予具有活血化瘀、行气通络功效的艾叶、荆芥、红花、没药、五加皮、灵脂、赤芍、泽泻、乳香各 10g 的混合蒸热中药包腹部外敷。穴位取中脘、神阙、天枢，每次 30 分钟，一日 1~2 次，5 日为 1 个疗程。

④胃肠动力治疗仪：病情缓解，平素经常便秘者，可酌情运用胃肠动力治疗仪进行生物反馈治疗。

（4）针灸疗法

①电针：在常规西医治疗的基础上，取中脘、天枢、足三里、上巨虚、内关等穴位，选用频率为 2Hz、疏密波形的电针仪，每次留针 30 分钟，一日 2 次，3 日为 1 个疗程。年老体弱者不适宜。

②耳针：取交感、大肠、小肠穴。耳穴埋针固定，或用王不留行籽固定在穴位上，间断指压。

二、西医治疗

1. 治疗原则

纠正因肠梗阻引起的全身生理功能紊乱和解除梗阻。治疗方法的选择要根据肠梗阻的原因、性质、部位以及全身情况和病情严重程度而定。

2. 一般治疗

完全性梗阻患者需禁食、禁水。根据情况，可放置鼻胃减压管，或在胃镜或 X 线辅助下置入肠梗阻导管进行胃肠减压。也可口服或胃肠管灌注植物油。腹胀可影响肺的功能，可给予吸氧。

3. 对症治疗

（1）纠正水、电解质紊乱和酸碱失衡：当血液生化检查结果尚未获得前，要先给予平衡盐液。待结果回报后，再添加电解质与纠正酸紊乱。在无心肺、肾功能障碍的情况下，最初输入液体的速度可稍快一些，但需做尿量监测，必要时做中心静脉压监测，以防液体过多或不足。在单纯性肠梗阻的晚期或绞窄性肠梗阻，有大量血浆和血液渗出至肠腔或腹腔，需要补充血浆和全血。

（2）抗感染：应用抗肠道细菌的抗生素，如喹诺酮类、硝基咪唑类、头孢类，对防治细菌感染、减少毒素产生有一定作用。

（3）奥曲肽等生长抑素治疗：肠道出现梗阻时，肠壁充血水肿而产生变形，加之胃肠激素作用，吸收功能大幅降低，分泌亢进，导致液体潴留，引发肠坏死与穿孔现象，最终出现感染与低血容量休克，患者临床表现为腹胀、腹痛、呕吐、恶心、排便排气障碍。奥曲肽能够对胃肠激素的分泌起到抑制作用，同时减少胆汁分泌与内脏血流量，减少积液，打破恶性循环。除此之外，它还能够增加肠道对钠与水的吸收，调节水电解质紊乱与酸碱平衡，促进胃肠道功能恢复。奥曲肽还能够对肠黏膜细胞的完整性起保护作用，抑制细菌同时降低感染率。

（4）解痉、止痛：如病情需要，单纯性肠梗阻可应用阿托品类解痉药缓解疼痛。禁用吗啡类止痛药，以免掩盖病情而延误诊断。

4. 手术治疗

（1）单纯解除梗阻的手术：如粘连松解术，肠切开取除肠石、虫等，以及肠套叠或肠扭转复位术等。

（2）肠段切除术：对肠管肿瘤、炎症性狭窄，或局部肠袢已经失活坏死，则应做肠切除。对于绞窄性肠梗阻，应争取在肠坏死以前解除梗阻，恢复肠管血液循环。

（3）肠短路吻合术：当梗阻的部位切除有困难，为解除梗阻，可分离梗阻部远近端肠管做短路吻合，旷置梗阻部。但应注意旷置的肠管尤其是梗阻部的近端肠管不宜过长，以免引起盲袢综合征。

（4）肠造口或肠外置术：肠梗阻部位的病变复杂或患者情况很差，不允许行复杂手术时，可用这类术式解除梗阻，即在梗阻近端肠管做肠造口术以减压，解除因肠管高度膨胀而带来的生理紊乱，主要适用于低位肠梗阻，如急性结肠梗阻。如已有肠坏死或肠肿瘤，可切除坏死肠段或肿瘤，将两断端外置做造口术；以后再行二期手术，重建肠道的连续性。

5. 其他疗法

（1）颠簸疗法：适用于早期结肠型肠扭转，而腹胀不重，无腹膜刺激征者。方法：患者取膝肘位俯于床上，尽量放松腹肌。医生站于患者一侧，双手轻置患者腹部两侧，由上而下或左右震荡，振幅由小渐大，以患者能耐受为度，每次 5~10 分钟，根据病情反复进行。

（2）总攻疗法：在短时间内综合运用几种中西医结合的治疗方法，有效地调动机体的抗病能力，增强肠蠕动，克服肠管通过障碍的目的。适用于无血运障碍的粘连性肠梗阻、麻痹性或痉挛性肠梗阻、蛔虫团或粪块堵塞性肠梗阻以及肠结核所致的肠梗阻。对于早期轻度肠扭转，疑有血运障碍的粘连性肠梗阻，应在严密观察下使用，其治疗过程一般分为三个阶段：

①准备阶段：予以胃肠减压，静脉输液，纠正水、电解质及酸碱失衡状态，提高患者的耐受能力。此阶段一般需 1~3 小时。

②总攻阶段：由胃管注入辨证论治中药煎剂 200mL（蛔虫性肠梗阻注入氧气 1500mL，1 小时后注入油类 100~200mL）后夹管；1 小时后予双侧天枢（阴极）、双侧足三里（阳极）穴位电针强刺激，留针 10~15 分钟；半小时后，腹部按摩（先顺时针后逆时针）10~15 分钟（肠扭转配合直肠颠簸疗法）；半小时后，予辨证论治中

药煎剂（或肥皂水 1500mL 加温盐水 300mL）灌肠；灌肠 15 分钟后，可予足三里穴位注射新斯的明 0.25mg。

③巩固阶段：肠梗阻解除后，仍需服用中药 3~5 日，以减少毒素吸收并促进肠管功能恢复，防止梗阻复发。

注意事项：总攻过程中有中转手术指征者，应停止使用此法，及时手术治疗。每位患者可行 1~2 次总攻疗法，一般多在 12~15 小时解除梗阻。

【预防调护】

一、饮食注意

平素清淡饮食，多食用富含膳食纤维的食物，保持大便通畅；合理安排劳动与饮食，避免暴饮暴食，饱食后避免立即从事剧烈的劳动和运动等，预防肠扭转发生。

二、生活注意

根据梗阻的发生原因，可采取一定预防措施，以预防肠梗阻的发生。如注意卫生，积极治疗肠蛔虫症；腹部外伤或腹部手术史者，注意腹部锻炼和及时治疗；进行腹部手术时，尽量减少对腹膜及脏器浆膜的损伤，防止或减少术中胃容物对腹腔的感染，术后尽早恢复胃肠道蠕动功能等；积极筛查，以早期发现肠道肿瘤；老年体弱者，保持大便通畅，培养良好的排便习惯；增强锻炼，改善体质。

【名医经验】

一、李振华

1. 学术观点

（1）病机认识：大小肠为传化之腑，司饮食传化，肠腑之气以降为顺，以通为用，暴饮暴食、饮食不节、气血瘀滞、热结寒凝、燥屎内结等致肠道传化障碍、清浊不分，积于肠道导致本病。不通则痛、腹胀为实证表现，但其本是中焦脾胃虚弱、脾运化的清气不升、胃肠中的浊气不降而引发本病。肠道气血瘀结、肠腔梗阻不通，则发为腹痛；肠腑闭阻、胃肠之气上逆，则发为呕吐；气滞于中而致水谷精微不能上升、浊气不能下降、肠内积聚气体液体，则发为腹胀；肠道不利传导失司、糟粕痞结致使肠道阻塞，大便矢气不通而发病。

（2）治法心得：急性者多为实热证，治宜通腑泄热，使脾胃大肠升降传导功能复常，气血津液逐渐恢复。慢性者则常虚实夹杂，老年人多为虚中夹实，年轻人多为实中兼虚。

2. 经典医案

单某，男，49 岁。

首诊：2009 年 11 月 24 日。

主诉：间断腹痛、腹胀 1 年，加重 8 天。

现病史：2009 年 1 月因一次打篮球后喝酒、吃油腻食物而突发腹痛、腹胀，在某医院住院，诊断为肠梗阻。经灌肠、消炎、增加运动量等方法治疗，一周后病情缓解出院。此后分别于 5 月、7 月、9 月、10 月先后 4 次因进食油腻食物复发，每次均住院消炎、灌肠、服用泻药缓解，但发作间隔越来越短、症状越来越重、持续时间越来越长，故求助于中医治疗。此次又因喝酒诱发，已经 8 天，腹痛腹胀、嗳气、大便不通，经消炎灌肠、增加活动量等病情不见好转。刻诊：右腹部胀痛，腹痛固定在右上腹，深吸气或快走时加重，脐腹偏右可扪及肠型包块，轻度压痛，肠鸣音活跃。舌质淡黯，舌体稍胖大，脉沉缓。

临证思路：西医诊断：慢性不全性肠梗阻。中医诊断：关格。辨证：肝脾胃三脏失调，运化失常，腑气不通。治法：疏肝理气，温中健脾和胃。温中方加减。

选方用药：土炒白术 10g，茯苓 10g，陈皮 6g，旱半夏 10g，炒白芍 6g，炒香附 6g，砂仁 7g，乌药 8g，西茴 6g，沉香 5g，炒枳壳 6g，木香 4g，北山楂 5g，川朴 10g，丁香 6g，郁金 10g，柿蒂 10g，佛手 10g，桂枝 5g，甘草 2g。15 剂，水煎服，一日 1 剂。

用药分析：不全性肠梗阻慢性者用灌肠、泻药、消炎和运动是常用疗法，但可取一时之效难以根除，且经常应用泻药会损伤中焦脾气或脾阳，使病情逐渐加重，频繁发作。温中方具有疏肝理气，温中健脾活胃，补虚运脾降逆作用。祛邪而不伤正、病愈而不复发，为治本病之特有经验。方中加厚朴、佛手、丁香、郁金行气消胀除满；木香、砂仁流通气机；白术健脾助运，理气化湿，润肠通便；白术配焦三仙补中运脾降逆；木香、沉香运行气血；厚朴、枳实行气散结、消痞除满、加速积滞排泄；桂枝、白术、茯苓、薏苡仁温中健脾。诸药合用，共同调理脏腑气机，使中焦脾升胃降及大小肠泄浊功能恢复正常，梗阻得以解除。

二诊：2009 年 12 月 5 日。

服上药后腹痛消失，腹胀较前明显减轻，食欲好转；大便已通但还不太规律，排便不爽，日行 1~2 次；神疲乏力，失眠多梦。舌质淡，苔薄白，脉沉缓。方药有效，说明辨证无误，守上法稍做调整。温中方加重砂仁 6g，另加川朴 10g，泽泻 15g，炒薏苡仁 30g，丁香 6g，郁金 10g，桂枝 5g。21 剂，水煎服，一日 1 剂。

用药分析：患者便不爽利，神疲乏力，失眠多梦，结合舌脉，考虑湿浊壅滞，加重祛湿之力，消胀除满，以复脾胃运化之功。

三诊：2009 年 12 月 29 日。

服上药后腹痛腹胀未再发作，排便通畅一日一行，食欲可，乏力较前好转，仍失眠多梦，舌质淡，苔薄白，脉沉缓。病情缓解，巩固治疗，加用温中健脾益气药物。温中方加党参 15g，川朴 10g，砂仁 6g，桂枝 6g，白芍 10g，干姜 10g，泽泻 15g，炒薏苡仁 25g。20 剂，水煎服，一日 1 剂。

用药分析：党参益气健脾；厚朴、砂仁化湿理气和中；干姜、桂枝温中散寒，泽泻、炒薏仁利湿。诸药共奏健脾和中，理气化湿之效，以恢复脾胃运化之功，恢复脾升胃降之机。

二、单兆伟

1. 学术观点

（1）病机认识：肠梗阻病在腑，以气机阻滞、闭塞不通为其病理基础。

（2）治法心得：老年或术后并发肠梗阻者，往往正气已虚，临证时不但要加用人参，而且还要进一步辨清气虚、血虚、阴虚、阳虚的不同程度而分别予以补气、养血、滋阴、温阳。梗阻是气不通而积不行，只有行气导滞，荡涤腑中有形，通其不通是通也；若气虚无力而不通，则应加强补气助其通。

2. 经典医案

陈某，女，42 岁。

首诊：1999 年 5 月 10 日。

主诉：反复腹胀、腹痛 2 年余，再发 3 天。

现病史：患者 1997 年 1 月因子宫肌瘤行子宫次全切除术，术后半年因腹胀腹痛、大便不通而诊断为肠梗阻，再次行手术治疗，术后一般情况良好。3 天前无明显诱因，突然出现腹胀，左少腹阵发性绞痛，大便 4 日未解，外院诊断为肠粘连导致不全性肠梗阻，因不愿再次手术而求助于中医治疗。舌苔黄腻，脉弦小滑。

临证思路：患者腹痛、腹胀反复发作 2 年余，病程长，本虚标实，近期新发，急则治其标。有腹部手术史，以腹胀、少腹阵发性绞痛为主症，苔黄厚腻。考虑为气滞湿热内阻，肠道腑气不通。治当清热化湿，理气通腑。

选方药用：槟榔 10g，乌药 10g，沉香（后下）3g，生大黄（后下）10g，枳实 10g，厚朴 10g，黄芩 10g，木香 10g，栀子 10g。水煎服，共 3 剂。

用药分析：患者以腹胀、少腹绞痛为主，病机以气机阻滞为主。遂选五磨饮子，由木香、沉香、槟榔、枳实、乌药组成，通降胃肠上逆之气，理气导滞，以除胀满、止痛；生大黄泻下攻积，涤荡肠胃，清湿热。患者兼有湿热壅滞肠道，黄芩、栀子苦寒燥湿，味重而降下，清三焦之火，引邪热下行，清利大肠。全方共奏理气通腑，降气导致，清热化湿之功。

二诊：诉上方服药 1 剂后，大便得通，腹痛腹胀缓解。

三、仝小林

1. 学术观点

（1）病机认识：六腑以通为用，降气通腑为主要治法。

（2）治法心得：通腑之要，在于辛开苦降。治疗肠梗阻，要遵循六腑以通为用的原则，以降气通腑为主要治法，降气常重用枳实，通腑常用大黄、牵牛子。胃肠道郁滞，要用辛开苦降法治疗，辛开使用辛香走窜的公丁香、半夏和生姜、干姜，苦降选择黄连、大黄等。

2. 经典医案

宁某，男，70 岁。

主诉：反复腹痛、恶心呕吐1年，再发5天。

现病史：1年前行胃大部切除术，术后腹痛、呕恶，用中药缓解。5天前因饮食不节而出现腹胀，恶心呕吐，排气排便减少，舌质偏红，舌苔白厚微腻，脉沉滑略数。

临证思路：考虑术后肠粘连导致不完全肠梗阻，拟降气通腑、活血化瘀开结。

选方用药：公丁香6g，生姜9g，黄连5g，枳实18g，黑牵牛子9g，白牵牛子9g，生大黄12g，佩兰9g，苏叶9g，苏梗9g。3剂。服药1剂。

用药分析：不完全肠梗阻病在大肠而波及于胃，治疗时如果单纯使用苦寒通降，则胃受苦寒太过，患者常易出现药入格拒，呕吐加重。使用辛开苦降之法，则胃气先和，胃一恢复正常蠕动，就能使正常的蠕动波下传，有助于肠道恢复正常的生理机能。方中丁香、生姜为辛开药，一则取其善于止呕止呃，再者取其辛香开窍，《本草再新》谓其"开九窍，舒郁气"，借其走窜开通之力，为胃肠向导之师。大黄、黄连、牵牛子苦寒通降；枳实理气导滞；佩兰芳香化湿，和胃止呕；苏叶、苏梗理胃肠气滞。全方体现了辛开苦降，寒温并用，理气化湿和胃之法。

二诊：诉服药1剂，呕恶止，有排气，2剂大便通。

四、于树正

1. 学术观点

（1）病机认识：梗阻多为肠道传导功能减退，气血瘀结，腑气不通。

（2）治法心得：扶正以御邪气，健脾以助运化，和胃降逆以通里结。

2. 经典医案

强某，男，21岁，工人。

首诊：1976年11月22日。

主诉：继发性腹痛伴呕吐10天。

现病史：患者阑尾切除1年。因食油炒饭，加之浴后受凉，始觉脐腹阵痛，继则呕吐，急诊收入院。血常规：WBC 28×10^9/L，NEUT 86%，LYM 14%。X线腹透示：左中肠可见充气肠液平2~3处，右中下肠亦见少许肠气影，诊断为粘连性肠梗阻。经补液及抗炎、胃肠减压治疗，收效不显，且体温升高至39.6℃。诊见：神疲乏力，腹膨胀痛，泛恶，大便不通，无矢气。舌苔白腻，脉弦紧带滑。

临证思路：梗阻多为肠道传导功能减退，气血瘀结，腑气不通所致。临床多采用急速攻下，通利脏腑之法。然而对高位梗阻，频频呕吐，行胃肠减压，排空胃内容物，胃中空虚，实难以使用攻下之法，否则将使胃气更虚，上逆更甚，易导致伤阴亡阳之变。本例外有表邪，肠有里结，频频呕吐，证系虚实互见，攻之易损阴伤正，补之则碍邪壅气，唯以扶正以御邪气，健脾以助运化，和胃降逆以通里结，再配合胃肠减压及纠正水及电解质平衡，始获如此效果。本案辨证属于寒邪外感，油食内停，胃失和降。治法以扶正祛邪，健脾和胃，降逆泄浊为要。

选方用药：潞党参12g，炒白术15g，炒白芍9g，苏叶子（各）10g，陈皮5g，姜半夏 9g，川厚朴 3g，广木香（后下）5g，炒六曲 10g，大枣 10g，生姜 2 片。2 剂，上下午各 1 剂浓煎，待温由胃管注入。

用药分析：以香砂六君子汤为主方健脾理气和胃；苏叶、苏子、厚朴通降肺胃之气，理气宽中；白芍缓急止痛，同时防止理气药物温燥伤阴；炒六曲健脾和胃，消食化积；生姜温中和胃；大枣和中。恢复胃、大肠之通降功能，改善腹部痛、胀、恶心症状。

二诊：当日入暮有排气感，随之解出大量大便，2 小时后又解大便 2 次，热退，呕吐止，腹胀痛缓解。症状明显改善，停用胃肠减压，效不更方。原方继服 1 剂，诸症瘥。X 线腹透示：腹部未见异常。

（王萍　刘平）

参考文献

[1] 陈孝平，汪建平. 外科学 [M]. 8 版. 北京：人民卫生出版社，2013.

[2] 李彬之. 现代中医奇效良方宝典下 [M]. 上海：上海科学普及出版社，1997.

[3] 王永炎. 中国中医药学会内科学会《临床中医内科学》编委会编. 临床中医内科学上 [M]. 北京：北京出版社，1994.

[4] 戴西湖. 内科辨病专方治疗学 [M]. 北京：人民卫生出版社，1998.

[5] 程运乾. 新编实用中医内科学 [M]. 西安：世界图书出版公司西安公司，1997.

[6] 吴承玉. 现代中医内科诊断治疗学 [M]. 北京：人民卫生出版社，2001.

[7] 刘锋，杨明胜. 肠梗阻的中医辨证治疗 [J]. 光明中医，2004，19 (6)：21 - 23.

[8] 周永坤，许振国，朱勇. 肠梗阻诊断治疗 [M]. 北京：人民军医出版社，2014.

[9] 张方东，高乾良，陈巧娟. 肠通方辨治肠结病（不完全性肠梗阻）36 例 [J]. 中国中医药，2013，11 (3)：15 - 16.

[10] 蒋晓玲，刘芳，曾红萍，等. 肠梗阻中医治疗综述 [J]. 实用中医药杂志，2015，31 (2)：166 - 167.

[11] 田文波. 中药灌肠疗法治疗腹腔手术术后粘连性肠梗阻 17 例 [J]. 中国伤残医学，2011，19 (5)：47 - 48.

[12] 唐子云. 肠梗阻辨治心得 [J]. 浙江中医杂志，1995 (10)：468.

[13] 仇志轩. 温脾汤治疗急性绞窄性肠梗阻 [J]. 湖南中医杂志，1989 (5)：20.

[14] 巫桁锞，熊慧生，蒋参. 肠梗阻的中医治疗进展 [J]. 中国中医急症，2013，22 (9)：1572 - 1574.

[15] 朱鹏飞，张云杰. 张云杰治疗肠梗阻经验 [J]. 实用中医药杂志，2012，28 (9)：779.

[16] 刘建，谷俊朝，张忠涛，等. 50 例肠梗阻病因分析及诊断探讨 [J]. 北京医学，2006，28 (3)：162 - 164.

[17] 纪婕，叶义清. 中医摩法配合肠道功能康复训练在不完全性肠梗阻患者中的应用 [J]. 中西医结合护理，2018，4 (9)：73 - 76.

[18] 李瑞奇，沈可欣，罗海，等. 肠梗阻介入治疗进展 [J]. 中国实用外科杂志，2019，39 (12)：1340 - 1343.

[19] 张明翠. 微量泵条件下输入大剂量奥曲肽在治疗急性肠梗阻中的应用效果分析 [J]. 海峡药学，2017，29 (9)：195 - 197.

[20] 杨新华, 王瑞. 奥曲肽结合鼻胃减压管治疗腹部手术致早期炎症性肠梗阻的临床效果[J]. 临床医学研究与实践, 2017, 2 (10): 64-65.

[21] 韩正阳, 周永坤. 中医治疗肠梗阻文献述评 [J]. 新中医, 2018, 50 (6): 39-41.

[22] 孙维俭. 大承气汤加味治疗急性肠梗阻 85 例 [J]. 河南中医, 2015, 35 (3): 499-500.

[23] 郭会卿. 李振华活用温中方治疗关格 [N]. 中国中医药报, 2010-01-15 (004).

[24] 周晓虹. 单兆伟教授运用四磨汤的临床经验 [J]. 甘肃中医, 2001, 14 (5): 15-17.

[25] 宋加奎, 于庆生. 近 10 年中医药治疗粘连性肠梗阻研究进展 [J]. 中医药临床杂志, 2014, 26 (5): 541-543.

[26] 赵林颖. 仝小林教授治疗粘连性肠梗阻经验鉴谈 [J]. 临床医药实践, 2009, 18 (8): 1984-1986.

[27] 于伟勋, 黄万钧. 于树正急症验案撷拾 [J]. 江苏中医, 1997, 18 (2): 8-9.

[28] 王献敬, 金广辉. 金广辉应用仲景通因通用法治疗肠梗阻腹泻验案 [J]. 内蒙古中医药, 2018, 37 (1): 32.

第八节 缺血性肠炎

【概述】

缺血性肠炎 (ischemic colitis, IC) 是由于肠壁血液灌注不良或回流受阻所致肠缺血性疾病, 可发生于全结肠, 病变呈节段性, 以结肠脾曲和乙状结肠多见, 占肠系膜缺血者的近 50%, 是下消化道出血的常见原因之一, 早期确诊较为困难。其早期病变局限于黏膜层和黏膜下层, 临床表现为突发性腹痛、便血及腹泻, 可伴有恶心、呕吐、纳差, 有时可触及腹部假包块, 严重者可致肠坏死、穿孔、腹膜炎及感染性休克。本病与急性肠系膜缺血 (acute mesenteric ischemia, AMI)、慢性肠系膜缺血 (chronic mesenteric ischemia, CMI) 统称为 "缺血性肠病"。

IC 于 1963 年由 Boley 最早提出, 1966 年 Marston 等将 IC 命名并按缺血程度分为 3 型, 即一过型、狭窄型、坏疽型。后又将其分为非坏疽型与坏疽型, 其中前者占 80% ~ 85%, 后者占 15% ~ 20%。该病在西方国家相当常见, 英、美一般人群中 IC 发病率为 4.5 ~ 9.9/10 万人每年, 40 岁以上人群达 44/10 万人每年。该比例随年龄的增长而升高, 80 ~ 90 岁年龄段者达 23/10 万人每年。国内文献将 IC 分为 3 期, 包括: ①急性期: 发病后 24 ~ 72 小时; ②亚急性期: 发病后 72 小时 ~ 7 天; ③慢性期: 7 天以后。IC 发病年龄多见于 50 岁以上的老年人, 90% 以上的患者年龄大于 60 岁。部分研究发现, IC 发病与性别有关, 女性患者相对多见, 50 岁以下 IC 患者男女比例为 1:1.8。女性 IC 患病率高, 可能与口服避孕药有关, 其他原因还包括女性使用减肥药和泻药的比例较高, 与女性易患肠易激综合征和便秘亦有关。本病早期确诊较为困难, 随着内镜及血管介入等技术的普及, 其诊断率有所提高。

中医古籍中尚无缺血性肠炎的描述, 根据临床表现, 将其归属于中医学 "肠风" 范畴。

【病因病机】

一、中医认识

1. 病因

（1）饮食不节：《济生方·失血论治》中说："所致之由……或饮酒过度，或强食过饱，或饮啖辛热，或忧思恚怒。"因于外者，感受湿热之邪，或湿浊蕴积，日久化热，湿热蕴结肠道；因于内者，暴饮暴食，饮食停滞，或醇酒厚味、嗜食辛辣，滋生湿热，蕴蓄胃肠。湿热壅滞，热毒炽盛，腑气不通则腹痛；湿热灼伤血络则便血。

（2）素体脾虚：李东垣在《脾胃论·脾胃盛衰论》中说："百病皆由脾胃衰而生也。"脾主运化水谷精微及统摄血液，由于素体脾胃虚弱，久病体虚，或因劳倦、饮食、情志损伤脾胃，以致脾气虚衰，失于统摄，气不摄血，溢于肠道而成便血。若脾胃亏虚较甚，或由气损及阳，则脾胃虚寒，统摄无权而便血；若脾失健运，气血生化乏源，肠之脉络失荣；或脾胃阳虚，肠道失于温煦，故见腹痛。

（3）年老体衰：《景岳全书·血症》中说："血本阴精，不宜动也，而动则为病。血主营气，不宜损也，而损则为病。盖动者多由火，火盛则逼血妄行；损者多由于气，气伤则血无以存。"年老久病，阴精伤耗，阴血不足以至阴虚火旺，迫血妄行而出血。气为血帅，气虚血瘀，瘀血内积，不通则痛，故腹痛。

2. 病机

缺血性肠炎病位在小肠、大肠，与脾胃关系密切；其病机根本在气血，热伤血络，气不摄血而便血；疾病过程中可产生热、毒、瘀等病理产物。早期以标实为主，后期多见虚实兼夹证或转虚证。

二、西医认识

1. 发病因素

（1）局部肠系膜血管解剖异常：由于局部肠系膜血管解剖或功能变化引起的体循环改变，导致肠壁血液灌注不良，包括动脉流入的阻塞、静脉回流的阻塞及灌注不足等。常见于动脉粥样硬化狭窄、肠系膜下动脉（IMA）或其分支血栓形成闭塞引起肠血流灌注不足等。

（2）肠系膜动脉血栓形成：多见于老年人，常合并弥漫性动脉硬化如冠状动脉粥样硬化、外周动脉粥样硬化等。其病变基础是动脉粥样硬化，肠系膜上动脉近腹主动脉处不仅是栓塞好发部位，也是肠系膜动脉血栓容易形成之处。此型发病较动脉栓塞隐匿，病情逐渐加重。

（3）肠系膜静脉血栓形成：常为继发性，可继发于以下疾病：①肝硬化并发门静脉高压症；②腹腔脏器感染；③腹部手术、外伤或放射性损伤导致肠系膜静脉血流变化或血管损伤；④血栓性静脉炎；⑤血液高凝状态，如真性红细胞增多症、腹部恶性肿瘤、长期口服避孕药等。此型引起的 IC 起病相对缓慢，临床表现缺乏特异性，易与原发病症状重叠，腹痛症状重而体征较轻是该型的重要特点。

（4）其他原因：相对少见的病因有医源性因素，如动脉瘤切除术、主动脉手术、冠状动脉搭桥术、肠切除术、妇科手术等；肠镜、钡灌肠、及腹腔内的炎症或感染性疾病以及药物损伤如可卡因、达那唑、地高辛、雌激素、苯异丙胺、利尿剂、非甾体消炎药等。

2. 病机

当各种因素引起肠道缺血、缺氧时，肠黏膜层及黏膜下层首先出现损伤；当缺血继续时，损伤向肌层及浆膜层发展，引起肠壁全层坏死。黏膜坏死使其防御能力降低，致病菌可侵入肠壁形成炎症；严重时，可进入腹腔或血液导致腹膜炎及败血症。此外，肠道缺血时可使花生四烯酸、血管活性肽等炎性介质释放增多，从而加重炎症的发生，形成恶性循环，最后患者出现有效循环血量不足、代谢性酸中毒、中毒性休克及多器官功能衰竭，严重者危及生命。

【诊断与鉴别】

一、中医诊断

1. 辨证要点

（1）辨轻重缓急：掌握病情的轻重缓急对制定治疗方案和判断预后十分重要，如腹痛剧烈、便下鲜血较多，或纯下鲜血，或伴发热，或腹痛突然加重，属急症、重症。腹痛隐隐，便血量少，病情较缓，属于轻症。

（2）辨正邪虚实：虚则补之，实则泻之，不辨虚实，易犯虚虚实实之戒。一般而言，急性期见突发腹痛伴腹胀、腹泻，恶心、呕吐，便下鲜血，里急后重，肛门灼热，舌红或黯红，苔黄或腻，脉弦滑者，多属实证；亚急性期及慢性期腹痛、腹胀缓解，腹泻减少，便血量减，色转淡，面色萎黄，乏力倦怠，苔薄或少，脉沉细或弦细者，多属正虚邪恋。

（3）辨寒热阴阳：热则寒之，寒则热之，临证宜详辨之。如便血鲜红量多，味腥恶臭，肛门灼热，里急后重，小便短赤，苔黄厚腻，多属湿热证；腹痛、腹泻，大便棕褐水样或鲜血便，口干口苦，纳呆，舌红苔黄，多为热滞伤络；腹痛隐隐，大便溏软，夜间低热，气短乏力，舌苔花剥少津，多为阴伤邪热未退。

（4）辨脏腑气血：腹痛、腹泻、肠鸣者，多为脾虚木乘，或为湿阻气滞，不通则痛；便溏久泻者，多为脾虚。以便血为主者，病在血分，多属热毒或湿热炽盛，动血伤络；亦有湿热伤阴，虚火内炽，灼伤肠络者。

（5）辨腹痛：腹痛游走，肠鸣腹胀，便后则缓，多病在气分；痛处固定，缠绵反复，多为瘀血入络，病在血分；病久而腹痛隐隐，多属气虚血瘀。

2. 病机辨识

IC病位在小肠、大肠，与脾胃关系密切。其病机根本在气血，疾病过程中可产生热、毒、瘀等病理产物，IC不同阶段病机均有血瘀病理基础。急性期病机重点多为湿热蕴肠，热毒炽盛，腑气不通，热滞伤络。慢性期病机为气阴两伤，邪热未净；或久病脾胃虚寒，运血无力，血脉运行不畅，肠脉瘀闭；或气血亏虚，统血无权，脉络不荣，症见腹痛、便血。

二、西医诊断

1. 诊断

（1）临床表现：典型症状为腹痛，多位于左下腹，为突发性绞痛，轻重不一，进食后加重，腹痛时多伴有便意。部分患者可在24小时内排出与粪便相混合的鲜红色或黯红色血便，其他症状有厌食、恶心、呕吐、低热等。体检可发现腹部轻中度压痛、低热、心率加快；发生肠梗死时，可有腹部压痛、反跳痛、腹肌紧张、肠鸣音逐渐减弱甚至消失等腹膜炎的体征。

（2）辅助检查：

①实验室检查：血常规白细胞轻到中度升高，中性粒细胞升高为主。血清肌酸激酶（CK）、乳酸脱氢酶（LDH）、碱性磷酸酶（ALP）、C反应蛋白（CRP）也可增高。当合并细菌感染时，血降钙素原（PCT）升高。有学者提出D-二聚体升高对本病有一定意义，但其升高程度与病情严重程度的关系仍需要进一步研究。大便常规见大量红、白细胞，隐血试验阳性。

②内窥镜检查：是早期诊断缺血性结肠炎的重要手段。给患者行结肠镜检查时，要掌握好适应证和禁忌证。

非坏疽性缺血性结肠炎：内镜下表现为黏膜充血、水肿、瘀斑、黏膜下出血，血管网消失，可有部分黏膜坏死；继之黏膜脱落，溃疡形成并呈片状、不规则形，散在分布，周边黏膜基本正常，病变与正常黏膜间分界清晰；溃疡在亚急性期的边界清楚，周边黏膜水肿、充血，至发病1周溃疡不再进展，2周内结肠黏膜基本恢复。部分病例黏膜慢性持续缺血导致肠腔狭窄。

坏疽型缺血性结肠炎：肠黏膜病变为全壁坏死，形成深大纵行溃疡、脓肿等。病变分为急性期、亚急性期、慢性期：急性期为72小时内，局部黏膜充血、易出血、水肿、呈现节段性病变，并间有充血红斑，黏膜下瘀点或散在浅溃疡；一些症状比较重的患者，肠镜下见到局部黏膜明显水肿、隆起、充血、出血，以及肠腔狭窄，呈现肠镜不能通过的假瘤症，可能会误诊为结肠癌，因此要注意鉴别诊断；亚急性期发病3~7天内，溃疡形成，以纵行的浅溃疡为特点；慢性期时，结肠黏膜苍白、萎缩、血管纹理不清，出现肠腔狭窄。

临床多见缺血性结肠炎为非坏疽性，其黏膜修复较快，短期内复查病变多可愈合。当怀疑缺血性结肠炎患者时，应尽早于发病48~72小时内行结肠镜检查，早期结肠镜检查对确诊是可行而安全的。但在怀疑患者有肠穿孔或腹膜炎、休克征象时，应禁忌结肠镜检查。病理为非特异性改变，可见黏膜下出血和水肿，上皮细胞表面的黏液消失；固有层炎性细胞浸润，亦可见黏膜隐窝脓肿形成，腺体结构破坏，巨噬细胞内有含铁血黄素；慢性期黏膜萎缩伴纤维组织及肉芽组织增生和再生上皮形成。

③CT 检查：

腹部 CT：是简单易行的诊断手段。CT 显示无特异性，可见节段性肠壁增厚、呈靶征样黏膜下水肿、腹水，也可见到局部强化不明显的缺血肠管。肠道感染及肠梗阻时，亦可见上述征象。

多层螺旋 CT：进行计算机断层血管成像术（computed tomography angiography, CTA）可显示腹主动脉扭曲、管壁粥样斑块生成及局部肠系膜动脉小分支狭窄变细；亦可见到肠壁内气囊肿或门静脉积气，肠气囊肿表现为肠壁内存在有小气泡或条状积气，此征象常在起病 12～18 小时后出现。CT 诊断肠壁缺血性病变的准确率分别为：血管狭窄 92.11%，肠系膜下动脉狭窄 95.00%，腹主动脉狭窄 83.33%，肠系膜上、下动脉狭窄 91.67%。

④超声检查：为无创性影像学检查，操作简便、迅速有效。B 超能显示腹腔动脉、肠系膜上动脉、肠系膜下动脉和肠系膜上静脉的狭窄和闭塞；脉冲多普勒超声能测定血流速度，对血管狭窄有较高的诊断价值。超声检查其他表现有：肠壁增厚、腹水、膈下积气、门静脉-肠系膜静脉内积气，但有待更多的经验。

⑤X 线钡剂检查：在急性期有引起肠穿孔的危险，应慎用。

⑥磁共振成像检查（MRI）：一般不作为急诊检查方法。MRI 可显示肠系膜动、静脉主干及主要分支的解剖，但对判断狭窄程度有一定假阳性率。MRI 对判断血栓的新旧、鉴别可逆性和不可逆性肠缺血有很高的价值。

（3）诊断标准：

①诊断条件

临床表现：出现不明原因的腹痛、血便、腹泻或腹部急腹症表现。

辅助检查：肠镜检查、血管造影、CT 等检查结果异常。

满足临床表现，并有辅助检查中的任意一项检查支持，即符合诊断。

②临床分型

临床类型：非坏疽性（一过型、狭窄型）、坏疽性。

病变范围：降结肠、乙状结肠、结肠脾曲、横结肠、升结肠、直肠或全结肠。任何部位的结肠均可发生缺血性结肠炎的病变，但是脾曲、降结肠和乙状结肠最易发生，其次为升结肠。

病情分期：依据病程结肠镜下表现，可分为三期：急性期（发病 3 天内）、亚急性期（发病 3～7 天）、慢性期（发病 7 天以上）。诊断举例如缺血性结肠炎（非坏疽型、急性期、左半结肠受累）。

（4）并发症：

①肠穿孔：表现为剧烈腹痛、腹胀、腹肌紧张、压痛及全身中毒症状等。

②肠坏死：表现为呕吐、腹胀、便血及反应差、嗜睡等全身症状。

③休克：表现为烦躁，意识不清，呼吸表浅，四肢温度下降，心音低钝，脉细数而弱，血压进行性降低等。

2. 鉴别

（1）急性感染性肠炎：各种细菌感染，如痢疾杆菌、沙门菌、直肠杆菌、耶尔森菌、空肠弯曲菌等。急性发作时，发热、腹痛较明显，粪便检查可分离出致病菌，抗生素治疗有效，通常在 4 周内治愈。

（2）肠结核：多有肠外结核病史或临床表现，部分患者有低热、盗汗、消瘦、乏力等结核中毒症状。病变好发于回盲部，有腹泻，但血便少见。内镜下溃疡浅表、不规则，呈环形。组织病理学检查对鉴别诊断最有价值，肠壁和肠系膜淋巴结内大而致密的、融合的干酪样肉芽肿和抗酸杆菌染色阳性是肠结核的特征。不能除外肠结核时，应行试验性抗结核治疗。亦可做结核菌培养、血清抗体检测，或采用结核特异性引物行聚合酶链反应（PCR）检测组织中结核杆菌 DNA。

（3）溃疡性结肠炎：缺血性结肠炎与溃疡性结肠炎的鉴别见表 9 - 8 - 1。

表 9 - 8 - 1　缺血性结肠炎与溃疡性结肠炎的鉴别

表现	缺血性结肠炎	溃疡性结肠炎
起病	极快	缓慢，偶尔快
平均年龄 75 岁	80%	小于 10%
直肠出血	一次量多	每次大便带血
狭窄形成	常见	罕见
原有心血管病	常有	罕见
疾病进展	急性、变化快	慢性
节段受累	常见	罕见
最常受累部位	脾曲、左半结肠	整个结肠、直肠
钡灌肠有拇指印	常见	罕见

（4）克罗恩病：疾病部位可发生于胃肠道任何部位，为节段性、跳跃性、穿壁性，常见瘘管和脓肿、狭窄；结肠镜表现局限性阿弗他溃疡、线性溃疡、铺路石征，常见肛周病变；病理学上，黏膜炎症为斑片状穿壁性炎症，见灶性淋巴样增生在黏膜、浆膜、肠周组织，肠道淋巴结上皮细胞样肉芽肿上的裂沟很常见。结肠镜及病理组织检查可予鉴别诊断。

（5）结直肠癌：多见于中年以后，直肠指检常可触及肿块，结肠镜和 X 线钡剂灌肠检查对鉴别诊断有价值，活检可确诊。注意肿瘤因素可引起肠管缺血。

（6）消化性溃疡急性穿孔：有典型的溃疡病史，腹痛突然加剧，腹肌紧张，肝浊音界消失，X 线透视见膈下有游离气体等。

【治疗】

一、中医治疗

1. 治疗原则
IC 以属热属实为多，故清热泻火、凉血止血为重要治疗原则。实热证中湿浊内蕴者，宜祛湿化浊；气机郁滞者，宜行气活络；血脉瘀阻者，宜祛瘀止血。IC 属虚属寒者，当以温中健脾、益气摄血、养血止血为治疗原则。虚实并见，寒热错杂者，则当攻补兼施，寒热并用。

2. 辨证论治

（1）湿热壅滞证

症状表现：腹痛剧烈，腹胀拒按；大便黯红或鲜红，味腥恶臭；恶心呕吐；肛门灼热，里急后重；小便短赤，舌质红，苔黄厚燥或腻，脉滑数或弦滑。

病机分析：湿热蕴结大肠，气滞血瘀，脉络损伤，血随便下，故便色黯红或鲜红、味腥恶臭；气机壅滞，腑气不通，胃气失和，故腹胀拒按、恶心呕吐；肛门灼热，里急后重，小便短赤，舌质红，苔黄厚燥或腻，脉滑数或弦滑均为湿热壅滞之象。

治疗方法：清化湿热，凉血止血。

代表方药：地榆散（验方）合当归赤小豆散（《金匮要略》）加减。地榆 12g，茜草 9g，黄连 6g，黄芩 9g，山栀 9g，茯苓 12g，赤小豆 15g，当归 9g。

随症加减：便血量多者，加槐花、仙鹤草、侧柏叶收敛止血；胸闷呕恶，舌苔厚腻者，加厚朴、苍术行气燥湿。

（2）热毒内结证

症状表现：腹痛剧烈，便血鲜红，气味腥臭；恶心呕吐，口渴引饮，壮热烦躁，甚则神昏、谵语、抽搐。舌质红绛，舌苔黄燥，脉数。

病机分析：火热邪毒，蕴结大肠，热迫血络，故腹痛剧烈、便血鲜红、气味腥臭；热扰肠道，气机不利，胃气失和，故恶心呕吐；热毒内盛，耗伤津液，风热上扰，故壮热烦躁、口渴引饮、神昏、谵语、抽搐；舌质红绛，舌苔黄燥，脉数，均为热毒内结征象。

治疗方法：清热解毒，凉血止血。

代表方药：黄连解毒汤（《肘后备急方》）合犀角地黄汤（《备急千金要方》）加味。黄连 6g，黄芩 9g，黄柏 9g，山栀 9g，水牛角 30g，赤芍 12g，生地黄 15g，牡丹皮 9g。

随症加减：大便不通，加芒硝、大黄清热通腑；气滞腹胀，加枳壳、木香行气消胀；热毒内壅，便血夹脓，加红藤、金银花清热解毒消脓。

（3）脾胃虚寒证

症状表现：腹痛隐隐，喜按喜温，大便下血，色黯或黑；怯寒肢冷，饮食减少，大便溏薄。舌淡苔薄，脉细缓无力。

病机分析：脾胃素虚，或饮食不节，损伤脾胃，以致脾胃虚弱，统血无权，故大便下血；因血来较远，故色黯或黑；脾胃虚寒，气机不利，故腹痛隐隐、喜按喜温；脾阳不振，运化失司，故怯寒肢冷、饮食减少、大便溏薄；舌淡苔薄，脉细缓无力为脾胃虚寒，气血不足之象。

治疗方法：温阳健脾，坚阴止血。

代表方药：黄土汤（《金匮要略》）加味。灶心黄土 30g，甘草 3g，干地黄 12g，白术 12g，炮附子 9g，阿胶 9g，黄芩 6g。

随症加减：肢冷、便溏，可酌加炮姜温阳止泻；便血色黯或黑，加花蕊石、三七化瘀止血；若脾虚及肾而致脾肾阳虚，见腰膝酸冷、大便溏稀者，附子用量加重，加仙茅、淫羊藿、补骨脂温补固涩。

（4）气阴两伤证

症状表现：腹痛隐隐，大便下血；气短乏力，间有低热，或五心烦热，骨蒸盗汗，四肢疲软，劳则乏甚或气喘。舌苔花剥少津，脉濡细或沉细无力。

病机分析：年老体衰，气阴伤耗，气虚不摄或阴血不足，阴虚火旺，迫血妄行而大便下血。气为血帅，气虚血瘀，瘀血内积，不通则痛；或阴血亏虚，失于濡养，故腹痛隐隐、气短乏力、劳则乏甚或气喘、低热、或五心烦热、骨蒸盗汗；舌苔花剥少津，脉濡细或沉细无力均为气阴亏虚，阴虚内热之象。

治疗方法：益气养阴，兼清余热。

代表方药：生脉散（《医学启源》）合清骨散（《证治准绳》）加减。人参 9g，麦冬 9g，五味子 6g，银柴胡 6g，胡黄连 3g，秦艽 9g，鳖甲 15g，地骨皮 9g，青蒿 9g，知母 6g，甘草 3g。

随症加减：低热或烦热明显，可加丹皮、赤芍清热凉血；大便下血量多，加侧柏叶、紫珠草凉血止血；腹痛隐隐，加芍药、甘草缓急止痛。

3. 其他疗法

（1）中成药

①香连丸

药物组成：黄连、木香。

功能主治：清热燥湿，行气止痛。用于湿热壅滞证。

用法用量：口服。一次 3~6g，一日 2~3 次；小儿酌减。

②肠炎宁胶囊

药物组成：锦草、金毛耳草、樟树根、香薷、枫树叶。

功能主治：清热利湿，行气。用于湿热壅滞证。

用法用量：口服。一次 5 粒，一日 3~4 次；小儿酌减。

③虎地肠溶胶囊

药物组成：朱砂七、虎杖、白花蛇舌草、北败酱、二色补血草、地榆（炭）、白及、甘草。

功能主治：清热、利湿、凉血。用于热毒内结证。

用法用量：口服。一次 4 粒，一日 3 次，4~6 周为 1 个疗程。

④补脾益肠丸

药物组成：黄芪、党参（米炒）、砂仁、白芍、白术（土炒）、肉桂、延胡索（制）、干姜（炮）、防风、木香、补骨脂（盐制）、赤石脂（煅）等。

功能主治：补中益气，健脾和胃，涩肠止泻。用于脾胃虚寒证。

用法用量：口服。一次6g，一日3次；儿童酌减；重症加量或遵医嘱。

⑤小建中颗粒

药物组成：白芍、大枣、桂枝、炙甘草、生姜。

功能主治：温中补虚，缓急止痛。用于脾胃虚寒证。

用法用量：口服。一次15g，一日3次。

⑥云南白药

药物组成：含草乌（制）等。

功能主治：化瘀止血，活血止痛，解毒消肿。用于瘀血阻滞证。

用法用量：一次0.25~0.5g，一日4次。

⑦丹参注射液

药物组成：丹参。

功能主治：活血化瘀，通养心脉。用于瘀血阻滞证。

用法用量：肌内注射，一次2~4mL，一日1~2次；静脉注射，一次4mL（用50%葡萄糖注射液20mL稀释后使用），一日1~2次；静脉滴注，一次10~20mL（用5%葡萄糖注射液100~500mL稀释后使用），一日1次。

⑧丹参川芎嗪注射液

药物组成：丹参、盐酸川芎嗪；辅料为甘油、注射用水。

功能主治：活血化瘀，改善微循环。用于瘀血阻滞证。

用法用量：静脉滴注，一次5~10mL（加入生理盐水250~500mL稀释后使用），一日1次。

（2）验方

①大黄槐花煎：大黄30g，槐花30g。水煎至200mL，保留灌肠，一日1剂，10天为1个疗程。功能凉血化瘀止血。

②芍药甘草汤：白芍30g，甘草6g。水煎，腹痛时服。功能调和肝脾，缓急止痛。

③验方一：大黄、连翘各10~15g，厚朴、枳实、桃仁、红花、木香、槟榔各5~10g，赤芍10g，金银花15~30g。水煎服，一日1剂，分2次服。功能清热解毒，凉血止血。适应于热毒内结者。

④验方二：黄芩、大黄（后下）、炒地榆、炒槐花、白头翁、牡丹皮、枳实各10g，黄连6g，甘草3g。水煎服，一日1剂，分2次服。功能清热化湿，凉血止血。适应于湿热壅滞者。

（3）外治疗法

中药灌肠：蒲黄（包煎）10g，茜草10g，丹参15g，红藤15g，蒲公英15g，败酱草15g，半枝莲15g，半边莲15g。水煎后加入三七粉6g，白及粉6g，保留灌肠，一日1剂，7天为1个疗程。

（4）针灸疗法

体针：常用取穴有足三里（直刺1~2寸）、合谷（直刺0.5~1寸）、中脘（直刺0.5~1寸）、天枢（直刺1~1.5寸）、气海（直刺0.5~1寸）、内关（直刺0.5~1

寸）、曲泉（直刺1~1.5寸）、阴陵泉（直刺1~2寸）、内庭（直刺或斜刺0.5~1寸）、公孙（直刺0.5~0.8寸）等。

（5）药膳疗法

①青州柿饼：青州柿饼1个，内放白蜡3g，蒸熟即食。适用人群：用于肠风便血者。

②桂扁猪脏饮：将桂圆肉100g和新鲜白扁豆花200g打烂，用白糯拌和，装雄猪大肠内，两头扎住，砂锅内烧烂，忌见铁器。然后将人中白炙脆研末蘸吃，或蘸酱油吃亦可。用于大便伴脓血者。

③木耳炒猪肉：木耳500g，煮成膏，再入猪肉1500g煮熟。用于肠风伴痔疮或肛瘘者。

二、西医治疗

1. 治疗原则

确诊IC的患者应结合病因、并发症等，视病情给予相应的治疗。对非坏疽型患者，可在控制原发病和去除危险因素的基础上休息、禁食、停用可疑药物（包括缩血管药物）、补液、经验性使用抗生素、扩血管和改善微循环等，必要时胃肠减压、肛管排气等，病情往往1~2天内缓解。对出现腹膜炎体征或考虑坏疽型IC者，应尽早行外科手术。

2. 一般治疗

积极治疗原发病，补充血容量，纠正心律失常及心力衰竭，维持水电解质及酸碱平衡；尽量卧床休息、禁食和肠道外营养，以减轻肠道的负担，有利于病变肠段修复；胃肠减压，以降低肠腔内压力，使肠壁内张力减低，促进局部循环恢复；持续低流量吸氧或高压氧治疗，可减轻肠道的缺氧损伤；避免使用避孕药、雌激素、内脏血管收缩剂及洋地黄，以免加重肠缺血，诱发穿孔。

3. 药物治疗

（1）防治感染：缺血后结肠黏膜损害极易继发感染，病变范围和严重程度部分地决定了细菌感染的可能。及早、足量给予广谱抗生素，可有利于减轻肠缺血和内毒素血症。尤其抗革兰氏阴性菌抗生素，常用喹诺酮类和甲硝唑，严重感染者可用第三代头孢类抗生素；如条件允许，抗生素使用应以细菌快速药敏试验为依据；避免使用肾上腺皮质激素以免继发二重感染和肠穿孔等并发症。

（2）改善微循环：在充分补充血容量的基础上，应用血管扩张药物。可用罂粟碱30mg，肌内注射，每8小时1次，必要时30~60mg加入250~500mL葡萄糖或生理盐水中，每日1~2次；丹参注射液30~60mL加入250~500mL葡萄糖中，每日1~2次；前列地尔10μg，静脉滴注，每日1次，疗程3~7天，少数患者需2周；低分子右旋糖酐可补充血容量，降低血细胞比容，稀释血液，能使红细胞解聚，降低血液黏度，抑制血小板聚集，改善微循环和防止血栓形成。常用低分子右旋糖酐500mL，每日1次，静脉滴注；确有高血凝状态者，可用抗凝溶栓药物，但应注意加重出血的可能性。大多数患者在48~72小时症状缓解，1~4周结肠病变愈合。后期可改为口服血管扩张剂，并可用阿司匹林或口服抗凝药。

（3）抗氧化和抗氧自由基治疗：自由基清除剂如超氧化歧化酶、维生素E均可减少再灌注氧自由基产生，保护肠黏膜。

（4）促进肠道屏障恢复：谷氨酰胺作为嘌呤和嘧啶合成的氮源，是一种细胞增殖所必需的氨基酸，肠黏膜的快速更新依赖于充足的谷氨酰胺供给。病理情况下，肠黏膜对谷氨酰胺需求增大，而肠道本身储备有限，导致谷氨酰胺相对缺乏状态，从而影响了肠黏膜修复，导致肠黏膜屏障功能不全。给予外源性谷氨酰胺能减轻创伤后肠黏膜损伤，促进黏膜恢复，是保护肠黏膜屏障完整性，防止细菌易位和肠毒素入血以及维持肠免疫功能的重要物质。精氨酸有助于肠黏膜完整性，能降低肠源性感染发生率。表皮生长因子能较好地保护肠绒毛，降低细菌易位的发生率。

4. 手术治疗

（1）手术指征：①急性肠系膜栓塞；②急性肠系膜动脉血栓形成；③慢性肠系膜动脉闭塞性疾病；④任何形式的肠系膜动脉缺血性疾病，并出现剧烈腹痛、压痛、腹肌紧张、腹腔抽出血性液体者均应急诊手术；⑤具有典型的症状和动脉造影，确定肠系膜上动脉或腹腔干显著狭窄或闭塞者；⑥动脉造影明确肾动脉和肠系膜上动脉狭窄同时存在，为预防肠梗死的发生，实施肾动脉重建时可考虑预防性主动脉肠系膜上动脉旁路术。

（2）手术方式：①肠系膜上动脉切开取栓术；②肠系膜上动脉远端与右髂总动脉侧侧吻合术；③动脉移位手术；④血管移植动脉搭桥手术。

5. 其他疗法

早期患者施行肠系膜上动脉选择性造影，可从导管注入扩血管药物、溶栓药物治疗，以改善肠管血液循环，溶解细小附壁血栓，防止肠坏死。由于血栓较新鲜，经动脉导管直接溶栓，效果多较满意。对于慢性缺血性肠病的患者，因动脉狭窄，血栓形成，可表现为急腹症，在溶栓或取栓的同时，支架治疗血管成形术有助于恢复动脉血流，降低复发的机会。

【预防调护】

一、饮食注意

患者应低盐低脂，饮食尽量清淡，避免暴饮暴食，戒烟少酒、控制体重，减少服用咖啡因。一般宜进食适量新鲜的低纤维、低脂肪、高维生素、高蛋白饮食。进食时，尽可能细嚼慢咽，禁食生冷、辛辣等刺激性食物。

二、生活注意

1. 积极治疗基础病

积极控制高血压、高血脂等基础病，定期检测血脂、血液流变学等，如有腹痛、腹胀等不适应及时就诊。

2. 加强健康宣教

IC发病多为老年人且有基础疾病，当患者出现反复腹部隐痛、腹胀，服用药物无效时，应警惕本病发作；注重对患者的教育，及早发现、及早治疗，以便提高治疗的依从性，积极避免诱发因素。

3. 注重心理健康

解除不良情绪，重视心理治疗。患者常伴有不同程度的精神神经症状，如焦虑、忧郁、睡眠质量不好等，可能是 IC 潜在的复发诱因。患者可通过看电视或阅读杂志等，以分散注意力，解除思想顾虑。另一方面，可以给予心理疏导，帮助其减轻压力；精神神经症状较重时，可以配合疏肝解郁安神中药，或服用抗抑郁药、镇静类药物。

4. 预防肠道感染和食物中毒

患者慢性期须保持环境清洁，注意个人卫生，避免不洁食物，防止肠道感染及食物中毒。

5. 增强体质

避免过度劳累导致体质虚弱，适当锻炼可以强身健体，愉悦心情，增强体质，对 IC 的预防有较好的作用。

（黄恒青　黄淑敏）

参考文献

[1] 吴本俨. 关注老年急性缺血性肠病诊断 [J]. 中华老年医学杂志，2009 (28)：286 – 288.

[2] Preventza O A, Lazarides K, Sawyer M D. Ischemic colitis in young adults：a single – institution experience [J]. J Gastrointest Surg, 2001, 57 (4)：380 – 392.

[3] Baixauli J, Kiran R P, Delaney C P. Investigation and management of ischemic colitis [J]. Cleve Clin J Med, 2003, 70 (11)：920 – 921.

[4] Higgins P D, Davis K J, Laine L. Systematicreview：the epidemiology of ischaemiccoligs [J]. Aliment Pharmacol Ther, 2004, 19 (7)：729 – 738.

[5] 林三仁，杨学松. 缺血性结肠炎. 胃肠病学 [M]. 3 版. 北京：人民卫生出版社，2000.

[6] Chang L, Kahler K H, Sarawate C, et al. Assessment of potential risk factors associated with ischaemic colitis [J]. Neurogastroenterol Motil, 2008, 20 (1)：36 – 42.

[7] 缺血性肠病诊治中国专家建议 (2011) 写作组，中华医学会老年医学分会. 老年人缺血性肠病诊治中国专家建议 (2011) [J]. 中华老年医学杂志，2011, 30 (1)：1 – 6.

[8] Zuckeman G R, Prakash C, Merriman R B, et al. The colon single – stripe sign and relationship to ischemic colitis [J]. AmJ Gastroenterol, 2003, 98 (9)：2018 – 2022.

[9] 于晓峰. 老年缺血性肠炎的诊断和治疗 [J]. 中华消化杂志，2007, 27 (7)：497 – 499.

[10] 马斌. CT 对于肠壁缺血性病变的诊断价值及临床意义 [J]. 中外医学研究，2016, 14 (11)：46 – 47.

[11] 陈灏珠，林果为，王吉耀，实用内科学 [M]. 14 版. 北京：人民卫生出版社，2013.

第九节　伪膜性结肠炎

【概述】

难辨梭状芽孢杆菌（Clostridium difficile）是一种革兰阳性、专性厌氧的产芽孢杆菌，是导致抗生素相关性腹泻的主要致病菌。难辨梭状芽孢杆菌感染的临床表现可从轻度、短暂性、自限性腹泻到可危及生命的伪膜性结肠炎（pseudomembranous colitis，PMC）。PMC是一种主要发生于结肠，也可累及小肠的急性肠黏膜坏死、纤维素渗出性炎症；肠镜下主要特征为黏膜上有黄色或者白色的隆起，亦可见伪膜；临床主要表现为腹泻、腹痛、发热、低蛋白血症及电解质紊乱等。其首发症状多为腹泻，重症者可伴有腹痛、腹胀及发热等，偶尔可误诊为其他肠道感染性疾病。该病若不及时进行积极有效的临床干预，将会使得疾病进一步发展，出现剧烈腹痛，同时伴有水电解质紊乱、白蛋白丢失等现象，某些患者可出现肠扩张、肠麻痹等情况，甚至肠穿孔、肠梗阻等严重并发症。

正常人体肠道内微生物处于平衡状态，抗生素的使用会导致肠道菌群失调，使有益微生物对难辨梭状芽孢杆菌的阻遏效应被解除，难辨梭状芽孢杆菌迅速占据肠道生态，大量繁殖并产生毒素A、B，这些毒素攻击肠上皮细胞，导致肠道出现炎症、充血水肿现象，甚至肠壁坏死。肠道通透性增加出现腹泻症状，严重者会导致脱水甚至休克的现象，因此又称为难辨梭状芽孢杆菌肠炎或难辨梭状芽孢杆菌相关性腹泻。PMC占医院感染性腹泻患者的25%，大多数患者的发病都是在使用过广谱抗生素后，而且随着抗生素的广泛使用致伪膜性结肠炎的发病率不断上升。该病多发生在长期使用抗生素的老年人、重症、免疫功能低下或外科手术后的患者身上，主要表现为腹泻、腹痛。根据此病表现，当属中医"泄泻""痢疾""腹痛"等范畴。

【病因病机】

一、中医认识

1. 致病因素
（1）久病体弱，正气亏虚：素体虚弱，或久病虚损，脏腑亏虚，正气不足，致清浊不分，下注肠间，大肠传导失司而发为泄泻。

（2）药毒之邪，耗伤气血：较长时间运用广谱抗生素治疗，可损伤人体正气，致药毒侵及肠胃，气血与药毒相搏，损伤脂膜肠络而发为泻痢。

2. 病机
本病病位在小肠、大肠，与脾、心、肝、肺、肾等脏腑功能偏颇密切相关，证属本虚标实。基本病机为久病术后兼药毒之损，"两虚相得"致脾胃受损，升降失司，邪客于肠腑，小肠清浊不分，大肠传导失司，而发本病。此外，苦寒之品易耗损阳气，致使脾阳受损，脾气不升，则湿浊内生，下注大肠，发为泄泻，即《内经》言："清气在下则生飧泄。"同时可致肾阳损伤，命门火衰，火不暖土，发为久泻。足少阴肾与足太阳膀胱相表里，肾阳不足，膀胱开合不利，则膀胱气化失司，无以"利小便以实大便"，致水液下注肠间，发为泻痢。久用寒凉药损伤脾胃，脾虚生痰，化热蕴毒，易耗伤心、肝、脾、肺、肾之阴精。肝体阴而用阳，肝血不足，则肝失条达，气机阻滞，郁而化火，灼伤肠络，脂膜受损；火气伤津耗血，更致肝之精血不足，而使肝之疏泄失衡，发为泻痢。心与小肠相表里而主火，精血不足，则心失所养而小肠无以濡润，加之命门火衰，则小肠无以泌别清浊，下注肠间，发为倾泻。肺为娇脏，主治节，苦寒之品伤肺，则肺失治节，以致肺之宣发肃降及水液输布失衡；肺与大肠相表里，故肺失宣肃则水液下注肠间，大肠传导失司而发为泄泻。

二、西医认识

1. 难辨梭状芽孢杆菌感染

该菌为厌氧的革兰阳性杆菌。广泛存在于自然界的土壤、水、各种动物粪便及人的肠道、尿道及阴道中。一项我国东部的流行病学研究显示，在难辨梭状芽孢杆菌感染暴发的消化科病房中，ST35菌株是引起爆发的新菌株，而灌肠和糖尿病是难辨梭状芽孢杆菌感染的独立危险因素。难辨梭状芽孢杆菌产生四种毒素：A毒素（肠毒素，分子量308kDa）、B毒素（细胞毒素，分子量250kDa）、蠕动改变因子和不稳定因子。肠毒素是主要的致病因子，通过激活巨噬细胞、肥大细胞及其后的中性粒细胞，释放强效的炎症介质和细胞因子，引起局部肠黏膜血管通透性增加、黏液分泌、炎性细胞浸润及黏膜损害甚至坏死。细胞毒素在肠毒素基础上加重黏膜病变。

2. 抗生素过度使用

几乎所有的抗菌药物都能诱发本病，以往青霉素、林可霉素、克林霉素以及第三代头孢菌素最为常见，近年来氟喹诺酮类药物引起的伪膜性结肠炎明显增多。其中应用广谱抗生素者、联合使用抗生素者、长期应用抗生素者，发生该病概率更高。抗生素应用抑制了肠道的正常菌群，使难辨梭状芽孢杆菌得以迅速繁殖。

3. 合并基础疾病

基础疾病尤其是患者免疫功能低下是发病最重要的危险因素。肿瘤术后、化疗后、器官移植术后接受抗排异治疗，以及其他严重的系统疾病如尿毒症、糖尿病、心力衰竭合并感染休克等免疫力低下者发病率高。

【诊断与鉴别】

一、中医诊断

1. 辨证要点

（1）辨虚实：本病多为因虚致实，由气血、脾胃等本虚而产生湿、热、火毒之标实。早期多表现为实证，中期由实转虚，后期多表现为虚证或虚实夹杂之证。一般急性暴泻，泻下腹痛，痛势急迫拒按，泻后痛减轻，多属于实证；久泻反复，泻下较缓，腹痛不甚喜按，神疲肢冷，多属于虚证。

（2）辨寒热：本病因湿邪中阻，郁而化热。早期多表现为热证、火证，后因火热之邪耗血伤津，出现津液、阴血亏虚之证；后期多表现为阴阳两虚或寒热错杂之证。一般大便水样，或完谷不化，腹部喜温，四肢厥冷，多属于寒证；大便臭秽，泻下急迫，肛门灼热，多属于热证。

（3）辨气血：本病因湿热为患，湿阻气机，热伤津血，故初病在气，久病入血。初起多病在气，具体表现为高热烦渴而无神昏谵妄；腹痛且胀，以胀为主，肠鸣。久病入血，临床多表现为神昏谵妄，甚者厥脱。

2. 病机辨识

脾胃受损，湿热中阻，升降失司，清浊不分是导致泄泻发生的关键所在，可见湿、毒、寒、热之象，并与心、肝、肺、肾等脏腑偏颇密切相关，证属本虚标实、虚实夹杂、寒热错杂。因湿热中阻，脾不能运，胃降不和，水谷清浊不分所致；郁而化火，热毒内迫肠腑者，病属实证。由肝肾精血不足、脾肾阳虚衰所引起脾虚失运，小肠泌别失司，混杂而下，固摄无权，发生泄泻者，病属虚证或虚实夹杂证。临床上常见由气到血、由实转虚，存在虚实夹杂、寒热错杂之复杂病机。实证、热证以倾肠暴注、下利色青，或高热烦渴、唇干舌燥为主；虚寒之证以泄下清稀、乏力畏寒、腹中冷痛等症常见。若病情延误，则变证四起，严重者甚至出现高热烦躁、神昏惊厥之闭证，或四肢逆冷、脉微欲绝等阴绝阳亡之脱证。

二、西医诊断

1. 诊断

（1）临床表现：本病多发生于 50 岁以上免疫功能低下的人群，女性多于男性。症状发生多见于抗生素治疗 4～10 天内或在停抗生素后 1～2 周内。起病大多急骤，轻者仅有腹泻，重者可呈暴发型。腹泻是最主要的临床症状，腹泻程度和次数不一。轻型病例，大便每日 2～3 次，可在停用抗生素后自愈。重者有大量水样腹泻，每日可达 30 余次，少数病例有脓血样便或排出斑块状伪膜。腹痛，通常发生在下腹部，呈钝痛、胀痛或痉挛性疼痛，有时很剧烈，可伴有腹胀、恶心、呕吐。毒血症表现，包括发热、心动过速、谵妄以及定向障碍等。严重者常发生低血压、休克、严重脱水、电解质紊乱以及代谢性酸中毒，甚至急性肾功能不全。

（2）辅助检查：

①实验室检查：

血常规：周围血白细胞增多，在（10～20）×10^9/L 以上，以中性粒细胞为主。

粪常规检查：仅有白细胞，肉眼血便少见。疑诊病例应送难辨梭状芽孢杆菌培养。至少送 2 份粪便标本，在厌氧条件下经 37℃ 培养 24～48 小时可出结果。确诊需要进行毒素鉴定，核酸扩增试验（nucleic acid amplification test，NAAT）包括 PCR 和环介导的等温扩增（LAMP）是目前美国医院常用的诊断检测方法。实时荧光定量 PCR 方法检测 Cd 基因，具有快速、特异、敏感度高等特点。GDH 酶免疫测定已经被用于粪便标本中难辨梭状芽孢杆菌的筛选，具有敏感性高，但特异性欠佳。

②内镜检查：及时进行内镜检查，不仅能早期明确诊断，还能了解病变的范围和程度。一般认为，即使伪膜性结肠炎急性期也应行结肠镜检查，但应注意结肠黏膜充血水肿，组织变脆，易造成出血或穿孔，检查时应特别小心。伪膜性结肠炎内镜下表现不一，轻者仅见黏膜充血水肿，血管纹理不清，呈"非特异性肠炎"表现；稍重者

可见黏膜散在浅表糜烂，假膜呈斑点样分布，周边充血；严重病例见假膜呈斑片状或地图状，假膜不易脱落，部分脱落可见溃疡形成。

③影像学检查：

超声影像：肠壁层次结构可见，黏膜及黏膜下层明显增厚呈低回声、界限欠清晰；黏膜层线状回声欠连续；黏膜面尚光滑，肠蠕动明显减弱，可合并肠梗阻，彩色多普勒超声显血流信号丰富。

CT：病变范围广，肠壁重度并呈不规则、结节状增厚，肠周炎症较轻，可出现"指纹征""手风琴征"。

腹部平片：可显示肠麻痹或肠扩张。

结肠气钡双重造影：间接显示黏膜皱襞水肿增厚，对诊断有一定参考价值，但有肠穿孔的危险，应慎用。

（3）诊断标准：在患有严重疾病机体免疫功能低下的病例中，使用抗生素治疗期间或停用抗生素后短期内，突然出现腹泻者，均要考虑本病的可能性。应用广谱抗生素，联合应用、长期应用伴发热、血白细胞增高，甲硝唑能减轻症状者，更提示本病的可能性。腹泻者至少连续2天，每天排糊状或者水样便3次，或者48小时内 >8次及粪便培养难辨梭状芽孢杆菌阳性，最终确诊以毒素测定为依据。

（4）并发症：

①中毒性巨结肠：亦称"中毒性结肠扩张"，是由多种原因所引起的严重或致命性并发症，伪膜性结肠炎可并发中毒性巨结肠。常具有全身中毒症状及全结肠或节段性结肠扩张的临床表现。本病起病急，发展快，如不及时诊断及处理，预后凶险，病死率高。

②麻痹性肠梗阻：亦称"无动力性肠麻痹"，是因各种原因影响肠道自主神经系统的平衡，或影响肠道局部神经传导，或影响肠道平滑肌收缩，使肠管扩张蠕动消失。伪膜性结肠炎严重腹泻导致电解质紊乱，可伴有麻痹性肠梗阻。一旦并发麻痹性肠梗阻，患者可从腹泻转变为停止排气、排便，临床需要重视。

③肠穿孔：肠穿孔常伴有急性腹膜炎，是伪膜性结肠炎的严重并发症，致死率高。重度伪膜性结肠炎肠黏膜结构完全破坏，固有肌层广泛波及，容易并发肠穿孔。

2. 鉴别

（1）金黄色葡萄球菌肠炎：两者均与滥用抗生素有关，有高热中毒症状。但金黄色葡萄球菌肠炎的粪便为稀水样带黏液，量极多呈海蓝色；粪便镜检可见大量革兰阳性球菌，常伴有败血症；粪便培养出金黄色葡萄球菌是确诊的依据。

（2）炎症性肠病：常表现为腹痛、腹泻、便血及黏液样脓血便，可伴有发热、消瘦、贫血、低蛋白血症及水电解质紊乱等全身表现和肠外表现。伪膜性结肠炎和炎症性肠病的临床表现多有重叠，但炎症性肠病中的结肠克罗恩病不易累及左半结肠，易累及小肠，影像检查易出现"木梳征"、肠周纤维脂肪增生，病理表现为蜂窝织炎。而溃疡性结肠炎易出现黏膜锯齿状改变、黏膜下气泡和肠管形态改变。可通过内镜及多层螺旋CT等检查以鉴别。

【治疗】

一、中医治疗

1. 治疗原则

辨证求因，脾为主脏，湿为主因，病位重点在小肠（主管泌别清浊）、大肠。其病理实质是由于湿热中阻，升降失司，清浊不分，暴注而下。所以在治疗上，必须根据中医辨证施治的理论体系，并按照"先病而后泄者，治其本"的原则，抓住"分利清浊"之纲，使用开上、畅中、渗下以分消湿邪，使泄利得以收止。注意标本缓急，正邪兼顾。采用清热利湿、凉血解毒、平调寒热、滋阴养血、温补脾肾之法，结合健运脾胃。若见变证，阳脱阴竭，当急以回阳救逆、益气敛阴，投以参麦、四逆辈；热入心包，神昏惊厥，当急以清热解毒、镇惊开窍，投以安宫牛黄丸等。

2. 辨证论治

（1）湿热困脾证

症状表现：腹痛即泻，泻下急迫，或泻而不爽，粪色黄褐而臭秽；烦热口干，口中黏腻，小便短赤，肛门灼热。舌质红，苔黄腻，脉濡数或滑数。

病机分析：素体脾虚，则湿困气阻，致伤阑门之气，不能分别水谷，清浊不分，并入大肠而成泻；再加上湿热浸淫，内迫肠腑，大肠传导失司，泻下不止。

治疗方法：清热利湿，健脾调中。

代表方药：芍药汤（《素问病机气宜保命集》）合甘草泻心汤（《伤寒论》）加减。白芍24g，黄芩12g，黄连3g，半夏9g，生薏苡仁15g，茯苓15g，干姜6g，槟榔9g，炙甘草15g。

随症加减：若面色萎黄、肢倦乏力，加白术、党参、白扁豆健脾益气；若口苦黏腻，湿重于热，加苍术、厚朴、陈皮行气化湿；头身困重，小便灼热，热重于湿，加柴胡、茵陈、滑石清热利湿；夹食滞，加神曲、麦芽、山楂健脾消食；夹暑湿，加香薷、佩兰、白扁豆、荷叶芳香化湿；腹胀者，加木香、枳壳、厚朴行气除满。

（2）热盛伤阴证

症状表现：便稀泻频作，高热不退或日晡潮热，口干欲饮或不欲饮，颧红或五心烦热，尿短赤，舌质红少苔，脉洪大或细数。

病机分析：因素体阴亏，或于产后、术后气阴两伤。由于湿毒热邪久羁，阴血耗伤；又因大泻之后，必多亡阴，致使阴虚之体日衰，毒热之象日著，正虚而邪实，病情危笃。

治疗方法：养阴益气，清热解毒。

代表方药：白虎加人参汤（《伤寒论》）加减。玄参15g，麦冬15g，生地30g，石膏30g，知母9g，西洋参9g，炙甘草6g。

随症加减：热盛重，加黄连、水牛角清热；口渴甚，加石斛、天花粉生津止渴；烦热明显，加鳖甲、黄柏、地骨皮养阴退热。

（3）脾肾阳虚证

症状表现：腹胀肢肿，泄泻直下，完谷不化；四肢逆冷，腰膝酸软，畏寒蜷卧。舌黯淡，苔白，脉沉细弱；甚则舌卷囊缩，脉微欲绝。

病机分析：大泻之后，必多亡阴，亡阴既多，阴竭则阳无依附，以致阴绝阳脱，病势危重。

治疗方法：温肾健脾，回阳救逆。

代表方药：四神丸（《证治准绳》）合桃花汤（《伤寒论》）加减。附子9g，干姜30g，党参15g，白术9g，补骨脂15g，肉豆蔻15g，吴茱萸6g，五味子5g，草果15g，赤石脂15g。

随症加减：腹部冷痛，加肉桂、川椒、茴香散寒止痛；泻次频多，加乌梅、石榴皮、五倍子涩肠止泻；久泻气陷，加黄芪、升麻、柴胡补气升陷；腹部有刺痛，加当归、川芎、赤芍活血止痛。

（4）毒热炽盛证

症状表现：高热腹痛，倾泻暴注，下利色青或蛋花样水稀便；口渴烦躁，衄血，尿短赤，甚者神昏、谵语。舌质红绛，苔黄腻，脉数。

病机分析：因湿热较重，调治失宜，湿热蕴毒，邪毒壅滞肠中，以致湿毒热邪互结，阻滞中焦，清浊不分，则泄利无度。热邪燔灼血气，内陷营阴，故见高热、口渴烦躁；邪盛蒙蔽清窍，故见神昏、谵语。

治疗方法：清热解毒，凉血止利。

代表方药：白头翁汤（《伤寒论》）合黄连解毒汤（《外台秘要》）加减。白头翁15g，秦皮12g，黄连6g，黄柏10g，炒栀子6g，黄芩15g，蒲公英18g，败酱草9g。

随症加减：腹痛拒按，加大黄、厚朴、枳实行气导滞；口舌干燥，加玄石斛、天花粉、西洋参生津止渴。身热夜甚、神烦、不寐、谵语、舌绛而干，合用清营汤清营解毒，透热养阴；闭证，合用安宫牛黄丸开窍醒神；脱证，合用独参汤补气固脱。

（5）寒热错杂证

症状表现：反复腹泻，泻下稀清；腹痛灼热，烦渴，畏寒喜暖，饥而不欲食，强食则吐，四肢不温。舌尖红，苔黄腻，脉沉缓。

病机分析：泻下日久，损及厥阴，厥热胜负，往来寒热，寒热交争于肠腑，故见腹泻反复；热胜则见腹痛灼热、烦渴；寒胜则见畏寒喜暖、泻下稀清、四肢不温；舌质红，苔黄腻，脉沉缓为寒热错杂之征象。

治疗方法：泄肝安胃，固肠止泻。

代表方：乌梅丸（《伤寒论》）加味。乌梅30g，黄连6g，黄柏10g，干姜9g，川椒5g，细辛3g，党参15g，当归15g，附子6g，桂枝6g。

随症加减：若腹部刺痛，加丹参、莪术、泽兰活血止痛；腹痛甚，加炒白芍、炙甘草、醋延胡索缓急止痛；腹胀，加木香、香附行气消胀。

3. 其他疗法

（1）中成药

①肠炎宁片

药物组成：地锦草、黄毛耳草、樟树根、香薷、枫树叶等。

功能主治：清热利湿，行气止痛。用于湿热蕴结胃肠所致的腹泻，小儿消化不良。

用法用量：温水送服，一次4~6片，一日3次。

②复方仙鹤草肠炎胶囊

药物组成：仙鹤草、黄连、木香、蝉蜕、石菖蒲、桔梗等。

功能主治：清热燥湿，健脾止泻。用于脾虚湿热内蕴所致的泄泻急迫、泻而不爽，或大便溏。

用法用量：温水送服，一次3粒，一日3次。

③驻车丸

药物组成：黄连、炮姜、当归、阿胶等。

功能主治：清热滋阴，凉血止痢。用于久痢伤阴，赤痢腹痛，里急后重，休息痢。

用法用量：温水送服，一次6g，一日3次。

④肠胃宁片

药物组成：党参、黄芪、补骨脂、赤石脂、砂仁、白芍、延胡索、当归、姜炭、罂粟壳、白术、木香、葛根、防风、儿茶、炙甘草等。

功能主治：健脾益肾，温中止痛，涩肠止泻。用于脾肾阳虚所致的泄泻，症见大便不调、五更泄泻、时带黏液，伴腹胀腹痛、胃脘不舒、小腹坠胀。

用法用量：温水送服，一次4~5片，一日3次。

⑤固本益肠片

药物组成：党参、炒白术、补骨脂、麸炒山药、黄芪、炮姜、酒当归、炒白芍、醋延胡索、煨木香、地榆炭、煅赤石脂、儿茶、炙甘草等。

功能主治：健脾温肾，涩肠止泻。用于脾肾阳虚所致的泄泻，症见腹痛绵绵、大便清稀或有黏液及黏液血便、食少腹胀、腰酸乏力、形寒肢冷、舌淡苔白、脉虚；以及慢性肠炎见上述证候者。

用法用量：温水送服，一次4片，一日3次。

⑥安宫牛黄丸

药物组成：牛黄、水牛角浓缩粉、人工麝香、珍珠、朱砂、雄黄、黄连、黄芩、栀子、郁金、冰片等。

功能主治：清热解毒，镇惊开窍。用于热病，邪入心包，高热惊厥，神昏谵语等。

用法用量：口服，一次1丸，或遵医嘱，中病既止。

⑦固肠止泻丸

药物组成：乌梅、黄连、罂粟壳、干姜、木香、延胡索等。

功能主治：调和肝脾，涩肠止痛。用于肝脾不和所致的腹痛腹泻等。

用法用量：温水送服，一次 4g，一日 3 次。

（2）单方验方

①单方

单方一：炒车前子，一次 20g。水煎服，1 日 2 次。用于便溏腹泻属于湿热泄泻者，但建议在辨证的基础上使用。

单方二：杨树花，一次 6g。水煎服，1 日 2 次。功能清热解毒，化湿止痢。常用于伪膜性肠炎湿热证型，但建议在辨证的基础上使用。

②验方

雅朋勒（傣药）：姜黄、珊瑚姜、山乌龟、鸡矢藤等多种傣药组成。每日 4 次，每次 4 片。功效补土健胃，消食行气，收敛止血，通血止痛。用于胃脘痛者，如急慢性胃炎、胃肠炎、胃窦炎等病症。

和安散：前胡 5g，桔梗 10g，川芎 10g，木香 3g，青皮 15g，柴胡 20g，当归 4g，茯苓 30g，莲肉 50g，荜茇 55g。水煎服，日 1 剂。功效疏肝理脾。用于寒热错杂、虚实夹杂、肝脾不和之腹泻、腹痛者。

（3）药膳疗法

①白果黄芪乌鸡汤：将乌鸡去内脏、头足后洗净，把白果 30g 放入鸡腹中，用线缝口；与黄芪 50g 一起放入砂锅内，加米酒 50mL 及水适量，用文火炖熟，调味即可。分 2 次饮汤食鸡。用于脾肾阳虚型泄泻者。黄芪、白果补益脾胃；乌鸡温阳散寒。三味同用，可温中健脾补肾。

②三味薏米羹：薏仁、山药、莲子各 30g。将以上三味洗净，加水适量，用文火熬成粥，早晚食用。用于脾虚湿盛型泄泻者。山药、莲子补益脾胃；薏仁清热祛湿。三味同用，可健脾祛湿，止泻。

③当归生姜羊肉汤：当归 5g，生姜 20g，羊肉 100g 洗净。加水适量，一起放入砂锅内，用文火炖熟，调味即可，分 2 次饮汤食肉。用于脾肾阳虚型泄泻者。羊肉为血肉有情之品，温肾助阳；当归、生姜健脾养血。三味同用，可温补脾肾、止泻。

二、西医治疗

1. 治疗原则

治疗措施包括及早停用相关抗生素，加强支持治疗，调整肠道正常菌群。严重者，给予抗难辨梭状芽孢杆菌抗生素或抗毒素治疗。极少病例因肠梗阻或穿孔时，需手术。合理使用抗生素，严格掌握用药指征是防治伪膜性结肠炎的关键。

2. 一般治疗

多数患者停用相关抗生素，能自行缓解而呈自限性。对必须使用抗生素者，应考虑更换。支持治疗：包括补液维持水、电解质及酸碱平衡，输入血浆，白蛋白纠正低蛋白血症。严重营养不良者，可全胃肠外营养；有低血压休克者，可在补充血容量基础上应用血管活性药物。肾上腺皮质激素可短期小量应用，以改善毒血症症状。

3. 对症治疗

（1）微生态制剂：直接或间接补充生理菌，纠正肠道菌群失调。目前应用的生态制剂有活菌、死菌及其代谢产物。活菌制剂有两类：一类是使用需氧菌消耗肠道内氧，使之成为厌氧环境，促使厌氧菌生长，恢复菌群的平衡，如整肠生（地衣芽孢无毒株活菌制剂）、酪酸菌（米雅 BM 颗粒、宫入菌）；另一类直接用厌氧菌，如丽珠肠乐（双歧杆菌活菌制剂）、双歧三联活菌（含肠道双歧杆菌、嗜酸乳杆菌、粪链球菌）等，一般每次 2 粒，一天 3 次，原则上不与抗生素合用，以免影响疗效。死菌制剂常用的有乳酸菌素和乐托尔，含高温消毒的乳酸菌及其代谢产物，可抑制肠道致病菌生长及促进有益的酸性菌生长，调整菌群平衡。因不受抗生素的影响，可与抗生素一起服用。

（2）粪便微生物移植（fecal microbiota transplants，FMT）：国外已应用于临床，是将健康家庭成员的粪便制成悬液，通过灌肠或肠镜下注入肠道。某些严重、复杂的感染，可能需要反复的 FMT 来充分平衡肠道菌群，使其走向"健康"的微生物群。

（3）抗生素：对于轻至中度伪膜性结肠炎患者，甲硝唑为一线用药，用法为每次500mg，一天 3 次口服，疗程 10～14 天。若不能耐受，甲硝唑用量改为每次 125mg，一天 4 次，疗程 10 天。重度伪膜性结肠炎患者，推荐使用万古霉素，每次 125mg，一天 4 次口服，疗程 10～14 天。重度伪膜性结肠炎伴并发症者，选用静脉滴注甲硝唑，每日 500mg；口服万古霉素每次 500mg，每日 4 次。万古霉素用于甲硝唑不能耐受或无反应者，可抑制难辨梭状芽孢杆菌生长，是目前认为治疗伪膜性结肠炎最有效的药物。该药口服不吸收，对肾脏无损害，在肠道内可达到高浓度，但不宜采用静脉给药。上述两种药物均有一定局限性，杆菌肽可用于本病，剂量为 25000U，每天 4 次口服，一般7～10 天，有效率低于万古霉素，且价格较贵，仅在上述药物无效时使用。口服尚未发现其明显副作用，而静脉给药有较高的肾毒性和耳毒性发生率，不宜采用。非达霉素是一种新型的口服大环内酯类抗菌药物，2011 年美国 FDA 批准用于难辨梭状芽孢杆菌感染相关腹泻的治疗，其疗效与万古霉素近似，但疗效更为持久，复发率较低。

（4）抗毒素及抑制毒素吸收：抗污泥梭状芽孢杆菌抗毒素，可中和难辨梭菌毒素，国外已用于临床。阳离子交换树脂能结合难辨梭菌毒素而减轻腹泻及其他中毒症状，如考来烯胺每次 2～4g，每天 3～4 次，疗程 7～10 天。但可降低万古霉素在肠道中的浓度，故不宜合用，其主要的副作用是便秘。由于其影响抗生素的吸收，故需在应用抗生素 2 小时以后服用。其他类似药物，有双八面体蒙脱石等。

（5）免疫治疗：静脉注射免疫球蛋白（IVIG）和人单克隆抗体被用作被动免疫治疗 CDI 的方法。其机制主要为中和难辨梭菌毒素 A 来控制 CDI 的严重程度和感染期间的持续时间。针对难辨梭菌毒素 A 或 B 的单克隆抗体在 II 期临床试验中治疗 Cd 感染有效，与抗生素合用可显著减少复发。

【预防调护】

一、饮食注意

饮食应有节制，不暴饮暴食，不吃腐败变质的食物，不喝生水。生吃瓜果要洗净，养成饭前便后洗手的习惯。忌食辛辣炙煿、肥甘厚味之物。

二、生活注意

加强锻炼，增强体质，使脾气旺盛，则不易受邪。加强食品卫生及饮用水的管理，防止污染。生活起居应有规律，防止外邪侵袭，夏季切勿因热贪凉，尤应注意腹部保暖，避免感邪。调畅情志，同时应注意抗生素的合理使用，避免抗生素的滥用。

【名医经验】

焦树德

1. 学术观点

（1）病机认识：引起本病的关键是由于寒下太早或太过，导致邪热入里，邪正相争，热郁不解而协热下利。或寒下伤中，导致太阴寒湿内生，日久可由脾及肾，少阴寒化而泻下无度。

（2）辨证分型：擅从六经辨证入手，遵循六经传变，把六经辨证与辨病有机地结合起来，常分为以下三型：

①太阳少阳合病：此类患者多因寒下太早，邪入半表半里，邪正相争，热郁不解而协热下利。此类患者常予葛根芩连汤合黄芩汤，或小柴胡汤合葛根芩连汤治疗。

②太阴病：此类患者多因素体脾胃阳虚，用药寒凉太过（清热解毒药或抗生素），使太阴寒湿内生，清浊不分。症见腹泻稀便频作，腹痛、呕吐，食少纳呆，口淡不渴，或见畏寒怕冷，浮肿，苔白，脉沉细。治疗"当以温药和之，宜服四逆辈"，方用理中汤加木香、藿香、苏叶、扁豆花等芳香化浊药。

③少阴寒化：日久可由脾及肾，少阴寒化，以致泻下无度。症见下痢日久不愈，便脓血，色黯不鲜，腹痛喜温喜按，小便不利，舌淡苔白，脉迟弱或微细。治疗以桃花汤加减。

（3）治法心得：从六经辨证入手，遵循六经传变规律，谨守仲景治利诸法。病在半表半里，予葛根芩连汤、黄芩汤或半夏泻心汤以和之；病在太阴，予理中汤加芳香以温化之；病在少阴，予桃花汤以温涩之。

2. 经典医案

李某，女，28岁。

首诊：1964年7月27日。

主诉：发热恶寒2天。

现病史：患者因为受凉而于8月10日上午出现发热、恶寒（体温39℃），全身不适，咽痒而痛。曾在原单位医务室及急诊室就诊，经用板蓝根冲剂、柴胡注射液、阿尼利定、吗啉胍等药物治疗，病情未见好转。于12日查白细胞总数为5.4×10^9/L，中性粒细胞95%，淋巴细胞4%，嗜酸粒细胞1%。以"发热待查"收住病房。入院时症见头痛、头晕，发热（体温39.4℃），少汗，寒热往来，鼻翼微动，唇色黯红，咽部及扁桃体红肿、疼痛，食欲不振，尿黄，大便二日未行。舌质淡红，舌苔微黄有剥脱，脉象细数。当时诊断为"急性化脓性扁桃体炎"，曾先后使用穿心莲注射液、庆大霉素、红霉素、青霉素、柴胡注射液、氯丙嗪、物理降温等治疗。中药以辛凉解表、清热解毒为法，用银翘散加减，并且冲服了紫雪散，注射了清开灵。体温一直持续在 39℃ 以上。14 日夜间开始出现腹痛腹泻，大便呈咖啡色水样便，一日 6~7 次。咽部红肿、疼痛加重，扁桃体有白色附着物，语言及进食均感困难，上腹部有压痛。舌质红，舌苔微黄，有剥脱。患者过多使用抗生素，造成肠道菌群失调，导致"伪膜性结肠炎"。停止使用抗生素，并送大便培养检查，证实肠道菌群已经失调。

临证思路：病在初起有表征时，未及时解表，又用紫雪等寒药清泻而致泄泻，外感之邪乘虚欲向内侵，邪正相争，热郁不解而成此证。乍一看来，似呈三阳合病之势，但仔细分析，实以太阳、少阳合病为主。有太阳经的头痛，怕冷，恶风，少汗，气微喘，协热下利；以及少阳经的口苦咽干，寒热往来，胸胁苦满。虽然出现口渴能饮、脉数这种欲转阳明的征象，但并未出现汗大出、但恶热、不恶寒、口大渴、脉洪大等阳明经的症状。而是寒热往来，少汗，头痛，大便一日六七次，脉滑数而不洪大。故知为太少合病。治法应以和解少阳，清热解表，达邪外出，以防传变。

选方用药：北柴胡 15g，黄芩 12g，党参 12g，沙参 6g，天花粉 12g，葛根 12g，川黄连 10g，扁豆花 6g，玄参 15g，连翘 12g，银花 10g，生石膏（先煎）30g，六一散（包煎）10g，木香 9g。水煎服，4 剂，每隔 4~6 小时服 1 次。

用药分析：本方以小柴胡汤和解少阳半表半里之邪为主药。根据仲景"口渴者去半夏加栝楼根"，故未用半夏而用天花粉。方中以党参代替人参，扶助正气而驱邪。因有口渴、咽痛，故配以沙参清润而防生热。辅以葛根芩连汤以清热解表而治协热下利。又因时值暑令，脉见滑象，故又以扁豆花轻清透达、祛暑散邪。六一散利暑湿而治泻，以助葛根芩连汤清热解表之力。佐用生石膏辛凉清热，以涤荡郁蒸之热邪。因为热邪郁而不解，化生上焦毒热，咽喉肿痛，故又佐用银花清散上焦热邪、连翘解毒散肿、玄参降火化毒。使以木香芳香化浊，调理肠胃之气。诸药共奏和解少阳，清热解表，转枢达邪，清热解毒，调理肠胃之效。

二诊：1983 年 8 月 18 日。

患者体温已正常，咽痛、腹痛减轻，腹泻每日 2 次，为咖啡色黏液样便；尚有头痛，怕风，恶心，胸满，心下痞闷，食少，全身乏力，心下痞闷，咳嗽。上腹部无压痛。舌苔与上次差不多，仍有剥脱。诊其脉象细，左手大于右手。

临证思路：证情已见好转，知立法用药已合病机。但证属坏病，病邪传变转化交错复杂，高热、腹泻等症虽基本好转，但今又现"心下痞"症状。结合脉症，知为表证未解时用了清泻药而造成腹泻。本例虽非典型的误下，但已具有形成"痞"证之契机。故在太阳、少阳诸症减轻后而出现心下痞，并有恶心、少食、下利，知为脾胃不和之痞。治疗可仍守原方加减。原方去天花粉、玄参、扁豆花、生石膏、六一散，加半夏 10g，荆芥 10g，苏叶（后下）10g，杏仁 10g，紫菀 10g。水煎服，共2 剂。

用药分析：在柴胡剂中加荆芥、苏叶，除能在和解转枢的基础上助其达邪外解以外，兼能和肠胃。又加半夏，使之合黄芩、黄连、党参，具有半夏泻心汤之主要成分，以治心下痞。正如《伤寒论》中论痞时曰："伤寒五、六日，呕而发热，柴胡证具，而以他药下之，柴胡证仍在者，复与柴胡汤。此虽已下之，不为逆，必蒸蒸而振，却发热汗出而解。若心下满而硬痛者，此为结胸也，大陷胸汤主之；但满而不痛者，此为痞，柴胡不中与之，宜半夏泻心汤。"少阳证仍未全解（尚有恶心、少食、胸满等），又兼见痞证，故把半夏泻心汤意合入前汤药中同用。至于咳嗽，前人有"外感病以有咳嗽为轻，内伤病以有咳嗽为重"的经验。本患者为外感病，今见咳嗽，知为病情减轻，是邪已外达，欲从表而解之兆，故稍加杏仁、紫菀（结合荆、苏，即可宣肺）。

三诊：8月20日。

患者体温正常，已无腹痛、腹泻，无恶心、胸满、心下痞及咳嗽等症，大小便正常，饮食增加，全身气力及精神转佳。尚有轻微头痛，时怕冷，口渴，牙龈出血。白细胞及大便检查正常。舌苔微黄，脉象沉细已不数，腹部柔软无压痛。

临证思路：据其舌苔微黄、牙龈出血、轻微头痛、有时怕冷、口渴诸症，知尚有些余热未全解除。遵《内经》"火郁发之"仍应从表引邪外出。按"效不更方"的原则，仍投上方。去苏叶、沙参；加薄荷6g（后入），白茅根30g。再进3剂。

用药分析：加薄荷辛凉轻散，以解余热；白茅根凉血止衄，气血双清。

四诊：8月25日。

患者已基本恢复正常，稍口渴、乏力，饮食好转，体温正常，各种症状均消除。咽红已消退，舌尖略红，苔黄见退，尚有一点剥脱。脉象沉细而"静"。大便培养正常。

临证思路：脉象中已出现"静"的脉神，前人对发热性疾病痊愈时的评价，常用"诸症消退，脉静身凉"来描述。仲景先师在《伤寒论》中也指出"脉若静者为不传"。此患者诸症已退，脉神已静，故确知病已近愈。投以益胃进食、善后的调理之剂。

选方用药：香稻芽10g，生麦芽10g，青蒿10g，陈皮6g，沙参9g，玉竹6g，枳实9g，焦槟榔9g，生薏苡仁15g，熟薏苡仁15g，枇杷叶12g，太子参6g，厚朴9g。水煎服，3~6剂。

用药分析：本方以太子参、玉竹、沙参、薏苡仁、陈皮益气复阴，健脾和胃为主药，此乃五味异功散的变法。又辅以香稻芽、生麦芽升发胃气，开胃进食；青蒿芳香化湿，清利余热。佐以枳实、厚朴、焦槟榔，理气调中以助消化。使用枇杷叶润肺和胃，降气调中，肺胃兼顾。共达益气复阴、健脾开胃、调理后天而收全功之效。

（谢胜　陈雅璐）

参考文献

［1］Tang C，Li Y，Liu C，et al. Epidemiology and risk factors for Clostridium difficile – associated diarrhea in adult inpatients in a university hospital in China ［J］. American journal of infection control，2018，46（3）：285－290.

［2］张彦红，王慧，李凤娥. 伪膜性肠炎的诊断及治疗进展［J］. 医学综述，2015，21（8）：1401－1403.

［3］谢冠群，朱飞叶，侯晓丽，等. 从粪便移植疗法话中医金汁［J］. 中华中医药杂志，2015，30（6）：1907－1909.

［4］van Beurden Y H，de Groot P F，Van N E，et al. Complications，effectiveness，and long term follow－up of fecal microbiota transfer by nasoduodenal tube for treatment of recurrent Clostridium difficile infection［J］. United European Gastroenterol J，2017，5（6）：868－879.

［5］Fuentes S，Van Nood E，Tims S，et al. Reset of a critically disturbed microbial ecosystem：faecal transplant in recurrent Clostridium difficile infection［J］. The ISME Journal，2014，8（8）：1621－1633.

［6］van Nood E，Vrieze A，Nieuwdorp M，et al. Duodenal infusion of donor feces for recurrent Clostridium difficile［J］. N Engl J Med，2013，368（5）：407－415.

［7］Mankal P K，Abed J，Latte－Naor S，et al. Fidaxomicin and Fecal Microbiota Transplants for Severe Clostridium difficile Colitis［J］. American journal of therapeutics，2019，26（1）：e115－e117.

［8］高益民，郗霈龄. 伪膜性肠炎中医辨证施治的体会［J］. 中医杂志，1980（3）：12－15.

［9］焦树德. 太少合病验案分析——查病房纪实［J］. 中级医刊，1985（4）：52－54.

第十节　急性肠炎

【概述】

急性肠炎属于感染性腹泻的范畴。感染性腹泻是指由细菌、病毒、真菌、寄生虫等感染引起的急性肠道炎症所致的腹泻。我国《传染病防治法》规定，除霍乱、细菌性和阿米巴性痢疾、伤寒和副伤寒以外的感染性腹泻为"其他感染性腹泻病"，属于法定丙类传染病，本章节主要围绕"其他感染性腹泻病"展开讨论。病程在2周以内的其他感染性腹泻病，可以诊断为急性肠炎，多伴有暴饮暴食或吃不洁腐败变质食物史，起病急，频繁腹泻，多为水样便；可伴腹痛、恶心、呕吐，严重者出现发热、脱水、电解质和酸碱平衡紊乱，甚至危及生命。急性肠炎在我国有两个发病季节高峰。细菌和寄生虫感染发病高峰在夏秋季，病毒感染发病高峰在冬季。急性肠炎的特征表现为急性腹泻，往往伴有腹痛、腹胀、肠鸣，中医病名根据临床表现，属"泄泻"中"暴泻"的范畴。

【病因病机】

一、中医认识

1. 致病因素

（1）感受外邪：引起泄泻的外邪以寒湿暑热之邪较为常见，其中又以感受湿邪致泻者最多。脾喜燥而恶湿，外来湿邪，最易困阻脾土，以致升降失调，运化失常，清浊不分，水谷杂下而发生泄泻，故有"湿多成五泄"之说。寒邪和暑热之邪，虽然除了侵袭皮毛肺卫之外，亦能直接损伤脾胃及肠，使其功能障碍，但若引起泄泻，必夹湿邪才能为患，即所谓"无湿不成泄"，故清·沈金鳌《杂病源流犀烛·泄泻源流》说："湿盛则飧泄，乃独由于湿耳。不知风寒热虚，虽皆能为病，苟脾强无湿，四者均不得而干之，何自成泄？是泄虽有风寒热虚之不同，要未有不源于湿者也。"

（2）饮食所伤：误食馊腐不洁食物，损伤脾胃；或饮食过量，停滞不化，内生食滞；或恣食肥甘，湿热内蕴；或恣啖生冷，寒气伤中；脾虚、食滞、寒湿、湿热之邪致脾胃运化失职，升降失调，清浊不分，而发生泄泻。

2. 病机

急性肠炎的病位在大小肠，与脾、胃、肾密切相关。基本病机是湿盛困脾，脾胃受损，肠道功能失常。病机关键为脾虚湿盛，以湿盛为主。脾运失职，小肠无以泌别清浊，大肠无法传化，水反为湿，谷反为滞，合污而下，则发生泄泻。病理因素以湿邪为主，但可夹有寒、热、暑、风、食滞、痰凝等邪致病。

二、西医认识

1. 发病因素

（1）细菌感染：

①致泻大肠埃希菌：根据致病机制和细菌毒力，引起肠道感染的大肠埃希菌可分为5类

肠产毒素性大肠埃希菌（enterotoxigenic E. coli，ETEc）：是旅行者腹泻的重要病原菌，产生不耐热的肠毒素和（或）耐热肠毒素，导致肠黏膜细胞分泌大量液体而致腹泻，腹泻物中含大量蛋白质。

肠致病性大肠埃希菌（enteropathogenic E. coli，EPEC）：是引起婴幼儿腹泻最常见的病原菌之一。

肠集聚性黏附大肠埃希菌（enteroaggregative E. coli，EAggEC/EAEC）：其毒力基因编码蛋白介导集聚性黏附上皮细胞，阻碍肠道液体吸收，导致腹泻。

肠出血性大肠埃希菌（enterohaemorrhagic E. coli，EHEC）：能产生溶血素、志贺样毒素（或称 Vero 毒素）等，故该菌又名产志贺样毒素大肠埃希菌（shiga toxin - producing E. coli，STEC），或产 Vero 毒素大肠埃希菌。已经证实有40余种血清型的大肠埃希菌产志贺样毒素，其中 O157：H7 所占比例最大，其次 O26、O45、O111、O103、O121 和 O145 等也是常见产毒素血清型。STEC 能引起血性腹泻，部分患者并发溶血性尿毒综合征（hemolytic uremic syndrome，HUS）和血栓性血小板减少性紫癜等。

肠侵袭性大肠埃希菌（enteroinvasive E. coli，EIEC）：通过侵袭基因编码的蛋白介导侵袭和破坏肠上皮细胞，引起炎性反应和溃疡，其症状与痢疾很难区分。

②副溶血弧菌：是一种嗜盐细菌，人的感染多来自海产品及海产品造成的交叉污染。在我国沿海地区，以夏秋季散发病例和暴发事件中较为常见。我国常见的副溶血弧菌的血清型为 O3：K6、O1、O4：K8、O4：K68、O1：K25、O3：K29 和 O1：K56 等。河弧菌、拟态弧菌、创伤弧菌等也能引起感染性腹泻。

③沙门菌：是人兽共患菌，有 2500 多个血清型，以鼠伤寒和肠炎沙门菌最常见，一年四季都有发病。污染的动物、植物、加工食品和水都能引起感染，经常有食源性暴发。自患者分离的菌株，常有多重耐药性。在我国，沙门菌是感染性腹泻最常见的细菌性病原体，也是食物中毒暴发最常见的病原菌。

④弯曲菌：是人兽共患菌，主要通过未彻底煮熟的鸡肉、被交叉污染的蔬菜、牛奶和水传播。被弯曲菌感染后，常为脓血便，部分患者会发生严重的并发症，如吉兰 - 巴雷综合征、反应性关节炎和肠易激综合征（irritable bowel syndrome，IBS）。

（2）病毒感染：导致急性腹泻病的比例远超过其他病原体，在急性感染性腹泻病中，自限性的病毒感染超过 50%。病毒感染性成人急性腹泻主要由诺如病毒和轮状病毒引起，属于渗透性腹泻的范畴。

①诺如病毒：属于杯状病毒科、无包膜单股正链 RNA 病毒。该病毒可以通过食品、水及患者呕吐物所造成的气溶胶传播，很容易引起暴发，是成人病毒性腹泻最常见病原体。在发达国家的暴发型胃肠炎中，由诺如病毒引起者占 68% ~ 80%。根据我国北京市调查，秋冬季门诊中成年散发腹泻患者粪便的诺如病毒阳性率超过 50%。诺如病毒也是医院感染腹泻病的重要病原体，可引起院内暴发流行。诺如病毒不仅感染肠道，导致肠黏膜出现特异性的组织细胞形态改变，包括肠黏膜上皮细胞绒毛变宽、变短，细胞质内线粒体肿胀，形成空泡，但未见细胞坏死，经过扫描电镜分析，这些细胞形态仍然是完整的；也可能通过高效感染巨噬细胞、树突状细胞、B 细胞等免疫细胞，干扰固有免疫及适应性免疫应答而致病。

②轮状病毒：能导致成年人腹泻病的暴发，但对成年散发腹泻患者中轮状病毒的监测和研究资料较少。有监测报告显示，成人腹泻病患者阳性率为 5% ~ 23%。轮状病毒致泻的机理主要有两个假说：一是轮状病毒非结构蛋白 NSP4（non - structure protein4，NSP4）致腹泻假说，二是肠道神经系统（enteric nervous system，ENS）假说。NSP4 致泻假说认为 NSP4 通过与肠绒毛细胞上某 NSP4 受体结合，调控 Na^+、Ca^{2+}、Cl^- 等离子转运及调节细胞通透性导致腹泻。NES 致泻假说认为，轮状病毒感染能刺激肠嗜铬细释放 5 - HT 从而兴奋迷走神经传入支，进而兴奋脑干司呕吐与腹泻的孤束核，引发呕吐和腹泻反射。

（3）寄生虫感染：

①贾第虫：是蓝贾第鞭毛虫的简称，感染多由饮水不洁或者不良卫生习惯导致，是旅行者腹泻的主要病原体之一。贾第虫病现被列为全世界危害人类健康的 10 种主要寄生虫病之一。HIV 感染者常合并贾第虫感染，且症状严重、病程长。其引起的腹泻主要是由肠道吸收不良及分泌过多导致。一方面，贾第鞭毛虫的滋养体直接损害小肠刷状缘和黏膜，诱导产生宿主反应，这种免疫反应可引起液体的分泌及肠道损害；

另一方面，贾第鞭毛虫可引起小肠上皮的编程性细胞死亡，同时破坏上皮细胞间紧密连接的闭锁小带，经肠上皮细胞单层增加肠上皮的通透性而引起腹泻。

②隐孢子虫：该寄生虫广泛寄生于脊椎动物体内，是人兽共患致病源。隐孢子虫多为水源性传播，进入体内的隐孢子虫的子孢子侵入肠上皮细胞，其后的裂体增殖破坏肠绒毛结构，是致病的主要原因。隐孢子虫主要感染免疫功能低下人群，但也可以感染免疫功能正常者。

③环孢子虫：是一种寄生于肠道的球虫，人类为唯一天然宿主。含其卵囊的粪便污染水、食物和土壤后，在人群中传播，多见于卫生习惯差和经济欠发达的国家或地区，也是旅行者腹泻的常见致病源。环孢子虫病易发展为迁延性腹泻。

（4）特殊的感染性腹泻：

①抗生素相关性腹泻：是指应用抗菌药物后发生的、与抗菌药物有关的腹泻，尤其多见于长期、大量使用广谱抗菌药物者。通常在开始使用抗菌药物后的 5～10 天发病。艰难梭菌、产肠毒素的产气荚膜梭菌、金黄色葡萄球菌、克雷伯菌属、白念珠菌等均可以引起抗生素相关性腹泻，且可合并肠道机会菌（如变形杆菌属、假单胞菌属、非伤寒沙门菌属等）感染。抗生素相关性腹泻中，艰难梭菌感染（clostridium difficile infection，CDI）占 20%～30%。CDI 还与强烈的胃酸抑制、机体免疫功能抑制，以及应用细胞毒性药物等有关。

②医院获得性腹泻：医院获得性腹泻的主要致病菌为大肠埃希菌、金黄色葡萄球菌、肠球菌和铜绿假单胞菌，其次为白念珠菌、变形杆菌属、克雷伯菌属、沙门菌属等。这些病原菌多为多重耐药菌，主要来自交叉感染或肠道内源性感染。临床研究表明，在住院患者中，医院获得性腹泻的发生率为 12%～32%，其中有近 20% 为 CDI。

③免疫缺陷相关腹泻：先天性和获得性免疫缺陷人群容易发生感染性腹泻，且不易治愈，易发展为慢性腹泻，如 HIV 感染相关腹泻和老年人群的腹泻等。前述细菌、真菌、寄生虫和病毒等均可能成为免疫缺陷者腹泻的病原体。

2. 腹泻类型

（1）分泌性腹泻：指胃肠道水和电解质过度分泌引起的腹泻。其特点是粪便为中性或偏碱性，肠腔渗透压和电解质浓度与血浆相等，粪便中含有大量的电解质，外观呈水样；大便镜检示无红白细胞，或可见少许红细胞和白细胞。常见于产毒性大肠杆菌感染等。

（2）渗出性腹泻：指肠黏膜的完整性受到感染或非感染性因素的破坏，使肠黏膜发生炎性反应、充血、水肿、渗出，甚至发生溃疡。其特点为粪便中含有明显的黏液脓血，粪便偏碱性；大便镜检可见较多红细胞和白细胞，常见于侵袭性大肠杆菌等感染。

（3）渗透性腹泻：指肠腔内存在大量高渗性食物或药物，导致体液中水分由血浆向肠腔反流致泻。其特点为粪便外观呈稀水样；大便镜检示无红白细胞，或可见少许红细胞和白细胞；粪便酸度增加，电解质水平不高，肠腔内渗透压超过血浆渗透压，禁食后腹泻可好转或停止。常见于黏附性大肠埃希菌、轮状病毒等感染。

其他感染性腹泻病根据病原菌不同可以分为细菌感染、病毒感染、寄生虫感染、特殊的感染性腹泻。

【诊断与鉴别】

一、中医诊断

1. 辨证要点

（1）辨虚实：急性暴泻，脘腹胀满，腹痛拒按，泻后痛减，小便不利，多属实证。然而"邪之所凑，其气必虚"，病证往往夹有脾虚或肾虚，尤其是慢性病程急性发作的病例，更多为虚实夹杂。

（2）辨寒热：粪质清稀如水，腹痛喜按，完谷不化，或如鸭溏者，多属寒湿。粪质黄褐，臭味较重，泻下急迫，肛门灼热，多属湿热。寒证多有恶寒发热或形寒肢冷，腹部喜暖，腰膝酸软，舌质淡，苔白脉沉。热证多有烦热口渴，小便短赤，肛门灼热，舌质红，苔黄腻，脉濡数或滑数。《保婴撮要》对小儿大便的识辨非常详细："小儿大便色褐，夹杂未化之水谷，主脾胃虚寒；大便色黄，夹杂白沫，主脏中蕴结之热；大便色青，夹杂未化之水谷，主肝木克脾土，及怒动肝火。"

（3）辨兼夹证：伴恶心呕吐，身热自汗，口渴者，多为暑湿；伴腹痛者，多为气滞；伴两胁不舒者，多肝郁气滞；伴恶寒发热者，多有表证；伴嗳腐吞酸，排便臭秽者，多夹食积；伴小便清长，大便清稀，腰膝酸软，五更泄泻者，多为肾气亏虚。

2. 病机辨识

急性肠炎往往由感受寒湿、湿热之邪或饮食停滞所致，湿困脾土，脾运失职，或脾胃受损，脾虚湿盛，小肠无以泌别清浊，大肠无法传导化物，水反为湿，谷反为滞，合污而下，则发生泄泻。寒湿多有受凉病史，粪质清稀如水，兼见恶寒发热、头痛身痛、口干不欲饮等。湿热多发生于夏秋季节，往往泻下急迫，或泻而不爽，肛门灼热，粪黄黏臭，烦热口渴，小便短赤。食滞胃肠，多有饮食不洁或饮食不节病史，往往泻下臭如败卵、泻后痛减、脘腹胀满、嗳腐食臭、不思饮食。

二、西医诊断

1. 诊断

（1）临床表现：腹泻、腹痛，可伴恶心、呕吐、发热等其他消化道及全身症状。起病急，病程短，多在2周以内，多有饮食不当病史。在我国细菌及寄生虫感染以夏、秋两季发病率较高，病毒感染冬季发病率高，无性别差异，潜伏期长短不同，一般不超过72小时。患者腹部可有轻压痛、肠鸣音亢进，严重者可出现心率加快，血压下降、皮温降低等休克表现。

（2）辅助检查：

①实验室检查：大便常规提示为黄色水样便，可带少量黏液，偶见白细胞和脓细胞。血常规示白细胞计数总数和中性粒细胞百分比轻度升高。大便培养、血清免疫学

测定和分子生物学诊断技术有助于明确病原体。尿常规、肝肾功能、血糖、甲状腺功能测定有助于全身疾病的判断。

②内窥镜及消化道造影检查：急性期不建议进行内窥镜及消化道造影检查，以免加重病情。如果存在肠穿孔，此类检查是禁忌。

③影像学检查：立位腹平片可明确是否合并急性肠穿孔、中毒性巨结肠等危急情况。也可行腹部超声、腹部 CT、腹部 MRI 及小肠/结肠 CT 或 MRI 重建，以进一步明确黏膜病变的范围、性质以及与腹腔内周边器官的关系。

（3）诊断标准：

①该病存在夏秋季和冬季两个发病高峰，发病不分性别及年龄，婴幼儿更易患病。一般可询及诱因。

②急性起病，在起病 24 小时内表现为 3 次或以上异常的糊状或水样便，可含有未消化食物、少量黏液，甚至血液等；可伴有恶心、呕吐，腹痛，常有发热、头痛、全身不适及不同程度的中毒症状。腹泻、呕吐严重者，可出现烦躁、口渴、皮肤弹性下降、眼窝凹陷、桡动脉搏动减弱等脱水甚至休克表现。

③外周血白细胞总数及中性粒细胞可增高。大便检查可有未消化肌纤维和脂肪滴，一般无红细胞、脓细胞和巨噬细胞。

全部满足以上条件者，才能明确诊断。

（4）并发症：

①出血：如果感染的病原菌具有侵袭性，如肠侵袭性大肠杆菌、肠出血性大肠杆菌、志贺菌，或者合并炎症性肠病、肠道肿瘤等侵袭性疾病，则会并发消化道出血。大便常规可见大量红细胞，大便潜血阳性。

②中毒性巨结肠：主要特征是全身毒性反应和严重的结肠扩张，是各种细菌性肠病、病毒性肠病、炎症性肠病等的一种致命并发症，常与炎症性肠病相关。但近来有更多的病例来源于感染性肠炎，其中艰难梭菌感染性肠炎并发中毒性巨结肠的报道最多，可能与广谱抗生素滥用相关。其他重要的病原菌，还包括沙门氏菌、志贺氏菌、弯曲杆菌、巨细胞病毒、轮状病毒、曲霉和 Entameba、肠出血性或肠集聚黏附性大肠杆菌 O157（EHEC，EAEC 或 EAHEC）等引起溶血尿毒综合征（HUS），也可能发生中毒性巨结肠。

③急性肠穿孔：感染侵袭性病原菌如肠侵袭性大肠杆菌、肠出血性大肠杆菌，病情严重时可能出现消化道穿孔。尤其是出现中毒性巨结肠时，发生穿孔的风险明显升高。典型表现为突然发生剧烈腹痛，查体可见腹壁压痛、反跳痛、肌紧张，肝浊音区缩小或消失；立位腹平片可见膈下游离气体，多层螺旋 CT 也有助于诊断。一旦出现消化道穿孔，需要立即外科处理。

2. 鉴别

（1）霍乱：是因摄入的食物或水受到霍乱弧菌污染而引起的一种急性腹泻性传染病。《中华人民共和国传染病防治法》将本病列为甲类传染病。本病由霍乱弧菌引起，O1 和 O139 这两种霍乱弧菌的血清型能够引起疾病暴发。霍乱在我国以夏秋季为流行季节，地理分布以沿海沿江为主。霍乱潜伏期一般为 2~3 天，也可短至数小时或长达 6 天之久。发病急骤，呕吐与腹泻均剧烈。初排黄色稀便，继而呈典型的米泔水样，无粪质的灰白色浑浊液体。腹泻不伴有腹痛与里急后重，每次排便量甚多。呕吐常为喷射，反复不止，嗣后呕吐物也呈米泔水样（吐泻期）。由于剧烈的腹泻和呕吐，患者呈严重脱水状态，体温下降，四肢厥冷，皮肤干燥皱缩，眼窝凹陷。常有肌肉痉挛，以腓肠肌与腹肌明显。患者逐渐出现血压下降、脉搏微弱（休克期），重症者如不及时救治，可导致死亡。如果周围循环衰竭现象持续较长，中毒严重，常出现发热性反应（反应期）。患者可有持续高热，少尿或无尿，最后发展为尿毒症与酸中毒，可因急性肾衰竭而死亡。流行期间做粪便涂片染色和动力试验及制动试验，可作为快速诊断方法。确定诊断应符合以下三项中一项者：①有吐泻症状，大便培养有霍乱弧菌生长者，血清抗体阳性也有诊断意义；②流行区人群，有典型症状，但大便培养阴性，经血清抗体测定效价呈四倍或四倍以上增长；③虽无症状但大便培养阳性，且在粪检前后五日内有腹泻表现，并有密切接触史者。

（2）急性细菌性痢疾：本病致病菌为痢疾杆菌，以弗氏和宋内痢疾杆菌为多见。《中华人民共和国传染病防治法》将本病列为乙类传染病。发病多在夏秋季节，往往形成大、小流行。潜伏期 1~2 天，也可长达 7 天。好发于儿童或青壮年。临床上以畏寒、发热、腹痛、腹泻、里急后重及排含黏液、脓血的稀便为其主要症状。体征以左下腹压痛多见。大便常规可见大量脓细胞，大便培养痢疾杆菌阳性。中毒型痢疾是细菌性痢疾的危重临床类型，起病急，发展快，病情严重，常发生惊厥及休克，易导致死亡，必须早期诊断、及时治疗。

（3）变态反应引起的胃肠病：是指当某些健康者，进食一般人能耐受的食物后，所引起的急性胃肠症状，表现为呕吐、腹痛、腹泻，常伴有荨麻疹、血管神经性水肿等。引起变态反应性胃肠病的食物甚多，常见者为虾、蟹、海鱼、乳类、蛋类等，发病与个体过敏体质有密切关系。有些病例表现为嗜酸细胞性胃肠炎。

（4）全身疾病引起的急性肠炎：全身疾病也可引起腹泻，如尿毒症和甲状腺功能亢进等。尿毒症患者可以出现腹泻，因尿素分泌增加，细菌分解成氨，刺激黏膜导致；也与胃肠道内多肽类激素水平增高和代谢障碍引起黏膜屏障功能降低有关。甲状腺功能亢进时，可出现腹泻、腹痛，伴有心动过速、大汗、体重减轻、发热等症状。

（5）急性放射性肠炎：发生于放疗期和放疗结束后 2 个月，甚至是放疗后半年内。临床表现为腹痛、腹泻、便次增多、黏液脓血便甚至鲜血便。由于肠道对辐射损伤的高度敏感，肠道受损严重者可造成瘘管、狭窄及慢性吸收不良等，并影响生活质量，甚至危及生命。

（6）急性出血性坏死性肠炎：是一种危及生命的暴发性疾病，主要临床表现为腹痛、腹胀、呕吐、腹泻、便血，重症者可出现败血症和中毒性休克。此病因不清，其发病与肠道缺血、感染等因素有关，以春秋季节发病为多。病变主要累及小肠，呈节段性，少数可有全部小肠及结肠受累，以出血、坏死为特征。现认为本病的发病与感染产生 B 毒素的 Welchii 杆菌（C 型产气荚膜杆菌）有关，B 毒素可致肠道组织坏死，产生坏疽性肠炎。本病的发生除了与进食被致病菌污染的肉类食物有关外，也还有其他饮食因素。如饮食习惯突然改变，从多吃蔬菜转变为多吃肉食，使肠内生态环境发生改变，有利于 Welchii 杆菌的繁殖；或饮食以甘薯为主，由于肠内胰蛋白酶抑制因子的大量存在，使 B 毒素的破坏减少。

【治疗】

一、中医治疗

1. 治疗原则

急性肠炎的典型症状为急性腹泻，属于中医"暴泻"的范畴。中医药对急性肠炎的主要干预手段有药物治疗、针灸疗法等，临床可根据具体情况选择合适的治疗方式，并配合饮食调节、心理疏导等方法综合调治。治疗过程中，应当审证求因，辨证施治。本病基本病机为脾虚湿蕴，故基本治法为运脾化湿。

暴泻多以湿盛为主，重在化湿，佐以分利，参以淡渗。根据寒湿与湿热的不同，分别采取温化寒湿、清化湿热的方法。夹有表邪者，佐以疏解；夹有暑邪者，佐以清暑；兼有伤食者，佐以消导。

2. 辨证论治

（1）寒湿困脾证

症状表现：泻下清稀，甚则如水样，脘闷食少，腹痛肠鸣；兼有外感风寒之恶寒，发热，鼻塞，头痛，肢体酸痛。舌苔白或白腻，脉濡缓。

病机分析：寒湿困脾，脾失健运，肠胃气机受阻，则腹痛肠鸣、脘闷食少；清浊不分，传导失司，故大便清稀，甚则如水样；风寒之邪袭表，则恶寒发热、鼻塞头痛、肢体酸痛。

治疗方法：散寒化湿，理气和中。

代表方药：藿香正气散（《太平惠民和剂局方》）。大腹皮 6g，白芷 6g，紫苏 6g，茯苓 6g，半夏曲 12g，白术 12g，陈皮 12g，厚朴 12g，苦桔梗 12g，藿香 10g，炙甘草 6g。

随症加减：若表寒重，恶寒发热，头身痛者，加荆芥、防风疏风散寒；若表邪重，寒热无汗，吐泻转筋者，合三味香薷饮（香薷、扁豆、黄连）；湿邪偏重，腹满肠鸣，小便不利者，可改用胃苓汤健脾燥湿，和中利水；兼气滞，脘腹胀痛者，可加木香、延胡索行气止痛；痛甚者，可加肉桂、良姜温中散寒。

（2）湿热伤中证

症状表现：泄泻腹痛，泻下急迫，或泻下不爽，粪质黄褐，气味臭秽；肛门灼热，烦热口渴，小便短黄。舌质红，苔黄腻，脉滑数或濡数。

病机分析：感受湿热之邪，肠腑传导失常而发生泄泻；肠中有热，故泻下急迫；湿热互结，腑气不畅，则泻而不爽；湿热下注，故肛门灼热、粪便色黄褐而臭、小便短黄。

治疗方法：清热燥湿，分利止泻。

代表方药：葛根黄芩黄连汤（《伤寒论》）。葛根15g，黄芩10g，黄连10g，甘草5g。

随症加减：若有发热、头痛、脉浮等表证，加金银花、连翘、薄荷疏风散热；夹食滞，加神曲、山楂、麦芽消食化滞；若有胸痞呕恶、腹满肠鸣等湿重于热者，加车前子、薏苡仁利水渗湿；若有身热稽留，汗出不退，渴不引饮或喜热饮，胸闷泛恶等热重于湿者，加金银花、连翘清热解毒；腹胀满者，加厚朴、木香理气消胀；腹痛甚者，加醋延胡索理气止痛；呕吐者，加竹茹清热除烦止呕。

（3）暑湿内伏证

症状表现：泄泻注下，腹痛肠鸣，胃脘痞闷，呕恶不食，渴不多饮，小便不利。舌苔黄腻，脉弦滑数。

病机分析：暑湿内伏，三焦气机阻滞，脾胃气机不利，升降失常，清气不升，清浊不分，故见泄泻注下；气机不利，故见腹痛肠鸣；暑湿困阻中焦，故见呕恶不食，湿阻气机，膀胱气化不利，故见渴不多饮、小便不利。舌苔黄腻、脉弦滑数为湿热内盛之象。

治疗方法：渗湿宣气，芳香利窍。

代表方药：滑石藿香汤（《温病条辨》）。飞滑石9g，茯苓皮9g，白通草3g，白蔻仁3g，陈皮3g，猪苓6g，藿香梗6g，厚朴6g。

随症加减：腹痛者，加炒白芍、炙甘草缓急止痛；夹食滞者，加焦山楂、焦神曲、炒谷芽、炒麦芽消食化滞；气滞者，加木香理气化湿；暑热伤阴致肌肤灼热、心中燥渴者，可加生山药健脾益阴；暑热致气津两伤，大便溏而频，体倦少气，不思饮食者，可加用西洋参清暑益气、养阴生津。

（4）食滞胃肠证

症状表现：腹痛肠鸣，泻下粪便臭如败卵，泻后痛减；脘腹胀满，嗳腐酸臭，不思饮食。舌苔垢浊或厚腻，脉滑。

病机分析：饮食不节，宿食内停，肠胃传化失司，故腹痛肠鸣、脘腹痞满；宿食不化，则浊气上逆，故嗳腐酸臭；宿食下注，则泻下臭如败卵；泻后腐浊外泄，故腹痛减轻。

治疗方法：消食导滞，和胃化湿。

代表方药：保和丸（《丹溪心法》）。山楂15g，神曲10g，半夏9g，茯苓15g，陈皮5g，连翘5g，莱菔子5g，炒麦芽5g。

随症加减：食积化热，加黄连清热燥湿止泻；兼面色萎黄、神疲乏力、四肢倦怠等脾虚表现者，加白术、白扁豆健脾化湿止泻。食积较重，脘腹胀满，加炒枳实、大黄通腑泄热、消积止泻。

（5）脾虚津亏证

症状表现：泻下清稀，甚则如水样；呕吐，神疲乏力，四肢倦怠，肌热烦渴，不喜冷饮，口舌生疮。舌苔薄白，脉细。

病机分析：素体脾胃虚弱，复感湿邪困脾，脾胃运化失司，升降失常，清气不升，故见泻下清稀，甚则如水样；胃气不降，故见呕吐；湿邪留恋，蕴而化热，热伤津液，故见肌热烦渴、口舌生疮；素体脾胃虚弱，故见神疲乏力、四肢倦怠、不喜冷饮。舌苔薄白，脉细为脾胃虚弱，湿热伤津之象。

治疗方法：健脾化湿，和胃生津。

代表方药：七味白术散（《小儿药证直诀》）。人参6g，茯苓12g，炒白术12g，甘草3g，藿香叶12g，木香6g，葛根15g。

随症加减：若胃气失和，恶心呕吐者，加姜半夏、代赭石燥湿化痰，降逆止呕；流涎而臭者，加黄连、滑石、诃子、益智仁清热除湿、健脾固涩；水肿者，加猪苓、泽泻利水消肿。

3. 其他疗法

（1）中成药

①藿香正气软胶囊

药物组成：广藿香、紫苏叶、白芷、姜厚朴、大腹皮、法半夏、陈皮、炒白术、茯苓、桔梗、生姜、大枣、甘草。

功能主治：适用于外感风寒、内伤湿滞或夏伤暑湿所致的感冒，症见头痛昏重、胸膈痞闷、脘腹胀痛、呕吐泄泻，以及肠胃型感冒见上述证候者。

用法用量：口服，一次2～4粒，一日2次；小儿酌减。

②五苓胶囊

药物组成：泽泻、茯苓、猪苓、炒白术、肉桂。

功能主治：适用于阳不化气，水湿内停所致的水肿。症见小便不利，水肿腹胀，呕逆泄泻，渴不思饮。

用法用量：口服，一次3粒，一日2次。

③枫蓼肠胃康片

药物组成：牛耳枫、辣蓼。

功能主治：用于中运不健，气滞湿困而致的急性胃肠炎及其所引起的腹胀、腹痛和腹泻等消化不良症。

用法用量：口服，一次4～6片，一日3次。

④葛根芩连丸

药物组成：葛根、黄连、黄芩、炙甘草。

功能主治：适用于泄泻痢疾，身热烦渴，下痢臭秽；菌痢、肠炎。

用法用量：口服，一次6g，一日2次。

⑤肠炎宁片

药物组成：地锦草、金毛耳草、樟树根、香薷、枫树叶。

功能主治：适用于急、慢性胃肠炎、腹泻、细菌性痢疾、小儿消化不良。

用法用量：口服，一次2～6片，一日3次。

⑥香连丸

药物组成：木香、吴茱萸、制黄连。

功能主治：适用于脾胃湿热证。

用法用量：口服，一次6g，一日2次。

⑦穿心莲片

药物组成：穿心莲。

功能主治：适用于邪毒内盛，感冒发热，咽喉肿痛，口舌生疮；或顿咳劳嗽，泄泻痢疾，热淋涩痛，痈肿疮疡，毒蛇咬伤。

用法用量：口服，一次2~3片，一日3~4次。

⑧保济丸

药物组成：广藿香、苍术、白芷、化橘红、厚朴、菊花、蒺藜、钩藤、薄荷、茯苓、薏苡仁、神曲茶、稻芽、木香、葛根、天花粉。

功能主治：适用于暑湿感冒。症见发热头痛，腹痛腹泻，恶心呕吐，肠胃不适；亦可用于晕车晕船以及急性胃肠炎、胃肠型感冒见上述证候者。

用法用量：口服，一次1.85~3.7g，一日3次。

⑨六合定中丸

药物组成：广藿香、香薷、陈皮、姜厚朴、炒枳壳、木香、檀香、炒山楂、炒神曲、炒麦芽、炒稻芽、茯苓、木瓜、炒白扁豆、紫苏叶、桔梗、甘草。

功能主治：适用于夏伤暑湿，宿食停滞，寒热头痛，胸闷恶心，吐泻腹痛。

用法用量：口服，水丸一次3~6g，一日2~3次。

⑩枳实导滞丸

药物组成：大黄、炒枳实、炒神曲、黄芩、姜黄连、茯苓、炒白术、泽泻。

功能主治：适用于饮食积滞，湿热内阻所致的脘腹胀痛、不思饮食、大便秘结、痢疾里急后重。

用法用量：口服，一次6~9g，一日2次。

⑪参苓白术颗粒

药物组成：人参、茯苓、白术、山药、白扁豆、莲子、薏苡仁、砂仁、桔梗、甘草。

功能主治：适用于脾胃虚弱，食少便溏，气短咳嗽，肢倦乏力。

用法用量：口服，一次6g，一日2次。

（2）单方验方

①单方

百草霜：用百草霜末，每6g，米饮调下。用于暴泻痢者。

车前子：每次用6g炒为末，米饮调服。其根、叶亦可捣汁饮下。此药利水道而不动元气。用于暴泻不止，小便不通者。

炒白术：黄土炒白术30g，入米一撮同煎，空腹服。用于泄泻者，不拘新久。

酒煮黄连丸：黄连500g，切，以好酒二升半煮干，焙，研，糊丸梧子大。一次50丸，熟水下，一日3次。用于伏暑发热，作渴呕恶及赤白痢，消渴，肠风，酒毒，泄泻者。

肉豆蔻：3个用面裹，置火中煨令面焦，去面不用。上为细末，只作一服，用陈米饮调，食前服之。用于暴寒，水泄不止者。

②验方

验方一：陈艾6g，生姜3g。水煎服。用于寒湿泄泻，暴泻不止者。

验方二：用丝瓜叶1片，白梅1枚并仁，同研烂，水调服。用于伏暑吐泻者。立止水泻方：车前子15g，泽泻15g，姜汁炒厚朴18g。共为细末，热水调服即愈。用于湿盛泄泻，兼有小便不利、腹胀肠鸣者。

分水神丹：炒白术20g，车前子10g。水煎服。用于脾虚湿困泄泻者。

（3）外治疗法

①推拿：采用清补脾经、清补大肠经、揉板门、指端揉大鱼际部、运内八卦、退六腑、摩腹、捏脊、推上七节骨、揉龟尾等多种手法治疗。脾虚寒湿型，加揉外劳、揉板门以散寒温中；脾虚湿热型，加清大肠、清小肠以清利湿热。以上方法一日1次。

②膏药：

暖脐膏：生附子15g，甘遂9g，甘草9g。上药用葱汁熬膏，和药加蟾蜍、麝香、鸦片、丁香末摊者。用于寒湿内盛之急性肠炎者。

十香暖脐膏：附子60g，天麻子60g，小茴香60g，菟丝子60g，川芎60g，木香30g，川乌30g，草乌30g，干姜30g，白芷30g，麻油2500g，黄丹1000g，丁香6g，乳香6g，没药6g，肉桂6g，麝香1.5g。将前10味用麻油熬枯去渣，入黄丹搅匀，再入余药搅匀摊布上，用时以温水化开，贴脐上。功能暖腰肾，和血脉，散风邪，通筋骨。用于阴寒腹痛，水泻痢疾，下坠脱肛；肝胃不和，脘痛胁胀；男子淋浊寒疝，女子带下癥瘕；小儿痞块疳积；兼治风寒感冒者。

散阴膏：生附子150g，白附子120g，生南星、生半夏、生川乌、生草乌、生麻黄（去节）、生大黄、羌活、苍术各90g，川芎、当归、姜黄、细辛、防风、甘遂、延胡、灵仙、乌药各60g，独活、灵脂、黑丑头、荆穗、三棱、莪术、藁本、赤芍、白芍、紫苏、香附子、白芷、青皮、陈皮、天麻、秦艽、枳实、厚朴、槟榔、远志肉、益智仁、杜仲、牛膝、川续断、紫荆皮、桂皮、五加皮、宣木瓜、吴茱萸、蛇床子、补骨脂、大茴、巴戟天、葫芦巴、巴豆仁、杏仁、桃仁、苏木、红花、草果、良姜、皂角、骨碎补、自然铜、刘寄奴、马鞭草、红芽大戟、商陆、芫花、防己、甘草、木鳖仁、蓖麻仁、生山甲、蜂房、全蝎、蛇蜕、荜茇、甘松、山柰、黄连、黄柏各30g，发团60g，炒蚕沙72g，干地龙10条，生姜、葱白各1000g，韭白、大蒜头、桑枝、苍耳草各500g，凤仙草全株1000~1500g，槐枝、柳枝、桃枝各240g，干姜、艾、侧柏叶各120g，炮姜、菖蒲、胡椒、川椒、白芥子各60g。将上药择净，用香麻油17500g，黄丹收膏，再加提净松香240g，密陀僧120g，陈壁土、煅赤石脂各60g，雄黄、明矾、木香、丁香、绛香、制乳香、制没药、肉桂、樟脑、真轻粉各30g，酒蒸化牛皮胶120g，苏合油30g搅匀，临用掺麝末贴。一方加制硫黄（如过阴寒重症临时酌加最稳）、炮姜、附子、益智仁、丁香末掺此散阴膏贴脐；并对脐加艾叶缚之，更用艾500g坐身下或包膝盖至足心。用于寒泻重症，气虚暴泻，冷汗脉微急症者。

止泻暖脐膏：公丁香9g，制硫黄9g，清白胡椒24g，绿豆粉45g。以上4药，共研极细末，摊万应灵膏对脐上贴之，立刻止痛止泻神效。专治一切暑热暑寒之邪，痧疫、腹痛、泄泻、绞腹吊脚者。

③熏洗：生附子30g捣烂。揩擦四肢及手足心，或用烧酒、白兰地酒亦可。功能温脾散寒。用于吐泻不止，四肢厥冷者。

④足疗：取小肠、升结肠、横结肠、降结肠、乙状结肠和直肠、肛门、腹腔神经丛、下身淋巴等反射区。如腹泻伴呕吐、食减、腹胀、完谷不化、舌苔白腻、脉濡缓等为脾胃虚弱型，加脾、胃、食管等反射区；若腹泻发病常与精神抑郁有关，并腹痛连胁、苔薄、脉弦等为肝郁侮脾型，加肝、胆、脾、胃等反射区；若晨起泄泻伴腰膝酸软、舌淡苔白、脉沉细等为脾肾阳虚型，加脾、肾及肾上腺等反射区。首先按若石健康法的要求"全面做"，然后用单食指扣拳法和双指扣拳法等在小肠、横结肠、降结肠、乙状结肠和直肠、肛门、腹腔神经丛、下身淋巴等反射区各按摩30次左右，施力要达到痛感，但不宜过痛，以患者能忍受为度。功能除湿导滞，通调腑气，健脾止泻。

⑤刮痧及罐疗：该种方法常与推拿、罐疗等配合使用，多用于小儿。

刮痧：取穴大肠俞、中脘、天枢、气海、足三里。刮大肠俞；点揉中脘、天枢、气海；刮足三里。每个穴位约2分钟，并用手绢保护皮肤，用力轻柔，皮肤表面出现潮红、瘀斑即可。一日1次，连续治疗3天。功能健脾和胃，利湿止泻。

刮痧联合罐疗：主穴取胃俞、脾俞、大肠俞、足三里、中脘、天枢、内关。伴发热者，加曲池；伴头痛头晕者，加合谷；伴转筋者，加承山、委中。风寒型、脾胃虚寒型和伤食型用补法。常规消毒后，在相应的部位涂刮痧油，先从颈部风府刮至大椎，再重刮中脘、天枢、胃俞、脾俞、足三里，以皮肤发红、皮下有瘀血点、痧斑为度，切忌重手法。同时加个别穴位拔罐，以小儿有温热感、无疼痛感为度，留罐5~10分钟，连续3天。每次刮痧后，均服温水或糖盐水1杯（500~800mL）。功能健脾和胃，降逆止呕，消胀止泻。

（4）针灸疗法

①体针：以足阳明、足太阴经穴为主，如天枢、上巨虚、阴陵泉、水分等；寒湿者，加神阙；湿热者，加内庭；食滞者，加中脘。神阙用隔姜灸法，以除湿导滞，通调腑气。

②耳针：常用穴位有胃、脾、大肠、小肠、胰、胆、交感、神门。每次取单侧穴位2~3个，直刺耳穴，轻轻捻转30秒即出针，按压针孔，一日1次。功效为除湿导滞，通调腑气。

③穴位注射：常取足三里穴，药物选择盐酸消旋山莨菪碱注射液，成人以盐酸消旋山莨菪碱注射液10mg注射，小儿按每公斤体重0.2~0.5mg计算；一日1次，3次为1个疗程。功能健脾止泻。用于脾虚型急性肠炎。

④灸法：选取神阙、天枢、中脘、气海、关元穴。先以神阙为中心，用艾条由上

下左右（中脘、天枢、气海、关元）旋转温灸30分钟，使局部皮肤发红、发热，以产生舒适感为度，一日2~3次。待腹泻止后，继续温灸3日以巩固疗效。功效为温中散寒，健脾止泻。用于寒湿型急性肠炎。

（5）药膳疗法

①蜀黍饭：高粱米连壳研碎煮汁饮。用于寒湿导致的急性肠炎者。高粱米性虽温而味则涩，非滑症皆忌之。

②芦根汁：水煎芦根，代茶饮。用于暑热导致的急性肠炎。《日华子本草》治时行热病、烦渴、热泻、热痢、孕中胎热。

③土茯苓汁：水煎土茯苓，代茶饮。功能健脾胃，强筋骨，去风湿，利关节，止泄泻。《拾遗》名草禹余粮，肉软味甘，可生啖，小儿喜食之。色白者良。

④菱实粉粥：先将粳米60g煮粥，待米煮至半熟后，调入菱粉30~60g，同煮为粥。功能益气健脾，厚肠胃，止暑泻。用于夏日急性肠炎者，但气滞腹痛者忌食。

⑤车前子饭：车前子研末，与米饭一起食用。用于暑夏季节，水泻注下，清浊不分者。

二、西医治疗

1. 治疗原则

祛除病因、预防脱水、纠正脱水、对症支持治疗。感染性腹泻需合理运用抗生素，同时结合口服补液或静脉补液、微生态疗法和抗腹泻剂（抗动力药、抗分泌药等）进行对症及支持治疗。

2. 一般治疗

绝大多数未发生脱水的患者可通过多饮含钾、钠等电解质且有一定含糖量的运动饮料，以及进食苏打饼干、肉汤等补充丢失的水分、电解质和能量。腹泻尤其是水样泻患者的理想饮食以含盐的淀粉类熟食为主，补充能量和电解质。饼干、酸奶、汤、熟制蔬菜也是较好的选择。部分患者因腹泻可能发生一过性乳糖酶缺乏，最好避免牛奶摄入。粪便成形后，饮食可逐渐恢复正常。急性感染性腹泻患者一般不需要禁食，如有较严重呕吐的患者则需要禁食，口服补液疗法或静脉补液开始后的4小时内应恢复进食，少吃多餐（建议每日6餐），进食少油腻、易消化、富含微量元素和维生素的食物（谷类、肉类、水果和蔬菜），尽可能增加热量摄入。避免进食罐装果汁等高渗性液体，以防腹泻加重。

3. 对症治疗

（1）补液治疗：适当补充水分及电解质是急性肠炎治疗中极为重要和常用的一种辅助手段。轻度脱水患者及无临床脱水证据的腹泻患者也可正常饮水，同时适当予以口服补液治疗（oral rehydration therapy，ORT）。水样泻及已发生临床脱水的患者应积极补液治疗。口服补液盐（oral rehydration salts，ORS）应间断、少量、多次，不宜短时间内大量饮用，口服剂量应是累计丢失量加上继续丢失量之和的1.5~2.0倍。WHO推荐的标准ORS配方为：氯化钠3.5g，柠檬酸钠2.9g或碳酸氢钠2.5g，氯化钾 1.5g，蔗糖 40g 或葡萄糖 20g，加水至 1L。ORS 中含 Na^+ 90mmol/L、K^+ 20mmol/L、Cl^- 80mmol/L、HCO_3^- 30mmol/L、无水葡萄糖 111mmol/L，电解质渗透压为 220mmol/L，总渗透压为 311mmol/L。近年来 WHO 推荐一种更加有效的低渗透压 ORS，其中含 Na^+ 75mmol/L、K^+ 20mmol/L、Cl^- 65mmol/L、无水葡萄糖 75mmol/L、柠檬酸盐 10mmol/L，总渗透压 245mmol/L。与标准 ORS 相比，其钠和葡萄糖浓度较低，能减轻呕吐、减少粪便量并减少静脉补液量。低渗 ORS 和标准 ORS 用于成人急性水样腹泻的治疗，二者疗效相当，在腹泻量、腹泻持续时间、ORS 摄入量、分组后接受计划外静脉补液量方面并无显著性差异，但在安全性方面低渗 ORS 优于标准 ORS。服用低渗 ORS 导致的低钠相关癫痫或意识障碍的发生率（0.03% ~ 0.05%）比标准 ORS（0.10%）明显降低。ORT 除引起麻痹性肠梗阻的风险外，口服补液疗效与静脉补液并无任何差异，但前者可以减少住院时间，避免血管炎的发生。成人急性感染性腹泻病患者，应尽可能鼓励其接受 ORT，但有下述情况者，应采取静脉补液治疗：①频繁呕吐，不能进食或饮水者；②高热等全身症状严重，尤其是伴意识障碍者；③严重脱水，循环衰竭伴严重电解质紊乱和酸碱失衡者；④其他不适于口服补液治疗的情况。静脉补液量、液体成分和补液时间应根据患者病情决定。脱水引起休克者的补液，应遵循"先快后慢、先盐后糖、先晶体后胶体、见尿补钾"的原则。

（2）止泻治疗：

①肠黏膜保护剂和吸附剂：蒙脱石、果胶和活性炭等，有吸附肠道毒素和保护肠黏膜的作用。双八面体蒙脱石是从天然蒙脱石中提取的双八面体层纹结构的微粒。由于其组分中有氧化硅和氧化铝，以及具有特殊的带电不均匀性。蒙脱石制剂被证实在急性腹泻中能够缩短腹泻病程，降低腹泻频度。蒙脱石对消化道内的病毒、细菌及其毒素有固定和抑制作用；对消化道黏膜有覆盖能力，并通过与黏液糖蛋白相互结合，提高肠黏膜屏障对致损伤因子的防御能力，促进肠黏膜修复，可以减轻急性感染性腹泻病的症状，并缩短病程。蒙脱石制剂在儿童腹泻病治疗中，有多中心临床试验证实其可以减少腹泻次数和腹泻时间，耐受性良好。

②益生菌：肠道微生态失衡可能是成人急性感染性腹泻的诱发因素，也可以是后果。近年来已有较多证据表明，由肠道益生菌组成的特殊活性微生物制剂，不仅对人体健康有益，还可以用于治疗腹泻病。多项循证医学证据证明，益生菌能有效减少抗生素相关腹泻的发生。研究显示，益生菌能显著降低 CDI 的发生率。益生菌的常见不良反应包括胃肠胀气和轻度腹部不适，严重不良反应罕见。免疫功能缺陷及短肠综合征为禁忌证。益生菌的活菌制剂，应尽可能避免与抗菌药物同时使用。

③抑制肠道分泌：a. 常用药小檗碱是一种从黄连中提取的生物碱，有抗霍乱弧菌、志贺菌、溶组织阿米巴、兰氏贾第鞭毛虫的作用。近年来的研究还发现，小檗碱有抗分泌性腹泻的作用，能对抗霍乱弧菌和大肠杆菌的热稳定毒素。此外，小檗碱可通过抑制肠道运动而减缓其速度。b. 次水杨酸铋为抑制肠道分泌的药物，能减轻腹泻患者的腹泻、恶心、腹痛等症状。3 项随机对照双盲试验发现，次水杨酸铋能有效减少腹泻次数，并证实在治疗期间可以显著减少腹泻伴随症状。该药的安全性较好，可

用于旅行者腹泻的治疗。c. 脑啡肽酶可降解脑啡肽，而脑啡肽酶抑制剂（如消旋卡多曲）则可选择性、可逆性地抑制脑啡肽酶，从而保护内源性脑啡肽免受降解，延长消化道内源性脑啡肽的生理活性，减少水和电解质的过度分泌。口服消旋卡多曲作用于外周脑啡肽酶，不影响中枢神经系统的脑啡肽酶活性，且对胃肠道蠕动和肠道基础分泌无明显影响。随机对照研究结果显示，其与洛哌丁胺疗效相当。

④肠动力抑制剂：a. 洛哌丁胺直接作用于肠壁肌肉，抑制肠蠕动和延长食物通过时间，同时减少粪便量，减少水、电解质丢失，多用于无侵袭性腹泻症状的轻、中度旅行者腹泻，可以缩短腹泻病程；但对于伴发热或明显腹痛等疑似炎性腹泻以及血性腹泻的患者应避免使用。如果给药数天后无改善，应停止用药。该药不进入中枢神经系统，无成瘾性。b. 地芬诺酯为合成的哌替啶衍生物，对肠道的作用类似于吗啡，可减少肠蠕动而止泻，但无镇痛作用。该药可直接作用于肠平滑肌，通过抑制肠黏膜感受器，消除局部黏膜的蠕动反射而减弱肠蠕动，同时可增加肠的节段性收缩，使肠内容物通过迟缓，利于肠液的再吸收。黄疸、肠梗阻及伪膜性结肠炎或产肠毒素细菌引起的急性感染性腹泻者禁用。

（3）抗感染治疗：

①抗感染药物应用原则：急性水样泻患者，排除霍乱后，多为病毒性或产肠毒素性细菌感染，不应常规使用抗菌药物；轻、中度腹泻患者一般不用抗菌药物。以下情况考虑使用抗感染治疗：a. 发热伴有黏液脓血便的急性腹泻；b. 持续的志贺菌、沙门菌、弯曲菌感染或原虫感染；c. 感染发生在老年人、免疫功能低下者及败血症或有假体者；d. 中、重度的旅行者腹泻患者，可先根据患者病情及当地药物敏感情况经验性地选用抗感染药物。EHEC引起的腹泻是否使用抗菌药物，宜慎重决定。由于出血性肠炎为一种自限性疾病，抗菌药物的使用并不能够缩短病程或住院时间，因而不主张使用抗菌药物。目前认为抗菌药物的应用还可能使细菌释放的志贺样毒素增多，增加溶血性尿毒综合征的发生率。尤其要避免使用可能有肾毒性的抗菌药物，如氨基糖苷类抗菌药物。

②抗菌药物的选择：应用抗菌药物前，应首先行粪便标本的细菌培养，以便依据分离出的病原体及药物敏感试验结果选用和调整抗菌药物。若暂无培养和药物敏感试验结果，则应根据流行病学史和临床表现，经验性地推断可能的感染菌，同时参照所在区域公布的细菌药物敏感数据选择抗菌药物。对有适应证的社区获得性细菌感染性腹泻病，经验性抗菌治疗可以缩短1~2天的病程。喹诺酮类药物为首选抗菌药物，复方磺胺甲噁唑为次选。具体方案为诺氟沙星400mg，每天2次口服；或左氧氟沙星500mg，每天1次口服，疗程3~5天；复方磺胺甲噁唑的用法为甲氧苄啶160mg，磺胺甲基异唑800mg，每日分2次口服。鉴于细菌对喹诺酮类耐药情况越来越严重，对于严重感染者及免疫功能低下者的腹泻，在获得细菌培养结果并对大环内酯类敏感的患者，仍可以考虑使用红霉素或阿奇霉素。阿奇霉素的推荐剂量为250mg或500mg，每天1次，连续3~5天。如用药48小时后病情未见好转，则考虑更换其他抗菌药物。利福昔明是一种广谱、不被肠道吸收的抗菌药物，亦可选用。该药系利福霉素衍生

物，对革兰阳性需氧菌中的金黄色葡萄球菌、表皮葡萄球菌及粪链球菌，对革兰阴性需氧菌中的沙门菌属、大肠埃希菌、志贺菌属、小肠结肠炎耶尔森菌等有良好抗菌活性；对变形杆菌属、艰难梭菌、革兰阴性厌氧菌中的拟杆菌属，均有较高抗菌活性。该药口服不被吸收，在肠道内保持极高浓度，不良反应较少，对细菌性腹泻的抗感染治疗有较强适应证，但不可用于对利福霉素类药物过敏者。

4. 手术治疗

急性肠炎患者很少需要手术治疗，但如果出现中毒性巨结肠或者急性肠穿孔则需要手术治疗。

【预防调护】

一、饮食注意

饮食有节，以清淡、富营养、易消化食物为主，适当服食山药、莲子、山楂、白扁豆、芡实等助消化食物。避免进食生冷、不洁，忌食难消化及清肠润滑食物。暴泻时予流质或半流质饮食，服淡盐汤、饭汤、米粥以养胃气。虚寒泄泻，饮用淡姜汤，以振奋脾气，调和胃气。对重度泄泻者，应注意防止津液亏损，应及时补充体液。泄泻痊愈后还应注意饮食调养。

二、生活注意

平素养成良好卫生习惯，起居有常，调畅情志，保持乐观情绪，谨防风寒湿邪侵袭。暴泻之后还需进行精神调养和体育锻炼，防止复发。

【名医经验】

一、董建华

1. 学术观点

（1）病机认识：暴泻常见于夏秋季节，属于暑湿和湿温的范畴。暑湿、湿温初起，虽有恶寒、身重、头痛之象，但不可用麻黄、葛根之属辛温发汗，以防引起湿邪上蒙清窍。且湿温身体本多汗，再汗恐有亡阳之变。但若触冒风寒，恣食生冷，遏抑其阳，不发汗则邪不易解。此时宜微微发汗，使表里通达。

湿温之邪，最易稽留中焦脾胃，弥漫三焦，常见胸闷身热、脘痞便溏、苔腻或面色污垢淡黄等症，当分辨是湿重于热、热重于湿，还是湿热并重，权衡用药。要充分重视祛湿，因湿去则表气易于透达，里气亦易通畅，并可使湿、热分离，湿渗则热下，热势孤立易撤。

（2）治法心得：祛湿当以芳化为主，兼以淡渗，或参以苦温燥湿，或侧重一法，需根据具体病情而定。例如淡渗一法，并非每个湿温症均能适用，还要参究体质阴阳。如阳虚湿重，湿困脾阳，只宜苦温燥湿，佐以甘辛理脾，不可恣用淡渗，而使真阳无水维附；湿温化燥伤阴，更不可渗利过度，耗伤阴津。这些病证，用药宜轻灵，不可见症重而以重剂治之，否则欲速则不达。湿去六七，方可议理脾之法以善后。

气分湿热，若症见胸口满闷，可用藿香、佩兰、厚朴花、广郁金；中焦湿热，宜清半夏、茵陈、厚朴、薏苡仁、茯苓、神曲，并加枳壳、竹茹、陈皮、大腹皮等属以疏畅气机；淡渗多用茯苓、通草、块滑石、车前子；恶心呕吐则加玉枢丹、清半夏；有热象的可用马尾连、竹茹；便溏则加白扁豆、怀山药、炮姜炭、生薏苡仁；湿浊入里，与胃中宿滞兼夹，浊秽郁伏，闭结中焦，当用制大黄、槟榔、枳实、厚朴等开泄，配合藿香、佩兰、茵陈、白豆蔻等芳香逐秽。

2. 经典医案

医案一 徐某，女，38 岁。

首诊：1983 年 8 月 8 日。

主诉：腹泻数日。

现病史：近日来因饮食不当，大便日行 10 余次，脘腹胀痛，痛则泄泻，中有黏液，里急后重，泻而不爽。苔黄腻，脉濡细。

临证思路：辨证为暑湿夹滞，胃肠不和。治宜清暑化湿，和中理脾。

选方用药：葛根 15g，黄芩 10g，黄连 3g，白头翁 15g，木香 5g，槟榔 10g，荷叶 10g，扁豆 15g，炮姜炭 3g，白芍 10g，甘草 3g。水煎服，共 3 剂。

用药分析：暑湿外犯，食滞中阻，以致肠胃不和，升清降浊失职，传化失常而发生泄泻、脘腹胀满；湿热互结，则泻下不爽。故用黄芩、黄连、白头翁苦寒清热燥湿；葛根升清止泻；木香、焦槟榔消食导滞；白芍、甘草缓急止痛；扁豆健脾和中；炮姜炭既能健运脾阳，又能收敛止泻，使清升浊降。故药仅数剂而病速痊愈。

二诊：1983 年 8 月 11 日。

服上方 3 剂后，泻止痛除。再以芳化健脾以善其后。

选方用药：木香 5g，佩兰 10g，砂仁 3g，藿香 10g，焦山楂 10g，焦神曲 10g，焦麦芽 10g，茯苓 10g，扁豆 10g，山药 10g，荷叶 10g，白芍 10g，甘草 3g。水煎服，共 3 剂。

医案二 陈某，女，26 岁。

首诊：1960 年 8 月 10 日。

主诉：腹泻 3 天。

现病史：3 天前因恣食生冷出现脐腹疼痛，泄泻肠鸣，日 3～4 次，水样无黏液便，得泻痛势稍减，胸闷口渴喜饮，舌苔白腻，脉象沉细。

临证思路：本例因伤食受湿，脾阳失运，升降失司。清气下陷则泄；水气相击则肠鸣；寒凝气滞则腹痛；泄泻伤液及清气不升，故口渴思饮。辨证为寒湿困脾，健运失职。治宜健脾利湿。平胃散加味。

选方用药：苍术 10g，厚朴 5g，茯苓 10g，陈皮 5g，肉桂 5g，枳壳 6g，车前子（包煎）10g，六一散（包煎）15g，荷叶 3g。水煎服，共 3 剂。

用药分析：用苍术、厚朴、陈皮健脾燥湿；以茯苓、车前子、六一散淡渗利小便，取其分利水湿；配合枳壳消积导滞，肉桂温运脾阳，这样使脾健则运化功能正常，湿有去路而泄泻自止。

二诊：1960 年 8 月 14 日。

药后腹痛泄泻均止，饮食正常，腻苔亦化，用六君子汤加消导药以善后。

医案三 方某，男，33 岁。

首诊：1960 年 8 月 5 日。

主诉：腹泻 6 天。

现病史：素有胃病及消化不良史，先患痢疾，腹痛后重，日十数次，经服合霉素 3 天，痢疾好转，6 天前泄泻清水，日 7 ~ 8 次，伴腹痛肠鸣、烧心、不欲饮食、四肢无力、腰胫酸软。舌尖红，苔灰黑而厚腻，脉象沉细。

临证思路：本案痢止转泻，病势本应渐趋缓解，但水泻 6 天不止。乃因患者素来脾虚胃弱，运化不健，又遭湿困，寒热夹杂所致。辨证为脾胃不和，上热下寒，治宜健脾燥湿和胃。黄连汤加减。

选方用药：黄连 2.5g，干姜 5g，党参 10g，半夏 10g，桂枝 3g，炒苍术 10g，厚朴 5g。水煎服，共 3 剂。

二诊：服上方药 3 剂，泄泻减少，日行 3 次，腹痛肠鸣暂缓；自觉呼出热气，口渴思饮，烧心吐酸，纳谷不香。苔薄黄而腻，脉仍沉细。此乃湿热将化，胃热尚炽。原方去苍术、厚朴、桂枝，加车前子 10g，神曲 10g，木香 3g。水煎服，共 3 剂。

三诊：服上药 3 剂，泄泻已止，腹痛亦除，苔转薄白，唯胃满作胀，食饮尚差。辨为湿浊中阻，脾失健运。治宜健脾燥湿，调理脾胃。胃苓丸、香砂六君子丸调理而愈。

用药分析：采用运脾燥湿和胃，寒温并用，宗黄连汤之意化裁。黄连苦寒清火，燥湿止泻；参、姜、桂、夏、术温运脾阳，化湿止泻。最后以清湿热、健脾胃，兼顾而愈。

二、宋祚民

1. 学术观点

（1）病机认识：腹泻是小儿的常见疾患，其病机主要为脾胃失调，由中焦运化、升降功能失常所致。治疗泄泻，调理脾胃为常用法则。

（2）治法心得：小儿不同于成人，其脏腑娇嫩，易虚易实，易寒易热，用药几近平和，很少使用大寒大热、峻猛性烈之药，如悦脾汤。应在调理中焦，协调升降中，让阴阳和谐，使脾胃达到动态平衡。

治疗泄泻应注意护养胃气，保存津液。泄泻次数过多时，视邪留情况，适当止涩，并加健脾渗利之药。泻止后，若二三日无大便，切记不可再用通下，以免重伤胃气，待胃气复原则大便自行。泄泻时，或泻止后，不可食用生冷油腻硬物，亦不可强与食之。必要时，可采用饥饿疗法——禁食数小时，以待胃气恢复；也可多饮米汤，以养胃气。

自创"自制止泻汤"效果显著。其基本组成为藿香、苍术、云茯苓、北防风、乌梅、焦山楂、炒白芍、炙甘草、黄连，具有健脾利湿、化滞止泻、缓急止痛的功用，用于小儿湿热泄泻。

2. 经典医案

医案一 郝某，男，3个月。

首诊：1996年1月6日。

主诉：腹泻发热2天。

现病史：患儿因腹泻发热2天入院治疗，入院后给予输液（抗生素）并口服补液，经治5天未效，故请中医会诊。现症：腹泻日行5~10次，水样便；伴发热，体温38.5℃。无汗，尿清，鼻流清涕，不思乳食，腹胀，手足稍发凉，面色黄白。舌质淡红，舌苔薄白中根略厚，脉浮滑，指纹红。

临证思路：本例证属内伤乳食，外感时邪，协热下利。法拟疏表达邪，清吐止泻，调理脾胃。

选方用药：薄荷叶6g，佩兰叶10g，防风5g，葛根6g，苍术6g，滑石6g，甘草6g。水煎服，共3剂。

用药分析：本症俗称"停食着凉"。欲解表里失和的泄泻，用薄荷、佩兰叶、葛根、防风之二辛凉、二辛温药，合则性平，疏肌表，升陷除湿止泻；用滑石、甘草清化利尿；苍术辛燥香窜，既助表药达邪，又和中理脾、化湿止泻。

二诊：服药后手足渐温，头身微汗，体温已正常（37℃）；大便日1~2次，见稠。纳食仍差，腹按之软。此表邪已解，里尚不和。于前方减薄荷、葛根升表之药，加生谷芽6g以和胃气，继服2剂而愈。

医案二 司某，男，2岁。

首诊：1995年4月。

主诉：腹痛、呕吐伴腹泻1天。

现病史：患儿发病前1天上午吃鱼虾较多，下午家人给其过生日，吃肉食较多，又喝大量饮料，吃蛋糕时把表面奶油全部吃掉，当时自觉脘腹撑胀，家人亦未注意。至深夜，患儿哭叫腹痛，随即呕吐食物及涎液，其味酸腐，脘腹痛感略减。约1小时后腹痛又作，并大便作泻；俟半小时后腹又作痛，复又泄泻。候至天明，急来院诊治。现症：患儿面容憔悴，痛苦表情，心烦，精神不振，皱眉弯腰，眼窝内陷，上眼皮成双，时作嗳气，口中气热，有酸腐味，纳呆拒食，脘腹高于胸，按之硬，矢气热臭，尿黄而少，手足心热。舌质红，苔黄厚腻，脉弦滑大。

临证思路：食滞中焦，伤于脾胃，升降失调，导致泄泻。

选方用药：藿香10g，紫苏梗10g，竹茹10g，佛手10g，焦山楂10g，焦神曲10g，焦麦芽10g，半夏6g，砂仁5g，茯苓10g，大腹皮6g。水煎服，共3剂。

用药分析：本方用藿香正气散加减合焦三仙、砂仁而成。方中藿香芳香化湿，辟秽和中而止呕，为治霍乱吐泻之要药；半夏、佛手理气燥湿，和胃降逆以止呕；紫苏梗醒脾宽中，行气止呕；竹茹清热止呕；茯苓健脾运湿以止泻；湿浊中阻，气机不畅，脘腹撑胀，故佐以大腹皮行气化湿，畅中行滞，且寓气行则湿化之义；焦三仙、砂仁消食化滞。因小儿以暑热为主兼气弱，除去白术、厚朴等偏温气厚之药，同时无肺膈不利，除去桔梗、甘草。全方共奏化湿止泻，和胃止呕，消食化滞之功。

二诊：服药后大便泄下秽物甚多，自觉腹中舒畅，倦怠，仍不思食。其食滞已去，里尚不和。于前方加莲子肉 10g，减大腹皮，以焦山楂、焦神曲、焦麦芽易谷芽 10g，稻芽 10g 以调养脾胃。服 3 剂而愈。

医案三　刘某，男，半岁。

首诊：1995 年 4 月 20 日。

主诉：腹泻 1 周。

现病史：患儿 1 周来腹泻，恶心，大便色黄如水样伴有奶块及黏液，日行 7～12 次。尿黄较少，肚腹胀满，肠鸣，纳食不香，经服药及输液未效，后改服中药。现症：精神欠佳，面黄失泽，大便状如蛋花样，见黏液奶瓣，色淡黄，日行 10 余次，尿少。舌质红，舌苔中心白厚略腻，指纹紫，脉滑数。

临证思路：内蕴湿热，脾胃失调。治疗宜清热利湿，调理脾胃。选方自制止泻散。

选方用药：藿香 10g，苍术 4g，茯苓 10g，防风 6g，乌梅 6g，焦山楂 3g，炒白芍 6g，炙甘草 6g，黄连 1.5g。水煎服，共 3 剂。每剂煎 2 次，每次 20 分钟，取药液 120mL，分 4 次温服，6 小时 1 次，昼夜兼服，令其暂停乳食，给予米汤代水及奶食。

用药分析：本例为湿热泄泻，多发于夏秋季节。止泻散采用痛泻要方、神术散、芍药汤三方之精华。如藿香芳香化湿祛浊，既通表又和里，振奋脾阳止泻；苍术燥湿健脾，辛香化浊；茯苓甘淡、益脾渗利，泌别清浊，使水液从小便排出；防风除湿止泻，且风能胜湿，开散透表；焦山楂消油滞肉积，可化奶瓣而导黏浊；乌梅祛暑生津，敛肺涩肠；黄连苦寒，清湿热止泻，调胃厚肠；白芍、甘草和营止痛以缓脾急。

二诊：服药 1 剂后，大便次数明显减少，一昼夜 5 次，奶瓣黏液见少，后两次略见稠。服完 3 剂药后，精神转佳，尿见清亮亦多，有进食要求，即减少 1 次米汤，给喂 1 次奶，逐渐减汤增奶。热邪已祛，湿邪尚有残留，加强健脾化湿。于原方加生薏米 10g。继服 2 剂。

药后泄泻基本停止，停药观察。

三、步玉如

1. 学术观点

（1）病机认识：泄泻多由脾湿所致。泄泻虽分为诸症，但论其病位则在脾为多，究其病因则以湿为最。内伤之湿，在于脾之运化被阻或运化无力；外感之成，又必同气相求伤于脾土。二者均多产生泄泻，但终以脾虚为本。临证之际，除少数命门火衰、土虚木贼和食积之泄泻外，大量的是脾湿为患，于其中进一步分清寒热虚实，施以不同治法，即可把握泄泻之大半。

（2）治法心得：治疗当以健脾利湿为主。由于泄泻的主要原因是湿，病机重点在脾，故治疗当以健脾利湿为主。俾脾土健旺，湿邪从小便而去，则大便自可转调，利小便实大便也。而利湿之法，不同情况有所区别：兼风者，健脾利湿佐以疏风；湿兼热（暑）者，利湿清热或祛暑利湿；湿而脾虚甚者，健脾为主，佐以利湿。

在诸利湿药中，冬瓜皮较好，因其性凉味甘，淡渗利湿不燥，味甘微寒兼补脾，故对于泄泻初期、内湿较盛者，甚为相宜。

对于泄泻初期兼表证湿盛或脾虚下陷者，均须配用风药，这样才能取得良好疗效。风药不仅可以疏表，更重要的是其具有升阳散湿之功，且不可轻视其作用，故习用升麻、柴胡、防风等。

2. 经典医案

姚某，男，47岁。

首诊：1985年9月10日。

主诉：腹泻1个月。

现病史：1个多月来，头痛身热，恶心呕吐，胃脘疼痛，嗳气颇多，大便泄泻；脘痞纳呆，烧心泛酸，口渴不思饮水。舌体略胖，舌质微红，苔白腻中间黄，脉弦细。

临证思路：病发于八月，正值夏末初秋，湿热氤氲，起居不慎，触冒为病。外袭肌肤，正邪分争则头痛、身热；内困脾土，气机被遏，故见脘痞胃痛、纳呆嗳气；脾失升运，湿邪注下，则为泄泻。复因湿为阴邪，其性黏滞，留恋不去，故见病程缠绵、热稽不退。证属外感时邪，湿热郁阻。治拟清疏芳化法。

选方用药：陈皮10g，法半夏10g，茯苓16g，甘草10g，竹茹20g，生姜10g，黄连8g，吴茱萸6g，百合30g，乌药15g，芦根30g，藿香10g，佩兰10g，白芷10g，菊花12g，荷叶3g。水煎服，共4剂。

用药分析：方用藿香、佩兰、白芷、菊花、荷叶、芦根，皆取其芳香清轻、因势利导，使邪从表解；用温胆汤清化湿热以绝内患；复有百合汤、左金丸，旨在宣通气机，则邪易去而正易复。此即庞安常所云："善治痰者，不治痰而治气，气顺则一身津液亦随之而顺矣。"其中百合汤（陈修园方，由百合、乌药组成）用之最有心得，认为此方用于胃痛属气者，不分寒热虚实，皆有卓效。原因在于百合入手太阴肺经，能降肺气，肺为诸气之总司，肺气降，则诸气皆调，实有假道灭虢之妙；乌药行气止痛，其理易晓。诸药合用，表里分消，故取效迅捷。

二诊：前方连进4剂，身热已退，头痛、泄泻已止，他症亦减；惟时感恶心，偶作脘痛、嗳气，胃中稍感灼热。脉舌同前。表邪已散，再为调理中焦。

选方用药：茯苓16g，法半夏10g，陈皮10g，甘草8g，竹茹20g，生姜10g，百合30g，乌药15g，焦六曲12g，枳壳10g，旋覆花10g，生赭石10g。水煎服，共4剂。

用药分析：表邪已退，故独治其里。加覆花、赭石，旨在通降胃气，使气机调畅，邪退病除。

上方续进4剂，诸症悉平。

（李军祥　史瑞）

参考文献

[1] 张辉,谢龙,寇玲玲,等.2010—2018年西安市其他感染性腹泻流行病学特征分析 [J]. 现代预防医学,2019,46 (17):3211 – 3216.

[2] 张振,李媛,路滟,等.2010—2015年广东省深圳市其他感染性腹泻监测分析 [J]. 疾病监测,2017,32 (10/11):836 – 841.

[3] 薛博瑜,吴伟.中医内科学 [M].5版.北京:人民卫生出版社,2016.

[4] 黄继承,王浩,贡钰霞.黄芩汤合四逆散加减联合西药治疗急性肠炎(肝郁脾虚夹湿热)的临床观察 [J].中国中医急症,2019,28 (3):513 – 515.

[5] 朱文峰,何清湖.现代中医临床诊断学 [M].北京:人民卫生出版社,2003.

[6] 何长龙,毛青.感染性腹泻常见6种病原体研究进展 [J].重庆医学,2011,40 (34): 3511 – 3513.

[7] 朱朝敏,幸琳琳.感染性腹泻的发病机制 [J].实用儿科临床杂志,2010,25 (19): 1456 – 1457.

[8] 缪晓辉,冉陆,张文宏,等.成人急性感染性腹泻诊疗专家共识 [J].中华消化杂志, 2013,33 (12):793 – 802.

[9] 林羡华,冉陆,马莉,等.2010年全国其他感染性腹泻报告病例信息分析 [J].中国食品卫生杂志,2011,23 (5):385 – 389.

[10] 赵晓玲,张克春,杨杰,等.2012年深圳市宝安区病毒感染性腹泻监测结果分析 [J]. 中国民康医学,2013,25 (12):1 – 3,82.

[11] 朱静,熊菀,许红梅.诺如病毒致病机制研究进展 [J].临床儿科杂志,2018,36 (3):231 – 234.

[12] 周文婕,吴康军,卢宇剑,等.诺如病毒感染与致病机制研究进展 [J].中国卫生检验杂志,2019,29 (22):2811 – 2813.

[13] 李庆超.小儿食饵性腹泻的原因与治疗 [J].中国民康医学,2011,23 (6):759.

[14] 姜泊.胃肠病学 [M].北京:人民卫生出版社,2015.

[15] 邱辉忠,周皎琳.中毒性巨结肠诊断及外科治疗 [J].中国实用外科杂志,2013,33 (7):558 – 560.

[16] 邝贺龄,胡品津.内科疾病鉴别诊断学 [M].5版.北京:人民卫生出版社,2010.

[17] 丁彤晶,念家云,王笑民.中医外治法治疗放射性肠炎研究进展 [J].北京中医药, 2019,38 (10):1042 – 1046.

[18] 刘思纯.急性出血坏死性肠炎的诊断和治疗 [J].新医学,2007,38 (5):328 – 329.

[19] 于皆平,沈志祥,罗和生.实用消化病学 [M].3版.北京:科学出版社,2017.

[20] 常章富,毛敏.泄泻的中医辨证论治与中成药选用(二) [J].中国执业药师,2011,8 (9):49 – 53.

[21] 常章富,毛敏.泄泻的中医辨证论治与中成药选用(三) [J].中国执业药师,2011,8 (10):49 – 52.

[22] 陈金伟.泄泻怎样选用中成药(下) [N].上海中医药报,2017 – 12 – 01 (004).

[23] 李奎九,解英.推拿手法治疗小儿湿热泻的临床研究 [J].北京中医药大学学报(中医临床版),2013,20 (5):26 – 30.

[24] 刘智斌.推拿治疗小儿暴泻42例 [J].陕西中医,1992,13 (7):317.

[25] 刘英涛, 李长柏. 足反射疗法与推拿治疗慢性泄泻的疗效比较 [J]. 按摩与导引, 1999, 15 (3): 43-44.

[26] 杨茗著. 若石健康法足部反射区保健按摩实用手册 [M]. 北京: 外文出版社, 1994.

[27] 姚会敏, 郭振华. 刮痧治疗婴幼儿秋季腹泻疗效观察 [J]. 河北中医, 2009, 31 (1): 106.

[28] 吕菊, 余文军, 王云汉, 等. 刮痧疗法治疗小儿腹泻 [J]. 中国民间疗法, 2011: 19 (6): 16.

[29] 石学敏. 针灸学 [M]. 北京: 中国中医药出版社, 2002.

[30] 周爱莲, 薛桢奇. 耳针加艾灸治疗小儿泄泻 [J]. 吉林中医药, 1994 (6): 31-32.

[31] 罗海群. 足三里穴位注射治疗急性肠炎45例 [J]. 针灸临床杂志, 1999, 15 (7): 3-54.

[32] 林三仁主译. 胃肠道感染 [M]. 北京: 人民卫生出版社, 2005.

[33] 董建华. 董建华临证治验录 [M]. 北京: 中国中医药出版社, 2018.

[34] 宋文方, 李建. 宋祚民 (中国百年百名中医临床家丛书) [M]. 北京: 中国中医药出版社, 2001.

[35] 单书健. 重订古今名医临证金鉴·腹泻便秘卷 [M]. 北京: 中国医药科技出版社, 2017.

[36] 董建华. 中国现代名中医医案精粹第2集 [M]. 北京: 人民卫生出版社, 2010.

第十一节　细菌性痢疾

【概述】

细菌性痢疾, 简称"菌痢", 是志贺菌属 (痢疾杆菌) 等引起的肠道传染病, 是夏秋季常见肠道传染病。细菌性痢疾以结肠黏膜化脓性、溃疡性炎症为主要病变, 主要临床表现为腹痛、腹泻、黏液脓血便及里急后重, 可伴有发热及全身毒血症症状, 严重者有感染性休克或中毒性脑病。细菌性痢疾可分为急性痢疾和慢性痢疾, 急性痢疾又分为典型、非典型与中毒型痢疾。其传染源为菌痢患者及带菌者, 亦可通过苍蝇污染食物, 再通过消化道传播, 食物和水源被污染可致暴发流行。人群普遍易感, 病后可获一定免疫力, 但易复发和重复感染。全年均可发病, 夏秋为发病高峰期。流行病学研究显示, 2007～2011年菌痢年平均报告发病率为21.8/10万, 病例主要为散居儿童和学生。随着预防接种和卫生条件的改善, 近年来发病率明显下降。

中医将本病归属"滞下""肠澼""痢疾"等范畴, 并认为内伤饮食、感受湿热疫毒是引起本病发生的主要原因。

【病因病机】

一、中医认识

1. 病因认识

(1) 饮食不节 (洁): 如误食馊腐不洁之食物, 酿生湿热, 湿热或食积之邪内蕴胃肠，腑气阻滞，传导失司，气滞血瘀，与肠中腐浊搏结，化为脓血，发为本病。

（2）感受外邪：本病多由感受时令之邪而发病，感邪的性质有三：一为疫毒之邪，内侵肠胃，发病急骤，形成疫毒痢；二为湿热之邪，夏秋之季，湿热郁蒸，侵犯人体，夹肠中湿滞，郁积不化，肠胃气机阻滞，发为湿热痢；三为夏暑感寒伤湿，寒湿伤中，肠胃不和，气血瘀滞，发为寒湿痢。正如《景岳全书·痢疾》中说："痢疾之病，多病于夏秋之交……皆谓炎暑大行，相火司令，酷热之毒蓄积为痢。"

2. 病机

痢疾的病机主要为邪蕴肠腑，壅滞气血，妨碍传导，肠道脂膜血络受伤，腐败化为脓血而成痢。

痢疾病位在肠，与脾胃密切相关，可涉及肾。发病原因虽有外感与饮食之不同，但两者可相互影响，往往内外交感而发病。病理因素以湿热疫毒为主，病性分为寒热虚实。湿、热、疫毒等病邪积滞于大肠，以致肠腑气机阻滞，因而产生腹痛、腹泻、下痢脓血之症。邪滞于肠间，湿蒸热郁，气血凝滞腐败，肠间脂膜血络受损，化为脓血下痢，所谓"盖伤其脏腑之脂膏，动其肠胃之脉络，故或寒或热，皆有脓血"。气机阻滞，肠腑滞而不通，不通则痛，腹痛欲便则里急，大便次数增加，便而不爽则后重，均为大肠通降不利、肠腑传导失司之故。随着病情进展，病程迁延，也可穷及于肾，《景岳全书·痢疾》说："凡里急后重者，病在广肠最下之处，而其病本则不在广肠而在脾肾。"

本病初期多为实证。疫毒内侵，毒盛于里，熏灼肠道，耗伤气血，下痢鲜紫脓血，热毒深入营血，可出现壮热口渴，甚则神昏谵语，为疫毒痢；如疫毒上冲于胃，可使胃气逆而不降，成为噤口痢；外感湿热或湿热内生，壅滞腑气，则成下痢赤白、肛门灼热之湿热痢。寒湿阴邪，内困脾土，脾失健运，邪留肠中，气机阻滞，则为下痢白多赤少之寒湿痢。下痢日久，可由实转虚或虚实夹杂，寒热错杂，发展成久痢。疫毒热盛伤津或湿热内郁不清，日久则伤阴、伤气；亦有素体阴虚感邪而形成阴虚痢者。因气阴两亏，气虚鼓动无力，津液不归正化，故下痢黏稠、虚坐努责；阴亏热灼可出现脐腹灼痛。脾胃素虚而感寒湿患痢，或湿热痢过服寒凉药物致脾虚中寒，寒湿留滞肠中则下痢稀薄、带有白冻。脾阳根于肾阳，脾阳虚衰日久累及肾阳，致腰腑失养、关门不固，表现为下痢滑脱不禁、腰酸腹冷等虚寒征象。如痢疾失治，迁延日久；或治疗不当，收涩太早，关门留寇，酿成正虚邪恋，可发为下痢时发时止、日久难愈的休息痢。

二、西医认识

1. 病原学

病原菌为志贺菌，又称"痢疾杆菌"，属志贺菌属，是革兰阴性细长杆菌，无荚膜，无芽孢，兼性厌氧，不具动力。在普通培养基中生长良好，最适宜温度为37℃，温度越低，志贺菌存活时间越长，在阴暗潮湿及冰冻条件下可生存数周。阳光直射有杀灭作用，加热60℃约10分钟即死亡。对各种消毒剂均很敏感，如氯化汞、苯扎溴铵、过氧乙酸、石灰乳等，0.1%的酚液 30 分钟即可将其杀灭。

2. 发病机制与病理

痢疾杆菌经口进入消化道后，大部分可被胃酸杀灭，即使有少量病菌进入肠道，亦可通过正常菌群的拮抗作用将其排斥。此外，曾感染或隐性感染患者肠黏膜表面有对抗痢疾杆菌的特异性抗体，使之不能吸附于肠黏膜表面，从而防止菌痢的发生。当全身或局部抵抗力降低时，如某些慢性病、过劳、暴饮暴食及消化道疾病等，有利于痢疾杆菌侵入肠黏膜而致病。目前认为，痢疾杆菌对肠黏膜上皮细胞的侵袭力是致病的先决因素，对其无侵袭力的菌株并不引起病变。痢疾杆菌黏附在肠黏膜上皮细胞上，然后侵入上皮细胞和固有层，在白细胞介素 1 （interleukin – 1）等细胞因子参与下，引起炎性反应。固有层毛细血管及小静脉充血，并有中性粒细胞、单核细胞及血浆的渗出与浸润，甚至可引起固有层小血管循环障碍，导致上皮细胞缺血、变性、坏死，形成浅表溃疡，从而产生腹痛、腹泻及脓血便。

中毒型菌痢主要见于儿童，全身中毒症状与肠道病变程度不一致，虽有毒血症症状，但肠道炎症反应极轻，目前发病机制尚不十分清楚。除痢疾杆菌内毒素作用外，可能与某些儿童具有特异性体质，对细菌毒素的超敏反应有关。病理出现微血管痉挛、血浆外渗、血液浓缩、血管内凝血等微循环障碍，因在脑组织中最为显著，故可发生脑水肿甚至脑疝，出现昏迷、抽搐及呼吸衰竭，是中毒性菌痢死亡的主要原因。

菌痢的病变主要分布于结肠，以乙状结肠及直肠为主。急性期的基本病变为弥漫性纤维蛋白渗出性炎症，渗出物与坏死的肠黏膜上皮细胞形成灰白色伪膜，脱落后形成溃疡，溃疡深浅不一，但限于黏膜和黏膜下层，并绝少穿孔和大出血。慢性患者肠黏膜水肿增厚，溃疡边缘可形成囊肿及息肉，偶可因愈合后形成瘢痕而引起肠腔狭窄。中毒型菌痢的结肠病变很轻，突出病变为全身小血管痉挛和渗出增加，脑部特别是脑干部有神经细胞变性及点状出血，肾上腺皮质萎缩和出血，肾小管上皮细胞变性和坏死。

【诊断与鉴别】

一、中医诊断

1. 辨证要点

明代张景岳《景岳全书》曰："凡治痢疾，最当察虚、实，辨寒、热，此泻痢中最大关系。若四者不明，则杀人甚易也。"故细菌性痢疾的患者除了根据发病时日、腹痛、里急后重、便次和痢下的排泄物等临床表现的辨识外，更重要的是应用"望、闻、问、切"四诊，找出它的病位（表、里）、病性（寒、热、虚、实），结合患者的体质以及所处环境的不同，作为临床辨治的依据。

（1）辨表里：元代朱丹溪《丹溪心法》云："其或恶寒发热、身首俱痛，此为表证。"故细菌性痢疾的患者如有恶寒发热、头身疼痛等症出现者，则为表证，常见于菌痢的初起阶段，是机体抵抗力和病邪做斗争的初期，病变处于外在和浅在。里证则和表证相对，"其或腹痛后重，小水短，下积，此为里证"，说明此时肠内的病变严重，和表证比起来，病变已发展至内在和深在。

（2）辨寒热：明代张景岳曰："凡泻痢寒热之辨，若果是热，则必畏热喜冷，不欲衣被，渴甚，饮水，多亦无碍，或小便热涩而痛，或下痢纯血鲜红，脉息必滑实有力，形气必躁急多烦。"可见热证症状明显、来势凶猛，说明此时正邪搏斗剧烈，病邪亢盛而机体抵抗力也正强。寒证与热证恰恰相反，寒证是出现在病邪未去，机体抵抗力趋向衰沉之时，"或口不渴，身不热，喜热手熨烫，是名夹寒""身凉不渴，溺清者为寒"，痢下白多赤少，或纯为白冻，或如鱼脑，舌淡苔白，脉濡缓。

（3）辨虚实：张景岳云："实证之辨，必其形气强壮，脉息滑实，或素纵口腹，或多胀满坚痛，及年少新病，脾气未损者，微者行之利之，甚者泻之。"说明实证患者平素体质强壮，发病多因饮食不当，消化道刺激物充斥所致。而虚证患者则"有形体薄弱者，有颜色青白者，有素禀阳衰者，有素多痰者……有年衰脾弱者……总惟脾虚之辈多有此证"。

2. 病机辨识

疫毒内侵，毒盛于里，熏灼肠道，耗伤气血，症见下痢脓血鲜紫、里急后重感明显；伴有壮热口渴，甚则神昏谵语，舌质红绛，苔黄燥，脉滑数。外感湿热，或饮食肥甘，湿热内生，蕴结肠道，损伤肠络，血溢脉外，症见腹部疼痛、下痢赤白脓血、黏稠腥臭；伴肛门灼热，小便短赤，苔黄腻。外感寒邪，寒湿阴邪，内困脾土，脾失健运，邪留肠中，气机阻滞，发为寒湿痢，症见腹痛拘急、痢下白多赤少或为纯白冻；伴口淡乏味，头身困重，舌淡苔薄，脉濡缓等。下痢日久，疫毒热盛伤津或湿热内郁不清，日久伤阴，营阴不足而见下痢黏稠、虚坐努责、脐腹灼痛或脐下急痛；伴发热烦渴，舌红少津，苔少，脉细数。下痢日久，脾胃虚寒，化源不足，累及肾阳，关门不固，症见下痢赤白清稀，甚则下痢滑脱不禁；伴腰酸腹冷，喜温喜按，四肢不温，舌淡苔薄白，脉沉细而弱。痢疾失治，迁延日久，或治疗不当，收敛太早，关门留寇，造成正虚邪恋，症见下痢时发时止、日久难愈；伴心中烦热，饥不欲食，倦怠嗜卧，舌淡苔腻，脉濡软或虚数。

3. 症状识辨

（1）腹痛：急性起病，痛势剧烈，痛处不移，属实证；多因外感疫毒，湿热蕴结，寒湿内客等导致毒盛于里，熏灼肠道所致。起病缓慢，痛势较缓，或时发时止，病程迁延，属虚证；多因病久阴虚，脾肾阳虚，中气虚衰导致病势缠绵。

疫毒内侵，多起病急骤，腹痛痛势剧烈，里急后重。寒湿客肠，多腹部拘急，得温则可稍缓，四肢不温。病程日久，脾肾阳虚，多腹部隐痛，缠绵不已，喜温喜按。阴虚湿热，肠络受损，多脐下灼痛，至夜转剧，日久不愈。

（2）下痢颜色：下痢脓垢，无非为血气所化，若白多者其来浅，湿邪伤及气分。赤多者其来深，已伤及血分。若下纯血者，多为血为热迫，此为最深重。若下痢紫红、紫白者，则多因其下不速，色变而成；或未伤及脉络，此稍浅者。若是红白相兼，此为更浅。若下痢多纯血鲜红，多为热证，因火性急速，迫血而下；紫红紫白者少热证，因阴凝血败受损而致；纯白者则无热证，因脏寒气薄，不固而滑所致。

二、西医诊断

1. 诊断

（1）临床表现

①急性菌痢：潜伏期为数小时至7天，多数为1~2天。

普通型（典型）：起病急，常有畏寒、高热、全身不适、恶心、呕吐、腹痛和腹泻。初为稀便，1~2天转为典型脓血便、量少，常只有脓血而无粪质，血为鲜红色。每日排便10~20次，常伴里急后重感，全腹均可压痛，以左下腹为著，并伴肠鸣音亢进。一般1~2周内逐渐恢复或转为慢性。

轻型：全身毒血症状和肠道表现均较轻，体温正常或低热。主要表现为腹泻，大便呈糊状或水样，含少量黏液，每天腹泻次数不超过10次，腹痛及里急后重均较轻。病程3~6天，常可自愈。

中毒型：多见于2~7岁体质较好的儿童，成人少见。起病急骤，突然高热、精神萎靡、四肢厥冷、反复惊厥、嗜睡、昏迷、皮肤花纹，迅速发生循环衰竭和（或）呼吸衰竭。肠道症状很轻或缺如，常需经灌肠或直肠拭子采集大便检查才能发现异常。

②慢性菌痢：菌痢反复发作或迁延不愈达2个月以上者，为慢性菌痢。急性期未及时诊断及治疗不及时、营养不良、全身或局部抵抗力低下、福氏菌感染均与菌痢转为慢性有关。

慢性隐匿型：过去有急性菌痢史，现无临床症状，但大便培养呈阳性，或乙状结肠镜检查有菌痢表现，为菌痢的重要传染源。

慢性迁延型：急性菌痢后，病情长期迁延不愈，持续有轻重不等的痢疾症状，常有腹痛、腹泻，大便带黏液或少量脓血，腹部可有压痛。也可腹泻与便秘交替出现。此型最为常见。

急性发作型：有慢性菌痢病史，可因某种因素如饮食不当、受凉、劳累而出现急性菌痢表现，但较急性菌痢轻。

（2）辅助检查

①实验室检查：

血常规：急性期白细胞计数及中性粒细胞呈中度升高。慢性期可有轻度贫血。

肝肾功：急性中毒型菌痢可出现肝肾功能异常。

粪便检查：典型菌痢粪便中粪质少，呈鲜红黏冻状，无臭味。显微镜下有大量脓细胞、红细胞及巨噬细胞。粪便培养可检出致病菌。

②电子结肠镜检查：肠镜下急性期可见黏膜弥漫性充血、水肿伴大量渗出、浅表溃疡，偶有假膜形成，但不提倡急性期做肠镜。慢性期肠黏膜呈颗粒状，可见溃疡或息肉形成，自病变部位刮取分泌物做培养可提高检出率。

③X 线钡剂检查：提示慢性期肠道痉挛、动力改变、袋形消失、肠道狭窄、肠黏膜增厚，或呈节段状改变。

（3）诊断标准

①夏秋季节发病，有发热、腹痛、腹泻、黏液脓血便、里急后重，左下腹压痛；粪便中检出脓细胞、红细胞，粪便培养或免疫检测阳性，则可诊断为急性菌痢。

②在菌痢流行季节，凡出现发病急，高热、惊厥、嗜睡、昏迷的患儿，有休克和（或）呼吸衰竭者，应考虑到中毒型菌痢的可能。采用肛门拭子采便或以盐水灌肠取材作涂片镜检和细菌培养阳性者，可诊断为中毒型菌痢。

③过去有菌痢史，多次典型或不典型腹泻 2 个月以上，粪便黏液脓性或呈间歇性黏液脓性，粪便培养阳性者，可诊断为慢性菌痢。

（4）并发症

①大关节炎：在恢复期或急性期可偶有多发性、渗出性大关节炎发生，关节红肿，数周内自行消退。

②其他：患有重症菌痢的孕妇可致流产或早产，尚可引致溶血性尿毒症综合征、类白血病反应等；儿童患者可并发中耳炎、口角炎、脱肛。并发败血症者罕见，但具有菌痢和败血症的双重表现，病情较为凶险，病死率高。慢性菌痢有溃疡结肠病变者，可并发营养不良、贫血、维生素缺乏症及神经症。

2. 鉴别

（1）阿米巴痢疾：为致病性溶组织阿米巴侵入结肠壁所致，病变主要在右半结肠。起病一般缓慢，少有毒血症症状，里急后重感轻，大便次数较菌痢少，腹痛多在右侧。典型者粪便成果酱样，有腥臭。镜检仅见少许白细胞，红细胞凝集成团，可找到活动的、吞噬红细胞的阿米巴滋养体，常有夏科 – 雷登结晶体，慢性者可发现包囊。结肠镜检查可见散在溃疡，溃疡边缘整齐，边缘部分涂片及活检可查到阿米巴滋养体。本病易并发肝脓肿，甲硝唑治疗有效。

（2）急性肠炎：应与急性轻型菌痢区别。本病常有饮食不洁史，水样大便，少有脓血，亦无里急后重感，大便培养有助于鉴别。

（3）结肠癌与直肠癌：多发生在中年以后，常有排便习惯与粪便性状改变，腹部可扪及肿块，进行性贫血、消瘦，粪便隐血试验持续阳性。因继发感染可有脓血便，使用抗生素后症状也可缓解，故极易误诊为慢性菌痢。所以凡是具有慢性腹泻患者，不论何种年龄，都应常规肛指检查，对疑有高位肿瘤者应行钡剂 X 线检查或结肠镜检查。

（4）溃疡性结肠炎：慢性菌痢应与溃疡性结肠炎鉴别。本病是一种局限在结肠黏膜层和黏膜下层的慢性非特异性的炎症性肠病，病变多位于直肠和乙状结肠，也可弥漫至全结肠，起病缓慢，反复发作。临床表现为腹痛、黏液脓血便、里急后重，并伴有结节性红斑、虹膜炎、关节炎等肠外表现，电子结肠镜可见病变部位肠管弥漫性充血、水肿糜烂、浅小溃疡，覆有脓苔，或可见肠管增厚、狭窄、假息肉。结肠镜检查和黏膜活检有助于鉴别。

【治疗】

一、中医治疗

1. 治疗原则

痢疾的治疗，其要点应根据病证的寒热虚实确定治疗原则。热痢清之，寒痢温之，初痢实则通之，久痢虚则补之，寒热交错者清温并用，虚实夹杂者攻补兼施。痢疾初起之时，以实证、热证多见，宜清热化湿解毒；久痢虚证、寒证，应以补虚温中、调理脾肾，兼以清肠、收涩固脱。如下痢兼有表证者，宜合解表剂，外疏内通；夹食滞者，可配合消导药消除积滞。

痢疾的基本病机是邪气壅滞肠中，只有祛除邪气之壅滞，才能恢复肠腑传导之职，避免气血之凝滞，脂膜血络之损伤，故为治本之法。因此，清除肠中之湿热、疫毒、冷积、饮食等邪滞颇为重要。常用祛湿、清热、温中、解毒、消食、导滞、通下等法，以达祛邪导滞之目的。

调气和血即是顺畅肠腑凝滞之气血，祛除腐败之脂脓，恢复肠道传送功能，促进损伤之脂膜血络尽早修复，以改善腹痛、里急后重、下痢脓血等临床症状。正如刘河间所说："调气则后重自除，行血则便脓自愈。"常采用理气行滞、凉血止血、活血化瘀、去腐生肌等治法。

顾护胃气，"人以胃气为本，而治痢尤要"。这是由于治疗实证初期、湿热痢、疫毒痢的方药之中，苦寒之品较多，长时间大剂量使用，有损伤胃气之弊。因此，治痢应注意顾护胃气，并贯穿于治痢的始终。

虚证痢疾应扶正祛邪。因虚证久痢，虚实错杂，若单纯补益，则滞积不去，贸然予以通导，又恐伤正气，故应虚实兼顾、扶正祛邪。中焦气虚，阳气不振者，应温养阳气；阴液亏虚者，应养阴清肠；久痢滑脱者，可佐固脱治疗。

此外，古今学者提出有关治疗痢疾之禁忌。如忌过早补涩，以免关门留寇，病势缠绵不已；忌峻下攻伐、分利小便，以免重伤阴津，戕害正气等，都值得临床时参考借鉴。

总之，痢疾的治疗，热痢清之，寒痢温之，初痢实则通之，久痢虚则补之。寒热交错者，清温并用；虚实夹杂者，通涩兼施。赤多者重用血药，白多者重用气药。始终把握祛邪与扶正的辨证关系，顾护胃气贯穿于治疗的全过程。

2. 辨证论治

（1）外感疫毒证

症状表现：起病急骤，痢下鲜紫脓血，腹痛剧烈，后重感特著；并有壮热口渴，头痛烦躁，恶心呕吐。舌质红绛，舌苔黄燥，脉滑数等。

病机分析：疫邪热毒，壅盛肠道，不得外泄，化热化火，热毒炽盛，与肠中气血相搏结，气血凝滞，脂膜和血络受损，故发病急骤、腹痛剧烈、下痢鲜紫脓血；疫毒之邪蕴结肠中，上攻于胃，胃气上逆见恶心呕吐；热毒炽盛化火，陷入营血则壮热口渴、头痛烦躁；舌质红，苔黄燥，脉数均为疫毒炽盛之象。

治疗方法：清热解毒，凉血除积。

代表方药：白头翁汤（《伤寒论》）合芍药汤（《圣济总录》）加减。白头翁 30g，秦皮 9g，黄连 9g，黄柏 9g，芍药 15g，木香 9g，槟榔 15g，甘草 6g。

随症加减：兼食滞者，加莱菔子、山楂、神曲消食导滞；痢下赤多白少，肛门灼热，口渴喜冷饮，证属热重于湿者，黄柏、秦皮加量直清里热；痢下白多赤少，舌苔白腻，证属湿重于热者，加茯苓、苍术、厚朴、陈皮等运脾燥湿；痢下鲜红者，加地榆、丹皮、仙鹤草、侧柏叶凉血止血。

（2）毒入营血证

症状表现：腹痛口渴，持续高热，烦躁不安，神昏谵语，甚至出现痉厥，舌质红绛，舌苔黄燥，脉微欲绝等。

病机分析：疫邪热盛，壅滞肠道，熏灼肠络，故见腹痛；热入营阴，阴液亏损，故见口渴；热盛风动，疫毒内闭，正不胜邪而出现厥脱，故高热、烦躁不安、神昏谵语，甚则昏迷；舌质红，苔黄燥，脉微欲绝均为热入营血之象。

治疗方法：清热解毒，凉血开窍。

代表方药：安宫牛黄丸（《温病条辨》）。

随症加减：若暴痢致脱，症见面色苍白、四肢厥冷、口唇紫绀、脉细微欲绝者，应急服参附汤或加用参麦注射液以益气固脱；痉厥抽搐者，加羚羊角、钩藤、石决明、生地息风镇痉；壮热神昏、烦躁惊厥而下痢不甚者，合大承气汤清热解毒，荡涤内闭。

（3）大肠湿热证

症状表现：腹部疼痛，里急后重感，痢下赤白脓血，黏稠腥臭，便次频甚，肛门灼热，小便短赤，舌苔黄腻，脉滑数等。

病机分析：疫毒之邪夹湿热之邪侵犯肠道，滞于肠中，与肠中气血相搏结，大肠传导功能失司，通降不利，气血凝滞，肠腑脂膜和血络受损，故大便赤白脓血；肠道脂络受损，气机不利，阻滞不通则痛，故见腹痛、里急后重；湿热蕴结下注，则肛门灼热；舌苔黄腻，脉滑数均为大肠湿热之象。

治疗方法：清肠化湿，调气和血。

代表方药：芍药汤（《素问病机气宜保命集》）加减。黄芩 12g，芍药 12g，炙甘草 6g，黄连 9g，大黄 6g，槟榔 12g，当归 9g，木香 9g，肉桂 3g。

随症加减：若热重于湿，痢下赤多白少，口渴喜冷饮者，可配白头翁、黄柏加强清热解毒之功；若瘀血较重，痢下鲜红者，可加地榆、丹皮凉血行瘀；若湿重于热，痢下白多赤少，舌苔白腻者，可去当归，加茯苓、苍术健脾燥湿。

（4）寒湿客肠证

症状表现：腹痛拘急，痢下赤白黏冻，白多赤少，或为纯白冻，里急后重；并有口淡乏味，脘胀腹痛，头身困重。舌质或淡，舌苔白腻，脉濡缓等。

病机分析：疫毒之邪夹寒湿之邪滞于肠中，伤于气分，阻遏脾阳而成本证，症见腹痛拘急、下痢赤白黏冻；寒湿困脾，脾阳不振，清阳不升则头身困重；寒湿中阻则口淡乏味；舌质淡，苔白腻，脉濡缓均为寒湿内盛之象。

治疗方法：温中燥湿，调气和血。

代表方药：不换金正气散（《太平惠民和剂局方》）加减。厚朴 12g，藿香 12g，甘草 6g，半夏 9g，苍术 12g，陈皮 9g。

随症加减：若恶寒发热等兼有表证者，加荆芥、苏叶、葛根解表祛邪；夹食滞者，加山楂、神曲消食导滞。

（5）阴虚内热证

症状表现：下痢赤白黏冻，或下鲜血黏稠，脐腹灼痛或脐下急痛，虚坐努责，发热烦渴，至夜转剧，舌红少津，苔少，脉细数等。

病机分析：素体阴虚，感邪而病痢，或久病伤阴，遂成阴虚之痢；邪滞肠间，阴血不足，则下痢赤白脓血或鲜血黏稠；阴亏热灼，故脐腹灼痛；营阴不足，则虚坐努责；阴虚火旺，故心烦，至夜转剧；舌红少津，苔少，脉细数均为阴虚内热之象。

治疗方法：养阴和营，清肠化湿。

代表方药：黄连阿胶汤（《伤寒论》）合驻车丸（《备急千金要方》）加减。阿胶（烊化）9g，黄连 9g，黄芩 9g，当归 9g，炮姜 9g，白芍 12g，麦冬 15g，五味子 6g。

随症加减：若见口渴、尿少、舌干者，可加沙参、石斛养阴生津；若兼有赤多白少，可加地榆炭、白及、槐花清热解毒；若湿热未清，有口苦、肛门灼热者，可加白头翁、秦皮清解湿热。

（6）脾肾阳虚证

症状表现：痢下赤白清稀，无腥臭，或为白冻，甚则滑脱不禁，肛门坠胀，便后更甚；腹部隐痛，缠绵不已，喜按喜温，形寒畏冷，四肢不温；并有食少神疲，腰膝酸软。舌淡苔薄白，脉沉细而弱。

病机分析：下痢日久，脾胃虚寒，化源不足，累及肾阳，疫毒之余邪滞于肠中，迁延不已，故大便呈赤白清稀；脾阳亏虚，肠络失于温养，故腹痛缠绵不绝、喜温喜按；脾肾阳虚，不能温四末，故腰膝酸软、畏寒肢冷；脾阳亏虚，运化无力，故食少神疲；舌质淡，苔薄白，脉沉细弱均为脾肾阳虚之象。

治疗方法：温补脾肾，收涩固脱。

代表方药：桃花汤（《伤寒论》）合真人养脏汤（《太平惠民和剂局方》）加减。赤石脂 30g，干姜 9g，粳米 30g，人参 6g，当归 9g，白术 15g，肉豆蔻 12g，肉桂 3g，甘草 9g，白芍 15g，木香 9g，诃子 9g。

随症加减：若积滞未尽，加枳壳、山楂消食导滞；若痢久脾虚气陷，导致少气脱肛，可加黄芪、升麻、党参补中益气；下痢不爽者，减用诃子；滑脱不禁者，加芡实、莲子、龙骨、牡蛎收敛固脱。

（7）正虚邪恋证

症状表现：下痢时发时止，迁延不愈，发时大便次数增多，夹有赤白黏冻，腹胀食少，倦怠嗜卧，舌质淡，苔腻，脉濡软或虚数。

病机分析：痢疾失治，迁延日久，或治疗不当，收敛太早，关门留寇，故下痢时发时止；疫毒之余邪未尽，滞于肠中，故发作时腹部隐痛并大便赤白黏冻；病程日久，脏气不足，故见腹胀食少、倦怠嗜卧；舌质淡，舌苔腻，脉濡软均为正气亏虚兼有余邪之象。

治疗方法：温中清肠，调气化滞。

代表方药：连理汤（《证治要诀类方》）加减。人参6g，白术15g，干姜9g，炙甘草9g，黄连9g，茯苓15g。

随症加减：若脾气亏虚明显，加党参、升麻补中益气；腹胀纳呆者，可加木香、枳实行气化滞。

（8）阳虚寒积证

症状表现：下痢白冻，遇寒则发，形寒肢冷，倦怠少食，舌淡苔白，脉沉。

病机分析：寒湿阴邪，寒积凝滞于肠道，则见下痢白冻、遇寒则发；阳气受损而虚衰，温煦无力，故见形寒肢冷；寒困脾土，脾阳虚衰，则见倦怠少食；舌淡，苔白，脉沉均为阳虚寒积之象。

治疗方法：温中散寒，消积导滞。

代表方药：温脾汤（《备急千金要方》）加减。附子（先煎）9g，大黄6g，芒硝6g，当归9g，干姜9g，人参6g，甘草9g。

随症加减：若寒甚，可加吴茱萸、补骨脂温肾止泻。

（9）脾气亏虚证

症状表现：痢下日久，解下不尽，肛门下坠，甚至脱肛；神疲乏力，少气懒言，食少腹胀。舌淡胖有齿痕，苔薄白，脉弱。

病机分析：素体脾虚，或下痢日久，脾胃受损，中气下陷，升提无力，故有肛门下坠不尽感，甚则脱肛；脾气不足，精微不得输布，肢体失养，故神疲乏力、少气懒言；脾气亏虚，脾运失健，故食少腹胀；舌质淡胖有齿痕，苔薄白，脉弱均为脾气亏虚之象。

治疗方法：补脾益气，升阳举陷。

代表方药：补中益气汤（《脾胃论》）加减。黄芪30g，党参30g，炒白术30g，当归9g，升麻6g，柴胡6g，陈皮9g，炙甘草9g。

随症加减：若下痢日久，久痢不止，可加诃子、五倍子涩肠止泻。

（10）寒热错杂证

症状表现：下痢时作时止，腹痛时作，大便稀溏，心中烦热，饥不欲食，四肢不温，反胃呕吐，脉弦细或弦紧。

病机分析：下痢日久，寒热错杂，迁延不愈，故下痢反复发作，时作时止；寒邪留滞于下，脾胃运化失司，则大便溏稀，饥不欲食；脾肾虚寒，不能温煦四末，则四肢不温；热邪停留于上，气机不畅，则见心中烦热、反胃呕吐；舌暗红苔黄微腻、脉弦细或弦紧俱为寒热错杂之征。

治疗方法：平调寒热，固肠止痢。

代表方药：乌梅丸（《伤寒论》）加减。乌梅 30g，细辛 3g，桂枝 12g，人参 6g，附子（先煎）9g，川椒 6g，干姜 6g，黄连 9g，黄柏 9g，当归 9g。

随症加减：若寒甚，可加吴茱萸温肾散寒；若下利日久，可加诃子涩肠止泻。

3. 其他疗法

（1）中成药

①香连丸

药物组成：黄连（吴茱萸制）、木香。

功能主治：清热利湿，行气止痛。用于大肠湿热证者。

用法用量：一次 3～6g，一日 2～3 次，口服。

②安宫牛黄丸

药物组成：牛黄、郁金、犀角、黄芩、黄连、雄黄、栀子、朱砂、冰片、麝香等。

功能主治：清热解毒。用于毒入营血证者。

用法用量：一次 3g，一日 1 次，口服。

③六合定中丸

药物组成：藿香、苏叶、香薷、木香、厚朴、枳壳、陈皮、白扁豆、山楂等。

功能主治：温补脾胃，祛暑除湿。用于暑湿困脾证者。

用法用量：一次 3～6g，一日 2～3 次，口服。

④人参健脾丸

药物组成：人参、炒白术、茯苓、山药、陈皮、木香、砂仁、炙黄芪、当归等。

功能主治：健脾益气，和胃止泻。用于脾气亏虚证者。

用法用量：一次 6～12g，一日 2 次，口服。

⑤泻痢固肠丸

药物组成：人参、白术、肉豆蔻、白芍等。

功能主治：温中健脾，固肠止痢。用于脾虚湿盛证者。

用法用量：一次 6g，一日 3 次，口服。

（2）单方验方

①单方

大蒜饮：大蒜 50g，将蒜捣碎后浸于 100mL 温开水中 2 小时，然后用纱布过滤，加入少许糖即可饮用。每次服 20～30mL，每 4～6 小时服 1 次，至腹痛腹泻症状减轻。功能温中止痢。用于虚寒痢者。

冬青煎：新鲜冬青叶 100g。水煎至 500mL，每日 3 次，每次 20～30mL。功能清热止痢。用于湿热痢，热重于湿者。

黄连饮：黄连 40g，水煎服。每次 20mL，每 4 小时服 1 次，至症状减轻。功能燥湿止痢。用于湿热痢，湿热并重者。

②验方

白头翁煎：白头翁、苦参、银花、黄柏、败酱草各 60g。加水浓煎成 100mL，保留灌肠，每日 1 次，连续 3 天。功能清热解毒。用于疫毒痢者。

附子灌肠方：淫羊藿 15g，附子、乌药、刺猬皮、降香各 10g，煨肉蔻 15g，五倍子、石榴皮各 10g。加水浓煎 100mL，保留灌肠，每日 1 次，连续 3 天。功能温补止痢。用于阳虚寒积证。

（3）外治疗法

熏洗：黄芪、防风、枳壳各 50g。清水煎汤，将药汁倒入盆内，先熏后洗肛门，每日 1 次，连续 3～5 天。用于脾气亏虚证者。

（4）针灸疗法

①体针：取百会、气海、天枢、神阙等穴，用补法。隔日 1 次，留针半小时。功能回阳救逆。用于因久痢致脾肾元神耗竭，本源已败，虽峻用温补诸药也不能奏效者。

②耳针：取大肠、小肠、下脚端、神门、脾、肾等穴。急性期强刺激，每日 1～2 次；慢性期轻刺激，隔日 1 次。用于急慢性菌痢者。

③穴位注射：用 5% 葡萄糖液 0.5～1mL，分注两侧天枢穴，每日 1 次。用于急慢性菌痢者。

（5）药膳疗法

①附子粥：先将炮附子 10g，炮姜 15g 捣细，过筛为末。每次取 10g，与粳米 100g 同煮为粥，空腹食用。用于寒湿痢疾，里急后重，腹中绞痛，喜按喜暖者。

②苋菜粳米粥：红苋菜 150g 左右，去根，洗净，切细。粳米 100g 煮粥，快熟时加入红苋菜，加少量油盐食用。用于急性细菌性痢疾属湿热证者。

二、西医治疗

1. 治疗原则

因本病具有传染性，所以应及时针对病情，采取综合性措施。首先，应对患者进行胃肠道隔离（症状消失，大便培养连续 2 次阴性为止）和卧床休息，饮食一般以流质或半流质为主，忌食多渣、多油或有刺激性的食物。其次，积极给予抗菌治疗，酌情给予灌肠等局部治疗，改善肠道微生态。同时，要防止急性期高热惊厥及周围循环衰竭等并发症的发生。

2. 一般治疗

患者应按肠道传染病隔离至症状消失后 1 周或大便培养连续两次阴性为止；卧床休息。

3. 对症治疗

（1）纠正电解质紊乱：只要有水和电解质丢失，无论有无脱水表现，均应口服补液盐。如有呕吐等不能由口摄入时，则给予生理盐水或 5% 葡萄糖盐水静脉滴注，注射量视失水程度而定。

（2）缓解腹痛：严重腹痛的患者，可肌内注射维生素 K_3 10mg 或阿托品 0.5mg。一般腹痛者，可用颠茄片 8mg，每天 3 次；或 654-2 片 10mg，每天 3 次。忌用显著抑制肠蠕动的药物，以免延长病程和排菌时间。此类药物虽能减轻肠痉挛和缓解腹泻，但腹泻实际上是机体防御机能的一种表现，可排出一定数量的致病菌和肠毒素，故不宜长期使用解痉剂或抑制肠蠕动的药物。

（3）发热处理：高热并有严重全身症状者，在强有力的抗菌药物治疗的基础上，给予地塞米松 2～5mg，肌内注射或静脉滴注。中等发热、全身症状不严重的患者，可服用阿司匹林，其除退热作用外，尚有减少肠液丢失作用。

4. 抗菌治疗

痢疾杆菌由耐药质粒介导的多重耐药菌株已日益增多，为取得满意临床效果，也为控制菌痢流行的需要，应在流行区开展菌株分型鉴定，并做药敏试验，据当地流行菌株药敏试验或患者大便培养的药敏结果选择敏感的抗菌药物。宜选择易被肠道吸收的口服药物，病重或估计吸收不良时，加用肌内注射或静脉滴注抗菌药物，疗程原则上不宜短于 5～7 天，以减少恢复期带菌。抗生素的选择，应结合药物敏感试验，在一定地区内注意轮换用药。抗菌药物疗效的考核，应以粪便培养阴转率为主；治疗结束时，阴转率应达 90% 以上。

（1）氟喹诺酮类药物：首选氟喹诺酮类药物，该类药物具有抗菌谱广、口服易吸收等优点，且毒副作用少。常用诺氟沙星 0.2g，每天 3～4 次；氧氟沙星 0.3g，每天 2 次；环丙沙星 0.2g，每天 2～3 次；洛美沙星（用法同环丙沙星）。该类药物可能会影响婴幼儿骨骺发育，故不宜用于小儿和孕妇。

（2）其他抗生素：可选择复方磺胺甲恶唑 2 片，每天 2 次，儿童酌减。有严重肝病、肾病、磺胺过敏及白细胞减少症者忌用。其他抗生素也可选择庆大霉素、阿奇霉素、多西环素、三代头孢菌素等。抗生素治疗的疗程一般为 5～7 天。另外小檗碱有减少肠道分泌的作用，在使用抗生素时可同时使用，每次 0.3g，每天 3 次，7 天为一疗程。

5. 其他疗法

可结合灌肠治疗使较高浓度的药物直接作用于病变部位，以增强杀菌作用，并刺激肉芽组织新生。常用 5% 大蒜浸液或 0.5% 卡那霉素 100～200mL 保留灌肠，每天 1 次，10～15 次为 1 个疗程。也可在灌肠液中加入 0.25% 普鲁卡因 10mL、氢化可的松 25mg 增加渗透性而提高疗效。

【预防调护】

一、饮食注意

在痢疾流行的季节，注意饮食卫生，可适当食用生蒜瓣、马齿苋、绿豆等预防感染。急性细菌性痢疾患者在饮食方面，应主要食用流质食物，在发病的前两天，患者可吃清淡、营养丰富、易消化的流质饮食，如藕粉、米汤、果汁、菜汁。此时不应进食牛奶、豆浆及易产气的饮食，以保证肠道的充分休息。要补充足够的水分和电解质。每日 6 餐，每餐 200～250mL。病情有所好转后，患者可食用少渣无刺激性的饮食，由少渣、少油流质过渡到半流质、软食或普食。患者可食用粥、面条、面片、小馄饨、豆腐、蒸蛋羹、鱼丸、菜泥等，每日可 3~5 餐，量不宜过多，仍应多饮水。禁食油煎或油炸食物，以及芹菜、韭菜、萝卜、咖啡、浓茶、酒类、刺激性调味品、生冷食物，待肠道病变康复后再食用普通膳食。

慢性痢疾者，在饮食上，要注意少吃生、冷等食物；病况较重者，应食用高蛋白、少渣、少油、高维生素的食物，注重改善营养。

二、生活注意

在流行季节，应采取积极有效的预防措施，以控制菌痢的传播和流行。控制传染源，发现患者和带菌者，应及时隔离和彻底治疗，搞好水、粪和饮食的管理，消灭苍蝇，养成饭前便后洗手的习惯。

急性细菌性痢疾患者需要长期卧床休息，若患者想大、小便时，应该使用便盆、布或垫纸，以保存充足的体力。身体方面，要注意对肛门的保护，每次便后，可用较柔软的卫生纸轻轻擦拭，再用温和的水进行清洗，涂上护肤药膏。要坚持依照医师的医嘱服药，切不可病况刚刚好转就停止用药，这样病菌容易产生抗药性，患者转为慢性痢疾。

慢性菌痢患者不要过于疲劳，经常保暖腹部，以防受凉感冒，导致身体抵抗力下降而加重病情。平日要注意锻炼，以增强体质。

【名医经验】

田德禄

1. 学术观点

（1）病机认识：外感湿热、寒湿，内伤饮食等病理因素损伤脾气，水湿与水谷杂下而出现腹泻的症状；食积壅滞肠中，阻滞气机运行，进一步导致气血瘀滞，两者搏结使肠道传导功能失司，大肠脂膜血络受损，腐败化为脓血而表现为黏液脓血便的症状；久泻导致脾虚，不能化生水谷精微，后天失养，出现反复发作，创面不易愈合的表现。

（2）治法心得：在董建华院士"通降法"治疗胃肠疾病的基础上，首倡"清降法"，基于痢疾发病脾虚为本的特点。临证治疗时，往往加入健脾扶正、温阳益气的药物。此外，参以消食化积、行气活血、托毒排脓、敛疮生肌、涩肠止泻等方法。

2. 经典医案

焦某，女，41 岁。

主诉：大便次数增多伴黏液脓血便一月余。

现病史：患者 1 个多月前无明显诱因出现大便次数增多，夹有黏液脓血，伴下腹痛，服用美沙拉嗪治疗后不见好转。现大便一日 3~4 次，不成形，夹有黏液脓血，下腹部疼痛，肠鸣，便后可缓解，脉细滑，舌黯苔黄、边有齿痕。

临证思路：患者大便次数增多，夹有黏液脓血，伴下腹痛，脉细滑，舌黯苔黄，边有齿痕。一派脾气亏虚，湿热内蕴表现。中医诊断：痢疾（肝强脾弱，湿热内蕴）。治法：益气温中，柔肝止痛，燥湿清热。

选方用药：黄连 10g，党参 15g，炒白术 12g，焦三仙各 10g，防风 10g，炒白芍 10g，砂仁 3g，木香 10g，吴茱萸 5g，陈皮 10g，黄柏 10g，肉桂 6g。共 14 剂，水煎服，一日 1 剂。

用药分析：方中黄芪益气生肌，党参、白术健脾益气，白芍补血止痛，陈皮理气燥湿，防风祛风胜湿止泻，焦三仙消食导滞，黄连、黄柏燥湿清热，木香行气导滞，肉桂、吴茱萸散寒止泻。诸药合用，攻补兼施，气血兼顾。

二诊：服药 14 剂后，大便次数减少，一日一行，偶有黏液脓血；下腹部疼痛较前明显减轻，纳眠可，小便调。脉细滑，苔黄。

临证思路：患者仍有黏液脓血便，仍有湿热留滞，应加强利湿排脓之功；且病程日久，瘀血内生，应酌情应用益气止血药物。继守上方，加败酱草 30g，炒薏苡仁 30g，制附片 6g，灵芝 30g，仙鹤草 30g，三七粉 3g。继服 2 周。

用药分析：加用败酱草、炒薏苡仁利湿排脓，仙鹤草收敛止血、益气生肌，附子温中祛寒，灵芝扶正固本，三七粉止血不留瘀，标本兼顾。

三诊：诸症基本消失，偶有失眠。只偶有失眠之症，加用宁心安神重镇之品。上方加茯神 15g，生龙骨 30g，生牡蛎 30g。

用药分析：茯神健脾宁心，龙骨、牡蛎重镇安神。

（迟莉丽 王帅）

参考文献

[1] 徐也晴，崔富强，张国民，等. 中国 2007～2011 年甲型和戊型病毒性肝炎以及细菌性痢疾流行病学特征分析 [J]. 中国疫苗和免疫，2013，19 (6)：501-505.

[2] 陈灏珠. 实用内科学 [M]. 北京：人民卫生出版社，2009.

[3] 周仲瑛. 中医内科学 [M]. 北京：中国中医药出版社，2007.

[4] 陆再英，钟南山. 内科学 [M]. 北京：人民卫生出版社，2007.

[5] 高忻洙，胡玲. 中国针灸学词典 [M]. 南京：江苏科学技术出版社，2010.

[6] 迟莉丽，程艳. 脾胃病新治 [M]. 北京：中医古籍出版社，2015.

[7] 李振华，李郑生. 中医脾胃病学 [M]. 北京：科学出版社，2012.

第十二节　非甾体消炎药相关性胃肠道疾病

【概述】

非甾体消炎药（non-steroidal anti-inflammatory drugs，NSAIDs）是一类化学结构中不含有甾环，而具有解热、镇痛、抗炎等功效的抗炎药。临床广泛用于疼痛的对症治疗和改善风湿性疾病的炎性症状。除此之外，由于 NASIDs 中的阿司匹林可用于预防心脑血管疾病和大肠癌的发生，因而进一步扩大了NASIDs的使用范围，使其成为全世界处方中最常用的一类药物。然而，长期、大量地使用NASIDs会引起各种不良反应，其中最常见、也最具临床意义的就是胃肠道损伤。有研究表明，在使用NASIDs的人群中，大约有40%的人存在上消化道的不良反应，这类人进展为消化性溃疡的相对危险度是普通人的3~4倍。日本的大样本数据显示，长期服用NSAIDs的人群发生消化性溃疡、上消化道出血、胃食管反流病的风险分别是普通人群的1.45、1.76和1.54倍。我国目前仍缺少NSAIDs不良反应的全国范围流行病学数据，但一项5年间对广东、北京地区医院的风湿科门诊及住院患者连续应用NSAIDs的病例研究表明，4417例NSAIDs使用者发生胃肠道症状536例，占比高达12.1%。根据对胃肠道不同部位造成的不同损害及其临床表现，NSAIDs相关性胃肠道疾病可借鉴"胃脘痛""腹痛""痞满""便血""吞酸"等病证进行辨治。

【病因病机】

一、中医认识

1. 致病因素

NASIDs相关性胃肠道疾病的致病因素主要责之于所服用的药物及正虚无力抗邪，因此对其病因的认识则主要是通过对NASIDs药性和机体正气盛衰的探讨。张锡纯认为，阿司匹林"味甚酸，最善发汗、散风、除热及风热着于关节作疼痛"，认为其为辛酸、辛寒之品。国医大师徐景藩则认为阿司匹林、布洛芬等药物所引起的胃脘部灼热、烧心、嘈杂感、口干、食欲不振、舌红等热证表现与辛温类药物的药性相似。因此，虽然对NSAIDs寒热药性的认识不甚统一，但作为外邪侵犯胃肠而引起相应的病变仍是其致病的主要原因。此外，也有医家提出，阿司匹林能够抗血小板聚集，具有活血行散之功，久服易耗损正气，正气内虚则邪易外侵。因此，NSAIDs引起胃肠道疾病具有正气内虚、邪气内入的特点。

2. 病机

作为能够动血耗气之外邪，NSAIDs能否引起胃肠道损伤与患者的正气盛衰密切相关，正所谓"正气存内，邪不可干"。正气强盛，足以抵御外邪，则不发病或发病轻微；正气虚弱，加之NSAIDs耗损益甚，无力抵抗外邪，则邪气入侵，损伤气血而发病深重。正气虚弱表现在胃肠道局部则为防御因子减弱，胃黏膜屏障功能低下，服用NSAIDs则易引起黏膜损伤。服用NSAIDs致胃黏膜损伤者，其病机多以气虚为本，外邪内侵为标。患者素体脾胃虚弱，为邪所伤则脾胃虚弱更甚，水湿不运而内停；同时，由于体质、药物、饮食、情志等因素影响，湿可从寒化，形成寒湿；或日久郁而化热，酿生湿热。脾胃虚弱，邪气所伤，水湿内蕴，则中焦气机升降失司，气滞不行而见痞满、腹胀、胃痛、腹痛等症；寒湿或湿热蕴阻，进一步影响气血运行，损伤胃、肠络脉而致瘀血内停，气机不通则见胃痛、腹痛等症，血不循经则见便血等症；中焦气机不利影响肝的疏泄功能，导致肝失疏泄则吞酸、嗳气并见；疾病日久，脾胃阳气受损，而肾阳为一身阳气之根，故终可累及肾阳，造成肾阳虚衰。因此，NSAIDs 相关性胃肠道疾病的病位在脾、胃、肠，与肝、肾密切相关。其病理性质属本虚标实，虚当以脾胃虚弱、脾肾阳气亏虚为主，实则与寒湿、湿热、气滞、血瘀相关。

二、西医认识

1. NSAIDs 的直接作用

许多研究表明，肠外给药或结肠内给药等也可以诱发消化道溃疡的发生，因此 NSAIDs 的直接刺激作用可能不是溃疡产生的主要机制，但 NSAIDs 仍能通过直接作用破坏胃肠上皮细胞屏障，从而导致黏膜糜烂。首先，作为一种脂溶性的弱酸，NSAIDs 可与膜磷脂结合改变其疏水性，导致胃黏膜屏障防止 H^+ 弥散的能力降低，在 H^+ 存在的条件下引起上皮细胞破坏和黏膜炎症；其次，NSAIDs 能够通过"离子捕获"作用在上皮细胞内积累，使线粒体氧化磷酸化解耦联并抑制其电子传递链，导致细胞内三磷酸腺苷（adenosine triphosphate，ATP）的消耗、细胞 Ca^{2+} 毒性及活性氧（reactive oxygen species，ROS）的产生，ROS 可直接氧化细胞蛋白、脂质或核酸，引起组织损伤，也可通过诱导凋亡级联信号而启动细胞凋亡过程。此外，氧化磷酸化解耦联也能通过改变线粒体膜电位促使细胞色素 C 的释放而诱导细胞凋亡，最终均能导致胃肠道黏膜的损伤。

2. NSAIDs 的系统作用

（1）环氧酶（cyclooxygenase，COX）的双重抑制：COX－1 和 COX－2 分别是 COX 的 2 种同工酶，其中 COX－1 是基础性酶，对维持正常生理功能所需的血栓素 A2 和前列腺素（prostaglandin，PG）有重要作用。胃及十二指肠黏膜含有 COX－1 和丰富的 PG，PG 可以使胃肠道黏膜上皮细胞分泌碳酸氢根离子（HCO_3^-）以中和氢离子增多，还可以使上皮细胞表面斥水性磷脂颗粒的含量增加，对黏膜起一定的保护作用。此外，PG 还可使黏膜的血流增加，对于提供黏膜基本的养分和清除漏过黏膜屏障的氢离子非常重要。而 COX－2 为诱导性酶，可在组织损伤过程中诱导产生炎性前列腺素，从而引起炎症、疼痛和发热等症状。NSAIDs 不仅能够通过抑制 COX－2 起到抗炎、镇痛和解热的作用，也能通过干扰 COX－1 的作用而导致胃肠黏膜 PG 的生成减少，削弱 PG 对胃肠黏膜的保护作用及对胃酸的抑制作用，降低黏膜对外来侵袭因素的防御能力，使黏膜在一些损伤因素的作用下发生糜烂、溃疡和出血等。

（2）对中性粒细胞的作用：NSAIDs 通过抑制 COX，间接促进脂肪氧合酶（lipoxygenase，LOX）代谢，生成白三烯（leukotriene，LTs）。其中白三烯 B4、白三烯 C4 及白三烯 D4 能够促进中性粒细胞大量聚集和脱颗粒，形成白细胞血栓，且 LTs 对平滑肌有强收缩作用，引起胃黏膜血管强烈收缩，造成黏膜局部缺血损伤。此外，研究发现 NSAIDs 也可以通过增加白介素－1 和肿瘤坏死因子的释放而影响内皮细胞，以增强黏附分子的表达。

（3）自由基损伤：NSAIDs 可通过降低超氧化物歧化酶（superoxide dismutase，SOD）的活性、增加黄嘌呤氧化酶（xanthine oxidase，XO）的活性，以增加氧自由基的释放，诱发脂质过氧化作用，从而导致胃肠黏膜的损伤。

（4）抗血小板聚集作用：NSAIDs 如阿司匹林具有抗血小板聚集和抑制血栓素 A2 合成的作用，从而干扰血液凝固，诱发消化道出血。

（5）影响肠道菌群：一般认为，长期服用 NSAIDs 会导致肠道菌群的改变，肠道内细菌数增加诱发肠道的炎症反应，导致炎性细胞浸润和炎性介质的释放；同时，肠腔内细菌数的增加可致使一氧化氮合成酶的表达上调，由此产生过多的一氧化氮而引起小肠黏膜损伤，这可能是 NSAIDs 诱导的小肠损伤的重要原因。

【诊断与鉴别】

一、中医诊断

1. 辨证要点

（1）辨虚实：NSAIDs 相关性胃肠损伤多为虚实夹杂证候，素体正气亏虚，感受外邪，水湿内生，或从寒化，或郁而化热，进而导致气滞血瘀，胃络损伤，进一步损伤脾肾阳气，导致以虚为主的虚实夹杂证候。以腹痛、腹胀、舌红、苔黄厚腻、脉弦滑为主要表现者，多以实证为主；而症见便稀泄泻、面色萎黄、乏力倦怠、舌边齿痕、苔薄腻、脉沉细或弦细者，多属正虚邪恋。

（2）辨寒热：寒证多见于素体脾胃虚弱，水湿内停，从寒而化。以脾胃虚寒为主者，多表现为腹痛隐隐、喜温喜按、纳少便溏、手足不温、舌淡胖或边有齿痕、脉沉无力等；以寒湿困阻为主者，则多表现为脘腹胀闷、口腻纳呆、泛恶欲吐、口淡不渴、腹痛便溏、舌淡胖、苔白腻、脉濡缓等症。热证多见于水湿郁久化热，表现为胃脘灼热疼痛或胸脘胀闷、口干口苦、渴不引饮、食少纳呆、舌质红、舌苔黄厚腻、脉弦滑或数等。

（3）辨轻重缓急：患者解柏油样便或粪便潜血阳性、呕血或多次血便、腹痛、腹胀、恶心呕吐等，多属急症、重症；以腹部轻微不适、嗳气、吞酸、食欲不振等为主要表现者，多属病情较缓之轻症。

（4）辨气血：一般初病在气，久病在血。在气者，有气滞、气虚之分：气滞者多见胀痛，或涉至两胁，以胀为主，痛无定处，时作时止，或兼见恶心呕吐，嗳气频频；气虚者除胃脘疼痛或空腹疼痛明显外，兼见纳呆食少、食后腹胀、大便溏薄、面色少华、舌淡脉弱等。在血者，疼痛部位固定不移，为持续性刺痛，舌质紫黯或有瘀斑，脉涩；见呕血、黑便者多为脾气亏虚，脾不统血。

2. 病机辨识

本病的外因为感受 NSAIDs 药物之外邪，内因为正气不足；脾虚是本病发病之根本，其病性属本虚标实；脾虚受邪，中焦脾胃气血损伤为本病的病机关键；病位在脾、胃、肠，与肝肾有关。病机辨识则主要以虚实、寒热、气血为纲，虚当脾气亏虚为主，亦有脾胃虚寒、脾肾阳虚、胃阴不足之证；实则以脾胃湿热、寒湿困脾为主，亦有兼夹肝脾不和、肝胃郁热、瘀血内阻的情况。

二、西医诊断

1. 诊断

（1）临床表现：NSAIDs 相关性胃肠道损伤的临床表现形式多种多样，且无特异性。其消化道并发症为 50% ~80% 为非症状性，多以消化道出血至医院就诊，且短期再出血率高。主要的临床表现包括：

①消化不良症状：主要表现为腹部胀满不适、腹部隐痛、恶心、呕吐、上腹饱胀感、嗳气、食欲不振等。

②消化性溃疡：NSAIDs 相关性胃肠道损伤以消化性溃疡多见。其临床主要表现为上腹部痛，且其腹痛无节律性，部分患者也可无明显症状。NSAIDs 引起的消化性溃疡中，胃溃疡多于十二指肠溃疡，且以胃窦部多见；其所引起的消化性溃疡更易发生出血和穿孔；老年妇女、有溃疡病史、抽烟、饮酒、接受糖皮质激素治疗是发生NSAIDs 相关的消化性溃疡的主要危险因素。

③消化道出血和穿孔：消化道出血和穿孔是消化性溃疡的并发症，在 NSAIDs 引起的溃疡中更易发生，可表现为粪便潜血阳性、黑便，或柏油样便，或呕血及鲜血便等，其中黏膜下恒径动脉破裂出血最为凶险，需立即在内镜下或手术治疗。

④小肠黏膜损伤：长期口服 NSAIDs 的人群小肠黏膜受损率可高达 60% ~ 70%，主要表现为炎症反应、出血、肠腔狭窄、溃疡、穿孔、蛋白丢失性肠病、回肠吸收功能障碍及脂肪泻等。症状以腹痛、腹泻、黑便或便血、营养不良、贫血及低蛋白血症等为主，其中缺铁性贫血是 NSAIDs 相关性小肠损伤常见的首发症状。

⑤大肠黏膜损伤：NSAIDs 导致的结肠溃疡和糜烂多位于盲肠和右半结肠，溃疡边界清晰，常见半月状或环肠腔状，深浅大小不一，周围黏膜无隆起。临床表现多以腹痛、排便习惯改变，伴或不伴血便及体重下降为主，个别病例可因溃疡处形成瘢痕出现肠梗阻。

（2）辅助检查：

①胃镜：胃镜下主要表现为胃黏膜糜烂和溃疡形成；可见胃与十二指肠黏膜水肿、充血，糜烂灶呈多发、条索状、点状或斑片状，且胃窦部多见，也可见于胃体、胃底和十二指肠，食管较少见。本病在胃镜下的溃疡表现多大小不一、深浅不同且形状各异；一般为活动期浅溃疡，也可出现单个深大穿凿样溃疡，溃疡周边黏膜无明显隆起，底较干净或有少许白苔。溃疡亦以胃窦多见，单个多见于胃底、胃体部，伴有活动性出血者溃疡表面有血迹或血块覆盖。

②胶囊内镜：长期服用小剂量阿司匹林者较易发生小肠黏膜损伤，内镜特征为黏膜水肿、红斑、糜烂、变浅；溃疡病变多分布于各个肠段，可见多发、大小不等，但多为小于 1cm 的浅表性溃疡，溃疡面与周围黏膜较为平整，界限清晰。环状膈样狭窄是 NSAIDs 相关小肠狭窄的特征性改变，主要表现为多发、细小、呈驼峰样或救生圈

样的环状形态。

③结肠镜：NSAIDs 最易引起末端回肠及空肠损伤，结肠镜下病变范围多位于距回盲瓣 10~20cm 以内，其中末端回肠炎症常分为浅表型、增殖型及萎缩型三类。浅表型，可见黏膜充血、水肿、糜烂、溃疡、出血、息肉或黏膜变薄、萎缩、绒毛结构不清或消失；增殖型，可见绒毛分布不均匀，黏膜粗糙呈颗粒感，散在小结节，部分有炎性息肉；萎缩型，可见黏膜变薄，色泽变淡，呈灰红色至灰白色，绒毛稀疏分布不均，少量注气可见血管网。NSAIDs 引起的大肠黏膜损伤结肠镜检表现与溃疡性结肠炎相似，以节段性损害为主；若病变位于右侧结肠和回肠末段时，则与克罗恩病相似。

④X 线钡餐造影：可用于 NSAIDs 相关的消化性溃疡的诊断，但有活动性出血、消化道穿孔及幽门梗阻征象时禁用。胃溃疡的 X 线直接征象为龛影，呈乳头状、锥状或其他形状，边缘光滑整齐，密度均匀，底部平整或稍不正；间接征象包括大弯侧痉挛性压迹、胃潴留、张力、蠕动紊乱等。十二指肠溃疡的直接征象表现为持续的球部激惹和球部畸形等，呈山字形、三叶形或葫芦形；间接征象包括激惹征、幽门痉挛等。

⑤粪便钙卫蛋白检查：粪便钙卫蛋白是肠黏膜受损的指标，可以为诊断 NSAIDs 相关肠道损伤提供参考，但以此法诊断 NSAIDs 相关肠道损伤的特异性较差。

（3）诊断标准：

①具有长期服用或短期大剂量服用 NSAIDs 的病史。但需要注意的是，在了解用药史的同时需要进一步明确既往病史，因为 NSAIDs 常为复方成分中的一部分，有些药物包含 NSAIDs 成分而患者并不自知。

②有临床表现。

满足以上两个条件时，则符合诊断。

2. 鉴别

NSAIDs 相关性胃肠道损伤的症状、特征及内镜表现均无明确的特异性，凡是应用 NSAIDs 后出现有胃肠道症状的患者，均应考虑是否存在本病的可能。因此，本病与症状类似的相关疾病的主要鉴别就在于有无 NSAIDs 用药史。

此外，本病与功能性消化不良、消化道肿瘤、炎症性肠病、肠易激综合征及感染性肠道疾病的临床表现相似，有必要进行鉴别诊断。

（1）功能性消化不良：患者常有上腹疼痛、早饱、上腹胀、嗳气、恶心、食欲减退等上消化道症状，且常伴有明显的全身神经官能症状，情绪波动与发病相关。由于功能性消化不良无黏膜糜烂和溃疡，鉴别诊断的方法主要依靠内镜检查。

（2）胃癌：患者在出现腹部包块、腹水等晚期症状之前，无明显上消化道症状，少数患者有恶心、呕吐等表现。疼痛与体重减轻是进展期胃癌最常见的临床症状，胃镜结合病理组织学检查是区分两者最有效的方法。进行病理组织活检时，在溃疡边缘多点取活组织做病理检查，且至少取材 4 块；对于临床和内镜检查怀疑胃癌的患者，一次活检阴性并不能排除诊断，必要时复查胃镜，再次取材进行病理组织学检查。

（3）结直肠癌：常表现为腹痛、血便等症状，但本病多见于中年以后，直肠指检可触及肿块，结肠镜和 X 线钡剂灌肠检查对鉴别诊断有价值，组织活检可明确诊断。

（4）肠易激综合征：是一类脑-肠互动异常的功能性肠病，常表现为腹泻、便秘或者腹泻与便秘交替的症状，其中以腹泻最为常见。其腹泻所见大便可有黏液，但无脓血，粪便潜血及显微镜检查正常，结肠镜检查无器质性病变的证据。

（5）炎症性肠病：是一种肠道慢性非特异性的炎症性疾病，包括溃疡性结肠炎（ulcerative colitis，UC）和克罗恩病（Crohn's disease，CD）。炎症性肠病的患者常表现为腹泻、腹痛、黏液脓血便及里急后重等症状，且常常具有全身并发症，如关节疼痛、皮疹等。多数患者经治疗后仍会反复发作，甚至迁延不愈，也有患者出现巨结肠、肠瘘、肠梗阻等并发症，需要手术治疗。

（6）肠结核：患者常常伴有结核病史或临床表现，部分患者有低热、盗汗、消瘦等结核中毒症状；且本病好发于回盲部，有腹泻，但少见血便。内镜下表现为溃疡表浅、不规则、呈环形，组织病理学检查对鉴别诊断最有意义。

【治疗】

一、中医治疗

1. 治疗原则

本病以正虚邪实、虚实夹杂为主要病机，治疗总体以扶正祛邪、标本兼顾为原则，同时应注意分清标本、缓急、虚实、寒热及在气在血。避免外邪持续外侵十分关键，可停止或减量服用 NSAIDs 或选用对胃肠道黏膜损伤较小的抗炎药。治疗方法总以健脾和胃，调肠护膜为主。此外，本病需特别注意辨别疾病的轻重缓急，对于上消化道出血及穿孔患者，可根据具体情况，明确诊断，选择各种有效的中西医结合治疗措施；对于上消化道大出血者，则需要首先抢救休克和控制出血，并立即查明出血部位，进行综合性的全面治疗。

2. 辨证论治

（1）脾胃气虚证

症状表现：脘腹隐痛，喜按，或腹部坠胀，嗳气纳呆，乏力易疲，面色少华，大便不实，舌质淡苔白，脉虚弱。

病机分析：本证因素体脾胃虚弱，正气不足；又复感外邪，致气虚失运，胃腑气阻，是以胃脘隐痛、按可助气行，故脘痛喜按。气虚下陷，故见腹部坠胀；脾胃气虚，纳运失职，水谷不化，故纳呆食少。脾胃为气血生化之源，中气不足，气血化生乏源，机体失养，故四肢乏力、易于疲倦。气血亏少，不能上荣于面，则见面色少华。舌体失于气血濡养，故舌质淡白。气虚血少，脉道不能充盈，脉气鼓动无力，故脉象虚弱。

治疗方法：益气补虚，健脾和胃。

代表方药：香砂六君子汤（《古今名医方论》）加减。黄芪 30g，党参 20g，炒白术 12g，茯苓 15g，陈皮 6g，法半夏 9g，木香 6g，砂仁（后下）6g，延胡索 5g。

随症加减：胃脘冷痛、喜温喜按、四肢不温者，加干姜、制附子、桂枝温中祛寒；泛吐酸水者，加吴茱萸、海螵蛸、浙贝母以制酸；大便潜血阳性者，加炮姜炭、白及以收敛止血；痞满者，可加佛手、香橼以行气和胃。

（2）脾胃虚寒证

症状表现：胃痛隐隐，喜暖喜按，泛吐清水，纳食减少，面色淡白或面黄而淡，神疲乏力，手足不温，大便溏薄，舌质淡胖，边有齿痕，苔白滑，脉沉迟无力。

病机分析：本证素体脾胃虚弱，又复感邪气入侵，损伤脾胃阳气而成。脾胃位居脘腹，脾胃阳虚，胃腑失于温煦，故胃脘隐痛、绵绵不休。温能散寒，按则助阳，故其痛喜暖喜按。胃阳虚弱，受纳腐熟功能减退，故食少。胃虚则气机运行不畅，亦见脘痞。胃失和降而气逆，则口泛清水。脾胃阳虚，血运无力以及气血生化乏源而不上荣，故面色㿠白或面黄而淡。阳虚气虚，则神疲乏力。温煦失职，故四肢不温。脾虚失运，大便溏薄。舌淡胖有齿痕，苔白滑，为脾胃阳虚，寒湿内生之象。阳虚脉气鼓动乏力，故见沉迟无力。

治疗方法：温中散寒，健脾和胃。

代表方药：黄芪建中汤（《金匮要略》）合理中汤（《伤寒论》）加减。炙黄芪 30g，党参 15g，桂枝 10g，白芍 15g，炒白术 12g，生姜 6g，大枣 15g，甘草 6g。

随症加减：泛吐清水较重者，可加干姜、吴茱萸、半夏、茯苓温胃化饮；若兼见腰膝酸软，头晕目眩，形寒肢冷者，可加附子、肉桂、巴戟天、仙茅温肾助阳；便溏者，可加炮姜炭、炒薏苡仁温脾止泻。

（3）肝胃郁热证

症状表现：胃脘灼痛，痛势急迫，口干口苦，喜冷饮，泛酸嘈杂，情绪抑郁或烦躁易怒，大便秘结，舌质红，舌苔黄，脉弦数。

病机分析：本证素体脾胃虚弱，又复感邪气入侵，中焦气机阻滞，肝失疏泄，肝气郁结，郁而化热。郁热犯胃，则胃脘灼痛、痛势急迫、情绪抑郁或烦躁易怒、泛酸嘈杂。肝胆火热上乘，则口干口苦、喜冷饮。舌红苔黄，脉弦数，均为肝胃郁热之证。

治疗方法：疏肝泻热，和胃止痛。

代表方药：化肝煎（《景岳全书》）合左金丸（《丹溪心法》）加减。青皮 10g，陈皮 10g，白芍 12g，牡丹皮 9g，炒栀子 9g，泽泻 9g，土贝母 10g，黄连 5g，吴茱萸 3g。

随症加减：口干明显者，可加麦冬、石斛生津益胃；腹痛明显者，加白芍、香橼、佛手行气止痛；心烦便秘，面赤舌红者，可加黄芩、蒲公英、大黄苦寒泄热；反酸明显者，可加乌贼骨、瓦楞子制酸；胸闷胁胀者，可加柴胡、郁金疏肝行气。

（4）寒热错杂证

症状表现：胃脘部灼热疼痛，痞胀不舒，喜暖喜按，嗳气吞酸，口干欲饮，大便干结，或时干时溏，小便短赤，舌质淡，苔白腻或黄腻，脉弦细。

病机分析：疾病日久，寒邪未尽，且日久郁而化热，郁热伤中，则见胃脘部灼热疼痛；寒热之邪郁于中焦，阻滞中焦气机，故脘腹痞胀不舒；寒性收引，以损伤阳气，中焦胃阳被郁，按则助阳，故其痛喜暖喜按；气机阻滞，胃失和降，故嗳气吞酸；舌质淡，苔白腻或黄腻，脉弦细均为寒热错杂之象。

治疗方法：寒温并用，和胃止痛。

代表方药：半夏泻心汤（《伤寒论》）加减。黄连 5g，黄芩 10g，干姜 6g，桂枝 10g，白芍 15g，法半夏 6g，陈皮 6g，茯苓 15g，枳壳 10g，炙甘草 6g。

随症加减：畏寒明显者，加高良姜、香附温中行气；胃脘痞满者，加檀香、大腹皮理气和胃；烧心明显者，加蒲公英、栀子泻火消痞；嘈杂泛酸明显者，加煅瓦楞子、海螵蛸、浙贝母制酸。

（5）脾胃湿热证

症状表现：胃痛或胸脘痞闷，口干口苦，渴不引饮，身重困倦，舌质红，舌苔黄厚腻，脉弦滑。

病机分析：本证素体脾胃虚弱，又复感邪气入侵，中焦气机不畅，水湿内蕴，日久郁而化热，湿热阻滞，内蕴脾胃而引起湿热蕴结中焦，致纳运失司，升降失常，故见胃痛或脘腹痞闷；脾主肌肉四肢，湿性重着，脾为湿困，流注肢体，故身重困倦。湿遏热伏，郁蒸于内，故口干口苦、渴不引饮。舌质红，苔黄厚腻，脉弦滑，均为湿热内蕴之征。

治疗方法：清热燥湿，理气和胃。

代表方药：连朴饮（《霍乱论》）加减。黄连 5g，厚朴 10g，石菖蒲 10g，法半夏 6g，淡豆豉 12g，栀子 10g，芦根 15g，茯苓 15g，薏苡仁 30g。

随症加减：伴恶心呕吐者，加竹茹清热和胃降逆；大便秘结不通者，可加虎杖、大黄以清热攻下；纳呆食少者，加破布叶、神曲、谷芽、麦芽开胃消滞。

（6）寒湿困脾证

症状表现：腹痛或脘腹胀闷，纳呆，泛恶欲吐，口淡不渴，便溏，舌淡苔白腻，脉濡缓。

病机分析：本证素体脾胃虚弱，又复感邪气入侵，中焦气机不畅，水湿内蕴，从寒化为寒湿，困阻中阳，致纳运失司，升降失调，则见腹痛或脘腹胀闷、口淡不渴；中阳受寒湿所阻，脾胃不和，气机不利，则见便溏、泛恶纳呆。舌淡苔白腻，脉濡缓，均为寒湿内阻之象。

治疗方法：温中散寒，健脾化湿。

代表方药：平胃散（《简要济众方》）加减。苍术 9g，厚朴 10g，陈皮 6g，生姜 6g，法半夏 6g，炒白术 12g，炙甘草 6g。

随症加减：口腻者，加藿香、佩兰、白蔻仁化湿和中；腹泻明显者，加炒薏苡仁、炒白扁豆、砂仁健脾利湿和胃；兼神疲乏力者，加党参、黄芪健脾益气。

（7）胃阴亏虚证

症状表现：胃脘隐痛或灼痛，午后尤甚，或嘈杂心烦，口燥咽干，纳呆干呕，饥不欲食，大便干结或干涩不爽，舌质红，舌苔少，脉细数。

病机分析：胃阴亏耗，胃失濡润，和降失司。本证因素体脾胃虚弱，又复感邪气入侵，至中焦气机不畅，或肝郁化火，或湿热蕴结脾胃久病不已，以致胃阴耗伤，胃失濡养而成。胃阴不足则脘腹失于濡养，故脘腹隐约作痛。阴虚而热，故感灼热；阴虚津少无以上润，故咽干口燥。胃气未伤故知饥，胃阴不足失于柔润则饥不欲食；肠道失润而大便干结或干涩不爽。舌红，少苔，脉细数，均为阴虚内热之象。

治疗方法：养阴益胃，和中止痛。

代表方药：益胃汤（《温病条辨》）加减。北沙参12g，麦冬12g，天花粉15g，生地黄30g，玉竹12g，白芍15g，甘草6g。

随症加减：若口干较甚者，可酌加干石斛生津益胃；伴腹胀食少，可加神曲、山楂消食和胃；痛甚者，可加香橼、佛手行气止痛；若兼脘腹灼痛，嘈杂反酸，可加黄连、吴茱萸泻火清热；若口气热臭，可加生石膏、知母、芦根清胃泄热；兼腰膝酸软，眩晕耳鸣者，可加山茱萸、玄参滋补肝肾；便秘较甚者，可加瓜蒌仁、火麻仁润肠通便。

（8）胃络瘀血证

症状表现：胃脘痛如针刺或刀割，痛处固定不移，痛而拒按，食后痛甚，或见吐血、黑便，舌质紫黯或瘀斑，脉沉弦。

病机分析：气滞日久，瘀停胃络，脉络壅滞。本证多因气滞、气虚等原因导致血运障碍，久病入络，血瘀胃脘，脉络损伤所致。瘀血有形，阻滞胃脘，故痛如针刺，甚如刀割，痛处固定不移，按之瘀滞益甚，故而拒按。瘀阻胃络，失于和降，故纳谷锐减。气机受阻，瘀血加重，故食后腹胀痞闷。瘀血阻滞使血不循经而溢出脉外，形成呕血、便血。瘀血不去，新血不生，失于濡养，则形体消瘦、面色晦黯。舌质紫黯或有紫点紫斑，脉细涩或沉涩，均为瘀血内停之象。

治疗方法：活血化瘀，通络止痛。

代表方药：失笑散（《太平惠民和剂局方》）合丹参饮（《时方歌括》）。五灵脂10g，蒲黄（包煎）10g，丹参15g，檀香5g，砂仁6g。

随症加减：若兼见乏力易疲，纳呆食少者，加黄芪、党参补中益气；痛甚者，可加延胡索、郁金、三七粉、三棱、莪术疏肝行气，活血止痛。

3. 其他疗法

（1）中成药

①胃乃安胶囊

药物组成：黄芪、三七、红参、珍珠层粉、人工牛黄。

功能主治：补气健脾，活血止痛。用于脾胃气虚，瘀血阻滞所致的胃痛，症见胃脘隐痛或刺痛、纳呆食少；以及慢性胃炎、胃及十二指肠溃疡见上述证候者。

用法用量：口服，一次4粒，一日3次。

②香砂养胃丸

药物组成：木香、砂仁、白术、陈皮、茯苓、制半夏、醋香附、炒枳实、豆蔻、姜厚朴、广藿香、甘草。

功能主治：温中和胃。用于胃阳不足，湿阻气滞所致的胃痛、痞满，症见胃痛隐隐、脘闷不舒、呕吐酸水、嘈杂不适、不思饮食、四肢倦怠者。

用法用量：口服，一次9g，一日2次。

③温胃舒胶囊

药物组成：党参、黑附片、炙黄芪、肉桂、山药、酒肉苁蓉、清炒白术、炒山楂、乌梅、砂仁、陈皮、补骨脂。

功能主治：温中养胃，行气止痛。用于中焦虚寒所致的胃痛，症见胃脘冷痛、腹胀嗳气、纳呆食少、畏寒乏力；以及慢性萎缩性胃炎、浅表性胃炎见上述证候者。

用法用量：口服，一次3粒，一日2次。

④虚寒胃痛颗粒

药物组成：炙黄芪、炙甘草、桂枝、党参、白芍、高良姜、大枣、干姜。

功能主治：益气健脾，温胃止痛。用于脾虚胃弱所致的胃痛，症见胃脘隐痛、喜温喜按、遇冷或空腹加重；以及十二指肠球部溃疡、慢性萎缩性胃炎见上述证候者。

用法用量：开水冲服，一次1袋，一日3次。

⑤附子理中丸

药物组成：附子、人参、干姜、甘草、白术。

功能主治：温中健脾。用于脾胃虚寒，脘腹冷痛，呕吐泄泻，手足不温者。

用法用量：口服，一次1丸，一日2~3次。

⑥小建中合剂

药物组成：桂枝、白芍、炙甘草、生姜、大枣、饴糖。

功能主治：温中补虚，缓急止痛。用于脾胃虚寒，脘腹疼痛，喜温喜按，嘈杂吞酸，食少；胃及十二指肠溃疡见上述证候者。

用法用量：口服，一次20~30mL，一日3次。

⑦十香暖脐膏

药物组成：八角茴香、盐小茴香、乌药、香附、当归、白芷、母丁香、肉桂、沉香、醋乳香、醋没药、木香。

功能主治：温中，散寒，止痛。用于脾肾虚寒引起的脘腹冷痛，腹胀腹泻，腰痛寒疝，宫寒带下者。

用法用量：生姜擦净患处，加温软化，贴于脐腹或痛处。

⑧仲景胃灵丸

药物组成：肉桂、延胡索、牡蛎、小茴香、砂仁、高良姜、白芍、炙甘草。

功能主治：温中散寒，健胃止痛。用于脾胃虚弱，食欲不振，寒凝胃痛，脘腹胀满，呕吐酸水或清水者。

用法用量：口服，一次1.2g，一日3次，儿童酌减。

⑨安中片

药物组成：桂枝、醋延胡索、煅牡蛎、小茴香、砂仁、高良姜、甘草。

功能主治：温中散寒，理气止痛，和胃止呕。用于阳虚胃寒所致的胃痛，症见胃痛绵绵、胃寒喜暖、泛吐清水、神疲肢冷；以及慢性胃炎、胃及十二指肠溃疡见上述证候者。

用法用量：口服，一次 2～3 片，儿童一次 1～1.5 片；一日 3 次；或遵医嘱。

⑩达立通颗粒

药物组成：柴胡、枳实、木香、陈皮、清半夏、蒲公英、焦山楂、焦槟榔、鸡矢藤、党参、延胡索、炒六神曲。

功能主治：清热解郁，和胃降逆，通利消滞。用于肝胃郁热所致痞满证，症见胃脘胀满、嗳气、纳差、胃中灼热、嘈杂泛酸、脘腹疼痛、口干口苦；以及动力障碍型功能性消化不良见上述症状者。

用法用量：温开水冲服，一次 1 袋，一日 3 次，于饭前服用。

⑪金胃泰胶囊

药物组成：大红袍、鸡矢藤、管仲、金荞麦、黄连，砂仁、延胡索、木香。

功能主治：行气活血，和胃止痛。用于肝胃气滞，湿热瘀阻所致的急慢性胃肠炎、胃及十二指肠溃疡者。

用法用量：口服，一次 3 粒，一日 3 次。

⑫东方胃药胶囊

药物组成：柴胡、黄连、香附、白芍、法落海、枳实、大黄、延胡索、川芎、地黄、牡丹皮、吴茱萸、薤白、木香。

功能主治：疏肝和胃，理气活血，清热止痛。用于肝胃不和，瘀热阻络所致的胃脘疼痛、嗳气、吞酸、嘈杂、饮食不振、躁烦易怒等；以及胃溃疡、慢性浅表性胃炎见上述证候者。

用法用量：口服，一次 4 粒或遵医嘱，一日 3 次。

⑬胆胃康胶囊

药物组成：青叶胆、西南黄芩、枳壳、竹叶柴胡、白芍、泽泻、茯苓、茵陈、淡竹叶、灯心草。

功能主治：疏肝利胆，清利湿热。用于肝胆湿热所致的胁痛、黄疸；以及胆汁反流性胃炎、胆囊炎见上述症状者。

用法用量：口服，一次 4 粒，一日 3 次。饭前温开水送服或遵医嘱。

⑭延参健胃胶囊

药物组成：人参（去芦）、制半夏、黄连、干姜、炒黄芩、延胡索、炙甘草。

功能主治：健脾和胃，平调寒热，除痞止痛。用于本虚标实，寒热错杂之慢性萎缩性胃炎症见胃脘痞满、疼痛、纳差、嗳气、嘈杂、体倦乏力者。

用法用量：口服，一次 4 粒，一日 3 次。

⑮三九胃泰颗粒

药物组成：三叉苦、黄芩、九里香、两面针、木香、茯苓、白芍、地黄。

功能主治：清热燥湿，行气止痛。用于脾胃湿热所致的上腹疼痛、饱胀、反酸、恶心、呕吐、纳减、心口嘈杂等症者。

用法用量：用开水冲服，一次1袋，一日2次。

⑯平胃片

药物组成：炒苍术、制厚朴、陈皮、炙甘草。

功能主治：燥湿运脾，行气和胃。用于寒湿困脾证，脘腹胀满，不思饮食，呕吐恶心，嗳气吞酸，肢体沉重，怠惰嗜卧等症者。

用法用量：口服，一次6片，一日2次；饭前服用。

⑰藿香正气丸

药物组成：苍术、陈皮、姜厚朴、白芷、茯苓、大腹皮、生半夏、甘草、广藿香、紫苏叶。

功能主治：解表化湿，理气和中。用于外感风寒、内伤湿滞或夏伤暑湿所致的头痛昏重、胸膈痞闷、脘腹胀痛、呕吐泄泻等症者。

用法用量：口服。一次2~4粒，一日2次。

⑱阴虚胃痛颗粒

药物组成：北沙参、麦冬、石斛、川楝子、玉竹、白芍、炙甘草。

功能主治：养阴益胃，缓急止痛。用于胃阴不足所致的胃脘隐隐灼痛、口干舌燥、纳呆干呕；以及慢性胃炎见上述症状者。

用法用量：开水冲服。一次10g，一日3次。

⑲养胃舒胶囊

药物组成：党参、陈皮、蒸黄精、山药、玄参、乌梅、山楂、北沙参、干姜、菟丝子、炒白术。

功能主治：扶正固体，滋阴养胃，调理中焦，行气消导。用于慢性萎缩性胃炎、慢性胃炎所引起的胃脘灼热胀痛，手足心热，口干，口苦，纳差，消瘦等症者。

用法用量：口服，一次3粒，一日2次。

⑳荜铃胃痛颗粒

药物组成：荜澄茄、延胡索、黄连等。

功能主治：行气活血，和胃止痛。用于气滞血瘀引起的胃脘胀痛、刺痛；慢性胃炎见有上述证候者。

用法用量：开水冲服。一次5g，一日3次。

㉑摩罗丹

药物组成：百合、麦冬、石斛、茯苓、白术、三七、延胡索、乌药、鸡内金、玄参、当归。

功能主治：和胃降逆，健脾消胀，通络定痛。用于慢性萎缩性胃炎症见胃疼、胀满、痞闷、纳呆、嗳气等症者。

用法用量：口服，一次8丸，一日3次。

㉒胃康胶囊

药物组成：白及、海螵蛸、香附、黄芪、白芍、三七、鸡内金、焦鸡蛋壳、乳香、没药、百草霜。

功能主治：行气健胃，化瘀止血，制酸止痛。用于气滞血瘀所致的胃脘疼痛、痛处固定、吞酸嘈杂、胃及十二指肠溃疡、慢性胃炎见上述症状者。

用法用量：口服。一次 2~4 粒，一日 3 次。

㉓胃复春片

药物组成：红参、香茶菜、麸炒枳壳。

功能主治：健脾益气，活血解毒。用于治疗慢性萎缩性胃炎、胃癌前期病变、胃癌手术后辅助治疗、慢性浅表性胃炎属脾胃虚弱证者。

用法用量：口服。一次 4 片，一日 3 次。

㉔荆花胃康胶丸

药物组成：土荆芥、水团花。

功能主治：理气散寒，清热化瘀。用于气滞血瘀所致的胃脘胀闷疼痛、嗳气、反酸、嘈杂、口苦；十二指肠溃疡见上述证候者。

用法用量：饭前服，一次 2 粒，一日 3 次。

（2）单方验方

①单方

海螵蛸：研末，口服，1 次 5g，温开水送下，1 日 1~2 次。用于 NSAIDs 相关胃黏膜损伤伴泛酸吞酸者。

珍珠：研末，口服，1 次 3g，温开水送下，1 日 1~2 次。用于消化性溃疡伴泛酸吞酸者。

蒲公英：30g 用沸开水冲泡，代茶饮用，第 2 天换新药，30 天为 1 个疗程。用于 NSAIDs 相关胃黏膜损伤见胃痛不止，泛酸，腹胀，空腹加重者。

②验方

健胃散：鸡子壳 80g，甘草 20g，贝母 20g，佛手 20g，麸炒枳实 10g。鸡子壳拣去杂质，洗净烘干，同其他药共研成细粉。口服，1 次 4g，饭后温开水送下，1 日 2~3 次。用于 NSAIDs 相关胃黏膜损伤见胃痛泛酸者。

（3）外治疗法

①推拿：取中脘、足三里、气海、关元、内关等穴位，可采用指压法，每穴各按压 5 分钟，以感到轻微的酸胀为度。也可配合按摩法，以双手推、揉脊肋下、胃脘部、任脉线及背部膀胱经线。

②药熨疗法：取椒目、丁香、吴茱萸、细辛各 5g 研末，纳入脐中；再取青盐 250g 炒烫，分装若干布袋，热熨脐周及疼痛处，盐袋冷则更换。若疼痛剧烈，出冷汗者，加熨腋下、气海及背俞。用于 NSAIDs 相关胃肠损伤脾胃虚寒证者。

③穴位敷贴：将艾叶揉研成艾绒，连同碎末，用酒炒热，纱布包裹，敷神阙穴，外加热水袋热烫蒸脐。用于 NSAIDs 相关胃肠损伤脾胃虚寒证者。

④兜肚疗法：三棱、良姜、莪术各 15g，艾叶 45g，肉桂、木香、草果、丁香各 10g，水仙子、红花各 15g，砂仁 6g。共研细末，用柔软的棉布 40cm，折成 20cm 见方

的布兜，内铺一薄层棉花，将药均匀撒上，外层加一块塑料薄膜，然后用线缝好，防治药末堆积和漏出，日夜兜在胃脘部，药末 1~2 个月换 1 次。用于 NSAIDs 相关胃肠损伤胃络瘀血证者。

（4）针灸疗法

①体针：针刺梁门、天枢、中脘、足三里。肝胃郁热证，配期门、日月、太冲、内庭；脾胃虚寒证，配脾俞、胃俞、内关、关元、公孙；瘀血阻络证，配内关、三阴交、肝俞、期门；胃阴亏虚证，配脾俞、胃俞、章门、三阴交、照海。

②耳针：常用穴位有胃、脾、肝、内迷走、十二指肠、丘脑、肾上腺、前列腺、垂体前叶。每次取单侧 2~3 穴，双耳交替使用，用耳毫针刺，中刺激，留针 15~30 分钟，间以捻转。痛剧用泻法，痛轻用平补平泻法，每日或隔日一次。

③电针：取足三里、中脘、梁丘、脾俞、胃俞，快速进针，得气后，足三里、梁丘接电针仪，连续波；20 分钟后取俯卧，背部穴斜刺。用于 NSAIDs 相关性胃肠道损伤属脾胃气虚者。

④灸法：取中脘、脾俞、胃俞、足三里、梁门，每穴艾炷灸 3~5 壮，或艾条悬灸 15 分钟，每日 1 次。用于 NSAIDs 相关性胃肠道损伤属脾胃虚寒者。

⑤穴位注射：取中脘、足三里、胃俞、脾俞。中脘穴注射西咪替丁注射液 0.2g；胃俞、脾俞注射黄芪注射液 2mL，双侧穴位交替使用；维生素 B_1 注射液 0.1g 和当归注射液 2mL 混合后，注射双侧足三里。每周 2 次。用于 NSAIDs 引起的消化性溃疡者。

（5）药膳疗法

①粥汤卷心菜卷：卷心菜 50g 切丝。大米 100g 洗净，放入锅内加水适量，将锅置火上烧沸煮粥，粥成加入卷心菜丝烫熟，放入盐、味精、香油调味而成。用于 NSAIDs 相关性胃肠道损伤属脾胃虚弱见心烦失眠者。

②小茴香炒蛋：将小茴香 15g 加盐炒至焦黄色，研末；将鸡蛋 2 个打破，加入小茴香末拌匀煎炒，炒熟即成。用于 NSAIDs 相关性胃肠道损伤见脾胃虚寒者。

③三七藕蛋羹：将鲜藕汁 1 杯加水适量，煮沸，加入三七粉适量、鸡蛋 1 个调匀，熬成汤；在汤内加入猪油、盐即成。用于 NSAIDs 相关性胃肠道损伤见脾虚内热者。

④玫瑰枣糕：将红枣 15g 置火上烧焦枣皮，烧至起黑壳后入冷水中泡 5 分钟，捞起剥去黑壳；核桃仁 30g 用沸水泡后，去皮入油锅炸黄后捞出，红苔 90g 煮熟压茸。将枣肉剁成泥，核桃仁、瓜片 15g，慈姑 60g 切细丁；将枣泥、猪油 60g，红苔泥装入盆中，将鸡蛋打破后搅匀，再加入核桃仁、瓜片、山慈菇、白糖、玫瑰花 6g 和匀；将猪板油 120g 铺于碗内，油边吊在碗外边，把拌好的泥放入碗内，抹平，将油边搭转来盖着，再用湿棉纸密封，上笼，置旺火上蒸 40 分钟，出笼翻扣入盘内，揭去猪板油，撒入白糖 100g 即成。用于 NSAIDs 相关性胃肠道损伤见阴血不足者。

⑤糯米百合莲子粥：将糯米 100g，百合 25~30g，莲子 20~25g 共煮粥食用，每日 1 次，连服 7~15 日。用于 NSAIDs 相关性胃肠道损伤属脾胃气虚者。

二、西医治疗

1. 治疗原则

NSAIDs 相关性胃肠道损伤应该进行个体化治疗，分析每个患者胃、十二指肠、肠道及心血管方面的风险，选用最适合的 NSAIDs。尽量缩短用药时间和减少用药剂量，避免联合使用 NSAIDs。对于合并幽门螺杆菌（helicobacter Pylori，Hp）感染的患者，在使用 NSAIDs 前应该根据情况考虑是否根除 Hp。对于高危风险的患者，如果确实需要 NSAIDs 治疗，应该提前采取预防措施。

2. 一般治疗

（1）注意饮食调节：患者的饮食不宜过饥或过饱，也应避免进食容易诱发或加重症状的食物，如酒类可引起胃黏膜损伤，咖啡能够增加胃酸分泌，吸烟与溃疡发生和延迟溃疡愈合有密切关系。此外，浓茶、含咖啡因的饮料、辛辣刺激性的食物也应尽量避免，肠道损伤严重的患者还应避免碳酸饮料及粗纤维食物。

（2）严格掌握用药适应证：高危者应慎用或选用对胃肠黏膜损害较少的代用品，如对乙酰氨基酚、塞来昔布等，剂量不宜过大，应从小剂量开始。

（3）避免同时应用多种非甾体类药物：改变给药时间、途径和药物剂型以尽可能地降低胃肠道的损害，如餐后给药、肛门给药、皮肤给药及静脉给药，选用缓释或控释剂型，对胃黏膜损伤较大的药物选择肠溶剂型等。

（4）选择胃肠毒性较低的非甾体消炎药：非选择性非甾体消炎药中的布洛芬、双氯酚酸、依托度酸的胃肠道毒性相对较低，选择性 COX-2 抑制剂，如塞来昔布、罗非昔布等可进一步提高胃肠道的安全性。一项纳入 82 项临床研究的系统评价提示，选择性 COX-2 抑制剂联合质子泵抑制剂（proton pump inhibitor，PPI）对胃肠道的保护作用最佳，其次为选择性 COX-2 抑制剂，再次为非选择性 NSAIDs 联合 PPI。

3. 药物治疗

（1）消化性溃疡：NSAIDs 引起的消化性溃疡可选用抑酸药和胃黏膜保护药等进行治疗。抑酸药包括 H$_2$ 受体拮抗剂（H$_2$ receptor antagonist，H$_2$RA）和 PPI，胃黏膜保护药包括前列腺素类似物、铋剂、硫糖铝等。对于长期服用 NSAIDs 的溃疡患者，PPI 比 H$_2$RA 和胃黏膜保护药更加有效。

①H$_2$RA：包括西咪替丁、雷尼替丁、法莫替丁、尼扎替丁和罗沙替丁，通过选择性竞争结合 H$_2$ 受体，使壁细胞分泌胃酸减少，对胃黏膜损伤起积极治疗作用，具有应用安全、抑酸疗效较好且价格低廉的优点，但在长期使用的同时，也不能忽视它所引起的副作用。已有临床报告的 H$_2$RA 不良反应包括腹泻、嗜睡、乏力、头痛、肌痛、便秘、血清肌酐升高、心律失常、中性粒细胞减少、男性乳房发育、溢乳、性欲减退等。

②PPI：即 H$^+$-K$^+$-ATP 酶抑制剂，H$^+$-K$^+$-ATP 酶是壁细胞分泌胃酸的关键酶，其存在于壁细胞的管壁和分泌小管膜上，能将细胞外 K$^+$ 泵入壁细胞内，H$^+$ 在小管处与 Cl$^-$ 结合，形成胃酸分泌至胃腔内，而 PPI 通过与 H$^+$-K$^+$-ATP 酶共价结合，

不可逆地使泵分子失活，从而阻断胃酸分泌的最后阶段。因此，PPI 对基础胃酸分泌及组胺、乙酰胆碱、胃泌素和食物刺激导致的胃酸分泌均具有强大的抑制作用，其抑酸作用比 H_2RA 强，大多数患者能减少 24 小时胃酸分泌量 90% 以上。目前临床使用的 PPI 包括奥美拉唑、雷贝拉唑、泮托拉唑、兰索拉唑以及奥美拉唑的 S 异构体艾司奥美拉唑和艾普拉唑。所有的 PPI 经首过消除被肝脏细胞色素 P450 酶系统代谢，极少数以原型经肾脏和肠道排泄。目前所知的 PPI 的不良反应包括口干、饱胀、头晕、皮疹、头痛、乏力、出汗或恶心、男性乳房发育等。

③前列腺素类衍生物：米索前列醇是前列腺素 E1 的类似物，可通过多种途径参与胃肠道黏膜的保护，包括刺激黏液和碳酸氢根分泌、增加黏膜血流、修复黏膜屏障等。米索前列醇的使用剂量多介于 400～800mg/d，但本药具有腹泻和腹痛的不良反应，其发生率较高，且与剂量呈正相关，许多患者不能耐受，因此选用时需进行筛选。此外，由于可以舒张子宫平滑肌，所以米索前列醇禁止用于妊娠妇女。

④铋剂：此类药物具有较高的水溶性，在酸性条件下发生沉淀，由于沉淀中含有游离羧基和铋离子，对蛋白质具有高度亲和力，因此能与溃疡基底坏死组织中的蛋白结合形成螯合剂，覆盖于胃黏膜上发挥治疗作用，其通过促进胃上皮细胞分泌黏液，抑制胃蛋白酶和 Hp 产生的蛋白酶活性，促进前列腺素的合成和释放，从而对胃黏膜具有保护作用。短期应用铋剂无明显毒性，但大剂量或长期应用可能有神经毒性，且具有一过性转氨酶升高、黑便、牙齿黑染等不良反应。另外，由于铋剂主要由肾脏排泄，用药过量可能引起肾衰竭，因此有严重肾功能不全的患者应忌用。

⑤硫糖铝：硫糖铝为蔗糖盐化合物，其不溶于水，在胃和十二指肠内形成高强度的黏性糊状物，覆盖于黏膜表面，在溃疡面形成保护屏障，吸附胆盐和胃蛋白酶的损害因子，阻止胃蛋白酶侵袭溃疡面。此外，硫糖铝能够与上表皮生长因子和纤维生长因子结合，促进血管和颗粒肉芽组织的形成，并能增加前列腺素的合成，促进黏液和碳酸氢根的分泌，对促进黏膜修复和愈合具有一定的积极意义。由于很少吸收，因此硫糖铝也少有全身的不良反应，其副作用一般均较轻微，偶有导致便秘、口干、皮疹的发生。

（2）消化道出血：NSAIDs 所致的消化道出血，尤其是阿司匹林，短期内再出血发生率要比其他原因所致的出血更高，因此，应及时和尽早使用促凝血药物。具体方法可参考消化性溃疡出血的治疗。首先，稳定生命体征：输血输液以补充血容量、调节水电解质及酸碱平衡，维持生命体征平稳。其次，止血：可用 8% 去甲肾上腺素冰盐水洗胃，或凝血酶口服、洗胃。出血严重者，可静脉维持泵入生长抑素。也可于内镜下局部止血。急性出血时，紧急胃镜检查及胃镜下止血是较好的治疗方法，可在局部运用去甲肾上腺素的同时，使用止血钛夹或电凝止血。第三，抑酸：在上述治疗的同时进行抑酸护胃治疗，可维持 PPI 静脉滴注。最后，外科手术：若以上方法均无效，则需进行外科手术治疗。

（3）肠黏膜损伤：NSAIDs 相关肠道损伤的治疗药物包括蒙脱石散、复方谷氨酰胺等肠黏膜保护剂、肠道微生态制剂、抗生素及水杨酸类制剂等。蒙脱石散通过与黏液糖蛋白相互结合，提高及修复肠黏膜屏障功能，能够明显缓解肠黏膜损伤引起的腹泻；复方谷氨酰胺能够阻止或减少肠内细菌及毒素入血，促进受损肠黏膜的修复及功能重建。枯草杆菌、双歧杆菌、地衣芽孢杆菌等益生菌能够改善肠道微生态，促进肠黏膜屏障功能的修复。抗生素如甲硝唑也能够通过抑制肠道厌氧菌，改善肠道内环境，修复肠道黏膜屏障。水杨酸类制剂包括柳氮磺吡啶和美沙拉嗪，能够通过抑制前列腺素和白三烯的合成减轻肠黏膜炎症，降低肠黏膜通透性，改善和修复肠黏膜损伤。

（4）根除 Hp 治疗：研究表明，根除 Hp 治疗有防治 NSAIDs 相关消化性溃疡的作用，但 Hp 感染对服用低剂量阿司匹林患者发生消化性溃疡及出血的作用尚有争议。因此，目前仅推荐在使用 NSAIDs 前进行 Hp 的筛查和根除治疗，具体方法可参考我国第五次 Hp 感染处理共识推荐的铋剂四联 Hp 根除方案，即 PPI + 铋剂 + 两种抗菌药物，疗程为 10 天或 14 天。

4. 手术治疗

消化道穿孔、梗阻、大出血无法用内科治疗的时候，需要进行手术治疗。

【预防调护】

一、饮食注意

饮食推荐方面，可食用对胃酸分泌作用较弱的食物和不含植物纤维的食物，如大米粥、鸡蛋羹、蛋花汤、藕粉、葛粉、蜂蜜、杏仁霜、果汁等，但属脾胃虚寒者应少吃梨、柿、荸荠等凉性水果；同时需要限制肉汤、鸡汤、鱼汤等含氮量高的食物，因为这类食物能强烈刺激胃酸分泌，增加胃的代谢负担。同时可结合辨证施膳，根据药食五味以养五脏的理论，结合患者体质和疾病证候来指导患者选择。如脾胃虚弱者，可选薏米、莲子、红枣等；脾胃湿热者，可选蒲公英、仙鹤草等。良好的食疗可辅助患者恢复健康。

二、生活注意

保持客观情绪，正确对待疾病，避免过度紧张，注意劳逸结合，生活规律，保证充足的睡眠以维持中枢神经活动的平衡。需要注意气候变化，根据节气冷暖，及时添减衣被，特别是秋末冬初和冬末春初之时，保持腹部温暖。加强锻炼，如适合老年人的散步、太极拳等能调节自主神经功能，增强胸、腹部的肌肉运动，改善胃肠道的血液循环和调整消化吸收功能，促进疾病愈合。

【名医经验】

一、徐景藩

1. 学术观点

（1）病机认识：现在因药物而引起胃肠道反应特别是导致胃炎者不少，已渐引起医家重视。药物有寒热温凉不同，多用久用，或投药不当，以致损伤胃气、胃阴。抗风湿药如阿司匹林、布洛芬等，久服有类似辛温类药之胃反应，引起胃肠道损伤。此类疾病的治疗总以辨证为要，参考药性，妥为治疗，以免延至慢性胃疾。

（2）治法心得：胃有受纳、腐熟、磨化水谷的功能，前人曾有"胃主磨"的说法。胃磨化水谷的部位为受压部位，易引起黏膜的损害，所以对胃病患者应采取护膜方法。护膜法首创于章次公，徐老师其法而不拘其方，对胃黏膜有损害者，常用白及甘草粉调服或装胶囊服之。因为白及质黏，属中性，既能补肺止血，亦可护膜宁络，使胃肠不会被破坏，故为胃病护膜的首选药。甘草甘缓养阴，兼清胃热，可消除胃黏膜的无菌性炎症。若白及甘草粉用藕粉调服，卧位服之，还可以保护食道黏膜。山药性平，不湿不燥，补而不腻，有黏性，能补气养阴，健脾益肾，为护膜之良药。《神农本草经》云："贝母入肺、肝、胃经"，故贝母不仅治肺，亦可护胃，且有抑制胃酸作用，一般治肺入煎剂，治胃以研粉吞服为好。鸡内金对胃酸有双相调节作用，亦能护膜。此外，常食藕粉、山药、大枣粥等，既有营养，又能护膜。对溃疡病者，每晚睡前用牛奶与藕粉调服，护膜效果极佳。在胃病的诊治过程中，要时刻注意护膜，对一切香燥辛散、温热之品皆当慎用，以防损伤胃膜。

2. 经典医案

陈某，男，56岁，工人。

首诊：2006年3月30日。

主诉：胃脘痞胀3年余伴胸闷。

现病史：2003年初起病，见左肩背疼痛，胸闷反复，在省人民医院心脏科诊断为冠心病。服复方丹参滴丸、拜新同、肠溶阿司匹林等治疗，左肩背部疼痛改善，胸闷间作，活动后加重；继则出现胃脘痞胀，食后尤甚，时有隐痛，嗳气，无泛酸烧心。2005年3月2日胃镜示慢性浅表-萎缩性胃炎伴肠化，反流性食管炎；2006年3月24日胃镜示慢性中度糜烂性胃炎伴幽门螺杆菌感染，反流性食管炎。平时服奥美拉唑、吗丁啉、胃苏颗粒等，症状时轻时重，迄今未愈。刻下胃脘痞胀，胸闷时作，稍有隐痛，嗳气，恶心，大便尚调。查体提示上腹部按之柔软，无压痛。舌红，舌薄白、根微腻，脉细弦。

临证思路：患者素体正气不足，又因冠心病服药治疗而渐出现胃脘痞胀，徐老认为"多药伤胃"，脾胃受戕。脾胃位居中焦，乃气机升降之枢纽，升降失司，气机阻滞，故见胃脘痞胀；脾胃虚弱，胃之收纳腐熟、脾之运化功能均下降，故食后痞胀尤甚；而脾胃虚弱则宗气无由而生，胸阳亦虚，故可见胸闷、活动后加重；初病气结在经，久病则血伤入络，心胃脉络瘀阻，故症情反复，迁延不愈。拟法宣痹通阳，和胃行瘀。

选方用药：瓜蒌皮10g，姜半夏10g，橘皮6g，橘络6g，娑罗子6g，丝瓜络15g，制香附10g，紫苏梗10g，鸡内金10g，佛手10g，白芍15g，甘草3g，丹参10g，乳香5g，焦山楂15g，神曲15g。共14剂，每日1剂，2次煎服，每日2次，早晚餐后一个半小时服。

用药分析：本例患者因服用冠心病药物后出现胃脘痞胀，此时心胃同病，两脏相互影响。徐老治心善用瓜蒌薤白半夏汤，治胃善用婆罗子、苏梗、香附、佛手等理气和胃。本方瓜蒌、半夏化痰降逆，去薤白之辛温太过，改用婆罗子、苏梗、制香附、佛手等理气不伤阴之品，取丝瓜络活血化痰通络之功，再加鸡内金、橘皮络和胃消导、醒脾苏胃，白芍养阴和胃，丹参活血化瘀，乳香行气化瘀止痛。全方共奏宣痹通阳，和胃行瘀之功。

二诊：2006 年 4 月 13 日。

服药 14 剂，胃脘痞胀、胸闷、隐痛均见明显减轻，仍嗳气恶心，有食物反流，便溏不实。舌质微红，舌苔薄白，脉细弱。

临证思路：胃脘痞胀、胸闷、隐痛等症减轻，可见方药对证，中焦气机开始宣通，血运得畅。但仍便溏不实，食物反流，嗳气恶心，兼见舌质微红，脉细弱，是以脾胃受多药之邪所戕，气阴耗损所致。此时治当标本兼顾，佐以益气养阴。上方去制香附、苏梗、乳香防温燥伤阴，加太子参 15g，炙五味子 10g，炒白术 10g，姜竹茹 10g。

共 14 剂，每日 1 剂，2 次煎服，每日 2 次，早晚餐后一个半小时服。

用药分析：胃脘痞胀、胸闷、隐痛等症减轻，气机得以宣通，但兼有气阴不足，因此去制香附、苏梗、乳香防温燥伤阴，加太子参、炙五味子、炒白术益气养阴，姜竹茹清余邪以达标本兼顾之意。

三诊：2006 年 4 月 27 日。

上诊服药 14 剂后，患者胸闷脘痞渐除，食物反流不著，大便转实，近日咳嗽，咯吐痰黏，时有恶心。舌微红，苔薄白，脉细弦。

临证思路：胸阳已展，中焦脾胃升降已复，则见患者胸闷脘痞渐除；脾升胃降协调则大便转实，诸症向愈。近来气温变化，风邪外袭，扰动肺气宣降，见有咳嗽、恶心，治以宣化之剂善后，巩固而愈。

二、姜树民

1. 学术观点

（1）病机认识：NSAIDs 其味为辛，具行散之力，有活血之功。然活血动血必耗损正气，素体脾胃虚弱，同类相加，脾胃虚弱更甚。患者初服，气虚为本，血瘀为标，气不摄血，或瘀血阻塞脉络，或服药太多，行散太过，均可导致出血。服药日久，水湿更不能运，湿邪或从寒化，或从热化。《景岳全书》有云"湿有阴阳""湿从阴者为寒湿，湿从阳者为湿热"。寒化：久服凉药，损伤脾胃阳气，或素体阳虚，则寒湿内生。热化：恣食肥甘厚味，使胃之受纳腐熟水谷功能受阻，郁滞日久生热；或情志不畅，肝气郁结，日久化热，邪热犯胃。湿热相合蕴结中焦，若热邪灼伤胃络，迫血妄行，可见血溢脉外。

（2）治法心得：虽然 NSAIDs 引起的"胃痛""血证"临床表现不尽相同，但是其病因病机相同，所以治法相同，正是中医所谓的异病同治。根据疾病发展的不同阶段及各自的病理变化特点，提出三条相应治法：益气活血，苦温燥湿和清热化湿。病之初，气虚血瘀，瘀由虚致，治疗应益气活血。补药易滞气机，常称"静药"，辅以祛瘀之"动药"，动静相伍，补而不滞，祛瘀不伤正。病之久，脾胃虚弱更甚，水湿失运，脾又喜燥恶湿，《临证指南医案》曰："湿喜归脾者，与其同气相感故也。"故治疗以健脾除湿为主，因湿邪或从寒化，或从热化，又分为寒湿困脾和脾胃湿热两类，治疗分别予以苦温燥湿和清热化湿。

2. 经典医案

吴某，男性，64 岁，退休工人。

首诊：2007 年 9 月 4 日。

主诉：胃脘隐痛 1 年，加重伴呕血黑便 6 小时。

现病史：患者两年前因心肌梗死行冠状动脉支架置入术，术后坚持服用阿司匹林 100mg，每天 1 次。觉胃脘部隐痛，胀闷不舒，进食加重，自服奥美拉唑、多潘立酮等药，时好时坏，未系统治疗。今日上午 10 时左右因情志不遂出现胃脘疼痛加重，攻撑作痛，脘痛连胁，泛酸嘈杂，烦躁易怒，口苦口干，呕血约 100mL，黑便，小便短黄，舌红苔黄腻，脉弦滑。急查胃镜示：胃窦部（小弯侧）1.0cm × 1.5cm 溃疡（A1 期），边缘充血隆起，不规则，覆有白苔，周围可见散在的小出血斑，未见明显渗血，Hp 阴性。

临证思路：平素脾虚胃弱，又服用阿司匹林，耗损正气，气虚日盛，以致胃失濡养，故胃痛隐隐。脾虚生湿，湿邪阻遏气机，故胃脘胀闷不舒；进食加重气机阻滞，故胀闷感加重。情志不遂，郁怒伤肝，肝气不疏，郁而化火，横逆犯胃，故胃痛加重、攻撑作痛、脘痛连胁、烦躁易怒、泛酸嘈杂。邪热上犯，则口干口苦。热伤胃络，迫血妄行，兼阿司匹林能抗血小板聚集及血栓形成，故呕血、黑便。治以疏肝理气止痛，清热凉血止血。

选方用药：柴胡 15g，茵陈 30g，黄芪 10g，白及 20g，白蔹 20g，苦参 10g，蒲公英 20g，连翘 20g，浙贝母 10g，白茅根 15g，槐花 15g，延胡索 20g，川楝子 20g，瓦楞子 20g，甘草 10g。水煎服，共 3 剂。

用药分析：本证比较急重，止血是为首务，故当先凉热血、解肝郁。方中柴胡、茵陈疏肝理气清热，佐以延胡索、川楝子行气止痛。苦参、蒲公英、连翘、浙贝母、白茅根、槐花清热凉血，配以白及、白蔹收敛止血还可敛疮生肌；瓦楞子、甘草制酸止痛。

二诊：2007 年 9 月 7 日。

患者服药 3 剂后，胃痛减轻，无呕血黑便，无烦躁易怒，仍泛酸嘈杂，口干口臭，大便溏滞不爽，舌红苔黄腻，脉滑数。胃痛减轻，出血已止，方药对证。仍有反酸嘈杂、口干口臭、大便溏滞不爽，湿浊阻滞之象较明显。故在清热凉血的同时，加强化湿醒脾之功。续守原方思路，前方去甘草，加茯苓 20g，熟薏苡仁 30g，藿香 10g，佩兰 10g 以增强除湿醒脾，辟秽化浊之功。水煎服，共 7 剂。

复诊三次，方药随症加减，效果可，服药 1 个月，病情平稳，症状基本消失。复查胃镜示：胃窦部溃疡（H2）期。续服汤药半个月，巩固疗效。

（黄绍刚　秦书敏）

参考文献

［1］Harirforoosh S，Asghar W，Jamali F. Adverse effects of nonsteroidalantiinflammatory drugs：An up – date of gastrointestinal，cardiovascular and renal complications［J］. J Pharm Pharm Sci，2013，16（5）：821 – 847.

［2］Sostres C，Gargallo C J，Lanas A. Nonsteroidal anti – inflammatory drugs and upper and lowergastrointestinal mucosal damage［J］. Arthritis Res Ther，2013，15（Suppl 3）：S3.

［3］Sugisaki N，Iwakiri R，Tsuruoka N，et al. A case – control study of the risk of upper gastrointestinal mucosal injuries in patients prescribed concurrent NSAIDs and antithrombotic drugs based on data from the Japanese national claims database of 13 million accumulated patients［J］. J Gastroenterol，2018，53（12）：1253 – 1260.

［4］陈俊辉，林玲，陈韧，等. 非甾体消炎药的胃肠副作用 4417 例临床分析［J］. 中华风湿病学杂志，2001，5（3）：194 – 196.

［5］Musumba C，Pritchard D M，Pirmohamed M. Review article：cellular and molecular mechanisms of NSAID – induced peptic ulcers［J］. Aliment Pharmacol Ther，2009，30（6）：517 – 531.

［6］罗云坚，黄穗平. 中医临床诊治消化病专科［M］.3 版. 北京：人民卫生出版社，2013.

［7］李倩雯，谢国品，王长峰. 中医推拿按摩法对消化道溃疡患者负性情绪及临床症状的影响［J］. 辽宁中医杂志，2017，44（3）：584 – 587.

［8］Yuan J Q，Tsoi K K，Yang M，et al. Systematic review with network meta – analysis：comparative effectiveness and safety of strategies for preventing NSAID – associated gastrointestinal toxicity［J］. Aliment Pharmacol Ther，2016，43（12）：1262 – 1275.

［9］Kiichi Satoh1，Junji Yoshino，Taiji Akamatsu，et al. Evidence – based clinical practice guidelines for peptic ulcer disease 2015［J］. J Gastroenterol，2016（51）：177 – 194.

［10］徐景藩，徐丹华，罗斐和. 徐景藩脾胃病经验辑要［M］. 南京：江苏科学技术出版社，1999.

［11］吴敏. 徐景藩教授胃病护膜法拾零［J］. 实用中医内科杂志，1989，3（4）：5.

［12］王玉，章永红. 徐景藩治疗胃脘痛病案［J］. 中医杂志，2009，50（S1）：91 – 92.

［13］陈静，林智生，沈洪. 徐景藩教授辨治胃病经验［J］. 吉林中医药，2006，26（1）：5 – 6.

［14］徐景藩. 徐景藩脾胃病临证经验集粹［M］.2 版. 北京：科学出版社，2015.

［15］熊国卫，姜树民. 姜树民辨治非甾体消炎药引起胃黏膜损伤经验［J］. 上海中医药杂志，2008，42（4）：13 – 14.

第十章　出血性疾病

消化系统疾病除了以上七章内容外，还有一些其他疾病，其中消化道出血是临床常见病，可由多种疾病所致。常因发病较急且诊断不及时而危急患者生命，因此对于消化道出血患者临床上应特别注意识别，及时治疗。消化道出血根据出血部位不同，可分为上消化道出血和下消化道出血。上消化道出血是指十二指肠悬韧带（Treitz 韧带，译为屈氏韧带）以上的食管、胃、十二指肠、上段空肠以及胰管和胆管的出血。下消化道出血是指十二指肠悬韧带以下的肠道出血。消化道出血可因消化道本身的炎症、机械性损伤、血管病变、肿瘤等因素引起，也可因邻近器官的病变或全身性疾病累及消化道所致。因出血部位不同，故上、下消化道出血的病因也有差异。因而二者在症状表现、治疗等方面都有所不同。消化道出血的中医学名称主要是根据症状来命名的，属于"吐血""便血"的范畴。

第一节　上消化道出血

【概述】

上消化道出血是指 Treitz 韧带以上的消化道，包括食管、胃、十二指肠或胆、胰等病变引起的出血。一般认为，胃 - 肠吻合术和空肠病变引起的出血属于本病，排除口腔和咽部的出血。在短时间内失血量超过 1000mL 或循环血容量的 20%，则称为大出血。上消化道出血的临床表现主要取决于出血量及出血速度，轻者可无症状，部分表现为呕血、黑便或便血、贫血、发热等。伴有周围循环衰竭者，可出现心慌、头昏、乏力，严重者呈休克状态。高龄、伴有严重基础疾病和并发症者的病死率仍相当高。临床上常将上消化道出血分为非静脉曲张性上消化道出血和静脉曲张性上消化道出血，成年人急性上消化道出血的每年发病率为 100/10 万 ~ 180/10 万，其中大多数（80% ~ 90%）急性上消化道出血是非静脉曲张性出血。

根据临床表现，该病属于中医学血证中的"吐血""便血"范畴。部分患者病势凶猛，可出现亡阴、亡阳之"脱证"而危及生命。

【病因病机】

一、中医认识

1. 致病因素

（1）饮食不节：暴饮暴食，或平素嗜食肥甘厚味，饮酒过多，导致湿热蕴结于内，湿热郁久化火，灼伤胃络；或平素嗜食辛辣之品，燥热蕴结，胃热内盛，火伤胃络，迫血妄行而吐血或便血。

（2）情志内伤：《素问·举痛论》云："怒则气逆，甚则呕血。"忧思愤怒过度，肝气郁而化火，肝火横逆犯胃，损伤胃络而吐血或便血。

（3）劳倦内伤：多因禀赋不足，脾胃素虚，或因思虑劳伤过度，损伤脾胃，致脾气虚弱，气不摄血，血溢胃中，随胃气上逆，故吐血。

（4）感受外邪疫毒：邪伏肝脏或血分，阻滞气机，则肝失疏泄，横逆犯胃，胃或食管脉络不畅，久病致瘀，久病入络，瘀损脉络，血溢脉外，故吐血或便血。

2. 病机

上消化道出血病位在胃，涉及肝、脾、肾、胆。基本病机是胃络失和，血溢脉外。《景岳全书·血证》认为："故有以七情而动火者，有以七情而伤气者，有以劳倦色欲而动火者，有以劳倦色欲而伤阴者，或外邪不解而热郁于经，或纵饮不节而火动于胃，或中气虚寒则不能收摄而注陷于下，或阴盛格阳则火不归原而泛滥于上，是皆动血之因也。"多种病因引起胃火过盛灼伤胃络、气虚不固摄、瘀血阻络而血不归经，均可致胃络失和，血溢脉外，血或随胃气上逆而见呕血，或随大便出而见便血。

二、西医认识

上消化道出血是由于多种疾病引起食管、胃、十二指肠、胆道血管破裂出血。其出血机制与炎症、糜烂、溃疡、血管畸形等原因引起血管出血，肿瘤侵犯血管引起出血，门脉高压引起食管-胃底静脉曲张破裂出血，凝血功能障碍引起的出血等有关。出血原因多按下面两类疾病来分：

1. 非静脉曲张性上消化道出血

（1）上消化道疾病引起出血

①食管疾病：如食管贲门黏膜撕裂、食管炎、食管癌、食管损伤等。

②胃、十二指肠疾病：如消化性溃疡、急性糜烂出血性胃炎、胃血管异常、胃术后病变等。

③肿瘤：胃癌、其他肿瘤（间质瘤、息肉、淋巴瘤、神经纤维瘤、壶腹周围癌）。

（2）上消化道邻近器官或组织病变引起出血

①肝胆疾病：如胆管及胆囊结石、胆道蛔虫、胆囊或胆管癌、肝癌、肝血管瘤破入胆道等。

②胰腺疾病：如胰腺癌或急性胰腺炎并发症累及胃或十二指肠等。

③主动脉瘤：主动脉瘤破入食管、胃或十二指肠。

④纵隔病变：肿瘤或脓肿破入食管。

（3）全身性疾病引起上消化道出血

①血管性疾病：如过敏性紫癜。

②血液系统疾病：如血友病、血小板减少性紫癜、白血病。

③肾脏系统疾病：尿毒症。

④结缔组织病：如结节性多动脉炎、系统性红斑性狼疮。

（4）药物相关

非甾体消炎药导致胃黏膜损伤。

2. 静脉曲张性上消化道出血

门脉高压：肝硬化失代偿期、肝癌和其他原因引起的门静脉高压症，出现食管－胃底静脉曲张破裂或门脉高压性胃病等。

【诊断与鉴别】

一、中医诊断

1. 辨证要点

（1）辨轻重：仅表现为吐血或便血，无心悸、头晕、自汗、四肢厥逆等症状，无神昏、脉沉迟细、气短等表现者，病情多较轻，预后较好；如不仅表现为吐血，也有上述气随血脱的表现者，一般病情较重，预后相对较差。

（2）辨虚实：火热亢盛、湿热、瘀血内阻等属于实证，而气虚、阳气虚、阴虚内热属于虚证。如胃脘灼热疼痛，吐血鲜红，口臭，口干，便秘，舌红，苔黄者为实；如吐血黯淡，大便色黯，神疲乏力，气短声低，面色苍白，畏寒者为虚。

2. 病机辨识

目前对上消化道出血的病机归结为火热熏灼，迫血妄行及气虚不摄，血溢脉外两类，如《景岳全书·血证》云："血本阴精，不宜动也，而动则为病。血主营气，不宜损也，而损则为病。盖动者多由于火，火盛则逼血妄行，损者多由于气，气伤则血无以存。"将出血概括为"火盛"及"气伤"两个方面。火盛有实火及虚火之分，湿热内蕴、肝郁化热、外感疫毒日久郁热等均属实火，而阴虚火旺则属虚火；气虚中，又分为仅见气虚及气损及阳、阳气亏虚之别。反复出血后，会导致阴血亏损，虚火内生；离经之血未排出体外，蓄结为瘀血，可妨碍新血的生成及气血的正常运行，均可引起出血。吐血为胃火或肝火犯胃、气虚、瘀血导致，火盛则迫血妄行，气虚血失所摄，瘀血内阻、血行受阻均导致血脉受损，血溢胃中，随胃气上逆而见呕血，血色或鲜红或黯红；便血多因湿热内蕴、气虚、阳气亏虚、瘀血导致，中焦脾胃虚弱，脾气或阳虚则统血无权，湿热内蕴及瘀血内阻，胃络受损，均可导致血溢胃外，血随大便排出而见便血，大便色黑，或呈黯红色。本病引起的吐血及便血，其病位在脾胃肠，虚实均可见。

二、西医诊断

1. 诊断

（1）临床表现：呕血、血便是上消化道出血的特征性表现。上消化道大量出血后均有血便表现，如出血量大且在幽门以上者，可表现为吐血；出血量少，速度慢者，可无吐血。出血部位在幽门以下但出血量大者，也可表现为吐血。呕吐物多为咖啡色。但因出血量大，未与胃酸充分混合即呕吐者，呕吐物为鲜红色或黯红色。血便多为柏油样大便；如出血量大刺激肠道蠕动过快者，也可表现为黯红色或鲜红色大便。失血性周围循环衰竭多在急性大量出血或长期慢性失血者中表现为头晕、心慌、乏力、肢体厥冷、心率加快、血压偏低甚至晕厥等。

（2）辅助检查：

①胃镜检查：胃镜是消化道出血诊断的首选方法。一般主张在出血 24～48 小时内进行，必要时行内镜下止血治疗，常用胃镜和超声胃镜。

②实验室检查：

血常规及网织红细胞计数：出血早期，血红蛋白浓度、红细胞计数与血细胞比容可无明显变化，一般 3～4 小时或 4 小时以上才出现贫血，出现血红蛋白、红细胞和血细胞比容下降，红细胞体积正常，网织红细胞计数升高。

大便常规 + 隐血：大量出血时，大便可见红细胞，大便隐血阳性。

肾功能：尿素氮升高，随着补液及出血停止逐步恢复正常。

③血管造影：选择性血管造影适用于内镜无法确诊或无法内镜检查者，主要对活动性出血或者血管性病变的诊断有重要意义。常根据胃、胆管、胰管的不同，选择肝动脉、肠系膜上动脉造影；出血速率 >0.5mL/min 时，可发现造影剂在出血部位外溢，定位价值较大。

④胸腹 CT 检查：胸腹部 CT 可明确有无食管纵隔及胃、肝、胆胰腺肿瘤，门静脉高压，食管 - 胃底静脉曲张，胆道疾病，纵隔脓肿，主动脉瘤等引起出血的原因。

⑤MRI 检查：MRI 也可明确食管纵隔及胃、肝、胆胰腺肿瘤，门静脉高压，食管 - 胃底静脉曲张，胆道疾病，纵隔脓肿，主动脉瘤等引起出血的原因，但相对于 CT 检查，MRI 对胆道疾病诊断更清楚。

⑥剖腹探查：对上述各项检查仍无法明确出血原因，需要进行外科手术剖腹探查。

（3）诊断标准：

①上消化道出血诊断的确立：根据呕血、黑便、便血或失血性周围循环衰竭的临床表现，呕吐物或粪便隐血试验呈强阳性，血红蛋白浓度、红细胞计数及血细胞比容下降的实验室证据，可做出上消化道出血的诊断。但需排除消化道以外的出血因素，如呼吸道的出血、口鼻咽喉部出血；排除进食或药物引起的黑粪。另外亦需排除下消化道出血，但是上消化道短时间内大量出血亦可表现为黯红色甚至鲜红色血便，此时如不伴呕血，常难以与下消化道出血鉴别，应在病情稳定后即做急诊胃镜检查以排除。

②评估出血程度和周围循环状态：成人每日消化道出血 >5mL，粪便隐血试验即可呈阳性；每日消化道出血量 >50mL，可出现黑便；1 次出血量 <400mL 时，因机体代偿，多不引起全身症状；一次出血量 >400mL 时，可出现头晕、心悸、乏力等症状；短时间出血量 >1000mL 时，可出现休克表现。

③判断出血是否停止：肠道内积血需经约 3 日排尽，故不能以黑便作为出血停止

的标志。有下列情况者，可考虑消化道活动性出血：呕血或血便次数增多，呕吐物呈鲜红色或排出黯红血便，或伴有肠鸣音活跃；经快速输液输血，周围循环衰竭的表现未见明显改善，或虽暂时好转而又恶化，中心静脉压仍有波动，稍稳定又再下降；红细胞计数、血红蛋白测定与 Hct 继续下降，网织红细胞计数持续增高；补液与尿量充足的情况下，血尿素氮持续或再次增高。

④确定出血部位及病因：询问患者病史、症状及查体，能为出血的病因提供重要线索，但明确出血原因最终仍需胃镜或影像学检查。行胃镜、血管造影多可确定上消化出血部位，必要时可内镜下活检以确定病变性质。如完善上述检查未明确出血部位，则需考虑下消化道出血，不在本章叙述。有慢性、周期性、节律性、季节性上腹部疼痛，使用抑酸或抗酸药物后疼痛可缓解，多考虑为消化性溃疡；既往有病毒性肝炎、长期大量饮酒或血吸虫感染病史，查体有肝掌、蜘蛛痣、肝脾增大及门脉高压症表现，需考虑食管－胃底静脉曲张出血；有服用非甾体消炎药、糖皮质激素类药物、近期大量饮酒或应急病史，可能是急性糜烂出血性胃炎；中老年患者胸骨后梗塞、上腹痛，慢性持续性大便隐血阳性，伴有体重下降者，需警惕食管癌及胃癌可能；出血前有剧烈呕吐病史者，可能是食管－贲门黏膜撕裂综合征。

（4）并发症：

①失血性休克：上消化道大出血时容易引起休克，病情十分凶险，死亡率比较高。根据出血量及血循环情况，注意预防休克及纠正休克的治疗。

②窒息：出血量较大的时候，血液喷射而出，容易导致窒息，是最危险的并发症。出血时，需保持患者的呼吸道通畅。

③腹膜炎：继发性的腹膜炎常见于上消化道出血后，原发病多为肝硬化或胰腺炎等易出现自发性腹膜炎。首先要针对原发病的治疗，其次需给予抗感染治疗。

2. 鉴别

咳血：呕血与咳血均为血液从口而出，但两者有明显区别。咳血病位多在肺与气道，血色多鲜红或脓血，常伴有泡沫痰液；咳血前多伴有咳嗽、胸闷、胸痛、发热等症状，血常随咳嗽而出，常有呼吸系统病史，无胃脘不适及黑便。呕血病位多在胃与食道，血色多黯红、鲜红或紫黯，常混有食物残渣；常伴有胃部不适、恶心等症状，血随大便而出，可有黑便或黯红色血便，常有消化系统病史。

【治疗】

一、中医治疗

1. 治疗原则

《景岳全书·血证》云："凡治血证，须知其要，而血动之由，惟火惟气耳。故察火者但察其有火无火，察气者但察其气虚气实。知此四者而得其所以，则治血之法无余义矣。"《先醒斋医学广笔记》提出了治吐血三要法，"一曰宜行血不宜止血""二曰宜补肝不宜伐肝""三曰宜降气不宜降火"。《血证论》提出了"止血、消瘀、宁血、补血"治血四法。目前中医治疗则根据"急则其治标,缓则治其本"的原则,采用治火、治气、治血之法。急性出血时,以宁血止血为主;火热亢盛,血溢脉外,当凉血止血;出血不止者,当收敛止血;瘀血阻络,血不归经,当祛瘀止血。根据引起出血的原因不同,采用不同的治火及治气之法。如治火者,实火当清热泻火,虚火当滋阴降火;治气者,实证当清气降气,虚证当补气益气。同时根据病变脏腑的不同,给予清肝疏肝、健脾益肾等治法。出血停止后,治疗以补血及预防再次出血为主。

2. 辨证论治

(1) 胃中积热证

症状表现:吐血紫黯或咖啡色,或为鲜红色,常夹有食物残渣,大便色黑或红,口干喜冷饮,胃脘胀闷灼热。

病机分析:热积胃中,热伤胃络,血溢胃中,随胃气上逆,故吐血;血液下注肠道,故便血;热邪伤津,故口干喜冷饮。

治疗方法:清热泻火,凉血止血。

代表方药:泻心汤(《金匮要略》)合十灰散(《十药神书》)加减。大黄6~9g,黄芩9g,黄连6g,石膏15g,知母12g,大蓟9g,小蓟9g,侧柏叶15g,荷叶15g,白茅根30g,茜草根15g,牡丹皮12g。

随症加减:口干而渴,舌红而干,脉象细数者,加沙参、麦冬、石斛滋阴清热。

(2) 肝火犯胃证

症状表现:吐血色红或色黯,胃脘胀,胁部疼痛,烦躁易怒,目赤口干,或寐少多梦,或恶心呕吐。

病机分析:肝郁化火,横逆犯胃,络伤血溢,故吐血色红或色黯;肝胃不和,中焦气机不利,故胃脘胀闷、胁部疼痛;胃气上逆则恶心呕吐;肝火旺盛,扰动心神,故烦躁易怒、寐少多梦;肝火上炎,灼伤津液,故目赤口干。

治疗方法:清肝泻火,凉血止血。

代表方药:龙胆泻肝汤(《太平惠民和剂局方》)加味。龙胆草6g,黄芩9g,栀子12g,牡丹皮12g,青黛9g,石膏15g,知母12g,金银花15g,连翘15g,桑白皮12g,地骨皮12g,侧柏叶15g,藕节15g,白茅根30g,墨旱莲15g,牡丹皮15g。

随症加减:寐少多梦,加磁石、龙齿、珍珠母、远志清肝安神;便秘,加大黄通腑泄热;口干,胃脘灼热,加麦冬、玄参养阴清热;胁部疼痛者,加延胡索行气止痛;吐血不止,可合用十灰散止血。

(3) 胃阴亏虚证

症状表现:吐血色淡红或黯红,胃脘隐痛,嘈杂,泛酸烧心,咽干口燥,大便色黑如柏油状。舌红无苔,脉细数。

病机分析:胃阴虚火炽,灼伤胃络,热迫血行溢于脉外,故吐血色淡红或黯红、大便色黑如柏油状;胃失和降,故见呕吐、胃脘隐痛;胃阴虚生热,故嘈杂、烧心反酸;虚热耗伤津液,故咽干口燥、舌红无苔;阴虚内热,故见脉细数。

治疗方法:滋阴降火,凉血止血。

代表方药：茜根散（《太平圣惠方》）和沙参麦冬汤（《温病条辨》）加减。茜草15g，生地黄9g，黄芩9g，石斛12g，沙参12g，麦冬15g，侧柏叶15g，白茅根30g。

随症加减：疲倦乏力，加太子参、山药益气养阴；胃脘灼热者，加知母、天花粉、牡丹皮滋阴降火。

（4）瘀血阻络证

症状表现：吐血或便血紫黯，胃脘隐痛或刺痛，口干不欲饮，面色唇色黯黑，或见赤丝蛛缕，舌黯有瘀斑。

病机分析：瘀血阻络，血行不畅，血不循经，溢于脉外，可见吐血或便血紫黯；瘀血内阻可见胃脘隐痛或刺痛、面色唇色黯黑，或见赤丝蛛缕，舌黯有瘀斑。

治疗方法：化瘀通络，宁血止血。

代表方药：化血丹（《医学衷中参西录》）加味。花蕊石（先煎）9g，三七粉（冲服）6g，蒲黄炭15g，茜草炭15g，牡丹皮12g，仙鹤草30g。

随症加减：舌黯红，加熟大黄清热化瘀；腹部怕冷，四肢凉，加艾叶炭、炮姜炭温阳化瘀；胃痛如刺，加延胡索、五灵脂通络止痛。

（5）气虚不摄证

症状表现：吐血缠绵不止，血色黯淡，吐血时轻时重，神疲乏力，心悸气短，语声低微，面色苍白，或畏寒肢冷，自汗便溏。

病机分析：气虚统血无权，血溢胃中，故吐血缠绵不止、血色黯淡；气血虚弱，则神疲乏力、气短声低；血不养神，故心悸；气虚及阳，中阳不足，则畏寒肢冷、大便稀溏。

治疗方法：益气固摄，宁血止血。

代表方药：归脾汤（《济生方》）加减。黄芪18g，党参15g，白术15g，茯苓15g，炮姜6g，甘草6g，仙鹤草15g，茜草15g，阿胶9g。

随症加减：脾胃虚寒，肢冷畏寒者，白术换用炒白术，加艾叶、肉豆蔻等温阳。

（6）气随血脱证

症状表现：吐血量多，吐血鲜红，大便溏黑甚则鲜红，面色苍白，大汗淋漓，四肢厥逆，眩晕心悸，烦躁口干，神识恍惚，昏迷。

病机分析：血溢胃中，随胃气上逆，故吐血；下注肠道，故便血；血为气之母，出血量多，气随血脱，气不固表，故大汗淋漓；气血不达四肢，故四肢厥冷；血不养神，故心悸、眩晕、神识恍惚、昏迷。

治疗方法：益气摄血，回阳固脱。

代表方药：独参汤（《虚损启微》）。人参15~30g。

3. 其他疗法

（1）中成药

①槐角丸

药物组成：槐角、地榆。

功能主治：清热凉血，收敛止血。用于治疗胃及十二指肠溃疡或胃炎引起的吐血、便血属胃中积热者。

用法用量：口服，一次 8g，一日 3 次，用凉或温开水调服。

②云南白药胶囊

功能主治：化瘀止血，活血止痛，解毒消肿。用于上消化道出血者。

用法用量：口服，一次 0.5g，一日 3 次。

③康复新液

药物组成：美洲大蠊干燥虫体提取物。

功能主治：通利血脉，养阴生肌。用于瘀血阻滞，胃痛出血，胃、十二指肠溃疡者。

用法用量：口服，一次 10mL，一日 3 次。

④参麦注射液

药物组成：红参、麦冬。

功能主治：益气固脱，养阴生津。用于出血后见气阴两虚证者。

用法用量：20～100mL 加入 5% 葡萄糖注射液中静脉滴注，一日 1 次。

⑤参附注射液

药物组成：红参、附片。

功能主治：益气回阳固脱。用于上消化道出血伴有休克者。

用法用量：20～100mL 加入 5%～10% 葡萄糖注射液中稀释后静脉滴注，一日 1 次。

（2）验方

乌及散：海螵蛸、白及、三七各等分，研极细末。口服，一次 3g，一日 3 次。功能止酸止血。用于呕血肝胃郁热的上消化道出血者。

止血粉：熟大黄粉、三七粉、白及粉各等分。口服，一次 3g，一日 3 次，藕粉调服。功能止血活血，用于呕血胃络瘀阻的上消化道出血者。

二、西医治疗

1. 治疗原则

上消化道大量出血患者的病情急、变化快，严重者可危及生命，应采取积极措施进行抢救。抗休克、迅速补充血容量治疗应放在一切医疗措施的首位。

2. 一般治疗

绝对卧床休息，保持呼吸道通畅，意识障碍者以侧位卧床；必要时吸氧；出血量较多、生命体征不平稳者，行心电、血氧饱和度监测；活动性出血期间禁食禁饮。定期复查血常规、肾功能等相关指标。

3. 对症治疗

（1）补充血容量及纠正贫血：立即完善血型及输血前检查。常用的复苏液体包括生理盐水、平衡液、人工胶体和血液制品。无论是否可以立即得到血液制品或胶体液，通常主张先输入晶体液。合并感染的患者，应禁用或慎用人工胶体。在没有控制消化道出血情况下，应早期使用血液制品。

下列情况为输入红细胞指征：收缩压＜90mmHg，或较基础收缩压降低幅度＞30mmHg；心率＞120次/分，血红蛋白＜70g/L，或红细胞比容＜25%。

下列为补液目标：血红蛋白浓度达到70～90g/L；收缩压90～120mmHg；脉搏＜100次/分；尿量＞40mL/h；血Na^+＜140mmol/L；意识清楚或好转；无显著脱水貌。经充分补液、扩容后血压仍不稳定者，可使用血管活性药物（如多巴胺等）。

（2）非食管－胃底静脉曲张破裂出血：

①抑酸药：抑酸药物能抑制胃酸分泌，还可促进血小板聚集和纤维蛋白凝块的形成，避免血凝块过早溶解，有利于止血和预防再出血，同时治疗消化性溃疡，常用的药物有H_2受体拮抗剂和质子泵抑制剂，急性出血期需静脉给药。

②止血药：卡络磺钠收缩血管止血，巴曲酶促进血小板聚集止血。

（3）食管－胃底静脉曲张破裂出血：

①生长抑素及其类似物奥曲肽：生长抑素首剂量250μg静脉推注后，持续进行每小时250μg静脉滴注。奥曲肽则首次静脉推注50μg，继以每小时25～50μg持续输注。生长抑素及其类似物可连续使用5天甚至更长。

②血管升压素：为最强内脏血管收缩剂，能减少所有内脏器官的血流，导致入门静脉血液减少并降低门静脉压力，但因有较高的心、脑血管并发症临床运用需注意观察，如有出现及时处理。常用垂体后叶素持续静脉输注每分钟0.2～0.4U，最大剂量可增加到每分钟0.8U，因其可引起心脏、外周器官的缺血和肠道缺血，部分患者需与血管扩张剂硝酸甘油合用，减少副反应。特利加压素是合成的血管升压素类似物，可持久有效地降低门脉高压、减少门静脉血流量，且对全身血流动力学影响较小，首剂1～2mg静脉输注，然后每次1～2mg，6小时1次，可使用24～72小时。

4. 手术治疗

（1）非食管－胃底静脉曲张破裂出血：内科积极治疗仍大量出血不止，危及生命时，须不失时机行手术治疗。不同病因所致的上消化道大出血的具体手术指征和手术方式各有不同。

（2）食管－胃底静脉曲张破裂出血：断流术是用手术阻断门奇静脉间的反常血流，以达到控制门静脉高压症并发食管－胃底静脉曲张破裂出血的目的。目前应用较多的断流术是贲门周围血管离断术和横断食管或胃底血管的联合断流术。

5. 其他疗法

（1）非食管－胃底静脉曲张破裂出血

①内镜下止血：消化性溃疡出血约80%不经特殊处理可自行止血，其余部分患者则会持续出血或再出血。内镜如见有活动性出血或暴露血管的溃疡应进行内镜止血。有效的方法，包括热探头、高频电灼、微波、注射疗法或上止血夹等。

②介入治疗：患者严重消化道大出血在少数特殊情况下，既无法进行内镜治疗，又不能耐受手术，可考虑在选择性动脉造影寻找出血灶并进行血管栓塞治疗。

（2）食管－胃底静脉曲张破裂出血

①内镜下止血：内镜治疗旨在预防或有效地控制曲张静脉破裂出血，并尽可能使

静脉曲张消失或减轻，以防止其再出血。内镜治疗包括内镜下食管曲张静脉套扎、食管曲张静脉硬化剂注射和胃底食管曲张静脉组织黏合剂等为一线疗法，是目前治疗食管-胃底静脉曲张破裂出血的重要手段。

适应证：急性食管静脉曲张出血；手术治疗后食管静脉曲张复发；中、重度食管静脉曲张虽无出血但有明显的出血危险倾向者；既往有食管静脉曲张破裂出血史。

禁忌证：有上消化道内镜检查禁忌证者；出血性休克未纠正；肝性脑病≥Ⅱ期。

治疗的最佳目标是直至静脉曲张消失或基本消失。并发症主要有局部溃疡、出血、穿孔、瘢痕狭窄等，注意操作及术后处理可使这些并发症大为减少。

②三腔二囊管压迫止血：气囊压迫可有效地控制出血，但再出血率较高，目前已不推荐气囊压迫作为首选止血措施，其应用限于药物不能控制出血、无内镜下止血条件的、内镜下止血失败为准备其他治疗赢得时间。需注意其并发症如吸入性肺炎、气管阻塞及食管、胃底黏膜压迫坏死再出血等。应根据病情 12~24 小时放气囊 1 次，拔管时机应遵循先放气，气囊放气后观察 24 小时若无活动性出血即可拔管。

③介入治疗：经颈静脉肝内门-体静脉支架分流术（TIPS）。TIPS 能迅速降低门静脉压力，有效止血率达 90% 以上，推荐用于食管-胃底静脉曲张大出血的治疗，适用于 HVPG >20mmHg 和肝功能 Child-Pugh 分级 B、C 级高危再出血患者，可显著提高存活率。

适应证：食管-胃底曲张静脉破裂出血经药物和内镜治疗效果不佳者；外科手术后曲张静脉再度破裂出血者；肝移植等待过程中发生静脉曲张出血破裂出血者。

禁忌证：肝功能 Child-Pugh 评分 >12 分，MELD 评分 >18 分，PACHE Ⅱ >20 分，以及不可逆的休克状态；右心功能衰竭、中心静脉压 >15mmHg；无法控制的肝性脑病；位于第一、二肝门肝癌、肝内和全身感染性疾病。

其他：经球囊导管阻塞下逆行闭塞静脉曲张术、脾动脉栓塞术、经皮经肝曲张静脉栓塞术等。

【预防调护】

一、饮食注意

要做到生活有规律，饮食定时，不酗酒和禁食粗糙、辛辣食物，避免情绪刺激，避免劳累，适当运动，增强体质。

二、生活注意

积极治疗原发病，如溃疡合并幽门螺杆菌，应积极治疗幽门螺杆菌；肝硬化，应积极降低门脉压力，避免使用对胃黏膜损伤大的药物。

【名医经验】

一、颜德馨

1. 学术观点

（1）病机认识：虚证出血，多见于血出如涌后，或长期反复出血者。血去正伤，证由实转虚，辨证有阴亏、气虚之分。阴亏者易于辨认，气虚者临床则易疏忽。十分注重阳气在虚证出血中的重要性，认为血不自运，必借阳气以运之，阳气之用全仗阴血以营养，阴血之化全赖阳气以温运、摄纳，阳气虚弱，阴血失其固摄而外溢。临床上多见吐衄或反复失血，面色不华，脉细无力；甚则大汗淋漓，肢冷而厥，出现阴亡而阳亦随之脱的险证。

（2）治法心得：临证时恪守"有形之血不能速生，无形之气速当即回"之训，除投以常用的独参汤、参附汤益气摄血外，喜用王清任急救回阳汤（党参、附子、干姜、白术、甘草、桃仁、红花），取其益气温阳与活血化瘀同用；或再伍黄芪、升麻升阳益气。凡出血频作，遇劳则发，神倦肢冷，面色㿠白少华，舌淡苔白，脉细者，亟宜益气温阳固摄，临床善用理中汤治吐血。即使属阴虚出血者，也根据"无阳则阴无以生"的理论，在养阴剂中佐入益气之品。

2. 经典医案

医案一 蔡某，男，46岁。

首诊时间不详。

主诉：反复呕血、便血多次。

现病史：这次因右上腹持续性疼痛，阵发性加剧，发热，呕吐而再次入院。经抗生素等处理后，病势略定，于第五天突然出现便血，一次达200mL，持续不止，用多种止血药无效。因钡餐检查食道静脉曲张极为广泛而显著，外科无法手术，故请中医会诊。症见始而身热，继之便血，盈盆盈碗，神萎面㿠，舌淡苔薄，脉细沉。

临证思路：久痛伤络，阴络伤则血内溢，血去气伤，以致气阴两亏，瘀热羁络。当益气养阴为本，清热止血为辅，剿抚兼施。

选方用药：黄芪30g，白及12g，北沙参30g，五味子9g，麦冬12g。水煎服。云南白药3g，紫雪丹3g，分二次另吞。

用药分析：本案为食道静脉曲张伴胆道感染。出现反复呕血、便血；发热、右上腹疼痛不移并见神萎，面㿠，舌淡，脉沉细等症。审证求因，气虚不能摄血，血亏气无以附乃其本；瘀热灼络，血海不宁乃其标。虚实兼顾，标本同治。用黄芪、北沙参、麦冬、五味子益气养阴，以防血走气脱，投紫雪丹泄热降火，云南白药化瘀止血。

二诊：出血渐趋好转，身热亦净，偶有烦；舌淡红，脉亦转细弦。气阴初复，瘀热未清，血络未宁，仍当扶正达邪。前方加芦根30g，桃仁12g。

用药分析：上方加芦根养阴清热，桃仁活血祛瘀生新。

三诊：血止神安，已能纳食，舌淡红，苔薄白，脉细缓。血络已宁，而生化之权未复用，归脾汤以善其后。

用药分析：方中以人参、黄芪、白术、甘草甘温之品补脾益气以生血，使气旺而血生；当归、龙眼肉甘温补血养心；茯苓、酸枣仁、远志宁心安神；木香辛香而散，理气醒脾；姜、枣调和脾胃，以资化源。

医案二 王某，男，58岁。

首诊：1985年5月18日。

主诉：反复胃痛10年，间断呕血1个月。

现病史：患者胃溃疡出血于1974年做胃切除术，1年后因吻合口溃疡再度手术，但术后病情仍未控制，胃痛阵作，稍累则吐鲜血。复查胃镜示：胃吻合口充血水肿。近1个月患者吐血频发，少则一二口，多则十余口，迭进云南白药、泻心汤、黄芪建中汤等，效果不佳。症见面色萎黄，神疲乏力，胸脘懊恼作痛，恶心呕吐，吐出的食物残渣中夹有鲜红血块，大便稀而色黑，手足发冷，舌淡红，苔薄黄，脉细软无力。

临证思路：反复出血，气随血去，阳气不守，血必自走，血去正伤。治宜健脾气，温肾阳。

选方用药：用金匮肾气丸、香砂六君子丸，一日2次，一次各6g。服药2周，吐血即止，胃痛亦平。

用药分析：本案患者反复出血，症见面色萎黄、神疲乏力、手足冷、脉细无力，辨证脾肾阳气不足。方用金匮肾气丸合香砂六君子丸。两方脾肾双补，益气温阳，固摄阴血，不使其外溢而达到止血之功。

嘱继续服用2个月而停药，随访2年余，病情稳定。

二、熊继柏

1. 学术思想

（1）病机认识：吐血分虚实，实者是胃火，虚者是中气虚、气不摄血。①胃热壅盛：吐血来势猛、量很多；伴呕吐，口渴，胃中嘈杂，大便秘，舌苔黄，脉数有力。②肝火犯胃：呕血往往是暴出，甚至喷射性；伴心烦多怒，口苦，目赤，头胀痛，舌红，苔黄，脉弦数。③中焦虚寒：吐血量少，色淡黯，吐血多年不愈，反复发作，有慢性胃炎、胃溃疡病史，经常胃痛，胃中不适；伴食少、便溏、疲乏、畏冷、口淡不渴等虚寒证。舌淡，苔薄白，脉细（缓）。

（2）治法心得：出血患者，凡出血严重者，应直接治标，急速止血，而止血最要紧的一步就是降火。常分型论治：①胃热壅盛证：治以清降胃火，方用泻心汤。胃火炽盛引起的严重吐血、呕血，可用泻心汤合犀角地黄汤。②肝火犯胃证：治以清肝和胃止血，方用犀角地黄汤合栀子大黄汤。其中栀子大黄汤中只取栀子、大黄两味，以泻肝火。③中焦虚寒证：治以温中止血，方用柏叶汤合小建中汤。此外，用于止血的药物一定要炮制，需炒炭加大止血作用，如荆芥炭、侧柏炭、茜草炭、蒲黄炭、艾叶炭、地榆炭、仙鹤草炭等。

2. 经典医案

杨某，女，40岁，教师。

首诊：1991 年 7 月 2 日。

主诉：脘腹胀间发 2 个月，吐血 1 天。

现病史：几年前曾患过胃痛，近 2 个月来，胃中偶有胀满及灼热感。脘腹胀痛 3 日，昨日开始吐血，继则大口呕血，呕吐时血中夹有少许食物残渣，口苦，大便色黑而不畅。舌红苔黄，脉滑数有力。

临证思路：胃火气逆呕血。治法：降气泻火止血。小承气汤合失笑散加减。

选方用药：生大黄 10g，厚朴 10g，枳实 10g，炒五灵脂 10g，蒲黄炭 15g，白茅根 20g，三七粉（冲服）20g，竹茹 10g。共 3 剂，水煎服。

用药分析：《内经》云："诸逆冲上，皆属于火。"卒暴呕血，且夹有少许食物残渣，舌红苔黄脉数，显属胃火无疑，方用小承气汤轻下热结，降其气，泻其火则止其血，釜底抽薪之法也。失笑散合三七活血祛瘀止血，血止后改拟清热理气和胃法，四逆散合香连丸加味以善其后。

二诊：1991 年 7 月 5 日。

呕血已止，大便色已转黄，脘腹部尚时作胀痛，口苦，舌红，苔薄黄，脉滑。拟原方去竹茹、白茅根，枳实改枳壳 10g；加香附炭 10g，木香 6g。7 剂，水煎服。

用药分析：蒲黄炭、五灵脂、三七粉祛瘀止血，小承气、木香、香附通腑行气止痛。

三诊：1991 年 7 月 12 日。

呕血全止，大便正常，脘腹部胀痛显减，口中尚苦，精神较疲乏，舌苔薄黄，脉滑。拟行气消胀清热，活血止血，收敛生肌。方以四逆散、香连丸加白及、三七。

选方用药：柴胡 10g，白芍 15g，枳实 10g，黄连 3g，广木香 5g，白及 20g，三七 15g（冲服），甘草 6g。共 7 剂，水煎服。

用药分析：方中四逆散、木香行气消胀，黄连清胃热，白及收敛生肌，三七活血止血。

三、裘沛然

1. 学术思想

（1）病机认识：认为吐血多为火盛、气虚导致，若日久反复发作，迁延不愈，导致阳气亏虚，阳虚则统血无权，胃络受损，血溢胃外，血随大便排出而见便血。

（2）治法心得：治疗上常采用治火、治气、治血之法。但在运用清热、温补效果不佳的情况下，采用逆从法能收到意外之效。例如在治疗热盛火炎证的寒凉方剂中加入些温通之品，在治疗阳微证的温热重剂中加入少量苦寒之药，体现相反相成之意，反能取得较好的效果。

2. 经典医案

王某，男，46 岁，工人。

首诊：1994 年 4 月 23 日

主诉：间断胃痛 6 年，再发 5 天。

现病史：1990 年胃镜检查示"慢性浅表性胃炎，十二指肠球部溃疡"。5 天前用力过度后胃痛发作，泛酸，恶心，呕吐，心烦，口渴，畏寒，汗自出，大便色黑如柏油，每日 2～3 次，血压 105/75mmHg，大便潜血试验（＋＋＋）。舌淡红，苔黄，脉沉细。

临证思路：此乃胃中蕴热，过劳诱发，胃络受损，阳气虚衰。治拟苦寒清胃，辛热扶阳。以附子泻心汤加味治疗。

选方用药：大黄 6g，黄连 6g，黄芩 10g，制附子 10g（先煎），白及 3g，三七粉 3g（冲），浙贝母 10g，海螵蛸 15g。共 3 剂，水煎。

用药分析：本案患者既往有出血病史，本次大便色黑如柏油，四诊考虑胃火灼伤络脉，加之阳气不足，故给以大黄黄连泻心汤清胃火，乌贝散制酸止痛，白及止血生肌敛疮，反佐附片温补阳气。全方寒热并用，祛邪扶正。

二诊：服药后胃痛减轻，大便潜血试验（＋＋）。继服 3 剂，胃痛好转，大便潜血试验（－）。

四、朱良春

1. 学术思想

（1）病机认识：认为急性吐血多为火盛导致，反复吐血则气血亏虚多见。而肝病患者则多兼见气虚失摄，瘀血阻络，血不归经，可兼见便血。气虚日久，导致脾肾阳虚，阳虚则统血无权，夹之胃络瘀阻，导致血溢脉外，反复出血不止。

（2）治法心得：治疗上亦采用治火、治气、治血三法。用温清补涩多法于一炉，推崇仲景黄土汤合附子理中丸（汤）化裁治便血（上消化道出血急症），认为"便血之治，寒者温之，热者清之，肝虚者柔润之，脾虚者温运之，惟仲景黄土汤一方兼具刚柔温清之长"，用药"温不伤阴"，以温阳摄血为主，权衡护阴为辅。

2. 经典医案

叶某，女，45 岁。首诊时间不详。

主诉：间断黑便 2 年。

现病史：2 年内曾反复发生肝病伴上消化道出血，近日因感冒发热，服用退热药后再次出现消化道出血。因大便下柏油样黑溏便较多，当即晕厥厕间，家人立即送医院治疗。叠用进口抗炎、止血等昂贵西药 3 天，血仍不止，反时有吐血一两口，急邀笔者前往诊治。症见患者面色苍白，唇甲惨淡，四末逆冷，少气懒言，声音低微，诉头昏目眩，全身酸软，心慌怔忡，舌淡苔白薄，脉沉涩。

临证思路：诊为气虚血脱之候，温则生，寒则死，嘱坚决停用抗炎止血药，急投温阳摄血之剂。方用附子理中汤合黄土汤化裁。

选方用药：制附子 9g，红参 10g，生白术 18g，炮姜炭 10g，炙甘草 8g，灶心土（包煎）60g，三七粉（冲服）5g，乌梅 20g，阿胶 15g。

嘱水煎 2 次，取汁约 300mL，溶入阿胶，待药液微温，少少服之。

用药分析：本案使用黄土汤平调以实中，温煦以启下，兼补兼涩，亦清亦温，为调脾肾以摄血之总方。远血（上消化道出血）为脾不摄血，黄土汤中妙用附子一味，温下以鼓中，暖水以摄火，合白术温阳健脾，合灶心土温阳摄血，合地黄、阿胶护阴止血，甘草以调中，黄芩取坚阴。诸药共奏刚柔相济，温清并用。温阳摄血必用姜炭，且姜炭已不燥热，善能止血，姜炒炭之后，固涩止血是炭药之共性，但所留之固有特性即温阳醒脾摄血之性不可忽视。姜炭一体同具两性，乃标本兼顾之品也。

二诊：2剂后血止阳回，精神较前好转。治疗有效，出血控制，继用原方加减。原方去灶心土，减乌梅、附子量。2剂。

用药分析：出血停止，故去灶心土，减少乌梅、附子用量，避免药性酸涩及温燥之性。

诸症向愈，纳增神泰，即嘱出院回家用张锡纯之化血丹化裁（散剂）调理数月，追访10年无复发。

（李延萍　田锋亮）

参考文献

[1] 林果为，王吉耀，葛均波. 实用内科学 [M]. 北京：人民卫生出版社，2017.

[2] 蒙旭光. 中医治疗上消化道出血近况 [J]. 中国中西医结合急救杂志，1999，11（6）：526-528.

[3] 虞抟医学正传 [M]. 北京：中国医药科技出版社，2011.

[4] 严用和. 严氏济生方 [M]. 北京：中国医药科技出版社，2012.

[5] 张景岳. 景岳全书 [M]. 太原：山西科学技术出版社，2010.

[6] 程士德. 内经讲义 [M]. 上海：上海科学技术出版社，2000.

[7] 朱震亨. 丹溪心法 [M]. 北京：人民卫生出版社，2005.

[8] 陈言. 三因极一病证方论 [M]. 北京：人民卫生出版社，2007.

[9] 缪希雍. 先醒斋医学广笔记 [M]. 北京：人民卫生出版社，2007.

[10] 唐宗海. 血证论 [M]. 北京：人民卫生出版社，2013.

[11] 张伯臾. 中医内科学 [M]. 上海：上海科学技术出版社，1985.

[12] 张伯礼，吴勉华. 中医内科学 [M]. 北京：中国中医药出版社，2018.

[13] 李振华，李郑生. 中医脾胃病学 [M]. 北京：科学出版社，2012.

[14] 王华芳. 云南白药联合生长抑素治疗急性上消化道大出血随机平行对照研究 [J]. 实用中医内科杂志，2015，29（3）：129-130.

[15] 丘和明，邱健行，刘国普，等. 紫地宁血散治疗上消化道出血、咯血与子宫出血的临床观察 [J]. 广州中医学院学报，1991，15（1）：124-129.

[16] 缪英年，黄志，吴志光. 紫地宁血散治疗急性上消化道出血32例 [J]. 中药药理与临床，1998，23（3）：42-43.

[17] 陈世华，陈维顺，王仁和. 康复新液联合奥美拉唑治疗老年人非静脉曲张性上消化道出血疗效观察 [J]. 实用临床医学，2010，11（8）：26-28.

[18] 贺香毓. 康复新液联合奥美拉唑治疗上消化道出血86例疗效观察 [J]. 中医临床研究，2011，3（13）：28-30.

[19] 周朝进. 颜德馨辨治血证心法 [J]. 中医杂志，1990（7）：17-19.

[20] 李点，周兴，聂娅熊，等. 熊继柏教授辨治血证经验 [J]. 中华中医药杂志，2014，11（29）：3472-3475.

[21] 裘沛然. 裘沛然医论医案集［M］. 北京：人民卫生出版社，2011.

[22] 方邦江，周爽. 国医大师朱良春治疗疑难危急重症经验集［M］. 中国中医药出版社，2013.

第二节　下消化道出血

【概述】

下消化道出血是指 Treizt 韧带以下的肠道出血，包括空肠、回肠、结肠、直肠引起的出血，其中小肠出血比大肠出血少见，但诊断较为困难。下消化道出血多以血便为主要临床表现，如为慢性下消化道出血，可表现为黑便，为临床常见疾病。急性显性下消化道出血占了所有消化道出血病因的 20%，本章所述下消化道出血不包括痔、肛裂引起的出血。

根据临床表现，属中医"便血"范畴。其中先血后便者，病变在大肠，为近血；先便后血者，病位在小肠，为远血。

【病因病机】

一、中医认识

1. 致病因素

（1）脾胃虚弱：饮食不节日久，或劳倦日久、长期服用损伤胃肠的药物，或久病缠绵不愈，导致脾气虚弱，脾虚失摄，统血无权，血溢肠道，故见便血。

（2）饮食不节：饮酒过多或过食辛辣，湿热蕴积，损伤肠络，熏灼血络，化火动血，血溢肠道，故可见大便黯红或鲜红。

（3）感受外邪：感受风热或风燥之邪，客于肠道，或感受湿热之邪化燥生风，损伤肠络，迫血入肠；外感湿热，或内湿化热，侵犯肠道，络伤血溢，故血便形成。

（4）情志过极：七情所伤，五志化火，火热内燔，迫血妄行，血溢肠道；或长期情志不畅，木旺克土，脾胃虚弱，统血无权，血溢肠道，故见便血。

2. 病机

下消化道出血病位在肠，与胃、肝、脾、肾密切相关。基本病机为肠络不宁，血溢脉外。多种病因引起火盛灼伤肠络、气虚不固摄、瘀血阻络、血不归经，均可致肠络不宁，血溢脉外，随大便出而见便血。

二、西医认识

下消化道出血是由多种疾病引起的小肠、大肠血管破裂出血，出血机制与炎症、糜烂、溃疡、血管畸形、其他原因等引起血管出血，肿瘤侵犯血管引起出血，凝血功能障碍引起的出血等有关。

1. 肠道肿瘤

肠道肿瘤引起的出血包括良性和恶性。肠道恶性肿瘤有肠道癌、类癌、恶性淋巴瘤、平滑肌肉瘤、神经纤维肉瘤等；良性肿瘤有肠道平滑肌瘤、血管瘤、神经纤维瘤等。

2. 肠道息肉

大肠息肉合并出血为下消化道出血最常见原因。

3. 肠道炎症性疾病

肠道炎症性疾病引起的有细菌性感染、肠结核、寄生虫感染、非特异性肠炎、抗生素相关性肠炎、缺血性肠病、放射性肠炎等。

4. 血管病变

作为下消化道出血病因的比例逐渐升高，如血管瘤、毛细血管扩张症、血管畸形、静脉曲张等。

5. 肠壁结构异常

如 Meckel 憩室、肠套叠等引起的出血。

6. 全身性疾病累及肠道

全身疾病引起肠道出血，如白血病、系统性红斑狼疮、结节性多动脉炎、淋巴瘤、尿毒症性肠炎等。

7. 其他

腹腔邻近脏器恶性肿瘤浸润或脓肿破裂，侵入肠腔，可引起出血。

【诊断与鉴别】

一、中医诊断

1. 辨证要点

先辨病势缓急轻重，次辨寒热虚实，再辨病变部位。火热之证，有实火与虚火的不同，其实火为火热亢盛，虚火一般由阴虚导致，而后者属于虚中夹实证。虚证一般由脾虚统血无权导致便血。此外，初病多实，久病多虚，而久病入络者，又为虚中夹实。先血后便者为近血，病变部位在肛门及大肠；先便后血者，为远血，病位在小肠。《三因极一病证方论》云："病者大便下血，或清或浊，或鲜或黑，或在便前，或在便后，或与泄物并下……亦妄行之类，故曰便血。"便血为其主要临床表现，可发生在便后或血便混下，色鲜红、黯红或紫红，或色黑如柏油。

2. 病机辨识

《景岳全书·血证》说："血本阴精，不宜动也，而动则为病。血主营气，不宜损也，而损则为病。盖动者多由于火，火盛则迫血妄行，损者多由于气，气伤则血无以存。"便血的基本病机可概括为火热熏蒸，迫血妄行和气虚不摄，血溢脉外两大类。实证以肠道积热、湿热郁积，损伤肠络，引起血溢脉外为主。虚证以脾气亏虚，气不摄血；或气虚日久，阳气不足，失于温煦固摄，引起出血缠绵不愈。如病久瘀血阻络，亦可引起血行不畅，血溢脉外。本病引起的便血，其病位在肠，虚实均可见，或虚实夹杂。

二、西医诊断

1. 诊断

（1）临床表现

①出血：常见症状表现为血色鲜红附于粪表面，多为肛门、直肠、乙状结肠病变；右侧结肠出血为黯红色或猪肝色，停留时间长可呈柏油样便。小肠出血与右侧结肠出血相似，但更易呈柏油样便。黏液脓血便多见于菌痢、溃疡性结肠炎，大肠癌特别是直肠、乙状结肠癌有时亦可出现黏液脓血便。常见体征有皮肤黏膜检查有无皮疹、紫癜、毛细血管扩张，贫血貌，眼睑及口唇苍白，浅表淋巴结有无肿大。腹部有无压痛及腹部包块。出现循环衰竭时，可见昏厥、肢冷汗出、心率增快、血压下降。常规检查肛门直肠，注意痔、肛裂、瘘管，直肠指检有无肿物。

②伴随情况：发热可见于肠道炎症性病变，以及全身性疾病如白血病、淋巴瘤、恶性组织细胞病及风湿性疾病引起的肠出血。不完全性肠梗阻症状常见于克罗恩病、肠结核、肠套叠、大肠癌，部分患者伴有不同程度腹痛，出血较多时可伴有头晕、心慌、气短及晕厥等症。

（2）辅助检查

①实验室检查：

血常规及网织红细胞计数：出血的早期，血红蛋白浓度、红细胞计数与血细胞比容可无明显变化，一般 3~4 小时以上才出现贫血，出现血红蛋白、红细胞和血细胞比容下降，红细胞体积正常，网织红细胞计数升高。

大便常规+隐血：大便可见红细胞，或大便隐血阳性。肾功能：尿素氮升高，随着补液及出血停止，逐步恢复正常。

②内窥镜检查：

结肠镜检查：是诊断大肠及回肠末端病变的首选检查方法。其诊断敏感性高，可发现活动性出血，结合活检病理检查可判断病变性质。

胶囊内镜或双气囊小肠镜检查：十二指肠降段以下小肠病变可通过胶囊内镜、双气囊小肠镜检查。适用于常规内镜检查不能确定出血来源的不明原因出血，出血活动期或静止期均可进行。

③选择性腹腔动脉造影：必须在活动性出血时进行，主要用于内镜检查（特别是急诊内镜检查）和 X 线钡剂造影不能确定出血来源的不明原因出血。对持续大出血患者则宜及时作选择性腹腔动脉造影，在出血量 >0.5mL/分钟时，可以发现造影剂在出血部位溢出，对于某些血管病变如血管畸形和血管瘤、血管丰富的肿瘤兼有定性价值。螺旋 CT 血管造影是一项新技术，可提高常规血管造影的诊断率。

④腹部 CT 或 MRI：可用来诊断肠道炎症及肿瘤，CTE 或 MRI 对大小肠炎症及肿瘤诊断均有确切指征，具体影像学表现详见影像学内容。

⑤手术探查：各种检查不能明确出血灶，持续大出血危及患者生命，必须手术探查。有些微小病变特别是血管病变手术探查亦不易发现，此时可借助术中内镜检查帮

助寻找出血灶。

（3）诊断标准

多数下消化道出血有明显血便，结合临床及必要实验室检查可明确诊断。通过结肠镜全结肠检查，选择性腹腔动脉造影；若上述检查结果阴性则选择胶囊内镜或/及双气囊小肠镜检查；出血不止危及生命者行手术探查，探查时可辅以术中内镜检查以明确出血原因。应常规做胃镜检查排除上消化道出血。

（4）并发症

①失血性休克：下消化道大出血时容易引起休克，死亡率比较高，根据出血量及血循环情况，注意预防休克及纠正休克的治疗。

②肠道及腹腔感染：易继发肠道感染及自发性的腹膜炎，需给予抗感染治疗。

2. 鉴别

（1）内痔出血：主要表现为出血和痔核脱出，间歇性便后鲜血为内痔的出血特点，部分患者可伴有排便困难，肛门指检可触及痔核。

（2）肛裂出血：肛裂临床表现为疼痛、便秘、出血。疼痛多剧烈，有典型的周期性，排便时感到肛管烧灼样或刀割样疼痛，称为"排便时疼痛"，便后数分钟可缓解，称为"间歇期"，随后因为肛周肌肉收缩再次感觉疼痛，称为"括约肌挛缩痛"，直至肛周肌肉放松后疼痛缓解。出血特点为在粪便表面或便纸上见到少量血迹或滴血。

【治疗】

一、中医治疗

1. 治疗原则

《景岳全书·血证》说："凡治血证，须知其要，而血动之由，惟火惟气耳。故察火者但察其有火无火，察气者但察其气虚气实。知此四者而得其所以，则治血之法无余义矣。"《血证论》提出了"止血、消瘀、宁血、补血"治血四法。中医根据"急则治其标，缓则治其本"的原则：急性出血时，以宁血止血为主；火热亢盛，血溢脉外，当凉血止血；出血不止者，当收敛止血；瘀血阻络，血不归经，当祛瘀止血；虚寒证，当补气温阳。同时根据病变脏腑的不同，给予清肝疏肝、健脾益肾等治法。

2. 辨证论治

（1）肠道积热证

症状表现：便干夹血，色鲜红或黯红，口苦口干，嘈杂烦渴，脘腹痞满胀痛，舌红，苔黄燥，脉洪数。

病机分析：热积肠道，热伤肠络，血溢肠道，下行大肠，故解色鲜红或黯红大便；热邪伤津，故大便干结、口干、口苦。

治疗方法：清热泻火，凉血止血。

代表方药：泻心汤（《金匮要略》）合十灰散（《十药神书》）加减。大黄9g，黄芩12g，黄连6g，石膏15g，知母15g，侧柏叶15g，荷叶15g，白茅根30g，茜草根15g，牡丹皮12g。

随症加减：口干而渴，舌红而干，脉象细数者，加沙参、麦冬、石斛滋阴清热；兼有呕吐者，加竹茹、代赭石、旋覆花止呕。

（2）肠道湿热证

症状表现：大便下血，色黯红或紫黑如赤豆汁，或下血污浊腥臭，便解不畅，脘腹胀痛，舌红，苔黄腻，脉滑数。

病机分析：湿热蕴结，脉络受损，血溢肠道而便血；湿性黏滞，肠道传化失常，故大便不畅或便溏；湿阻气机不利，故腹痛；湿热困于肠胃，运化失调，则口黏而苦、纳谷不香。

治疗方法：清热化湿，凉血止血。

代表方药：地榆散（《太平圣惠方》）加减。黄连6g，黄芩12g，栀子9g，滑石15g，通草15g，猪苓15g，泽泻15g，槐角12g，地榆12g，侧柏叶15g，茜草15g，生地黄12g，牡丹皮12g。

随症加减：口黏苔腻者，加苍术、砂仁健运脾胃；若便血日久，口干，苔黄腻有裂纹，加茯苓、白术、泽泻、生地清热祛湿养阴。

（3）瘀血阻络证

症状表现：便血紫黯，腹部隐痛或刺痛，口唇色黯，舌质黯或有瘀斑，苔薄，脉弦。

病机分析：瘀血阻络，血行不畅，血不循经，溢于脉外，可见便血紫黯；瘀血内阻可见腹部隐痛或刺痛，面色黯黑，或见赤丝蛛缕，舌黯有瘀斑。

治疗方法：化瘀止血。

代表方药：化血丹（《医学衷中参西录》）加味。花蕊石（先煎）9g，三七粉（冲服）6g，蒲黄炭15g，茜草炭15g，地榆12g，侧柏炭15g，仙鹤草30g。

随症加减：舌黯红，加熟大黄清热化瘀；腹部凉，四肢不温，加艾叶炭、炮姜炭温阳化瘀；腹痛明显，加延胡索、木香行气止痛。

（4）脾胃虚寒证

症状表现：病程日久，便血紫黯或色黑如柏油样，脘腹隐痛，喜按喜暖，畏寒肢冷，食少便溏，舌淡，苔白，脉细弱。

病机分析：脾胃虚寒，脾失统摄，血溢肠中，故便血紫黯或呈黑色；中阳不足，失于温煦，故腹部隐痛、喜按喜暖、畏寒肢冷；脾胃阳虚，生化无权，故食少便溏。

治疗方法：温中健脾，养血止血。

代表方药：黄土汤（《金匮要略》）加减。附子（先煎）9g，干姜5g，白术15g，茯苓15g，炙甘草6g，灶心土30g，炮姜炭6g，艾叶15g，鹿角霜6g，补骨脂15g，白及9g，乌贼骨15g。

随症加减：舌黯有瘀斑，加花蕊石、三七粉（另冲）活血化瘀止血；疲倦乏力，舌淡，脉弱，加黄芪、人参、当归益气补血。

3. 其他疗法

（1）中成药

①槐角丸

药物组成：槐角、地榆、黄芩、防风、枳壳、当归。

功能主治：清肠疏风，凉血止血。用于治疗结肠炎、痔疮、肛裂、消化道出血等引起便血，属肠风血热者。

用法用量：口服，一次 6g，一日 2 次，温水送服。

②地榆槐角丸

药物组成：地榆炭、槐角、炒槐花、大黄、黄芩、地黄、当归、赤芍、红花、防风、荆芥穗、炒枳壳。

功能主治：疏风，凉血，泻热润燥。用于脏腑实热、大肠火盛所致的肠风便血、痔疮肛瘘、湿热便秘，肛门肿痛者。

用法用量：口服，一次 1 丸，一日 2 次，用温水送服。

③脏连丸

药物组成：黄连、黄芩、生地、赤芍、当归、槐角、槐花、荆芥、地榆炭、阿胶。

功能主治：清肠止血。用于肠热便血，肛门灼热，痔疮肿痛者。

用法用量：口服，一次 6~9g，一日 2 次，用温水送服。

④云南白药胶囊

功能主治：化瘀止血，活血止痛，解毒消肿。用于上消化道出血者。

用法用量：口服，一次 0.5g，一日 3 次。

⑤参麦注射液

药物组成：红参、麦冬。

功能主治：益气固脱，养阴生津。用于出血后见气阴两虚证者。

用法用量：20~100mL 加入 5% 葡萄糖注射液中静脉滴注，一日 1 次。

⑥参附注射液

药物组成：红参、附片。

功能主治：益气回阳固脱，用于消化道出血伴有休克者。

用法用量：20~100mL 加入 5%~10% 葡萄糖注射液中稀释后静脉滴注，一日 1 次。

（2）验方

止血粉：三七粉、白及粉各等分。口服，一次 3g，一日 3 次，藕粉调服。功能止血活血。用于便血肠络瘀阻的下消化道出血者。

槐花散：炒槐花 12g，侧柏叶 12g，荆芥 6g，枳壳 6g。研为细末。口服，一次 6g，一日 3 次，用清米饮调下。功能清肠止血，疏风行气。用于风热湿毒，壅遏肠道，损伤血络致便前出血，或便后出血，或粪中带血，以及痔疮出血，血色鲜红或晦黯者。

二、西医治疗

1. 治疗原则

下消化道出血主要是病因治疗。大出血时，积极抢救，抗休克、迅速补充血容量等治疗应放在首位。

2. 一般治疗

卧床休息，监测生命体征，必要时行中心静脉压测定；观察便血情况，定期复查血常规及血尿素氮、网织红细胞；如有休克表现者，应积极抗休克治疗。

3. 药物治疗

（1）积极补充血容量：下列情况为输入红细胞指征：收缩压小于 90mmHg，或较基础收缩压降低幅度大于 30mmHg；心率大于 120 次/分，血红蛋白小于 70g/L，或红细胞比容小于 25%。在配血过程中，可先输入平衡液或葡萄糖氯化钠甚至胶体扩容剂。

（2）止血药物：巴曲酶、卡络磺钠、特利加压素、生长抑素有止血作用。巴曲酶每次 1~2U，每日 3~4 次静脉推注；卡络磺钠 80~120mg 静滴，每日 1 次；特利加压素每 6 小时 1mg 微量泵入，每日 4 次；生长抑素每 12 小时 3mg 微量泵入，每日 2 次。

（3）积极治疗原发病：细菌感染引起的出血需给予抗感染治疗，特异性炎症如溃疡性结肠炎、克罗恩病、紫癜等，可予糖皮质激素、5-氨基水杨酸类等抗炎，具体用量用法参考原发病的治疗。

4. 手术治疗

结肠肿瘤出血，出血原因不明或经内科治疗出血仍不能控制者，可行手术治疗。

5. 其他治疗

（1）内镜下止血：急诊结肠镜检查如能发现出血病灶，可试行内镜下止血。小肠、结肠黏膜下静脉和黏膜毛细血管发育不良出血，常可自行停止，但再出血率高，可在内镜下治疗。

（2）动脉栓塞治疗：对动脉造影后动脉输注血管升压素无效病例，可做超选择性插管，在出血灶注入栓塞剂。本法主要缺点是可能引起肠梗死，拟进行肠段手术切除的病例可作为暂时止血用。

【预防调护】

一、饮食注意

饮食方面，急性出血期暂禁食，出血缓解后仍需注意戒酒，禁食粗糙、辛辣刺激及不易消化食物。

二、生活注意

要做到生活有规律，避免情绪刺激，避免劳累，适当运动，增强体质。积极治疗原发病，注意对胃脘痛、腹痛、痢疾及肝病等疾病的及时治疗，避免使用对肠道黏膜药物损伤大的药物。

【名医经验】

一、颜德馨

1. 学术观点

（1）病机认识：脾为后天之本，为气血生化之源。又主统血，运行上下，充周身四体，五脏皆受气于脾。若脾气虚弱，则不能统摄而注陷于下，或渗溢于外，多见便血、尿血或漏下。

（2）治法心得：用黄土汤以温脾止血。凡血证善后，必须以胃药收功，常用黄芪、党参、升麻、苍术、白术等，参和诸法，补脾滋化，气血双补，方为王道。

2. 经典医案

李某，男，71岁。首诊时间不详。

主诉：便血半载，近日加剧。

现病史：症见下血紫黯，脘腹饱胀，形寒神疲，舌淡苔薄，脉细无力。

临证思路：脾虚中寒，阳失斡旋，统摄无权，血失内守而下。

选方用药：伏龙肝30g，淡附片9g，黄芩炭9g，阿胶珠9g，白术9g，熟地15g，炮姜1.5g，甘草3g。3剂，水煎服。

用药分析：本例为脾虚失其统摄，故血不循经。方用黄土温脾止血，合白术、附子以复健运之气；阿胶、熟地能养血止血，复可制辛温之气，刚柔相济，温阳滋阴。

二诊：三剂后便血止，仍感神疲乏力，头昏形寒，便溏，日行5～6次，舌淡苔薄，脉细缓。气血衰弱，脾阳失健，溢血虽止，运化未复，以健运善后。

选方用药：淡附片9g，炙甘草3g，熟地15g，白术15g，炮姜1.5g，檀香1.5g，煨肉蔻9g，补骨脂9g。

用药分析：方用白术、附子、炮姜、檀香以温复健运之气，肉豆蔻、补骨脂温补脾肾，熟地能养血止血以制辛温之气，刚柔相济，温阳滋阴。

服3剂后即瘥。

二、熊继柏

1. 学术观点

（1）病机认识：便血分两种：一种是实证，因肠中湿热损伤肠中脉络造成出血；一种是虚证，胃中虚寒，气虚不能摄血造成出血。肠中湿热辨证要领：便血伴口苦，尿黄，大便溏而热，肛门灼热感，或者大便结，舌红，苔黄（腻），脉数；中焦虚寒辨证要领：下血色黯黑伴疲乏，食少，便溏，畏冷，口淡不渴，面色淡黄无华，舌淡，脉细。

（2）治法心得：肠中湿热证，方用槐花散，也可合地榆散。中焦虚寒证：若出血不严重，方用黄土汤。若没有灶心黄土可以用赤石脂、干姜炭代替，取《金匮要略》

桃花汤之意。如果患者已出现严重贫血，面色淡黄无华，少气无力，舌淡，方用归脾汤合桃花汤。

2. 经典医案

患者，女，47 岁。首诊时间不详。

主诉：月经前大便下血并大便溏泻 10 余年。

现病史：西医院多次检查，诊断均为乙状结肠炎。但每逢月经前 1 周即开始便血，大便溏泻，且每次均为大便之后即下黯红色血液。俟月经已行，便血便溏即止。询其月经基本正常，但觉精神疲乏，尤其在行经前后更显疲乏，食纳亦有所减。舌淡苔薄白，脉细。

临证思路：患者平时无病，但每次来月经前 5~7 天拉肚子，月月如此，接着又便血，这就是一个典型的经前便血。并伴有大便溏，精神疲乏，食纳较差，舌淡，苔薄白，脉细，一派典型的气虚表现。《医宗金鉴·妇科心法要诀》云："经前泄泻是脾虚。"因此，这个患者的经前泄泻显然是脾虚。还有一个问题是便血，该患者便血是在大便之后，并且表现一派气虚兼阳虚的症状。《金匮要略》云："先便后血，此远血也，黄土汤主之。"

选方用药：伏龙肝 30g，淡附片 15g，黄芩炭 10g，阿胶 10g，白术 15g，熟地15g，炙甘草 6g。水煎服，共 6 剂。

用药分析：患者是中阳衰微、中气不足的脾胃虚寒便血证，方用黄土汤。灶土、甘草、白术健补脾土，以为摄血之本；气陷则阳陷，故用附子以振其阳；血伤则阴虚火动，故用黄芩炭以清火止血；阿胶、熟地又滋其既虚之血。共奏温阳健脾，养血止血之效。

三、李辅仁

1. 学术观点

（1）病机认识：便血之证，多与火热内盛，阴虚内火，脾虚失统有关，且分部位不同，如分病在上、中、下三部，其辨证侧重不同。

（2）治法心得：治疗血证，当辨其部位，血病在上则下行，血病在下则升提，又嘱治血先治气，治疗大出血患者，首先固脱益气，气充则血摄。

2. 经典医案

患某，女，80 岁。

首诊：1992 年 8 月 6 日。

主诉：间断便血 1 个月。

现病史：平素脾胃虚弱，纳食不香，神倦乏力，脉沉细，舌苔薄白。

临证思路：脾胃气虚，统血无权，以凉血、止血、行血法使血归其脉，达到止血目的。

选方用药：六君子汤加荷叶 5g，炒槐米 10g，阿胶珠 10g，炒地榆 10g。一日 1剂，水煎服。

二诊：服药 3 剂后，便血止。用药有效，继服原方 3 剂。

用药分析：方中人参、白术、茯苓、甘草健脾益气摄血，槐花、地榆清热凉血止血，阿胶滋补阴血，荷叶炭散瘀止血，半夏、陈皮降逆止呕，全方共奏益气止血之效，诸症痊愈。

四、方和谦

1. 学术观点

（1）病机认识：便血与火、气有关，火灼血络，阳气不足，失于温煦和统摄，血溢脉外，均可引起便血；且日久入络，瘀血阻滞，新血不生，亦可导致便血。

（2）治法心得：认为气旺则阳生，气帅血行，促进血行脉中，故治疗上多用温补阳气之法，认为灶心土能使积者消，可消除溢于肠间的瘀血，溢者止，止血则防血液再渗肠道。

2. 经典医案

戴某，女，39岁。

首诊：1988年10月5日。

主诉：便血反复发作9年。

现病史：便血间发9年，曾先后到其他医院求治，均未查明原因。近10天来，再次发作，面色萎黄，气短乏力，背脊酸痛发凉，便软色黑，无腹痛，未见腹泻、呕吐，饮食正常，月经调。查肝功能正常，钡餐造影未见异常，血红蛋白80g/L。舌淡，苔白，脉沉细无力。

临证思路：辨证属气虚阳弱，血渗肠间。治宜益气温阳，摄血止血。归脾汤和黄土汤加减。

选方用药：党参12g，生黄芪20g，炒白术15g，白茯苓15g，山药20g，灶心土20g，荷叶炭6g，炒苍术10g，荆芥炭3g，焦神曲10g，炒谷芽20g，大枣4枚，莲子肉10g。共6剂，一日1剂，水煎服。

用药分析：本例便血属中医远血，方老抓住气虚及阳，摄血无力这一机理，综合了归脾汤与黄土汤之意，采用"血脱益气"之法。以党参、黄芪、白术、山药、苍术、炙草益气补中；灶心土温而不燥，温行血液，也使血归于脉道；荆芥炭、荷叶炭加强灶心土止血之力；焦神曲、炒谷芽、大枣消食和中，健脾开胃，以助后天生发之气；莲子肉甘温而涩，通利血脉，增强温中止血之功。

二诊：药后便血止，背脊仍痛。上方加生地12g，再进6剂。

用药分析：上方加生地养阴清热，防止血虚生燥，燥药太过伤阴。

三诊：药后症状明显减轻。守方继服1剂。血止而愈，追访半年，面润体健如常人。

（李延萍　田锋亮）

参考文献

[1] 林果为，王吉耀，葛均波. 实用内科学［M］. 北京：人民卫生出版社，2017.

［2］史学文，管仲安，姜春英，等．中西医结合治疗急性下消化道出血临床体会［J］．中国中医急症，2006，15（2）：209．

［3］赖作新．下消化道出血病因及中西医结合病因治疗［J］．实用中医内科杂志，2012（11S）：63－64．

［4］虞抟．医学正传［M］．北京：中国医药科技出版社，2011．

［5］严用和．严氏济生方［M］．北京：中国医药科技出版社，2012．

［6］张景岳．景岳全书［M］．太原：山西科学技术出版社，2010．

［7］陈言．三因极一病证方论［M］．北京：人民卫生出版社，2007．

［8］唐海宗．血证论［M］．北京：人民卫生出版社，2013．

［9］缪希雍．先醒斋医学广笔记［M］．北京：人民卫生出版社，2007．

［10］张伯臾．中医内科学［M］．上海：上海科学技术出版社，1985．

［11］张伯礼，吴勉华．中医内科学［M］．北京：中国中医药出版社，2018．

［12］李振华，李郑生．中医脾胃病学［M］．北京：科学出版社，2012．

［13］张永飞．生长抑素联合云南白药治疗急性下消化道出血的临床观察及对血流变的影响［J］．中华中医药学刊，2014，32（5）：1227－1229．

［14］王丽华，段玉峰，丁红军，等．槐角丸的研究进展［J］．现代生物医学进展，2007，7（5）：793－795．

［15］毛万宝．地榆槐角丸加减配合马应龙麝香痔疮栓治疗混合痔98例［J］．四川中医，2011（10）：98－99．

［16］陈锐．脏连丸临床应用解析［J］．中国社区医师，2012，28（11）：14．

［17］孙四海，王晓莉，李占芳，等．槐花散治疗出血性肛肠疾病研究简况［J］．实用中医内科杂志，2015，29（12）：179－181．

［18］周朝进．颜德馨辨治血证心法［J］．中医杂志，1990（7）：17－19．

［19］李点，周兴，聂娅熊，等．熊继柏教授辨治血证经验［J］．中华中医药杂志，2014，11（29）：3472－3475．

［20］刘毅．李辅仁学术特点［J］．山东中医药大学学报，1993，17（5）：22－24．

［21］胡青懿．方和谦老中医治疗出血证验案举隅［J］．北京中医药，1995（5）：53．

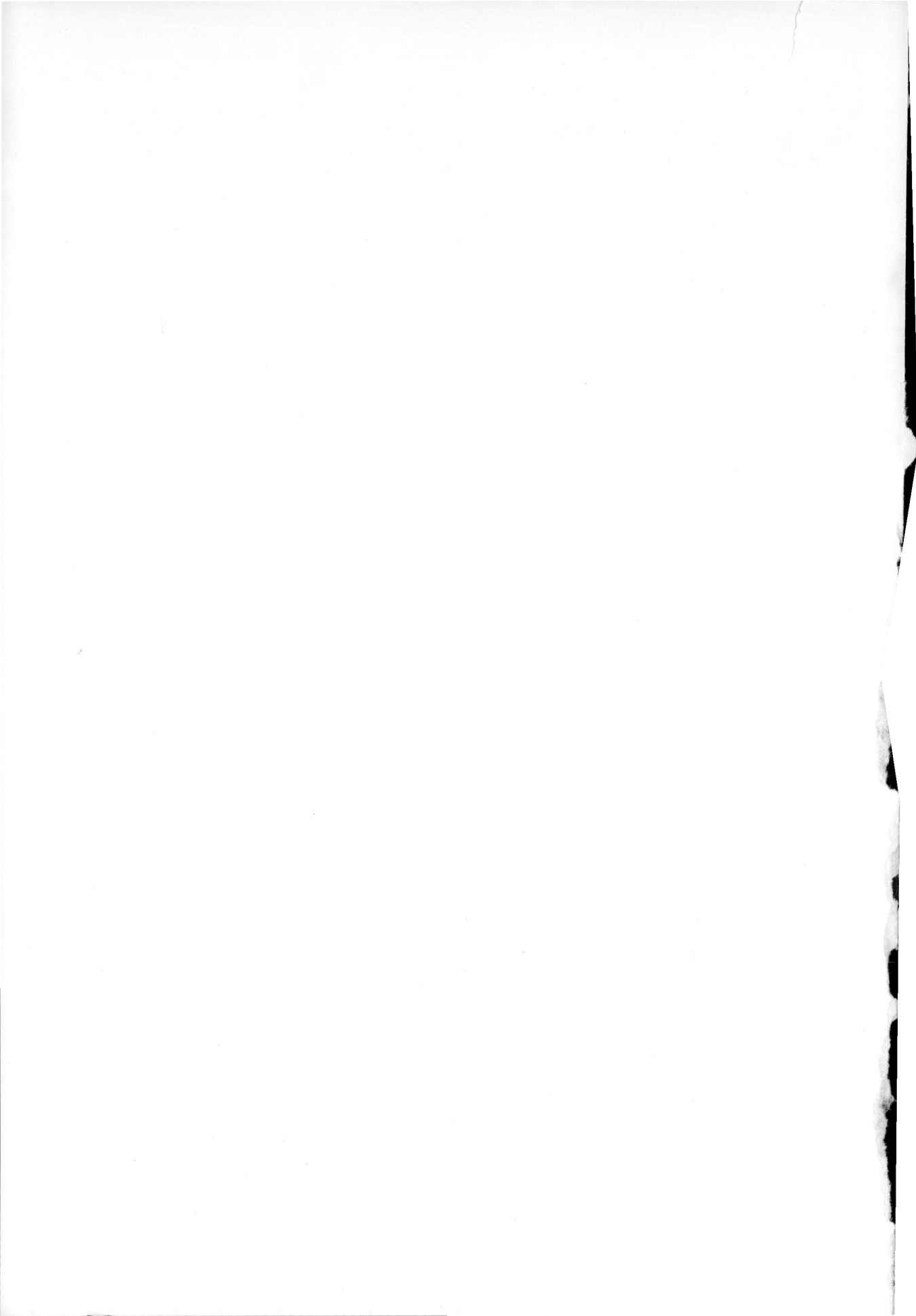